# HANDBUCH DER SOZIALEN HYGIENE UND GESUNDHEITSFÜRSORGE


HERAUSGEGEBEN VON

A. GOTTSTEIN
CHARLOTTENBURG

A. SCHLOSSMANN
DÜSSELDORF

L. TELEKY
DÜSSELDORF


## DRITTER BAND

### WOHLFAHRTSPFLEGE · TUBERKULOSE ALKOHOL · GESCHLECHTSKRANKHEITEN

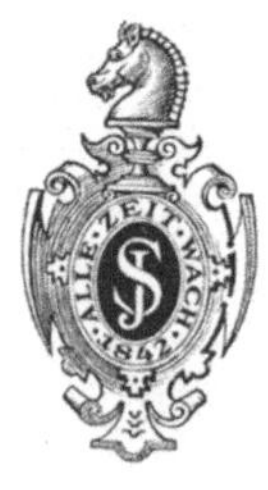


Springer-Verlag Berlin Heidelberg GmbH
1926

# WOHLFAHRTSPFLEGE
# TUBERKULOSE · ALKOHOL
# GESCHLECHTSKRANKHEITEN

BEARBEITET VON

E. G. DRESEL · A. GOETZL · H. HAUSTEIN
H. MAIER · S. PELLER · G. SIMON · L. TELEKY
R. VOLK

MIT 37 ABBILDUNGEN

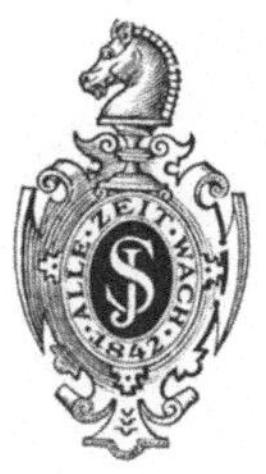

Springer-Verlag Berlin Heidelberg GmbH
1926

ISBN 978-3-662-38963-8      ISBN 978-3-662-39918-7 (eBook)
DOI 10.1007/978-3-662-39918-7

# Vorwort.

Der vorliegende Band III enthält den ersten *Teil der Gesundheitsfürsorge*. Ihm ist ein zusammenfassender Aufsatz über Fürsorge im Allgemeinen vorausgeschickt.

Das Gebiet der Gesundheitsfürsorge zerfällt in natürlicher Einteilung in zwei Abschnitte. Den ersten bildet die gesundheitliche Fürsorge für solche Altersgruppen und Bevölkerungsklassen, die durch ihre Einfügung in die Gesellschaft an sich unter einer erhöhten Gefahr des Krankwerdens oder der Gesundheitsschädigung stehen und die deshalb eines besonderen Schutzes bedürfen. Die zweite Gruppe bilden diejenigen Bevölkerungsschichten und Personengruppen, die von einer Volkskrankheit befallen sind oder besonders der Gefahr ausgesetzt sind, von ihr betroffen zu werden. Die Grundsätze der Fürsorge sind zwar im allgemeinen bei beiden Gruppen einander sehr ähnlich, dennoch unterscheiden sie sich in einigen recht wichtigen Punkten der Methodik der Fürsorge wie weiter in der Organisation und in ihrem Betrieb.

Der vorliegende Band behandelt die drei Hauptgebiete der zweiten Gruppe: Gesundheitsfürsorge gegenüber der Tuberkulose, dem Alkoholismus und den Geschlechtskrankheiten. Zu ihnen gehören indessen noch einige kleinere Abschnitte, wie die Fürsorge bei Verkrüppelung, Psychopathie usw. Sie müssen aber aus Rücksicht auf den Raum für Band IV zurückgestellt werden und sollen dort mit der ersten Gruppe dargestellt werden.

Die vorliegenden drei Gebiete sind besonders eingehend nicht bloß vom Standpunkt der sozialen Hygiene, sondern auch von dem der Verwaltung und Gesetzgebung dargestellt worden. Die Gesichtspunkte ihrer inneren Zusammenhänge, namentlich in der Form von Verwaltungsmaßnahmen, sind schon in den Aufsätzen von DIETRICH und KRAUTWIG in Band I behandelt.

**Die Herausgeber.**

# Inhaltsverzeichnis.

# Berichtigung.

Auf S. 398 muß es heißen:

### § 3.

Für Erkrankungen und Todesfälle, welche sich in Kranken- oder Entbindungs-, Pflege-, Gefangenen- und ähnlichen Anstalten ereignen, ist der Vorsteher der Anstalt oder die von der zuständigen Stelle damit beauftragte Person innerhalb 24 Stunden zur Mitteilung verpflichtet.

### § 4.

Die Kreise haben auf Verlangen . . . . . . . . . . .

# Die rechtlichen Grundlagen und die Organisation der Fürsorge einschließlich des Armenrechtes und des Rechtes des Kindes.

Von

**Hans Maier**
Dresden.

## I. Wesen und Zweck der Fürsorge.

### 1. Begriffliches.

„Wohlfahrtsausschuß" (Comité de salut public) hieß das in der französischen Revolution von dem Nationalkonvent als Zentrale der ausübenden Gewalt geschaffene oberste Regierungsorgan. Des Volkes Wohlfahrt ist das Gesamtziel jeder Regierungstätigkeit. Bei der Schaffung eines städtischen Wohlfahrtsamtes wurden in der Sitzung des Magistrates dieser Stadt gegen den Namen Bedenken vorgebracht, weil eigentlich der Magistrat selbst in seiner gesamten kommunalen Tätigkeit die Bezeichnung Wohlfahrtsamt beanspruchen könne. Wenn in den späteren Untersuchungen von Wohlfahrtspflege gesprochen werden wird, geschieht dies natürlich nicht in dem gekennzeichneten Umfang der gesamten öffentlichen Verwaltung. Es wird nur ein besonderer Zweig öffentlicher und gesellschaftlicher Tätigkeit mit dem hier angewandten verengerten Begriffe bezeichnet. Über das Synonyme hinaus besteht aber eine innere Verwandtschaft zwischen der Wohlfahrtspflege im engeren technischen Sinne und der Anwendung ihres Namens bei den leitenden Organen staatlicher Verwaltung. Diese als Revolutionsschöpfungen sollten zum Ausdruck bringen, daß ein neuer im Umsturz bisheriger Rechtsordnungen geborener Staat auch auf die wirtschaftlichen, sozialen und kulturellen Verhältnisse seiner Bürger Einfluß ausüben sollte und aktiv die gesellschaftlichen Beziehungen seiner Glieder zu wandeln, sich als Aufgabe setzen müsse. Diese tätige Einflußnahme auf gesellschaftliche, soziale und kulturelle Verhältnisse entspricht der Wohlfahrtspflege in dem hier behandelten engeren Umfang. Mit ihrer Ausgestaltung hat sich der Begriff der Wohlfahrtspflege in den beiden letzten Jahrzehnten stark gewandelt. Stammler und, ihm folgend, v. Erdberg bezeichneten die Wohlfahrtspflege als „eine freie Tätigkeit zu einer sozialen Besserung, die durch besondere Rechtseinwirkungen gerade nicht erreicht werden kann." Hier wird also gerade in dem Fehlen zwangsmäßiger, d. h. gesetzlicher Grundlagen und Einwirkungsmöglichkeiten, das Wesen der Wohlfahrtspflege erblickt. Wenn der Staat als Träger der Wohlfahrtspflege erscheint, dann übt er sie nach von Erdberg nicht als Gesetzgeber, sondern nur als Organisator aus. „Denn", so fährt er fort „sobald solche Förderung gesetzlich festgelegt wird, tritt sie aus dem Rahmen der Wohlfahrtspflege heraus." . . . Bei einer so scharfen Abgrenzung der Geltungsbereiche, „hört die Wohlfahrtspflege auf, Wohlfahrtspflege zu sein, sobald der Staat als Staat in ihr Gebiet eingreift, und der Staat muß seinen Charakter als Staat abtun, sobald er Wohlfahrtspflege üben will." Wie völlig haben sich in dem halben Jahrzehnt seit dieser Niederschrift die begrifflichen Anschauungen gewandelt. Es sind die Auswirkungen einer liberalen, manchesterlichen Staatsauffassung auf dem Gebiet der Wohlfahrtspflege, die auch dort wie in allen anderen Zweigen der Sozialpolitik einer der Gemeinschaftsverantwortung bewußten, Staatseingriffe und staatliches Wirken bejahenden Anschauung weichen mußte. Wenn damals gegen die ersten Rufe nach öffentlich-rechtlichen Wohlfahrtsämtern und ihrer gesetzlichen Untergründung VON ERDBERG einwandte, daß die Verhältnisse für einen gesetzlichen Eingriff noch nicht reif seien, so hat die Entwicklung der Nachkriegszeit und die Untergründung der Wohlfahrtspflege durch reichsgesetzliche Regelung der Jugendwohlfahrt und der verschiedenen Zweige öffentlicher Fürsorgepflicht wie durch landesgesetzliche Wohlfahrtspflegegesetze den Gegenbeweis erbracht. Die Wohlfahrtspflege als Teilgebiet der sozialen Reform wird, gleich dieser, sowohl von freien Verbänden gesellschaftlichen oder weltanschaulichen Zusammenschlusses wie von den umfassenden Zwangsgemeinschaften, dem Staate und den kommunalen Verbänden, getragen.

Den Unterschied zwischen Sozialpolitik und Wohlfahrtspflege hat man in den verschiedensten Tatbeständen finden zu können geglaubt. Nach der einen Auffassung hat es Sozialpolitik mit Menschengruppen, die Wohlfahrtspflege oder die Fürsorge mit dem einzelnen zu tun. Wenn auch in der Sozialpolitik das Wirken einer oder zugunsten einer Klasse viel stärker zum Aussdruck kommt, so ist doch diese Verallgemeinerung nicht richtig, da jede sozialpolitische Maßnahme auch den einzelnen Arbeiter angeht und es sich, wie bei der Sozialversicherung, sehr häufig um Individualleistungen (Heilfürsorge) handelt, während manche fürsorgerischen Unternehmungen ganze Gruppen von Menschen betreffen. (Kriegsbeschädigten- und Hinterbliebenenfürsorge, Flüchtlingsfürsorge usw.). Auch die Abgrenzung von Fremd- und Selbsthilfe ist nicht richtig. Ein großer Teil der Sozialpolitik umfaßt Maßnahmen der Fremdhilfe (gewerblicher Arbeiterschutz, Gewerbehygiene), manche sozialfürsorgerischen Veranstaltungen (Trinkerrettungsvereine, genossenschaftliche Verbraucherbünde, Verbände der Kinderreichen) zeigen durchaus den Charakter von Selbsthilfeorganisationen. Auch die Unterscheidung, ob eine Leistung auf Freiwilligkeit oder auf einem Rechtsanspruch begründet ist, bedeutet keine Lösung, da die Entwicklung der neuzeitlichen Fürsorge darauf hinausgeht, die von ihr zu erfüllenden sozialen Maßnahmen zu Ansprüchen des einzelnen gegen die Gemeinschaft werden zu lassen und ihre Durchsetzung im Verwaltungsklage- oder im Beschwerdeverfahren zu sichern. Auch Vorbeugung und Heilung weisen keine Unterscheidungsmerkmale auf, da die Wohlfahrtspflege, insbesondere auf ihren gesundheitlichen und erzieherischen Gebieten, immer stärker den Vorbeugungszweck betont und auch auf dem wirtschaftlichen Gebiete sich von der alten nachhelfenden Armenpflege ständig stärker zur vorschauenden, die wirtschaftliche Selbständigkeit stützenden Fürsorge entwickelt, während die Sozialversicherung, die mit Recht zur Sozialpolitik gerechnet wird, mit den geringfügigen Ausnahmen der Befugnisse der Krankenkassen und Versicherungsanstalten, vorbeugende Fürsorge zu treiben, einen Heilcharakter trägt. Mir erscheint es notwendig, die Scheidung zwischen Sozialpolitik und Wohlfahrtspflege auf ein ganz anderes Moment abzustellen. Sozialpolitik umfaßt die Stellung, die Rechte, Ansprüche und Zuwendungen, die ein Arbeitnehmer auf Grund seiner Arbeit oder seiner Zugehörigkeit zu einer besonderen Gruppe der Arbeitenden besitzt. Sämtliche sozialpolitischen Maßnahmen, seien es die Regelung der Arbeitszeit, der Lohnbestimmungen, der Arbeitslosenunterstützung, der Arbeiterschutzvorschriften oder solche der Sozialversicherung knüpfen an die Tatsache einer Arbeitsleistung an. Sie sind untrennbar mit der Arbeit oder der aus der Arbeit erwachsenden Gruppenzugehörigkeit verknüpft. Sozialpolitik bedeutet daher die Sicherung des arbeitenden Menschen gegen die aus der Arbeit erwachsenden Schäden oder die Erlangung von Rechten auf Grund einer gegenwärtig oder früher geleisteten Arbeit. In der Wohlfahrtspflege gründen sich Ansprüche, Zuwendungen, Hilfsmaßnahmen und Einrichtungen nicht auf eine von den Empfängern oder Bedachten geleistete Arbeit, sie werden zugewandt, weil der Empfänger als Glied der menschlichen Gemeinschaft angehört. Die Wohlfahrtspflege umfaßt daher die gleichen Maßnahmen, die nur auf Grund der Tatsache der Zugehörigkeit zur menschlichen Gemeinschaft getroffen werden. Die Leistungen können die gleichen sein wie in der Sozialpolitik. Der Anspruch kann in der gleichen Weise rechtlich gesichert und klagbar sein, und dennoch unterscheidet sich Sozialpolitik von Wohlfahrtspflege, weil bei der ersten der Grund aller Ansprüche und Bezugsrechte in der einstmals vom Empfänger in irgendeiner Form geleisteten Arbeit beruht, während sie in der Wohlfahrtspflege auf die bloße Tatsache der Zugehörigkeit zu der Gemeinschaft zurückzuführen sind.

Diese erstmalig in der Sozialen Praxis (Jahrgang 1919/20) von mir versuchte Unterscheidung zwischen Sozialpolitik und sozialer Fürsorge oder richtiger Wohlfahrtspflege hat inzwischen die Zustimmung v. WIESES in seiner „Einführung in die Sozialpolitik" gefunden, der selbst in der Wohlfahrtspflege das Gebiet der praktischen Betätigung sozialer Ethik unter Ausschluß politischer Gesichtspunkte erkennt und die Unterscheidung in den verschiedenen Mischungsverhältnissen von Ethik und Politik bei Wohlfahrtspflege und Sozialpolitik sucht. Dieses Hervorkehren sozialer Ethik entspricht durchaus meiner Grundlegung der Wohlfahrtspflege als Ausdrucksform einer in der menschlichen Gemeinschaft beruhenden Verpflichtung. Natürlich gibt es auch bei der hier dargestellten Unterscheidung nicht sofort für eine Einordnung erkenntliche Grenzgebiete. Die Kriegsbeschädigten- und Kriegshinterbliebenenfürsorge wird man hinsichtlich der Rentenversorgung als sozialpolitische Maßnahme bezeichnen, weil hier eine staatliche Entschädigung für die im Dienste des Staates zugezogene Gesundheitsschädigung erfolgt, die fast gänzlich ohne Berücksichtigung der finanziellen Lage des Empfängers nur mit der Tatsache des körperlichen Schadens verbunden ist, während die soziale Fürsorge für Kriegsbeschädigte und Kriegshinterbliebene in ihrer Eingliederung in die allgemeine Fürsorgepflicht, wenn auch mit besonderer Berücksichtigung der Berechtigten, einen mehr wohlfahrtspflegerischen Zug aufweist. Die Sonderfürsorge für Sozial- und Kleinrentner zeigt zwar in ihrer Bezugnahme auf frühere Leistungen der Empfänger (Versicherung oder Ersparungen) einen sozialpolitischen Anstrich, muß aber der Wohlfahrtspflege zugerechnet werden, weil die gesetzgeberische Sonderbenennung und Behandlung dieser Gruppen weniger einen Entschädigungscharakter enthält als eine Anweisung an die soziale Fürsorge, bei ihren Maßnahmen auf die unverschuldete, aus der wirtschaftlichen und politischen Entwicklung erwachsene Not gebührende Rücksicht zu nehmen. Aus unserer Unterscheidung ist auch unschwer zu erkennen, wie man auf den Gedanken kam, in der Wohlfahrtspflege den individuellen Charakter gegenüber der Gruppenleistung in der Sozialpolitik zu betonen. Denn wo es sich, wie in der Sozialpolitik, um ein Anknüpfen an den Arbeitsprozeß handelt, wird bei dessen neuzeitlicher Mechanisierung und Gleichförmigkeit die aus ihm herauswachsende Gegenleistung oder Entschädigung auch einen im wesentlichen gleichförmigen Anstrich besitzen, während die Wohlfahrtspflege, die es mit Gliedern aus den verschiedenen sozialen Schichten der Gemeinschaft zu tun hat, naturgemäß einen viel geringeren Gruppen- und Klassencharakter trägt.

Die begriffliche Scheidung von Sozialpolitik und Wohlfahrtspflege ist übrigens keine theoretische Haarspalterei, sondern besitzt ganz erhebliche praktische Bedeutung. Ist die sozialpolitische Leistung nach Art, Maß, Gefahr und Bedeutung der Arbeit, an die sie anknüpft, abzustufen, so kann die Leistungspflicht der Gemeinschaft, wie sie sich in der Wohlfahrtspflege äußert, nicht weitergezogen werden, als sie ohne eine Schädigung der übrigen Glieder erfüllt werden kann oder gegenüber diesen eine nicht zu rechtfertigende Bevorzugung der Bedachten darstellt. Das ist z. B. von höchster Bedeutung für die Lösung der Kleinrentnerfürsorge, ob man sozialpolitisch eine allgemeine Aufwertung vornimmt oder diese Aufwertung wohlfahrtspflegerisch auf hilfsbedürftige, notleidende Kleinrentner beschränkt, bei Kriegsbeschädigten und Hinterbliebenen, ob man allen eine erhöhte Rente zubilligt oder den Bedürftigen Fürsorge angedeihen läßt. Das gleiche gilt für die Gestaltung der Erstattungsansprüche gegen die Bedachten und ihre Angehörigen sowie des Rückgriffsrechts der unterstützenden Stellen auf Vermögen und Nachlaß. Dagegen ist diese begriffliche Bestimmung ohne Bedeutung für die Frage nach einem Rechtsanspruch des einzelnen auf Leistungen der Wohlfahrtspflege. Wenn man die Gemeinschaft als verpflichtet ansieht, für ihre Glieder, die nicht selbst dazu in der Lage sind, zu sorgen, dann wird man dem einzelnen auch auf die Verwirklichung dieser Pflicht einen Individualanspruch zubilligen, zum mindesten ihm ein aus der Verpflichtung der Gemeinschaft erwachsenes Reflexrecht zuerkennen.

Die bisher entwickelte Unterscheidung von Sozialpolitik und Wohlfahrtspflege gibt uns noch keine begriffliche Klärung über Inhalt und Umfang der Wohlfahrtspflege. *Wohlfahrtspflege ist alle staatliche, körperschaftliche oder private Tätigkeit, den Gliedern der Gemeinschaft auf Grund der Zugehörigkeit zu dieser einen Anteil an den materiellen und immateriellen Gütern zu sichern, die diese sich aus eigenen Kräften nicht zu verschaffen vermögen.* In der Abgrenzung zur Sozialpolitik ergab sich als Grund der Wohlfahrtspflege die Zugehörigkeit zur Gemeinschaft, die wie die internationale Hilfstätigkeit beweist, über die staatlichen Grenzen hinausreicht. Die Verschaffung eines Anteils an den materiellen und und immateriellen Gütern bildet den Inhalt der Wohlfahrtspflege, über den in den weiteren Abschnitten noch ausführlich zu sprechen sein wird. In dem letzten Relativsatz der obigen Begriffsbestimmung ist die Wohlfahrtspflege als eine Ersatzleistung gekennzeichnet, was noch näher zu begründen ist. Durch diesen Ersatzcharakter unterscheidet sich das anfangs als technische Wohlfahrtspflege im engeren Sinne gegenüber der gesamten Staatstätigkeit abgegrenzte Wirken von deren übrigen Zweigen. Wenn wie der Staatsrechtslehrer Pütter mit Recht sagt „Promovendi salutis cura proprie non est politiae", so ist es gerade im Gegensatz hierzu, also zu dem Wesen polizeilicher Tätigkeit, Aufgabe der Wohlfahrtspflege, das Heil zu mehren. Gefahrenabwehr wie Seuchenschutz sind daher wohlfahrtspolizeiliche, nicht wohlfahrtspflegerische Aufgaben. Bei anderen gleichfalls positiven staatlichen Aufgaben liegt kein Ersatzcharakter vor. Schule und öffentlicher Unterricht werden in Gemeinschaftsform allen Kindern zuteil, nicht weil deren Eltern einen Einzelunterrichtung nicht zu geben in der Lage sind, sondern weil auch bei Vorliegen dieser Möglichkeit gerade die Form des gemeinschaftlichen Unterrichts zu dessen Zielerreichung notwendig ist. Im Gegensatz zu dem Schulwesen gehören dagegen die Volkshochschule, die Volksbüchereien, Volkslesehallen, Volkskunstbestrebungen, und wie man es zusammenfassend nennt, das Volksbildungswesen zur Wohlfahrtspflege, weil, wie hier schon im Namen zum Ausdruck gebracht wird, diese Veranstaltungen solchen Kreisen zugute kommen sollen, die sich aus eigenen Mitteln Bücher, verschiedenartige Zeitungen und Zeitschriften, Hochschul-, Theater- und Konzertbesuch nicht zu leisten vermögen. Gesundheitliche Beratungsstellen sind Arbeitszweige der Wohlfahrtspflege, weil deren Wirken anstelle der Einzelberatung und Behandlung durch den bezahlten Arzt bei den hierzu Nichtleistungsfähigen tritt. Die Wohnungsherstellung gehört nicht unmittelbar zur Wohlfahrtspflege, weil das Auftreten gemeinnütziger Verbände zunächst nur der Tätigkeit des privaten Unternehmers gleicht, die Wohnungspflege gehört aber wiederum zur Wohlfahrtspflege, weil hier die pflegerische Einwirkung oder die Schaffung sogenannter Wohnungsergänzungen die Wohnungskultur begüterter Kreise ersetzt. Für die bisher kaum noch vorgenommene begriffliche Unterscheidung zwischen Wohlfahrtspflege und sozialer Fürsorge verweise ich auf die durchaus übliche Abgrenzung von Jugendfürsorge und Jugendpflege. Wie unter Jugendfürsorge die sozialen, gesundheitlichen und pädagogischen Maßnahmen für die als nicht unter normalen Verhältnissen aufwachsende Jugend, die also bereits geschädigt oder zum mindesten individuell gefährdet ist, zu verstehen sind, also gesellschaftliche Ersatzleistungen (Vormundschaft, Fürsorgeerziehung usw.) anstelle der im allgemeinen ausreichenden Kräfte des Elternhauses und der Schule treten, so stellt die soziale Fürsorge die Summe der Hilfsmaßnahmen auf den drei genannten Hauptgebieten der Wohlfahrtspflege dar, die den normalen Anteil an den materiellen und immateriellen Gütern denjenigen sichern sollen, die ohne diese Hilfe unter diesem Durchschnittsstande zurückbleiben. So ist die soziale Fürsorge ein Teilgebiet der Wohlfahrtspflege, die mit ihrem pflegerischen Zweige, ich erinnere an die Bestrebungen auf volksbildnerischem Gebiete, an das gemeinnützige Kreditwesen, Aufgabengebieten, die der Förderung auch der in Durchschnittsverhältnissen lebenden Bevölkerung zugute kommen, ein die soziale Fürsorge erheblich übersteigendes Tätigkeitsfeld besitzt. Auch hier handelt es sich um Gemeinschaftsleistungen, die der einzelne allein sich nicht zu beschaffen vermag, aber gerade um Leistungen, die der Förderung über die Mindestgrundlagen des Lebens hinaus dienen. Wie die Beurteilung des Existenzminimums zeitlich und örtlich stets verschieden war, so lassen sich für die Grenzen der sozialen Fürsorge auch keine überörtlich und zeitlich gültigen Grundsätze aufstellen. Allgemein läßt sich aber sagen, daß je wirtschaftlich günstiger ein Land oder eine Gegend gestellt oder je stärker mit der Zeit die Ansprüche an das Leben gewachsen sind, desto weiter auch die den Mindestgrundlagen gezogenen Grenzen gestreckt sind, wofür als Beweis dienen mag, daß nicht in armen Gegenden, sondern gerade in den wirtschaftlich am günstigsten gestellten Gebieten und Städten die Zahl der von der sozialen Fürsorge in normalen Zeiten betreuten Personen am größten ist. Während die soziale Fürsorge als Zweig der Wohlfahrtspflege anzusehen ist, kann die Jugendpflege nicht als Teil der Jugendfürsorge, allerdings gleichfalls als ein Teilgebiet der Wohlfahrtspflege bezeichnet werden. Die Jugendpflege ist pflegerische Einwirkung auf die an sich normale Jugend, die die zur Beeinflussung der in diesen Jahren einsetzenden Entwicklung einer besonderen Einwirkung bedarf. Soweit diese Beeinflussung in von der Jugend selbst geschaffenen und selbst geleiteten oder verwalteten Einrichtungen oder Verbänden erfolgt, spricht man von Jugendbewegung.

Schließlich noch ein Wort zur *Armenpflege*. Als solche bezeichne ich den wirtschaftlichen Teil der sozialen Fürsorge. Die Armenpflege ist in der allgemeinen Auffassung mit einem Hauch anrüchigen Charakters verbunden. Dies lag früher an den vielfach mit ihr verbundenen rechtlichen Voraussetzungen und Folgen sowie damals und heute an der Art ihrer verwaltungsmäßigen Ausübung. Eine innere Notwendigkeit besteht für den deklassierenden Charakter der Armenpflege nicht. Je mehr die rechtlichen Unterschiede zwischen der Armenpflege und den anderen Zweigen der sozialen Fürsorge verwischt werden, und je weiter die Zeit des Unterstützungswohnsitzgesetzes und seiner landesrechtlichen Ausführungsgesetze mit ihren Gegensätzen zu den nach anderen Gesetzen zu unterstützenden Personen hinter uns liegt, mit um so größerer Sicherheit kann auf das Verschwinden der Armenpflege im alten Sinne gerechnet werden und sie nach der obigen Bestimmung nur als der wirtschaftliche Teil der sozialen Fürsorge angesehen werden. Dabei ist aber nicht zu vergessen, daß auch für das Empfinden der Hilfsbedürftigen selbst wie ihrer Mitmenschen stets die Tatsache wirtschaftlicher Unselbständigkeit ein drückendes Gefühl auslöst, so daß ein letzter Rest des Unbehagens aus keiner Fürsorgetätigkeit zu beseitigen ist, ebenso wie der kranke Mensch, dessen Krankheit gleichfalls keinen sittlichen Makel darstellt, dennoch nicht gern an seine körperlichen Schwächen erinnert wird, eine Tatsache, die wie auf den Willen zur körperlichen Gesundung auch auf das Bemühen, wirtschaftliche Selbständigkeit zu erlangen, einen günstigen Einfluß ausübt.

## 2. Sinn und Zweck der Fürsorge.

### a) Motive zur Fürsorge.

Bei der Begriffsbestimmung der Fürsorge erkannten wir, daß es sich bei ihr um eine Leistung der Gesellschaft für ihre Glieder aus Gemeinschaftsbewußtsein handelt. Wenn Solidarismus die Grundlage fürsorgerischer Tätigkeit bildet, dann sind die Quellen eines solchen Zusammengehörigkeitsgefühls auch entscheidende Motive für die Stellung zur Fürsorge, eine Stellungnahme, die mit den jeweilig herrschenden gesellschaftlichen Auffassungen in engstem Zusammenhang steht. Als am stärksten wirkende, die Fürsorge bejahende Motive kann man staatspolitische, religiöse und ethisch-humanitäre unterscheiden. Soweit sich in der Antike eine gesetzliche oder organisierte Fürsorgetätigkeit entwickelte, beruhte sie auf politischen Gesichtspunkten. Dies kommt am offenkundigsten in der Gesetzgebung des Kaisers Nerva zum Ausdruck, dessen Stiftungen zugunsten armer Kinder bevölkerungspolitische Zwecke verfolgten, die Eheschließungen zu mehren und der drohenden Entvölkerung Italiens entgegenzuarbeiten, um die Auffüllung des Nachwuchses der Legionen zu sichern. Gleiche machtpolitische und militärische Gesichtspunkte sind auch in der neuzeitlichen mit bevölkerungspolitischen Gründen belegten Fürsorge wirksam geworden. Die starke Förderung, die während des Krieges die Wohlfahrtspflege fand, beruhte in weitem Maße ausdrücklich oder zum mindesten immanent wirkend auf macht- oder militärpolitischer Einstellung. Auch für die neuere französische Jugendfürsorgegesetzgebung sind solche der Gesetzgebung der römischen Kaiserzeit ähnliche Motive der Bevölkerungsminderung zu steuern, wirksam gewesen. So sehr im einzelnen auch politische Beweggründe die Fürsorge zu verbessern vermögen und insbesondere die staatlichen Stellen zur Unterstützung und Förderung anregen, — dies haben wir im Kriege erfahren — so unsicher ist doch eine nur auf diesen Motiven erwachsene Fürsorge fundiert. Die Abhängigkeit von endlichen Zwecken bringt es mit sich, daß bei deren geänderter Einschätzung — es sei nur an die Wertung militärischen Nachwuchses erinnert — sich auch die Beurteilung des Wertes sozialer Fürsorgearbeit ändern muß. Bei der später erfolgenden Betrachtung der negativen Anschauungen, die eine weitgehende soziale Fürsorgetätigkeit gar bedenklich finden oder als nutzlos verwerfen, werden wir erkennen, wie leicht die nur politischen Zwecken entsprungene Fürsorge einer Ablehnung aus gleichen Gesichtspunkten verfallen kann.

Von ganz anderer Tiefe und infolgedessen auch von viel stärkeren Erfolgen gekrönt ist eine Fürsorgetätigkeit, die von religiösen oder ethisch-humanitären Motiven getragen ist. Die religiösen sind die frühesten Beweggründe gewesen. Sie gehen zurück auf die Sozialvorschriften des Alten Testaments, auf die Lehren der Psalmen und die Gebote der Mildtätigkeit in den Evangelien. Allen diesen Weisungen liegt der Gedanke des Menschen als Ebenbild Gottes zugrunde, dem sein Dasein zu sichern das aus dieser Gotteskindschaft entspringende Postulat für die Gemeinschaft bildet. Verbunden haben sich diese reinen Sozialideen mit der Individualpflicht des Opfers und sich dabei zuweilen auch nicht ganz frei von dessen Zerrbild gehalten, das Almosengeben als ein Mittel der Sündenvergebung zu betrachten oder wenigstens in ihm über tätige Reue hinaus abergläubisch eine Möglichkeit der Entsühnung zu erblicken. Diese verschiedenartigen Beweggründe treten in der mittelalterlichen Fürsorge stark in Erscheinung. In den Orden wirkt sich der weltflüchtige Zug des mittelalterlichen Opferns aus. Wenn die Kirche und die Geistlichkeit sich vielfach den die Bettelei bekämpfenden gemeindlichen Armenordnungen des Nachreformationszeitalters widersetzten, so geschah dies aus dieser in dem persönlichen Opfer des Almosens den Kern der sozialen Verpflichtung wertenden Auffassung. Es muß aber anerkannt werden, daß die auf dem Boden der Selbsthingabe erwachsenen Einrichtungen und Stiftungen die Keimzellen neuzeitlicher Fürsorge geworden sind und zum Teil, insbesondere auf dem Gebiete der Armen-Krankenversorgung, bis heute ihre führende Bedeutung behalten haben. Von dauerndem Werte für die Gestaltung der Fürsorge ist das Wirken der aus religiösen Beweggründen handelnden Begründer moderner Wohlfahrtspflege geworden, wobei auf evangelischer Seite an AUGUST HERMANN FRANCKE, Pfarrer OBERLIN, WICHERN, FLIEDNER, BODELSCHWINGH und AMALIE SIEVEKING, auf katholischer an BRANDTS, HITZE und WERTHMANN, auf jüdischer an HALLGARTEN erinnert sei. Das Wesen der in der Religion wurzelnden Caritas hat der Präsident des deutschen Caritasverbandes Prälat Dr. KREUTZ im Handwörterbuch der Wohlfahrtspflege dahingehend festgelegt: „Caritas ist eine Lebensmacht der katholischen Kirche, eine Willensäußerung aus ihren innersten Tiefen. Deshalb ist dieses Wort auch durch die Weltkirche international geworden. Caritas ist die aus der christlichen Religion stammende und von ihr immer wieder neu belebte Neigung des Willens, in Gesinnung, Wort und Werk um Gottes Willen den Nächsten, ohne Ausnahme zu dienen, also eine geistige Liebe, die über jede sinnliche Zuneigung sich erhebt. Sie ist ursprünglich eine spezifische Eigentümlichkeit der christlichen Religion. In letzter Linie geht sie zurück auf das Vorbild des sich freiwillig opfernden Gottmenschen, der uns ein Beispiel der „Liebe bis ans Ende" vor Augen führte, den Wert und die Würde der Menschenseele lehrte und eben ihr größter Helfer, ihr Erlöser war. Deshalb schreibt Joh. 13, 34: „Ein neues Gebot gebe ich euch, daß ihr einander liebt, wie ich euch geliebt habe." Christus macht diese Nächstenliebe zum Kernzeichen seiner Jüngerschaft und erhebt sie zum Hauptgebot der christlichen Moral. Diese Liebesgesinnung darf aber nicht bloß ein quietistisches, edles Gefühl bleiben, sondern muß sich in Liebestaten gegen jedermann auswirken, in besonderem Maße aber gegenüber der fremden Not, liege sie auf religiös-sittlichem, auf wirtschaftlichem oder gesundheitlichem Gebiete. Caritas ist deshalb in engerem Sinne die aus der Gottesliebe stammende und um Gottes Willen geübte Nächstenliebe, besonders gegenüber den Hilfsbedürftigen." Im gleichen Sinne schreibt in dem gleichen Werke der Leiter des Zentralausschusses der Inneren Mission Lic. STEINWEG über deren Wesen: „Das Prinzip der Inneren Mission ist die aus dem Glauben kommende helfende und rettende Liebe. Ihre Mittel sind die beiden Mittel, die der christlichen Kirche zur Verfügung stehen, um zu wirken, das Wort des Glaubens und die Tat der Liebe." Diesen von den Führern der beiden größten Organisationen der christlichen Liebestätigkeit genannten Gründen des Wirkens entsprechen die Motive jeder auf religiöser Grundlage beruhenden Gemeinschaftsarbeit, jedes Helfers, der aus wirklicher innerer religiöser Überzeugung sich zum sozialen Helfer für verpflichtet erachtet. Welche Werke diesen Quellen ihre Entstehung verdanken, werden wir bei der Betrachtung der Träger und der Ausgestaltung der Fürsorge noch darzustellen haben.

Während die Gründe und die Tätigkeit der religiösen und kirchlichen Fürsorge schon eine Fülle zusammenfassender und monographischer Darstellungen gefunden haben, fehlt es fast völlig an geschichtlichen und beschreibenden Behandlungen des jüngeren Zweiges der Fürsorge, der auf ethisch-humanitären Beweggründen beruht. Wohl ist das größten Teiles auf dieser Grundlage beruhende öffentliche Fürsorgewesen in seinen gesetzlichen Bestimmungen, seiner Organisation und seinen Leistungen allgemein und für einzelne Orte und Länder in ausreichendem Maße in Fachpresse und Büchern dargestellt, die Motive dieser Fürsorge werden aber fast nirgends eingehend behandelt. Wie die helfende Fürsorge aus dem religiösen Gebote des Opfers erwachsen ist, so ist die vorbeugende Fürsorge das Kind des Humanismus und der Aufklärung. Die aus diesen geistigen Bewegungen geborene Literatur sucht über die repressiven Maßnahmen und das Gebot der Caritas hinausgehend in der Unzulänglichkeit der Erziehung und der Erwerbsmöglichkeiten die Ursachen der sozialen Not, denen frühzeitig entgegenzuwirken Aufgabe der Gesellschaft ist. Um diese zu erfüllen, bildeten sich am Ende des 18. Jahrhunderts in Deutschland die gemeinnützigen und patriotischen philanthropischen Gesellschaften, die als die ersten Träger vorbeugender und vorsorgender Hilfe bezeichnet werden können. Ihr gesetzlicher Niederschlag findet sich in der französischen Konstitution des 24. Juni 1783: „Die Gesellschaft schuldet ihren unglücklichen Bürgern den Unterhalt, sei es, daß sie ihnen Arbeit verschafft, sei es, daß sie denen, welche zu arbeiten außerstande sind, die Existenzmittel gewährt.“ Im Preußischen Landrecht heißt es in Teil II, Titel 19, § 1: „Dem Staate kommt es zu, für die Ernährung und Verpflegung derjenigen Bürger zu sorgen, die sich ihren Unterhalt nicht selbst schaffen und denselben auch von anderen Personen, welche durch besondere Gesetze dazu verpflichtet sind, nicht erhalten können.“ Die Philosophie des deutschen Idealismus, dessen Ethik in dem Kantschen kategorischen Gesetze ihren Schlüsselpunkt besitzt, hat in diesem zugleich die Grundlegung jeglicher sozialen Gemeinschaftsbetätigung gefunden. Die Kantsche Forderung, daß in jedem Menschen die Idee der Menschheit als Selbstzweck geachtet werden muß, bildet den ethischen Beweggrund für das Eintreten der Gesellschaft für ihre Glieder und wird somit zur wirkenden Ursache der auf humanitärem Boden erwachsenen Wohlfahrtspflege. Wie aber die religiöse Gotteskindschaft des Menschen und das philosophische Postulat der Achtung und Wahrung der Menschenwürde nur erkenntnismäßig verschiedener Herkunft sind, in ihren praktischen Ergebnissen durchaus parallel laufen, so ist das Wirken religiös und humanitär gerichteter Wohlfahrtspflege in den praktischen Methoden meist durchaus gleichartig. Die auf rationalistischem Boden gewachsene vorbeugende Fürsorge ist von den religiös orientierten Wohlfahrtsorganisationen aufgenommen worden und die caritativ helfende Tätigkeit wird auch von den humanitären Verbänden ausgeübt. Dabei ist nicht zu verkennen, daß jahrzehntelang während des 19. Jahrhunderts fürsorgerische Arbeit bei den humanitär gerichteten Kreisen etwas in den Hintergrund getreten ist, weil sie ihr Augenmerk vornehmlich sozialpolitischen Problemen zuwandten. Es ist kein Zufall, daß zwei führende Köpfe liberaler Sozialpolitik, der Frankfurter Stadtrat KARL FLESCH und FRIEDRICH NAUMANN, beide aus der sozialen Fürsorge und Armenpflege stammend, ihr Lebenswerk aber der Ausgestaltung der Sozialpolitik und der Fortentwicklung des Arbeitsrechtes widmeten, aus der Erkenntnis, daß erst die Sicherstellung der Würde der arbeitenden Menschen, die den erheblichsten Teil unseres Volkes bilden, einen dem gleichen Zweck dienenden Aufbau der Wohlfahrtspflege ermögliche. Und es ist wiederum kein Zufall, daß erst die beiden letzten Jahrzehnte ein erneutes Vordringen der humanitären Richtung innerhalb der Fürsorge gebracht haben. Stellt doch die nunmehr erreichte machtvolle Stellung der Selbsthilfeorganisationen des arbeitenden Volkes, die Gewerkschaftsbewegung, die sicherste Gewähr für einen Ausbau der Sozialpolitik dar. Man vergleiche nur die Teilnehmerschaft der großen internationalen sozialpolitischen Tagungen 1897 in Zürich und 1924 in Prag, wie hier die akademischen und bürgerlichen Sozialreformer ziffernmäßig von den Vertretern der sozialistischen und christlichen Arbeitnehmerverbände überflügelt wurden. Diese Umstellung der Trägerschaft der Sozialpolitik machte neue Kräfte und vorwiegend die bisher anderweit beteiligten der humanitären Richtung für die Wohlfahrtspflege frei, während die der sozialpolitischen Arbeit ferner stehenden religiösen Kreise, die auch aus ihrer Einstellung zur Caritas sich der Fürsorgearbeit stets innerlich näher fühlten, vielfach schon bisher nur in deren Arbeitsgebiet sich ausgewirkt hatten. Diese Wandlung wird am deutlichsten durch das Eindringen der sozialistischen Bewegung in die Wohlfahrtspflege. Es fehlt uns noch völlig an einer eingehenden historischen und grundsätzlichen Darstellung des Verhältnisses des Sozialismus und der sozialistischen Bewegung zur Wohlfahrtspflege und Fürsorge. Der Minderheitsbericht des Ehepaares Webb, der in deutscher Übersetzung als „Problem der Armut" erschien, enthält mehr ein Reformprogramm der bisherigen englischen Armenpflege als eine grundsätzliche Erörterung über Sozialismus und Fürsorge. Die neueren deutschen Schriften behandeln sozialistische Mitwirkung in der Fürsorgetätigkeit als eine nicht zu erörternde Selbstverständlichkeit und besprechen die Stellung zu deren praktischer Ausgestaltung. Mit Recht hat auf der Tagung der Arbeiterwohlfahrt 1924 in Hannover Stadtrat Dr. HEIMERICH darauf verwiesen, daß im Erfurter Programm noch kein Wort über Fürsorge steht, während das Görlitzer Programm klare Ziele der Fürsorge aufstellt. Man kann die sozialistische Wohlfahrtspflege mit Fug als einen Zweig der humanitären bezeichnen. MARIE JUCHACZ nennt in ihrem Buche über „Die Arbeiterwohlfahrt" als Aufgabe des Sozialismus, seine Ideen der Selbsthilfe, der Kameradschaftlichkeit und Solidarität in die Wohlfahrtspflege hineinzutragen, die selbst „Aufgabe des Staates ist, dessen Glieder die Menschen sind. Nach seinem Können soll ein jeder verpflichtet sein, zur Erfüllung der sozialen Staatsaufgaben beizutragen, sei es durch pekuniäre Leistungen oder dadurch, daß der einzelne sich mit seinem Können zur Durchführung der Wohlfahrtspflege zur Verfügung stellt. Diese Anschauung stützt sich auf den demokratischen Grundsatz der kameradschaftlichen Hilfe, die nicht niederdrückt, und setzt einen anderen Geist voraus, den Geist der Solidarität, wie er im Laufe der Entwicklung in der Arbeiterschaft entstanden ist." Diese programmatische Bestimmung ist völlig aus dem von Kant aufgestellten Sittengesetz erwachsen und zeigt entsprechend VORLÄNDERS Darstellung (Zu den philosophischen Grundlagen unseres Parteiprogrammes, Berlin 1920) und HERMANN COHENS Folgerung in seiner „Ethik des reinen Willens": „die Idee des Zweckvorzuges der Menschheit wird dadurch zur Idee des Sozialismus, daß jeder Mensch als Endzweck, als Selbstzweck definiert wird", daß auch die sozialistische Wohlfahrtspflege in ihren Beweggründen auf der ethisch-humanitären Grundlage der idealistischen Philosophie aufgebaut ist. Vielleicht erscheint es bei sozialistischer Wohlfahrtspflege zunächst erstaunlich, wie sich eine solche mit dem Gedanken des Klassenkampfes vereinen lasse. Wer nicht den primitiven Anschauungen vom Klassenkampf, wie er in weiten bürgerlichen und zum Teil auch in radikal-sozialistischen Kreisen gehegt wird, verfallen ist, sondern im Klassenkampf eine Form geschichtlichen Werdens und nicht eine bewußt von den Menschen gewollte Kampfmethode erblickt, kann in Fürsorge und Sozialismus keine Gegensätze ersehen. Denn auch diese, richtig durchgeführt, dient in ihrem Schutz für den einzelnen vor dem Herabsinken in ein Lumpenproletariat dem Aufstieg der nichtbesitzenden Massen, die in ihrer sozialen Stellung und Lebensführung bei einer Mehrung der unter sie gesunkenen Schichten, aus denen sich die industrielle Reservearmee rekrutiert, gefährdet wären.

Diesen die Wohlfahrtspflege und ihren Ausbau bejahenden, zweckpolitischen, religiösen und ethisch-humanitären Beweggründen stehen vornehmlich aus naturalistischen Denkmethoden erwachsene, sie hemmende Richtungen entgegen. Als deren klassischer Vertreter ist der englische Nationalökonom Malthus zu bezeichnen, dessen Gedankengänge heute noch fortwirken. In seinem „Versuch über das Bevölkerungsgesetz" wendet er sich gegen die englische Armengesetzgebung, weil diese „zwar die Intensität des Mißgeschicks einzelner ein wenig erleichtert, aber das Übel über eine größere Fläche verbreitet hat." Ausgehend von seiner These des absolut beschränkten Nahrungsmittelspielraums gelangt er zu dem Ergebnis, daß eine Besserstellung der Armen infolge einer neuen Verteilung des Geldes eine Erhöhung der Preise zur notwendigen Folge habe und damit die Lage der Minderbemittelten jenseits der Grenze der Armenunterstützung noch auffallend verschlimmere. Die große Masse der arbeitenden Volksmassen werde hierdurch zu hart an die Grenze der Subsistenzmittel gedrängt. Wenn auch durch Verbesserung des Loses der Armen eine Veränderung der augenblicklichen Sterblichkeit dieser Schichten erzielt werde, so werde dieser Vorteil doch wieder durch eine stärkere Sterblichkeit in der Zukunft aufgehoben, da der dann vorhandene Nahrungsmittelspielraum nicht zur Erhaltung der infolge der ausgedehnten Fürsorge stark gewachsenen Bevölkerung ausreiche. Auch aus psychologischen Gründen bekämpft er die Erweiterung der Armenpflege. Abhängige Armut soll für schmachvoll gehalten werden, damit ihr der Stachel bleibt, die Menschen zur wirtschaftlichen Selbständigkeit anzufeuern. „Jemand, den der Gedanke, daß sein Weib und Kind bei seiner Erkrankung oder seinem Tode dem Kirchspiel zur Last fallen müssen, nicht vom Besuch des Bierhauses abschreckt, könnte doch zaudern, seinen Verdienst so durchzubringen, wenn er gewiß wäre, daß in solchen Fällen die Seinigen Hungers sterben oder der Bettelei verfallen müßten. Im ganzen muß die Wohlfahrt unter den niederen Ständen entschieden verringert werden, wenn eins der stärksten Hemmnisse des Müßiggangs und der Verschwendung auf diese Weise beseitigt wird." Aus diesen Gesichtspunkten heraus fordert Malthus, daß kein eheliches Kind nach einem Jahre und kein uneheliches Kind nach zwei Jahren von dem Zustandekommen des von ihm erstrebten Gesetzes an gerechnet berechtigt sein solle, Gemeindeunterstützung zu verlangen. Bei Befolgung dieses Systems nimmt er an, werde infolge der gestiegenen Verantwortlichkeit der Menschen die Zahl der Hilfsbedürftigen nicht über ein Maß hinausgehen, das von der privaten Wohltätigkeit erhalten werden könne. Bitter bemerkt er — sicher für die damaligen Verhältnisse richtig und auch für die Jetztzeit bei der großen Säuglingssterblichkeit der Unehelichen nicht ohne ein Körnchen Wahrheit, —, daß die unter den Schutz der Gemeinde genommenen Kinder ja doch zumeist im ersten Lebensjahre stürben, der Verlust für die Gesellschaft daher der gleiche sei, dieser aber nicht so von ihr erkannt werde, weil das darin ruhende Verbrechen infolge der Vielheit derer, die es begehen, der Gesamtheit nicht zum Bewußtsein komme. Die Malthusschen Ausführungen wirken bis heute in der Armengesetzgebung nach. Während das Mittelalter in dem Bettler eine notwendige und gottgewollte gesellschaftliche Erscheinung erblickte, der die religiöse Pflicht des Opferns durch sein bloßes Vorhandensein ermöglichte, suchte die nachmalthusianische Armengesetzgebung die Armenpflege möglichst auf das Existenzminimm herabzusenken und sie mit den verschiedensten ehrenrührigen Folgen zu umkleiden, weil man darin Abschreckungsmittel erblickte. Erst in den letzten Jahrzehnten hat sich die Erkenntnis durchgesetzt, daß eine Herabdrückung der auf Unterstützung Angewiesenen im allgemeinen nicht abschreckend wirkt, sondern im Gegenteil die Gefahr im Gefolge hat, daß die durch karge Unterstützung Zermürbten und in ihrem Ehrgefühl schwer verletzten Personenkreise in ein Lumpenproletariat verwandelt werden, das in seiner völligen Hoffnungslosigkeit, jemals wirtschaftliche

Selbständigkeit zu erlangen, alle Kraft zu einem Wiederaufstieg verliert und als Hefe aller sozialen Gärungen wirkt. Deshalb scheinen einer neuzeitlichen Fürsorge nicht mehr die niedrige Bemessung der Unterstützung als eine zum Wiederaufstieg anfeuernde richtige Methode, sondern eine Verabreichung der Unterstützung in Formen (Entgeld für Arbeitsleistungen, zeitige und zeitliche Anstaltsunterbringung), die einen erziehlichen Einfluß auf den Hilfsbedürftigen bewirken. Daß aber die MALTHUSSCHEN Gedanken auch heute noch nachwirken, zeigt die vorjährige Auseinandersetzung über geringe Unterstützungen als Mittel zur Hebung des Arbeitswillens zwischen dem Plauener Stadtrat DIETZ und dem Ministerialrat Dr. WÖLZ vom Reichsarbeitsministerium in der „Sozialen Praxis“, in der DIETZ mit guten Gründen die bei WÖLZ unbewußt nachwirkenden MALTHUSSCHEN Lehren bekämpft. Zweifellos ist auch die Darwinsche Theorie vom Kampf der Arten und der Auslese der Tüchtigen auf eine die Fürsorge verneinende oder wenigstens beschränkende Richtung nicht ohne Einfluß geblieben. Es kann hier nicht erörtert werden, warum die für die Naturwissenschaften aufgestellten Thesen — ihre dortige Geltung dahingestellt — auf dem Gebiete der Kulturwissenschaften, zu der die Wohlfahrtspflege gehört, keine Anwendung finden können. Es sei hier nur auf die trefflichen Ausführungen HERKNERS in seiner „Arbeiterfrage“ verwiesen. Nicht ganz unbeeinflußt ist aber von einer solchen Bezugnahme z. B. ein sonst sozialpolitisch durchaus auf der Fortschrittsseite stehender Mann wie POTTHOFF, wenn er die Einschränkung der Fürsorge nicht nur für die Unheilbaren, worüber sich reden ließe, sondern ganz allgemein für die Anormalen aus volkswirtschaftlichen Gründen befürwortet. So schreibt POTTHOFF in seinem Buche „Probleme des Arbeitsrechtes“: „Gerade der Volkswirt muß verlangen, daß die geringen Mittel (vor dem Kriege geschrieben!), die von Staat und Privaten für solche Zwecke aufgewandt werden, da Anlage finden, wo sie rentieren können. Das heißt, daß die Mittel nur verwandt werden, um Existenzen zu erhalten und zu befördern, die biologisch gut und stark, die nur wirtschaftlich schwach sind und eben wegen dieser wirtschaftlichen Schwäche ihre guten Lebenskräfte nicht entfalten können. Die Begründung sozialer Tätigkeit auf Mitleid und Nächstenliebe führt unwillkürlich dazu, daß man Mühe und Geld da verwendet, wo das Elend am größten ist. Aber sozial richtig ist das nicht. Die Humanität in diesem Sinne ist zwiefach unwirtschaftlich. Sie ist teuer: mit dem Gelde, mit dem man einem Krüppel erhält, kann man zwei gesunde Kinder hochbringen. Sie ist unproduktiv: die vom Mitleid gepflegten Elenden werden niemals das angewandte Kapital dem Volke zurückerstatten.“ Ich möchte gerade im Gegensatz zu POTTHOFF sagen: Aus diesen Ausführungen ersieht man, wie außerordentlich gefährlich es ist, wenn man die Wohlfahrtspflege nur auf zweckpolitische Beweggründe, machtpolitische oder ökonomische, stützt und ihre ethische Wertung ausschaltet.

Die Widerlegung dieser POTTHOFFSCHEN Sätze, die als die klarsten Äußerungen einer die Fürsorgearbeit beschränkenden Anschauung hier wiedergegeben wurden, bringt uns die im folgenden darzustellende gesellschaftliche und staatliche Bedeutung der Fürsorgearbeit.

## b) Die gesellschaftliche und staatliche Bedeutung der Fürsorge.

Die Bedeutung der Fürsorge liegt zunächst auf wirtschaftlichem Gebiete. Wie sie in ihrer Gestaltung durchaus von der Wirtschaftslage und der Wirtschaftspolitik bedingt ist, so strahlt wie hinwiederum einflußreich in diese zurück. Fürsorge ist ein wichtiger Faktor für die Produktionsfähigkeit eines Landes. Die beiden Quellen jeder Produktion sind Rohstoffe und Betriebsmittel einerseits und menschliche Arbeitskraft andererseits. Die Fürsorge wirkt fördernd und erhaltend auf die menschliche Arbeitskraft. Am deutlichsten erscheint dies bei der gesundheitlichen Fürsorge, die Schädigungen und Keimen eines Kräfteverfalls entgegenzuwirken und sie zu vernichten trachtet und die den erkrankten Menschen wiederherzustellen versucht. Die Bekämpfung der Volkskrankheiten, der Tuberkulose, der Geschlechtskrankheiten und des Alkoholismus, die Beseitigung der Krüppelschäden hat auch eine Mehrung der Güter erzeugenden Kräfte im Gefolge. Gleiches gilt von den Zukunftswirkungen der Säuglingsfürsorge. Jede Krankheitsbewahrung oder Heilung bedeutet, einen Menschen als einen bloßen Verzehrer zu einer Werte schaffenden Kraft umzuwandeln. In einer Zeit, in der das Schlagwort von der Notwendigkeit der Produktionssteigerung zu der Fahne der Wirtschaft geworden ist und als Wertmaßstab bei allen Gemeinschaftshandlungen angelegt wird, erscheint es bedeutsam, diesen produktionsfördernden Charakter der Fürsorge für die Betrachtung ihrer gesellschaftlichen Bedeutung gleichfalls in den Vordergrund zu stellen. Dies gilt aber nicht bloß von den gesundheitsfürsorgerischen Zweigen. Auch die wirtschaftliche Hilfe, es sei nur an die Erwerbslosenfürsorge erinnert, dient ganz allgemein der Erhaltung wirtschaftlicher Kräfte, die ohne ein solches Eintreten vor der Gefahr des Verfalles ständen. Gerade hier zeigt sich die Gefahr der MALTHUSschen Gedankengänge. Denn das Hinabgleiten in ein Lumpenproletariat bei Verabreichung zu niedriger Unterstützungen erschwert die Wiedererlangung wirtschaftlicher Selbständigkeit, und eine zu niedrig bemessene Unterstützung erscheint dann vom volkswirtschaftlichen und produktionspolitischen Standpunkte aus erst recht als Verschwendung. Ebenso bedeutsam vom produktionspolitischen Standpunkte aus sind die erst in der Fürsorge der Nachkriegszeit planmäßig durchgeführten Methoden der Arbeitsfürsorge, wie wir sie im Schwerbeschädigtengesetz und bei den verschiedenen Einrichtungen für die Arbeitsschulung und Umschulung von Erwerbsbeschränkten kennenlernen werden. Werden doch hier Menschen, die bisher nur als Güterverzehrer in Frage kamen, so ausgebildet oder in die Wirtschaft eingegliedert, daß sie von nun an auch als Gütermehrer wirken. Vom reinen produktionspolitischen Standpunkte aus lassen sich nur die Fürsorgemaßnahmen für die dauernd Erwerbsunfähigen, für Unheilbare und Greise, nicht begründen. Die hier vorhandenen gesellschaftlichen Werte der Fürsorge werden wir an späterer Stelle zu erörtern haben. Vorher sei aber noch ein kurzer Blick auf die Bedeutung der Fürsorge für die Konsumtionspolitik, ihre Einflüsse auf eine Veredelung des Verbrauchs geworfen. Jeder Güterverbrauch, der nicht der Erhaltung oder Förderung der Produktionskräfte zugute kommt, ist vom volkswirtschaftlichen Standpunkt als Luxus zu betrachten. Gelingt es der Fürsorge, den Verbrauch, der bisher zur Heilung entstandener Schäden erforderlich war, durch rechtzeitige vorherige Beseitigung dieser Schäden einzuschränken, so liegt darin eine Minderung überflüssigen Luxusverbrauchs. Ein Beispiel! Die Sanierung der Stadt München gegen die dort Jahrzehnte herrschenden Typhusepidemien ließ den Verbrauch bisher zur Heilung dieser Massenerkrankungen erforderlichen Krankenhaus- und Heilmittelkosten überflüssig werden. Die aufgewandten Mittel machten sich durch spätere Minderung der Ausgaben — ganz abgesehen von der Mehrung der Produktivkräfte — gut bezahlt. Vielleicht wird von rein finanziell eingestellter Seite gegen diese Ausführungen eingewandt werden, daß trotz reichlicher Aufwendung von Geldmitteln in der Fürsorge deren Gesamtausgaben keine Herabminderung aufweisen. Dies ist durchaus richtig, bedeutet aber keine Widerlegung. *Denn die Vermeidung bisheriger Ausgaben, wie bei der Typhusheilung in München, macht Mittel für andere höhere, bisher noch gar nicht in Angriff genommene Aufgaben frei.* Wie mit steigender Kultur der Inhalt des Existenzminimums als eines subjektiven Maßstabes wächst

— wie schon betont, haben nicht die ärmsten Gegenden, sondern reiche Orte die meisten Unterstützten —, so werden stets neue Aufgaben als Arbeitsgebiet fürsorgerischer Betätigung erfaßt. Die Ausgaben gehen zwar absolut nicht zurück, aber ihre Verwendung veredelt sich, weil sie der Inangriffnahme ständig höherer Ziele dienen. Kranken- und Siechenhauskosten werden ersetzt durch Aufwendungen für Volksheilstätten und Freibäder, an Stelle von Ausgaben für Armen- und Korrektionshäuser treten Zuwendungen zur Errichtung von Gemeindehäusern und Volksbüchereien! Die wirtschaftliche Bedeutung der Fürsorge ist so groß, daß man geglaubt hat, sie den beiden Gebieten Privat- und Gemeinwirtschaft als drittes, als Widmungswirtschaft, vollwertig zur Seite stellen zu können. Und in gleichem Sinne sagt von der Armenpflege, also einem Teil der Fürsorge, Schmoller in seinem Grundriß der Volkswirtschaftslehre: „Und auch in aller ihrer Unvollkommenheit hat die öffentliche Armenpflege seit vielen Generationen unendlich viel Gutes geschaffen, hat zahllose Menschen gerettet, in Gemeinde und Staat höhere Triebe eingepflanzt, in das roh egoistische Wirtschaftsgetriebe des Marktes und der Geldwirtschaft sympathische Gefühle und Handlungen eingefügt, die schlimmsten Härten und Dissonanzen der neueren Volkswirtschaft abgemildert und versöhnend ausgeglichen. Das dürfen wir nicht vergessen, wenn wir unser Armenwesen als ein integrierendes Glied unserer Volkswirtschaft richtig beurteilen wollen.“

Schmollers Worte enthalten bereits einen Hinweis auf den ethischen und politischen Wert der Fürsorge. Den Pauperismus als Massenerscheinung kann die Fürsorge nicht beheben. Die Armut als Klassenzustand ist eine Folgeerscheinung der wirtschaftlichen Verhältnisse. Die Beseitigung der Armut der Fürsorge zuzumuten, bedeutet eine Überschätzung ihres Wirkungsfeldes. Maß und Gestaltungsmöglichkeiten der Fürsorge werden stets von Wirtschaft und Wirtschaftspolitik abhängig sein. Diese Begrenzung der Erörterung der gesellschaftlichen Bedeutung der Fürsorge vorauszuschicken, erschien mir deshalb wichtig, weil nur allzu leicht der Facharbeiter die Bedeutung seines Arbeitsgebietes überschätzt und er alle Nöte auf seinem Tätigkeitsfeld heilen zu können glaubt. Der stärkste gesellschaftliche Wert der Fürsorge liegt in den von ihr auf die Gemeinschaft ausstrahlenden Kräften innerer Verbundenheit sowie in der aus ihr entwachsenden Vernichtung der die Gemeinschaft mit Zerstörung bedrohenden Keime. Klumker schreibt im Fürsorgewesen: „Die Fürsorge bildet heute noch die anschaulichste Form der gegenseitigen Hilfe. In ihr und in ihrer Betätigung wird das Gemeinsamkeitsgefühl in zahllosen Gemütern geweckt, wachgehalten und gestärkt, denen es unter dem Getriebe des modernen Erwerbslebens kaum zum Bewußtsein käme. Von der familienhaften, der nachbarlichen Hilfe angefangen, über die vielen Vereinsgründungen bis zu den großen Leistungen öffentlicher Verbände, überall kommt in der Fürsorge jenes Gefühl gegenseitiger Verpflichtung zum Ausdruck, durch sie alle wird es wieder genährt und fortgepflanzt.“ Denn das Erleben fremder Not, Mitleid im wahren Sinne des Wortes und nicht in der herablassenden Bedeutung, in der es meist gebraucht wird, führt zum Verstehen der seelischen Vorgänge bei den Notleidenden und damit zum Brückenbau zu einer anderen sozialen Schicht. Wie die Klassenarmut, so kann die Fürsorge die Klassengegensätze nicht beseitigen. Sie vermag aber Wände, aus Mißverständnissen aufgerichtet, einzureißen und damit Klassenspannungen zu mildern. Aus diesen Gründen ist die ehrenamtliche Mitarbeit in der Wohlfahrtspflege so dringend erforderlich, wobei es gar nicht auf die Trägerschaft der Fürsorge ankommt; ja, gerade in der öffentlichen Fürsorge ist sie besonders segensreich, weil hier freiwillige Tätigkeit im Dienste der organisierten Gemeinschaft ganz im Sinne des Steinschen Selbstverwaltungsgedankens geleistet wird.

Weil jeder Wohlfahrtsarbeit als Motiv die Pflicht der Gemeinschaft, für ihre Glieder einzutreten, zugrunde liegt, deshalb wirkt eine dieser Quelle entsprungene Tätigkeit gemeinschaftserhaltend. Deshalb erscheint es mir auch so außerordentlich bedenklich, an diese unwägbaren Wirkungen nur den Maßstab wirtschaftlichen Nutzens anzulegen. Gewiß hat POTTHOFF Recht, wenn er, wie wir oben sahen, rein finanziell rechnend in der Erhaltung unwirtschaftlicher Kräfte nur Ausgabeposten sieht. Zweierlei wird aber bei dieser Rechnung außer acht gelassen. Eine Ersparung der hier gemachten Aufwendungen wird nicht einem Ausbau der in seinem Sinne produktiven Fürsorge zugute kommen. Ferner wird nicht leicht eine Grenze zu finden sein, wo Fürsorgeleistungen zu volkswirtschaftlichem „Luxusverbrauch" werden. Ist erst einmal die Schranke des absoluten Wertes des Menschenlebens eingerissen, dann besteht die Gefahr, daß der finanzielle Nützlichkeitsstandpunkt immer weitergreifend die Fürsorge einengt, das Pflichtgefühl gemeinsamer Verbundenheit aufrollt und so die gesellschaftlichen Erhaltungskräfte der Fürsorge zerstört. Schließlich ist doch nicht zu verkennen, daß an jedem „unheilbaren Falle" die Gesellschaft ein Stück Mitschuld trägt. Bei jedem Verblödeten, geistig und körperlich Verkommenen wirken sich gesellschaftliche asoziale Sitten und Handlungen, zum mindesten Unterlassungen — man denke nur an den Alkoholismus — mit aus. Die Belastung der Gesellschaft mit den Kosten dieser Folgen stellt daher eine aus dem Verhalten geborene Bestrafung dar, wenn man nicht mit der mittelalterlichen Auffassung darin ein Stück Entsühnung erblicken will, auf die Schillers Wort aus den „Idealen" zutrifft:

> „Beschäftigung, die nie ermattet,
> Die langsam schafft, doch nie zerstört,
> Die zu dem Bau der Ewigkeiten
> Zwar Sandkorn nur für Sandkorn reicht,
> Doch von der großen Schuld der Zeiten
> Minuten, Tage, Jahre streicht."

Über diese ethische Bewertung hinaus darf nicht vergessen werden, daß eine Beseitigung oder Minderung dieser volkswirtschaftlich unrentablen Fürsorge zugleich zu einer Gefährdung des gesellschaftlichen Verantwortungsbewußtseins führen muß. In ihrer Schrift über die Freigabe der Vernichtung lebensunwerten Lebens haben sich der Strafrechtler BINDING und der Psychiater HOCHE mit diesem Problem auseinandergesetzt. Beide kommen zu dem Ergebnis, daß es lebende Menschen gibt, deren Tod für sie eine Erlösung und zugleich für Staat und Gesellschaft die Befreiung von einer Last darstellt, deren Tragung außer dem Vorbild größter Selbstlosigkeit der Pfleger nicht den geringsten Nutzen stifte. Beide wollen die Tötung eines Menschen erlauben, wenn er 1. zufolge Krankheit oder Verwundung unrettbar verloren ist, im vollen Bewußtsein seiner Lage den dringenden Wunsch nach Erlösung besitzt und ihn in irgendeiner Weise zu erkennen gegeben hat, 2. ein unheilbar Blödsinniger ist, einerlei ob er so geboren oder im letzten Stadium seines Lebens so geworden ist, 3. geistig gesund ist, aber durch irgendein Ereignis eine so schwere zweifellos tödliche Verletzung erlitten hat und bewußtlos geworden und wenn er aus der Bewußtlosigkeit erwacht, nur zu namenlosem Elend erwachen würde. Über den Antrag auf Tötung, der nur von dem Arzt, den nächsten Verwandten oder dem zu Tötenden selbst ausgehen dürfte, müßte eine Kommission, bestehend aus einem Arzt, einem Psychiater oder zweiten Arzt und einem Juristen, entscheiden. Der Tod müßte völlig schmerzlos herbeigeführt werden. Vom fürsorgerischen Standpunkt interessiert uns hier am stärksten die Gruppe zu 2, da es sich bei 1 und 3 mehr um Gründe individueller Art handelt. Wenn BINDING und

Hoche zum Teil unter Kriegseindrücken berechnen, daß es sich insgesamt in Deutschland etwa um 20—30 000 Menschen handle, dann dürfte die Gruppe zu 2 hochgerechnet mit 12—18 000 zu beziffern sein. Nur bei einem ganz geringen Bruchteil dieser Menschen würde erfahrungsgemäß — Idiotenkinder sind meist Schmerzens- und Lieblingskinder — der erforderliche Antrag gestellt werden. Schon finanziell wird die Zahl der durchgeführten Tötungen aus der Gruppe 2 nicht allzu stark ins Gewicht fallen (6000 Fälle zu 1000 M. Pflegekosten jährlich), außerdem, ich glaube nicht, daß die finanzielle Entlastung die vorher erörterten Gegengründe an Gewicht übertrifft. Auch wird in jedem Jahre die Zahl der in Betracht kommenden Menschen so zurückgehen, daß das finanzielle Erträgnis stetig an Bedeutung verliert. Schließlich sei noch darauf verwiesen, daß mit dieser aus Zweckmäßigkeitsgründen belegten amtlichen Tötung — bei 1 und 2 zur Beseitigung individueller Schmerzen liegen andere Motive zugrunde — leicht eine das Menschenleben geringer schätzende Anschauung in die allgemeine Auffassung einziehen kann, was, wie wir am Kriege und seinen Folgen, zu denen ich auch die Binding-Hochesche Schrift rechne, erkannten, leicht verheerende Wirkungen im Gefolge hat. Ganz anders scheint mir die Unfruchtbarmachung Geisteskranker, Schwachsinniger und anderer aus Anlage asozialer Personen zu beurteilen zu sein. Handelt es sich hier doch nicht darum, vorhandenes, zwar nutzloses, aber außer der Belastung durch die Erhaltungskosten die Gesellschaft nicht schädigendes Leben zu beseitigen, sondern die Unfruchtbarmachung soll nur der Entstehung von Leben entgegenwirken, das nach menschlicher Voraussicht nicht nur der Gesamtheit Kosten aufbürdet, sondern darüber hinaus asoziale und antisoziale Handlungen vermuten läßt, die eine Ursache von Gefährdungen anderer Menschen wie der Gemeinschaft zu drohen werden. Hier können rechtzeitige Eingriffe vorbeugende Fürsorge bedeuten. Die Entscheidung über die Voraussetzungen und die Fälle der Anwendbarkeit, d. h. die Typisierung der Betroffenen, wird die Aufgabe ärztlicher Wissenschaft sein.

Die jüngsten Jahre haben uns eine ziemlich reichliche Literatur zur Frage der Unfruchtbarmachung gebracht, ohne jedoch die zur gesetzlichen Niederlegung erforderliche Klarheit zu schaffen. In den Vereinigten Staaten von Amerika ist 1907 in Indiana das erste Sterilisierungsgesetz geschaffen worden, dem bis 1920 13 andere Staaten Nachfolgeschaft geleistet haben. Den zu Sterilisierenden oder ihren Angehörigen steht in den meisten Staaten ein Einspruchsrecht zu. Nach Stemmlers Bericht in Bd. 80 der Zeitschr. f. Psychiatrie sind bis Ende 1920 im ganzen 3233 Unfruchtbarmachungen vorgenommen worden, von denen 2558 auf Kalifornien entfallen. Dort ist auch die Unfruchtbarmachung nicht mehr auf Anstaltsinsassen beschränkt. Wenn in Deutschland wohl die Zeit für eine gesetzliche Gestattung oder gar Erzwingung der Unfruchtbarmachung wider Willen des Betroffenen noch nicht reif ist, so bedarf nach den Erfahrungen der letzten Jahre und der sich ausbreitenden Kenntnis des Verfahrens ungefährlicher Unfruchtbarmachung wenigstens die Frage der freiwilligen Unfruchtbarmachung, die auch in Amerika Vorgängerin der zwangsweisen gewesen ist, einer alsbaldigen Regelung. Nach den §§ 238 und 239 des Entwurfes des Strafgesetzbuches wird die Sterilisation mit Einwilligung den Arzt nicht mehr strafbar werden lassen. Der Gesamtumfang der Frage muß von ärztlicher und fürsorgerischer Seite immer erneut wissenschaftlich behandelt werden, weil anders als die Vernichtung lebensunwerten Lebens die Verhütung lebensunwerten und lebensschädigenden Lebens als bedeutsame Zukunftsaufgabe und radikale, letzte Maßnahme vorbeugender Fürsorge erscheint.

Der gesellschaftliche Wert der Fürsorge liegt nicht zum mindesten in der von ihr erstrebten und erzielten Verhinderung der Ansteckung und Ausbreitung gesellschaftlicher Schädigungen. Das gilt in gleicher Weise von solchen physischer wie psychischer Art. Die Gesundheitsfürsorge führt den Kampf gegen die Grundlagen und die Verbreitungsmöglichkeiten ansteckender Volkskrankheiten. Aber auch psychische Minderwertigkeit stellt eine die Gesellschaft gefährdende ansteckende Erkrankung dar. Es sei nur an die Greueltaten der letzten politisch unruhigen Zeiten erinnert, die im Massenwahn begangen wurden. Beim

Geiselmord der Münchener Rätezeit wie bei der Ermordung des Frankfurter Staatsanwalts Haas waren Psychopathen nach den gerichtlichen Feststellungen an führender Stelle beteiligt, und das gleiche dürfte bei dem grauenvollen Ende des sächsischen Kriegsministers Neuring der Fall gewesen sein. Alle radikal ausschlagenden Bewegungen der äußersten Linken wie der Rechten sind mit solchen Elementen durchsetzt, die sich von grellen Reflexen leicht fangen lassen und die diese erzeugenden exaltierten Bewegungen noch steigern. Eine diesen labilen Menschen rechtzeitig und durchgreifend zuteil werdende Fürsorge stellt ein gleiches Stück staatserhaltenden Wirkens dar, wie wir dies von einer dem Hunger und der Verzweiflung entgegenwirkenden Hilfe schon lange wissen und es hier nicht mehr begründend darzustellen für nötig erachten.

Die politische Bedeutung der Wohlfahrtspflege, die auf dem Gedanken menschlicher Zusammengehörigkeit erwachsen ist, überschreitet die Grenzen des Einzelstaates. Der Krieg, der die Bürger verschiedener Länder, wenn auch zum Zwecke gegenseitiger Vernichtung, zusammenführte, machte hierdurch die ersten zwischenstaatlichen Verträge wohlfahrtspflegerischer Art nötig. Nach Draudt (Handwörterbuch der Wohlfahrtspflege) lassen sich bis 1864 etwa 300 Verträge zwischen Kriegsparteien zum Schutze erkrankter und verwundeter Krieger feststellen. Die Eindrücke der Schlacht von Solferino veranlaßten den Schweizer Henri Dunant, die Initiative zu einer internationalen Vereinbarung zu ergreifen, die durch den Abschluß einer „internationalen Übereinkunft zur Verbesserung des Loses der verwundeten Militärpersonen der im Felde stehenden Heere" gekrönt wurde. Als ihr Zeichen wurde das rote Kreuz auf weißem Grunde gewählt. Die zwischenstaatliche Verbindung stellt das Genfer Internationale Komitee vom Roten Kreuz dar. Zukunftswichtiger als die für den Kriegsfall geschaffenen Vereinbarungen erscheinen mir die zwischenstaatlichen Verknüpfungen der Friedenswohlfahrtspflege. Auch hier boten dem Kriege in ihren Wirkungen ähnelnde Unglücksfälle den ersten Anlaß. Deutsche Bergleute halfen ihren verschütteten Arbeitskameraden in den französischen Gruben, die ganze Welt sammelte für die Opfer einer italienischen Erdbebenkatastrophe. So zeigte sich schon vor dem Weltkriege menschliche Verbundenheit in der Hilfeleistung bei großen, weit über die Landesgrenzen Schrecken verbreitenden Unglücksfällen. Der Völkerbundvertrag hat in Artikel 25 der Völkerbundsatzungen bestimmt: „Die Bundesmitglieder verpflichten sich, die Errichtung und Zusammenarbeit anerkannter freiwilliger nationaler Organisationen des Roten Kreuzes zur Hebung der Gesundheit, Verhütung von Krankheiten und Milderung der Leiden in der Welt zu fördern und zu begünstigen." Auf dem Boden dieser Bestimmung versuchte der Präsident des italienischen Roten Kreuzes Senator Giovanni Ciraolo, die Organisation des Völkerbundes zu gegenseitiger Hilfe für Völker in Not zu fördern. Nach der Aufnahme, die dieser Plan in den Kreisen des Roten Kreuzes, beim Völkerbund und bei den beteiligten Regierungen fand, ist zu hoffen, daß ein organisiertes Rotes Kreuz internationaler Hilfe bei Friedenskatastrophen in absehbarer Zeit in gleicher Weise wirken wird wie die internationalen Rote Kreuzvereinigungen im Kriege. Aber bereits jetzt hat sich als freiwillige Hilfe die Wohlfahrtspflege von Volk zu Volk in erfreulichem Maße betätigt. Es sei an die Nansenschen Hilfsaktionen insbesondere für das hungernde Rußland erinnert. Besonders segensreich war das Wirken der Quäker. Diese religiöse Gemeinschaft, für die eine Verwirklichung der aus der Idee der Menschheit erwachsenen Postulate das ihr Leben und Wirken beherrschende religiöse Kernstück bedeutet, erblickt in einer die Völkergrenzen unbeachtet lassenden Wohlfahrtspflege die Erfüllung ihrer religiösen Verpflichtung. Die in den Ländern der ehemaligen Kriegsfeinde durchgeführten Hilfsmaßnahmen sind ein Stück praktischen

Pazifismus geworden und haben, ohne dies ausdrücklich als Zweck anzugeben, am Abbau des Völkerhasses mitgewirkt und verbindende Brücken geschlagen. Die gleichen Tendenzen eines internationalen Solidarismus zeigten sich in der Erholungsfürsorge für Kinder aus den Notstandsgebieten Deutschlands. Hier sei besonders das gleichfalls aus dem Willen zur Völkerversöhnung erwachsene Hilfswerk des dänischen sozialdemokratischen Reichstagsabgeordneten J. P. NIELSEN erwähnt. Andere Hilfsarbeit entspringt mehr dem Gemeinschaftsbewußtsein gleicher Klassenzugehörigkeit, wie die kommunistische internationale Arbeiterhilfe und die Hilfe der freien Gewerkschaften Amsterdamer Richtung, oder gleicher Religionsgemeinschaft, wie sie besonders in den internationalen jüdischen Hilfsvereinen ausgebildet ist. Gerade auf dem Gebiete der Jugendfürsorge sind schon die Anfänge einer internationalen Organisation in der Brüsseler Association pour la protection de l'enfance oder der Genfer Union Internationale de secours aux enfants vorhanden, die zum August 1925 den ersten internationalen Jugendfürsorgekongreß einberufen hat. Die internationalen Verbindungen auf den Tagungen des Deutschen Vereins für öffentliche und private Fürsorge sind mehr wissenschaftlicher Art oder pflegen in der Zusammenarbeit mit Vertretern der Fürsorgearbeit des deutschstämmigen Auslandes die deutsche Kulturgemeinschaft. Auch hier wieder zeigt sich sowohl in dem Zusammenwirken mit Vertretern deutscher Wohlfahrtspflege des Auslandes wie in der allgemeinen zwischenstaatlichen wohlfahrtspflegerischen Zusammenarbeit die Richtigkeit dessen, was wir vorhin über die aus der Wohlfahrtspflege erwachsenden gemeinschaftserhaltenden Kräfte für den Staat sagten. Teils zweckbewußt, teils auch unbeabsichtigt als bloße Folgeerscheinung offenbart die internationale Wohlfahrtspflege als gegenseitige Hilfe die Verbundenheit der Völker und führt sie zusammen zu solidarischem Wirken.

Wenn wir auf die vorhin gefundene begriffliche Bestimmung der Fürsorge zurückgehen, können wir aus dieser unschwer die Ziele der Fürsorge entwickeln. In sachlicher Beziehung will sie dem einzelnen die Güter vermitteln, die er sich aus eigener Kraft nicht zu verschaffen vermag. Man kann die Einrichtungen der Wohlfahrtspflege als „Lohnergänzungen" bezeichnen, weil sie, wie FLESCH einmal sagt, dem Lohnarbeiter die außerordentlichen Ausgaben abnehmen, die durch den Lohn nicht gedeckt werden und die natürlich auch anderen bedürftigen Staatseinwohnern zu Hilfe kommen können. Die Wohlfahrtspflege ist daher bestrebt, solche Einrichtungen als Gemeinschaftswerke zu schaffen, die dem Un- und Minderbemittelten es möglich machen, auf wirtschaftlichem, gesundheitlichem und kulturellem Gebiet sich Hilfe, Rat und Förderung zu erwerben, die der Begüterte kraft seines Besitzes oder Einkommens sich individuell zu besorgen vermag. Hierfür in weitestem Umfange und in vollem Maße Ersatz zu leisten, erscheint mir als das sachliche Ziel der Wohlfahrtspflege. Das zweite Ziel betrifft die Methode ihres Wirkens. Eine gute Fürsorge muß so rechtzeitig und durchgreifend ihre Maßnahmen durchführen, daß sie sich vorbeugend oder verhütend betätigt, um ein späteres Heilen zu ersparen. Dies bedeutet auf gesundheitlichem Gebiete dauernde Überwachung und Beratung vornehmlich solcher Personenkreise, die einer besonderen Gefährdung ausgesetzt sind. Mutterschutz und Säuglingsfürsorge, Gewerbehygiene, rechtzeitige Behandlung der Verkrüppelten bezwecken die Vermeidung schwerer künftiger Störungen, Heilbehandlung Tuberkulosgefährdeter, frühzeitige Kuren bei Geschlechtskranken sollen künftiges, vom finanziellen Standpunkt aus gesehen kostspieligeres Siechtum verhindern. Auf wirtschaftlichem Gebiete ermöglichen Einrichtungen der Arbeitsfürsorge wie Berufsberatung, Umschulung, Berufsvermittlung, Schwerbeschädigten- und Erwerbsbeschränktenschutz die produktive Ausnutzung aller vorhandenen Arbeitskräfte. Ein gemeinnütziges Kreditwesen baut späterer Verarmung vor und erhält nicht wenigen die wirtschaftliche Selbständigkeit, die andernfalls auf die Unterstützung der Allgemeinheit angewiesen wären. Erziehungsfürsorge sucht Mängel auszugleichen, die sich aus ungenügender Beeinflussung der im Normalen wirksamen Erziehungsfaktoren (Elternhaus und Schule) ergeben oder auf Abweichungen der Veranlagung zurückzuführen sind, die mangels rechtzeitiger Korrektur ein asoziales oder gar antisoziales Verhalten der Behafteten herführen könnten. Soweit Vorbeugung und Verhütung nicht von Erfolg gekrönt waren oder soweit sie gar nicht zur Anwendung kamen, hat die Fürsorge entstandene Schäden zu heilen. Auch bei dieser nachträglichen Hilfe muß sie sich als Ziel setzen, sich selbst überflüssig zu machen, d. h. sie muß die Heilung so durchgreifend betreiben, daß ein alsbaldiger Abschluß ihres Wirkens erzielt und ein erneutes Eingreifen nach Möglichkeit nicht mehr erforderlich wird. Was hierzu auf den einzelnen Gebieten zu erfolgen hat, braucht hier nicht erörtert zu werden. Wie dem Arzte bei seiner Tätigkeit aussichtslose Erkrankungen begegnen, so sind auch in der Wohlfahrtspflege die Fälle zahlreich, in denen die beste Fürsorge nicht mehr zur wirtschaftlichen Selbständigkeit zurückführen kann. Hier liegt ihr die Versorgung ob, die von den einfachen Formen regelmäßiger periodischer Geldunterstützung zur Fristung des Lebens über dauernde Anstaltspflege bis zu der im Interesse des a- oder antisozialen Hilfsbedürftigen selbst wie der Gesamtheit notwendigen Verwahrung führt. Die hier dargestellten Methoden der Wohlfahrtspflege, Verhütung, Heilung, Versorgung, sollen, wie es in § 1 des sächsischen Wohlfahrtspflegegesetzes zusammengefaßt heißt, der pflegerischen Förderung des Volkswohles in gesundheitlicher, wirtschaftlicher, sittlicher und erzieherischer Hinsicht dienen und für die Jugend insbesondere gemäß § 1 des Reichsgesetzes für Jugendwohlfahrt das Recht des Kindes auf Erziehung zur leiblichen, seelischen und gesellschaftlichen Tüchtigkeit sichern.

## II. Aufbau und Inhalt der Fürsorge (materielles und formelles Fürsorgerecht).

### 1. Trägerschaft und Aufbau.

#### a) Verfassungsmäßige Grundlagen.

Der Umfang der Wohlfahrtspflege ist in den Grundrechten und Grundpflichten der Deutschen in der Reichsverfassung umrissen. Nach Art. 119 ist „Reinerhaltung, Gesundung und soziale Förderung der Familie Aufgabe des Staates und der Gemeinden. Kinderreiche Familien haben Anspruch auf ausgleichende Fürsorge. Die Mutterschaft hat Anspruch auf den Schutz und die Fürsorge des Staates." Art. 121 nimmt sich der unehelichen Kinder an: „Den unehelichen Kindern sind durch die Gesetzgebung die gleichen Bedingungen für ihre leibliche, seelische und gesellschaftliche Entwicklung zu schaffen wie den ehelichen Kindern." In Art. 122 ist hinsichtlich des Jugendschutzes bestimmt: „Die Jugend ist gegen Ausbeutung sowie gegen sittliche, geistige und körperliche Verwahrlosung zu schützen. Staat und Gemeinde haben die erforderlichen Einrichtungen zu treffen." Schließlich heißt es in Art. 163 hinsichtlich des Rechtes auf Arbeit und Unterhalt: „Jedem Deutschen soll die Möglichkeit gegeben werden, durch wirtschaftliche Arbeit seinen Unterhalt zu erwerben. Soweit ihm angemessene Arbeitsgelegenheit nicht nachgewiesen werden kann, wird für seinen notwendigen Lebensunterhalt gesorgt." Von diesen genannten Aufgabengebieten steht dem Reiche verfassungsmäßig neben den Ländern die Gesetzgebung nach

Art. 7 zu: über das Armenwesen und die Wandererfürsorge, die Bevölkerungspolitik, die Mutterschafts-, Säuglings-, Kinder- und Jugendfürsorge; die Fürsorge für die Kriegsteilnehmer und ihre Hinterbliebenen. Nach Art. 9 besitzt das Reich, soweit ein Bedürfnis für den Erlaß einheitlicher Bestimmungen vorhanden ist, die Gesetzgebung über die Wohlfahrtspflege. Diese verfassungsmäßige Regelung ist für die Zuständigkeit der Landesgesetzgebung wichtiger als für die des Reiches. Da dieses nach den Art. 12/13 der Verfassung allein die Bedürfnisfrage entscheidet, so gewähren die genannten Bestimmungen einstweilen den Ländern das Recht, im Rahmen der Reichsgesetzgebung und in deren Ergänzung Wohlfahrts- und Fürsorgewesen selbständig zu regeln.

### b) Die öffentliche Fürsorge.

1. Öffentliche und private Fürsorge unterscheiden sich durch die Person ihrer Träger. Es kommt nicht auf die Herkunft der Mittel und ebenfalls nicht auf die Stellung der ausübenden Fürsorger an. Die private Fürsorge hat in den letzten Jahren in sehr erheblichem Maße mit Mitteln steuerlichen Ursprungs gearbeitet, — es sei nur an die Zuwendungen des Reiches auf Grund des § 61 des Finanzausgleichsgesetzes erinnert —, während viele amtlichen Wohlfahrtsstellen auch über private Stiftungen und freiwillige Sammlungserträgnisse verfügen konnten. Berufsarbeiter sind in den großen Verbänden der privaten Wohlfahrtspflege in einem das Verhältnis zu den ehrenamtlichen Kräften der öffentlichen Fürsorge prozentual erheblich überwiegendem Maße tätig. Die Unterscheidung stellt daher nur auf die Trägerschaft ab und man spricht von öffentlicher Wohlfahrtspflege, wenn der Staat oder seine öffentlich-rechtlichen politischen Verbände, Gemeinden und Gemeindeverbände, die Fürsorgetätigkeit betreiben, während diese als privat zu bezeichnen ist, wenn sie von gesetzlich hierzu nicht verpflichteten Vereinen, Stiftungen, Berufsorganisationen und anderen Personengemeinschaften ausgeht, mögen diese ihrem Rechtscharakter nach auch juristische Personen des öffentlichen Rechts sein. So ist die Wohlfahrtspflege der Kirchen als private zu betrachten. Zweifelhaft kann es bei der Fürsorgetätigkeit der Versicherungsträger des öffentlichen Rechtes erscheinen. Auch bei diesen erscheint mir die Einordnung in die private Fürsorge richtiger. Denn sie sind hinsichtlich ihrer Pflichtleistungen zwar an das Gesetz gebundene Körperschaften des öffentlichen Rechts, die als solche eine staatliche Aufgabe erfüllen, in ihren freiwilligen Leistungen sind sie aber anders als die Gemeinden durch die Gesetze berechtigt, aber nicht verpflichtet und auch nicht im Rahmen einer ihnen verliehenen Steuerhoheit in der Mittelbeschaffung für diese freiwilligen Fürsorgeaufgaben autonom.

Wenn zugunsten der öffentlichen Fürsorge vorgebracht wird, daß nur eine auf der Steuereinbringung beruhende Lastenverteilung gerecht sei (SCHMOLLER: Grundriß der allgemeinen Volkswirtschaftslehre), so verkennt diese Begründung, daß jedes Steuersystem in hohem Maße soziale Ungerechtigkeiten enthält und daß mit diesem Vorbringen eigentlich nur eine staatliche Fürsorge gerechtfertigt werden könnte, da die unterschiedliche Lage der Gemeinden bereits zu ganz erheblichen Verschiedenheiten der steuerlichen Belastung wie des möglichen Maßes der Fürsorge führen muß. Im Gegenteil erachte ich die freiwilligen Zuwendungen sowie die Sammlungstätigkeit gerade als eine gewisse Korrektur unzureichender steuerlicher Erfassung, wobei eine Ausschließung der öffentlichen Fürsorge bei Verwendung dieser Mittel aus später noch zu erörternden Gründen mir durchaus nicht am Platze erscheint. Die Rechtfertigung der öffentlichen Fürsorge beruht weniger auf der Art ihrer Mittelaufbringung als in dem Charakter des Staates und der Gemeinden und ihrer Stellung zu den Fürsorgebedürftigen. Staat und staatliche Verbände sind die umfassendsten auf Zwang beruhenden Organisationen der Bevölkerung eines gewissen Gebietes. Wenn man aus den in der Einleitung erörterten Gründen eine Verpflichtung der Gemeinschaft anerkennt, ihren notleidenden Gliedern zu helfen, dann sind auch die umfassenden zwangsmäßigen Organisationen dieser Gemeinschaft die vornehmsten Träger dieser Verpflichtung. Im bewußten Gegensatz zu dem früheren Armenrecht ist den öffentlichen Verbänden vor allen privaten Fürsorgeeinrichtungen eine primäre Hilfsverpflichtung zuzuerkennen. Diese Priorität trägt Pflichtcharakter, sie bedingt nicht, daß die öffentliche Fürsorge diese Aufgabe auch selbst erfüllen muß, sie kann sich, wie dies die neuere Wohlfahrtsgesetzgebung in Fürsorgepflichtverordnung und Jugendwohlfahrtsgesetz ausdrücklich festlegt, der privaten Verbände bedienen, diese Übertragung entbindet sie aber nicht von ihrer Verantwortlichkeit. (FV. § 5, RJWG. §§ 1, 11, RGS. § 8 Abs. 4 bedeutet eine ausdrückliche Anerkennung der Priorität der öffentlichen Fürsorge und hebt den subsidiären Charakter der früheren Armenpflege auf.) Wenn innerhalb der öffentlichen Fürsorge Gemeinde und Gemeindeverbände vor dem Staat als Träger in Frage kommen, so hat hierfür SCHMOLLER die Gründe treffend aufgezeigt: „Die Gemeindegenossen kennen sich, bilden eine wirtschaftliche, eine sittliche Gemeinschaft; die meisten Menschen haben den Mittelpunkt ihres Lebens in der Gemeinde, in der sie wohnen; es handelt sich um Nachbarn, Freunde, Verwandte, Kunden, Arbeitgeber und -nehmer, die ohnedies viel miteinander zu tun haben, wirtschaftlich voneinander abhängen; zwischen Nachbarn entspringt am leichtesten das natürliche Mitleid mit der vor Augen stehenden Not. Von dem geistigen und moralischen Charakter der Gemeindegenossenschaft, von ihrer rechtlichen Verfassung, von ihren Organen, ihren Vorstehern, ihren Beamten hängt es wesentlich mit ab, ob die Gemeinde wirtschaftlich und moralisch gedeiht oder nicht. Die Gemeindeorgane haben das größte Interesse, der Armut vorzubeugen, bei der Armenunterstützung sparsam zu verfahren und doch so weit zu helfen, daß die Leute wieder emporkommen." (SCHMOLLER: Grundriß, S. 329.)

Es ist unmöglich, im Rahmen dieser Abhandlung ein Bild der geschichtlichen Entwicklung der öffentlichen Fürsorge zu geben. Es sei auf die ausführlichen Darstellungen in ROSCHERS Armenpflege und Armenpolitik und auf die ausgezeichnete Zusammenfassung in DIEFENBACHS Reichsarmengesetz verwiesen. Bis in die heutige Zeit ist der Gegensatz zwischen der Armengesetzgebung Englands unter Elisabeth und der romanischen oder auch „katholischen" Form nachwirkend, wie sie sich vornehmlich in Frankreich herausgebildet hat. Dort der Grundsatz reiner staatlicher Zwangsarmenpflege, hier die kirchliche Hospitalpflege als Mittelpunkt der öffentlichen Fürsorge. In den deutschen Städten wurde eine mittlere Linie eingehalten. Das säkularisierte Kirchengut, aus dem die Armenpflege gespeist wurde, gehörte zwar den politischen Gemeinden, die Verwaltung und Verwendung lag aber den Stiftungs- und Kastenvorständen ob, die ihrer Tätigkeit in den Formen privater Fürsorge oblagen. Dies zeigte sich in der fast überall geltenden Beschränkung auf Stadtbürger und meist auf Angehörige bestimmter Konfessionen. Eine allgemeine, der Elisabethanischen Gesetzgebung entsprechende Armenfürsorge wurde erst in der ersten Hälfte des 19. Jahrhunderts in den beiden großen protestantischen Staaten des deutschen Ostens, in Preußen und Sachsen, geschaffen, die später im Unterstützungswohnsitzgesetze von 1870 ihren Geltungsbereich allmählich auf das ganze Reich ausdehnte. Wie sehr gerade in den deutschen Städten mit ihren reichen Stiftungen und Kästen das romanische System fortwirkte, zeigt sich darin, daß auch nach Inkrafttreten des Unterstützungswohnsitzgesetzes die dort geregelte Unterstützungspflicht nur subsidiär als Polizeiangelegenheit, in der Hauptsache für Zugewanderte, neben der für Stadtbürger geltenden Stiftungsfürsorge ausgeübt wurde. Erst mit dem Einzug des später zu besprechenden Elberfelder Systems hat die Zwangsarmenfürsorge die deutschen Städte völlig erobert und die Stiftungsfürsorge zu einer ergänzenden, auf Einzelfälle beschränkten Hilfe zur Seite gedrängt. Allerdings hat zu dieser Entwicklung die rasche Industrialisierung und die damit verbundene Proletarisierung sowie Zuwanderung und das schnelle Wachsen der großen Städte die wesentlichen Ursachen gesetzt. Bereits die letzten Jahre vor dem Kriege, vor allem aber die Entwicklung der Fürsorge während des Krieges und nach Kriegsende, brachten im Rahmen der zwangsmäßigen wie freiwilligen öffentlichen Fürsorge eine Konkurrenz zwischen dem Staat, den Gemeindeverbänden und den Gemeinden als Trägern der Fürsorge. Während die Armenpflege der Vorkriegszeit, abgesehen von den an die Landarmenverbände übertragenen Aufgaben und den ganz unwesentlichen Ausnahmen der Gesamtarmenverbände, gänzlich den Gemeinden oblag, war die während des Krieges entstandene, dessen Folgen bekämpfende Fürsorge in stärkstem Maße vom Staate getragen. Besaß die Fürsorge für die Familienangehörigen der Kriegsteilnehmer zum mindesten einen Besoldungsanstrich, so enthielt die Kriegsfolgenhilfe für Kriegsbeschädigte, und Hinterbliebene, für Sozialrentner und Kleinrentner sowie die Kriegswohlfahrtspflege Schadenersatzmomente, die in den diese Fürsorge bestimmenden Gesetzen und Verordnungen zum Ausdruck kamen und sich vor allem auf die im Volke herrschenden Anschauungen über den Charakter dieser Fürsorgezweige stützten („Der Dank des Vaterlandes ist euch gewiß"). Die Mischnatur dieser Fürsorge äußerte sich in ihrer Trägerschaft. Das Reich und zu einem kleinen Teil die Länder trugen den Hauptanteil der Kosten, weil es sich um Entschädigung für Kriegsfolgen handelte, die örtlichen Stellen wurden nur mit einem Teil der Kosten herangezogen teils als regelmäßige Träger der Fürsorge, teils aus dem verwaltungspolitischen und finanziellen Gesichtspunkte der Interessierung an der Gestaltung der Fürsorge. Im allgemeinen darf man aber die Fürsorge für Kriegsbeschädigte und Hinterbliebene, für Sozial- und Kleinrentner bis zum 31. März 1924 als eine staatliche Fürsorge bezeichnen. Neben der gemeindlichen Armenpflege und der staatlichen Kriegsfolgenhilfe entwickelte sich in zahlreichen Groß- und Mittelstädten und in manchen Landkreisen eine freiwillige öffentliche Fürsorge. Da zu ihrer Durchführung auf dem platten Lande die Gemeinden zum Teil weder gewillt noch leistungsfähige waren, so wurde diese Wohlfahrtspflege von den Kommunalverbänden angeregt und durchgeführt, manchmal im Wettbewerb mit der Fürsorge der Kreisstädte, meist im Kampfe mit der unzureichenden Armenpflege kleiner Gemeinden. Der tatsächlichen Entwicklung folgten die ersten landesrechtlichen Wohlfahrtsgesetze (Sachsen 30. Mai 1918, Thüringen 20. Juni 1922, Mecklenburg-Schwerin 22. Juni 1921, Oldenburg 31. Mai 1921, Lippe 23. Juli 1919), die zur Durchführung der nunmehr zur Pflichtleistung gewordenen Wohlfahrtspflege die Kommunalverbände bestimmten. Den landesrechtlichen Vorläufern schlossen sich die beiden umfassenden Reichskodifikationen, das Reichsjugendwohlfahrtsgesetz und die Fürsorgepflichtverordnung an. Es entspricht dem Sinn beider Gesetze, der allerdings noch nicht in allen deutschen Ländern Erfüllung gefunden hat, daß nunmehr die bisherige gemeindliche Armenfürsorge und die staatliche Kriegsfolgenhilfe einheitlich den größeren Gemeinden und Gemeindeverbänden übertragen werden, die durch freiwillige Wohlfahrtspflegeleistungen ihren sozialen Willen und ihre Leistungsbefähigung erwiesen haben. Mittel- und Großstadtgemeinde und Gemeindeverband werden künftig die Träger der zwangsmäßigen wie der freiwilligen öffentlichen Fürsorge sein.

Träger der öffentlichen Fürsorge sind nach § 1 FV. der Landesfürsorgeverband und die Bezirksfürsorgeverbände, wobei die unmittelbar ausübende Fürsorge fast überall ausschließlich den Bezirksfürsorgeverbänden obliegt. Zu dieser Fürsorge gehören nach § 1 FV. a) die soziale Kriegsbeschädigten- und Hinterbliebenenfürsorge, b) die Sozialrentnerfürsorge, c) die Kleinrentnerfürsorge, d) die Arbeitsfürsorge für Schwerbeschädigte und Schwererwerbsbeschränkte, e) die wirtschaftliche Fürsorge für hilfsbedürftige Minderjährige, f) die Wochenfürsorge, g) die bisherige Armenpflege. Die Bestimmung der Bezirksfürsorgeverbände ist nach § 2 FV. Sache der Länder. In allen Ländern sind es die bezirks- oder kreisfreien Städte. Schwieriger gestaltete sich die Regelung auf dem Lande. Hier sind es entsprechend der oben dargestellten Entwicklung meist die Kommunalverbände (Kreise, Bezirksverbände, Oberämter). Verbandsangehörige Städte sind als selbständige Bezirksfürsorgeverbände in einzelnen kleineren Ländern namentlich genannt, in Preußen können Städte mit mehr als 10 000 Einwohnern, auch wenn sie dem Kreise angehören, unter bestimmten Voraussetzungen selbständige Bezirksfürsorgeverbände bilden. In Bayern, Württemberg und Baden sind neben den Bezirksfürsorgeverbänden, die für die Aufgaben der Kriegsfolgenhilfe gebildet sind, die Gemeinden als Ortsfürsorgeverbände für die Armen- oder allgemeine Fürsorge bestimmt, eine Regelung, die man als der FV. zuwiderlaufend, zum mindesten als ihrem Geiste widersprechend bezeichnen muß, weil nach § 3 die Fürsorgeaufgaben desselben örtlichen Bereichs tunlichst von der gleichen Stelle durchgeführt werden sollen. Hinsichtlich der Jugendämter haben nach § 8 RJWG. gleichfalls die Länder die örtliche Abgrenzung zu bestimmen. Für die Trägerschaft der Jugendämter in den Städten und den Gemeindeverbänden gilt fast das gleiche wie für die Bezirksfürsorgeverbände. Die im nachstehenden abgedruckte Tabelle gibt eine Übersicht, wie die Trägerschaft der Bezirksfürsorgeverbände und der Jugendämter in einzelnen deutschen Ländern geregelt ist (die einzelstaatlichen Bestimmungen sind in der von SANDRÉ herausgegebenen Ausgabe der FV. (Guttentagsche Sammlung) und in der Ausgabe von JULIA DÜNNER (Beck. München) enthalten.

| Land | Zuständig für Träger des | |
| --- | --- | --- |
| | Bezirksfürsorgeverbandes | Jugendamtes |
| Preußen . . . . . . . | kreisfreie Städte und Kreise, Kreisgemeinden mit mehr als 10 000 Einwohnern Anrecht auf Selbständigkeit | |
| Bayern . . . . . . . | kreisunmittelbare Städte und Bezirksverbände, Armenfürsorge Gemeinden | kreisunmittelbare Städte und Bezirksverbände |
| Sachsen . . . . . . | bezirksfreie Städte und Bezirksverbände | |
| Württemberg . . . . | Amtskörperschaften, Armenpflege Gemeinden | Städte mit mehr als 20 000 Einwohnern und Amtskörperschaften |
| Baden . . . . . . | Gemeindeverbände und verbandsfreie Gemeinden Armenpflege Gemeinden | |
| Hessen . . . . . . . | Kreise und kreisfreie Städte | |
| Thüringen . . . . . | Kreise | |
| Mecklenburg-Schwerin | Ämter | |
| Oldenburg . . . . | Amtsverbände und Städte, Armenpflege Gemeinden | |
| Mecklenburg-Strelitz . | Kreise und Städte | |

Neben den Bezirksfürsorgeverbänden sind die Landesfürsorgeverbände Träger der öffentlichen Fürsorge. Ihr Wirken liegt weniger auf dem pflegerischen Gebiete, als daß sie als Kostenträger in Betracht kommen. In personeller Beziehung haben sie für die Hilfsbedürftigen die Fürsorgelasten zu tragen, die nirgends einen gewöhnlichen Aufenthalt besitzen und deshalb in keinem Bezirksfürsorgeverband zuständig sind, in sachlicher Beziehung beteiligen sie sich vielfach an den Kosten langwieriger und besonders belastender Pflege, wie der Anstaltsversorgung Blinder, Taubstummer, und Geisteskranker, in einzelnen Ländern (Baden) ist ihre finanzielle Beteiligung an sämtlichen Unterstützungsfällen der Kriegsfolgenhilfe gesetzlich bestimmt. Mit Ausnahme Preußens fallen in allen deutschen Ländern die Bezirke des Landesfürsorgeverbandes mit dem Gebiete des Landes zusammen, in Preußen sind die Provinzen Landesfürsorgeverbände. Von den außerpreußischen Ländern sind mit Ausnahme Württembergs die Länder selbst Träger des Landesfürsorgeverbandes, in Württemberg ist eine selbständige kommunale Zweckkörperschaft der Bezirksfürsorgeverbände als Landesfürsorgeverband gebildet. Die Geschäfte der Landesfürsorgeverbände werden zumeist in Landeswohlfahrtsämtern erledigt. Landesjugendämter besitzen Sachsen, Württemberg, Baden, Hamburg, Braunschweig, Hessen, Oldenburg, Mecklenburg-Schwerin, Schaumburg-Lippe und Lippe, sowie einige preußische Provinzen.

Von der Bildung der Träger der Fürsorge ist die Regelung der örtlichen Zuständigkeit zu unterscheiden. Drei Prinzipien waren und sind hier in der Gesetzgebung in Geltung, das Recht der Heimat, des Unterstützungswohnsitzes und des gewöhnlichen Aufenthaltes. Bei der Frage, welche Gemeinde oder welcher öffentlich-rechtlicher Fürsorgeverband für den einzelnen Hilfsbedürftigen zu sorgen oder die Kosten einer Hilfeleistung endgültig zu tragen hat, lag es, zumal bei einer seßhaften Bevölkerung nahe, den Geburts- oder Heimatsort als hierfür zuständig zu bestimmen. Das Heimatsrecht ist daher auch die älteste Form der Zuständigkeitsregelung. Der Heimats- oder Geburtsort hat unbeschadet vorläufiger Maßnahmen des Aufenthaltsortes die Fürsorge zu übernehmen und deren Kosten zu tragen. Das Heimatsrecht ist das Prinzip der seßhaften Bevölkerung, bei der die Verbindung zwischen Geburtsstätte und Bewohner im Leben selten unterbrochen wird. Bei wandernder Bevölkerung führt das Heimatsrecht zu verwaltungsmäßig nicht zu überwindenden Schwierigkeiten und zu finanziellen Ungerechtigkeiten gegen die Abwanderungsgebiete. So hat sich nach dem preußischen Muster in der Gesetzgebung des Norddeutschen Bundes der Unterstützungswohnsitz durchgesetzt, den alsbald nach Gründung des Deutschen Reiches auch Hessen, Baden und Württemberg annahmen, während Bayern erst am 1. Januar 1916 folgte. Das Heimatsrecht gilt heute noch in Österreich und in der Mehrheit der Schweizer Kantone. Der Übergang zum Unterstützungswohnsitz wurde mit Gründen verwaltungsmäßiger Vereinfachung und finanziell gerechteren Ausgleichs belegt. Bei unsteter Industriebevölkerung ist es außerordentlich schwierig, die Heimat, zumal wenn eine solche vererbt werden kann, als zuständig festzustellen und zum Ersatze heranzuziehen, weil Heimat nicht mit dem zufälligen Geburtsort übereinstimmt, sondern auf einer der früheren Gemeindebürgerschaft gleichartigen Zugehörigkeit beruht. Schwerer noch kamen aber die finanziellen Gesichtspunkte in Betracht. Bei binnenwandernder Bevölkerung ist die Zusammengehörigkeit des einzelnen mit einem vielleicht in frühester Jugend verlassenen Heimatsorte ganz gering. Verbundenheit besteht mit dem Orte, an dem man sich länger aufhielt und an dem der Beruf ausgeübt wurde. Auch sind diesem Orte die Erträgnisse der Arbeit zugute gekommen. Deshalb verbindet der Unterstützungswohnsitz die Zuständigkeit mit einem befristeten Aufenthalt, dessen Dauer mehrmals abgekürzt, schließlich in dem Gesetz von 1908 auf ein Jahr festgelegt worden war. Norwegen hat den Grundgedanken des Unterstützungswohnsitzes dadurch folgerichtig zu Ende geführt, daß nach dem dortigen Gesetz nach Vollendung des 62. Lebensjahres ein neuer Unterstützungswohnsitz nicht mehr erworben werden kann, weil die nach diesem

Lebensjahr vollführten wirtschaftlichen Leistungen nicht mehr die Belastung eines Ortes mit Unterstützungen rechtfertigen. Einen entscheidenden Schritt weiter sind die Niederlande gegangen, die erstmalig die Zuständigkeit des gewöhnlichen Aufenthaltsortes festlegten. Das gleiche Prinzip galt bei den verschiedenen Regelungen der Kriegsfolgenhilfe in Deutschland, in den Bestimmungen der Unterstützungen der Familien eingezogener Soldaten, der Kriegsbeschädigten und Hinterbliebenen, der Sozial- und Kleinrentner. Schließlich brachte der Ansturm der fortschrittlichen kommunalen Fürsorgekreise in Verbindung mit dem deutschen Verein für öffentliche und private Fürsorge auch in der Armenpflege das Unterstützungswohnsitzsystem zu Falle. Im RJWG. und in der FV. gilt das Prinzip des gewöhnlichen Aufenthaltsortes. Nach § 7 FV. und nach § 7 RJWG. haben der Bezirksfürsorgeverband oder das Jugendamt zunächst einzutreten, in deren Bezirken der Hilfsbedürftige oder der Jugendliche sich befinden (zufälliger Aufenthaltsort). Endgültig zur Übernahme oder Kostentragung sind der Bezirksfürsorgeverband oder das Jugendamt verpflichtet, in dessen Bezirken sie ihren gewöhnlichen Aufenthalt besitzen. Von dieser allgemeinen Regelung gibt es in der FV. für alle Gruppen der Hilfsbedürftigen drei Ausnahmen. Um der Familieneinheit willen kommt bei der Übernahme hilfsbedürftiger Ehegatten, Kinder und Eltern vor dem Bezirke des gewöhnlichen Aufenthaltes der des Familienhaushalts. Bei Krankheitsfällen ist der Bezirksfürsorgeverband des Arbeitsortes des Familienhauptes für dieses, die Ehefrau und die unter 16 Jahre alten Kinder vor dem Fürsorgeverband des Aufenthalts zur Tragung der Pflegekosten auf die Dauer von 26 Wochen verpflichtet (§ 11 FV.), eine Parallelregelung zur Krankenversicherung. Bei unehelichen Kindern und für die mit der Geburt des Kindes zusammenhängenden für die Mutter nötig werdenden Fürsorgemaßnahmen innerhalb 6 Monaten von der Geburt ist der Bezirksfürsorgeverband zuständig, in dessen Gebiet die Mutter im zehnten Monat vor der Geburt ihren letzten gewöhnlichen Aufenthalt besaß, eine Regelung, die gleichermaßen der Abschiebung schwangerer Mädchen wie der Überlastung von Orten mit Frauenkliniken und Entbindungsanstalten vorbeugen soll. Die neue Zuständigkeitsregelung der FV. bringt zweifellos den Fürsorgebehörden erhebliche Arbeitsersparnisse. Von allen Befürwortern des Aufenthaltsprinzips war nie ein Zweifel darüber gelassen worden, daß zur Vermeidung von Abschiebungen die Bezirke der Fürsorgeträger über die Gemeinden hinaus vergrößert und leistungsfähiger gestaltet werden müßten. Diesen Weg hat die FV. ermöglicht und ihn haben auch die Länder beschritten, die für die allgemeine Fürsorge die Kommunalverbände als Träger bestellt haben, während bei der Festlegung der Gemeinden als Ortsfürsorgeverbänden (Bayern, Baden, Württemberg) die bei kleinen Trägern zu erwartenden Abschiebungen die Bedenklichkeit dieser Regelung erweisen werden. Seine Feuerprobe wird das Aufenthaltsprinzip zu bestehen haben, wenn nach Behebung der Wohnungsnot nicht eine bloß rechtliche, sondern auch wiederum eine tatsächliche Freizügigkeit herrschen wird.

Streitigkeiten zwischen den Bezirksfürsorgeverbänden werden im Verwaltungsgerichtsverfahren ausgefochten. Als höchste Instanz ist ein besonderes Reichsverwaltungsgericht, das Bundesamt für das Heimatswesen, geschaffen. Die Hilfsbedürftigen selbst besitzen keinen klagbaren Anspruch auf Unterstützung, doch steht ihnen die Beschwerde im Verwaltungsverfahren offen. In Preußen sind für diese Beschwerden die Bezirksausschüsse zuständig.

2. Die Fragen des organisatorischen Aufbaus der öffentlichen Fürsorge standen in den letzten Jahren — vielleicht ein wenig zu stark zum Schaden der sachlichen Fragen — im Vordergrund der wohlfahrtspflegerischen Erörterungen. Erstaunlich ist dies allerdings nicht, wenn man bedenkt, daß in einer großen

Zahl von Bezirken das letzte Jahrzehnt erst eine planmäßig aufgebaute öffentliche Fürsorge entstehen ließ und daß in den Orten, vornehmlich den Großstädten, in denen auch schon vorher fürsorgerische Aufgaben über die Armenpflege hinaus erfüllt wurden, die Entwicklung in diesem Zeitraum zu organisatorischen Neuschöpfungen zwang. Dreifach sind die Gründe der Neugestaltung, die Ausdehnung des Personenkreises, dessen sich die Fürsorge anzunehmen hatte, die Mehrung der Aufgaben, deren Wachstum auf den großen wirtschaftlichen, sozialen und ethischen Nöten im Gefolge des Krieges und des wirtschaftlichen Zusammenbruches beruhte, und schließlich die starke Zersplitterung, die zwischen der öffentlichen und privaten und fast noch mehr innerhalb der öffentlichen Fürsorge bestand und ohne deren Beseitigung die Bewältigung der quantitativ und qualitativ gestiegenen Anforderungen nicht möglich gewesen wäre. Kennzeichnend für diese Entwicklung ist die Bildung von Wohlfahrtsämtern. Die verschiedenartige Organisation dieser Ämter in Stadt und Land beruht nicht nur auf der andersartigen Gestaltung der Aufgaben und ihrer Erfüllung, sondern auch auf der bis zum 31. März gänzlich verschiedenartigen Rechtslage, die auf dem Lande eine Bildung einheitlicher Ämter in den meisten Ländern unmöglich machte oder sehr erschwerte, weil hier ein großer Teil der fürsorgerischen Tätigkeit, vor allem die Armenpflege, den zu einer großzügigen Organisation leistungsunfähigen Landgemeinden oblag. Für die Jugendämter haben das RJWG. und die zu ihm erlassenen Ausführungsgesetze eine in den Grundzügen einheitliche gesetzliche Grundlage geschaffen, während die Fürsorgepflichtverordnung über den Aufbau der örtlichen mit ihrer Durchführung betrauten Stellen keine besonderen Vorschriften enthält.

In den Städten war die Rechtslage einfach. Die anfänglichen Versuchsformen loser Wohlfahrtsverbände, bloßer Auskunftsstellen, und sozialer Kommissionen sind der Bildung von Wohlfahrts- oder Fürsorgeämtern als sogenannter gemischter Deputationen immer mehr gewichen. Diese auf Grund der verschiedenen Städteordnungen geschaffenen Deputationen bestehen aus Vertretern des Magistrats (Oberbürgermeisters, Stadtrats, zuweilen leitenden Beamten), der Gemeindeverordneten (Stadtverordnetenversammlung) und der Bürger. Ortsstatutarisch war vielfach festgelegt, daß unter den Bürgervertretern besondere Sachverständige wie Ärzte, Geistliche, Lehrer, Vertreter der freien Liebestätigkeit und Frauen sein mußten[1]). Für die Bildung ländlicher Wohlfahrtsämter gab es besondere landesrechtliche Gesetze in einzelnen deutschen Ländern (s. S. 21). Der Entwicklung innerhalb der städtischen Selbstverwaltung und bei den Vorläufern in den Landesgesetzen entspricht die Regelung, die für die Jugendwohlfahrt § 8 RJWG. gegeben hat, nach dem im Gesamtgebiet des deutschen Reiches örtliche Jugendämter von den Gemeinden und Gemeindeverbänden zu errichten sind. Zwar ist die Festlegung der Zusammensetzung und Verfassung der Jugendämter dem Landesrecht vorbehalten, doch geht aus § 9 RJWG. mit völliger Klarheit hervor, daß diese Zusammensetzung nach Art der gemischten Deputationen erfolgen soll. Nach Abs. 2 dieses Paragraphen sind „als stimmberechtigte Mitglieder des Jugendamtes neben den leitenden Beamten in der Jugendwohlfahrt erfahrene und bewährte Männer und Frauen aller Bevölkerungskreise,

---

[1]) In Preußen konnten vor der Revolution Frauen nicht als stimmberechtigte Mitglieder den städtischen Deputationen mit Ausnahme der nach § 3 des preuß. AusfG. zum UWG. gebildeten Armen- oder Wohlfahrtsdeputation angehören, weil nach § 3 preuß. AusfG. zum UWG. im Gegensatz zu den „Bürgern" der Gemeindeverfassung „Ortseinwohner", zu denen auch Frauen gehörten, herangezogen werden konnten. Eine Zusammenstellung der ersten städtischen Wohlfahrtsämter, ihres Aufbaues und ihrer Organisation findet sich in der Flugschrift 13 der Zentralstelle für Volkswohlfahrt (ALBRECHT: Städtische Wohlfahrtsämter).

insbesondere aus den im Bezirke des Jugendamtes wirkenden freien Vereinigungen für Jugendwohlfahrt und Jugendbewegung auf deren Vorschlag, zu berufen. Diese Vereinigungen haben Anspruch auf zwei Fünftel der Zahl der nichtbeamteten Mitglieder." Der letzte Satz dieses Paragraphen ist wegen der darin enthaltenen Bindung von den kommunalen Spitzenverbänden als Einschränkung der Selbstverwaltung bekämpft worden. So dringend ein reibungsloses Zusammenarbeiten und eine Heranziehung der privaten Wohlfahrtspflege in die entscheidenden Instanzen der Jugendämter geboten ist, so erscheint mir doch die ziffernmäßige Vorschrift diesen Zweck nicht zu erreichen. Denn in dieser Bestimmung ist nicht festgelegt, wer die Berechtigten sind und mit welchem Anteil die einzelnen Gruppen der freien Wohlfahrtspflege vertreten sein sollen. Die Festlegung des Anteils im allgemeinen führt nur dazu, daß, falls eine auf Verständigung beruhende Vereinbarung nicht zu erreichen ist, der Kampf nicht um die Tatsache einer Vertretung der freien Wohlfahrtspflege, sondern um die Vertretungsberechtigung des einzelnen Verbandes und dessen Quote geht. Noch stärker haben manche landesrechtlichen Ausführungsgesetze die Selbstverwaltung eingeschränkt, die eine ins einzelne gehende Zusammensetzung der kommunalen Jugendämter vorschreiben. Weniger in den Landkreisen als in den Städten hat die Abgrenzung der verschiedenen mit sozialen Aufgaben betrauten Ämter Schwierigkeiten bereitet. Grenzstreitigkeiten gab es in der sozialen Wohnungspflege zwischen Wohnungs- und Wohlfahrtsamt, in der Erwerbsbeschränktenfürsorge zwischen Arbeits- und Wohlfahrtsamt, über die Regelung des Kindergartenwesens zwischen den Schulbehörden und dem Jugendamt und auf den Gebieten der sozialen Hygiene und der Säuglings- und Kleinkinderfürsorge zwischen Wohlfahrts- und Jugendamt einerseits und Gesundheitsamt andererseits. Über die Voraussetzungen und Grundsätze der Abgrenzung wird zweckmäßiger bei der Betrachtung der einzelnen Arbeitsgebiete zu sprechen sein. Hier seien nur ein paar Sätze der vielerörterten Frage der Leitung des Wohlfahrtsamtes gewidmet. Die meist recht unfruchtbaren Streitigkeiten über die Bevorrechtigung des Arztes oder des Pädagogen in den Jugendämtern sind erfreulicherweise zur Ruhe gekommen. Bei vollster Würdigung der von den verschiedenen Seiten vorgebrachten Gründe und Gegengründe kann man sich aber nicht ganz des Eindruckes erwehren, daß berufständische Wünsche eingehüllt in den Mantel sachlicher Gesichtspunkte bei den Auseinandersetzungen die treibenden Beweggründe gebildet haben. Sachlich ist die Abgrenzung beim Jugendamt deshalb besonders schwierig, weil bei diesem im Gegensatz zu der gesamten übrigen Verwaltung die Alters- anstelle der Fachgliederung das Einteilungsprinzip abgibt. Infolgedessen wiederholen sich auf gesundheitlichem und wirtschaftlichem Gebiete viele Maßnahmen, die in gleicher Weise in der allgemeinen Fürsorge für die Erwachsenen nötig sind. Eingehend haben sich mit diesen Fragen der deutsche Gesundheitsfürsorgetag in Berlin 1921 und der Fachausschuß für städtisches Fürsorgewesen des deutschen Vereins für öffentliche und private Fürsorge in Nürnberg im September 1921 auseinandergesetzt. Die Lösung brachte § 10 Abs. 2 RJWG., nach dem die gesundheitlichen Aufgaben des Jugendamtes dem Gesundheitsamt zur Erledigung übertragen werden können. In personeller Beziehung hat GOTTSTEIN das Richtige getroffen, der in seinem Aufsatz „Gesundheitsfürsorge und Wohlfahrtsamt" im Sammelband „Wohlfahrtsämter" ausführt: „Aus der Entwicklung und den Zielen der Gesundheitsfürsorge ergibt sich zwingend, daß ihre Leitung in der Hand eines ärztlichen Fachmannes liegen muß, auch dort, wo sie nur eine Abteilung des Wohlfahrtsamtes bildet, denn der Erfolg hängt von der Zuverlässigkeit der körperlichen Untersuchung des Einzelfalles und vom Urteil über Diagnose und Prognose ab." Die Grenze zieht er dann weiter: „Die Forderung des ärztlichen

Übergewichts erstreckt sich lediglich auf die Gesundheitsfürsorge, nicht auf die anderen Zweige der Fürsorge." Nicht auf die Leitung des Amtes kommt es an, sondern auf die Tatsache, daß der Arzt seine Erfahrungen, Ansichten und Ratschläge an entscheidender Stelle zum Vortrag bringen kann. Diese Notwendigkeit wird durch die Errichtung eines selbständigen Gesundheitsamtes an sich noch nicht erreicht. Da die Mehrung von Ämtern zum Schaden der sachlichen Erledigung Kompetenzschwierigkeiten und erhöhten Verwaltungsaufwand herbeiführt, so dürfte die Errichtung von selbständigen Gesundheitsämtern nur für ganz große Städte zu rechtfertigen sein, in denen der Arbeitsstoff zur Beschäftigung eines Sonderamtes ausreicht (Krankenhausverwaltung, Stadt- und Sozialhygiene), in allen Mittel- und Kleinstädten, wie in den Landkreisen genügt es, dem Arzte entscheidenden Einfluß in den hygienischen Fragen, diese allerdings weit genug gefaßt, einzuräumen und ihm die Leitung der sozialhygienischen Arbeitsgebiete und Abteilung des Wohlfahrtsamtes zu übertragen. Die Leitung des Wohlfahrtsamtes selber gehört in die Hand eines organisatorisch begabten, sozial empfindenden und mit dem im Volksleben sich regenden Kräften und Bewegungen vertrauten Menschen. Ich stimme darin völlig mit einem Arzte, dem Kölner Beigeordneten KRAUTWIG überein, der auf der erwähnten Nürnberger Tagung ausführte: „Doch muß dafür, wer für die oberste Leitung zuständig sein soll, nur die persönliche Geeignetheit ohne jede Rücksicht auf die Zugehörigkeit zu einer bestimmten Fakultät entscheidend sein. Es kann ohne weiteres angenommen werden, daß dies in den meisten Fällen der Verwaltungsfachmann sein wird, doch muß auch der Arzt, wenn er die erforderlichen Qualitäten besitzt, zur Leitung berufen werden", wobei ich noch hinzufügen möchte, daß unter Verwaltungsfachmann nicht nur der Verwaltungsjurist zu verstehen ist.

Die in Form der gemischten Deputationen gebildeten Ämter oder Hauptausschüsse der Ämter sind nur zur Erledigung der allgemeinen und bedeutsameren Angelegenheiten zu berufen. Um jedoch alle in der Fürsorgearbeit tätigen Körperschaften und führenden Persönlichkeiten zur Mitwirkung heranzuziehen, ohne die Hauptausschüsse zu groß und als kleine Wohlfahrtsparlamente arbeitsunfähig werden zu lassen, empfiehlt es sich, für die einzelnen Fachaufgaben in räumlich größeren ländlichen Bezirken regionale Unterausschüsse einzusetzen, die außer Mitgliedern des Amtes oder des Hauptausschusses alle auch in der Zentralinstanz nicht vertretenen fachlich oder regional arbeitenden Verbände zu Mitgliedern zählen sollen. Neben den fachlichen Sonderfragen werden in diesen Ausschüssen die Einzelfälle erledigt. Da es in diesen Ausschüssen nur in den seltensten Fällen zu Abstimmungen kommen wird, erscheint mir die verfassungsrechtliche zweifelhafte Frage des Stimmrechts nicht bedeutsam. Auf dem Gebiete der Jugendwohlfahrt kann nach § 11 RJWG. auch Nichtmitgliedern des Amtes Stimmrecht eingeräumt werden. Das Muster eines in solchen in Fachausschüsse gegliederten Amtes bildet das Frankfurter Wohlfahrtsamt[1]).

Hinsichtlich des Außendienstes der Fürsorge ist die Entwicklung in der städtischen und ländlichen Fürsorge verschieden gewesen. Während bis zur Entstehung einer Kreisfürsorge in den ländlichen Gemeinden als Träger des öffentlichen Unterstützungswesens die Gemeindeverwaltung die gesamte Fürsorge erledigte, galt es in den Städten, einen Ausgleich zwischen zentraler Verwaltung und dezentralisierter Ausübung zu finden. Die Hamburger Armenordnung von 1788 brachte erstmalig die Festlegung einer auf ehrenamtliche Kräfte gestützten, dezentralisierten Unterstützungstätigkeit für die in der Hamburger Armenanstalt

---

[1]) Vgl. hierzu: Die Entstehung und der Aufbau des Wohlfahrtsamtes der Stadt Frankfurt a. M. 2. Aufl. Frankfurt a. M. 1920. Dort sind auch die in den einzelnen Ausschüssen mitarbeitenden Verbände und Körperschaften aufgezählt.

zusammengefaßten säkularisierten Stiftungen und Kästen. Das Hamburger System wurde 1853 durch von der Heydt in Elberfeld auf das öffentliche kommunale Unterstützungswesen übertragen. Das danach genannte „Elberfelder System" hat sich im 19. Jahrhundert in allen städtischen Armenverwaltungen durchgesetzt. Es ist durch drei Prinzipien gekennzeichnet, die Dezentralisation, die Individualisierung und den Selbstentscheid der ehrenamtlichen Organe. Die Stadt ist in eine größere Anzahl Quartiere aufgeteilt, für die je ein ehrenamtlicher Pfleger eingesetzt ist. Mehrere Quartiere oder Pflegschaften, in Elberfeld 14, sind zu einem Bezirke zusammengefaßt, an dessen Spitze ein ehrenamtlicher Vorsteher steht. Der Pfleger hat sich um die Armenfälle seines Quartiers zu sorgen, deren Zahl vier nicht übersteigen soll. Er hat seine Schützlinge regelmäßig aufzusuchen, ihnen die Unterstützungen ins Haus zu bringen, ihre Lage zu ermitteln und ihnen pflegerisch beizustehen. Die Entscheidung über die Höhe der Unterstützung wird in der regelmäßig alle 14 Tage unter Leitung des ehrenamtlichen Bezirksvorstehers stattfindenden Bezirksversammlung der Pfleger des Bezirks ohne amtliche Mitwirkung gefällt. Die Unterstützungen sollen nur vierzehntägig bewilligt werden, um den Pfleger zu veranlassen, sich regelmäßig seiner Pflegschaft anzunehmen, genau die Verhältnisse zu ermitteln und über diese jedesmal zu berichten. Das Elberfelder System stellt in seinen Grundgedanken die volle Verwirklichung der den Städteordnungen zugrunde liegenden Ideen der Selbstverwaltung dar. Im Dienste der Gemeinschaft erfüllen die Gemeindebürger freiwillig die dieser obliegenden Verpflichtungen. Technisch mußte mit dem Wachstum der Städte das Elberfelder System in seiner praktischen Ausführung Änderungen unterzogen werden. Um eine zu starke Unterschiedlichkeit der Unterstützungen in den verschiedenen Stadtbezirken zu hindern, wurden Ausschluß- oder Richtsätze aufgestellt, über deren Bedeutung später bei der Erörterung des Unterstützungswesens zu sprechen sein wird. Berufsbeamte ergänzten die Feststellungen der ehrenamtlichen Pfleger, nahmen an deren Bezirkssitzungen teil, und übten auch ohne Stimmrecht einen erheblichen Einfluß auf die Gestaltung der Unterstützungen aus. Einen bewußten Schritt zur Neugestaltung des Elberfelder Systems unternahm die Stadt Straßburg in ihrer Armenordnung von 1907. Das Quartiersystem hatte sich mit der Zeit als unzweckmäßig erwiesen. Die Verteilung der Pflegschaften beruhte auf der Zufälligkeit der örtlichen Zuständigkeit. So konnte es kommen, daß ein vielbeschäftigter, beruflich stark in Anspruch genommener Pfleger in seinem Quartier drei kinderreiche, verwahrloste hilfsbedürftige Familien besaß, bei denen ständiges Helfen und Beraten erforderlich wurde, während eine gern pflegerisch tätige unbeschäftigte ältere Rentnerin in ihrem Quartier drei Witwen, bei denen keinerlei fürsorgerische Maßnahmen außer der Verabreichung der Unterstützung nötig waren, zu betreuen hatte. Die Quartiere wurden deshalb aufgehoben und an ihrer Stelle eine Zuteilung der Fälle an die Pfleger nach Art und Eignung gesetzt. Auch wurden die Funktionen der Pfleger teilweise an Beamte übertragen. Die Hilfsgesuche werden an amtlichen Stellen aufgenommen und, soweit es sich um Einweisung in Krankenhäuser, Kinderabnahmen und ähnliche Maßnahmen handelt, ohne Hinzuziehung von Pflegern erledigt. Die Entscheidung über die Höhe der Unterstützungen erfolgt gleichfalls nicht mehr in einer nur aus ehrenamtlichen Pflegern zusammengesetzten Versammlung, sondern von amtlich eingesetzten, aus Berufs- und ehrenamtlichen Organen bestehenden gemischten Kommissionen. In anderen Städten, insbesondere mit eingehender Begründung in Frankfurt am Main hat man das Quartiersystem des Elberfelder Systems beseitigt, die Anträge der Hilfsbedürftigen in amtlichen Stellen erstmalig aufnehmen und dann erst nach Eignung den Pflegern zuteilen lassen, die selbständige Entscheidung der

Bezirksversammlungen der ehrenamtlichen Pfleger aber beibehalten. Neuerdings ist allerorts eine Krise der ehrenamtlichen Helferschaft eingetreten. Diese setzte sich in den meisten Städten aus Angehörigen des Mittelstandes, selbständigen Gewerbetreibenden, Handwerkern und einer nicht geringen Zahl Rentner zusammen. Ein beträchtlicher Teil dieser Helfer ist selbst hilfsbedürftig geworden, andere konnten sich den veränderten Zeitverhältnissen nicht anpassen. Sie stehen im Gegensatz zur Demokratisierung von Staat und Gemeinden und lehnen gefühlsmäßig die Eingliederung der Arbeiterschaft als gleichberechtigten Faktors wie die neuere sozialpolitische Gesetzgebung (Achtstundentag, Erwerbslosenfürsorge) ab. Daraus hat sich zunächst eine erhebliche Minderung der Zahl der Pfleger ergeben, weil viele ihr Amt niederlegten, andere eine Bestellung ablehnten, in einer nicht geringen Zahl von Fällen sind Reibungen zwischen Hilfsbedürftigen und ihren Pflegern entstanden, an denen nicht nur die innerlich ablehnende Haltung der Pfleger, sondern auch die über das berechtigte Maß gesteigerten Ansprüche der Betreuten oder auch die Art des Vorbringens die Schuld trugen. Schon vor dem Krieg sind in fortschrittlich geleiteten Städten neue Kräfte, insbesondere Frauen und Arbeiter, zur ehrenamtlichen Pflege herangezogen worden. Zur Überwindung der gegenwärtigen Krise erscheint es mir erforderlich, diesen Weg zielbewußt weiterzugehen. Um das Verhältnis zwischen Pflegern und Schutzbefohlenen zu bessern, ist eine Mehrung der Pfleger aus Kreisen erforderlich, die das richtige psychologische Verständnis für das Denken und Wollen der Hilfsbedürftigen besitzen. Dazu werden neben den früher fast ausschließlich gewählten Angehörigen des selbständigen Mittelstandes vor allem Pfleger aus den Kreisen der Festbesoldeten, der Verwaltungsbeamten, der Lehrer, der Angestellten- und Arbeiterschaft heranzuziehen sein. Sehr gut bewährt hat es sich, die Berufsbeamten der öffentlichen und privaten Fürsorge in ihren Wohnbezirken zugleich als ehrenamtliche Helfer und Pfleger zu bestellen, weil sie in dieser Eigenschaft leicht die Absichten und Grundsätze einer weitherzigen und produktiven neuzeitlichen Fürsorge der Pflegerschaft zu vermitteln vermögen. Auch die Bestellung von Pflegern aus den Kreisen der Hilfsbedürftigen selbst, ein Prinzip der sozialen Kriegsbeschädigten- und Hinterbliebenenfürsorge, hat mancherorts zu schönen Erfolgen geführt, besonders sei hierbei der organisierten Sozial- und Kleinrentner gedacht, die vielfach durchaus geeignet und willens sind, Pflegschaften auszuüben. Dagegen erscheint mir eine Bestellung der Pfleger durch Verhältniswahlabstimmungen der Gemeindeverordneten eine durchaus ungeeignete Auswahlmethode. Eine allmähliche Ergänzung der Pflegerschaft mit arbeitsfreudigen Kräften der neuen Berufsschichten wird sich als sicheres Mittel erweisen, die gegenwärtige Krise zu überwinden. Denn aus finanziellen, vor allem aber aus staatspolitischen Gründen ist das System vorwiegender ehrenamtlicher Mitarbeit im öffentlichen Fürsorgewesen unentbehrlich.

In der Organisation der berufsmäßigen Fürsorge als Familienhilfe ist, — ein seltener Fall in der Wohlfahrtspflege, — das Land der Stadt vorangeschritten. Den Angelpunkt ländlicher Fürsorgearbeit bildete die Kreis- oder Bezirkspflegerin, die, sei es, daß sie wie in Worms von der Wohnungspflege, wie in Düsseldorf von der Säuglingsfürsorge herkam, sei es, daß sie als Fürsorgerin zunächst für die sozialhygienischen Aufgaben ihres Bezirkes eingestellt war, die Familie der Hilfsbedürftigen und die zu ihrer Sanierung erforderlichen Maßnahmen in den Mittelpunkt ihrer Tätigkeit stellte. Bei dem Mangel wohlfahrtspflegerisch tätiger Kräfte auf dem Lande und der Unmöglichkeit einer Spezialisierung war es klar, daß die Fürsorgerin alle Aufgaben der vorbeugenden Fürsorge einheitlich zu erfüllen hatte, als deren Objekt immer wieder gleichfalls einheitlich die Familie in ihrer Gesamtheit zu betreuen war. Die guten Erfahrungen dieser ländlichen

Wohlfahrtsarbeit veranlaßten zur Anpassung in den Städten. Dort hatte sich eine ständig stärkere Zersplitterung herausgebildet. Für die gesundheitlichen und in geringerem Maße für die erziehlichen Sondergebiete wurden fachlich geleitete Beratungsstellen eröffnet, die zu Zwecken häuslicher Ermittlungen und nachgehender Fürsorge ihre berufsmäßigen Spezialkräfte einstellten. Solche gab es auf den Gebieten, der Säuglingsfürsorge, der Tuberkulosenfürsorge, der Geschlechtskranken- und Trinkerfürsorge, als Schulpflegerinnen, Pflegekinderaufsicht, Berufsvormünder u. a. m. Als Folge zeigte sich ein Überlaufen der einzelnen, besonders der kinderreichen oder verwahrlosten Familien, das von diesen lästig empfunden oder auch ausgenutzt wurde. Nebeneinanderwirken dieser Kräfte und schlimmer noch manchmal entgegengesetzte Ratschläge brachten die Fürsorge in Mißkredit. Als Ausweg erschien eine der ländlichen Fürsorge entsprechende Vereinheitlichung der Arbeit durch Familienpflegerinnen, Bezirksfürsorgerinnen oder Quartierschwestern. Die Durchführung wurde anfangs von den Ärzten bekämpft, die glaubten, mit den Spezialfürsorgerinnen ihrer Beratungsstellen bessere Erfolge zu erzielen, eine begreifliche Stellungnahme, da diese Fürsorgerinnen ihre ganz besonderen Gehilfinnen darstellten, während die Familienfürsorgerinnen für alle Gebiete gleichermaßen tätig sein mußten. Bereits 1920 erkannte Gottstein in dem oben schon erwähnten Aufsatz: „In allen Fällen aber erscheint die Forderung, die besonders von den auf dem Gebiet der Fürsorge erfahrenen Frauen mit Nachdruck vertreten wird, durchaus zweckmäßig, daß mindestens die Fürsorgerin, die unentbehrliche Stütze der gesamten Fürsorge, als Familienfürsorgerin des Bezirks einheitlich die Aufträge aller Zweige zusammenfaßt und ausführt, ohne Rücksicht auf ihre Zerlegung nach der medizinisch-hygienischen Sonderfärbung.“ Auf der Tagung des städtischen Fachausschusses des deutschen Vereins für öffentliche und private Fürsorge in Nürnberg 1921 berichteten Kiel und Nürnberg über günstige Erfahrungen, Altona hatte in seiner Schwesternhilfe die Familienfürsorge damals bereits durchgeführt. Seitdem haben sich die Tendenzen zur Vereinheitlichung nur noch verstärkt. Wenn diese auch noch nicht in allen Städten erreicht ist, so ist die Frage wohl in bejahendem Sinne entschieden und die Entwicklung schreitet hier langsam, dort schneller auf diesem Wege fort. Dabei erscheint mir die technische Frage der Verhinderung des Überlaufens der einzelnen Familie oder der Einheitlichkeit der Fürsorge noch nicht die Hauptsache, zumal dabei der Vorteil, verschiedene Urteile gegeneinander abwägen zu können, fortfällt, sondern die mit der Familienpflege zu verbindende räumliche Zusammengehörigkeit der Fürsorgerin mit ihrem Bezirk läßt sie zu einem Mittelpunkt des sozialen Vertrauens dort werden. Die Bedenken, daß eine solche Einheitsfürsorgerin zur Erledigung ihrer Aufgaben ein Universalgenie sein müsse, erscheinen mir nicht gerechtfertigt. Die Berichte der Spezialfürsorgerinnen zeigen, daß deren Blicke sich immer wieder auf die gleichen Dinge, die wirtschaftlichen Verhältnisse der Familie, die Wohnzustände, Krankheitsursachen, Zahl, Alter und Gesundheitsverhältnisse der Kinder richten, ganz gleich, für welches Spezialgebiet sie sich betätigen. Die Schäden sind vielgestaltig, die Ursachen lassen sich aber stets auf wenige große einheitliche Linien zurückführen. Deshalb kommt es auch bei der Fürsorgerin weniger auf die Spezialkenntnisse an, für die der Arzt hinter ihr steht, sondern auf die Fähigkeit, die Herkunft des Schadens in der einzelnen Familie zu erfassen und den Weg zu finden, — Fürsorge als Ersatzleistung! — diese wieder in den Zustand des Normalen zurückzuführen. Voraussetzung für eine gut arbeitende Familienfürsorge in der Stadt — übrigens auch auf dem Lande — bildet, daß der Bezirk nicht zu groß ist. Marie Baum berichtet in dem Absatz ‚Familienfürsorge‘ des Handwörterbuches der Wohlfahrtspflege, daß der Bund deutscher Frauenvereine für 5000 Einwohner eine Fürsorgerin gefordert habe, HEIMERICH hat in Nürnberg auf 4000 Einwohner eine Fürsorgerin für nötig erachtet.

Neben der Einheitsfürsorge wird in Großstädten immer noch ein Sonderdienst für ganz eilige oder ganz schwierige Fälle, insbesondere auf den Gebieten der Trinker- und der Gefährdetenfürsorge notwendig bleiben.

Hat in der Familienfürsorge die Regelung des Landes Einzug in die Städte gehalten, so wird das in dem Elberfelder- und den anderen Systemen enthaltene Prinzip der Dezentralisation nun von den Städten in das Land eindringen. Die frühere Selbständigkeit der Gemeinden als Ortsarmenverbände ist wenigstens in den Ländern, die die Fürsorgepflichtverordnung sinngemäß durchgeführt haben, der Zuständigkeit der größeren Verbände als Bezirksfürsorgeverbände gewichen. Die Ausübung der Unterstützungsfürsorge muß aber nach wie vor, wenn auch als Beauftragte des größeren Verbandes, in den Einzelgemeinden erfolgen. Diese werden daher zu ihren Bezirksfürsorgeverbänden in dem gleichen Verhältnis stehen, wie die Quartiere in den Städten zu dem zentralen Amt. Die gemeindlichen Bürgermeistereien aber auch sozial eingestellte Einzelpersonen, insbesondere auch die Vertrauensleute der Bünde der Hilfsbedürftigen, werden als die Pfleger des Kreis- oder Bezirkswohlfahrtsamtes zu wirken haben und neben der beamteten Fürsorgerin die Unterstützungsfürsorge pflegerisch durchführen müssen.

### c) Die private Wohlfahrtspflege.

1. Öffentliche und private Wohlfahrtspflege unterscheiden sich, wie wir oben sahen, in ihrer Trägerschaft, sie sollen sich aber auch, ihrem Wesen nach richtig erfaßt und durchgeführt, auch in den Betätigungsgebieten unterscheiden. Ein Zusammengehen beider, über dessen Formen noch später zu sprechen sein wird, erscheint um so eher möglich, als auf Seiten der öffentlichen Fürsorge und ihrer geistigen Vertreter die Notwendigkeit privater Fürsorgearbeit Gemeingut geworden ist und auch die energischsten Verfechter der freien Liebestätigkeit, die Vertreter der katholischen Kirche nach den Ausführungen des Gründers des Caritasverbandes Monsignore WERTHMANN auf der Tagung des Fachausschusses für private Fürsorge des deutschen Vereins für öffentliche und private Fürsorge in Berlin im Oktober 1919 nur ein Staatsmonopol der Wohlfahrtspflege bestreiten, entsprechend der Enzyklika Leo XIII. die Verpflichtung des Staates, Wohlfahrtspflege zu treiben, aber durchaus anerkennen. Über die Motive der freien Liebestätigkeit haben wir in der Einleitung gesprochen. Ihr Wesen hat MÜNSTERBERG in seiner „Armenpflege" sehr fein beschrieben: „Der freien Liebestätigkeit ist im höchsten Maße charakteristisch, daß sie immer nur eintritt, soweit sie will und mag, nur mit soviel Mitteln, als sie aufwenden will und kann." Aus diesem Wesen ergibt sich die Abgrenzung der Aufgabenkreise. Die öffentliche Fürsorge hat alle Fälle zu erfassen, in denen ein Mindestmaß an Unterstützung zur Gewährung des Lebensbedarfs sicher zu stellen ist, sie wird die Dauerfälle zu behandeln haben und stets dann in Frage kommen, wo zur wirksamen Gestaltung der Fürsorge ein Zwang anzuwenden ist. Es zeugt von durchaus ungesunden Verhältnissen, wenn die private Fürsorge bereits in solchen Fällen, die das an den Begriff Hilfsbedürftigkeit anzulegende übliche Maß nicht übersteigen, eintreten muß. Die private Fürsorge soll vielmehr den Überbau der gesetzliche Mindestleistungen garantierenden öffentlichen Fürsorge darstellen. Ihre Aufgabe ist es, ergänzende Wohlfahrtspflege zu treiben in personeller wie in sachlicher Beziehung. Die öffentliche Fürsorge als eine Tätigkeit der zwangsmäßig organisierten Gemeinschaft ist nicht in der Lage, aus den gesetzmäßig aufgebrachten Mitteln einzelnen ihrer Glieder eine das allgemeine Maß

übersteigende Hilfe zu gewähren. Deshalb wird die private Fürsorge da eingreifen müssen, wo Nöte zu beseitigen sind, die vom Standpunkte des Betroffenen außerordentlich hart erscheinen, vom Gesichtspunkte der Gesamtheit aus aber eine Aufwendung öffentlicher Steuermittel nicht zu rechtfertigen ist (z. B. Krankheitsfälle in der Familie eines hochbesoldeten Beamten, die einen längeren Kuraufenthalt erforderlich machen). Das gleiche gilt von solchen Einrichtungen, die eine ergänzende Fürsorge darstellen, deren Kostentragung aus Steuermitteln gegenüber der Lage der großen Massen nicht angängig erscheint (man denke an manche Stipendienstiftungen). Außer dieser ergänzenden Fürsorge ist es von jeher das Ruhmesblatt der privaten Fürsorge gewesen, eine Pionierstellung einzunehmen. Dieses Wirken entspricht ihrem Wesen, birgt aber zugleich ihre Tragik in sich. Zur Beseitigung eines augenfälligen Notstandes schließen sich hilfsbereite Menschen zusammen, weil die Überwindung dieser Notstände nur mit vereinten Kräften und gesammelten Mitteln möglich ist. Zeigt sich nach einiger Zeit der Arbeit der Segen dieses Wirkens und die Notwendigkeit des Ausbaus, so reichen die privaten Kräfte nicht mehr aus und es wird die staatliche oder kommunale Subvention erbeten und gewährt, die mit der Zeit die selbst aufgebrachten Mittel übersteigt. So wird das private Werk als öffentliche Aufgabe anerkannt und allmählich zur öffentlichen gewandelt. Diese Entwicklung haben wir auf den Gebieten des Mutterschutzes, des Volksbildungswesens und vieler anderer erlebt, in denen aus der voraneilenden privater Erkenntnis und Wirken entsprungenen Arbeit eine gesetzliche Pflichtaufgabe geworden ist. Die private Wohlfahrtspflege wird alle solchen im Erfolg noch bestrittenen Versuche viel eher als die öffentliche wagen können, weil ein Fehlschlagen von ihr leichter zu tragen ist als von der mit öffentlichen Mitteln arbeitenden und den parlamentarischen Körperschaften verantwortlichen öffentlichen Fürsorge. Aus der Entwicklung einer von der privaten Fürsorge mit Erfolg eingeleiteten und in die Breite gewachsenen fürsorgerischen Aufgabe zu einer von öffentlichem und allgemeinem Charakter haben sich die Reibungen in den letzten Jahren zwischen den beiden Zweigen entwickelt, die in dem Kampf um die Kommunalisierung ihren Ausdruck fanden. Bei diesen Kommunalisierungsbestrebungen waren drei Tendenzen wirksam: erstens das Bestreben der Angestellten der freien Wohlfahrtspflege, öffentliche Beamte oder Angestellte zu werden, zweitens die politischen Bestrebungen der Umgestaltung der Träger der Wohlfahrtspflege und drittens die Erkenntnis von der Gemeinschaftsverpflichtung, die bisher nach privaten Gesichtspunkten ausgeübte Wohlfahrtstätigkeit zu einer öffentlichen allgemeinen Angelegenheit zu gestalten. So ungünstig die Lage mancher Angestellter privater Vereine ist, so darf doch dieser fast „syndikalistische" Gesichtspunkt nicht für die Entscheidung ausschlaggebend sein, zumal es noch andere Wege gibt, deren Lage zu verbessern. Richtig ist es, daß aus ihrer Entstehung und Entwicklung heraus viele Wohlfahrtspflegevereine zu sehr den Stempel der Wohltätigkeit trugen und dadurch die „Wohlfahrtsempfänger" nicht recht froh werden ließen. Dies galt insbesondere bei solchen Einrichtungen, die wie Kinderhorte, Krippen, Kindergärten, Lesehallen usw. als Lohn- oder Wohnergänzungen zu bezeichnen sind und bei denen die Empfänger nicht im Fürsorgesinn hilfsbedürftig sind. Bei einer Demokratisierung der Vereinsform durch Hinzuziehung der Beteiligten, bei einer Umgestaltung des Wohltätigkeitsvereins zu einer mehr genossenschaftlichen Form wird es möglich sein, auch hier die private Trägerschaft in modernisierter Gestaltung zu wahren. Am wichtigsten erscheint mir der dritte Gesichtspunkt, daß eine bisher privat getätigte Fürsorge ihrer Bedeutung und ihres Gemeinnutzens wegen zur öffentlichen Pflichtaufgabe werden muß, wie dies bei weiten Zweigen der hygienischen und jugendfürsorgerischen

Arbeit der Fall ist. Aber auch hier läßt sich bei gutem Willen die Synthese finden. *Erforderlich ist es, daß die Erfüllung der Aufgabe als Pflichtleistung gesichert wird und Gewißheit besteht, daß sie allen, die sie benötigen, zugänglich ist, nicht erforderlich aber ist, daß die öffentliche Körperschaft die für die Bereitstellung und Durchführung verantwortlich ist, dies immer mit eigenen Organen und eigenen Einrichtungen tut.* Sie wird sich wie im offenen Unterstützungswesen der ehrenamtlichen Helfer und Pfleger vielfach hier der bewährten Einrichtungen der freien Liebestätigkeit bedienen können. Die Reibungen der Nachkriegs- und Revolutionszeit sind denn auch meistens überwunden und einem einträchtigen Zusammenarbeiten der beiden Zweige der Fürsorge gewichen, über dessen Formen wie über die Finanzierung der privaten Wohlfahrtspflege nachher noch einiges zu sagen sein wird. An dieser Stelle sei aber noch die Kundgebung wiedergegeben, mit der im Oktober 1919 der schon genannte Fachausschuß der privaten Fürsorge deren Stellung im neuen Staate festlegte, weil sie über den damaligen Zeitpunkt hinaus von programmatischer Bedeutung ist: „Vertreter aller Kreise der freien Liebestätigkeit Deutschlands — der religiösen und humanitären — in der Sorge um deren Stellung im neuen Staat im Herrenhause in Berlin vor kurzem versammelt, haben die Unterzeichneten beauftragt, unseren Volksgenossen folgendes kundzugeben:

Der schwere Ernst der Zeit berührt auch die freie Liebestätigkeit. Die Verarmung unseres Volkes droht, ihr die Mittel abzuschneiden. Eine in weiten Kreisen unseres Volkes verbreitete Stimmung fordert statt Wohltaten Rechte, den Ersatz der privaten durch die ausschließliche öffentliche Fürsorge und die Überführung der Betriebe der privaten Fürsorge in öffentliche Verwaltung. Demgegenüber erklären wir: Unveräußerlich ist das sittliche Recht und die heilige Pflicht der Menschenliebe. Ihre Werke waren durch Jahrhunderte der Ruhmestitel unseres Volkes. Sie heute daran hindern, heißt die edelsten Güter unseres Volkslebens verkümmern.

Auch der neue Staat kann sie nicht entbehren, nicht ihre Mittel, nicht ihre persönlichen Kräfte. Keine Umstellung der wirtschaftlichen Verhältnisse wird je alle Quellen der Not verstopfen können. Öffentliche durch beamtete Persönlichkeiten geübte Verwaltungsmaßregeln werden niemals den Tiefen und der Vielgestaltigkeit der Not gewachsen sein. An der Findigkeit, die Notstände mit offenen Augen und warmen Herzen zu entdecken, an hoffnungsfreudigem Wagemut, an den von Person zu Person wirkenden heilenden Kräften wird die frei waltende Menschenliebe ihnen stets überlegen sein.

Wenn die Entwicklung der Dinge dahin führt, bestimmte Zweige der bisherigen freien Liebestätigkeit in öffentliche Verwaltung zu nehmen, darf das nicht nach parteipolitischen Gesichtspunkten und nicht unter allgemeinen Schlagworten, sondern nur nach sorgfältiger fachlicher Erwägung, ob dadurch wirklich erhöhte Leistungen zu erzielen seien, geschehen.

Das Beste erhoffen wir von einem vertrauensvollen Zusammenarbeiten der öffentlichen und der privaten Fürsorge, wozu wir auch den sog. gemischten Betrieben unsere Kräfte zur Verfügung stellen.

Dafür erwartet die freie Liebestätigkeit von dem Staat alle Förderung, deren sie bedarf. Sie darf insonderheit auf den Schutz gegenüber wilden, oft unlauteren Gründungen und Veranstaltungen rechnen, die ihr Ansehen und ihre wirtschaftlichen Interessen und damit die Allgemeinheit schädigen. Die freie Liebestätigkeit ist bereit, auch aus der an ihr geübten Kritik zu lernen, selbst da, wo sie nicht völlig gerecht ist. In stets erneuter Selbstprüfung wird sie bemüht sein, ihre Mängel zu erkennen und zu verbessern. Sie wird sich bestreben, den veränderten wirtschaftlichen und politischen Verhältnissen und den wissenschaftlichen Erkenntnissen Rechnung zu tragen. Sie wird mehr als bisher die Mitarbeit aller Schichten unseres Volkes, besonders auch der organisierten Arbeiterschaft zu gewinnen suchen. An unsere Mitarbeiter und Freunde richten wir die herzliche und dringende Bitte, auch unter den Schwierigkeiten, die die neue Zeit bringt, nicht müde zu werden im Wirken.

Wenn wir das Gefühl sozialer Verantwortlichkeit und die Fähigkeit, das Empfinden des Volkes immer besser zu verstehen und ihm immer völliger gerecht zu werden, unter uns pflegen und vertiefen, dann werden wir auch diese Schwierigkeiten überwinden zum Heil unseres Volkes."

2. Die private Wohlfahrtspflege ist teils religiös-kirchlich, teils humanitär untergründet. Die kirchlich-religiöse, und in ihr naturgemäß die katholische Fürsorge ist der ältere Zweig. Die katholische Fürsorge ist kirchlich und laienmäßig organisiert. Anfangs übte die Kirche in Diakonat und Viduat ihre eigene Fürsorge. Im Mittelalter waren die Klöster die Träger der geschlossenen Fürsorge. Neben ihnen wirkten die Brüderschaften, denen sich seit Vinzenz Depaul anfangs des 16. Jahrhunderts die barmherzigen Schwestern als erste hauptberufliche Wohlfahrtspflegerinnen beigesellten. In den romanischen Ländern entstanden zahlreiche fürsorgerisch tätige Kongregationen, die teils offene, teils in ihren Mutterhäusern geschlossene Wohlfahrtspflege betrieben. Der offenen Hausarmenpflege widmeten sich die laienmäßig organisierten Vinzenz- und Elisabethenvereine. 1895 wurde in Deutschland nach Anregungen von Max Brandts und Franz Hitze von dem Freiburger Kaplan Monsignore Lorenz Werthmann als Zusammenfassung der gesamten kirchlichen und laienmäßigen katholischen Fürsorge der Deutsche Caritasverband gegründet. Der Caritasverband schließt sich in seiner Organisation an die der Kirche an. Die Leitung liegt bei der Caritaszentrale in Freiburg i. B. An deren Spitze steht der auf Lebenszeit gewählte Präsident, dessen Wahl die Genehmigung der beiden deutschen Bischofskonferenzen zu Fulda und Freising bedarf. Die Untergliederung folgt den Kirchenprovinzen. In jeder Diözese ist die Tätigkeit in einem Diözesancaritasverband zusammengefaßt, dessen Vorsitzender der jeweils vom zuständigen Bischof beauftragte Geistliche ist. Den Diözesanverbänden liegt die Durchführung der Caritasaufgaben ob, die sich auf alle Zweige der Wohlfahrtspflege erstrecken. In der Hausarmenpflege wirkt er mit den schon genannten Vinzenz- und Elisabethenvereinen zusammen. Eine Fülle von katholischen Sonderverbänden ist innerhalb des Caritasverbandes in der Kinder- und Jugendfürsorge tätig. Besonders genannt seien der Zentralverband katholischer Kinderhorte und Kleinkinderanstalten mit dem Sitze in Köln, das große Seraphische Liebeswerk in Ehrenbreitstein, das die Aufnahme armer oder sittlich gefährdeter Kinder in eigenen Anstalten oder in der Familienpflege bezweckt. Der katholische Fürsorgeverein für Mädchen, Frauen und Kinder in Dortmund widmet sich der Gefährdetenfürsorge, die Klöster zum Guten Hirten unterstützen ihn dabei in der sogenannten Rettungsarbeit. Eng verwandt damit ist das Arbeitsgebiet des deutschen Nationalverbandes der katholischen Mädchenschutzvereine Sitz Freiburg i. B. mit ihren weitverzweigten Bahnhofsmissionen. Nach außen sind die der Krankenpflege bestimmten Anstalten am bekanntesten geworden und die Hauskrankenpflege ausübenden Kongregationen und Orden. Besondere Einrichtungen und Verbände innerhalb des Caritasverbandes bestehen ferner für die Fürsorge für körperlich oder geistig Anormale, für Arbeits- und Obdachlose und für Trinker (Kreuzbündnis deutscher Katholiken). Der Raphaelverein dient dem Schutz deutscher Auswanderer und ein weiterer Verein nimmt sich der deutschen Katholiken im Auslande an. Wir sehen also ein Bild weitverzweigter und planmäßig aufgebauter Fürsorgetätigkeit vor uns. Der geistigen Vertiefung dient die „Caritas", Zeitschrift für Caritas-

wissenschaft und Caritasarbeit, sowie zahlreiche Veröffentlichungen in Buch- und Broschürenform, die alle Fragen der Fürsorge grundsätzlich oder zur Unterweisung in der praktischen Arbeit behandeln. In Freiburg besitzt der Verband eine Caritasschule, die Männer und Frauen unterrichtet. Dem Caritasverband stehen die katholischen sozialen Frauenschulen nahe. Alljährlich findet ein allgemeiner deutscher Caritastag statt, neben dem in den einzelnen Diözesen zahlreiche örtliche Zusammenkünfte, Fachkongresse und Kurse abgehalten werden.

Wenn die evangelische Wohlfahrtsarbeit an Organisation, Vielgestaltigkeit, Umfang und Einfluß erheblich hinter der katholischen zurücksteht, so liegt das an der viel engeren Verbindung zwischen evangelischer Kirche und Staat, infolge deren sich auch eine nichtöffentliche evangelische Wohlfahrtspflege nicht in gleichem Umfang entwickeln konnte wie auf katholischer Seite. Es sei nur daran erinnert, daß die öffentliche Armenfürsorge der meisten größeren Städte, insbesonders im Westen und Norden Deutschlands, auf den Stiftungen und Kästen beruhte, deren Vermögen säkularisiertem Kirchengute entstammte. Die Ausschüttung dieser Stiftungen beschränkte sich vielfach auf Bürger lutherischen Glaubens, so daß eine besondere kirchliche Armenfürsorge sich für diese erübrigte. In stärkerem Maße hat sich die Fürsorgetätigkeit in der reformierten Kirche ausgewirkt, die auch das Diakonat aufrecht erhalten hat. Die Neubelebung der evangelischen Liebestätigkeit geht auf die vor 100 Jahren erfolgte Gründung der Inneren Mission zurück. Als Führer sind zu nennen JOHANN HINRICH WICHERN, der Begründer des Rauhen Hauses in Hamburg, der Schöpfer der Kaiserwerther Diakonissenanstalt und der weiblichen Diakonie THEODOR FLIEDNER und eine Frau, die Hamburgerin AMALIE SIEVEKING. Die Innere Mission heißt zwar amtlich „Innere Mission der Deutschen Evangelischen Kirche", ihre rechtlichen Träger sind aber größtenteils freie Vereine, neben denen die kirchlichen Verfassungskörperschaften gesondert stehen. Sämtliche Vereine haben sich zum Zentralverband der Inneren Mission zusammengeschlossen, dessen Geschäftsführung beim Zentralausschuß für die Innere Mission der deutschen evangelischen Kirche mit dem Sitze in Berlin-Dahlem sich befindet. Landes- und Provinzialverbände sind nach der politischen Einteilung des Reiches gegliedert. In den größeren Städten bestehen meist Stadtmissionen, deren Arbeit den besonders schwierigen Verhältnissen der Großstadt angepaßt ist. Für die unteren Gebiete der Länder und der preußischen Provinzen ist der Zusammenschluß in einem Evangelischen Wohlfahrtsdienst im Werden. Innerhalb der Inneren Mission bestehen acht Gruppen von Fachverbänden. Die erste Gruppe umfaßt die männliche und weibliche Diakonie. Die Brüder und die weit zahlreicheren Diakonissinnen sind zum größten Teil in Mutterhäusern zusammengefaßt, die ihre Schwestern in die Pflegearbeit und Gemeindepflege über ganz Deutschland entsenden. Zu dieser Gruppe gehören auch die evangelischen Frauenschulen, zur Zeit 12, von denen 9 staatlich anerkannte Wohlfahrtsschulen sind. Die Gruppe II umfaßt die Jugendpflege, die hier zugezählten Verbände (Jungmännerbünde, Bund deutscher Jugendvereine, Neuland- und Bibelkreise) gehören meist zur Jugendbewegung. Daneben zählt diese Gruppe auch Verbände, deren Betätigungsgebiet die Gefährdetenfürsorge bildet (Nationalverein der Freundinnen junger Mädchen, deutsch-evangelische Bahnhofsmission). Zur Gruppe II gehört die Erziehungsarbeit und Kinderpflege. Hier sei auch des Elsässer Pfarrers OBERLIN gedacht, der als Vorläufer der Inneren Mission den ersten Kindergarten gründete. Diese Gruppe umfaßt die deutsche evangelische Asylkonferenz, den Zusammenschluß der Magdalenenheime, sowie den Zentralverband evangelischer Kinderheil- und Erholungsstätten. Der Gruppe IV gehören die Frauenverbände und der V. Gruppe die sozialpolitischen Arbeitsorganisationen an, zu denen die als erste deutsche

Settlementbewegung geschaffene in ihrer Pionierleistung auf dem Gebiete persönlichen Zusammenwirkens von Angehörigen der Arbeiterklasse mit solchen eines sozial eingestellten, vornehmlich akademisch gebildeten Bürgertums hervorragende Schöpfung des Berliner pazifistischen Pfarrers Dr. Siegmunt-Schultze, die Arbeitsgemeinschaft Berlin-Ost gehört. Gruppe VI ist der öffentlichen Mission, der evangelischen Preß- und Volksbildungsarbeit, Gruppe VII der Fürsorge für die wandernde Bevölkerung und für Auslandsdeutsche gewidmet. Dieser Gruppe ist der deutsche Herbergsverband zuzurechnen, der durch die Schaffung der Herbergen zur Heimat sich große Verdienste um die Bekämpfung der Mißstände auf dem Gebiete des Wandererwesens erworben hat, sowie der Zentralverband deutscher Arbeiterkolonien, dessen Einrichtungen auf die führende Persönlichkeit des Betheler (bei Bielefeld) Pastors Friedrich von Bodelschwingh zurückgeht, des Vaters der „Brüder von der Landstraße". Dessen Werk, die Betheler Werkstätten und Heime für Epileptiker sowie die Wanderarbeitsstätten und Arbeiterkolonien bekundeten modernsten wohlfahrtspflegerischen Geist, durch ihr Ziel die Eingliederung der schwächsten Personenkreise in die Wirtschaft, um durch die Erziehung zur wirtschaftlichen Betätigung diesen selbst Lebensmut und Freude, dem Volksganzen nützliche Angehörige zu schaffen. Die VIII. Gruppe umfaßt die Verbände, die sich der Bekämpfung sittlicher Volksschäden und der Fürsorge für Gefährdete (jenseits des Fürsorgeerziehungsalters) und Gefallene widmen. Hierzu gehören die Mitternachtsmission, der deutsche Bund evangelisch-kirchlicher Blaukreuzverbände (gegen den Alkoholismus) und die besonders in Rheinland-Westfalen und in der Provinz Sachsen gut ausgebauten Gefängnisgesellschaften, die sich der entlassenen Strafgefangenen annehmen. Als Zeitschriften erscheinen: „Die Innere Mission im evangelischen Deutschland" und „Die Volksmission". Alle zwei Jahre veranstaltet der Zentralausschuß einen Kongreß für Innere Mission.

Eine ganz eigenartige Vereinigung religiöser Wohlfahrtspflege bildet die Heilsarmee. 1865 in England von dem damaligen Methodistenprediger William Booth gegründet sucht sie ihre Aufgabe, mit religiöser Bekehrung verbundene Rettungsarbeit, an den verarmtesten Schichten und gefährdeten und gesunkenen Menschen zu leisten. In Deutschland hat die Heilsarmee nie die gleiche Bedeutung wie in den angelsächsischen und nordischen Ländern erlangt. Aber auch hier hat sie in der Trinkerrettungsarbeit, durch die Errichtung von Mädchenheimen, durch Massenspeisungen Bedürftiger und die Unterbringung in Notobdachen viel Gutes geleistet. Die Heilsarmee ist durchaus militärisch gegliedert, das Hauptquartier befindet sich in London, in Deutschland besteht ein eigenes für die deutsche Arbeit.

Die jüdische Wohlfahrtspflege kann nur in geringem Maße als kirchlich bezeichnet werden, sie beruht vielmehr größten Teils auf freien Verbänden. Die „Zedakah" (Gerechtigkeit als Quelle des Wohltuns ersetzt den Opferdienst) führt zu gemeindlicher Fürsorge unter ehrenamtlicher Leitung. Schon in früher Zeit, im 17. Jahrhundert, entwickeln sich Wohltätigkeitsvereine, die als Krankenhilfsvereine, für Brautausstattungen zur Unterstützung Reisender und als Darlehnsvereine gebildet werden. Im 18. und 19. Jahrhundert folgt die Gründung von Anstalten der geschlossenen Fürsorge. Erst zu Beginn des 20. Jahrhunderts schließen sich die Anstalten, Einrichtungen und Vereine der einzelnen Orte zu jüdischen Wohlfahrtsverbänden und Wohlfahrtszentralen zusammen, in denen nunmehr auch die Geistlichen einen stärkeren Einfluß auszuüben versuchen. Für die Zusammenfassung der gesamten jüdischen Wohlfahrtspflege Deutschlands hat sich in Berlin im September 1917 eine Zentralwohlfahrtsstelle der deutschen Juden gebildet. Von besonderer Bedeutung sind die jüdischen Wohlfahrtsorganisationen, die über die Landesgrenzen hinausgehen. Der Hilfsverein der deutschen Juden erstrebt die Linderung der Not der Ostjuden. Die Alliance Israelite Universelle mit dem Sitze in Paris hilft den Juden überall, wo sie wegen ihrer Zugehörigkeit zum Judentum in wirtschaftliche Nöte geraten sind, und die Jewish Colonisation Assoziation bezweckt die Ansiedlung armer Ostjuden in der nord- und vor allem in der südamerikanischen Landwirtschaft.

Unter die private Fürsorge fällt nach den obigen Ausführungen auch die über die Pflichtleistungen hinausgehende Heil- und vorbeugende Gesundheitsfürsorge der Versicherungsträger. An dieser Stelle soll sie nur erwähnt werden, eine Darstellung der gesetzlichen Grundlagen und des bisherigen Wirkens kann anderen Abschnitten des Handbuches überlassen werden.

Für die Organisation der privaten Fürsorge auf humanitärer Grundlage kommen ebenso wie für die bereits dargestellte kirchlich-konfessionelle die beiden Formen, der Verein und die Stiftung, in Betracht. Unter den auf humanitärer Grundlage beruhenden Vereinen sind vier Typen zu unterscheiden. 1. Der große interkonfessionelle Verband des Roten Kreuzes und der vaterländischen Frauenvereine. 2. Die weltanschaulich verbundenen Ausschüsse der Arbeiterwohlfahrt. 3. Die Vereine zur Bekämpfung der Bettelei. 4. Die Zweckvereine für einzelne Gebiete der Wohlfahrtspflege. Hinsichtlich der ersten Gruppe des Roten Kreuzes kann man wohl sagen, daß dessen internationale Bedeutung größer ist als, abgesehen von dem Samariterwesen, und der Krankenschwesterbereitstellung, der Einfluß auf die deutsche Wohlfahrtspflege. Nachdem die Krankenpflege im Kriege und ihre Vorbereitung in Deutschland ihre Bedeutung verloren haben, stellten sich die Vereine des Roten Kreuzes und die vaterländischen Frauenvereine auf ihrer Bamberger Tagung 1921 zur Friedenswohlfahrtsarbeit um. Die Frauenvereine erwarben sich Verdienste um den Ausbau der für das Land wichtigen Gemeindepflege. Im besonderen betätigte sich das Rote Kreuz in der Flüchtlings- und Vertriebenenfürsorge, während des Ruhrkampfes lag ihm die Betreuung der ausgewiesenen Zivilpersonen sowie die Fürsorge für die in den alliierten Gefängnissen befindlichen Rhein- und Ruhrdeutschen ob. Sämtliche Männer- und Frauenverbände sind seit 1921 im „Deutschen Roten Kreuz" zusammengeschlossen, das in Landes-, Provinzial-, Kreis- und Ortsvereine gegliedert ist. Fachorgan sind die „Blätter des Deutschen Roten Kreuzes".

Als selbständige Organisation besteht seit 1919 ein Deutscher Zentralausschuß für die Auslandshilfe, dem die großen deutschen Spitzenverbände der Wohlfahrtspflege, die Gewerkschaften, die kommunalen Spitzenverbände wie die staatlichen Zentralinstanzen angeschlossen sind. Aufgabe dieses Zentralausschusses ist die Zusammenfassung und die planmäßige Bearbeitung des nach dem Krieg in bedeutenden Umfang geschaffenen ausländischen Hilfswerks, insbesondere des von HERBERT HOOVER, den Deutsch-Amerikanern und vor allem der religiösen Gesellschaft der Freunde (Quäker) finanzierten Speisungswerkes deutscher Kinder. Die Aufgaben dieser deutschen Zentrale sind im einzelnen Empfangnahme und Verteilung der ausländischen Geld- und Sachspenden, Durchführung des Kinderspeisungswerkes mit Auslandsgaben, Mitwirkung bei besonderen ausländischen Hilfsaktionen, Aufklärungs- und Nachrichtendienst im Ausland und bei den in Deutschland weilenden Ausländern.

Bei der Gliederung dieser Arbeit erschien es mir, so merkwürdig dies auch auf den ersten Blick anmutet, zunächst fraglich, ob die Organisation der *Arbeiterwohlfahrt* nicht als ein Zweig der konfessionellen Fürsorge zu behandeln sei. Denn, wenn sie auch in keiner Weise als kirchlich anzusprechen ist, so beruht sie doch wie die konfessionelle Fürsorge gleichfalls auf weltanschaulichem Zusammenschluß. Die Arbeiterwohlfahrt geht zurück auf die Kinderschutzkommissionen der freien Gewerkschaften, deren Aufgabe in der Bekämpfung der Ausbeutung der Kinder bei gewerblicher Arbeit, vornehmlich beim Zeitungs- und Brotaustragen und im Hausierhandel bestand. In dieser Tätigkeit lernten die sozial wirkenden Gewerkschaftlerinnen eine Fülle von Kindermißhandlungen und Verwahrlosungen kennen, die sie zu jugendfürsorgerischen Maßnahmen und zur Beeinflussung der öffentlichen Körperschaften, helfend einzugreifen, veranlaßte. Auch die Veranstaltung von Ferienwanderungen und Ferienspielen durch die Gewerkschaften und die sozialdemokratische Partei bildete einen Vorläufer der Arbeiterwohlfahrt. Der Krieg führte die Vertreter der Gewerkschaften überall in die praktische soziale Fürsorgearbeit. In den Kommissionen der Kriegs-, der Kriegsbeschädigten- und Hinterbliebenenfürsorge wirkten die Vertreter der organisierten Arbeiterschaft an führender Stelle mit. Aus dieser Tätigkeit erwuchs, zumal bei der geistigen Umstellung in der Wohlfahrtspflege nach dem Kriege, eine feste Organisation. Es ist nicht zu verkennen, daß die Arbeiterwohlfahrt an der Überwindung eines inneren Widerspruches zu arbeiten hat. Nach der sozialistischen Auffassung ist Wohlfahrtspflege und Fürsorge eine Aufgabe, die der Staat und die Kommunalverbände in erster Linie zu erfüllen haben. Die Arbeiterwohlfahrt ist aber selbst eine private Organisation. Andrerseits bedeutete ihr Fehlen, daß der öffentlichen Fürsorge die private geschlossen als kirchliche und der sozialen Herkunft ihrer Träger nach als bürgerliche gegenüberstände und die gewaltige Masse der freiorganisierten Arbeiterschaft bei dem organisierten Zusammenwirken öffentlicher und freier Wohlfahrtspflege ausgeschaltet wäre. Diese praktische Notwendigkeit hat die zweifellos vorhandenen theoretischen Bedenken überwunden. Aber auch in ihrer Sonderorganisation sieht die Arbeiterwohlfahrt ihre Hauptaufgabe darin, den Verbänden der öffentlichen Wohlfahrtspflege Helfer und Mitarbeiter zu stellen und sie zur Betätigung anzuregen und ihr Wirken zu fördern. Nach den im Jahre 1919 festgelegten Richtlinien verfolgt die Arbeiterwohlfahrt ihren Zweck in der Zusammenfassung aller in der Wohlfahrtspflege tätigen Männer und Frauen, in der Gewinnung neuer Kräfte, in der Stellungnahme zu allen Fragen der Wohlfahrtspflege, deren Erörterung und Durcharbeitung und schließlich in der Wahrnehmung der Interessen der Arbeiter bei der Besetzung von amtlichen und ehrenamtlichen Stellen und in der Vertretung bei den Behörden. Über diese durchaus im Programm des Sozialismus liegenden Richtlinien der Förderung der öffentlichen Wohlfahrtspflege hinaus hat die Arbeiterwohlfahrt aber vielerorts durch die Schaffung von Erholungsheimen, Obdachlosenasylen, Maßnahmen der wirtschaftlichen Fürsorge usw. als selbständige Wohlfahrtsorganisation praktische Arbeit geleistet. Auf zwei großen Tagungen in Görlitz 1921 und in Hannover 1924 sind die Probleme der Fürsorge eingehend beraten worden. Die zusammenfassende Organisation ist der Hauptausschuß für Arbeiterwohlfahrt in Berlin, dem rund 1200 Ortsausschüsse und 50 Kreisausschüsse angeschlossen sind. Im einzelnen unterrichtet über das Werden, die Organisation und das Wirken der Arbeiterwohlfahrt das 1924 erschienene Buch von Marie Juchacz und Johanna Heymann.

In Nachbildung der von den freien Gewerkschaften und der sozialdemokratischen Partei geschaffenen Arbeiterwohlfahrt haben im Jahre 1923 die *christlichen Gewerkschaften* eine Arbeiterwohlfahrt der christlich-nationalen Gewerkschaften ins Leben gerufen, die aber bisher noch nicht zu größerer Bedeutung gelangt ist und diese auch nicht erreichen dürfte, da die den genannten Gewerkschaften weltanschaulich nahestehenden Kreise ihre Fürsorgearbeit mehr in den alten und erfolgreich wirkenden großen konfessionellen Verbänden des Caritasverbandes und der Inneren Mission leisten werden, denen gegenüber das weltanschauliche Anderssein — ich will nicht von Gegensatz sprechen —, der Arbeiterwohlfahrt sozialistischer Prägung hier fehlt.

Neben der Arbeiterwohlfahrt hat sich im Jahre 1923 eine Internationale Arbeiterhilfe gebildet. Diese stellte sich zunächst als Ziel, Hilfeleistungen der Arbeiterschaft aller Länder für ihre notleidenden Klassengenossen im eigenen oder fremden Land zu organisieren. Sie fand bei diesem Bestreben zunächst neben der Unterstützung der sozialistischen Parteien Beistandschaft aus intellektuellen Kreisen verschiedener Parteizugehörigkeit. Es stellte sich aber im Laufe der Zeit immer mehr heraus, daß die Internationale Arbeiterhilfe ein Agitationsmittel der Moskauer Internationale bildete. Die bürgerlichen Kreise schieden aus und die Sozialdemokratie verbot auf Grund des vorhandenen Materials 1924 auf ihrem Berliner Parteitag ihren Parteimitgliedern die fernere Mitarbeit. Eine größere Bedeutung hat die internationale Arbeiterhilfe nach ihrem vorübergehenden Aufschwung in den Inflationszeiten des Herbstes 1923 nicht erlangt. Im Jahre 1924 hat sie bei manchen Streiks und Aussperrungen Volksküchen eingerichtet und die im Kampfe befindlichen Arbeiter und ihre Familien unterstützt.

Als weitere Gruppe der auf humanitärer Grundlage beruhenden Vereine kommen die Unterstützungsvereine in Betracht, die sich die Bekämpfung des Bettelwesens durch positive Unterstützungsmaßnahmen zum Ziele gesetzt haben. Diese Vereine knüpfen in ihrer Arbeit teilweise an die Tradition der in der Aufklärungszeit gegründeten patriotischen und Unterstützungsgesellschaften an. Als nach der Gründerzeit in Deutschland viele Menschen arbeitslos auf Unterstützungen angewiesen waren, lebten in zahlreichen Orten neben der sich gleichzeitig im Elberfelder System organisierenden öffentlichen Armenpflege die alten Unterstützungsvereine wieder auf oder bildeten sich neu. Zur Verhinderung des Türbettels sollten die Hilfesuchenden an ihre Geschäftsstellen verwiesen werden und dort erforderlichen Falles eine Unterstützung erhalten. Manche dieser Vereine haben Arbeitsstätten eingerichtet und Arbeitsvermittlungsbüros geschaffen, durch die sie zu Vorläufern des öffentlichen Arbeitsnachweises geworden sind. Heute ist die Bedeutung dieser Vereine meist gering. Mancherorts haben sie sich auf Spezialaufgaben (Obdachlosenbetreuung, Hauspflege, Errichtung von Arbeitsstätten für halbe Kräfte, Volksspeisungen usw.) umgestellt, an anderen Orten sind sie von den später noch zu besprechenden Zentralstellen privater Fürsorge verdrängt worden.

Von den großen Zweckvereinen der Fürsorge ist an erster Stelle der Deutsche Verein für öffentliche und private Fürsorge zu nennen. Er ist die große wissenschaftliche Zentralorganisation der deutschen Fürsorge und hat sich um deren Förderung sehr erhebliche Verdienste erworben. Gegründet im Jahre 1880 als deutscher Verein für Armenpflege und Wohltätigkeit (umgenannt seit 1919), hat er meist auf Grund eingehender sachverständiger Druckberichte in alljährlichen Wanderversammlungen zeitgemäße und grundsätzliche Probleme der Fürsorge behandelt. In ihm sind alle Träger der öffentlichen Fürsorge, Reich, Länder, Gemeindeverbände und Gemeinden sowie die Organisationen der freien Wohlfahrtspflege und interessierte Einzelpersönlichkeiten zusammengeschlossen. Die über 100 von dem Verein herausgegebenen monographischen Behandlungen der Fürsorge, meist Vorberichte und Tagungsreferate, stellen das wertvollste wissenschaftliche Material auf dem Fürsorgegebiet dar. Die Gesetzgebung der letzten Jahrzehnte hat der Verein in sehr erheblichem Maße beeinflußt. In den letzten Jahren hat er für die einzelnen Fürsorgegebiete Fachausschüsse gebildet. An Stelle der im Kriege eingegangenen Zeitschrift für das Armenwesen ist neuerdings ein Nachrichtendienst getreten, der die praktische Fürsorge betreibenden Körperschaften mit Material versorgt.

Es ist hier nicht der Ort, über die auf allen Gebieten des Fürsorgewesens gebildeten Vereine und ihre Ziele zu berichten. Es gibt keinen Zweig der Fürsorge, in dem nicht Vereine bestehen, die sich die Erfüllung der ihnen nötig erscheinenden Aufgaben zum Ziele gesetzt haben. Das allen diesen Vereinen Typische ist, daß einige Menschen eine soziale Aufgabe erkannt haben, sich zu deren Erfüllung zusammenschlossen und zur Beschaffung von Geldmitteln Mitglieder anwarben. In allen diesen Vereinen hat, sobald sie einen gewissen Umfang erreichten, sich eine doppelte Art der Mitgliedschaft herausgebildet, die einen, die zur Erfüllung der praktischen Ziele des Vereins sich betätigen, die anderen, die nur passiv mit der Zahlung von Mitgliedsbeiträgen den aktiv Wirkenden die Arbeit ermöglichen. Wie solche Vereine vielfach allmählich in der Hauptsache durch Subventionierung aus öffentlichen Mitteln sich erhielten und damit der Kommunalisierung verfielen, ist oben bereits dargestellt. Nicht selten sind allerdings auch die Fälle, in denen entgegen dem hier dargestellten typischen Verlauf, Vereine für Sonderzwecke gerade von den Leitern der öffentlichen Fürsorge gebildet wurden, um durch Übertragung von Wohlfahrtsaufgaben an diese Vereine deren Erfüllung zu erleichtern und die Geschäftsführung von der einengenden öffentlichen Haushaltsführung zu befreien und sie aus der parlamentarischen Kontrolle herauszuheben. Unter den Zweckaufgaben gewidmeten Vereinigungen sind die großen sozialhygienischen Fachverbände sowie einzelne Jugendwohlfahrtsvereine von besonderer Bedeutung. Die Vereine, die sich die Bekämpfung der Volkskrankheiten und gesundheitlichen Bedrohungen zum Ziele gesetzt haben, sind zusammen mit dem Roten Kreuz in der Arbeitsgemeinschaft der sozialhygienischen Reichsfachverbände zusammengeschlossen. Zu diesen gehören: Deutsche Vereinigung für Säuglingsschutz, Deutsche Vereinigung für Krüppelhilfe, Deutsche Reichshauptstelle gegen den Alkoholismus, Deutsches Zentralkomitee zur Bekämpfung der Tuberkulose und die Deutsche Gesellschaft zur Bekämpfung der Geschlechtskrankheiten. Seit August 1925 gibt die Arbeitsgemeinschaft als wissenschaftliche Übersichtenzeitschrift das Archiv für soziale Hygiene und Denographie heraus. Die *deutsche Zentrale für Jugendfürsorge* hat nach Inkrafttreten des Reichsjugendwohlfahrtsgesetzes ihre frühere Bedeutung verloren und ist jetzt in eine Deutsche Zentrale für freie Jugendwohlfahrt der jugendfürsorgerisch tätigen privaten Spitzenverbände umgewandelt. Neben ihr bestehen das Archiv deutscher Berufsvormünder als Zentrale für Fragen des Vormundschaftswesens und der allgemeine deutsche Fürsorgeerziehungstag. Eng verbunden mit dem Reichsministerium des Innern sammelt das Archiv für Jugendwohlfahrt als wissenschaftliche Zentralstelle alles einschlägige Material aus den Gebieten der Jugendfürsorge und Jugendbewegung. In der allgemeinen Wohlfahrtspflege wird diese wissenschaftliche Sammelarbeit von dem Archiv für Wohlfahrtspflege geleistet.

Vereinsmäßig organisiert besitzen eine über ihre Mitgliedschaft hinausgehende Bedeutung die Zentralen für private Fürsorge, von denen die Berliner und Frankfurter den weitgehendsten fürsorgerischen Einfluß ausübten. Die Zentralen verfolgen den Zweck einer Zusammenfassung der privaten Hilfe. Sie sammeln die den einzelnen Bürgern zugehenden Bittgesuche, prüfen die Verhältnisse der Bittsteller und raten dann den Empfängern, ob und in welcher Weise Hilfe zu gewähren ist. Darüber hinaus wirken sie als die Almoseniere reicher Wohltäter, die ihnen größere Geldsummen zur zweckentsprechenden Verteilung überweisen, dafür aber auch alle an sie gelangenden Hilfsgesuche den Zentralen zur Erledigung übergeben. Die Zentralen haben für diese Aufgaben infolge der wirtschaftlichen Umschichtung und infolge des zurückgegangenen Leistungswillens wie der Leistungsfähigkeit an Bedeutung verloren, dagegen haben sie gerade durch ihre vielseitige Einzeltätigkeit wichtige Einblicke in die sozialen Notstände der verschiedensten Kreise, insbesondere auch innerhalb der sozial gehobenen Schichten gewinnen können, und dort, wo diese Kenntnisse durch weitsichtige Fürsorgepolitiker (Berlin, Dr. ALBERT LEVY, Frankfurt a. M., Dr. POLLIGKEIT) zu praktischem Wirken umgemünzt wurden, Bahnbrechendes geleistet.

Die zuletzt noch zu erörternde Form der privaten Fürsorge umfaßt das Stiftungswesen. Die Stiftungen können sowohl reine privatrechtliche Körperschaften sein wie von öffentlichen Behörden getragen werden. Aber auch in letzterem Falle kann man kaum von öffentlicher Fürsorge sprechen, weil die Stiftungen nur im Rahmen der ihnen zur Verfügung stehenden Mittel, nicht aber nach den durch zwangsmäßige Steuern zu deckenden Bedürfnissen ihre Leistungen bemessen, und weil auch die öffentlichen Träger der Stiftungen durch deren Satzungen gebunden sind, die nicht der Änderungsfähigkeit durch die sonst zur Gesetzgebung berufenen Verfassungsorgane unterliegen. Denn Stiftungen sind zweckgebundene Vermögensmassen, deren Verwendung nach den von den Stiftern aufgestellten Regeln zu erfolgen hat. Das Stiftungsrecht ist im Bürgerlichen Gesetzbuch geordnet. Doch gelten dessen Vorschriften nur für die selbständigen Stiftungen. Unselbständige Stiftungen sind solche, bei denen ein Vermögen einer natürlichen oder juristischen Person mit der Maßgabe zugewandt ist, dieses für einen besonderen Zweck zu verwenden, ohne daß diesem Vermögen selbst juristische Person zugelegt ist (Zweckvermögen, Schenkung unter Auflage, zweckgebundene Schenkung). Öffentlich-rechtliche Stiftungen verdanken ihre Entstehung sowie ihre Verfassung einem den öffentlichen Charakter betonenden staatlichen Hoheitsakt. Eine privatrechtliche Stiftung gelangt durch das Stiftungsgeschäft, das schriftlicher oder Testamentsform sowie staatlicher Genehmigung (Landesregierung) bedarf, zur Entstehung. Jede Stiftung muß einen Vorstand und eine Verfassung haben. Die volkswirtschaftliche und kulturelle Bedeutung der Stiftungen liegt darin, daß ein einmaliger Willensakt des Stifters diesem weit über Lebzeiten hinaus Einfluß verschafft. Darin beruht zugleich aber die Gefahr des Stiftungswesens, daß Gelder zu Zwecken festgelegt werden, die nicht mehr nützlich, jedenfalls von den Verhältnissen weit überholt sein können. Gerade auf dem Gebiete der Fürsorge hat sich dies häufig gezeigt. Bei dem wachsenden Ausmaß, das die Pflichtleistungen der Wohlfahrtspflege bei gesteigerten Kulturansprüchen angenommen haben, sind manche Stiftungszwecke überflüssig geworden, andere leisten keinerlei Nutzen mehr (insbesondere Almosenstiftungen mit der Bestimmung, an einem gewissen Tage ganz kleine Beträge an Bedürftige bestimmter Art zu verteilen). Sehr viele Stiftungen sind in den letzten Jahren der Inflation zum Opfer gefallen, da ihr Stiftungskapital entwertet ist, so daß die Frage praktisch eine allerdings unerfreuliche Erledigung gefunden hat. Bei der Umstellung von Stiftungen stehen sich die Gesichtspunkte, ob tatsächliche Notwendigkeiten dem vielleicht nur mutmaßlichen Willen eines längst verstorbenen Stifters oder die Achtung vor der Verfügung des Toten vorzuziehen sind, gegenüber. Es ist eine Frage der Weltanschauung und Rechtsauffassung, welchen Gründen die stärkere Bedeutung beigemessen wird. Allerdings sprechen auch praktische Erwägungen mit, den Willen der Stifter nicht allzu leicht entgegen zu handeln, weil dadurch der Willen zu Stiftungen gemindert werden könnte. Nach dem Bürgerlichen Gesetzbuch kann die zuständige Landesbehörde einer Stiftung einen anderen Zweck setzen, wenn die Erfüllung des ursprünglichen Zweckes unmöglich geworden ist oder das Gemeinwohl gefährdet, ein äußerst seltener Fall. Bei der Umwandlung ist die Ansicht des Stifters tunlichst zu berücksichtigen und der bedachte Personenkreis nach Möglichkeit zu erhalten. Wesentlich weiter geht das italienische Stiftungsrecht, das nach einem

Gesetz vom 17. Juli 1890 zuläßt, daß die für Brüderschaften, Kongregationen, Hospize usw. bestimmten Stiftungen durch königliches Dekret eine andere Zweckbestimmung erhalten und dem Gesetz unterstellt werden können, wenn sie „einem Bedürfnis der Bevölkerung nicht mehr entsprechen". Neuerdings hat ein preußisches Gesetz vom 10. Juli 1921 mit Rücksicht auf die Inflationswirkungen folgende Erleichterungen vorgesehen: Stiftungen können durch Beschluß ihrer Vorstände mit Genehmigung der Aufsichtsbehörde zusammengelegt, aufgehoben oder in ihren Zwecken geändert werden, wenn es wegen wesentlicher Änderung der Verhältnisse angezeigt erscheint. Dabei ist die Absicht des Stifters tunlichst zu berücksichtigen. Ein eigenes Vorgehen der staatlichen Aufsichtsbehörde wird nicht ermöglicht. Diese kann mangels der ihrer Meinung nach erforderlichen Schritte des Vorstands die Nachprüfung der Vermögensverwaltung einstweilen einstellen. — Haben die alten, mündelsicher angelegten Stiftungsvermögen infolge der Inflation ungeheuer gelitten und erscheint die Bildung neuer Stiftungen infolge der allgemeinen Kapitalverknappung in Deutschland als nicht sehr wahrscheinlich, so erlangen solche Stiftungen eine um so größere Bedeutung, bei denen ein werbender Wirtschaftsbetrieb als Stiftungsvermögen eingebracht ist, dessen sonst den Eigentümern zufließenden Erträgnisse gemeinnützigen Zwecken dienen. Die größte und bekannteste derartige Stiftung sind die Carl Zeisswerke in Jena, andere die Pfungststiftung in Frankfurt a. M., bei der die Erträgnisse einer großen Schmirgelmaschinenfabrik hauptsächlich volksbildnerischen Veranstaltungen zufließen, und die Güntz- und Baenschstiftungen in Dresden, beides Druckereien, erstere mit einem großen Zeitungsunternehmen, deren Gewinne für kulturelle und soziale Zwecke Verwendung finden.

3. Bevor wir die Zusammenarbeit der öffentlichen mit der privaten Fürsorge erörtern, muß noch ein Wort zu den neuzeitlichen Zusammenschlußbestrebungen der privaten Fürsorgeverbände untereinander gesagt werden. Als nach dem Kriege die oben dargestellten Kommunalisierungsbestrebungen einen erheblichen Umfang angenommen hatten, rückten die Vereinigungen der privaten Wohlfahrtspflege in ihrer Abwehrstellung zusammen. Das Zusammenwirken wurde gefördert durch gemeinsame Vertretung in den Ausschüssen der Auslandsammlungen wie in der Gemeinschaftsarbeit bei den großen inländischen Sammelwerken. Schließlich wurden 7 Spitzenverbände als reichswichtig anerkannt, es sind dies: Innere Mission, Caritasverband, Hauptausschuß für Arbeiterwohlfahrt, Deutsches Rotes Kreuz, Zentralwohlfahrtsstelle der deutschen Juden, Zentralwohlfahrtsausschuß der christlich-nationalen Arbeiterschaft und der sogenannte fünfte Wohlfahrtsverband (früher Vereinigung der freien privaten gemeinnützigen Kranken- und Wohlfahrtseinrichtungen Deutschlands). Neuerdings haben sich die genannten Verbände mit Ausnahme des Roten Kreuzes und der Arbeiterwohlfahrt in einer „Wohlfahrtsliga" zusammengeschlossen. Als weiterer Spitzenverband war die „Humanitas", zur Sammlung der humanitär gerichteten, keiner konfessionellen Richtung angehörenden Erziehungs- und Wirtschaftsfürsorgeeinrichtungen, insbesondere der Erziehungsanstalten begründet worden, die nunmehr mit dem fünften Verbande vereinigt ist.

Die vier Formen der eigenen Finanzierung der privaten Fürsorge sind Stiftungen, Betriebseinnahmen, regelmäßige Vereinsbeiträge, einmalige Spenden und Sammlungen. Über das Stiftungswesen ist oben schon das Erforderliche gesagt. Die Betriebseinnahmen beruhen teils auf den mit den Einrichtungen der freien Wohlfahrtspflege verbundenen Erwerbsunternehmungen, teils stellen sie das Entgeld für die Benutzung dar. Einige der größten deutschen Fürsorgeeinrichtungen sind mit werbenden Betrieben verbunden, deren Erträgnisse die Fortführung der sozialen Aufgaben ermöglichen. Es seien hier nur die Waisenhausdruckerei der August Hermann Franckestiftung in Halle, die Fabrikunternehmungen der Gustav Wernerstiftung in Reutlingen und die verschiedenartigen Betriebe der Bodelschwinghschen Anstalten in Bethel bei Bielefeld erwähnt. Die meisten Erziehungsanstalten für ältere Knaben und Mädchen, die Gefährdetenheime und Bewahranstalten haben zur Erhöhung ihrer Wirtschaftlichkeit gewerbliche Betriebe, Handwerkswerkstätten, Wäschereien usw. eingerichtet, in denen die Zöglinge aus erziehlichen Gründen arbeiten, die aber zugleich einen nicht unerheblichen Teil der Betriebskosten decken. Eine neuzeitliche Wohlfahrtspflege wird der wirtschaftlichen Gestaltung solcher Unternehmungen erhebliche Aufmerksamkeit zu widmen haben. Auch die später noch zu besprechenden Werkstätten für Erwerbsbeschränkte sind hier zu erwähnen. Für den größten Teil der Anstalten, für alle Säuglings- und Kinderheime und weitaus die meisten Krankenhäuser kommen solche werbenden Betriebe nicht in Frage. Diese müssen zur Deckung ihrer Unkosten Pflegegelder erheben. Als vor dem Krieg und der Inflation die meisten Anstalten und Verbände noch über große Vermögen verfügten, konnten sie von der Berechnung von Pflegegeldern absehen oder diese so niedrig gestalten, daß sie nur einen ganz geringfügigen Teil der eigenen Unkosten deckten. Die Bemessung der Pflegesätze hat in den letzten Jahren den Anlaß zu ständigen Reibungen zwischen privater Fürsorge und öffentlichen Körperschaften gegeben. Grundsätzlich sollten die Pflegesätze so gestaltet sein, daß sie die tatsächlichen Unkosten einschließlich der Verzinsung des Anlagekapitals und einer Amortisationsquote decken. Einmal wird nur eine solche Berechnung den Fortbestand der Anstalten wirtschaftlich gewährleisten, dann aber bildet jeder durch zu niedrige Pflegesätze erforderlichen Zuschuß im Wettbewerb der Anstalten eine sachlich nicht zu begründete Bevorzugung. Gewiß stehen der Durchführung dieser Forderung auch gewichtige Bedenken entgegen. Es herrscht die Gefahr, daß bei zu hohen Pflegesätzen Selbstzahler die Anstalten meiden und die öffentlichen Körperschaften die Anstaltsbelegung über das zuträgliche Maß einschränken. Dadurch müssen die Volksgesundheit oder die erziehlichen Aufgaben leiden. Um aber einen ungesunden Wettbewerb auszuschließen, sollten die gleichartigen Anstalten und die Anstalten einheitlicher Wirtschaftsgebiete zur Festsetzung gleichmäßiger Pflegesätze zusammengefaßt werden. Es kann hierdurch vermieden werden, daß aus öffentlichen Mitteln unterhaltene oder durch solche Mittel subventionierte Anstalten den anderen, ohne besseres zu leisten, nur wegen der Geringfügigkeit der Pflegesätze den Rang ablaufen. Will man dann gewissen Schichten oder minderbemittelten Selbstzahlern den Besuch verbilligen, so kann dies durch Sonderzuwendungen privater und öffentlicher Art zu diesen Zwecken oder durch auf die Bettenzahl berechnete allgemeine Zuwendungen geschehen. Die allgemeine Festsetzung zu niedriger Pflegesätze halte ich aber für eine schwere Gefahr für die Ausgestaltung und die Zukunft unserer Anstalten. Allerdings werden die öffentlichen Körperschaften mit Recht Wert darauf legen, daß bei der Berechnung der Pflegesätze die freien Wohlfahrtsverbände nicht Unkosten einbeziehen, die ihnen durch Gewährung von Freibetten und Zahlungsvergünstigungen entstehen. Denn die öffentliche Wohlfahrtspflege wird nicht auf diesem indirekten Wege von ihr unabhängige Leistungen der freien Verbände finanzieren können. Die Arbeitsgemeinschaft der Spitzenverbände der freien Wohlfahrtspflege hat in der Pflegesatzfrage schon wertvolle Aufklärungsarbeit geleistet und geeignete Fragebogen zur Errechnung der Selbstkosten entworfen. Die Landeswohlfahrtsämter können bei der als notwendig dargestellten Festlegung von Pflegesatztypen die Führung für ihren Arbeitsbereich übernehmen. — Wir besprachen schon an anderer Stelle, daß die Vereinsbeiträge bei erfolgreichem Wirken der freien Wohlfahrtspflege auf die Dauer nicht ausreichen und daß notwendig zur Ergänzung Unterstützungen der öffentlichen Körperschaften folgen müssen. Dabei wird es vielfach zu Auseinandersetzungen kommen, inwieweit den unterstützenden Behörden ein Beteiligungsrecht an den Vereinen und ein Aufsichtsrecht zugestanden wird, worüber später noch bei der Zusammenarbeit von privater und öffentlicher Fürsorge zu reden sein wird. Den erheblichsten Umfang nahmen diese Zuschüsse auf Grund des § 61 des Finanzausgleichgesetzes an, nach dem bis zum 31. März 1924 die Verbände, Anstalten und Einrichtungen der freien Liebestätigkeit Besoldungszuschüsse für ihre Angestellten erhielten. Zu deren Unterverteilung waren die oben genannten sieben Spitzenverbände berechtigt, denen die vom Reich bereitgestellten Summen zur Ausschüttung an die ihnen angeschlossenen Körperschaften zu einem erheblichen Prozentsatz überwiesen wurden. Der für diese Verteilung vom Reichsarbeitsministerium aufgestellte Schlüssel wird auch für die weiteren Zuwendungen aus Reichsmitteln in Anwendung bleiben. Die letzte Quelle der Finanzierung stellen die einmaligen Spenden und Sammlungen dar. Um der Planlosigkeit im Sammelwesen zu steuern und dem häufigen Sammelschwindel entgegenzuwirken, ist eine bis heute gültige Bundesratsverordnung vom 15. Februar 1917 über Wohlfahrtspflege erschienen, nach der jede „zu Zwecken der Kriegswohlfahrtspflege oder sonst zu vaterländischen oder gemeinnützigen mildtätigen Zwecken („Wohlfahrtszwecken") beabsichtigte öffentliche Sammlung, öffentliche Unterhaltung oder Belehrung, jeder öffentliche Vertrieb von Gegenständen und jede öffentliche Werbung von Mitgliedern oder Mitunternehmern von der Genehmigung der zuständigen Behörde abhängig gemacht ist. Gleiches gilt für deutsche Sammlungen, die an das Ausland gerichtet sind. Die Bundesratsverordnung hat zweifellos in der Kriegs- und Nachkriegszeit manche unnütze Sammlung und viele geschäftliche Ausnutzungen wohltätiger Zwecke unterbinden können, wenn auch naturgemäß nicht, wie das nie ein Gesetz vermag, alle unlauteren Unternehmungen verhindert werden konnten. Um Gelder für Wohlfahrtzwecke zu gewinnen, muß auf die Psyche der ins Auge gefaßten Spender eingegangen werden. Daraus erwächst die Frage nach den berechtigten und zulässigen Mitteln des Sammelns. Der Satz „der Zweck heiligt die Mittel" hat auch auf unserem Gebiet keine innere Berechtigung. Die Frage der Mittelaufbringung hat in der Gegenwart eine um so größere Bedeutung erlangt, als gewisse Anreize der früheren Zeit wie die Verleihung von Orden und Titeln nunmehr in Wegfall gekommen sind. 1912 hat der damals noch für Armenpflege und Wohltätigkeit genannte deutsche Verein auf seiner Braunschweiger Tagung nach Berichten von ALBERT LEVY und HEDWIG GÖTZE sich mit der Frage der Beschaffung der Geldmittel für die freie Liebestätigkeit befaßt (Vorberichte abgedruckt in Heft 98. München und Leipzig 1912). LEVY lehnte damals alle nicht aus der Zweckunterstützung erwachsenen Sammelformen, wie Blumentage, Feste, Basare grundsätzlich und als in der finanziellen Bedeutung weit hinter den unmittelbaren Zwecksammlungen zurückbleibend ab, während seine Mitberichterstatterin einen etwas milderen Standpunkt vertrat. Mir erscheinen für die Beurteilung dieser Sammeltätigkeit folgende Grundsätze ausreichend entgegenkommend und sachlich gerechtfertigt: Zweifellos stellen Spenden, die um der Sache willen gegeben werden, die ethisch höher zu bewertende Form der Zuwendungen dar. Aber auch bei solchen Spenden lassen sich die Motive des Spenders nicht immer erkennen, so daß auch sie keinen restlosen Schluß auf die Gesinnung, aus der die Gabe erfolgte, zulassen. Da aber die gewöhnlichen Sammlungen und Spenden vielfach nicht ausreichen, so erscheinen mir die zur Ergänzung dienenden Veranstaltungen dann zulässig, wenn diese zu dem Sammlungszweck einigermaßen adäquat sich verhalten und der Unkostenaufwand zu dem Sammelergebnis in einem angemessenen Verhältnis steht. Um letzteres vorwegzunehmen, so darf nicht das Erträgnis der Veranstaltung durch die Unkosten weggefressen werden oder die Aufwendungen das Ergebnis um ein Vielfaches übersteigen, wie das bei manchen Wohltätigkeitsaufführungen und anderen zu angeblich gemeinnützigen Zwecken veranstalteten Unternehmungen der Fall war. Etwas anderes ist es natürlich, wenn eine Veranstaltung ein Fest, eine Aufführung um ihrer selbst willen veranstaltet wird, und nur ein etwaiger Überschuß wohltätigen Zwecken zugeführt werden soll. Denn hier dient der wohltätige Zweck nicht zum Lockschilde. Die Veranstaltung darf ferner zu dem Zweck in keinem Mißverhältnis stehen. Vorträge, Konzerte, Theateraufführungen, deren Erträgnisse Volksbildungsunternehmungen zugute kommen, sind sicherlich nicht zu verwerfen. Kinderhilfstage, nach dänischem Muster, mit Volksbelustigungen aller Art, deren Erträgnisse der Erholungsfürsorge zufließen, Jugendveranstaltungen, in denen für Wanderherbergen geworben wird, können erhebliche Mittel zusammenbringen, ohne daß gegen die Art der Aufbringung Einwände zu erheben sind. Auch die Blumentage scheinen mir an sich nicht abzuweisen. Hier kommt es sehr auf die Methode ihrer Durchführung an. Denn solche, die gesamte Bevölkerung erfassende Veranstaltungen erzielen nicht bloß recht erhebliche Erträgnisse, sie wirken auch, nicht zu häufig wiederholt, zur Popularisierung der Zwecke, für die sie unternommen werden. Geben sie doch der Öffentlichkeit Anlaß, sich den Zweck des Sammelns zu überlegen, da zu Förderung solcher breit angelegter öffentlicher Sammlungen in der Presse immer wieder auf die Ziele der Sammlung verwiesen wird. Problematisch in ihren Wirkungen, übrigens auch in ihren Ergebnissen, erscheinen mir trotz ihrer Beliebtheit zu Sammlungsveranstaltungen die Lotterien. In einer Zeit, in der viele große und noch mehr mittlere Vermögen geschwunden sind, ist es aber unbedingt erforderlich, auch die Mittelaufbringung der Wohlfahrtspflege zu demokratisieren. Der Peterspfennig der katholischen Kirche mag als Vorbild dienen, bei dem aus vielen kleinen und kleinsten Gaben ein sehr großes Erträgnis erzielt wird. Solcher Verbreiterung der Sammlungstätigkeit dienen die Sammlungsformen der letzten Zeit, in denen die Arbeiterspenden mobilisiert wurden. Das geschah einmal in den Formen der Wohlfahrtsüberstunde. Die Arbeiterschaft leistete Überarbeit, deren Vergütung sie wie im Waldenburger und Westerwälder Stein- oder Braunkohlenrevier unter der Bedingung für Zwecke der Tuberkulosenfürsorge oder Kohlenversorgung der Minderbemittelten zur Verfügung stellte, daß seitens der Unternehmer der Ertrag dieser Mehrarbeit gleichfalls dem Wohlfahrtszweck zugewandt wird. In anderen Orten (Köln, Bielefeld, Kamenz) wurden die Beiträge der allgemeinen Ortskrankenkasse um einen kleinen Prozentsatz erhöht, um die daraus zusammenströmenden, sehr erheblichen Gelder der Schulspeisung oder der Erholungsfürsorge zur Verfügung zu stellen. Nach dem von der Arbeitgeberschaft machtpolitisch begonnenen Kampf um die Verlängerung der Arbeitszeit werden leider Wohlfahrtsüberstunden von der Arbeiterschaft nicht mehr zu erreichen sein. Sehr zweckmäßig haben sich in den letzten Jahren auch die von den Spitzenverbänden der Wohlfahrtspflege im Einverständnis mit den Wirtschaftsverbänden und den staatlichen und kommunalen Behörden veranstalteten allgemeinen großen deutschen Sammlungen erwiesen. Als solche sind aus der Kriegszeit die Nationalstiftung für die Hinterbliebenen, die Ludendorffspende für die Kriegsbeschädigten und aus der Nachkriegszeit die Altershilfe, die deutsche Kinderhilfe und das Volksopfer zu erwähnen, deren Zusammenfassung örtliche oder Zweckzersplitterung vermied und den Sammlungen durch die Größe und Einheitlichkeit eine sonst nicht erreichte Wucht verlieh. Bei der Verwendung dieser Sammlungen glaubte man mancherorts, die öffentliche Fürsorge ausschalten zu sollen, weil die Gelder aus privaten Zuwendungen herrührten. Dies erscheint mir nicht richtig. Diese großen Spenden stellen, wie ich oben schon einmal ausführte, die freiwillige Korrektur unzulänglicher Besteuerung dar. Soweit die öffentliche Fürsorge diese Gelder, die allerdings nicht zur Entlastung von ihren Pflichtleistungen dienen sollen, zum Ausbau einer über die Pflicht hinausgehenden Wohlfahrtspflege benutzen will, ist sie hierzu ebenso berufen wie die freie Fürsorge. In einem Volksstaat, der den genossenschaftlichen Charakter trägt, wird man ihr sogar als der umfassendsten Genossenschaft dabei ein Vorrecht einräumen müssen. Wie wir den nur subsidiären Charakter der öffentlichen Wohlfahrtspflege ablehnten, eine Anschauung, die auch in den neueren Fürsorgegesetzen zum Ausdruck kommt, und ihr die Prioritätspflicht des Eingreifens auferlegten, so müssen wir ihr auch das Recht zusprechen, bei der Verwendung dieser aus allgemeinen Sammlungen stammenden Gelder einen hervorragenden Platz einzunehmen. Denn darin beruht gerade ein Stück der früher erörterten staatspolitischen Bedeutung der Wohlfahrtspflege, daß aus der freiwilligen Hingabe an die Gemeinschaft und der Verwendung der freiwilligen Spenden durch die staatliche Gemeinschaft (worunter auch die Gemeinden und Gemeindeverbände fallen) ein Stück volksstaatlicher Verbundenheit erwächst.

4. Das Zusammenwirken öffentlicher und privater Fürsorge ist von der finanziellen wie von der organisatorischen Seite aus zu betrachten. Über Reichs- und Staatsunterstützungen sowie über gemeindliche Zuwendungen ist bei der Behandlung der Finanzierung der Fürsorge schon das Erforderliche gesagt. Aus der finanziellen Unterstützung leitet sich die Frage der Einflußnahme und Aufsichtsführung her. Häufig haben die Stadtverordnetenversammlungen an die Bewilligung der Unterstützung die Bedingung geknüpft, daß der Stadt eine Aufsicht über die Geschäftsführung oder ein Platz in dem Vorstande des privaten Vereins eingeräumt werde. Vom Standpunkt des planmäßigen Zusammenarbeitens werden sich gegen solche Ansprüche keine Einwendungen erheben lassen und auch aus Gründen der Wahrung der Selbständigkeit des Vereins läßt sich nichts dagegen sagen, weil eine größere finanzielle Beteiligung der öffentlichen Körperschaften diese auch zu einem ihrer finanziellen Anteilnahme entsprechenden Mitbestimmung berechtigt. Dieser Forderung steht auch nicht § 6 RJWG. entgegen, wie es Beeking in seinem Aufsatz über „die grundsätzliche Stellung der freien Liebestätigkeit im RJWG." meint (das RJWG. und die Caritas). Der erste Halbsatz dieses Paragraphen spricht zwar von der „Wahrung der Selbständigkeit", im zweiten Halbsatz wird aber zugleich das planvolle Ineinandergreifen aller Organe der öffentlichen und privaten Fürsorge als Ziel aufgestellt, so daß die Forderung einer solchen organisatorischen Verankerung als Auflage einer Subvention nicht als ungesetzlich bezeichnet werden kann. Im übrigen ist dieses planvolle Zusammenarbeiten öffentlicher und privater Fürsorge durchgängig Wunsch der neuen Wohlfahrtsgesetzgebung. Die FV. bestimmt im letzten Absatz ihres § 5: Die Fürsorgestellen sollen für ihren Bereich Mittelpunkt der öffentlichen Wohlfahrtspflege und zugleich Bindeglied zwischen öffentlicher und freier Wohlfahrtspflege sein; sie sollen darauf hinwirken, daß öffentliche und freie Wohlfahrtspflege sich zweckmäßig ergänzen und in Formen zusammenarbeiten, die der Selbständigkeit beider gerecht werden. Über die organisatorische Mitwirkung der privaten Fürsorge in den Fürsorgeverbänden enthält die FV. keine Bestimmungen. Das Reich kann zwar mit Zustimmung des Reichsrates und eines Ausschusses des Reichstages solche erlassen. Dies ist bis heute nicht geschehen und wird voraussetzlich auch nicht erfolgen. Dagegen enthalten die Ausführungsverordnungen einzelner Länder eingehendere Anordnungen. Wesentlich mehr ins einzelne geht das RJWG. in § 9, der vorschreibt, daß die freien

Vereinigungen für Jugendwohlfahrt und Jugendbewegung Anspruch auf zwei Fünftel der nichtbeamteten Mitglieder der örtlichen Jugendämter haben. Wichtiger als diese organisatorischen Bestimmungen ist das Zusammenwirken beim praktischen Handeln. Nach § 5 FV. kann das Land einzelne Aufgaben der FV. unter seiner Verantwortlichkeit den Verbänden oder Einrichtungen der freien Wohlfahrtspflege übertragen, eine Möglichkeit, von der in dieser Allgemeinheit m. W. keiner landesrechtlichen Ausführungsverordnung Gebrauch gemacht worden ist. Das gleiche kann von sich aus der einzelne Fürsorgeverband unter eigener Verantwortung bei dazu bereiten freien Verbänden tun. Doch kann sich das Land hierzu die Zustimmung vorbehalten. Nach dem RJWG. hat das Jugendamt die freiwillige Tätigkeit zur Förderung der Jugendwohlfahrt unter Wahrung ihrer Selbständigkeit und ihres satzungsmäßigen Charakters zu unterstützen, anzuregen und zur Mitarbeit herabzuziehen (§ 6). Auch hier kann das Jugendamt einzelne Geschäfte und Gruppen von Geschäften unter eigener Verantwortlichkeit Vereinigungen für Jugendhilfe und für Jugendbewegung widerruflich übertragen (§ 11). Für die Anstalten der freien Liebestätigkeit gelten besondere Befreiungsvorschriften hinsichtlich der Pflegekinderaufsicht (§ 29) und der Möglichkeit, der Anstalts- und Vereinsvormundschaft (§ 47). In den Niederlanden sind die verschiedenen örtlichen Vereine und Stiftungen der freien Wohlfahrtspflege auf Grund der Art. 41ff. des Armengesetzes vom 27. April 1912 zu einem von der politischen Gemeinde zu errichtenden und zu unterhaltenden „armenraad" zusammengeschlossen.

Die gegenseitige Auskunftserteilung öffentlicher und privater Fürsorge bildete vor dem Kriege einen viel erörterten Gegenstand. Zu diesem Zwecke gegründete Zentralauskunftsstellen gestalteten sich vielerorts zu den Anfängen der künftigen Wohlfahrtsämter. Heute hat die gegenseitige Auskunftserteilung und Nennung der Unterstützten viel an Bedeutung verloren. Die private Fürsorge sträubte sich häufig gegen die Auskunftserteilung, zu der sie in Bayern und Sachsen übrigens auf Grund der dortigen Armengesetze verpflichtet war, weil sie einmal die von ihr Unterstützten, bei denen sie teils mit Recht, teils irrtümlich verschämte Armut annahm, nicht einer amtlichen Stelle preisgeben wollte, zum anderen weil sie befürchtete, daß ihre Unterstützung auf eine etwaige öffentliche angerechnet werde. Nach § 8 RG. soll dies bei Zuwendungen der freien Wohlfahrtspflege künftig nicht mehr erfolgen. Die Auskunftsstellen haben aber deshalb ihre Bedeutung eingebüßt, weil die private Fürsorge nach dem Schwund ihrer Vermögen und den geringer gewordenen Zuschüssen nicht mehr in der Lage ist, eine nur einigermaßen ins Gewicht fallende Personenzahl laufend zu versorgen, und weil bei der Umbildung der öffentlichen Fürsorgeämter und der gesetzlichen Gestaltung der Unterstützungsfürsorge insbesondere auch für Kleinrentner der Kreis der öffentlich unterstützten Personen so groß und die frühere soziale Stellung der Hilfsbedürftigen so verschiedenartig geworden ist, daß die private Fürsorge heute keine Bedenken mehr trägt, Fürsorgebedürftige, für die sie früher eingetreten wäre, nunmehr an die öffentliche Fürsorge zu verweisen, ja daß sie vielfach, übrigens mit Recht, gerade darin ihre Aufgabe erblickt, diesen ausreichende öffentliche Unterstützung zu vermitteln. Für die offene, d. h. die unterstützende Fürsorge erblicke ich das wichtigste Ziel des Zusammenarbeitens in einer planmäßigen Ausnutzung der in der freien Fürsorge zur Verfügung stehenden Kräfte zur wirksamen Gestaltung der öffentlichen Hilfe. Dies kann einmal in der bereits früher erörterten Heranziehung der dort wirkenden Menschen als ehrenamtlicher Pfleger der öffentlichen Fürsorge erfolgen, zum zweiten aber durch Veranstaltung gemeinsamer Aussprachen in den einzelnen Orten und Stadtteilen, in denen die von verschiedenen Stellen betreuten schwierigen

Fälle zur Besprechung gelangen und zwecks Verstärkung der Erfolgsaussichten das Programm des weiteren Eingreifens aufgestellt wird. Von beteiligter Seite ist mir einmal eine solche Aussprache als Clearinghaus der Fürsorge bezeichnet worden. Den wichtigsten Teil ihrer Aufgaben erfüllt heute noch die private Wohlfahrtspflege in der geschlossenen Fürsorge. Die Mehrzahl der Anstalten, insbesondere in der Erziehungsfürsorge — ausgenommen vielleicht die reinen Krankenhäuser —, gehören privaten Wohlfahrtskörperschaften. Die öffentliche Fürsorge ist auf die Benutzung dieser Anstalten angewiesen. Solange diese Anstalten über große Vermögen verfügten, waren sie in der Lage die Pfleglinge kostenlos oder gegen ein geringes, ihre Aufwendungen nicht deckendes Pflegegeld zu nehmen. Heute müssen sie aus den Pflegekosten den wesentlichsten Teil ihrer Unkosten bestreiten. Mir erscheint es deshalb unbedingt erforderlich, diese Pflegesätze den tatsächlichen Unkosten entsprechend zu gestalten, worüber oben schon gesprochen wurde (S. 43). Zum Schluß noch ein grundsätzliches Wort über das Zusammenwirken öffentlicher und privater Fürsorge. Den Körperschaften des öffentlichen Rechtes haben wir, als dem Wesen des genossenschaftlich zu organisierenden Volksstaates entsprechend, die Prioritätspflicht auferlegt, die Aufgaben der Wohlfahrtspflege zu erfüllen. Von dieser Pflicht zur Trägerschaft ist aber die Durchführung zu unterscheiden. Wenn sich die kommunalen Spitzenverbände dagegen wehren, daß ihnen durch Gesetz die Zusammensetzung ihrer Deputationen und Ausschüsse vorgeschrieben wird, und sie darin einen Eingriff in das Selbstverwaltungsrecht erblicken, so erscheint mir dies gerechtfertigt. Andererseits dürfen die parlamentarischen Körperschaften, zu denen in diesem Falle auch die Stadtverordnetenversammlungen zu zählen sind, nicht fordern, daß die Organe zur Durchführung der Verwaltung nur aus ihren Kreisen oder von ihnen im einzelnen zu bestellen sind. Gerade der Selbstverwaltungsgedanke verlangt, daß alle zur Mitarbeit bereiten und geeigneten Kräfte herangezogen werden. Wenn sich daher auf weltanschaulicher oder auch nur zweckgebundener Grundlage Vereinigungen gebildet haben, die sich die Erfüllung wohlfahrtspflegerischer Aufgaben als Ziel setzen, so entspricht es durchaus der Idee der Selbstverwaltung, bei der Erfüllung dieser Aufgaben durch die kommunalen Träger der Fürsorge diese ihre Mitarbeit erstrebenden Körperschaften durch Übertragung der Ausführung in den Rahmen des staatlichen oder gemeindlichen zwangsgenossenschaftlichen Wirkens einzuspannen. Der Volksstaat darf nicht lebendige der sozialen Gemeinschaft dienende Kräfte, selbst wenn sie ihm weltanschaulich fremden Ursprungs sind, beiseite stehen lassen, es dient seiner eigenen inneren Festigung, wenn er diese Kräfte planmäßig nutzt und damit die Verwirklichung seiner eigenen Idee fördert.

## 2. Die Aufgabengebiete der Fürsorge.

Es ist nach den von Albrecht, Ascher und Christian vorgenommenen Einteilungen üblich und auch von den staatlichen Prüfungsordnungen aufgenommen worden, die Gebiete der Fürsorge in wirtschaftliche, gesundheitliche und erziehliche zu gliedern. Diese Dreiteilung ist nicht im Wesen der Fürsorge begründet, sie ist nur ein methodisches Hilfsmittel, das so lange berechtigt ist, als es nur als solches angewandt, nicht aber zu praktischer Gestaltung benutzt wird. Die Vielförmigkeit des Lebens läßt es nicht zu, einen Fall einseitig nach der methodischen Gliederung zu behandeln. Zumeist sind Maßnahmen der drei Einteilungsgebiete erforderlich. Insbesondere ist es durchaus fehlerhaft, diese gedankliche Gliederung als Einteilungsprinzip der Fürsorgeorganisation zu wählen. Dort ist im Außendienst nach den früheren Darstellungen eine einheitliche Familienfürsorge Notwendigkeit. Wenn dennoch bei der Darstellung der

Fürsorgemaßnahmen im folgenden das Dreigliederungssystem als Grundlage genommen ist, so geschieht dies auch hier nur als Hilfsmittel methodischer Gruppierung.

Die Grundlage aller Fürsorge bildet das Unterstützungswesen, sei es, daß sich die Fürsorge in der Gewährung von Unterstützung erschöpft (Versorgung), sei es, daß die Unterstützung nur eine Hilfsmaßnahme gesundheitlicher oder erziehlicher Fürsorge bildet, um die von diesen als notwendig erachteten Maßnahmen (Krankenhauspflege, Heilstättenbehandlung, Erholung, Arbeitsaussetzung, Anstaltserziehung oder Berufsausbildung usw.) wirtschaftlich zu ermöglichen. Losgelöst von ihrem Zweck wollen wir die wirtschaftlichen Unterstützungen zunächst nur in den Formen ihrer Gewährung betrachten.

### a) Wirtschaftliche Fürsorge.

1. Die Rechtsgrundlage des Unterstützungswesens bilden seit dem 1. Januar 1925 die Reichsgrundsätze über Voraussetzung, Art und Maß der öffentlichen Fürsorge vom 4. Dezember 1924. Nach § 1 hat die Fürsorge dem Hilfsbedürftigen den notwendigen Lebensbedarf zu gewähren, wobei sie die Eigenart der Notlage berücksichtigen muß. Der notwendige Lebensbedarf umfaßt nach § 6: a) den Lebensunterhalt, insbesondere Unterkunft, Nahrung, Kleidung und Pflege; b) Krankenhilfe sowie Hilfe zur Wiederherstellung der Arbeitsfähigkeit; c) Hilfe für Schwangere und Wöchnerinnen, außerdem d) bei Minderjährigen Erziehung und Erwerbsbefähigung; e) bei Blinden, Taubstummen und Krüppeln Erwerbsbefähigung. Nötigenfalls ist der Bestattungsaufwand zu bestreiten. In diesem § 6 ist die wirtschaftliche Sicherstellung dieser teils wirtschaftlichen, teils gesundheitlichen oder erziehlichen Fürsorgemaßnahmen angeordnet. Die Gewährung kann in Geld oder in Sachbezügen erfolgen. Hinsichtlich der Auswahl, welcher Unterstützungsart der Vorzug zu geben ist, ist grundsätzlich folgendes zu sagen: Im allgemeinen ist die Geldunterstützung vorzuziehen. Bei ihr besitzen die Unterstützten größere Freiheit in der Verwendung, die Hilfsbedürftigen fühlen sich weniger bevormundet, und die Gewährung geldlicher Hilfe erzieht zur wirtschaftlichen Selbständigkeit. Die Hilfe durch Naturalleistungen ist nur unter zwei Voraussetzungen vorzuziehen, erstens, wenn die Dareichung von Sachbezügen eine zweckmäßigere Verwendung im allgemeinen oder die Erzielung eines einzelnen Fürsorgeerfolges, insbesondere gesundheitlicher Art, sicherer gewährleistet, oder zweitens, wenn die Beschaffung der Unterstützungsgegenstände im großen wesentlich billiger ist und Ersparnisse in der Fürsorge ermöglicht. Während der Inflationszeit hat sich die Verabreichung von Sachunterstützungen stark ausgebreitet, weil die Gegenstände des notwendigen Lebensbedarfs oft nur mit Schwierigkeiten zu erlangen waren und diese Form der Unterstützung einen wertbeständigen Charakter besaß. Jetzt sind Schwierigkeiten der Beschaffung kaum mehr vorhanden. Anders liegt es jedoch bei den Zweckzuwendungen. Bei besonderen Formen der Unterstützung (Schulspeisungen z. B.) kann erreicht werden, daß die Zuwendungen den dieser besonders bedürftigen Personen zugute kommen, in anderen Fällen kann durch die Verabreichung der besonderen Gaben (Lebensmittelpakete in Säuglingsberatungsstellen, Nährpräparate an stillende Mütter) erzielt werden, daß die Unterstützung nur den beabsichtigten Zwecken dient. Im einzelnen ergeben sich die Sachleistungen aus den in den RG. aufgezählten Pflichtleistungen, die zum Lebensunterhalt gehören: a) Unterkunft. Die Beschaffung von Wohnung in fürsorgerischem Sinne umfaßt rechtlich nur die Verpflichtung, vorhandene Wohnräume zu bezahlen. Die Bereitstellung von Wohnungen an Obdachlose, ohne Rücksicht auf deren Zahlungsfähigkeit, gehört nach der Rechtsprechung des Bundesamtes für das Heimatwesen zu den

polizeilichen Aufgaben und ist daher nicht vom Bezirksfürsorgeverband, sondern von den Trägern der örtlichen Polizei zu erfüllen. Zur Beschaffung von Unterkunft ist aber die später noch zu besprechende Bereitstellung von Asylen für Obdachlose, Herbergen und Wandererarmenheimen zu rechnen. Zur Sicherung der Unterkunft gehört auch die Versorgung mit Heizstoffen. Hier wird vielfach eine Naturalversorgung auch jetzt noch beizubehalten sein, weil die größeren Gemeinden bei Bezug in eigener Regie vielfach wesentlich billiger beliefern können und über den Kreis der öffentlich Unterstützten hinaus eine Versorgung weiter minderbemittelter Schichten zu Vorzugsbedingungen wünschenswert ist. b) Nahrung. Anders als bei den Brennstoffen empfiehlt sich eine öffentliche Bewirtschaftung der Lebensmittel für die Hilfsbedürftigen nicht, weil man es hier mit meist leicht verderblichen Stoffen zu tun hat. In den Zeiten der Lebensmittelknappheit haben sich die Volksspeisungen als eine soziale Notwendigkeit erwiesen. Bei Vorhandensein ausreichender Vorräte tritt deren Bedeutung wesentlich zurück. Im allgemeinen ist die öffentliche Speisung bei den Hilfsbedürftigen nicht beliebt. Die großen gemeinnützigen Volksküchenbetriebe haben ihre Bedeutung auch weniger in der Versorgung unterstützter Personen, als in der Gewährung billiger einwandfreier Kost an zahlende Besucher, die keinen Hausstand besitzen oder diesen zu den Hauptmahlzeiten nicht aufsuchen können. Die Gewährung von Eßkarten in solchen Küchen ist andererseits ein nützliches Mittel, an Personen zweifelhafter Hilfsbedürftigkeit an Stelle baren Geldes Unterstützung zu verabreichen. Die Abgabe von Nahrungsmitteln in Naturalien erscheint ferner dort zweckmäßig, wo diese besonderen Personenkreisen (Schulspeisungen) oder in besonderer Form (Nährpräparate) den Fürsorgebedürftigen zugeführt werden sollen. c) Kleidung. Hier sind keine besonderen Hinweise zu vermerken. Über d) Pflege wird bei der allgemeinen gesundheitlichen Fürsorge noch im einzelnen zu sprechen sein.

Bei der Bemessung der Geldunterstützung ist in den letzten Jahren immer wieder die Frage umkämpft worden, ob diese tarifiert oder nach den Bedürfnissen des Einzelfalles verabreicht werden soll. Die Erwerbslosenfürsorge und das Notstandgesetz für Sozialrentner besitzen oder besaßen festgelegte Tarifsätze. Tarifierung ist aber der Tod jeder nach individuellen Gesichtspunkten aufzubauenden Fürsorge. Der Streit konnte nur entbrennen, weil die wirtschaftliche Entwicklung der letzten Jahre Fürsorge bei Personenkreisen und in einem Ausmaße nötig machte, dem die Fürsorge im eigentlichen Sinne nicht gewachsen ist. Denn es handelte sich um die Bekämpfung von Massennotständen, die nicht zum Aufgabenbereich der Fürsorge gehört. Als sozialpolitische Maßnahme ist bei einer Erwerbslosenversicherung ebenso wie bei der Rentenversorgung Tarifierung der Pflichtleistungen durchaus am Platze, die Fürsorge stellte hier nur einen nicht voll tauglichen Kriegsersatz dar, der man ihr nicht eigentümliche Unterstützungsmaßnahmen auflud. Jede Tarifunterstützung wird als Massenunterstützung kaum das Existenzminimum erreichen können, übersteigt sie dieses, so wird sie alsbald zu einer solchen Heraufsetzung aller Löhne und Preise führen, daß das Existenzminimum sie bald wieder einholt. Auf dem Gebiete des Lohnes ist das eherne Lohngesetz nicht richtig, auf dem Gebiete der Unterstützung und Rentenversorgung wird dieser „eherne Unterstützungsatz" noch auf absehbare Zeit Geltung besitzen, da hier keine machtvollen Verbände wie die Gewerkschaften das Angebot und den Bedarf zu regeln vermögen. Deshalb wird auch jede Fürsorge, die diesen Namen verdient, sich davor hüten müssen, sich in die engen Fesseln eines Unterstützungstarifes einpressen zu lassen. Auf der anderen Seite wird es nötig sein, sobald als möglich die Unterstützungsmaßnahmen für Massenschichten ihres fürsorgerischen Anstrichs zu entkleiden und sie in den Formen der Erwerbslosenversicherung und der ausreichenden Rentenversorgung ihrem sozialpolitischen Charakter entsprechend aufzubauen oder wieder herzustellen. Wenn auch eine bestimmte Tarifierung der Geldunterstützungen in der Fürsorge abzulehnen ist, so kann man andererseits gewisser Anhaltspunkte für die Bemessung dieser Unterstützungen nicht entbehren. Bei der Errechnung dieser Sätze (Richtsätze, Bedarfssätze, Ausschlußsätze), deren Erlaß durch die Novelle zu dem RG. vom 7. September 1925 reichsrechtlich den Ländern oder den von ihnen damit beauftragten Stellen vorgeschrieben wurde, ist auf die Kosten der Lebenshaltung sowie die örtlichen Lohnverhältnisse Rücksicht zu nehmen. Die Sätze selbst stellen keine Tarife dar, sondern gelten ihrem Namen entsprechend für die Organe der Fürsorge, insbesondere die ehrenamtlichen Pfleger, als Richtmaß für die Bemessung des Bedarfs und der geldlichen Hilfe oder wie Ausschlußsätze als Grenze, bei der für Bezieher höherer Einkünfte im allgemeinen eine Unterstützung nicht mehr erforderlich ist. Für die Bemessung der Sätze wie der tatsächlichen Unterstützung kommt eine Vergleichung mit den Arbeitslöhnen wie eine Bezugnahme auf die Kosten der Lebenshaltung in Betracht. Es ist eine alte Regel der Unterstützungsfürsorge, daß ihre Gaben hinter den niedrigsten ortsüblichen Löhnen zurückbleiben müssen, damit nicht der Willen zur Arbeit abgeschwächt wird. Diese allgemeine Regel bedarf aber m. E. zweier wesentlicher Beschränkungen. Es gibt Entlohnungen bei wirtschaftlich sonst nicht erhaltungsfähigen Arbeiten, insbesondere in der Heimindustrie, die hinter dem für den notdürftigen Lebensbedarf Erforderlichen zurückbleiben. Dies gilt vor allem da, wo Arbeit in der Regel nur als Nebenerwerb geleistet wird. Hier darf die Bemessung der Unterstützungen nicht auf die mangelnde Rentabilität gewisser Erwerbszweige Rücksicht nehmen. Wir werden nachher bei den Berufen für Erwerbsbeschränkte noch einmal davon zu sprechen haben. Die Fürsorge darf allerdings nicht mißbraucht werden, um einzelnen Unternehmern sonst nicht erhältliche billige Arbeitskräfte zu verschaffen. Zweitens kann in Sonderfällen eine den Lohnsatz übersteigende Fürsorge notwendig werden. Dies gilt vor allem für kinderreiche Familien. Nach den heute kaum geänderten Vorkriegserfahrungen läßt sich sagen, daß die unteren Löhne der ungelernten Arbeiter sich zwischen dem 3. und 4. Kinde mit der Grenze des notwendigen Lebensbedarfes, mancherorts auch mit den Richtsätzen der Unterstützungsfürsorge, schneiden. Zum mindesten können in diesen Familien außergewöhnliche Aufwendungen nicht ohne öffentliche Hilfe beglichen werden. Diese allgemeine Erfahrungstatsache ist mir durch eine Spezialuntersuchung in Frankfurt a. M. bestätigt worden. Von den seitens des Standesamtes im Jahre 1918 dem Wohlfahrtsamt gemeldeten Geburten des 4. und weiteren Kindes besaßen von den 303 Fällen des 4. bis 6. Kindes 113, also etwas über ein Drittel, von den 94 des 7. bis 10. Kindes 59, also knapp zwei Drittel, von den 20 Familien mit mehr als 10 Geburten 18 Akten beim städtischen Wohlfahrtsamt, woraus hervorging, daß diese Familien schon einmal mit der öffentlichen Fürsorge in Berührung gekommen waren. Was bei den kinderreichen Familien gilt, kann in gleicher Weise von solchen Arbeitsverdienst beziehenden Personen gesagt werden, bei denen oder in deren Familien Krankheiten oder andere besondere Ausgaben bedingende Tatbestände vorliegen, die ein über das übliche Maß hinausgehendes Eingreifen der Fürsorge nötig machen und rechtfertigen. Nach den RG. ist es die Aufgabe der Fürsorge, den Lebensbedarf zu sichern. Es erscheint daher für die Aufstellung von Richtsätzen als dem gesetzlichen Zwecke entsprechend, ziffernmäßig diesen Bedarf zu errechnen. Die Inflationszeit hat uns aber gelehrt, wie außerordentlich schwierig es ist, einen Lebenshaltungsindex mit innerer Richtigkeit aufzustellen. Zunächst wird der Katalog der Gegenstände des Lebensbedarfs Schwierigkeiten machen. Auch der

Einsatz der Preise wird, man denke nur an Großstädte mit verschiedenartiger Preisgestaltung in den einzelnen Stadtteilen, stets nur bedingt richtig sein. Dennoch wird die Verfeinerung der Indexberechnungen die einzige richtige Methode für einen angemessenen Richtsatz bilden. In den ruhigeren Zeiten der Währungsstabilität wird es auch möglich sein, allmählich immer besser die Fehlerquellen aus der Indexberechnung auszuschalten und somit brauchbare Grundlagen für eine Festlegung der Unterstützungssätze zu schaffen. Schon 1890 hat zu diesem Zweck KARL FLESCH Frankfurter Arbeiterbudgets als Haushaltungsrechnungen von Arbeiterfamilien aufgestellt, um Grundlagen für die Unterstützungssätze der Frankfurter städtischen Armenpflege zu gewinnen. In Zukunft wird es eine wichtige Aufgabe der Landeswohlfahrtsämter wie der großstädtischen Wohlfahrtsbehörden sein, im Zusammenwirken mit den statistischen Orts- und Landesämtern die notwendigen Feststellungen zur Aufstellung zutreffender und wechselnder Unterstützungssätze vorzunehmen. Weniger in der Sache selbst begründet als praktisch notwendig erscheint es, die Unterstützungssätze der Fürsorge in Beziehung zu der jetzigen Erwerbslosenfürsorge und der künftigen Arbeitslosenversicherung zu bringen. Es ist ganz unmöglich, die Sätze im allgemeinen höher als die dort gezahlten Beträge zu gestalten, weil, abgesehen von der reichsrechtlichen Unzulässigkeit, sonst sämtliche Erwerbslosen ergänzend von der öffentlichen Fürsorge unterstützt werden müssen. Auch hier gilt das oben von den Löhnen Gesagte, bei kinderreichen Familien und in Sonderfällen müssen Überschreitungen zulässig sein, zumal die Erwerbslosenunterstützung in noch weit stärkerem Maße ihrem sozialpolitischen Charakter nach als die Fürsorge auf die ortsübliche und tatsächliche Lohnhöhe Rücksicht nehmen muß. Dagegen halte ich es nicht nur für unbedenklich, sondern praktisch sogar recht vorteilhaft, die Fürsorgesätze im allgemeinen der Erwerbslosenfürsorge oder den unteren Sätzen der Arbeitslosenversicherung anzugleichen. Bei der Bemessung der Unterstützung spielt eine erhebliche Rolle, inwieweit Arbeitsverdienst, Renten und private Zuwendungen auf diese anzurechnen sind. Die alte Armenpflege, die streng ihre subsidiäre Natur betonte, gab ihre Hilfe nur als Ergänzung sonst unzureichender Bezüge. Mit der Wandlung der Fürsorge aus einer Polizeimaßnahme zu der Pflicht der Gesamtheit, ihren notleidenden Gliedern beizustehen, läßt sich die Subsidiarität nicht mehr allgemein aufrechterhalten. Das kommt auch in der neueren Gesetzgebung zum Ausdruck. Gewiß ist nach § 8 RG. der Fürsorgebedürftige zunächst auf sein gesamtes Einkommen und Vermögen angewiesen, aber nach Abs. 5 des gleichen Paragraphen soll bei Personen, die trotz vorgerückten Alters oder trotz starker Beschränkung ihrer Erwerbsfähigkeit unter Aufwendung besonderer Tatkraft einem Erwerb nachgehen, ein angemessener Betrag des Arbeitsverdienstes außer Ansatz bleiben. Die Fürsorgebehörden sind fast niemals in der Lage, den gesamten Verdienst der Unterstützten in Erfahrung zu bringen. Gerade bei solchen Personen, die nicht in festen Arbeitsverhältnissen sich befinden, ist dies kaum möglich. Deshalb ist die Freilassung in den oben genannten Fällen, insbesondere aus offenkundigen Bezügen aus einem Arbeitsverhältnis oder aus Zimmervermietung, nicht ungerechtfertigt. Ebenso wird man die Renten der Sozialversicherung nicht voll in Anrechnung bringen dürfen oder die Unterstützungen bei Anrechnung im allgemeinen höher stellen müssen, weil sonst für einen erheblichen Teil der öffentlich Unterstützten die Vorteile der Arbeiterversicherung illusorisch gemacht würden, deren Renten dann nicht den Versicherten, sondern nur den Finanzen der Fürsorgekörperschaften zugute kämen. Bei den Kriegsbeschädigten und hinterbliebenen ist das Verhältnis der Unterstützung zur Rente insofern ein anderes, als hier im allgemeinen die Renten und die an erwerbsunfähige Kriegsopfer zu zahlenden Zusatzrenten zur Versorgung ausreichen sollen und auch in den Regelfällen eine laufende öffentliche Unterstützung überhaupt überflüssig machen. Bei einmaligen Unterstützungen spielt aber die Frage der Rentenanrechnung keine Rolle. Am deutlichsten kommt die Beseitigung des subsidiären Charakters der öffentlichen Fürsorge bei dem Verhältnis zu Unterstützungen der privaten Wohlfahrtspflege zum Ausdruck. Nach § 8 Abs. 4 RG. bleiben Zuwendungen außer Ansatz, die die freie Wohlfahrtspflege oder ein Dritter zur Ergänzung der öffentlichen Fürsorge gewährt, ohne dazu eine rechtliche oder besondere sittliche Pflicht zu haben. Ausnahmen sind natürlich gestattet und auch anzuwenden, wenn die privaten Zuwendungen die Hilfsbedürftigkeit des Empfängers tatsächlich beheben. Dies war früher bei den heute wohl aber kaum mehr leistungsfähigen größeren Stiftungen der Fall, die an ältere Personen lebenslängliche höhere Renten bezahlten oder diese in ihre Versorgungsanstalten aufnahmen.

Alle Fürsorge ist eine Ersatzleistung, die eintreten muß, wenn die beiden regelmäßig den Lebensbedarf sichernden Faktoren, Arbeit und Familie, hierzu nicht ausreichen. Durch Verschaffung einer den Lebensunterhalt sichernden Arbeit sich selbst überflüssig zu machen, ist eine der wesentlichsten, nachher noch eingehend zu besprechenden Aufgaben der Fürsorge. Die Pflicht der Allgemeinheit, des Staates oder der Gemeinden, für ihre Glieder zu sorgen, tritt jedoch erst ein, wenn die verpflichteten engeren Lebensgemeinschaftskreise wie die Familie hierzu nicht imstande sind oder versagen. Das bürgerliche Recht Deutschlands kennt eine dreifache Unterhaltspflicht, der Ehegatten einschließlich der schuldhaft geschiedenen (§§ 1360ff., 1578ff. BGB.), der Verwandten aufsteigender und absteigender Linie (§ 1601ff.) und des unehelichen Erzeugers gegenüber seinem unehelichen Kinde (§ 1708ff.). Die Unterhaltspflicht des Erzeugers seinem unehelichen Kinde gegenüber ist nach § 1710 in eine Verpflichtung zur Rentenzahlung gewandelt. Geschwister sind entgegen früheren Landesrechten (preußisches Landrecht z. B.) heute nicht mehr gegenseitig zum Unterhalte rechtsverpflichtet. Auf die gesetzliche Unterhaltspflicht der Angehörigen muß der Träger der öffentlichen Fürsorge, auch wenn er vorläufig unterstützend geholfen hat, zurückgreifen können. Nach § 21 FV. können die Bezirksfürsorgeverbände ihre Ersatzforderungen gegen diese Unterhaltsverpflichteten richten. Auch können die Bezirksfürsorgeverbände nach § 23 FV. durch im einzelnen landesrechtlich geregelte Verwaltungsbeschlüsse die unterhaltsverpflichteten Angehörigen zu Beiträgen zum Unterhalt ihrer berechtigten Verwandten heranziehen. Außer den Unterhaltsverpflichteten sind nach § 25 FV. die Unterstützten selbst grundsätzlich zum Ersatz der Unterstützung verpflichtet, ein Anspruch, der sich auch gegen Erben und Nachlaß richtet. Art und Umfang der Ersatzpflicht zu bestimmen, ist der landesrechtlichen Regelung vorbehalten, doch sollen im allgemeinen bei Kriegsbeschädigten und -hinterbliebenen nach § 31 RG. Rückforderungen nicht stattfinden, bei den übrigen Unterstützten sollen Härten vermieden werden (§§ 9, 15 RG.). In einzelnen Ländern sind die Rückzahlungsbedingungen für Kleinrentner besonders gemildert (Baden), in anderen (Sachsen) die Fristen sowie die Voraussetzungen der Rückzahlung herabgesetzt, schließlich sind in einzelnen Fürsorgezweigen, wie bei der Wochenhilfe (Sachsen) und der Unterstützung Minderjähriger unter 18 Jahren außerhalb der Familie (Baden), eine Rückerstattung gänzlich ausgeschlossen.

Will sich die Unterstützungsfürsorge nach dem Muster eines guten Arztes möglichst schnell überflüssig machen, so muß sie den noch erwerbsfähigen Hilfsbedürftigen eine geeignete Arbeit verschaffen. Mit Recht legen die RG. (§§ 4, 7, 24, 25, 29) hierauf den größten Wert. Die Fürsorge wird sich hierbei im allgemeinen der öffentlichen Arbeitsnachweise, die auf Grund des Reichsgesetzes vom

22. Juli 1922 (Arbeitsnachweisgesetz) jetzt lückenlos das Reich überziehen, bedienen. Es fehlt hier an Raum, um im einzelnen auf das in engstem Zusammenhange mit der Wohlfahrtspflege stehende und teilweise aus der Armenpflege entstandene öffentliche Arbeitsnachweiswesen einzugehen. Nur soweit die Arbeitsvermittlung und die Arbeitsfürsorge selbst ein Teilgebiet der Wohlfahrtspflege bei einigen Sondergruppen und in der Erwerbsbeschränktenfürsorge darstellen, muß noch einiges angeführt werden. Die Fürsorge für Schwerbeschädigte und Schwererwerbsbeschränkte durch Arbeitsbeschaffung ist nach § 1d Pflichtleistung der Fürsorgeverbände. Diese Arbeitsfürsorge ist in der Nachkriegszeit besonders bedeutsam geworden. Erwerbslosenunterstützung wurde nur an Erwerbsfähige gezahlt. Mit innerem Recht erhoben die Erwerbsbeschränkten den Anspruch, daß es ihnen doch mindestens ebenso gut gehen müsse wie denen, die, obwohl erwerbsfähig, aus öffentlichen Mitteln ohne eigene vorherige Beiträge Unterstützung erhalten. Ferner hatte sich die Zahl der Erwerbsarbeit suchenden, nicht voll Erwerbsfähigen wesentlich vermehrt. Im Kriege waren große Scharen alter und nicht voll erwerbsfähiger Personen auf Grund des Hindenburg-Programms in die Arbeit hineingepreßt worden, die nach Beendigung des Krieges abgebaut, durch Entwertung ihrer Ersparnisse verarmt, eine Verdienst bringende Arbeit beanspruchen zu können glaubten. Außer diesen hat die Inflation weitere Gruppen früher erwerbsfreier Personen, die von den Erträgnissen ihres Vermögens gelebt hatten, gezwungen, sich nach einem Brotverdienst umzusehen. Auch hier handelt es sich meist um alte und erwerbsbeschränkte Personen, die zum Teil zwar körperlich rüstig, aber, wie viele Witwen, Frauen oder Töchter von Kleinrentnern, keinen Beruf erlernt hatten, in vorgerücktem Alter auf dem allgemeinen Arbeitsmarkt kaum vermittlungsfähig waren. Es erschien erforderlich, insbesondere den Erwerbsbeschränkten, denen die Allgemeinheit die meiste Hilfe schuldig war, den Kriegsverletzten, eine Vorzugsstellung auf dem Arbeitsmarkte einzuräumen. Diesen Zweck verfolgt das Gesetz über die Beschäftigung Schwerbeschädigter vom 12. Januar 1923. Das Gesetz erfaßt Reichsdeutsche, die 1. infolge Dienstbeschädigung oder 2. infolge Unfalls um wenigstens 50% in ihrer Erwerbsfähigkeit beschränkt sind und auf Grund der Militärversorgungsgesetze oder der Unfallversicherung eine entsprechende Rente beziehen (§ 3). 3. Blinde (§ 8). Auf andere 50% Erwerbsbeschränkte sowie auf mehr als 30% beschränkte Kriegs- und Unfallbeschädigte kann von den Hauptfürsorgestellen der Schutz des Gesetzes ausgedehnt werden. Dieser erstreckt sich nach zwei Richtungen, der bevorzugten Einstellung und der Erschwerung der Kündigung. Allgemein sind nach § 1 Schwerbeschädigte bei Besetzung von Arbeitsplätzen zu bevorzugen. Nach der zum Gesetz erlassenen Ausführungsverordnung vom 13. Februar 1924 haben Arbeitgeber mit 20—50 Arbeitern mindestens einen, auf je 50 weitere Arbeiter je einen weiteren Schwerbeschädigten zu beschäftigen. Die Kündigung eines Schwerbeschädigten ist von der Zustimmung der Hauptfürsorgestelle abhängig (§ 13). Die Zustimmung ist zu erteilen, wenn dem Schwerbeschädigten ein anderer angemessener Arbeitsplatz gesichert ist. Die Kündigungsfrist beträgt stets vier Wochen. Die Ausnahmen sowie die einzelnen Bestimmungen des Verfahrens sind in den §§ 13—18 geregelt. Ausdrücklich als Aushilfen eingestellte Schwerbeschädigte sowie in Fällen, in denen auf Grund der den Arbeitsvertrag ordnenden Gesetze fristlose Entlassung gerechtfertigt ist, unterliegen nicht dem Kündigungsschutz. Bei den Hauptfürsorgestellen sind Beschwerdeausschüsse zu bilden, die über Beschwerden gegen die Anordnungen oder Verfügungen der Hauptfürsorgestelle aus dem Gebiete des Schwerbeschädigtengesetzes entscheiden. Den Ausschüssen müssen Schwerbeschädigte sowie Arbeitgeber angehören (§§ 21ff.). Das Schwerbeschädigtengesetz, das im Auslande vielfach Nachahmung gefunden

hat, ist eines der besten und segensreichsten sozialfürsorgerischen Gesetze der Nachkriegszeit Ohne sie zu stark zu belasten, zwingt es die Wirtschaft, durch Übernahme der in ihr oder für die Allgemeinheit zu Schaden Gekommenen den Lebensunterhalt zu gewährleisten. Die Beschädigten selbst fühlen sich nicht als Kostgänger der Fürsorge, sondern als nützliche Glieder der Produktion. Neben der wirtschaftlichen Sicherung leistet das Gesetz ein tüchtiges Stück seelischer Fürsorge, entlastet die öffentlichen Körperschaften, ohne die betroffenen Betriebe wesentlich zu beschweren. Fraglich ist, ob die Durchführung des Gesetzes besser bei den Hauptfürsorgestellen und bei den ihnen untergeordneten Sonderstellen oder durch die öffentlichen allgemeinen Arbeitsnachweise erfolgt. Die Tendenz geht zweifellos dahin, allmählich auch diese Sonderzweige der Arbeitsfürsorge den allgemeinen Arbeitsnachweisen anzugliedern. Ob hierzu und vor allem überall die Zeit bereits reif ist, kann füglich bezweifelt werden. Die Arbeitsnachweise sind meist noch so sehr auf die schematische Vermittlung eingestellt, daß sie sich der individuellen Behandlung bedürfenden Schwerbeschädigten nicht genügend annehmen können, insbesondere in Zeiten starker Anspannung des Arbeitsmarktes. Hier liegt es, psychologisch leicht erklärlich, nahe, daß sie sich für die Unterbringung unterstützter kräftiger und gesunder Arbeitsloser zunächst einsetzen, weil sie bei den Erwerbsbeschränkten die Weiterzahlung einer Unterstützung eher für berechtigt erachten, zumal diese außerdem noch eine Rente beziehen. Es ist aber mit Bestimmtheit darauf zu rechnen, daß die Arbeitsnachweise sich auf die Übernahme dieses Sonderzweiges immer mehr einstellen und allmählich eigene Abteilungen hierfür einrichten werden. Im allgemeinen wird deren Aufgabe eine dreifache sein. Erstens wird eine Übersicht über die Betriebe zu gewinnen sein, die für die Heranziehung zur Einstellung Erwerbsbeschränkter passen. Zweitens sind die Stellen zu sichten, die für Erwerbsbeschränkte besonders geeignet sind. In der Nachkriegszeit haben sich schon solche Sonderberufe als Erwerbsbeschränktenmonopole herausgebildet (Türhüter, Boten, usw.). Die Berichte HENRY FORDS in seinem vielgelesenen Buche „Mein Leben und Werk" über die Beschäftigungsmöglichkeiten Erwerbsbeschränkter in allen Zweigen seiner Fabrikationsunternehmungen dürften trotz mancher ähnlicher günstigen Erfahrungen in der deutschen Kriegsbeschädigtenfürsorge mit Skepsis aufzunehmen sein, zumal wenn nach Ablauf einiger Jahre unter den Erwerbsbeschränkten. anders als bei den Kriegsbeschädigten, nicht körperlich kräftige Männer mit Verstümmelungen einzelner Körperteile, sondern alte und kränkliche Personen das Hauptkontingent stellen werden. Drittens muß zu den Betriebsund Stellenzusammenstellungen eine Personenübersicht der zu Vermittelnden und zu Versorgenden treten, die Angaben über die Beschädigung und Leistungsfähigkeit der einzelnen enthalten, um erforderlichenfalls die vorhandenen Arbeiterlücken mit den gerade hierzu geeigneten Kräften besetzen zu können. Da aber alle Plätze des freien Arbeitsmarktes, die in erster Linie zu besetzen sind, zur Unterbringung der Erwerbsbeschränkten nicht ausreichen werden, so empfiehlt es sich, besondere Arbeitsgelegenheiten für diese zu schaffen und Sonderwerkstätten einzurichten. Wie ZIMMERMANN in der Sozialen Praxis ausgeführt hat, gibt es gewisse Berufe, die wirtschaftlich bei Tariflöhnen nicht tragbar sind. Meist handelt es sich hierbei gerade um solche Arbeitsplätze, die nicht die volle Kraft eines Menschen bedingen. Hier besteht die Gefahr, daß entweder von privaten Unternehmern unzureichende Hungerlöhne gezahlt werden oder daß diese Berufe ganz eingehen. Solche Berufe bilden nach meinen kommunalen Erfahrungen z. B. die Hauspflegerinnen in den Haushaltungen der Arbeiter und des kleinen Mittelstandes, die zur Zeit der Erkrankung der Frau und Mutter den Haushalt versehen, Fußsteigreinigung in normalen Zeiten, die mehr als

Sicherung gegen Haftpflicht als zur tatsächlichen Säuberung von den Hausbesitzern in Städten ohne kommunale Fußsteigreinigung vereinbart wird. Hier können sich vielfach gerade erwerbsbeschränkte Personen, im ersteren Falle insbesondere ältere Frauen noch mit Erfolg betätigen. Allerdings halte ich es für unbedingt geboten, daß diese Einstellungen von den Kommunen oder zum mindesten von gemeinnützigen Körperschaften vorgenommen werden, damit die geringeren Entlohnungen nicht gewinnbringend von Einzelunternehmern ausgenutzt werden. Über die Ergänzung der Löhne für die Beschäftigten wird nachher noch ein Wort zu sagen sein. Vor dem Kriege bestanden bereits in einzelnen Städten Beschäftigungseinrichtungen für Stellenlose, Holzhöfe und Schreibstuben, meist als Einrichtungen der freien Liebestätigkeit. Ferner wurden um der Erhöhung der Wirtschaftlichkeit der Betriebe willen die Insassen von Anstalten, Altenheimen, Versorghäusern mit meist nicht sehr produktiven Arbeiten beschäftigt. Im Kriege wurden dann für die Kriegsbeschädigten wirkliche Erwerbsbeschränktenwerkstätten geschaffen, die aber in der Hauptsache der Berufsumschulung und zu Ausbildungszwecken dienten. Erst die oben erörterten Gründe führten in der Nachkriegszeit zu einer Vermehrung und Erweiterung der bestehenden Einrichtungen[1]). Am zweckmäßigsten hat es sich erwiesen, diese Werkstätten in einen Zusammenhang mit anderen gemeinwirtschaftlichen Betrieben zu bringen, z. B. Sargherstellung bei kommunaler Totenbestattung oder Nähwerkstätten für Uniformen der öffentlichen Beamten und Arbeiter, für den Kleidungs- und Wäschebedarf der öffentlichen Anstalten und der Fürsorgeämter, Schuhreparaturwerkstätten für diese usw. Sehr wichtig sind Schreibstuben (Adressenschreiben, Vervielfältigungen), da die Unterbringungsmöglichkeiten für ältere schreibgewandte kaufmännische Kräfte besonders schwierig sind. Die ursprüngliche und auch heute noch viel beliebte Einrichtung der Holzhöfe ist aus wirtschaftlichen Gründen nicht sehr zu empfehlen. Das für Maschinen anzulegende Betriebskapital ist hier zwar nur gering, die Unkosten für das umlaufende Kapital (Holz) sind aber unverhältnismäßig hoch im Vergleich zu den Aufwendungen für Arbeitslöhne und der Beschäftigungsmöglichkeit von Arbeitskräften. Holzhöfe sind deshalb wohl beliebt, weil das Kapital sich außerordentlich schnell umsetzt und weil die Löhne bei dem Verkaufsobjekt nur eine geringfügige Rolle spielen. Auch können alle körperlich kräftigen ungelernten Arbeiter Verwendung finden. M. E. müßten aber im Gegenteil für ständige Beschäftigung solche Arbeiten bevorzugt werden, bei denen bei verhältnismäßig geringem Kapitalaufwand viele Arbeitskräfte sich betätigen können. Bei dem Vorhandensein hochwertigeren Brennstoffes werden die Holzhöfe weiter zurückgehen müssen, zumal deren Rentabilität meist weniger auf der geleisteten Arbeit als auf Inflationsgewinnen oder richtiger der Verhinderung von Inflationsverlusten beruhte. Die Verwertung des Altmaterials durch Brockensammlungen hat der Bielefelder Pastor von Bodelschwingh in seinen Betheler Anstalten vorbildlich in die Wege geleitet. Ihm sind eine Reihe Stadtverwaltungen und gemeinnützige Unternehmungen gefolgt, die örtlich die Sammlung und Verwertung von Altmaterial und abgenutztem Hausrat durch Erwerbsbeschränkte in Angriff genommen haben. Hier handelt es sich um ein durchaus noch ausbaufähiges Gebiet der Beschäftigung Erwerbsbeschränkter. Die Materialunkosten sind nicht groß, es können die Angehörigen der verschiedensten Berufe Arbeit finden, und die Verwertung kann in den Dienst der öffentlichen Fürsorge gestellt werden. Am schwierigsten gestaltet sich in Erwerbsbeschränktenwerkstätten die Lohnpolitik. Solche, die an

---

[1]) Eine mancherorts bereits überholte Übersicht über die bestehenden Anstalten gibt die Sonderbeilage der Mitteilungen des deutschen Städtetages, Bd. 8, Nr. 13 von 1921.

die beschränkt Erwerbsfähigen volle Tariflöhne zahlen, sind auf die Dauer wirtschaftlich unhaltbar. Andererseits muß den Erwerbsbeschränkten ein den Lebensunterhalt gewährleistender Lohn zukommen. Als Lösung empfiehlt sich, vom Betrieb aus den in den Werkstätten Beschäftigten einen Lohn zu zahlen, der in einem ihren Leistungen zu denen eines Normalarbeiters entsprechenden Verhältnis zum Tariflohn steht, und diesen Lohn bis zu einer festzulegenden Grenze (etwa $^3/_4$ der Tariflöhne) aus allgemeinen Unterstützungsmitteln zu ergänzen. Um den Arbeiter zu erhöhten Leistungen anzuspornen, ist bei steigender Arbeit stets nur ein Bruchteil des Mehrlohnes auf die Unterstützung anzurechnen. Voraussetzung für diese Lohnmethode bildet, daß die Unternehmungen in öffentlicher oder gemeinnütziger Hand stehen, um nach Möglichkeit jede private Ausnutzung billiger Arbeitskräfte oder öffentlicher Unterstützungen zu verhindern. Eine gewisse psychologische Schwierigkeit stellt sich der sonst durchaus segensreichen und finanziell günstig wirkenden Einrichtung von Werkstätten für Erwerbsbeschränkte entgegen, daß bei angespanntem Arbeitsmarkt, wie wir ihn heute noch und voraussichtlich noch auf längere Zeit besitzen, die gesunden Erwerbslosen vorab die Arbeitszuweisung, insbesondere auch in den Formen der produktiven Erwerbslosenfürsorge, fordern werden und dadurch die Arbeitsfürsorge für Erwerbsbeschränkte leicht in den Hintergrund gedrückt wird.

### Sonderzweige wirtschaftlicher Fürsorge.

Bei den Sonderzweigen wirtschaftlicher Fürsorge ist zwischen den aus personellen oder aus sachlichen Gründen neben der allgemeinen Fürsorge gesondert zu behandelnden Gruppen zu unterscheiden. Zu den ersteren zählen die als Massengruppen der Fürsorge anheimgefallenen Opfer des Krieges und der Inflation, die Kriegsbeschädigten und -hinterbliebenen, die Klein- und Sozialrentner. Nach der FV. sind seit dem 1. April 1924 die Bezirksfürsorgeverbände die einheitlichen Träger der Fürsorge auch für diese Gruppen, wenn auch, wie oben erwähnt, die reichsrechtlich gewollte Einheitlichkeit in manchen Ländern durch Schaffung besonderer Ortsfürsorgeverbände für die allgemeine Fürsorge durchbrochen ist. Die RG. sehen zwar in Sonderabschnitten für Kriegsbeschädigte, Hinterbliebene, Sozial- und Kleinrentner Vergünstigungen bei der Heranziehung des Vermögens, bei der Geltendmachung von Erstattungsansprüchen für empfangene Unterstützungen sowie der Berufsausbildung vor. Diese größtenteils Sollvorschriften enthalten aber keine weitergehenden Leistungen als solche, die eine gut arbeitende Individualfürsorge von sich aus zu gewähren pflegt. Um diesen Klagen über unzureichende Fürsorge aus verschiedenen Bezirken abzuhelfen, wurde am 7. September 1925 eine Novelle zu den RG. (§ 33 a) erlassen, nach der Richtsätze für die Unterstützung Hilfsbedürftiger von den Landeszentralstellen oder von den von diesen benannten Stellen zu erlassen sind, wobei die Vergünstigungen für Sozial- und Kleinrentner sowie die diesen Gleichgestellten mit $^1/_4$ höherer Unterstützung in der Regel zu beziffern sind. Die Sonderstellung der genannten Gruppen beruht darauf, daß sich bei der ihnen zuteil werdenden Hilfe der Fürsorgegedanken mit dem des Schadenersatzes vermischt. Bei Kriegsopfern und Sozialrentnern laufen zwei Formen der geldlichen Unterstützung nebeneinander, die Rentenversorgung und die Fürsorge. Nach der einleitend versuchten Begriffsunterscheidung trägt die Rentenversorgung keinen wohlfahrtspflegerischen, sondern einen sozialpolitischen Charakter.

Die Versorgung der Kriegsbeschädigten und Hinterbliebenen beruht auf dem Reichsversorgungsgesetz vom 12. Mai 1920 in der Fassung vom 30. Juni 1923. Zum Kreis der Versorgungsberechtigten gehören die ehemaligen Angehörigen der Wehrmacht auf Grund einer Dienstbeschädigung oder einer bestimmten Dauer der Dienstzeit oder die Hinterbliebenen eines solchen auf Grund eines durch die Folgen einer Dienstbeschädigung oder während der Zugehörigkeit zur Wehrmacht eingetretenen Todes. Die Zahl der Versorgungsberechtigten beträgt in Deutschland zur Zeit etwa rund 770 000 Kriegsbeschädigte, 30 000 Kapitulanten, 400 000 Kriegerwitwen, 1 050 000 Kriegerwaisen und 200 000 Kriegseltern. Die in Rentenform gewährte Versorgung besteht aus Rente (Grundbetrag und für mehr als 50% Beschädigte Schwerbeschädigtenzulage), Pflegezulage und Zusatzrente. Die Rente richtet sich nach dem Grad der Dienstbeschädigung. Zu ihr tritt eine einfache oder doppelte Ausgleichszulage (35 oder 70%) je nach dem bürgerlichen Berufe des Beschädigten, eine Ortszulage nach der Ortsklasse (14—30%), Frauen- und Kinderzulage (10 oder 20%). Die Hinterbliebenenrente beträgt 30, 50 oder 60% der Vollrente einschließlich der Zulagen je nach dem Alter der Witwe (45 oder 50 Jahre), deren Erwerbsfähigkeit und deren Sorgepflicht für Kinder. Die Halbwaisenrente beziffert sich auf 25%, die Vollwaisenrente auf 40% der Vollrente, wiederum einschließlich der Zulagen. Den Übergang zur Wohlfahrtspflege stellt die nach § 88 RVG. zu gewährende Zusatzrente dar, die an bedürftige Schwerbeschädigte und Hinterbliebene gezahlt wird. Bei den meist im Erwerbsleben stehenden Kriegsbeschädigten spielt sie nur eine untergeordnete Rolle, dagegen wird sie an die größte Zahl der Kriegerwaisen und an sehr viele Kriegerwitwen gegeben. Der an Schwerbeschädigte zu gewährende Beamtenschein hat seine praktische Bedeutung als Versorgungsmaßnahme größtenteils eingebüßt. Dagegen ist von wohlfahrtspflegerischem Standpunkt bedeutsam, daß die sonst nicht abtretbare und verpfändbare Rente an Wohlfahrtsämter, gemeinnützige Einrichtungen zwecks Förderung des Fortkommens des Empfängers als Sicherung für Darlehen abgetreten oder verpfändet werden kann. Zur Erhaltung und Stärkung des eigenen Grundbesitzes, nicht aber zum Erwerb von Mobilien oder Gewerbeunternehmungen kann für einen Teil der Rente Kapitalabfindung zuerkannt werden.

Auf den §§ 21—23 RVG. beruht die den Kriegsbeschädigten und -hinterbliebenen zu gewährende soziale Fürsorge, die nunmehr in der FV. und den RG ihre Regelung gefunden hat. Den Kriegsbeschädigten wird außer der Rentenversorgung Heilbehandlung einschließlich Kranken- und Hausgeld zur Behebung oder Besserung einer mit der Dienstbeschädigung in Zusammenhang stehenden Gesundheitsstörung geleistet (§§ 4—20 RVG.). Das fürsorgepolitisch Bedeutsame dieser Heilbehandlung beruht darin, daß sie durch Vermittlung der allgemeinen Ortskrankenkassen auch an deren Nichtmitglieder gewährt wird, die auf diese Weise zu einer über ihren Rahmen hinausgehenden sozialhygienischen Aufgabe herangezogen werden. Den Krankenkassen werden die Leistungen vom Reiche, das sich nur ihres Apparates, ihrer Verträge und Einrichtungen bedient, erstattet; für die Hinterbliebenen besteht eine gesetzliche gleichartige Heilbehandlung nicht. Versorgungsbehörden sind die Versorgungsämter und Hauptversorgungsämter, einzelue Aufgaben, so die Feststellung und Auszahlung der Zusatzrenten, sind den Fürsorgestellen übertragen. Versorgungsansprüche werden bei den Versorgungsämtern geltend gemacht, gegen deren Entscheiduug Berufung an die den Oberversicherungsämtern angegliederten Versorgungsgerichte und gegen deren Urteile Rekurs an das Reichsversorgungsgericht zulässig ist. Die Regelung ist in dem Gesetz über das Verfahren in Versorgungssachen vom 10. Januar 1922 enthalten.

Schon vor dem Kriege stand ein nicht unerheblicher Prozentsatz der Sozialrentner, d. h. der Empfänger von Renten der Alters- und Invalidenversicherung und einzelne Empfänger der Angestelltenversicherung, in ergänzender öffentlicher Fürsorge. Die Renten, die aus den Erträgnissen der von den Trägern der Versicherung im Kapitaldeckungsverfahren angesammelten Gelder und eines Reichszuschusses gezahlt werden, konnten ihrer Höhe nach nicht der Geldentwertung angepaßt werden. Durch Gesetz vom 7. Dezember 1921 wurden deshalb die Gemeinden verpflichtet, den Rentenempfängern eine tarifierte Notstandsunterstützung zu zahlen, die zu 80% vom Reich, zu 20% von den Gemeinden zu tragen war. An Stelle des Notstandgesetzes ist nunmehr die FV. getreten. Je schneller es möglich sein wird, die von der Versicherung mit Reichszuschüssen zu zahlenden Renten zu erhöhen, desto geringer wird die Zahl der von den Bezirksfürsorgeverbänden ergänzend zu unterstützenden Sozialrentner werden. Die Möglichkeit hängt stark mit der Regelung der Aufwertung zusammen, deren Bedeutung noch größer für die Lage der Kleinrentner ist. Begrifflich sind dies alte oder erwerbsbeschränkte Personen, deren Versorgung infolge eigener oder fremder Vorsorge aus Vermögen, Vermögenserträgnissen oder zu beanspruchenden wiederkehrenden Leistungen ohne die Geldentwertung gesichert gewesen wäre. Für diese Personenkreise traten die öffentlichen Körperschaften erst verhältnismäßig spät ein, weil nach den früher geltenden Armengesetzen Hilfsbedürftigkeit nur bei Fehlen von Vermögen anzunehmen war und die Kleinrentner immerhin, zumal bei Beginn der Inflation, noch über verwertbare Vermögensstücke verfügten. Eine gesetzliche Regelung hat das Reichsgesetz vom 4. Februar 1923 geschaffen, das die Kleinrentnerunterstützung nach Inhalt und Trägerschaft den Sozialrentnernotstandsmaßnahmen anpaßte. Auch dieses Gesetz ist durch die FV. und die RG. erledigt. Die Lage der Kleinrentner ist in stärkstem Maße davon abhängig, inwieweit ihr Vermögen der Aufwertung unterliegt. Kleinrentner mit Haus- und Grundbesitz konnten bereits in den letzten Monaten infolge der gesteigerten Mieten über erhöhte Einnahmen verfügen. Hypothekengläubiger haben mit der Erhaltung eines Viertels ihres Vermögens zu rechnen, wenn auch die Zinserträgnisse für die nächsten Jahre nicht hoch sind. Wesentlich ungünstiger sind Besitzer öffentlicher Anleihen und von Inhaberschuldverschreibungen gestellt. Je nachdem ob es sich um selbstgezeichneten, ererbten und vor dem 1. Juli 1920 erworbenen Besitz (Altbesitz) oder um Neubesitz handelt, ob es sich um Staats-, Kommunal- oder industrielle Schuldverschreibungen handelt, tritt eine Aufwertung von mindestens $2^1/_2\%$ bis zur Höchstmöglichkeit von $25\%$ (Kommunalanleihen) ein. Bei bedürftigen Anleihealtbesitzern wird in Höhe von $80\%$ ihres mit $2^1/_2\%$ aufgewerteten Besitzes eine jährliche Vorzugsrente gewährt, die allerdings 800 Mark nicht übersteigt (entspricht einem Papiermarkbetrag von 40 000 Mark Anleihe). Die näheren Bestimmungen über die Aufwertung und die besonderen Rechte der bedürftigen Aufwertungsberechtigten finden sich in den Gesetzen über die Aufwertung von Hypotheken und anderen Ansprüchen (Aufwertungsgesetz) und über die Ablösung öffentlicher Anleihen vom 16. Juli 1925. Auch ohne Aufwertung wird die heute als Kleinrentner bezeichnete Schicht, deren Angehörige meist in vorgerückteren Jahren stehen, in absehbarer Zeit nicht mehr vorhanden sein, während die dann als Kleinrentner mit zurückgelegten stabilisierten Reichsmarkvermögen zu bezeichnenden Personen für eine Unterstützung nicht mehr in Betracht kommen. Die Kleinrentnerfürsorge heutiger Art ist nach der psychologischen Seite besonders behutsam anzufassen, weil es sich meist um Personen handelt, die, einem ganz anderen sozialen Kreis entstammend, zum Teil früher selbst Träger wohlfahrtspflegerischer Betätigung gewesen sind und das Hinabsinken zur Hilfsbedürftigkeit mit besonderer Bitternis empfinden.

In engstem Zusammenhang mit der Erwerbsbeschränktenfürsorge steht die Wandererfürsorge, die sich wohl als ein Teilgebiet von dieser bezeichnen läßt. Der deutsche Verein für Armenpflege und Wohltätigkeit hat sich im Jahre 1908 auf seiner Tagung in Hannover auf Grund eingehender Vorberichte über das Wandererwesen von LUPPE und SELL mit der Behandlung der erwerbsbeschränkten und erwerbsunfähigen Wanderer befaßt (Schriften des deutschen Vereins Bd. 85 und 87). Von den drei damals als Fürsorgeaufgaben genannten Gebieten, Arbeitsnachweis, Arbeitslosenfürsorge und Armenpflege, sind inzwischen Arbeitsnachweis und Erwerbslosenfürsorge gesetzlich und organisatorisch wesentlich ausgebaut worden. Davon ist auch das Wandererwesen stark berührt worden. Von den drei unter den Wanderern unterschiedenen Typen, den 1. arbeitswilligen und -fähigen, 2. den arbeitsfähigen, aber arbeitsscheuen und den 3. mehr oder minder erwerbsbeschränkten, sind die Gruppe unter 1 fast völlig und die Gruppe unter 2 zum größeren Teile ausgeschieden. Bei beiden greift die Erwerbslosenfürsorge ein, die entgegen den Bestimmungen des Gesetzes auszunutzen auch die zweite Gruppe meistenorts verstanden hat. Das geregelte Wandererwesen war daher in der Nachkriegszeit fast gänzlich zum Erliegen gekommen und hat erst mit der Stabilisierung der wirtschaftlichen Verhältnisse erneut eingesetzt, zumal sehr viele der zweiten Gruppe zuzurechnenden, meist jugendliche Personen es in der Nachkriegszeit verstanden haben, die Einrichtungen der Flüchtlingsfürsorge sowie der Rhein- und Ruhrhilfe für ihre Zwecke auszunutzen. Übriggeblieben ist im wesentlichen die dritte Gruppe der Erwerbsbeschränkten, wobei die nach ihrem körperlichen Zustand zwar Arbeitsfähigen, aber wegen ihrer psychischen Eigenschaften nicht Arbeitsständigen dieser Gruppe zuzuzählen sind. Wie Luppe mit Recht in Hannover ausführte, und wie es die Tatsachen der jüngsten Jahre bestätigt haben, wird auch bei ausgebauten Arbeitsnachweisen und Erwerbslosenfürsorge das Wandererwesen nicht aussterben. Die Wanderer werden sich aber vornehmlich aus dieser dritten Gruppe der Erwerbsbeschränkten rekrutieren, die auf dem allgemeinen Arbeitsmarkt kaum unterzubringen und in der Erwerbslosenfürsorge und später der Versicherung ausgesteuert sind. Nach allen Berichten sind in jüngster Zeit die Zahlen der jugendlichen Wanderer erschreckend gestiegen. Doch scheint es mir hier sich weniger um eine Frage der eigentlichen Wanderer- als der Jugendfürsorge zu handeln, weil arbeitsfähige junge Menschen teils aus Abenteuerlust, teils auf Grund häuslicher Zerwürfnisse, natürlich auch als nicht unterstützte Erwerbslose durch das Land ziehen. Die Fürsorge für jugendliche Wanderer hat sich auf sozialpolitische Maßnahmen, Ausdehnung der Erwerbslosenfürsorge, Ausgestaltung des Arbeitsnachweises, Berufsberatung und Umschulung, und auf jugendpflegerische Tätigkeit bei Schaffung gesonderter Übernachtungsgelegenheiten, Jugendberatungsstellen usw. zu erstrecken. Sie ist weniger als eigentliche Wandererfürsorge zu bezeichnen. Dagegen muß sich diese darauf einrichten, daß sie es fast ausschließlich noch mit nicht voll erwerbsfähigen Menschen zu tun hat. Die Fürsorge muß sich als Ziel setzen, daß nicht aus den Wanderern Bettler, Landstreicher und Trinker werden. Sie muß aber, wie Luppe mit Recht sagte, „mit der Tatsache rechnen, daß gar mancher Wanderarme schon zum Bettler und Landstreicher geworden oder geistig und körperlich heruntergekommen ist“. Die beiden wichtigsten Aufgaben der Wandererfürsorge sind die Schaffung von Wanderarbeitsstätten für den vorübergehenden Aufenthalt und die Einrichtung von Wanderarmenheimen für die dauernde Bewahrung. Wanderarbeitsstätten sind Naturalverpflegungsstationen, in denen die Wanderer gegen Leistung von Arbeiten versorgt, z. T. mit Fahrkarten nach der nächsten Stelle versehen werden. Am weitesten ausgebaut ist das Verpflegstationswesen in Württemberg. Die stärksten Anregungen hat die Fürsorge für Wanderarme vom „Vater der Brüder auf der Landstraße“, dem Bielefelder Pastor von Bodelschwingh, erfahren. Im Jahre 1890, dem Höhepunkt der Bewegung, bestanden im Deutschen Reiche 1977 Stationen, die sich im Gesamtverbande deutscher Verpflegungsstationen (Wanderarbeitsstätten) zusammenschlossen. Seit dieser Zeit sind, namentlich in der Kriegs- und in der Nachkriegszeit wohl die allermeisten dieser Einrichtungen wieder eingegangen. Bei der zweiten Maßnahme handelt es sich um die Schaffung von Wanderarmenheimen oder Arbeiterkolonien, in denen die als „große Kinder“ zu bezeichnenden Wanderer und die ihnen ähnelnden Personenkreise eine dauernde Unterkunft gegen Leistung von Arbeit finden. Auch hier sind die Bodelschwinghschen Anstalten, die zum Teil in Westfalen und in dessen Nachbargebieten, zum Teil vor den Toren Berlins liegen, vorbildlich. Im Zusammenhang mit den Plänen eines Verwahrungsgesetzes wird noch von ihnen zu sprechen sein. Gesetzlich ist das Wandererwesen noch ziemlich im Rückstand. Sachsen-Weimar und Bayern haben in ihren Armengesetzen die Wanderfürsorge kurz gestreift, Sachsen im neuen Wohlfahrtspflegegesetz diese zur Pflichtaufgabe erklärt. Ein eingehenderes Wanderarbeitsstättengesetz besitzt Preußen seit 1907. Nach diesem Gesetz können die Provinzen durch einen mit Zweidrittelmehrheit gefaßten Beschluß des Provinziallandtages ihre Land- und Stadtkreise verpflichten, Wanderarbeitsstätten einzurichten, zu unterhalten und zu verwalten. Den Beschluß hatten vor dem Kriege gefaßt die Provinzen Westfalen, Sachsen und Hessen-Nassau. Die Durchführung steht aber zumal in der Nachkriegszeit meist auf dem Papier. Dabei wird eine wirkliche Durchführung der Wanderfürsorge nur reichsrechtlich sich ermöglichen lassen. Die Bezirksfürsorgeverbände haben kein großes Interesse, ihrerseits gute Einrichtungen zu schaffen, weil sie sonst Gefahr laufen, die Wanderarmen in ihr Gebiet zu ziehen und sich mit deren Fürsorge dauernd zu belasten. Dies gilt insbesondere nach Inkrafttreten der FV., weil nunmehr die endgültige Unterstützungspflicht schon nach kürzester Aufenthaltszeit entstehen kann. Andererseits wirken solche Wanderarbeitsstätten auch abschreckend auf die Bummler, die ziellos auf öffentliche Kosten im Lande Herumreisenden und die anderen ihnen gleichenden Arbeitsscheuen, weil sie viel lieber Orte aufsuchen, in denen ihnen eine, wenn auch nur kleine Barunterstützung gegeben wird als solche, in denen sie nur gegen Arbeitsleistung Verpflegung erhalten. Beweisend sind für mich die Frankfurter Ziffern der Flüchtlingsfürsorge. Dort ging die Zahl der als Flüchtlinge Unterstützung Heischenden in einem Monat von durchschnittlich 3200 auf 850 zurück, nachdem das Wohlfahrtsamt die zureisenden Arbeitsfähigen der dortigen Wanderarbeitsstätte „Roter Hamm" zuwies. Auch können die örtlichen Wanderarbeitsstätten als Siebungsstellen der Fürsorge insofern nutzbar gemacht werden, als bei örtlich eingesessenen Hilfsbedürftigen, deren Arbeitswillen zweifelhaft erscheint, die Weiterzahlung der Unterstützung von Arbeitsleistungen in diesen Stätten abhängig gemacht wird. Trotz dieser Vorzüge werden sich aber nur die wenigsten Bezirksfürsorgeverbände bereit finden, von sich aus solche Wanderarbeitsstätten zu schaffen. Landesgesetzlich ist eine Regelung nur in den größeren Ländern von Bedeutung. Am zweckmäßigsten erscheint ein Reichsgesetz, das auch von der Stuttgarter Tagung des deutschen Vereins gefordert worden ist (1913) und für das seitens der Reichsregierung vor dem Kriege bereits Entwürfe ausgearbeitet waren. In einem solchen Reichsgesetze müßte die Schaffung von Wanderarbeitsstätten, zum mindesten die Verantwortlichkeit für deren Vorhandensein den Ländern auferlegt werden, die ihrerseits befugt wären, diese Verpflichtung auf ihre Landesfürsorgeverbände abzuwälzen.[1]

Als subjektiv erwerbsbeschränkt sind die entlassenen Strafgefangenen zu bezeichnen, weil sie wegen ihrer Straffälligkeit auf dem allgemeinen Arbeitsmarkt nur schwer zu vermitteln sind. Ihrer nehmen sich mangels geeigneter Einrichtungen der öffentlichen Fürsorge meist die Gefängnisgesellschaften an, die, vorab die im erfolgreichsten Maße tätige rheinisch-westfälische, in ihrem Wirken auf den Einfluß der Engländerin ELISABETH FRY zurückzuführen sind. Die Strafentlassenenfürsorge muß in engstem Zusammenhang mit dem Strafvollzug vornehmlich nach zwei Richtungen, der Arbeitsbeschaffung für den Entlassenen und dessen Versorgung nach der Entlassung, tätig werden. Die in dem neuen Entwurf der Arbeitslosenversicherung vorgesehene Bestimmung, daß während

---

[1] Fachorgan für das gesamte Gebiet des Wanderarmenwesens ist der in Bielefeld erscheinende „Wanderer".

der Strafhaft die Versicherung fortgesetzt wird und die Anwartschaft auf ihre Bezüge nicht erlischt, wird die Aufgabe der Versorgung bei der Mehrzahl der Entlassenen wesentlich erleichtern. Bei der Unterbringung und der Arbeitsvermittlung ist Wert darauf zu legen, die Entlassenen nicht als eine Sondergruppe zu behandeln, sondern sie so schnell wie möglich mit anderen Menschen zusammenzubringen und sie in die allgemeine Wirtschaft einzugliedern. Jede Abtrennung bringt die Gefahr mit sich, daß die Entlassenen in räumlichem und persönlichem Zusammenschluß infolge gegenseitiger ungünstiger Beeinflussung erneut auf die Bahn des Verbrechers abgleiten. Um ihres Ehrbewußtseins willen ist das Stigma der Bestrafung nach außen möglichst schnell zu verwischen. Auch für die Entlassenen können die oben besprochenen Wanderarbeitsstätten und Arbeiterkolonien, wenn auch nur vorübergehend, nutzbar gemacht werden. Auf die soziale Gerichtshilfe als soziale Ergänzung des Strafvollzuges will ich bei der Darstellung der sozialpädagogischen Maßnahmen noch näher eingehen.

Besondere wirtschaftliche Maßnahmen erscheinen bei den *kinderreichen Familien* erforderlich. Diese verspricht § 119 der Reichsverfassung: „Kinderreiche Familien haben Anspruch auf ausgleichende Fürsorge." Möglich ist eine solche als Versicherung, als Maßnahme der Lohnpolitik, auf steuerlichem Gebiete und im Wohnungswesen. Eine allgemeine Versicherungskasse, aus der den kinderreichen Familien aus den Beiträgen Unverheirateter, Kinderloser oder Kinderarmer allgemeine Zuschüsse gegeben werden, erscheint mir mit Rücksicht auf den dafür erforderlichen Verwaltungsapparat sowie die damit in sehr vielen Fällen verbundene Ungerechtigkeit weder erwünscht noch durchführbar. Kinderzulagen als Sozialzulagen haben sich bei den Beamten, Angestellten und Arbeitern der öffentlichen Betriebe durchgesetzt und trotz mancherlei Anfeindungen als nützlich erwiesen. Ihre Ausdehnung auf die Privatwirtschaft wird sich aber leider nicht durchführen lassen. Wird der Soziallohn im einzelnen Falle gezahlt, dann entsteht die unerwünschte Gegenwirkung, daß der Unternehmer Junggesellen und kinderlose Arbeiter und Angestellte aus finanziellen Gründen bevorzugt. Das in der Nachkriegszeit in manchen Industriezweigen, insbesondere bei der Berliner Metallindustrie, eingeführte System von Ausgleichskassen, ist nach der Stabilisierung meist nicht mehr aufrechterhalten worden. Darin wäre allerdings kein Gegenbeweis zu erblicken, es läßt sich aber nicht verkennen, daß auch bei diesem System sich allmählich der Arbeitsmarkt für kinderreiche Familienväter verschlechtern dürfte, wenn die Ausgleichssummen auch nur einigermaßen ins Gewicht fallen. Die an sich richtige steuerliche Bevorzugung bei der Vermögens- und Einkommensteuer wird wettgemacht durch Mehrbelastungen bei den indirekten Steuern und fällt gerade bei den unter der Grenze der Einkommensteuerfreiheit verbleibenden Familien wie bei diese nur in geringem Maße übersteigenden Einkünften nicht oder nur wenig ins Gewicht. So bleiben denn nur ergänzende Maßnahmen der öffentlichen Fürsorge übrig. Denkbar sind solche als allgemeine Zuschüsse, wie wir sie als Brotzuschüsse bei dem Gesetz über eine einmalige Brotabgabe von 1923 erlebt haben. Sie können wie bei diesem Gesetz darauf beruhen, daß durch eine Erhöhung der Kosten des unentbehrlichen Lebensbedarfs die kinderreichen Familien am stärksten betroffen werden und die Zuschüsse so gleichsam eine Rückerstattung der für diese Familien am härtesten wirkenden indirekten Besteuerung darstellen. Am schwierigsten gestaltet sich für kinderreiche Familien die Wohnungsfrage. Bekanntlich hatte im Frieden der Arbeiter etwa ein Drittel bis ein Fünftel seines Verdienstes für die Miete aufzuwenden. An anderer Stelle war bereits gezeigt worden, wie sich Arbeitslohn und Existenzminimum bei kinderreichen Familien schneiden. Je höher die Ausgaben für den Lebensbedarf an Kleidung und Nahrung anwachsen, um so weniger bleibt für die Befriedigung der

Wohnbedürfnisse übrig. Dies wird bei einem Ansteigen der Mieten zur Friedenshöhe erneut offenkundig werden. Können kinderreiche Familien, die den meisten Wohnraum benötigen, aus finanziellen Gründen nur geringe Beträge für die Miete aufwenden, so kommt noch hinzu, daß diese auch bei den Hausbesitzern ungern gesehene Mieter darstellen, weil die zahlreiche Bewohnerschar die Mieträume am schnellsten herabwirtschaftet. So ergibt sich ein trauriger Kreislauf mangelnder Leistungsfähigkeit, geringerer Aufnahmefreudigkeit und gesteigerten Wohnbedarfs, der nur in den Zeiten der Zwangswirtschaft nicht mehr so stark wie früher nach außen hervortrat. Bei freierer Gestaltung der Wohnungswirtschaft wird zumal bei der Verknappung des Wohnraumes der frühere traurige Zustand verstärkt zum Vorschein kommen. Ich verweise auf die statistischen Darstellungen über die Wohnweise kinderreicher Familien von KAMPFFMEYER-SCHENCK (5 badische Städte), SCHOTT-BERNAYS (Mannheim) und MARIE BAUM (Düsseldorf) sowie meine eigenen Ausführungen beim Wohnungsfürsorgekurs in Frankfurt a. M. 1918. SCHMITTMANN hat zur Behebung dieser Notstände eine Reichswohnversicherung vorgeschlagen, die als Zweckversicherung ähnliche Aufgaben erfüllt wie die oben erwähnte Versicherung für kinderreiche Familien. Mir erscheint als nächstliegende und nicht allzu schwer durchzuführende Forderung, daß seitens der als Vermieter in Betracht kommenden öffentlichen Körperschaften wie der von diesen geförderten gemeinnützigen Baugesellschaften kinderreiche Familien, denen die privaten Vermieter stets Schwierigkeiten machen werden, bei der Vergebung von Wohnungen bevorzugt berücksichtigt werden, ja, daß, wie es die Frankfurter Aktienbaugesellschaft für kleine Wohnungen vorbildlich getan hat, größere Wohnungen an diese Familien zu verbilligten Preisen abgegeben werden. Darüber hinaus halte ich es für eine notwendige und auch ohne allzu große Kosten durchführbare Aufgabe der öffentlichen Wohlfahrtspflege, an kinderreiche Familien, die über einen nicht allzu niedrig festzusetzenden Einkommenssatz nicht hinauskommen, festgelegte Mietzuschüsse zu gewähren, um ihnen die Beschaffung ausreichender Wohnräume zu ermöglichen. Dabei erscheint es mir nicht unbillig, daß den Vermietern an solche Familien die Berechtigung, eine etwas erhöhte Miete zu fordern, zugebilligt wird, weil sie mit einer gesteigerten Abnutzung ihrer Wohnungen zu rechnen haben. Eine solche Maßnahme wird im Gefolge haben, daß die Vermieter um der erhöhten Erträgnisse willen ihre Wohnungen nicht mehr den kinderreichen Familien verschließen, andererseits diesen durch die öffentlichen Mietzuschüsse ermöglicht wird, die etwas höheren Mieten zu tragen und sich genügenden Wohnraum für ihre großen Familien zu verschaffen. Die beiden genannten Gebiete des Steuerausgleichs und der Mietzuschüsse stellen die beiden Möglichkeiten dar, auf denen ohne allzu schwierige, in die Wirtschaft eingreifende problematische Maßnahmen den kinderreichen Familien unmittelbar geholfen werden kann. Hier erwächst auch deren Selbsthilfeorganisationen, den Bünden kinderreicher Familien, ein durchsetzbares Betätigungsfeld.

Schon vor dem Kriege bestanden an mehreren Orten kommunale Darlehnskassen, deren Aufgabe es war, an solche Personen, die in bankmäßigem Sinne nicht kreditwürdig waren, Darlehn zur Erhaltung oder Wiederaufrichtung ihrer wirtschaftlichen Existenz zu geben. Nach Abschluß des Krieges hat diese an die Grenze der Unterstützung heranreichende Kreditgewährung eine große Bedeutung bei der erheblichen Zahl von Kriegsteilnehmern erlangt, die ohne diese Hilfe zur Erlangung ihrer früheren oder einer neuen Erwerbstätigkeit nicht imstande gewesen wären. Zu diesem Zwecke wurden in vielen Ländern, in den meisten preußischen Provinzen und in zahlreichen Gemeinden Kredithilfskassen für heimkehrende Krieger, insbesondere für solche aus dem selbständigen kleinen Mittelstande, geschaffen. Diese Kassen wurden besonders wichtig für die

Kriegsbeschädigten, weil diese häufig wegen ihrer körperlichen Leiden einen Berufswechsel vornehmen mußten. Außerdem besitzen sie in ihren Renten Ansprüche auf wiederkehrende Leistungen, die sie durch Lombardierung sofort flüssig zu machen versuchten. Diesem Bestreben kommt das Versorgungsgesetz entgegen. Nach §§ 72ff. kann, wie schon oben erwähnt, zum Erwerb oder zur wirtschaftlichen Stärkung eigenen Grundbesitzes für einen Teil der Rentenversorgung Kapitalabfindung gewährt werden. Außerdem können nach § 68 die Versorgungsgebührnisse für Darlehn verpfändet oder übertragen werden, die von einer Haupt- oder örtlichen Fürsorgestelle, von Gemeinden oder landesrechtlich zugelassenen Darlehns- oder Vorschußkassen gezahlt werden. Von dieser Möglichkeit ist zur Erlangung wirtschaftlicher Selbständigkeit oder zu ihrer Förderung von den Kriegsopfern in erheblichem Umfange Gebrauch gemacht worden. Die günstigen Erfahrungen, die sich bei diesen an Stelle der Unterstützungen getretenen Darlehn ergeben haben, bildeten die Veranlassung, sie auf andere Gruppen der Hilfsbedürftigen auszudehnen und ihre allgemeine Durchführung in § 31 der RG. zu empfehlen. Zur Gewährung dieser Darlehn in möglichst weitem Umfang ist die Kreditgemeinschaft gemeinnütziger Selbsthilfeorganisationen in Berlin gegründet worden, von der in einzelnen Ländern, besonders in Sachsen und Württemberg, sowie in mehreren preußischen Provinzen in gleichem Sinne arbeitende Tochtergesellschaften bestehen.

Zur wirtschaftlichen Fürsorge gehört nicht nur die Gewährung geldlicher und Naturalunterstützungen, sondern vor allem auch eine Beratung der minderbemittelten Bevölkerung in Rechtsangelegenheiten. Diesen Zweck verfolgen die gemeinnützigen Rechtsauskunftsstellen, die teils von den Gewerkschaften, teils von den großen konfessionellen Organisationen, teils von unparteiischen Verbänden und Gemeinden unterhalten werden. Die gemeinnützigen und unparteiischen Rechtsauskunftsstellen sind unter Leitung des um diese Einrichtungen hochverdienten Lübecker Direktors Dr. Link in einem Verbande zusammengeschlossen, der eine Zeitschrift „Gemeinnützige Rechtsauskunft" herausgibt. Gesetzlich ist die unentgeltliche Rechtsverfolgung durch Unbemittelte in §§ 114ff. der Zivilprozeßordnung dahin geordnet, daß Befreiung von den Gerichtskosten und erforderlichenfalls Bestellung eines Anwaltes oder Vertreters auf öffentliche Kosten (Armenrecht) an solche Personen erfolgen kann, die ohne eine Beeinträchtigung des für sie und ihre Familie notwendigen Lebensunterhalts die Kosten des Prozesses nicht zu bestreiten vermögen. Die Rechtsverfolgung darf nicht aussichtslos oder mutwillig sein.

### b) Gesundheitliche Fürsorge.

α) Allgemeine ärztliche und Heilmittelversorgung. Hauspflege.

In einem „Ausblick in die Zukunft der sozialen Hygiene" betiteltem Aufsatz schreibt Gottstein in Heft 1 des Jahrgangs 1919 der Zeitschrift für soziale Hygiene, Fürsorge und Krankenhauswesen: „Der Ausgangspunkt jeder sozialhygienischen Betrachtung ist aber der Satz, daß Krankheitsbedrohung, Krankheitsentstehung, Krankheitsverlauf und Krankheitsausgang jedes für sich oder gemeinsam je nach der sozialen Lage einer Bevölkerungsschicht recht erhebliche Abweichungen zeigen, und aus diesem Satz folgt, daß auch die Maßnahmen der Verhütung der drohenden und zur Bekämpfung der entstandenen Krankheit als Massenerscheinung mit diesem Zusammenhang zu rechnen haben. Nur diejenigen drei Gesichtspunkte, durch welche sie sich von der rein ärztlichen Fürsorge unterscheiden, sollen kurz genannt werden: Einbeziehung der gesamten, durch ihre soziale Lage irgendwie gefährdeten Bevölkerungsschicht in dauernde ärztliche

Beobachtung unter Benutzung planmäßiger Methoden der Werbung, Feststellung der Krankheitsanlagen und Krankheitsanfänge und Vermittlung der Behandlung; hygienische Aufklärung, Beratung und Erziehung." In ausgezeichneter Weise ist hier das Programm jeder Sozialhygiene umrissen, deren Aufgabe es ist, rechtzeitig und umfassend allen gesundheitlichen Gefahren und Schädigungen entgegenzuwirken und die Bedrohten und Betroffenen der heilenden Behandlung zuzuführen. Letztere zu gewähren oder zu gewährleisten, gilt im allgemeinen als außerhalb der sozialen Hygiene liegend. Die eigentliche Krankenversorgung auf öffentlicher und fürsorgerischer Grundlage ist aber ihre ältere Schwester. Denn bereits vor allen sozialhygienischen Maßnahmen im engeren Sinne bestand die Krankenpflege der Armen und Minderbemittelten als die fromme Pflicht geistlicher Verbände und war gesetzlich als „die Leistung der erforderlichen Pflege" in den allen Ausführungsgesetzen zum Unterstützungswohnsitz festgelegt. Auch nach § 6 RG. gehört Krankenhilfe zu den Pflichtleistungen der Fürsorgeverbände. Der Umfang dieser Krankenhilfe, die vorwiegend der hilfsbedürftigen, keiner Krankenkasse angehörenden Bevölkerung zugute kommt, umfaßt ärztliche und Heilmittelversorgung einschließlich der Gewährung sogenannter größerer Heilmittel (Bruchbänder, Prothesen usw.), erforderlichenfalls Krankenhausversorgung.

Die ärztliche Versorgung kann grundsätzlich nach drei Systemen erfolgen: 1. Durch hauptamtlich angestellte Ärzte; 2. durch nebenamtlich angestellte Vertragsärzte und 3. durch ein der Praxis der Krankenkassen nachgebildetes System der freien oder beschränkt freien Arztwahl, wobei durchaus Mischformen der drei genannten Versorgungsweisen möglich sind. Bei der Behandlung durch festangestellte haupt- oder nebenamtliche Ärzte spricht man in der Regel von Armenärzten. Ausschlaggebend für die Wahl des Systems ist zunächst die Bevölkerungsdichte eines Gebiets. Auf dem Lande wird, selbst wenn ein hauptamtlicher Kreiskommunalarzt vorhanden ist, dieser nicht zur regelmäßigen Behandlung der Erkrankten in der Lage sein. Formell freie Arztwahl bedeutet hier inhaltlich in den weitaus meisten Fällen Bindung an den in der Gegend vorhandenen Landarzt, zumal ärztliche Versorgung durch einen außerhalb des Bezirksfürsorgeverbands wohnenden Arzt an der Weigerung der Fürsorgestelle, die Kosten zu tragen, abgesehen von spezialärztlicher Behandlung in der benachbarten Stadt, in der Regel scheitern wird. Nicht wesentlich verschieden sind die Verhältnisse in kleineren Städten. Hier wird die Fürsorgebehörde mit dem einen oder den zwei ortsansässigen Ärzten vertragsmäßig vereinbart haben, daß die von ihr zugewiesenen Erkrankten auf Grund des Zuweisungsscheines auf öffentliche Kosten behandelt werden. Nur in Mittel- und Großstädten, in denen mehrere Ärzte vorhanden sind, können die verschiedenen oben dargestellten Wege beschritten werden. Dabei ist von vornherein festzustellen, daß ganz ohne haupt- oder nebenamtliche Bindung eines Arztes, schon um der Kontrolle wegen, die ärztliche Versorgung nicht möglich ist. Am seltensten dürfte es heute in der Praxis sein, daß ein hauptamtlicher Arzt des Bezirksfürsorgeverbandes auch die Behandlung der Erkrankten durchführt.

Ein solches System ist mir nur aus der großen sächsischen Industriegemeinde Freital bekannt.

Sehr häufig schließen die Bezirksfürsorgeverbände mit freien Ärzten Verträge, nach denen diese zur Behandlung der ihnen von der Fürsorgebehörde zugewiesenen Kranken eines festgelegten Stadtbezirkes verpflichtet sind. Die Bezahlung der Ärzte erfolgt meist nach Pauschsätzen, seltener unter Zugrundelegung der Zahl der Behandlungsfälle nach für den Einzelfall festgelegten oder den Mindestsätzen der ärztlichen Gebührenordnung. In mehreren Großstädten (Frankfurt a. Main, Nürnberg, Mannheim) besteht die schon 1848 von VIRCHOW geforderte freie Arztwahl in der Fürsorge. Im Interesse der versorgten minderbemittelten Personenkreise verdient dieses System zweifellos den Vorzug, da diese in die Lage versetzt werden, sich den Arzt ihres Vertrauens selbst auszuwählen. Bei der freien oder beschränkt freien Arztwahl werden zwischen dem Bezirksfürsorgeverband und den ärztlichen Verbänden den Krankenkassenabkommen entsprechende Verträge abgeschlossen, auf Grund deren die mit Zuweisungsscheinen der Fürsorgeämter versehenen Personen sich einen ihnen zusagenden zugelassenen Arzt aussuchen können. Die Ärzte verrechnen die Kosten dann über ihre Verbände auf Grund der Zuweisungsscheine mit den Fürsorgeämtern. Auch hier sind Mischformen mit dem System der festen Armenärzte möglich. Schon früher lag in vielen Orten nur die allgemeine Behandlung in deren Händen, während daneben fachärztliche Beratung oder Behandlung durch freie Spezialärzte zulässig war. Ergänzt wird die ärztliche Behandlung vielerorts durch Polikliniken, in denen wiederum beamtete, vertraglich angestellte oder freie Ärzte wirken können. Nach zwei Richtungen muß aber das System der freien Arztwahl durch einen beamteten oder vertraglich gebundenen Arzt ergänzt werden. Die Fürsorgebehörden müssen notwendig die Behandlung und Verschreibung von Heilmitteln oder von Zusatznahrung ebenso wie die Krankenkassen nachkontrollieren. Infolgedessen ist es notwendig, daß zu diesem Zweck haupt- oder nebenamtlich angestellte Ärzte, die selbst von einer Behandlung der Hilfsbedürftigen ausgeschlossen sind, mit diesen Kontrollaufgaben vertraut werden. Darüber hinaus sind aber Ärzte in amtlicher Stellung als Leiter der verschiedenen sozialhygienischen Fürsorgestellen (Säuglingsberatungsstellen, Tuberkulosefürsorgestellen, Alkoholfürsorgestellen usw.) erforderlich, und es ist ferner ärztliche Beratung der ehrenamtlichen Pfleger in der Unterstützungsfürsorge und Teilnahme an deren regelmäßigen Bezirkssitzungen notwendig. Insbesondere müssen solche Ärzte gutachtlich über die Arbeitsfähigkeit der Unterstützungsempfänger gehört werden können. Für eine planmäßige Fürsorge erscheint mir aus den unter der Herrschaft der verschiedenen Systeme gewonnenen Erfahrungen für die Regelung am empfehlenswertesten: Ein oder mehrere, je nach der Größe des Ortes, hauptamtlich angestellte Fürsorgeärzte als Leiter der sozialhygienischen Beratungsstellen und für die ärztliche Beratung und Überwachung der Schulen (Schulärzte), Kindergärten, Horte usw., diese üben zugleich die Kontrolle über die ärztliche Versorgung der minderbemittelten Bevölkerung ihres Bezirkes aus, der räumlich möglichst mit den von ihnen geleiteten Stellen oder versorgten Schulen und Einrichtungen zusammenfällt, sie dienen in diesem Bezirke den Pflegern als begutachtende Organe und nehmen an deren regelmäßigen Sitzungen teil. Die ärztliche Versorgung der minderbemittelten Bevölkerung selbst erfolgt durch das oben dargestellte System der freien Arztwahl, wobei die Verträge entweder zwischen Fürsorgeverband und ärztlicher Organisation oder, wie nachher noch angegeben, zwischen Fürsorgeverband und allgemeiner Ortskrankenkasse abgeschlossen werden können. In gleicher Weise empfiehlt sich eine Versorgung mit Heilmitteln. Die Apotheken schließen mit den Fürsorge- oder Wohlfahrtsämtern gleichfalls den Krankenkassenverträgen entsprechende Abkommen, auf Grund deren den mit Zuweisungsscheinen versehenen Personen die Heilmittel in gleichen Mengen und Arten wie den Krankenkassenmitgliedern verabreicht werden. M. E. dürfte sich allmählich die weitergehende Versorgung der Erwerbslosenfürsorge und des Versorgungsgesetzes auch bei der ärztlichen und Heilmittelversorgung der übrigen Hilfsbedürftigen durchsetzen. Wie die Erwerbslosen von den Trägern der Fürsorge bei ihren Krankenkassen weiterversichert werden und bei den Kriegsbeschädigten, auch bei Nichtmitgliedern der Kassen, diese im Falle einer mit der Dienstbeschädigung zusammenhängenden Erkrankung die Heilfürsorge vorschüssig auf Kosten des Reiches übernehmen, so erscheint es mir für die Zukunft erstrebenswert, daß die Fürsorgeverbände mit den Krankenkassen Verträge abschließen, nach denen die mit Berechtigungsscheinen der Bezirksfürsorgeverbände versehenen Personen in gleicher Weise wie Mitglieder von den Krankenkassen versorgt werden, wohingegen die Bezirksfürsorgeverbände den Krankenkassen die tatsächlichen Auslagen zuzüglich eines Verwaltungskostenaufschlags ersetzen, ein Weg, der nunmehr nach § 363a der Reichsversicherungsordnung rechtlich zulässig ist. Solche allgemeinen Verträge werden die vielerorts noch in Argen liegende ärztliche und Heilmittelversorgung der nicht versicherten hilfsbedürftigen Bevölkerung sicherstellen. Für die Kriegshinterbliebenen gibt bereits § 30 RG. eine Anregung in diesem Sinne, auch zugunsten der Kleinrentner sind an manchen Orten ähnliche Verträge abgeschlossen worden.

Bei Erkrankung oder Schwangerschaft der Mutter und Hausfrau reicht in den minderbemittelten Haushaltungen die ärztliche und Heilmittelhilfe nicht aus. Hier muß ein Ersatz für die fehlende Haushaltführung geschaffen werden. Dieses Ziel verfolgt die Hauspflege. In kleinen Gemeinden werden die Gemeindeschwestern diese mit übernehmen können. In einer Reihe größerer Städte haben sich als Träger dieser Fürsorge Hauspflegevereine gebildet, deren größter Erfolg darin bestand, daß einige Krankenkassen die Hauspflege in ihre Pflichtleistungen, auch bei der Familienversicherung, einbezogen. Frankfurt a. M. hat die Hauspflege kommunalisiert und für die städtische Beamtenschaft in Form einer rege benutzten Versicherung ausgebaut. Neuerdings nehmen sich auch die Arbeitersamaritervereine der Hauspflege an. Da sich als Hauspflegerinnen besonders ältere vertrauenswürdige Frauen eignen, handelt es sich hier um Aufgaben, zu deren Erfüllung diese auf dem allgemeinen Arbeitsmarkt wegen ihres Alters oder ihrer Erwerbsbeschränkung kaum mehr geeigneten Frauen besonders herangezogen werden können. Eine weitere Verbreitung der Einrichtung der Hauspflege erscheint dringend erwünscht, weil bei ihrer Gewährung der Mutter und Hausfrau die erforderliche Ruhe und Schonung gewährleistet werden kann und gleichzeitig Störungen eines geordneten Familienhaushalts vermieden werden.

Als Ergänzung der Krankenhausversorgung ist die soziale Krankenhausfürsorge zu erwähnen. Besondere im Krankenhaus beschäftigte Fürsorgerinnen besprechen mit den Insassen deren soziale und wirtschaftliche Wünsche, suchen diese zu erledigen und kümmern sich um die Unterbringung, Arbeitsbeschaffung und Unterstützung der zu entlassenden Kranken. Als soziale Ergänzung der Krankenhauspflege bedeutet die soziale Krankenhausfürsorge einen nicht unwesentlichen Heilfaktor.

### β) Bekämpfung der Volkskrankheiten.

Während der erste Abschnitt der gesundheitlichen Fürsorge der pflegerischen und heilenden Fürsorge gewidmet war, betreten wir nunmehr das Gebiet der eigentlichen sozialen Hygiene. Deren Aufgaben werden in gesonderten Abschnitten dieses Handbuches eingehende Behandlung finden. Ich kann mich daher in der Darstellung ganz kurz fassen und in dieser nur einen allgemeinen Überblick geben. Nur soweit die rechtlichen Grundlagen darzustellen sind, erscheint mir eine etwas ausführlichere Wiedergabe geboten. Erste Aufgabe der sozialen Hygiene ist die Bekämpfung der großen, die öffentliche Gesundheit bedrohenden Volkskrankheiten.

### *Tuberkulose.*

Die verbreiteste und verheerendste dieser Volkskrankheiten ist die Tuberkulose. Was in Fürsorgestellen, in halboffener Fürsorge und in Heilstätten zu ihrer Bekämpfung zu erfolgen hat, wird an anderer Stelle dieses Handbuches erörtert. Gesetzliche Grundlagen für die Tuberkulosenfürsorge sind nur sehr spärlich vorhanden. Denn das preußische Gesetz vom 4. August 1923 ist ebenso wie die meisten landesrechtlichen Regelungen nicht als ein Fürsorgegesetz, sondern als ein medizinalpolizeiliches Gesetz zu bezeichnen, das zwar ebenso wie das Reichsseuchengesetz und die Landesgesetze über ansteckende Krankheiten von fürsorgerischen Auswirkungen begleitet ist, das seinem Charakter nach aber ein polizeiliches Abwehrgesetz darstellt. Dies gilt in gleicher Weise von der in dem preußischen Gesetz enthaltenen Meldepflicht ansteckender Erkrankungen wie von der Vorschrift laufender Desinfektionen. Auch die Bestimmung, daß deren Kosten auf Antrag von der Öffentlichkeit zu übernehmen sind, bedeutet keine wesentliche Erweiterung der allgemeinen Bestimmungen über die Tragung mittelbarer Polizeikosten. Die für die Praxis der Tuberkulosebekämpfung wichtigsten Vorschriften bleiben nach wie vor die Bestimmungen der §§ 1269ff. der Reichsversicherungsordnung über Heilverfahren, weil auf Grund dieser Vorschriften die Landesversicherungsanstalten eine umfang- und erfolgreiche Behandlung der bedrohten Massenschichten durchführen können und es vielerorts auch getan haben. In einzelnen Ländern (Sachsen, Thüringen, Oldenburg usw.) ist die Tuberkulosefürsorge als Pflichtaufgabe der Landeswohlfahrtsgesetze festgelegt, in Sachsen mit der ausdrücklichen Vorschrift, daß die Wohlfahrtsämter der Bezirksfürsorgeverbände zur Ergreifung wohlfahrtspflegerischer Maßnahmen auch im Einzelfalle verpflichtet sind. Im allgemeinen bieten die §§ 3, 6b, 10, Abs. II RG. eine ausreichende Rechtsgrundlage, um die Fürsorgeverbände zu den erforderlichen Maßnahmen der Tuberkulosenfürsorge zu ermächtigen, so daß eine Spezialgesetzgebung im Verordnungswege unter Auslegung der genannten Paragraphen möglich ist. Aber gerade in der Tuberkulosenfürsorge kommt es viel weniger auf die gesetzlichen Bestimmungen an, die heute bereits genügende Möglichkeiten gewähren, als auf die Intensität des Ausbaus der Fürsorgeeinrichtungen und auf den sozialen Willen, alle erforderlichen Maßnahmen allgemeiner Art wie im Einzelfalle finanziell durchzuführen.

Eine besondere Aufgabe erwächst der wirtschaftlichen Fürsorge in der Hilfe für die aus Heilstätten gebessert oder geheilt Entlassenen. Hier können ungünstige Wohn- oder Arbeitsverhältnisse wieder alle Erfolge zerstören. Deshalb ist der Ausbau der nachgehenden Fürsorge unbedingtes Gebot, bei der die örtlichen Fürsorgestellen mit den Arbeitsnachweisen und den Wohnungsämtern zusammenwirken müssen, um den Entlassenen geeignete Arbeitsstellen, erforderlichen Falles mit Berufsumschulung, und soweit dies heute bei der Wohnungsnot möglich ist, genügenden Wohnraum zu beschaffen.

### *Geschlechtskrankheiten und Gefährdetenfürsorge.*

Wesentlich bedeutsamer sind die Einwirkungsmöglichkeiten der Gesetzgebung auf die Bekämpfung der Geschlechtskrankheiten, aber auch um so notwendiger ist dort ein gesetzliches Eingreifen. Liegt doch bei den Geschlechtskrankheiten die Entstehungsursache klar zutage, der wahllose Geschlechtsverkehr, wie er sich am entartetsten in der Prostitution darstellt. Im Kampfe gegen die Prostitution hat sich die polizeiliche Form, wie wir sie seit anderthalb Jahrhunderten besitzen, als unzulänglich erwiesen, Reglementierung oder gar Strafbarkeit der Prostitution sind ungeeignete Kampfmittel. Die neuzeitliche Gesetzgebung aller Länder schlägt durchaus sowohl im Kampfe gegen die Prostitution als auch bei der Behandlung der Geschlechtskranken die Richtung einer Fürsorgegesetzgebung ein, wobei die polizeilichen Vorschriften sich nur als ergänzende Hilfe zur Durchführung der Fürsorge darstellen. Bei der Bekämpfung der Geschlechtskrankheiten ist zwischen den Maßnahmen zu unterscheiden, die der Behandlung der Erkrankten und der Verhinderung der Krankheitsverbreitung durch diese dienen und solchen, die über den Rahmen der gesundheitlichen Fürsorge hinausgehend, die Prostitution eindämmen und das Anheimfallen an diese verhindern sollen, die sogenannte Gefährdetenfürsorge. Anfangs 1918 wurde dem Reichstag ein Gesetzentwurf zur Bekämpfung der Geschlechtskrankheiten vorgelegt, der nach ausgiebigen Beratungen im bevölkerungspolitischen Ausschuß infolge der Revolutionsauflösung des Reichstages nicht zur Verabschiedung gelangte. Der starken Ausbreitung der geschlechtlichen Erkrankungen im Heere und ihrem Umsichgreifen im Reiche, insbesondere auf dem früher verschonten flachen Lande, sollten die Verordnungen vom 17. Dezember 1918 über die Fürsorge für geschlechtskranke Heeresangehörige und die Verordnung vom 11. Dezember 1918 zur Bekämpfung der Geschlechtskrankheiten entgegenwirken. Erstere sah eine Meldung der heeresentlassenen Kranken an die Landesversicherungsanstalten zwecks Sicherung weiterer Behandlung vor, letztere ermöglichte die Zwangsbehandlung aller Erkrankten, auch männlicher, und stempelte den Beischlaf ansteckend Kranker auch ohne Eintritt einer Ansteckung als strafbare Handlung. Beide Verordnungen sind Vorläufer eines Reichsgesetzes zur Bekämpfung der Geschlechtskrankheiten, das im Juni 1923 vom Reichstag verabschiedet, aber infolge des Einspruchs des Reichsrates gescheitert ist. Neuerdings liegt dem Reichstag wiederum ein Entwurf vor. Die wesentlichen Fürsorgebestimmungen — eine eingehende Behandlung des Entwurfs wird an anderer Stelle des Handbuches erfolgen — betreffen die Behandlungspflicht Geschlechtskranker einschließlich etwaiger Zwangsmaßnahmen, die Aufklärungspflicht der behandelnden Ärzte, die fakultative Meldepflicht und die strafrechtlichen Schutzbestimmungen. Das Gesetz wird nur dann von Erfolg sein, wenn es die Behandlung der Erkrankten gewährleistet, Melde- und Strafbestimmungen reichen hierzu nicht aus, sie bilden nur Hilfsmaßnahmen. Die besten Erfolge weisen bisher die meist von den Landesversicherungsanstalten eingerichteten Beratungsstellen auf, deren pflichtmäßige Einrichtung für alle Bezirke in dem neuen Gesetzentwurf leider noch nicht vorgesehen ist. Bei der Einrichtung dieser Beratungsstellen erscheint es mir nach den bisherigen Erfahrungen erforderlich, diese so anzulegen, daß eine diskrete Benutzung möglich ist. (Errichtung in größeren Städten, nach außen nicht erkenntlich, Zusammenlegung mit anderen Stellen in neutralem Gebäude.) Ob die fakultative Meldepflicht, die noch dazu nicht einmal durch Strafbestimmungen gesichert wird, Erfolge aufweisen wird, kann füglich bezweifelt werden. Weiter gehen heute bereits Dänemark, Norwegen und die Tschechoslowakei, die eine anonyme Meldepflicht eingeführt haben, und vor allem Schweden, das seit 1918, und der Kanton Zürich, der seit 1920 die namentliche Meldepflicht besitzen. Die von den Ärzteorganisationen dagegen geäußerten Bedenken erscheinen mir nicht stichhaltig, wenn man bedenkt, daß heute bereits ein Großteil der Bevölkerung infolge seiner Kassenzugehörigkeit meldepflichtig ist und daß die als Meldeempfänger vorgesehenen Gesundheitsbehörden der Schweigepflicht unterliegen. Die Zwangsbehandlung des Gesetzentwurfes wird endlich die ungleiche Behandlung von Mann und Frau beseitigen, die auch unter der Verordnung vom 11. Dezember 1918 bestand, weil entgegen den für Frauen geltenden Bestimmungen des preußischen Gesetzes zur Bekämpfung übertragbarer Krankheiten nicht der Verdacht der Erkrankung, sondern die Tatsache der Erkrankung eine Voraussetzung der Einweisung zur Zwangsbehandlung bildete. Nach der neuen Fassung des Entwurfes genügt nunmehr bei beiden Geschlechtern der dringende Verdacht. Die drohende Zwangsbehandlung und die Durchführung gerade bei den der Fürsorge aus ihrer Lebensführung als gefährdend bekannten Personen (Prostitutierten, Obdachlosen, Landstreichern usw.) wird eine gute Vorsorge darstellen. Als wichtigste Maßnahme erscheint mir allerdings die finanzielle Sicherung der Behandlung. Bei der Mehrzahl der Erkrankten wird eine Kasse hierzu verpflichtet sein, eine Erweiterung der Verpflichtung der Beratungsstellen, für sämtliche Besucher die Kosten der ärztlichen Behandlung und der Heilmittel vorschüssig zu übernehmen, dürfte keine allzu große Belastung herbeiführen, da der nichtversicherte Personenkreis nicht mehr sehr groß ist. Erst eine solche Vorschrift wird aber die Fürsorge für die Geschlechtskrankheiten wirkungsvoll gestalten und die Beratungsstellen ihre Ziele erreichen lassen. Werden deren Kosten auf Zweckgemeinschaften der Landesversicherungsanstalten und der Bezirks- und Landesfürsorgeverbände umgelegt, dann dürften die dem einzelnen Träger erwachsenden Kosten in gar keinem Verhältnis zu dem erzielten Nutzen stehen. Solange aber nicht eine solche in Großbritannien, Dänemark und Schweden bereits bestehende kostenlose Behandlung auch der keiner Krankenkasse angehörenden Bevölkerung gesichert ist, wird jedes Gesetz allein mit Strafmaßnahmen und Meldepflicht nur beschränkte Erfolge aufweisen können[1]).

Gleich bedeutsam wie die Heilung der Erkrankten selbst, ist der Kampf gegen die Prostitution als die Hauptansteckungsquelle der Krankheiten. Wie schon erwähnt, haben die bisherigen Mittel der polizeilichen Repression, der Reglementarismus, fast völlig versagt. Aus den Polizeimaßnahmen gegen die Prostitution ist unter Benutzung und Umbiegung der reglementaristischen Vorschriften ein neues Gebiet der Wohlfahrtspflege, die Gefährdetenfürsorge, erwachsen. In der Form der Rettungsarbeit hatten von jeher die caritativen, insbesondere die konfessionellen Verbände sich der Gefährdeten und Gefallenen, wie mit Recht ANNA PAPPRITZ in ihrem Handbuch der Gefährdetenfürsorge sagt, als „reuiger Büßerinnen" angenommen. In dieser Arbeit wirkten vornehmlich die Innere Mission und der katholische Fürsorgeverein für Frauen, Mädchen und Kinder (Sitz Dortmund), unter Benutzung der eigenen Heime, der Magdalenenheime und der Klöster zum Guten Hirten. Die Umstellung — man kann auch auf diesem Gebiet sagen — von der Heilfürsorge zur vorbeugenden Sorge ist in hohem Maße der geistigen Beeinflussung durch die Internationale Abolitionistische Föderation zu verdanken, deren deutscher Zweig, der Deutsche Verband zur Förderung der Sittlichkeit, nicht allein in der negativen Aufgabe der Bekämpfung des Reglementarismus, sondern in gleicher Weise in der Schöpfung einer vorbeugenden Gefährdetenfürsorge seine Aufgabe erblickte. Es kann fraglich erscheinen, ob es systematisch richtig ist, diese Gefährdetenfürsorge in dem vorliegenden Absatz über Gesundheitsfürsorge zu behandeln und ob sie nicht als Erziehungsfürsorge anzusehen ist. Zweifellos liegen die Maßnahmen der Gefährdetenfürsorge überwiegend auf sozialpädagogischem Gebiete, ihre Einreihung unter die Gesundheitsfürsorge erschien mir aber berechtigt, weil sie das bedeutsamste Mittel im Kampfe gegen die Geschlechtskrankheiten darstellt. Die gesetzlichen Grundlagen der Gefährdetenfürsorge sind, wie erwähnt, aus einer Umbiegung der polizeilichen Reglementierungsvorschriften erwachsen. Im Erlaß des preußischen Ministeriums des Innern vom 11. Dezember 1907 wird die Einrichtung öffentlicher ärztlicher Sprechstunden gemäß den Ausführungsbestimmungen vom 7. Oktober 1905 zum Gesetze betr. die Bekämpfung übertragbaren Krankheiten eindringlich empfohlen und die Überweisung erstmalig Aufgegriffener zum Besuch dieser Sprechstunden an Stelle der polizeiärztlichen Untersuchung anheimgegeben. Auch kann bereits in Kontrolle Befindlichen der Nachweis ihres

---

[1]) Hinsichtlich der interessanten französischen Gesetzesvorarbeiten siehe Quarck: „Gegen Prostitution und Geschlechtskrankheiten".

Gesundseins durch regelmäßige Zeugnisse solcher Stellen nachgelassen werden. Schließlich wird auf die Mitarbeit der Rettungsvereine hingewiesen, deren Vertrauensdamen unbeschränkt Zutritt zu den weiblichen Personen zu gewähren ist, um deren Rückkehr zu einem anständigen Lebenswandel zu erleichtern. Fast gleichzeitig mit diesem Erlaß wurde 1903 in Stuttgart die erste Polizeiassistentin bei der Sittenpolizei angestellt, der alsbald in einer größeren Anzahl von Städten Nachfolgerinnen erstanden. Deren wachsender Einfluß sowie die weitere Wandlung vom Reglementarismus zur Gefährdetenfürsorge wird aus dem Erlaß des preußischen Ministers des Innern vom 15. Juli 1918 ersichtlich, der eine der wichtigsten Quellen dieses jungen Zweiges der Wohlfahrtspflege darstellt. Der Erlaß enthält bereits ein umfassendes Programm der Gefährdetenfürsorge. Er geht von der durch den Krieg verursachten Zunahme der Prostitution aus und entwickelt daraus die Aufgabe, die man als Begriffsbestimmung der Gefährdetenfürsorge bezeichnen kann: „Dieser Gefahr nach Möglichkeit vorzubeugen und den Gefallenen oder Gefährdeten rechtzeitig und nachhaltig die rettende Hand zu bieten, muß als eine dringende Pflicht aller amtlichen Stellen und der Organe der freiwilligen Liebestätigkeit angesehen werden. Soweit Mädchen unter 18 Jahren in Betracht kommen, stehen die Einrichtungen der Fürsorgeerziehung zur Verfügung. Bei den älteren Personen handelt es sich einmal um Gefährdete, die bei nicht rechtzeitigem Eingreifen der gewerbsmäßigen Unzucht verfallen, sodann um die erstmalig gerichtlich wegen gewerbsmäßiger Unzucht Verurteilten und endlich um die gewohnheitsmäßig Prostituierten." Strafrechtliche Maßnahmen allein helfen nicht. Die Polizeifürsorgerinnen sollen sich unter Mitwirkung der ehrenamtlichen Kräfte in der offenen Fürsorge durch Schutzaufsichten der Gefährdeten annehmen, wobei in Einzelfällen auch Befreiung von der Polizeikontrolle zugesagt wird. Die offene Fürsorge muß durch geschlossene, in Zufluchtsheimen und Stätten dauernder Unterbringung ergänzt werden, deren Aufsuchen auch durch Anwendung der gesetzlichen Handhabe zu erzwingen ist. Die Kosten der Unterbringung sollen möglichst von den Provinzen getragen werden. Zur Durchführung wird auf das Zusammenwirken der Polizeifürsorgerin mit allen einschlägigen Vereinen bei sämtlichen Fällen der Einlieferung weiblicher Personen und die Ausnutzung der Aussetzung der Haftstrafe, der Polizeikontrolle und der korrektionellen Nachhaft bei freiwilliger Unterstellung unter fürsorgerische Maßnahmen, wie es in Bielefeld gehandhabt wird (sogenanntes Bielefelder System, das auf Anregungen des dortigen Leiters der Gesellschaft für soziales Recht, Amtsgerichtsrat Dr. Bozi zurückzuführen ist) hingewiesen. Schon vor der Verabschiedung dieses Erlasses waren Teile der Aufgaben der Sittenpolizei in Altona einem selbständigen Pflegamt, das nach wohlfahrtspflegerischen Gesichtspunkten arbeitete, zugewiesen worden. Der Erlaß, dem eine große Tagung über Gefährdetenfürsorge und Sittlichkeitsgesetzgebung im Oktober 1918 in Frankfurt a. M. folgte, und das in der Revolution geförderte Eindringen abolitionistischer Gedankengänge in die Behörden gab der Gefährdetenfürsorge einen mächtigen Antrieb. Waren früher die Fürsorgerinnen und die Vereine nur Gehilfen der Sittenpolizei, so wurde jetzt das gesamte Problem einer nichtpolizeilichen Fürsorge aufgerollt. Auf der erwähnten Tagung in Frankfurt sowie auf dem großen Kölner bevölkerungspolitischen Kongreß im Jahre 1921 wurden die Fragen der Abgrenzung zwischen Polizei und Fürsorge erörtert. Die Entwicklung ist den Weg gegangen, den ich in meinem bei der Frankfurter Tagung erstatteten Vortrag in folgenden Leitsätzen angedeutet habe: „II. Die Gefährdetenfürsorge lag bisher vornehmlich in den Händen der Polizei, die sich der privaten Fürsorgevereine als Hilfsorgane bediente. Erst an zweiter Stelle wirkte die Rechtspflege, an dritter die öffentliche Armen- und Wohlfahrtspflege in beschränktem Umfang mit. III. Die Gefährdetenfürsorge ist ein Zweig der allgemeinen Wohlfahrtspflege. Die Polizei erscheint deshalb nicht als geeigneter alleiniger Träger, weil a) ihre Aufgabe nicht auf dem Gebiete der Fürsorge und Wohlfahrtspflege liegen, b) es ihr im allgemeinen an den geeigneten Pflege- und Fürsorgepersonen fehlt; c) sie nicht über genügende Mittel zur durchgreifenden Fürsorge verfügt. IV. Als geeigneter Träger der Gefährdetenfürsorge kommt nur eine nach sozialen Gesichtspunkten arbeitende Fürsorgestelle in Frage. Die gemeindliche oder private Fürsorgestelle muß im Zusammenhang mit der öffentlichen Armen- und Wohlfahrtspflege, den Frauenvereinen und den konfessionellen Fürsorgevereinen und im Einvernehmen mit der Polizei arbeiten. Die Leitung soll in der Hand einer krankenpflegerisch und sozial ausgebildeten Sozialbeamtin liegen, der die Befugnisse einer Polizeiassistentin zu erteilen sind. Schutzaufsichten sind von den Mitarbeitern der Fürsorgestellen sowie der privaten und konfessionellen Fürsorgevereine zu führen." Die schnelle Entwicklung in dieser Richtung geht aus Anna Pappritzs „Handbuch der amtlichen Gefährdetenfürsorge" hervor, das 1924 bereits in 61 deutschen Städten nach ähnlichen Grundsätzen arbeitende Polizeifürsorgestellen oder Pflegeämter nachweist. Ein etwaiges Zustandekommen des Gesetzentwurfes gegen die Geschlechtskrankheiten wird die Bedeutung der Gefährdetenfürsorge und ihrer Stellen und Pflegeämter, unbeschadet darum, ob sie im Gesetze ausdrücklich aufgeführt werden, wesentlich erhöhen. In Sachsen ist nach dem Wohlfahrtspflegegesetz vom 28. März 1925 die Gefährdetenfürsorge Pflichtaufgabe der Bezirksfürsorgeverbände, in Preußen regelt ein Erlaß vom 24. Juli 1924 die Abgrenzung von polizeilicher und pflegerischer Tätigkeit. Die Aufgaben der Gefährdetenfürsorge erstrecken sich außer auf die freiwillig sich an sie wendenden auf alle polizeilich aufgegriffenen Frauen und Mädchen, auf die zur Zwangsheilung Eingewiesenen und die wegen Geschlechtskrankheit ihrer Obhut anvertrauten Personen. Ihre Mittel sind solche der offenen und der geschlossenen Fürsorge. In der offenen Fürsorge kommt die Ermittlung der sozialen, familienhaften, wohnlichen und gesundheitlichen Verhältnisse der Gefährdeten in Betracht, die Führung von Schutzaufsichten unter Heranziehung von Mitarbeitern aus den Frauenvereinen, den gewerkschaftlichen Berufsverbänden und den Fürsorgeorganisationen, wobei die sittlich-erzieherische Einwirkung und die gesundheitliche Beobachtung, insbesondere die Sicherung einer etwa erforderlichen Heilbehandlung die Hauptsache bilden. Notwendig ist insbesondere eine ständige Überwachung der Gefährdungszentren, vor allem der Bahnhöfe, das Arbeitsgebiet der besonders hierfür geschaffenen Bahnhofsmission. Erforderlich erscheint ferner der regelmäßige Besuch gefährdeter Krankenhausinsassinnen sowie jüngerer Strafgefangenen und deren Befürsorgung hinsichtlich der Wohnung und Arbeitsbeschaffung nach der Entlassung. Wichtig ist die Unterbringung jüngerer oder erstmalig Geschlechtskranker in gesonderten Krankenhäusern oder mindestens in Sonderabteilungen, entfernt von gewohnheitsmäßigen Prostituierten, um sie deren unheilvoller Beeinflussung zu entziehen. Auch ist in solchen Krankenstationen für eine geeignete Beschäftigung der meist langfristig Untergebrachten an sich erwerbsfähigen Personen Sorge zu tragen. Die Polizei hat als Verkehrspolizei nur die Aufgabe der Aufrechterhaltung der Straßenordnung und des damit verbundenen Aufgreifens. Aber auch in dieser Hilfsstellung sind in England und, wie die Kölner Polizeifürsorgerin Josephine Erkens im Bericht des deutschen Verbandes der Sozialbeamtinnen mitteilt[1]), im englischen besetzten Gebiete des Rheinlandes weibliche Wohlfahrtspolizeibeamtinnen mit Erfolg tätig. In der geschlossenen Fürsorge ist zwischen der Be-

---

[1]) Neuerdings eingehender in dem Buche: „Weibliche Polizei". Deutscher Polizeiverlag. Lübeck 1925.

reitstellung von Zufluchtsstätten zwecks Obdachbeschaffung und Arbeitsstätten zur langfristigen Unterbringung zu unterscheiden. Es ist unbedingt erforderlich, daß für die Bahnhofsmission, zur Unterbringung aufgegriffener Frauen, für die aus dem Krankenhaus oder dem Gefängnis Entlassenen, für obdachlos Zureisende wie durch Stellenlosigkeit obdachlos Gewordene (entlassene Haus- oder Gasthausangestellte) Heime zur Verfügung stehen, in denen die Mädchen bis zur Verbringung in die Familie, oder der Verschaffung von Arbeit und Wohnung ein vorübergehendes Obdach finden. In dieses Asyl müssen auch die in der Gefährdetenfürsorge arbeitenden Stellen und Personen jederzeit einweisen können. Die Leitung dieser Heime hat eine verantwortungsvolle Aufgabe, sie wird die sonst den Fürsorgestellen oder Pflegämtern obliegenden Feststellungen zum Teil selbst vornehmen müssen, sie wird für die Heim- oder Arbeitsbeschaffung und Unterbringung ihrer Schutzbefohlenen zusammen mit den Fürsorgestellen sorgen müssen, und sie wird schließlich auf die in ihrem Heim befindlichen Insassinnen, trotz der meist kurzfristigen Dauer einen erzieherischen Einfluß auszuüben haben. Mancherorts liegt ihr auch die nachgehende Fürsorge für ihre früheren Heimlinge ob. Hinsichtlich dieser nachgehenden Fürsorge sowie der Eingliederung der Gefährdeten in die Jugendpflege und die oft starken und guten Einfluß ausübenden Verbände der Jugendbewegung sei auf die feinsinnigen Ausführungen der Hamburger Leiterin der Gefährdetenfürsorge, MARIE SIEVERTS, in ihrem Aufsatz „Gefährdetenfürsorge und Jugendpflege" in der schon erwähnten Schrift des Verbandes der Sozialbeamtinnen verwiesen. Im übrigen werden diese Zufluchtsheime zugleich Beobachtungsheime sein müssen, in denen die Mitwirkung eines Psychiaters sichergestellt ist, da bekanntermaßen der Prozentsatz der geistig Anormalen bei den der Prostitution Anheimfallenden außerordentlich hoch ist. Als Übergangseinrichtungen zwischen offener und geschlossener Fürsorge können Heime günstige Erfolge aufweisen, in denen die ihrer Berufsarbeit nachgehenden Mädchen einen geschlossenen familienähnlichen Kreis finden, damit die leicht beeinflußbaren Mädchen in ihrer Freizeit einen häuslichen Halt besitzen. Ein nicht geringer Teil der Insassinnen von Übergangsheimen wird wegen ihres geistigen Zustandes einer langfristigen geschlossenen Fürsorge zuzuführen sein. Einstweilen sind leider mit ausreichender Arbeitsmöglichkeit verbundene Erziehungsstätten für dem Fürsorgeerziehungsalter entwachsene Mädchen noch recht selten. Erst in den jüngsten Jahren haben neben den hierzu früher bereits benutzten Klöstern zum Guten Hirten die großen konfessionellen Verbände, vorab wieder die rheinisch-westfälische Gefängnisgesellschaft Arbeitsheime geschaffen, ein gleiches hat der Bezirksverband Wiesbaden in Hadamar getan. Als Zwangsmittel kommen für die Unterbringung in Frage die von dem Eintritt in solche Heime abhängig gemachte Aussetzung der Strafe oder der korrektionellen Nachhaft, § 362 III Satz, 2 des geltenden sowie die Sicherungsvorschriften und Buch III des Entwurfes des künftigen Strafrechts, schließlich die Entmündigung bei den nicht selten Geistesschwachen und Trunksüchtigen und die Anweisung an den Vormund, die Unterbringung vorzunehmen. Trotzdem macht diese noch in vielen Fällen große Schwierigkeiten, weil sich keine Stelle zur Tragung der Verpflegkosten, die durch die Arbeitsleistungen nur zu einem kleinen Teile gedeckt werden, bereit findet. Aus diesen Gründen haben die Fachkreise seit langem die Verabschiedung eines besonderen Bewahrungsgesetzes gefordert, nach dem entsprechend der Fürsorgeerziehung durch richterlichen Spruch die Bewahrung für einen längeren Zeitraum angeordnet werden kann und öffentlich-rechtliche Körperschaften zur Kostentragung verpflichtet werden. Gesetzentwürfe sind vom deutschen Ausschuß für Gefährdetenfürsorge, dem Verein zur Förderung der Sittlichkeit, dem deutschen Verein für öffentliche und private Fürsorge und dem Hauptausschuß für Arbeiterwohlfahrt ausgearbeitet worden und im Druck erschienen; dem Reichstag liegen Initiativanträge des Zentrums und der Sozialdemokraten vor. Da der Entwurf des Strafgesetzbuches in seinem III. Buche die dort aufgezählten Tatbestände asozialen Verhaltens gleichfalls der Be- oder Verwahrung unterwirft, so wird eine grundsätzliche Klärung demnächst erfolgen müssen, insbesondere auch darüber, ob ein einheitliches Bewahrungsgesetz für Gewohnheitsverbrecher, gemeingefährliche Geisteskranke und asoziale Personen geschaffen werden soll oder ob ein besonderes den Fürsorgecharakter tragendes Gesetz für letztere allein erlassen wird, während die beiden ersten Gruppen der straf- oder polizeirechtlichen Regelung anheimgegeben werden. Mir erscheint der getrennte Weg der zweckmäßigere, weil, wie die Fürsorgeerziehung lehrt, bei Verbindung des Gesetzes für alle Gruppen dieses leicht einen strafrechtlichen Charakter gewinnt und damit den individualfürsorgerischen Zweck der Bewahrung asozialer Personen, wozu gerade auch die hier in Betracht kommende Gruppe der Prostitutionsgefährdeten gehört, schädigt. Den gleichen Standpunkt vertritt der Entwurf des deutschen Vereins für öffentliche und private Fürsorge, während die Psychiater, die mehr auf die Ursache der sozialen Entartung als die sozial gesellschaftlichen Zwecke der Verwahrung blicken, dem Standpunkt einer einheitlichen Gesetzgebung zuneigen. Die Kostenfrage darf vor dem Erlaß eines solchen Gesetzes nicht abschrecken, weil, wie alle Begründungen mit Recht ausführen, die davon betroffenen Personen den größten Teil ihres Lebens bereits jetzt auf öffentliche Kosten zubringen (Gefängnis, Krankenhaus, öffentliche Unterstützung, Arbeitshaus usw.) und eine Bewahrung nur eine planmäßige Verwendung dieser Gelder und Ausnutzung der Arbeitskräfte herbeiführt. Handelt es sich doch vielfach gerade um labile Personen, die bei festem Halt zufrieden sind und nützliche Arbeit leisten, während sie ohne diesen jeder Beeinflussung zugänglich kein geordnetes Leben zu führen vermögen. Die in den verschiedensten Entwürfen vorgesehenen Verfahrensvorschriften gewährleisten im übrigen die Sicherung der persönlichen Freiheit der zu Verwahrenden. Ein allerdings sehr kasuistisches Verwahrungsgesetz hat England im Jahre 1913 in seiner Mental Deficiency Act geschaffen. Auch die Schweizer Kantone Graubünden und Zürich haben die Verwahrungsmöglichkeiten für Trinker und andere asoziale Personen gesetzlich geregelt. Sachsen hat als einziges deutsches Land im Rahmen der landesrechtlichen Zuständigkeit die Verwahrung der wegen Geisteskrankheit, Geistesschwäche oder Trunksucht Entmündigten im Wohlfahrtspflegegesetz von 1925 geordnet.

### Bekämpfung des Alkoholismus und Trinkerfürsorge.

Auch im Kampfe gegen den Alkoholismus ist zwischen Maßnahmen gegen den Alkoholmißbrauch als gesellschaftlicher Erscheinung und der Fürsorge für den einzelnen Trunksüchtigen zu unterscheiden. Der Alkohol als Ursache sozialer Verelendung ist sehr häufig, genaue Zahlen lassen sich jedoch nicht angeben. Popert und Pütter-Halle haben den Anteil mit $^1/_3$ beziffert, bei der Armenstatistik von 1885 ist der Anteil sicher sehr fehlerhaft mit 7,2—0,4% angegeben, während Stadtrat Kappelmann-Erfurt auf eine Rundfrage Antworten erhielt, die zwischen 0,94 und 65% schwanken. Mir erscheint die ziffernmäßige Beantwortung kaum möglich, weil nur ganz wenige Fälle der Verwahrlosung nicht mittelbar oder unmittelbar mit dem Alkohol zusammenhängen und nur die reinen Unterstützungsfälle von Witwen, Waisen und der durch Kriegsfolgen (Beschädigte, Hinterbliebene, Sozial- und Kleinrentner) Verarmten nichts mit dem Alkohol zu tun haben. Es ist zwar nicht zu verkennen, daß die Bedeutung des Alkoholismus für das Fürsorgewesen ziffernmäßig in der Nachkriegszeit, allerdings auch wegen des Mangels an geistigen Getränken trotz Zunahme des Mißbrauchs im Jahre 1922, zurückgegangen ist, wie stark aber doch die Alkoholfolgen die öffentliche Fürsorge belasten, geht daraus hervor, daß ihr Anteil an Idiotie mit 70—80%, an den Ursachen der Fürsorgeerziehung mit 25—30% nicht zu hoch angesetzt ist. Eine gleich bedeutende Rolle spielen sie als Verbrechensursache. Mir erscheint eine immer wiederkehrende Feststellung dieser Tatsachen deshalb geboten, wetl bei den häufig geäußerten Bedenken, besonders aus Kreisen der Wirtschaft, gegen die Fürsorgelasten ein Hinweis auf die Quelle dieser Kosten notwendig ist und wertvolle Waffen im Kampfe gegen die Alkoholinteressenten bei der Umnebelung der öffentlichen Meinung abgibt. Die Rechtsgrundlage bei jeder Bekämpfung des Alkoholismus als Sozialerscheinung gibt der § 33 der Reichsgewerbeordnung ab, nach dem der Betrieb von Gast- und Schankwirtschaften sowie der Kleinhandel mit Branntwein erlaubnispflichtig sind. Eine Ergänzung hat das Notgesetz vom 24. Februar 1923 gebracht, durch das die Erlaubniserteilung außer von den in der Gewerbeordnung bereits genannten Zuverlässigkeitsgründen auch von dem Vorhandensein eines Bedürfnisses abhängig gemacht wird, das bei der Überfülle von Wirtschaften in allen Gemeinden stets zu versagen sein wird. Ein weitergehender Schankstättengesetzentwurf ist zunächst an dem Widerstande des Alkoholinteressen vertretenden Teils der Abgeordneten aller bürgerlichen Parteien gegen den Widerstand der Sozialdemokraten wie des alkoholfeindlichen Teils der Abgeordneten der anderen Parteien, vornehmlich der Frauen, gescheitert. Dennoch wird der Kampf der Alkoholgegner für das Gemeindebestimmungsrecht, d. h. die Abstimmung der Einwohner über Erlaubniserteilungen und Zurückziehungen, allmählich zum Siege führen. Weniger aussichtsreich ist dagegen der Kampf für ein Alkoholverbot, wie es in den Vereinigten Staaten von Nordamerika und in Finnland ganz, in Island und Norwegen teilweise besteht. Das Notgesetz hat hier insofern einen Anfang gemacht, als es die Verabreichung von Branntwein auch im Kleinhandel an Personen unter 18 Jahren gänzlich und die Verabreichung aller geistigen Getränke an Personen unter 16 Jahren in Abwesenheit der Erziehungsberechtigten verbietet. Ähnliche Vorschriften sieht der neue Entwurf des Strafgesetzbuches vor. Sehr nützlich scheinen mir die darüber hinausgehenden Verbote Norwegens der Abgabe alkoholischer Getränke an eingezogenes Militär, im Fahrdienst befindliche Eisen- und Trambahner und Motorwagenführer. Über diese negative Bekämpfung muß aber eine positive Förderung der Gasthausreform hinausgehen. Schweden und Norwegen haben den Branntweinausschank in der Hand gemeinnütziger Gesellschaften monopolisiert (sogenanntes Gothenburger System, in Schweden verbunden mit der Branntweinkarte, Brattsystem). Mir erscheinen die Aussichten in Deutschland recht zweifelhaft, wenn man bedenkt, daß die Monopolisierung des Branntweins ähnliche Wege geht, aber nichts zu seiner Einschränkung bewirkt hat. Im Gegenteil ist bei der Finanznot aller öffentlichen Körperschaften eine Propagierung des Branntweingenusses aus finanziellen Gründen zu befürchten. Wirksamer ist schon eine tüchtige Besteuerung alkoholischer Getränke. Am wichtigsten ist es, die Stätten, an denen sich das öffentliche Leben abwickelt, vom Alkoholgenuß unabhängig zu machen. Das Versammlungsleben ist heute meist auf Wirtshäuser angewiesen, der Bau von Turnhallen, Schwimmbädern und anderen die Volksgesundheit fördernden Einrichtungen wird mit Brauereihypotheken finanziert, deren Inhaber sich daher zum Alkoholausschank verpflichtet. Volks- und Gemeindehäuser, Versorgung der Ausschankerlaubnis in diesen müssen das öffentliche Leben vom Alkoholkapital befreien. Daneben sind ausreichend Gelegenheiten zur Abgabe von Milch und anderer billiger alkoholfreier Getränke, insbesondere auch in den Kantinen großer wirtschaftlicher Unternehmungen und bei Behördenstellen zu schaffen.

Zentrale der Individualfürsorge für den einzelnen Trunksüchtigen und seine Familie bilden die Trinkerfürsorgestellen, die mit geschulten und abstinenten Fachkräften zu besetzen sind. Sie sind die Beratungsstellen der Frauen, sie nehmen sich des einzelnen Trinkers an, und ihre nachgehende Fürsorge führt die Pfleger zu allen Tages- und Nachtstunden in die Stätten, in denen ihre Schutzbefohlenen ihrem Laster fröhnen. So günstig die öffentliche Meinung dem Alkoholismus als sozialer Erscheinung gegenübersteht, so hart ist sie gegen den einzelnen Trinker. Das Umgekehrte wäre das Richtige. Denn der Trinker ist fast ausnahmslos ein kranker Mensch, der auch wie ein solcher behandelt werden muß. Zweckmäßig erscheint es mir, die Trinkerfürsorgestellen in die öffentlichen Wohlfahrtsämter einzubauen, zur Mitwirkung aber alle alkoholgegnerischen Verbände heranzuziehen, denen auch der einzelne Trunksüchtige insbesondere zur Teilnahme an den geselligen Veranstaltungen zu überweisen ist. An gesetzlichen Mitteln stehen zur Hand die Aufnahme in eine Trinkerliste und das Wirtshausverbot, das aber nur in kleineren Orten Bedeutung besitzt. Im Interesse der Kinder eines Trinkers sind Maßnahmen aus § 1666 BGB. zulässig. Nützlich erweist sich die nach § 120 der Reichsversicherungsordnung mögliche Gewährung von Krankengeld, Unfall-, Alters- und Invalidenrenten in Sachbezügen, weil gerade die Zeit arbeitslosen Einkommens für den Trinker besonders gefährlich ist. Eine gleiche Möglichkeit bringt der Entwurf der Arbeitslosenversicherung. Außer den ganz unwirksamen Bestimmungen des Strafgesetzbuches in § 361, Ziff. 5, 7 und 8 kommt vor allem die Entmündigung des § 6, Ziff. 3 BGB. in Betracht gegen solche Personen, „die infolge von Trunksucht ihre Angelegenheiten nicht zu besorgen vermögen oder sich oder ihre Familie der Gefahr des Notstandes aussetzen oder die Sicherheit anderer gefährden". Im allgemeinen hat die angedrohte Entmündigung mit vorläufiger Vormundschaft nach § 1906 BGB. mehr Erfolg als die durchgeführte. Es empfiehlt sich, daß die Wohlfahrtsämter mit den Gerichten eine Vereinbarung treffen, nach der möglichst die Trinkerpfleger als Sammelvormünder für Trunksüchtige bestellt werden. Aber auch die Vormundschaft wird erst dann zu vollen Erfolgen führen, wenn in einem oben erörterten Bewahrungsgesetz den Vormündern die gesetzliche Möglichkeit der Unterbringung ihrer Mündel in Trinkerheilstätten gegeben ist. Denn bis zum Erlaß eines solchen Bewahrungsgesetzes wird die an sich bestehende rechtliche Möglichkeit der Unterbringung meist an der von den Fürsorgeverbänden oder Versicherungsträgern verweigerten Kostentragung der Anstaltsversorgung scheitern. Nach dem Entwurf des Strafgesetzbuches ist der Rauschzustand kein Strafausschließungsgrund mehr. Wer in Volltrunkenheit eine strafbare Handlung begeht, wird mit Gefängnis bis zu 2 Jahren oder mit der für diese Handlung bestimmteren milderen Strafe belegt, wenn er die Trunkenheit vorsätzlich oder fahrlässig herbeigeführt hat. Selbstverschuldete Trunkenheit, die noch nicht die geistige Zurechnungsfähigkeit ausschließt, bildet nach § 17, Abs. 2 des Entwurfes keinen Strafmilderungsgrund, eine Bestimmung, die bei der Einstellung vieler Richter zu den Ausschreitungen in angetrunkenem Zustande eine für die Alkoholbekämpfung sehr nützliche Vorschrift bilden wird. Bekämpfung des Alkoholismus und Trinkerfürsorge sind in Sachsen Pflichtaufgaben der Bezirksfürsorgeverbände, im Oldenburger Wohlfahrtspflegegesetz sind sie als Teilgebiete der Wohlfahrtspflege ausdrücklich bezeichnet.

Es kann nicht Aufgabe dieser Abhandlung sein, die einzelnen Krankheiten und Gesundheitsschädigungen nach ihrer sozialfürsorgerischen Bedeutung durchzusprechen und die gesetzlichen Grundlagen ihrer Bekämpfung anzugeben, zumal diese meist auf dem medizinalpolizeilichen Gebiete liegen. Nur zwei Zweige seien noch kurz erwähnt. Nervenerkrankungen und seelische Störungen haben unter den erregenden Kriegs- und Nachkriegseindrücken eine starke Verbreitung erfahren, wenn auch nicht in den schwersten Formen der Gemeingefährlichkeit, wie der Rückgang der Anstaltsbelegung, — teilweise auch auf den Alkoholmangel zurückzuführen —, beweist. Aber auch die leichteren Formen sind sozial außerordentlich verhängnisvoll, weil sie die Erwerbsfähigkeit der Betroffenen mindern oder aufheben, Familienzusammenhänge zerreißen und vielfach die Ursache sozialer Verwahrlosung bilden. Es erscheint mir daher als eine bedeutsame Aufgabe der Wohlfahrtsämter, Beratungsstellen für Gemüts- und Nervenkranke einzurichten, die in engstem Zusammenwirken mit dem Arzte sich ihrer Schützlinge annehmen, sie einer geregelten Tätigkeit zuzuführen versuchen und auch den Familienangehörigen der Erkrankten beistehen. Außerdem können solche Stellen mit Erfolg die nachgehende Fürsorge für entlassene Anstaltsinsassen betreiben. Das in den meisten deutschen Ländern spezialrechtlich noch nicht geordnete Gebiet der Anstaltseinweisung gemeingefährlicher Geisteskranker gehört zu den Aufgaben der Medizinalpolizei und kann hier unerörtert bleiben. Wichtig vom fürsorgerischen Standpunkt aus ist dagegen die Schaffung besonderer ärztlicher Beratungs- und Beobachtungsstellen für psychopathische Kinder, in denen ein erfahrener Psychiater den Schulärzten und Lehrern zur Seite steht. Diesen Stellen sind sämtliche den Schulen als geistig anormal erscheinende Schüler zu melden. Ebenso notwendig ist die Schaffung besonderer Schulen für schwachsinnige, aber noch bildungsfähige Kinder, denen diese rechtzeitig zuzuführen sind. Da diese Aufgaben über den Rahmen der einzelnen Fürsorgeverbände hinausgehen, sind sie, wie in Preußen bei der Beschulung blinder und taubstummer Kinder, mindestens den Landesfürsorgeverbänden oder den Ländern selbst zu übertragen.

Eine besondere gesetzliche Regelung war für die *Krüppelhilfe* erforderlich. Die nach den alten Ausführungsgesetzen zum Unterstützungswohnsitzgesetz zu gewährende „Pflege in Krankheitsfällen" umfaßte nach der allgemeinen Auslegung die Krüppelfürsorge nicht, weil es sich hier nicht um akute Erkrankungen handelte. Außerdem erforderte die Krüppelheilung meist langfristige Anstaltsbehandlung, zu der die Ortsarmenverbände vielfach weder willens noch leistungsfähig waren. Die Krüppelfürsorge erhielt durch die Erfahrungen der Kriegsbeschädigtenfürsorge einen mächtigen Antrieb, da man in dieser in großem Maßstabe Verkrüppelte zur Erwerbsfähigkeit zurückführte. War dies schon bei den Kriegsverletzten möglich, bei denen vielfach Körperteile und Gliedmaßen fehlten oder künstlich zerstört waren, um wieviel leichter mußte es bei den von Geburt oder durch nachfolgende Krankheiten Verkrüppelten gelingen, bei denen es sich oft nur um die Beseitigung von Deformationen handelte. Wie vom individualfürsorgerischen so erschien eine durchgreifende Krüppelhilfe auch vom volkswirtschaftlichen Standpunkt erforderlich, um durch rechtzeitiges Eingreifen andernfalls der öffentlichen Unterstützung Anheimfallende zu produktiven Gliedern der Wirtschaft werden zu lassen. Diesen Erfahrungen und Gedankengängen verdankt das preußische Gesetz betr. die öffentliche Krüppelfürsorge vom 6. Mai 1920 (lex Schlossmann) seine Entstehung. Die Landesfürsorgeverbände sind verpflichtet, für die Bereitstellung von Krüppelheimen Sorge zu tragen, die offene Fürsorge für Krüppel unter 18 Jahren sowie die Maßnahmen zur Verhütung der Verkrüppelung gehören zu den Aufgaben der Stadt- und Landkreise, die mindestens je eine Fürsorgestelle für Krüppel zu errichten haben. Für Ärzte, Hebammen und Lehrer besteht Meldepflicht der ihnen im Berufe bekannt werdenden Krüppelfälle an das zuständige Jugendamt. Zweck dieser Meldepflicht ist die rechtzeitige Erfassung aller Krüppel und die alsbaldige Einleitung heilender Maßnahmen. Über die preußischen Bestimmungen hinaus ordnet nunmehr § 6e der RG. als Pflichtleistung der Fürsorgeverbände an, allen, auch den erwachsenen Krüppeln, Erwerbsbefähigung zu verschaffen. In Sachsen ist die Krüppelfürsorge Pflichtleistung der Bezirksfürsorgeverbände, der Staat hat hier gleichfalls nach preußischem Muster für die Bereitstellung ausreichender Anstalten Sorge zu tragen (§§ 2 und 6 des Wohlfahrtsgesetzes vom 28. März 1925). Sehr rührig zeigt sich auf dem Gebiete der Arbeitsbeschaffung für Krüppel der Bund zur Förderung der Selbsthilfe der körperlich Behinderten (Otto-Perl-Bund). Die Erfahrungen der letzten Jahre erweisen, daß auf dem Gebiete der Krüppelfürsorge durch planmäßige öffentliche Fürsorge außerordentliche Erfolge zu erzielen sind, daß insbesondere die meisten Krüppel zu volkswirtschaftlichem Nutzen und zur eigenen Befriedigung Erwerbsfähigkeit erlangen können. CLARA VIEBIGS „Miseräbelchen" ist eine durch Fürsorge überwindbare Erscheinung.

### γ) Gesundheitliche Jugendfürsorge.

Im Gegensatz zu den sozialhygienischen Aufgaben, bei denen es sich in der Bekämpfung der Volkskrankheiten um Heilung oder Vorbeugung gegen anormale Zustände handelt, hat es die gesundheitliche Jugendfürsorge mit einem Normalzustand zu tun, der aber wegen seiner Zartheit und mangels der eigenen Beurteilungs- und Hilfsfähigkeit besonders gefährdet ist und zur Vermeidung dauernder Störungen oder gar des frühen Todes eigener Fürsorge bedarf. Gesundheitliche Jugendfürsorge beginnt spätestens mit dem Tage der Empfängnis. Aber letzten Endes enthalten alle sozialhygienischen Maßnahmen ein Stück gesundheitlicher Fürsorge für den Nachwuchs. Auch hier soll nicht von der Fürsorgetätigkeit im einzelnen, sondern nur von ihren Rechtsgrundlagen die Rede sein. Wochenhilfe umfaßt die gesetzlich (Reichsversicherungsordnung und Novellen) festgelegten Fürsorgeleistungen für versicherte Frauen und Mädchen und die mit den Versicherten in häuslicher Gemeinschaft lebenden Angehörigen, Frauen und Töchter. Sie stellt eine sozialpolitische Leistung der Krankenkassen zugunsten der Versicherten dar und fällt daher begrifflich nicht in den Rahmen der Wohlfahrtspflege. Während des Krieges hatte man den Krankenkassen auch die Wochenfürsorge übertragen, die eine wohlfahrtspflegerische Maßnahme zugunsten nichtversicherter minderbemittelter Wöchnerinnen darstellt. Die FV. hat in § 1f die Wochenfürsorge den Fürsorgeverbänden auferlegt und die RG. bestimmen über das Maß der Fürsorge in § 12, daß Schwangeren und Wöchnerinnen je nach Art und Grad der Hilfsbedürftigkeit ärztliche Behandlung, Entbindungskostenbeitrag und Wochen- und Stillgeld zu gewähren ist. Die Fürsorge soll die gleichen Leistungen wie die Familienwochenhilfe sicherstellen. Es ist nicht zu bezweifeln, daß insbesondere in ländlichen Bezirken die Leistungen der Wochenfürsorge in keiner Weise ausreichen, andererseits ist es durchaus zu rechtfertigen, daß die Wochenfürsorge aus dem Rahmen der Versicherung herausgenommen wurde, innerhalb deren sie übrigens bei den niedrigen Einkommensausschlußsätzen nichts geleistet hat. Nur mit stärkster wohlfahrtspflegerischer Volksaufklärung und gleichzeitiger Übertragung der Durchführung an größere hierzu fähige Träger wird sich eine ausreichende Wochenfürsorge erzielen lassen.

Nach § 4 RJWG. ist es Aufgabe des Jugendamtes, Einrichtungen und Veranstaltungen anzuregen, zu fördern und gegebenen Falles zu schaffen für Mutterschutz vor und nach der Geburt, Säuglings- und Kleinkinderwohlfahrt. Diese Aufgaben sind überwiegend gesundheitsfürsorgerischen Inhalts. Leider besteht nach Ziff. 4 des Art. 1 der Verordnung über das Inkrafttreten des RJWG. vom 14. Februar 1924 keine Verpflichtung zur Durchführung der im § 4 bezeichneten Aufgaben. In den meisten Städten und in zahlreichen fortschrittlich gerichteten Landkreisen werden sie trotz des fakultativen Charakters durchgeführt. In

Sachsen und Württemberg sind sie nach landesgesetzlicher Regelung Pflichtaufgaben. Mit der Bekämpfung der Säuglingssterblichkeit steht der Pflegekinderschutz und die Amtsvormundschaft im engsten Zusammenhang. Denn beide
kommen vorwiegend unehelichen Kindern zugute, bei denen bekanntlich infolge
der ungünstigeren Lebensverhältnisse die Sterblichkeit die der ehelichen Kinder
bei weitem übersteigt. Während aber die Amtsvormundschaft sich in der Hauptsache wirtschaftlich und erzieherisch betätigt, trägt der Pflegekinderschutz mehr
einen gesundheitsfürsorgerischen Charakter. Die Hauptaufgabe des Säuglings-
und Kleinkinderschutzes fällt den Säuglings- und Kleinkinderberatungsstellen
zu, über deren Gestaltung und Arbeitsmethoden an anderer Stelle des Handbuches
gesprochen werden wird. Bei der Kleinkinderfürsorge überschneiden sich, wie
wir später sehen werden, gesundheitliche und erzieherische Maßnahmen. Ein
besonderer Schutz für die Pflegekinder geht auf eine preußische Zirkularver-
fügung von 1840 zurück. Es war das Verdienst des Leipziger Ziehkinderarztes
Dr. Taube, Ziehkinderaufsicht und Berufsvormundschaft in engere Verbindung
zu bringen, die äußerlich übrigens im RJWG. nicht gewahrt ist. Das RJWG.
bringt in den §§ 19 und 21 die Bestimmung des Begriffes „Pflegekind". Als solche
sind Kinder unter 14 Jahren anzusehen — nach Art. 1, Ziff. 5 der Verordnung vom
14. Februar 1924 ist eine Herabsetzung des Alters durch die oberste Landesbehörde zulässig — die sich dauernd oder nur für einen Teil des Tages, jedoch
regelmäßig in fremder Pflege befinden, es sei denn, sie unentgeltlich vorübergehend in Bewahrung genommen werden, daß eheliche Kinder bei Verwandten
oder Verschwägerten bis zum dritten Grade verpflegt werden, die nicht sonst
Kinder entgeltlich, gewerbs- oder gewohnheitsmäßig in Pflege nehmen oder daß
es sich um Kinder handelt, die auswärtige Schulen besuchen und deshalb einen
Teil des Tages in Pflege genommen oder bei von der Schulleitung zugelassenen
und überwachten Familien darum untergebracht sind. Zur Aufnahme von
Pflegekindern bedarf es der vorherigen Erlaubnis des Jugendamtes, bei unent-
geltlicher, nicht gewerbsmäßiger und nur vorübergehender Bewahrung bedarf
es nur der Anmeldung. Von größter gesundheitsfürsorgerischer Bedeutung ist,
daß nach § 22 die Landesjugendämter die Voraussetzungen für die Erlaubniserteilung sowie den Widerruf näherbestimmen können. Soweit solche Verordnungen nicht ergangen sind oder in deren Rahmen, können natürlich auch die
örtlichen Jugendämter gesonderte Bestimmungen treffen. Diese Verordnungen
werden die Voraussetzungen zu bestimmen haben, über die bauliche Beschaffenheit der Wohnung, des Luftraumes für das Pflegekind, die Gewährung eines
besonderen Bettes für dieses, das Fehlen ansteckender Krankheiten im Haushalt.
In sittlicher Beziehung werden die Ordnungen Wert auf die Umgebung der
Wohnung (Wirtschaften, Absteigquartiere usw.) und die Eignung der Pflegepersonen legen müssen. Nach § 24 unterstehen die Pflegekinder und alle unehelichen Kinder, auch wenn sie sich bei der Mutter befinden, der Aufsicht des
Jugendamtes, das auf Grund landesrechtlicher Richtlinien widerruflich Befreiungen erteilen kann. Diese Befreiungen sollen zum Wohle des Kindes bei unehelichen Kindern erfolgen, die sich bei der Mutter befinden. Sie können auch
ohne landesrechtliche Befreiung geschehen bei unehelichen Kindern, die sich in
der Familie des Ehemannes der Mutter, der dem Kinde seinen Namen gegeben
hat, oder bei dem Großvater oder dem Vormund aufhalten. Insbesondere wird
im ersten Falle von der Befreiungsmöglichkeit Gebrauch zu machen sein, damit
bei diesen nach außen hin ehelichen durchaus gleichgestellten Kindern im Interesse
des Kindes die Tatsache seiner Unehelichkeit möglichst verwischt wird. Bei
Gefahr in Verzug kann das Jugendamt nach § 27 das Pflegekind sofort aus der
Pflegestelle entfernen und vorläufig anders unterbringen. Dem Vormundschafts-

gericht ist unverzüglich Nachricht zu geben. Hierbei ist jedoch zu beachten, daß § 27 eine rein verwaltungsrechtliche Maßnahme darstellt, die auf bei der Mutter befindliche uneheliche Kinder keine Anwendung findet, weil es sich hier zwar um aufsichtspflichtige, aber nicht um Pflegekinder handelt. Hier muß zum sofortigen Einschreiten eine nach Bürgerlichem Recht zu erfolgende Entziehung der Sorge für die Person vorausgehen, eine Rechtslage, die auch vereinzelte landesrechtliche Ausführungsgesetze nicht beachtet haben (Hessen). Kompetenzkonflikte hinsichtlich der Aufsichtsführung können bei solchen Pflegekindern eintreten, die von einem meist großstädtischen Jugendamte in dem Bezirke eines anderen untergebracht sind. Hier empfiehlt es sich, grundsätzlich nach § 28, Satz 2 die Aufsicht dem örtlich zuständigen Amte zu erteilen, aber Ausnahmen für den Fall zuzulassen, daß das unterzubringende Jugendamt einen eigenen Aufsichtsapparat besitzt. Eine entsprechende Vereinbarung ist von allen deutschen Ländern mit Ausnahme Württembergs und Lippes getroffen worden. Weitere Befreiungsvorschriften und Möglichkeiten bringt § 29 für die in Anstalten untergebrachten Pflegekinder. Ganz besonders sei darauf verwiesen, daß auch Kindergärten und Kinderhorte, die nur am Tage Klein- und Schulkinder aufnehmen, unter die Bestimmungen des Schutzes der Pflegekinder fallen. Es ist dies für solche Orte bedeutsam, in denen die Kindergärten und Horte dem Schulamt unterstellt sind, weil dennoch das Jugendamt die Aufsicht ausüben kann, es sei denn, daß den Schulämtern die Befugnis des Jugendamtes nach § 11 RJWG. übertragen ist.

Die gesundheitliche Fürsorge für die im schulpflichtigen Alter stehende Jugend umfaßt die Schulgesundheits- und Erholungsfürsorge, über die an anderer Stelle des Handbuches gesprochen wird. Noch in den Anfängen steckt die Gesundheitsfürsorge für die schulentlassene Jugend. Hier erscheint mir die schulärztliche Versorgung der Fortbildungs-, Fach- und Berufsschulen erforderlich und ein Ausbau der Erholungsfürsorge für die körperlich vielfach recht zurückgebliebenen Lehrlinge und Lehrmädchen. Voraussetzung dafür bildet aber eine gesetzlich festzulegende Ferienzeit, wie dies in Deutschösterreich und der Tschechoslowakei erfolgt ist und in Deutschland vom Reichsausschuß deutscher Jugendverbände angestrebt wird.

δ) Wohnungsfürsorge.

In der Einleitung zu den Untersuchungen des Vereins für Sozialpolitik des Jahres 1886 schreibt der damalige Frankfurter Oberbürgermeister und spätere preußische Finanzminister MIQUEL: „Nach meiner Überzeugung ist klar erwiesen, daß in den deutschen Großstädten für die unbemittelten Volksklassen eine ständige Wohnungsnot in einem größeren oder geringeren Grade vorhanden ist, hervorgerufen oft und regelmäßig durch den Mangel an einer genügenden Zahl kleiner Wohnungen, immer aber durch die unverhältnismäßige Höhe der Mietpreise für gesunde kleinere Wohnungen, und durch den dadurch bedingten Rückgriff auf ungesunde Lokalitäten und durch die davon abhängige Überfüllung der kleineren Wohnungen." Diese vor 40 Jahren getroffene Feststellung besitzt heute noch in gleichem Maße Richtigkeit. Die Wohnungsfürsorge ist ein Teilgebiet der Wohlfahrtspflege, mancherorts ist aus diesem Zweig ihre Gesamttätigkeit erwachsen. Ich erinnere an Worms und Düsseldorf, wo aus der Wohnungspflege die allgemeine Familienfürsorge entstand. Die beiden Hauptaufgaben der Wohnungsfürsorge betreffen I. die Bereitstellung genügenden Wohnraums, II. die richtige allgemeine und individuelle Ausnutzung der vorhandenen Wohnmöglichkeiten. Bereits vor dem Kriege stand, wie aus den einleitenden Bemerkungen MIQUELS hervorgeht, nicht genügend Wohnraum für ein erträgliches Wohnen der minderbemittelten Schichten zur Verfügung. Trotz der sehr weitherzigen

Auslegung des Begriffs Überfüllung — 1 heizbares Zimmer von 6 und mehr Personen, zwei heizbare Zimmer von 11 und mehr Personen bewohnt — ergab nach dem Statistischen Jahrbuch deutscher Städte die amtliche Wohnungsaufnahme vom 1. Dezember 1915 als überfüllt in Berlin 24 440, in Chemnitz 7457, in Hamburg 5662, in Königsberg 4630 und in Leipzig 3987 Wohnungen. Nach dem Kriege sind diese Verhältnisse infolge des fast 10jährigen Aussetzens des Wohnungsbaus noch schlimmer geworden. Die gesundheitlichen und sittlichen Schäden, die aus solchen hier nur andeutungsweise mitgeteilten Zuständen entstehen müssen, liegen auf der Hand. Die wichtigste Aufgabe der Wohnungsfürsorge, ja vielleicht augenblicklich der gesamten Wohlfahrtspflege ist die intensivste Förderung des Wohnungsbaus. Dieses Verlangen muß allen Erörterungen über Wohnungsfürsorge vorangestellt werden. Denn die zweite Aufgabe, die richtige Ausnutzung des Wohnraums, ist nur dann erfüllbar, wenn hierfür ausreichend Räume zur Verfügung stehen. Die bestehende Mieterschutzgesetzgebung, so notwendig sie ist und so sehr wir uns aus sozialen Gründen ihrem Abbau auf absehbare Zeit widersetzen müssen, ist nichts anderes als eine Mangelbewirtschaftung, die mit fördernder Fürsorge sehr wenig zu tun hat. Man rechnet in normalen Zeiten mit 3% Leerwohnungen, um das Bedürfnis zu befriedigen und auch Wohnungsfürsorge betreiben zu können. Solange nicht bei uns wenigstens 1% leerstehender Wohnungen es einigermaßen durchführbar macht, in den schlimmsten Fällen Wohnungswechsel zu ermöglichen, sind Wohnungsaufsicht und Wohnungspflege zwar notwendig und können manches Gute erwirken, in der vollen Erfüllung ihrer Aufgaben bleiben sie jedoch gelähmt. Wenn wir daher unter den heutigen Verhältnissen von Wohnungsfürsorge sprechen, so handelt es sich immer nur um eine Politik der kleinen Mittel. Zunächst ein Wort über das Verhältnis von Wohnungsaufsicht und Wohlfahrtspflege. Die Wohnungsaufsicht ist die umfassendste Ermittlung aller für Fürsorge in Betracht kommenden Wohnungen. Wenn nach Art. 7, § 1 des preußischen Wohnungsgesetzes vom 28. März 1918 der Wohnungsaufsicht außer den an Untermieter und Schlafgänger vermieteten und den an Angestellte und Lehrlinge vergebenen Räumen alle Wohnungen unterliegen, die einschließlich der Küche vier oder weniger Wohnräume besitzen, so bedeutet dies z. B. in einer Stadt wie Frankfurt a. Main mit verhältnismäßig günstigen Wohnverhältnissen, daß nach den Ziffern von 1905 83 712 von insgesamt 96 343 Wohnungen nur ihrer Zimmerzahl nach der Wohnungsaufsicht unterliegen. In anderen Städten werden die Ziffern sicher nicht geringer sein. Rechnet man, daß ein Wohnungsaufsichtsbeamter in der Stunde 4 Wohnungen besichtigt, so sind zur einmaligen jährlichen Durchsicht rund 21 000 Arbeitsstunden anzuwenden. Das bedeutet, daß in einer Stadt von damals 334 000 Einwohnern 10 Aufsichtsbeamte im Jahre alle Wohnungen einmal besichtigen können. Die Wohnungsaufsicht ist daher zur Durchführung der Wohnungsfürsorge ungeeignet, sie kann nur zur Erfassung ungenügender Wohnungen in Frage kommen. Dabei bleibt es gleichgültig, ob in der Wohnungsaufsicht, was durchaus erwünscht ist, auch Frauen mitwirken. Hinzukommt, daß die Wohnungsaufsichtsbeamten in erster Linie auf die Erkennung technischer Mängel eingestellt sind. Ihre Feststellung gibt Antwort auf die Frage: „Was ist in dieser Wohnung ungenügend?", während die soziale Fragestellung lautet: „Was muß in dieser Familie geschehen, um ihr ein ausreichendes Wohnen zu ermöglichen?" Ein so guter Kenner der Wohnungsaufsicht wie der Münchener Wohnungsamtdirektor GUT drückt dies in dem Satze aus, die Wohnungsaufsicht wendet sich an den Hauseigentümer, die Wohnungspflege an den Mieter (a. a. O. S. 444). Dabei ist zu beachten, daß, wie GUT gleichfalls ausführt, ein großer Teil der Wohnmängel, bei Feuchtigkeit etwa 80—90% nicht auf technische Fehler, sondern auf ungeeignete Benutzung zurückzuführen sind. Diese Art fürsorgerische Wohnungspflege, die man im engeren Sinne mit Bergerhoff als „die Pflege guter Wohnsitten, die durch Erziehung, Beratung und Beeinflussung zur guten Haushaltsführung und Wohnweise" bezeichnen kann, ist trotz des Mangels an Wohnraumes möglich, ja gerade dessentwegen um so erforderlicher. In dieser Richtung kann auf die zweckmäßigere Benutzung der Wohnräume, geeignete Schlafzimmer, Aufhebung der guten Stube hingewirkt werden, öfters genügt eine andere sachentsprechendere Aufstellung der Möbel. Die Hausfrauen sind auf die mit dem Waschen und Kochen in ungelüfteten Räumen verbundenen Schädigungen, insbesondere die Gefahr der Feuchtigkeit, hinzuweisen. Gegen die Zunahme des Ungeziefers ist der Kampf aufzunehmen, unter Umständen muß durch die amtliche Fürsorge eine Entwesung erfolgen. In Kleinwohnungen stellen die Bettnässer eine schwere Belastung dar, durch leihweise Abgabe besonderer Bettnässerbetten und regelmäßige Ersetzung des Bettinhaltes (Torf) kann mit kleinen Mitteln Nützliches geschaffen werden. Besonders schlimm ist in den Kleinwohnungen die Bettennot. Bei der Beschaffung dieser sowie des notwendigen Hausrates im allgemeinen leisten die in einem Verband zusammengeschlossenen gemeinnützigen Hausratgesellschaften Deutschlands gute Dienste, die einwandfreien Hausrat zu günstigen Bedingungen an die minderbemittelte Bevölkerung liefern. Ist diese doch nach den in der Kriegsfürsorge gemachten Erfahrungen zu einem Großteil auf das Abzahlungsgeschäft angewiesen, das in privaten Händen vielfach Überpreise fordert und bei Rückstand der Raten sehr scharf und die Familiengemeinschaft zerstörend vorgehen muß. Gerade das Abzahlungswesen eignet sich als eine Kreditgewährung an die schwächsten Zahler besonders für eine gemeinnützige Bewirtschaftung[1]). Mit der Frage der Beschaffung des Hausrates auf Abzahlung sind wir schon zu der wirtschaftlichen Seite der Wohnungsfürsorge gelangt. Mit Recht ist in der Zeit der künstlichen Niederhaltung der Mieten, durch die Gesetzgebung etwas in den Hintergrund gedrängt, die Wohn- als Lohnfrage bezeichnet worden. Nach den Vorkriegsstatistiken (Handwörterbuch der Staatswissenschaften Band VIII, S. 887) erforderte die Miete in Hamburg bei Einkommen unter 1800 Mark 23—25%, in Frankfurt a. Main betrug sie für die unteren Volksschichten etwa $^1/_3$, in Stettin ungefähr 28% des Lohnes. Im allgemeinen ist der Mietpreis bei kleineren Wohnungen unverhältnismäßig höher als bei größeren, weil das Risiko der Vermieter größer, die Abnutzung durch die Mieter meist stärker und das Angebot freier Wohnungen wesentlich geringer ist. Ein großer Teil der Massenschichten suchte sich die Mietzahlungen durch Aufnahme von Schlafgängern zu erleichtern, was wiederum zu großen gesundheitlichen und sittlichen Mißhelligkeiten führte. Das Schlafstellenwesen ist in der Nachkriegszeit stark zurückgegangen. Es ist dies einmal in der Hauptsache auf die verhältnismäßig niedrigeren Mieten zurückzuführen, die eine Weitervermietung weniger nötig machte, zugleich aber als eine günstige Auswirkung des Achtstundentages festzustellen, weil es bei der verkürzten Arbeitszeit auch den auswärts wohnenden Arbeitern möglich war, wochentags in ihre Heimat zu fahren. Es ist aber zu befürchten, daß bei einem Ansteigen der Mieten zur Friedenshöhe das Schlafstellenwesen wieder zunehmen wird und dann bei der jetzt herrschenden Überfüllung der Wohnungen besonders schlimme Verhältnisse sich daraus entwickeln werden. An anderer Stelle habe ich bereits ausgeführt, daß es notwendig ist, von der öffentlichen Fürsorge den kinderreichen Familien besondere Mietzuschüsse zu gewähren. Die Fürsorge-

---

[1]) Vgl. die Zeitschrift „Hausrat" des Verbandes der gemeinnützigen deutschen Hausratgesellschaften Kiel.

ämter werden ganz allgemein bei Ansteigen der Mieten ihre Aufmerksamkeit der Gewährung solcher Mietzuschüsse zuwenden müssen, um bei deren Bewilligung Bedingungen für richtige Ausnutzung der Wohnungen (unter anderem auch Verhinderung des Schlafgängertums) zu stellen. Gerade bei den unteren Volksschichten ist das Fehlen der Mittel zur richtigen Zahlung der Miete und die damit verbundene Gefahr der Aussetzung besonders groß, weil der Lohn wöchentlich, die Miete aber monatlich gezahlt wird und ein Zurückhalten bei den kärglichen Löhnen besonders schwierig ist. Um als schlechte Zahler bekannte bedürftige Mieter zu schützen, empfiehlt es sich, seitens der öffentlichen Fürsorge den Vermietern Garantie zu leisten und gleichzeitig durch Inkassobeamte die Miete wöchentlich zu erheben. Den Bedürftigen wird eine Last und ständige Bedrohung abgenommen, die öffentliche Fürsorge spart aber Geld, weil sie sich vor einem immer wiederkehrenden Eintreten für die Mietzahlung oder die Unterbringung dieser Familien sichert.

Ganz kurz sei noch die Pflicht der öffentlichen Fürsorge erwähnt, Unterbringungsmöglichkeiten für Exmittierte und Obdachlose zu schaffen. Wenn solche Heime auch nicht zur dauernden Bewohnung bestimmt sind, so müssen sie doch in menschenwürdigen Formen errichtet sein, insbesondere erscheint eine Abtrennung für die einzelnen Familien notwendig. Die z. T. auf dem Grundsatz der Anonymität beruhenden Asyle für Obdachlose stellen nur einen in einzelnen Fällen ganz nützlichen Notbehelf dar. Wo sie zur Massenunterbringung geschaffen sind, wie in Berlin, läßt sich der Eindruck von „Menschenställen" nicht unterdrücken. In großen Städten erscheint mir eine Dezentralisation dieser Asyle und eine nach Bodelschwinghschem Muster zu treffende Absonderung der einzelnen Schlafzellen durch leichte Wände notwendig, damit der furchtbare Eindruck der Massenunterbringung vermieden und gerade den Angehörigen dieser untersten, auf das Asyl angewiesenen Schichten das Gefühl der Persönlichkeit nicht zunichte gemacht wird.

Zusammenfassend möchte ich nochmals hinsichtlich der Wohnungsfürsorge betonen, daß alle vorbeugende und durchgreifende Fürsorge Stückwerk bleibt, wenn nicht in absehbarer Zeit genügend Wohnraum bereitgestellt wird, um die Ursache sehr vieler physischer und sittlicher Krankheitserscheinungen, die ungenügenden Wohnverhältnisse, mit Erfolg bekämpfen zu können.

### c) Erzieherische Fürsorge.
#### α) Jugendfürsorge im allgemeinen.

„Das Kind ist in seiner Eigenschaft als Kind hilfsbedürftig." Dieser Satz des verdienten Direktors Petersen des Hamburger Waisenhauses gibt enstprechend unseren obigen Ausführungen bei der Jugendgesundheitsfürsorge die Begründung für die gesamte Jugendfürsorge. Was ein Volk seinen Kindern schuldet, beantwortet § 1 RJWG.: „Jedes deutsche Kind hat ein Recht auf Erziehung zur leiblichen, seelischen und gesellschaftlichen Tüchtigkeit." Die Erziehung zur leiblichen Tüchtigkeit haben wir kurz in dem gesundheitsfürsorgerischen Absatz behandelt. Die Führung zur seelischen und gesellschaftlichen Tüchtigkeit bedeutet Erziehung im engeren Sinne. Jugendfürsorge stellt dabei nur ein Teilgebiet dieser Aufgabe dar. Sie ist, wie wir oben bei der Begriffsbestimmung der Fürsorge im allgemeinen sagten, nur die ergänzende oder Ersatzleistung für solche Fälle, in denen die Erfüllung der wirtschaftlichen und erzieherischen Pflichten der Jugend gegenüber anders nicht gewährleistet ist. Die Regelung im RJWG. kann und sollte daher auch nicht eine Regelung des gesamten Jugendrechtes darstellen. Das RJWG. enthält, wie § 2 Abs. 2 ausdrücklich feststellt, nur subsidiäres Recht, das hinter Recht und Pflicht der Eltern und, wie man wohl ohne die ausdrückliche Erwähnung im Gesetze sagen darf, der Schule zurücktritt. Denn bei aller Wertschätzung des RJWG. — wir dürfen nicht das Augenmaß verlieren —, das umfassendste Jugendwohlfahrtsgesetz bleibt nach wie vor die allgemeine Schulpflicht. Und dennoch bestimmt das RJWG. auch wieder primäres Jugendfürsorgerecht, nämlich die Verpflichtung der öffentlich-rechtlichen Jugendämter, die Erziehung des Kindes im Sinne des § 1 sicherzustellen, wenn die im allgemeinen ausreichenden Kräfte der Familie und Schule fehlen, nicht ausreichen oder versagen. Mit dieser Festlegung bringt das RJWG. die die große Neuerung, weil vor seinem Inkrafttreten eine solche Verpflichtung außer auf dem Gebiete der Waisenfürsorge, der Einsetzung und Überwachung von Vormundschaften (BGB.), Gewährleistung gewisser Unterhaltsrechte im BGB. und schließlich der Zwangs- oder Fürsorgeerziehung für die gefährdete Jugend für den Staat und seine Unterverbände nicht bestand. Das RJWG., auf dessen Entstehungsgeschichte hier nicht näher eingegangen werden kann und über die auch die meisten Kommentare ausführlich berichten, enthält gleichfalls nicht das gesamte Jugendfürsorgerecht. Die meisten Bestimmungen des BGB. sind in Kraft geblieben, Sondergesetze bekämpfen die Gefährdung der Jugend durch gewisse Erscheinungen der zur Unterhaltung angewandten Technik (Kino!) und regeln den Schutz der gewerblich tätigen Jugend. Trotz dieses Torsocharakters eines Jugendfürsorgegesetzes, der durch die erwähnte Verordnung vom 14. Februar 1924 noch verstärkt ist, bedeutet das RJWG. eine Großtat der nachrevolutionären Gesetzgebung mit außerordentlichen Ausbaumöglichkeiten, die in späteren Zeiten vielleicht einmal der preußischen Reformgesetzgebung der Zeit vor dem Befreiungskriege 1813/15 an Bedeutung gleichgestellt werden wird.

Im nachfolgenden sollen zunächst die Bestimmungen des Jugendrechtes behandelt werden, die sich mit den Ersatzleistungen der Fürsorge befassen, die wegen Fehlens eines Elternteiles oder beider Eltern oder wegen unzulänglicher wirtschaftlicher Kräfte der Eltern für die Jugend zu schaffen sind, während in einem zweiten Abschnitt die Erziehungsmittel erörtert werden, die mangels ausreichender elterlicher oder schulischer Erziehung erforderlich werden. Die Zahl der für die Jugendfürsorge in Frage kommenden Kinder stellt einen nicht unerheblichen Bruchteil der deutschen Jugend dar. Handelt es sich doch nach KLUMKER um 250 000 Kinder in öffentlicher Unterstützung, 1 Million unehelicher Kinder, 100 000 Fürsorgezöglinge, und 50 000 jugendliche Kriminelle, zu denen noch die Kriegswaisen und die von der Sozialversicherung unterstützten Waisenrentner treten.

### β) Vormundschaft.

α) Die elterliche Gewalt umfaßt nach dem BGB. das Recht und die Pflicht, für die Person und das Vermögen des Kindes zu sorgen und es in persönlichen und Vermögensangelegenheiten zu vertreten. Die Sorge für die Person schließt das Recht und die Pflicht ein, das Kind zu erziehen, zu beaufsichtigen und seinen Aufenthalt zu bestimmen (§§ 1227/28, 1630 BGB.). Besteht im Umkreis dieser hier verzeichneten elterlichen Rechte und Pflichten aus hier nicht zu erörternden Ursachen eine Lücke, so ist durch Stellung eines Ersatzes diese zu schließen. Dieser Ersatz bedeutet Vormundschaft oder Pflegschaft. Minderjährige erhalten nach § 1773 BGB. einen Vormund, wenn sie nicht unter elterlicher Gewalt stehen oder keines der Eltern zur Vertretung des Minderjährigen in den die Person *und* in den das Vermögen betreffenden Angelegenheiten befugt ist. Beim Fehlen einzelner Sorge- oder Vertretungsbefugnisse genügt eine Pflegschaft. Bei unehelichen Kindern steht der Mutter nach § 1707 BGB. nicht die elterliche Gewalt und das Vertretungsrecht, sondern nur die Sorge für die Person zu, uneheliche Kinder erhalten daher stets einen Vormund. Der Zweck der Vormundschaft besteht darin, bei Fehlen eines Teils oder der gesamten elterlichen Gewalt eine andere hierzu geeignete Persönlichkeit mit dem Inhalt dieser zu betrauen. Die Übernahme dieses Amtes ist staatsbürgerliche Pflicht, die nur aus den im BGB. genannten Gründen abgelehnt werden kann. Bei der großen Zahl der zu bevormundenden Kinder und den vielfachen Schwierigkeiten, die sich gerade bei diesen Kindern den Aufgaben des Vormundes entgegenstellen, war es niemals möglich, rechtzeitig genügende Einzelpersönlichkeiten zu finden, die den Anforderungen dieses Amtes gewachsen waren. Deshalb bildeten sich Systeme heraus, die arbeitsreichen Vormundschaften über einen besonders schwierigen Teil der Jugendlichen berufsmäßig hierfür angestellten Personen oder dienstlichen Stellen anzuvertrauen. Nach französischem Recht und demzufolge auch in den deutschen Gebieten, in denen französisches Recht bis 1900 galt, standen alle öffentlich unterstützten Kinder in der gesetzlichen Vormundschaft der Verwaltung des unterstützenden Hospizes, etwas eingeschränkter befanden sich in Preußen die in einer staatlichen oder gemeindlichen Anstalt untergebrachten Mündel in der gesetzlichen Vormundschaft des Anstaltsvormundes. Anstaltsvormundschaften gab es in den Hansestädten, während in Sachsen in Ausdehnung der erwähnten Dr. TAUBEschen Bestrebungen die Sammelvormundschaft gemeindlicher Beamten für die in Unterstützung befindlichen Kinder vorherrschend galt. Für sämtliche Systeme ist im RJWG. die reichsrechtliche Grundlage festgelegt. Dieses kennt folgende Formen:

1. die Amtsvormundschaft (§§ 32 ff.) von Gesetzes wegen (§ 35 ff.) oder im Einzelfall bestellt (§ 41), ausgeübt durch

a) das Amt als Kollegialbehörde (eigentliche Amtsvormundschaft),

b) durch vom Amt bestellte Mitglieder oder Beamte (§ 32) der früheren Sammelvormundschaft entsprechend;

2. Anstalts- oder Vereinsvormundschaft (§ 47);

3. die Einzelvormundschaft (§ 44).

Wenn die Vormundschaft, wie wir oben sahen, anstelle der elterlichen Gewalt tritt, dann kann man, wie es vor allem KLUMKER immer wieder betont, mit Recht die Amtsvormundschaft als das Kernstück der Jugendämter bezeichnen. Denn als elterlicher Ersatz wird das Jugendamt in viel weiterem Maße als bei der Erfüllung der übrigen nur Einzelgebiete betreffenden Angelegenheiten sich um die gesamte Entwicklung der Jugendlichen zu kümmern haben. Als Amtsvormund erfaßt das Jugendamt alle Aufgaben der Ausbildung jugendlicher Menschen. Hier ist es im stärksten Maße Erziehungsbehörde. Deshalb ist es nicht unberechtigt, wenn die Amtsvormundschaft des Jugendamtes organisatorisch als Wirbelsäule des Amtes aufgezogen wird. Bei der Entstehung des RJWG. war die Frage der kollegialen Amtsvormundschaft oder der Einzelvormundschaft, wenn auch in Form der Sammelvormundschaft, lebhaft umstritten. Wenn grundsätzlich die Amtsform den Sieg davontrug, so ist dies durchaus erfreulich, weil sie umfassender ist und das rechtzeitige Eingreifen am besten sichert. Gesetzlich tritt das Jugendamt als Amtsvormund bei allen unehelichen Kindern ein, (§ 35), deren alsbaldige Kenntnis durch Meldepflicht der Standesbeamten von der Geburt unehelicher Kinder an das Jugendamt gewährleistet ist. Das Jugendamt kann übrigens bereits vor der Geburt die Bestellung eines Pflegers für die Leibesfrucht erwirken (§ 38) und auch selbst hiermit betraut werden (§§ 41, 46). Die Sicherung eines unehelichen Kindes durch das Eintreten des Jugendamtes als gesetzlicher Amtsvormundschaft bedeutet einen großen Fortschritt. Ein vormundschaftliches Eingreifen ist nicht mehr von einer gerichtlichen Bestallung abhängig und kann daher wesentlich schneller als früher erfolgen. Auch ist nunmehr das Vorhandensein einer tätigen Vormundschaft für alle unehelichen Kinder von Anfang an gesichert. Das öffentliche Amt hat sich von der Geburt des Kindes an, ja schon vor dieser, um das Kind zu kümmern und für seine Unterbringung zu sorgen. Die um fast 10% höhere Säuglingssterblichkeit unehelicher Kinder beruht auf den ungünstigeren Bedingungen der Schwangerschaften ihrer Mütter, vor allem aber auf vielfach unzureichender Sorge nach der Geburt. Die gesetzliche Amtsvormundschaft in Verbindung mit dem Pflegekinderschutz wird sich als erfolgreiches Mittel zur Bekämpfung der Säuglingssterblichkeit erweisen. Dabei stellt sich die Amtsvormundschaft nicht bloß als allgemein volkswirtschaftlich lohnende Einrichtung dar, sondern sie erspart unmittelbar der öffentlichen Verwaltung Kosten, da bei ihrem rechtzeitigen Eingreifen schneller und in höherem Maße Unterhaltsbeiträge seitens der Erzeuger der Kinder herauszuholen sind, als dies bei den Einzelvormundschaften der Fall wäre, und infolgedessen Aufwendungen der Fürsorge an Pflegegeldern erspart werden. Gerade auf dem Gebiet der Sorge für das Vermögen und der vermögensrechtlichen Vertretung wird das technisch geschulte und durch die Übung erfahrene Jugendamt den Einzelvormündern überlegen sein, die Personensorge kann das Jugendamt vielfach durch die Familienpflegerinnen oder die mit dem Pflegekinderschutz betrauten Sozialbeamtinnen ausüben lassen, in manchen Fällen wird es hier aber auch mit Erfolg freiwillige Mitarbeiter heranziehen, die es mit dieser Aufgabe nach § 11 oder § 32 RJWG. betrauen kann; es soll dies nach § 44 durch Sonderbestellung von Einzelvormündern geschehen, wenn es dem Interesse des Mündels förderlich ist. In gleicher Richtung liegt die Bestimmung des § 47, nach der die Vorstände staatlichen und anderen öffentlich-rechtlichen Körperschaften gehöriger oder solcher privaten Anstalten, die vom Landesjugendamte hierzu geeignet erklärt worden sind, auf ihren Antrag zu Vormündern bestellt werden können. Nach § 42 ist das Jugendamt Gemeindewaisenrat. Als solcher besitzt es gemäß §§ 1849/51 BGB. dem Vormundschaftsgericht gegenüber ein Vorschlagsrecht für Einzelvormünder sowie in Unterstützung des Gerichts ein beschränktes Überwachungsrecht über die Einzelvormünder seines Bezirkes. Auch bei der Erfüllung seiner Aufgaben als Gemeindewaisenrat wird sich das Jugendamt gemäß § 11 RJWG. der freiwilligen Mitarbeit von Helfern bedienen, wie dies z. B. in der badischen Ausführungsverordnung dadurch zum Ausdruck kommt, daß zur Unterstützung der Jugendämter als Gemeindewaisenrat, in jeder Gemeinde, die nicht selbst Bezirksfürsorgeverband ist, nach Anhörung des Gemeinderats wenigstens eine in der Jugendfürsorge erfahrene Person zu bestellen ist. Über die Verpflichtung als Gemeindewaisenrat hinaus soll das Jugendamt für sämtliche Vormünder und Pfleger seines Bezirkes beratende und unterstützende Behörde sein (§ 45), wie es auch als Gutachterbehörde gegenüber dem Vormundschaftsgericht in Betracht kommt. (§ 43). Diesem gegenüber hat das Jugendamt als Amtsvormund die Stellung der befreiten Vormundschaft (§§ 1852/54 BGB.) mit einzelnen weiteren Erleichterungen in vermögensrechtlicher Beziehung (§ 33 RJWG.); insbesondere kann dem Jugendamt kein Gegenvormund bestellt werden. Weitere Befreiungen in vermögensrechtlicher Hinsicht sind nach § 34 landesrechtlich zulässig, wovon Sachsen, Hessen und Lübeck Gebrauch gemacht haben. Auch haben diese Länder sowie Hamburg und Bremen Beamten des Jugendamtes die Berechtigung erteilt, vollstreckbare Urkunden in Alimentensachen auszustellen. Mit diesen letzteren Befreiungen und Befugnissen ist ein Weg beschritten, der allmählich zum Übergang der jetzt noch von den Vormundschaftsgerichten zu erfüllenden Aufgaben an die Jugendämter enden wird. Bereits bei der Schaffung der Amtsvormundschaft wurden seitens der Vormundschaftsgerichte Bedenken geäußert, eine Behörde zu errichten, die in bedeutsamen Fragen der Aufsicht einer anderen, ihr nicht übergeordneten Behörde untersteht. Die Einrichtung der Amtsvormundschaft bedeutet den Beginn dieser Entwicklung. Bereits vor Inkrafttreten des RJWG. waren auf gemäß Art. 147 des Einführungsgesetzes zum BGB. in Württemberg, Mecklenburg und den Hansestädten Aufgaben der Vormundschaftsgerichte Notaren oder Verwaltungsbehörden übertragen. Eine entsprechende allgemeine, von den Handestädten gewünschte Regelung ließ sich bei der Verabschiedung des RJWG. nicht erreichen. Da aber ein ganz erheblicher Teil der jetzt noch den Vormundschaftsgerichten verbliebenen Aufgaben der freiwilligen Gerichtsbarkeit weit mehr verwaltungsmäßiger als richtender Art ist, so wird mit dem Erstarken und erfolgreichem Wirken der Jugendämter der Selbstverwaltungskörper die Loslösung vom Vormundschaftsgerichte sich fortsetzen und schließlich ihren gesetzlichen Niederschlag finden. Ferner sei noch erwähnt, daß über die zwischenstaatliche Regelung der Vormundschaft ein von Deutschland ratifiziertes Haager Abkommen vom 12. Juni 1902 (RGBl. 1904, S. 221 ff.) besteht. Um das internationale Zusammenwirken der Vormünder, den Einzug von Unterhaltsbeiträgen bemüht sich erfolgreich die zusammenfassende Organisation der Amtsvormünder, das Archiv deutscher Berufsvormünder in Frankfurt a. M., das selbst wie sein Leiter Professor Dr. KLUMKER die größten Verdienste für das Zustandekommen der jetzigen gesetzlichen und der früheren Sammelvormundschaft besitzt.

Die Sorge für die Person umfaßt inhaltlich auch die Bestimmung der Religionszugehörigkeit und religiösen Erziehung des Kindes. Die Rechtsgrundlagen hierfür waren in und innerhalb der Länder außerordentlich buntscheckig. Sie haben in dem Reichsgesetz über die religiöse Kindererziehung vom 4. Juli 1921 eine einheitliche Regelung gefunden, dessen hauptsächliche Bestimmungen folgende sind: Bis zur Vollendung des 14. Lebensjahres bestimmt sich die religiöse Erziehung nach freier Vereinbarung der Eltern, besteht eine solche nicht oder läßt sie sich nicht erreichen, so ist der Elternteil bestimmend, dem nach dem BGB. die Sorge für die Person des Kindes zukommt, doch kann ohne Zustimmung des anderen Elternteiles nicht angeordnet werden, daß das Kind in einem anderen als in dem den Eltern gemeinsamen oder dem bisherigen Bekenntnis des Kindes erzogen wird. Bei Verweigerung der Zustimmung kann Entscheidung des Vormundgerichts beantragt werden, das gleiche gilt, falls sich der mit der Sorge für die Person betraute Elternteil mit einem sonst bestellten Pfleger oder Vormund nicht einigen kann. Nach Vollendung des 12. Lebensjahres kann ein Kind nicht in einem anderen Bekenntnis als dem bisherigen wider seinen Willen erzogen werden, nach Vollendung des 14. Lebensjahres steht dem Kinde selbst die freie Entscheidung zu. In der Vormundschaft kommt die früher gewünschte Religionsgleichheit von Vormund und Mündel bei der neutralen Natur der amtlichen Vormundschaft nur noch in geringem Maße in Betracht, doch hat der Standesbeamte das religiöse Bekenntnis des unehelichen Kindes dem Jugendamt mitzuteilen und dieses bei der Unterbringung des Kindes darauf Rücksicht zu nehmen (§§ 33, 36 RJWG.).

*β) Maßnahmen ergänzender Erziehungsfürsorge.* Hinter der Vormundschaft stehen die nunmehr darzustellenden Maßnahmen ergänzender Erziehungsfürsorge, die nur einen Teil der Erziehung umfassen, weit zurück. Oben habe ich bereits kurz erwähnt, daß die umfassendste erziehungsfürsorgerische Maßnahme der allgemeine Schulzwang bedeutet, der geschichtlich im übrigen aus den Armenschulen, Waisenverwahranstalten, also aus einer Fürsorgemaßregel entwachsen ist. Heute tritt die erzieherische Sozialfürsorge ergänzend vor und neben die Schule. Für die vorschulpflichtige Jugend sorgen die „Kindergärten", die Kinder im Kleinkindalter (3—6 Jahre) tagsüber oder einige

Stunden am Tage aufnehmen, um ihnen Pflege und Erziehung zu gewähren, die sie im Elternhause nicht in ausreichender Weise finden können. Entstehung und pädagogische Methoden des Kindergartens knüpfen an drei Namen an, den Elsässer Pfarrer OBERLIN, den großen Erzieher PESTALOZZI und den theoretischen Ergründer der Pädagogik des Kleinkindes, JULIUS FRÖBEL, zu denen neuerdings noch die italienische Nervenärztin Dr. MARIA MONTESSORI hinzugezählt werden darf. Während aber FRÖBEL dem Kindergarten nur eine ergänzende Aufgabe neben dem Elternhaus beimaß, hat dieser, zumal in der Kriegszeit, eine ersetzende Bedeutung erlangt. Vom sozialen und erzieherischen Standpunkte aus kann diese in der Nachkriegszeit wieder erfreulich rückläufige Entwicklung nicht begrüßt werden, die aus der Heranziehung der Mütter zur Kriegsarbeit zu erklären war. Aber auch heute noch drängen manche Fürsorgeverwaltungen alleinstehende Mütter zur Annahme von Arbeit und erklären sich zur Unterbringung der Kinder in Kindergärten bereit, um Unterstützungen zu ersparen, eine sehr zweischneidige Maßregel, da die Kindergartenerziehung nicht vollen Ersatz für die mütterliche bietet und die angebliche Kostenersparnis, auf die Zukunftsfolgen gesehen, sich vielfach als Verschwendung darstellt. Wesentlich erfolgreicher zeigt sich ein Nachgehen der FRÖBELschen Ideen, in dem Kindergarten zugleich eine Erziehungsstätte für und zu Müttern zu schaffen, wie dies durch Heranziehung der Eltern zu Elternabenden und zum Mitschaffen für den Kindergarten möglich ist. Gerade die Kindergärten, die vielfach für eine in durchaus normalen wirtschaftlichen Verhältnissen lebende Arbeiterschaft eingerichtet sind und die ihrer Lage nach sich zweckmäßig in Siedlungen, Baugenossenschaften und anderen Massenquartieren befinden, könnten durchaus nützlich in genossenschaftlicher Form von den Anwohnern dieser Siedlungen verwaltet werden, um in dieser Weise das Zusammengehörigkeitsgefühl von Eltern und Kindergärten zu verstärken. Von der gesundheitlichen Überwachung der Kindergärten ist in dem vorigen Abschnitt gesprochen worden. Ein Kindergartenzwang, entsprechend der allgemeinen Schulpflicht, ist in der Nachkriegszeit des öfteren erörtert worden. Als allgemeine Maßnahme dürfte er nicht in Frage kommen, dagegen wird er sich bei anormal veranlagten Kindern, insbesondere solchen, die im schulpflichtigen Alter zum Besuch der allgemeinen Volksschule noch nicht die genügende Reife besitzen, als zweckmäßig erweisen. Hinsichtlich der gesundheitlichen und erzieherischen, mit dem Kindergartenwesen zusammenhängenden Fragen sei auf den Gesamtbericht der deutschen Zentrale für Jugendwohlfahrt über die Tagung im Oktober 1915 über „die Aufgaben der Jugendfürsorge nach dem Kriege, namentlich in der Kleinkinderfürsorge" und das vom deutschen Ausschuß für Kleinkinderfürsorge herausgegebene Sammelheft „Kindergarten und Schulwesen" verwiesen.

*Kinderhorte.* Ergänzende Fürsorge neben der Schule treiben die „Kinderhorte", die als Aufenthalts-, Spiel- und Beaufsichtigungseinrichtungen für die schulpflichtigen Kinder bestehen. Ihre Aufgaben sind denen der Kindergärten durchaus verwandt, wenn sie wegen der Schule auch nicht für einen ganztägigen Aufenthalt in Frage kommen. Die Kinderhorte sind in jüngster Zeit vielfach durch Jugendklubs ersetzt oder ergänzt worden, in denen eine stärkere Selbstbetätigung der Kinder stattfindet. Hierdurch und aus der Tatsache, daß diese Klubs meist nicht alltäglich, sondern nur zur Schule und häuslichen Erziehung hinzutreten und die Kinder nur einige Male in der Woche zusammenkommen, kann man sie als einen Übergang von der Jugendfürsorge zur Jugendpflege bezeichnen.

*Gewerblicher Kinderschutz.* In gleicher Weise gesundheitliche wie erzieherische Zwecke verfolgt das Reichsgesetz vom 30. März 1903 über Kinderarbeit in gewerblichen Betrieben. Durch dieses Gesetz soll eine Ausbeutung der unter 13 Jahre alten und schulpflichtigen Kinder verhindert werden. Es gelten verschiedenartige Bestimmungen, je nachdem es sich um Arbeit in fremden oder im Betriebe der Eltern handelt. In einzelnen Gewerbeunternehmungen ist die Kinderarbeit gänzlich verboten. Die Durchführung des Gesetzes liegt den Gewerbeaufsichtsbeamten ob. Auf die Bestimmungen des Gesetzes im einzelnen kann hier nicht näher eingegangen werden. Von wissenschaftlichem Reiz wäre die Nachforschung, inwieweit das gewerbliche Kinderschutzgesetz wie jede Einschränkung der Kinderarbeit einer quantitativ eingestellten Bevölkerungspolitik entgegenwirkt. Hängt doch die Frage der Kinderzahl in stärkstem Maße mit der wirtschaftlichen Bedeutung des Kindes für die Eltern zusammen. Im übrigen sei noch erwähnt, daß die Mitwirkung bei der Beaufsichtigung der Kinderarbeit nach § 3 RJWG. zu den durch Landesrecht näher zu regelnden Aufgaben der Jugendämter gehört. Wichtig ist, daß diese landesrechtlichen Vorschriften eine Meldepflicht der Polizei- und Gewerbeaufsichtsbehörden an die zuständigen Jugendämter festlegen, damit diese den sozialen Ursachen der Übertretungen nachgehen können.

### γ) Maßnahmen der behördlichen Ersatzerziehung.

Die Fürsorgeerziehung ist die älteste Form der behördlichen Ersatzerziehung. Sie steht daher stets im Mittelpunkt der Erörterungen über die Maßnahmen der Ersatzerziehung, eine Tatsache, die mir aus sozialen Gründen durchaus bedauerlich erscheint. Sie bildet die Ursache, daß die Ersatzerziehung ihren strafrechtlichen Anstrich so schwer abstreifen kann, denn die Fürsorgeerziehung ist ihrem Ursprung nach Strafersatz, während die behördliche Erziehung den Charakter der Ersatzerziehung tragen soll. Wie die Fürsorgeerziehung rechtlich, was wir später noch sehen werden, diesen Doppelinhalt auch heute noch besitzt, so konnte sie vor allem in der öffentlichen Meinung niemals die Einschätzung als Strafe verlieren. Daran hat, wie es PETERSEN mit Recht vorausgesagt hat, auch ihre Umbenennung von Zwangs- zur Fürsorgeerziehung nichts geändert. Wenn man aber die behördliche Erziehung als eine Ersatzerziehung betrachtet, dann darf man nicht von den verschiedenen Tatbeständen entspringenden Voraussetzungen der Fürsorgeerziehung ausgehen, sondern muß ihren Ersatzcharakter gegenüber der elterlichen oder schulischen Erziehung zum Mittelpunkte nehmen. Auf der Grundlage des § 1666 BGB. erwächst eine Fülle rechtlicher Möglichkeiten der behördlichen Ersatzerziehung, wie Beistandschaft, Pflegschaft, Unterbringung des Jugendlichen in einem anderen Orte, in einer Familie, in einer Anstalt sowie die Verbindung dieser verschiedenen Möglichkeiten, schließlich gesetzliche Schutzaufsicht und Fürsorgeerziehung. Diesem rechtlichen Vielerlei entspricht ein ganzer Katalog tatsächlicher Erziehungsmöglichkeiten, Aufsichtsführung, Entfernung von den Eltern, Familien- und Anstaltsunterbringung. Welche dieser Maßnahmen ergriffen werden, ob mit oder ohne Fürsorgeerziehung, ist in starkem Maße von der finanziellen Trägerschaft bestimmt. Nach einer Betrachtung der rechtlichen Möglichkeiten werden wir darauf und einige sich daraus ergebende Reformvorschläge zurückzukommen haben. Nach § 1666 BGB. kann bei Eltern, die das Recht der Sorge für die Person ihrer Kinder mißbrauchen, das Kind vernachlässigen oder sich eines ehrlosen oder unsittlichen Verhaltens schuldig machen und dadurch das geistige oder leibliche Wohl des Kindes gefährden, das Vormundschaftsgericht von sich aus die erforderlichen Maßregeln treffen, insbesondere anordnen, daß das Kind zum Zwecke der Erziehung in einer geeigneten Familie oder in einer Besserungs- oder Erziehungsanstalt untergebracht wird. So sind nach § 1666 BGB. an sich alle Maßnahmen tatsächlich möglich, die durch

Schutzaufsicht und Fürsorgeerziehung noch im besonderen geregelt sind. Für die Schutzaufsicht sind die §§ 56—61 RJWG. maßgebend. Sie ist vom Vormundschaftsgericht auf Antrag oder von Amts wegen anzuordnen, wenn sie zur Verhütung der körperlichen, geistigen oder sittlichen Verwahrlosung des Jugendlichen geboten und ausreichend erscheint. Als Schutzaufsicht ist dem Jugendlichen ein Helfer zu bestellen, der den Erziehungsberechtigten bei der Sorge für die Person im Umfange der Bestellung zu unterstützen hat. Die Schutzaufsicht kann auch dem Jugendamt selbst, nach der Verordnung vom 14. Februar 1924 jedoch nur mit seiner Zustimmung, übertragen werden. Der Unterschied zwischen der früheren freiwilligen und der jetzigen gesetzlichen Schutzaufsicht besteht einmal in der gerichtlichen Anordnung letzterer, dann aber auch in der gesetzlich festgelegten Stellung des Helfers, insbesondere in seinen Rechten gegenüber dem Schutzbefohlenen. Falls Schutzaufsicht nicht zur Erziehung des Jugendlichen ausreicht, ist nach dem Aufbau des RJWG. Fürsorgeerziehung zu verhängen (§§ 62—76 RJWG.). Diese dient der Verhütung oder Beseitigung der Verwahrlosung und ist einer geeigneten Familie, falls ihr Zweck dadurch nicht gefährdet wird, auch in der des Jugendlichen selbst, oder Erziehungsanstalt unter öffentlicher Aufsicht und auf öffentliche Kosten durchzuführen. Die Fürsorgeerziehung kann unter folgenden drei verschiedenen Voraussetzungen verhängt werden: 1. als vormundschaftsgerichtliche Maßnahme, wenn die Voraussetzungen der §§ 1666 oder 1831 BGB. gegeben sind, die Entfernung des Minderjährigen aus seiner bisherigen Umgebung zur Verhütung der Verwahrlosung erforderlich ist und eine nach dem Ermessen des Vormundschaftsgerichts geeignete Unterbringung anderweit nicht erfolgen kann; 2. als reine Erziehungsmaßnahme, wenn die Fürsorgeerziehung zur Beseitigung der Verwahrlosung wegen Unzulänglichkeit der Erziehung erforderlich ist, und drittens in zwei Fällen als Strafersatz, wenn bei strafbaren Handlungen Jugendlicher unter 18 Jahren das Jugendgericht Erziehungsmaßnahmen für erforderlich oder für ausreichend hält (§§ 63 RJWG., 5 und 6 JGG.) und bei noch nicht strafmündigen Jugendlichen, die sich einer sonst strafbaren Handlung schuldig gemacht haben. In ersterem Falle kann auch das Jugendgericht, also das Strafgericht unter gewissen Voraussetzungen die Erziehungsmaßregeln, auch die Fürsorgeerziehung verhängen. Fürsorgeerziehung kann im allgemeinen bis zum 18., im Falle der Erfolgsaussicht auch bis zum 20. Lebensjahr ausgesprochen werden. Zur Beschlußfassung ist das Vormundschaftsgericht zuständig, das auf Antrag oder von Amts wegen eingreift. Das Verfahren, das zweckmäßig mit dem Ziele der Bewährung des Jugendlichen ausgesetzt werden kann, regelt § 65 RJWG. In Eilfällen hat das Gericht, in dem das Bedürfnis nach Fürsorge aufgetreten ist, schleunige Maßnahmen zu veranlassen. Die Fürsorgeerziehung endigt mit der Volljährigkeit oder wenn ihr Zweck erreicht oder sichergestellt ist. Vorzeitige Entlassung eines Minderjährigen kann erfolgen wegen Unausführbarkeit der Fürsorgeerziehung aus Gründen, die in der Person des Minderjährigen liegen, wenn eine anderweitige Verwahrung sichergestellt ist. Hier wird das früher erörterte Verwahrungsgesetz als Ergänzung eingreifen müssen. Die Landesgesetzgebung hat den Vollzug der Fürsorgeerziehung und deren Kostenträgerschaft zu regeln. Gerade in dieser Kostentragung liegt der wesentliche Unterschied zwischen der Fürsorgeerziehung und den übrigen Maßnahmen der behördlichen Erziehung. Für letztere haben im allgemeinen die Jugendämter oder die Bezirksfürsorgeverbände aufzukommen. Bei der Fürsorgeerziehung werden die Kosten getragen: in Preußen, Baden und den Hansestädten z. T. vom Staat, in Württemberg vom Landesfürsorgeverband. In der verschiedenen Kostenträgerschaft zwischen Fürsorgeerziehung und anderen Maßnahmen der Unterbringung liegt die Ursache, daß die Jugendämter ein finanzielles

Interesse an der Fürsorgeerziehung besitzen, so daß diese auch dann durchgeführt wird, wenn andere Maßnahmen genügten. So ist in der Rheinprovinz in ein Drittel der Fälle die Fürsorgeerziehung wegen unzulänglicher Erziehung durch die Eltern verhängt worden, während die Veranlagung der Minderjährigen an sich keine besonderen Erziehungsmaßnahmen nötig gemacht hätte. Da aber Fürsorgeerziehung stets für den Jugendlichen einen Makel im Gefolge hat, so kann aus erziehlichen und sozialen Gründen nur eine Einschränkung der Fürsorgeerziehung gewünscht werden, die auch durchaus möglich wäre, wenn die Jugendämter die gleichen Maßnahmen vielleicht in Verbindung mit § 1666 BGB. durchführten. Bei gleichartiger Kostenverteilung werden die Jugendämter allmählich dafür zu gewinnen sein. Dann kann aber auch die Fürsorgeerziehung als eine mit einem ihr eigentümlichen Verfahren verbundene Sondermaßnahme aufhören und die behördliche Erziehung unter Anwendung des § 1666 und Verpflichtung der Jugendämter, die erforderlichen Kosten aufzubringen, ausreichen. Die Erziehungsmethoden der behördlichen Ersatzerziehung sind innerhalb und ohne Fürsorgeerziehung die gleichen. Die beiden Hauptformen sind Familien- und Anstaltserziehung. Im allgemeinen ist der Familienerziehung der Vorzug zu geben, weil sie stärker der im Normalfall üblichen Erziehung entspricht und weil trotz der besten Anstaltsleitung die Einwirkung auf den Zögling in der Regel unmittelbar und ständiger ist. Insbesondere sollte die Familienerziehung stets als Übergang zur vollen Freiheit stattfinden. Für die in Familienerziehung befindlichen Zöglinge empfiehlt es sich, dem Helfer der Schutzaufsicht entsprechende Fürsorger zu bestellen. Die zumal länger befristete Anstaltserziehung kommt vornehmlich bei geistig nicht ganz normalen Zöglingen in Frage. Für weitaus die meisten Fälle empfiehlt es sich, in psychiatrisch gut beratenen und dauernd überwachten Übergangsheimen die Zöglinge zu sichten. Für Minderjährige, bei denen die Ersatzerziehung nur wegen mangelnder Sorge der Eltern erforderlich ist, kann allerdings in der Regel von einer solchen Sichtung Abstand genommen werden. In den Anstalten sind, wie PETERSEN ausführt, Unterweisung, Gewöhnung und Arbeit die drei Erziehungsmittel. Die Unterweisung hat die Erkenntnis- und Willensbildung zum Ziele. In der Mehrzahl der Anstalten spielt dabei die Religion die Hauptrolle. Wie man persönlich auch zu religiösen Fragen eingestellt sein mag, Tatsache ist, daß bei den in der Ersatzerziehung befindlichen, meist willensschwachen, leicht beeindruckbaren Menschen religiöse wie alle mit Symbolen arbeitenden Einflüsse tiefgehende Wirkungen erzeugen. Rein dogmatische Unterweisung mit bloßen Formeln trägt aber die Gefahr in sich, daß mit dem Abschütteln einiger Lehrsätze auch die zu erzielende Willensformung aufhört. Neben der auf Verstand, Gemüt und Willen gerichteten Unterweisung wird die dauernde Gewöhnung in stärkstem Maße die Zöglinge beeinflussen. Bleibende Erfolge kann diese aber nur erzielen, wenn sie sich dem späteren, in Freiheit zu verbringenden Leben möglichst anpaßt, damit der Übertritt zu diesem den Zögling nicht in völlig veränderte Verhältnisse bringt. Diesem Zweck dient die Gruppen- oder Familienbildung in den Anstalten, in denen der einzelne sich als Glied einer kleinen Gemeinschaft fühlt und für diese Pflichten zu erfüllen hat, zugleich aber auch an deren Arbeitsteilung und Unterstützung beteiligt ist. Aus dem gleichen Grunde sind alle Absonderungen wie Anstaltsmauern, Anstaltskleidung zu verwerfen. Man lasse den Zöglingen Freiheit in der Wahl ihrer Tracht und gebe der Freude als lebensbejahendem Element ihr Recht. Mit stärkstem Nutzen kann m. E. auch die Jugendbewegung in der behördlichen Ersatzerziehung herangezogen werden. Bei den Schutzaufsichten werden deren Glieder gute Mitarbeit leisten können, vielfach erscheint es auch unbedenklich, sogar erwünscht, die Zöglinge in den ihrer Richtung entsprechenden Jugendbewegungsvereinen mitwirken zu lassen. Wo dies bei der Veranlagung der Zöglinge gefährlich erscheint, sollte man wenigstens innerhalb der Anstalten die Formen des Gemeinschaftslebens nach den Methoden der Jugendbewegung einrichten, die doch erwiesenermaßen einen starken und guten Einfluß auf die jugendlichen Gemüter ausübt. Nach der gleichen Richtung ist die Anwendung von Strafen zu beurteilen. Je spärlicher diese in einer Anstalt verhängt werden und je mehr sie den Charakter tätiger Reue tragen, um so günstiger sind sie zu beurteilen. Ich halte die körperliche Züchtigung für entbehrlich. Der als sofortige Reaktion in der häuslichen Erziehung auf eine Unart hin gegebene Handschlag ist in einer Anstalt mit Pflegepersonal nicht möglich, die nach einem „Verfahren" und ärztlicher Untersuchung verhängten Prügel entbehren der Ursprünglichkeit und stellen eine in der Erziehung nie wirksame Ausnutzung eines Gewaltverhältnisses dar. Auch die mehrtägige, mit Nichtstun verbundene Arreststrafe ist außerordentlich hart und abzulehnen. Bei der Arbeit als Erziehungsmittel ist schließlich zu scheiden, wieweit es sich bei dieser um bloße Beschäftigung oder Vorarbeit zum Berufe handelt. Bei der Beschäftigung soll den Fähigkeiten und Neigungen des einzelnen nachgegangen werden, dagegen ist hier jede schematische auf Gewinn gerichtete Arbeit, die etwa der Entlastung der Finanzen der Anstalt dient, zu verwerfen. Fröbelsche Kindergarten- und Hortmethoden sind auf die Erziehungsanstalten Vorschul- und Schulpflichtiger auszudehnen. Arbeit wird bei den Zöglingen dieses Alters in der Schule geleistet und darüber hinaus im häuslichen Helfen in ihrer Gruppe, wie sie diese normalerweise auch im Elternhause ausführten. Die Berufsausbildung sollte nach Möglichkeit einen gelernten Beruf zum Ziele haben. Dagegen wird öfters eingewandt, daß sich die Erziehung auf öffentliche Kosten doch nicht weitere Ziele stecken dürfe, als dies vielen Familien für die eigenen Kinder möglich sei. Ich halte diesen Einwand nicht für zutreffend, weil einmal in der öffentlichen Erziehung den Kindern gegenüber der elterlichen Erziehung so viele Erziehungs- und Gemütswerte abgehen, daß auch ein höher gesetztes Ziel hierfür kaum Ersatz bieten kann, zum zweiten ist zu berücksichtigen, daß die ungelernten Kräfte immer am stärksten von Arbeitslosigkeit bedroht sind, vielfach ein unstetes Dasein führen und infolgedessen die Berufsausbildung zugleich ein den Erziehungszweck sicherndes Mittel bedeutet. Um Erfolge zu erzielen, müssen bei der Berufsausbildung in den Anstalten in gleicher Weise erzieherisch begabte wie in ihrem Berufe befähigte Handwerker mitwirken. Die einseitige Einstellung auf die Landwirtschaft ist dabei nicht zu empfehlen, weil die Zöglinge nach ihrer Entlassung sich zu einem großen Teile vom Lande abwenden und damit das besonders gefährdete zugewanderte Großstadtproletariat vermehren. Ähnliche Gefahren ergeben sich, wenn Anstalten ihre weiblichen Zöglinge nur für den Hausangestelltenberuf heranbilden. In den Anstalten für weibliche Minderjährige ist auf die hausfrauliche Erziehung großer Wert zu legen. Deshalb sind bei Verwendung nur im Anstaltsbetrieb gebräuchlicher Einrichtungen (Waschmaschinen, Kesselherde usw.) auf eine Beschäftigung auch an solchen zu achten, die sie später im Einzelhaushalt vorfinden werden. Anstaltsbetriebe brauchen durchaus nicht immer technische Mustereinrichtungen zu besitzen, an den einfachen, im Leben vorkommenden verspricht die Zöglingsausbildung größere Erfolge. Nicht zu verkennen ist allerdings, daß Landwirtschaft und Gartenarbeit den Zöglingen aller Altersstufen eine als Beschäftigung im obigen Sinne zu bewertende Arbeit ermöglichen, die starke Erziehungswerte in sich birgt (eigene Beete für Kinder!). Aus diesen wie auch aus wirtschaftlichen Gründen empfiehlt sich deshalb stets die Verbindung von Erziehungsanstalten mit landwirtschaftlichen und gärtnerischen Betrieben. Schließlich noch ein Wort zu den Ergebnissen der behördlichen Ersatzerziehung. Die Fürsorgeerziehung besitzt in der Volksmeinung einen sehr schlechten Ruf, man hört immer wieder, daß die Jugendlichen dort nur schlechter, nicht gebessert werden. Richtig ist, daß der Anteil früherer Fürsorgezöglinge an Vergehen und Verbrechen weit höher ist, als es ihrem Anteil an der Gesamtbevölkerung entspricht. Dies liegt aber weniger an mangelnder Erziehung, als daran, daß der größte Teil der zur behördlichen Ersatzerziehung gelangenden Zöglinge geistig nicht normal ist. Nach der preußischen Fürsorgestatistik konnte nicht die Hälfte der über 12 Jahre alten Zöglinge fertig lesen und schreiben und im Zahlenkreise von 1—100 richtig rechnen. Bei diesen vielfach vorhandenen psychischen Mängeln ist es erklärlich, daß die Fürsorgezöglinge auch nach ihrer Entlassung als labile Menschen sich leicht unheilvollen Einflüssen hingeben und auf die Bahn des Verbrechens geraten. In den letzten Jahren großer politischer Unruhe waren bei den schwersten Ausschreitungen, der Räteherrschaft in München wie bei dem Toben der Hittlerhorden und bei einzelnen Massenausschreitungen in starkem Maße ehemalige Fürsorgezöglinge beteiligt, die sich durch die grellen Reflexe dieser Bewegungen fangen ließen. Die Fürsorgeerziehung wird daher nur dann Dauererfolge aufweisen, wenn zu ihrer Ergänzung bei den nicht vollwertigen Menschen die oben bereits erörterte Verwahrungsmöglichkeit tritt. Leider ist die Bestimmung des § 70 RJWG., nach der für Minderjährige, die an geistigen Regelwidrigkeiten leiden, soweit es aus hygienischen oder pädagogischen Gründen geboten ist, Unterbringung in Sonderanstalten zu erfolgen hat, durch die Notverordnung vom 14. Februar 1924 einstweilen aufgehoben. Auch die Vorschrift des § 73 RJWG., daß bei vorzeitiger Entlassung des Minderjährigen wegen Unausführbarkeit der Fürsorgeerziehung aus Gründen, die in seiner Person liegen, eine anderweitige gesetzlich geregelte Verwahrung zu erfolgen hat, wird so lange Torso bleiben, als diese Verwahrung mit dem 21. Lebensjahre beendet ist.

### δ) Strafrechtspflege gegenüber Jugendlichen.

Die Fürsorgeerziehung ist als Maßnahme der Strafjustiz gegen Jugendliche entstanden, allmählich ist aus der Behandlung krimineller Jugendlicher ein Sonderzweig der Jugendfürsorge erwachsen. Bei Jugendlichen darf Bestrafung nur Erziehungsmittel sein, hinter das Generalprävention oder Abschreckung völlig zurückzutreten haben. Auf dem Jugendgerichtstag in Jena hat deshalb im Jahre 1920 eine starke Minderheit von Fürsorgepolitikern der verschiedensten Parteirichtungen die Beseitigung jeglicher Bestrafung von Jugendlichen unter 18 Jahren und ihren Ersatz durch Erziehungsmaßnahmen gefordert. Die Zahl der in Frage kommenden Jugendlichen ist recht erheblich. Im Vorkriegsjahr 1913 wurden im Reiche 54 172 Jugendliche verurteilt, und deren Zahl ist im Jahre 1916 auf 80 918 gestiegen. Das deutsche Jugendstrafrecht steht unter starker Beeinflussung durch englische Gesetze (Children Act von 1908) und amerikanischer Einrichtungen, denen Deutschland langsam gefolgt ist. Die Umwandlung des Strafrechts zu einem Eingreifen des Gerichts zu Erziehungszwecken wurde zunächst durch gerichtliche Geschäftsverteilungspläne eingeleitet, durch die zuerst in Frankfurt a. M. die Arbeitsgebiete des Vormundschaftsrichters und des Straf- und Schöffenrichters gegen Jugendliche in einer Person vereinigt wurden. Aus den Erfahrungen der in dieser verwaltungsmäßigen Methode geschaffenen Jugendgerichte, dem Wirken der freiwilligen und kommunalen Jugendgerichtshilfe sowie den Untersuchungen und Aufklärungsarbeiten der von der deutschen Zentrale für Jugendfürsorge einberufenen Jugendgerichtstage verdankt das Jugendgerichtsgesetz vom 16. Februar 1923 seine Entstehung. Das Gesetz unterscheidet in den §§ 1—3 drei Altersstufen:

1. die bedingungslose Straflosigkeit bis zur Vollendung des 14. Lebensjahres;
2. die unbedingte Strafbarkeit für die über 18jährigen;
3. die bedingte Strafbarkeit für die 14—18jährigen, die davon abhängt, ob der Jugendliche zur Zeit der Tat nach seiner geistigen und sittlichen Entwicklung fähig war, das Ungesetzliche der Tat einzusehen oder seinen Willen dieser Einsicht gemäß zu bestimmen.

Das Jugendstrafrecht hat es fast ausschließlich mit der dritten Gruppe zu tun. Auch bei Bejahung der Voraussetzungen der Strafbarkeit stehen dem Gericht noch die verschiedensten Wege offen. Es kann erkennen: 1. auf Strafe allein: 2. auf Strafe und Erziehungsmaßnahmen, wenn es letztere für erforderlich erachtet; 3. auf Erziehungsmaßregeln allein, wenn es diese für ausreichend erachtet; 4. weder auf Strafe noch auf Erziehungsmaßregeln, wenn bei Vergehen oder Übertretungen (nicht bei Verbrechen) ein besonders leichter Fall vorliegt (§§ 5, 6, 9 Abs. 4).

Die Bestrafung selbst wird vielfach weniger erzieherisch auf den Jugendlichen sich auswirken als eine durch die Strafdrohung erzwungene gute Führung. Deshalb kann nach §§ 10ff. die Vollstreckung einer Freiheitsstrafe mit der Aussicht auf gänzlichen Erlaß für eine Probezeit von 2—5 Jahren ausgesetzt werden, damit sich der Jugendliche in dieser Probezeit durch gute Führung den Straferlaß verdienen kann. Die Einzelheiten über die Strafaussetzung sind in den §§ 10—13 geregelt. Bei Geldstrafen, die nicht ausgesetzt werden können, kommen die Vorschriften des Gesetzes vom 27. April 1923 in Anwendung, nach dem für Geldstrafen Fristen und Teilzahlungen gewährt werden können und ihre Tilgung durch freie Arbeitsleistung möglich ist, eine Maßnahme, die aus erzieherischen Gründen (tätige Reue!) gerade bei Jugendlichen häufig mit Erfolg Anwendung finden kann. Bei guter Führung während der Probezeit wird die Freiheitsstrafe erlassen. Besondere Vergünstigungen bestehen ferner für die Tilgung der Strafen Jugendlicher im Strafregister (Gesetz vom 9. April 1920 in der Fassung des Art. VI des Geldstrafengesetzes vom 27. April 1923). Hinsichtlich des Strafvollzugs an Jugendlichen enthält das Jugendgerichtsgesetz in § 16 nur die allgemeinen Bestimmungen, daß der Vollzug so zu bewirken ist, daß die Erziehung gefördert wird und daß bei der Vollstreckung von Freiheitsstrafen Jugendliche von Erwachsenen vollständig zu trennen sind. Längere Freiheitsstrafen sollen in Sonderanstalten oder wenigstens in Sonderabteilungen vollzogen werden. Weitere Bestimmungen über den Strafvollzug erläßt die Reichsregierung mit Zustimmung des Reichsrates. Die Vollstreckung liegt dem Jugendrichter ob (§ 36), auf eine Mitwirkung des Jugendamtes ist Bedacht zu nehmen. Wichtiger als Strafe und Strafvollzug sind in den meisten Fällen die Maßnahmen der Erziehung. Diese sind im Gesetz (§ 7) einzeln aufgeführt. Sie umfassen: 1. Verwarnung; 2. Überweisung in die Zucht der Erziehungsberechtigten oder der Schule; 3. Auferlegung besonderer Verpflichtungen (z. B. tätige Reue durch Wiedergutmachung eines angerichteten Schadens); 4. Unterbringung (zu ergänzen in einer Anstalt oder fremden Familie); 5. Schutzaufsicht; 6. Fürsorgeerziehung, die aber nur dann vom Strafgericht selbst angeordnet werden soll, wenn es auch außerhalb des Strafverfahrens für deren Verhängung zuständig wäre. Die Möglichkeit der Verurteilung zu Fürsorgeerziehung wird aber gerade dazu beitragen, deren Beurteilung als Strafe in der Volksmeinung aufrechtzuerhalten. Bereits vor der Urteilsfällung kann das Gericht vorläufige Anordnungen über die Erziehung oder Unterbringung des Jugendlichen treffen. Vor der Entscheidung oder bei Gefahr im Verzug nach dieser ist das Jugendamt zu hören.

Eingehend behandelt das Jugendgerichtsgesetz das Strafverfahren gegen Jugendliche. Von Beginn an sollen alle ungünstigen Einflüsse von dem Jugendlichen ferngehalten werden. Deshalb soll nach § 28 möglichst Untersuchungshaft vermieden werden, deren Zweck ja auch in den meisten Fällen durch eine gerichtlich angeordnete vorläufige Anstaltsunterbringung erreicht werden kann. Das gleiche gilt, wenn es auch nicht im Jugendgerichtsgesetz geregelt ist, hinsichtlich des Polizeigewahrsams. Die nach § 3 Ziff. 8 RJWG. als Pflichtleistung vorgesehene Mitwirkung der Jugendämter in der Jugendgerichtshilfe bei den Polizeibehörden muß landesrechtlich oder wenigstens örtlich durch Vereinbarungen dahin geregelt werden, daß die Jugendämter geeignete Einrichtungen zur vorläufigen Unterbringung Jugendlicher sicherstellen und die Polizeibehörden alle aufgegriffenen Jugendlichen den Jugendämtern zur Unterbringung überweisen. Für das Verfahren gegen Jugendliche werden Jugendgerichte gebildet, deren Besonderheit darin besteht (außer der hier im einzelnen nicht näher dazustellenden Zuständigkeit), daß Vormundschaftsrichter und Jugendrichter die gleichen Personen sein sollen (§ 19) und daß die Schöffen auf Vorschlag des Jugendamtes gewählt werden (§ 20), um dieses Amt besonders hierfür geeigneten Persönlichkeiten zu übertragen. Auch bei der Staatsanwaltschaft soll tunlichst ein gleicher Beamter mit der Bearbeitung der Jugendlichensachen betraut werden. Die Gerichtsverhandlungen sind einschließlich der Urteilsverkündungen nicht öffentlich. Die Ausnahmen sind im § 23 geregelt. In Ergänzung dieser sehr zweckmäßigen Vorschrift ist zu wünschen, daß Jugendliche auch von der Teilnahme anderer Strafgerichtssitzungen, denen sie als „Kriminalstudenten" beiwohnen, ausgeschlossen würden, und daß die Presse bei der Wiedergabe von Prozessen das Sensationelle und die jugendlichen Nerven Aufreizende zugunsten der rechtlich bedeutsameren Feststellungen oder sonstiger sachlich oder politisch wichtiger Vorgänge zurücktreten ließe. Sehr nützlich erscheint mir ferner die Möglichkeit, auch die Jugendlichen selbst von den Verhandlungen auszuschließen. Eine gleiche Bestimmung wäre für das demnächst zu erwartende Arbeitsgerichtsgesetz bei Lehrlingsprozessen zu wünschen. Die Jugendgerichte sind im allgemeinen zuständig, wenn die Angeklagten zur Zeit der Anklage das 18. Lebensjahr noch nicht überschritten haben, doch kann die Staatsanwaltschaft auch vor ihnen die Anklage erheben, wenn die Angeklagten zur Zeit der Tat das 18. und bei der Anklageerhebung das 21. Lebensjahr noch nicht vollendet haben. Von ganz besonderer Bedeutung ist die Jugendgerichtshilfe. Nach § 31 sind bei den Ermittlungen möglichst frühzeitig die Lebensverhältnisse des Beschuldigten sowie alle Umstände zu erforschen, die zur Beurteilung seiner körperlichen und geistigen Eigenschaften dienen können. In geeigneten Fällen soll eine ärztliche Untersuchung herbeigeführt werden. Die Vornahme dieser Ermittlungen, die in gewöhnlichen Strafsachen Aufgabe der Polizei ist, soll durch sozial geschulte und erfahrene Persönlichkeiten erfolgen, die Jugendgerichtshilfe. Deren Organe sollen nach § 22 in allen Stadien des Verfahrens zur Mitarbeit herangezogen werden. An sich nach § 3 Ziff. 5 Pflichtaufgabe der Jugendämter wird die Jugendgerichtshilfe meist in deren Auftrag durch Vereine der freien Liebestätigkeit ausgeübt. In der Jugendgerichtshilfe ist erstmalig das Zusammenwirken von sozialer Verwaltung und Rechtsprechung erreicht. Diese für alle aus sozialen oder krankhaft psychischer Veranlagung zu erklärenden Straftaten von Verbrechern, deren Handlung nur bei Berücksichtigung der sozialen und gesundheitlichen Voraussetzungen gerecht beurteilt werden kann, auszudehnen, ist Aufgabe eines künftigen sozialen Strafrechts. Die Erfahrungen der Jugendgerichte mit ihrer Gerichtshilfe sind außerordentlich günstig. Die Polizei ist geeignet, den sachlichen Tatbestand zu erhellen, zur Beurteilung der psychologischen Verbrechensursachen ist sie kaum befähigt. Dazu ist aber auch der Richter in der kurzen Zeit der Vorvernehmungen und der mündlichen Verhandlungen nicht imstande. Hier muß zu seiner Unterstützung die soziale Verwaltung öffentlicher Körperschaften oder freier Verbände eingreifen, damit sich der Richter der Ergebnisse ihrer Feststellungen zur Fällung eines gerechten Richterspruches bedienen kann. Auf Anregung der Gesellschaft für soziales Recht sind schon an den verschiedensten Orten Deutschlands soziale Gerichtshilfen zur Unterstützung der Strafgerichtsbarkeit freiwillig tätig. Ihr gesetzlicher Einbau in die künftige Strafrechtspflege wird die Aufgabe der nächsten Jahre sein. Der Anfang einer Ausdehnung der Errungenschaften des Jugendgerichtsgesetzes auf die Strafrechtspflege für Erwachsene ist bereits in dessen § 12 gemacht, nach dem die für die Probezeit der vorläufigen Aussetzung des Verfahrens die den Jugendlichen auferlegten besonderen Pflichten ebenso wie die Schutzaufsicht auch über die Erreichung der Volljährigkeit hinaus ausgedehnt werden können. Schließlich sei hinsichtlich des Jugendgerichtsgesetzes noch erwähnt, daß dieses in § 32 das sonst im Strafprozeß herrschende Legalitätsprinzip (Anklagepflicht der Staatsanwaltschaft) durchbricht, weil außer, daß das Verfahren gegen Jugendliche jederzeit eingestellt werden kann, auch die Staatsanwaltschaft unter den in § 12 genannten Bedingungen von der Erhebung der Anklage Abstand nehmen darf.

### ε) Jugendpflege und Jugendbewegung.

Das Ende der Schulzeit bedeutet weder physisch noch psychisch den Abschluß des Jugendalters. Im Gegenteil, die Zeit der Pubertät, die im Alter der Schulentlassung begonnen hat oder beginnt, bedarf wegen der in ihr besonders gesteigerten Nerventätigkeit der Jugendlichen erst recht der Beobachtung und Pflege. Dies gilt vornehmlich für ein Industrievolk wie das deutsche, bei dem 80% der männlichen und 50% der weiblichen Jugend nach Vollendung des 14. Lebensjahres in das Erwerbsleben treten. Wohlfahrt der schulentlassenen Jugend ist zwar nach der Verordnung vom 14. Februar 1924 nicht mehr Pflichtleistung der Jugendämter, die mit dieser Bezeichnung des § 4 Ziff. 6 RJWG. gemeinte Jugendpflege bleibt aber ein Kernstück jeglicher Jugendwohlfahrtsarbeit. Die Jugendpflege der Vorkriegszeit war vornehmlich getragen von kirchlich gerichteten Verbänden, neutralen, der körperlichen Ausbildung gewidmeten Vereinen mit nationalem Einschlag (Turnerschaften, Pfadfinder usw.), ferner von angeblich unpolitischen, in Wirklichkeit nationalistischen, militärisch gerichteten Bünden, in geringerem Maße von Jugendpflegegruppen der Berufsverbände und schließlich, in scharfem Gegensatz zu allen diesen Verbänden, von den gleichfalls zur Gesinnungspflege der Jugendlichen geschaffenen Jugendorganisationen der sozialdemokratischen Partei. Die meist unter geistlicher Leitung stehenden katholischen und evangelischen Jünglings- und Jungfrauenvereine waren die ältesten und umfassendsten Verbände der Vorkriegsjugendpflege, sie nahmen sich in gleicher Weise der geistigen wie der körperlichen Pflege ihrer Mitglieder an, bei den neutralen, auf die körperliche Ausbildung gerichteten Vereinen und noch mehr bei den sogenannten Wehrkraftverbänden stand die Vorbereitung der Jugend zum Heeresdienst im Vordergrund ihres Wirkens. Militarisierung als Zweck der Jugendpflege war ein weit verbreiteter Gedanke, und bis zum Ende des Weltkrieges spukte die Idee eines Reichsjugendwehrgesetzes in nicht wenigen und recht einflußreichen Köpfen, nach dem die schulentlassene Jugend sich zwangsmäßig einen militärischem Vorbereitungsdienst unterziehen müsse. Auch die staatliche Jugendpflege litt an der Zwiespältigkeit ihrer Zielsetzung. Auf der einen Seite bezweckte sie die körperliche und seelische Ertüchtigung der schulentlassenen Jugend, auf der anderen suchte sie die kirchlichen und vaterländischen Jugendverbände zu fördern, um der sozialistischen und gewerkschaftlichen Arbeiterbewegung und ihrer Jugendbeeinflussung Abbruch zu tun. Eine solche als national bezeichnete, in Wirklichkeit aber auch nicht überparteilich eingestellte Jugendpflege war auf der einen Seite den geförderten Vereinen insofern nicht nützlich, als diese, zum Teil selber nicht bewußt, richtungsmäßig festgelegt wurden, zum anderen ergriff sie nur einen Bruchteil der Jugend, deren ärmste und daher meist pflegebedürftigsten Teile den staatlich geförderten Körperschaften feindlich gegenüberstanden. Erst nach dem Umsturz ist dies anders geworden. Diese Entwicklung wird aus den staatlichen preußischen Jugendpflegeerlassen ersichtlich, denen die vieler anderer deutscher Länder entsprechen. Die Grundlage bildet der preußische Erlaß des Kultusministeriums vom 18. Januar 1911, der die Aufgaben und Ziele der Jugendpflege umreißt, zur Bildung von Stadt-, Orts- und Kreisausschüssen für Jugendpflege auffordert und in einer Anlage sachlich durchaus unanfechtbare Grundsätze und Ratschläge für Jugendpflege gibt. Ein weiterer Erlaß vom 30. Juni 1913 nimmt sich insbesondere der weiblichen Jugendpflege an. Richtlinien für die Verwendung der in verstärktem Maße zur Förderung der Jugendpflege in den Staatshaushalt eingestellten Mittel gibt ein Erlaß vom 22. April 1913. Die Überbrückung der politischen Gegensätze unter Anerkennung der bisherigen sachlichen Ziele bringt schließlich ein Erlaß des von KONRAD HAENISCH geleiteten Ministeriums für Wissenschaft, Kunst und Volksbildung vom 17. Dezember 1918, in dem es programmatisch für die Jugendpflege der Nachkriegszeit heißt: „Die Jugendpflege hat eine ihrer vornehmsten Aufgaben in der Gegenwart darin zu erblicken, daß sie nach Möglichkeit zur Wiederherstellung der inneren Einheit unseres Volkes beizutragen und zu diesem Zwecke einen einmütigen, brüderlichen Geist unter der heranwachsenden Jugend zu fördern sucht. Es ist daher dringend geboten, alle Jugendvereinigungen — auch die freireligiösen und sozialdemokratischen — denen es um ernstgemeinte erzieherische Beeinflussung ihrer Mitglieder auf körperlichem, geistigem und sittlichem Gebiete zu tun ist, einerlei, ob sie von Erwachsenen gegründet sind und geleitet werden oder aus der Jugend selbst hervorgegangen sind, in der bestehenden Organisation der Jugendpflege zu sammeln, die sie — bei voller Wahrung ihrer Selbständigkeit — unter sich und mit den staatlichen, den Kreis- und Gemeindeorganen zu einheitlichem, planvollem Wirken zusammenschließen und ihnen innerhalb der sich daraus ergebenden größeren örtlichen, Kreis- und Bezirksorganisationen durch Rat und Tat, auch durch Zuwendung staatlicher Mittel als Beihilfen eine an Umfang und Kraft gesteigerte Wirksamkeit ermöglichen will." Die politische Nebenzwecke verfolgende amtliche Jugendpflege der Vorkriegszeit ist nach der Revolution zu unparteiischer, nur im Dienste der Jugend stehender Arbeit geworden. Sie zeigt aber auch noch eine andere tiefgehende Wandlung. Aus den von Älteren autoritativ geleiteten, für die Jugend geschaffenen Vereinen sind solche der Jugend selbst geworden. Die Jugendbewegung hat ihren Einzug in die Jugendpflegevereine gehalten. Darüber wird später noch zu sprechen sein. Zunächst sei noch ein kurzer Blick den sachlichen Aufgaben der Jugendpflege gewidmet, die auf gesetzgeberischem und organisatorischem Gebiete liegen. Die an anderer Stelle behandelte Bekämpfung des Alkoholismus und die Gefährdetenfürsorge stellen wichtige Zweige auch der Jugendpflege dar. In der bestehenden Alkoholnotgesetzgebung wie im künftigen Strafrecht sind besondere Vorschriften dem Schutze der Jugend vor dem Alkoholismus gewidmet. Auch gegen andere Gefahren einer der Entwicklung zum Großstadt- und Industrievolk entsprechenden Zivilisation erwiesen sich Schutzgesetze notwendig. Den besonderen Gefahren des Kinos sucht das Reichslichtspielgesetz vom 12. Mai 1920 entgegenzuwirken. Kinder unter 6 Jahren dürfen zur Vorführung von Bildstreifen nicht zugelassen werden, für Jugendliche unter 18 Jahren bedarf es einer besonderen Genehmigung der vorzuführenden Streifen, von der alle auszuschließen sind, die eine schädliche Einwirkung auf die sittliche, geistige oder gesundheitliche Entwicklung oder eine Überreizung der Phantasie bewirken können. Auf Antrag der Jugendämter oder Schulbehörden kann die Gemeindebehörde weitere Schutzbestimmungen für die Zulassung Jugendlicher zum Schutz der Gesundheit und Sittlichkeit erlassen, denen nachzukommen die Lichtspielbesitzer verpflichtet sind. Ein Gesetz zum Schutze der Jugend bei Lustbarkeiten ist soeben vom Reichstage verabschiedet worden, und ein weiteres Gesetz zur Bekämpfung der Schund- und Schmutzliteratur befindet sich noch in der Beratung des Reichstages. Wichtiger als diese Verbotsgesetze sind die fördernden Maßnahmen für die Jugend und die Einrichtungen der Jugendpflege. An erster Stelle sind hier die Fortbildungs- oder Berufsschulen zu nennen, deren zwangsweise Ausdehnung auf immer weitere Kreise unter Erweiterung des dargebotenen Lehrstoffes die tiefgehendste Maßnahme der Jugendpflege darstellt. An sich zu den Aufgaben der Jugendämter gehörend sind in Preußen für die Jugendpflege besondere Orts- und Kreisausschüsse gebildet, die als staatliche, nicht kommunale Unterstellen wirken und über die Verwendung der Staatszuwendungen entscheiden. Staatlich sind besondere nebenamtliche Jugendpfleger bestellt. Um der Einheitlichkeit der Jugendarbeit willen empfiehlt es sich, die Jugendpflege gleichfalls den Jugendämtern zu übertragen, die in ihren Ausschüssen für Jugendpflege den in diesen zusammengeschlossenen Verbänden die Selbständigkeit wahren müssen. Werden die Jugendämter es in stärkerem Maße mit der gesunden Jugend zu tun haben, dann werden deren Mitarbeiter von einem verzerrten Bild der Jugend behütet. Die Jugendämter selbst gelten dann in der Volksmeinung als Mittelpunkte aller Jugendarbeit und werden schließlich auch die Kreise der Jugendbewegung stärker für ihre übrigen Aufgaben heranziehen können. Weiterhin kommt die Förderung des Jugendheimwesens in Frage. Die von KOLPING, dem Gründer der katholischen Gesellenvereine, erstmalig geschaffenen Heime bezwecken die Beherbergung jugendlicher Wanderer und Obdachloser und den Ersatz des Familienheimes für ledige alleinstehende junge Leute, insbesondere Lehrlinge. Sie sind wichtige Kampfmittel gegen die Jugendverwahrlosung. Neben diesen zu vorübergehendem und dauerndem Aufenthalt bestimmten Jugend- und Lehrlingsheimen sollen andere nur den abendlichen Zusammenkünften der Jugendvereinigungen (Nester) dienen. Die Überlassung eines Gebäudes an die verschiedenen Jugendverbände zu diesem Zwecke hat erfreuliche Ergebisse gezeitigt. Von ganz besonderer Bedeutung sind aber die Jugendwanderherbergen, die im Verband deutscher Jugendherbergen zusammengeschlossen, der wandernden Jugend billige Übernachtung und Aufenthaltsgelegenheiten gewähren und so wesentlich das Körper und Geist in gleicher Weise dienende Wandern durch die deutschen Lande fördern. Land- und Erholungsheime dienen der Jugend zu längerem Ferienaufenthalt, die sich jedoch erst mit vollem Erfolg auswirken können, wenn gesetzliche Ferien für Lehrlinge und jugendliche Arbeiter wie in Österreich und in der Tschechoslowakei eingeführt sein werden. Auch die Schrebergartenbewegung für Jugendliche, wie sie insbesondere in Leipzig mit Erfolg gehandhabt wird, ist in diesem Zusammenhange zu erwähnen. Schließlich seien hier noch die Jugendberatungsstellen genannt, in denen sich die im Pubertätsalter vielfach „himmelhoch jauchzende, zum Tode betrübte" Jugend in ihren seelischen Nöten und Zweifeln Beratung eines älteren verständnisvollen und möglichst auch eines psychiatrisch erfahrenen Menschen einholen kann. Daß schließlich die gesamte Volksbildungsarbeit mit ihren Volkshochschulen, Vorträgen, Lehrgängen, Theater- und Musikdarbietungen ein erhebliches Stück geistiger Jugendpflege zu leisten hat und dies auch tut, soll hier nur der Vollständigkeit wegen erwähnt werden.

Es wurde bei der Behandlung der Jugendpflege bereits angedeutet, daß die meisten Jugendpflegeverbände sich zu solchen der Jugendbewegung gewandelt haben. Was ist unter Jugendbewegung zu verstehen? Der Begriff Jugendbewegung umfaßt die in freien Verbänden zusammengeschlossene Jugend, die sich die Emanzipation der Jugend und durch diese die Erweckung einer neuen Kultur zum Ziele gesetzt hat. Die Befreiungsbestrebungen sind die älteren. Die Entstehung der Jugendbewegung geht auf die in den ersten Jahren des neuen Jahrhunderts erfolgte Gründung des Wandervogels zurück, dessen Schöpfer unbewußt von ROUSSEAUschen Geiste getrieben ihren Schulkameraden von den Bindungen des Elternhauses und der Schule loslösen und ihnen durch Wälder und Wiesen streifend und wandernd neben der traditionell gebundenen Erziehung eine Welt natürlicher Freiheit eröffnen wollten. Dem Wandervogel als unbewußtem Führer zu neuen Lebensformen folgten die Freideutschen in geklärterem Willen, eine neue Kultur herbeizuführen. Die Freideutschen, zum großen Teil akademischen Kreisen entstammend, stellten sich in Gegensatz zu den veräußerlichten Formen einer rein technisch und zivilisatorisch eingestellten Kultur und bekämpften die aus dieser erwachsenen Entartungserscheinungen. Es ist keine Zufälligkeit, daß das erste große nach außen Hervortreten dieser Jugendbewegung mit der Jahrhundertfeier der Befreiungskriege zusammenfällt und in Zusammenhang steht. Stand doch diese Feier auf dem Höhepunkt der von der Jugendbewegung bekämpften Kulturlosigkeit im Zeichen eines wortschwallenden, inhaltlosen und jeglicher innerer Erneuerung fernen Pseudopatriotismus (GERHARD HAUPTMANNS Festspiel fand offizielle Ablehnung!), zu dem den Gegensatz der neuen Jugend zu künden, ihr inneres Gebot ward. Die Freideutschen riefen die ihnen gleichgestimmte Jugend zu einem Fest auf den Hohen Meißner, dem HERBERT EULENBERG die schönen Worte widmete: „Ich grüße die Jugend, die nicht mehr säuft, die Deutschland durchdenkt und Deutschland durchläuft." Im Aufrufe zu diesem Feste wurden die Worte gefunden, die nunmehr als Meißnerformel parolenmäßig der freideutschen und dann der gesamten deutschen Jugendbewegung den Weg wiesen: „aus eigener Bestimmung, vor eigener Verantwortung in innerer Wahrhaftigkeit ihr Leben zu gestalten." Wie die Jugendbewegung durch den Krieg scheinbar unterbrochen, nach dessen Beendigung vielgestaltig ins Breite ging, kann hier nicht dargestellt werden. Es sei auf die wohl die gesamte Literatur der und über die Jugendbewegung beherrschende und sie verzeichnende historische und beschreibende Darstellung HERRLES, die geistvolle soziologische Studie von CHARLOTTE LÜTTKENS und den feinsinnigen Aufsatz SPRANGERS über die Jugendbewegung im Handwörterbuch der Wohlfahrtspflege verwiesen. Bei der Knappheit des Raumes kann hier nur auf die Bedeutung der Jugendbewegung für Jugendfürsorge und Jugendpflege eingegangen werden. Wir sprachen oben von dem Doppelcharakter der Jugendbewegung als Emanzipations- und Kulturstreben. Nach beiden Richtungen hat sie auf die schulentlassene Jugend einen starken Einfluß ausgeübt. Als Emanzipationsbewegung hat sich die Jugendbewegung zunächst der Jugendpflege entgegengestellt. Am schärfsten heißt es wohl in einem Aufruf der „Selbsterziehungsgemeinschaft werktätiger Jugend" (Sommer 1919): „Die Zeit der Jugendpflege ist vorüber, muß vorüber sein. Wer unter euch dies nicht empfindet, werfe dies Blatt in den Papierkorb! An die anderen aber wenden sich diese Zeilen, an die nämlich, die das Gefühl in sich tragen, daß eine Pflege der Jugend unnütz ist, weil die Jugend Gesundheit genug besitzt, um sich des rechten Weges bewußt zu werden. Jugendpflege erinnert an Krankenpflege. Jugendpflege ist Jünglingsverein, ist Jungdeutschlandspielerei, ist gutgemeinter Seelenfang zugunsten politischer, konfessioneller oder sonstiger Gruppen! Wir aber sind uns im tiefsten Herzen bewußt, daß es nur dann besser werden kann mit der Jugend und damit auch mit der Zukunft des deutschen Volkes, ja der Menschheit, wenn die Jugend lernt, Pflege als Beleidigung zu empfinden, wenn sie in sich selbst die Kraft findet, ihre Sache in eigene Hände zu nehmen. Nicht Jugendpflege muß die Losung der werktätigen Jugend sein, nicht leidendes Sicherziehenlassen, sondern Jugendbewegung, Selbsterziehung." Wenn auch dieser ungeberdige Aufruf nicht die Anschauung aller Jugendverbände widergibt, so kündet er doch richtig von der Stimmung, die in den meisten Kreisen der Jugendlichen mehr oder minder bewußt herrschte. Das Ergebnis zeigt sich in der schon erwähnten inneren Umgestaltung bisheriger Jugendpflege- zu Jugendbewegungsverbänden. Diese Wandlung liegt nicht so sehr in den Eindringen der äußeren Zeichen der Jugendbewegung und ihrer Symbolik in jene Reihen (Kniehosen, Schillerkragen, Barfüßigkeit, Lautenspiel, bunten Wimpeln, Singen und Tanzen), als in der inneren Umgestaltung, daß nicht, wie es Spranger richtig darstellt, ein Jugendfreund sich einen Kreis bildet, mit dem er wandert und geistig arbeitet, sondern daß die Jugend einem von ihr anerkannten, auch älterem Freunde als Führer folgt und ferner darin, daß für die geistigen Auseinandersetzungen die oben wiedergegebene Meißnerformel bewußt oder unbewußt als Richtschnur zugrunde gelegt wird. Der erfreuliche Zusammenschluß der Vereine aller politischen, religiösen und kulturellen Richtungen — ausgenommen die kommunistische und völkische Jugend — nennt sich Reichsausschuß deutscher Jugendverbände, dessen Zeitschrift „Das junge Deutschland" ein anschauliches Bild vom Streben und Willen der Jugend gibt. Eine Gefahr erwächst allerdings auch der Jugend aus ihrer Altersklassenbewegung, die leider die Jugend als solche absolutiert und ihr Wesen als Durchgangs- und Vorstadium übersieht. Bei vollster Anerkennung der Berechtigung eines eigenen Lebensstiles und einer eigenen Lebensführung muß sich der einzelne Jugendliche bewußt werden, dem Jungsein einstens zu entwachsen. Das Gegenteil führt zum „ewigen Wandervogel" oder wie die Jugendbewegung sich ausdrückt, zur „Verblondung". Das Streben mancher Freideutschen gegen das „Altwerden" nützt nichts, einmal muß der Anschluß an das Leben gefunden werden, „ohne", wie es in einem Bericht der Freischar heißt, „einzubüßen und zu verraten, was ihr gewollt." Gelingt es diesen Anschluß ohne den „realen Knacks" zu vollziehen, dann hat die Jugendbewegung ihre zweite Aufgabe, Künderin einer neuen Kultur zu werden, erfüllt. Denn die Meißnerformel im Gemeinschaftsleben durchgeführt, trägt die Keime einer solchen neuen Kultur in sich, Ursprünglichkeit, nicht als unwahre und unmögliche Rückkehr zu früheren, mit neuzeitlicher Wirtschaftsentwicklung nicht vereinbaren Zuständen, sondern mit romantischen Anwandlungen zwar durchsetzt, aber ihrem Wesen nach nur als das gesunde Gefühl für Natur und Körperlichkeit, das in den Lebensformen, dem Wandern und äußerlich in der Kleidung sich zeigt. Zweites Kennzeichen ist die Ablehnung des Ungesunden, der Reizmittel, die Unwahres vortäuschen. Daraus erwächst der Kampf gegen Alkoholismus, heuchlerische geschlechtliche Doppelmoral, aber auch gegen eine Wortberauschung, der kein innerer Gehalt entspricht. Dagegen erstrebt die Jugendbewegung eine wirkliche Gemeinschaft, die nicht in einem Predigen an die anderen, sondern im Helfen und Handeln besteht. Sie hat auch diesen Gedanken in Wirklichkeit umgesetzt, denn bei aller Gegensätzlichkeit der Lebens-, Welt- und Staatsauffassungen haben die Jugendverbände die Grundlagen einer wirklichen Gemeinschaft, die Achtung vor der gegnerischen Anschauung bei allen Auseinandersetzungen gefunden. Wenn schließlich mit dem Willen zu unbedingter Wahrhaftigkeit sich die geistige Selbsttätigkeit verbindet, dann erfüllt die Jugendbewegung die besten Überlieferungen eines kritischen deutschen Idealismus. Von dieser Jugendbewegung gilt das Wort von Walter Flex: im „Wanderer zwischen beiden Welten": „Rein bleiben und reif werden, das ist die schönste und schwerste Lebenskunst." So scheint mir das Urteil Herrles über die Jugendbewegung durchaus berechtigt; „Jede geistige Bewegung wird nicht nur aus der Gesamtkultur geboren, sondern wirkt auch wieder auf die Gesamtkultur zurück." Den stärksten Einfluß hat sie dabei sicherlich auf die ihr so naheliegenden Gebiete der Jugenderziehung ausgeübt, daß sie aber auch einen Wandel in der gesamten öffentlichen Jugendfürsorge herbeigeführt hat, braucht nach unseren Ausführungen nicht mehr im einzelnen belegt zu werden, Jugendherbergen, Jugendheime, Jugendfeste künden davon. Wenn ein Mann wie Spranger in der heutigen Jugendbewegung Erweckungsvorgänge erblickt, die in ihrer Wiedergeburtssehnsucht und in ihrem Glauben an den neuen Menschen an die großen geistigen Strömungen der Vorbereitungsepoche von Renaissance und Reformation erinnern, so wird man in Zustimmung zu dem Urteil dieses feinen Jugendpsychologen und Gelehrten die ganze Bedeutung der Jugendbewegung für die Gestaltung unserer Kultur ermessen können, die auch einen wohlmeinenden zeitgenössischen Franzosen, den katholisch-demokratischen Führer Marc Sagnier veranlaßte, gelegentlich seiner Tagung 1923 in Deutschland die Jugendbewegung als sein großes deutsches Erlebnis zu bezeichnen. Mir scheint, daß die Jugendbewegung, wenn sie sich in der von ihr in den letzten Jahren im großen eingehaltenen Richtung weiter entwickelt, nicht mit Unrecht in ihrem von Hermann Claudius gedichteten allen Verbänden gemeinsamen Liede singt: „Mit uns zieht die neue Zeit."

## 3. Armenpolizei.

Bei der Begriffsbestimmung der Wohlfahrtspflege fanden wir ihre Unterscheidung von einer polizeilichen Wirksamkeit des Staates darin, daß es die Polizei mit der Gefahrenabwehr, die Pflege dagegen mit der aktiven Förderung des Volkswohles zu tun hat. Auch die Wohlfahrtspflege hat eine polizeiliche Kehrseite, die, soweit sie die Bekämpfung gesundheitlicher Schädigungen betrifft, als Medizinal- oder Gesundheitspolizei an anderer Stelle des Handbuches behandelt und die, soweit sie sich gegen soziale und wirtschaftliche Gefährdungen wendet, als Armenpolizei bezeichnet wird. Geschichtlich ist die Armenpolizei jeder pflegerischen Tätigkeit des Staates vorausgegangen. Auch die Fürsorge für den einzelnen galt zunächst als Ausfluß polizeilichen Wirkens, das den Untertanen vor dem Verhungern zu schützen und ihm ein Obdach anzuweisen hatte. Nur allmählich ist diese Sorge für den einzelnen aus einem Reflexrecht öffentlicher Ordnung zu einem subjektiven sozialen Rechte geworden. Armenpolizei ist nach Rumpelt (Handwörterbuch der Staatswissenschaften, 3. Auflage) „diejenige staatliche Tätigkeit, welche durch Beschränkung der persönlichen Freiheit der Verarmung vorzubeugen und die der öffentlichen Ordnung nachteiligen Erscheinungen der Armut zu beseitigen strebt." Im weiteren Sinne umfaßt daher Armenpolizei eine Reihe von Maßnahmen der verschiedensten Polizeigebiete, der Gesundheits-, Bau-, Sitten-, Gewerbe- und Verkehrspolizei, im engeren Sinne sind darunter nur die Bestimmungen, die sich gegen die bereits Verarmten, d. h. die der öffentlichen Fürsorge Anheimgefallenen richten, zu verstehen. Der wesentliche Inhalt armenpolizeilicher Tätigkeit betrifft den Kampf gegen den Bettel. Die Geschichte dieses Kampfes ist zugleich ein Stück menschlicher Kulturgeschichte. Die Bettelverordnungen der deutschen Territorialstaaten und Städte insbesondere des 16. und 17. Jahrhunderts gehören zu den interessantesten Quellen vergangener sozialer Anschauungen, tragen aber zugleich auch den Ursprung zahlreicher großstädtischer Fürsorgeanstalten in sich, die aus Armen-, Waisen- und Arbeitshäusern dieser Zeitepoche hervorgegangen sind. Gegen den Bettel haben sämtliche Polizeiverordnungen, die bis zur Todesstrafe in besonderen Fällen sich verstiegen, nichts Grundlegendes erreicht, auszurotten war er ebensowenig mit Polizeimaßnahmen, wie, dies müssen wir zugestehen, es mit fürsorgerischem Eingreifen möglich war. Unter den neuzeitlichen armenpolizeilichen Maßnahmen sind drei Gruppen zu scheiden: 1. die Bestrafung, 2. der Arbeitszwang, 3. die Minderung der politischen Rechte. Das Reichsstrafrecht ahndet nach den §§ 361 bis 362 als Übertretungen das Landstreichen (§ 361 Z. 3), den Bettel und das Anleiten oder Ausschicken von Kindern oder anderen Hausgenossen zum Bettel (§ 361 Ziff. 4), säumige Nährpflicht infolge Spiels, Trunksucht oder Müßiggangs (§ 361 Ziff. 5), Arbeitsverweigerung aus Arbeitsscheu bei Empfang öffentlicher Unterstützung (§ 361 Ziff. 7), schuldhafte Entziehung der Nährpflicht und Überlassung der Unterhaltsberechtigten an die öffentliche Fürsorge (§ 361 Ziff. 10). Die wegen dieser Übertretungen in erster Reihe vorgesehene Haft- oder Geldstrafe ist meist völlig wirkungslos und entbehrt auch als Drohmittel jeder erzieherischen Einwirkung. Schwerwiegender ist allerdings, daß die wegen der obigen Übertretungen Verurteilten der Landespolizeibehörde zur Leistung gemeinnütziger Arbeiten oder zur Einweisung in das Arbeitshaus überwiesen werden können. Diese Überweisung wird sehr gefürchtet und hat schon in der Androhung günstigen Einfluß ausgeübt. Im neuen Entwurf zu einem Strafgesetzbuch ist die Strafbarkeit des Bettelns aufgehoben, weil mit vollem Recht die Strafrichter die immer wiederkehrenden, im Ergebnis unwirksamen Bestrafungen der Bettler, die sich in einzelnen Fällen hundertfach wiederholten, als eine Verhöhnung der Justiz ansahen, zumal es sich bei diesen Gewohnheitsbettlern nach den Untersuchungen von BONHOEFFER und WILLMANNS um 80—90% pathologische Personen handelt. Der neue Entwurf des Strafgesetzbuches sieht gegen Bettler nur noch Arbeitshausverwahrung, in leichteren Fällen die Schutzaufsicht vor. Es kann zweifelhaft erscheinen, ob die Androhung dieser Maßnahmen überhaupt in das Strafgesetzbuch und nicht vielmehr in ein zu erstrebendes Bewahrungsgesetz für asoziale Personen gehört. Säumige Nährpflicht wird nach dem neuen Strafgesetzbuch mit Recht als Vergehen geahndet. Das gleiche scheint mir bei dem Verleiten oder Anhalten von Kindern zum Betteln erfolgen zu sollen, eine Handlung, die m. E. anders als das Betteln selbst zu beurteilen ist. Neben dem strafrechtlichen Arbeitshausverfahren gab es in verschiedenen deutschen Ländern (Preußen, Bayern, Sachsen und einigen anderen) den verwaltungsrechtlichen Arbeitszwang gegen öffentlich Unterstützte. Neuerdings hat der verwaltungsrechtliche Arbeitszwang in § 20 FV. seine Regelung gefunden. Er ist zulässig gegen solche Personen, die trotz Arbeitsfähigkeit infolge sittlichen Verschuldens selbst der Fürsorge anheimfallen oder einen Unterhaltsberechtigten einschließlich des unterhaltsrentenberechtigten unehelichen Kindes der Fürsorge anheim fallen lassen. Die Bestimmungen über die Voraussetzungen, des Verfahrens und die Dauer der Unterbringung sind der landesrechtlichen Regelung überlassen. Solche sind u. a. in Preußen, Württemberg und Hessen ergangen, setzen die Unterbringungszeit meist auf ein Jahr fest und ordnen das Beschwerdeverfahren. Einen armenpolizeilichen Anstrich trägt auch die Bestimmung des § 13 RG., nach der bei Arbeitsscheuen und offenbar unwirtschaftlichen Personen die Fürsorge auf das zur Fristung des Lebens Unerläßliche zu beschränken ist. Die früher mit dem Bezug von Armenunterstützung verbundene Einschränkung öffentlicher Rechte ist nach der Revolution bis auf einen kleinen Rest gefallen. Die Wahlrechtsbeschränkungen beruhten übrigens nicht, wie meist irrtümlich geglaubt wurde, auf armenpolizeilichem Einschreiten gegen die Unterstützten, sondern sollten vielmehr ihrer ursprünglichen Herkunft nach eine Sicherung der Wahlfreiheit darstellen, weil man befürchtete, daß die Unterstützten insbesondere die Insassen von Anstalten, unter dem Einfluß der Unterstützungsbehörden ihre Stimme abgäben. Parlamentarische oder kommunale Wahlrechtsbeschränkungen sind heute mit dem Bezug öffentlicher Unterstützung nicht mehr verbunden. Auch die landesrechtlichen Beschränkungen, wie das Wirtshausverbot oder das Verbot der Hundehaltung sind m. E. mit der FV. und RG. rechtlich nicht mehr vereinbar und deshalb als aufgehoben zu betrachten. Dagegen sollen die Empfänger öffentlicher Armenunterstützung nach § 33 Ziff. 3 des Gerichtsverfassungsgesetzes im Rahmen des Reichsgesetzes vom 15. März 1909 nicht zum Amt eines Schöffen oder Geschworenen berufen werden. Es ist aber anzunehmen, daß auch diese Bestimmung auf Grund eines zur Zeit dem Reichstag vorliegenden Antrages fallen wird, da zwischen Armen- und anderer Unterstützung nach der FV. kaum mehr unterschieden werden kann und die rechtliche Zurücksetzung für einen erheblichen Teil der Unterstützten eine unberechtigte Härte darstellt. Auch wird das Ansehen der Fürsorge steigen, wenn sie grundsätzlich aller entehrenden Folgen entkleidet wird. Eine letzte Beschränkung besteht noch nach § 30 FV. auf dem Gebiete der Freizügigkeit, da Hilfsbedürftigen, denen Armenfürsorge gewährt wird, die Fortsetzung des Aufenthalts in einer Gemeinde des nicht endgültig verpflichteten Bezirksfürsorgeverbandes untersagt werden kann, damit zwangsweise Verbringung in den endgültig verpflichteten Fürsorgeverband möglich wird. Bei Ausländern schließlich kann in allen Fällen der Hilfsbedürftigkeit, der säumigen Nährpflicht, des Bettelns oder bei Vorliegen der anderen armenpolizeilichen Tatbestände Ausweisung aus dem Reichsgebiete erfolgen.

## 4. Wohlfahrtsstatistik.

So wichtig eine gut augebaute Wohlfahrtsstatistik für die Volkskunde und die Feststellung der sozialen Verhältnisse der Bevölkerung im allgemeinen wie für die Entwicklung der Wohlfahrtspflege im besonderen wäre, so liegt diese doch noch sehr im argen. Was wir an fürsorgestatistischen Feststellungen in Deutschland besitzen, ist größtenteils veraltet und zur Beurteilung der heutigen Lage der Wohlfahrtspflege meist unbrauchbar. Die Reichsarmenstatistik stammt aus dem Jahre 1885, also vor der Einführung der Sozialversicherung, zu deren Begründung mit ihrer Hilfe wissenschaftliches Material beigebracht werden sollte. Die eingehenderen Länderstatistiken Bayerns, Sachsens und Oldenburgs stammen gleichfalls aus dem vorigen Jahrhundert, auch die wissenschaftlich bedeutsamen Untersuchungen Böhmerts über das Armenwesen in 77 deutschen Städten gehen auf die achtziger Jahre des vorigen Jahrhunderts zurück, so daß sie gleichfalls heute nur noch geschichtlichen Wert besitzen. Was an neuerer Statistik in Deutschland vorhanden ist, bezieht sich entweder auf Einzelgebiete der Fürsorge, meist gesundheitsfürsorgerischer Art (Säuglingssterblichkeit und ihre Bekämpfung, Tuberkulosenstatistik, usw.), oder stellt sich als Statistik einzelner Körperschaften Vereine oder Einrichtungen dar, die in Rechenschaftsberichten ihre Tätigkeit bekannt geben. Eine allgemeine vergleichende Statistik läßt sich aber daraus nicht gewinnen, zum mindesten hat sich noch keine Stelle damit befaßt, die verschiedenen Berichte der Städte, Kreise, Stiftungen und Vereine zu einer umfassenderen Statistik auszuwerten. Nur auf den Fürsorgegebieten, die zugleich in das Tätigkeitsbereich einer anderen Verwaltung hineinragen, sind brauchbare Vergleichsstatistiken vorhanden, so in der Erwerbslosenfürsorge, bei der Sozialversicherung, der Kriegsbeschädigten- und Hinterbliebenenfürsorge hinsichtlich der Rentenversorgung, und als Justizstatistik in der Fürsorgeerziehung. Hier war die statistische Tätigkeit wesentlich leichter als in der allgemeinen Wohlfahrtspflege, weil das Wirken der öffentlichen Körperschaften an gesetzlich genau vorgeschriebene Tatbestände anknüpft, die Leistungen gesetzlich festgelegt sind oder es sich um seit geraumer Zeit noch bestimmten Grundsätzen arbeitende Träger handelt, während sich in der Wohlfahrtspflege das gesamte Wirken in der gesetzlichen Festlegung wie in der verwaltungsmäßigen Gestaltung in den letzten Jahren in dauerndem Fluß befindet. Diese Unruhe in der Betätigung, die Notwendigkeit, von heute zu morgen neue große Aufgaben in Angriff nehmen und bewältigen zu müssen, — es sei nur an die Kriegsfolgenhilfe, die Sozial-, Kleinrentnerfürsorge, die Flüchtlings- und Vertriebenenfürsorge, die Massenversorgung mit Nahrungs- und Heizmitteln erinnert —, hat alle in der Wohlfahrtspflege stehenden Kräfte mit praktischen Arbeiten so sehr beschäftigt, daß das Brachliegen wissenschaftlicher Betätigung und des Sammelns statistischen Materials leicht zu erklären ist. Ungünstig hat in dieser Richtung auch die Einsparung von Beamten und Angestellten in den öffentlichen Körperschaften sowie die Inflation gewirkt, die alle rein ziffernmäßige Vergleichung von Geldbeträgen unbrauchbar machte. Der Rückkehr stabiler wirtschaftlicher und valutarischer Verhältnisse und der Beruhigung in der Wohlfahrtspflege, die sich nicht mehr täglich dem Ansturm neuer Menschen und neuer Aufgaben gegenüber sieht, muß auch die erneute Aufnahme statistischer Feststellungen folgen. Nur mit deren Hilfe wird es möglich sein, der so schnell in die Breite gewachsenen Wohlfahrtspflege das feste wissenschaftliche Rückgrat zu geben, das sich für ihre planmäßige Fortführung als unbedingte Notwendigkeit erweist. Auf zahlreichen Wohlfahrtspflegetagungen und -konferenzen der letzten Jahre habe ich den Eindruck gewonnen, daß deren Erörterungen und Ergebnisse allzusehr von den Notwendigkeiten des Tages beherrscht waren. Um diesen Tagungen und ihren Beratungen wieder einen bleibenden Wert zu verleihen, bedürfen sie der festen wissenschaftlichen, vor allem auch der statistischen Grundlagen, die wie früher in gedruckten Vorberichten den Kongreßvorträgen vorausgeschickt werden sollen. Auch hier gilt es, von den Inflationserscheinungen auf festeren Boden zurückzukehren[1]). Für die Aufgaben einer Armenstatistik hat Wilhelm Feld in der 4. Auflage des Handwörterbuchs der Staatswissenschaften wertvolle grundlegende Darstellungen veröffentlicht. Einer jeden solchen Wohlfahrts- oder Armenstatistik müssen einmalige oder periodische Erhebungen über die Tätigkeit der Wohlfahrtsbehörden als Quellen dienen, die dann wiederum zu statistischen Feststellungen über die Verarmung und ihre Ursachen sowie über die Lage der unbemittelten Volksschichten auszuwerten sind. Insbesondere werden auch Einzelgebiete der fürsorgerischen Betätigung statistisch erfaßt werden müssen. So besitzen wir keine die Krankenkassenstatistik ergänzende Armenkrankenstatistik, während es doch außerordentlich bedeutsam wäre, über die Krankheitszustände und ihre Behandlung bei den sozial noch unter den Versicherten stehenden Schichten genauere Kenntnisse zu besitzen. Eine Wohlfahrtsstatistik muß nach drei Richtungen ausgebaut sein. Sie muß ein Bild von den Trägern der Fürsorge geben. Hier wird die Statistik am schnellsten sich auf den vorhandenen Grundlagen ausbauen lassen, weil die meisten öffentlich-rechtlichen Körperschaften über ihre Tätigkeit heute schon in Jahresberichten Rechenschaft ablegen, und die bedeutsameren Träger der freien Wohlfahrtspflege fast ausnahmslos in großen Spitzenverbänden zusammengeschlossen sind, die unschwer die Berichte der ihnen angehörenden Unterstellen, Vereine und Verbände mit statistischen Angaben zu sammeln vermögen. Die zweite Aufgabe betrifft die Finanzstatistik. Hier wird es erforderlich sein, daß sich die Träger der öffentlichen Wohlfahrtspflege zunächst einmal selbst Klarheit über ihre sozialen

---

[1]) Den Eintritt einer Wandlung zeigt der Deutsche Fürsorgetag des Deutschen Vereins für öffentliche und private Fürsorge in Breslau im Oktober 1925, zu dem ausführliche bei G. Braun in Karlsruhe erschienene gedruckte Vorberichte vorlagen.

Leistungen verschaffen, weil diese vielfach verstreut in den verschiedenen Haushaltkapiteln verbucht sind, sei es, daß sie in der Form von Preisvergünstigungen (ermäßigte Krankenhaussätze, Verbilligung in Bädern, beim Bezug von Holz aus öffentlichen Waldungen, von Kraftstrom, Gas usw.) oder als Stiftungen, Stipendien, Dispositionsfonds vorkommen. Um der Klärung über die tatsächlichen Leistungen willen erscheint es mir erwünscht, diese Belastungen zum mindesten in einem Wohlfahrtsetatkapitel zusammenzustellen. Die von Bürgermeister BUCCERIUS aus Hannover im Preußischen Verwaltungsblatt entwickelten Vorschläge einer einheitlichen Gestaltung der Haushaltspläne der Gemeinden können gleichfalls die Möglichkeit vergleichender finanzieller Wohlfahrtsstatistik fördern. Die dritte statistische Aufgabe betrifft die Feststellung der unterstützten Personen. Dieser Teil der Statistik erscheint mir am schwierigsten. Erleichtert wird sie allerdings durch die Ausbreitung der individuellen Aufnahme und Behandlung jedes Fürsorgefalles. Solange die Armenpflege schematisch ohne große Aktenfeststellungen ihre Gaben verabreichte, war es ganz unmöglich, mit Aussicht auf Richtigkeit und Vollständigkeit die Verhältnisse der unterstützten Personen und die Ursachen ihrer Hilfsbedürftigkeit vergleichsweise zusammenzustellen. Erst die Anlage von Fragebogen für den Einzelfall ermöglicht dies. Im übrigen wird von der Bearbeitung dieser Fragebogen zu wissenschaftlich statistischen Zwecken auch ein Druck auf die mit den Feststellungen der Fragebogen betrauten beruflichen und ehrenamtlichen Kräfte ausgehen, ihre Feststellungen richtig und genau zu treffen, so daß auch in dieser Beziehung aus dem Ausbau der Statistik ein Gewinn für die Fürsorge gezogen werden wird. Bei den personellen Zählungen ergeben sich Schwierigkeiten in Fülle, die FELD in dem genannten Aufsatze eingehend mit Vorschlägen zu ihrer Überwindung dargestellt hat. Hier sei nur darauf verwiesen, daß die Zahl der selbst Unterstützten wie die der unterstützten Parteien zu zählen ist. Welche Zweifel bieten sich hier bei Unterstützungen von Familien mit Kindern, bei Versorgung einzelner erkrankter Familienmitglieder und in ähnlichen Fällen? Es ist hier nicht so leicht wie bei der Erwerbslosenfürsorge, die sich auf die zwei Begriffe Unterstützungs- und Zuschlagsempfänger beschränkt. Schließlich sei noch darauf verwiesen, daß auch die gleichmäßige Festlegung der Zeitspannen von Bedeutung ist, da das Kalenderjahr im Gegensatz zu dem üblichen Haushaltsjahr (1. April bis 31. März) zwei Winterhälften umfaßt und sich daher die Zahl der Unterstützungsempfänger in diesem ganz anders gestaltet. Von neuzeitlichen Statistiken sei auf die eingehenden und ausführlichen Hefte: „De Toestand van de geldelijk ondersteunde Armen te Amsterdam" des Amsterdamer Armenraades hingewiesen, die in den statistischen Tabellen zweisprachig (holländisch und französisch) erschienen sind und die vollständigste Darstellung einer neuzeitlichen großstädtischen Armenpflege enthalten. Wenn auch nicht in gleicher Vollständigkeit, so hat doch auch in jüngster Zeit Hamburg im August 1924 Erhebungen über die vom Wohlfahrtsamt laufend Unterstützten vorgenommen, die gleichfalls wertvolle Feststellungen enthalten.[1]

---

[1] Vgl. ANNIE DOHRMANN: „Die einmalige Erhebung vom August 1924 über die Verhältnisse der vom Wohlfahrtsamt laufend Unterstützten" in Nr. 1 des 1. Jahrganges von „Jugend und Volkswohl", Hamburgische Blätter für Wohlfahrtspflege und Jugendhilfe. In dieser Statistik erscheinen mir die Angaben über das Geschlecht und den Familienstand der unterstützten Parteihäupter besonders wichtig. Starker Anteil der Verwitweten und Geschiedenen, ungeheures Übergewicht der weiblichen über die männlichen Unterstützten, gleiche Ziffern bei den jüngeren Lebensaltern zwischen Männern und Frauen, Anwachsen der Frauenzahlen bis zum Höhepunkt in der Altersstufe von 50—65 Jahren. Vgl. auch die Aufsätze über Wohlfahrtsstatistik von SCHICKENBERG und VERDONCK in der Deutschen Zeitschrift für Wohlfahrtspflege 1925. S. 193ff.

## 5. Soziale Ausbildung und wohlfahrtspflegerische Volksbelehrung.

Die ersten in der öffentlichen Wohlfahrtspflege beruflich tätigen Kräfte entbehrten der fachlichen Schulung. Das lag an der Neuartigkeit der Arbeit, zumal gerade diese aus anderen oder aus fürsorgerischen Teilgebieten kommunaler Tätigkeit herstammenden Wohlfahrtsbeamtinnen selbst erst die Wohlfahrtspflege zu einem großen öffentlichen Verwaltungszweige gestalteten. Auch die Internate und Vorbereitungsanstalten der großen konfessionellen Verbände können bis zum Ende des vorigen Jahrhunderts nicht als im umfassenden Sinne wohlfahrtspflegerische Ausbildungseinrichtungen bezeichnet werden. 1893 wurden in Berlin von Dr. Alice Salomon im Zusammenwirken mit Gleichgesinnten die Mädchen- und Frauengruppen für soziale Hilfsarbeit gegründet, deren Zweck es nach Alice Salomon war: „alle die brachliegenden Kräfte von jungen Mädchen und Frauen zu fruchtbarer Tätigkeit frei machen, und sie wollten die Jugend mit dem Gedanken durchdringen, daß die Kräfte jedes einzelnen, mögen sie auch noch so gering sein, der Gemeinschaft des ganzen Volkes dienstbar gemacht werden sollten.“ Die Gruppen bezweckten, die jungen Mädchen und Frauen für die soziale Arbeit zu gewinnen und anzuleiten und sie durch Vorträge und Kurse zugleich theoretisch in die sozialen Probleme und Aufgaben einzuführen. Die starken Bedenken und Schwierigkeiten, die damals diesen Plänen und Taten entgegengesetzt wurden, sind uns heute fast unverständlich. Diese Gruppenarbeit ist zur Wiege der sozialen Frauenschulen geworden. Zunächst Schulungsstätte für die in ehrenamtlicher Fürsorgearbeit stehenden Töchter besseren Bürgertums erkoren sich die aus ihr hervorgegangenen Schülerinnen vielfach die soziale Arbeit zu ihrem, übrigens meist unbesoldetem Lebensberuf. Die soziale Arbeit hinwiederum als Berufsarbeit verlangte nach einer Berufsvorbildung und so entstand 1908 in Berlin aus den Gruppen die erste von Dr. Alice Salomon geleitete soziale Frauenschule. In der Gründung, wenn auch nicht in der Gruppenarbeit, zeitlich vorausgegangen war bereits die christlich-soziale Frauenschule des deutsch-evangelischen Frauenbundes in Hannover. Weitere Schulen entstanden vor dem Kriege in Berlin, Elberfeld (beide evangelisch-sozial) und in Frankfurt a. Main. Während des Krieges und nach dessen Beendigung wurden mit der Erweiterung der Wohlfahrtsarbeit in den verschiedensten Städten Deutschlands soziale Frauenschulen gegründet, deren Zahl zur Zeit 32 beträgt. Seit 1917 sind diese in einer Konferenz der sozialen Frauenschulen Deutschlands zusammengeschlossen, die der Beratung des inneren und äußeren Ausbaus sowie dem gemeinsamen Vorgehen in den alle Schulen berührenden Angelegenheiten dient. Der Entstehung eines Sozialbeamtinnenberufs, zu dem eine geregelte Ausbildung hinführte, folgte auch dessen staatliche Anerkennung, die durch Erfüllung im einzelnen festgelegter Voraussetzungen erworben wurde. Zunächst kamen 1918 in Preußen Prüfungsvorschriften für einen erfolgreichen Abschluß des Besuchs einer sozialen Frauenschule. Im Jahre 1920 wurden diese Vorschriften, auf die noch später eingegangen werden soll, revidiert und die anderen deutschen Länder folgten mit gleichen oder ähnlichen Ordnungen. Sämtliche Prüfungsbedingungen sind in einem „Vorbericht zur Konferenz über die Frage der Ausbildung zu sozialer Arbeit“, die 1921 in Weimar stattfand, von Studders zusammengestellt worden. Als Ergebnis dieser Konferenz wurde erreicht, daß unter Führung des Reiches eine Vereinbarung der Länder über die gegenseitige Anerkennung der in den einzelnen Ländern erteilten Zeugnisse als Wohlfahrtspflegerinnen zustande kam. Mit dieser Vereinbarung ist die äußere Form für das Ziel der sozialen Ausbildung zu einem gewissen Abschluß gelangt. Ganz anders liegt es aber mit dem inneren Aufbau der Ausbildung. Wenn § 9 RJWG. von den hauptamtlich in den Jugendämtern tätigen Personen eine hinreichende Ausbildung fordert

und § 10 des sächsischen Wohlfahrtspflegegesetzes das gleiche von dem im Innen-
und Außendienst der Wohlfahrtsämter stehenden Beamten verlangt, beide Gesetze aber über Voraussetzung und Maß des „Erforderlichen" oder des „Hinreichenden" keine näheren Bestimmungen enthalten, so geschah dies mit gutem
Grunde, weil diese Voraussetzungen sich aus dem Wirken des Ausbildungs-
ganges der sozialen Frauenschulen bisher noch nicht endgültig ziehen ließen.
Einmal fehlt es noch fast vollständig an Ausbildungsstätten für Männer, und
zum zweiten kann der Ausbildungsgang der sozialen Frauenschulen in der heutigen
Form unmöglich der Normalgang für männliche und weibliche Sozialbeamte
werden. Die Prüfungsordnungen, die in den Hauptpunkten in allen Ländern
übereinstimmend, eine praktische Vorbereitungszeit, meist als Kranken- und
Säuglingsschwester, in zweiter Linie in der Erziehungs- oder wirtschaftlichen
Fürsorge vorsehen, der dann eine zweijährige theoretische Unterweisung mit
Unterbrechungen für praktische Arbeit folgt, unterscheiden die Anerkennung
in den drei Hauptfächern der gesundheitlichen, wirtschaftlichen oder erzieherischen Fürsorge. Die Länge der Ausbildung ist aus der Entstehungsgeschichte
der Schulen zu erklären, die zunächst Fortbildungsstätten für die in ehrenamtlicher Arbeit stehenden freiwilligen Helfer waren und sich erst allmählich zu
Fachschulen für die aus den höheren Mädchenschulen hervorgegangenen Töchter
des Bürgertums, die sich die soziale Arbeit als Beruf erwählt hatten, umwandelten.
Die Verbreiterung der öffentlichen Wohlfahrtspflege, die Entstehung von mit
einer größeren Anzahl von Beamten und auch Beamtinnen anderer Herkunft
und Vorbildung besetzten Ämtern führte zu der Krise dieses einzigen Weges
der Ausbildung, die bis heute ihre Lösung noch nicht gefunden hat. Wenn KLUM-
KER bei der Tagung der Zentralstelle für Volkswohlfahrt 1919 (Heft 14 der Schriften
der Zentralstelle) die Auswahl der Persönlichkeiten für wichtiger erklärte als
die Vorbildung, so hat er damit eine Behauptung aufgestellt, die für jeden Beruf
gilt, die aber bei keinem zum Massen- oder wenigstens von einer größeren Zahl
ausgeübten Berufe eine Lösung der Nachwuchsfrage bedeutet. Der Ausbildungsgang in den bestehenden sozialen Frauenschulen ist zu lang, als daß er als Verallgemeinerung des Weges zur sozialen Arbeit in Frage kommen könnte. Für
den Eintritt in die sozialen Frauenschulen ist bekanntlich der Nachweis einer
einjährigen Ausbildung in Kranken- oder Säuglingspflege oder der Nachweis
der staatlichen Prüfung als Kindergärtnerin, Hortnerin oder Jugendleiterin oder
die Abschlußprüfung einer anerkannten Handelsschule Voraussetzung, Bedingungen, die durch eine mehrjährige praktische Betätigung ersetzt werden können.
Da aber für die erstgenannten Berufe die Zulassung von einer gewissen Alters-
reife bedingt ist, so ist für den Eintritt in die soziale Frauenschule die Erreichung
eines Lebensjahres tatsächliche Voraussetzung, das über dem Durchschnittsalter
des Beginns des Universitätsstudiums liegt, sofern nicht sogar das 21. Lebensjahr
statutenmäßig als frühestes Eintrittsalter festgesetzt ist. Mit Recht setzt man
für den Besuch dieser Schulen eine gewisse geistige Reife voraus und glaubt,
die Zulassung zu jugendlicher Schülerinnen ablehnen zu müssen. Diese an sich
richtige Begrenzung macht aber den Bildungsgang für die weitesten Kreise aus
wirtschaftlichen Gründen unmöglich. Denn einmal können unter den heutigen
Verhältnissen die wenigsten, weder Männer noch Frauen, eines Verdienstes bis
zur Mitte des dritten Lebensjahrzehnts entbehren, zum anderen ist es den meisten
schon jünger im Berufe stehenden unmöglich, für zwei Jahre verdienstlos diesen
Beruf auszusetzen oder gar Gefahr zu laufen, ihrer Ausbildung wegen eine sichere
Lebensstellung fahren lassen zu müssen. Beides ist aber heute in den meisten
Fällen noch nötig, wenn die ganz selbständig neben dem beruflichen Wirken
einhergehenden sozialen Schulen besucht werden sollen. In der Praxis hat sich

nun als Übergangsmaßnahme nötig erwiesen, den bereits in der Praxis Stehenden die staatliche Anerkennung ohne Schulbesuch zu verleihen oder kurzfristige Nachschulungslehrgänge mit anschließender Prüfung und Anerkennung zu veranstalten. Diese befristeten Not- oder Übergangsmaßnahmen werden sich aber so lange als erforderlich erweisen, als die Dauer der Ausbildungszeit es weitesten Volkskreisen nicht gestattet, ihre Töchter und Söhne die vorgeschriebene Ausbildungslaufbahn zurücklegen zu lassen. Da aber die Angehörigen der Massenschichten ein starkes Interesse und auch Verständnis für den sozialen Beruf zeigen, so werden sie allen gesetzlichen und Examensschranken zum Trotz sachlich gerechtfertigterweise in diese immer wieder eindringen und dann auf Grund ihrer praktischen Bewährung Anerkennung und Gleichstellung fordern. Soll daraus kein dauernder Spalt für den inneren Zusammenhalt der in der Wohlfahrtspflege beruflich Tätigen entstehen, so muß die vorgeschriebene Ausbildung mit den wirtschaftlichen Möglichkeiten in Einklang gebracht werden, ohne daß die Intensität der Ausbildung darunter leidet. Die Ausbildung war ferner in stärkstem Maße auf den pflegerischen Außendienst, namentlich den der Kreisfürsorgerin oder Bezirkspflegerin, eingestellt. Daraus sind Schwierigkeiten mit den Innen- und Verwaltungsbeamten erwachsen. Die Wohlfahrtspflegerinnen verfügten meist über ein größeres Wissen auf ihrem Fachgebiet, standen aber an Kenntnissen der Verwaltungstechnik hinter den männlichen Beamten zurück. Das führte zu Reibungen, die sich meist noch dadurch — psychologisch leicht erklärlich — verschärften, daß die Wohlfahrtspflegerinnen kraft ihrer Herkunft und ihrer schulischen Vorbildung — eine gesellschaftlich höhere Stellung einnahmen — oft gerade auch im gesellschaftlichen Verkehr mit den akademischen Amtsleitern — als ihre ihnen übergeordneten und höher eingestuften unmittelbaren Vorgesetzten aus dem mittleren Beamtenstand. Die Kenntnis dieser Spannungen bewirkte, daß die neueingestellten Fürsorgerinnen nicht unbefangen ihren männlichen Vorgesetzten gegenüber in ihre Stellung eintraten, während infolgedessen andrerseits vielfach auch eine ungerechtfertigte Gereiztheit bei den Verwaltungsbeamten und eine Unterschätzung des Außendienstes herrschte. Ein Ausweg aus diesen auch für die Wohlfahrtspflege schädlichen Unstimmigkeiten kann nur gefunden werden, wenn der Bildungsgang der in ihr wirkenden Kräfte, Männer und Frauen, einander angeglichen wird, ohne daß dieser, wie es den natürlichen Veranlagungen widerspräche, immer die gleiche Zugangsbahn zu sein brauchte. Eine Angleichung erscheint mir auch im Interesse der in der Arbeit stehenden Frauen unbedingt nötig, weil die äußere Wertung des Berufs der Wohlfahrtspflegerin in keiner Weise den an die Ausbildung gestellten Ansprüchen gleichkommt und weil bei der aufreibenden Betätigung im Außendienst ein Wechsel mit der Verwaltungsarbeit stets möglich sein muß. Den Männern aber den gleichen Weg über die bestehenden sozialen Schulen in der Länge der heutigen Ausbildung vorzuschreiben, wird aus wirtschaftlichen Gründen nicht möglich sein, zumal dann diese Männer sich dem ebenso langen, ihnen mehr Aussichten bietenden Hochschulstudium zuwenden werden, das sozial Interessierten in den verschiedenen Zweigen der Volkswirtschaft, Soziologie, Volkskunde ähnliche innere Befriedigung zu geben vermag. Ich sehe daher für die Zukunft als Notwendigkeit den Einbau der sozialen Ausbildung in die praktische Verwaltungslaufbahn, ein Vorschlag, der sich schon 1920 andeutungsweise bei Christian (Concordia, S. 77) findet, wenn er sagt: „Man lasse die Anwärterin auf den gehobenen Posten einer Kreisfürsorgerin auf Grund einer einfachen Fachvorbildung und einer einfachen sozialen Ausbildung ... sich 2 Jahre in der Fürsorgepraxis bewähren und gebe ihr erst dann auf Grund eines Zeugnisses über erfolgreiche Tätigkeit und organisatorische Befähigung das Recht, einen Lehrgang für Kreisfürsorgerinnen zu besuchen." Die Anwärter und Anwärterinnen des sozialen Berufs betätigen sich nach Verlassen der Schule oder auch später zunächst lehrlingsmäßig in der öffentlichen sozialen Verwaltung, in einem freien Verband der Wohlfahrtspflege oder in einer Anstalt. Sie haben dort die nötigen verwaltungstechnischen Kenntnisse zu erwerben und werden alle im Wechsel hauswirtschaftlich, krankenpflegerisch oder erziehungsfürsorgerisch beschäftigt. Hier kann die von DRESEL („Wohlfahrtsämter") mit Recht gestellte Forderung durchgeführt werden: „Kein Mann und keine Frau dürfte künftig in den Wohlfahrtsämtern zu mittleren und höheren Stellungen aufrücken, die nicht eine gewisse Zeit im Außendienst Fühlung mit den Familien gewonnen haben." Dieser Anwärterzeit, in der die Lehrstelle bereits Anwärtergebühren zahlt, folgt die theoretische Fortbildung. Um diese zu ermöglichen, ist der Dienst mindestens auf halbe Zeit herabzusetzen. Die Schule steht aber außer diesen bereits beruflich, wenn auch im Lehr- oder Anwärterverhältnis befindlichen Schülern und Schülerinnen anderen offen, insbesondere solchen, die ihre Anwärterschaft auf dem Lande verbracht haben und nun ihre Fortbildung in der Stadt suchen. Denn die schulischen Fortbildungsmöglichkeiten werden nur in den Städten durchführbar sein, wenn die Zahl der Ausbildungsstätten auch, da sie nun Männern und Frauen zugute kommen, erheblich steigen wird. Auch wird man die heute bestehenden Schulen, wie die Ausbildungseinrichtungen der Richtungsverbände oder die sozialpolitische Schule der Hochschule für Politik, in den gleichen Dienst stellen. Aufgabe der schulischen Fortbildung wird die soziale Willenserziehung und die allgemeine Kenntnismehrung sein; die großen geistigen Klammern für die empirisch gewonnenen Einzelkenntnisse zu zimmern, ist ihre Aufgabe. Ihr ist wie MENNICKE in der Deutschen Zeitschrift für Wohlfahrtspflege 1925, S. 50 ausführt, „erstes Erfordernis einer gediegenen und zweckentsprechenden Ausbildung für die Wohlfahrtspflege, daß eine wissenschaftlich gründliche und dabei doch anschauliche und lebendige Einführung in die geschichtlichen Voraussetzungen und in die wirtschaftlichen, sozialpsychologischen und geistigen Zusammenhänge der gegenwärtigen Gesellschaft geboten wird". Im Gegensatz zu CHRISTIAN, der (Concordia 1920, S. 74) getrennte Fachausbildung für die verschiedenen Sparten der Wohlfahrtspflege fordert, wird gerade die Erkenntnis der vielgestaltigen Einheitlichkeit des sozialen Lebens den Unterricht beherrschen müssen. Die Schulen werden weniger Mittelding zwischen Fach- und Hochschule sein, wie dies vielfach bei den heutigen der Fall ist, sie werden stärker an die Praxis anknüpfend die gewonnenen Einzelerkenntnisse zu einem Gesamtbild gestalten müssen. Gerade aber wegen der mehrjährigen Lehrzeit werden sie viele jetzt noch zu unterrichtenden Einzeldinge und gesetzlichen Bestimmungen als bekannt voraussetzen dürfen. Am wesentlichsten wird die Auswahl der Lehrkräfte sein. Diese dürfen weder reine Praktiker und Techniker noch wissenschaftliche Akademiker sein, sondern sie müssen mit den Erfahrungen der Praxis und der Kenntnis des für diese notwendigen Wissens die Befähigung akademischer Denk- und Lehrmethoden verbinden. Es kann leider im einzelnen hier nicht auf diese für die künftige Entwicklung der Wohlfahrtspflege grundlegende Frage der sozialen Ausbildung ausführlicher eingegangen werden, nur in großen Strichen sollte ein Bild gezeichnet werden, wie die Erfordernisse des wirtschaftlichen Zwanges mit der Notwendigkeit der geistigen und Willensschulung in Einklang gebracht werden können.

Von der Ausbildung der Berufskräfte ist deren Fortbildung sowie die Schulung der ehrenamtlichen Helfer zu unterscheiden. Der ständige Wechsel in der Gestaltung der Wohlfahrtspflege, die von der Umwelt bedingte Formung ihres Wirkens als eines Gebietes, das die Nöte eines sich ständig ändernden

Gemeinschaftslebens meistern soll, macht es notwendig, daß die in ihr wirkenden Personen in nicht zu weiten Zeitabständen sich auf den Wandel ihrer Arbeit und deren Grundlagen und die daraus erwachsenden Notwendigkeiten besinnen. Deshalb sind regelmäßige Fortbildungskurse für die beruflich tätigen Kräfte erforderlich. In größeren Städten werden solche neben dem Dienst hergehen können, aber auch hier sind wenigstens zwei Tage voller Besinnung im Jahre ohne die tägliche Arbeit wünschenswert. Mit Erfolg können solche Fortbildungslehrgänge in der Form seminaristischer Übungen in regelmäßiger Wiederkehr, vielfach mit Nutzen unter Zugrundelegung sozialpolitischer Zeitschriften abgehalten werden. Auf dem Lande und in kleineren Orten sind solche über längere Zeiträume sich erstreckenden, in periodischen Abständen von Wochen bis Monatsfrist veranstalteten Kurse nicht möglich. Hier sind kurzfristige gedrängte Lehrgänge in größeren Zeitabschnitten (etwa jährlich) erforderlich und um so notwendiger, als die Berufsarbeiter in Kleinstädten und auf dem Lande laufend weniger Anregung genießen. Für solche Kurse haben sich sogenannte „Freizeiten" als geeignete Form erwiesen. Für die Durchführung und planmäßige Veranstaltung in allen Landesteilen werden die Landeswohlfahrtsämter Sorge zu tragen haben. Mittelpunkt auch des Fortbildungswesens können, wie dies POLLIGKEIT als Plan für die Frankfurter Verbandsschule der Provinz Hessen-Nassau und des Freistaates Hessen mitteilt, die sozialen Schulen des Bezirkes werden. Nötig erscheint ferner eine periodische Unterrichtung der beruflich mit der Wohlfahrtspflege zusammenwirkenden Personen, der Ärzte, Geistlichen, Richter, Lehrer, Gewerkschaftler, vor allem der Krankenkassenkontrolleure, die der Wohlfahrtspflege wertvolle Hilfsdienste leisten können (vgl. auch GOTTSTEIN: Der Unterricht der Ärzte in der sozialen Medizin und der sozialen Hygiene. „Öffentliche Gesundheitspflege 1917, Heft 9"). Für die Unterweisung der ehrenamtlichen Hilfskräfte werden ähnliche Wege der Kurse und der Vortragsreihen in den großen Städten möglich sein. Sonst empfiehlt es sich, die regelmäßigen Zusammenkünfte der Pfleger und Helfer zu theoretischen Erörterungen und Belehrungen auszunutzen, bei denen zweckmäßig einzelne zur Behandlung stehende Fälle den Ausgangspunkt abgeben. An Hand des Einzelfalls wird dann ein Eindringen in die gesetzlichen Voraussetzungen und Grundlagen der Betätigung und in die aus diesem Falle erkenntlichen fürsorgerischen Probleme möglich sein. In größeren Orten sollen die amtlich und ehrenamtlich in der freien und öffentlichen Fürsorge des Ortes oder Stadtteils stehenden Personen von Zeit zu Zeit zusammenberufen werden, um einzelne schwierige Fälle, die meist die verschiedenen Organisationen beschäftigen, zu erörtern und gleich einem „Clearing house" der Fürsorge diese Fälle einer einzelnen beteiligten Stelle zur vorzugsweisen Erledigung zu übertragen. Zu den wichtigsten Aufgaben der wohlfahrtspflegerischen Volksbelehrung gehört es, freiwillige Helfer in genügender Zahl zu gewinnen. Der Lehrmeister der Erwachsenen, die Presse, muß daher regelmäßig mit wohlfahrtspflegerischen Nachrichten versorgt werden. Die allgemeinen Angelegenheiten behandelt jetzt eine neugegründete Wohlfahrtskorrespondenz, für die Bekanntgabe örtlicher Fragen hat das zuständige Amt zu sorgen. Mit Rechte sagte BEEKING auf der Ausbildungskonferenz des Deutschen Vereins für öffentliche und private Fürsorge im Jahre 1924: „Wir brauchen auch im Volk als solchem ein starkes Ethos für unsere Fürsorgearbeit, wenn wir nicht immer wieder auf hemmende Widerstände stoßen wollen. Dieses Ethos darf aber nicht auf Begeisterung allein aufgebaut sein, sondern braucht einen festen Unterbau in einem Stück klaren Wissens um die Not und ihre Quellen wie auch um die Hilfe und ihre Möglichkeiten und Ziele." Besonders erforderlich erscheint eine solche Aufklärungsarbeit auf dem Lande, wo sich der Wohlfahrtspflege die stärksten Widerstände entgegenstellen, da der Landbevölkerung das Anschauungsmaterial der sozialen Notstände abgeht. In der wohlfahrtspflegerischen Volksaufklärung liegt aber zugleich ein Stück Wohlfahrtspflege selbst beschlossen. Denn sie wird die Notstände aufzeigen und auf die zu ihrer Behebung notwendigen Mittel hinweisen. Dieser Hinweis wird an die Ohren solcher Hilfsbedürftigen dringen, die bisher noch von keiner Fürsorge erfaßt wurden, aus dem Gehörten aber die Erkenntnis der ihnen gebotenen Hilfsmöglichkeiten gewinnen und den Mut schöpfen, sich an die Stelle zu wenden, von der sie Hilfe erwarten dürfen.

Recht im Rückstand ist noch die wissenschaftliche Behandlung wohlfahrtspflegerischer Probleme. Die vor dem Kriege erschienenen größeren Werke, die an den einschlägigen Stellen erwähnt sind, behandeln meist in historischen Darstellungen die gesamte oder Einzelgebiete der Armenpflege. Die Tagesnot der Kriegs- und Nachkriegszeit, der ständige Wechsel in den dringlichsten Aufgaben ließen den Praktikern keine Muße, sich eingehend den aus ihrer Arbeit erwachsenden Fragen wissenschaftlich zu widmen. Das Interesse der Universitätswissenschaft für die Wohlfahrtspflege beginnt aber erst langsam zu erwachen. Das oben bedauerte Fehlen allgemein brauchbarer Statistiken ist wohl in gleicher Weise Folge wie Ursache dieses Mangels. Erst in der Nachkriegszeit hat die Behandlung wohlfahrtspflegerischer Fragen ihren Einzug in die Hörsäle und Seminare der Universitäten gehalten, nachdem schon vor dem Kriege die Universität Frankfurt mit KLUMKER vorangegangen war. Von diesem Eindringen der Wohlfahrtspflege in die Universitäten, vor allem Köln, Frankfurt und Münster, ist eine auch die Praxis befruchtende systematischere Behandlung der einzelnen Aufgabengebiete zu erhoffen. Was v. ERDBERG 1911 (Handwörterbuch der Staatswissenschaften) gesagt hat, gilt heute noch in gleicher Weise: „Jede Wohlfahrtspflege muß basiert sein auf wissenschaftlicher Forschung. Auch diese Forderung muß ganz besonders betont werden, weil sie noch nicht zu allgemeiner Anerkennung durchgedrungen ist.“ Die Praktiker und Gesetzgeber der Wohlfahrtspflege empfinden es nur allzusehr, wie stark empirisch und experimentell sie arbeiten und wie fühlbar sich ihnen das Fehlen statistischer und wissenschaftlich einwandfreier Grundlagen für ihre Arbeit macht. Konnten diese in den Stürmen der Kriegs- und Inflationszeit nicht gewonnen werden, so waren sie damals, als jeder Tag Erkenntnisse des vorigen für die Praxis veralten ließ, auch ohne große Gefahr entbehrlich. In den Zeiten ruhiger und gleichförmig bleibender Zustände ist dies anders. Die Zukunft der Wohlfahrtspflege und ihrer Erfolgsmöglichkeiten ist jetzt wieder von einer wissenschaftlichen Untergründung ihrer praktischen Arbeit abhängig, die Wissenschaft wird aber aus der Bearbeitung wohlfahrtspflegerischer Probleme selbst wieder befruchtende Wirkungen verspüren, da die Gestaltung der Wohlfahrtspflege von den jeweiligen gesellschaftlichen Zuständen abhängt und in ihrem Wesen ein Spiegelbild der gesellschaftlichen Anschauungen des behandelten Zeitalters zu finden ist.

## III. Zukunftstendenzen der Wohlfahrtspflege.

Wenn die Wohlfahrtspflege in den weltanschaulichen und gesellschaftlichen Auffassungen jedes Zeitalters wurzelt, dann ist auch ihre künftige Entwicklung von der Gestaltung der die Gesellschaft beherrschenden wägbaren und unwägbaren Kräfte abhängig. MALTHUS und die Gedanken des wirtschaftlichen Liberalismus waren für die Betätigung der Wohlfahrts- und Armenpflege bis gegen das Ende des 19. Jahrhunderts ausschlaggebend. Wenn in diesen Zeiten eine über die Zwangsarmenpflege hinausgehende Fürsorge im wesentlichen in den

Händen von Körperschaften des religiös-kirchlichen Liebesdienstes lag, so ist dies wiederum darin begründet, daß diese (nicht im politischen Parteisinn) christlich-sozialen Kreise den wirtschaftlichen Liberalismus ablehnten. Fanden sie in ihrem Wirken bei einigen wenigen sozial eingestellten Persönlichkeiten des geistigen Bürgertums Unterstützung, so handelt es sich wiederum um solche, die zwar kulturliberal eingestellt, doch im Gegensatz zum Manchestertum des wirtschaftlichen Liberalismus standen. Der Überwindung dieses wirtschaftlichen Liberalismus geht die Verbreiterung der Wohlfahrtspflege und ihre Anerkennung als gesellschaftlicher Pflichtleistung parallel. Die Wohlfahrtspflege hält Einzug in die verschiedensten Gebiete staatlicher und gesellschaftlicher Betätigung. Diesem Eindringen von außen entspricht die Neigung der anderen Tätigkeitszweige, von sich aus wohlfahrtspflegerische Aufgaben zu erfüllen. In der Wohlfahrtsarbeit wird aus heilender Pflege in ständiger Erweiterung vorbeugende Fürsorge. Man geht den Ursachen der Not und Verarmung nach und findet diese in körperlichen und geistigen Krankheitserscheinungen, in der physischen und psychischen Veranlagung oder in Tatsachenzusammenhängen der wirtschaftlichen Lage. Die Fürsorge sieht sich genötigt, den hieraus erkannten typischen Notursachen entgegenzuwirken. So kommt es zum Ausbau der Sozialhygiene, von sozialpädagogischen Maßnahmen einer die Familie und Schule ergänzenden Erziehung und zu sozialpolitischen Einrichtungen, die der wirtschaftlichen Not zu steuern vermögen. Damit wächst die Armenpflege als Wohlfahrtspflege hinein in die Betätigung des Arztes, des Lehrers und des Richters. Gleichzeitig erfahren diese in ihren Fachberufen, daß die Erfüllung ihrer Ziele wohlfahrtspflegerische Maßnahmen erfordert. Der Arzt und noch stärker die zur Heilung gesundheitlicher Schäden bei den Massenschichten geschaffenen Versicherungsträger erkennen, daß sie um ihrer Zwecke willen sich um die auf anderen Fachgebieten liegenden Ursachen der Erkrankung ihrer Pfleglinge kümmern müssen. Die Lehrer wissen, daß sie vielfach den häuslichen Verhältnissen ihrer Schüler nachforschen und sie diese bessernd beeinflussen müssen, da sonst ihre Bildungs- und Erziehungsarbeit daran zu scheitern droht, die Schule erweitert sich um Schulgesundheitsfürsorge und Schulpflege. Auch der Richter kommt nicht mehr mit der Aufhellung des Tatbestands der ihm zur Aburteilung vorgelegten verbrecherischen Handlung aus; damit sein Urteil gerecht werde, muß er den Beweggründen und der Umwelt des Verbrechers nachgehen. Dazu braucht er wohlfahrtspflegerische Ermittlungen, deren Notwendigkeit zuerst im Jugendstrafrecht Verwirklichung fand. Dieses Zusammentreffen einer in andere Gebiete eindringenden Wohlfahrtspflege und der von den Trägern dieser Zweige als notwendig empfundenen und durchgeführten, aus ihrem Arbeitsmittelpunkt erwachsenen Wohlfahrtsmaßnahmen kommt in dem Gegensatz zwischen Familien- und Spezialfürsorge zum Ausdruck. Je klarer die Aufgaben einer als Eigengebiet erkannten und damit auch die anderen Zweige gesellschaftlicher Betätigung fördernder Wohlfahrtspflege erschaut werden, um so stärker setzt sich die Familienfürsorge durch. Sie wird zugleich zur Helferin der anderen Berufskreise. Schule und Arzt sind in ihrer Ausnutzung schon weiter fortgeschritten als die Rechtsprechung, die sich aber ihrer, soll dem neuen Strafrecht Erfolg beschieden sein, in gleicher Weise bedienen muß, wie es heute bereits im Jugendgerichtsverfahren geschieht. Aus diesem Eindringen in andere Fachgebiete und der Aufgabe, die wohlfahrtspflegerischen Erfordernisse dieser Fachgebiete zu erfassen, sind Probleme der organisatorischen Gestaltung der Wohlfahrtspflege erwachsen. Wenn, wie wir oben erwähnten, in den letzten Jahren die Organisationsfragen der Wohlfahrtspflege sich stark in den Vordergrund der Erörterungen drängten, so beruht dies zu einem großen Teile, ohne daß es ausdrückliche Erwähnung fand, in dieser ihr gestellten Aufgabe der Zusammenfassung. Der Ausbau vorbeugenden Wirkens in allen ihren Zweiggebieten und zugleich die ergänzende Wirksamkeit für die übrigen Zweige staatlicher oder freier, der Gemeinschaft dienender gesellschaftlicher Tätigkeit wird für die nächsten Jahrzehnte die Entwicklung der Wohlfahrtspflege bestimmen. Während sie sich in vereinheitlichtem Aufbau, aber in verschiedenartigem Wirken verbreitert, wird sie auf ihrem Ursprungsgebiet, der versorgenden Pflege, durch die Erweiterung der Sozialpolitik an Boden verlieren. Bei der letzten großen Armenstatistik im Jahre 1885 dürfte die Zahl der von der Armenpflege Dauerversorgten wesentlich höher gewesen sein als die Ziffer derer, denen die Wohlfahrtspflege heute laufende Unterstützung zu gewähren hat. Der Ausbau der Sozialversicherung hat einen großen Teil der früher von der Armenpflege zu Betreuenden aus dieser herausgehoben. Ich erinnere an das Wirken der Krankenkassen, der Alters-, Invaliden- und Unfallversicherung. Gleiche Ergebnisse hat die Erwerbslosenfürsorge gezeitigt, deren alsbaldige Wandlung in eine Erwerbslosenversicherung zu erwarten ist. Die Erweiterung der Familienhilfe in der Krankenversicherung schränkt das Tätigkeitsfeld der Wohlfahrtspflege weiterhin ein. Brachten Kriegs- und Inflationszeit durch das Hineinströmen eines Teils der Kriegsbeschädigten und Hinterbliebenen, der Klein- und Sozialrentner eine rückläufige Bewegung, so wird dieser Rückfall durch Aufwertung, Rentenerhöhung und durch Zeitablauf in nicht allzu weiter Ferne überwunden sein. Diese als Abbau der Armenpflege bezeichnete Entwicklung aus einer Massenschichten unterstützenden Versorgung zu einer für diese Bevölkerungsschichten Einrichtungen schaffenden Betätigung und im Einzelfall nach dessen individuellen Nöten helfenden Fürsorge wird durch die sozialpolitische Einengung der Wirkungsnotwendigkeiten der Wohlfahrtspflege nur gefördert. Hier wird die Wohlfahrtspflege zu einer gesellschaftlichen Arbeit von höchster volkswirtschaftlicher Bedeutung. Denn je mehr bei den Kulturvölkern menschliche Arbeits- und Geisteskraft an Wert gewinnt, weil ungelernte Stärke durch die Maschine ersetzt wird und weil an Zahl ihrer Arbeiter die Völker des Abendlandes hinter den ungeheuren Menschenziffern der östlichen Welt zurückbleiben, um so stärker wächst die Bedeutung einer Aufgabe, die sich Erhaltung und Mehrung menschlicher Kraft und ihre Bewahrung vor Störungen zum Ziele gesetzt hat. Der Altmeister ROSCHER hat den letzten Band seines „Systems der Volkswirtschaft" der damals noch weniger bedeutenden Armenpflege und Armenpolitik gewidmet. Es geschah dies in der richtigen Erkenntnis, daß hier ein Stück Volkswirtschaft und Produktionspolitik getrieben wird. Um wieviel mehr gilt dies heute von einer erweiterten und ihr Tätigkeitsfeld ständig erweiternden Wohlfahrtspflege, die, wie ROSCHER zu Beginn seines mehrbändigen Werkes von der Volkswirtschaft, als ein Glied dieser und zugleich jeglichen menschlichen Kulturwirkens von sich sagen kann: „Ausgangspunkt wie Zielpunkt unserer Wissenschaft ist der Mensch."

## Literatur.

(Die Fundstellen von Abhandlungen aus Zeitschriften und Sammelwerken sind bei der Zitierung angegeben.)

ALBRECHT: Städtische Wohlfahrtsämter. Berlin 1920. — BAUM: Wohnweise kinderreicher Familien in Düsseldorf Stadt und Land. Berlin 1917. — BEEKING: Das Reichsgesetz für Jugendwohlfahrt und die Caritas. Freiburg 1923. — BERGERHOFF: Wohnungspflege. Stuttgart 1922. — BINDING-HOCHE: Die Freigabe der Vernichtung lebensunwerten Lebens. Leipzig 1923. — BOZI: Soziale Rechtseinrichtungen in Bielefeld. Stuttgart 1917. — DIEFENBACH: Ein Reichsarmengesetz. Karlsruhe 1920. — Deutsche Zentrale für Jugendfürsorge. Gesamtbericht der Tagung in Frankfurt a. M. 1915. Berlin 1916. — v. ERDBERG: Die Wohlfahrtspflege. Jena 1903. — Frankfurter Arbeiterbudgets. Schriften des freien deutschen

Hochstifts. Frankfurt a. M. 1890. — Frankfurt a. M. Entstehung und Aufbau des Wohlfahrtsamtes. Frankfurt a. M. 1921. — Fortbildungskurse und Konferenzen, Ziele, Methoden und Technik. Frankfurt a. M. 1924. — Fürsorge, allgemeine. Referate auf der Reichstagung der Arbeiterwohlfahrt vom 12./13. September 1924 in Hannover. Berlin 1924. — FLESCH, KARL: Soziales Vermächtnis. Frankfurt a. M. 1922. — GUT: Wohnungsaufsicht und Wohnungspflege in „Die Zukunftsaufgaben der deutschen Städte". Berlin-Friedenau 1922. — Gefährdetenfürsorge und Sittlichkeitsgesetzgebung. Frankfurt a. M. 1919. — HERKNER: Die Arbeiterfrage. Berlin 1923. — JUCHACZ-HEYMANN: Die Arbeiterwohlfahrt. Berlin 1924. — Kindergarten und Schulwesen: Bericht des deutschen Ausschusses für Kleinkinderfürsorge. Frankfurt a. M. 1922. — KAMPFFMEYER-SCHENCK: Die Wohnungsverhältnisse der kinderreichen Familien in badischen Städten. Karlsruhe 1918. — KLUMKER: Die Jugendfürsorge im neuen Reich. Frankfurt a. M. 1920. — KLUMKER: Fürsorgewesen. Leipzig 1918. — LEVY-GÖTZE: Die Beschaffung der Geldmittel für die Bestrebungen der freien Liebestätigkeit. München u. Leipzig 1912. — LÜTKENS: Die deutsche Jugendbewegung. Frankfurt a. M. 1925. — MAIER: Soziale Wohnungsfürsorge. Frankfurt a. M. 1919. — MAIER: Verwahrungsgesetz. Karlsruhe 1921. — MALTHUS: Versuch über das Bevölkerungsgesetz. Berlin 1879. — MÜNSTERBERG: Die Armenpflege. Berlin 1897. — NIELSEN: Kinder und Völkerversöhnung, in Deutsch-Nordisches Jahrbuch 1924. Jena 1924. — PAPPRITZ: Handbuch der amtlichen Gefährdetenfürsorge. München 1924. — PETERSEN: Die öffentliche Fürsorge für die hilfsbedürftige und für die sittlich gefährdete und gewerblich tätige Jugend. Leipzig 1907. — POTTHOFF: Probleme des Arbeiterrechts. Jena 1912. — Prostitutionsbekämpfung, zur Frage der. Herausgegeben vom deutschen Verband der Sozialbeamtinnen. Schwerin 1924. — QUARCK: Gegen Prostitution und Geschlechtskrankheiten. Berlin 1921. — ROSCHER-KLUMKER: Armenpflege und Armenpolitik. Stuttgart 1906. — SCHMITTMANN: Reichswohnversicherung. Stuttgart 1917. — STAMMLER: Gedanken und Ziele der Wohlfahrtspflege. Berlin 1908. — STEMMLER: Die Unfruchtbarmachung Geisteskranker usw. Zeitschr. f. Psychiatrie Bd. 80. — SCHOTT-BERNAYS: Kinderreiche Familien in Mannheim und ihre Wohnungen. Karlsruhe 1918. — STUDDERS: Vorbericht zur Konferenz über die Frage der Ausbildung zu sozialer Arbeit. 1921. — v. WIESE: Einführung in die Sozialpolitik. Leipzig 1921. — WEBB: Problem der Armut. Jena 1912. — Wohlfahrtsamt und Familienfürsorge. Tagung des Fachausschusses für städtisches Fürsorgewesen in Nürnberg. Frankfurt a. M. 1921. — Wohlfahrtsämter, herausgegeben von KLUMKER u. SCHMITTMANN. Stuttgart 1921. — Zentralstelle für Volkswohlfahrt, Heft 14. Berlin 1919.

# Die Tuberkulose.

Von

Ludwig Teleky-Düsseldorf,

Alfred Goetzl-Wien, Sigismund Peller-Wien, Georg Simon-Aprath
und Richard Volk-Wien.

Mit 23 Abbildungen.

## Einleitung.

Seit mehr als 30 Jahren haben wir in Deutschland eine großzügige Tbc.-
Bekämpfung, deutsche Einrichtungen sind mustergebend für viele andere Länder
geworden, eine große Anzahl von Vereinen dient ausschließlich den Zwecken
der Tbc.-Bekämpfung und — was wichtiger ist — große öffentlich-rechtliche
Körperschaften: Staat, Länder, Städte, Gemeinden, Kreise, arbeiten auf diesem
Gebiete. Eine Anzahl von Zeitschriften ist ausschließlich der Tbc.-Forschung
und -Bekämpfung gewidmet — aber bis heute hat dieses große Werk noch keine
einheitlich zusammenfassende Darstellung, noch keinen Geschichtsschreiber gefunden. Tatsachen der Tbc.-Bekämpfung, Vorschläge für ihre Zwecke sind in
unzähligen Veröffentlichungen, Büchern, Jahresberichten, Zeitschriften verstreut,
reichhaltiges Material findet sich in den Berichten des Zentralkomitees zur Bekämpfung der Tbc. Ich habe im folgenden versucht, dieses Material zu sichten
und zu verarbeiten und nicht nur eine Darstellung des gegenwärtigen Standes
der Tbc.-Bekämpfung, sondern auch eine Geschichte ihres Werdens zu geben;
denn nur aus dem Werden der einzelnen Einrichtungen, aus den Erfahrungen,
die mit ihnen gemacht wurden und zu Änderungen und Verbesserungen führten,
können wir ihre Bedeutung, die Schwierigkeiten, die sich ihnen entgegenstellen
und wie sie überwunden werden müssen, erkennen. Den Mut zu diesem Unternehmen und die innere Berechtigung hierzu gab mir vor allem der Umstand,
daß ich von 1911—1921 Schriftführer des „österreichischen Zentralkomitees zur
Bekämpfung der Tuberkulose" war und als solcher von 1917 an auch der
Schriftleiter des österreichischen „Tuberkulose-Fürsorgeblattes".

Die Fülle des Materials, der Umfang des großen Stoffes nicht weniger als
der für diesen Band in Aussicht genommene geringe Umfang machen es mir
unmöglich auf alle Besonderheiten, alle Details einzugehen. Vor allem konnte
auf jene zahlreichen Vorschläge, die auftauchten, ohne je verwirklicht worden
zu sein, und auf jene zahlreichen Versuche, die nur allzubald scheiterten, nicht
eingegangen werden. Es ist eine wenig erfreuliche Eigenart gerade sozialhygienischer Arbeit, daß allzu häufig über kaum begonnene Versuche, ohne daß irgendwie eine Bewährungsfrist abgewartet wird, berichtet wird. Voll Stolz wird uns
die Schaffung einer Einrichtung mitgeteilt — wir hören aber dann nichts mehr
über ihr ruhmloses Ende. Derartige Versuche und Veröffentlichungen konnten
natürlich, nicht Berücksichtigung finden; bei den in größerem und größtem

Maßstabe durchgeführten Maßregeln und Einrichtungen mußte versucht werden, kritisch ihre Erfolge und ihre Notwendigkeit zu prüfen.

Eine zielbewußte Tbc.-Bekämpfung aber muß auf der Erkenntnis des Wesens der tuberkulösen Erkrankung, ihrer Verbreitungswege und Entstehungsursachen fußen, insbesondere auf der genauen Kenntnis der Zusammenhänge zwischen Entstehung der Tbc. und den Umweltsbedingungen, vor allem den Zusammenhängen zwischen sozialen und gesundheitlichen Verhältnissen. Auch hierüber hat sich ein ungeheures Material angesammelt, und ich habe versucht, auf Grund dieses Materials eine „Soziale Pathologie" der Tbc. zu geben, und diese der Darstellung dessen, was wir gewöhnlich als „Tbc.-Bekämpfung" zu bezeichnen gewohnt sind, vorangeschickt. Die Gegenüberstellung dieser beiden Teile ergibt — und dies soll hier einleitend mit aller Schärfe hervorgehoben werden —, daß die Verbreitung der Tbc. aufs engste mit wirtschaftlichen, sozialen, beruflichen Verhältnissen zusammenhängt, daß alles, was diese bessert, zum Kampfe gegen die Tbc. gehört, ja, daß allein diesen Verbesserungen und Maßnahmen die Hauptbedeutung zukommt. Was wir gewöhnlich als „Kampf gegen die Tbc." bezeichnen und was hier zur Darstellung kommen soll, das sind nur die besonderen, sich ausschließlich gegen die Tbc. richtenden Maßnahmen und Einrichtungen, die notwendig sind, um bei gegebenen wirtschaftlichen und beruflichen Verhältnissen doch wenigstens das zu leisten, was möglich ist, die aber auch bei noch so guten äußeren Verhältnissen stets — wenn auch in geänderter Form — notwendig sein werden.

Da es mir nicht möglich war, das ganze Gebiet zu bearbeiten, bin ich den Herren Dr. GOETZL-Wien, Dr. PELLER-Wien, Dr. SIMON-Aprath, Prof. VOLK-Wien für die Bearbeitung einzelner Abschnitte zu Dank verpflichtet.

TELEKY.

# I. Soziale Pathologie der Tuberkulose.
## Von LUDWIG TELEKY-Düsseldorf.

### 1. Statistik der Tuberkulose.

Die Geschichte der Tbc. reicht zurück bis in die Uranfänge uns bekannter Geschichte. Schon 1000 und mehr Jahre vor Christi haben die Indoarier eine Krankheit als „Königsiechtum" bezeichnet, die nach verschiedenen Anzeichen unsere Lungenschwindsucht gewesen sein soll, und das Ehegesetz der Manusmriti bestimmt, daß kein Angehöriger der Oberkaste ein Weib aus einer Familie nehmen solle, in der Schwindsucht vorkommt [STIKKER (1)]. Hingegen war (nach demselben Gewährsmann) bei den semitischen Völkern Tbc. höchst selten gewesen; unter vielen Tausenden von Leichen, die in den letzten Jahren in Ägypten und Nubien ans Licht kamen, finden sich nur sehr vereinzelte Veränderungen, die wir als Tuberkulose ansehen können. HIPPOKRATES und seinen Schülern ist die Schwindsucht wohl bekannt, und wenn wir aus seinen Angaben sowie aus den oben erwähnten über die Indoarier auf eine gewisse Verbreitung der Schwindsucht schließen können, so fehlen uns doch bis in die neueste Zeit hinein Angaben, die uns einen annähernden Einblick in die Häufigkeit der Tbc. geben. Wo man versucht hat, aus alten Standesbüchern einen Anhaltspunkt über die Häufigkeit der Tbc. zu gewinnen, mußte man stets mit großer Vorsicht zu Werke gehen. Wo aber solche Zahlen aus früheren Jahrhunderten berechnet werden konnten, zeigten sie uns eine geringere Tbc.-Sterblichkeit als diejenige, die in denselben Orten und Ländern im Laufe des 19. Jahrhunderts erreicht wurde. Es starben auf 10 000 Lebende in Breslau 1687—1691 26,8, 1891 34,5 [GOTTSTEIN (2)]; in Wien 1752—1755 53,3, 1873 73,1 [PELLER (3)]; in Stockholm 1761—1770 69,8, 1821—1830 93,1 [SUNDBÄRG (4)]; in ganz Schweden 1761—1770 20,6, 1821—1830 27,7 (SUNDBÄRG). Jedenfalls können wir aus diesen Daten schließen, *daß in früheren Jahrhunderten die Tbc. eine geringere Verbreitung hatte als die, die sie im Laufe des vergangenen Jahrhunderts erreichte,* und soweit es sich um Tbc.-Verbreitung unter der Bevölkerung eines ganzen Landes handelte, wird uns dies durchaus verständlich sein — sehen wir doch auch heute, daß die Tbc.-Sterblichkeit auf dem Lande weniger groß ist als in der Stadt, und daher ist es keineswegs verwunderlich, daß zu einer Zeit, da ein großer Teil der Bevölkerung noch unter ländlichen Verhältnissen lebte, auch die Tbc.-Verbreitung geringer war. *Auf die Zeit zunehmender Tbc.-Verbreitung folgte eine Zeit sinkender Tbc.-Sterblichkeit* in allen europäischen Ländern. Mit Ausnahme Irlands finden wir von dem Zeitpunkt an, da moderne statistische Erfassung und Ausweisung der Todesfälle beginnt — in den 80er Jahren des vergangenen Jahrhunderts —, sinkende Tbc.-Sterblichkeit, bis der Krieg zu einem erneuten Ansteigen der Tbc.-Sterblichkeit führt.

In Irland ist 1881—1910 ein annäherndes Gleichbleiben der Sterblichkeit an Lungen-Tbc. festzustellen; in Japan haben wir aber deutlich den aufsteigenden Schenkel der Sterblichkeit an Lungen-Tbc. vor uns: 1886—1890 10,1, 1901—1905 14,6, 1906—1910 15,9, wie wir ihn, allerdings mit höheren Zahlen, für das Ende des 18. und den Beginn des 19. Jahrhunderts in Europa annehmen müssen[1].

Tabelle 1.

*Tbc.-Sterblichkeit auf 1000 Lebende* (nach Annual Report of the Registrar General of Births, Deaths and Marriages in England and Wales) und nach anderen Quellen fortgeführt.

*Tbc. aller Art.*

| Jahr | Deutschland | Preußen | England und Wales | Österreich (alte Monarchie) | Italien |
|---|---|---|---|---|---|
| 1881—1885 | — | 31,2 | 25,4 | 39,0 | — |
| 1886—1890 | — | 28,0 | 23,2 | 38,0 | 13,7 |
| 1891—1895 | 23,7 | 24,7 | 21,2 | 36,0 | 12,4 |
| 1896—1900 | 21,8 | 20,8 | 19,1 | 34,5 | 12,5 |
| 1901—1905 | 20,2 | 19,1 | 17,1 | 34,0 | 11,6 |
| 1906—1910 | 17,4 | 16,2 | 15,7 | 30,5 | 10,5 |
| 1914 | 14,3 | 13,9 | 13,6 | 25,6(neuesGeb.) | 14,5 |
| 1920 | 15,4 | 15,8 | 11,3 | 29,2 | — |

Wir müssen uns aber bei Betrachtung jeder *Todesursachenstatistik* darüber klar sein, daß ihr *gewisse Fehler und Mängel* anhaften (vgl. Bd. I S. 78), da ihre Genauigkeit vor allem von der Genauigkeit der Diagnosenstellung einerseits, von der der richtigen Einreihung andererseits abhängt. Die Genauigkeit der Diagnosenstellung hängt vor allem von der Extensität und Intensität ärztlicher Behandlung ab. Sicher ist die ärztliche Behandlung weniger häufig und *die Diagnosenstellung weniger genau bei den Armen* als bei den Reichen, auf dem *Lande weniger als in der Stadt. Zeitlich macht die ärztliche Diagnose Wandlungen durch*, und diese Wandlungen werden wir uns auch in den letzten Jahrzehnten, insbesondere bei Betrachtung der Säuglings-Tbc., vor Augen halten müssen: die Zeiten, da ein sehr großer Teil der Kinder an ,,Lebensschwäche‘‘, ,,Zahnen‘‘ oder ,,Fraisen‘‘ starb, sind wohl lange vorüber, auf sie folgte die Periode der Tabes meseraica, der Erkrankungen des Verdauungstraktes, und erst in den letzten 2 Jahrzehnten hat sich *die Anschauung von der Häufigkeit der Tbc. im frühen Kindesalter Bahn gebrochen* — allerdings noch nicht bei der älteren Generation von praktischen Ärzten. Ich will nicht entscheiden, ob heute die Diagnose Tbc. im kindlichen Alter *mit Recht* so häufig gestellt wird; sicher ist, daß sie jetzt häufiger als früher gestellt wird, und zwar nicht infolge Änderungen in der Häufigkeit des Vorkommens der Tbc., sondern infolge geänderter medizinischer Anschauungen. Es ist deshalb gänzlich verfehlt, aus Änderungen in der Statistik der Todesursachen der ersten Lebensjahre — und Ähnliches gilt vom Greisenalter — irgendwelche Schlüsse auf tatsächliche Änderungen in der Tbc.-Häufigkeit zu ziehen.

Kommt die heute geltende Anschauung irgendwo plötzlich zur Geltung, so ist sie geeignet, zu einer vollständigen Änderung der statistischen Ausweise zu führen. Charakteristisch ist hierfür ein Beispiel, das ich einer Dissertation DE GRECKS (7) über die Verbreitung der Tbc. in der Stadt Posen entnehme.

Tabelle 2.

| | | Todesfälle an Tbc. | | | |
|---|---|---|---|---|---|
| | überhaupt | im Alter von | | | |
| | | 0—1 Jahr | 1—5 Jahren | 5—10 Jahren | über 60 Jahren |
| 1906 | 288 | 4 | 14 | 6 | 20 |
| 1907 | 524 | 91 | 71 | 9 | 67 |
| 1908 | 449 | 62 | 66 | 23 | 35 |

[1] Ausführliche Daten über das hier Dargelegte s. Handb. d. Tbc.-Therapie, herausgeg. von LÖWENSTEIN, 1923; Statistik der Tuberkulose, bearbeitet von L. TELEKY (5); sowie Handb. d. Tbc., herausgeg. von BRAUER, SCHROEDER, BLUMENFELD; Statistik der Tbc., bearbeitet von GOTTSTEIN (6).

Ähnlich wie im Jahre 1906 waren die Zahlen in früheren Jahren, 1907 war die ärztliche Leichenschau eingeführt worden; das ungeheure Steigen der Tbc.-Sterblichkeit im Säuglings-, frühen Kindesalter und Greisenalter ist ohne Zweifel auf deren Einführung zurückzuführen — vor diesen Resultaten aber scheint dem Leichenbeschauer selbst bange geworden zu sein, und so ist wohl das Sinken 1908 zu erklären.

Aber auch die Erfassung der Lungen-Tbc. durch die Statistik im mittleren und höheren Alter ist keineswegs einne fehlerlose. Hier sind es — abgesehen von verhüllenden Diagnosen, wie „Lungenkrankheit", „Lungenleiden", die vor allem die Krankheitsstatistik gefährden — die übrigen „Erkrankungen der Atmungsorgane", vor allem Bronchitis und Lungenentzündung, dann „Grippe", zwischen denen und Tbc. bei mangelhafter ärztlicher Behandlung und Bescheinigung die Abgrenzung nicht immer leicht ist, deren richtige Erfassung Schwierigkeiten zu machen scheint.

Im Jahre 1910 zählten Berlin und Wien annähernd gleich viel Einwohner, London ungefähr doppelt soviel. Es starben im Jahre 1910 im Alter zwischen 5—60 Jahren (in London bis 65 Jahre, in Klammern sind die Zahlen bis 55 Jahre beigefügt).

Tabelle 3.

|  | Bronchitis | Lungenentzündung | Influenza |
|---|---|---|---|
| London . . . . . . . . . | 1257 (539) | 2282 (1623) | 365 (239) |
| Berlin . . . . . . . . . | 38 | 1384 | 79 |
| Wien . . . . . . . . . | 87 | 600 | 1 |

Man muß es dahingestellt sein lassen, wieviel von diesen Unterschieden auf tatsächlich bestehende Differenzen, wieviel auf Unterschiede in der Diagnosenstellung zurückzuführen ist. Jedenfalls erscheinen Todesfälle an Bronchitis im Alter zwischen 5—55 Jahren höchst auffallend, in solcher Zahl wie in London nahezu unmöglich.

In höheren Altersstufen mag noch die Abgrenzung gegen andere „auszehrende" Krankheiten: die bösartigen Neubildungen, Schwierigkeiten machen. Dieser Umstand wird sich aber bei Betrachtung der Gesamtsterblichkeit an Tbc. zahlenmäßig bei weitem nicht so sehr geltend machen wie die Schwierigkeit der Abgrenzung gegenüber den Erkrankungen der Atmungsorgane.

Hillenberg (8) ist in einem preußischen Landkreise ohne ärztliche Totenbeschau den einzelnen von der Statistik verzeichneten Todesfällen nachgegangen. „Etwa ein Drittel der daselbst bezeichneten Schwindsuchtsfälle ist keine Tbc. gewesen, wie die ärztlichen Auskünfte ergaben; jedes Leiden, das mit starker Abmagerung einherging, wurde eben für Schwindsucht erklärt, daneben wurden nur vereinzelte Tbc.-Fälle gefunden, die als solche nicht angeführt wurden." Ähnliche Feststellungen aus anderen Orten würden erst eine Verallgemeinerung dieser Beobachtung, gegen die manches zu sprechen scheint, gestatten.

Besondere Schwierigkeiten macht die *richtige Erfassung der „Tbc. der übrigen Organe"*, dann auch deren Abtrennung von der Lungen-Tbc., letzteres wohl insbesondere deshalb, weil wohl nur wenige Ärzte sich darüber klar sind, wann sie nach den Vorschriften einen Fall auf dem Totenschein als „Lungen-Tbc.", wann als „Tbc. der übrigen Organe" oder eines bestimmten Organs anzugeben haben, abgesehen davon, daß diese Vorschriften selbst manchmal unklar sind. Es liegt der Verdacht nahe, daß manche der sich zwischen einzelnen Städten und Ländern ergebenden Differenzen auf verschiedene Registrierung zurückzuführen sind. Ganz besonders groß, noch größer, als aus der folgenden Tabelle 4 hervorgeht, sind hier die Differenzen bei Betrachtung des 1. Lebensjahres; von den in diesem verzeichneten Tbc.-Todesfällen entfallen in Deutschland 50%, in Berlin 35,2%, in England und Wales 8,4%, in London 12,4% auf Lungen-Tbc. — In eingehendster Weise erörtert die Schwierigkeiten und die Methodik der Tbc.-Statistik S. Rosenfeld: Die Tuberkulosestatistik. Verlag der Hygiene-Organisation des Völkerbundes 1925.

Aus dem Gesagten müssen wir die Schlußfolgerung ziehen, daß wir 1. bei *Vergleichen der Tbc.-Sterblichkeit* zwischen verschiedenen Orten und Zeiten mit *großer Vorsicht* vorgehen müssen; 2. neben der *Sterblichkeit an Lungen-Tbc. die Sterblichkeit an Erkrankungen der Atmungsorgane* mit in unsere Betrachtung ziehen müssen, eventuell auch die an Grippe (Influenza); 3. daß die Ausweise über Tbc. überhaupt unverläßlicher sein werden als die über Lungen-Tbc. allein.

Neben der Sterblichkeit an Tbc. in den verschiedenen Lebensaltern, die uns noch ausführlich beschäftigen wird und deren Verlauf für Wien uns Abb. 1 und 2 zeigen, muß uns auch interessieren, *welcher Teil aller Todesfälle in den einzelnen Altersklassen auf Tbc. entfällt* (Abb. 3), dann auch, *wie sich die Todesfälle an Tbc. auf die verschiedenen Lebensalter*

## Tabelle 4.

*Sterblichkeit 1906—1910* (nach Statistique internationale du mouvement de la Population II. Bd., Paris 1913) *auf 10 000*.

| Land | Lungen-Tbc. | Mening.-Tbc. | Tbc. and. Organe | Tbc. überhaupt | Akute und chronische Bronch. | | Pneumon. | And. Erkr. der Atmungsorgane | Grippe | Insges. Erkr. der Atmungsorgane | Tbc. u. Erkr. d. Atmungsorgane |
|---|---|---|---|---|---|---|---|---|---|---|---|
| England, Wales . | 11,07 | 1,66 | 2,95 | 15,68 | 10,95 | | 6,93 | 7,74 | 2,35 | 17,02 | 32,70 |
| Schottland . . . | 13,00 | 2,98 | 4,23 | 20,21 | 10,73 | | 9,10 | 6,71 | 0,75 | 16,56 | 36,77 |
| Irland . . . . . | 19,10 | 1,79 | 4,37 | 25,26 | 17,33 | | 6,28 | 2,82 | 3,25 | 12,35 | 37,61 |
| Dänemark (Städte) | 12,70 | 2,28 | 1,26 | 16,24 | 11,16 | 2,07 | 4,48 | 2,00 | 1,68 | 8,16 | 24,40 |
| Norwegen . . . | 18,98 | 3,21 | 1,81 | 24,00 | 2,94 | 3,08 | 6,57 | 2,39 | 0,53 | 9,49 | 33,49 |
| Finnland . . . | 27,21 | — | — | — | — | — | — | — | — | — | — |
| Österreich . . . | — | — | — | 30,53 | — | — | 21,32 | — | — | — | — |
| Ungarn . . . . | — | — | — | 37,44 | — | — | 23,74 | — | — | — | — |
| Schweiz . . . . | 18,90 | 2,53 | 3,25 | 24,68 | — | — | — | — | 1,86 | 23,08 | 47,76 |
| Deutschland . . | 15,31 | — | 2,22 | 17,53 | — | — | 13,90 | 9,90 | 1,42 | 25,22 | 42,75 |
| Preußen *v.* . . . | 14,56 | — | 1,65 | 16,21 | — | — | 14,24 | 9,96 | 1,30 | 25,50 | 41,71 |
| Bayern . . . . | 20,94 | — | 3,45 | 24,39 | — | — | 13,85 | 1,02 | 1,79 | 30,42 | 54,81 |
| Sachsen . . . . | 13,36 | — | 2,14 | 15,50 | — | — | 9,66 | 7,05 | 1,30 | 18,01 | 33,51 |
| Württemberg . | 15,34 | — | 2,73 | 18,07 | — | — | 15,32 | 9,45 | 1,74 | 26,51 | 44,58 |
| Baden . . . . . | 17,85 | — | 4,41 | 22,26 | — | — | 6.95 | 19,57 | 1,34 | 27,86 | 50,12 |
| Niederlande . . | 12,45 | 1,98 | 2,98 | 16,56 | 2,87 | 2,47 | 7,86 | 11,12 | 1,27 | 20,25 | 36,81 |
| Belgien . . . . | 10,13 | 0,92 | 1,83 | 12,88 | 4,23 | 4,89 | 8,94 | — | 1,69 | — | — |
| Frankreich g. . | 18,31 | 1,69 | 2,13 | 22,13 | 4,03 | 4,51 | 9,16 | 9,82 | 2,12 | 29,64 | 51,77 |
| Portugal . . . . | 9,18 | 0,58 | 1,21 | 10,97 | 6,03 | 1,16 | 8,45 | 3,36 | 2,84 | 21,84 | 32,81 |
| Spanien . . . . | 13,57 | 1,11 | 2,94 | 17,62 | 13,03 | 6,59 | 9,18 | 9,98 | 6,04 | 44,82 | 62,44 |
| Italien . . . . | 10,50 | 1,74 | 4,49 | 16,73 | 13,22 | 2,31 | 11,13 | 13,68 | 1,50 | 41,84 | 58,57 |
| Serbien . . . . | 31,18 | — | — | — | — | — | 33,24 | 3,32 | — | — | — |
| Massachussets . | 14,38 | 1,27 | 4,37 | 20,02 | 2,18 | 1,64 | 13,66 | 6,88 | 0,97 | 25,33 | 45,35 |
| Uruguay . . . | 11,48 | 0,78 | 1,40 | 13,66 | 1,42 | 0,37 | 3,13 | 13,18 | 0,45 | 18,55 | 32,21 |
| Japan . . . . . | 15,87 | 0,48 | 3,88 | 20,23 | 8,81 | 2,69 | — | 18,69 | 0,55 | 30,74 | 50,97 |
| Neusüdwales . . | 6,46 | 0,41 | 1,14 | 8,01 | 1,32 | 1,89 | 3,89 | 3,28 | 1,12 | 11,50 | 19,51 |
| Neuseeland . . | 6,47 | 0,86 | 1,05 | 8,37 | 3,14 | | — | 6,64 | 1,28 | 11,06 | 19,43 |

*verteilen* (Abb. 4). Betont sei noch, daß die große soziale Bedeutung der Tbc. nicht nur auf der großen Zahl der Opfer, die sie fordert, beruht, sondern vor allem darauf, daß gerade im sog. kräftigsten Alter mehr als die Hälfte der vorkommenden Todesfälle durch Tbc. veranlaßt ist.

Von größter sozialer Bedeutung und von größter Bedeutung für fast alle Fragen der Tbc.-Bekämpfung ist die Frage nach der *durchschnittlichen Dauer der tuberkulösen Erkrankung*. Die „mittlere Lebensdauer" der Tuberkulösen ist noch nie exakt berechnet worden. Diese Berechnung würde die Weiterverfolgung einer sehr großen Anzahl von Tuberkulösen vom Tage der Erkrankung an bis zum Tode des letzten der Beobachtungsreihe beanspruchen. Bisher aber hat man sich stets damit begnügt, eine Anzahl von Tuberkulösen durch eine bestimmte Anzahl von Jahren zu verfolgen, wodurch die Jahre, die eine Anzahl Tuberkulöser über die Beobachtungszeit hinaus durchlebt hat, aus der Berechnung fallen; noch größer wird der Fehler, wenn man — wie es Cornet und viele andere getan — von den Verstorbenen ausgeht,

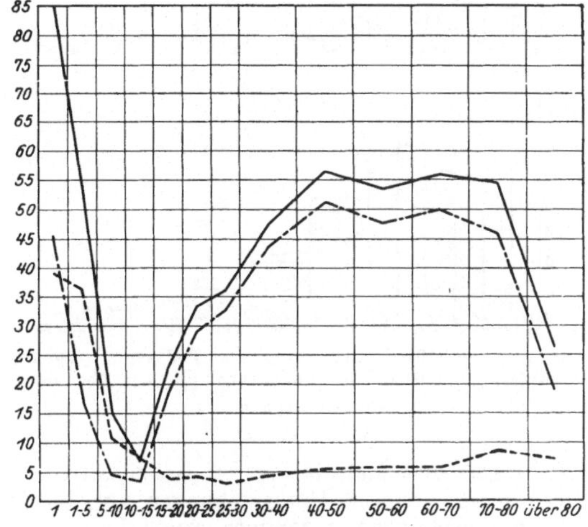



Abb. 1. Wien 1910—1911. Männer.

——— Sterblichkeit auf 10 000 Lebende an Tbc.

—·—·    „    „ 10 000    „    „ Lungen-Tbc.

- - - - -    „    „ 10 000    „    „ Tbc. der übrigen Organe.

da entgehen der Erfassung alle jene, die genesen oder deren Erkrankung zum Stillstand gekommen. Daraus erklärt sich die geringe durchschnittliche Krankheitsdauer von 2—3 1/2 Jahren, zu denen die meisten dieser Autoren gelangen.

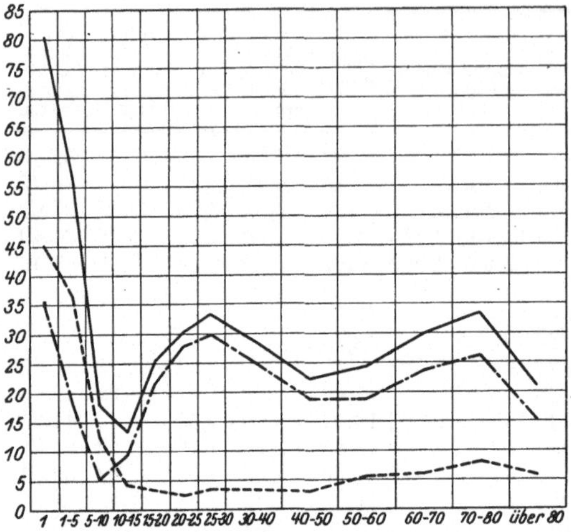

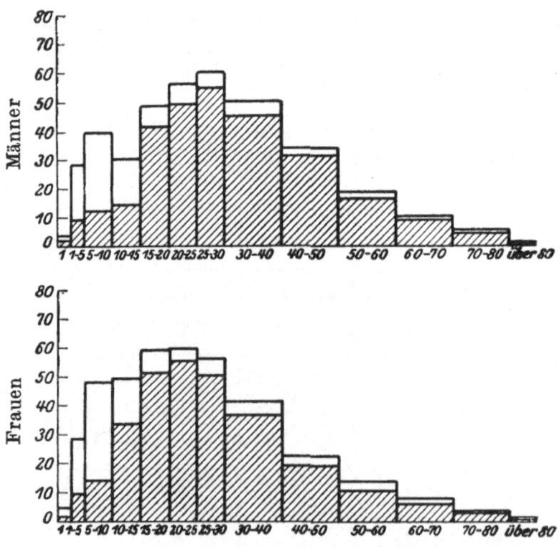

Abb. 2. Wien 1910—1911. Frauen.

———— Sterblichkeit auf 10 000 Lebende an Tbc.
—·—·—     „     „ 10 000    „    „ Lungen-Tbc.
- - - - -     „     „ 10 000    „    „ Tbc. der übrigen Organe.

Über die „wahrscheinliche Lebensdauer", die Zahl, die angibt, bis zu welchem Zeitpunkt die Hälfte der betrachteten Fälle gestorben ist, liegen mehrere Beobachtungen vor, die aber unter sich nicht gut übereinstimmen. Nach Fischer (9), der über die in Lazarettbehandlung gekommenen Unteroffiziere und Mannschaften berichtet, sind im 2. Jahr nach der Lazarettaufnahme (also wahrscheinlich im 3. Jahre der Erkrankung) bereits über die Hälfte der Erkrankten gestorben, was nach dem Material Stadlers (10) erst im 6. bis 7. Jahre der Fall ist. Allerdings ist dabei zu berücksichtigen, daß Fischers Material Soldaten umfaßt — auf den raschen Verlauf der Tbc.-Erkrankung bei den vom Lande stammenden Soldaten wurde während des Krieges hingewiesen —, und daß gerade bei diesen jugendlichen Altersklassen der Verlauf der Tbc. überhaupt ein besonders rascher ist. Dies letztere geht auch aus den Erfahrungen der Invalidenversicherung hervor; die durchschnittliche Rentenbezugsdauer jener Tuberkulösen, deren Rentenbezug im Alter von 20—24 Jahren beginnt, beträgt 530, die der im Alter von 50—54 Jahren die Rente erstmalig Erhaltenden 720 Tage.

Bei Berücksichtigung aller Fehlerquellen können wir die durchschnittliche Krankheitsdauer (mittlere Lebensdauer) mit 6 bis 7 Jahren annehmen, bei den Frauen etwas länger als bei den Männern[1]).

Mit Hilfe einer exakten Angabe darüber wäre es uns möglich, die Zahl der gleichzeitig lebenden Tuberkulösen zu berechnen. Die direkte Feststellung dieser Zahl ist bis jetzt nur in kleinstem

Abb. 3. Wien 1910—1911. Von 100 Todesfällen jeder Altersklasse entfallen auf Lungen-Tbc. ▨, auf Tbc. der übrigen Organe ☐.

---

[1]) Außer den genannten Quellen liegt zu dieser Frage noch mannigfaches Material vor: Gottstein (Therapeut. Monatshefte 1900, S. 403) und Leudet (Bull. de l'acad. méd. 1885) haben vorwiegend nach ihren Erfahrungen aus der Privatpraxis diese Frage behandelt. Croner (Dissert. Berlin 1899) nach dem Material von zwei Lebensversicherungsanstalten, Ganguillet (Die Tbc. und ihre Bekämpfung in der Schweiz). Reiche (Münch. med. Wochenschrift 1902) nach dem Material von Volksheilstätten. Aus den nordischen Ländern liegen zahlreiche hierhergehörige Untersuchungen vor, die Holst, Nicolaysen, Ustvedt (11) nebst eigenen Forschungen zusammengestellt haben; auch amerikanische Untersuchungen über diese Frage liegen vor (zusammengefaßt in „Prevention of Tbc. Internat. Council of women", Braunsche Hofbuchdruckerei Karlsruhe), ferner Simon (Tbc.-Fürsorgeblatt 1921, Nr. 5/6). Als neueste deutsche Untersuchung sei erwähnt Siegfried (Zeitschr. f. Tuberkul. Bd. 38, H. 4).

Maßstabe erfolgt, vor allem durch die Schüler BRAUERS in mehreren Schwarzwalddörfern (15), DÖRNER (16), ferner FÜRBRINGER (17), KREISSMANN (18).

Die so erhaltenen Angaben schwanken, was bei der Kleinheit des Materials, der verschiedenen Genauigkeit der Untersuchung, den verschiedenen örtlichen Verhältnissen nicht verwunderlich ist, zwischen 0,84% (JACOB, Kreis Hümmling), 2,25% sicherer, 3,63% sicherer und wahrscheinlicher Tbc. in Langenschiltach, bis zu 16,6% aktiver und 14% inaktiver Tbc. (DIETZ in Heubach). Auch der Versuch der badischen Regierung durch eine Anfrage bei den Ärzten nach allen am 31. XII. 1901 in ihrer Behandlung stehenden Tuberkulösen verläßliche Angaben zu gewinnen, hat zu keiner Klärung geführt; es ergaben sich so nur 3,21‰ Tuberkulöse, während eine Umfrage BRAUERS bei den Ärzten von 3 Bezirken, bei denen die amtlichen Erhebungen 3,47‰ Tuberkulöse ergeben hatten, 8,3‰ ergaben. Natürlich war der Prozentsatz in den verschiedenen Altersklassen ein ganz verschiedener, im Alter von 20—25 Jahren 1,37%, erreichte sein Maximum im Alter von 30—35 Jahren mit 1,93%.

Zu ganz ungeheuer hohen Zahlen kommen schwedische Untersucher bei ihren Erhebungen in frisch industrialisierten Gegenden des höchsten Nordens. NEANDER (13) gibt unter den 20—30 jährigen Arbeitern einer Spinnerei 34,04% als lungentuberkulös, 40,0% als verdächtig an. Spielt hier wohl schon die allzu weite Fassung des Begriffes Tbc. eine große Rolle, so gilt dies noch mehr von den Angaben über tuberkulöse Kinder. So fand ZIEGLER-Bern 51,2% der Schulkinder mit Drüsen behaftet, 15,2% mit Lungen-Tbc. oder verdächtig hierauf, und zwar in den untersten Klassen noch höhere Zahlen als in den obersten (14).

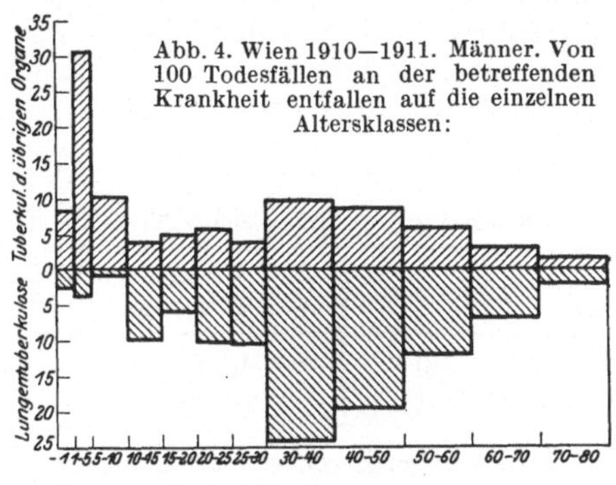


Abb. 4. Wien 1910—1911. Männer. Von 100 Todesfällen an der betreffenden Krankheit entfallen auf die einzelnen Altersklassen:

Bei all diesen schwankenden Angaben ist es schwer, zur richtigen Erkenntnis zu gelangen; im allgemeinen werden wir wohl 2% aktive Tbc. in der städtischen Bevölkerung anzunehmen berechtigt sein.

Damit stimmt halbwegs überein, daß auf 1000 versicherungspflichtige männliche Mitglieder der Leipziger Ortskrankenkasse 27,67 Erkrankungsfälle an allen tuberkulösen Erkrankungen[1]) mit 1272,4 Krankentagen kamen, 23,78 mit 1183,2 Tagen bei den Frauen. Dabei ist aber zu berücksichtigen, daß dies „Krankmeldungen" sind, also ein Tuberkulöser, der sich im Jahre 3 mal krank meldet, als 3 Erkrankungsfälle zählt. Es kommen bei den männlichen Versicherungspflichtigen 7% der Krankheitsfälle, 15% der Krankheitstage auf tuberkulöse Erkrankungen; bei den Frauen 5,7% bzw. 11,5%; beim Verband der Genossenschaftskrankenkassen Wiens sind es 15,6% der Erkrankungsfälle der Männer, 17,6% der Frauen und bei beiden Geschlechtern über 29% der Krankheitstage.

Welche gewaltige Bedeutung die Tbc. für die Invalidenversicherung hat, geht wohl daraus hervor, *daß 16% aller Invaliditätsfälle bei Männern, 10,5% bei Frauen auf Tbc. zurückzuführen sind (1896—1899).* Es kamen von 1000 Invaliditätsfällen von Männern in der Landwirtschaft 78, im Bergbau und der Industrie 206, Handel und Verkehr 169 auf Tbc.; wenn wir die Altersgruppe von 25—29 Jahren in Betracht ziehen, sind diese Zahlen bei den Männern: 330 für die Landwirtschaft, 576 für Bergbau und Industrie, 506 für Handel und Verkehr.

Ebenso wie für die Sozialversicherung ist die Tbc. für die private Lebensversicherung von allergrößter Bedeutung. Unter den österreichischen Versicherten [ROSMANITH (19)] kommen 18,6% der Todesfälle überhaupt, 27,65% der in den ersten 5 Versicherungsjahren eingetretenen Todesfälle auf Tbc. GOLLMER (20) gibt folgenden Sterblichkeits-Promillesatz der 1852—1895 zugegangenen lebenslang versicherten Männer an (s. Tabelle 5).

Wie sehr es aber gerade in den letzten Jahrzehnten gelungen ist, durch bessere ärztliche Auslese der Selbstauslese der Versicherten entgegenzuwirken, zeigt, daß der Prozentsatz der wirklich eingetroffenen Tbc.-Todesfälle, verglichen mit den nach der Beobachtungsperiode 1852—1895 rechnungsmäßig zu erwartenden, innerhalb der ersten 5 Versicherungsjahre sehr erheblich zurückgegangen ist. Für die Zugangsjahre 1829—1851 trafen 156,6%, 1881—1895 86%, 1904—1909 nur 28% der erwartungsgemäßen Todesfälle ein.

---

[1]) Die Statistik selbst weist nur 7,71 Fälle von Tbc. aus, daneben aber noch Fälle von Lungenkrankheit, Lungenödem, Blutsturz, Brustfellentzündung, alles Leiden, die als Tbc. zu zählen sind und dann die oben angegebenen Zahlen ergeben.

Tabelle 5.

| | In den ersten 5 Versicherungsjahren starben | |
| --- | --- | --- |
| | überhaupt | an Tbc. |
| Im Alter von 15—25 Jahren . . . . . | 4,91 | 2,38 |
| ,,    ,,    ,, 36—40    ,,   . . . . . | 5,93 | 1,72 |
| | Im 6. und den folgenden Versicherungsjahren | |
| Im Alter von 15—30 Jahren . . . . . | 5,18 | 2,73 |
| ,,    ,,    ,, 36—40    ,,   . . . . . | 7,66 | 2,79 |

Die Verbreitung keiner andern Erkrankung — vielleicht allein vom Flecktyphus abgesehen — ist so eng verknüpft mit wirtschaftlichen und beruflichen Verhältnissen wie die der Tbc. In allen Ländern ist die Tbc.-Sterblichkeit in den Städten größer als auf dem Lande. Ausnahmen hiervon kommen nur in ganz engbegrenzten Gebieten mit besonderen Verhältnissen vor.

Tabelle 6.
Es betrug die Tbc.-Sterblichkeit in Preußen:

| Jahr | Unter den Männern | | Unter den Weibern | |
| --- | --- | --- | --- | --- |
| | in den Städten | auf dem Lande | in den Städten | auf dem Lande |
| 1880—1881 | 40,26 | 30,35 | 30,70 | 26,92 |
| 1905—1906 | 22,76 | 15,89 | 18,42 | 16,05 |

Dabei ist zu berücksichtigen, daß in weiten Gebieten Preußens auch das Land schon stark industrialisiert ist, daß ein sehr erheblicher Prozentsatz ländlicher Bevölkerung industrieller Tätigkeit nachgeht.

In England hat man in den landwirtschaftlichen Gegenden die landwirtschaftlich tätigen Männer noch gesondert betrachtet und gesehen, daß deren Tbc.-Sterblichkeit erheblich geringer ist als die der Gesamtheit der Männer dieses Bezirkes.

Tabelle 7.
In England starben 1900—1902 auf 10 000 Männer:

| | In den Industriebezirken | | In den landwirtschaftlichen Bezirken | | | |
| --- | --- | --- | --- | --- | --- | --- |
| | | | von den berufstätigen Männern an | | von den landwirtschaftlich tätigen Männern an | |
| Alter | an Lungen-Tbc. | an Erkrankungen der Atmungsorgane | Lungen-Tbc. | Erkrankungen der Atmungsorgane | Lungen-Tbc. | Erkrankungen der Atmungsorgane |
| 15—19 | 5,71 | 3,64 | 4,56 | 1,21 | 4,07 | 1,51 |
| 20—24 | 14,8 | 6,77 | 16,75 | 3,12 | 9,9 | 2,81 |
| 25—34 | 20,7 | 10,8 | 19,41 | 4,6 | 10,7 | 4,13 |
| 35—44 | 33,1 | 23,8 | 17,6 | 9,1 | 11,1 | 8,1 |
| 45—54 | 27,2 | 49,9 | 17,1 | 15,8 | 12,5 | 15,7 |
| 55—64 | 26,3 | 102,3 | 13,2 | 33,6 | 10,1 | 32,6 |

Die Unterschiede in der Tbc.-Sterblichkeit nach Größe des Wohnortes — wobei natürlich auch die Beschäftigung eine sehr große Rolle spielt — zeigt

Tabelle 8.
Es starben nach Rosenfeld in Österreich 1895—1896 in den Ländern mit hohem Prozentsatz beglaubigter Todesursachen:

| Tbc.-Sterblichkeit auf 10 000 Lebende | | | | Männer | Weiber |
| --- | --- | --- | --- | --- | --- |
| In Ortschaften | bis | | 500 Einwohner | 27,4 | 26,2 |
| ,, | ,, | mit | 501— 2 000    ,, | 38,3 | 37,1 |
| ., | ,, | ,, | 2 001— 5 000    ,, | 48,3 | 44,5 |
| ,, | ,, | ,, | 5 001—10 000    ,, | 60,4 | 52,5 |
| ,, | ,, | ,, | 10 001—20 000    ,, | 50,2 | 41,6 |
| ,, | ,, | ,, | über  20 000    ,, | 60,4 | 46,9 |

Noch größer als der Unterschied zwischen Stadt und Land ist der Unterschied der Tbc.-Sterblichkeit nach sozialen Klassen — allerdings ist die Erfassung der „sozialen Klassen" nicht leicht.

In Hamburg hat man die Tbc.-Sterblichkeit der einzelnen Einkommensklassen miteinander verglichen.

Tabelle 9.

In Hamburg starben auf 10 000 in den Jahren 1905—1910 jährlich

| der Einkommenklasse | 900— 1 200 M. | . . . . | 90,5 an Tbc. |
|---|---|---|---|
| ,, ,, | 1 200— 2 000 ,, | . . . . | 42,5 ,, ,, |
| ,, ,, | 2 000— 3 500 ,, | . . . . | 22,7 ,, ,, |
| ,, ,, | 3 500— 5 000 ,, | . . . . | 20,8 ,, ,, |
| ,, ,, | 5 000—10 000 ,, | . . . . | 12,6 ,, ,, |
| ,, ,, | 10 000—25 000 ,, | . . . . | 7,4 ,, ,, |
| ,, ,, | 25 000—50 000 ,, | . . . . | 5,5 ,, ,, |
| ,, ,, | über 50 000 ,, | . . . . | — ,, ,, |

In anderen Orten ist es stets nur möglich, die einzelnen Stadtbezirke nach verschiedenen, die soziale Lage ihrer Bewohner charakterisierenden Momenten in arme, wohlhabende, reiche zu sondern. Als Merkmale kommen hier in Betracht: das Einkommen: Prozentsatz der Steuerpflichtigen im Bezirk, durchschnittliche Höhe des Jahreseinkommens eines Einwohners (berechnet nach der Steuerleistung), durchschnittliche Steuerleistung jedes Steuerpflichtigen; die Wohnungsverhältnisse: Zahl der einräumigen Wohnungen, Zahl der auf jeden Wohnraum entfallenden Bewohner, Zahl der Bettgeher; soziale Verhältnisse: Zahl der Dienstboten (auf 100 Wohnungen), Zahl der Arbeiter und Tagelöhner unter 100 Berufstätigen. Die Stadtteile nach jedem dieser Gesichtspunkte oder nach einzelnen derselben geordnet, zeigen nur geringe Abweichungen in ihrer Aufeinanderfolge und lassen sich so zu Gruppen nach der sozialen Lage ihrer Bewohner zusammenfassen (vgl. TELEKY: Vorlesungen über soziale Medizin. Jena: G. Fischer 1914).
Die Verhältnisse in Wien zeigt uns

Tabelle 10.

1900—1909 starben von 10 000 Einwohnern in Wien jährlich

| | An Lungen-Tbc. | | | an Erkrankungen der Atmungsorgane |
|---|---|---|---|---|
| | Männer | Weiber | zusammen | zusammen |
| Im reichsten Bezirk . . . | 20 | 8 | 12 | 14 |
| In wohlhabenden Bezirken | 35 | 22 | 27 | 46 |
| In armen Bezirken . . . | 63 | 50 | 57 | 37 |
| Im ärmsten Bezirk . . . | 68 | 61 | 65 | 61 |

Die Verhältnisse in Paris zeigt (nach BERTILLON's Referat auf dem 14. Hygienekongreß Berlin 1907) nach Alter getrennt

Tabelle 11.

Es starben auf 10 000 Einwohner an Lungen-Tbc. 1901—1905 jährlich

| | Im Alter von | | | |
|---|---|---|---|---|
| Arrondissement | 1—19 Jahren | 20—29 Jahren | 40—59 Jahren | über 60 Jahre |
| Sehr reiches . . . . | 6,1 | 12,9 | 15,9 | 10,5 |
| Reiches . . . . . . | 7,9 | 20,5 | 24,1 | 16,8 |
| Armes . . . . . . | 16,8 | 52,6 | 64,1 | 34,0 |
| Sehr armes . . . . | 18,0 | 68,5 | 90,7 | 52,4 |

Eine eigenartige Mischung von sozialen Klassen, unter vorwiegender *Berücksichtigung der Berufszugehörigkeit, und Berufen* bringt die neueste englische Statistik der Berufssterblichkeit (Supplement to the 75. Anual Report of the Registrar-General for England and Wales, Part. IV), wobei die Zahlen nur Vergleichszahlen darstellen und nur die 25—65jährigen umfassen.

Tabelle 12.

|  | Phtise | Erkrankungen der Atmungsorgane |
|---|---|---|
| Alle Männer . . . . . . . . . . . . . . . . . . . . | 142 | 120 |
| 1. soziale Klasse (Höhere und Mittelstand) . . . . . | 121 | 75 |
| 2.    „        „    . . . . . . . . . . . . . . . . | 123 | 98 |
| 3.    „        „    (gelernte Arbeiter) . . . . . . . | 155 | 109 |
| 4.    „        „    . . . . . . . . . . . . . . . . . | 131 | 115 |
| 5.    „        „    (ungelernte Arbeiter) . . . . . . | 215 | 206 |
| 6. Textilarbeiter . . . . . . . . . . . . . . . . . . | 128 | 124 |
| 7. Bergarbeiter . . . . . . . . . . . . . . . . . . . | 87 | 130 |
| 8. Landarbeiter . . . . . . . . . . . . . . . . . . . | 71 | 63 |

Diese Statistik bringt auch Vergleichszahlen über die einzelnen Berufe, von denen wir folgendes hervorheben wollen.

Tabelle 13.

|  | Phtise | Erkrankungen der Atmungsorgane |
|---|---|---|
| Alle Männer . . . . . . . . . . . . . . . . . . | 141 | 120 |
| Geistliche . . . . . . . . . . . . . . . . . . . . | 45 | 31 |
| Landwirte . . . . . . . . . . . . . . . . . . . . | 50 | 64 |
| Ärzte . . . . . . . . . . . . . . . . . . . . . . | 64 | 81 |
| Landarbeiter . . . . . . . . . . . . . . . . . . . | 70 | 64 |
| Kohlenbergleute . . . . . . . . . . . . . . . . . | 75 | 132 |
| Müller . . . . . . . . . . . . . . . . . . . . . . | 92 | 119 |
| Bäcker, Zuckerbäcker . . . . . . . . . . . . . . | 117 | 101 |
| Fuhrleute . . . . . . . . . . . . . . . . . . . . | 144 | 174 |
| Handelsangestellte . . . . . . . . . . . . . . . . | 172 | 95 |
| Steinarbeiter . . . . . . . . . . . . . . . . . . | 172 | 131 |
| darunter Steinhauer überhaupt . . . . . . . . | 237 | 163 |
| „ Granit . . . . . . . . . . | 127 | 64 |
| „ Kalkstein . . . . . . . . | 129 | 110 |
| „ Sandstein . . . . . . . . | 415 | 311 |
| Schieferarbeiter . . . . . . . . . . . . . . . . . | 220 | 98 |
| Tischler, Holzarbeiter . . . . . . . . . . . . . . | 174 | 105 |
| Brauer . . . . . . . . . . . . . . . . . . . . . . | 181 | 158 |
| Schneider . . . . . . . . . . . . . . . . . . . . | 186 | 109 |
| Gastwirte . . . . . . . . . . . . . . . . . . . . | 196 | 156 |
| Buchdrucker . . . . . . . . . . . . . . . . . . . | 208 | 94 |
| Buchbinder . . . . . . . . . . . . . . . . . . . . | 213 | 130 |
| Schuhmacher . . . . . . . . . . . . . . . . . . . | 222 | 109 |
| Seeleute . . . . . . . . . . . . . . . . . . . . . | 257 | 292 |
| Töpfer, keramische Arbeiter . . . . . . . . . . . | 282 | 317 |
| Scheren-, Messer-, Feilen-, Nadelmacher . . . . . . | 306 | 179 |
| darunter Feilenmacher . . . . . . . . . . . . . | 434 | 245 |
| Messer- und Scherenmacher . . . . . . | 466 | 211 |
| Gasthausbedienstete . . . . . . . . . . . . . . . | 309 | 192 |
| Händler und Hausierer . . . . . . . . . . . . . | 419 | 269 |

Wir sehen hier die verschiedensten Umstände und Schädlichkeiten zu erhöhter Tbc.-Sterblichkeit führen: ungünstige Auslese für den Beruf (Schneider, Schuhmacher, Buchbinder, Buchdrucker, Händler und Hausierer); Staubeinatmung: Steinarbeiter (man beachte den Unterschied zwischen Kalkstein und Sandstein!), Messer-, Scheren- und Feilenmacher; Alkoholismus: Brauer, Gastwirte, Gasthausangestellte. Bei keramischer Industrie und Feilenhauern wirkt schädigend neben dem Staub auch die Bleiaufnahme. Weitere Daten über Beruf und Tbc. werden später S. 153 ff. gebracht, vor allem aber sei auf Band II verwiesen.

## Literatur.

1. STICKER: Münch. med. Wochenschr. 1922, S. 1221. — 2. GOTTSTEIN: Hygien. Rundschau 1902. — 3. PELLER: Zeitschr. f. Hyg. u. Infektionskrankh. Bd. 90. — 4. SUND-

BÄRG bei Henschen: La lulte contre la Tuberculose en Suede. — 5. TELEKY: Handbuch der gesamten Tbc.-Therapie, herausgeg. von Löwenstein. — 6. GOTTSTEIN: Handbuch der Tbc., herausgeg. von Brauer, Schröder, Blumenfeld. III. Aufl. 1923. — 7. DE GRECK: Dissert. Berlin 1910. — 8. HILLENBERG: Tuberculosis Bd. 10. 1911. — 9. FISCHER: Veröff. a. d. Geb. d. Militär-Sanitätswesen H. 34. — 10. STADLER: Arch. f. klin. Med. Bd. 85. — 11. HOLST, NICOLAYSEN, USTVEDT: Ebenda Bd. 88. — 12. JACOB: Die Tbc. und die hygienischen Mißstände auf dem Lande. Berlin: Heymann 1911. — 13. NEANDER: Frequence de la tuberculose parmi la population de Kiruna. Stockholm. — 14. ZIEGLER: Die Tbc. und ihre Bekämpfung in der Schweiz. Bern 1917. — 15. BRAUER: Beitr. z. Klin. d. Tuberkul. Bd. 3/4. — 16. DÖRNER: Ebenda Bd. 20. — 17. FÜRBRINGER: Ebenda Bd. 28. — 18. KREISSMANN: Ebenda Bd. 49. — 19. ROSMANITH: Versicherungs-wissenschaftl. Mitt. d. mathem.-statist. Vereinig. d. öst.-ungar. Verb. d. Privatversicherungs-anstalten Bd. 9, H. 3/4. — 20. GOLLMER: Veröff. d. dtsch. Vereins f. Versicherungs-wissenschaft. Heft IX.

## 2. Der Tbc.-Bacillus und seine Übertragung. Alter, Geschlecht.

Es kann nicht Aufgabe der folgenden Darstellung sein, alle Fragen der Pathologie und Therapie der Tbc. zu erörtern. Die Fragen aber, die für die Entstehung der Tbc. als Volkskrankheit, ihre Verbreitung und ihre Bekämpfung von Bedeutung sind, müssen hier erörtert werden, da jede zielbewußte Bekämpfung einer Seuche auf der Kenntnis ihrer Entstehung fußen muß.

Zu allen Zeiten scheint es Autoren gegeben zu haben, die der Infektion, der Ansteckung, und solche, die der Disposition, der Empfänglichkeit oder der Erblichkeit ausschlaggebende Bedeutung beigemessen haben. ARISTOTELES, AVICENA, GALEN wußten bereits, daß die Schwindsucht ansteckend sei. ULLERSPERGER (1) bringt eine ganze Reihe von Zitaten, beginnend im 15. Jahrhundert, in denen auf die Kontagiosität der Lungenschwindsucht hingewiesen, unter Umständen diese sogar sehr hoch eingeschätzt wird. Andere sahen nicht so sehr in der Ansteckung, als vielmehr in der Lebensweise, der Ernährung und der Erb-lichkeit die Hauptquelle der Schwindsucht. Ebenso sahen die öffentliche Gesundheitspflege und die Bevölkerung selbst an manchen Orten in der Tbc. eine ansteckende Krankheit. Nach den Vorschriften von 1712 mußten im Königreich beider Sizilien bei Tbc.-Todesfällen bestimmte Einrichtungsgegenstände verbrannt werden; dasselbe soll im alten Wien mit Kleidern der Fall gewesen sein (POGACNIK), ähnliches in Portugal, Polen und der Provence. Im Lippeschen würde selbst der ärmste Mann sich gescheut haben, die Kleider eines ver-storbenen Schwindsüchtigen zu tragen [RÜHLE (2)], und nach ULLERSPERGER (1869) bestand in München die Vorschrift, daß Familien keine Erlaubnis für die Aufnahme von Säuglingen oder Kostkindern erhalten durften, wenn in derselben Stube, in der der Säugling bzw. das Kostkind aufgezogen wurde, eine phthisische Person wohnte. In anderen Gebieten, ins-besondere in Belgien, Nordfrankreich, Deutschland wurde die Phthise nicht als ansteckende Krankheit betrachtet und von manchen wieder größte Betonung auf die Erblichkeit gelegt.

Auch zu Ende der 70er Jahre des vorigen Jahrhunderts waren die Anschauungen über die Infektiosität der Tbc. sehr geteilte. Von 250 auf eine Anfrage antwortenden ameri-kanischen Ärzten sprachen sich nur 126 für die Kontagiosität aus; von über 1000 Mitgliedern der British Medical Association traten 262 für die Kontagiosität ein, von 83 französischen Ärzten bekannten sich 57 als Anhänger der Kontagiosität, von 680 italienischen nur 59, während 407 in der Heredität die hauptsächliche Ursache der Erkrankung sahen (nach CORNET).

Mit der *Entdeckung des Tuberkelbacillus* durch ROBERT KOCH und dem von ihm er-brachten Nachweis, daß sich der Tuberkelbacillus in tuberkulösen Organen stets finde und daß durch ihn im Tierexperiment Tuberkulose erzeugt werden könne [den Bacillus selbst fand zugleich mit KOCH (3) BAUMGARTEN (4)], schien die überragende Bedeutung der Kon-tagiosität für die Entstehung der Phthise festgestellt, ja man war bei dem darauffolgenden ungeheuren Aufschwung der Bakteriologie geneigt, die Ansteckung, die Aufnahme eines Bacillus in den Körper, als das allein Maßgebende anzusehen, alle anderen Momente für das Entstehen der Krankheit für bedeutungslos zu halten, obwohl KOCH (5) selbst auf deren Bedeutung sowohl in seiner ersten Mitteilung, als auch in der ausführlichen Veröffentlichung hingewiesen hatte.

Es galt als geradezu unwissenschaftlich, von Disposition, Empfänglichkeit, Heredität zu sprechen. Beobachtungen, die mit der ausschließlichen Bedeutung der Ansteckung nicht in Einklang zu bringen waren, wurden gewaltsam kontagionistisch erklärt; z. B. suchte man die Tatsache, daß von Ehegatten Tuberkulöser nur wenige erkranken, mit dem Hinweis darauf zu erklären, daß der Phthisiker häufig bis kurz vor seinem Tode arbeite, deshalb wenig zu Hause sei, für seine Familie demnach eine geringere Gefährdung bedeute als für seine Berufs-genossen. Diese und viele derartig gezwungene Erklärungsversuche sind in dem Buch

Cornets (6) zu finden, das in ganz außerordentlicher Weise das gesamte damals vorhandene Material über Tbc. gesammelt und verarbeitet hat und das — so einseitig seine Stellungnahme auch ist — doch viel berechtigte Kritik gegen Material und Beweisführung seiner Gegner enthält.

In den Jahren seit Erscheinen dieses Buches hat die Tbc.-Forschung große Fortschritte gemacht und hat manchen Anschauungen zu Ehren verholfen, die während der Jahrzehnte 1880—1910 nur von wenigen — genannt seien hier Hueppe, Martius, Gottstein — vertreten wurden.

Die Feststellung, die *wie keine andere dazu geführt hat, die Anschauungen der orthodoxbakteriologischen Ära* über die Tbc.-Entstehung *ins Wanken zu bringen*, ist die Feststellung, daß *im Organismus des Erwachsenen fast stets tuberkulöse Veränderungen vorhanden sind.* Dies hat als erster Naegeli (1900) am Sektionsmaterial des Züricher Instituts mit aller Exaktheit gezeigt (7) — wenn auch schon vor ihm verschiedene Autoren, vor allem Bollinger und Müller 1881—1888 in München die große Häufigkeit tuberkulöser Veränderungen bei Obduktionen betont hatten — und in seinen Ausführungen mit aller Schärfe und aller Vorsicht die sich hieraus ergebenden Konsequenzen gezogen[1]). Die Untersuchungen mit der Pirquetschen Reaktion haben seine pathologisch-anatomischen Untersuchungen vollauf bestätigt, und wir wissen heute, daß — wenigstens unter der großstädtischen ärmeren Bevölkerung — jeder bereits als tuberkulös infiziert in das Mannesalter eintritt. Alle werden in der Kindheit infiziert, aber nur ein Bruchteil erkrankt, ein noch kleinerer Bruchteil stirbt an Tbc. „Jeder Erwachsene ist tuberkulös", sagt Naegeli. „Dieses Resultat, weit entfernt davon, uns zu erschrecken, birgt vielmehr Trost und Hoffnung in sich, denn da erfahrungsgemäß nicht mehr als $^1/_7$—$^1/_6$ der Menschen der schrecklichen Krankheit zum Opfer fallen, so ergibt sich daraus, daß weitaus die Mehrzahl imstande ist, den Kampf mit der Tbc. siegreich zu führen." Nicht jede Infektion führt zum Tode, sogar viele nicht, nicht jede zur Erkrankung. Woher rührt dies? Virulenz und Massigkeit der Erreger spielen gewiß eine Rolle, warum aber erkrankt von den der Infektion durch ein und dieselbe Person ausgesetzten Familienmitgliedern nur ein Teil? — eine Frage, die ja bei jeder Infektionskrankheit auftritt —, auch wenn scheinbar wenigstens die Gefährdung mehrerer Personen die gleiche ist.

Klar präzisiert den hier einzunehmenden Standpunkt Martius:

„*Ohne Erreger keine Infektionskrankheit.* Aber nicht umgekehrt. Nicht jede Einwanderung, Häufung und Wucherung fakultativ pathogener Mikroorganismen führt zum Ausbruch der Krankheit. *Der Vorgang der Infektion ist vom Ausbruch der Krankheit streng zu trennen.* Ob die Infektion vom Ausbruch der Krankheit gefolgt ist, das hängt nicht einseitig von der Natur und Kraft des Erregers, sondern *ebenso von der Natur und Kraft des infizierten Organismus ab.* Beides, die infizierende Kraft des Erregers und die Widerstandskraft des Organismus sind keine absoluten, sondern äußerst variable Größen, von deren Verhältnis zueinander der Endeffekt der Infektion, nämlich Erkrankung oder nicht, abhängt."

Es sei hier auch auf die Formel verwiesen, die Petruschky (10) angibt:

$$\text{Intensitas morbi} = \frac{\text{Virulenz} \times \text{Quantität der Erreger} + \text{schädliche Akzidenzien}}{\text{Resistenz} + \text{kurative Maßregeln}} .$$

In einer derartigen Formel müßte aber noch der Aufnahmeweg Berücksichtigung finden und die Resistenz selbst müßte in ererbte und erworbene Widerstandskraft zerlegt werden.

Gilt das von Martius (9) Gesagte für den einzelnen Fall, so gilt es ebenso für jede Gesamtheit; wie in ihr alle diese verschiedenen Momente zur Wirkung kommen, davon hängt die Größe der Tbc.-Sterblichkeit in ihr ab. Und wir wollen nun im folgenden festzustellen versuchen, welcher der genannten Faktoren unter bestimmten gegebenen Verhältnissen, in den verschiedenen Altersklassen, unter den verschiedenen sozialen Verhältnissen eine größere oder geringere Bedeutung zukommt, auf welches oder welche der Momente vor allem oder wenigstens in höherem Grade die für jede bestimmte Lage charakteristische Tbc.-Sterblichkeit zurückzuführen ist.

Eine der ersten Fragen, die an uns herantritt, ist die, welche Bedeutung der *Infektion vom tuberkulösen Menschen*, welche der durch *das tuberkulöse Tier* bzw. die vom letzteren stammenden Produkte zukommt. Die Wandlungen, die unsere Anschauungen über das Verhältnis des menschlichen und tierischen Tuberkelbacillus durchgemacht haben, näher zu

---

[1]) Auch heute noch werden von manchen Seiten die Angaben Naegelis bezweifelt, seinen Zahlen andere, viel niedrigere gegenübergestellt. Es scheinen die sich ergebenden Differenzen vor allem auf die verschiedene Genauigkeit der Sektionstechnik, vielleicht auch auf lokale Verschiedenheiten zurückzuführen zu sein. Schirp (8) gibt an, daß in seinem Material bei Erwachsenen bei gewöhnlicher Sektionsmethode 48%, bei genauester Methode 92,6% Tuberkulöse gefunden wurden.

erörtern, ist hier nicht der Ort. Koch hat zuerst auf dem Londoner Tbc.-Kongreß 1901 die Verschiedenheit beider betont. Heute sieht man in den Bacillen der Rinder- und der menschlichen Tbc. verschiedene Typen, die an gewissen kulturellen und morphologischen Eigentümlichkeiten mit großer Zähigkeit festhalten, so daß eine Überführung des einen Typus in den anderen bisher noch nicht zweifellos gelungen ist.

Sehr zahlreich sind seit dem Londoner Kongreß die Untersuchungen darüber, ob im einzelnen Tbc.-Falle die Infektion durch den Typus humanus oder bovinus erfolgt sei. Möller (11) hat fast sämtliche in der Literatur niedergelegte Untersuchungen dieser Art zusammengefaßt. Wir ersehen aus dieser Zusammenfassung, daß bei der Lungen-Tbc. fast stets der Bacillus des Typus humanus gefunden wird; unter 972 untersuchten Fällen fanden sich 2mal beide Bacillenarten, 5mal der Typus bovinus allein, 965mal der Typus humanus allein. Auch bei der Urogenital-Tbc., der Knochen- und Gelenks-Tbc. spielt der Typus bovinus eine geringe Rolle, wenn auch hier ungefähr in 3% der Fälle Typus bovinus gefunden wurde. Ganz anders aber bei anderen Formen der Tbc.: daß bei der Tbc. verrucosa cutis und der Schleimhaut-Tbc. rund bei der Hälfte der Fälle Typus bovinus gefunden wurde, mag bei der relativen Seltenheit, mit der diese Erkrankungen zum Tode führen, von geringerer praktischer Bedeutung sein. Von Wichtigkeit aber ist, daß bei Meningitis-Tbc. bei einem Vierzehntel, bei der generalisierten Tbc. bei einem Zehntel, bei Lupus in einem Sechstel, bei der Hals- und Achseldrüsen- sowie bei der Tbc. der Bauchorgane bei einem Drittel der Fälle der Typus bovinus festgestellt wurde. Betrachten wir aber die letztgenannten Tbc.-Erkrankungen im kindlichen Alter, so kommen wir zu noch viel höheren Zahlen: bei Kindern unter 5 Jahren war die Tbc. der Abdominalorgane in zwei Fünftel, die der Hals- und Achsellymphdrüsen in fast der Hälfte der Fälle, bei Kindern von 5—16 Jahren war die Tbc. der Abdominalorgane in drei Fünfteln, der Hals- und Achsellymphdrüsen in einem Viertel der Fälle auf Typus bovinus zurückzuführen.

In Berlin starben im Alter bis 5 Jahren (1909) an Miliar-Tbc. 28, an Drüsen-Tbc. 21, Knochen- und Lungen-Tbc. 16, Hirnhaut-Tbc. 234, Unterleibs-Tbc. 27, allgemeiner Tbc. 12.

Tabelle 14.

| In Deutschland starben | | | |
|---|---|---|---|
| im Alter von | Lungenschwindsucht | Tbc. anderer Organe | allgem. Miliar-Tbc. |
| 0— 1 Jahren | 1605 | 1517 | 92 |
| 1—15 „ | 6153 | 5351 | 452 |

Diese Zahlenangaben zusammengehalten, erlauben uns zwar keine genaue Schätzung, zeigen uns aber doch, *daß die Zahl der Todesfälle im frühesten Kindesalter, bei denen die Infektion auf Typus bovinus zurückzuführen sein dürfte, eine keineswegs ganz geringe ist, wozu noch kommt, daß gewisse meist nicht zum Tode führende Erkrankungen,* über deren Häufigkeit uns zwar noch vollkommen verläßliche Statistiken fehlen, deren Häufigkeit: Halsdrüsen-Tbc. bei Kindern! uns aber aus Schulkinder-Untersuchungen und aus der Klinik bekannt ist, *zu nicht unbeträchtlichem Teil auf Infektion durch den Typus bovinus zurückzuführen sind.*

Allerdings zeigen uns Untersuchungen des Reichs-Gesundheitsamtes, daß von 673 Personen, darunter 264 Kindern, die lange Zeit die Milch eutertuberkulöser Kühe getrunken hatten, nur bei 2 Kindern mit Sicherheit eine Infektion mit boviner Tbc. nachgewiesen werden konnte, während 11 andere Kinder Krankheitserscheinungen darboten, die möglicherweise durch Perlsuchtinfektion bedingt sein können. Diesen kleinen Zahlen gegenüber aber müssen wir uns erinnern, daß auch von Personen, die langdauernder Infektionsgelegenheit mit dem menschlichen Tuberkelbacillus ausgesetzt sind, stets nur ein kleiner Teil erkrankt.

Übrigens scheint die Bedeutung der Infektion durch den Typus bovinus in verschiedenen Orten ein verschiedener zu sein; sie scheint in manchen Orten Englands eine größere Rolle zu spielen als bei uns; darauf weist die Angabe Mc Neils hin (12), wonach in den Spitälern Edinburgh 3,6% aller Spitalspatienten auf Abdominal-Tbc. entfallen bei einer Tbc.-Sterblichkeit der Stadt von 11,7‰, während in Wien bei einer Tbc.-Sterblichkeit von 29,3‰ der Prozentsatz nur 0,46 beträgt. Edinburgh und Glasgow überragen an Häufigkeit der Abdominal-Tbc. bei weitem alle anderen Städte Englands, vor allem aber die des Kontinents; aber auch aus anderen englischen und amerikanischen Orten liegen Angaben über die große Bedeutung boviner Infektion im Kindesalter vor [vgl. über die ganze Frage auch Rautmann (13)].

Jedenfalls wäre es ganz unberechtigt, *die Infektionsmöglichkeiten durch den Typus bovinus, das ist vor allem die durch die Milch eutertuberkulöser Kühe vollständig zu vernach-*

*lässigen.* Bei bestehender Euter-Tbc. scheinen fast stets Bacillen in der Milch vorhanden zu sein; andererseits erklärt der Umstand, daß sich bei schwerer Tbc. Bacillen im kreisenden Blute finden, daß auch nicht an Euter-Tbc. erkrankte, aber sonst tuberkulöse Kühe eine bacillenhaltige Milch geben können.

Von Bedeutung ist auch, daß der Tuberkelbacillus in der Milch sich lange virulent erhält. v. Heim (14) fand noch in 10 Tage alter, zersetzter Milch virulente Tuberkelbacillen, nach 4 Wochen hingegen hatten sie ihre Virulenz vollständig eingebüßt. Untersuchungen der Marktmilch — von verschiedenen Untersuchern durchgeführt — führten selbst in demselben Orte zu ganz verschiedenen Ergebnissen. Nach Cornet waren insgesamt unter rund 1500 Milchproben 9,76% positiv. M. Beck fand 1900 in Berlin unter 56 Milchproben 17 mit Tuberkelbacillen; in Liverpool-Stadt fanden Boyie und Andre 1897 von 144 Proben 3 positive, Hoppe 1899/1900 unter 422 nur 5 positive. Bei der modernen Verarbeitung der Milch in großen Molkereien scheint es insbesondere der Zentrifugenschlamm zu sein, der bei Verfütterung an Tiere zur Ausbreitung der Tbc. beiträgt.

Auch in der Butter sind häufig Tuberkelbacillen nachgewiesen worden — nach der oben erwähnten Cornetschen Zusammenstellung von 775 Proben in 12,9% —, wenn auch anfangs deren Häufigkeit dadurch überschätzt wurde, daß man noch nicht gelernt hatte, zwischen den Tuberkelbacillen und anderen säurefesten Bacillen zu unterscheiden.

Auch in der Butter hält sich der Bacillus recht lange lebensfähig; die Angaben über die Lebensfähigkeit und Erhaltung der Virulenz schwanken zwischen 12 Tagen und 8 Monaten; diese verschiedenen Resultate sollen mit dem verschiedenen Salzgehalt der Butter zusammenhängen; in stark gesalzener Butter gehen die Bacillen rascher zugrunde.

Eine Verbreitung der Tbc. durch das Fleisch tuberkulöser Rinder kommt praktisch nicht in Betracht.

Über die Verbreitung der Tbc. unter den Rindern und den übrigen Nutztieren geben die Befunde bei Schlachttieren nur unvollkommen Aufschluß, aber doch zeigen sie uns die erschreckende Häufigkeit der Rinder-Tbc. Von 3 643 000 im Deutschen Reiche im Jahre 1912 nach dem Gesetze vom 3. VI. 1900 beschauten Tieren — die Beschau ist vorgeschrieben, wenn das Fleisch zum Genuß von Menschen benutzt werden soll, darf aber unterbleiben bei Notschlachtungen und Hausschlachtungen — wurden 854 416 Rinder, d. i. 234,68%₀, von den Kühen 558 916, d. i. 322,70%₀ der beschauten beanstandet [Seiler (15)].

Von den beanstandeten Kühen waren 7074 zur Gänze ungenießbar, von den anderen nur Teile oder einzelne Organe. Die Häufigkeit der Beanstandung ist in den verschiedenen Ländern eine ganz verschiedene. Von 1000 untersuchten Tieren waren im Jahre 1912 tuberkulös:

Tabelle 15.

| | Rinder | Kälber | Schweine |
|---|---|---|---|
| Im Reich . . . . . . . . | 234,68 | 4,08 | 25,01 |
| Sachsen . . . . . . . . | 430,92 | 6,11 | 52,13 |
| Mecklenburg-Schwerin . . | 313,23 | 1,96 | 28,28 |
| Bayern . . . . . . . . . | 161,55 | 4,22 | 14,25 |
| Baden . . . . . . . . . | 150,12 | 3,57 | 14,46 |
| Oldenburg . . . . . . . | 76,31 | 0,40 | 12,77 |

Seiler weist darauf hin, daß in vielen Ländern das Schlachtvieh in erheblicher Menge aus anderen Gegenden eingeführt wird, so daß ein Rückschluß auf die Verbreitung der Tbc. aus diesen Zahlen nicht immer möglich ist; nach Mecklenburg und Oldenburg aber ist die Einfuhr gering und doch eine so große Differenz. Ob die Fleischbeschau in allen Gebieten mit gleicher Genauigkeit durchgeführt wird, müssen wir dahingestellt sein lassen.

Daß eine Bekämpfung der Tbc. unter dem Rindvieh nach dem Vorgebrachten einerseits von großer wirtschaftlicher Bedeutung ist, andererseits auch als Mittel zur Bekämpfung der menschlichen Tbc. von Bedeutung ist, bedarf wohl keiner weiteren Erörterung. Auf die mannigfachen Methoden, die hier eingeschlagen wurden und auf deren Erfolg einzugehen, ist wohl hier nicht der Platz. Erwähnt sei nur, daß nach Wildbrand [zit. bei Bollinger (16)] ähnliche Ursachen auf die Verbreitung der Rinder-Tbc. einzuwirken scheinen, wie auf die der Menschen. Es betrug die Häufigkeit der Tbc. unter dem Rindvieh in Schwerin: 1886 10,7%, 1891 18,6%, 1893 26,6%, 1894 35%. Das starke Ansteigen 1893/94 ist auf die ungeheure Futternot des Jahres 1893 zurückzuführen.

Bei der großen Verbreitung der Tbc. unter dem Rindvieh müssen wir annehmen, daß wohl jeder Mensch Tuberkelbacillen des Typus bovinus mit Milch aufgenommen hat; es sind ja die Zeiten noch gar nicht so lange vorbei, in denen man Milch mit Vorliebe roh und „kuhwarm" genossen hat, und hat man von mancher Seite gerade in neuester Zeit mit Berufung auf die Artverschiedenheit des Typus bovinus und des Typus humanus und veranlaßt durch die schädlichen Nebenfolgen ausschließlichen Genusses allzulang gekochter Milch wieder weniger Wert auf das Abkochen der Milch gelegt und die uns vom tuberkulösen Rind drohende Gefahr unterschätzt. Die oben gegebenen Zahlen aber weisen mit aller Deutlichkeit auf die Notwendigkeit, auch nach dieser Richtung hin prophylaktisch vorzugehen, insbesondere bei der Verabreichung der Milch an Säuglinge und Kinder, deren Darmwand — wie BEHRING (17) und seine Mitarbeiter nachgewiesen haben — für Tuberkelbacillen viel leichter durchgängig ist als die der Erwachsenen und deren Milchkonsum ein viel größerer ist. Verhütung der Infektion ist hier leicht. Durch die Versuche von TJADEN, KOSTE und HERTEL (zitiert nach MÜLLER: Epidemiologie) wurde nachgewiesen, daß durch die im Haushalt gebräuchliche Kochmethode die vegetativen Formen der Krankheitserreger — außer den Tuberkelbacillen noch andere pathogene Keime — vernichtet werden.

Aber nicht nur mit süßer roher Milch nehmen wir Tuberkelbacillen des Typus bovinus auf, sondern auch mit saurer Milch, vor allem aber mit Butter und mit manchen Käsesorten; dagegen kann uns Pasteurisierung der Milch vor ihrer Verarbeitung schützen; diese aber ist noch keineswegs allgemein eingeführt.

Zweierlei aber verhindert, daß aus der Infektion häufig eine Erkrankung wird:

In erster Linie der Umstand, daß es sich hierbei fast immer um Fütterungs-Tbc. handelt, daß die Rinder-Tuberkelbacillen — abgesehen von den seltenen Fällen der direkten Einatmung bei mit der Wartung von Vieh beschäftigten Personen — stets mit der Nahrung aufgenommen werden, und nicht in jenen großen Mengen, die hierbei zur Erkrankung notwendig sind.

Es ist da insbesondere das Verdienst FLÜGGES und seiner Schule, die hier bestehenden Verhältnisse klargelegt zu haben. Daß sowohl durch Inhalation als auch durch Verfütterung Tuberkelbacillen in den Organismus gelangen und dort wirksam werden können, ist heute allgemein anerkannt; von Bedeutung aber ist es, daß ganz verschiedene Mengen von Bacillen zum Entstehen einer Tbc. auf dem Inhalations- oder dem Fütterungswege notwendig sind. Nachdem GEBHARDT und PREYER schon früher ähnliche Versuche durchgeführt hatten, haben dann FINDEL und REICHENBACH in größerem Maßstabe und mit neuer Apparatur diese Versuche fortgesetzt. Letzterer hat Bacillenaufschwemmungen versprayt und verfüttert; eine versprayte Bacillenmenge von 40 000 — von denen natürlich nur ein Teil zur Einatmung gelangte — genügte zur Erzeugung einer Tbc. beim Meerschweinchen, bei Verfütterung dieser Aufschwemmung waren mindestens 140 Millionen Bacillen notwendig, um eine Erkrankung zu erzeugen. Die wirksame Dosis ist bei der Verfütterung 3500mal so groß wie bei der Inhalation — beim Kaninchen steht nach den Versuchen von ALEXANDER die Verfütterung hinter der Inhalation mindestens ebenso viel zurück wie beim Meerschweinchen. Bei Ziegen ist die zur Infektion notwendige Fütterungsdosis mindestens 500mal so groß wie die bei den Inhalationsversuchen überhaupt versprayte Menge. Bei wiederholter Fütterung ergibt sich eine geringe Verschiebung des zahlenmäßigen Verhältnisses der Wirksamkeit von Fütterung und Inhalation zugunsten der Fütterung. — Gewiß lassen sich diese Zahlen nicht ohne weiteres auf den Menschen übertragen, man kann wohl annehmen, daß hier das Zahlenverhältnis ein anderes ist, aber es ist wohl keinerlei Anhaltspunkt dafür vorhanden, daß sich dieses Zahlenverhältnis sehr wesentlich verschieben oder gar umkehren könnte.

OSTERMANN führt aus, daß zwar ein Bacillengehalt von 50 000—100 000 pro Kubikzentimeter in der Milch einer eutertuberkulösen Kuh nichts Seltenes ist, daß aber in der gesamten Milch einer Sammelmolkerei wohl nur selten im Kubikzentimeter mehr als 1000 Tuberkelbacillen vorhanden sind, also in einem Liter Milch eine Million, also eine Menge, die bei einmaliger oder einige Male wiederholter Einführung noch keine Tbc. zu erzeugen imstande ist, wenn wir von dem Meerschweinchen auf den Menschen jeden Alters zu schließen berechtigt sind. Butter aus solcher Milch würde 100 Tuberkelbacillen im Gramm enthalten, also eine Menge, die selbst bei reichlichem Buttergenuß noch nicht schädlich ist. Eine solche Betrachtung zeigt uns den hohen Wert der Mischmilch: wenn nicht in einer Viehhaltung ganz besonders ungünstige Verhältnisse bestehen, also eine ganz besonders hohe Zahl eutertuberkulöser Kühe vorhanden ist, so wird durch das Mischen der tuberkelbacillenhaltigen Milch mit der anderen eine solche Verdünnung entstehen, daß sie im allgemeinen unschädlich wird. Was von der Milch gilt, gilt in noch viel höherem Maße von der Butter, und es ist bei der so viel geringeren Buttermenge, die der Einzelne zu sich nimmt, eine Tbc.-Verbreitung durch Butter wohl praktisch ausgeschlossen.

Was weiter vielleicht zum Schutze beiträgt, ist *die geringere Empfänglichkeit des Menschen für Infektion mit dem Typus bovinus*. Die Altersverteilung der Tuberkulösen mit Bacillus bovinus weist mit aller Deutlichkeit darauf hin, daß es vornehmlich Kinder sind, die durch Typus bovinus erkranken, was einerseits auf den größeren Milchgenuß der Kinder, andererseits aber auf die leichte Passierbarkeit ihrer Darmwand für Tuberkelbacillen sowie auch auf ihre größere Empfindlichkeit einer Tbc.-Infektion gegenüber zurückzuführen sein mag.

Jedenfalls tritt aber die Infektionsgefahr von Seiten der Rinder-Tbc. ganz weit zurück hinter die vom tuberkulösen Menschen ausgehende.

Wir müssen uns nun die Frage vorlegen, auf welche Weise vor allem die Infektion mit menschlicher Tbc. erfolgt.

Ich will hier gleich vorweg nehmen, daß eine Erörterung der Frage, welche Wege innerhalb des Körpers der Tuberkelbacillus macht, ganz aus dem Rahmen unserer Untersuchungen fällt, daß aber von größter praktischer und theoretischer Bedeutung für Verbreitung und Bekämpfung der Tbc. der Weg ist, den der Tuberkelbacillus vom kranken zum gesunden Menschen nimmt. Wir wollen hier von den anderen Exkreten, die unter Umständen Bacillen enthalten können: Eiter, Urin, Faeces absehen, da ihnen praktisch kaum je Bedeutung zukommt, und uns ausschließlich mit jenen Bacillen beschäftigen, die mit den Exkreten der Luftwege den menschlichen Körper verlassen.

Auch hier ist es Flügges (18) Verdienst, die Bedeutung eines früher nicht genügend beachteten Infektionsmodus klargelegt zu haben: die Gefahr der Inhalation von feuchtem, verspritztem, bacillenhaltigem, insbesondere tuberkelbacillenhaltigem Material; zwar hat bereits R. Koch 1884 auf diesen Infektionsmodus hingewiesen, ihn aber als nicht bedeutungsvoll angesehen, da solche Tröpfchen nur in unmittelbarer Nähe des Tuberkulösen vorhanden seien, und auch hier die Infektionsgefahr dadurch verringert werde, daß die Sputumtröpfchen nicht lange Zeit schwebend bleiben. Man war in den auf Kochs Entdeckung folgenden Jahren davon überzeugt, daß der Verstäubung des eingetrockneten Sputums, die insbesondere Cornet studiert hat, die größte Rolle zukomme, und erst über Flügges Anregung ging man daran, die Tröpfchen- und auch von neuem die Staubinfektion und die für das Zustandekommen jeder der beiden notwendigen Bedingungen näher zu studieren.

Die Tröpfchenausstreuung ist von Flügge, Laschtschenko, Heymann, Ziesche (gesammelte Arbeiten von Flügge, „die Verbreitungsweise und Bekämpfung der Tbc.", Leipzig 1908), dann von Moeller, B. Fraenkel, zuletzt von Hippke (19) und Seiffert (21), Bräuning und Hollmann (20) untersucht worden.

Die Hauptresultate der genannten Arbeiten sind folgende: Nicht alle Phthisiker streuen *bacillenhaltige Tröpfchen* aus; *individuelle Verschiedenheiten* spielen eine gewisse Rolle, auch ist es nicht so sehr der schwerkranke, sondern der noch muskelstarke Patient, der die intensivsten Hustenstöße hat und am meisten versprayt, aber nach Bräuning und Hollmann versprayen auch Schwerstkranke noch. Die aus der Mundhöhle stammenden ausgehusteten Tröpfchen sind relativ groß und schwer, die aus den Bronchien stammenden, die fast ausschließlich als Bacillenträger in Betracht kommen, viel kleiner — beide aber sind auf größere Entfernung nicht flugfähig: *bis auf 50 cm findet noch ziemlich starke Ausstreuung* statt, weiterhin nimmt die Menge der schwebenden Tröpfchen sehr rasch ab, bei $1-1^{1}/_{2}$ m Entfernung bleiben die aufgestellten Objektträger meist frei von Bacillen. Die *Schwebedauer der Tröpfchen scheint eine sehr beschränkte zu sein,* nur selten gelingt der Nachweis schwebender Tröpfchen (Heymann) noch $^{1}/_{2}$ Stunde nach den letzten Hustenstößen; Seiffert (21) fand schon nach 5 Minuten nur noch sehr vereinzelte Tröpfchen. Was die Quantität der ausgehusteten Bacillen anbelangt, so fand Ziesche binnen $^{1}/_{2}$ Stunde bei 9 Untersuchungen bei den von ihm benutzten Glasplatten zum Teil erheblich mehr Tuberkelbacillen als 200, was er als Minimum des zur Infektion nötigen anieht. Bei 23 Untersuchungen fand er in $^{1}/_{2}$ Stunde keinen Bacillus, bei 20 weniger als 200, obwohl die Annäherung der Versuchsplatten an den hustenden Phthisiker im Mittel 60 cm, also die Distanz erheblich geringer war, als sonst Leute von Hustenden entfernt zu sein pflegen. Mit Recht schließt Ziesche daraus, daß kurzdauerndes Zusammensein mit einem Phthisiker und gelegentliches Angehustetwerden fast niemals zur Infektion mit nachfolgender Erkrankung führt. *Nur bei länger dauerndem nahen Beisammensein,* wie bei Mutter und Kind im ersten Lebensjahr, beim Pflegepersonal, bei Ehegatten könne es zu einer Gefährdung durch die direkt inhalierten Tröpfchen kommen. Hamburger (Beiträge Bd. 50) und seine Schüler (Kofler u. a.) berichten aber über Infektionen von Kindern nach kurzem Beisammensein mit Tuberkulösen. Hippke, Seiffert, Bräuning und Hollmann (21b) betonen die großen Unterschiede, die bei den einzelnen tuberkulösen Individuen in bezug auf Versprayung bestehen. Nur ein Teil der offenen Tuberkulösen entleert bacillenhaltige Tröpfchen, und zwar vor allem diejenigen, bei denen ein feuchter Katarrh besteht, wodurch auch die Jahreszeit Einfluß auf die Bacillenversprayung gewinnt. Bemerkt sei noch, daß nach den Versuchen Köhlisch verspraytes Sputum bei Einatmung selbst in kleinsten Dosen (50 Bacillen) beim Meerschweinchen zu schwerer Erkrankung führte, während verstäubt selbst 2000 Bacillen noch unsichere Resultate gaben, was er darauf zurückführt, daß ein erheblich größerer Anteil als bei den Tröpfchen in den Eingängen zum Respirationstrakt zurückgehalten wird, „nur $2-7\%$ gegen $33\%$ bei den Tröpfchen gehen im Mittel bis zu den feinsten Bronchien durch. Von den in Staubform durchgedrungenen Tuberkelbacillen bewirkt aber nur ein kleiner Bruchteil Infektion, was sich wohl daraus erklärt, daß die Stäubchen einer nachträglichen

Beseitigung und einer Schädigung durch Schutzeinrichtungen des Körpers mehr ausgesetzt sind"; er denkt vor allem daran, daß Stäubchen einen Reiz für die Auslösung von Flimmerbewegungen bilden, die sie rasch wieder entfernen. LANGE, in gemeinsamen Arbeiten mit KESCHISCHIAN und NOWOSSELSKY (Zeitschr. f. Hyg. u. Infektionskrankh. Bd. 104), kommt in neueren tierexperimentellen Untersuchungen allerdings wieder dazu, der Staubeinatmung größere Bedeutung beizumessen, gerade von den Tröpfchen gelangten nur wenige in die Lunge; gerade feiner Staub führe leicht zur Infektion von den Lungen aus. Erst weitere Untersuchungen werden volle Klarheit bringen.

Es ist aber auf ein Moment noch hinzuweisen, das im Verein mit ihrer kurzen Schwebedauer die Bedeutung der Tröpfchengefahr herabsetzt: hat sich ein solches Tröpfchen an irgendeinem Gegenstand niedergelassen, so findet zunächst eine *sehr feste Verklebung mit der Unterlage statt*, so daß ein Wiederschwebendwerden nicht anzunehmen ist, man kann dann mit einem Leinwandlappen ziemlich energisch darüber hin- und herwischen, ohne die Tröpfchen vollständig entfernen zu können. Es ist also anzunehmen, daß wenigstens ein großer Teil der so in die Luft gelangten Bacillen zugrunde geht, ehe er die Flugfähigkeit wiedererlangt hat.

Auch die Untersuchungen über *Verstäubung des Sputums* haben ergeben, daß auch hier die Verhältnisse nicht ganz so einfach liegen, wie man anzunehmen geneigt war. Solange Sputum feucht ist, hängt es fest an seiner Unterlage, es kann nicht in die Atemluft gelangen. Es muß *vollkommen trocken* sein, damit einzelne Teile verstäubbar werden, wieder sich in die Luft erheben können. Sind die kleinsten Partikelchen wieder flugfähig, so kann diese ihre Eigenschaft wieder vernichtet werden durch gesteigerte Luftfeuchtigkeit (Regen, Schnee, Nebel, Dampfbildung beim Kochen). Die atmosphärischen Niederschläge *verringern im Freien die Infektionsgefahr*, indem sie verhindern, daß es zu so intensiver Trocknung kommt, auch gehen die Tuberkelbacillen im Sonnenlicht rasch zugrunde, bei direkter Bestrahlung durch die Sonne in wenigen Minuten bis zu einigen Stunden; in diffusem Lichte (geschützt vor direkten Sonnenstrahlen) können sie mehrere Tage am Leben bleiben. Werden Tuberkelbacillen aber wirklich noch im lebensfähigen Zustande eingetrocknet und verstäubt, so werden sie im Freien in so ungeheure Luftquantitäten verteilt, so sehr verdünnt, daß ihre Einatmung, vor allem aber ihre Einatmung in der zum Zustandekommen einer Infektion notwendigen Menge als vollkommen ausgeschlossen anzusehen ist. Es ist auch nie gelungen, im Straßenstaub an Stellen, die vor direktem Anhusten geschützt sind, Tuberkelbacillen zu finden.

*Anders in Wohnungen;* hier spielt Sonne und Licht keineswegs dieselbe Rolle wie im Freien, auch die feuchte Reinigung übt keineswegs jene Wirkung wie die atmosphärischen Niederschläge auf der Straße aus. Wir dürfen uns daher nicht wundern, daß hier Bacillen längere Zeit am Leben bleiben. Allerdings ist auch hier die Lebensdauer der Bacillen eine begrenzte. CORNET sagt die Ergebnisse einer Reihe von Experimentalversuchen von SCHILL und FISCHER, SORMANI, TOMA, LASCHTSCHENKO u. a. zusammenfassend: ,,Nach ca. 6 Monaten ist in größeren Mengen Auswurf kein entwicklungsfähiger Keim mehr enthalten, die Bacillen sind tot. In dünnen Schichten gehen sie schon nach wenigen Wochen und Monaten zugrunde. Es ist also ein logischer Nonsens, von einer durch Jahre akkumulierten Verseuchung eines Ortes oder einer Wohnung durch Tbc. zu sprechen." Weiter sagt er: ,,Wohl *nur ein kleiner Teil* der Sputa wird *zu so feinem Pulver verrieben*, daß er durch die Luft gelangen und in die feinsten Bronchien eindringen kann. Die Hauptmasse wird durch die tägliche Reinigung beseitigt oder bildet, zu groben Partikeln vereinigt, eine bedrohliche Reserve, von der noch nach Wochen neue Schwärme Bacillen durch Verreibung mobil gemacht werden können."

Wir wollen nun sehen, wie es sich mit dieser *Mobilmachung* verhält. Auch hierüber verdanken wir der FLÜGGEschen Schule eine Reihe von Untersuchungen; die ersten Untersuchungen aber waren von CORNET angestellt worden. Vorbedingung ist wieder, daß das Sputum völlig ausgetrocknet ist, denn nur vollständig ausgetrocknetes kann verstäuben; zu untersuchen ist auch, *wie lange* solcher durch mechanische Manipulation aufgewirbelter Staub *in der Luft schwebend bleibt*. Es hat sich da gezeigt, daß von Teppichen mittels starker Klopfer aufgewirbelter Staub nur ganz kurze Zeit in Schwebe blieb, nur von getrockneten Taschentüchern stammende bacillentragende Fäserchen blieben 30—60 Minuten auch in ruhiger Luft in Schwebe. Wie verhält es sich nun mit dem Vorhandensein solchen *flugfähigen Staubes in Phthisikerwohnungen?* HEYMANN fand in wenig reinlichen Wohnungen Tuberkulöser aus der Armen- und Kassenpraxis und in Zimmern des Krankenhauses von 59 bzw. 61 mittels Pinsel entnommenen Proben je 5 im Tierversuche positiv, darunter auch von Stellen (oberer Türsims), die vor direktem Behusten geschützt waren. Er schließt daraus, daß sich trockener bacillenhaltiger Staub nur in sehr geringer Menge in den Phthisikerräumen findet, eine Behauptung, auf deren Stichhaltigkeit wir noch zu sprechen kommen werden. Weiter entnahm er, wie dies früher schon CORNET getan, Staub mittels feuchter Schwämmchen, womit natürlich auch Bacillen aufgenommen werden, die sich noch nicht in getrocknetem flugfähigem Zustand befanden. Er fand hier von 57 aus Phthisikerwohnungen entnommenen Staubproben 9 tuberkelbacillenhaltig (im Tierexperiment). In den Krankenhauszimmern waren 25 von 62 mittels Schwämmchen entnommener Staubproben positiv. Heymann führt die größere Zahl positiver Befunde in Krankenanstalten darauf zurück, daß sich hier *zahlreiche feinste Fäserchen und Flöckchen von Strohsack, Bettwäsche, Kleidung und Tischtüchern* fanden, die die Träger der Bacillen sind. Die größere Menge derartigen Materials in Krankenhäusern rührt daher, daß hier die Patienten häufiger umgebettet, ihre Wäsche häufiger gewechselt wird. Er fand auch in einem Zimmer nach dieser Manipulation entnommene Proben positiv, während die vorher entnommenen negativ waren. Cornet hatte in Staubproben, die er ebenfalls mittels Schwämmchen entnommen, häufiger positive Befunde in Privatwohnungen als in Krankenhäusern gefunden; von 147 Proben waren 40 positiv, darunter von 27 aus Privathäusern mit Tbc. stammend 21. Es ist nicht unmöglich, daß, wie Heymann vermutet, diese Änderung der Verhältnisse in den Privatwohnungen auf fortschreitende Aufklärung der Bevölkerung zurückzuführen sei. Auch die Verhältnisse in den Krankenhauszimmern sind ja nach Heymann bessere als nach Cornet. Über die *Lebensdauer* der noch nicht in völlig eingetrocknetem Zustande befindlichen Bacillen ist oben gesprochen worden, die der bereits an bzw. in flugfähigen Stäubchen befindlichen ist eine viel kürzere. Es zeigte sich an bzw. in flugfähigen Stäubchen — allerdings im diffusen Tageslicht, in dunklen Räumen mag ihre Lebensdauer länger sein — folgender Zeitpunkt des Absterbens der Tbc.-Bacillen nach Kirsten:

mit feinsten tuberkelbacillenhaltigen Tröpfchen
infizierter Aktenstaub . . . . . . . . . .  zwischen 8—14 Tagen
tuberkelbacillenhaltiger Sputumstaub . . . .      „      4— 7   „
mit Tuberkelbacillen behaftete Kleiderfasern .    „      5—10   „
    „        „        behafteter Straßenstaub .    „      3— 8   „

 Der *Nachweis des Vorkommens virulenter Tuberkelbacillen im Wohnungsstaub* ist stets durch Verimpfung des zu untersuchenden Materials auf Meerschweinchen geführt worden, das gibt uns aber keinen Aufschluß über die Gefahr, die dieses Material für die Aufnahme durch Einatmung beim Menschen bietet. Es waren auch Tierversuche mit der direkten Einatmung von eingetrocknetem und dann verstäubtem Sputum gemacht worden, zuerst von Cornet (Berlin. klin. Wochenschr. 1898) an Meerschweinchen, die in der Höhe von 6—184 cm auf Stellagen dicht neben einem Teppich saßen, auf dem Tbc.-Sputum in größerer Menge eingetrocknet worden war, der nun wiederholt „mit einem scharfen Besen einige Minuten stark gefegt wurde, so daß sich eine förmliche Wolke von Staub erhob". Alle Tiere wurden tuberkulös. Gegen diesen Versuch wurde von Flügges Schule eingewendet, daß durch den Besen sonst nicht flugfähige Teilchen emporgeschleudert wurden. Köhlisch sammelte mittels feiner Pinsel, wie dies Heymann getan, den Staub aus Phthisikerwohnungen und ließ ihn dann mittels Gebläseapparates oder einer anderen künstlichen Vorrichtung inhalieren — alle Tiere blieben gesund.

 Welcher Wert diesen Cornetschen Versuchen zukommt, darüber soll später noch zusammenfassend gesprochen werden.

 Voraussetzung der Entstehung von bacillenhaltigem Staub ist die vollkommene Eintrocknung des Sputums, die nur unter gewissen Umständen erfolgen kann. Schon Koch hat (1884) darauf hingewiesen, daß an Taschentüchern, Bettwäsche, Kleidungsstücken das Sputum *besonders* gute Gelegenheit zum Eintrocknen und Verstäuben hat. Beninde (Zeitschr. f. Hyg. u. Infektionskrankh. Bd. 30. 1899) hat die Bedingungen hierfür genauer studiert. Wenn die Tücher wenig Sputum enthalten und dann noch etwa einen Tag unbenutzt in der Tasche getragen werden, können sie soweit austrocknen, daß bacillenhaltige Teilchen durch starken Luftstrom fortbewegt werden. durch schwächeren nur dann, wenn das Tragen in der Tasche längere Zeit gedauert hat. Eine geringere Sputummenge, ein der freien Luft ausgesetzter beschmutzter Stoff wird rascher trocknen als ein Taschentuch in der Tasche, beides trifft besonders für Bettwäsche zu mit einem Erfolg, den ja Heymann durch seine oben erwähnten Versuche in Krankenhäusern festgestellt hat (Untersuchung eines Krankenzimmers vor und nach dem Bettmachen).

 Noetel (22) konnte feststellen, daß von den Kleidern von Phthisikern sich durch mäßiges Reiben Fasern loslösen, die, verrieben und in Bouillon aufgeschwemmt, bei intraperitonealer Injektion bei Meerschweinchen Tbc. erzeugten. Die Kleider zeigten keine deutlichen groben Sputumreste. Noetel schließt daraus, daß die Kleidung eines jeden einigermaßen reichlichen Auswurf liefernden Phthisikers stark mit Tuberkelbacillen imprägniert ist; die Kleider geben aber auch (nach Noetel) am meisten Anlaß zur Bildung flugfähigen Materials.

 Es bleibt nun noch ein Infektionsmodus von praktischer Bedeutung zu betrachten übrig: die *Kontaktinfektion,* der manche Autoren, insbesondere bei Kindern, größte Bedeutung zuschreiben; als erster hat Volland (23) auf die „Schmutz- und Schmierinfektion" der Kinder hingewiesen. DIEUDONNÉ fand unter 15 Kindern bei 2 Tuberkelbacillen an den Händen. PREISICH und SCHÜTZ (24) fanden unter 66 untersuchten Kindern des Kriechalters bei 14 Tuberkelbacillen im Nagelschmutz. OSTERMANN (25) hat dann diese Untersuchungen in größtem Maßstabe durchgeführt. Er fand bei Kindern aus den Familien von Phthisikern in allerelendesten Wohnungen zunächst unter 31 Kindern nur an den Händen eines Kindes Tuberkelbacillen. Als er aber dann Untersuchungen im Winter und nur an „Rutschkindern" vornahm, unter 11 Kindern 3mal. Unter 10 Fußböden von unsauberen Wohnungen fanden sich 5mal die betreffenden Teile des Fußbodens voll von Bacillen. Da er die allerelendesten Wohnungen und die allerschlechtesten Verhältnisse auswählte, glaubte er viel mehr infizierte Kinderhände erwarten zu müssen, und meint, daß wir unsere Voraussetzungen über die Bedeutung und Frequenz der Kontaktinfektion doch etwas werden einschränken müssen, und er will den Untersuchungen BARTELS und SPIELERS (25) wenig Bedeutung beimessen. Diese (Wien. klin. Wochenschr. 1906. Nr. 2; 1907. Nr. 38) haben Meerschweinchen in Phthisikerwohnungen gebracht. In der ersten Versuchsreihe haben von 16 in diesen Wohnungen frei laufenden Tieren, die dort 8—27 Tage verblieben, dann alle bis auf eines sich als tuberkulös erwiesen, in ähnlichen zweiten Versuchsreihen in besseren Wohnungen ging von 8 Tieren nur eins und erst nach langer Zeit an Tbc. zugrunde. OSTERMANN hat dann weiterhin die Hände von erwachsenen Tuberkulösen auf das Vorhandensein von Tuberkelbacillen untersucht, und unter 14 7mal Tuberkulosebacillen nachgewiesen, die Übertragung von den Händen des Tuberkulösen auf die Hände eines anderen (12 Versuche) ergaben mit Ausnahme eines einzigen Tuberkulösen mit auffallend feuchten Händen ein negatives Resultat. Daß aber auch, wenn eine solche Übertragung stattgefunden hat, die Übertragung von dort weiter nur schwer möglich ist (selbst auf die Schleimhaut des Mundes oder der Nase) wurde durch weitere Untersuchungen gezeigt.

*Wir wollen die Möglichkeit,* daß durch Kontakt eine tuberkulöse Infektion zustandekommt — insbesondere gegenüber den anderen vielleicht einfacheren Infektionswegen — *gewiß nicht überschätzen, auch ist, was die Erkrankungsgefahr anbelangt, das oben über Fütterungs-Tbc. Gesagte zu berücksichtigen* — aber gerade in den Untersuchungen OSTERMANNS tritt ein Fehler klar zutage, der auch fast sämtlichen anderen Untersuchungen anhaftet: der Untersucher vergißt, daß er ja nur Stichproben macht. OSTERMANN hat unter 31 Kindern 1mal, unter 11 Rutschkindern 3mal Tuberkelbacillen an den Händen gefunden — das ist ein Augenblicksbefund. Der Schluß, der, ihm unbewußt, den weiteren Ausführungen zugrunde zu liegen scheint, daß nämlich die anderen Kinder nie Tuberkelbacillen an den Händen haben, daß sie keine Gelegenheit haben, sich auf diesem Wege zu infizieren, wäre ganz verfehlt. $^1/_4$ Stunde später können von den bacillenbehafteten Kindern einzelne bacillenfrei, von den zur Zeit der Untersuchung bacillenfreien Kindern eines oder gar mehrere Tuberkelbacillen an den Händen haben. Ebenso wäre es ganz falsch, daraus, daß sich in der Hälfte der Wohnungen der betretene Teil des Fußbodens frei von Tuberkelbacillen findet, zu schließen, daß dies eine dauernde Erscheinung sei. Eine an einem anderen Tage vorgenommene Untersuchung könnte unter Umständen die diesmal bacillenfrei gefundenen Fußböden infiziert erscheinen lassen und umgekehrt die infizierten dann bacillenfrei. *Es sind nur Augenblicksbilder, die wir erhalten, nicht Darstellungen eines dauernden Zustandes.* Sie müssen uns nur sagen: diese Gefahr besteht! Haben jetzt ein Drittel oder ein Dreißigstel dieser Kinder Bacillen an den Händen, so wird es in kurzer Zeit ein anderes Drittel oder ein anderes Dreißigstel sein, bald wieder ein anderes, vielleicht aber eine Zeitlang keines, oder gar in Kürze die Hälfte oder ein Drittel. Denn die relativ kleinen Zahlen der Untersuchungen lassen keinen Schluß auf die Häufigkeit zu, die Verhältniszahl ist rein vom Zufall bestimmt. Wir können nur schließen, daß jedes Kind in der Wohnung eines Phthisikers sehr oft, bei der relativen Größe der erhaltenen Resultate Kriechkinder besonders oft sich auf dem Wege des Kontaktes Bacillen einverleiben. Dasselbe gilt von den anderen Untersuchungen: nur in 18% der mit dem Pinsel aufgenommenen Staubproben aus Phthisikerwohnungen fand HEYMANN Tuberkelbacillen. Mit Recht sagt HEYMANN, daß seine sämtlichen Proben „noch nicht zahlreich genug gewesen seien, um eine feststehende Regel abzuleiten"; was sie uns sagen, ist nur, daß auf diese Art Gelegenheit zur Infektion vorhanden ist. *Im Augenblick selbst ist diese Gelegenheit klein, die Wahrscheinlichkeit, auf diese Art Bacillen aufzunehmen, gering. Da aber diese an sich geringe Wahrscheinlichkeit für den mit dem Phthisiker im selben Haushalte Lebenden durch Jahre hindurch besteht, so wird aus der unendlich kleinen Wahrscheinlichkeit des Augenblickes eine unendlich große.* Die Einwände HEYMANS gegen CORNETS Teppichversuch, die CORNETS gegen die FLÜGGEsche Tröpfcheninfektion, daß man doch nicht so nahe einem Phthisiker sei, um sich dieser Infektion auszusetzen — sie übersehen alle, daß solche mit Recht als „Ausnahmefälle" bezeichnete Vorkommnisse während der Dauer einer Wohnungsgemeinschaft mit einem Phthisiker doch recht häufig vorkommen.

Was wir aber aus all diesen Experimenten und Betrachtungen schließen können, ist nur folgendes: drei Arten der Infektion kommen in Betracht: *Kon-*

*taktinfektion, Einatmung von tuberkelbacillenhaltigem Staub, Einatmung von tuber-
kelbacillenhaltigen Tröpfchen.* Der Kontaktinfektion sind vor allem *Kinder* des
*Rutschalters* in Phthisikerwohnungen ausgesetzt, und hier mag dieser Infektionsmodus eine bedeutende Rolle spielen. Der *Tröpfcheninfektion* sind jene ausgesetzt,
die in nähere Berührung mit Phthisikern kommen: Ärzte, Krankenpfleger, Ehegatten von Tuberkulösen, *vor allem aber wieder Kinder* in der Umgebung des
Tuberkulösen, denn diese werden einerseits die Abwehrmaßregeln, die jeder
Erwachsene selbst unwillkürlich befolgt, nicht durchführen, anderseits ist die
*Distanz, die zwischen Kindern und Erwachsenen gehalten wird, stets viel geringer*
als die, die Erwachsene untereinander zu halten pflegen (selbst in den schlechtesten Verhältnissen): Das Kind nimmt man auf den Schoß, beugt sich oft zu ihm
hinab, hebt es auf den Armen zu sich empor. Wenn in halbwegs hinreichenden
Wohnungsverhältnissen die Infektionsgefahr durch Tröpfchen für den Erwachsenen eine, abgesehen von dem in nächster Nähe des Kranken schlafenden Ehegatten und der Pflegeperson geringe ist, so bleibt sie auch bei guten Wohnungsverhältnissen — soweit nicht bewußte und strenge Separation durchgeführt
wird, — für das Kind eine große. Was nun die *Gefährdung durch verstäubtes Sputum*

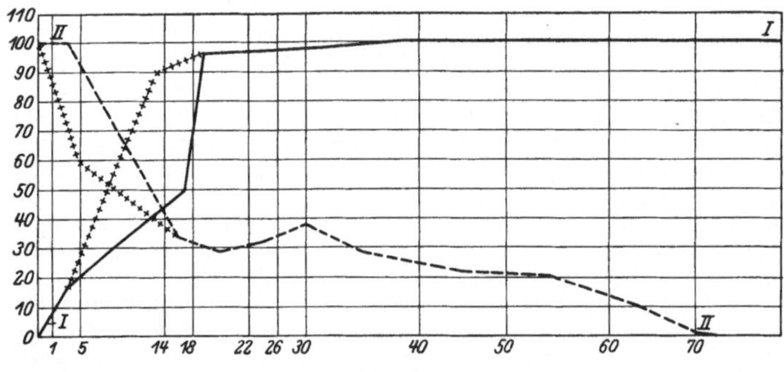


Abb. 5 a.

——————— Kurve 1. Häufigkeit des Sektionsbefundes Tbc. auf 100 Sektionen der gleichen Altersstufe berechnet.
— — — Kurve 2. Häufigkeit der letalen Tbc. im Verhältnis zu den überhaupt konstatierten Tuberkulosen.
+ + + + + + (Korrekturen nach neueren Feststellungen).

anbelangt, so ist auch hier die Gefahr *für Kinder*, weil sie sich — auch wenn
sie über das Rutschalter hinaus sind — viel näher dem Zimmerboden mit ihren
Atmungswerkzeugen befinden, *eine sehr viel größere als für Erwachsene*, während
der von Kleidern, Wäsche, Taschentüchern sich loslösende Staub Kinder ebenfalls
mehr als Erwachsene gefährdet, weil — wenn sie auf dem Arm oder den Schoß
genommen werden, wenn man mit ihnen spielt usw. — dies immer Gelegenheit
zur Ablösung solcher Fäserchen in unmittelbarer Nähe des Mundes der Kinder
gibt. Daß durch die Milch tuberkulöser Kühe vor allem Kinder gefährdet sind,
wurde oben erwähnt.

*Als Gesamtresultat ergibt sich also eine ganz ungemein größere Exposition der
Kinder gegenüber der Infektionsgefahr;* sie sind der Aufnahme von Tbc.-Bacillen
sehr viel mehr ausgesetzt als der Erwachsene. Und dieser Umstand allein, ganz
abgesehen von einer andern Art der Empfänglichkeit, wäre wohl geeignet, die
Häufigkeit, ja Regelmäßigkeit der Kindheitsinfektionen zu erklären.

Wir haben bereits oben die grundlegenden Untersuchungen Naegelis über das Vorkommen der Tbc. unter dem Sektionsmaterial des Züricher Instituts erwähnt. Er hat die
Resultate seiner Untersuchung, deren Gesamtmaterial ja nicht sehr groß ist (500 Fälle),
in den folgenden Diagrammen dargestellt (Abb. 5a und b).
Naegeli faßt seine Resultate in die Worte zusammen: ,,Die Häufigkeit der Tbc.,
kongenital und im ersten Lebensjahr noch minimal, wächst vom 1. Jahr an bis zum 18.

konstant und ziemlich gleichmäßig, erreicht mit der Pubertät 96% und hält sich dann später ganz auf der Höhe von 100%. Die Häufigkeit eines letalen Ausganges der Tbc. sinkt von 100% im frühesten Kindesalter konstant bis zum 18. Lebensjahr auf 29%, sie steigt nochmals an im dritten Dezennium, erreicht im 30. Jahr noch 38% und fällt dann ganz langsam und regelmäßig gegen das höhere Alter zu ab. Die Häufigkeit der Ausheilung der Tbc. vor dem 18. Jahr ist minimal, steigt im dritten Dezennium auf ein Viertel, im vierten auf zwei Fünftel und wächst dann ziemlich regelmäßig bis auf drei Viertel im 70. Jahre."

Wenn NAEGELI angibt, daß zwischen dem 14.—18. Jahr die Hälfte aller Leichen tuberkulös sei, so wird diese Höhe bei dem Material HAMBURGERS (26) schon zwischen dem 2. und 3. Lebensjahr, wenn man die an Tbc. Verstorbenen abrechnet, da sich ja hier ein Auslesemoment geltend macht, zwischen dem 11.—14. Lebensjahr erreicht; auch das Breslauer Material SEHLBACHS (Münch. med. Wochenschr. 1908. S. 322) zeigt diese Höhe schon im 3. Lebensjahr. Zu hoch erscheint NAEGELIS Angabe, daß im Alter zwischen 5—14 Jahren drei Viertel der Infizierten der Tbc. erliegen, bei HAMBURGER ist es nur etwas über die Hälfte. Auch die Angabe, daß Tbc. im 1. Lebensjahr sehr selten sei, wird nicht bestätigt. STIRNEMANN (Zürich) fand bei 7,1%, BINSWANGER (Dresden) bei 2,2% der in den ersten 3 Monaten, 8,4% der im 4.—6. Monat, 16,8% der im zweiten Halbjahr Verstorbenen Tbc. NAEGELIS Angabe, daß die Tbc. im 1.—5. Lebensjahr stets letal sei, wird nicht einmal für das 1. Lebensjahr voll bestätigt, noch weniger für die folgenden. Es müßten also nach diesen Sektionsergebnissen beide in Abb. 5a verzeichneten Kurven in den ersten Jahren steiler verlaufen, diejenige, die die Zunahme der Infizierten zeigt, müßte rascher ansteigen, diejenige, die die Häufigkeit der letalen Fälle zeigt, rascher abfallen.

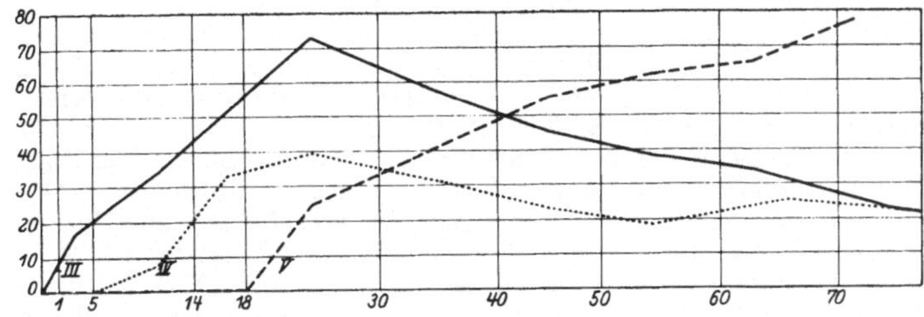

Abb. 5b.

——————— Kurve 3. Häufigkeit des Befundes einer aktiven (letalen und latenten) Tbc. auf 100 Fälle der gleichen Altersstufe.

……… Kurve 4. Häufigkeit des Befundes einer latenten aktiven Tbc. (ebenso).

— — — Kurve 5. Häufigkeit des Befundes einer latenten inaktiven (= ausgeheilten) Tbc. (in gleicher Berechnung).

  Dabei sind Fälle, bei denen zweifelhaft, ob aktiv oder inaktiv, den inaktiven zugerechnet.

Differenz von Kurve 3 und 4 ist Häufigkeit der letalen Tbc. auf 100 Fälle gleicher Altersstufe.

Im Jahre 1890 war von KOCH die Tuberkulinimpfung, die subcutane Einspritzung von kleinsten Mengen *Tuberkulin*, auch als diagnostisches Mittel für die Feststellung des Vorhandenseins einer Tbc. angegeben worden. Aber diese Art der Einverleibung, die darauffolgenden Temperaturerhöhungen machten ihre Anwendung zu Untersuchungen im größten Stil unmöglich, wenn auch bei einiger Vorsicht jede Schädigung in der Regel vermieden werden kann. FRONZ (Wien. med. Wochenschr. 1902) hat Soldaten mit der Tuberkulinimpfung untersucht und er fand in einem bosnischen Regiment 61,0% positiv reagierend.

PIRQUETS *Ausgestaltung und genaue Erprobung der cutanen Tuberkulinreaktion* — die HAMBURGER 1906 bereits beobachtet hatte — gaben das Mittel in die Hand, in großem Maßstabe Untersuchungen über die Häufigkeit der tuberkulösen Infektion zu machen.

Auf eine kleinste oberflächliche Hautabschürfung wird etwas Tuberkulin gebracht; der Organismus, der irgendwie einmal Tuberkelbacillen aufgenommen hat, reagiert anders als der noch „jungfräuliche". Bei jedem Tuberkulösinfizierten — mit gewissen Ausnahmen, die für uns ohne Bedeutung sind — entsteht eine kleine Quaddel, die in einigen Tagen wieder verschwindet. Diese Untersuchung, die Vornahme der Probe, ist mit keinerlei Beschwerden oder Nachteil für den Untersuchten verbunden, deshalb für Massenuntersuchungen geeignet.

Genaue spätere Beobachtungen haben gezeigt, daß auf die erste Pirquet-Impfung noch nicht alle Tbc.-Infizierten reagieren, daß eine weitere Zahl erst durch zweimalige Impfung festgestellt werden kann, daß eine noch vollständigere Erfassung die Intracutaninjektion (evtl. 2mal wiederholt) und die HAMBURGERsche Stichreaktion ergibt. Bei Vergleich des Ergebnisses verschiedener Untersuchungen ist daher auf die Art der Vornahme zu achten (vgl. NEHRING: Münch. med. Wochenschr. 1912, Nr. 44).

Hamburger kam nun bei der Untersuchung von Kindern, die wegen anderer Erkrankungen das Spital aufsuchten, durch Ergänzung der Cutanreaktion mit der subcutanen Stichreaktion, die noch empfindlicher ist als erstere, zu den in der folgenden Tabelle enthaltenen Zahlen, denen von uns die von Ganghofer an klinisch tuberkulosefreien Prager Spitalpatienten durch Cutanreaktion erhaltenen und die von Calmette in Lille bei Kindern aus Arbeiterkreisen durch Cutanreaktion erhaltenen zur Seite gestellt sind.

Tabelle 16.

| | Hamburger, Wien | | Ganghofer, Prag | | Calmette, Lille | | |
|---|---|---|---|---|---|---|---|
| | Zahl der Untersuchten | davon positiv reag. in % | Zahl der Untersuchten | davon positiv reag. in % | Alter | Zahl der Untersuchten (Cutanreakt.) | positiv in % |
| 1. Lebensjahr | 23 | 0    0 | 70 | 8,6 | 0— 1 | 70 | 8,6 |
| 2. ,, | 46 | 4    9 | 56 | 12 | 1— 2 | 39 | 28,2 |
| 3. u. 4. ,, | 131 | 35    27 | 97 | 27 | 2— 5 | 57 | 64,9 |
| 5. u. 6. ,, | 113 | 58    51 | 65 | 47 | 5—10 | 51 | 92,2 |
| 7.—10. ,, | 137 | 97    71 | 84 | 57 | 10—15 | 61 | 91,8 |
| 11.—14. ,, | 82 | 77    94 | 90 | 70 | über 15 | 43 | 93,0 |

In anderen großen Städten kam man zu denselben oder zu etwas weniger hohen Zahlen, zu etwas niedrigeren in mittleren Städten (Freiburg), wo im Alter von 4—5 bis zu 10—15 Jahren 55,4—58,8 positiv reagierten (Berberich: Beitr. z. Klin. d. Tuberkul. Bd. 23), zu beträchtlich niedrigeren in der holländischen Stadt Groningen, wo von 5- und 6jährigen 26,0%, von 11—14jährigen 57,9% positiv reagierten (Scheltema: 83. Versamml. dtsch. Naturforsch. 1911), in der preußischen Kleinstadt Springe 6—7jährige 19,22, 14—15jährige 44,3% (Hillenberg: Zeitschr. f. Hyg. u. Infektionskrankh. Bd. 64), und im Landkreis Zeitz 6—7jährige 17,7, 13—15jährige 36,4% positiv (Hillenberg: Tuberculosis 1911); recht hoch waren die Zahlen in den wegen ihrer ungünstigen Tbc.-Sterblichkeit zur Untersuchung ausgewählten Gebieten: Kreis Hümmling, erstes Schuljahr 35,6, letztes 64,4% (Jacob: Die Tbc. und die hyg. Mißstände auf dem Lande. Berlin: Heymann 1911) und im Ort Heubach 6—8jährige 32,7, 14—16jährige 75% (Dietz: Zeitschr. f. Tuberkul. Bd. 21). In den rheinisch-westfälischen Industriestädten scheint die Zahl der Pirquet-positiven etwas kleiner. Redeker (Zeitschr. f. Tuberkul. Bd. 43) fand in Mülheim-Styrum nach Doppelimpfungen (Pirquet) von den 12—14jährigen Knaben 50,1%, von den Mädchen 61,0% positiv reagierend; zu ähnlichen Zahlen kamen in anderen Städten des Industriegebietes Sander (Dortmund), Hoffa (Barmen, Klin. Wochenschr. 1922, H. 17), Aschenheim (Remscheid, Monatsschr. f. Kinderheilk. Bd. 29). Über die hier sich ergebenden Differenzen soll später gesprochen werden. Jedenfalls zeigen uns diese Untersuchungen, daß die tuberkulöse Infektion ungemein häufig ist, daß zum mindesten in den unteren Klassen der Großstadt kein Erwachsener ihr entgangen ist. Sie bestätigen also vollinhaltlich, was durch Naegeli über die Häufigkeit der Tbc.-Infektion festgestellt wurde.

Die Verhältnisse *in den ersten Lebensjahren* sind zuerst von Rudolf Pollak (27) genauer studiert worden. Von 30 bereits im 1. Lebenshalbjahr positiv Reagierenden starben 26, von 62 im 2. Lebenshalbjahr positiv Reagierenden 36. Dabei verdient bemerkt zu werden, daß in den ersten 6 Monaten eine positive Tuberkulinreaktion, wohl infolge der Länge der Inkubationszeit (Langer: Beitr. z. Klin. d. Tuberkul. Bd. 59, S. 408), nur höchst selten zur Entwicklung kommt. Der Prozentsatz sowohl der an Tbc. Gestorbenen als auch der klinisch Erkrankten nahm ständig ab. Von 23 zur Zeit der Infektion im 3. Lebensjahr Stehenden starben 4, erkrankten 10, 9 blieben gesund.

Auch die Untersuchung Bergmanns (28) in Upsala bestätigt die stärkere Gefährdung kleiner Kinder, läßt diese aber bei weitem nicht so hoch erscheinen wie die Untersuchungen Pollaks; die Hälfte der der Infektion Exponierten sollen danach überhaupt nicht erkranken. Veröffentlichungen von Bachetti, Effler, Hollenstein, Schloss, Röpke (Beitr. z. Klin. d. Tuberkul. Bd. 54), Langer (Münch. med. Wochenschr. 1923), Fiebelkorn (Dissert. Berlin 1918) zeigen ganz verschieden hohe Letalität tuberkulöser Säuglinge (12,5—83%), doch geht aus ihnen jedenfalls hervor, daß ein beträchtlicher Teil der infizierten Säuglinge nicht rasch zugrunde geht. Gegenüber der Behauptung, daß die geringere Gefährdung älterer Kinder [die neuerdings Peyrer (Beitr. z. Klin. d. Tuberkul. Bd. 47) bestätigt] daher rühre, daß sie bereits durch frühere Infektion geschützt seien — eine Behauptung, auf deren grundsätzliche Bedeutung wir noch zu sprechen kommen werden —, weist Pollak darauf hin, daß auch in solchen Familien, wo in das bisher gesunde Milieu plötzlich ein tuberkulöses Individuum eintritt, nur die Unter-Einjährigen manifest erkranken, während die älteren sich infizieren, ohne tuberkulöse Symptome zu zeigen; könne auch die vorher stattgehabte Infektion bei keinem Einzelfalle mit Sicherheit ausgeschlossen werden, so könne diese doch nicht für alle Fälle in Betracht kommen, da im kindlichen Alter stets sich nur ein bestimmter Prozentsatz als infiziert erwiesen habe. Daß Masseninfektionen auch älteren Kindern gefährlich werden, zeigen unter anderem auch die Studien WEINBERGS (S. 167), ferner Beobachtungen von MORO und VOLKMAR; HARMS lehnt die Annahme einer besonderen Resistenzschwäche des Säuglings und Kleinkindes ab. LANGER und REDEKER weisen neben anderem auf die besondere Exposition der Säuglinge hin; letzterer (Zeitschr. f. Tuberkul. Bd. 43) betont die große Bedeutung der von Tag zu Tag zunehmenden generellen Allergie (Erhöhung der Widerstandskraft durch die verschiedensten Infektionsträger und Reize) gegenüber der spezifischen durch vorangegangene tuberkulöse Infektionen gesteigerten Widerstandskraft. Diese Forscher und andere betonen auch die Unterschiede in Infektionsart und Verlauf bei intrafamiliären und extrafamiliären Infektionen, und ist auch auf diesem Gebiete durch die Beobachtungen aus den Fürsorgestellen weitere epidemiologisch und praktisch wichtige Aufklärung zu erwarten.

Auch auf die Bedeutung der Infektion durch tuberkulöse Lehrer sei hier hingewiesen.

Jedenfalls muß man nach den Forschungen zahlreicher Kinderärzte und nach den Untersuchungen pathologischer Anatomen zu der *Annahme einer (in der Kindheit) mit dem Alter zunehmenden Tbc.-Festigkeit kommen* (POLLAK, ENGEL: Pathologie der Kinder-Tbc. 1909). — Es müssen also die Sätze NAEGELIS eine Berichtigung erfahren, die allerdings an dem Wesen der Sache nichts ändert. Sie müssen lauten:

*Die Häufigkeit der Tbc., im 1. Lebensjahr noch gering, wächst dann rasch, so daß im 3. Jahrfünft in manchen Großstädten bereits mehr als 90%, in mittleren Städten über die Hälfte, in günstigen ländlichen Bezirken über ein Drittel infiziert erscheint. Die Häufigkeit eines letalen Ausganges, sehr hoch im 1. Lebenshalbjahr, sinkt im frühen Kindesalter sehr rasch, dann langsam bis zum Ende des 3. Lebensjahrfünftes.*

Beim Kind spielt die allgemeine Tbc., die Erkrankung der verschiedensten Organe, eine bei weitem größere Rolle als die Lungen-Tbc. und vor allem eine bei weitem größere Rolle als beim Erwachsenen. Um wieviel häufiger beim Kinde eine tuberkulöse Erkrankung der Drüsen, Knochen, Gelenke, der Meningen, des Peritoneums, der Hornhaut ist, ist jedem Praktiker bekannt. Über die Häufigkeit der „Tbc. der übrigen Organe" als Todesursache und die Häufigkeit tuberkulöser Erkrankungen in den verschiedenen Altersstufen ist oben gesprochen worden (S. 118 ff.).

Hier seien nur noch folgende interessante Daten PREISICHS (29) aus dem Budapester Stefaniespital aus einem Material von 15 000 ambulanten Kranken gebracht (Mitteil. d. Ges. f. inn. Med. u. Kinderheilk. Wien 1911).

Tabelle 16a.

| Prozentsatz | 0—1 Jahre | 1—3 Jahre | 3—7 Jahre | 7—14 Jahre |
|---|---|---|---|---|
| Prozentsatz der Tbc. zu allen anderen Krankheiten | 1,1 | 5,2 | 8,5 | 8,67 |
| Knochen-Tbc. zu allen anderen Krankheiten | 0,3 | 2,6 | 5,2 | 3,8 |
| Unter den Tuberkulösen: | | | | |
| Knochen-Tbc. | 28,8 | 52,5 | 61,0 | 47,1 |
| Drüsen-Tbc. | 31,8 | 21,3 | 17,2 | 26,2 |

Auch bei Obduktionen findet man bei Kindern die Lungen seltener. die anderen Organe sehr viel häufiger erkrankt als bei Erwachsenen. Es fanden sich im pathologischen Institut in Kiel [zitiert nach CALMSOHN (30)] tuberkulöse Veränderungen (s. Tabelle 17).

Wir sehen, daß die Tbc. der übrigen Organe beim Kinde sehr viel häufiger ist als beim Erwachsenen, daß wir am Obduktionstische mit Ausnahme Lungen, Pleura, Darm, Leber und Nieren alle anderen Organe beim Kinde viel häufiger von Tbc. ergriffen finden als beim Erwachsenen, während bei diesem letzteren die Tbc. in weitaus der Mehrzahl der Fälle als Lungenphthise auftritt.

Es scheint demnach also in früher Kindheit, vor dem 4.—5. Lebensjahr, die Disposition zur *Erkrankung* an Tbc., und zwar zur Erkrankung der verschiedensten Organe, besonders groß zu sein, dann aber rasch abzunehmen, während Erkrankung und Tod an Tbc. der Lunge, die besonders selten im 2. Jahrfünft sind, dann vom 3. Jahrfünft an bis ins höhere Alter hinein zunehmen.

Tabelle 17.

| | Leichen | |
| | von Erwachsenen (nach HAMANN) | von Kindern |
| --- | --- | --- |
| Lunge . . . . . . . . . | 91,6% | 74,1% |
| Lungenkavernen . . . . . | 62,1% | 14,3% |
| Luftwege . . . . . . . | 43,6% | 4,4% |
| Pleura . . . . . . . . | 48,3% | 27,6% |
| Darm . . . . . . . . | 59,8% | 42,2% |
| Gehirn . . . . . . . . | 4,3% | 6,8% |
| Meningen . . . . . . . | 10,7% | 30,3% |
| Hals- und Trachealdrüsen | 30,9% | 65,4% |
| Mesenterialdrüsen . . . . | 19,1% | 47,3% |
| Retroperitonealdrüsen . . | 3,5% | 4,3% |

*An Stelle der in der Kindheit häufigen Allgemeinerkrankung ist nun die Lungenschwindsucht getreten. In der Mitte zwischen der größten Häufigkeit beider Formen findet sich eine Periode überhaupt niedriger Tbc.-Sterblichkeit* [RANKE (31)].

Weiter zeigen uns die NAEGELIschen Untersuchungen unter den Obduzierten die Zunahme der mit Tbc. Infizierten mit zunehmendem Alter, und wir können ohne weiteres schließen, daß, wenn alle Obduzierten Tbc.-Herde aufweisen — ohne Rücksicht woran sie gestorben — auch die lebenden Massen, aus denen diese Todesfälle stammen, Tbc.-Herde zu annähernd 100% aufweisen werden. Wir können aus der Verteilung letaler, aktiver und inaktiver Formen unter den bei der Obduktion festgestellten Tuberkulosen, insbesondere aus dem Verhältnis der aktiven zu den inaktiven, gewisse Schlüsse auf die unter den lebenden Massen bestehenden Verhältnisse ziehen.

Die Sterblichkeitsstatistik zeigt uns, daß nicht unter den Todesfällen, aber unter der Bevölkerung die Zahl der aktiven letalen Tbc. vom 4. Jahrfünft an bis in ein höheres Alter zunimmt. Es wäre, wie wir hier vorwegnehmen wollen, verfehlt, daraus schließen zu wollen, daß die Empfänglichkeit für die Infektion bzw. die Disposition zur Erkrankung dauernd, mindestens bis zu einem gewissen höheren Alter, ansteigt. Wir könnten uns, rein theoretisch und statistisch betrachtet, das Steigen der Sterblichkeit an Lungen-Tbc. auch so vorstellen, daß von einem frühen jugendlichen Alter an alljährlich bei der relativ gleichen Zahl, dem relativ gleichen Prozentsatz der Lebenden (sei es in Folge von Reinfektion, sei es in Folge einer erst eintretenden Disposition) es zur Erkrankung kommt; da aber der Verlauf ein ganz verschiedener ist, neben rasch verlaufenden mehr oder weniger chronisch verlaufende, von in wenigen Wochen zum Tode führenden bis zu erst nach Jahrzehnten zum Tode führenden, so müßte dadurch allein alljährlich, gleiche Verhältnisse vorausgesetzt, ein ständiges Steigen der Lungenschwindsuchtmortalität mit dem Alter die Folge sein. Es wäre also ganz unbegründet, aus der steigenden Lungenschwindsuchtmortalität auf steigende Erkrankungshäufigkeit zu schließen und daraus auf steigende Disposition. Pathologisch-anatomische Untersuchungen zeigen uns auch geradezu das Gegenteil.

Unter 100 nicht an Tbc. Verstorbenen finden sich nach NAEGELI (32) (Tab. 18).

Tabelle 18.

| | | | |
| --- | --- | --- | --- |
| In der Mitte der | 20er Jahre | 62% | |
| ,,　,,　,,　　,, | 30er　,, | 41% | aktive Tbc. |
| ,,　,,　,,　　,, | 40er　,, | 30% | (nach NAEGELI nicht |
| ,,　,,　,,　　,, | 50er　,, | 23% | ausgeheilte Tbc.). |
| ,,　,,　,,　　,, | 60er　,, | 27% | |

Es fand ferner LUBARSCH noch höhere Werte für die Progredienz der Prozesse in jüngeren Jahren (Tab. 19).

Tabelle 19.

| | progredient | latent |
| --- | --- | --- |
| 20—30 Jahre | 76,7 | 23,3 |
| 31—40　,, | 52,6 | 47,4 |
| 41—50　,, | 38,9 | 61,1 |
| 51—60　,, | 35,5 | 66,5 |
| 61—70　,, | 23,3 | 76,7 |
| 71—80　,, | 14,7 | 85,3 |
| 81—90　,, | 9,3 | 90,7 |

Wir ersehen daraus, daß *die Zahl der progredienten Fälle unter dem Obduktionsmaterial von Jahr zu Jahr abnimmt.* Es scheint also, daß das Progredientwerden der Fälle im jugendlichen Alter besonders häufig ist, während die Zahl der frisch progredient Werdenden mit dem Alter abnimmt.

Wenn wir annehmen, daß die Verhältnisse unter den Lebenden ähnliche sind wie bei den an anderen Krankheiten als Tbc. Verstorbenen — was nicht vollständig zutreffen dürfte, denn wir müssen wohl annehmen, daß bei mindestens einem Teil der an anderen Todesursachen Gestorbenen die noch aktive Tbc. beim Zustandekommen des Todes als unterstützendes Moment mitgewirkt hat —, so müssen wir annehmen, daß, da die Zahl der aktiv Tuberkulösen nach NAEGELI bis Mitte der 50er Jahre rascher sinkt, als die der letalen unter der Bevölkerung steigt, entweder *nicht so viele aktive neu hinzu kommen, als zum Ersatz der Absterbenden notwendig wären, oder daneben Inaktivwerden vorkommt.* Beides spricht für eine *Zunahme der Resistenz mit zunehmendem Alter,* wofür ja das Sinken der Tbc.-Sterblichkeit von einer gewissen Altersklasse an mit aller Deutlichkeit zu sprechen scheint, wobei allerdings zwischen den beiden Geschlechtern sehr wesentliche Unterschiede bestehen.

Bei LUBARSCH dauert das rasche Absinken der Zahl der „beginnenden" Fälle bis ins höchste Alter fort, hier neben den beiden erwähnten Momenten noch erklärt und verstärkt durch das Absinken der Tbc.-Sterblichkeit in hohen Altersklassen.

Ein weniger regelmäßiges Bild bieten die Zahlen BURKHARDTS (33) und BEITZKES (34), was bei der Kleinheit der absoluten Zahlen nicht verwunderlich ist.

*Jedenfalls stehen wir vor folgenden Tatsachen: in früher Jugend sehr geringe Resistenz gegen die Tbc.-Infektion: ein großer Teil der in frühester Jugend Infizierten stirbt. Dann bei tatsächlich zunehmender Infektion eine allmähliche Resistenzzunahme gegen die Infektion* (geringere Sterblichkeit und geringere Erkrankungshäufigkeit), *ein Tiefstand der Tbc.-Sterblichkeit bis zu den Jahren beginnender Pubertät. Von diesen an wieder ein Ansteigen der Tbc.-Sterblichkeit bei geänderten klinischem Bilde (Lungen-Tbc. anstelle allgemeiner Tbc. und Tbc. anderer Organe), dabei in den Pubertätsjahren eine ungeheuer große Zahl progredienter Tuberkulosen, deren relative Häufigkeit mit zunehmendem Alter zum Teil wohl durch Absterben, zum großen Teil aber auch durch zum Stillstandkommen und Ausheilen sich verringert.*

*Viererlei hätten wir also zu erklären:* Warum die Infektionen in *frühester Jugend häufig letal sind,* warum die durch *diese hohe Letalität hervorgerufene Mortalität so rasch sinkt,* und *warum von der Pubertät an die Tbc. meist als Lungen-Tbc. auftritt,* im Gegensatz zu den Verhältnissen in der Kindheit und ferner, *warum gerade in der Pubertät die hohe Schwindsuchtssterblichkeit einsetzt.*

Was die erste Frage anbelangt, so haben wir oben dargelegt, daß gerade der *Säugling,* daß das Kind, solange es auf den Armen getragen wird, *mehr als jedes andere menschliche Wesen massigen Infektionen* sowohl durch die FLÜGGEschen Tröpfchen, als auch durch verstaubtes Sputum *ausgesetzt ist.* Diese Massenhaftigkeit wäre wohl geeignet, die große Letalität der überhaupt infizierten Säuglinge wenigstens teilweise zu erklären. Nun bleibt die Massenhaftigkeit wohl die gleiche durch die ganze Zeit, durch die das Kind auf dem Arme getragen wird und sich nicht selbsttätig fortbewegen kann, das ist also durch das ganze erste Lebensjahr. Aber trotzdem sehen wir doch von Monat zu Monat schon bereits im zweiten Halbjahr die Letalität an Tbc. geringer werden. Dieser Umstand weist darauf hin, daß *neben der Massigkeit der Infektion noch ein anderer prädisponierender Faktor* mitspielt. BEHRING hat darauf hingewiesen, daß die Tuberkelbacillen die *Schleimhaut* der Neugeborenen *viel leichter passieren können* als die der Erwachsenen, auch scheint in den Lymphbahnen die Passage zu den Drüsen leichter zu erfolgen. GEIPEL (35) weist auch auf besonders leichte Passierbarkeit der Gefäßwände hin. Alle diese Verhältnisse ändern sich ziemlich rasch mit zunehmendem Alter, und so wäre es wohl daraus allein schon erklärlich, daß die Tbc. schon im zweiten Halbjahr nicht mehr so häufig letal verläuft und sich auch weiter ihre Prognose rasch bessert. *Gegen die Auffassung,* daß die Kinder in frühester Jugend *nur* deshalb eine so große Letalität haben, weil ihnen die *schutzverleihende Vorinfektion* fehlt, sprechen die erwähnten Beobachtungen POLLAKS und anderer, daß, *wenn in ein tuberkulosefreies Milieu eine tuberkulöse Person tritt, die kleinsten Kinder am schwersten erkranken.* Auch ist mehrfach u. a. von HAMBURGER und seiner Schule beobachtet worden, daß bei einem Kinde, das bisher negativ nach PIRQUET reagierte, infolge Zusammenkommens mit einem Tuberkulösen plötzlich [positive Reaktion auftrat, daß also bei einem tuberkulosefreien Kinde Tbc.-Infektion erfolgt, ohne daß darauf stets schwere Erkrankung und Tod gefolgt wäre. All dies spricht gegen die ausschlaggebende, noch mehr gegen die alleinige Bedeutung vorausgegangener Frühinfektion, spricht aber nicht dagegen, daß auch diese, der ja von den meisten Autoren größte Bedeutung beigelegt wird, schützend mitwirkt. *Doch genügen die beiden Momente: Massigkeit der Säuglingsinfektionen* (PREISICH und SCHÜTZ), *besondere, die Empfänglichkeit fördernde anatomische Verhältnisse vollkommen, um die hohe Tbc.-Mortalität und Letalität des frühesten Kindesalters zu erklären,* wie andererseits

das *rasche Verschwinden* der *anatomischen prädisponierenden Momente*, die *rasche Änderung in der Art der Infektion* in Verbindung mit dem raschen Verlauf der letalen Säuglings-
Tbc. *das rasche Absinken der Mortalitätskurve erklärt.* Sowie das Kind sich selbständig bewegt,
je mehr es sich vom Arme der Pflegerin oder anderer Erwachsener emanzipiert, um so geringer
die Gefahr dauernd wiederholter massiger Infektionen. Um so mehr aber tritt ein anderer
Infektionsmodus in Wirkung: *die Schmier- und Schmutzinfektion und die Gefährdung durch
auf dem Fußboden verstaubtes Sputum.* Daß bei der Schmier- und Schmutzinfektion die
eingeführte Bacillenmenge weniger massig ist, ist wahrscheinlich, vor allem aber kommt in
Betracht, daß diese Aufnahme nur auf dem Wege durch den Verdauungstrakt erfolgt und
deshalb schon weniger gefährlich ist. Die beim Kinde gewiß häufiger als beim Erwachsenen
vorkommende Einatmung von vom Fußboden aus verstaubtem Material möchte ich, da nur bei
vollkommen ausgetrocknetem Sputum flugfähige bacillenhaltige Stäubchen entstehen können,
doch nicht allzu hoch einschätzen. Da die schweren massigen Infektionen des Säuglingsalters rasch zum Tode geführt haben, die besondere anatomisch begründete Empfänglichkeit des Säuglingsalters rasch verschwunden ist, so sehen wir *im Kleinkindesalter mit seiner
weniger massigen und zum Teil auf dem Wege des Verdauungstraktes eindringenden Infektion
eine auffallend niedrige Tbc.-Sterblichkeit.* Die Sterbefälle dieses Alters sind zum größten
Teil bedingt durch die Lokalisation der Tbc.-Erkrankung, durch die Hirnhaut-Tbc.

Einer Gefahr der Infektion ist der Säugling in den allerersten Lebensmonaten wegen
der Beschaffenheit seines Darmepithels in besonders hohem Maße ausgesetzt, dann aber
nach Schwinden dieser Beschaffenheit die Kinder durch das ganze Kleinkindesalter in gleichem
Maße: der *Infektion durch tuberkelbacillenhaltige Milch.* Soweit es sich um Milch der tuberkulösen Stillenden handelt, ist die Bedeutung dieses Infektionsmodus praktisch bedeutungslos
gegenüber der durch Versprayung; die Gefährdung durch den *Typ. bovin.* enthaltende Kuhmilch
aber setzt bei natürlich Genährten erst mit Beginn der Entwöhnung ein und behält auch
in späteren Jahren durch das ganze Kleinkindesalter eine gewisse Bedeutung bei, *aber weniger
auf die Sterblichkeit als auf die Erkrankungshäufigkeit an Tbc., da die durch Typ. bovinus
hervorgebrachten Tbc.-Formen nicht häufig zum Tode führen* (s. S. 127). Ein Moment aber
ist es, das vor allem die Tbc.-Sterblichkeit dieser Jahre so ungemein niedrig hält: *im allgemeinen bringt weder die somatische noch die soziale Entwicklung in diesen Jahren irgendwelche Schädlichkeiten mit sich, die aus der Infektion die Erkrankung machen würden.* Der
Eintritt in die Schule ist weder mit so erhöhten Anstrengungen verbunden, noch wird bei
der *relativen* Seltenheit offener Tbc. unter den Schulkindern die Infektionsgefahr so vermehrt, daß diese zu erhöhter Sterblichkeit führen könnte. Nur eine Gruppe derartiger
Schädlichkeiten spielt eine Rolle: *die akuten Infektionskrankheiten*, vor allem Keuchhusten
und Masern. Und wir sehen ja gar nicht selten, daß eben unter dem Einfluß dieser akuten
Erkrankungen aus der latenten Tbc. eine floride und tödliche wird. Daß übrigens ein eigenartiges Verhältnis zwischen diesen beiden Infektionskrankheiten — im Gegensatz zu anderen —
und Tbc. zu bestehen scheint, darauf weisen manche Eigenheiten in der Pirquet-Reaktion
hin. Was die Formen der Tbc. anbelangt, so überwiegt auch noch die Tbc. anderer Organe
die Tbc. der Lunge im Jahrfünft 5—10 sehr bedeutend, schon im folgenden Jahrfünft aber
sind Lungen-Tbc. und Tbc. anderer Organe annähernd im gleichen Maße an der Tbc.-Sterb-
lichkeit beteiligt, und vom 3. Jahrfünft an kommt der Lungen-Tbc. ihre alles überwiegende
Bedeutung zu.

*Welche Umstände führen dazu, daß an Stelle der allgemeinen und die verschie-
densten Organe befallenden Tbc. der frühen Kindheit nun die Lungenschwindsucht
tritt*, was verursacht das Zurücktreten der einen, das Zunehmen der anderen
Form der Tbc.?

K. E. Ranke (31) formuliert die hier auftauchenden Fragen in klarer Weise, indem
er mehrere Erklärungsmöglichkeiten annimmt:
1. Ist das Zurücktreten der allgemeinen Tbc. beim Erwachsenen ein Ausdruck der
allgemeinen Veränderungen, die sich mit dem Anwachsen von selbst ergeben, oder 2. ist
es eine spezifische Immunität, erworben durch vorangehende leichte Tbc.-Erkrankungen?
Es wäre u. E. recht gut denkbar, daß die durch das Altern bedingten Veränderungen
des Organismus an sich dazu führen, die meisten Organe für diese Infektionen weniger
empfänglich zu machen, sehen wir doch, daß Lymphdrüsen- und Knochensystem vor allem
in der Kindheit von Krankheiten (skrofulöse Diathese und Rachitis) heimgesucht werden,
während die Drüsen- und Knochenerkrankungen späterer Jahre (Lymphosarkom, Osteo-
malacie) zu den Seltenheiten gehören, andererseits gehen gerade im Bau des Brustkorbes
bei fortschreitendem Wachstum Veränderungen vor sich, die eine erhöhte Empfänglichkeit
der Lungen und insbesondere der Lungenspitzen zu bedingen vermögen.
Wir finden bei der Lungen-Tbc. des Erwachsenen die tuberkulöse *Erkrankung* vor
allem in den Lungenspitzen und von hier aus sich weiter entwickeln, wobei wir die Frage

des Weges, den der Bacillus im Körper zurücklegt, übergehen wollen und damit auch die so interessanten Untersuchungen über Primärherde und Primärkomplex von GOHN und seiner Schule, HÜBSCHMANN, BEITZKE, SIMON, LANGE u. a. Welche Momente sind es nun, die zur Spitzenerkrankung führen, warum siedelt sich der Bacillus gerade in den Spitzen am häufigsten an?

In seiner schönen zusammenfassenden Arbeit sagt SCHLÜTER (36), daß die *generelle* (über die individuelle soll später gesprochen werden) Spitzendisposition gegeben ist „durch die verhältnismäßig ungünstigen, besonders für die Exspirationsphase in Betracht kommenden physiologischen Respirationsverhältnisse und statischen Eigentümlichkeiten der Spitzen: nach BIRCH-HIRSCHFELD hauptsächlich gegeben durch die Steilheit der apikalen Bronchien, aber auch durch die relative Anämie (RIBBERT, SCHMORL, TENDELOO) und die relativ geringen respiratorischen Volumenschwankungen, die mit den entsprechend geringen respiratorischen Schwankungen des intrathorakalen Druckes einhergehen und eine relative Langsamkeit des in- und exspiratorischen Luftstromes bewirken, sowie auch in bezug auf kinetische Energie und Stromgeschwindigkeit des Blut- und Luftstromes ungünstig wirken können (TENDELOO). Diese generelle Spitzendisposition besteht sowohl in Rücksicht auf das Infiziertwerden dieser Lungenabschnitte" ... (besseres Haften der eingeatmeten oder der auf dem Blut- oder Lymphwege verschleppten Bacillen) „als auch in Rücksicht auf eventuelle phthisische Erkrankung nach erfolgter Infektion". Vgl. hierzu auch BEITZKE (Beitr. z. Klin. d. Tuberkul. Bd. 57).

GESSNER (Beitr. z. Klin. d. Tuberkul. Bd. 4) und BIRCH-HIRSCHFELD haben durch anatomische Betrachtungen und Messungen dargelegt, wie *alle diese Verhältnisse beim Neugeborenen und beim kleinen Kinde nicht bestehen, sondern sich erst im späteren Kindesalter vor der Pubertät entwickeln.* BIRCH-HIRSCHFELD legte dar, daß zu dieser generellen, allgemein menschlichen Spitzendisposition noch eine besondere Spitzendisposition einzelner Gruppen von Individuen hinzukommt. *Gewisse dann noch individuell hinzutretende Anomalien führen zu einer erhöhten Disposition des betreffenden Individuums* (s. später HART, von dessen Ausführungen aber wohl vieles auch für die generelle Disposition gilt). *Auch diese Anomalien:* weitere Änderungen am Bronchialbaum, Änderungen am Brustkorb und der Wirbelsäule, *entwickeln sich im Alter der Pubertät.* In dieselben Jahre *fallen auch bereits bestimmte Berufsschädlichkeiten:* lange dauerndes vornüber gebeugtes Sitzen, — die zu einer Verstärkung der generell bestehenden Spitzendisposition im individuellen Falle führen. Über all dies soll noch später gesprochen werden.

*Der Umstand, daß sich die generellen und individuellen Spitzendispositionen erst im Laufe des Wachstums entwickeln,* kann im Verein mit den oben erwähnten Änderungen im Knochen- und Lymphsystem wohl wesentlich dazu beitragen, daß sich die Tbc. in ihrer Erscheinungsform ändert, daß anstelle der allgemeinen Tbc. und der Tbc. der anderen Organe gerade vom 3. Jahrfünft an die Tbc. der Lungen immer mehr in den Vordergrund tritt.

Andererseits scheint manches dafür zu sprechen, daß eine Tbc.-Infektion zu einem gewissen Durchseuchungsschutz, einer gewissen *Tbc.-Festigkeit wenigstens bestimmter Organe* führt. Daß die Lungen keines weitergehenden Schutzes teilhaftig werden, das beweist wohl klar der Umstand, daß, wo immer die Eingangspforte oder der primäre Erkrankungsherd sein mag, wir doch fast stets die Lunge miterkrankt finden. Andererseits ist es gewiß auffallend, daß relativ selten durch das tuberkulöse Sputum eine Infektion des Fingers, der Nase, des Rachens und Larynx erfolgt. Vor allem aber spricht für solchen Schutz einzelner Organe das Tierexperiment: schon KOCH hat gezeigt, daß Hautimpfungen bei bereits tuberkulösen Meerschweinchen lokal bleiben, dann aber ist es verschiedenen Autoren gelungen, bei Tieren, die eine erste leichte Infektion mit wenig virulenten Bacillen überstanden haben, durch Reinfektion mit virulenten Bacillen nicht das sonst bei diesen Tieren typische Bild der allgemeinen Tbc., sondern das der langsam verlaufenden Lungenschwindsucht zu erzeugen (ORTH, RÖMER, SIEBERT, BARTEL, NEUMANN, HART). Dieser *Durchseuchungsschutz* scheint sich also *vor allem auf andere Organe zu erstrecken, bei der Lunge höchstens einen etwas langsameren Verlauf der Tbc. zu bewirken.* Daß übrigens auch der anderen Organen zuteil gewordene Schutz überwunden wird, beweist uns die Häufigkeit des Nebenbefundes von Tbc. anderer Organe neben der zum Tode führenden Lungen-Tbc.

Ist diese Disposition der Lunge allein übriggeblieben von der Disposition aller Organe für Tbc. oder ist sie erst infolge der Erstinfektion entstanden?

Manche Autoren meinen, daß durch die Frühinfektion eine besondere Disposition der Lunge erst geschaffen werde (NICOL), und ORTH (37) führt aus, „nicht eine durch Erkrankung erworbene allgemeine Immunität, sondern eine durch die primäre Erkrankung hervorgebrachte örtliche Disposition der Lunge muß der Hauptgrund für das abweichende Verhalten der Lunge bei der Reinfektion gewesen sein, wobei ja nicht ausgeschlossen ist, daß für den mehr chronischen Verlauf der zweiten Erkrankung auch eine gewisse erworbene allgemeine Immunität beigetragen haben kann". *„Die leichten Jugendinfektionen sind also nicht alle nützlich, indem sie eine gewisse Immunität erzeugen, sondern sie sind vielfach wenigstens in viel höherem Maße schädlich*, indem sie eine Disposition der Lunge zur Schwindsucht bewirken, und darum muß man bestrebt sein, auch sie zu verhindern." Dafür, daß eine Schädigung der Lunge Anlaß geben kann zu dem Entstehen des Bildes der Lungenschwindsucht bei eintretender Infektion, scheinen mir auch die Versuche Cesa Bianchis zu sprechen, der durch Staubinhalation und nachfolgende Tbc.-Infektion beim Meerschweinchen das für den Menschen typische Bild der Lungen-Tbc. mit Kavernenbildung erzeugte (Zeitschr. f. Hyg. u. Infektionskrankh. Bd. 73).

Wir wissen, daß die in der Pubertät einsetzende Tbc. sich durch ihren Hauptsitz in der Lunge wesentlich unterscheidet von der in größerem Umfange andere Organe ergreifenden kindlichen Tbc., und haben uns bemüht, soweit es der heutige Stand der Forschung ohne gewagte Spekulation zuläßt, die Frage zu beantworten, welche innere Ursachen die Veranlassung für diese Änderung im Auftreten der Tbc. ist. Wir wollen uns nun der Frage zuwenden, *wodurch sich die ungeheure Steigerung der Tbc.-Sterblichkeit gerade im Alter der Pubertät*, das plötzliche Ansteigen der Sterblichkeit an Lungen-Tbc. erklärt.

Schon der Umstand, daß sich die *Disposition der Lungenspitzen zur Erkrankung erst in diesen Jahren entwickelt* — und zwar sowohl die generelle allgemein menschliche Disposition als auch die individuelle durch besondere Eigentümlichkeiten der einzelnen bedingte — *erklärt einen Anstieg der Tbc.-Sterblichkeit gerade in diesen Jahren.*

Zu diesen Veränderungen kommen aber noch die großen *Umwälzungen physiologischer Art* hinzu, *die die Pubertät mit sich bringt*, und die an sich wohl geeignet erscheinen, die Widerstandskraft des Organismus gegen krankmachende Einflüsse zu schwächen, zu welchen physiologischen Momenten später dann noch eine Reihe von eben durch die abgeschlossene Entwicklung bedingten anderen schädigenden Momenten: Schwangerschaften, Exzesse in baccho et venere kommen können. Gerade in diese physiologisch so bedeutsame Epoche fallen aber *auch höchst bedeutsame Wandlungen sozialer Natur*, und zwar gerade in den unteren Volksklassen: dort erfolgt in diesen Jahren der Eintritt in das Berufsleben. Damit erfährt die Infektionsgelegenheit eine sehr beträchtliche Änderung: bei der relativen Seltenheit offener Tbc. im kindlichen Alter kommt im allgemeinen für die Infektion vor allem der tuberkulöse Erwachsene in Betracht. Der *Eintritt ins Berufsleben*, in die Werkstatt oder Fabrik, führt aber den Knaben und das Mädchen, deren Verkehr sich bisher vor allem auf die Altersgenossen und die erwachsenen Familienangehörigen erstreckte, nun in *engere Berührung mit Erwachsenen in größerer Zahl*, und erhöht damit sehr die Wahrscheinlichkeit, mit offener Tbc. in Berührung zu kommen, verringert allerdings gleichzeitig auch die eventuelle Gefährdung durch tuberkulöse Angehörige. Aber auch das ganze Leben des Jugendlichen ist von dem Momente des *Eintritts in die Arbeit*, sei es als Lehrling, sei es als Fabrikarbeiter, ein durchaus anderes. War der Knabe — wenigstens in städtischen Verhältnissen — bis zum Schulaustritt vor allem Schüler, so wird er nun Arbeiter, hatte er vorher nur wenig körperliche Arbeit zu verrichten, so hat er nun körperliche Arbeit in größerem Ausmaße zu leisten.

Nicht ganz so schroff wie bei den Knaben sind die Änderungen der *Verhältnisse bei den Mädchen* der städtischen Bevölkerung, die ja in den letzten Schuljahren meist reichlich zur Hausarbeit, Wartung der jüngeren Geschwister usw. herangezogen werden. Aber gerade bei ihnen sehen wir — entsprechend diesem Umstand und der früher einsetzenden körperlichen Entwicklung — *ein früheres Einsetzen und einen noch stärkeren Anstieg der Tbc.-Sterblichkeit.* Dabei müssen wir uns aber vor Augen halten, daß gerade im weiblichen Organismus die durch die Pubertät bedingten Umwälzungen besonders große sind.

Auch *die besonderen Berufsschädigungen machen sich geltend.* Gessner weist darauf hin, daß in Gewerben mit sitzender Lebensweise infolge des andauernden Nichtgebrauchs des oberen Schultergürtels die Funktionsstörung des Brustkorbes die höchsten Grade erreicht, und zu ähnlicher Feststellung kommt Kaup in bezug auf die Entwicklung des Thorax.

*Welche Bedeutung* für den Tbc.-Anstieg in diesen Jahren *den somatischen, welche den sozialen Veränderungen* zukommt, darüber wollen wir durch die folgenden Ausführungen ein wenig Klarheit zu gewinnen suchen.

Eine Betrachtung der Tbc.-Sterblichkeit nach Geschlechtern und nach Altersklassen getrennt ist dazu notwendig.

Betrachten wir den *Zusammenhang zwischen Tbc. und Geschlecht* zunächst ohne Teilung in die einzelnen Altersklassen, so findet man heute in allen Kulturländern — wenn wir die großen Gesamtstaaten ins Auge fassen — die Tbc.-Sterblichkeit des männlichen Geschlechts bedeutend höher als die des weiblichen — mit der einzigen Ausnahme von Italien und Irland — und zwar sowohl, wenn wir die Lungen-Tbc. allein, als auch, wenn wir die Tbc. überhaupt in Betracht ziehen; allerdings sind die Differenzen mit Ausnahme von England nicht sehr bedeutend.

Tabelle 20.

| | Es beträgt die Sterblichkeit | | | |
| | an Lungen-Tbc. | | an Tbc. aller Organe | |
| | männlich | weiblich | männlich | weiblich |
|---|---|---|---|---|
| Deutschland 1913 . . . . . . . | 12,8 | 12,0 | 14,8 | 13,9 |
| Schweiz 1881—1890 . . . . . . | 22,1 | 20,2 | 28,0 | 25,8 |
| Niederlande 1901—1902 . . . . | 13,8 | 13,1 | 19,6 | 18,5 |
| Österreich . . . . . . . . . . | — | — | 29,16 | 28,11 |
| England und Wales 1910 . . . | 11,86 | 8,55 | 16,44 | 12,37 |
| Irland 1910 . . . . . . . . . . | 19,1 | 19,8 | — | — |
| Italien 1897—1900 . . . . . . | 11,2 | 13,4 | 16,5 | 19,1 |

Bei weitem größer sind die Differenzen in den Großstädten:

Tabelle 21.

| | Es war die Sterblichkeit | | | |
| | an Lungenschwindsucht | | an Tbc. überhaupt | |
| | männlich | weiblich | männlich | weibilch |
|---|---|---|---|---|
| In Berlin 1910 . . . . . . . . | 21,07 | 14,25 | — | — |
| Paris 1901/05 . . . . . . . . . | 49,04 | 29,91 | 56,94 | 35,40 |
| Wien 1910/11 . . . . . . . . . | 33,25 | 21,32 | 39,19 | 28,56 |
| London 1910 . . . . . . . . . | 16,18 | 8,71 | 21,13 | 12,36 |

Wenden wir uns kleineren Gebieten zu, so finden wir allerdings nicht gerade selten ein Überwiegen der weiblichen über die männliche Tbc.-Sterblichkeit. In Deutschland wiesen eine größere Lungen-Tbc.-Sterblichkeit des weiblichen Geschlechts gegenüber dem männlichen (1913) die folgenden Gebiete auf: Pommern, Schleswig-Holstein, Hannover, Hessen, Anhalt, Schwarzburg-Rudolstadt, Schaumburg-Lippe mit einer Differenz von weniger als 1 auf 10 000; Baden, Sachsen-Altenburg, Waldeck, Reuß ä. L., Lippe, Elsaß-Lothringen mit meist zwischen 2—3 auf 10 000 gelegener Differenz.

Bemerkenswert ist dabei, daß sämtliche hier aufgezählte Staaten mit Ausnahme von Baden und Elsaß-Lothringen eine männliche Tbc.-Sterblichkeit haben, die — zum größten Teil sogar sehr tief — unter dem Reichsdurchschnitt (12,8) liegt.

In Preußen sehen wir heute in den Landgemeinden die Tbc.-Sterblichkeit der Frauen größer als die der Männer, während in den Stadtgemeinden das Umgekehrte der Fall ist. Darüber soll noch später gesprochen werden.

In Österreich hatten (1896—1901) eine größere Tbc.-Sterblichkeit des weiblichen Geschlechtes die Kronländer (nach Rosenfeld: Zeitschr. f. Tuberkul. Bd. 8): Krain, Görz-Gradiska, Istrien, Vorarlberg, Galizien, Dalmatien.

Es sind — mit Ausnahme von Vorarlberg — rein landwirtschaftliche Kronländer; außer diesen hat noch eine Anzahl von Bezirken, und zwar sowohl industriellen als landwirtschaftlichen, eine größere Tbc.-Sterblichkeit der Frauen.

Sehr interessant sind die Ergebnisse der Zusammenstellung S. Rosenfelds (38) über Österreich. Betrachtet man ganz Österreich, so ist in den kleinsten Orten die Tbc.-Sterblichkeit der Frauen größer als die der Männer; betrachtet man aber nur die Kronländer, in denen ein großer Prozentsatz der Todesfälle ärztlich beglaubigt ist, so haben zwar die Männer auch in den kleinsten Orten eine größere Tbc.-Sterblichkeit als die Frauen, aber die Differenz der Geschlechter ist in dieser Gruppe am geringsten und wächst mit der Größe der Ortschaft. Ich kann nicht mit Rosenfeld eine Ursache der ersterwähnten höheren für Frauen ausgewiesenen Zahlen in dem Fehlen der ärztlichen Beglaubigung bzw. Behandlung gerade bei den Frauen sehen, da nicht bewiesen ist, nach den Erfahrungen mancher Länder sogar unwahrscheinlich erscheint, daß Frauen häufiger unbehandelt sterben als Männer, sondern ich muß als Ursache für das Überwiegen der Tbc.-Sterblichkeit der Männer in den Gebieten mit besser durchgeführter Totenschau den Umstand ansehen, den auch Rosenfeld für die größere Tbc.-Sterblichkeit der Männer in diesen letzteren Ländern anführt: daß dies eben jene Kronländer sind, in denen die industrielle Bevölkerung einen höheren Prozentsatz ausmacht, ein Umstand, auf dessen Bedeutung wir ja noch zu sprechen kommen werden.

Gehen wir der Frage weiter nach, so sehen wir, daß in manchen Ländern, in denen heute die weibliche Tbc.-Sterblichkeit sehr viel geringer ist als die der Männer, *in früheren Jahren das Umgekehrte der Fall war*, ebenso sehen wir, daß wieder in anderen Ländern *es erst im Laufe der Entwicklung zu einem Überwiegen der weiblichen über die männliche Tbc.-Sterblichkeit gekommen ist.*

Bertillon bringt über die Stadt Paris für die Jahre 1816—1919 folgende Angaben: Todesfälle an Phthise 3965 Männer, 5577 Frauen. Auch wenn wir annehmen, daß die Zahlenverhältnisse der Geschlechter zueinander durch die Napoleonischen Kriege eine starke Verschiebung zuungunsten des männlichen Geschlechts erfahren haben, können wir doch nicht annehmen, daß diese gewaltige Differenz sich durch ein ebenso gewaltiges Überwiegen der Frauen in der Bevölkerung erklären läßt. Setzen wir die Sterblichkeit der Männer an Lungen-Tbc. in jedem Zeitabschnitt = 100, so betrug in Paris die der Frauen 1901—1905 61, 1886 bis 1870 73; in London die Sterblichkeit der Frauen an Phthise im Jahre 1910 53,8, 1891 bis 1900 59, 1851—1860 76 [vgl. Bertillon (39)].

Scheint so die geringe Tbc.-Sterblichkeit des weiblichen Geschlechts — im Verhältnis zu der des männlichen — in *Städten sich erst im Laufe des vergangenen Jahrhunderts entwickelt* oder wenigstens ihre gegenwärtige geringe Größe erreicht zu haben, so liegt für zwei Länder, in denen heute die Tbc.-Sterblichkeit der Frauen geringer ist als die der Männer, von denen das eine sogar eine auffallend hohe Differenz zugunsten der Frauen zeigt, der Nachweis vor, daß *vor wenigen Jahrzehnten auch dort die Tbc.-Sterblichkeit der Frauen größer war als die der Männer.*

Es kamen nach J. W. Abbott auf 10 000 Einwohner Sterbefälle an Lungenschwindsucht [zitiert nach Prinzing (40)] (Tab. 22).

**Tabelle 22.**

|  | In England Wales | | In Massachusetts | |
|---|---|---|---|---|
|  | männlich | weiblich | männlich | weiblich |
| 1851—1860 | 25,9 | 26,7 | 34,6 | 45,0 |
| 1871—1880 | 22,2 | 20,4 | 30,4 | 35,1 |
| 1891—1900 | 15,8 | 12,2 | 21,6 | 21,5 |
| 1910 [1]) | 11,86 | 8,55 | 1902 [2]) 16,9 | 15,4 |

Auch in den Vereinigten Staaten war 1870 eine größere Tbc.-Sterblichkeit der Frauen als der Männer festzustellen, 18,8 gegen 17,4‰. Hingegen hat sich die größere Tbc.-Sterblichkeit der Frauen in Irland erst in den letzten Jahren entwickelt: noch 1901 betrug die Sterblichkeit der Frauen an Phthise in Irland 21,3, die der Männer 22,4, 1910 aber bei den Männern 19,1, bei den Frauen 19,8.

Es betrug die Tbc.-Sterblichkeit auf 10 000 Lebende in Preußen (Tab. 23):

**Tabelle 23.**

|  | Städte | | Landgemeinden | |
|---|---|---|---|---|
|  | männlich | weiblich | männlich | weiblich |
| 1880/81 | 40,26 | 30,70 | 30,35 | 26,92 |
| 1895/96 | 29,36 | 21,13 | 21,66 | 20,12 |
| 1905/06 | 22,76 | 18,42 | 15,89 | 16,05 |

in Baden [nach Dresel (41)] die Sterblichkeit an Lungen-Tbc. einschließlich miliarer und allgemeiner Tbc.:

**Tabelle 24.**

|  | männlich | weiblich |  | männlich | weiblich |
|---|---|---|---|---|---|
| 1881/85 | 30,9 | 29,6 | 1896—1900 | 24,2 | 23,8 |
| 1886—1890 | 30,2 | 28,8 | 1901—1905 | 22,0 | 21,3 |
| 1891—1895 | 28,2 | 27,2 | 1906—1910 | 17,9 | 18,7 |

Ist in dem ganzen Land die Differenz zwischen Tbc.-Sterblichkeit der Männer und Frauen klein oder gar die Tbc.-Sterblichkeit der letzteren etwas größer, so ist es natürlich, daß in manchen Gebieten die Übersterblichkeit des weiblichen Geschlechts deutlicher hervortritt.

Dörner (42) findet, daß in Liedolsheim 1852—1879 331 Frauen und nur 247 Männer an Tbc. gestorben seien, und bei Betrachtung eines Bezirkes der Kehler Gegend und eines

---

[1]) Ergänzt aus 73. Jahresbericht des Registrar General.

[2]) Ergänzt aus dem Original der Arbeit Abbotts (Quarterly publications of the American statistical Association, März 1904), in der die Zusammenfassung nach Jahrzehnten nicht enthalten ist.

zweiten im Amtsbezirke Schwetzingen findet er, daß die sehr bedeutende Zunahme der Tbc.-Sterblichkeit in beiden Bezirken auf *Zunahme der Tbc. unter den Frauen* zurückzuführen sei, eine *Zunahme, die bedingt wird durch wirtschaftliche Änderungen,* die insbesondere im zweiten der Bezirke sich stark geltend machen.

Fassen wir das bisher Gesagte zusammen, so müssen wir zu dem Schlusse kommen, daß das *Überwiegen der männlichen über die weibliche Tbc.-Sterblichkeit,* das heute in allen größeren Kulturstaaten — mit Ausnahme von Italien — besteht, am *stärksten ausgesprochen* ist in den *Industriestaaten* und vor allem in den *Städten,* daß sich diese Verhältnisse aber *erst in den letzten Jahrzehnten* zu ihrer gegenwärtigen Schärfe entwickelt haben. Es scheint demnach, daß es gerade die städtische und die industrielle Entwicklung ist, die zur günstigeren Stellung der Frau in der Tbc.-Sterblichkeit geführt hat, da in Industrieländern und in Städten die Tbc.-Sterblichkeit der Frauen rascher gesunken ist als die der Männer. Andrerseits sehen wir, daß in manchen ländlichen Gebieten sich gerade in den letzten Jahrzehnten eine geringe Tbc.-Übersterblichkeit der Frauen über die Männer entwickelt hat, die darauf zurückzuführen ist, daß die Tbc.-Sterblichkeit der Frauen in diesen Gebieten langsamer gesunken ist als die der Männer bei früher bestandener geringer Differenz zugunsten der Frauen.

Während wir überall in vorgeschritteneren Industrieländern eine Übersterblichkeit der Männer erwarten können, so werden wir — bei den kleinen Differenzen, um die es sich meistens handelt — *keineswegs in allen landwirtschaftlichen Gebieten eine Übersterblichkeit der Frauen* erwarten dürfen, gewiß kommt es hier sehr wesentlich auf die Größe des landwirtschaftlichen Betriebes, auf die durch die Eigenart des wirtschaftlichen Betriebes bedingte Art der landwirtschaftlichen Tätigkeit der Frauen an; die Verhältnisse liegen eben nicht so einfach, daß sie sich kurzweg mit den Schlagworten Industrie, Landwirtschaft charakterisieren ließen. Wie kompliziert und vielgestaltig die Verhältnisse sein können, zeigt die obenerwähnte Arbeit DÖRNERS: die Tbc.-Sterblichkeit der Frauen steigt in einem bestimmten Gebiete, weil sie durch die zunehmende Beschäftigung der Männer in der Industrie schwerer mit Berufsarbeit in der Landwirtschaft, die sie nun häufig allein führen müssen, belastet werden. Andererseits zeigt die günstigere Tbc.-Sterblichkeit der Frauen in Bayern, daß auch unter ländlichen Verhältnissen die Frau nicht unter allen Umständen ungünstiger gestellt sein muß als der Mann. Wer sich für die hier bestehenden verschiedenen Verhältnisse interessiert, sei auf die „Schriften des Studienausschusses zur Förderung der Arbeiterinnen-Interessen" verwiesen.

Weitere Einblicke gewinnen wir, wenn wir die *Tbc.-Sterblichkeit der Geschlechter getrennt nach Altersklassen betrachten:*

PRINZING hat sehr schön die Unterschiede der Tbc.-Sterblichkeit für eine Anzahl von Ländern zusammengestellt, wobei er die Sterblichkeit der Männer = 100 setzt:

Tabelle 25.

| Im Alter von | Preußen 1896—1900 | Bayern 1894—1901 | Schweiz 1881—1890 | West-Österreich 1895—1900 | Italien 1897—1900 | Schottland 1891—1900 |
|---|---|---|---|---|---|---|
| 0— 5 Jahren | 92 | 94 | 93 | 95 | 95 | 87 |
| 5—10 ,, | 135 | 134 | 132 | 138 | 127 | 117 |
| 10—15 ,, | 180 | 200 | 132 | 212 | 215 | 180 |
| 15—20 ,, | 109 | 134 | 168 | 137 | 169 | 129 |
| 20—30 ,, | 89 | 99 | 107 | 104 | 114 | 94 |
| 30—40 ,, | 90 | 96 | 84 | 97 | 128 | 102 |
| 40—50 ,, | 63 | 61 | 67 | 68 | 108 | 76 |
| 50—60 ,, | 59 | 49 | 64 | 61 | 83 | 56 |
| 60—70 ,, | 65 | 58 | 75 | 68 | 84 | 53 |
| über 70 ,, | 71 | 58 | — | 71 | 101 | 46 |
| insgesamt | 83 | 83 | 92 | 93 | 116 | 94 |

Wir sehen hier, daß in allen angeführten Ländern und überhaupt fast in allen Ländern[1]), über die Berichte vorliegen, im 1. Jahrfünft die Tbc.-Sterblichkeit des männlichen Geschlechts

---

[1]) Ausnahmen machen nur: Englische Landbezirke 1905—1909, Baden 1886—1890, Preußen Land 1880—1881.

eine größere ist als die des weiblichen, daß aber umgekehrt in den folgenden Jahrfünften die Tbc.-Sterblichkeit des weiblichen Geschlechts größer ist als die des männlichen, und zwar sehr bedeutend größer, auch dann, wenn die Gesamt-Tbc.-Sterblichkeit des weiblichen Geschlechts eine sehr viel günstigere als die des männlichen ist[1]). Bemerkenswert ist dabei auch, daß die Tbc.-Sterblichkeit im Alter von 5—10 Jahren, die überall geringer ist als die von 0—5 Jahren, nirgends beim weiblichen Geschlecht jenen Tiefpunkt erreicht[2]), wie beim männlichen (vgl. die späteren Tabellen), und daß sie im nächsten Jahrfünft rascher steigt als die männliche, ja an manchen Orten erreicht die männliche Tbc.-Sterblichkeit erst in diesem 3. Jahrfünft ihren Tiefpunkt, was beim weiblichen Geschlecht nur in Schweden der Fall ist. Setzen wir die Tbc.-Sterblichkeit im 2. Jahrfünft = 100, so ergibt sich folgendes für die Städte und Landgemeinden Preußens:

Tabelle 26.

| 1880/81 | Stadt | | Land | | 1905/06 | Stadt | | Land | |
|---|---|---|---|---|---|---|---|---|---|
| | Männer | Frauen | Männer | Frauen | | Männer | Frauen | Männer | Frauen |
| 5—10 | 100 | 100 | 100 | 100 | 5—10 | 100 | 100 | 100 | 100 |
| 10—15 | 77 | 105 | 122 | 172 | 10—15 | 80 | 126 | 128 | 196 |
| 15—20 | 270 | 239 | 456 | 417 | 15—20 | 251 | 237 | 399 | 407 |
| 20—25 | 480 | 345 | 874 | 501 | 20—25 | 358 | 315 | 766 | 515 |

In den Städten Preußens ist der Tiefpunkt der Tbc.-Sterblichkeit beim männlichen Geschlecht durchweg im Alter von 10—15 Jahren, auf dem Lande im Alter von 5—10 Jahren, während das weibliche Geschlecht durchweg eine in den Städten weniger, auf dem Lande sehr stark erhöhte Tbc.-Sterblichkeit im 3. Jahrfünft zeigt.

Und diesen so viel rascheren Anstieg, dieses starke Überwiegen der weiblichen Tbc.-Sterblichkeit in diesem 3. Jahrfünft sehen wir nicht nur in den bisher aufgezählten Ländern, sondern ebenso in Wien 1910/11, Baden 1906/10, England und Wales Stadt- und Landbezirke 1858 und 1905/09, Kopenhagen 1860/79, Vereinigte Staaten 1870, kurz überall, wo entsprechende Berechnungen vorliegen und für alle Zeiten, nur in Schweden 1751/57, 1776/80 tritt es nicht so stark hervor.

Dabei ist, wie Prinzing darlegt, die allgemeine Mortalität des weiblichen Geschlechts in diesen Jahren zwar höher als die des männlichen, aber keineswegs in demselben Maße wie die Tbc.-Mortalität, ja im Alter von 15—20 Jahren ist die allgemeine Sterblichkeit des weiblichen Geschlechts nur wenig größer oder kleiner als die des männlichen, der Prozentsatz der Tbc.-Sterbefälle unter den Todesfällen überhaupt ist in diesem Alter ein sehr großer und besonders beim weiblichen Geschlecht. Auf 100 Todesfälle im Alter von 15—20 Jahren kommen solche an Tbc.:

Tabelle 27.

| In | Zeit | männlich | weiblich |
|---|---|---|---|
| Preußen . . . . . . . . . | 1894—1897 | 37,98 | 46,41 |
| Bayern . . . . . . . . . | 1899—1901 | 43,03 | 58,60 |
| Westösterreich . . . . . | 1898—1900 | 44,66 | 50,51 |
| England und Wales . . . | ⎰ 1858 | 41,99 | 48,75 |
| | ⎱ 1905—1910 | 24,53 | 35,12 |

Daß die Chlorose gerade in diesen Jahren besonders häufig ist, ist ja bekannt, sie mag häufig nur ein Vorläufer der Tbc. sein, häufig aber verbirgt sich das erste Stadium der Tbc. unter dieser Diagnose.

Wir sehen also, daß die *Tbc.-Sterblichkeit zu allen Zeiten und unter allen Verhältnissen in Stadt und Land im 2. oder 3. Jahrfünft eine beträchtliche Steigerung aufweist, daß diese Steigerung früher einsetzt und stärker beim weiblichen Geschlecht als beim männlichen ist,* und daß stets in den Jahren, in denen die Entwicklung des weiblichen Geschlechtes der des männlichen am deutlichsten vorauseilt, im Alter von 10—15 Jahren, die Differenz zuungunsten des weiblichen Geschlechts eine besonders große ist. Wir wissen, daß die Umwälzungen des Organismus in den Entwicklungsjahren beim weiblichen viel einschneidender sind und viel

---

[1]) Ausnahmen machen für das Jahrfünft 5—10 nur Schweden 1751—1770, 1776—1780.

[2]) Ich will es dahingestellt sein lassen, ob dies auf erhöhte Expositionsgefahr der mehr im Zimmer gehaltenen Mädchen oder auf somatische Eigentümlichkeiten zurückzuführen ist.

häufiger zu Störungen des Allgemeinzustandes führen als beim männlichen — und auch dies ist in guter Übereinstimmung mit dem eben Dargelegten. — Alle diese Umstände — die Gleichheit der Steigerung der Tbc.-Sterblichkeit unter allen Verhältnissen, die überwiegende Beteiligung des weiblichen Geschlechtes — weisen uns darauf hin, daß es *somatische Verhältnisse* sind, die in *erster Linie* die Steigerung der Tbc.-Sterblichkeit in diesen Jahren bedingen. Hingewiesen sei auch darauf, daß Schweden mit seiner sich körperlich langsamer entwickelnden Bevölkerung das einzige Land ist, in dem auch beim weiblichen Geschlecht die Steigerung der Tbc.-Sterblichkeit erst im 4. Jahrfünft einsetzt.

Einzelnes aber weist darauf hin, daß neben den somatischen Veränderungen auch andere Umstände mitwirkend eine Rolle spielen.

Auffallend ist es, daß beim weiblichen Geschlecht auf dem Lande in Preußen, wie in England, der Anstieg der Tbc.-Häufigkeit vom 2. zum 3. Jahrfünft ein viel rascherer ist als in der Stadt — obwohl ja die körperliche Entwicklung dort eine langsamere ist, die Menstruation auf dem Lande später eintritt! —, so daß dann die Differenz zwischen der weiblichen Tbc.-Sterblichkeit von Stadt und Land, die im 2. Jahrfünft eine recht beträchtliche ist, im 3. Jahrfünft sehr viel kleiner ist, ja in manchen Jahren in Preußen (1895/96) sogar die Tbc.-Sterblichkeit auf dem Lande die in den Stadtgemeinden übertrifft. Daß Ernährungsverhältnisse, Wohnverhältnisse zuungunsten des Landes ihre Wirkung ausüben, ist wohl von der Hand zu weisen, es kann wohl ausschließlich die frühe und starke Heranziehung des weiblichen Geschlechts zur Arbeit auf dem Lande sein, die zu dieser raschen Steigerung der Tbc.-Sterblichkeit führt. Nach derselben Richtung weist auch ein anderer Umstand: während beim männlichen Geschlecht in Preußen in der Stadt das Minimum auf das 3. Jahrfünft fällt, zeigt dieses Jahrfünft auf dem Lande bereits einen nicht unbeträchtlichen Anstieg. Auch dies läßt sich wohl nur daraus erklären, daß eben die Heranziehung zur Arbeit auf dem Lande viel früher und intensiver erfolgt als in der Stadt, da die Kinderarbeit auf dem Lande verbreiteter ist als in der Stadt — und daß auch ländliche Kinderarbeit keineswegs für die Gesundheit so gleichgültig oder sogar nützlich ist, wie von mancher Seite behauptet wird. Auch der Umstand, daß im 4. Jahrfünft die Tbc.-Sterblichkeit der Frauen auf dem Lande größer ist als die in der Stadt (wenigstens 1895/96 und 1905/06), in einem Alter also, wo Schwächung durch gehäufte Wochenbetten kaum schon eine Rolle spielt, und wo man andererseits erwarten würde, daß die Städterin mit ihrer so viel mehr zur Chlorose disponierenden Lebensweise eine bei weitem größere Zahl von Tbc.-Todesfällen stellen würde, weist mit aller Deutlichkeit auf ganz besondere Schädigungen hin, die in der zu früh einsetzenden und zu schweren Landarbeit zu suchen sind. Die auffallend hohe Tbc.-Sterblichkeit der Frauen auf dem Lande, insbesondere in diesen Altersklassen, ist aber keineswegs eine nur auf Preußen beschränkte, wo 1895/96 im 3. und 4. Jahrfünft, 1905/06 im 4. Jahrfünft die Tbc.-Sterblichkeit der Frauen auf dem Lande größer ist als in der Stadt. Wir sehen sie in den Landbezirken Englands viel ausgesprochener, und zwar in allen Altersklassen zwischen 10—35.

Wenn wir Wien mit N.-Österreich ohne Wien vergleichen, so sehen wir zwar im 2. Jahrfünft die Tbc.-Sterblichkeit der weiblichen Bevölkerung Wiens größer als die N.-Österreichs ohne Wien, schon im 3. Jahrfünft aber ist die Tbc.-Sterblichkeit N.-Österreichs etwas größer als die Wiens, im 4. Jahrfünft aber ist der Unterschied schon ein beträchtlicher und — wie wir hier vorwegnehmen wollen — bleibt bis zum 60. Jahr hier höher als in Wien.

Aber auch in den Städten können wir bemerkenswerte und auffallende Erscheinungen bei der Tbc.-Sterblichkeit junger Mädchen feststellen. Während die Tbc.-Sterblichkeit in allen anderen Altersklassen im Laufe der letzten Jahrzehnte vor dem Kriege erheblich gesunken ist, sehen wir, daß die Mädchen im Alter von 10—15 Jahren in den preußischen Städten (und auf dem Lande) 1905/06 eine größere Tbc.-Sterblichkeit zeigen als 1885/86. In Berlin ist die Tbc.-Sterblichkeit der 15—20jährigen Mädchen während der Jahrzehnte vor dem Kriege ein wenig gestiegen. Wir werden nicht fehl gehen, darin die *Wirkung der immer stärker werdenden Heranziehung junger Mädchen zur Berufsarbeit bzw. der Vorbildung zur Berufsarbeit zu sehen.*

Sind es also auch in erster Linie somatische Verhältnisse, die zur Steigerung der Tbc.-Sterblichkeit während der Pubertät führen, so spielen doch auch soziale Verhältnisse eine Rolle. Der durch die *somatischen Vorgänge aufs tiefste erschütterte Organismus, vor allem der weibliche, zeigt eine gesteigerte Empfindlichkeit gegen von außen kommende Schädlichkeiten*, gegen allzu frühe und allzu schwere

Arbeit. *Ausgedehnter Schutz der Jugendlichen*, insbesondere auch der Jugendlichen auf dem Lande vor Überarbeitung tut dringend Not. Wir werden uns aber klar darüber sein müssen, daß die in so weitem Umfange durch die somatischen Verhältnisse bedingte Tbc.-Sterblichkeit während der Pubertät zu ihrer Bekämpfung *energische Maßnahmen* erfordert: Neben Besserung der Lehrlingsverhältnisse, Beeinflussung der Berufswahl, vor allem *weitgehende Beschränkung der Arbeitszeit Jugendlicher*, Fernhaltung von allzu schwerer Arbeit. Ebenso notwendig ist die *Förderung alles dessen, was den jugendlichen Organismus zu kräftigen imstande ist*: Körperpflege, körperliche Übungen, Sorge für gute Ernährung, Aufenthalt in frischer Luft. Verwiesen sei hier auf die arbeitsfreien Turn- und

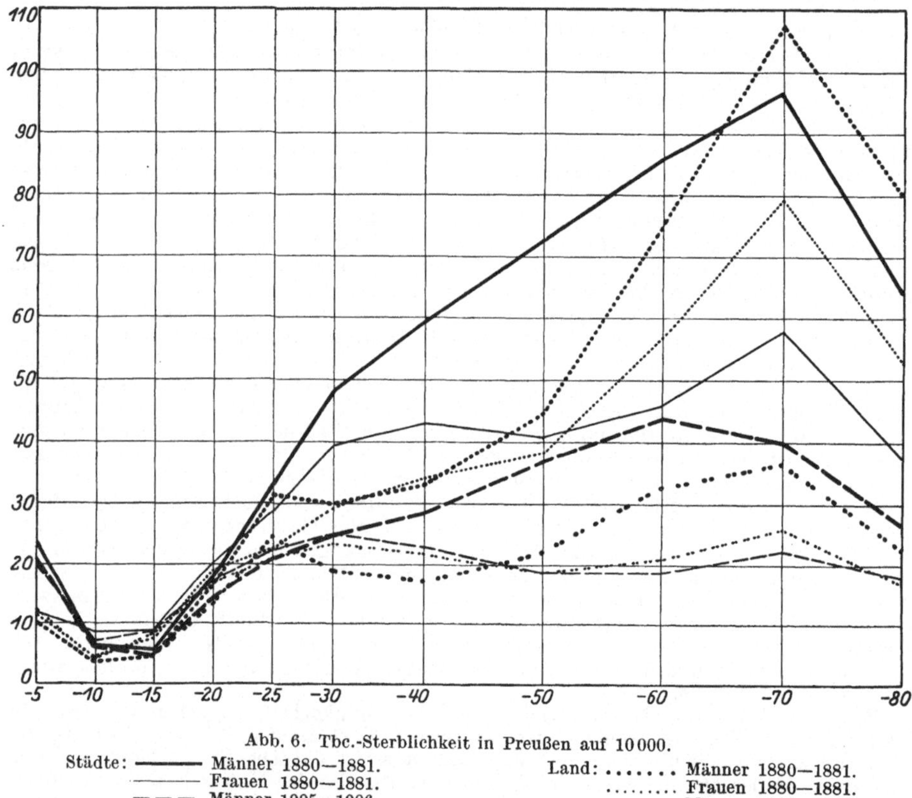

Abb. 6. Tbc.-Sterblichkeit in Preußen auf 10000.

Städte:  ———— Männer 1880—1881.   Land: ·······  Männer 1880—1881.
         ———— Frauen 1880—1881.          ·········  Frauen 1880—1881.
         — — — Männer 1905—1906.        ·· ·· ·· ··  Männer 1905—1906.
         — – — Frauen 1905—1906.          ········  Frauen 1905—1906.

Spielnachmittage für die erwerbstätige Jugend, die Kaup fordert, sowie auf die *Urlaube* für jugendliche Arbeiter.

Wenden wir nun, ehe wir den Gesamtverlauf der Tbc.-Sterblichkeit in den folgenden Jahrzehnten betrachten, unsere Aufmerksamkeit noch den auf die Pubertät unmittelbar folgenden Jahren zu, so sehen wir, daß im 5. Jahrfünft die Tbc.-Sterblichkeit des weiblichen Geschlechts zwar überall: in England und Preußen Stadt und Land, in Berlin, Paris und Wien, noch ansteigt, aber keineswegs so rasch wie beim männlichen Geschlecht, bei dem sich die Sterblichkeitsziffer — verglichen mit der früherer Jahre — ungeheuer erhöht, in den englischen Landbezirken mehr als verdoppelt!, so daß die Tbc.-Sterblichkeit des männlichen Geschlechts, die im Alter von 15—20 Jahren durchweg niedriger war als die weibliche, nun in diesen Ländern und Städten durchweg höher wird. In anderen Ländern: Irland, Baden, Westösterreich, Galizien und Bukowina (und Gesamtösterreich), Schweiz, Italien (wenigstens in den Jahren, aus denen uns Daten vorliegen) (s. die Arbeit Prinzings, Zentralbl. f. Gesundheitspfl. 1904), bleibt zwar in diesem Jahrfünft oder im Jahrzehnt von

20—30 Jahren die Tbc.-Sterblichkeit des männlichen Geschlechts noch hinter der des weiblichen etwas zurück, überall aber sehen wir das gewaltige Emporschnellen der männlichen Tbc.-Sterblichkeit, das vergleichsweise sehr viel geringere Ansteigen beim weiblichen. Noch geringer ist das Ansteigen der weiblichen Tbc.-Sterblichkeit zum folgenden Jahrfünft, in dem bereits an manchen Orten die weibliche Tbc.-Sterblichkeit ihr Maximum erreicht.

Wenden wir unsere Aufmerksamkeit nun den höheren Altersklassen zu, so können wir vorweg darauf hinweisen, daß wir nach den allermeisten Ausweisen niedrigere Zahlen der Tbc.-Sterblichkeit als in den früheren Jahren im Alter über 70 Jahren bei beiden Geschlechtern, und zwar in den verschiedensten Ländern, in Stadt und Land finden. Die Zahlen in diesen höchsten Altersklassen sind aber so unverläßlich, daß ihnen ebensowenig Beweiskraft zukommt, wie den Zahlen statistischer Ausweise in den frühesten Altersklassen, und wir wollen deshalb unseren Ausführungen vor allem die Zahlen bis zum 60. Lebensjahr zugrunde legen.

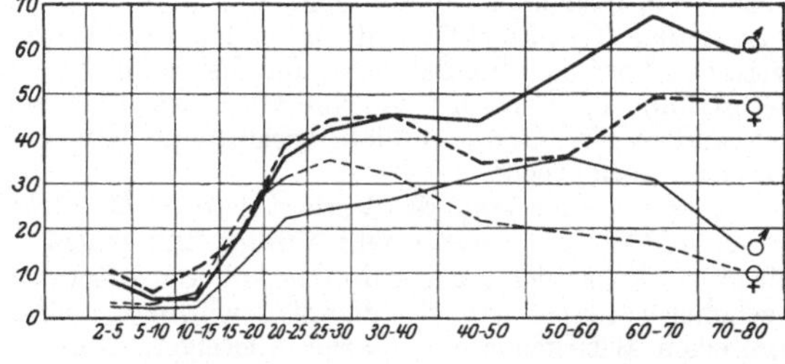

Abb. 7. Lungen-Tbc.-Sterblichkeit in Baden (nach Dresel) (einschließlich miliare und allgemeine Tbc.)
———— Männer 1881—1885.   ———— Männer 1906—1910.
– – – Frauen 1881—1885.   – – – – Frauen 1906—1910.

Betrachten wir die Kurven der Tbc.-Sterblichkeit in Preußen, Baden, Württemberg, in England und Wales in den verschiedenen Jahrzehnten und in Stadt und Land, ferner in Stockholm (Abb. 6 bis 10) und Wien (Abb. 1 und 2), so sehen wir überall *wesentliche Unterschiede im Verlauf der männlichen und der weiblichen Sterblichkeit.* Nicht nur daß überall in den höheren Jahrzehnten die Tbc.-Sterblichkeit der Männer höher ist als die der Frauen, wir sehen auch wesentliche Unterschiede im Verlauf der Kurve der beiden Geschlechter, vor allem in *der städtischen Bevölkerung* in Preußen, Württemberg, Stockholm, England und Wales (weniger deutlich in Wien). Wir sehen unter der städtischen Bevölkerung die *Tbc.-Sterblichkeit der Männer dauernd und meist rasch ansteigend bis ins 6. Jahrzehnt oder darüber hinaus (in Wien nur bis ins 5. Jahrzehnt), während bei der weiblichen Bevölkerung sich überall früher, in der zweiten Hälfte des 3. Jahrzehnts eine Abknickung der Kurve bemerkbar macht,* die entweder zu einem Sinken, zum mindestens aber zunächst zu einem Gleichbleiben der Tbc.-Sterblichkeit führt. In manchen Gebieten folgt auf diese Senkung wieder ein leichtes Ansteigen im 6. Jahrzehnt, meist aber erst im 7., dessen Ausweise wir oben als wenig verläßlich bezeichnet haben.

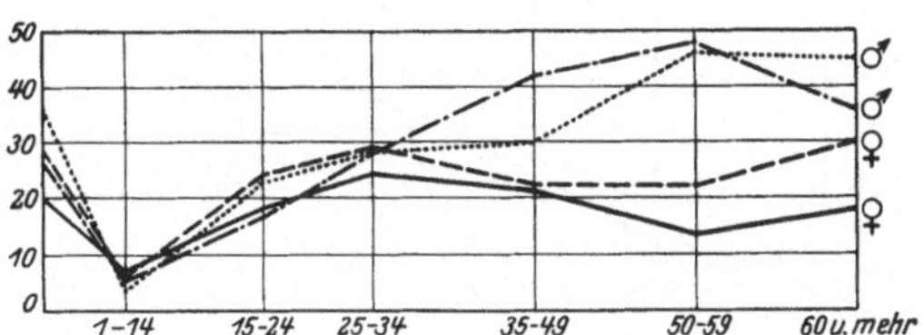

Abb. 8. Tbc.-Sterblichkeit in Württemberg 1899—1901 (nach Elben).
–·—·— Männer der städtischen Bevölkerung.
··········    „    „    ländlichen    „
———— Frauen   „   städtischen    „
– – –    „    „   ländlichen    „

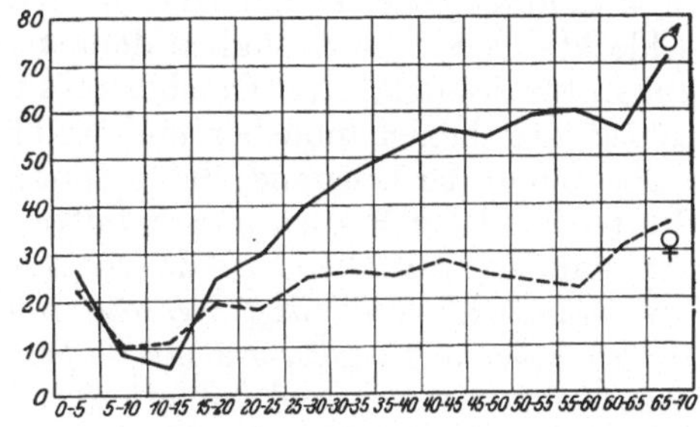

Abb. 9. Lungen-Tbc.-Sterblichkeit in Stockholm 1891—1900.
———— Männer.   – – – Frauen.

Am klarsten tritt uns der Typus dieser männlichen und weiblichen Kurven unter der städtischen Bevölkerung in Preußen 1905/06 und in Württemberg 1899/01 entgegen: Abweichungen finden wir in England und Wales 1905/09, wo die männliche Tbc.-Sterblichkeit bereits um das 5. Jahrzehnt zu sinken beginnt; in Wien, wo die Tbc.-Sterblichkeit der Männer vom 5.—8. Jahrzehnt annähernd die gleiche bleibt, die der Frauen nach einer tieferen Einknickung im 5. Jahrzehnt etwas stärker zu steigen beginnt. Aber an der Wesensverschiedenheit dieser beiden Kurven wird dadurch nichts geändert. Auch die Kurven der Tbc.-Sterblichkeit in Baden (Stadt und Land vereint) zeigen die charakteristischen Formen, nur daß hier, da die weibliche Tbc.-Sterblichkeit bis zum 4. Jahrzehnt die männliche, insbesondere 1906/10, stark überragt, die Stellung der Kurven zueinander eine andere ist. Ganz ähnlich verlaufende Kurven hat Ranke (31a) für München und Bayern veröffentlicht.

Etwas anders sind die Verhältnisse in *ländlichen Bezirken.* In Preußen sind in den Jahren 1880/81 die Kurven sehr ähnlich und zeigen den Typus der männlichen Kurve, aber mit einem kolossalen Anstieg in den höheren Altersklassen, doch möchte ich bei dem Fehlen ärztlicher Totenbeschau, der damals noch mangelhaften ärztlichen Versorgung in sehr vielen ländlichen Bezirken dieses starke Ansteigen wohl auf die Neigung, alle mit Abmagerung oder Kräfteverfall einhergehenden Leiden als Schwindsucht zu bezeichnen, zurückführen (vgl. hierzu Hillenbergs Feststellungen selbst noch für die Gegenwart S. 118). In den Jahren 1905/06 finden wir in Preußen auf dem Lande ein auffallendes Absinken der Tbc.-Sterblichkeit der Männer vom 25.—40. Jahr, das vielleicht auf die Abwanderung gerade schwächerer Personen zurückzuführen ist, dann ein Ansteigen entsprechend der städtischen Kurve. Bei den Frauen sehen wir in diesen Jahren die Kurven von Stadt und Land ganz gleichartig verlaufen, ebenso besteht eine weitgehende Ähnlichkeit der Kurven bei den städtischen und ländlichen Frauen in Württemberg, hier aber wie in Preußen fällt der stärkere Anstieg auf dem Lande in höherem Alter auf. In England und Wales verläuft die weibliche Kurve ganz ähnlich wie in den bisher beschriebenen Ländern, jedoch ohne Anstieg in den späteren Jahrzehnten. Die männliche Kurve zeigt hier mit der weiblichen insofern Ähnlichkeit, als sie im Alter von 25—36 Jahren ihren Höhepunkt erreicht, doch ist das Sinken von da

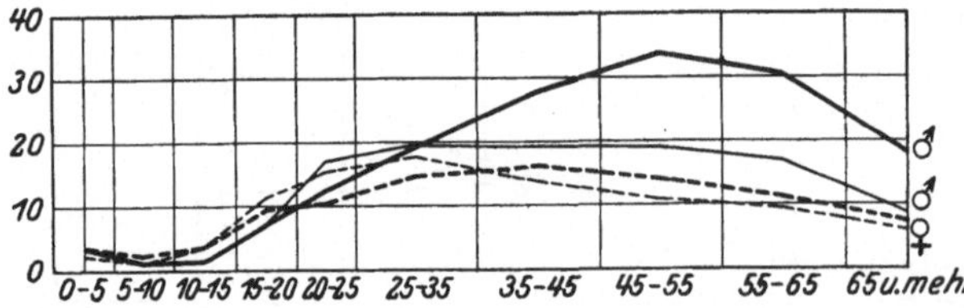


Abb. 10. Phthisissterblichkeit in England und Wales 1905—1909.

——————— Männer der Stadtbezirke.
— — — Frauen   „      „
——————— Männer  „   Landbezirke.
— — — Frauen  „      „

an ein viel langsameres als bei den Frauen. Auch in früheren Jahrzehnten (1851/60) ist in England und Wales die männliche Kurve durch den frühzeitig erreichten Gipfel der weiblichen auffallend ähnlich.

Worauf können wir nun diese Verschiedenheit zwischen männlicher und weiblicher Kurve in den Jahren nach abgeschlossener Pubertät zurückführen? Man könnte vielleicht zunächst an einen Unterschied in der Resistenz der Geschlechter gegen die Krankheit denken; daß eine solche aber nicht sehr bedeutend zugunsten des weiblichen Geschlechtes wirken kann, zeigt der meist geringe Unterschied zwischen männlicher und weiblicher Sterblichkeit auf dem Lande, zeigt insbesondere der Umstand, daß besonders unter ländlichen Verhältnissen die Tbc.-Sterblichkeit der Frauen in den mittleren Jahren oftmals eine höhere ist als die der Männer. Auffallend ist da vor allem, *daß die Differenzen in den Städten so sehr bedeutende sind, daß hier die Übersterblichkeit des männlichen Geschlechtes in den höheren Altersklassen mit so besonderer Schärfe zutage tritt;* die spezifischen Schädlichkeiten des Stadtaufenthalts: Wohnung, Ernährung, Infektionsgelegenheit sind doch bei beiden Geschlechtern die gleichen. Die erhöhte Tbc.-Sterblichkeit des männlichen Geschlechts kann nur zurückzuführen sein auf die gerade den Mann in der Stadt besonders treffenden Schädlichkeiten: *das sind die Schädlichkeiten, die die städtische Berufstätigkeit mit sich bringt.* Diese müssen wir also als die Ursache der höheren Tbc.-Sterblichkeit der höheren Altersklassen der Männer in der Stadt ansehen und deshalb als *die Ursache der erhöhten Tbc.-Sterblichkeit der Stadt überhaupt.*

Daß es ganz andere Verhältnisse sind, die die Tbc.-Sterblichkeit des Mannes bestimmen, als die der Frau, geht auch aus Beobachtungen in kleineren Bezirken hervor, wie dies BÜRGERS und HUTT (43) für Rheinland-Westfalen gezeigt haben: der Kurvenverlauf (Abb. 11a und b) ist ebenso charakteristisch wie die früher gezeigten, vor allem fällt auf, daß bei ganz gewaltigen Differenzen in der Tbc.-Sterblichkeit der Männer (bis über das Doppelte) die der Frauen kaum um $25—33^1/_3\%$ differieren. Wir sehen aus diesen Tabellen, aus denen wir nur einige wenige Zahlen bringen können (Tabelle 28), wie in Kreisen mit sehr erhöhter Tbc.-Sterblichkeit der Männer in den höheren Altersklassen, die Sterblichkeit der Frauen dieser Altersklassen sogar sehr beträchtlich niedriger sein kann als in anderen Kreisen mit niedrigerer Tbc.-Sterblichkeit der Männer, daß sie zwar im allgemeinen bei erhöhter Männersterblichkeit auch erhöht ist, aber doch nur in geringem Maße.

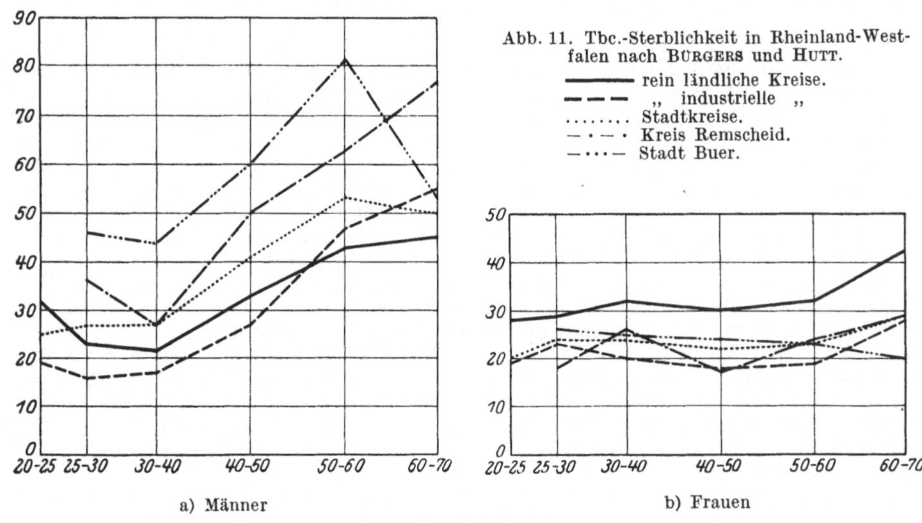



Abb. 11. Tbc.-Sterblichkeit in Rheinland-Westfalen nach BÜRGERS und HUTT.

——— rein ländliche Kreise.
– – – „ industrielle „
........ Stadtkreise.
—·—· Kreis Remscheid.
—···— Stadt Buer.

Tabelle 28.

| | Von 10 000 Lebenden starben an Tbc. im Alter von: | | | | | | | | | | | |
| --- | --- | --- | --- | --- | --- | --- | --- | --- | --- | --- | --- | --- |
| | 20—25 | | 25—30 | | 30—40 | | 40—50 | | 50—60 | | 60—70 | |
| | männlich | weiblich | männlich | weiblich | männlich | weiblich | männlich | weiblich | männlich | weiblich | männlich | weiblich |
| Rein ländliche Kreise | 32 | 28 | 23 | 29 | 22 | 32 | 33 | 30 | 43 | 32 | 50 | 42 |
| Vorwiegend ländliche Kreise . . . . . . | 42 | 31 | 32 | 36 | 30 | 33 | 35 | 34 | 55 | 40 | 56 | 45 |
| Rein industrielle Kreise | 19 | 19 | 16 | 23 | 17 | 19 | 27 | 18 | 47 | 19 | 48 | 28 |
| Stadtkreise . . . . . | 25 | 20 | 27 | 24 | 27 | 24 | 41 | 22 | 53 | 23 | 50 | 29 |
| Kreis Remscheid . . | — | — | 36 | 18 | 27 | 26 | 50 | 17 | 63 | 24 | 77 | 29 |
| Kreis Solingen . . . | — | — | 38 | 25 | 53 | 19 | 73 | 14 | 94 | 24 | 78 | 37 |
| Stadt Buer . . . . . | — | — | 46 | 26 | 44 | 25 | 60 | 24 | 82 | 23 | 53 | 20 |

Ist die typische männliche Kurve durch die Berufstätigkeit hervorgerufen, dann müssen wir *in der weiblichen Kurve*, vor allem der der Stadtbevölkerung, in der Frauen der unteren Volksschichten an der Berufstätigkeit im allgemeinen weniger teilnehmen als auf dem Lande, annäherungsweise auch die allgemein menschliche, die sozusagen *physiologische Kurve der Tbc.-Sterblichkeit sehen.* Dafür spricht auch, daß sich in den Landbezirken von England und Wales die männliche Kurve in ihrem Verlauf so sehr der weiblichen nähert und auch in Preußen auf dem Lande eine allmähliche Annäherung der männlichen Kurve an die weibliche sich zu entwickeln scheint. Das in Preußen und Württemberg — im Gegensatz zu England — zu beobachtende Ansteigen der weiblichen Tbc.-Sterblichkeit in höherem Alter ist auch hier vermutlich auf die Berufstätigkeit zurückzuführen. Vielleicht daß die „physiologische" Kurve dieses Anstieges entbehrt, daß, nachdem die schwere Krise der Pubertätsjahre überwunden ist, mit der ja aus den obigen Ausführungen hervorgehenden Resistenzzunahme bei steigendem Alter ohne Einwirken besonders schädlicher äußerer Momente die Tbc.-Sterblichkeit gleichmäßig langsam absinken müßte.

Betrachten wir die *zeitlichen Änderungen*, die die Kurven erfahren, so finden wir den „männlichen" Typus am stärksten ausgesprochen bei der männlichen, Stadtbevölkerung früherer Jahrzehnte in Preußen, Kopenhagen, den schwedischen Städten. Und damals fanden wir auch die weibliche Tbc.-Sterblichkeit, wenn auch viel niedriger, so doch auffallend ähnlich verlaufend der männlichen. Da ist nun interessant zu sehen, welche Änderungen die Tbc.-Sterblichkeit in Preußen durchmacht:

Bei den Männern der *Städte* wird die Kurve nur weniger steil, ein starkes Sinken der Tbc.-Sterblichkeit gerade in den höheren Altersklassen führt dazu, daß der Gipfel 1905/06 kaum die halbe Höhe erreicht wie 1880/81, aber an dem Verlauf der Kurve wird nichts wesentlich geändert, der Gipfel verschiebt sich nur vom 7. ins 6. Jahrzehnt. Anders aber bei den Frauen in den Städten: die Besserung in jüngeren Jahren ist viel geringer als die bei den Männern, ja vom 10. bis zum 15. Jahr ist sogar die Sterblichkeit gestiegen, im höheren Alter aber ist sie sehr bedeutend, mehr als bei den Männern, bis unter die Hälfte der früheren gesunken, daher bildet sich der Gipfel in einer früheren Altersklasse — im 6. Jahrfünft —, und während früher nur im 5. Jahrzehnt eine kleine Depression stattfand, finden wir von diesem Gipfel an ein Sinken. Nur das 7. Jahrzehnt zeigt wieder höhere Zahlen. In den *Land*gemeinden wird bei den Männern das Bild einigermaßen durch die hohe Tbc.-Sterblichkeit im Alter von 20—25 Jahren getrübt, eine Folge der Einziehung gerade der Kräftigen zum Militärdienst in die Stadt, aber die ganze Kurve ist unregelmäßig geworden, zeigt eine auffallend niedrige Zahl im 4. Jahrzehnt. Die weibliche Tbc.-Sterblichkeit hat sich weniger als die männliche, auch weniger als die Sterblichkeit der Frauen in der Stadt, gebessert, speziell in den jüngeren Altersklassen hat sich die Sterblichkeit nur wenig gebessert. Eine starke Besserung ist in den höheren Altersklassen eingetreten, und diese führt zu einem Gipfel im 6. Jahrfünft, dem im 7. Jahrzehnt wieder ein Gipfel folgt. Ob aber dieser Gipfel wirklich besteht? Ob er hier wie überall nicht nur vorgetäuscht wird durch unrichtige Diagnosen infolge mangelnder ärztlicher Behandlung in hohem Alter? Deutlich geht aus den Kurven hervor, daß die ländliche ,insbesondere aber die weibliche Tbc.-Sterblichkeit bis zum 6. Jahrzehnt auf dem Lande sich weniger gebessert hat als in der Stadt. Auf dem Lande haben sich auch die Arbeits- und Lebensverhältnisse viel weniger geändert als in der Stadt, und zwar gerade beim weiblichen Geschlecht.

Bemerkenswert ist es, daß wir dreimal im Laufe unserer Untersuchungen weibliche Tbc.-Kurven gefunden haben, die sich dem männlichen Typus nähern: 1880/81 in Preußen und 1860/79 in Kopenhagen, 1821/30 in Schweden; falls diese aus sehr früher Zeit stammenden Kurven überhaupt verläßlich sind, so lassen sie sich vielleicht so erklären. daß unter besonders ungünstigen Verhältnissen, seien es besonders ungünstige Berufsverhältnisse für die Frau (auf dem Lande in Preußen), seien es besonders schlechte städtische Verhältnisse (Kopenhagen), die weibliche Tbc.-Sterblichkeit sich der männlichen genähert hat.

Aufs deutlichste geht aus der Betrachtung hervor, daß sich überall die Sterblichkeitsverhältnisse in den höheren Altersklassen (vom 6. Jahrfünft an) am meisten gebessert haben. Daraus können wir wohl schließen, daß hier die Tbc.-Sterblichkeit *am wenigsten eine mit den physiologischen Vorgängen im Körper zusammenhängende* ist. Würde die Altersinvolution ebenso eine besondere Disposition für die Entwicklung der Tbc. schaffen wie die Pubertät, und manche Autoren nehmen ja ähnliches an, dann wäre dieser rasche Rückgang in wenigen Jahrzehnten kaum zu erklären, insbesondere da ja keinerlei Einrichtungen geschaffen wurden, die unmittelbar diesen höheren Altersklassen zugute kommen; die hier vielleicht zu erwähnende Altersrente setzt später ein. Wir können vielleicht aber annehmen, daß die Besserung gerade in den höheren Altersklassen dadurch zustande kommt, *daß chronisch verlaufende Prozesse nun häufiger als früher zur Ausheilung gelangen,* oder wenigstens in einen Zustand, in dem sie nicht zum Tode führen.

Ich bin oben, durch Ausschluß der anderen auf die beiden Geschlechter gleich stark wirkenden äußeren Momente zu dem Schlusse gekommen, *daß es in erster Linie der Beruf ist, der die große Tbc.-Sterblichkeit des männlichen Geschlechts,* die vom 5. Jahrfünft an bis in das 6. Jahrzehnt hinein ein starkes Ansteigen zeigt, *hervorruft.*

Es liegen auch eine ganze Reihe von statistischen Feststellungen vor, die uns zeigen, daß schädliche äußere, vor allem Berufseinflüsse zu einer höheren Tbc.-Sterblichkeit gerade in diesen Jahren führen.

Es sei hier daran erinnert, daß nach den Ansichten älterer Autoren die „hereditäre" Tbc. in früheren Altersklassen, in der Kindheit oder Jugend zum Ausbruch kommt, die erworbene in späteren Jahren. LEUDET (Bull. de l acad. 1885) bringt eine Tabelle, aus der hervorgeht, daß von 54 Fällen erworbener Tbc. 10, von 105 „hereditärer" Tbc. 38 vor dem 20. Lebensjahr, hingegen von der erworbenen Tbc. 32, von der hereditäten 31 (kaum ein Drittel) nach dem 30. Lebensjahr zum Ausbruch kamen[1]).

Nach derselben Richtung weist die Auffassung ASCHOFFS und BEITZKES, daß es sich bei der „Pubertätsphthise" um eine Phthise mit *endogener* Entstehung handle, bei der sich später entwickelnden um exogene Reinfektion.

PELLER (44) hat in einer genauen Studie über die Morbidität im Wiener Drechslergewerbe 1900—1913 folgende Verhältnisse festgestellt, wie sie aus der hier gekürzt wiedergegebenen Tabelle hervorgehen:

Tabelle 29.

| | Auf 100 männliche Mitglieder kommen Erkrankungen an Tbc. überhaupt (1904—07) | | | | | | |
|---|---|---|---|---|---|---|---|
| | bis 20 Jahre | 21—30 Jahre | 31—40 Jahre | 41—50 Jahre | 51—60 Jahre | über 60 Jahre | überhaupt |
| Knopfbranche . | 7,1 | 13,0 | 15,4 | 15,1 | 15,6 | 15,2 | 14,3 |
| Rauchwarenbranche . . . | 7,8 | 6,5 | 8,2 | 5,6 | 5,6 | 5,0 | 6,6 |
| Stockbranche . | 8,8 | 8,0 | 7,7 | 4,9 | 7,4 | 17,3 | 7,6 |

PELLER sagt: „In der jüngsten Altersklasse ist die Tbc.-Morbidität der Rauchwaren- und Stockdrechsler ebenso oder noch größer als bei der Knopfbranche, dagegen bei dieser letzteren kleiner als in den folgenden Altersklassen oder im Durchschnitt der Branche. Der bis 20jährige oder erst kurz im Berufe tätige Knopfdrechsler erkrankt an Tbc. nicht häufiger, ja wahrscheinlich seltener als der gleichaltrige Rauch- oder Stockdrechsler. Die große hinsichtlich der Tbc. im Gesamtdurchschnitte zuungunsten der Knopfbranche entgegentretende Differenz besteht noch nicht in der jüngsten Altersklasse, ist also nicht die Folge eines von vornherein schlechteren Menschenmaterials in dieser Branche. Sie bildet sich erst im Laufe der Berufstätigkeit in den Altersklassen 21—30 und 31—40 aus. Der 31—40jährige Knopfdrechsler erkrankt etwa zweimal häufiger an Tbc. als sein noch nicht 20jähriger Berufsgenosse; ein Unterschied, den wir bei den Rauchwaren- und Stockdrechslern nicht finden, und doppelt so häufig als der gleichaltrige Rauchwaren- und Stockdrechsler. Es müssen daher besondere berufliche oder — vielleicht — soziale Momente sein, die diese Wirkung bei den Drechslern hervorrufen."

Ich bin der Meinung, daß der Verlauf der Tbc.-Sterblichkeit bei den von PELLER untersuchten Knopfdrechslern ausschließlich auf spezielle Berufsschädlichkeiten, nicht auf die soziale Lage zurückzuführen ist, da auch bei den anderen Berufszweigen die soziale Lage nicht günstig ist, aber bei den Knopfdrechslern die reichliche Einatmung eines besonders schädlichen Staubes in Betracht kommt, und zwar zu den Zeiten, aus denen die Statistik stammt, fast ausschließlich des Perlmutterstaubes, der an sich gefährlicher ist, auch in reichlicherem Maße entsteht als der Holzstaub bei den Stockdrechslern, der Bernstein- und Meerschaumstaub bei den Rauchwarendrechslern.

Betrachten wir die Altersverteilung der Tbc.-Sterblichkeit[2]) bei einer Anzahl von Berufen nach der großen englischen Statistik über Berufsmortalität (Tabelle 30, Abb. 12, S. 154), so finden wir unsere Vermutung bestätigt.

Heben wir aus den zahlreichen in der Statistik enthaltenen Berufen Berufe mit besonders günstiger Tbc.-Sterblichkeit heraus (Eisenbahn- und Straßenarbeiter, Ladeninhaber) und von Berufen mit höherer Tbc.-Sterblichkeit, solche, bei denen die Auslese für den Beruf ungünstig ist, denen sich von vornherein Schwächliche zuwenden und bei denen schon deshalb auch die soziale Lage meist eine ungünstige ist (Schuster, Schneider, Friseure), und dann solche, bei denen ein gefährlicher Staub als spezielle Berufsschädlichkeit eine Rolle spielt, Werkzeug-, Messer-, Scheren-, Nadel- und Feilenmacher, Topf- und Steinguterzeugung und schließlich Bürsten- und Besenmacher, welch letzterem Beruf auch von vornherein

---

[1]) Vgl. auch die Untersuchungen WEINBERGS (s. S. 165ff.).

[2]) Daß unter den als Tbc. oder Phthise ausgewiesenen Todesfällen bei Staubarbeitern sich auch viele von Staublunge befinden, ist wohl selbstverständlich.

Tabelle 30.
England (Berufsstatistik). Phthisissterblichkeit auf 1000.

| | Alle Männer beschäftigt und unbeschäftigt | Eisenbahn- und Straßenarbeiter | Ladeninhaber | Werkzeug-, Messer-, Scheren-, Nadel- und Feilenarbeiter | Bürsten- und Besenmacher | Töpfer und Steinguterzeuger | Schneider | Friseure | Schuhmacher |
|---|---|---|---|---|---|---|---|---|---|
| 15—19 | 0,82 | 0,25 | 0,55 | 0,17 | 0,75 | 0,62 | 0,76 | 0,73 | 1,04 |
| 20—24 | 1,69 | 1,05 | 1,72 | 1,62 | 2,56 | 1,40 | 2,11 | 2,55 | 2,94 |
| 25—34 | 2,16 | 0,90 | 2,14 | 2,97 | 3,88 | 2,03 | 2,64 | 3,07 | 3,28 |
| 35—44 | 2,89 | 1,36 | 2,45 | 6,04 | 5,21 | 3,83 | 4,12 | 4,14 | 4,41 |
| 45—54 | 3,15 | 1,83 | 2,44 | 7,26 | 6,35 | 7,25 | 4,22 | 4,35 | 4,40 |
| 55—64 | 2,53 | 1,71 | 2,01 | 6,03 | 2,41 | 4,85 | 3,43 | 2,96 | 3,20 |
| insgesamt | 2,13 | 1,23 | 1,85 | 3,90 | 3,76 | 3,31 | 2,81 | 2,74 | 3,20 |

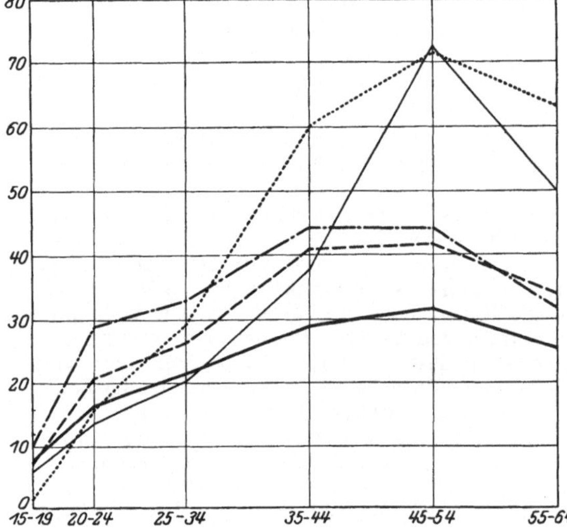


Abb. 12. Englische Berufsstatistik, Phtisissterblichkeit 1900—1902.

| | Phthisissterblichkeit auf 10 000 |
|---|---|
| —————— Alle Männer | 21,3 |
| — — — Schneider | 26,8 |
| — · — · Schuhmacher | 30,0 |
| —————— Töpfer | 27,2 |
| · · · · · · Messerschmiede, Nadelmacher usw. | 37,5 |

sich oft Schwächliche zuwenden. Wir sehen da nun folgendes: Im 4. Jahrfünft ist bei den Berufen mit ungünstiger Auslese die Tbc.-Sterblichkeit höher als in den Staubberufen, nur bei den Bürsten- und Besenmachern mit ihrer ungünstigen Auslese neben der Staubentwicklung ist sie ebenso hoch. Ebenso liegen die Verhältnisse noch im 5. und teilweise auch im 6. Jahrfünft; vom 35. und bei den Töpfern erst vom 45. Jahre an ändert sich das Bild, nun sind es die Staubberufe, die eine um sehr beträchtliches höhere Tbc.-Sterblichkeit zeigen als die Berufe mit ungünstiger Auslese — nur die Bürstenmacher zeigen im Jahrzehnt 55—64 wieder niedrige Zahlen.

Zu ganz demselben Ergebnis führt eine Betrachtung der Sterblichkeit an Lungen-Tbc. nach Berufen in den Niederlanden (zitiert nach Prinzing: Arch. f. soz. Hyg. Bd. 13), deren absolute Zahlen allerdings in manchen Gruppen ungemein niedrige sind. Hier stellen wieder vor allem die Porzellanfabrikarbeiter jene Gruppe dar, die bei ungünstiger Konstitution von Hause aus noch starker Staubeinatmung ausgesetzt ist, aber auch die *Schuh*fabrikarbeiter stehen unter Staubwirkung (Abb. 13). Ähnliches zeigen auch die nach Koelsch (45) gezeichneten Kurven (Abb. 14).

Auch die Krankheitsstatistik der Leipziger Ortskrankenkasse spricht in demselben Sinn: allerdings kann sie nicht ernsthaft verwertet werden, da wir nur die als „Tbc." diagnostizierten Fälle einbeziehen können, leider die als „Lungenleiden, Lungenkatarrh", Bluthusten u. a. diagnostizierten, zur Tbc. gehörigen Krankheiten in der notwendigen Unterteilung nicht zur Verfügung stehen, auch den meisten Zahlen infolge ihrer Kleinheit keine Beweiskraft zukommt; die einzige scheinbare Ausnahme von der eben besprochenen Regel bei den Steinmetzen: 11,6‰ im Alter von unter 15 Jahren ist durch *einen* Erkrankungsfall verursacht, die Gesamtzahl der Erkrankungsfälle der Polierer beträgt 26. Nur der Vollständigkeit halber sei Abb. 15 gebracht.

*Nach alledem scheint es wohl festzustehen, daß die Tbc.-Sterblichkeit gerade der Altersklassen von 20 Jahren an stark durch den Beruf beeinflußt wird, daß insbesondere an der höheren Tbc.-Sterblichkeit der höheren Altersklassen Berufseinflüsse schuld sind.*

## Literatur.

1. ULLERSPERGER: Die Kontagiosität der Lungenphthise. Neuwied u. Leipzig 1869. — 2. RÜHLE: Verhandl. d. Kongr. f. inn. Med. 1883. — 3. KOCH: Berlin. klin. Wochenschr. 1882, Nr. 15. — 4. BAUMGARTEN: Zentralbl. f. d. med. Wiss. 1882, Nr. 15. — 5. KOCH: Mitt. a. d. Reichsgesundheitsamt Bd. 2. 1884. — 6. CORNET: Die Tuberkulose. 2. Aufl. Wien: Hölder 1907. — 7. NAEGELI: Virchows Arch. f. pathol. Anat. u. Physiol. Bd. 160. 1900. — 8. SCHIRP: Beitr. z. Klin. d. Tuberkul. Bd. 49. — 9. MARTIUS: Pathogenese unserer Krankheiten. Wien: Deuticke 1914. — 10. PETRUSCHKY: Ergebn. d. Immunitätsforsch. Herausgeg. von Weichard, Bd. 1. — 11. MÖLLER: Veröff. d. Robert Koch-Stiftg. Heft 11/12. — 12. MC NEIL: Brit. med. journ. 1912, II, S. 677. — 13. RAUTMANN: Beitr. z. Klin. d. Tuberkul. Bd. 55. — 14. MÜLLER: Vorlesungen über allg. Epidemiologie. Jena: Fischer 1914. — 15. SEILER: Die Tbc. Ergänzungsheft z. dtsch. statist. Zentralbl. 1916. — 16. BOLLINGER: Münch. med. Abhandl., Heft 21. — 17. BEHRING: Tbc.-Entstehung, Tbc.-Bekämpfung und Säuglingsernährung. Berlin: Hirschwald 1904. — 18. FLÜGGE: Die Verbreitungsweise und Bekämpfung der Tbc. Gesammelte Arbeiten, Leipzig 1908. — 19. HIPPKE: Zeitschr. f. Hyg. u. Infektionskrankh. Bd. 93. 1921. — 20. BRAEUNING u. HOLLMANN: Zeitschr. f. Tuberkul. Bd. 39. — 21. SEIFFERT: Münch. med. Wochenschr. 1922, Nr. 28. — 22. NOETEL: Zeitschr. f. Hyg. u. Infektionskrankh. Bd. 48. — 23. VOLLAND: Zeitschr. f. klin. Med. Bd. 23. 1893. — 24. PREISICH u. SCHÜTZ: Zeitschr. f. Tuberkul. Bd. 3. — 25. OSTERMANN, zit. bei FLÜGGE (18). — 25. SPIELER u. BARTELS: Wien. klin. Wochenschr. 1906, Nr. 2; 1907, Nr. 38. — 26. HAMBURGER: Die Tbc. des Kindesalters, 2. Aufl. Wien: Deuticke. — Tbc. der Kinder. Handb. d. Tbc. von Brauer, Schroeder, Blumenfeld. — 27. POLLAK, R.: Beitr. z. Klin. d. Tuberkul. Bd. 19. — 28. BERGMANN: Dtsch. med. Wochenschr. 1915. — 29. PREISICH: Mitt. d. Ges. f. inn. Med. u. Kinderheilk., Wien 1911. — 30. CALMSOHN: Dissert. Kiel 1903. — 31. RANKE: Arch. f. Kinderheilk. Bd. 54. 1910. — 31a. RANKE: Zeitschr. f. Tuberkul. Bd. 34. —

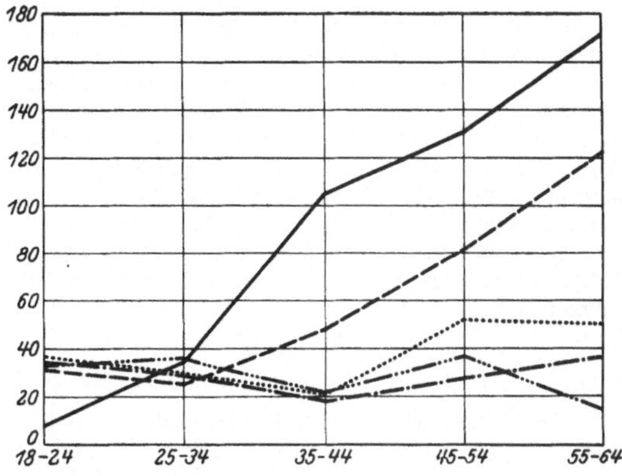

Abb. 13. Lungen-Tbc.-Sterblichkeit nach Beruf in den Niederlanden 1908—1911 (nach PRINZING).

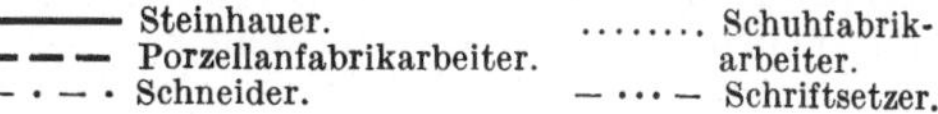


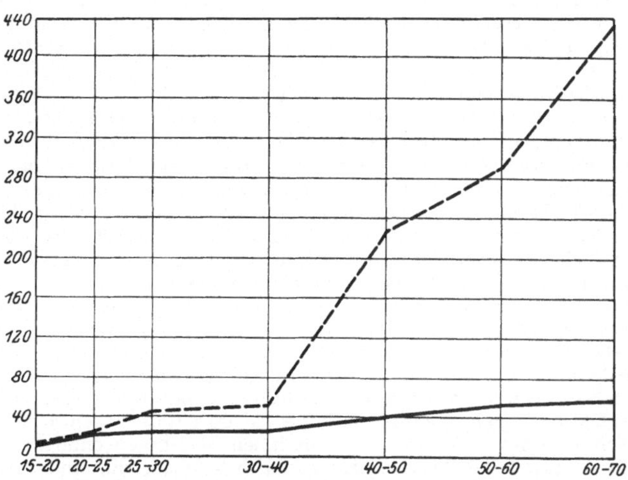

Abb. 14. Tbc.-Sterblichkeit der „Porzellaner" in 6 Bezirken (nach KOELSCH).


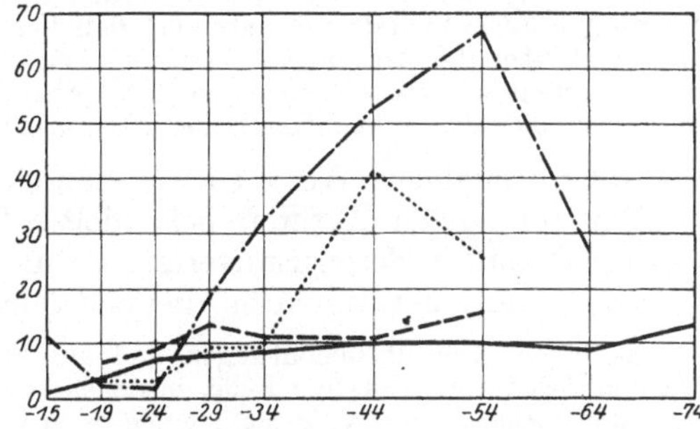

Abb. 15. Erkrankungshäufigkeit an „Tbc." in der Leipziger Ortskrankenkasse; auf 1000 Mitglieder.

32. NAEGELI: Virchows Arch. f. pathol. Anat. u. Physiol. Bd. 69. — 33. BURKHARDT: Zeitschr. f. Hyg. u. Infektionskrankh. Bd. 53. — 34. BEITZKE: Berlin. klin. Wochenschr. 1909. — 35. GEIPEL: Zeitschr. f. Hyg. u. Infektionskrankh. Bd. 53. 1906. — 36. SCHLÜTER: Die Anlage zur Tbc. Wien u. Leipzig: Deuticke 1905. — 37. ORTH: Drei Vorträge über Tbc. Berlin: Aug. Hirschwald 1913. — 38. ROSENFELD: Zeitschr. f. Tuberkul. Bd. 4 u. 5. — 39. BERTILLON: Annuaire statistique de la ville de Paris 1902. — 40. PRINZING: Zentralbl. f. allg. Gesun :- heitspfl. 1904; Handb. d. med. Statistik. Jena: Fischer 1906. — 41. DRESEL: Veröff. d. Robert Koch-Stiftg. Bd. 1. — 42. DÖRNER: Beitr. z. Klin. d. Tuberkul. Bd. 20 u. 30. — 43. BÜRGERS u. HUTT: Zentralbl. f. allg. Gesundheitspfl. 1912. — 44. PELLER: Statist. Monatsschr. 1916. — 45. KOELSCH: Porzellanindustrie und Tbc. Leipzig-Würzburg: Kabitzsch 1919.

## 3. Exogene Reinfektion.

Wenn wir sehen, daß bis zum 6. Lebensjahr die Hälfte, bis zum 14. Lebensjahr fast alle ärmeren Kinder der Großstadt eine Tbc.-Infektion durchgemacht haben, so müssen wir daraus wohl schließen, daß in den folgenden Jahren die Verhältnisse sich nicht viel anders gestalten, daß immer wieder und wieder Infektionen stattfinden, daß jeder unter der armen großstädtischen Bevölkerung sich mehr als einmal mit Tbc. infiziert. Ist an dem Entstehen einer Erkrankung dann eine solche erneute Infektion schuld? Dabei interessiert uns hier nicht so sehr die Frage, wie Superinfektionen, die immer wiederholten Infektionen mit kleinen Mengen im Gegensatz zu oder vereint mit massigen Infektionen wirken — hierüber werden uns künftige eingehende Forschungen in gut geleiteten Fürsorgestellen, wie sie REDEKER (Zeitschr. f. Tuberkul. Bd. 43) veröffentlicht hat, allmählich epidemiologisch und vielleicht auch praktisch wertvolle Aufklärungen bringen —, sondern die Frage, welche Rolle beim Zustandekommen der Tbc.-Erkrankung Erwachsener als Massenerscheinung geschwächte Widerstandskraft, welche Neuinfektionen spielen. Wenn wir sehen, daß die in staubigen Gewerben Beschäftigten, die durch Alkoholismus oder andere Giftwirkungen Herabgekommenen eine besonders große Tbc.-Sterblichkeit aufweisen, wenn wir weiter aus unseren klinischen Erfahrungen wissen, daß sich an schwächende Erkrankungen oft der Ausbruch einer Tbc. anschließt, dann müssen wir wohl zu dem Schlusse kommen, daß es *in sehr vielen Fällen* die Umstimmung des Körpers, die durch irgendwelche Prozesse entstehende *Disposition ist, die aus der ja stets vorhandenen Infektion eine Erkrankung macht.* Ja, es taucht bei einmal angenommener Bedeutung der Disposition und bei dem fast ständigen Vorhandensein der Infektion die Frage auf, *ob der von außen noch neuerdings hinzutretenden Infektion überhaupt eine Bedeutung zukommt* gegenüber der stets vorhandenen Möglichkeit einer Weiterverbreitung der Tbc. im Organismus von dem im Körper vorhandenen tuberkulösen Herde aus. Bemerkt sei von vornherein, daß die durch die erste Infektion *vielleicht* erworbene relative Immunität keineswegs *unbedingt wirksamen* Schutz gegen neue Infektionen geben kann. Könnte sie dies unter allen Umständen, dann müßte sie auch Schutz gegen Autoinfektion von innen her, gegen endogene Reinfektion, und auch gegen Ausbreitung der Tbc. im Körper selbst geben. Es sind daher von vornherein wohl jene Ansichten abzulehnen, die der Neuinfektion keinerlei Bedeutung beimessen wollen (WOLFF-REIBOLDSGRÜN: Beitr. z. Klin. d. Tuberkul. Bd. 25); offen bleibt aber die Frage, *welche praktische Bedeutung der Neuinfektion eines Erwachsenen bei vorhandener Kindheitsinfektion,* die wohl in der städtischen ärmeren Bevölkerung stets vorausgesetzt werden kann *zukommt.* Entgegen früher vielfach betonten Anschauungen steht heute eine Reihe von Anatomen (ASCHOFF, BEITZKE) auf dem Standpunkt, daß dieser Reinfektion große Bedeutung zukommt. Aber nicht über die pathologisch-anatomischen Forschungen — eine Einigkeit über diese Fragen besteht unter den Anatomen noch nicht —, sondern über die anderen Wege, auf denen man hier der Erkenntnis näherzukommen versucht, soll hier berichtet werden.

Auf mannigfache Weise suchte man sich hierüber Klarheit zu verschaffen.

Ein von vielen Autoren behandeltes Thema ist die Frage der *Infektion zwischen Ehegatten,* deren Erörterung zur Beantwortung der allgemeineren Frage nach Bedeutung der Infektion dienlich sein kann.

Zahlreiche Einzelbeobachtungen und auf kleineres oder größeres Material gestützte Arbeiten liegen vor. Einzelne Fälle, in denen Infektion zwischen Ehegatten vorgekommen ist, sowie solche, in denen sie nicht eingetreten ist, sind jedem praktischen Arzte bekannt. Erwähnt seien hier die Angaben aus der Literatur, daß ein Tuberkulöser mehrere Ehegatten infizierte, so (WEBER) ein Mann 4, einer 3, vier 2 Ehegatten unter 9 tuberkulösen Gatten, die unter 39 beobachteten tuberkulösen Männern überhaupt ihre Frauen infizierten. Demjenigen, der nicht auf dem Standpunkte steht, daß jede Infektion zur Erkrankung führen muß — und auf diesem Standpunkt steht heute wohl niemand mehr —, sagt ein negativer

Fall natürlich ebensowenig etwas Neues wie ein positiver. Was wir aber wissen wollen, ist die *durchschnittliche Häufigkeit, mit der es in tuberkulösen Ehen zur Infektion* des gesunden Partners kommt, denn diese kann uns einen Maßstab für die Bedeutung der Infektion Erwachsener geben.

Die meisten Betrachtungen über die Ehe Tuberkulöser leiden an einer ganzen Reihe methodischer Fehler, vor allem an dem, daß manche Autoren sich damit begnügen, noch bestehende Ehen zu betrachten.

JAKOB und PANNWITZ (1) bringen eine Zusammenstellung auf Grund ihrer bei Heilstättenpatienten mit Hilfe der Heilstättenärzte vorgenommenen Sammelforschung. Von den insgesamt 1540 Ehen kam es nur in 131 Fällen zur Erkrankung des 2. Ehegatten.

Die Sammelarbeit des Reichsgesundheitsamtes „Deutsche Heilstätten für Lungenkranke", Berichterstatter Dr. HAMEL (auf Grund des Materials zahlreicher deutscher Heilstätten), bringt etwas höhere Zahlen. Alle derartigen Zusammenstellungen sind aber deshalb wertlos, weil ein großer Teil der Kranken nicht infektiös ist (bei letzterwähnter 59,4% Männer, 88,4% Frauen), wahrscheinlich es nie war, und weil man ferner gar nicht erwarten kann, daß von den infizierten Partnern bereits alle Krankheitserscheinungen zeigen bzw. man noch gar nicht weiß, welche noch erkranken werden. Auch sind am gefährlichsten schwerer kranke Phthisiker mit reichlichem bacillenhaltigen Auswurf, und von derartigen Kranken befanden sich wohl nur sehr vereinzelte unter den Heilstättenpfleglingen. Nur die Betrachtung von vor längerer Zeit durch den Tod des einen Gatten zum Abschluß gelangten Ehen kann uns ein Urteil über die Bedeutung der Infektionsgefahr für den anderen Ehegatten geben.

L. LEVY (2) begeht den Fehler, nur noch stehende Ehen zu betrachten, mit vollem Bewußtsein und mit Absicht. Da seine Fürsorgestelle (in Posen) nach dem Tode des Tuberkulösen nur dann von dem Überlebenden aufgesucht wird, wenn dieser selbst tuberkulös ist, so beschränkt er seine Betrachtungen auf jene Ehen, bei denen beide Ehegatten leben, und schließt so gerade jene Ehegatten von der Betrachtung aus, welche die für sie größte Infektionsgefahr mit sich bringende Zeit kurz vor dem Tode des tuberkulösen Gatten bereits mitgemacht haben; begreiflicherweise kommt er so zu kleinen Zahlen (2,8% infizierter Ehegatten).

SCHWARZKOPF (3) stellte an dem Material der Marburger Poliklinik fest, daß von 34 Frauen, die, selbst gesund, tuberkulöse Männer geheiratet hatten, 25 = 73,53% erkrankten. Er selbst hatte dabei keinerlei künstliche Auswahl getroffen, aber das Material ist so klein, daß daraus keinerlei Schlüsse gezogen werden können. Wir haben es hier angeführt als den äußersten Gegensatz zu den Daten LEVYS. SCHWARZKOPF macht darauf aufmerksam, daß seine Beobachtungen aus der Armenpraxis stammen, was bei den Beobachtungen aus Volksheilstätten ja auch bis zu einem gewissen Grade der Fall ist, und daß bei der besser situierten Bevölkerung die Verhältnisse ganz andere sind, da dort „die Infektionsgefahr viel geringer, kaum bestehend" ist. Gehen die letzten Worte vielleicht zu weit, so wird man doch ihren richtigen Kern anerkennen müssen. Auch hier muß übrigens betont werden, daß bei allen derartigen auf anamnestischen Erhebungen fußenden Arbeiten es vor allem auf die Art der Erhebung durch den Verfasser oder (bei Sammelforschungen) die Mitarbeitenden ankommt. Je schärfer inquiriert wird, je genauer gefragt wird, um so mehr positive Fälle sind festzustellen, je rascher man sich mit der erhaltenen Auskunft zufrieden gibt, um so größer die Zahl der negativen Fälle.

Natürlich ist es etwas anderes, wenn wir alle jene Ehen zu ermitteln suchen, in denen beide Ehegatten tuberkulös waren, und wieder ein anderes, wenn wir festzustellen suchen, in wieviel Fällen die Ansteckung mit Sicherheit während der Ehe erfolgte. Letzteres festzustellen erscheint ein um so aussichtsloseres Beginnen, je mehr wir uns des Unterschiedes zwischen Infektion und Erkrankung bewußt sind und uns vor Augen halten, daß bei der Tbc. von einer bestimmten Inkubationszeit nicht gesprochen werden kann, sondern eine stattgehabte Infektion unter Umständen erst dann zur Erkrankung führt, wenn durch Resistenzverminderung infolge irgendwelcher den Organismus schwächender Momente zu einem beliebigen späteren Zeitpunkte der Boden für die Erkrankung geebnet worden ist.

Einblick in die tatsächlich bestehenden Verhältnisse könnte uns nur eine *exakte Betrachtung von bereits zum Abschluß gelangten Ehen Tuberkulöser und Beobachtung des überlebenden Teiles noch durch eine längere Reihe von Jahren gewähren.* Eine derartige Untersuchung, die uns Aufschluß über die *Erkrankungs*häufigkeit an Tbc. bei Ehegatten geben könnte, liegt nicht vor, dagegen eine große, allen Anforderungen entsprechende Arbeit über die Tbc.-*Sterblichkeit* von Ehegatten der an Tbc. Gestorbenen und mehrere kleinere über Tbc.-Todesfälle bei Ehegatten. Natürlich sagt uns eine solche Untersuchung nichts über die Zahl der durch Infektion in der Ehe hervorgerufenen tuberkulösen *Erkrankungen*, deren Zahl gewiß sehr beträchtlich größer als die Zahl der Todesfälle ist.

Ehe wir auf die größte derartige Arbeit eingehen, sei noch die Arbeit von Dörner (4) erwähnt, deren Material aber zu klein ist, um exakte Schlüsse zu gestatten.

Dörner fand in Liedolsheim von 203 Familien, in denen ein Gatte oder beide an Tbc. gestorben,

beide Gatten an Tbc. gestorben .... 22,16%,<br>
nur der Mann an Tbc. gestorben ... 31,5 %,<br>
nur die Frau an Tbc. gestorben .... 46,3 %;

auf  85 Ehefrauen Tuberkulöser starben 21,2% an Tbc.,<br>
auf 119 Ehemänner Tuberkulöser starben 24,3% an Tbc.,

und zwar von 47 Fällen in 15 = 31,9% innerhalb 3 Jahren, 12 = 25,6% innerhalb 4—6 Jahren nach dem Tod des Gatten, 20 = 42,5% später.

Angeführt sei hier ferner noch, daß nach den Erhebungen Riffels (in der Zusammenstellung Kirchners) unter 110 Familien, in denen unter Ehegatten Tbc. bestand, in 19 = 17,27% der Fälle beide Ehegatten tuberkulös waren, nach Rockenbach (Beitr. z. Klin. d. Tuberkul. Bd. 14) fanden sich in Walldorf 216 Ehen mit Tbc.; von 102 tuberkulösen Frauen erkrankten 17,2% der Männer, von 115 tuberkulösen Männern 20% der Frauen.

Kommen wir aber bei Statistiken zu irgendwelchen Zahlen, ob hoch oder niedrig, so können wir, wie Weinberg mit Recht ausführt, noch keineswegs sagen, ob diese Zahlen relativ — d. h. verglichen mit der Tbc.-Häufigkeit der Bevölkerung — als hoch oder niedrig bezeichnet werden müssen, „möglicherweise sind selbst 5% Tbc. bei den Ehegatten tuberkulöser Reicher eine relativ hohe, und 30% bei den Ehegatten tuberkulöser Armer eine relativ niedrige Zahl...“ Die Fragestellung muß lauten: „Ist die Sterblichkeit der Ehegatten Tuberkulöser wesentlich höher als die einer nach Alter, wenn möglich auch nach sozialer Stellung ebenso zusammengesetzten Bevölkerung?“ Natürlich muß bei diesem Vergleiche auch das Geschlecht berücksichtigt werden.

Weinbergs (4) Untersuchungen stützen sich auf Erhebungen bei den überlebenden Ehegatten von 3932 an Lungenschwindsucht während der Jahre 1873—1902 in Stuttgart verstorbenen Personen, 2506 Männern, 1426 Frauen, mit welchen zur Zeit ihres Todes die überlebenden Ehegatten zusammengelebt hatten, allerdings nur soweit sie in Stuttgart verblieben sind. Er hat mit Hilfe der Stuttgarter Familienregister und der Aufschreibungen des Polizeiamtes über die Auswanderungen den durchschnittlichen jährlichen Bestand an den den Tbc.-Tod des anderen überlebenden Ehegatten innerhalb einzelner Zeiträume und Altersklassen festgestellt, dann die Tbc.-Sterblichkeit der gesamten Bevölkerung innerhalb dieses Zeitraumes und dieser Altersklassen ermittelt, aus diesen Daten die erwartungsgemäße Zahl der Schwindsuchtstodesfälle bei überlebenden Ehegatten berechnet und diesen die tatsächlich vorgekommenen gegenübergestellt. Er beschränkt sich dabei auf Untersuchungen der an Lungenschwindsucht, nicht der an Tbc. überhaupt, Verstorbenen (Tab. 31, 32).

Tabelle 31.

Das Verhältnis der Erfahrung zur Erwartung (diese = 100) beträgt bei den

| | Überhaupt | Für das erste Witwerjahr | In den ersten 5 Witwerjahren | Für die Jahre nach dem 5. Witwerjahr |
|---|---|---|---|---|
| Ehemännern Schwindsüchtiger ....... | 175 | 281 | 204 | 150 |
| Ehefrauen Schwindsüchtiger ........ | 253 | 239 | 281 | 223 |
| überhaupt Ehegatten Schwindsüchtiger ... | 206 | 267 | 238 | 180 |

| Im ersten Jahrzehnt nach dem Tode des Ehegatten | Im folgenden Jahrzehnt | Im zweitfolgenden Jahrzehnt |
|---|---|---|
| 213 | 160 | 95 |
| 254 | 246 | 231 |

Es kommen auf die Ehemänner Schwindsüchtiger 8,3% Todesfälle an Tbc.

„  „  Ehefrauen  „  4,5%  „  „  „<br>
„  „  Ehegatten  „  5,9%  „  „  „

während die Sterblichkeit der gesamten Bevölkerung an Tbc. unter Berücksichtigung des Alters 2,7% beträgt.

Tabelle 32.

Nach sozialen Klassen geordnet ergibt die Erfahrung in Prozent der Erwartung

| Ehegatten | Ehemänner | Ehefrauen |
|---|---|---|
| in Klasse I [1]) . . . . . . . 69% | Klasse I und II . . . . . 146% | 197% |
| „  „  II . . . . . . . . 184% | | |
| „  „  III . . . . . . . . 235% | Klasse III . . . . . . . . 195% | 292% |

Der Vergleich ergibt nach WEINBERGS Untersuchung also, daß die überlebenden Ehegatten Schwindsüchtiger eine mehr als doppelt so hohe Schwindsuchtssterblichkeit haben wie die Gesamtbevölkerung. Da unter den an Tbc. Verstorbenen die niedrigsten Volksklassen mehr vertreten sind als unter der lebenden Gesamtbevölkerung, so erscheinen die oben angegebenen Zahlen etwas zu hoch. WEINBERG meint, daß die erwartungsmäßigen Todesfälle eines Zuschlages von 20% bedürfen, so daß das Verhältnis von Erfahrung und Erwartung ist

bei den Ehemännern Schwindsüchtiger . . . . . . . . . 154%,

bei den Ehefrauen Schwindsüchtiger . . . . . . . . . 211%,

bei den Ehegatten Schwindsüchtiger . . . . . . . . . 172%.

Die Übersterblichkeit der Frauen über die erwartete ist größer als die der Männer Schwindsüchtiger, aber sie kommt nur dadurch zustande, daß die erwartungsmäßige Tbc.-Sterblichkeit der Frauen eine geringere ist als die der Männer. Es ist meines Erachtens wahrscheinlich, daß diese stärkere Übersterblichkeit auf die starke Gefährdung der Frau als Pflegerin des kranken Mannes zurückzuführen ist. Die Übersterblichkeit in den ersten Jahren nach dem Tode des ersten Ehegatten ist besonders groß und nimmt dann ab, es ist dabei das Absinken des erwartungsgemäßen Überschusses bei den Männern ein viel stärkeres als bei den Frauen.

WEINBERG hat später, um einen Einwand, der gegen seine Arbeit vorgebracht wurde, zu entkräften, die Ehefrauen Schwindsüchtiger in ihrer Sterblichkeit mit der der Witwen überhaupt verglichen, dabei stellte sich das Verhältnis von Beobachtung zu Erwartung etwas niedriger, aber noch immer hoch genug: 187 : 100, oder bei Berücksichtigung sozialer Momente 156 : 100 (Zeitschr. f. soz. Med. Bd. 5. 1910).

Von PEARSON und POPE: Martial Infection, London 1908, liegen uns nur recht notdürftige Angaben aus einer Arbeit MEISSENS (Beitr. z. Klin. d. Tuberkul. Bd. 11) vor, danach kommt PEARSON zu dem Schlusse, daß eine gerade merkliche aber geringfügige Infektion zwischen Eheleuten vorzukommen scheine. Wahrscheinlich sind die Einflüsse besonderer Verhältnisse einer Ehe: Berufsart, Lebenshaltung, Charakter u. dgl. auf mindestens $^2/_3$ anzusetzen, während die Wirkung der Infektion höchstens $^1/_3$ ist in Fällen, wo überhaupt Ansteckung vorzuliegen scheint. In seiner Arbeit: Tuberculosis, Heredity and environment, sagt PEARSON (5), daß von dem Biometric Laboratory festgestellt sei, daß von 1000 Ehen der handarbeitenden Klassen 55 Frauen und 46 Männer, und davon in 6 Fällen Mann und Frau tuberkulös seien; daß man aber erwarten würde, daß nur in 3 Ehen beide Gatten tuberkulös seien. Er zeigt dann an Hand mehrfacher Untersuchungen, daß zwischen den Eheleuten, scheinbar durch die Sexualauslese bedingt, gewisse Ähnlichkeiten bestehen, auf die ein Teil der die Erwartung übersteigenden Tbc.-Fälle zurückzuführen sei.

Alles zusammenfassend muß man doch zu dem Schlusse kommen, daß *die Ehe mit einem Tuberkulösen in einer gewissen Anzahl von Fällen zur tödlichen Erkrankung des früher gesunden Ehepartners führt.* Es sterben ungefähr $1^1/_2$ mal soviel von den Ehegatten Tuberkulöser als sonst der Tbc.-Sterblichkeit in den betreffenden Gegenden und Kreisen entspricht. Ist also die Zahl der Ehen, bei denen der zweite Partner tödlich erkrankt auch relativ klein, so zeigt sie uns doch, daß eine Infektion mit tödlichem Ausgang auch beim Erwachsenen möglich ist, und daß das gesteigerte Ausgesetztsein der Ansteckungsgefahr, wie es die Ehe mit sich bringt, ungefähr $1^1/_2$ mal so viel wiegt als alle anderen zur Tbc.-Erkrankung Erwachsener führenden Momente.

Auch andere Untersuchungen gestatten uns einen gewissen Schluß auf die Bedeutung der Infektion beim Erwachsenen.

Da ist vor allem die *Frage der Infektion von Ärzten und Wartepersonal.*

---

[1]) Beste soziale Klasse.

Bei den Ärzten müssen wir zwischen praktischen und Spezialärzten unterscheiden. Bei den ersteren ist die Infektionsgefahr gering, sie sind doch stets nur durch ganz kurze Zeit der Infektionsgefahr ausgesetzt und während dieser Zeit wohl imstande, die Vorsichtsmaßregeln der persönlichen Prophylaxe zu befolgen, es ist deshalb gar nicht verwunderlich, wenn die Statistiken Englands und Württembergs eine relativ geringe Tbc.-Sterblichkeit der Ärzte zeigen.

Anders liegen die Verhältnisse bei Spezialärzten für Lungenkranke, zum Teil auch bei Kehlkopfspezialisten, vor allem bei Spezialärzten in Tbc.-Abteilungen, die doch täglich einige Stunden in der Nähe Schwerkranker verbringen.

Nach den Feststellungen Hamels (6) erkrankten von den 250 Assistenzärzten auf inneren Abteilungen nur 2, von 243, die auf diesen und zugleich auf den Sonderabteilungen für Schwindsüchtige beschäftigt waren, 14. Den meisten derartigen Statistiken haftet der schwere Fehler an, daß die Beobachtungszeit mit der Dienstzeit in dem betreffenden Spital zusammenfällt, diese aber oft recht kurz ist, viel kürzer als der Zeitraum der Inkubations- oder Latenzzeit der Tbc.

Von den berufsmäßigen Lungen- und Kehlkopfärzten fand Saugman (Zeitschr. f. Tuberkul. u. Heilstättenwesen Bd. 6) unter 180 9 infizierte, und annähernd dieselbe Zahl, 4,5%, konnte William feststellen. Seine Ärzte waren durchschnittlich 3 Jahre in Anstalten tätig und wurden $3^{1}/_{2}$ Jahre weiter beobachtet. Diese Zahlen entsprechen beiläufig der erwartungsgemäßen. Der Fehler aber, der den Erhebungen Saugmans, u. a. anhaftet, ist der, daß nur die aktiv Tätigen berücksichtigt werden, jene Tbc.-Ärzte und Kehlkopfspezialärzte, die sich von ihrer Tätigkeit zurückgezogen, natürlich still und ruhig und ohne urbi et orbi zu verkünden, daß sie an Tbc. erkrankt sind, werden von einer Betrachtung nicht erfaßt. Auch wird beim Aussenden von Fragebogen an Polikliniken, wie es Saugman getan, immer nur ein recht kleiner Teil beantwortet zurückgesandt, und auch dann ist es — wie Ziesche darlegt — nicht unmöglich, daß gerade über ungünstige Erfahrungen nicht berichtet wird.

Ebenso wie bei den Ärzten, so zeigt Hamels Arbeit auch bei den Krankenpflegepersonen, daß diese auf den Sonderabteilungen für Schwindsüchtige in weit stärkerem Maße von Tbc.-Erkrankungen betroffen werden als die auf den übrigen Abteilungen der Krankenanstalten. Über die Sterblichkeit der Krankenpflegerinnen und speziell die Tbc.-Sterblichkeit dieser liegt eine Anzahl von Arbeiten vor [Maes (7)]. Sicher ist, daß bei dem Pflegepersonal, das religiösen Orden angehört, auch noch andere Momente wesentlich zur Erhöhung der Tbc.-Sterblichkeit beitragen. Neben einer vielleicht ungünstigen Auslese noch vor allem die Schädlichkeit des Klosterlebens, große Arbeitsleistung und vor allem die Infektion in den Schlafräumen der Ordensangehörigen [Kutschera-Aichbergen (8)]. Über einige interessante Fälle von „Dienstbeschädigung" bei einem Arzte und bei Krankenpflegerinnen berichtet Braeuning (Zeitschr. f. Tuberkul. Bd. 43).

Dieselben Fehler, die bei den Lungen- und Kehlkopfärzten dargelegt wurden, müssen sich aber noch viel mehr bei manchen Gruppen von Krankenpflegepersonen fühlbar machen; die allermeisten Statistiken, die das Personal von Lungenheilstätten behandeln, betrachten die Betreffenden nur solange, als sie in ihrer Stelle tätig sind. Dasselbe gilt auch von Stubenmädchen, Kellnern in Kurorten usw. Da keine von diesen Personen als ernsthaft krank noch im Dienst bleibt, leichtere Erkrankungen häufig von den Angestellten selbst, aber auch von den Ärzten und Arbeitgebern übersehen und, wenn dies nicht der Fall, nach dem Abgang des Angestellten rasch vergessen werden, so erscheinen alle Berichte sehr günstig. Wie leicht da aber durch häufigen Personalwechsel eine Gefahrlosigkeit des Berufs vorgetäuscht werden kann, möge folgendes Beispiel zeigen:

Ich hatte in meinem kleinen Tbc.-Spital während $1^{3}/_{4}$ Kriegsjahren 22 Schwestern und ungefähr 30 Putzfrauen. Alle waren nur 3—9 Monate im Spital tätig, von ihnen erkrankte nur eine Schwester unter verdächtigen Erscheinungen. Längere Zeit tätig gewesen waren von den genannten nur die beiden Ärzte, von denen einer bei seinem Eintritt schon tuberkulös war, 2 Putzfrauen und 4 Wäscherinnen. Eine der Wäscherinnen trat nach einjährigem Dienste aus dem Spital aus, um sich einer Operation tuberkulöser Lymphdrüsen zu unterziehen, eine zweite erkrankte bald nach ihrem Austritt an fieberhafter Bronchitis, wir erfuhren von ihrer Erkrankung nur dadurch, daß sie, stark abgemagert und mit florider Apicitis, sich wieder um ihre Stelle im Spital bewarb. Nur die längere Dauer der Beobachtung und die Einbeziehung der Wäscherinnen hat den Nachweis von Infektionen möglich gemacht. Allerdings verdient hier das eine hervorgehoben zu werden, daß die Ernährung des gesamten Personals infolge der Kriegszeit eine sehr erheblich schlechtere und unzureichendere als sonst üblich war [1].

---

[1] Der Reichsminister des Innern hat in einem Erlasse vom 10. XI. 1920 Grundzüge für den Schutz des Krankenpflegepersonals gegen Erkrankungen an Tbc. aufgestellt (Anhang VIII), und hat unter dem 22. XII. 1924 Richtlinien, betreffend Maßnahmen zur Eindämmung der Tbc. unter den religiösen Krankenpflegepersonen herausgegeben.

Ein Versuch, die Häufigkeit und die Bedeutung von „Reinfektion" an Heilstätten-patienten festzustellen (FREYMUTH: Beitr. z. Klin. d. Tuberkul. Bd. 33), ist nur erwähnens-wert als charakteristisch für die Kritiklosigkeit, mit der solche Untersuchungen vorgenommen werden.

Schließlich sei auch noch auf die oben erwähnte Arbeit von BÜRGERS und HÜTT hin-gewiesen, die uns in Rheinland und Westfalen eine je nach den *beruflichen Verhältnissen ganz verschiedene Sterblichkeit der Männer, dabei aber relativ geringe Unterschiede in der Tbc.-Sterblichkeit der Frauen zeigt.* Würde der Infektion der Erwachsenen *große* Bedeutung bei-zumessen sein, so müßte man erwarten, daß bei der starken Infektionsgelegenheit, der die Frauen tuberkulöser Männer ausgesetzt sind, sich ein weitergehenderer Parallelismus be-merkbar macht als tatsächlich feststellbar.

Auch wenn wir sehen, daß Staub- und Alkoholgewerbe, Berufe mit gewerblicher Ver-giftungsgefahr, eine besonders hohe Tbc.-Mortalität aufweisen, so können wir all dies un-möglich auf erhöhte Infektionsgefahr zurückführen, sondern *nur auf die überwiegende Be-deutung erhöhter Disposition, die aus der stets vorhandenen Infektion die Erkrankung macht.*

Aber es darf doch nicht übersehen werden, daß uns die *Untersuchungen* WEINBERGS *das Vorkommen von tuberkulöser Infektion beim Erwachsenen mit nachfolgendem Tode beweisen,* daß auch bei der Untersuchung von BÜRGERS und HUTT in den Kreisen mit hoher Tbc.-Sterblichkeit der Männer, meist auch die Tbc.-Sterblichkeit der Frauen eine erhöhte ist — wovon vielleicht ein Teil auf Ansteckung zurückzuführen ist —, daß schließlich die Zahlen HAMELS über Ärzte an Tbc.-Abteilungen und die Zahlen über die Tbc.-Sterblichkeit von Kran-kenpflegerinnen *für die Bedeutung der Reinfektion sprechen.* Insbesondere aber ist zu bedenken, daß wir uns stets auf Tbc.-*Sterblichkeits*-Statistiken beziehen, die uns über Erkrankungshäufigkeit nichts sagen — während es recht gut möglich wäre, daß die Reinfektion Erwachsener zwar nur in einer beschränkten Anzahl zum Tode, in einer weit größeren Zahl aber nur zu Erkrankungen führt. Haben wir doch schon darauf hingewiesen, daß die spät auftretenden Erkrankungen eine bessere Prognose zu bieten scheinen, als die in den Pubertäts- und in den darauf folgenden Jahren auftretenden.

Wenden wir uns nun der Frage der „*Heredität*" zu, so kann ein häufiges Vorkommen der Tbc. in bestimmten Familien zurückgeführt werden: auf erhöhte Infektionsgefahr (infolge der Tbc. der Ascendenten) und erhöhte Krankheits-disposition, wobei letztere aber nicht nur durch ererbte Anlage, sondern auch durch unter Umständen ebenfalls ererbte äußere Verhältnisse (nicht nur vererbte Wohlhabenheitsverhältnisse, auch vererbter Beruf!) verursacht sein kann.

Bei ALBERT MÜLLER (10) und bei CORNET finden wir Tabellen, in denen die Angaben verschiedener Autoren über hereditäre Belastung zusammengestellt sind. Die Angaben schwanken zwischen 10—83%, was — wie CORNET meint — die Vermutung nahelegt, „daß der Begriff ‚Heredität' sehr dehnbar ist" (auf verschiedene verwandtschaftliche Grade aus-gedehnt werden kann), „und daß nicht die reinen Tatsachen, sondern das subjektive Urteil des Beobachters den ausschlaggebenden Einfluß auf die Zahlen ausübt". Der erste Einwand läßt sich wohl beseitigen, wenn man nur die Eltern, nicht aber andere Verwandte in die Berechnung einbezieht; leider ist in den beiden Tabellen nur bei sehr wenigen Autoren an-gegeben, welche Verwandtschaftsgrade sie berücksichtigt haben. Die zweite genannte Fehler-quelle wird sich dann aufs stärkste geltend machen, wenn das Material von einem einzelnen gesammelt wurde. Da kommt es gewiß darauf an, mit welcher Eindringlichkeit nach der Heredität geforscht, wieweit zweifelhafte Angaben im bejahenden oder verneinenden Sinne gedeutet werden.

Als Beispiel für diesen Umstand mögen hier die Veröffentlichungen von ALBERT MÜLLER und H. SCHNYDER (11) dienen, die beide in demselben Schweizer Kurorte Weißenburg — der zweite als Nachfolger des ersteren — tätig waren, und von denen der erstere 1876, der letztere 1886 Untersuchungen veröffentlicht hat. Der erstere, der versichert, „stets sehr vorsichtig zu Werke gegangen" zu sein, „um weder zu insinuieren noch abzuschrecken", fand unter 988 Patienten bei 28,6% hereditäre Belastung, d. h. Tbc. bei Eltern, Großeltern oder Geschwistern der Eltern, bei Beschränkung allein auf Eltern 21,8%. SCHNYDER hin-gegen fand unter 3461 Patienten folgende Arten von hereditärer Belastung: „aus notorisch phthisischen Familien, Phthisen in verschiedenen Verwandtschaftsgraden" 24,1%, dann von phthisischen Eltern stammend 24,4%, von den Großeltern oder den Geschwistern der Eltern her belastet 4,7%, also bisher 53,2% hereditär Belastete, wozu er noch weitere 12,85% mit tuberkulösen Geschwistern, also insgesamt 66,15% hereditär Belastete rechnet. Wieso kommt er nun zu den von seinem Vorgänger so abweichenden Zahlen (53,2 gegen 28,6%). Er selbst beantwortet die Frage ausführlich mit einer Klage über die Hinterhältigkeit der Patienten, die ihre Abstammung aus tuberkulösen Familien häufig zu verheimlichen suchen, mit der Schwierigkeit, die Heredität richtig zu erfahren, der eindringlichen Art der Erhebung, die notwendig sei.

Es kann aber auch bei einem und demselben Beobachter die Intensität der Nachforschung starken Schwankungen unterliegen. So fand Sokolowski (Zeitschr. f. Tuberkul. Bd. 2, S. 210) bei seinen in der Privatpraxis angestellten Nachforschungen in den ersten Jahren durchweg hohe Prozentzahlen der hereditären Belastung, 1886 von 310 Lungenkranken 50% belastete (von seiten der Eltern oder Geschwister), 1897 aber von 678 nur 11,80%.

Die Verschiedenheit der Fragestellung, die verschiedene Eindringlichkeit und vielleicht auch die verschiedene Deutung der Angaben erklärt wohl vollkommen die Verschiedenheit der Resultate. Diese Verschiedenheit zeigt uns aber auch den geringen Wert derartiger familienanamnestischer Erhebungen.

Ein gleichmäßigeres Resultat ergeben die Sammelforschungen, denen ein allgemein weniger eindringliches Fragen zugrunde liegt.

Jacob und Pannwitz bearbeiteten 3295 Fälle aus deutschen Lungenheilstätten. Darunter kam vor:

Schwindsucht des Vaters 518 mal
Schwindsucht der Mutter 382 mal
900,

davon 84 mal bei beiden Eltern, außerdem 306 mal bei entfernten Angehörigen; 659 hatten lungenkranke Geschwister. Es scheinen demnach 27,3% von seiten der Eltern hereditär belastet gewesen zu sein.

Ein noch größeres Material verarbeitet die Sammelstatistik des Reichsgesundheitsamtes (12), die über 14 997 männliche, 3927 weibliche Kranke der Volksheilstätten, 825 männliche, 463 weibliche Kranke der Privatanstalten verfügt.

Tabelle 33.

| Es war | Von den Patienten | |
|---|---|---|
| | der Volksheilstätten | in den Privatanstalten |
| | (Die eingeklammerten Zahlen bedeuten das weibliche Geschlecht) | |
| Der Vater sicher tuberkulös | 13,2 (21,0)% | 11,3 (16,2)% |
| Wahrscheinlich tuberkulös (die sicher tuberkulösen eingerechnet) | 17,2 (23,8)% | 13,3 (18,1)% |
| Die Mutter sicher tuberkulös | 9,1 (15,9)% | 13,0 (17,3)% |
| Wahrscheinlich tuberkulös | 11,7 (18,2)% | 14,2 (17,9)% |
| Beide Eltern sicher tuberkulös | 2,1 ( 4,9)% | 3,0 ( 6,7)% |
| Wahrscheinlich tuberkulös | 2,6 ( 5,3)% | 3,3 ( 6,7)% |
| Vater oder Mutter oder beide zusammen sicher tuberkulös | 20,2 (32,0)% | 21,2 (26,8)% |
| Wahrscheinlich tuberkulös | 26,4 (36,7)% | 24,2 (29,4)% |
| Von der entfernteren Ascendenz (Großeltern, Onkeln) sicher tuberkulös | 1,3 ( 1,8)% | 5,8 ( 9,3)% |
| Wahrscheinlich tuberkulös | 1,5 ( 2,1)% | 6,5 ( 9,5)% |
| Geschwister waren sicher tuberkulös | 13,4 (17,6)% | 17,1 (23,8)% |
| Wahrscheinlich tuberkulös | 16,5 (21,2)% | 18,3 (25,5)% |
| Überhaupt in der Familie jemand sicher tuberkulös | 29,1 (43,3)% | 37,3 (48,4)% |
| Wahrscheinlich tuberkulös | 37,9 (50,5)% | 42,3 (52,5)% |

Der aus diesen Zahlen gezogenen Schlußfolgerung, daß die für die Pfleglinge der Volks- und Privatheilanstalten gewonnenen Zahlenverhältnisse eine ziemliche Übereinstimmung zeigen, kann, soweit es sich um Belastung von seiten der *Eltern* handelt, beigestimmt werden. Bei der Belastung durch väterliche Tuberkulose zeigen die Privatanstalten niedrigere Zahlen als die Volksheilstätten; das Umgekehrte ist bei der mütterlichen Tbc. der Fall. Die Ansicht HAMELS, daß die bei der Gesamtfamilienbelastung höheren Zahlen darauf beruhen dürften, daß die Pfleglinge der Privatheilstätten im allgemeinen eine bessere Kenntnis ihrer Familienverhältnisse haben als die der Volksheilstätten, wird dadurch bekräftigt, daß es gerade die Belastung durch entferntere Verwandte, Großeltern, Onkel und durch Geschwister ist, die bei den Privatanstalten beträchtlich größer ist als in den Volksheilstätten. Auf keinen Fall läßt sich aus diesen Zahlen eine Bekräftigung der an sich sehr plausiblen Ansichten WOLF-REIBOLDSGRÜNS ableiten, daß unter den Wohlhabenden die Heredität eine größere Rolle spielt als unter den Unbemittelten.

In der preußischen Armee [FISCHER (13): Die Lungentuberkulose in der Armee 1906] finden sich unter 11 500 Fällen 3606 hereditär Belastete, und zwar

Tabelle 34.

| | |
|---|---|
| 1504 vom Vater allein . . . . . . . . . . . . | 13,1% |
| 975 von der Mutter allein . . . . . . . . . . | 8,5% |
| 532 von beiden Eltern . . . . . . . . . . . | 4,6% |
| 3011 | 26,2% |
| 121 mit der Angabe „erbliche Belastung" . . | 1,0% |
| 454 deren Geschwister tuberkulös waren . . . | 4,0% |

Bemerkt sei, daß unter 1622 Fällen der Jahre 1898—1904, bei denen hereditäre Belastung angegeben wurde, 75% körperliche Degenerationserscheinungen im Sinne des Habitus phthisicus zeigten.

Die Zahlen der Heredität von seiten der Eltern stimmen recht gut mit denen in den Heilstätten ermittelten überein.

Aber auch die Londoner Spitalärzte kamen bei einer Enquete aus der Mitte des vorigen Jahrhunderts zu ähnlichen Zahlen (von 1010 Fällen 24,5%) und ebenso die Schweizer Naturforschergesellschaft (1865—1869). Von 5233 waren 22,3% hereditär belastet (von seiten der Eltern?).

Wir können aus allem vielleicht schließen, *daß sich bei rund $^1/_4$ aller Tuberkulösen ohne besonders eindringliches Befragen eine hereditäre Belastung von seiten der Eltern feststellen läßt.*

Zu größeren Zahlen kommt der (österreichisch-ungarische) „statistische Bericht" über die Sammelforschung im k. u. k. Heere (14).

Von der Gesamtzahl der 1419 Fälle von Lungen-Tbc. und 863 Fällen von Tbc. anderer Organe waren hereditär belastet:

Tabelle 35.

| | Vater | Mutter | Vater und Mutter | Geschwister | Andere Verwandte |
|---|---|---|---|---|---|
| Lungen . . . . . . | 37,2 | 27,2 | 17,4 | 8,7 | 9,5 |
| Andere Organe . . | 37,1 | 31,0 | 7,4 | 15,9 | 8,6 |

Auffallend ist es auch, daß in allen diesen großen Statistiken die Belastung von seiten des Vaters häufiger, und zwar meist recht beträchtlich häufiger ist als die von seiten der Mutter. Aus der Tatsache, daß in der ganzen Bevölkerung die Tbc.-Sterblichkeit der Männer größer ist als die der Frauen, läßt sich diese Differenz nicht erklären, sie ist hierfür zu groß. Diese Feststellung steht aber auch im Gegensatze zu der in den folgenden Beobachtungen festgestellten häufigeren Belastung von seiten der Mutter.

Vielleicht ist sie dadurch zu erklären, daß sehr viele an den Erhebungen Beteiligte nicht berücksichtigten, daß unter der anamnestisch oft gehörten Auskunft die Mutter starb „nach einer Geburt", „im Wochenbett", nicht Erkrankungen infolge Blutungen, Kindbettfieber u. dgl. zu verstehen sind, sondern, wie weitere Nachforschung häufig ergibt, monatelang später erfolgter Tod an Tuberkulose.

Um die Rolle der Heredität übrigens richtig werten zu können, müßten wir nicht nur über die Heredität der Tuberkulösen, sondern auch über die der Nichttuberkulösen orientiert sein; leider liegen hierüber keine umfassenden Untersuchungen vor, aber immerhin wird man sagen können, daß unter ihnen eine so große hereditäre Belastung — ungefähr $^1/_4$ der Eltern tuberkulös — nicht zu erwarten ist.

Versuche, Tuberkulöse und Nichttuberkulöse mit Bezug auf hereditäre Belastung miteinander zu vergleichen, liegen mehrfach vor:

11*

Paul Croner (15) hat 612 Todesfälle von Lungen-Tbc. nach den Akten zweier Lebensversicherungsgesellschaften, und zwar 572 Männer, 40 Frauen, bearbeitet, außerdem 252 Fälle von nicht an Tbc. Gestorbenen. Es erwiesen sich mit Tbc. belastet 21,4% der an Tbc. Verstorbenen, 13,5% der an anderen Krankheiten Verstorbenen, von den Eltern her 13,1% bzw. 7,5%. Rechnet man die „Brustkrankheiten" hinzu, so ergibt sich eine Gesamtbelastung von 29,4% bzw. 20,6%.

Eine auf großem Material fußende Statistik der Gothaer Lebensversicherungsbank 1829 bis 1878 zeigt nach Florschütz (16) Tabelle 36.

Die Zahl der mit Tbc. von seiten der Eltern Belasteten ist hier kleiner als nach anderen Untersuchungen; es ist aber zu berücksichtigen, daß hereditäre Belastung allein schon ein Abweisungsgrund bei der Aufnahme in die Lebensversicherung ist (und noch mehr in früheren Zeiten war), und daß hereditär Belastete nur dann Aufnahme finden können, wenn sie in bezug auf Körperbau oder Alter günstig erscheinen und vor der Aufnahme keinerlei tuberkulöse Erkrankungen durchgemacht haben. Daß übrigens gerade bei Lebensversicherung

Tabelle 36.

|  | Unter den an Tbc. gestorbenen 1428 Personen war Tbc. angegeben | Unter den 1428 Vergleichspersonen |
|---|---|---|
| Beim Vater . . . . . . . . | 8,4 | 3,5 |
| Bei der Mutter . . . . . . | 7,6 | 3,6 |
| Vater und Mutter . . . . . | 0,6 | 0,3 |
| Geschwister (ohne Eltern) . | 17,8 | 10,3 |
| Nur weitere Familie . . . . | 1,5 | 0,1 |
|  | 35,9 | 17,8 |

Dissimulation, Verschweigen und unverläßliche Angaben häufig sind, braucht wohl nicht erwähnt zu werden.

Kuthy (17) hat nach Krankengeschichten der Universitätsklinik die hereditäre Belastung zu studieren gesucht, und zwar bei 432 Tuberkulösen, 108 Nichttuberkulösen; diese letztere Zahl ist allzu gering, um Schlüsse zu rechtfertigen, fraglich ist auch, ob die Anamnesenerhebung mit der nötigen Sorgfalt geschah. Auffallend ist die Kleinheit der sich hier ergebenden Differenzen, 23,8% von elterlicher Seite aus Belastete bei den Tuberkulösen, 22% bei den Nichttuberkulösen. Hingegen glaubt er bei den hereditär Belasteten einen Beginn in früheren Jahren feststellen zu können, was ja mit anderen Beobachtungen (S. 153) übereinstimmt. Der Beginn der Erkrankung fiel bei 81,6% der hereditär Belasteten, bei 66,9% der nicht hereditär Belasteten vor das 30. Jahr. Schwarzkopf hat bei ganz kleinem Material bei Nichttuberkulösen mehr hereditäre Belastung gefunden als bei Tuberkulösen. Reiche (18) fand unter 4460 Lungentuberkulösen 33,2% von seiten der Eltern belastet, unter 7860 Lungengesunden 15%.

Darauf, daß die Resultate aller dieser Untersuchungen einerseits von der Intensität der Befragung, von dem Eifer, evtl. der Voreingenommenheit des Untersuchenden, andererseits von dem guten Willen, dem Gedächtnis und der Intelligenz der Befragten abhängen, ist bereits oben hingewiesen worden. Mit Rücksicht auf die bessere Diagnosenstellung bei Wohlhabenden, den engeren Familienzusammenhang, die meist größere Intelligenz werden bei diesen belastende Familienangehörige weniger leicht der Erfassung entgehen als bei Unbemittelten. Ist so schon insbesondere in den unteren Volksschichten die anamnestische Feststellung der Todesursachen eine unverläßliche, so gilt dies natürlich noch viel mehr von Erkrankungen; wie groß hier die Unterschiede zwischen den Angaben der Kranken und den tatsächlich bestehenden Verhältnissen sind, zeigt folgende Tabelle 37 von de la Camp (19).

Tabelle 37.

| In 750 Familien, deren Vater in Heilstättenpflege sich befand, waren | Nach anamnestischer Angabe des Heilstättenpfleglings | Auf Grund der Untersuchung |
|---|---|---|
| von 573 Ehefrauen . . | lungenkrank 10 % | 46% |
|  | skrofulös 2,4% | 63% |
| von 1043 Kindern . . | lungenkrank 4,1% | 19% |
|  | gesund 84,2% | 18% |

Den Gedanken, sich einen *Einblick* in die Verhältnisse, Aufklärung über die verschiedenen Faktoren bei der tuberkulösen Entstehung dadurch zu verschaffen, daß *man die Einwohnerschaft eines ganzen Ortes in eine Untersuchung einbezieht*, daß man sich soweit wie möglich an der Hand vorhandener Aufzeichnungen — wo diese fehlen, durch Befragung der Familienmitglieder und Ärzte — ein genaues Bild der tuberkulösen Verbreitung in dem betreffenden Orte verschafft, *daß man sich bemüht, den Wegen der Tbc. nachzugehen* — diesen durchaus glücklichen Gedanken scheint zuerst Riffel (20) gehabt zu haben und er hat mit bewunderungswürdigem Fleiß und Eifer in einer Zeit, die für derartige Arbeiten keinerlei

Verständnis hatte, die ihr Hauptziel in der Erforschung des Bacillus sah und allen anderen Forschungsmethoden gegenüber ihre Augen verschloß, seine Untersuchungen durchgeführt. Zuerst war es sein Geburtsort Karlsdorf — früher Dettenheim genannt —, den er durchforschte, dann die Ortschaft Stupferich bei Karlsruhe[1]). Das Resultat seiner Untersuchungen faßt er in die Worte zusammen: „Aus all dem geht meines Erachtens unzweideutig hervor, daß erstens die Schwindsucht eine auf erblicher Veranlagung beruhende Krankheit ist, die sich in einem je nach Umstand früher oder später auftretenden Zerfall (Verfaulen) des Lungengewebes äußert, wobei der Tuberkelbacillus die Rolle eines echten Saprophyten spielt und nicht der Erreger derselben ist. Zweitens geht deutlich hervor, daß auf derselben vererbten Veranlagung auch die Entstehung von Krebs und anderen Konstitutionskrankheiten beruht."

Wenn RIFFEL zu solchem Resultat kam, so war daran einerseits die Voreingenommenheit, mit der er sich an die Sammlung und Beurteilung seines Materials machte, andererseits aber auch der Umstand schuld, daß bei dem damaligen Stand der ganzen Tbc.-Forschung bei Unbekanntsein längerer Latenzperioden, bei der allzu einseitigen Betonung des rein infektiösen Moments auch Unvoreingenommenen sich manche Beobachtungen ergeben mußten, die geeignet erschienen, die ganze herrschende Lehre umzustoßen, während sie tatsächlich doch nur auf Lücken und Fehler in ihr hinwiesen.

Auch RIFFELS Fragestellung ist eine verfehlte; er fragte nach einem Entweder-Oder, Infektion oder Heredität, während die Fragestellung dahin hätte gerichtet sein müssen, zu ermitteln, welches Gewicht jedem dieser Faktoren zufiele. Ich glaube, daß auch heute noch eine unvoreingenommene Bearbeitung des RIFFELschen Materials bei richtiger Kombination von Ahnentafeln (RIFFEL arbeitet nur mit Stammbäumen) manches Interessante ergeben würde. Darauf weisen auch schon die wenigen Ahnentafeln hin. die SCHLUETER und andere aus dem RIFFELschen Material konstruiert haben.

Eine rein statistische Verwertung dieses Materials hat KIRCHNER (Bericht über den Kongreß zur Bekämpfung der Tbc. als Volkskrankheit. Berlin 1899) vorgenommen. In den insgesamt 716 Familien, die RIFFEL untersuchte, waren 3911 Kinder, von denen 4,42% tuberkulös gewesen sind, und zwar in

Tabelle 38.

| | | | | | | |
|---|---|---|---|---|---|---|
| 606 | Familien, in denen | beide Eltern gesund waren | . . . . | 3,05% |
| 35 | „ | „ | „ | nur der Vater tuberkulös war | . . . | 7,38% |
| 60 | „ | „ | „ | „ die Mutter | „ | „ . . . | 9,76% |
| 19 | „ | „ | „ | beide Eltern | „ | waren . . | 21,85% |

Jedenfalls verdanken wir der RIFFELschen Methode eine Anzahl von interessanten Arbeiten auf dem Gebiete der Tbc.-Bekämpfung, seitdem die *Schüler* L. BRAUERS in Marburg daran gegangen sind, *ausgerüstet mit den Riffelschen Methoden und mit der ganzen Kenntnis unserer heutigen Anschauungen* über Tbc.-Infektion und Tbc.-Erkrankung, die Bevölkerung einzelner Ortschaften zu studieren. Erwähnt seien hier die Untersuchungen ROCKENBACHS über Walldorf (Beitr. z. Klin. d. Tuberkul. Bd. 4), FÜRBRINGERS (Ebenda Bd. 28), FISCHERS über Gremmelsbach und Langenschiltach (Ebenda Bd. 3).

Ausführlicher sei hier über die Arbeit DÖRNERS berichtet, der in einem Orte Badens, in der Gemeinde Liedolsheim, auf Grund eigener genauer Nachforschungen und an der Hand der amtlichen Register zur Aufstellung genauer Familientabellen kam. Da die Bevölkerung an sich homogen ist, ausschließlich Landwirtschaft betreibt, ein ausgesprochener Gegensatz von Arm und Reich nicht besteht, so war dieser Ort für derartige Untersuchungen besonders geeignet.

Genauen Einblick in seine Untersuchungsergebnisse gewährt die Tabelle 39, S. 166.

DÖRNER sagt, „die Gefahr der elterlichen Tbc. ist um so größer, je größer die Infektionsgefahr ist. Sie ist am größten, wenn beide Eltern tuberkulös sind, größer bei Tbc. der Mutter als der des Vaters". „Die auffallend hohe Sterblichkeit der Kinder zur Zeit der manifesten mütterlichen Tbc. ist geradezu beweisend für die Infektiosität der Tbc." Wir müssen es uns versagen, hier weiter auf DÖRNERS Arbeit (21) einzugehen und verweisen diesbezüglich auf das ja leicht zugängliche Original.

Eine großangelegte Arbeit über das Schicksal der von an Tbc. Verstorbenen Abstammenden verdanken wir WEINBERG (22). In der bei diesem Autor selbstverständlichen genauen

---

[1]) Seine wichtigsten Veröffentlichungen sind: „Die Erblichkeit der Schwindsucht und tuberkulösen Prozesse, nachgewiesen durch zahlreiches statistisches Material und die praktische Erfahrung." Karlsruhe: F. Gutsch 1890; „Mitteilungen über die Erblichkeit und Infektiosität der Schwindsucht." Braunschweig: Bruhn 1892; „Weitere pathogenetische Studien über Schwindsucht und Krebs und einige andere Krankheiten." Frankfurt: L. Alt 1901; „Schwindsucht und Krebs im Lichte vergleichender statistisch-genealogischer Forschung." Karlsruhe: F. Gutsch 1905.

Tabelle 39.

| | Nur Vater an Tbc. gest. | Nur Mutter an Tbc. gest. | Vater und Mutter tuberkulös gest. | Eltern gest. nicht tuberkulös | Eltern noch lebend oder einer nicht-tuberkulös gest. | Zusammen |
|---|---|---|---|---|---|---|
| Zahl der Kinder . . . . | 683 | 759 | 277 | 895 | 1853 | 4467 |
| Vor Geburt gest. . . . . | 3,9% | 2,1% | 5,1% | 3,6% | 2,9% | 3,2% |
| Im 1. u. 2. Lebensjahr gest. | 33,8% | 40 % | 25,2% | 29,3% | 21,6% | 28,4% |
| Davon im Bereich d. letzten 7 J. eines der an Tbc. gest. Eltern . . . . . | 14,7% | 33,5% | 33,0% | — | — | 25,9% |
| Davon an Tbc. überhaupt während dieses Alters . | 5,8% | 8,7% | 17,1% | 1,9% | 4,9% | 5,3% |
| Im 3.—25. J. gest. . . . | 10,4% | 13,9% | 11,2% | 7,7% | — | 10,6% |
| Davon im Bereich d. letzten 7 J. eines der an Tbc. gest. Eltern . . . . . | 22,5% | 21,7% | 25,7% | — | — | 22,6% |
| An Tbc. während dieses Alters . . . . . . . . | 39,4% | 35,8% | 58,0% | 27,5% | — | 37,5% |
| Erreicht das 25. Lebensjahr | 43,4% | 37,6% | 39,7% | 55,2% | — | 45,3% |

und exakten Weise werden die Erfahrungen über das Schicksal der ehelichen Kinder der in Stuttgart 1873—1902 gestorbenen ortsansässigen Tuberkulösen bearbeitet. Erfaßt werden 3146 väterlicherseits und 2022 mütterlicherseits tuberkulosebelastete Familien mit 11 141 bzw. 6911 Kindern, insgesamt also (einschließlich der durch das Vorkommen von Tbc. bei beiden Eltern veranlaßten Doppelzählungen) 18 052 Kinder. Als Quelle dienten die Stuttgarter Totenscheine und die Stuttgarter Familienregister. Sie hat also vor allen anderen Arbeiten *den großen Vorteil des großen Materials voraus, ferner den Vorzug, daß sie sich ausschließlich auf amtliche Totenscheine stützt,* die in einer Stadt wie Stuttgart in den letzten Jahrzehnten gewiß recht zuverlässig waren. Sie berücksichtigt aber natürlich in keiner Weise diejenigen Erkrankungen, die nicht zum Tode führten.

Es kann hier nicht auf den ganzen Inhalt dieses lesenswerten Buches eingegangen werden, nur einige der Hauptresultate seien hervorgehoben. Bemerkt sei, daß das Schicksal der Kinder bis zum 20. Lebensjahr verfolgt wird.

Tabelle 40.

| | Beobachtete allgem. Sterblichkeit in Proz. der Erwartung bei Tbc. | | | Beobachtete Tbc.-Sterblichkeit in Proz. der Erwartung bei Tbc. | | |
|---|---|---|---|---|---|---|
| | des Vaters | der Mutter | überhaupt | des Vaters | der Mutter | überhaupt |
| Geburt. . . . . . . . . . | 87 | 84 | 86 | — | — | — |
| 1. Lebensjahr . . . | 123 | 136 | 128 | 222 | 229 | 225 |
| 2.— 5. ,, . . . | 117 | 138 | 125 | 203 | 229 | 213 |
| 6.—10. ,, . . . | 101 | 103 | 102 | 109 | 193 | 142 |
| 11.—15. ,, . . . | 115 | 125 | 119 | 168 | 203 | 181 |
| 16.—20. ,, . . . | 197 | 277 | 225 | 264 | 382 | 307 |
| Insgesamt . . . . . . . | 118 | 133 | 124 | — | — | — |
| 1.—20. Lebensjahr . . . | 122 | 138 | 128 | 198 | 246 | 216 |

Hinzugefügt sei noch folgendes: Es beträgt der Überschuß an Tbc.-Todesfällen allein in Prozent des gesamten Überschusses der Todesfälle (Überschuß zwischen Erfahrung und Erwartung), s. nebenstehende Tabelle 41.

Tabelle 41.

| | |
|---|---|
| 1. Lebensjahr . . . . . . . . . . . . . . | 9 |
| 2.— 5. ,, . . . . . . . . . . . . . . | 51 |
| 6.—10. ,, . . . . . . . . . . . . . | 505 |
| 11.—15. ,, . . . . . . . . . . . . . | 155 |
| 16.—20. ,, . . . . . . . . . . . | 84 |
| Insgesamt . . . . . . . . . . . . . . . . | 32 |

Daraus ergibt sich also, daß in dem Alter von 6—15 Jahren die Mehrsterblichkeit an Tbc. zum Teil ausgeglichen wird durch eine Mindersterblichkeit an anderen Krankheiten. Zu bemerken ist, daß die Tbc.-Sterblichkeit im 1. Lebensjahr sich im Gegensatz zu der allgemeinen Sterblichkeit auf dessen zweite Hälfte anhäuft. Die Differenz zwischen der Tbc.-Sterblichkeit der von tuberkulösen Eltern Erzeugten zur Tbc.-Sterblichkeit der übrigen Bevölkerung ist — insbesondere wenn wir hier die noch später zu besprechende Sterblichkeit im Zusammenhang mit der Todeszeit der Eltern in Betracht ziehen — so groß, daß wir sie nicht durch die Ungleichheit sozialer Verhältnisse erklären können; wir müssen sie als tatsächlich bestehend annehmen.

Daß die Gefährdung der Kinder dann am größten ist, wenn sie mit ihren frühesten Lebensjahren in die Zeit der schwersten elterlichen Tbc. fallen, beweist uns die folgende Tabelle.

Die allgemeine Sterblichkeit der Kinder Tuberkulöser betrug bis zum 20. Lebensjahr in Prozenten von den 1873—1902 geborenen:

Tabelle 42.

| Geburtszeit der Kinder | Bei Tod an Tbc. | | Geburtszeit der Kinder | Bei Tod an Tbc. | |
| --- | --- | --- | --- | --- | --- |
| | des Vaters | der Mutter | | des Vaters | der Mutter |
| 0—³/₄ Jahre nach . . | 52,36 | — | 0— 5 Jahre vor . . | 52,31 | 57,31 |
| 0—1 ,, vor . . | 65,59 | 75,09 | 5—10 ,, ,, . . | 47,78 | 46,80 |
| 1—2 ,, ,, . . | 54,35 | 60,82 | 10—15 ,, ,, . . | 43,60 | 44,86 |
| 2—3 ,, ,, . . | 50,33 | 56,09 | 15—20 ,, ,, . . | 45,47 | 44,57 |
| 3—4 ,, ,, . . | 50,40 | 50,35 | über 20 ,, ,, . . | 42,87 | 45,72 |
| 4—5 ,, ,, . . | 43,50 | 42,68 | | | |

Auffallend ist hier die so viel größere Sterblichkeit der im letzten Lebensjahre des Vaters gegenüber den posthum geborenen Kindern, die annähernd gleichen Chancen aller mehr als 10 Jahre, aber auch schon der 5—10 Jahre vor dem Tode der tuberkulösen Eltern geborenen. Die Dauer bestehender offener Tbc. kann man wohl nur in Ausnahmsfällen mit mehr als 5 Jahren ansetzen, die Mehrsterblichkeit der bis zu 5 Jahre vor dem Tod des tuberkulösen Elternteils Geborenen ist also auf Rechnung der größeren Gefährlichkeit der Infektion im jugendlichen Alter zu setzen. Allerdings könnte man — insbesondere da die Zahlen ja über alle Gestorbenen, nicht nur über die an Tbc. Gestorbenen berichten — *von einer besonderen Lebensunfähigkeit der von tuberkulösen Eltern Gezeugten* (wenn die Zahlen nur über die tuberkulösen Todesfälle berichten würden, von einer besonderen Empfänglichkeit für Tbc. der von tuberkulösen Eltern Gezeugten) sprechen. Aber die geringe Sterblichkeit der posthum Geborenen macht uns wahrscheinlich, daß wenigstens vom Vater eine solche Schwäche nicht vererbt werden kann.

Man kann nach den oben erwähnten Untersuchungen POLLAKS, BERGMANNS u. a. (S. 136) annehmen, daß der Verlauf der kindlichen Tbc., insbesondere in den ersten Lebensjahren, in der Mehrzahl der Fälle ein recht rascher ist. POLLAK hat nun auf Grund seiner Erfahrungen die Behauptung aufgestellt, *daß die Gefährlichkeit der Infektion für den Säugling auch von der Beschaffenheit der Infektionsquelle abhängt*: die schweren letalen Phthisiker haben die Säuglinge meist mit einer letalen Tbc. infiziert, die Überlebenden sind fast stets von einer leichten Infektionsquelle infiziert worden, und zu denselben Schlußfolgerungen gelangt auf Grund ihres Materials MARGARETE RÖPKE (Beitr. z. Klin. d. Tuberkul. Bd. 54). Es ist vermutlich die Massigkeit der Infektion, die zu dieser Wirkung führt. Daß die von dem Schwertuberkulösen ausgehende Infektionsgefahr um so verderblicher wirkt, auf ein je jüngeres Individuum sie zur Geltung kommt, darauf weist die oben gebrachte Tabelle WEINBERGS ebenfalls hin. Daß aber *das Beisammensein mit Schwersttuberkulösen für Kinder auch höherer Jahrgänge eine bedeutend erhöhte Gefahr bildet,* zeigt die folgende Tabelle.

Die allgemeine Sterblichkeit der einzelnen 5 ersten Lebensjahre betrug in Prozenten der Beobachtungen nach den Erfahrungen von 1873—1902:

Tabelle 43.

| Geburtszeit der Kinder im Verhältnis zum Tod des tuberkulösen Elternteiles | | Geburt | 1. Lebensjahr | 2. Lebensjahr | 3. Lebensjahr | 4. Lebensjahr | 5. Lebensjahr |
| --- | --- | --- | --- | --- | --- | --- | --- |
| 0—³/₄ Jahre nach | | 4,5 | 33,5 | 11,8 | 5,1 | 1,8 | 1,9 |
| 0—1 ,, vor | | 4,8 | 58,5 | 15,0 | 3,2 | 2,3 | 1,8 |
| 1—2 ,, ,, | dem Tod der tbc. Eltern | 4,1 | 37,6 | 16,5 | 7,0 | 1,5 | 1,5 |
| 2—3 ,, ,, | | 3,5 | 34,2 | 10,4 | 8,4 | 2,2 | 2,1 |
| 3—4 ,, ,, | | 3,1 | 33,0 | 7,4 | 5,8 | 3,2 | 2,5 |
| 4—5 ,, ,, | | 4,1 | 28,7 | 6,8 | 3,1 | 2,25 | 1,9 |

In den ersten 4 Lebensjahren erreicht die Sterblichkeit bei derjenigen *Geburtsjahresklasse ihr Maximum, die mit dem betreffenden Alter in dem letzten Lebensjahr der tuberkulösen*

*Eltern lebt,* woraus wir bei dem raschen Verlauf kindlicher Tbc. wohl schließen können, daß durch Schwersttuberkulöse nicht nur der Untereinjährige, sondern Kleinkinder überhaupt im besonders hohen Maße gefährdet sind.

Allerdings haftet allen aus diesen Zahlen zu ziehenden Schlüssen der Mangel an, daß diese Tabellen uns die Todesfälle an allen Todesursachen vorführen, und daß sie uns nicht den Vergleich mit anderen von nichttuberkulöser Abstammung gestatten.

Einen leider nicht ganz so detaillierten, dafür aber um so zuverlässigeren Einblick in die Verhältnisse tuberkulöser Familien gewährt uns die folgende Tabelle:

Tabelle 44.

| | Es starben in Prozent der Erwartung an Tuberkulose in der Zeit | | | |
| | mehr als \| weniger als | | weniger als \| mehr als | |
| | 5 Jahre vor | | 5 Jahre nach | |
| | dem Tode eines der tuberkulösen Eltern | | | |
|---|---|---|---|---|
| 1. Lebensjahr | 96 | 412 | 692 | — |
| 2.— 5. ,, | 126 | 270 | 393 | — |
| 6.—10. ,, | 75 | 173 | 218 | (49) |
| 11.—15. ,, | 110 | 210 | 239 | 135 |
| 16.—20. ,, | 309 | 176 | 398 | 286 |

Wir sehen also hier eine ganz besonders hohe Tbc.-Sterblichkeit der Kinder, die ihre ersten Lebensjahre während der letzten Lebensjahre eines der tuberkulösen Eltern verbrachten. Aber auch Kinder höheren Alters scheinen durch den Schwertuberkulösen besonders gefährdet, denn auch die Tbc.-Sterblichkeit der 11—20jährigen ist innerhalb des Jahrzehntes, in dessen Mitte der Tod des tuberkulösen Elternteiles liegt, besonders hoch — höher als vorher oder nachher —, und daß sie besonders zahlreich nach dem Tode dieses Elternteiles starben, erklärt sich dadurch, daß die Ansteckung eben innerhalb der letzten Lebenszeit erfolgte und bis zur letalen Wirkung oft mehr Zeit vergeht, als bis zum Tod dieses Elternteiles. Auch wirkt vielleicht Verschlechterung der wirtschaftlichen Lage durch den Todesfall mit. Abweichend davon erscheint nur die hohe Tbc.-Sterblichkeit der 16—20jährigen in der Zeit von mehr als 5 Jahren vor dem Tode der Eltern. Das führt uns zu einer anderen auffallenden Tatsache, die uns noch deutlicher die Tabelle 40 zeigt.

Wir sehen dort, daß die Mehrsterblichkeit an Tbc. bei den Kindern unter 5 Jahren größer ist, was sich — im Zusammenhang mit der vorigen Tabelle — ungezwungen durch die besondere Gefährlichkeit früher Infektion durch Schwertuberkulöse erklärt. Wir sehen dann eine *relativ* geringe Mehrsterblichkeit im Alter von 6—15 Jahren und ein *zweites für die Kinder an Tbc. verstorbener Eltern gefährliches Alter zwischen 16—20 Jahren;* leider erstrecken sich die Erhebungen nicht über das 20. Lebensjahr hinaus. Daß innerhalb von 5 Jahren nach dem Tode des tuberkulösen Elters die Sterbewahrscheinlichkeit der 16- bis 20jährigen so ungeheuer erhöht wird (Tabelle 44), könnte auf eine besondere Empfänglichkeit gerade dieses Alters für Infektion zurückgeführt werden, wobei sich niedrigere Zahlen in der vorangehenden (III.) Kolumne daraus erklären lassen, daß die gefährlichste Infektion in die letzten Lebensmonate der Eltern fällt, so daß die Eltern früher sterben als die von ihnen infizierten Kinder (wie ja ähnliches auch in den ersten Lebensjahren der Fall zu sein scheint, sind doch in der IV. Kolumne die Prozentzahlen durchwegs größer als in der III.); auffallend größer ist aber der Anstieg der Sterbewahrscheinlichkeit in der zweiten Kolumne, in der ja von Frühinfektion in der Kindheit wahrscheinlich nicht und von Infektion im Pubertätsalter kaum — nur dort, wo eine offene Tbc. durch länger als 5 Jahre besteht — die Rede sein kann. Diese Zahl scheint uns — ebenso wie die der allerletzten Kolumne — darauf hinzuweisen, *daß, wie dieses Alter von 16—20 Jahren überhaupt zur Erkrankung besonders disponiert ist* (vgl. S. 147), *es ganz besonders die von tuberkulösen Eltern stammenden sind, die in diesen Jahren eine höhere Erkrankungsdisposition zeigen.* Infiziert ist ja in diesem Alter fast jeder — aber von den hereditär Belasteten sterben 3mal so viel, wie man nach dem Durchschnitt der Bevölkerung erwarten dürfte, auch dann, wenn eine Infektion durch die tuberkulösen Eltern unwahrscheinlich ist. Bemerkt sei noch, daß sich dieses Verhältnis nicht durch die im allgemeinen schlechtere Lage der Tuberkulösen erklären läßt — sind doch die Verhältniszahlen sehr viel größer als die von demselben Autor festgestellten Verhältniszahlen für die Ehegatten Tuberkulöser, die sich aber selbst nur zum Teil aus der sozialen Lage erklären lassen. Es sei auch darauf hingewiesen, daß, während in den ersten Lebensjahren die Gefährdung durch die tuberkulöse Mutter die durch den tuberkulösen Vater wenig überragt, in späteren Jahren die Belastung durch die Mutter von viel größerer Bedeutung zu sein scheint, als die durch den Vater.

Weinberg ist geneigt, die Steigerung im Pubertätsalter auf Einflüsse der Gleichheit der Berufstätigkeit bei Eltern und Kindern zurückzuführen. Diese Erklärung ist unbefriedigend, schon deshalb, weil eine Tbc.-Sterblichkeit, die 3 mal so hoch ist wie die nach der Gesamtheit der Bevölkerung zu erwartende, sich doch nur bei wenig Berufen und bei keinem Berufe in so früher Jugend findet. Man muß wohl zur Annahme ererbter körperlicher Eigenart kommen.

Alle Arbeiten, die uns Aufklärung über die Tbc.-Sterblichkeit der Abkömmlinge aus tuberkulösen Familien geben, sind wertvoll vom rein *praktischen* Standpunkt, vom Standpunkt der Beurteilung der *Eheschließung* Tuberkulöser, vor allem vom Standpunkt der *Lebensversicherung* aus, sie tragen aber wenig zu der Klärung der theoretischen Frage bei: Infektion oder ererbte Disposition? Diese Frage könnte nur durch Betrachtung zahlreicher Kinder geklärt werden, die, von tuberkulösen Eltern stammend, unmittelbar nach der Geburt oder mindestens vor dem Manifestwerden der elterlichen Tbc. von den tuberkulösen Eltern getrennt würden. Solche zuverlässigen Beobachtungen an größerem Material aber liegen nicht vor. Die starke Gefährdung durch die Mutter könnte als Hinweis auf die große Rolle der Infektion gedeutet werden. Aber ganz abgesehen davon, daß sie keineswegs immer besteht (Ferd. Fischer), ließe sie sich ja auch durch eine besondere Stärke der Veranlagung von mütterlicher Seite erklären. *Beweisend für die Rolle, die die Infektion spielt, ist die Häufung kindlicher Tbc.-Todesfälle um das Todesjahr der tuberkulösen Eltern.* Aber schließlich wird ja heute von niemandem die Infektiosität der Tbc. und die Gefährlichkeit der Infektion im kindlichen Alter bestritten. *Beweisend aber für die Rolle, die die Disposition, und zwar die ererbte Disposition spielt, sind gerade diese Angaben über die Tbc.-Sterblichkeit der 16—20-Jährigen.* Diejenigen, die von zur Tbc. disponierten oder tuberkulösen Eltern (aber wohl mit wenigen Ausnahmen noch nicht an offener Tbc. leidenden Eltern) stammen, sterben 3 mal so häufig an Tbc. (Kolumne II) wie die Kinder gesunder und nicht zur Tbc. neigender Eltern. Welcher Grund gerade zur höheren Tbc.-Sterblichkeit dieser Jahre führt, ist oben erörtert worden. Daß *gerade in diesem Alter* die ererbte Anlage in Erscheinung tritt, läßt sich wohl ungezwungen aus den Umständen erklären, die wir bei Besprechung der allgemeinen Disposition dieses Alters für Tbc. erwähnt haben, noch mehr aber aus dem *noch zu besprechenden Umstand, daß gewisse Lungen- und Thoraxanomalien sich gerade in diesem Alter erst entwickeln,* Anomalien, die als ererbt anzunehmen wir wohl allen Grund haben.

Über das Vorkommen ererbter, streng lokalisierter Minderwertigkeit, ihr Auftreten im bestimmten Alter seien zunächst folgende Angaben gebracht, über die Wolff-Reiboldsgrün (23) und Turban (24) berichten. Unter 22 Familienbeobachtungen fand letzterer in 19 Fällen Übereinstimmung des Sitzes bei zwei Generationen; unter 39 Geschwistergruppen (von denen 6 bereits in der elterlichen Gruppe enthalten) fand er 30 mal Übereinstimmung der Lokalisation. Bei den Ausnahmen bestand meist eine besondere körperliche Verschiedenheit in den Gesichtszügen und im Habitus. Er schließt daraus auf eine *Vererbung des Locus minoris resistentiae*: „Ein bestimmter Teil eines bestimmten Organs erweist sich als hereditär widerstandsunfähig gegenüber der tuberkulösen Invasion, ja selbst vorübergehende Mischinfektionen, wie akute Pneumonien und andere Komplikationen, befallen die Patienten an der Stelle, an der die Eltern oder Geschwister auch befallen waren." Auch verweist Turban auf das von Brehmer angegebene „Gesetz der Vererbung im korrespondierenden Lebensalter", für das Brehmer selbst und Turban (nach Dluski) einige Beispiele bringen, in denen eine Anzahl von Geschwistern im selben Alter an Tbc. gestorben sind. Edel (Beitr. z. Klin. d. Tuberkul. Bd. 50) hat aus der Literatur und eigenen Beobachtungen 444 Familien mit 1013 Personen zusammengestellt, in denen sich bei 71,4% der letzteren der Locus minoris resistentiae hereditarius nachweisen ließ (dort auch ausführliches Literaturverzeichnis). Coerper (Zeitschr. f. Tuberkul. Bd. 43) berichtet, daß bei tuberkulösen Erkrankungen des einen Elternteiles und Gesundbleiben des anderen, wenn sie in ihrem Habitus und ihrer Gebarung sehr verschieden waren, an Pubertätsphthise nur jene Kinder erkrankten, und zwar in einer der elterlichen Erkrankung ähnlich verlaufenden Art, die in ihrem Habitus dem erkrankten Elternteil ähnlich waren. Bei Erkrankung beider Eltern zeigt jedes Kind einen Verlauf der Erkrankung, der dem des Elternteiles mit demselben Habitus ähnlich ist.

Macht das eben Ausgeführte schon neben der generellen im Pubertätsalter bestehenden Disposition das Auftreten individueller Disposition sehr wahrscheinlich, so müssen wir uns nun die Frage vorlegen, worin diese Disposition besteht, welche angeborenen (oder erworbenen) körperlichen Eigentümlichkeiten zur Erkrankung an Tbc. führen, insbesondere in den uns gerade jetzt beschäftigenden Altersklassen.

Der „*Habitus phthisicus*" war als solcher bereits im Altertum bekannt — Hippokrates beschreibt ihn, und wir besitzen eine antike Statue, die uns einen Mann mit ausgesprochen phthisischem Habitus zeigt. Das Charakteristische dieses Habitus ist „der enge, seichte, von vorne her platte, von den Schlüsselbeinen und den flügelförmig vorstehenden Schultern überragte ... Brustkorb" (Rokitansky). Wir wollen hier auf die dieser Thoraxdeformation sowie der ganzen phthisischen Körperkonstitution zugrunde liegenden anatomischen Verhältnisse: Kleinheit des Herzens, Enge der Gefäße (Beneke, Brehmer u. a.), nicht näher eingehen, wollen nur auf einige speziell zu erhöhter Spitzendisposition führende anatomische Verhältnisse hinweisen.

W. A. Freund fand bei vielen Lungenkranken den ersten Rippenknochen auffallend kurz, den Knorpel frühzeitig verknöchert, Anomalien, die zu einer Stenose der oberen Brustapertur führen. Birch-Hirschfeld findet im Gebiete der hinteren apicalen Bronchien häufig eine Zusammendrängung, Verkürzung und unregelmäßige Form der Bronchialäste. Schmorl konnte nachweisen, daß die von ihm entdeckte Druckfurche der ersten Rippe genau dasselbe Gebiet der Lunge umschließt und gerade dort am tiefsten ist, wo Birch-Hirschfeld diese Deformität der subapicalen Bronchien fand. Hart (25) hat die Frage des phthisischen Thorax in einer größeren Anzahl von Arbeiten untersucht und sie besonders ausführlich dargelegt in dem Werk: „Die mechanische Disposition der Lungenspitzen zur tuberkulösen Phthise", sowie in einer gemeinsamen Arbeit mit Harras (26). Er hat alle Umstände, die die Spitzendisposition schaffen — die er nur als individuell anerkennt — auf das genaueste studiert und ihre Bedeutung nach allen Richtungen hin klargelegt. Er kommt auch zu einer scharfen Abgrenzung des phthisischen Thorax gegenüber dem Thorax paralyticus (sive asthenicus). Die Grundlagen der phthisischen Thoraxformation sind abnorme Entwicklungsverhältnisse der oberen Thoraxapertur (1. Rippenring), deren Bedeutung „in einer Raumbeeinträchtigung im Bereiche der seitlich-hinteren Rippenausbuchtung und damit einer Beengung gerade der Teile der interlaminären Fläche, in welcher sich die Lungenspitzen entfalten" liegt. „Die phthisische Thoraxform kann angeboren oder erworben sein", „sie kann in jedem Abschnitt der Entwicklungsperiode, namentlich aber zur Zeit der Pubertät bis zum vollendeten Wachstum manifest werden". Von besonderer Bedeutung für die Erwerbung der phthisischen Thoraxform ist die Schulskoliose. Hart ist der Meinung, daß die von Birch-Hirschfeld beschriebenen Veränderungen in den Bronchien mit der Raumbeengung durch den ersten Rippenring in engem Zusammenhang stehen. Er konnte abnorme Kürze des ersten Rippenknorpels unter 400 Leichen Erwachsener 114 mal feststellen, wovon nur 10 Fälle auf gesunde Lungenspitzen entfielen. In 78 Fällen fand er progrediente Lungen-Tbc. So einleuchtend es nach dem über die Bedeutung der Stauung des Luft-, Lymph- und Blutstromes Gesagten ist, daß diese Anomalien, daß vor allem jedes zu einer Stenose der oberen Brustapertur führende Moment die Disposition für eine Spitzen-Tbc. schafft, so war doch ein genauer Nachweis für diese Annahme notwendig.

Den *experimentellen Nachweis der prädisponierenden Bedeutung dieser Aperturstenose hat* Bacmeister (27) *dadurch geführt*, daß es ihm gelungen ist, bei Tieren (Kaninchen), die er in eine um den oberen Thorax gelegte Drahtschlinge hineinwachsen ließ und dann auf hämatogenem Wege, bei weiteren Versuchen auch auf aerogenem Wege mit Tuberkelbacillen infizierte, isolierte Spitzen-Tbc. zu erzeugen. Bacmeister faßt die Ergebnisse seiner Untersuchungen mit den Worten zusammen: „Das positive und wertvolle Resultat besteht darin, daß die prinzipielle Bedeutung der Aperturstenose und der räumlichen Behinderung der Lungen für die Spitzenerkrankung sichergestellt ist. Aber meine Versuche zeigen uns vielleicht nur das äußerste Extrem, ... vielleicht ist dieses Extrem gar nicht einmal notwendig." (Mitt. a. d. Med. u. Chir. Bd. 23, S. 622.) (Über die ganze Frage der Spitzendisposition s. auch die hübsche Schrift Bacmeisters: Die Entstehung der menschlichen Lungenphthise. Berlin 1914.)

Es ist versucht worden, zu ermitteln, ob tatsächlich bei einem größeren Prozentsatz von Personen mit einer progredienten oder zum Tode führenden Phthise solche Aperturveränderungen festzustellen sind.

Kaiser (Beitr. z. Klin. d. Tuberkul. Bd. 32) hat 394 Kranke auf Enge des oberen Rippenringes und Verknöcherung untersucht; er konnte ein Häufigerwerden dieser Verknöcherungen mit höherem Lebensalter feststellen. Im Alter von 21—30 Jahren fand er von 32 Fällen ohne Lungenherde bei 15 Verknöcherung — 46,88%, von 165 Fällen mit Lungen-Tbc. 73 Verknöcherungen — 55,88%. Die Zahlen sind zu klein, und diese Differenzen sind nicht groß, aber immerhin doch etwas auffallend; ebenso ist es auffallend, daß bei Betrachtung der Fälle nach Stadien keine Vermehrung der Zahl mit fortschreitender Krankheit festzustellen ist, was wohl gegen die sekundäre Natur der Verknöcherungen oder richtiger viel mehr wenigstens gegen ihr Entstehen im Laufe der Lungenerkrankung spricht. Allerdings wird der Wert der Untersuchung dadurch sehr beträchtlich herabgesetzt, daß Kaiser überhaupt keine Gesunden untersucht hat.

Manche halten die Untersuchungen Harts, Harras' und Bacmeisters nicht für stichhaltig, so z. B. Bauer (29), aber doch betont dieser letztere die Bedeutung des asthenischen, langen Thorax für die Prädisposition für Lungen-Tbc. und weiterhin die anderen häufigen

Begleiterscheinungen der asthenischen Konstitution (Hypoplasie des Herzens u. a.); ähnlich spricht sich SCHULTZ (30) aus, und BEITZKE (31) erkennt auch die Bedeutung individueller Eigentümlichkeiten als Prädisposition für die Lungenphthise an. WOLFF-EISNER (Beitr. z. Klin. d. Tuberkul. Bd. 59) kommt auf Grund seiner Untersuchungen zu einer Ablehnung der FREUND-HARTschen Anschauungen; aus seinem Material ließe sich aber eher der entgegengesetzte Schluß ableiten.

Sind naturgemäß die zahlenmäßigen Beweise für das Vorliegen der feineren anatomischen Veränderungen gering, so zeigen uns große *Massenuntersuchungen in zweifelloser Weise,* daß die Tuberkulösen im Durchschnitte einen schmaleren Brustkorb haben, leichter an Gewicht sind, dafür aber häufig — besonders in jungen Jahren — länger sind als die Gesunden.

Erwähnt sei hier vor allem eine ältere Arbeit DOUBRÉS [zitiert bei REIBMAYR (32)]. Er fand Erkrankungen an Lungeninfektion bei den Rekruten, deren Brustumfang nicht die halbe Körperlänge betrug, 15,5—15,8%, davon 40% gestorben. Bei dem Verhältnis Größe zu Brustumfang 1 : 0,55 2,17% gestorben, doch scheinen diese Relativzahlen aus recht kleinem Material berechnet zu sein.

Deutlich zeigt den Zusammenhang der Größe und des Brustumfanges mit der Tbc.-Häufigkeit SCHWIENINGS (33) Bearbeitung des Zählkartenmaterials der preußischen Armee, das 4500 Lungentuberkulöse umfaßt, die er mit 4700 nichttuberkulösen Soldaten verglich:

Tabelle 45.

| | Körpergröße | | | | | | | |
|---|---|---|---|---|---|---|---|---|
| | bis 155 | 155—160 | 160—165 | 165—170 | 170—175 | 175—180 | über 180 | |
| Nichttuberkulös . . . | 1,70 | 10,0 | 26,7 | 30,8 | 20,8 | 7,6 | 1,8 | 100,0 |
| Tuberkulös . . . . . | 0,59 | 6,3 | 20,8 | 34,0 | 26,3 | 9,3 | 2,6 | 100,0 |

In diesen Größengruppen war das Verhältnis von Brustumfang zur Körpergröße (= 100)

| | | | | | | | 180—185 | über 185 |
|---|---|---|---|---|---|---|---|---|
| Nichttuberkulös . . . | 53,1 | 51,9 | 50,9 | 50,1 | 49,2 | 48,5 | 47,7 | 47,7 |
| Tuberkulös . . . . . | 52,1 | 51,3 | 50,4 | 49,4 | 48,7 | 48,1 | 47,3 | 47,1 |

Von 100 Leuten hatten einen Brustumfang, der größer als die halbe Körpergröße

| | | | | | | | | |
|---|---|---|---|---|---|---|---|---|
| Nichttuberkulös . . . | 92,6 | 91,9 | 68,9 | 53,4 | 32,1 | 24,9 | 17,4 | 19,1 |
| Tuberkulös . . . . . | 92,6 | 81,8 | 57,5 | 40,7 | 24,6 | 18,8 | 9,3 | 12,5 |

Der durchschnittliche Brustspielraum betrug

| | | | | | | | | |
|---|---|---|---|---|---|---|---|---|
| Nichttuberkulös . . . | — | 7,2 | 7,4 | 7,6 | 7,8 | 7,9 | 8,2 | — |
| Tuberkulös . . . . . | — | 6,8 | 7,1 | 7,2 | 7,5 | 7,8 | 8,1 | — |

Der durchschnittliche Brustspielraum betrug bei einem Ausatmungsbrustraum von

| | bis 80 cm | 81–85 cm | 85—90 cm | über 90 cm | insgesamt | | | |
|---|---|---|---|---|---|---|---|---|
| Nichttuberkulös . . . | 7,9 | 7,7 | 7,4 | 7,1 | 7,6 | — | — | — |
| Tuberkulös . . . . . | 7,3 | 7,4 | 7,2 | 7,0 | 7,3 | — | — | — |

Sind dies auch alles Werte und Unterschiede, die keinen brauchbaren Maßstab für die Beurteilung des *Einzel*falles abgeben, so zeigen sie uns doch, daß sich unter den Tuberkulösen ein großer Prozentsatz von großer Körperlänge, von relativ geringem Brustumfang und relativ geringem Brustspielraum befindet.

Tabelle 46.

(Aus FLORSCHÜTZ: Allgemeine Lebensversicherungsmedizin. Berlin: E. S. Mittler & Sohn 1914.)

| | Durchschnittshöhe | | | Brust | | | |
|---|---|---|---|---|---|---|---|
| | | | | | eingeatmet | | ausgeatmet |
| Beitrittsalter | der Vergleichspersonen | der an Tbc. Gestorbenen | Unterschied | der Vergleichspersonen | der an Tbc. Gestorbenen | Unterschied | der Vergleichspersonen |
| 15—19 Jahre | 163,6 | 167,3 | +3,7 | 86,7 | 86,3 | —0,4 | 79,7 |
| 20—24 ,, | 169,4 | 171,2 | +1,8 | 91,5 | 91,1 | —0,4 | 84,0 |
| 25—29 ,, | 170,7 | 170,3 | —0,4 | 95,1 | 92,5 | —2,6 | 88,0 |
| 30—39 ,, | 169,9 | 170,1 | +0,2 | 96,3 | 93,8 | —2,5 | 90,5 |
| 40 u. darüber | 169,5 | 169,6 | +0,1 | 97,8 | 94,2 | —3,6 | 92,1 |
| Alle Alter | 169,8 | 170,0 | +0,2 | 95,8 | 93,1 | —2,7 | 89,5 |

Tabelle 46 (Forts.).

| Beitrittsalter | Brust ausgeatmet | | Bauchumfang | | | Gewicht | | |
|---|---|---|---|---|---|---|---|---|
| | der an Tbc. Gestorbenen | Unterschied | der Vergleichspersonen | der an Tbc. Gestorbenen | Unterschied | der Vergleichspersonen | der an Tbc. Gestorbenen | Unterschied |
| 15—19 Jahre | 80,2 | +0,5 | 72,0 | 73,6 | +1,6 | 58,1 | 60,5 | +2,4 |
| 20—24 „ | 84,5 | +0,5 | 78,4 | 77,1 | −1,3 | 69,9 | 68,4 | −1,5 |
| 25—29 „ | 86,3 | −1,7 | 82,7 | 80,1 | −2,6 | 72,8 | 70,2 | −2,6 |
| 30—39 „ | 88,1 | −2,4 | 86,6 | 82,7 | −3,9 | 75,3 | 72,2 | −3,1 |
| 40 u. darüber | 88,8 | −3,3 | 91,6 | 84,8 | −6,8 | 79,4 | 72,2 | −5,9 |
| Alle Alter | 87,2 | −2,3 | 85,9 | 81,7 | −4,2 | 74,6 | 73,5 | −3,6 |

Ebenso eindeutig sind die Daten (Tabelle 46), die den Versicherten der Gothaer Bank entstammen [Florschütz (34)]. Es wurden aus den Aufnahmeattesten die Körpermaße der später an Tbc. verstorbenen Versicherten entnommen, insgesamt 1428 Todesfälle, die sich aber auf verschiedene Altersstufen verschieden verteilen, so daß die Zahl der unter 20 Jahren etwas zu klein ist (41). Als Vergleichspersonen dienten diejenigen, deren Aufnahme je einer der an Tbc. verstorbenen Personen unmittelbar vorangegangen war (auch hier wieder eine kleine Zahl der unter 20 Jahren: 23). Wenn im Alter unter 25 Jahren die Ausatmungsstellung des Brustkorbes, der Umfang desselben und ebenso das Körpergewicht bei den Tuberkulösen etwas größer erscheint, so ist dies nur scheinbar, denn maßgebend für die Beurteilung des Brustkorbes und des Gewichtes ist nicht die absolute Zahl, sondern der Vergleich mit der Körperlänge, und dieses kleine Plus in Brustumfang und Gewicht wird sofort in ein Minus verwandelt, wenn wir es nicht an sich betrachten, sondern ins Verhältnis zur Körperlänge setzen, die bei den Tuberkulösen gerade in diesem jugendlichen Alter höher ist; ganz besonders aber fällt bei Betrachtung dieser Zahlen ins Gewicht, daß es sich um ein ganz ausgewähltes Material von Tuberkulösen handelt; denn bei der ärztlichen Auslese für die Versicherung werden besonders ungünstig Gebaute, besonders Schwächliche und Leute mit ausgesprochen phthisischem Habitus von vornherein abgewiesen. Auch Croner (Die Bedeutung der Lungenschwindsucht für die Lebensversicherungsgesellschaften. Inaug.-Dissert. Berlin 1899) fand im Material der „Victoria" den Brustumfang der 612 Tuberkulösen geringer (im Mittel von Inspiration und Exspiration 89,0) als bei 292 Nichttuberkulösen (92,05).

Daß sich der *phthisische Habitus*, wie Reiche (35) ausführt, unter den hereditär Belasteten häufiger findet als unter den Nichtbelasteten, muß jeder, der an eine ererbte Prädisposition glaubt, erwarten.

Reiche fand unter 1499 Untersuchten den phthisischen Habitus bei 17,5% der Männer, 17,3% der Frauen, unter 419 Belasteten den phthisischen Habitus bei 22,5% der Männer, 23,9% der Frauen.

Schon in früherer Zeit waren manche Autoren (Cohnheim, Henle) der Ansicht, daß „der phthisische Habitus nichts mit der Empfänglichkeit für Tbc. zu tun habe, sondern das Produkt der Krankheit sei" (Cohnheim). Andere, wie Liebermeister, sprechen sich vermittelnd aus, Sahli schreibt (immer zitiert nach Schlüter): „Der paralytische Thorax ist derjenige schwächlicher kachektischer Individuen. Er kommt besonders häufig bei Lungenschwindsucht vor, wo er teils als prädisponierende Ursache der Erkrankung, teils als Folge derselben zu betrachten ist." Cornet meint, daß der paralytische Thorax „nicht nur kein Vorbote, noch weniger, wie man früher angenommen hat, die Ursache der Phthise, sondern häufig nur eine nicht einmal regelmäßige Folgeerscheinung dieser Erkrankung sei", daß er sich vielleicht erst im Laufe der Erkrankung „durch Schwund besonders der Inspirationsmuskeln und des Fettes ausbilde". Gewiß ist es, daß der paralytische Thorax im Laufe der Phthise durch Abmagerung erst deutlich werden kann. Besonders bei Frauen mit ihrem reicheren und anders gelagerten Fettpolster können wir derartiges beobachten; daß aber ein Habitus phthisicus sich schon vor Entstehen einer Lungen*schwindsucht* findet, daß er familiär bei tuberkulösen Familien beobachtet wird, das kann wohl nicht geleugnet werden, und dafür sprechen auch bis zu einem gewissen Grade die oben gegebenen Zahlen über Körpergröße und Brustmaß der Soldaten und wohl mit aller Sicherheit die Daten der Lebensversicherungsgesellschaft, da die bei der Aufnahme der Versicherungswerber übliche genaue ärztliche Untersuchung das Bestehen eines irgendwie in Betracht kommenden Lungenleidens ausschließt. Um aber diesen Einwurf noch weiter zu entkräften, hat Florschütz durchschnittliche Höhe, Brust-, Bauchmaß und Körpergewicht der im Alter von 25—65 Jahren beigetretenen später an Tbc. gestorbenen Personen berechnet, getrennt nach der Zeit, die von ihrer Aufnahme bis zu ihrem Tode vergangen war; es zeigten sich nun annähernd dieselben

Durchschnittsmaße bei den 1—6, den 7—11 und den mehr als 12 Jahre nach Eingehen der Versicherung an Tbc. Gestorbenen — und wohl bei den zwei letzten Gruppen kann man — auch wenn man der ärztlichen Auslese mißtraut — nicht annehmen, daß zur Zeit, aus der die Maße stammen (Zeit der ärztlichen Untersuchung) ein irgendwie starker Lungenprozeß bestand. Der Erklärungsversuch, den POTTENGER (36) über das Entstehen von Thoraxveränderungen bei Lungenerkrankung bringt: Spasmen der Muskeln auf der affizierten Seite, darauffolgend Entartung der Muskeln, wenn der Prozeß chronisch geworden, reflektorische Reizung der Nerven, die die Rippenknorpel und deren Gelenke versorgen, durch intrapulmonale Entzündung, bedarf wohl noch sehr genauerer Nachprüfung. Ganz anders aber liegt die Frage, wenn behauptet wird, daß *Habitus phthisicus und insbesondere der paralytische Thorax nicht Folge der bestehenden Lungenschwindsucht, sondern Folge der tuberkulösen Kindheitsinfektion seien.* Da ja der weitaus größte Teil der Großstädter und ein großer Teil der Landbevölkerung eine Kindheitsinfektion durchmacht, so müßte es von der besonderen Art oder Massigkeit dieser Infektion abhängen oder von anderen hinzukommenden Momenten, ob es zur Entwicklung eines Habitus phthisicus kommt oder nicht. Wir sind aber heute nicht imstande, eine solche Behauptung zu widerlegen. Wir können nur die *Beweislast denen zuschieben, die diese Behauptung aufstellen.* Und mit diesen Beweisen sieht es allerdings recht schlecht aus. R. POLLAK gibt an, daß sich unter seinen Augen ein tuberkulöser Habitus bei infizierten Kindern entwickelt hat. Was er aber als tuberkulösen Habitus bespricht, „Schlaffheit, Magerkeit, auffallend lange Wimpern, starke Behaarung an Schläfen und Schulterblättern" ist — wie auch POLLAK angibt — das, was wir auch sonst oft bei Kindern mit schweren Ernährungsstörungen sehen, ist ganz verschieden von dem, was man sonst als Habitus phthisicus mit seiner charakteristischen Thoraxform ansieht. Nicht als notwendige Folge der Anschauung, daß der Habitus phthisicus der Ausdruck stattgehabter tuberkulöser Infektion sei, ist zu erwarten, daß dieser Habitus verschwindet, wenn die Infektion ausgeheilt ist. Aber immerhin wäre umgekehrt das Verschwinden des Habitus phthisicus mit voller Ausheilung der Tbc. ein Beweis dafür, daß der erstere eine Folgeerscheinung der letzteren sei. PETRUSCHKY (3) gibt an, derartiges beobachtet zu haben und verweist auf frühere Arbeiten. Vergeblich aber wird man in diesen Arbeiten (die er selbst an dieser Stelle angibt) nach genauen Angaben suchen. In seinem Referat, das er der ständigen Tbc.-Kommission der 71. Versammlung deutscher Naturforscher und Ärzte erstattet, fanden wir eine „Liste geheilter Fälle" (durch Tuberkulinbehandlung), in der es von mehreren Fällen heißt, „Lunge normal, vortrefflicher Zustand (Konstitutionsänderung)". Bei aller Achtung vor diesem Forscher sind diese wenigen Worte doch nicht beweisend genug. BALSTER (Zeitschr. f. Tuberkul. Bd. 41, S. 372) weist darauf hin, daß es auszuschließen sei, daß die Entstehung des Habitus phthisicus nur durch Frühinfektion zustande komme; denn wir sehen Kinder mit Habitus asthenicus, die nicht auf Tuberkulin reagieren. Der Beweis also, daß der Habitus phthisicus Folge der tuberkulösen Infektion sei, ist *noch nicht erbracht worden.* Es könnte übrigens dies der Fall sein, und doch könnte der Habitus phthisicus eine der Ursachen für das Erkranken an Lungenschwindsucht sein. Hingegen scheint es BALSTER, als ob sich unter den Infizierten (Pirquet-positiven) Kindern eine etwas größere Zahl von hochwüchsigen befinde als unter den nichtinfizierten. REDEKER (Zeitschr. f. Tuberkul. Bd. 42) konnte in seinem Material diese Behauptung nicht bestätigen; KLEINSCHMIDT (Beitr. z. Klin. d. Tuberkul. Bd. 59) fand unter den *lungentuberkulösen* Kindern des späteren Kindesalters eine verhältnismäßig große Zahl von asthenischem Habitus; er meint, daß die engbrüstigen mehr zu Lungen-Tbc., die weitbrüstigen mehr zur Skrofulose neigen. Die Erforschung des Zusammenhanges zwischen den verschiedenen Körpertypen und der tuberkulösen Erkrankung, von der heute wohl nur erst die ersten Ansätze vorhanden sind (COERPER: Zeitschr. f. Tuberkul. Bd. 43; JULIUS BAUER, KLEINSCHMIEDT: Beitr. z. Klin. d. Tuberkul. Bd. 59) wird uns wohl noch manche Aufklärung bringen.

Wir werden aber auf Grund des bisher vorliegenden Materiales zu der Annahme gelangen müssen, daß neben der Infektion *auch die ererbte Disposition eine wichtige Rolle spielt, eine Disposition, die besonders sich geltend macht im Alter der Pubertät* (über spätere Lebensjahre liegen leider keine Untersuchungen vor) *und die ihren Ausdruck findet in dem Habitus phthisicus,* vor allem in der diesem eigentümlichen Brustkorbkonfiguration. Einer der bei dieser letzteren als entscheidend in Betracht kommenden Momente (vielleicht das wichtigste) ist die Stenose der oberen Thoraxapertur.

Diese Stenose aber kann auch auf anderem Wege zustandekommen als nur durch ererbte ungünstige Anlage. HART und HARRAS haben nachgewiesen, daß zu *ähnlichen Verengerungen der Brustapertur erworbene Skoliosen der oberen Brust-*

*und Halswirbelsäule führen können* (siehe oben). Birch-Hirschfeld vermutet, daß die Verkümmerung in der Entwicklung des Bronch. apical. posterior auf *ungünstige Lebensbedingungen* zur Zeit des stärksten Lungenwachstums (Pubertät) zurückzuführen sei. Besonders bemerkenswert aber scheinen mir die Ausführungen Bacmeisters (27).

„Immer wieder machen wir die Erfahrung, daß Leute, deren Lebensweise eine ordentliche Durchlüftung des Thorax nicht gestattet, der Krankheit am meisten ausgesetzt sind. Eine dauernde oberflächliche Atmung bei vorwiegend *sitzender Lebensweise,* wo gewöhnlich durch Neigung des Kopfes und Beugung der oberen Wirbelsäule bei der Arbeit eine Art Fixierung des oberen Thorax und eine stärkere Neigung der Aperturebene erzielt wird, genügt wahrscheinlich schon zu einer räumlichen Behinderung der Lungenspitze, die ein Haftenbleiben der Bacillen nach sich ziehen kann. *Der krumm sitzende Schreiber, die Nähmädchen, die Zigarrenarbeiter, kurz alle, bei denen Beruf, Arbeit oder Gewohnheit eine vielleicht nur vorübergehende Stenose und eine starke Neigung der oberen Aperturebene hervorrufen,* sind der Gefahr der Spitzentuberkulose ausgesetzt, wenigstens dann, wenn sie schon irgendwo im Körper ihren tuberkulösen Herd tragen. Krause fand bei Röntgendurchleuchtungen bei verflachter Atmung am Thorax phthisicus Verdichtungsschatten des Spitzengewebes, die bei systematischen Atmungsübungen schwanden; auf gleiche Weise muß eine mechanische Behinderung bei durch den Beruf bedingter flacher Atmung und schlechter Körperhaltung resultieren. Unseres Erachtens sind besonders die Lungen gefährdet, die bei jungen unausgebildeten Körpern an eine regelmäßige normale Ausdehnung des Thorax gewohnt sind, und denen dann plötzlich eine veränderte Lebensweise die nötige Hebung und Erweiterung des ersten Rippenringes nimmt. Ein Mensch, der gewohnt ist, körperlich im Freien zu atmen, zu arbeiten und plötzlich stundenlang als Schreiber beschäftigt wird, ein Mädchen, das während des ganzen Tages über ihre Näharbeit gebeugt sitzt, ein Mann, der im Gefängnis gegen seine Gewohnheit zu sitzender Arbeit gezwungen wird, sie alle laufen Gefahr, *ihre gut entwickelten Lungenspitzen jetzt räumlich zu beengen und zur Tbc. zu disponieren.“*
Ähnliche Ansichten hat schon vor Bacmeister u. a. auch Schlüter geäußert. An anderer Stelle erwähnt Bacmeister (Beitr. z. Klin. d. Tuberkul. Bd. 28), daß auch die bei Status lymphaticus häufigen Hypertrophien der Rachenmandeln und adenoide Vegetationen die Ventilation der Lungenspitzen beeinträchtigen, schließlich auch Verlegung der Lymphbahnen durch Risse.

## Literatur.

1. Jacob u. Pannwitz: Entstehung und Bekämpfung der Lungen-Tbc. Leipzig: Thieme 1901. — 2. Levy: Beitr. z. Klin. d. Tuberkul. Bd. 32. — 3. Schwarzkopf: Dtsch. Arch. f. klin. Med. Bd. 78. — 4. Dörner: Beitr. z. Klin. d. Tuberkul. Bd. 20. — 4. Weinberg: Ebenda Bd. 5 u. Zeitschr. f. soz. Med. Bd. 5. — 5. Pearson: Tuberculosis. Heredity and environment. — 6. Hamel: Medizinalstatist. Mitt. a. d. Reichs-Gesundheitsamt Bd. 16. 1913. — 7. Maes: Zeitschr. f. Hyg. u. Infektionskrankh. Bd. 91. 1921. — 8. Kutschera-Aichbergen: Beitr. z. Klin. d. Tuberkul. Bd. 47. — 9. Wolf-reiboldsgrün: Ebenda Bd. 25. — 10. Müller, Albert: Dissert. Bern 1876. — 11. Schnyder, H.: Korrespondenzbl. f. Schweiz. Ärzte 1886. — 12. Tbc.-Arbeiten a. d. Reichs-Gesundheitsamte: Deutsche Lungenheilstätten. Berichterstatter Hamel. — 13. Fischer: Veröff. a. d. Geb. d. Militär-Sanitätswesens H. 34. — 14. Statistischer Bericht über die Sammelforschung betreffend die Erkrankungen an Tbc. im k. u. k. Heere 1895—96/97. — 15. Croner, P.: Die Bedeutung der Lungenschwindsucht für die Lebensversicherungsgesellschaften. Dissert. Berlin 1899. — 16. Florschütz: Allgemeine Lebensversicherungsmedizin. Berlin: S. Mittler & Sohn 1914. — 17. Kuthy: Pester med.-chir. Presse 1894. — 18. Reiche: Beitr. z. Klin. d. Tuberkul. Bd. 54; Zeitschr. f. Tuberkul. Bd. 1. — 19. de la Camp: Zeitschr. f. Tuberkul. Bd. 8. 1906. — 20. Riffel: s. Anmerkung S. 165. — 21. Dorner: Beitr. z. Klin. d. Tuberkul. Bd. 20. — 22. Weinberg: Die Kinder der Tuberkulösen. Leipzig: S. Hirzel 1913. — 23. Wolf-Reiboldsgrün: Beitr. z. Klin. d. Tuberkul. Bd. 25. — 24. Turban: Tbc.-Arbeiten 1890—1909 aus Dr. Turbans Sanatorium. Zeitschr. f. Tuberkul. Bd. 1. — 25. Hart: Die mechanische Disposition der Lungenspitzen zur tuberkulösen Phthise. Stuttgart 1906. — 26. Hart u. Harras: Der Thorax phthisicus. Stuttgart 1908. — 27. Bacmeister: Mitt. a. d. Grenzgeb. d. Med. u. Chir. Bd. 23. — 28. Kaiser: Beitr. z. Klin. d. Tuberkul. Bd. 32. — 29. Bauer: Zeitschr. f. Tuberkul. Bd. 34. — 31. Beitzke: Beitr. z. Klin. d. Tuberkul. Bd. 57. — 30. Schultz: Ebenda Bd. 56. — 32. Reibmayer: Die Ehe Tuberkulöser und ihre Folgen. Wien u. Leipzig: Deuticke 1899. — 33. Schwiening: Dtsch. militärärztl. Zeitschr. 1906, H. 5. — 34. Florschütz: s. oben (16). — 35. Reiche: Zeitschr. f. Tuberkul. u. Heilstättenwesen Bd. 1. — 36. Pottenger: Beitr. z. Klin. d. Tuberkul. Bd. 22. — 37. Petruschky: Ergebn. d. Immunitätsforsch., herausgeg. von Weichardt, Bd. 1, S. 189.

## 4. Frühinfektion.

Aus dem bisher Angeführten ist wohl zu ersehen, daß die Eigentümlichkeiten des Tbc.-Verlaufes und der Tbc.-Verbreitung, daß gerade die auffallendsten Erscheinungen sich sehr gut durch das bisher Dargelegte erklären lassen, insbesondere durch die Veränderungen, die der Organismus von frühester Kindheit an mit zunehmendem Alter erfährt. Wir wollen nicht leugnen, daß es immerhin möglich wäre, daß in vielen Fällen auch durch glücklich überstandene Infektion auf dem Wege der Durchseuchung eine gewisse Resistenz erworben worden ist, die zu dem Schutze durch das zunehmende Alter hinzukommt (PETRUSCHKY). Wir müssen aber schon nach dem Bisherigen die Rolle, die diese Durchseuchungsresistenz spielt, als sehr gering ansehen: Doch wollen wir uns mit dieser Frage hier noch näher beschäftigen.

Auf eines sei noch hingewiesen: dem Analogieschluß von anderen Infektionskrankheiten auf die Tbc. kommt nur geringer Wert zu, denn bei den verschiedenen Infektionskrankheiten sind die Verhältnisse verschieden. Ganz abgesehen davon, daß bei der Pneumonie und dem akuten Gelenkrheumatismus das einmalige Überstehen der Krankheit nicht nur nicht schützt, sondern zu neuer Erkrankung disponiert, ist bei verschiedenen anderen Krankheiten Dauer und Stärke der erworbenen Resistenz verschieden. Es müßte also auch für die Tbc. erst bewiesen werden, ob eine solche Resistenz besteht, von welcher Dauer und welcher Stärke sie ist.

Man hat vor allem die *exotischen Völker herangezogen*, um aus den bei ihnen gemachten Beobachtungen die Schutzkraft kindlicher Frühinfektionen zu erweisen.

Zunächst sei daran erinnert, daß man diese Völker vor nicht allzu langer Zeit für tuberkuloseimmun hielt. Das hat sich nun bei genauer Kenntnis als unrichtig erwiesen. Nun aber nimmt man im Gegenteil eine auffallend geringe Widerstandsfähigkeit gegen die Tbc.-Infektion an. Hierfür werden in der Literatur zahlreiche Beispiele gebracht.

An seinem Sektionsmaterial in Santiago stellte WESTENHÖFER (1) fest, daß die Tbc. in einem überseeischen Land einen anderen Verlauf nimmt als bei uns. In Chile ist die Verbreitung der Tbc. geringer als bei uns (nach Sektionsmaterial), aber unter 45 tödlich verlaufenden Fällen finden sich nur 28 mit chronischem Verlaufe, aber auch bei diesen fehlte jede Neigung zur Bindegewebsentwicklung, in der Mehrzahl waren es käsige konfluierende Pneumonien, wie wir sie in Europa besonders bei Kindern zu sehen gewohnt sind, auch Darminfektionen — so, „daß die Tbc. bei vielen dieser Menschen nach Art einer akuten Infektionskrankheit, nicht aber in der bei uns häufigen und gewohnten Weise einer schwächenden chronischen Krankheit auftrat". Dies scheint WESTENHÖFER dafür zu sprechen, daß die Lungenschwindsucht unserer Gegend sich nur in einem durch eine in der Kindheit erworbene latente Tbc.-Infektion immunisierten oder umgeänderten Organismus entwickeln kann.

Auch LÖHLEIN (2) gibt ähnliche Befunde bei Kamerun-Küstennegern an, auch sie scheinen ihm widerstandslos jeder Tbc.-Infektion zu erliegen. Er meint, die von NEUBER ausgesprochene Vermutung, die Schwächung des Körpers durch andere Krankheiten scheine zum raschen Verlaufe der Tbc. ganz erheblich beizutragen, mag hie und da zutreffen, auch mangelhafte, besonders eiweißarme Ernährung der Eingeborenen mag dazu beitragen, für wichtiger aber hält er doch das Fehlen einer erworbenen relativen Immunität.

Viel zitiert, aber bei Kenntnis des Originals keineswegs beweisend, sind die Angaben von METSCHNIKOFF, BURNET, TARRASEWITSCH (3) über die Kalmücken. Vor allem muß betont werden, daß auch das Zentrum der Kalmückensteppe gar nicht tuberkulosefrei zu sein scheint; es zeigten positive PIRQUETsche Reaktion:

Tabelle 47.

| | Männer | Frauen | 0—5 Jahre | 6—10 Jahre | 11—15 Jahre |
|---|---|---|---|---|---|
| Peripherie . . . . | 89,5 | 75,0 | 30,4 | 62,7 | 83,1% |
| Zentrum . . . . . | 64,0 | 43,0 | 13,7 | 68,0 | 53,1% |

Vergleicht man damit die Zahlen über die Verbreitung der PIRQUET-Reaktion in deutschen Kleinstädten, so kommt man keineswegs zu der Überzeugung, daß das Zentrum der Kalmückensteppe in bezug auf Tbc. ein so ganz besonders begünstigtes Gebiet sei. Es ist nach diesen Zahlen gar nicht richtig, daß erst der Aufenthalt in der Stadt bei den jungen

Kalmücken Anlaß zur Infektion gebe; ein recht beträchtlicher Teil ist bereits zu Hause infiziert worden. Es fehlt also schon die Grundlage, auf der fußend man eine durch das Fehlen einer Kindheitsinfektion verursachte Widerstandslosigkeit gegen Tbc. auch nur bei der Mehrzahl der jugendlichen Kalmücken erwarten könnte und damit eine erhöhte Tbc.-Sterblichkeit. Es wird weiter angegeben, daß von 715 Schülern im Pensionat der Kalmücken in Astrachan vor Vollendung ihrer Studien 75 gestorben seien. Leider ist nicht angegeben, wie lange diese Studien dauern, da sie aber untere und obere Stufen umfassen, wird man wohl nicht fehlgehen, die Dauer der Schulzeit vom 5.—20. Lebensjahre anzunehmen. In Berlin aber starben nach den Sterbetafeln von 1894 während dieser Lebensjahre und von dieser Zahl 50, nach der neuesten österreichischen Sterbetafel 53. Und die allgemeine Sterblichkeit ist in Astrachan gewiß eine bedeutend größere als in Berlin oder Österreich! Es ist also ganz unbegründet, aus diesen Daten irgendwelche Schlüsse über Wirkung fehlender Immunität usw. zu ziehen.

Die interessanten Ergebnisse der Tbc.-Forschungsreise MUCHS (4) *nach Jerusalem* zeigen uns nur, wie komplex das fragliche Gebiet ist. Jemeniten (arabische Juden) und Araber sind jungfräulich in bezug auf Tbc., aber sie zeigen sehr bedeutende Unterschiede im Tbc.-Verlauf. Die Araber zeigen häufig bei aktiver Tbc. gar keine PIRQUET-Reaktion (Scarificationsmethode), auch keine Reaktion auf Partialantigene, dabei aber gibt die Tbc. durchaus keine schlechte Prognose. [Auch MANTEUFFEL (5) fand unter 26 tuberkulösen Farbigen mit positivem Bacillenbefund 8mal die PIRQUET-Probe negativ.] Die Jemeniten aber zeigen in sehr hohem Prozentsatz (90%) positive Reaktion, dabei aber meistens klinische tuberkulöse Veränderungen und viele Tbc.-Sterbefälle. MUCH meint, daß der Erwachsene sich nicht immunisieren könne, weil er sich stets mit großen Mengen von Tuberkelbacillen infiziere (vgl. das oben über Infektion bei Erwachsenen und Kindern Gesagte), und auch Kindheitsinfektion sei in Jerusalem wegen ihrer infolge der elenden sozialen Verhältnisse größeren Massigkeit viel gefährlicher. Bei Jemeniten und Arabern aber komme eine Form der Lungen-Tbc. vor, die ganz rapid verlaufe und bei der klinisch fast nichts zu finden sei, während sie sich in anderen Fällen durch Jahre hinziehe, kachektisch mit physikalischen Veränderungen, aber ohne Kavernen. Diese letztere Angabe deckt sich keineswegs mit dem von anderen Autoren über die Tbc. bei bisher jungfräulichen Völkern Gesagten. Es zeigen uns diese Ausführungen jedenfalls, wie viele Rätsel hier noch zu lösen sind und wie gewagt es wäre, solche ungeklärte Verhältnisse zur Klärung und Erklärung von in Europa beobachteten Vorgängen heranzuziehen.

MUCH weist hier mit aller Schärfe auf den Einfluß schlechter sozialer Verhältnisse hin — und das ist es in der Tat, was uns wohl viele Eigentümlichkeiten der Tbc. in den Tropen erklärt: die „jungfräulichen" Völker und Volksschichten werden durch das Eindringen europäischer Kultur nicht nur der Berührung mit Tbc. ausgesetzt, sondern ihre ganze Lebensweise wird von Grund auf geändert, aus reinen Freiluftmenschen werden sie städtische Proletarier in des Wortes furchtbarster Bedeutung. Im Anhange zu MUCHS Arbeit weist CANAAN darauf hin: der Fellach blieb den ganzen Tag in seinem Hof, im Garten oder Olivenhain; solche Arbeiten, welche jetzt viel ausgeübt werden und auch gerade in der Tbc.-Ätiologie eine Rolle spielen: Steinhauerei und Perlmutterschnitzerei, waren früher wenig oder fast nicht bekannt. Dabei sind das noch gar nicht die Völker, die die allereinschneidendsten Änderungen in ihrer Lebensweise durchgemacht haben: darf man sich wirklich wundern, wenn Jäger und Fischer aus dem tropischen Afrika in die Bergwerke Transvaals gebracht werden, daß sie dort massenhaft zugrunde gehen! IRVING und MACAULAY (6) berichteten, daß diese eine Sterblichkeit von $130{,}1^0/_{00}$ haben und daß $45^0/_0$ der Toten innerhalb des ersten Monats nach Beginn der Arbeit starben! Wo Weiße hinkommen und kolonisieren, ändern sich die Lebensverhältnisse der Eingeborenen von Grund auf. PEIPER (7) sagt: Die hygienischen Verhältnisse, unter denen die kranken Inder und ihre Angehörigen sowie die in ihrem Geschäft tätigen Neger leben, spotten jeder Beschreibung. „Ein schmutzstarrendes Haus, dunkel und eng im Innern, von stickiger Luft erfüllt, von Ratten wimmelnd ... belebt von einer Schar der Inder, Männer, Weiber und Kinder, die mit Schwarzen beiderlei Geschlechts — Erwachsenen und Kindern — in diesen Höhlen tagaus, tagein, jahraus, jahrein leben." Nun denke man sich in eine solche Höhle Leute versetzt, die früher als Freiluftmenschen gelebt haben. Auch Wechsel der Nahrung kommt hinzu.

Wir haben hier alles eher als reine und klare Verhältnisse, die uns mit der Deutlichkeit eines Experimentes die Wirkung der fehlenden Frühinfektion erklären lassen würden.

Dazu aber kommt noch eins: Schon WEBER (8) berichtet, daß bei *Europäern der Tbc.-Verlauf in den tropischen* und subtropischen Gegenden gewöhnlich *sehr viel schneller sei* als in der gemäßigten und kalten Zone und führt ein Beispiel an, wonach von 4 Brüdern aus einer höchst phthisischen Familie zwei in der heißen Zone in 4 Monaten der Krankheit erlagen, zwei in der gemäßigten Zone mit einem Verlauf von nahezu 4 Jahren. Auch viele andere Autoren (MANTEUFFEL, ZIEMANN, HIRSCH, MAYER) betonen, daß die Tbc. auch bei den eingewanderten Europäern in den Tropen viel rascher verlaufe als in der Heimat. So sagt MAYER (9): „Auch wir sehen oft Leute im Krankenhaus, die scheinbar gesund in die Tropen gegangen sind und bei denen dort — oft plötzlich — eine rapid verlaufende Tbc. aufgetreten ist." Als Ursache nimmt er die höhere mittlere Temperatur, Erkältungsschädlichkeiten bei dem raschen Temperaturwechsel, Tropenkrankheiten an.

Schließlich kommt hier noch eines hinzu, was die Klarlegung der Verhältnisse noch weiter erschwert: das ist die Lepra, deren Erreger mit dem der Tbc. so nahe verwandt ist, daß, wie MUCH sagte, vielleicht den Europäer seine Tbc.-Infektion gegen Lepra schütze.

Nehmen wir aber selbst an, daß tatsächlich die *Neger* und sonstigen Völker, die bisher tuberkulosefrei waren, eine ganz *besondere Empfindlichkeit für Tbc.* zeigen, *so folgt daraus noch gar nicht, daß diese Empfänglichkeit auf fehlende Kindheitsinfektion zurückzuführen sei.* Wir könnten diese Empfänglichkeit ebenso durch Fehlen jedes Auslesemomentes gegenüber Tbc. erklären. Da in dieser Gegend keine Gelegenheit zur Tbc.-Infektion gewesen war, so hat nie eine Durchseuchung der Bevölkerung, eine Auslese der Widerstandsfähigen stattgefunden — daher jetzt eine so allgemeine große Empfänglichkeit. Würde man einen erheblichen Teil dieser Empfänglichkeit auf fehlende Kindheitsinfektion setzen, so müßte notwendigerweise schon die zweite Generation, die Gelegenheit zur Kindheitsinfektion hatte — und nach dem Gesagten meist reichlich Gelegenheit! —, sich gegen die Tbc. widerstandsfähig erweisen. Davon aber ist bis heute nichts bekannt. Sollen wir annehmen, daß *die Fähigkeit, sich durch Kindheitsinfektion zu schützen,* durch den vorausgegangenen Kampf des elterlichen Organismus in gesteigertem Maße *vererbt werde* (PETRUSCHKY), so ist dies eine *neue Hilfshypothese,* deren Richtigkeit erst bewiesen werden muß.

Während des Krieges glaubte ZADECK (10) feststellen zu können, daß unter *den Heeresangehörigen Neuinfektionen früher Gesunder relativ häufig seien* und daß diese besonders bösartig verlaufen. Das Verhältnis der ungünstig verlaufenden zu den günstig verlaufenden sei bei den früher lungengesund Gewesenen 5,5 : 1 gewesen, bei den schon früher lungenkrank Gewesenen 1,6 : 1; aber in einer späteren Veröffentlichung (11) kommt derselbe Verfasser zu geringeren Differenzen: 2,9 : 1 gegenüber 1,3 : 1. Andere (SCHMID: Zeitschr. f. Tuberkul. Bd. 33) kamen zu entgegengesetzten Anschauungen. BEITZKE kommt auf Grund seiner Obduktionen zwar zu der Anschauung, daß die akuten Formen der Tbc. relativ häufig seien, findet aber keinen Anhaltspunkt dafür, daß es sich hierbei in der Mehrzahl der Fälle um Neuansteckung gehandelt habe. Ist es demnach auch nicht möglich, auf Grund der Kriegserfahrungen zu gefestigten Anschauungen über die Bedeutung der Kindheitsinfektion zu gelangen (vgl. auch hierüber S. 204ff.), so machen doch manche pathologisch-anatomische und manche klinische Erfahrungen (KRAEMER, HAYEK, HART) es wahrscheinlich, daß wenigstens unter den besonderen Kriegsverhältnissen die schweren Neuinfektionen verhältnismäßig rasch zu schwer verlaufenden Phthisen führten. Vielleicht, daß weitere genaue Forschungen über die Entstehung der verschiedenen Tbc.-Formen, zu denen uns die Fürsorgestellen Gelegenheit geben, allmählich größere Klärung in diesen Fragen bringen werden.

Es ist aber schon vor den Kriegserfahrungen, gestützt auf die reichlich unklaren Verhältnisse der tropischen Völker, versucht worden, in der durch Frühinfektion geschaffenen Resistenz den Schlüssel für die Besserung der allgemeinen Tbc.-Verhältnisse in den Kulturländern zu finden.

RÖMER stellt den Satz auf: „Je weniger verbreitet in einer Bevölkerung die Tbc. ist, um so größer die Tbc.-Letalität, je verbreiteter, um so geringer." Mit Hilfe dieser Immunitätserfahrungen erkläre es sich vielleicht, daß gerade in den Ländern, in denen die Tbc.-Durchseuchung fast den möglichen Hochstand erreicht hat, die Sterblichkeit an Tbc. zurückgeht.

MUCH kommt zu der Anschauung (Ergebn. d. Hyg., Bakteriol., Immunitätsforsch. u. exp. Therapie Bd. 2): „Je geringer also in der Bevölkerung die Verbreitung der Tbc. ist, um so geringer die Immunität und um so größer die Sterblichkeitsziffer (im Verhältnis zur Ansteckungsziffer), je größer die Verbreitung, um so größer die Immunität und desto geringer die Sterblichkeitsziffer." RÖMER (12) spricht ganz korrekt von Letalität, MUCH hingegen von der Sterblichkeitsziffer. Die verringerte Letalität aber müßte noch keineswegs zu einer verringerten Sterblichkeitsziffer führen, erst wenn die Durchseuchung eine sehr weitgehende ist, erst dann muß die Sterblichkeitsziffer (mit der sinkenden Letalitätsziffer) sinken. Und dies ist es auch, was RÖMER meint und behauptet, wenn er die Theorie von der Resistenzerwerbung durch Kindheitsinfektion zur Erklärung des Sinkens der Tbc. in Kulturländern anführt.

Das rein epidemiologische Moment der erworbenen Widerstandskraft ist schon lange vor RÖMER und den modernen bakteriologisch-serologischen

Anschauungen zur Erklärung des Sinkens der Tbc. in den letzten Jahrzehnten herangezogen worden.

Reibmayr (13, 14) kommt auf Grund der Betrachtung Riffelscher Familiengeschichten — dieser wollte nachweisen, daß nur hereditär Belastete erkranken, also das Gegenteil von dem, was Reibmayr folgern will — zu dem Schlusse, „daß, je mehr von einer Familie direkt mit der Tbc. oder mit der Latenz derselben gekämpft haben, die jüngsten Generationen eine desto größere Widerstandskraft erben". Den auffallendsten Beweis liefern uns nach ihm die großen Städte, deren Bevölkerung schon seit Generationen und viel intensiver als die Landbevölkerung mit der Tbc. kämpft und sich dadurch bereits eine bedeutende Widerstandskraft erworben hat, die nun immer mehr in der Statistik zum Ausdruck kommt.

Zu welch merkwürdigen Behauptungen in Verfolgung dieser Anschauungen Reibmayr kommt, kann hier nicht weiter dargelegt werden. Aber wenn wir in der Kindheitsinfektion einen solchen Schutz gegen tuberkulöse Erkrankung und Tod an Tbc. sehen, daß ihm für den Verlauf der Tbc.-Sterblichkeit in den letzten Jahrzehnten Bedeutung zukommt, dann müßte das eintreten, was Reibmayr tatsächlich als bestehend annimmt: die hohe Tbc.-Sterblichkeit der Städte müßte vor allem bei den vom Lande Eingewanderten zutage treten. Man würde „da einen großen Unterschied sehen, wenn wir eine Statistik der Sterblichkeit an Tbc. der Eingewanderten, der Halbstädter und der eigentlichen Städter besäßen. *Es würde sich herausstellen, daß die Eingewanderten und Halbstädter viel mehr von der Tbc. dezimiert werden als die eigentlichen Städter.*"

Kutschera (15) führt aus: „In die Städte wandern vom Lande die schwächeren Elemente, da aber die Einwanderung im Erwerbsalter erfolgt, so sind die wenig widerstandsfähigen Elemente durch die erste und ausgiebigste Siebung gegen die Tbc. im frühesten Kindesalter schon ausgeschieden, deshalb betrifft die Zuwanderung meist gesunde und gegen Tbc. relativ widerstandsfähige Leute. Trotzdem aber wird einerseits das Land durch diese Auswanderung von den schwächeren Elementen befreit und dadurch Vorbedingung für eine Abnahme der Tbc. auf dem Lande geschaffen, andererseits hält in den Fabriken der Großstadt die Tbc. anfangs eine schärfere Auslese unter dem Zuzug vom Lande; daher anfangs die hohe Tbc.-Sterblichkeitsziffer in den rapid wachsenden Industriestädten, die aber stark abnimmt, wenn sich die Fabriksbevölkerung aus den Kindern der übriggebliebenen erprobt widerstandsfähigen Familien ergänzt und der neue Zuzug aus den mittlerweile gesünder gewordenen Landbezirken erfolgt."

Kutschera bringt — wie hier bemerkt sei — eine große Anzahl von Diagrammen, aus denen er recht willkürlich Schlußfolgerungen zieht. Seine eben wiedergegebenen Anschauungen wären nur dann bewiesen, wenn einerseits die starke Tbc.-Sterblichkeit der Eingewanderten, andererseits die immer mehr zunehmende Ergänzung der Stadbevölkerung aus sich selbst bewiesen wäre. Auch über diesen letzteren Punkt soll später gesprochen werden.

Fassen wir die Ansichten der verschiedenen Autoren zusammen, so hätten wir also drei Behauptungen:

1. Bei der geringen Tbc.-Durchseuchung des Landes hat die ländliche Bevölkerung weniger durch Durchseuchung erworbene Resistenz. Die fehlende Kindheitsinfektion führt dazu, daß, wenn diese Bevölkerung dann in die Städte mit ihrer erhöhten Infektionsgefahr zieht, sie dort der Tbc. zum Opfer fällt.

2. Die Abnahme der Tbc.-Sterblichkeit ist zurückzuführen auf die fortschreitende Durchseuchung der Bevölkerung mit Tbc., das Erwerben einer Kindheitsinfektion durch fast jeden einzelnen (Römer). Die Fähigkeit der Erwerbung des Durchseuchungsschutzes scheint gesteigert zu werden durch den Kampf der älteren Generation mit der Tbc. (Petruschky).

3. Es wird in den Städten eine von Generation zu Generation fortschreitend erhöhte Widerstandskraft vererbt als Resultat der Auslese der Widerstandsfähigen.

*Ich will versuchen festzustellen, wie weit diese Anschauungen begründet erscheinen:*

Was den letzteren Schluß anbelangt, so sei nur kurz darauf hingewiesen, daß die Erwerbung einer Widerstandskraft durch Auslese — und dies scheint uns in der Tat der einzig mögliche Weg, allmählich zur Tbc.-Festigkeit einer Bevölkerung zu gelangen — doch nur in einer großen Reihe von Generationen stattfinden kann. Wir haben das starke Absinken der Tbc.-Sterblichkeit in den Großstädten seit 40 Jahren, und in solch kurzem Zeitraum kann sich eine den Untergang von Generationen zur Voraussetzung habende Eigenschaft nicht entwickeln. Daß eine Fähigkeit zur Erwerbung größerer Resistenz auf anderem Wege als auf

dem der Auslese erworben werden kann — und darauf scheint PETRUSCHKY hinweisen zu
wollen — setzt, wenn dies nicht wieder Generationen brauchen soll, eine Vererbung erworbener
Eigenschaften voraus, die ja keineswegs allgemein anerkannt ist, oder den Übergang von
Schutzstoffen aus dem mütterlichen Organismus auf das Kind, wogegen aber die besondere
Tbc.-Anfälligkeit der Säuglinge mit aller Deutlichkeit spricht.

Wenn wir uns daran machen, die beiden ersten Behauptungen zu prüfen, so
müssen wir uns von vornherein sagen, daß wir bei Betrachtung der Vorgänge innerhalb großer Volksmassen, also auf statistischem Wege, nicht feststellen können,
*ob überhaupt* ein Schutz durch die Kindheitsinfektion besteht; wir können *nur* zu
ermitteln suchen, ob er *praktisch zur Geltung kommt*. Es ist ja gar kein Zweifel,
daß bei Entstehung der Tbc. eine solche Menge von Momenten mitwirkt, daß
es recht gut möglich wäre, daß ein Durchseuchungsschutz durch Kindheitsinfektion zwar tatsächlich vorhanden ist, aber gegenüber allen anderen Einflüssen
nicht zur Geltung kommen kann. Uns interessiert hier aber nicht die Frage,
ob ein solcher Durchseuchungsschutz überhaupt vorhanden ist, sondern nur
die, *ob er von tatsächlichem Einfluß ist auf den gegenwärtigen Stand der Tbc. als
Massenerscheinung, auf ihre Zu- oder Abnahme im Laufe der letzten Jahrzehnte.*

Die *Stadtbevölkerung* ist seit vielen Jahrzehnten *hochgradig durchseucht*. Wo eine Rück-
verfolgung möglich ist, sehen wir in der ersten Hälfte des vorigen Jahrhunderts so hohe
oder noch höhere Zahlen wie in den 70er und 80er Jahren. *Die Landbevölkerung, die kleinen
Städte sind auch heute noch viel weniger durchseucht als die Großstädte* — aus den allerdings
spärlichen Massenuntersuchungen mit PIRQUETscher Reaktion an solchen Orten können wir
entnehmen, daß dort bei Schulentlassung kaum 50%, während in den Großstädten nahe
an 100% positiv reagieren. In früheren Jahrzehnten, in den 60er und 80er Jahren des
vorigen Jahrhunderts, ist die Durchseuchung auf dem Lande gewiß noch viel geringer gewesen
als heute. Nun findet seit Jahrzehnten ein starker Zustrom vom Land und den Kleinstädten
in die großen Städte statt; zu Beginn der 70er Jahre, ebenso wie heute, waren beispielsweise
von der Berliner Wohnbevölkerung nur ungefähr 40% eingeboren. Verleiht die Frühinfektion
tatsächlich Schutz, dann muß sich das ermitteln lassen, was REIBMAYR erwartet: daß bei
statistischen Untersuchungen sich herausstellt, daß „die Eingewanderten (und Halbstädter)
viel mehr von der Tbc. dezimiert werden als die eigentlichen Städter", da erstere viel weniger
geschützt sind als letztere, insbesondere in früheren Jahren, den 80er Jahren des vorigen
Jahrhunderts. Es muß ja gerade im letzten Drittel des abgelaufenen Jahrhunderts, da die
Großstädte schon vollständig durchseucht, das Land aber „ländlicher" war als heute, der
Gegensatz zwischen Stadt und Land in bezug auf Kindheitsinfektion besonders groß gewesen
sein, noch größer als uns die PIRQUET-Reaktion vor einem Jahrzehnt gezeigt hat.

Der einzige, der versucht hat zu ermitteln, welche Ausbreitung die Tbc. unter den
in eine Großstadt Eingewanderten gewinnt, ist BOURGEOIS (16), der in seinem Buche „Exode
rurale et tuberculose" sehr interessantes Material über die uns interessierende Frage gesammelt hat. Er bringt für Paris, von dessen Wohnbevölkerung 1901 nur 36,2% in Paris
auch geboren waren, die in den Jahren 1901 und 1902 vorgekommenen Tbc.-Todesfälle der
Eingeborenen und der Zugewanderten in absoluten Zahlen nach Altersjahrfünften (und 1902
auch nach dem Geschlecht) getrennt. Leider ist die Bearbeitung des Materials eine so mangelhafte (er unterläßt die Altersteilung), daß wir im folgenden nicht seinen Ausführungen folgen,
sondern nur sein Material benutzen können [vgl. TELEKY (17)].

Betrachten wir das Verhältnis der Eingeborenen zu den Eingewanderten nach dem
im Statistischen Jahrbuch der Stadt Paris veröffentlichten Auszählungsergebnis von 1901,
so sehen wir, daß die Alterszusammensetzung dieser beiden Gruppen eine ganz verschiedene
ist: von den 0—5 Jahre alten sind 82,5%, den 15—20 Jahre alten 49,8%, den 60—65 Jahre
alten 18,2% in Paris geboren. Berechnen wir dann nach den von BOURGEOIS gebrachten Zahlen
der Tbc.-Todesfälle der Eingewanderten und Einheimischen die Lungen-Tbc.-Sterblichkeit
beider Gruppen in den verschiedenen Altersklassen (Abb. 16), so sehen wir, daß im Jahre
1902 die *Einheimischen fast ausnahmslos eine größere, insbesondere die Männer in den Jahren
15—45 eine gewaltig größere Lungen-Tbc.-Sterblichkeit haben als die Eingewanderten*. Eine
Ausnahme machen scheinbar die Jahre 5—15 bei den Männern, 5—10 bei den Frauen.
Aber die dieser Berechnung zugrunde liegenden Zahlen sind gerade in diesen Altersklassen
mit ihrer geringen Tbc.-Sterblichkeit klein (59 bei beiden Geschlechtern zusammen) und
deshalb dem Zufall unterworfen. Im Jahre 1901 — leider sind für dieses Jahr die Todesfälle an Tbc. nicht nach Geschlechtern getrennt — war die Tbc.-Sterblichkeit der Einheimischen auch in diesen Altersklassen größer als die der Eingewanderten. In den höchsten
Altersklassen werden die Zahlen der Todesfälle der Einheimischen klein, die hier geringen

Differenzen bei den Männern aber lassen sich wohl dadurch erklären, daß die Einwanderung in die Stadt meist in jüngeren Jahren erfolgt und im Laufe mehrerer in der Stadt verbrachter Dezennien auch die vom Lande mitgebrachte Widerstandskraft schwindet, die Unterschiede zwischen den in der Stadt Geborenen und den Zugewanderten sich besonders bei den Männern infolge der Berufsschädlichkeiten verwischen.

Erscheint auch dieses Material voll beweisend, so mußte — sollte festgestellt werden, ob es sich nicht vielleicht um eine Pariser Eigentümlichkeit handelt und ob die Verhältnisse in allen Großstädten ähnliche sind — doch weiteres Material beschafft werden.

Ich habe alle mir zugänglichen städtischen statistischen Jahrbücher durchgesehen, um eines zu finden, das die eingeborene von der zugewanderten Bevölkerung nach Altersklassen und Todesursachen getrennt betrachtet. Es war vergeblich.

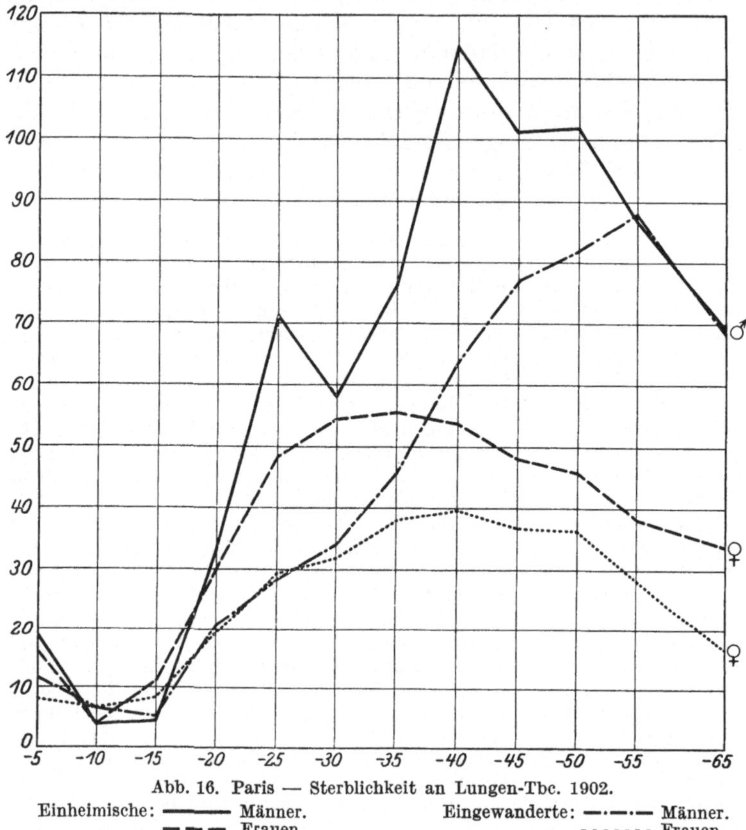

Abb. 16. Paris — Sterblichkeit an Lungen-Tbc. 1902.

Einheimische: ———— Männer.  Eingewanderte: —·—·— Männer.
      — — — Frauen.          ······· Frauen.

Allein das *Berliner statistische Jahrbuch bringt die Sterblichkeit der Zugewanderten und der Eingeborenen* getrennt voneinander, und zwar auch getrennt nach Geschlecht und einzelnen Altersgruppen, *aber nicht getrennt nach Todesursachen.*

Ehe wir auf die Ergebnisse dieser Statistik eingehen, sei auf ein Moment noch aufmerksam gemacht. Reibmayr u. a. nehmen ohne weiteres an, daß die Bevölkerung in den modernen Fabrikstädten oder Großstädten sich heute mehr als früher aus sich selbst ergänze. Das ist nun — wenigstens für Berlin — nicht richtig.

Es waren geborene Berliner von der Gesamtbevölkerung 1871: 43,61%, 1910: 40,27%. Es waren also 1910 prozentual weniger geborene Berliner als 1871, allerdings ist die Differenz so unbedeutend, daß sie ohne jeden Einfluß ist. Ohne auf die Einwanderungsfrage hier weiter eingehen zu wollen, als zu unserer Darlegung unbedingt notwendig ist, sei hier hinzugefügt, daß noch nach der Volkszählung in Deutschland von 1900 in der Gesamtheit der deutschen Großstädte nur 43,29% in der betreffenden Stadt selbst geboren waren. Daraus aber nun ohne weiteres den Schluß ziehen zu wollen, daß Berlin und andere Großstädte sich annähernd zur Hälfte aus sich selbst ergänzen, wäre falsch, denn wenn wir jene Altersklassen berücksichtigen, die für die Fortpflanzung in Betracht kommen und zugleich am meisten zur Tbc.-Sterblichkeit beitragen, kommen wir zu ganz anderen Zahlen, da die Altersbesetzung der Einheimischen und Zugezogenen eine ganz verschiedene ist. Es waren in Prozenten jeder Altersklasse in Berlin geboren (wir heben nur einzelne Altersklassen heraus) 1910 von den

Tabelle 48.

| | | | | |
|---|---|---|---|---|
| 0—5-jährigen | 87,73% | 30—35-jährigen | | 26,55% |
| 10—15 ,, | 72,55% | 40—45 ,, | | 20,30% |
| 15—20 ,, | 56,02% | 50—55 ,, | | 17,49% |
| 20—25 ,, | 34,52% | 60—65 ,, | | 16,54% |

Es bestehen also in jenen Altersklassen, die für die Größe der Tbc.-Sterblichkeit ausschlaggebend sind, weil auf sie rund $^6/_{10}$ aller Tbc.-Todesfälle fallen, in den Altersklassen von 20—50 nur $^1/_5$—$^1/_3$ der Bevölkerung aus einheimischen Berlinern.

Betrachten wir nun die (allgemeine) Sterblichkeit der geborenen Berliner und der von auswärts Zugezogenen in den Jahren 1891—1895 nach der Berechnung des Statistischen Jahrbuches der Stadt Berlin (Tabelle 49, Abb. 17). Bei Knaben und Mädchen finden wir in der Kindheit eine ungünstige Stellung der auswärts Geborenen (man müßte erwarten, daß gerade hier der Schutz durch Kindheitsinfektion noch erworben werden kann); erst in den Jahrfünften, in denen die Tbc. eine alles beherrschende Bedeutung bekommt, tritt eine Änderung ein, und es bleibt nun die günstige Sterblichkeit der auswärts Geborenen so lange bestehen, wie die große Bedeutung der Tbc. unter allen Todesursachen vorhanden ist — sie setzt früher bei den Frauen ein (15.—20. Lebensjahr) und endet früher bei den Frauen (40.—45. Lebensjahr). Gewiß können wir aus diesem Umstande nicht schließen, daß die geringe Sterblichkeit der auswärts Geborenen gerade in diesen Altersklassen ausschließlich auf Tbc. zurückzuführen sei, aber der Umstand, daß ein sehr großer Prozentsatz der Todesfälle dieses Alters (40—57%) auf die Tbc. zurückzuführen ist, macht es höchst wahrscheinlich, daß an diesen Unterschieden die Tbc.-Sterblichkeit ausschlaggebend beteiligt ist und nicht die andere auf die verschiedensten Todesursachen zurückzuführende Hälfte der Todesfälle. *Jedenfalls aber macht dieser Umstand die Annahme, daß die Auswärtsgeborenen, die durch keine Kindheitsinfektion Geschützten, eine größere Tbc.-Sterblichkeit hätten, durchaus unwahrscheinlich.*

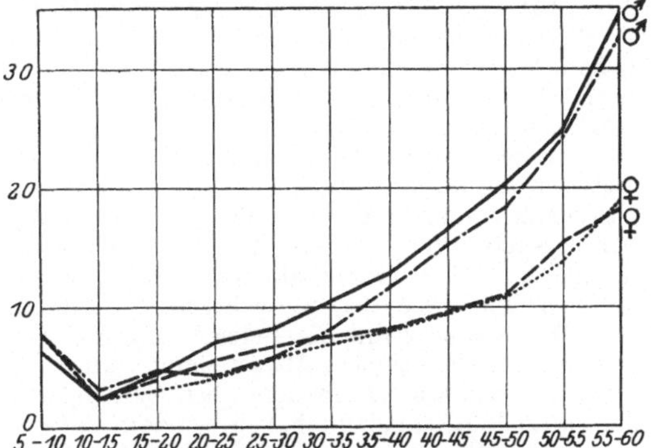


Abb. 17. Berlin 1891—1895. Sterblichkeit auf 10000.
Männer: ———— Geborene Berliner.
—·—·—· Eingewanderte.
Frauen: — — — Geborene Berliner.
········· Eingewanderte.

Tabelle 49.

| | Verstorben auf 1000 Lebende | | | |
|---|---|---|---|---|
| | Geborene Berliner 1891—1895 | Auswärts Geborene 1891—1895 | Geborene Berliner 1891—1895 | Auswärts Geborene 1891—1895 |
| | männlich | | weiblich | |
| 0— 1 Jahr | 326,15 | 369,03 | 268,71 | 285,95 |
| 1— 2 Jahre | 69,54 | 84,81 | 67,10 | 82,15 |
| 2— 5 ,, | 20,93 | 25,55 | 19,34 | 24,00 |
| 5—10 ,, | 6,34 | 7,95 | 6,96 | 8,11 |
| 10—15 ,, | 2,50 | 3,03 | 2,69 | 2,72 |
| 15—20 ,, | 4,47 | 4,49 | 3,82 | 3,14 |
| 20—25 ,, | 7,27 | 4,35 | 5,46 | 4,01 |
| 25—30 ,, | 8,58 | 5,87 | 6,37 | 5,49 |
| 30—35 ,, | 10,40 | 8,36 | 7,71 | 6,91 |
| 35—40 ,, | 13,09 | 11,75 | 8,12 | 8,12 |
| 40—45 ,, | 16,82 | 15,34 | 9,61 | 9,59 |
| 45—50 ,, | 20,11 | 18,48 | 11,12 | 10,83 |
| 50—55 ,, | 24,82 | 24,42 | 15,46 | 14,05 |
| 55—60 ,, | 34,73 | 33,31 | 18,60 | 19,23 |
| 60—65 ,, | 45,21 | 45,78 | 31,28 | 29,78 |
| 65—70 ,, | 61,02 | 61,95 | 41,74 | 43,84 |

Ehe wir *betrachten*, wie in anderen Jahren die Sterblichkeit in den Altersgruppen, bei denen ein Vergleich zwischen Eingewanderten und Eingeborenen nach dem vorliegenden Material möglich ist, sich verhält, und welche Änderungen sie durchgemacht hat, müssen wir uns die Frage vorlegen, ob die Art der Einwandernden während der Beobachtungszeit berücksichtigenswerte Änderungen erfahren hat.

Tabelle 50.

| Es stammen von 100 auswärts geborenen Berlinern | 1875 | 1905 |
|---|---|---|
| aus der Mark Brandenburg . . . . . . | 33,44 | 29,42 |
| Königreich Preußen . . . . . . . . . | 90,65 | 87,21 |
| übriges Deutschland . . . . . . . . | 7,11 | 8,52 |
| andere europäische Länder . . . . . . | 2,04 | 3,99 |

Doch hat sich die Verteilung der Zugewanderten insofern geändert, als im Jahre 1905 um 6,75% mehr der Zugewanderten aus Ost- und Westpreußen und Posen, also aus stark ländlichen Gegenden stammten, 7,41% weniger aus den stark durchseuchten Provinzen Brandenburg und Schlesien [nach F. Schiff (18)]. Diese Änderung kommt aber gegenüber der viel stärkeren unten zu erörternden Änderung im entgegengesetzten Sinne nicht in Betracht.

In der Dauer des Aufenthalts der auswärts Geborenen in Berlin bestanden für unsere Betrachtung keine wesentlichen Unterschiede: es waren von den auswärts Geborenen (nach Grundstücksaufnahme von 1880 und Wohnungs- und Bevölkerungsaufnahme von 1905, herausgegeben vom Statistischen Amt der Stadt Berlin, II. Abt.) 1880 und 1905 annähernd der gleiche Teil ($1/_7$) innerhalb des letzten Jahres, $1/_3$ innerhalb der letzten 5 Jahre zugezogen, 1880: 58,4%, 1905: 52,7% während des letzten Jahrzehnts.

Dasselbe sagt uns die Betrachtung früherer und späterer Jahre, aus denen allerdings nur weniger weitgehende Altersteilung vorliegt. Ein Blick nun auf Abb. 17 und Tabelle 51 zeigt uns, daß wir es mit dem oben Geschilderten nicht mit einer besonderen Erscheinung der Jahre 1891/95 zu tun haben, sondern mit einer stets zu beobachtenden. In der Altersklasse 15—19 zeigen beim männlichen Geschlecht in allen Beobachtungsjahren mit Ausnahme der Jahre 1895 und 1910/11, in den beiden Dezennien 20—39 aber *durchaus die auswärts Geborenen eine günstigere, zum Teil sogar eine sehr erheblich günstigere Sterblichkeit als die geborenen Berliner.* Beim weiblichen Geschlecht ist in den Altersklassen 15—39 mit Ausnahme der Altersklassen 30—39 seit 1900/01 in allen Beobachtungsjahren die Sterblichkeit der Zugezogenen günstiger als die der Eingeborenen, und dies ist um so auffallender, als die allgemeine Sterblichkeit unter den Frauen auf dem Lande bis zum 30. Lebensjahr etwas ungünstiger ist als in der Stadt, die Tbc.-Sterblichkeit etwas günstiger. Wir können den Umstand, daß die Sterblichkeit der eingewanderten Frauen im Alter von 15—30 sogar günstiger ist als der auf dem Lande zurückbleibenden, nur durch Ausleseverhältnisse oder bessere Lebensverhältnisse (weniger schwere Arbeit) erklären. Begreiflich aber ist es, daß demnach die Differenz zwischen den eingewanderten und den eingeborenen Frauen geringer ist als die zwischen den Männern.

Tabelle 51.   Berlin.

| | | Allgemeine Sterblichkeit auf 1000 | | | | | | | |
| | | Männer | | | | Weiber | | | |
| | | 15—19 Jahre | 20-29 Jahre | 30—39 Jahre | 40—59 Jahre | 15—19 Jahre | 20—29 Jahre | 30—39 Jahre | 40—59 Jahre |
|---|---|---|---|---|---|---|---|---|---|
| 1880/81 | einheimisch | 5,94 | 11,74 | 15,38 | 24,51 | 4,94 | 8,98 | 10,42 | 14,10 |
| | zugewandert | 5,20 | 6,67 | 11,15 | 23,73 | 4,00 | 6,34 | 10,27 | 14,41 |
| 1890/91 | einheimisch | 4,64 | 9,21 | 11,82 | 22,55 | 3,40 | 5,97 | 8,01 | 13,50 |
| | zugewandert | 3,98 | 5,16 | 10,45 | 20,73 | 2,93 | 4,63 | 7,48 | 12,60 |
| 1900/01 | einheimisch | 3,63 | 6,62 | 10,47 | 23,46 | 3,53 | 5,86 | 6,72 | 12,02 |
| | zugewandert | 3,32 | 4,7 | 8,35 | 21,38 | 3,04 | 4,7 | 6,82 | 11,79 |
| 1910/11 | einheimisch | 3,67 | 5,51 | 7,54 | 19,13 | 3,35 | 5,18 | 6,27 | 11,2 |
| | zugewandert | 4,21 | 4,49 | 6,9 | 18,26 | 3,27 | 4,75 | 6,65 | 11,66 |

Es ist also fast stets gerade das Gegenteil von dem der Fall, was wir nach der Auffassung der obengenannten Autoren erwarten müßten: *die Zugewanderten, die durch Kindheitsinfektion weniger „Geschützten", haben eine geringere Sterblichkeit als die angeblich stärker geschützten Eingeborenen und höchstwahrscheinlich auch eine geringere, gewiß keine nennenswert größere Sterblichkeit an Tbc.*

Ob sich nun die Besserstellung der auswärts Geborenen vielleicht durch eine bessere soziale Lage erklärt? Wir finden unter den auswärts Geborenen einen etwas höheren Prozentsatz der selbständig Gewerbetreibenden und einen höheren Prozentsatz der Beamten und freien Berufe bei den Männern. Was die ersteren anbelangt, so sehen wir, daß der Prozentsatz der auswärts geborenen Selbständigen besonders groß ist in jenen Berufen, bei denen der Unternehmer sehr häufig sozial kaum über dem Arbeiter steht (Bekleidung und Reinigung 1880: 85,1, 1910: 87,3%), während gerade in anderen Berufen, bei denen der Selbständige über größere Mittel verfügen muß, die Zahl der auswärts Geborenen bei weitem geringer ist (Baugewerbe 70,5 bzw. 71,4%, polygraphische Gewerbe 45,1 bzw. 47,5%), ja wir sehen sogar, daß von den „Abhängigen" die eingeborenen Berliner einen verhältnismäßig geringen Anteil bilden in Berufen mit ungünstigen Lohnverhältnissen (Bekleidung und Reinigung 20,2 bzw. 27%, Bauhandwerk 18,1 bzw. 22,1%), einen sehr großen aber in den höchststehenden Arbeiterschichten (polygraphisches Gewerbe 56,7 bzw. 56,3%). Es stimmt dies auch vollkommen mit dem überein, was die Untersuchungen des Vereins für Sozialpolitik über Auslese und Anpassung der Arbeiterschaft ergeben haben; überall sehen wir dort das Streben der städtischen Arbeiterschaft nach den höherbezahlten Arbeiterberufen, „je hochwertiger die zu leistende Arbeit ist, desto mehr wenden sich ihr die städtischen Elemente zu" (Bienkowski), für grobe ungelernte und deshalb schlechtbezahlte Arbeit kommen hauptsächlich vom Lande herzuströmende Elemente in Betracht. Dieser Umstand, der auch darin zum Ausdruck kommt, daß in häuslichen Diensten und Lohnarbeit wechselnder Art ein größerer Prozentsatz der Auswärtigen beschäftigt ist als der Eingeborenen, führt allein zu einer solchen Schlechterstellung der auswärts Geborenen innerhalb der Arbeiterklasse selbst, daß demgegenüber die Unterschiede, wie sie in den Tabellen bei Selbständigen und besonders Beamten und freien Berufen zum Ausdruck kommen, von geringer oder gar keiner Bedeutung erscheinen. Eines könnte man noch einwenden: daß die Sterblichkeit der Eingewanderten dadurch unverhältnismäßig günstiger erscheint, daß viele der Eingewanderten, wenn sie krank sind, besonders wenn sie an einer lange dauernden Krankheit leiden, wieder in ihre ländliche Heimat zurückkehren und dort, nicht in Berlin sterben. Gewiß mag das vorkommen, dem aber steht gegenüber, daß auch manche eingeborenen Berliner, gerade wenn sie an Tbc. erkrankt sind, Berlin verlassen. Vor allem aber kommt in Betracht, daß in die Todesfälle der außerhalb Berlins Geborenen auch noch jene eingerechnet werden, die als Auswärtige, d. h. ohne vorherigen Wohnsitz in Berlin, dort in Krankenhäusern gestorben sind, und deren Zahl ist recht beträchtlich:

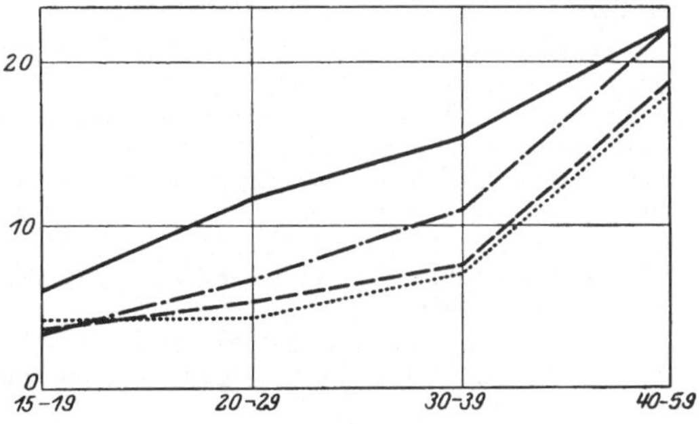


a) Männer

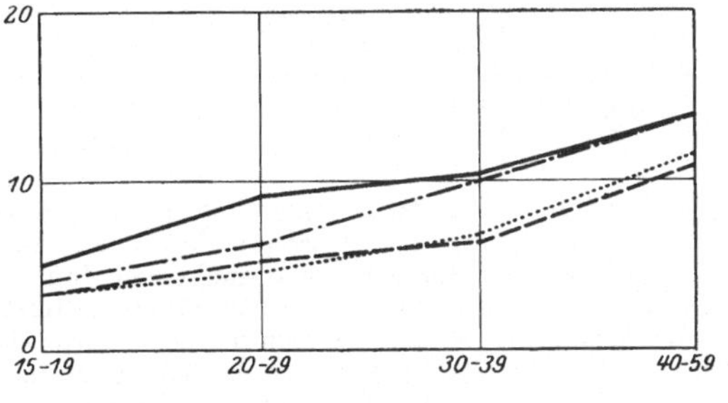


b) Frauen

Abb. 18. Berlin. Sterblichkeit auf 1000.

| | | | |
|---|---|---|---|
| Einheimische: | ——— | Sterblichkeit | 1880—1881 |
| | — — — | ,, | 1910—1911. |
| Zugewanderte: | —·—· | ,, | 1880—1881. |
| | ........ | ,, | 1910—1911. |

1910 von 16 549 Todesfällen der außerhalb Berlin Geborenen 2118 } im Krankenhaus ver-
1890 ,, 12 111 ,, . . . . . . . . . . . . . . . 852 } storbene Auswärtige

Es seien hier auch folgende Zahlen wiedergegeben. Die Ortskrankenkasse für den Gewerbebetrieb der Kaufleute, Handelsleute und Apotheker in Berlin läßt seit Jahren Erhebungen über die Wohn- und sonstigen Verhältnisse ihrer kranken Mitglieder machen. Von den Mitgliedern, über die in den Jahren 1909—1913 Erhebungen angestellt wurden, waren:

| | | |
|---|---|---|
| In Berlin geboren: | 10 321 männliche | 14 133 weibliche; |
| davon waren lungenkrank: | 16,18% | 11,94%. |
| Außerhalb Berlin Geborene: | 20 777 männliche | 22 026 weibliche; |
| davon waren lungenkrank: | 12,88% | 11,35%. |

Diese Zahlen scheinen darauf hinzuweisen, daß von den erkrankten geborenen Berlinern — vor allem bei den Männern — ein größerer Teil auf Tbc. entfällt als bei den auswärts Geborenen; es würde dies vielleicht die Annahme rechtfertigen, daß, wenn wir bei Einheimischen und Zugewanderten nicht die allgemeine Sterblichkeit, sondern die Tbc.-Sterblichkeit zur Verfügung hätten, die Differenz zugunsten der Zugewanderten eine noch größere wäre.

Nun ersehen wir aber aus den Kurven (Abb. 18) und Tabellen (Tabelle 51) weiter, daß die Differenz der Sterblichkeit zwischen Zugewanderten und Einheimischen in den Jahren 1910/11 geringer ist als in früheren Jahren, und daß dies darauf zurückzuführen ist, daß die Sterblichkeit der Einheimischen rascher gesunken ist als die der Zugewanderten. Wie lassen sich nun diese Änderungen erklären?

Was die Änderung der sozialen Unterschiede zwischen Einheimischen und Eingewanderten anbelangt, so gibt uns die Berufszählung vielleicht einen gewissen Anhaltspunkt dafür, daß die Stellung der geborenen Berliner sich etwas mehr gebessert hat als die der Zugewanderten (die Zahl der Beamten und der freien Berufen Angehörigen ist bei den Zugewanderten stärker zurückgegangen als bei den Einheimischen, dafür ist aber die Zahl der Selbständigen unter den einheimischen Männern stärker zurückgegangen als bei den Zugewanderten); falls aber überhaupt eine Verschiebung zwischen den sozialen Verhältnissen der Einheimischen und der Zugewanderten stattgefunden hat, so kann sie nur ganz geringfügig gewesen sein.

Wesentlich sind hingegen die Änderungen, die die Verhältnisse innerhalb Preußens, woher ja der größte Teil der Zugewanderten stammt, erfahren haben:

Tabelle 52.

| | Es waren in Preußen von der Zivilbevölkerung wohnhaft | |
|---|---|---|
| | in den Städten | auf dem Lande |
| 1864 | 29,84 | 68,85 |
| 1910 | 52,79 | 47,21 |

Wir können demnach wohl mit Recht annehmen, daß 1910 *ein bedeutend größerer Teil der in Berlin Zugewanderten aus der stärker durchseuchten Stadtbevölkerung stammte als 1884.*

Auch auf dem Lande haben sich die Verhältnisse wesentlich geändert. Der wachsende Verkehr, der sich bis in die kleinsten Dörfer erstreckt, die zunehmende Industrialisierung auch ländlicher Bezirke muß gerade in den letzten Jahren zu einer stärkeren Tbc.-Durchseuchung des flachen Landes geführt haben. Während die eingeborenen Städter schon vor mehreren Jahrzehnten in ihrer großen Masse durchseucht und des „Schutzes" durch Kindheitsinfektion teilhaftig waren, so muß infolge dieser starken Durchseuchung des Landes sich dieser Schutz bei den Zugewanderten gerade in den letzten Jahrzehnten verstärkt haben. Da ja jetzt außerdem viel mehr Zugewanderte aus kleineren und mittleren Städten kommen, die bereits mehr durchseucht sind als das flache Land, *müßte man also, wenn der Durchseuchungsschutz wirksam ist, annehmen, daß die Sterblichkeit der Zugewanderten rascher gesunken* ist als die der Eingeborenen. *Aber gerade das Gegenteil ist eingetroffen.* Die Sterblichkeit der Eingeborenen ist bei Männern und Frauen sehr erheblich rascher gesunken als bei den Zugewanderten.

Wir können aber das *Geringwerden des Unterschiedes in der Sterblichkeit zwischen Einheimischen und Zugewanderten* nach unserer Anschauung ungezwungen *dadurch erklären,* daß diese letzteren aus den erörterten Gründen *infolge geänderter Abstammungsverhältnisse nicht mehr in körperlicher Beziehung den Eingeborenen gegenüber so günstig stehen* wie die früher in größerem Prozentsatz vom „ländlichen" Lande selbst Gekommenen. Die geringere Tbc.-Sterblichkeit der *Zugewanderten* läßt sich ungezwungen erklären und wurde früher stets dadurch erklärt, daß diese einen *gewissen Fonds an körperlicher Kraft und an Widerstandskraft* mitbringen; das zeigt auch der Umstand, daß sich unter allen Schwerarbeitern ein großer Prozentsatz Zugewanderter befindet.

Nach dem Dargelegten *können wir in dem zunehmenden Durchseuchungsschutz infolge Kindheitsinfektion keine Erklärung für die sinkende Tbc.-Sterblichkeit der letzten Jahrzehnte finden, ebensowenig in der allmählich eintretenden Auslese der Widerstandsfähigsten,* denn wir können diese Auslese schon mit Rücksicht darauf, daß die Tbc. die weitaus meisten Opfer erst nach erlangter Geschlechtsreife fordert und die Tuberkulösen, wenn auch nicht — wie geglaubt wurde — eine erhöhte, so doch auch keine nennenswert herabgesetzte Fruchtbarkeit zeigen, als nur sehr langsam wirkend ansehen, nicht im Laufe von Jahrzehnten, sondern nur im Laufe von vielen Jahrhunderten.

Als Beispiel für die allmählich erworbene Widerstandskraft gegen Tbc. können wir vielleicht die geringe Tbc.-Sterblichkeit der Juden ansehen.

In allen Orten, aus denen Ausweise vorliegen, ist die Sterblichkeit der Juden, insbesondere ihre Tbc.-Sterblichkeit, geringer als die der übrigen Bevölkerung; in Krakau z. B. ist die Sterblichkeit der Juden nur drei Viertel der der Christen, die Tbc.-Sterblichkeit (einschließlich der Erkrankungen der Atmungsorgane) nur etwas mehr als die Hälfte der der Christen. Das Material über die Tbc.-Sterblichkeit der Juden, das überall ähnliche Verhältnisse aufzeigt, ist keineswegs gering.

Hier seien nur nach Rosenfeld (19) die Daten für Wien 1901—1903 gebracht:

Tabelle 53.

| | Allgemeine Sterblichkeit auf 10 000 | | | Sterblichkeit auf 100 000 | | | | | |
| | | | | an Lungen-Tbc. | | | an anderer Tbc. | | |
| | männlich | weiblich | beide Geschlechter | männlich | weiblich | beide Geschlechter | männlich | weiblich | beide Geschlechter |
|---|---|---|---|---|---|---|---|---|---|
| Röm.-Katholisch | 232 | 191 | 211 | 452 | 331 | 338 | 122 | 97 | 109 |
| Evangelisch . . | 196 | 149 | 173 | 268 | 221 | 246 | 83 | 81 | 82 |
| Jüdisch . . . . | 137 | 121 | 129 | 157 | 104 | 131 | 52 | 45 | 49 |

Rosenfeld will zwar diese Mindersterblichkeit der Juden nicht auf Rasseneigentümlichkeiten, sondern teils auf Unterschiede in den Sitten — größere Sorgfalt für ihre Gesundheit —, teils auf Unterschiede in der sozialen Stellung zurückführen. Aber diese Versuche erscheinen sowohl gegenüber dem Wiener Material als auch gegenüber dem sonst vorliegenden Material nicht stichhaltig, denn überall in Wien, in Krakau und Lemberg, in London und Neuyork, finden wir diese Mindersterblichkeit der Juden sowohl im allgemeinen als insbesondere an Tbc.

Es wäre von größtem Interesse festzustellen, ob auch in früheren Zeiten die Juden eine so geringe Tbc.-Sterblichkeit hatten wie in der Gegenwart, oder ob die relativ geringe Tbc.-Sterblichkeit sich erst im Laufe der Jahrhunderte entwickelt hat. Leider aber reicht unsere Mortalitätsstatistik nicht sehr weit zurück.

In Wien fallen heute von der Gesamtzahl der Todesfälle unter den Juden 8,2% auf Lungen-Tbc., 11,0% auf Tbc. überhaupt. J. Schwarz bringt in dem Buch „Das Wiener Ghetto, seine Häuser und seine Bewohner" (Braumüller 1909) aus dem Totenprotokoll der Stadt Wien die auf die Juden bezüglichen Eintragungen von 1648—1669, aus denen für ungefähr 7$^1/_2$ Jahre die Eintragungen fehlen. Bei dem Versuch einer Betrachtung der Tbc.-Sterblichkeit müssen wir alle jene Erkrankungsbenennungen in Betracht ziehen, hinter denen sich die Lungen-Tbc. verbergen kann, das ist „Lungensucht und Schwindsucht", „Dörre" und „Katarrh". Da die Zuzählung der beiden letztgenannten zur Tbc. in frühester Jugend und in hohem Alter zweifelhaft sein kann, wollen wir uns auf das Alter zwischen 6—50 Jahren beschränken. Ob wir uns aber auf diese Jahre beschränken oder alle in Betracht ziehen — stets erhalten wir für die drei Rubriken zusammengenommen bei weitem höhere Prozentzahlen als heute, 44,2 bzw. 39,4%. Da aber die Gesamtsterblichkeit damals bedeutend größer war als heute, so müssen wir daraus schließen, daß die Sterblichkeit an Tbc. damals eine sehr große gewesen ist. 100 Jahre später aber, 1748—1755 finden wir auf 100 Todesfälle nur 10—12 Tbc.-Todesfälle (bei den Christen 25) und eine Tbc.-Sterblichkeit von 19,2 gegenüber 52,7 auf 10000 bei der übrigen Bevölkerung [Peller (20)]. Da wohl bei der Zusammenstellung aus der damaligen Zeit die Todesfälle an Tbc. der übrigen Organe der Erfahrung entgehen, so war damals die Tbc.-Sterblichkeit etwas größer als heute. Wir sehen also vom 17. zum 18. zum 20. Jahrhundert eine beträchtliche Abnahme und auch schon im 18. Jahrhundert die Tbc.-Sterblichkeit der Juden geringer als die der übrigen Bevölkerung.

Vielleicht — wenn nicht in der geringen Tbc.-Sterblichkeit der Juden eine Rasseneigentümlichkeit vorliegt, für die die Ergebnisse der Ausgrabungen im Orient sprechen, gegen die aber die Angaben Muchs über seine Jerusalemreise zu sprechen scheinen — zeigt uns so das Beispiel der Juden, daß durch jahrhundertelange Gewohnheit an den Stadtaufenthalt, durch jahrhundertelange Auslese die Tbc.-Sterblichkeit zurückgehen kann, aber gerade die noch immer keineswegs geringe Zahl von Opfern, die unter den Juden die Tbc. fordert — die Tbc.-Sterblichkeit der Juden in Wien ist noch immer größer als die der Bevölkerung in den Städten Englands —, zeigt uns, daß die *Vererbung der Widerstandskraft allein nur sehr allmählich zu einem Sinken der Tbc.-Sterblichkeit führen kann*, mindestens dann, wenn sie durch die äußeren Verhältnisse auf starke Proben gestellt wird. Auch gibt es ja andere Gebiete, deren Bewohner schon so lange dichtgedrängt zusammenwohnen, daß man die Erwerbung einer Widerstandskraft gegen die Tbc. erwarten müßte. Es sind das mindestens bestimmte Teile Chinas — aber nach den allerdings spärlichen und ungenauen Berichten, die vorliegen, ist die Tbc. in China stark verbreitet.

## Literatur.

1. Westenhofer: Berlin. klin. Wochenschr. 1911. — 2. Löhlein: Arch. f. Schiffs- u. Tropenhyg. Bd. 16. — 3. Metschnikoff, Burnet, Tarrasewitsch: Ann. de l'inst. Pasteur Bd. 25. 1911. — 4. Much: Eine Tbc.-Forschungsreise nach Jerusalem. Beitr. z. Klin. d. Tuberkul. Suppl.-Bd. 6. 1913. — 5. Manteuffel: Arch. f. Schiffs- u. Tropenhyg. Bd. 18. — 6. Irving u. Macaulay: Journ. of hyg. 1906. — 7. Peiper: Arch. f. Schiffs- u. Tropenhyg. Bd. 18. — 8. Weber: Münch. med. Wochenschr. 1890. — 9. Mayer: Tbc.-Fortbildungskurse des allg. Krankenhauses Hamburg-Eppendorf Bd. 1. — 10. Zadek: Münch. med. Wochenschr. 1917. — 11. Zadek: Beitr. z. Klin. d. Tuberkul. Bd. 44. — 12. Roemer: Ebenda Bd. 22. — 13. Reibmayr: Die Immunisierung der Familien bei erblichen Krankheiten. Wien u. Leipzig: Deuticke 1899. — 14. Reibmayr: Die Ehe Tuberkulöser und ihre Folgen. Wien u. Leipzig: Deuticke 1894. — 15. Kutschera: Tuberculosis 1917. — 16. Bourgeois: Exode rurale et tuberculose. Paris: Alcan 1905. — 17. Teleky: Dtsch. med. Wochenschr. 1919, Nr. 15. — 18. Schiff: Zeitschr. f. soz. Hyg., Fürsorge- u. Krankenhauswesen Jg. 2. — 19. Rosenfeld: Arch. f. Rassen- u. Gesellschaftsbiol. Bd. 4. 1907. — 20. Peller: Zeitschr. f. Hyg. u. Infektionskrankh. Bd. 90.

## 5. Der Rückgang der Tbc.-Sterblichkeit.

*Woher rührt nun das Absinken der Tbc. in den Kulturländern*, ihr Steigen in einzelnen anderen Ländern: in Norwegen, Irland, Japan, von dem Römer spricht?

Was diese zuletzt genannten Länder anbelangt, so bedarf diese Angabe zunächst einer Richtigstellung. In Norwegen sehen wir nicht ein Steigen der Tbc. im ganzen Land, sondern nur in einem Teil desselben: in Finnmarken. Es starben nach Malm (1), wobei wir nur einzelne Jahre herausgreifen, auf 10 000 Einwohner an Lungen-Tbc.:

Tabelle 54.

| | Im Reiche | In Christiania | In Finnmarken |
|---|---|---|---|
| 1896 | 25 | 28 | 39 |
| 1900 | 28 | 30 | 31 |
| 1905 | 24 | 30 | 38 |
| 1910 | 20 | 20 | 44 |

Die höhere Tbc.-Sterblichkeit und ihr Ansteigen findet sich also nur in Finnmarken, das eine erst seit kurzem einsetzende und rasch fortschreitende industrielle Entwicklung zeigt. Ein starkes Steigen der Lungen-Tbc.-Sterblichkeit weist Japan auf, das auch erst in den letzten Jahrzehnten in eine rasch fortschreitende industrielle Entwicklung eingetreten ist. Irland hat eine annähernd gleichbleibende, bald ein wenig steigende, bald etwas sinkende Lungen-Tbc.-Sterblichkeit.

In den europäischen Ländern sehen wir, soweit Ausweise vorliegen, ein Sinken der Tbc.-Sterblichkeit (vgl. auch Tabelle 1), dessen Tempo in verschiedenen Ländern verschieden ist. Die niedrigste Tbc.-Sterblichkeit weist Italien auf, das immer, scheinbar durch klimatische Verhältnisse bedingt (und bei auch heute noch geringer industrieller Entwicklung), niedrige Tbc.-Sterblichkeit gehabt hat. Darauf folgt England und Wales, dessen Tbc.-Sterblichkeit früher hoch war, aber seit den Jahren 1881/85 bis zum Kriegsausbruch um mehr als ein Drittel gesunken ist, wir haben hier also neben einem wenig industriellen Lande mit von Anfang an geringer Tbc.-Sterblichkeit das höchstindustrielle Land mit sehr rasch gesunkener Sterblichkeit; dem schließt sich Preußen an, dessen Tbc.-Sterblichkeit

1906/10 nur wenig höher als die Englands war, in den vorangehenden 35 Jahren aber um mehr als die Hälfte gesunken ist; das Land mit raschester industrieller Entwicklung zeigt also auch den raschesten Abfall der Tbc.-Sterblichkeit. Viel geringer ist der Abfall der Tbc.-Sterblichkeit in Österreich, wo die Tbc.-Sterblichkeit auch noch unmittelbar vor dem Kriege hoch war. Wie können wir uns diese Erscheinungen erklären?

Ich habe vor Jahren beim Studieren der Tbc.-Sterblichkeit in Österreich (2) gezeigt, daß in Österreich die Städte, die in der raschesten Entwicklung begriffen sind und die den Namen industrielle Städte am meisten von allen verdienen, die größte Besserung aufweisen. Wien, Brünn, Prag, Graz, Linz zeigen die stärkste Besserung, Lemberg, Krakau, Czernowitz nur eine geringe oder gar eine Verschlechterung.

Es seien hier aus meiner damaligen Arbeit den Kurven von Wien die von Czernowitz gegenübergestellt.

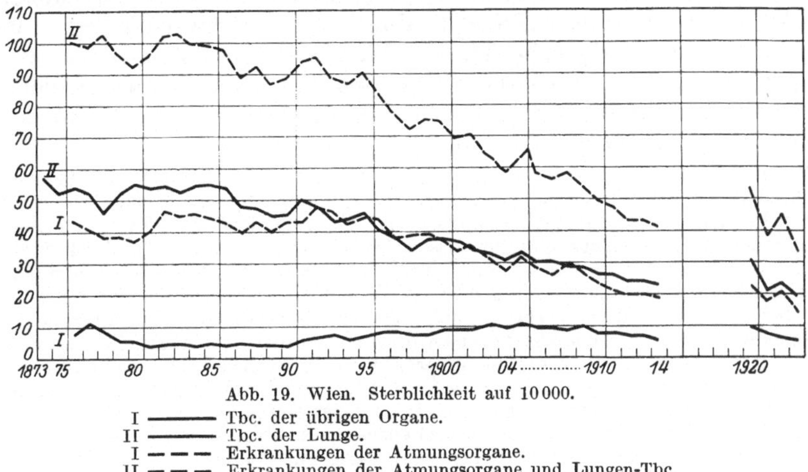

Abb. 19. Wien. Sterblichkeit auf 10000.

I ——— Tbc. der übrigen Organe.
II ——— Tbc. der Lunge.
I – – – Erkrankungen der Atmungsorgane.
II – – – Erkrankungen der Atmungsorgane und Lungen-Tbc.

Ich habe weiter die einzelnen Länder und für Niederösterreich die Bezirkshauptmannschaften untersucht und konnte nachweisen, daß die in der industriellen Entwicklung am meisten vorgeschrittenen und am raschesten vorschreitenden Gebiete und Städte die rascheste Besserung der Tbc.-Sterblichkeit oder wenigstens einen günstigen Verlauf der diese Sterblichkeit darstellenden Kurve zeigen (verglichen mit anderen Gebieten und Städten). *„Da aber alle diese Gebiete und Städte im Beginn der Beobachtung eine hohe Tbc.-Sterblichkeit zeigten und eine relativ hohe, zum Teil auch noch heute zeigen, so können wir daraus folgern, daß die indu-*

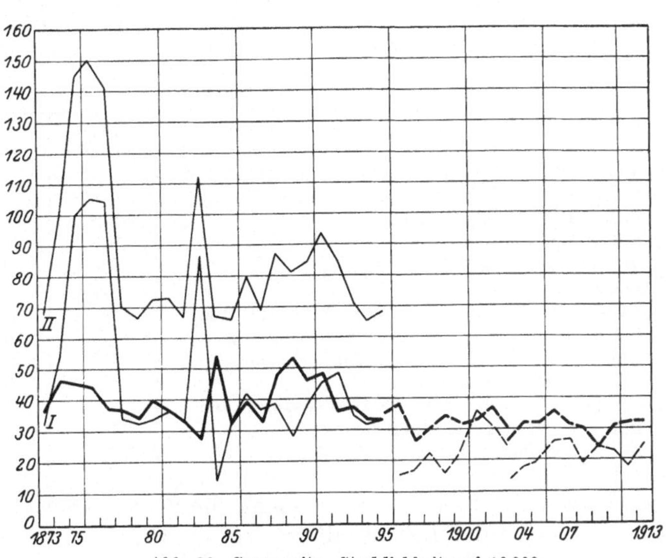

Abb. 20. Czernowitz. Sterblichkeit auf 10000.

——— an Lungenschwindsucht.
– – – an Tbc. aller Organe.
I ——— an entzündlichen Erkrankungen der Atmungsorgane.
II ——— an entzündlichen Erkrankungen der Atmungsorgane und der Lungenschwindsucht.
– – – an Lungenentzündung.

188        Ludwig Teleky: Soziale Pathologie der Tuberkulose.

*strielle Entwicklung zunächst zu einer erhöhten Tbc.-Sterblichkeit führt, daß aber von einem ge-*
*wissen Zeitpunkte, von einem gewissen Höhepunkte der Entwicklung an, mit dem Einsetzen*
*irgendwelcher anderer Kräfte, die durch diese Entwicklung wachgerufen oder in Wirksamkeit*
*gesetzt werden, ein Sinken der Tbc.-Sterblichkeit eintritt.* Als solche Kräfte können wir wohl
alle jene ansehen, die zur wirtschaftlichen und gesundheitlichen Hebung der industriellen
Arbeiter beitragen (Organisation der Arbeiterklassen, Arbeiterschutzgesetze)." Damit ist
auch eine Besserung der Berufsverhältnisse, der Arbeitsräume, Arbeitsverrichtung und
Arbeitszeit, in Deutschland und Österreich auch die Einführung der Krankenversicherung
eng verknüpft[1]).

Das nun oben über die Tbc.-Sterblichkeit und ihr Absinken in den einzelnen
Staaten Gesagte stimmt mit diesen unseren Ausführungen gut überein: auch hier
sind es die in rascher industrieller Entwicklung begriffenen, die bei Einsetzen dieser
Entwicklung (Japan, Finnmarken) eine Höhe, ein Ansteigen der Tbc.-Sterblich-
keit zeigen. Jene Länder aber, die bereits eine gewisse Höhe der industriellen
Entwicklung erreicht haben (Preußen, England) zeigen zwar im Beginn unserer
Beobachtung eine relativ hohe Tbc.-Sterblichkeit, sie sinkt aber mit weiterem
Fortschreiten der Industrie rasch, bei weitem rascher als in den Ländern mit
nur langsam fortschreitender und nicht weit vorgeschrittener industrieller Ent-
wicklung (das alte Österreich, Italien).

Rosenfeld (3) sucht diese meine Annahme dadurch zu widerlegen, daß er den Nach-
weis führen zu können glaubt, daß es gerade die wohlhabende Bevölkerung sei, bei der die
Tbc.-Sterblichkeit besonders stark gesunken ist. Er vergleicht die Tbc.-Sterblichkeit der
Mitglieder der großen Wiener Krankenkassen 1892—1902 mit der 1902—1904, findet eine
Abnahme von nur 5 auf 10 000 Mitglieder und sieht diese als „eine sehr geringfügige" an.
Aber diese Abnahme ist immer noch größer als die in der Gesamtbevölkerung Wiens (3,3 auf
10 000) beim Vergleich dieser Jahre. Auch sein Nachweis, daß die Tbc.-Sterblichkeit der
wohlhabenden Bezirke stärker abgenommen habe als die der armen, scheint mit Rücksicht
auf die Verschiebung der Bevölkerung innerhalb dieser Bezirke nicht stichhaltig.

Es sind verschiedene Versuche gemacht worden, die Bewegung der Tbc.-Sterblichkeit
in Parallele zu setzen mit den Wohnungsverhältnissen einerseits, mit einzelnen Daten, die
auf eine Besserung der gesamten Lebensverhältnisse schließen lassen, andererseits. Newsholme (4) hat Daten über die Wohnungsverhältnisse mit den Änderungen der Tbc.-Sterb-
lichkeit verglichen. Daß hier sich vieles verbessert hat, zeigen die Daten über Berlin
(Tabelle 55), denen wir noch einige über altösterreichische Städte anschließen (Tabelle 56),
und die Daten Newsholmes.

Tabelle 55.

| Berlin | 1861 | 1880 | 1895 | 1910 |
|---|---|---|---|---|
| Von 100 der Bevölkerung (alle Haushaltungen) | | | | |
| wohnten in Wohnung ohne heizbares Zimmer | — | 1,15 | 0,66 | 0,17 |
| mit 1 heizbaren Zimmer . . . . . . . . . | 42,9 | 43,76 | 44,14 | 38,51 |
| mit 2 heizbaren Zimmern . . . . . . . | 26,8 | 27,67 | 30,15 | 33,56 |
| in Kellerwohnungen . . . . . . . . . . | 9,4 | 9,1 | 5,83 | 3,0 |
| Schlafleute . . . . . . . . . . . . . . | 8,3 | 5,41 | 4,89 | 4,43 |
| Es kommen Bewohner auf eine Wohnung über- | | | | |
| haupt . . . . . . . . . . . . . . . | 4,9 | 4,27 | 3,96 | 3,6 |
| eine Wohnung mit 1 heizbaren Zimmer . . | 4,3 | 3,75 | 4,53 | 3,06 |
| mit 2 heizbaren Zimmern . . . . . . . . | 5,1 | 4,45 | 4,38 | 3,7 |
| Es waren übervölkert[2]) von den Wohnungen | | | | |
| mit 1 heizbaren Zimmer . . . . . . . . | 27,47 | — | 13,38 | 7,29 |
| mit 2 heizbaren Zimmern . . . . . . . . | 5,03 | — | 1,09 | 0,60 |

Newsholme hat weiter versucht, die Beziehungen der Tbc. zum Weizenpreis,
zu den Kosten der Lebenshaltung, zu der Höhe der Löhne — alle in ihrer zeit-

---

[1]) Zu annähernd denselben Anschauungen, wie ich sie bereits seit 2 Jahrzehnten ver-
trete, kommt in einer neuen Arbeit G. Wolff: Der Gang der Tbc.-Sterblichkeit und die
Industrialisierung Europas. Tuberkul.-Bibliothek 1926, Nr. 23.

[2]) Übervölkert: in Wohnung mit 1 heizbaren Zimmer 6 und mehr, mit 2 heizbaren
Zimmern 10 und mehr Personen.

lichen Änderung während der letzten Jahrzehnte — zur Darstellung zu bringen. Es ist nicht verwunderlich, daß er zu keinem befriedigenden Resultat gelangt ist, denn jedes dieser Momente stellt doch nur *einen* der in Betracht kommenden Umstände dar, nur ihr Verhältnis zueinander gibt uns ein Bild von der wirtschaftlichen Lage: *nur das Verhältnis von Kosten der Lebenshaltung zur Höhe der Löhne* resp. die Änderungen, die diese Verhältnisse im Laufe der letzten Jahrzehnte erfahren, *geben uns ein Bild von den Änderungen der Lebenshaltung*, der wirtschaftlichen Lage der Bevölkerung.

Tabelle 56.

| | Von 100 anwesenden Personen waren Aftermieter und Bettgeher | | | |
|---|---|---|---|---|
| | 1869 | 1880 | 1890 | 1900 |
| Wien 1—IX, X . . . . . . . . | 23,6 | 16,5 | 13,38 | } 10,49 |
| „ XI—XIX . . . . . . . . | — | 17,1 | 13,4 | |
| Krakau . . . . . . . . . . . . . | — | 12,0 | 10,2 | 5,75 |
| Graz . . . . . . . . . . . . . . | 19,5 | 13,5 | 12,4 | 10,94 |
| Prag 1—V . . . . . . . . . . | 22,5 | 12,4 | 11,8 | 7,8 |

Wie kompliziert hier die Verhältnisse liegen, zeigen uns die Untersuchungen Kuczynskis (Arbeitslohn und Arbeitszeit in Europa und Amerika 1870—1909. Berlin: Julius Springer 1913) und v. Tyszkas (Lohn und Lebenskosten in Westeuropa im 19. Jahrhundert. Schriften d. Vereins f. Sozialpolitik Bd. 154, T. 3; auch dieses Handbuch Bd. V). Wir sehen, daß die Momente, die zur wirtschaftlichen Hebung der besitzlosen Klassen geführt haben, in den einzelnen Ländern verschiedene sind; in England ist die Verbesserung der Lebensbedingungen der arbeitenden Klassen zu einem großen Teil auf das Sinken der Lebenskosten zurückzuführen, in Frankreich ist sie erreicht bei im allgemeinen steigenden Lebenskosten durch noch schärfere und größere Steigerung der Löhne, in Deutschland ist das Aufsteigen der arbeitenden Klassen einzig und allein der ganz außerordentlichen Steigerung der Löhne zu danken, die die sehr großen Steigerungen der Lebensmittelpreise zum Teil übertrafen, aber im letzten Jahrzehnt vor dem Kriege mit dem weiteren starken Steigen der Lebenskosten in Preußen nicht mehr Schritt halten konnten. Unter solchen Verhältnissen ist es begreiflich, daß alle Bemühungen, die sich darauf richten, zwischen Tbc.-Sterblichkeit und Lebensmittelpreisen eine Parallele zu finden, vergeblich sein müssen.

Einen Maßstab für die wirtschaftliche Lage weiter Volksmassen kann *uns nur eine Betrachtung des „Reallohnes" geben*, d. h. Ermittlung, wie sich der Lohn zu den Kosten einer durch Jahrzehnte als unverändert angenommenen Lebenshaltung verhält. Und zwischen diesem und der Tbc.-Sterblichkeit ergibt sich insofern eine Korrelation, als wir in allen Ländern, über die Daten vorliegen, *zur Zeit der stark sinkenden Tbc.-Sterblichkeit ein starkes Ansteigen des Reallohnes* finden, ein Ansteigen, das allerdings in Preußen und Großbritannien von der Jahrhundertwende an einem Sinken Platz macht, das aber keineswegs so rasch ist wie das Ansteigen in früheren Jahrzehnten. Auch während dieses Absinkens des Reallohnes ist bis zum Kriegsausbruch die Tbc.-Sterblichkeit weiter gesunken. Frankreich ist das einzige Land, in dem — Ausweise liegen hier nur für die Städte vor — ein Sinken der Tbc.-Sterblichkeit während der letzten Jahrzehnte nicht deutlich nachweisbar ist, dort aber ist auch das Steigen des Reallohnes das relativ geringste gewesen, die Differenz zwischen Maximum und Minimum beträgt in Großbritannien 46,2%, in Preußen 42,2%, in Frankreich nur 31,2%. Von welch gewaltigem Einfluß jede Änderung des Reallohnes mit der dadurch bedingten Änderung der Ernährung sein muß, *von welch furchtbarem Einfluß die Ernährung, vor allem der Nahrungsmangel auf die Verbreitung* der Tbc. ist, haben uns mit der Deutlichkeit eines schaurigen Experimentes *Krieg und Hungerblockade* bewiesen (s. S. 205).

Wir haben aber oben nachgewiesen, daß insbesondere die hohe Tbc.-Sterblichkeit der Männer, und damit der Stand der Tbc.-Sterblichkeit überhaupt, *nicht so sehr von den allgemeinen Lebensverhältnissen als von den Berufsverhältnissen,* von Berufstätigkeit und Berufsschädigungen abhängt. Unter diesen spielt die Anstrengung im Berufe gewiß eine wichtige Rolle. Ein wenn auch unvollkommener Maßstab für diese ist die *Länge der Arbeitszeit,* und über diese bzw. die Veränderungen, die diese gerade zu einer Zeit mit starkem Abfall der Tbc. in England und Preußen erfahren hat, gibt uns die Arbeit Kuczynskis wertvolle Aufschlüsse: wir können von den von ihm gebrachten Daten natürlich hier nur einzelnes mitteilen.

Tabelle 57.

| | Durchschnittliche wöchentliche Arbeitszeit der | | | | | | | | |
| | Maurer | | | Steinmetzen | | Kesselschmiede | | Handdreher | |
| | 1890 | 1903 | 1909 | 1890 | 1903 | 1890 | 1903 | 1890 | 1903 |
|---|---|---|---|---|---|---|---|---|---|
| Berlin . . . . . . . . . | 59,5 | 53,5 | 53,5 | — | — | 64 | 60 | — | 54 |
| Nürnberg . . . . . . . . | 60,0 | 59,5 | 57,0 | 60,0 | 54,0 | — | — | 60 | 54 |
| Paris . . . . . . . . . . | 77,0 | 77,0[1]) | — | 66,12 | 68,93 | 66 | 63 | 60 | 60 |
| Großbritannien . . . . . | 56,67 | 51,83 | — | 51,40 | 46,66 | 54 | 53,7 | 54,33 | 50 |

Wir sehen aus den Zusammenstellungen, daß die Arbeitszeit in Paris in allen Branchen — es sind hier nur Beispiele aufgezählt — eine längere, zum Teil sehr erheblich längere als die in Berlin war, und daß sie in vielen Branchen 20 und mehr Jahre hindurch keinerlei Verkürzung erfahren hat. Beträchtlich kürzer als in Berlin war die Arbeitszeit in Großbritannien, auch zeigt sie dort überall ein gleichmäßiges Sinken. In einzelnen Berufen (Maurer, Steinmetzen) war die Arbeitszeit in Paris das $1^{1}/_{2}$fache von der in Großbritannien. Außerdem geht aus der französischen gewerbehygienischen Literatur hervor, daß die Betriebsverhältnisse, insbesondere die hygienischen Einrichtungen, nicht auf der Höhe stehen, die wir in deutschen Betrieben finden. Vielleicht rührt das eigenartige Verhalten der Tbc.-Sterblichkeit in den oberen Altersklassen der Männer in Paris von diesen ungünstigen Arbeitsverhältnissen her, haben wir doch darauf hingewiesen, daß gerade Berufsschädlichkeiten zu einer großen Tbc.-Sterblichkeit in den höheren Altersklassen führen; bei einem Vergleiche der Sterblichkeit an Lungen-Tbc. der männlichen Pariser Bevölkerung in den Jahren 1901—1905 mit den Jahren 1886—1890 sehen wir im 5. Jahrzehnt die Tbc.-Sterblichkeit nur wenig gesunken, im 6. und 7. Jahrzehnt sogar gestiegen, während wir in anderen Ländern gerade in diesem Alter ein starkes Absinken der Tbc.-Sterblichkeit beobachten können. Allerdings muß das eine bemerkt werden: Betrachten wir zusammen die Sterblichkeit an Tbc. und die an Erkrankungen der Atmungsorgane, um so jeden durch geänderte Registrierung möglichen Irrtum auszuschließen, so finden wir auch in Paris im Jahrfünft 1901/05 auch in den höheren Altersklassen niedrigere, wenn auch nicht sehr erheblich niedrigere Sterblichkeitsziffern als im Jahrfünft 1886/90. Jedenfalls können uns diese Verhältnisse als einer der Gründe erscheinen, warum in Frankreich die Tbc.-Sterblichkeit nicht so rasch gesunken war wie in anderen Ländern.

Haben wir oben gesehen, daß die *Unterschiede zwischen der Tbc.-Sterblichkeit der Geschlechter,* zwischen der Tbc.-Sterblichkeit *von Stadt und Land* wesentlich bedingt werden durch Einflüsse der *Berufstätigkeit,* durch mit dieser verbundene Schädigungen, so sehen wir auch jetzt bei *Betrachtung der verschiedenen Tbc.-Sterblichkeit verschiedener Länder, bei Betrachtung des Absinkens bzw. Steigens der Tbc.-Sterblichkeit* in den letzten Jahrzehnten in verschiedenen Gebieten als *Hauptursache die Berufstätigkeit und die Änderungen* in der Berufstätigkeit und in den Verhältnissen, unter denen diese ausgeübt wird, *sowie die gesamten wirtschaftlichen und sozialen Verhältnisse.* Diese letzteren sind von weitgehendstem Einfluß auf die Ernährung, und von welch furchtbarem Einfluß die Ernährung auf die Tbc.-Sterblichkeit ist, hat uns der Krieg gezeigt. Wenn der durch Kindheitsinfektion erworbenen Durchseuchung eine gewisse Schutzwirkung zukommen sollte, so ist diese jedenfalls auf die Tbc. als Massenerscheinung ohne nachweisbaren Einfluß: *Bestimmt wird heute die Tbc.-Häufigkeit und der Verlauf der Tbc.-Kurve von den „sozialen Verhältnissen"*, mit welchen Worten *ja die wirtschaft-*

---

[1]) Seit 1870 unverändert.

*lichen Verhältnisse mit all ihren sozialen Folgen zusammengefaßt sind, unter denen aber die mit der Berufstätigkeit verbundenen Schädlichkeiten,* die Berufseinflüsse, von weittragendstem Einflusse sind.

## Literatur.

1. Malm: Zeitschr. f. Tuberkul. Bd. 21. — 2. Teleky: Statist. Monatsschr. 1906. — 3. Rosenfeld: Zeitschr. f. Tuberkul. Bd. 17. — 4. Newsholme: Journ. of hyg. Bd. 6.

## 6. Tuberkulose und Wohnung.

Bei dem oft betonten innigen Zusammenhang zwischen Tbc. und Wohnung, bei dem immer wieder auftretenden Bestreben, die Tbc. als „Wohnungskrankheit" zu bezeichnen, ist es notwendig, auch die hier bestehenden Znsammenhänge zu erörtern.

Das oben über das Zustandekommen der Infektion mit Tuberkelbacillen, über das Zustandekommen einer tuberkulösen Erkrankung und über die Lebensbedingungen des Tuberkelbacillus außerhalb des menschlichen Körpers Gesagte läßt uns *ohne weiteres erkennen, daß Beziehungen zwischen Tbc. und Wohnweise, zwischen Tbc. und Wohnung bestehen.*

Je enger Menschen in einem Haushalte beisammenwohnen, um so größer ist die Gefahr, daß von einem in diesem Haushalt befindlichen Tuberkulösen vor allem auf dem Wege der Tröpfcheninfektion Mitbewohner infiziert werden. Je größer die Zahl von Personen ist, die dieselben Wohnräume mit dem Phthisiker teilen, um so größer ist die Zahl der durch Versprayung und auch die Zahl der durch verstäubtes Sputum (sei es vom Boden, sei es von Wäsche und Kleidungsstücken aus) gefährdeten Personen. Dazu kommt, daß je mehr Personen einen Raum benutzen, desto schwerer es auch ist, ihn rein zu halten, desto mehr verstaubtes Sputum sich auch ansammelt (*Schädlichkeit größerer Wohndichte*).

Je größer die Zahl von Personen ist, die außer den Hausgenossen, mit dem schwerkranken Tuberkulösen häufig zusammenkommen, sich häufig in seiner Wohnung aufhalten, um so größer die Zahl der durch ihn Gefährdeten. Je häufiger und inniger der Verkehr zwischen den verschiedenen Haushalten stattfindet, um so größer die Gefährdung; dieser Verkehr wird aber um so inniger sein, je leichter hierzu die Gelegenheit ist (*Schädlichkeit größerer Siedelungsdichte*).

Je schlechter die Belichtung eines Wohnraumes und zum Teil auch seine Lüftbarkeit ist, um so länger werden die Tuberkelbacillen die von einem Tuberkulösen in die Außenwelt gelangt sind, in ihm lebensfähig bleiben. Dazu kommt noch, daß je schlechter belichtet eine Wohnung ist, um so mehr der Anreiz zur Reinhaltung wegfällt (*Schädlichkeit sonnen- und lichtloser, schlecht lüftbarer Wohnungen*).

Schließlich erhöht eine licht- und luftlose, überfüllte Wohnung durch ihren allgemein schwächenden Einfluß die Disposition zur Erkrankung.

Was dies letztere, bisher von uns wenig berührte Moment anbelangt, so führt Rubner (1) aus: „Der Aufenthalt in solcher Luft (d. h. in Luft überfüllter, nicht gelüfteter Räume) macht den Schlaf unruhig, erzeugt eingenommenen Kopf und Kopfschmerzen, Unbehaglichkeit, verminderten Appetit." „Man nimmt auch wohl mit Recht an, daß dauernder Aufenthalt in solcher schlechter Luft der normalen Blutbildung hinderlich ist." Bei Gesunden wird durch solche Luft die Puls- und Atemfrequenz etwas vermehrt, die Atemtiefe dagegen vermindert. Die Luftfeuchtigkeit, die in allen überfüllten Räumen durch Ausatmungsluft und Ausdünstung vieler Menschen erhöht ist, wirkt auf die Verteilung des Blutes zwischen Haut und inneren Organen ungünstig. Je feuchter die Luft ist, um so mehr übernimmt die Haut unsere Entwärmung, die Haut wird hyperämisch und durchfeuchtet, bei geringer Anstrengung tritt Schwitzen ein. Die Haut wird verwöhnt und normaler Reize entwöhnt, weich, von Flüssigkeit mehr oder minder durchtränkt, daher die Neigung aller dieser Personen, es möglichst warm zu haben. Wird Temperaturwechsel erforderlich, so funktioniert die Regulierung der Wärmeabgabe durch die Haut schlecht, Erkältungen sind daher sehr häufig. Treten alle diese Erscheinungen, die Rubner ausführlich beschreibt, in besonders hohem Maße in hygienisch schlechten, überfüllten, schlecht belichteten und durchlüfteten Wohnungen auf, so ist doch vieles, was er beschreibt, besonders vieles seiner weiteren Ausführungen nicht als Folge schlechter Wohnungsverhältnisse, sondern teils als Folge des Aufenthaltes in geschlossenen Räumen sowie der ganzen Art städtischen Lebens und Arbeitens überhaupt anzusehen, und wenn auch bei ungünstigen Wohnungs- und Werkstättenverhältnissen alle diese Schädlichkeiten sich ganz besonders geltend machen und ganz besonders die Disposition zur tuberkulösen Erkrankung erhöhen, so wird man andererseits doch Flügge beistimmen müssen, daß wenigstens ein Teil der beobachteten Körperschädigungen *nicht* durch *Besserung der Wohnungsverhältnisse* (Wohnungsdichte, Wohnungshygiene), *sondern nur dadurch behoben werden kann,* daß den in städtischer industrieller Arbeit Tätigen, besonders jüngeren Leuten sowie Kindern reichlich Gelegenheit geboten wird zum Aufenthalt im Freien — der wieder wesentlich erleichtert wird durch *Änderung der Siedlungsart,* vor allem Änderung der Besiedlungsdichte.

Haben wir so auf Grund unserer Erkenntnis über die Entstehung tuberkulöser Infektion und tuberkulöser Erkrankung den möglichen Einfluß der Wohnung für die Entstehung der Tbc. kurz gekennzeichnet — über das Gewicht dieser Einflüsse ist damit noch nichts gesagt —, so ist es nun notwendig, *ein Bild der Wohnverhältnisse überhaupt zu gewinnen,* da, wie die letzten Ausführungen zeigen, ungünstige Wohnverhältnisse an sich schon die Neigung zur Tbc.-Erkrankung erhöhen, vor allem aber ein Bild der Wohnungsverhältnisse Tuberkulöser, da ja — von dem eben genannten Momente abgesehen — die Möglichkeit einer Tbc.-Infektion immer zurückgeht auf den Tuberkulösen, auf seine Anwesenheit in der Wohnung.

Bei dem Entwerfen eines Bildes der bestehenden Wohnungsverhältnisse überhaupt wollen wir uns kurz fassen und verweisen diesbezüglich auf Bd. IV dieses Handbuches. Nur einzelnes sei hervorgehoben.

In verschiedenen Gegenden ist die Bauweise eine ganz verschiedene. In England, Holland und im Nordwesten von Deutschland (Bremen, Rheinland) hat sich auch noch für die mittleren und unteren Volksschichten das Kleinhaus, oft noch als Ein- bis Zweifamilienhaus erhalten, während in Berlin die Mietskaserne das Wohnhaus der ganzen Bevölkerung mit Ausnahme der obersten Zehntausend ist und sie auch im ganzen Süden und Osten das Großstadtbild beherrscht. Es kamen auf ein Gebäude (1905) in Bremen 7,96, Krefeld 13,48, Breslau 51,97, Berlin 77,54 Einwohner. Einen Einblick in die Verteilung der Bevölkerung auf die Wohnungen von verschiedener Größe und die hier bestehenden Unterschiede gibt uns folgende Tabelle:

Tabelle 58.

| | Von 1000 Bewohnern wohnten 1905 in Wohnungen mit Zimmern | | | | |
| --- | --- | --- | --- | --- | --- |
| | 0—1 | 2 | 3 | 4 | 5 und mehr |
| Berlin | 417 | 338 | 125 | 52 | 69 |
| Breslau | 375 | 342 | 149 | 58 | 76 |
| Hamburg | 170 | 309 | 277 | 125 | 118 |
| Kiel | 69 | 467 | 271 | 85 | 108 |
| Frankfurt a. M. | 60 | 247 | 330 | 153 | 211 |
| England | 16 | 66 | 100 | 820 | |

Nach der Grundstücksaufnahme vom 15. X. 1910 sowie der Wohnungs- und Bevölkerungsaufnahme vom 1. XII. 1910 gab es in Berlin 9085 Wohnungen ohne eigentliche Wohnräume, nur aus einem Gewerberaum, Küche oder Alkoven bestehend, mit 9894 Bewohnern, 1677 Wohnungen ohne heizbares Zimmer,

Wohnungen mit *einem* heizbaren Zimmer (ohne nichtheizbaren Raum) . . . . 234 368
mit nichtheizbarem Raum . . . . . 17 164
251 550

39 475 Haushaltungen hatten Zimmermieter,
56 760　　　 ,,　　　　　 ,,　 Schlafgänger,
1 640　　　 ,,　　　　　 ,,　 Mieter und Schlafgänger.

Weitere Daten sind aus Tabelle 55 zu entnehmen. Durch den Krieg und seine Folgen haben sich die Wohnungsverhältnisse überall wesentlich verschlechtert.

Daß das engste Beisammensein, daß das *Schlafen in einem Bette* zu einer besonders intensiven Gesundheitsgefährdung führt, wenn der eine Teil an einer ansteckenden Krankheit, an Tbc. leidet, braucht wohl nicht erst besonders betont zu werden, ebensowenig, daß das Schlafen in aneinandergeschobenen Ehebetten, wie es bei uns fast allgemein üblich ist, bei Tbc.-Erkrankung des einen der Gatten kaum weniger bedenklich ist.

Über die *Wohnverhältnisse Tuberkulöser* liegt eine große Anzahl von Untersuchungen vor.

Vor allem genannt seien hier die *Wohnungsuntersuchungen* (2), die die „Ortskrankenkasse für den Gewerbebetrieb der Kaufleute, Handelsleute und Apotheker in Berlin" seit 1901 unter einem Teil ihrer erwerbsunfähigen erkrankten Mitglieder vorgenommen hat, und die seit 1914 von der „Allgemeinen Ortskrankenkasse der Stadt Berlin" fortgeführt werden. Alljährlich sind die Ergebnisse von A. Kohn bearbeitet worden und im Verlag der Krankenkasse erschienen. Die Untersuchungen, die sich auf Kranke aller Art erstreckten, enthalten stets genaue Angaben über alle die Wohnungen und das Wohnen charakterisierenden Momente, daneben über Vorkommen der gleichen Erkrankung in der Familie (bei Alkohol und Tbc.), über Abstammung der Kranken u. dgl. m. Den Schluß bildet stets eine Darstellung einzelner besonders schlechter Wohnräume.

Da vom 1. I. 1914 an der Kreis der Mitglieder ein anderer war als früher, sind die Angaben über die Jahre von 1914 an mit den vorhergegangenen nicht zu vergleichen.

Tabelle 59.

| | Untersuchte Kranke | Davon in fensterlosen Räumen | In Räumen mit weniger als (Bodenfläche) | | Zur Verfügung stehende Wohnräume | | |
| --- | --- | --- | --- | --- | --- | --- | --- |
| | | | 6 qm | 6—10 qm | 1 Küche | 1 Stube | Stube und Küche |
| 1903 | 12 934 | 112 | 1388 | | 218 | 1940 | 5533 |
| 1913 | 13 603 | 62 | 97 | 646 | 185 | 1859 | 5326 |

| | Von den in Familien lebenden Kranken wohnten bei Tage | | | |
| --- | --- | --- | --- | --- |
| | Männer | | Frauen | |
| | 1903 | 1913 | 1903 | 1913 |
| allein in einem Wohnraum . . . | 8,13 | 16,96 | 10,02 | 27,31 |
| mit 1 Person . . . . . . . . . | 13,79 | 23,59 | 18,30 | 25,77 |
| „ 2 Personen . . . . . . . . | 24,52 | 23,99 | 23,43 | 20,09 |
| „ 3 „ . . . . . . . . | 20,60 | 16,74 | 20,20 | 12,41 |
| „ 4 „ . . . . . . . . | 15,48 | 9,86 | 12,73 | 7,29 |
| „ 5 „ . . . . . . . . | } 17,48 | 8,86 { 4,44 2,63 1,79 | } 15,32 | 7,13 { 3,74 1,80 1,59 |
| „ 6 „ . . . . . . . . | | | | |
| „ 7 und mehr Personen . . . . | | | | |

| | | Zahl der Untersuchten | Teilten das Bett mit andern | Davon waren lungenkrank | |
| --- | --- | --- | --- | --- | --- |
| Männer . . . . . . | 1903 | 7 124 | 1044 = 14,65% | 198 = 15,1% | } aller |
| Frauen . . . . . . | 1903 | 5 810 | 1078 = 18,55% | 190 = 18,8 % | } Lungen- |
| Beide Geschlechter | 1913 | 13 603 | 1087 =  7,99% | 145 = 17,02% | } kranken |

Wir bringen in Tabelle 59 mehrere Daten aus den Berichten, die uns auch ein gewisses Bild nicht nur über das bestehende Wohnungselend, sondern auch über die in diesem während der Jahre 1903—1913 eingetretenen Besserung geben — über die Resultate der Erhebungen der Kranken nach Herkunft wurde bereits S. 183 berichtet. Zeigt uns ein Vergleich der Wohnungserhebungen 1903 und 1913 eine recht erhebliche Besserung der Wohnungsverhältnisse überhaupt: eine Verringerung der fensterlosen Wohnräume, der Wohnräume mit sehr geringer Bodenfläche, einen Rückgang der allerkleinsten Wohnungen zugunsten etwas größerer, eine erhebliche Verringerung der Wohndichte (siehe auch Tabelle 55), so läßt uns leider ein Vergleich der Wohnungsverhältnisse Lungenkranker mit denen anderer Kranker kaum etwas von bewußter Isolierung Lungenkranker merken, nur die Zahl der Lungenkranken, die tagsüber einen Wohnraum für sich allein haben, ist recht beträchtlich größer als die anderer Kranker. Allerdings wäre es möglich, daß eine Besserung speziell in den Verhältnissen der Lungenkranken dadurch zustande kommt, daß Lungenkranke zahlreicher in Heilstätten und Anstalten untergebracht sind, und über diese Art der Isolierung Lungenkranker sagen uns die vorliegenden Ausweise nichts.

Nach den Erhebungen von Czech und Goetzl (3) unter den Mitgliedern der Krankenkassen der gremialangehörigen Handelsangestellten in Wien kamen bei 1576 mit Tbc. im Krankenstand befindlichen Kassenmitgliedern (1911/12):

Tabelle 60.

| | | Personen auf den Schlafraum in % | | | | | | | | |
| | | Hofzimmer | | | | Gassenzimmer | | | | |
| | | 1 | 2 | 3 | 4 | über 4 | 1 | 2 | 3 | 4 | über 4 |
|---|---|---|---|---|---|---|---|---|---|---|---|
| Selbstmieter | 1132 | 14,4 | 25,5 | 30,5 | 16,6 | 12,5 | 10,4 | 25,2 | 26,7 | 20,9 | 15,7 |
| Nebenmieter | 444 | 52,2 | 27,7 | 9,3 | 6,2 | 1,8 | 39,5 | 32,1 | 17,0 | 6,8 | 2,5 |

Bei einem Monatsgehalt von 150—200 K. schläft ein Viertel der Tuberkulösen mit 4 und mehr Personen, bei einem Monatsgehalt von 200—300 K. schläft ein Sechstel der Tuberkulösen mit 4 und mehr Personen in einem Raume.

In der Art dieser Untersuchungen wurden nun nicht nur von einzelnen Krankenkassen, sondern auch in verschiedenen Fürsorgestellen und Heilstätten Erhebungen über die Wohnungsverhältnisse der Kranken angestellt. Aus der Zahl dieser Arbeiten sei hier die Arbeit von Köhler (4) genannt, die sich auf 1000 tuberkulöse Männer der Heilanstalt Holsterhausen-Werden bei Essen erstreckt. Von 636 Ehemännern hatten nur 24,7% ein Bett für sich allein, 59,3% hatten das Bett mit der Frau gemeinsam, bei 16,0% schliefen ein oder mehrere Kinder mit dem Kranken in einem Bette.

Eine ganz besonders gründliche Arbeit, die dabei ihr Material kritisch wertet und sich von allen voreiligen Schlußfolgerungen fernhält, verdanken wir Fr. Winkler (5). Das Material seiner Arbeit entstammt der städtischen Fürsorgestelle für Lungenkranke in Charlottenburg. Er trennt Einzelfälle — in denen nur ein Mitglied der Familie an Tbc. erkrankt ist (1399) — und Gruppenfälle, Fälle mit mehreren Erkrankungen in einer Familie. Außerdem verarbeitet er die Wohnungsverhältnisse der an Lungen-Tbc. Verstorbenen. Er weist nachdrücklich darauf hin, daß nicht nur die schlechten Wohnungsverhältnisse das Entstehen der Tbc. begünstigen, sondern auch die Tbc. die Wohnungsverhältnisse verschlechtere. „Erfahrungsgemäß verschlingt die Wohnungsmiete einen um so größeren Teil des Einkommens, je kleiner dasselbe ist. Infolgedessen muß schon der Gesunde, voll Erwerbsfähige, die Wohnung seinem Einkommen, nicht seinen Bedürfnissen anpassen, um die übrigen Lebensbedürfnisse auch befriedigen zu können. In noch höherem Maße wird da erst der durch die Krankheit in seiner Erwerbstätigkeit beschränkte oder durch das chronische Leiden eines Familienmitgliedes wirtschaftlich stark belastete Mensch das Ausmaß seiner Wohnung auf ein Minimum beschränken. Kein Wunder auch, wenn in solchen Fällen der Versuch gemacht wird, durch Vermieten eines entbehrlich scheinenden Raumes die Mietslast zu erleichtern." Er bringt folgende interessante Tabelle:

Tabelle 60 a.

| | Es kamen Personen auf eine Wohnung mit | | | | |
| | 1 Wohnraum | 2 Wohnräumen | 3 Wohnräumen | 4 Wohnräumen | überhaupt |
|---|---|---|---|---|---|
| In der gesamten Bevölkerung | 1,50 | 3,26 | 3,92 | 3,86 | — |
| Bei den Einzelfällen . . . . | 1,82 | 3,89 | 4,99 | 5,21 | 4,32 |
| Bei den Gruppenfällen . . . | 2,60 | 4,70 | 5,47 | 5,38 | 5,07 |

Bei der so beträchtlichen Differenz in der Wohndichte zwischen den Einzel- und Gruppenfällen wirken wohl alle drei Momente vereint mit: häufige Erkrankung bei den in schlechten Verhältnissen (also auch in schlechten Wohnverhältnissen) sich Befindenden, Verschlechterung der Wohnung infolge der wirtschaftlichen Schädigung durch die Tbc., erhöhte Infektionsgefahr in schlechten Wohnverhältnissen.

Damit aber kommen wir zu einer anderen Art von Arbeiten, zu jenen nämlich, die sich nicht begnügen, rein „deskriptive Hygiene" zu treiben, die bestehenden Verhältnisse zu schildern, sondern die *aus ihren Schilderungen Schlüsse auf die Ätiologie ziehen*, Wegweiser für die Prophylaxe gewinnen wollen.

Es ist mehrfach der Versuch gemacht worden, statistisch den Zusammenhang zwischen Tbc. und Wohnung nachzuweisen. Aber mit vollem Recht spricht Flügge (6) in seinem Buch „Großstadtwohnungen und Kleinhaussiedlungen, ihre Einwirkung auf die Volksgesundheit" von dem „Wust von minderwertigen Arbeiten", der sich gerade auf diesem Gebiete angehäuft hat. In allen Städten werden wir statistisch den sehr weitgehenden Parallelismus zwischen Wohnverhältnissen, vor allem der statistisch am leichtesten faßbaren Wohndichte und Tbc.-Sterblichkeit finden. Ordnen wir aber die Bezirke einer Großstadt, wie ich dies für Wien getan habe, nach den verschiedensten die soziale Lage der Bewohner kennzeichnenden Verhältnissen (Einkommensverhältnissen, Zahl der Dienstboten, der Arbeiter) und auch nach den Wohnverhältnissen: Prozentsatz jener, deren Wohnung nur einen Wohnraum hat, Zahl der auf einen Wohnbestandteil fallenden Bewohner, Zahl der Bettgeher (in Prozenten) und der Höhe der Tbc.-Sterblichkeit, so werden (s. S. 123) die einzelnen Bezirke zwar nicht in genau derselben Reihenfolge auftreten, aber die Verschiedenheiten werden nur gering sein, Verschiebungen werden immer nur in ganz geringem Umfang erfolgen, um wenige Plätze und nur innerhalb der einzelnen Gruppen von Bezirken (wenn wir diese nach Wohlhabenheitsgraden in Gruppen zusammenfassen).

*Die Wohnungsverhältnisse sind eben auf das allerengste verknüpft mit den Wohlhabenheitsverhältnissen, und denselben Parallelismus oder Antagonismus wie zwischen Wohnungsverhältnissen und Tbc.-Sterblichkeit finden wir auch zwischen Tbc.-Sterblichkeit und irgendeinem andern eng mit dem Wohlhabenheitsgrad zusammenhängenden Momente:* z. B. mit der Zahl der Dienstboten. Es wäre gänzlich verfehlt, aus dem Bestehen eines solchen Parallelismus Schlüsse auf die Ätiologie ziehen zu wollen — nicht aus einer so einfach geführten Statistik können wir die inneren Zusammenhänge zwischen Wohnung und Tbc. erschließen, sondern einerseits aus den eingangs angestellten Erwägungen, andrerseits aus genaueren und umständlicheren noch zu besprechenden Erhebungen. Die *zahlreichen Zusammenstellungen und Tabellen, die uns hohe Tbc.-Sterblichkeit mit schlechten Wohnungsverhältnissen vergesellschaftet* zeigen — sie mögen von agitatorischem Werte sein, *wissenschaftlicher Wert kommt ihnen aber nicht zu*; man muß in bezug auf derartige Arbeiten voll und ganz FLÜGGE beistimmen, der sagt: ,,Es wäre gut, wenn endlich derartige kritiklose, oft irreführende Zusammenstellungen aus der Literatur verschwänden.'' Das Problem ist ein viel zu kompliziertes, als daß auf so einfache Weise an seine Aufklärung geschritten werden könnte.

Begreiflich ist es, daß auf dem Lande selbst ungünstige Wohnverhältnisse, was ihre Wirkung auf die Disposition zur Tbc.-Erkrankung anbelangt, von geringerem Schaden sind, weil ja die Bewohner nur kürzere Zeit in der Wohnung verbringen als die städtische Bevölkerung, und weil die Tätigkeit in frischer Luft auch gegen den Aufenthalt in schlechten Wohnungen ein gewisses Gegengewicht bildet, und weil auch die *Infektionsgefahr* dadurch verringert ist, daß während der besseren Jahreszeit auch die Kinder den größten Teil des Tages außerhalb der Wohnung, nicht in unmittelbarer Nähe des Kranken zubringen.

Auf *dem Lande* scheinen es vor allem die *Schlafräume* zu sein, in denen die Übertragung der Krankheit vor sich geht.

KOCH (7) hat darauf aufmerksam gemacht, daß, wo über hohe Tbc.-Sterblichkeit der ländlichen Bevölkerung berichtet wird, häufig auch besonders schlechte Schlafräume erwähnt werden. Über die hohe Tbc.-Sterblichkeit im Kreise Meppen berichtet MIQUEL 1875 bis 1880 und sieht die Ursache hierfür in den ,,Butzen'', wandschrankartigen fensterlosen Kammern, die der ganzen Familie als Schlafraum dienen; in dem von JACOB durchforschten, stark tuberkulös verseuchten Kreise Hümmling sind diese ,,Butzen'' gebräuchlich und ebenso in den verhältnismäßig stark tuberkulösen holländischen Bezirken Drenthe und Gelderland und in den ländlichen Bezirken der Regierungsbezirke Osnabrück und Aurich und in der stark verseuchten Provinz Norbotten (Schweden).

Natürlich sind auch in der Stadt solche Alkoven gesundheitlich sehr bedenklich. CHRISTIANI (8) bringt in seiner schönen Arbeit, deren Material dem ,,Casier sanitaire de l'habitation'' des Kantons Genf entnommen ist, folgende Tabelle zur Illustrierung der Wirkung der Alkoven:

Tabelle 61.

| Häuserblock | | Zahl der Zimmer und Alkoven auf je einen Einwohner | Verhältnis der Alkoven zu den Zimmern | Tbc.-Sterblichkeit auf 1000 Einwohner in 10 Jahren |
|---|---|---|---|---|
| Nr. | Einwohnerzahl | | | |
| 1 | 169 | 1,51 | 4,8% | 0 |
| 2 | 468 | 1,48 | 13,8% | 12,82 |
| 6 | 538 | 1,20 | 22,4% | 29,45 |
| 8 | 293 | 1,34 | 28,8% | 47,78 |
| 10 | 703 | 1,17 | 50,0% | 68,27 |

Gewiß ist diese Tabelle ihrer ganzen Anlage nach nicht beweisend, aber immerhin ist die Größe der Unterschiede in der Tbc.-Sterblichkeit auffallend.

Die Infektionsgefahr ist aber auch dann besonders groß, wenn, wie in dem von Dörner untersuchten Gebiet, alle Familienmitglieder die Nacht in dem Raume verbringen, in dem der Lungenkranke Tag und Nacht liegt.

Auf eine auffallende Tatsache weist zuerst Henschen (9), Stockholm, hin: Die Tbc.-Mortalität steigt stark, wenn die Zahl der Bewohner von 100 Zimmern von 100 auf 20C steigt. Sie nimmt wenig zu beim Anstieg auf 250, sie sinkt, wenn die Zahl auf über 250 steigt. Die Erklärung dafür gibt Henschen: Wenn der Bewohner einer so schlechten überfüllten Wohnung lange krank ist und dem Tode nahe kommt, kann er nicht mehr die Miete zahlen, er ist auf öffentliche Krankenpflege angewiesen, die ihn in ein Spital oder Siechenhaus überführt. Auf dieselbe Fehlerquelle weist Flügge hin (Großstadtwohnungen und Kleinstadtsiedlungen): Die Tbc.-Sterblichkeit, auf 1000 berechnet, ergibt für Berlin 1910, daß Einzimmerwohnungen mit 4 Bewohnern geringere Tbc.-Sterblichkeit haben als solche mit 3 Bewohnern, Zweizimmerwohnungen mit 5 geringere als mit 4. „Das heißt, eigentlich wird die Sterblichkeit mit der Bewohnerzahl geringer. Die Lösung dieses Rätsels ist aber leicht; von 3618 Todesfällen an Tbc. sind im Jahre 1910 nur 1552 in der Wohnung erfolgt und auf die Wohnung errechnet; 2046 entfallen auf Krankenanstalten; und diese letzte Kategorie wird sich zweifellos am stärksten aus den überfüllten Wohnungen rekrutieren und daher die Sterblichkeit in diesen stark entlasten.“

Über Wohndichte und Tbc.-Sterblichkeit liegen viele Arbeiten vor. Noch mehr Interesse aber hat bei den Autoren die Verteilung der Tbc. auf einzelne Häuser erregt.

Wo, wie in Paris, ein „Casier sanitaire“ der einzelnen Häuser besteht, eine Häuserliste, in die alle vorgekommenen Todesfälle an Tbc. und anderen Infektionskrankheiten verzeichnet werden, dort läßt sich ohne weiteres feststellen, in wieviel Häusern kein, in wie vielen 1, 2, 3 usw. Tbc.-Todesfälle während eines bestimmten Zeitraumes vorgekommen sind. Dieser Feststellung an sich aber kommt kaum irgendeine Bedeutung zu, solange wir nicht wissen, welche Menschenzahl in den verschiedenen Häusern wohnt, es ist ganz selbstverständlich, daß in einer Mietskaserne mit mehreren hundert Einwohnern mehr Todesfälle und auch mehr Todesfälle an Tbc. vorkommen als in einem Einfamilienhaus. Werden nach dem „Casier sanitaire“ in einem Stadtplan die einzelnen Todesfälle eingezeichnet, so gibt dies ein scheinbar recht hübsches, in Wirklichkeit aber *irreführendes Bild*. In Stadtteilen mit hohen Mietskasernen, engen Höfen, also mit großer Siedlungsdichte, wird auch die Zahl der Tbc.-Todesfälle, die auf engem Raum vorkommen, eine größere sein, die die Tbc.-Todesfälle auf dem Plan markierenden Punkte werden sehr eng aneinandergedrängt sein, in jenen Bezirken aber mit nur ein Stockwerk hohen Häusern werden die Punkte bei weitem weniger eng beieinanderstehen (selbst bei gleicher Tbc.-Sterblichkeit in beiden Gruppen). Niedrige Häuser werden sich meist an der Peripherie der Städte finden, dazu kommt aber noch, daß hier meist größere Flächen noch unbebaut, nur wenige Häuser vorhanden sind. Diese Umstände wirken auf den Beschauer irreführend.

Eine Untersuchung, die die Verteilung der Tbc.-Todesfälle auf einzelne Bezirke, Quartiere, Häuserblocks einer Stadt feststellen will, wird sich natürlich nicht mit dieser Feststellung allein begnügen dürfen, sie wird weiter versuchen müssen, das Freibleiben sowie die besonders starke Belastung einzelner Bezirke und Häuser aufzuklären. Es sagt uns für unsere Erkenntnis der Pathogenese der Tbc. und für unsere Erkenntnis der Bedeutung der Wohnung und des Hauses für die Tbc.-Entstehung so gut wie nichts, wenn uns mitgeteilt wird, daß in Posen während der Jahre 1890—1908 von 1338 Grundstücken 1090 zusammen 3479 Todesfälle zu verzeichnen hatten, während die übrigen frei von Tbc. waren, daß davon in 351 Häusern je 1, in 258 je 2, in 160 je 3, in 103 je 4 usw. und schließlich in einem Hause 49 Tbc.-Fälle vorkamen. Es bedarf weiterer eingehender Nachforschungen über die Gründe dieser Verschiedenheiten, die auch in dem eben erwähnten Falle bis zu einem gewissen Grade durchgeführt wurden.

In geradezu vorbildlicher Art hat Henschen die Sterblichkeit Stockholms nach Stadtteilen und Quartieren untersucht. Zunächst werden die Verhältnisse jedes einzelnen Stadtteiles studiert und dabei Wohnungsdichte mit Tbc.-Sterblichkeit verglichen. Er geht dem Verhältnis der Tbc.-Sterblichkeit in den verschiedenen Stadtteilen während der drei Jahrfünfte 1881—1895 nach und kommt zu dem Schluß, daß ein Parallelismus zwischen Wohndichte (Zahl der Bewohner auf das Zimmer) und Tbc.-Sterblichkeit besteht. Ein Satz, der uns selbstverständlich erscheint; von Interesse aber ist, wie Henschen hier sich ergebende

Abweichungen und Differenzen in einzelnen Stadtteilen aufklärt. So hat die Pfarrei Nikolai, das alte Stockholm, eine höhere Tbc.-Sterblichkeit bei geringer Wohndichte. Aber die Wohnungen sind dort sehr schlecht, luft- und lichtlos, die einzelnen Zimmer sehr klein. Der Parallelismus zwischen Wohndichte und Tbc.-Sterblichkeit tritt noch deutlicher hervor, wenn nicht die ganzen Pfarren, sondern die einzelnen Quartiere betrachtet werden (mit jener oben bereits erwähnten Ausnahme bei den dichtest bevölkerten). Dann greift HENSCHEN 24 Gruppen von Quartieren heraus, die jede in sich nach Lage, Beschaffenheit der Häuser, Vermögensverhältnissen der Bewohner gleichartig ist; er faßt diese dann in Hauptgruppen zusammen nach der Wohndichte, und da zeigt sich nun wieder, daß im allgemeinen mit der Wohndichte die Höhe der Tbc.-Sterblichkeit steigt, aber daß es hier — besonders bei hoher Tbc.-Sterblichkeit und großer Wohndichte — sehr beträchtliche Abweichungen von dieser Regel gibt. Fast alle diese Abweichungen aber lassen sich erklären durch Wohnungsverhältnisse, sei es, daß enge Straßen, lichtlose Wohnungen die Tbc.-Sterblichkeit erhöhen, sei es, daß günstige Lage an der Peripherie der Stadt oder breite Straßen mit der Front nach Süden und gut gebaute, hohe, luftige Zimmer sie unter die nach der Wohndichte zu erwartende herabdrücken.

Hat HENSCHEN den Weg eingeschlagen, die Tbc.-Sterblichkeit bestimmter Stadtteile und Quartiere festzustellen, und ist dann zur Erklärung der sich hier ergebenden Verschiedenheiten zur hygienischen Betrachtung dieser Stadtteile und Quartiere vorgeschritten, so haben andere, vor allem englische Autoren den umgekehrten Weg eingeschlagen: sie haben Häuser und Wohnungen von einem bestimmten Typ ausgewählt und nun versucht, durch Feststellung der Sterblichkeit in den Häusern eines bestimmten Typs den hygienischen Wert dieses Typs zu bestimmen. Besonders haben sich englische Lokalverwaltungsbehörden für die Frage interessiert, ob allseits freistehenden, nach allen Seiten gut durchlüftbaren Häusern ein höherer hygienischer Wert zukomme als solchen Häusern, die, mit den Rückwänden aneinandergebaut, eine solche quere Durchlüftung nicht gestatten, und ob bei gut quer durchlüftbaren Häusern ein Unterschied zwischen den ganz frei stehenden oder den in Reihen gebauten — also eine seitliche Durchlüftung nicht gestattenden Häusern — bestehe. Seit 1887 sind mehrfach Untersuchungen nach dieser Richtung hin durchgeführt worden, die meistens die Verhältnisse in *einer* Stadt zum Gegenstand ihrer Untersuchung machten.

Untersuchungen von DARRA MAIR (10) zeichnen sich dadurch aus, daß sie eine größere Anzahl von Städten umfassen (13 Industriestädte), daß sie nur solche Häusergruppen in die Betrachtung eingezogen haben, die gut gebaut und in gesunder Gegend gelegen sind, daß die Sterblichkeit im zehnjährigen Durschschnitte beobachtet wird und schließlich, daß eine Korrektur vorgenommen wird, durch die der Einfluß von verschiedener Alters- und Geschlechtsbesetzung in den verschiedenen Gruppen ausgeschlossen wird. So scheint sehr weitgehende Vergleichbarkeit der beiden untersuchten Häusertypen geschaffen. Nur über einen Punkt geht der Verfasser relativ rasch und mit wenigen Worten hinweg: über die soziale Lage und den Beruf der Bewohner. Er sagt darüber nur: „Die zwei Typen von Häusern waren von Arbeiterbevölkerung ähnlicher Klasse bewohnt, die auch in ähnlichen Betrieben beschäftigt war." Das ist wohl etwas wenig zur Aufklärung über einen so wichtigen Punkt, wie es soziale Lage und Beruf ist. Da außerdem der wöchentliche Zins in den freistehenden Häusern 5 s 6 d betrug, der in den Rücken an Rücken aneinandergebauten 4 s 6 d, so kann man die Vermutung wohl nicht von der Hand weisen, daß in den erstgenannten Häusern eine wohlhabendere Bevölkerung wohnte als in den letztgenannten. Die gesamte Bevölkerung der in Betracht gezogenen „through"- (freistehenden) Häuser betrug 6784, der „back-to-back"- (aneinandergebauten) Häuser 8797, insgesamt waren in diesen Häusern in den letzten 10 Jahren 2385 Todesfälle vorgekommen. Die korrigierte (nach Alter und Geschlecht gleichgestellte) Sterbeziffer ist in Tabelle 62 ersichtlich.

In bezug auf Phthise bestätigen diese Untersuchungen das Resultat der Untersuchungen Dr. NIVENS in Manchester, der im Gegensatz zu früheren Untersuchern fand, daß kein besonderes Überwiegen der Phthise in den aneinandergebauten Häusern vorhanden sei. Die um soviel größere Häufigkeit der übrigen Lungenkrankheiten und der Entwicklungskrankheiten in den eingeschlossenen Häusern kann mit vollem Recht der fehlenden Ventilation zugeschrieben werden, und dies um so mehr, als sich die erstere bei DARRA MAIR ebenso wie bei früheren Untersuchungen zeigt, obwohl für seine Untersuchungen nur eingebaute Häuser von einem guten Typ ausgewählt wurden. Die Entwicklungskrankheiten schließen auch Atrophie, Lebensschwäche, Marasmus, Konvulsionen, Zahnen ein; nicht weniger als ein Drittel der Todesfälle unter 5 Jahren fällt in diese Gruppe.

Tabelle 62.

| | Freistehende Häuser | Mit Rückwand aneinandergebaute Häuser | |
| --- | --- | --- | --- |
| | | einschließlich der mit Seitenventilation | ausschließlich der mit Seitenventilation |
| An allen Todesursachen . . . . . . | 16,15 (100) | 18,16 (115) | 19,47 (120) |
| An Phthise. . . . . . . . . . . . | 1,15 (100) | 1,15 (100) | 1,29 (112) |
| An andern Lungenerkrankungen . . | 3,16 (100) | 4,26 (135) | 4,44 (141) |
| Entwicklungskrankheiten . . . . . | 16,4 (100) | 22,61 (138) | 24,2 (148) |

Ohne diese Ausführungen DARRA MAIRS und seiner Vorgänger für vollkommen exakt zu halten, bin ich doch der Ansicht, daß FLÜGGE mit Unrecht den Satz aufstellt: „Unwesentlich ist die jetzt vielfach so hoch gepriesene ‚Durchlüftbarkeit' der Wohnungen, d. h. die Möglichkeit, Durchzug durch einander gegenüberliegende Fenster herzustellen." Schon die Anschauung FLÜGGES, „während eines solchen Durchzugs kann sich doch niemand für längere Zeit in dem Zimmer aufhalten", gilt wohl nur für stürmisches Wetter und für besonders empfindliche Personen. Dazu kommt aber noch, daß sich die guten Folgen einer solchen Durchlüftbarkeit ja nicht nur bei geöffneten Fenstern geltend machen, sondern bei solch freier Bauart auch die „natürliche Ventilation" bei geschlossenen Fenstern eine viel regere ist und einer Verschlechterung der Innenluft bis zu einem gewissen Grade entgegenwirkt. Solche Durchlüftbarkeit hat aber immer — besonders in dem Falle, wo das betreffende Haus nach allen Seiten frei ist — zur Voraussetzung eine *weiträumige Bebauungsart* und damit das, was FLÜGGE als das Notwendigste ansieht — Erleichterung ausgiebigen Aufenthaltes im Freien.

Ist aber Erwachsenen und Kindern die Möglichkeit geboten, viel im Freien zu sein, so wird dadurch nicht nur der Organismus gekräftigt, sondern auch die Infektionsgefahr, die ja vor allem nur im geschlossenen Raum vorhanden ist bei nahem Zusammensein mit dem Tuberkulösen, erheblich verringert. Darauf scheint auch die Untersuchung von ELISE DETLOFF (11) hinzuweisen.

Sie fand in einem Kinderasyl inmitten der Stadt Bergen in einem Stadtteil mit engen Straßen, ohne Spielplätze und viel Verkehr von 54 Kindern aus nichttuberkulösen Familien 22% positiv reagierend, aus einem anderen Asyl an der Peripherie der Stadt, aus einem Stadtteil, dessen Straßen zum Teil schmal sind, mit alten unhygienischen Häusern, aber mit großen Parks und öffentlichen Plätzen, immer durchweht von der frischen Brise von der See her unter 57 Kindern nichttuberkulöser Familien nur 8,3% positiv reagierend. Sind zwar die absoluten Zahlen zu klein, um sichere Schlüsse zu gestatten, so stimmt doch diese Feststellung mit den bisher erwähnten überein. Hier macht sich bei den Kindern eben auch das Moment geltend, das sich auch auf dem Lande bei schlechten Wohnungsverhältnissen geltend macht: daß ein Teil der schlechten Wohnungswirkung durch den Aufenthalt in freier Luft ausgeglichen wird.

Eine *statistische* Betrachtung der Verteilung der Todesfälle, ein solcher Versuch der Erklärung ihrer Verteilung aus Verschiedenheit des Wohnens in verschiedenen Quartieren, wird natürlich nur dann durchführbar sein, wenn wir mit unserer Betrachtung größere Häusergruppen, Quartiere, Straßen, Stadtteile erfassen, nicht bis zu den einzelnen Häusern herabgehen, also bei so großen Zahlen, so großen Komplexen bleiben, daß nicht rein zufällige Ereignisse eine Rolle spielen.

So wie wir uns aber der Betrachtung einzelner Häuser oder gar einzelner Wohnungen zuwenden, kann zufälliges Zusammentreffen eine große Rolle spielen. Die Schwierigkeiten, dieses durch sorgfältige Erhebungen auszuschließen, sind keine geringen, und trotz aller Mühe bleibt bei dem einzelnen Falle noch viel Spielraum für Vermutung und Deutung.

Dies läßt sich sehr schön an einer Untersuchung ENGELMANNS (12) zeigen. In dem Arbeiterhaus einer Glashütte — also bei fast ganz gleichen wirtschaftlichen Verhältnissen der Bewohner — sind 11 Wohnungen, von denen 6 ungünstiger als die anderen sind, weil in ihnen eines der beiden Zimmer fensterlos ist. Innerhalb von 12 Jahren sind unter den Bewohnern von 10 dieser Wohnungen 7 Personen an Tbc. gestorben, in der elften Wohnung oder bald nach ihrem Verlassen aber starben 12 ihrer Insassen.

Familie I ist angeblich Urheberin der Verseuchung der Wohnung; in Familie II, die die Wohnung unmittelbar nachher bezieht, treten die Erkrankungen nach 1 bis mehreren Jahren auf — eine Infektion in der Wohnung wäre wohl möglich —, aber ebenso möglich wäre es, daß die Infektion von seiten eines Angehörigen der Familie der Mutter, in der Tbc. vorkam, ausgegangen ist. In Familie III kommt der erste Tbc.-Todesfall $2^1/_4$ Jahre nach dem letzten Tbc.-Todesfall in dem Hause vor. Von Erkrankungen unter den Bewohnern in der Zwischenzeit wird uns nichts berichtet, da dieser Todesfall ein 3 Monate altes Kind betrifft, so müßte die Infektion frühestens 2 Jahre, nachdem der letzte Tuberkulöse die Wohnung verlassen hat, erfolgt sein — Bacillen, die durch 2 Jahre virulent bleiben und mit denen sich gerade ein Kind infiziert, das das Kriechalter noch nicht erreicht hat? — Nehmen wir aber an, daß der Vater, der später an Tbc. starb, sich schon vor dem Kinde infiziert hatte und das Kind sich an ihm infizierte. Der Vater aber hatte zwei Möglichkeiten, sich zu infizieren: seine eigene tuberkulöse Mutter — und die Wohnung, in der seit einem Jahr kein Tuberkulöser gewesen war. Familie IV: erster Todesfall bei einem Kind, das zur Welt kam, nachdem die Mutter sich ein Jahr in der Wohnung aufgehalten hatte, zweiter und dritter Todesfall wieder in Abständen von $1^1/_4—1^1/_2$ Jahren bei ganz kleinen Kindern. Sollen wir wirklich annehmen, daß diese kleinen Kinder, die alle das Kriechalter noch nicht erreicht hatten, sich am Wohnungsstaub infizierten? Ist nicht eine Infektion durch die Mutter viel wahrscheinlicher, die in erster Ehe mit einem Tuberkulösen verheiratet war, später dann erkrankte und an Tbc. starb.

Nach allen Richtungen sind solche Einzeluntersuchungen in hübscher Weise von ROMBERG und HAEDICKE (13) in Marburg durchgeführt worden und sei auf diese Arbeit, die wir hier nicht ausführlicher wiedergeben können, verwiesen.

ROMBERG und HAEDICKE betonen mit Recht den Menschen als Infektionsquelle — sie erkennen als selbstverständlich die Bedeutung des engen Zusammenwohnens mit dem Kranken und der „ganzen Beschaffenheit der Wohnung, die eine Reinhaltung unmöglich macht", an.

Auch wir möchten zusammenfassend sagen: gewiß fördern luft- und lichtlose Wohnungen, mangelhafte Durchlüftbarkeit und mangelnde Gelegenheit zum Aufenthalt im Freien als Folge großstädtischer Bauweise die Disposition zur Erkrankung an Tbc., mehr aber kommt wohl in Betracht, daß Wohndichte und Siedlungsdichte, Unsauberkeit der Wohnung — ganz oder zum Teile mit veranlaßt durch ihre schlechte Beschaffenheit und ihre Überfüllung — die Infektionsgefahr und die Infektionsgelegenheit, die von einem Kranken ausgehen, auf das höchste steigern. *Ausgangspunkt der Tbc. ist immer der tuberkulöse Mensch*, der auch bei besseren Wohnverhältnissen, wenn er selbst und seine Umgebung nicht auf größte Reinlichkeit achten, eine Gefahr für seine Umgebung ist. Deshalb glaube ich auch, *daß die Bezeichnung der Tbc. als „Wohnungskrankheit" nur zu Irrtümern und Mißverständnissen Anlaß geben kann*. Neben den angeführten Gründen auch noch deshalb, weil die Wohnungsverhältnisse meist nur als eine Funktion der allgemeinen Wohlhabenheitsverhältnisse erscheinen und auch dieses Moment — neben dem ersterwähnten — verhüllt wird durch die genannte Bezeichnung.

Schließlich sei auch darauf hingewiesen, daß selbstverständlich auch *durch Gegenstände die Übertragung von Tbc. denkbar ist*. Da aber doch heute wohl allgemein angenommen wird, daß zum Zustandekommen einer Erkrankung eine gewisse Massigkeit oder eine häufige Wiederholung der Bacillenaufnahme notwendig ist, so werden wir im allgemeinen dieser Art der Übertragung nicht viel Gewicht beimessen können. Daß durch das Tragen von Kleidern eines an Tbc. Verstorbenen Tbc. übertragen werden kann, dazu wird es wohl des Zusammentreffens einer Reihe besonderer Umstände bedürfen (Tragen von stark mit Sputum verunreinigten und vorher nicht gereinigten Kleidern durch besonders empfängliche Personen). Am ehesten wird es noch denkbar sein, daß durch Benutzung von Federbetten Tuberkulöser die Krankheit übertragen wird. Daß durch *gewerbliche, von einem Tuberkulösen erzeugte Gegenstände* die Krankheit übertragen werde, erscheint demnach *recht unwahrscheinlich*. Doch sei hier erwähnt, daß bei den Erhebungen der obengenannten Ortskrankenkasse der Stadt Berlin 1917 in 158 Fällen festgestellt wurde, daß in dem Raum, in dem der Lungenkranke sich befindet, hausgewerbliche Arbeiten verrichtet wurden und darunter Näharbeiten aller Art in 142 Fällen, Tütenkleberei in einem Falle, Zigarrenmacherei in 5 Fällen. Daß bei der großen Verbreitung der Tbc. in der als Hausindustrie betriebenen Zigarrenmacherei solch letztere Fälle in den betreffenden Gegenden sehr häufig vorkommen dürften, liegt auf der Hand, — aber ihre Bedeutung wollen wir nicht hoch anschlagen.

## Literatur.

1. Rubner: Kongreß zur Bekämpfung der Tbc. als Volkskrankheit, Berlin 1899. — 2. Unsere Wohnungsuntersuchungen (alljährlich). Berlin: Verlag der Allg. Ortskrankenkasse. — 3. Czech u. Goetzl: Tbc. und Lebensverhältnisse der Handelsangestellten. Verlag der Gremialkrankenkasse der Wiener Kaufmannschaft. — 4. Köhler: Klin. Jahrbuch Bd. 20. 1909. — 5. Winkler: Zeitschr. f. Tuberkul. Bd. 22. — 6. Flügge: Großstadtwohnungen und Kleinhaussiedlungen, ihre Einwirkung auf die Volksgesundheit. Jena: Fischer 1916. — 7. Koch: Zeitschr. f. Hyg. u. Infektionskrankh. Bd. 67. 1910. — 8. Christiani: La mortalité par tuberculose et l'insalubrité de l'habitation. Societé pour l'amélioration du logement, Bull. 1913. — 9. Henschen: Logements étroits et mortalité par tuberculose à Stockholm 1871—1900. In: La lutte contre la tuberculose en Suède. Stockholm 1905. — 10. Mair, Darra: A report on relative Mortality in Through and Back-to-Back Houses in certain Towns in the West Riding of Yorkshire. London: Darling & Son 1910. — 11. Detloff, E.: Zeitschr. f. Tuberkul. Bd. 25. — 12. Engelmann: Berlin. klin. Wochenschr. 1889. — 13. Romberg u. Haedicke: Dtsch. Arch. f. klin. Med. Bd. 76.

# II. Krieg und Tuberkulose.
## Von Sigismund Peller-Wien.

Zur Zeit des Weltkrieges wurde im blockierten Zentraleuropa die seit Jahrzehnten registrierte Abnahme der Tbc.-Sterblichkeit unterbrochen. Schon im Jahre 1915 begann der Anstieg, besonders groß war die Zunahme vom Jahre 1916 auf 1917. Das Maximum an Todesfällen hatte Deutschland im Jahre des militärischen Zusammenbruches, in Österreich war der Kulminationspunkt bereits im Jahre der größten Nahrungsmittelmisere, im „Wruckenjahre" 1917 erreicht. Auch in England und in manchen neutralen Staaten, wie Holland, Dänemark und Spanien, brachten die Kriegsjahre ein Anschwellen der Tbc.-Mortalität. In Schweden, Finnland und in der Schweiz ist bloß eine kurzdauernde, nicht nennenswerte Störung, in Frankreich und Italien — deren Daten nur bis inklusive 1917 vorliegen — wie in Norwegen ist keinerlei Kriegsspur im Verlaufe der Tbc.-Kurve nachweisbar. In Nordamerika sticht lediglich das Jahr 1918 von den vor- und nachherigen ein wenig ab. Über andere Staaten fehlen Zahlen. —

Tabelle 63. *Absolute Zahl der Todesfälle an Tbc. in Deutschland.*

| Jahr | | Jahr | |
|---|---|---|---|
| 1914 | 96 233 = 100 | 1918 | 147 410 = 153 |
| 1915 | 99 821 = 104 | 1919 | 131 262 = 136 |
| 1916 | 105 301 = 109 | 1920 | 92 902 = 96 |
| 1917 | 131 286 = 137 | | |

Auf dem am stärksten während des Krieges heimgesuchten Gebiete, in Deutschland und Deutsch-Österreich, haben die Städte — besonders in der zweiten Kriegshälfte — größere Verluste erlitten als das flache Land, agrarische Gebiete geringere als industriereiche, kleinere Gemeinden geringere als Großstädte. In Frankreich und England lagen die Verhältnisse anders.

In Preußen betrug die Mortalitätszunahme des Jahres 1918 gegenüber dem Jahre 1913 53% auf dem Lande und 79% in den Städten; in Bayern etwa 17% in den Bezirksämtern und 33% in den unmittelbaren Städten. In Wien wuchs die Zahl der unter der Zivilbevölkerung Verstorbenen viel stärker an als im übrigen Österreich. In Dänemark war Kopenhagen schlechter gestellt als die übrigen Städte. In London hat dagegen die Phthisenmortalität weniger zugenommen als im sonstigen England, und in Paris hat sie sogar von Jahr zu Jahr — von 1914—1918 um ein Viertel — abgenommen.

Tabelle 64. *Sterblichkeit an Tbc. %₀₀₀.*

| | 1913 | 1914 | 1915 | 1916 | 1917 | 1918 | 1919 | 1920 | 1921 | 1922 |
|---|---|---|---|---|---|---|---|---|---|---|
| Preußen | 13,65 | 13,9 | 14,4 | 15,8 | 20,5 | 22,1 | 21,3 | 15,8 | 13,5 | 14,2 |
| Bayern | 17,7 | 17,4 | 18,0 | 19,4 | 20,2 | 20,7 | 18,8 | 15,1 | 13,5 | 13,9 |
| Österreich | — | 25,6 | (32,2) | (38,7) | (43,2) | (40.3) | 35,3 | 28,3 | 21,7 | 22,8 |
| England u. Wales | 13,5 | 13,6 | 15,35 | 15,6 | 16,9 | 17,6 | 12,6 | 11,3 | 12,0 | 11,2 |
| Frankreich | 21,2 | 21,6 | 21,8 | 21,3 | 21,5 | — | — | — | — | — |
| Italien | 14,9 | 14,5 | 13,0 | 13,8 | 17,5 | 20,9 | 17,3 | 16,0 | 14,2 | — |
| Dänemark (Städte) | 12,6 | 13,1 | 12,5 | 13,8 | 15,8 | 12,8 | 11,4 | 11,3 | 12,0 | — |
| Holland | 14,2 | 14,0 | 14,4 | 16,7 | 18,2 | 21,2 | 17,3 | 14,7 | 12,8 | — |
| Spanien | 15,2 | 15,0 | 16,0 | 16,1 | 17,2 | 20,4 | 18,0 | 18,0 | 15,8 | — |
| Schweden | 18,4 | 19,1 | 20,3 | 20,6 | 19,3 | 17,6 | 16,4 | 16,3 | 15,4 | 14,9 |
| Schweiz | 19,95 | 19,4 | 18,9 | 18,8 | 20,2 | 20,0 | 18,1 | 18,0 | — | — |
| Norwegen | 22,0 | 22,5 | 21,9 | 22,5 | 20,7 | 19,4 | 17,7 | 18,7 | 17,4 | — |
| Finnland | 26,0 | 25,9 | 26,9 | 27,6 | 26,0 | 25,8 | — | — | — | — |
| 20 nordamerikan. Staaten | 12,0 | 12,1 | 12,1 | 11,3 | 12,3 | 12,9 | 10,8 | 9,8 | — | — |

Tabelle 65. *Sterblichkeit an Tbc. %₀₀₀ in Preußen (Stadt und Land).*

| Jahr | Land | Städte | Zunahme gegenüber dem Vorjahre | |
|---|---|---|---|---|
| | | | Land | Städte |
| 1913 | 11,65 | 15,8 | — | — |
| 1914 | 11,9 | 16,0 | 2% | 1% |
| 1915 | 12,2 | 16,9 | 2% | 5% |
| 1916 | 13,3 | 18,4 | 9% | 9% |
| 1917 | 16,5 | 24,9 | 24% | 35% |
| 1918 | 18,1 | 28,3 | 10% | 13% |
| 1919 | 16,5 | 26,9 | −9% | −9% |

Tabelle 66. *Sterblichkeit an Tbc. %₀₀₀ in den Städten.*

| | 1913 | 1914 | 1915 | 1916 | 1917 | 1918 | 1919 | 1920 | 1921 | 1922 |
|---|---|---|---|---|---|---|---|---|---|---|
| Berlin | 16,7 | 17,6 | 19,0 | 20,7 | *30,5* | 29,9 | 25,1 | 16,5 | 15,3 | 17,1 |
| München | 20,1 | 20,0 | 20,2 | 22,3 | 25,2 | *27,7* | 19,5 | 17,2 | 15,2 | 14,9 |
| Hamburg | 13,8 | 14,3 | 14,5 | 15,3 | 21,5 | *22,4* | 22,0 | 15,2 | 12,9 | 13,8 |
| Nürnberg | 17,8 | 17,9 | 18,0 | 19,1 | 21,5 | *23,9* | 22,2 | 14,8 | 14,2 | 13,2 |
| Leipzig | 17,6 | 16,8 | 16,9 | 19,5 | 28,2 | 32,9 | *33,0* | 17,5 | 15,8 | 18,1 |
| Wien | 30,2 | 27,8 | ? | ? | ? | ? | *53,4* | 40,5 | 28,8 | 30,3 |
| Paris[1] | *32,8* | 32,8 | 31,9 | 30,7 | 29,5 | 24,8 | 24,8 | 22,7 | — | — |
| Warschau | 30,6 | 31,2 | (41,0) | (60,1) | (*84,0*) | (59,2) | ? | 33,8 | 25,3 | — |
| London[1] | 13,0 | 13,9 | 16,0 | 15,3 | *17,1* | 15,9 | 11,7 | 10,6 | — | — |
| Newyork[1] | 17,1 | *17,3* | 16,9 | 15,9 | 16,4 | 16,0 | 13,2 | 10,9 | — | — |

Die Zunahme der Sterblichkeit verteilte sich in Wien nicht gleichmäßig auf das ganze Kalenderjahr. In Monaten, die auch im Frieden hohe Tbc.-Ziffern hatten — im Winter und Frühjahr —, war die Zunahme groß, in der günstigeren Jahreszeit war sie kleiner (Abb. 21).

Dieser Unterschied wird deutlicher, wenn man sich auf die Betrachtung der Lungen-Tbc. allein beschränkt.

Aus der Wiener Kurve ist zu ersehen, daß die Zahl der Verstorbenen nach dem schweren Winter 1916/17 und dem ebenfalls ungünstigen Winter 1918/19 bis Mai, nach dem milden

---

[1] Nur Lungen-Tbc. allein.

und kurzen Winter 1917/18 dagegen nur bis April ansteigt und schon im Mai, d. h. um einen Monat früher als im Frieden (1913 und 1914) zu sinken beginnt. Selter und Nehring glauben in der Verspätung des Kurvengipfels in Deutschland (1917 und 1918 erst im Mai statt April) um einen Monat eine Folge der Vitaminarmut zu sehen. Die Wiener Erfahrungen widersprechen dem.

In Deutschland, Österreich, England und Holland war im Kriege die Sterblichkeitszunahme beim weiblichen Geschlechte größer als beim männlichen. Diese schon in der ersten Kriegshälfte zum Vorschein kommende Differenz prägte sich auf dem Lande schwächer aus als in der Stadt, in Bayern viel weniger als in Preußen (Abb. 22), in Wien stärker als anderswo.

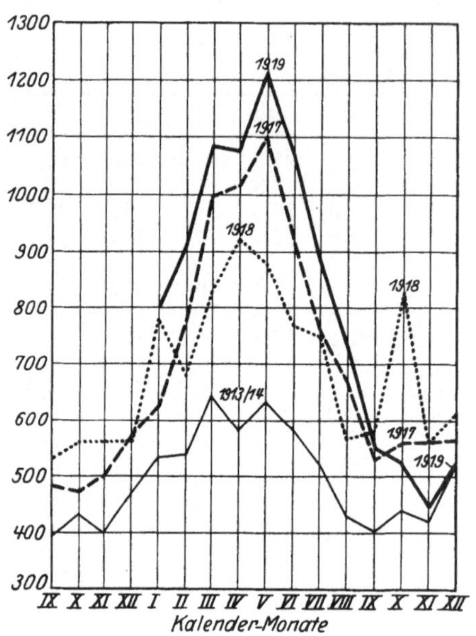

Abb. 21. Wiener Zivilbevölkerung: Todesfälle an Tbc. in jedem Kalendermonat.

Tabelle 67.
*Zunahme der Todesfälle an Tbc. in Deutschland.*
Die Zahl der männlichen Todesfälle des Jahres 1914 = 100.

| Jahr | Männer | Weiber |
|---|---|---|
| 1914 | 49 314 = *100* | 46 919 = 95 |
| 1915 | 104 | 98 |
| 1916 | 106 | 107 |
| 1917 | 130 | 136 |
| 1918 | 145 | 155 |
| 1919 | 135 | 139 |
| 1920 | 88 | *100* |

Tabelle 68.
*Sterblichkeit an Tbc. in Wien $^0/_{000}$ vor und nach dem Kriege.*

| Jahr | Männer | Frauen |
|---|---|---|
| 1913 | 35,5 | 24,8 |
| 1919 | 54,5 | 52,3 |
| 1921 | 31,1 | 25,9 |
| 1922 | 34,2 | 26,1 |

Den Unterschied zuungunsten der Frau finden wir in den meisten Altersklassen, die sehr ungleichen Anteil an der Verschlimmerung der Tbc.-Mortalität hatten (Abb. 23). In den Nachkriegsjahren ging bei uns die weibliche Mortalität zunächst langsamer, dann stärker zurück als die männliche; so bildete sich bald wieder zwischen den Geschlechtern der alte Abstand in der Höhe der Sterblichkeitsziffer aus.

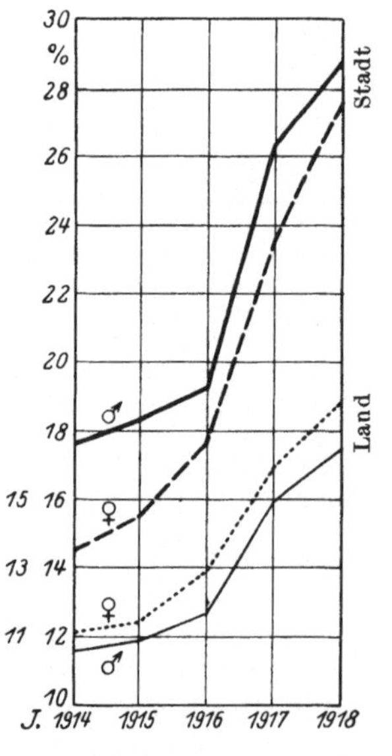

Abb. 22. In Preußen kamen Todesfälle an Tbc. $^0/_{000}$ Einwohner.

An dem Anstieg der Tbc. während des Krieges waren sowohl die Armen und Mittellosen wie die Wohlhabenden und Reichen beteiligt (Tab. 71).

Tabelle 69. *Tbc.-Sterblichkeit in Bayern* °/₀₀₀ (nach RANKE).

| | Männer | | | Weiber | | |
|---|---|---|---|---|---|---|
| | 1913 | 1916 | 1919 | 1913 | 1916 | 1919 |
| 0— 1 Jahr | 28,4 | 33,0 | 31,2 | 24,2 | 25,8 | 23,4 |
| 1— 2 Jahre | 14,6 | 24,8 | 22,0 | 14,9 | 18,2 | 14,0 |
| 2.— 5 ,, | 6,9 | 8,2 | 7,7 | 7,1 | 9,7 | 8,2 |
| 5—10 ,. | 3,8 | 4,3 | 3,6 | 5,6 | 5,2 | 5,4 |
| 10—15 ,, | 4.3 | 4,8 | 3,9 | 8,1 | 8,3 | 6,9 |
| 15—20 ,, | 11,0 | 19,6 | 16,3 | 17,1 | 18,5 | 18,4 |
| 20—30 ., | 21,3 | 27,0 ( ?) | 24,1 | 24,8 | 25,6 | 25,9 |
| 30—40 ., | 26,1 | 28,9 ( ?) | 24,1 | 24,1 | 28,1 | 25,2 |
| 40—50 ,. | 29,4 | 42,1 | 25,9 | 20,4 | 23,5 | 23,9 |
| 50—60 ,, | 34,3 | 36,0 | 30,1 | 18,5 | 20,6 | 20,8 |
| 60—70 ,. | 34,5 | 37,5 | 32,4 | 20,4 | 22,2 | 22,5 |
| 70—80 ,, | 19,9 | 23,9 | 18,7 | 14,8 | 18,1 | 16,8 |

Tabelle 70. *Wien. Die Zunahme der Tbc.-Todesfälle gegenüber den Jahren 1913/14.*

| Alters-jahre | Weibliche Bevölkerung | | | | | | Männliche Zivilbevölkerung | | | | | |
|---|---|---|---|---|---|---|---|---|---|---|---|---|
| | 1913/14 | 1915 | 1916 | 1917 | 1918 | 1919 | 1913/14 | 1915 | 1916 | 1917 | 1918 | 1919 |
| | in Proz. | | | | | | in Proz. | | | | | |
| 1— 5 | 100 | +16 | +25 | + 21 | + 22 | + 30 | 100 | +17 | + 1 | + 17 | + 3 | — 5 |
| 5—10 | 100 | +12 | +32 | + 30 | + 70 | +111 | 100 | | +13 | + 59 | + 75 | +107 |
| 10—15 | 100 | +42 | +69 | + 89 | +100 | +126 | 100 | + 8 | +60 | + 82 | +138 | +100 |
| 15—20 | 100 | +17 | +48 | +104 | +100 | +102 | 100 | +31 | +63 | + 95 | +107 | +120 |
| 20—30 | 100 | + 3 | +28 | + 63 | + 68 | + 73 | 100 | (+ 6) | (+14) | (— 10) | (— 18) | (+ 4) |
| 30—40 | 100 | -- 2 | +25 | + 49 | + 55 | + 66 | 100 | (+ 1) | (—15) | (— 16) | (— 26) | (— 15) |
| 40—50 | 100 | +28 | +40 | + 88 | +108 | +122 | 100 | (+18) | (+19) | (+ 18) | (+ 5) | (+ 20) |
| 50—60 | 100 | +23 | +46 | +113 | +114 | +174 | 100 | +23 | +63 | + 88 | + 68 | + 88 |
| 60—70 | 100 | +25 | +50 | +110 | +111 | +138 | 100 | +34 | +66 | +113 | + 71 | +113 |
| über 70 | 100 | +36 | +43 | +123 | +105 | + 88 | 100 | — 2 | +55 | + 88 | + 50 | + 55 |
| | 100 | +12 | +34 | + 68 | + 73 | + 86 | 100 | (+12) | (+17) | (+ 27) | (+ 16) | (+ 32) |

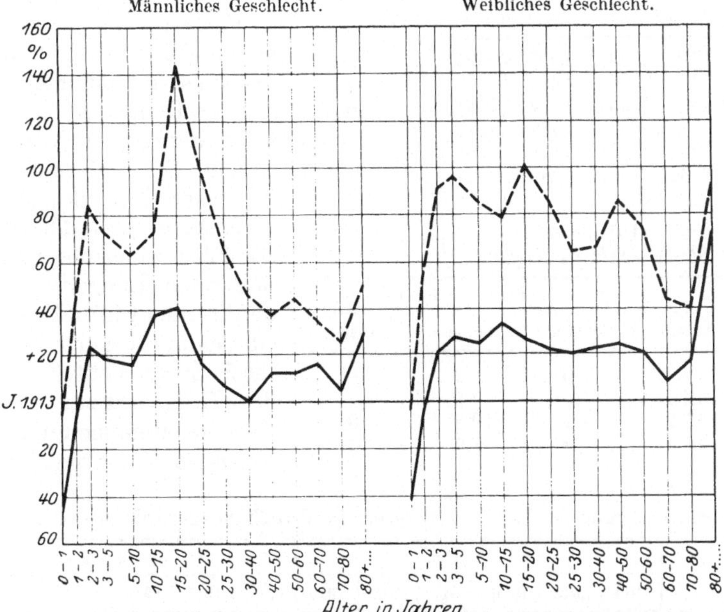


Abb. 23. Preußen. Zunahme der Tbc.-Mortalität in den einzelnen Altersklassen gegenüber dem Jahr 1913[1] (Jahr 1913 = 100 %). ———— Jahr 1916, — — — Jahr 1918.

[1] Gezeichnet auf Grund von nach einer Tabelle KIRCHNERS angestellten Berechnungen.

Tabelle 71. *Tbc.-Sterblichkeit $^0/_{000}$ der weiblichen Bevölkerung in Wien.*

| Wohnbezirke | 1913/14 | 1919 | Die Zunahme beträgt |
|---|---|---|---|
| VIII. Bezirk (Beamte) . . . . . . | 9,5 | 31,5 | 231% des früheren Wertes |
| I. „ (Reiche, Juden) . . . | 6,7 | 17,2 | 156% „ „ „ |
| XVI., XVII, XXI.Bezirk (Proletarier) | 29,3 | 61,6 | 112% „ „ „ |
| X. Bezirk (Proletarier, sehr arm) . . | 31,7 | 64,8 | 107% „ „ „ |
| II., IX., XX. Bezirk (wirtschaftl. gemischt, Juden) . . . . . . . . | 20,1 | 37,5 | 86% „ „ „ |

Am ungünstigsten gestalteten sich die Zustände in Gefängnissen, Baracken, Flüchtlings- und Interniertenlagern.

In einem niederösterreichischen Flüchtlingslager (Gmünd, 40 000 Ruthenen) starben an Tbc. im Jahre 1915 und 1916: 231 bzw. $215^0/_{000}$, also etwa das Zehnfache der sonst geltenden Norm; in einem zweiten, viel kleineren Lager (Bruck a. d. L., etwa 2000 Juden) starben 90 bzw. $100^0/_{000}$.

Tabelle 72. *Tbc.-Sterblichkeit in Preußen $^0/_{000}$ Einwohner.*

| Jahr | Städte | | | | Land | | | |
|---|---|---|---|---|---|---|---|---|
| | Männer | | Weiber | | Männer | | Weiber | |
| | Lunge | Sonstige | Lunge | Sonstige | Lunge | Sonstige | Lunge | Sonstige |
| 1914 | 15,2 | 2,3 | 12,3 | 2,2 | 10,5 | 1,2 | 10,9 | 1,2 |
| 1915 | 15,9 | 2,4 | 13,3 | 2,2 | 10,8 | 1,1 | 11,35 | 1,05 |
| 1916 | 16,5 | 2,7 | 15,1 | 2,6 | 11,4 | 1,3 | 12,6 | 1,2 |
| 1917 | 22,95 | 3,4 | 20,4 | 3,1 | 14,3 | 1,7 | 15,4 | 1,6 |
| 1918 | 25,2 | 3,7 | 24,1 | 3,7 | 15,8 | 1,7 | 17,2 | 1,6 |

Tabelle 73. *Zahl der Tbc.-Todesfälle in der Wiener Ortsbevölkerung* (in Klammern nur Frauen).

| Jahr | Lungen-Tbc. | Sonstige Tbc. |
|---|---|---|
| 1914 | 4718 (2033) | 1267 (602) |
| 1915 | 5372 (2286) | 1363 (718) |
| 1916 | 6000 (2795) | 1384 (748) |
| 1917 | 7180 (3658) | 1480 (811) |
| 1918 | 7063 (3863) | 1518 (866) |
| 1919 | 7564 (3936) | 1950 (1082) |

Tabelle 74.
*Tbc.-Sterblichkeit in England $^0/_{000}$.*

| Jahr | Männer | | Weiber | |
|---|---|---|---|---|
| | Lunge | Sonstige | Lunge | Sonstige |
| 1914 | 12,1 | 3,6 | 8,7 | 3,0 |
| 1917 | 16,1 | 4,6 | 9,9 | 3,1 |
| 1918 | 17,2 | 4,4 | 10,8 | 2,9 |
| 1919 | 11,4 | 2,9 | 8,7 | 2,4 |

Im allgemeinen hat die *Lungen-Tbc.* — bei Frauen mehr als bei Männern — als Todesursache mehr zugenommen als die anderen Tbc.-Formen. Es gilt dies vor allem für Kinder und Jugendliche, während bei der erwachsenen männlichen Zivilbevölkerung in einer Reihe von Altersgruppen die Phthise weniger angestiegen ist als die sonstige Tbc. Bei den Frontsoldaten hat nach Mitteilungen mehrerer Autoren die Tbc. weniger die Form einer chronisch verlaufenden Lungenerkrankung als die einer wie im Kindesalter disseminiert-generalisierten, rasch progredienten, verschiedene Organsysteme — Drüsen, Gelenke, Meningen usw. — befallenden Form gehabt.

Tabelle 75. *Wien. Änderung der an ... Verstorbenen im Verhältnis zum Jahr 1913 (1913 = 100).*

| | Lungen-Tbc. | | | | | | Sonstige Tbc. | | | | | |
|---|---|---|---|---|---|---|---|---|---|---|---|---|
| | 1914 | 1915 | 1916 | 1917 | 1918 | 1919 | 1914 | 1915 | 1916 | 1917 | 1918 | 1919 |
| 1— 5 Jahre | —40 | ± 0 | + 1 | +22 | + 41 | + 47 | —17 | + 4 | — 1 | — 3 | —18 | —24 |
| 5—10 „ | —21 | —11 | +35 | +94 | +132 | +207 | + 6 | +13 | +29 | +27 | +47 | +59 |
| 10—15 „ | — 4 | +26 | +68 | +96 | +126 | +134 | —11 | +26 | +51 | +62 | +84 | +82 |

Tabelle 76. *Sterblichkeit an ... in England und Wales* $^0/_{000}$.

| | Lungen-Tbc. | | | | | | | | Sonstige Tbc. | | | | | | | |
|---|---|---|---|---|---|---|---|---|---|---|---|---|---|---|---|---|
| | 1912/14 | | 1917 | | 1918 | | 1919 | | 1912/14 | | 1917 | | 1918 | | 1919 | |
| | ♂ | ♀ | ♂ | ♀ | ♂ | ♀ | ♂ | ♀ | ♂ | ♀ | ♂ | ♀ | ♂ | ♀ | ♂ | ♀ |
| 0— 5 Jahre | 3,4 | 2,9 | 3,4 | 3,0 | 3,3 | 2,8 | 2,3 | 2,4 | 17,2 | 14,1 | 15,7 | 13,3 | 14,1 | 11,4 | 11,4 | 9,6 |
| 5—10 „ | 1,4 | 1,9 | 1,8 | 2,5 | 2,1 | 2,7 | 1,3 | 1,7 | 4,2 | 3,8 | 4,8 | 4,4 | 4,2 | 4,1 | 3,3 | 3,3 |
| 10—15 „ | 1,9 | 4,2 | 2,3 | 5,7 | 2,9 | 6,0 | 2,0 | 4,4 | 2,5 | 2,6 | 3,4 | 3,2 | 3,2 | 3,2 | 2,5 | 2,5 |
| . . . . . . | — | — | — | — | — | — | — | — | — | — | — | — | — | — | — | — |
| . . . . . . | — | — | — | — | — | — | — | — | — | — | — | — | — | — | — | — |
| 45—55 „ | 23,0 | 11,0 | 24,4 | 11,1 | 24,3 | 11,9 | 20,4 | 9,8 | 1,3 | 1,0 | 1,5 | 1,4 | 1,6 | 1,3 | 1,4 | 1,1 |
| 55—65 „ | 21,3 | 8,8 | 21,6 | 8,8 | 20,2 | 9,0 | 17,3 | 8,0 | 1,5 | 1,1 | 1,6 | 1,3 | 1,7 | 1,5 | 1,5 | 1,4 |
| 65—75 „ | 12,9 | 6,4 | 13,6 | 6,4 | 13,4 | 6,2 | 11,5 | 5,8 | 1,3 | 1,25 | 1,8 | 1,5 | 1,4 | 1,7 | 1,5 | 1,6 |

Für die Änderungen der Tbc.-Mortalität im Kriege sind mehrere Faktoren verantwortlich zu machen. In Mitteleuropa führte vor allem die von Jahr zu Jahr steigende Lebensmittelnot zur Abnahme des Ernährungs- und Kräftezustandes und infolge davon zur Verminderung der Widerstandsfähigkeit gegen äußere Schädigungen, gegen ungewohnte Arbeitsleistung, gegen Infektionen, zur Verschlimmerung von Krankheitszuständen, zum Aufflackern latenter und zum rascheren Ablauf aktiver tuberkulöser Prozesse. Die konstant zunehmende Unterernährung wurde in ihrer Wirkung durch die Verschlechterung der Wohnungsverhältnisse, durch den Mangel an Heizmaterial und guter Kleidung, die Erkältungen und Sekundärerkrankungen begünstigten, unterstützt.

Tabelle 77. *Krankheitsdauer bei je 100 an Phthise Verstorbenen* (nach KIEFFER).

| | 1912/14 | 1917 | 1918 | 1919 |
|---|---|---|---|---|
| unter 1 Jahr . . . | 25% | 39% | 45% | 59% |
| 1—3 Jahre . . . . | 38% | 30% | 35% | 18% |
| über 3 Jahre . . . | 37% | 31% | 20% | 23% |
| | 100% | 100% | 100% | 100% |

Zwischen dem Gang der Tbc.-Sterblichkeit im und nach dem Kriege und der jeweiligen Änderung der Ernährungslage besteht eine hohe positive Korrelation. Wir ersehen dies aus den Unterschieden zwischen Stadt und Land, zwischen den Städten Bayerns und denen des industriellen Rheingebietes, zwischen den Hauptstädten in Zentraleuropa und denen Frankreichs und Englands, zwischen dem über eine straffere Organisation verfügenden Deutschland und dem infolge der Indolenz der Verwaltungsbehörden und innerer Zerrüttung arge Lebensmittelnot leidenden Österreich; wir ersehen es ferner aus den Unterschieden zwischen 1915/16 und 1917 und vielleicht auch aus der raschen Besserung der Mortalitätsziffern nach dem Kriege, für die allerdings auch rein rechnerische Gründe — Fehlen von Todeskandidaten infolge des rapideren Absterbens der Kranken in den vorausgegangenen Jahren (GOTTSTEIN) — ebenfalls maßgebend sein dürften.

Mit dem Ernährungsfaktor allein lassen sich jedoch nicht alle Wandlungen der Tbc.-Mortalität erklären. In Preußen war auf dem Lande im Jahre 1916 die Steigerung der Mortalität gegenüber dem Jahre 1913 (13,9%) nicht viel geringer als in den Städten (16,5%), obwohl ja damals die ländliche Bevölkerung noch nicht unter Lebensmittelmangel gelitten hat (REDEKER). Auch die nicht geringe Zunahme der Tbc.-Mortalität in Dänemark und Holland (ICKERT u. a.), die ungleiche Beteiligung der Geschlechter in den Kinderjahren und in den Versorgungshäusern an dem Tbc.-Anstieg sind hierbei zu berücksichtigen. — Die stärkere Beteiligung des weiblichen Geschlechtes wird vor allem mit ungewohnter Arbeitsleistung und seelischen Konflikten, mit erhöhter Exposition in den Fabriken, beim Anstellen um Nahrungsmittel usw. erklärt. Ohne die deletäre

Wirkung dieser Faktoren an und für sich leugnen zu wollen, muß dieser Erklärung die Zustimmung verweigert werden, denn die Sterblichkeitszunahme war im Erwerbsalter[1]) viel geringer als in anderen Altersstufen und die Geschlechtsunterschiede waren in sämtlichen Altersgruppen auch im Vorerwerbs-, im Kindes- und Greisenalter ausgeprägt. Es ist auch mehr als zweifelhaft, ob die Ansicht, daß die intrafamiliäre Exposition im Kriege beim weiblichen Geschlechte stärker zugenommen hat als beim männlichen (Zadek), zutrifft.

Tabelle 78.

In den Wiener Versorgungshäusern starben an Tbc. (1913/14 = 100):

| Jahr | Männer | Weiber |
|---|---|---|
| 1913/14 | 100 | 100 |
| 1915 | 122 | 143 |
| 1916 | 137 | 161 |
| 1917 | 147 | 210 |
| 1918 | 93 | 178 |
| 1919 | 96 | 175 |

Die Frage nach der Ursache der stärkeren Belastung des weiblichen Geschlechtes im Kriege ist heute nicht einwandfrei zu beantworten. Es dürfte sich unserer Ansicht nach um denselben Komplex handeln, der normalerweise die Höhendifferenz zwischen männlicher und weiblicher Tbc.-Sterblichkeit im Kindes- und Pubertätsalter bedingt. Wir denken dabei nicht an ungleiche Exposition, sondern an verschiedene *Disposition der Geschlechter*.

Die mit dem Alter zunehmenden Unterschiede zwischen den Geschlechtern sind regelmäßig schon bei den 3—5jährigen wahrnehmbar, obwohl im Alter von 2—4 Jahren Knaben wie Mädchen zweifellos gleich stark der Infektionsgefahr seitens der Angehörigen ausgesetzt sind. In der Tbc.-Mortalität der 3—15jährigen finden wir ein Analogon zur verschiedenen Morbidität der Geschlechter an mehreren akuten Infektionskrankheiten, die ebenfalls auf geringere Disposition der Knaben zurückzuführen sind.

Das weibliche Geschlecht zeichnet sich bei gleicher Exposition durch größere Disposition zur Erkrankung aus als das männliche; bei gleicher Verschlimmerung der äußeren Lebensbedingungen wird das erstere stärker in seiner Widerstandsfähigkeit gegen das tuberkulöse Virus oder die tuberkulöse Erkrankung geschädigt als das letztere.

Die Frage, ob die Hypermortalität der Kriegsjahre nur durch rascheren Ablauf der Erkrankungen oder auch durch Vermehrung von Neu- und Reinfektionen zustande kam, ist statistisch ebenfalls nicht mit Sicherheit zu entscheiden. Am ehesten könnte letztere Auffassung bei den Kindern, bei denen ja die Tbc. einen rascheren Verlauf nimmt als bei Erwachsenen, zutreffen. In diesem Sinne würden die Beobachtungen über Prozentzunahme pirquetpositiver und mit tuberkulösen Krankheitssymptomen behafteter Kinder (Umber, Davidsohn) sprechen.

Andererseits ist zu bedenken, daß 1. z. B. in Preußen oder Bayern die Zunahme der Tbc.-Mortalität im Kriege innerhalb der Altersgruppen 1—5 Jahre um so größer war, je älter die Kinder waren, obwohl die Letalität einer tuberkulösen Infektion mit dem Alter abnimmt. 2. Nach dem Kriege ist die Sterblichkeit bei den kleinen Kindern — trotz anhaltend ungünstiger Wohnungsverhältnisse und eher erhöhter Infektionsgefahr — stärker zurückgegangen als bei den größeren Kindern. Beides weist auf die größere Bedeutung äußerer Lebensverhältnisse — die älteren Kinder sind länger geschädigt worden — als des Expositionsmomentes hin.

Die Ansicht von der Bedeutung der Neuinfektionen für die Kriegs-Tbc. der Erwachsenen scheinen die erwähnten klinischen und pathologisch-anatomischen Beobachtungen an Soldaten zu bekräftigen (Zadek, von Hayek, Reiche, Jakob, Hart u. a.). Die Erfahrungen der Mortalitätsstatistik stimmen jedoch mit diesen Mitteilungen nicht überein.

---

[1]) Was vielleicht mit den Nahrungsmittelzubußen in den Fabriken und der Abnahme der Graviditäten zusammenhängt.

Tabelle 79.
Von je 100 Todesfällen an Tbc. entfielen im deutschen Heer auf:

| Jahr | Lungen-Tbc. | Sonstige Tbc. | Darunter miliare Tbc. |
|---|---|---|---|
| 1914 | 78 % | 22 % | 8 % |
| 1915 | 87 % | 13 % | 3,2% |
| 1916 | 88,2% | 11,8% | 2,3% |
| 1917 | 88,9% | 11,1% | 2,2% |
| 1918 | 89,3% | 10,7% | 1,7% |
| 1919 | 90,7% | 9,3% | 0,8% |

Nach dieser Tabelle hat auch bei Soldaten die Phthise stärker zugenommen als die restliche Tbc. Den klinischen Beobachtungen würden wir mehr kasuistisches als massenstatistisches Interesse zusprechen. — Ganz unwahrscheinlich ist es, daß bei der im Hinterland zurückgebliebenen durchgemusterten Zivilbevölkerung Neu- und Reinfektionen eine nennenswerte Rolle gespielt haben. Auch bei den erwachsenen Frauen hat die langsam verlaufende Lungen-Tbc. stärker als die sonstige Tbc. zugenommen, so daß hier die Neuinfektionen am Zustandekommen der Übermortalität im Kriege nur einen relativ geringen Anteil haben konnten.

# III. Die Bekämpfung der Tuberkulose.

Von Ludwig Teleky - Düsseldorf.

## 1. Anstaltsbehandlung und Versorgung.

### a) Heilstättenwesen.

Schon Hippokrates kannte nicht nur die Tbc., sondern er hielt sie bereits, wenn bestimmte Voraussetzungen zutreffen, für heilbar. Er stellte die Prognose günstig bei Leuten mit gut gebautem Brustkorb, bei Fehlen von Fieber und bei gutem Appetit: die Krankheit ist heilbar, wenn sie frühzeitig behandelt wird. Auch Celsus betont die Notwendigkeit früher Behandlung und empfiehlt Klimawechsel. Plinius hält den Aufenthalt in harzreichen Fichtenwäldern und das Trinken kuhwarmer Milch auf den Sennhütten der Berge für nützlicher als die von anderen empfohlene Seereise nach Ägypten. Auch über die Verhütung der Lungenschwindsucht durch diätetische Lebensweise finden wir bereits bei den Alten Angaben.

Neben den hygienisch-diätetischen Maßnahmen finden wir eine große Menge von Heilmitteln angegeben, die Expektorantien, Inhalationen und Räucherungen, hustenstillende Mittel, außerdem Aderlässe, „Fontanelle", Quecksilber- und Arsenikpräparate, Chinin, Erdbäder, Ätzmittel äußerlich angewendet, das Glüheisen, aber auch die Thorakocentese, die als Empyemoperation schon Hippokrates bekannt ist, wurde schon von Baglivi (1669—1707) gegen „eiterige Lungenphthyse" angewendet. Schon 1726 scheint Barry in Dublin bis in eine Tuberkelhöhle (Kaverne) vorgedrungen zu sein, und gegen die Mitte des vorigen Jahrhunderts wurde die Operation von verschiedenen Autoren empfohlen und ausgeführt. Aus den 40er Jahren des vorigen Jahrhunderts stammen auch zwei der noch heute am meisten gebräuchlichen Heilmittel: der Lebertran und das Kreosot, auch das Jod erfreute sich damals großen Ansehens.

Doch war die Anschauung, daß die Tbc. heilbar sei, in der Mitte des vorigen Jahrhunderts keineswegs allgemein anerkannt. Der obenerwähnte Ullersperger (1) hat 1867 ein Buch erscheinen lassen, in dem er aus der Literatur, von Hippokrates angefangen, darauf bezügliche Äußerungen und die betreffenden kasuistischen Angaben zusammenstellt.

Hervorgehoben sei, daß manche Autoren die verschiedenen Formen der Phthise in bezug auf Heilbarkeit und Prognose verschieden beurteilten — ein Punkt, den wir ja erst in der neuesten Zeit wieder mit größerer Aufmerksamkeit betrachten.

Hedinger (2), der eine sehr hübsche Darstellung seines Gebietes gibt, zitiert Laennec: „Die Möglichkeit der Heilung zu begreifen, wird vielleicht praktischen Ärzten, die keine Anatomen sind, als eine sehr einfache Sache erscheinen; der Mehrzahl derjenigen aber, die sich einigermaßen mit pathologisch-anatomischen Untersuchungen befaßt haben, muß dies absurd vorkommen ... heutzutage aber ist jeder Sachverständige, welcher den neueren

Fortschritten der pathologischen Anatomie gefolgt ist, überzeugt, daß die tuberkulöse Affektion ebenso wie die krebsartige Affektion absolut unheilbar ist.... Das, was wir über die Entwicklung der Tuberkel gesagt haben, beweist hinlänglich, daß die Idee, die Phthise sei im ersten Stadium heilbar, eine Illusion ist." Trotz dieser Ausführungen macht aber Laennec dann selbst darauf aufmerksam, daß verhältnismäßig häufig bei Sektionen Narben als zufällige Befunde angetroffen worden sind, welche von einer geheilten Phthise abgeleitet werden müssen. Bennett (3) berichtet, daß er als pathologischer Anatom 1843/48 bei über 2000 Obduktionen festgestellt hat, daß bei keinem Organ mehr Heilungstendenz als in der Lunge und bei keiner Krankheit Zeichen einer Spontanheilung häufiger als bei der Lungen-Tbc. seien. Und Brehmer klagt, daß in die Kliniken meist nur Tuberkulöse im Endstadium kommen, die Lehre von der Unheilbarkeit der Phthise dort ihre besten Stützen finde und dieses Axiom die Ansichten der Ärzte beherrschte und noch beherrscht (in den 50er Jahren).

In der ersten Hälfte des vorigen Jahrhunderts erfreuten sich ebenso wie heute eine Reihe von südlichen Gegenden eines ganz besonderen Rufes. Ullersperger sagt, daß für schlaffe, anämische Konstitution geeignet seien: Ober- und Mittelägypten, Nizza, Hyères, Cannes, Montpellier, Florenz, Neapel, Algier; als „sedative Klimen" gelten Madeira, Pisa, Rom, Pau, Venedig; Mentone, San Remo, Palermo gelten für Mittelstationen; daneben begannen damals die Höhenkurorte der Schweiz, vor allem Davos, sich eines wachsenden Ansehens zu erfreuen.

In der ersten Hälfte, vor allem aber gegen die Mitte des vorigen Jahrhunderts hatte die geographische Nosologie, deren Hauptwerk, Hirsch: Handbuch der historisch-geographischen Pathologie noch heute viel Lesenswertes enthält, es sich zur Aufgabe gemacht, die Zusammenhänge zwischen geographischer, oro- und hydrographischer Lage und Krankheitsverbreitung zu ermitteln. So war auch für die Tbc. festgestellt worden, daß sie in manchen Gegenden häufig, in anderen seltener vorkomme — vor allem, daß sie mit der Höhenlage an Häufigkeit abnehme.

Hermann Brehmer (geb. 1826), der 1853 auf Grund einer Dissertation „Die Gesetze der Entstehung und des Fortschreitens der Lungen-Tbc." mit der These: „Die Lungenschwindsucht ist heilbar" (4) in Berlin zum Doktor promoviert wurde, fußt auf diesen Untersuchungen. In seinem Hauptwerke: „Die chronische Lungenschwindsucht und Tbc. der Lungen, ihre Ursache und ihre Heilung" [1. Aufl. 1857, 2. umgearbeitete Aufl. 1869, der ich hier folge[1]) (5)] führt er aus, daß Krankheiten durch Heilmittel, durch Diät und durch kosmische Einflüsse geheilt werden können, die Heilmittel versagen bei der Lungenschwindsucht. Auf der Suche nach Orten, wo die kosmischen Einflüsse das Entstehen der Lungenschwindsucht hindern, lehnt er die südlichen Kurorte ab; Island, die Färöer, die Kirgisensteppe seien tuberkulosefrei infolge der sozialen Verhältnisse, es bleiben also nur die Regionen hoher Gebirge, die sämtlich, trotz der Verschiedenheit der lokalen und sozialen Verhältnisse ihrer Bewohner, also nur durch das Klima frei von Lungenschwindsucht seien; die Immunität gegen Schwindsucht beginne in Deutschland bei 1500 Fuß (487 m).

Neben der Forderung nach Höhenluft stellt Brehmer weiter die nach zweckentsprechender Ernährung auf, ferner empfiehlt er mäßige Bewegung. Was ihn aber zum Vater der modernen Heilstätte gemacht hat, ist die scharfe Betonung der Forderung, die bereits Niemeyer aufgestellt hat, der sagte: „Die Hauptsache bleibt es jedenfalls, daß die Kranken, wo sie sich befinden, verständig leben und unter der Aufsicht eines verständigen und strengen Arztes stehen." „Will man", schreibt Brehmer, „wirklich gute Resultate erzielen, so kann dies nach meiner Meinung nur in Heilanstalten geschehen, die also auch in den betreffenden Fällen von Ärzten errichtet werden müßten. Sie (die Kranken) dürften weder der Spekulation von Hotel- und Pensionswirten noch sich selbst überlassen bleiben." Brehmer verlangt: eine *geschlossene Heilanstalt* ausschließlich für Lungenkranke, an richtig ausgewähltem Orte: eine gewisse Höhenlage, Urgestein, windgeschützt, möglichst staubfrei und jedem öffentlichen Verkehr verschlossen, reichlichen Genuß *frischer Luft*, mäßige Bewegung, *gute Ernährung*, leichte hydriatrische Prozeduren. *All dies genau geregelt und überwacht durch den Arzt.*

1854 hatte Hermann Brehmer — selbst lungenkrank — sich in Görbersdorf in Schlesien niedergelassen; allmählich entwickelte sich dort seine Anstalt. 1857 erschien seine Schrift: „Die Ursache und die Heilbarkeit der Lungenschwindsucht". Sie fand bei Humboldt und Schönlein Anerkennung, sonst aber weiteste Nichtbeachtung. Erst nach einigen Jahren gelang es ihm mit Mühe und nur durch Hilfe des letztgenannten, die Konzession für Errichtung einer Heilanstalt für Schwindsüchtige zu erhalten.

Manches, was die Grundlage der theoretischen Erwägungen Brehmers und der daraus gezogenen praktischen Schlußfolgerungen bildet, ist heute un-

---

[1]) Bereits 1856 war seine Schrift „Die Gesetze und Heilbarkeit der chronischen Tbc. der Lunge" (Berlin: Enslein 1856) erschienen.

haltbar geworden; was aber ein unvergängliches Verdienst BREHMERS bleibt, ist die *Einführung der Anstaltsbehandlung in die Therapie der Tbc.*

Von BREHMERS Anschauungen ausgehend, hat sein Patient und Schüler DETTWEILER (6) weitergebaut. Auch er betont auf das schärfste die Rolle des Arztes. Er muß die ganze Lebensführung des Kranken beherrschen, muß sich verantwortlich fühlen für die strikte Ausführung aller seiner Anordnungen, er muß die Macht und die Mittel hierzu unbeschränkt in der Hand haben, mit einem Wort, er muß Herr und Leiter in einer bloß für die speziellen Zwecke wohleingerichteten Anstalt sein. DETTWEILER schätzt die direkten klimatischen Einflüsse — auch die des Höhenklimas — gering ein; ,,man kann sich ein lokales Klima bis zu einem gewissen Grade schaffen, diesem durch Bekleidung, bauliche Vorkehrungen, den nahen Wald usw. in seinen Extremen die Spitze abbrechen, und man kann in jeder reinen frischen Luft, am besten wohl in Gebirgs- und Waldluft, die fragliche Krankheit heilen". Auch im deutschen, mitteleuropäischen Klima, ,,ist der Luftgenuß ein unbegrenzter, seitdem es mir gelungen ist, die sog. *Luft-Ruhekur,* die *dauernde Freiluftkur* in die Therapie einzuführen". Diese Freiluftkur — DETTWEILER gibt an, bei ihrer Einführung einer Anregung eines Posener Krankenhausarztes KACZOROWSKI gefolgt zu sein — ,,besteht darin, daß der Kranke außer der Zeit für Mahlzeiten, Spaziergänge, Duschen usw. den ganzen Tag bei jeder Witterung, in jeder Jahreszeit von früh morgens bis spät abends, von 10—10 Uhr entsprechend bedeckt in offenen Hallen, Veranden, Balkonen, drehbaren Pavillons usw. auf bequemen Liegesesseln verbringt. Des Nachts ist ein Fensterflügel des Schlafzimmers . . . halb geöffnet." Mit Recht sagt DETTWEILER (7): ,,Man kann mir wohl die Genugtuung über die Ein- und Durchführung dieser Behandlung nachfühlen, um so mehr, als durch dieselbe *alle geographischen und klimatischen Schranken fallen, die Schwindsucht allüberall, der Kranke in seiner Heimat mit Erfolg behandelt werden kann.*"

BREHMER stand dieser neuen Einführung keineswegs freundlich gegenüber; er sah in der Liegehalle nichts als ein ,,Massenquartier, das doch nur eine von Kranken überfüllte Stube ist". Es mag schlecht konstruierte Hallen geben, für die dies zutrifft, aber heute ist neben BREHMERS Anstaltsbehandlung DETTWEILERS Freiluftkur der Angelpunkt der modernen Tbc.-Therapie. Eines ist dabei von größter, leider häufig unterschätzter Wichtigkeit, und darin stimmen BREHMER und DETTWEILER überein: *die Persönlichkeit des Arztes.*

Die Anstalt BREHMERS war, ebenso wie einzelne nach ihrem Beispiel entstandene, eine Anstalt für *Wohlhabende.*

Schon 1869 weist LEBERT auf die Notwendigkeit ländlicher *Heilanstalten für unbemittelte Lungenkranke* hin, ihm folgte dann mit ähnlichen Forderungen NIEMEYER (1877), DRIVER (1882, 1890), LADENDORF (1884), MEISSEN (1885), in der Schweiz VOGT (1880), in Österreich SCHRÖTTER (1883). 1888 beschloß in Berlin die städtische Deputation für Gesundheitspflege die Errichtung einer Heil- und Pflegeanstalt für chronische Brustkranke, die Ausführung aber wurde verschoben. In diesem Jahr entstand auch der erste Heilstättenverein in Hannover. Auf Kongressen und in ärztlichen Vereinen wurde die Frage der Errichtung von Volksheilstätten lebhaft diskutiert und wärmstens befürwortet (LEYDEN). Die so einsetzende Heilstättenbewegung erfuhr einen leichten Rückschlag durch die Hoffnung, die man sich 1890/91 auf die Wirkung des KOCHschen Tuberkulins machte, setzte aber bald mit neuer Kraft ein. 1891 schloß die Stadt Dresden mit der Privatanstalt ,,Deutsche Heilstätte" in Loschwitz einen Vertrag, in dem der Stadt 25 Betten der Anstalt eingeräumt wurden. 1892 wurde in Falkenstein im Taunus vom Frankfurter Verein für Rekonvaleszenten-Anstalten die erste Volksheilstätte (mit 28 Betten) eröffnet und unter Leitung DETTWEILERS gestellt. Berlin eröffnete am 24. X. 1892 auf seinem Rieselgute Malchow eine Heilstätte für Lungenkranke, die aber nicht ganz den an eine Heilstätte zu stellenden Anforderungen entspricht. Nun entstanden eine Anzahl von Vereinen zur Errichtung von Heilstätten, andere bestehende Wohlfahrtseinrichtungen, in erster Linie aber die *Landesversicherungsanstalten (Alters- und Invaliden-Versicherungsanstalten),* wandten ihre *Aufmerksamkeit der Heilstättenerrichtung* zu. Waren die Krankenkassen, die durch das Krankenversicherungsgesetz vom 15. VI. 1883 ins Leben gerufen waren, teils durch die hier bestehende Zersplitterung zu klein, vor allem aber finanziell zu schwach, um sich Aufgaben, die ein sehr großes Kapital erforderten, zuwenden zu können, so waren andererseits die Landesversicherungsanstalten, die durch das Gesetz vom 22. VI. 1889 ins Leben gerufen worden waren, groß und kapitalkräftig genug, um sich auch weiteren Aufgaben widmen zu können, und die Sozialversicherungsgesetzgebung hat ihre Wirkungsmöglichkeiten gerade nach diesen Richtungen hin immer mehr erweitert, indem sie die ursprünglichen Bestimmungen des § 12 des Invaliden- und Altersversicherungsgesetzes vom 22. VI. 1889 immer mehr ausbaute.

Dieser § 12 gab der Versicherungsanstalt lediglich das Recht, die Krankenfürsorge ,,für einen erkrankten, der reichsgesetzlichen Krankenfürsorge *nicht* unterliegenden Versicherten in dem im KVG. bezeichneten Umfang zu übernehmen, sofern als Folge der Krankheit Erwerbsunfähigkeit anzusehen ist, welche einen Anspruch auf reichsgesetzliche Invalidenrente begründet".

Auf Grund — oder vielmehr trotz dieser Bestimmungen — hat Direktor Gebhard von der Landesversicherungsanstalt der Hansestädte in einem Rundschreiben vom 20. X. 1891 an die Organe der Krankenversicherung die Aufforderung gerichtet, Fälle, in denen die Genesung eines durch kassenärztliche Versorgung behandelten Kranken zwar möglich, innerhalb der statutarischen Unterstützungszeit aber nicht zu gewärtigen sei, so rechtzeitig dem Vorstande mitzuteilen, daß die Versicherungsanstalt sich über die Fortsetzung des Heilverfahrens bei Ablauf der Unterstützungspflicht der Kasse schlüssig machen kann. Dann ging man daran, gegen den Wortlaut des Gesetzes die Heilbehandlung in früherem Stadium zu übernehmen und die Krankenkassen, die dazu nach dem Gesetz nicht verpflichtet waren, um finanzielle Unterstützung zu ersuchen, eine Unterstützung, die manche Versicherungsanstalten, z. B. die der Hansestädte, zur Unterstützung der Familie des Pfleglings verwendeten.

Das Invalidenversicherungsgesetz vom 19. VII. 1899 ordnete diese Angelegenheit auf Grund der gemachten Erfahrungen.

Es gibt im § 18 der I.-V.-A. die Befugnis, wenn „ein Versicherter dergestalt erkrankt, daß infolge der Krankheit Erwerbsunfähigkeit zu besorgen ist, welche einen Anspruch auf reichsgesetzliche Invalidenrente begründet", zur Abwehr dieses Nachteils „ein Heilverfahren in dem ihr geeignet erscheinenden Umfange eintreten zu lassen". Die Krankenkasse, der der in Heilfürsorge Genommene angehört, „hat Ersatz zu leisten in der Höhe desjenigen Krankengeldes, welches der Versicherte für sich beanspruchen könnte". Den Angehörigen des Pfleglings ist eine Angehörigenunterstützung zu zählen (s. S. 221). Außerdem wurde bestimmt, daß die Landesversicherungsanstalten ihr Vermögen außer in mündelsicherer oder ähnlicher Weise bis zur Hälfte „für solche Veranstaltungen, welche ausschließlich oder überwiegend der versicherungspflichtigen Bevölkerung zugute kommen", anlegen dürfen.

Schließlich bestimmt der § 45 des IVG., daß Überschüsse des Sondervermögens einer Versicherungsanstalt mit Genehmigung des Bundesrates „zu anderen als im Gesetz vorgesehenen Leistungen im wirtschaftlichen Interesse der der Versicherungsanstalt angehörenden Rentenempfänger, Versicherten sowie ihrer Angehörigen verwendet werden können".

Die RVO. vom 19. VII. 1911, 4. Buch, hat an den Bestimmungen über vorbeugendes Heilverfahren das eine geändert, daß sie die Einleitung einer Heilbehandlung nicht von der sonst zu befürchtenden Rentenzahlung abhängig macht (§ 1269), „um die infolge einer Erkrankung drohende Invalidität eines Versicherten oder einer Witwe abzuwenden, kann die Versicherungsanstalt ein Heilverfahren einleiten". Die Landesversicherungsanstalten können jetzt also auch solche Leute eines Heilverfahrens teilhaftig werden lassen, die wegen zu geringer Dauer der Versicherung (bei Versicherungspflichtigen unter 200 Beitragswochen, bei Nichtversicherungspflichtigen unter 500) im Invaliditätsfall noch keinen Anspruch auf die Rente haben. Über die Bestimmungen, die die Anstaltsversorgung von Invalidenrentnern regeln, soll später gesprochen werden. Der Umstand aber, daß die RVO. mit der Invalidenversicherung auch eine Hinterbliebenenversicherung verbindet, ist insofern von Bedeutung, als nun auch die Waisen der Invalidenversicherten zu den Rentnern gehören, für die die Anstalt auch gesundheitliche Fürsorge übernehmen kann, noch mehr aber dadurch, daß nun die I.-V.-A. mehr noch als früher als die gesundheitliche Sachwalterin der ganzen von der Invalidenversicherungspflicht erfaßten Bevölkerung anerkannt werden; § 1274 gibt den Versicherungsanstalten das Recht, „mit Genehmigung der Aufsichtsbehörde Mittel aufzuwenden, um allgemeine Maßnahmen zur Verhütung des Eintritts vorzeitiger Invalidität unter den Versicherten oder zur Hebung der gesundheitlichen Verhältnisse der versicherungspflichtigen Bevölkerung zu fördern oder durchzuführen".

Die *Versicherungsanstalt Hannover war als erste daran gegangen, selbst eine Heilstätte für Lungenkranke zu bauen*; sie wurde am 1. V. 1895 in Königsberg bei Goslar eröffnet. Vor allem aber war es weiter Gebhard, der Direktor der Landesversicherungsanstalt der Hansestädte, der in einer Denkschrift (14. II. 1894) für die Heilbehandlung Lungenkranker auf Kosten der Invalidenversicherung eintrat. Schon 1894 wurden 112 Lungenkranke auf Kosten dieser Versicherungsanstalt in den Kurort Andreasberg gesandt, 1897 die eigene Heilstätte Oderberg bei St. Andreasberg eröffnet. Es soll hier nicht näher auf die weitere Geschichte der Heilstättenbewegung eingegangen werden; wer sich dafür interessiert, findet sie ausführlich dargestellt in den „Tbc.-Arbeiten aus dem kaiserl. Gesundheitsamt", 2. Heft, dem auch der größte Teil der hier gebrachten Daten entnommen ist.

Von größter Bedeutung für die Heilstättenbewegung war die unter dem Patronat des Reichskanzlers Fürsten zu Hohenlohe-Schillingsfürst im Jahre 1896 erfolgte Gründung des „*Deutschen Zentralkomitees zur Errichtung von Heilstätten für Lungenkranke*", das in den ersten Jahren seines Bestehens sich vor allem der Propaganda des Heilstättengedankens und der Unterstützung des Heilstättenbaues widmete. Auf seine Organisation, die Art seiner Tätigkeit und die Wandlungen, die es durchgemacht hat, soll später eingegangen werden (S. 335).

Leider muß ich mich bei einer Anzahl der Angaben auf die Vorkriegszeit bzw. das Jahr 1913 stützen; die Zahlen der Jahre 1914, 1915 sind durch Kriegsverhältnisse weitgehend beeinflußt und deshalb für allgemeine Feststellungen unbrauchbar; seit diesen Jahren aber erscheinen die ausführlichen Berichte des Reichsversicherungsamtes über die „Statistik der Heilbehandlung bei den Versicherungsanstalten und Sonderanstalten der Invalidenversicherung" nicht mehr, und auch die Berichte des Deutschen Zentralkomitees zur Bekämpfung der Tbc. über den Stand der Tbc.-Bekämpfung erscheinen seit 1923 nur in sehr erheblich vermindertem Umfange. Auch auf Angaben über die geldlichen Aufwendungen in der Nachkriegszeit mußten wir verzichten, da der schwankende Geldwert ein vollständig verzerrtes Bild gegeben hätte.

Wir wollen uns hier zunächst der Frage zuwenden, wie sich das Heilstättenwesen gestaltet, welchen Nutzen es der Volksgesundheit gebracht hat. Welchen Umfang das Heilstättenwesen erreicht hat, wie es sich entwickelte, welche Bedeutung hierfür die verschiedenen Korporationen und Organisationen hatten, welches insbesondere die Leistungen der Invalidenversicherung waren, geht aus Tabelle 80 und 81 hervor. Der neueste Ausweis (Deutsches Zentralkomitee 1925) zählt nur 170 Lungenheilstätten für Erwachsene auf, von denen 47 Eigentum von Invalidenversicherungsanstalten, 30 von Behörden, 5 von Krankenkassen, 43 von Vereinen, 45 von Privaten sind.

Die ersten Heilanstalten waren solche für Wohlhabende gewesen. Aus rein äußeren Gründen konnte von einer irgendwie weitergehenden *Auswahl der Kranken* nicht die Rede sein, die Aufenthaltsdauer des einzelnen war

Tabelle 80. *Lungenheilstätten für Erwachsene.*

| Eigentümer | | Für Männer | | Für Frauen | | Für beide | | Zusammen | |
|---|---|---|---|---|---|---|---|---|---|
| | | An-stalten | Betten[1]) | An-stalten | Betten[1]) | An-stalten | Unbestimmt Betten[1]) | An-stalten | Betten |
| Vereine | 1903 | 18 | 1860 | 7 | 600 | 8 | 235 | 33 | 2 695 |
| | 1915 | 13 | 2465 | 15 | 2331 | 24 | 705 | 52 | 5 501 |
| | 1923 | 10 | 1039 | 20 | 1980 | 27 | 2749 | 57 | 5 768 |
| Invalidenver-sicherungs-anstalten | 1903 | 7 | 935 | 1 | 443 | 5 | — | 13 | 1 378 |
| | 1915 | 22 | 3544 | 12 | 1655 | 7 | 295 | 41 | 5 494 |
| | 1923 | 31 | 3877 | 15 | 2214 | 4 | 225 | 50 | 6 316 |
| Kranken-kassen | 1903 | — | — | — | — | — | — | — | — |
| | 1915 | 1 | 162 | 1 | 147 | 2 | — | 4 | 309 |
| | 1923 | 3 | 318 | 1 | 105 | 2 | 253 | 6 | 676 |
| Städte, Kreise, Behörden | 1903 | 8 | 690 | 2 | 289 | — | — | 10 | 979 |
| | 1915 | 9 | 808 | 7 | 883 | 3 | — | 19 | 1 691 |
| | 1923 | 8 | 462 | 8 | 731 | 9 | 1619 | 25 | 2 802 |
| Private | 1903 | 2 (1)[2]) | 354 (30) | 2 (1) | 215 (65) | 20 (17) | 1377 (1335) | 24 (19) | 1 946 (1430) |
| | 1915 | 3 (1) | 481 (59) | 4 (3) | 605 (266) | 35 (31) | 1972 (1972) | 42 (35) | 3 058 (2297) |
| | 1923 | 2 | 40 | 6 | 455 | 49 | 3579 | 57 | 4 074 |
| Zusammen | 1903 | 35 | 3839 (30) | 10 | 1547 (65) | 35 | 1612 (1335) | 80 (19) | 6 998 (1430) |
| | 1915 | 48 (1) | 7460 (59) | 39 (3) | 5621 (266) | 71 (31) | 2972 (1972) | 158 (35) | 16 053 (2297) |
| | 1923 | 54 | 5736 | 50 | 5485 | 91 | 8425 | 195 | 19 646 |

[1]) Die angegebene Bettenzahl ist nicht in den links davon angegebenen Anstalten vorhanden, da es Anstalten mit einer bestimmten Zahl von Männer- und einer bestimmten Zahl von Frauenbetten gibt; diese Anstalten sind dann in Spalte 7 eingerechnet, ihre Männer- und Frauenbetten aber in Spalte 4 und 6; in Spalte 8 sind nur jene Betten ausgewiesen, die je nach Bedarf von Männern und Frauen benutzt werden.

[2]) In Klammer gesetzt sind jene in der vorstehenden Zahl inbegriffenen Anstalten (bzw. Betten), die nicht als Volksheilstätten angesehen werden können; bemerkt sei aber, daß auch in diesen mit wenigen Ausnahmen die Preise mäßige waren; auch in diesen Anstalten fanden sich oft Freiplätze und werden sie teilweise als Volksheilstätten benutzt; im Jahre 1923 war Scheidung zwischen Volksheilstätten und anderen nicht möglich.

Tabelle 81.

Auf Kosten der I.-V.-A. (Amtl. Nachr. d. RVA. 1916) waren 1915 in ständiger Behandlung wegen Lungen-Tbc.:

|  | | Stadium in % | | |
| --- | --- | --- | --- | --- |
|  | | I | II | III |
| Männer . . . . . . | 13 429 | 42 | 40 | 18 |
| Frauen . . . . . . | 11 205 | 57 | 31 | 12 |
| Zusammen | 24 634 | 49 | 36 | 15 |

*Übersicht über Umfang und Kosten der Heilbehandlung durch I.-V.-A. 1897—1921.*

|  | Überhaupt | Lungen- und Kehlkopf-Tbc. | | | | | | Lupus | | | Knochen- und Gelenk-Tbc. | | |
| --- | --- | --- | --- | --- | --- | --- | --- | --- | --- | --- | --- | --- | --- |
|  |  | Ständige Behandlung | | | Nichtständige Behandlung | | | | | | | | |
|  |  | Männer | Frauen | Zusammen | Männer | Frauen | Zusammen | Männer | Frauen | Zusammen | Männer | Frauen | Zusammen |
| 1897 | 10 564 | 2 598 | 736 | 3 334 | 27 | 13 | 40 | — | — | — | — | — | — |
| 1900 | 27 427 | 8 442 | 2 652 | 11 094 | 27 | 29 | 56 | — | — | — | — | — | — |
| 1905 | 56 420 | 19 085 | 7 536 | 26 621 | 156 | 57 | 213 | — | — | — | — | — | — |
| 1910 | 114 310 | 30 595 | 15 014 | 45 609 | 913 | 195 | 1108 | 77 | 112 | 189 | — | — | — |
| 1913 | 153 636 | 32 088 | 18 081 | 52 251 | 493 | 87 | 580 | 116 | 167 | 283 | — | — | — |
| 1915 | 79 475 | 14 898 | 12 135 | 27 033 | 77 | 126 | 203 | 100 | 101 | 201 | 108 | 60 | 168 |
| 1921 | 248 292 | 26 134 | 18 497 | 44 631 | 740 | 813 | 1553 | 100 | 146 | 246 | 187 | 125 | 401 |

Im ganzen

| 2 306 957 | 473 325 | 262 488 | 735 813 | 8734 | 5408 | 14142 | 1384 | 2057 | 3450 | 1059 | 929 | 1988 |
| --- | --- | --- | --- | --- | --- | --- | --- | --- | --- | --- | --- | --- |

Kosten in 1000 M

| 1913 | 34,128[1]) | 14,405 | 6,207 | 20,612 | 45 | 6,5 | 51,5 | 44,7 | 53,3 | 98,0 | — | — | — |
| --- | --- | --- | --- | --- | --- | --- | --- | --- | --- | --- | --- | --- | --- |

|  | Lungen- und Kehlkopf-Tbc. | | | | | | | | |
| --- | --- | --- | --- | --- | --- | --- | --- | --- | --- |
|  | Durchschnittskosten | | | | | | Zahl der Verpflegtage für eine Person | | |
|  | für eine behandelte Person | | | für einen Verpflegtag | | | | | |
|  | Männer u. Frauen | Männer | Frauen | Männer u. Frauen | Männer | Frauen | Männer u. Frauen | Männer | Frauen |
| 1897 | 307,29 | 295,24 | 349,83 | 4,05 | 4,05 | 4,04 | 76 | 73 | 87 |
| 1900 | 339,39 | 345,13 | 321,12 | 4,57 | 4,78 | 4,00 | 74 | 72 | 80. |
| 1913 | 394,49 | 421,57 | 343,30 | 5,45 | 6,07 | 4,41 | 72 | 69 | 78 |

Für andere Kranke

| 1913 | 225,83 | 253,76 | 187,37 | 5,12 | 5,68 | 4,32 | 44 | 45 | 43 |
| --- | --- | --- | --- | --- | --- | --- | --- | --- | --- |

*Kosten der Heilbehandlung betragen auf 100.*

| Jahr | der Einnahmen aus Beiträgen | der Rentenzahlungen |
| --- | --- | --- |
| 1897 | 1,6% | 3,4% |
| 1900 | 4,1% | 6,5% |
| 1905 | 7,2% | 8,5% |
| 1910 | 10,7% | 12,8% |
| 1913 | 9,0% | 13,9% |

von vornherein in keiner Weise beschränkt, sie hing und hängt in Privatanstalten für Wohlhabende auch heute noch in erster Linie von dem Willen des Kranken ab.

Anders liegen die Verhältnisse in der Volksheilstätte, soweit in ihr die Verpflegung auf Kosten öffentlich-rechtlicher Körperschaften oder gemeinnütziger Vereine stattfindet.

Es mag vielleicht das künftige Ziel von Sozialpolitik und Wirtschaftspolitik sein, es jedem zu ermöglichen, im Krankheitsfalle alle Aufwendungen zu machen, die ihm erwünscht erscheinen, auch wenn der schließlich erreichte Erfolg kein anderer ist als der der psychischen Beruhigung des Kranken; solange die Mittel, die für Wohlfahrtszwecke überhaupt, für Volksgesundheitspflege im besonderen zur Verfügung stehen, beschränkt sind — und heute mehr als je —, wird man bei jeder aus Mitteln öffentlicher oder privater Wohlfahrtspflege

---

[1]) Von den Gesamtkosten (Spalte 1) sind von Krankenkassen, Berufsgenossenschaften, Gemeinden usw. 8,023 000 M. der Invalidenversicherung ersetzt worden (ungefähr ein Fünftel).

ergriffenen Maßnahme die Erwägung anstellen müssen, in welchem Verhältnis die aufgewandten Mittel zu dem Erfolg stehen.

Es wäre aber weiter auch unverantwortlich, bei beschränkter Zahl der vorhandenen oder zur Besetzung gelangenden Heilstättenplätze nicht jene für die Behandlung auszuwählen, bei denen die Aussichten auf Erfolg die größten sind. Dies führt in unserem Falle zur *Auslese der Patienten*; die Auswahl der für die Behandlung Geeignetsten muß um so strenger sein, je geringer die überhaupt für diese Behandlung zur Verfügung stehenden Mittel und Betten sind.

Zu diesen allgemein geltenden Anschauungen kommen noch in unserem Falle die der deutschen Heilstättenbehandlung zugrunde liegenden oben dargelegten gesetzlichen Bestimmungen.

Die Invalidenversicherung — von Anfang an als Renteninstitut gedacht — mußte bei Übernahme von Krankenbehandlung vor allem an Rentenersparnis denken, und es ist den Leitern der Anstalten gewiß hoch anzurechnen, daß sie — obwohl von den Aufsichtsbeamten im Reichsversicherungsamt darauf verwiesen wurde, daß sie „wie die Vormünder für ihre Zöglinge nur dann Geld ausgeben dürften, wenn sie nachweisen könnten, daß es gut angelegt ist" — sich von vornherein nicht auf einen kleinlich finanziellen Standpunkt gestellt haben. Aber A. BAUER (8) sagt mit Recht: „Auf der einen Seite drückt die notwendige Voraussetzung der drohenden Invalidität, auf der anderen die verlangte Zusage des Kurerfolges. . . . Von seiner (des Arztes) diesbezüglichen Bescheinigung hängt die Bewilligung und Durchführung des Kurverfahrens ab; ins Medizinische übersetzt also, von der Lösung der beiden schwierigsten Aufgaben, die dem Lungenarzt nur gestellt werden können, nämlich von der Diagnose beginnender Lungen-Tbc. und von der Prognose bestehender Lungen-Tbc."

Da wie bei allen chronischen Krankheiten auch bei der Lungen-Tbc. die Aussichten, ihren Verlauf zu beeinflussen, *im allgemeinen um so günstiger sind, in je früherem Stadium* eine energische Behandlung einsetzt, außerdem aber von den beiden Voraussetzungen: „Erwerbsunfähigkeit zu besorgen" und „Abwendung dieses Nachteiles", sich bei günstig verlaufenden Fällen natürlich nachträglich nie feststellen läßt, ob die erstere gegeben war, während jene Fälle klar vor Augen treten, bei denen das letztere nicht geglückt ist, so ist es nur verständlich, wenn Invalidenversicherungsanstalten, ihre Vertrauensärzte und die Heilstättenärzte ihre Aufmerksamkeit vor allem darauf richteten, zu schwere, ungünstige Fälle, die den Ruf der Heistätte durch Mißerfolge gefährden, evtl. sogar die weitere Unterstützung der Heilstätte und der Tbc.-Bekämpfung überhaupt — und anfangs war ja die Heilstättenpflege die einzige Form der Tbc.-Bekämpfung — durch die L.-V.-A. in Frage stellen könnten, von der Heilbehandlung fernzuhalten.

Dazu kommt noch, daß aus finanziellen Gründen der *Heilstättenaufenthalt zeitlich begrenzt* sein mußte. Die ersten L.-V.-A., die sich dem Heilstättenwesen zukehrten, wandten sich an die Krankenkassen um Unterstützung. Die Zeit aber, während der die Krankenkassen für ihre Versicherten zu sorgen hatten, betrug 13 Wochen. Diese — heute ja überholte — Bestimmung war wohl von weittragender Bedeutung für die Festsetzung des Heilstättenaufenthaltes auf gerade 3 Monate, wenn auch überhaupt aus budgetären und verwaltungstechnischen Gründen die Festsetzung irgendeines Zeitraumes als normale Aufenthaltsdauer notwendig war. Es soll also der erstrebte Erfolg in mehr oder weniger fest umgrenzter Zeit erreicht werden.

Gerade anfangs aber war der Andrang von Schwerkranken ein besonders großer. Es hat wohl jede L.-V.-A. in ihrem Bezirk dieselben Anfangsschwierigkeiten zu überwinden gehabt: Leichtkranke melden sich nicht oder nur in sehr geringer Zahl, weil sie nicht wissen, daß ihr „Lungenspitzenkatarrh" eine Tbc. ist, Schwerkranke drängen sich zu den Heilstätten, in denen sie ihre letzte Rettung sehen; die praktischen Ärzte sehen — ganz im Gegensatz zu den Absichten der L.-V.-A. und der Heilstätten — diese letzteren nur als Ultimum refugium an.

Alle diese Umstände erklären es, daß von L.-V.-A. und Heilstätten immer wieder betont wurde — wenigstens in der Theorie und in Veröffentlichungen —, daß vor allem die leichtesten, die Initialfälle, in die Heilstätte gehören, daß die „Jagd" nach den initialen Fällen begann.

Allmählich tritt dann in der Auffassung des Publikums eine Änderung, eine Umkehrung, ein; die Erkenntnis, daß leichte Fälle in die Heilstätte gehören, verbreitet sich, die Angst vor der Heilstätte schwindet und macht einer oft bedenklichen Vorliebe für den Aufenthalt in ihr Platz — und so drängt sich nun eine große Zahl Leichtestkranker oder überhaupt Nichtkranker, sondern nur Erholungsbedürftiger, in die Heilstätte.

Wie weit es den Heilstätten und den L.-V.-A. geglückt ist, zwischen Scylla und Charibdis durchzukommen, Gesunde und Schwerkranke von der Heilstätte fernzuhalten, wieweit sie überhaupt den Wunsch hatten, sich an das theoretisch Erörterte zu halten, soll im folgenden gezeigt werden.

Vorher aber sei noch kurz über die Versuche berichtet, in das so mannigfaltige Bild der Lungen-Tbc. durch Schaffung von leicht charakterisierbaren Gruppen etwas Übersicht zu bringen.

Je mehr man sich mit der Tbc. beschäftigte, je mehr Gutachten über Tbc. ausgetauscht, Berichte erstattet wurden, um so mehr machte sich das Bedürfnis nach solcher Übersicht geltend, trat die Notwendigkeit hervor, eine Einteilung zu treffen und Bezeichnungen zu finden, die das Charakteristische heraushebend womöglich mit einem Worte den Zustand des Kranken, die Art des Krankheitsprozesses klar erfassen und so die Verständigung über den einzelnen Kranken sowohl als auch die Betrachtung der Masse der Kranken für statistische Zwecke erleichtern  Es lag nahe, die Ausdehnung des Krankheitsprozesses als charakteristisches Merkmal herauszuheben und danach die Einteilung zu treffen. Hervorgehoben aber muß noch werden, daß es den an der Festlegung der „Stadien" Beteiligten vollkommen klar war, daß mit Angabe des „Stadiums" keineswegs der ganze Krankheitsprozeß charakterisiert sei, und Turban, der die erste Stadieneinteilung vorgenommen zu haben scheint (1900), dem dann Weicker und Engelmann (1902) folgten, hat dann später als Referent auf der *Wiener Tbc.-Konferenz 1907* (9), auf der die internationale Stadieneinteilung angenommen wurde, ausdrücklich betont, „daß die Stadieneinteilung weit davon entfernt ist, ein vollständiges Bild von dem einzelnen Fall zu geben", der Einfachheit halber habe man aber davon abgesehen, ein ausführliches, Bacillenbefund, Fieber usw. berücksichtigendes Schema, wie es auf der Kopenhagener Konferenz vorgeschlagen worden war, weiterzuempfehlen.

Die *wichtigsten heute üblichen Stadieneinteilungen* sind: die nach Turban, die heute noch in österreichischen Heilstätten den Statistiken zugrunde liegt: *die Turban-Gerhardtsche, die das Kaiserl. Gesundheitsamt in seinen Statistiken angewandt hat,* und die Modifikation derselben, *„die Turban-Gerhardtsche (Kaiserl. Gesundheitsamt) internationale Stadieneinteilung", die heute von allen deutschen Invalidenversicherungsanstalten* und den von ihnen erhaltenen Heilstätten *zur Anwendung gebracht wird,* die also wohl heute dasjenige Schema ist, auf das allgemeine Einigung erfolgen sollte. Da alle weiteren Ausführungen und wohl auf lange Zeit hinaus alle Statistiken auf diesen Stadieneinteilungen fußen, so seien sie hier wiedergegeben:

### Turbansche Stadieneinteilung.

I. Leichte Veränderungen, bei denen höchstens ein Lappen oder zwei halbe ergriffen sind.

II. Leichte Erkrankungen höchstens zweier oder schwere eines Lungenlappens.

III. Veränderungen, die schwerer sind als die des zweiten Stadiums.

### Vom Kaiserl. Gesundheitsamt für seine früheren Statistiken angewandte Stadieneinteilung.

I. Leichte, nur auf kleine Bezirke eines Lappens beschränkte, insbesondere an der Lungenspitze nicht über das Schlüsselbein oder die Schultergräte hinunterreichende Erkrankung mit oder ohne kleinblasige, nicht klingende Rasselgeräusche.

II. Über die örtliche Grenze von I. hinausgehende, aber hinter III. zurückbleibende tuberkulöse Lungenerkrankung.

III. Verdichtung eines ganzen oder mehrerer ganzer Lappen oder Zeichen von Höhlenbildung.

TURBAN-GERHARDTsche (Kaiserl. Gesundheitsamt)
internationale Stadieneinteilung.

I. Leichte[1]), auf kleine Bezirke eines Lappens beschränkte Erkrankung, die z. B. an den Lungenspitzen bei Doppelseitigkeit des Falles nicht über die Schulterblattgräte und das Schlüsselbein, bei Einseitigkeit des Falles nicht über die zweite Rippe hinunterreichen darf.

II. Leichte, weiter als I., aber höchstens auf das Volumen eines Lappens, oder schwere[1]), höchstens auf das Volumen eines halben Lappens ausgedehnte Erkrankung.

III. Alle über II. hinausgehenden Erkrankungen und alle mit erheblicher Höhlenbildung.

*So einfach, ja allzu einfach diese Einteilung erscheint*, selbst sie hat sich bei *statistischer Betrachtung* großer Massen, die eine Mitwirkung zahlreicher, verschieden ausgebildeter Ärzte erfordert, *als zuwenig eindeutig erwiesen*. HAMEL (10), der Bearbeiter der großen Heilstätten-statistik des Reichsgesundheitsamts, weist darauf hin, daß selbst der Begriff Spitzenkatarrh nicht einheitlich gebraucht werde; wenn weiter in einer Heilstätte (Grabowsee) in einem Jahr 16,4%, in einem späteren nur 0,2% der Pfleglinge einseitige Erkrankung aufwiesen, so kann dies wohl nur auf die verschiedene subjektive Auffassung der Untersucher zurück-geführt werden. HAMEL mußte mannigfache Bearbeitungen vornehmen, mannigfache Rück-fragen an die behandelnden Ärzte richten, um das Material einheitlich verarbeiten zu können. Man muß sich dies und das weiter unten über die Unzuverlässigkeit der Diagnose „Tbc." Gesagte vor Augen halten, wenn man an eine Verallgemeinerung bei weitem komplizierterer Einteilungen denkt. Für statistische Betrachtungen und Ausweise werden solche immer ganz unbrauchbar sein. Da aber doch die Stadieneinteilung nur ein Momentbild bietet und selbst dieses nur von der augenblicklichen räumlichen Ausdehnung des Krankheitsprozesses, aber nichts über den Verlauf des bisherigen Prozesses, vor allem nichts über die Prognose, die für die Auswahl von Heilstättenpfleglingen so wichtig ist, sagt, macht sich gerade zum Zwecke der Prognosestellung im Einzelfall und der Feststellung der Notwendigkeit und der Aussichten einer Heilbehandlung das Bedürfnis nach einer auch den Verlauf berücksichti-genden Einteilung der Tbc. immer mehr geltend. So hat man in den letzten Jahren in zum Teil unbewußter Anknüpfung an Unterscheidungen aus der ersten Hälfte und der Mitte des vorigen Jahrhunderts begonnen, die *verschiedenen Formen der Tbc. pathologisch-ana-tomisch* und — unterstützt durch das Röntgenbild — auch klinisch auseinanderzuhalten. Von den Untersuchungen von NICOL und ASCHOFF, zuerst aber von den Studien von FRAENKEL und ALBRECHT ausgehend, ist in den letzten Jahren eine recht große Literatur entstanden, von verschiedenen Autoren wurden Systeme angegeben, über die sich eine hübsche Übersicht bei MICHEL (11) findet.

Ohne hier näher auf diese pathologisch-anatomischen Fragen eingehen zu wollen, sei hier nur kurz darauf hingewiesen, daß der tuberkulöse Prozeß entweder mit exsudativer Entzündung oder produktiver Gewebsneubildung verläuft. Die erstere Form ist die pro-gnostisch ungünstigere, bei ihr besteht stärkere Neigung zu raschem Fortschreiten, zu Zer-fall und Kavernenbildung. Unter den produktiven Formen ist die cirrhotische, die stets durch Schrumpfung und Vernarbung des Granulationsgewebes entsteht, die günstigste.

Die heute wichtigsten systematischen Einteilungen sind folgende:

BACMEISTER (12) schlägt vor, daß zur Charakterisierung jedes Falles neben den An-gaben über den Sitz der Tbc., über das Vorhandensein und Fehlen von Tuberkelbacillen im Auswurf seine Einreihung in folgendes Schema, eigentlich folgende Schemen erfolgen soll:

| I | | II | |
|---|---|---|---|
| progredient | | cirrhotisch | |
| stationär | | (acinös) nodös } produktive | |
| zur Latenz neigend | | lobärpneumonisch (exsudativ) } exsudative | |
| latent | | (bronchopneumonisch) | |

| III | | IV | | | | |
|---|---|---|---|---|---|---|
| | | Spitze | (mit Kaverne) | | Spitze | (mit Kaverne) |
| offene | | Hilus | „ | „ | Hilus | „ | „ |
| geschlossene } Tbc. | R | Oberteil | „ | „ | L Oberteil | „ | „ |
| | | Mittelteil | „ | „ | Mittelteil | „ | „ |
| | | Unterteil | „ | „ | Unterteil | „ | „ |

[1]) Unter *leichter* Erkrankung sind zu verstehen disseminierte Herde, die sich durch leichte Dämpfung, unreines rauhes, abgeschwächt vesiculares, vesicobronchiales bis broncho-vesiculares Atmen und feinblasiges bis mittelblasiges Rasseln kundgeben. Unter *schwerer* Erkrankung sind Infiltrate zu verstehen, welche an starker Dämpfung, stark abgeschwächtem („unbestimmtem") bronchovesiculären bis bronchialen Atmen mit und ohne Rasseln zu erkennen sind. Erhebliche Höhlenbildungen, die sich durch tympanitischen Höhlenschall, amphorisches Atmen, ausgebreitetes gröberes, klingendes Rasseln usw. kennzeichnen, ent-fallen unter Stadium III.

A. Fraenkel und S. Graeff (13) verlangen zur Charakterisierung quantitative und qualitative Angaben:

I: Räumlich (quantitative)
  a) einseitig, doppelseitig,
  b) Spitzenfeld, Oberfeld, Mittelfeld, Unterfeld.

II: Anatomisch (qualitativ),
  a) cirrhotisch
     cirrhotisch-nodös  } produktive Formen,
     nodös-cirrhotisch
  b) (acinös)-nodös
  c) lobulär exsudative und lobulär käsige (bronchopneumonisch) } exsudative Formen.
  d) lobär käsige (pneumonisch)

Es scheint so, als ob dies letztere System, das sich aus dem auf der Fraenkel-Albrecht-schen Einteilung fußenden Aschoff-Nicolschen System entwickelt hat, allmählich unter den Forschern den Hauptplatz behaupten würde. Unter den *Forschern!* denn wenn Graeff in einer seiner ersten Untersuchungen (14) sagt, daß er sich mit seinen Ausführungen lediglich an den Forscher, nicht an den Praktiker wende, so gilt auch heute noch, wenn auch der Begriff des „Forschers" etwas weiter zu ziehen ist als damals, daß schon die Diagnostik einfacher (und zwar nur besser!) Röntgenbilder große Übung und Vertrautheit mit den anatomischen Unterlagen erfordert. Wenn auch die Gesamtheit der klinischen Untersuchungsmethoden — einschließlich des Röntgenbildes — dem Kliniker die Möglichkeit gibt, sich das anatomische Substrat der Lungenphthise in allen seinen bedeutungsvollen Formen vor Augen zu stellen, so ist die hierzu notwendige vollkommene Beherrschung aller Methoden noch keineswegs so weit verbreitet, daß sich Massenbeobachtungen auf sie stützen ließen. Und es ist *sehr fraglich, ob diese Methoden überhaupt je eine so allgemeine Verbreitung und objektive Sicherheit erreichen werden,* da wir doch sehen, daß die soviel einfacheren Methoden der Auscultation und Perkussion, sowie ein Statistiker sich auf die Beobachtung zahlreicher Ärzte stützen soll, noch allzuviel Spielraum individueller Fertigkeit und Auffassung gewähren.

Im folgenden werden wir nur von den alten „Stadieneinteilungen" sprechen, denn begreiflicherweise nehmen alle Erhebungen früherer Zeit nur diese zur Unterlage.

Nicht unerwähnt darf auch bleiben — ehe wir uns der Besprechung der Tätigkeit der Invalidenversicherung zuwenden und von ihr gelieferte Daten benützen —, daß *Größe und Führung sowohl der L.-V.-A. als der „Sonderanstalten",* die der Invalidenversicherung dienen, die größten Verschiedenheiten aufweisen. Es seien nur folgende Daten gebracht, wobei wir von L.-V.-A. und von den Sonderanstalten nur die größten und kleinsten Zahlen anführen wollen:

Tabelle 82.

| Bei der I.-V.-A. | Es waren versichert nach der Berufs-zählung von 1907 Personen | Davon machten eine Heilbehandlung durch 1913 |
|---|---|---|
| L.-V.-A. Oldenburg . . . . . . . . . . . . . . . | 75 897 | $7,1^0/_{00}$ |
| L.-V.-A. Rheinprovinz . . . . . . . . . . . . . | 1 357 952 | $13,8^0/_{00}$ |
| Pensionskasse der Reichseisenbahn . . . . . . . | 17 993 | $18,2^0/_{00}$ |
| Preußisch-Hessische Eisenbahngemeinschaft . . . | 323 613 | $16,3^0/_{00}$ |

*Keineswegs mit der Größe der Anstalt parallel geht die Häufigkeit der Einleitung eines Heilverfahrens;* die relativ geringsten Zahlen weisen auf: die Invaliden-, Witwen- und Waisenversicherung der Seeberufsgenossenschaft mit $1,6^0/_{00}$ und die L.-V.-A. Niederfranken mit $3,5^0/_{00}$ in Behandlung Genommener; die höchste die L.-V.-A. Württemberg mit $20,4^0/_{00}$ und die L.-V.-A. Baden mit $21,1^0/_{00}$ *Davon wieder verschieden ist die Häufigkeit der wegen Lungen-Tbc. Behandelten:* Es waren bei der L.-V.-A. Baden $6,7^0/_{00}$ wegen Lungen-Tbc. in Heilbehandlung, bei der L.-V.-A. Rheinprovinz $5,8^0/_{00}$, Westpreußen $1,1^0/_{00}$, Mecklenburg $0,7^0/_{00}$, Arbeiterpensionskasse für die badischen Staatseisenbahnen und Salinen $6,1^0/_{00}$, Invaliden- usw. Kasse der Seeberufsgenossenschaft $0,7^0/_{00}$.

Wichtig sind hier auch die absoluten Zahlen, denn es ist begreiflich, daß eine Versicherungsanstalt, die nur wenige Personen jährlich in Heilbehandlung sendet, dieser Angelegenheit nicht dieselbe Aufmerksamkeit zuwendet, auch nicht dieselben Einrichtungen für Heilbehandlung, Auslese usw. treffen kann wie eine, die einige Tausende in Heilstätten schickt. Es seien deshalb folgende Zahlen genannt:

Es haben eine Heilbehandlung im Jahre 1913 eingeleitet: L.-V.-A. Rheinprovinz bei 7908, Berlin bei 3917, Mecklenburg bei 145, Oberpfalz bei 142, Pensionskasse für die Arbeiter der Preußisch-Hessischen Eisenbahngemeinschaft bei 1623, Allgem. Knappschaftspensionskasse für das Königreich Sachsen bei 23 Personen.

Welche Fälle wurden im Beginn der Heilstättenbewegung für geeignet zur Heilbehandlung gehalten? Wie ist die Stellung der einzelnen Versicherungsanstalten, wie die der einzelnen Heilstätten zur Frage der überhaupt noch und zur Frage der am besten für die Heilstätten Geeigneten gewesen, welches ist sie gegenwärtig, welches war und ist die communis opinio?

Darüber haben zuerst KOBERT 1902 (15), PENZOLDT 1906 (16) Erhebungen angestellt. In der Zusammenstellung KOBERTS gehen die Antworten der befragten 40 L.-V.-A. und zugelassenen Kasseneinrichtungen recht weit auseinander. Der Allgemeine Knappschaftsverein in Bochum schreibt: „Der tuberkulöse Lungenprozeß muß sich im Initialstadium befinden. Wenn beide Lungenspitzen nachweisbar physikalisch verdichtet sind, ist die Prognose sehr ungünstig. . . ." „Höchstens lasse ich (der Oberarzt) noch zu, wenn einseitige deutliche Spitzenverdichtung und anderseitige verschärfte Inspiration und verlängerte Exspiration vorhanden sind." Hingegen die L.-V.-A. Württemberg: „Unsere Anstalt nimmt nach Möglichkeit — d. h. wofern es nicht ein ganz aussichtsloser Fall, z. B. mit Kavernen und Fieber ist — die Behandlung bei *jedem* erstmalig an Lungen-Tbc. Erkrankten auf." Die meisten L.-V.-A. nehmen Kranke des I. (nach TURBAN), auch noch des II. Stadiums (wenn gewisse Kontraindikationen fehlen) auf, schließen Kranke des III. Stadiums ganz oder fast ganz aus. Man kann demnach kaum sagen, daß sich die L.-V.-A. wirklich auf initiale Fälle beschränken wollten.

Als ein ausführlicheres Gutachten, das ungefähr die Ansichten derjenigen L.-V.-A. wiederzugeben scheint, die auf strenge Auslese halten, sei hier das der L.-V.-A. Schlesien, als eines der weitherzigsten das der L.-V.-A. Mittelfranken erwähnt. Wegen ihres Inhaltes sei auf die Veröffentlichung PENZOLDTS verwiesen.

Aus den Angaben geht leider nicht bei allen L.-V.-A. und Heilstätten hervor, wie sie sich zu den einzelnen Komplikationen verhalten; es kann nur gesagt werden, daß alle die Darm-Tbc., die Kehlkopf-Tbc. (mindestens die ulceröse), die meisten Knochen-Tbc. und Kavernen ausschließen, ebenso auch die dauernd oder höher Fiebernden; über die Aufnahme von Patienten mit leichten abendlichen Temperatursteigerungen sind die Anschauungen geteilt, ebenso auch über die Bedeutung einer Neigung zu Hämoptöe.

Erwähnt sei noch, daß einzelne L.-V.-A. auch die anderen Momente: Charakterveranlagung, soziale Stellung, Neigung zum Trunk bei Beurteilung der Aufnahmefähigkeit mit heranziehen.

Von den befragten 40 Volksheilstätten sind die meisten darüber einig, daß Kranke des I. TURBANschen Stadiums aufzunehmen sind. PETRI-Görbersdorf und NAHM-Rupertshain u. a. wollen die Aufnahme nur auf das I. Stadium beschränken, andere nehmen auch Kranke des II. Stadiums in mehr oder weniger großem Umfange auf, doch machen viele die Einschränkung, daß Kranke dieses Stadiums nur aufzunehmen sind, wenn die Behandlungsdauer unbeschränkt ist. oder sie fügen hinzu, daß bei ihnen nur Besserung, keine Heilung zu erreichen sei. Als Besonderheit sei erwähnt, daß das Luitpoldheim prinzipiell nur Kranke, bei welchen Bacillenbefund konstatiert wurde, aufnahm.

Die Rundfrage PENZOLDTS (Münch. med. Wochenschr. 1906) ergab, daß seit KOBERTS Erhebungen wesentliche Änderungen nicht eingetreten waren.

Inwieweit und in welcher Art haben sich nun während der folgenden Jahre die Anschauungen in der Frage der Aufnahmefähigkeit in Heilstätten geändert?

Ich habe im Januar 1921 in meiner damaligen Stellung als Schriftführer des österreichischen Zentralkomitees zur Bekämpfung der Tbc. eine Anfrage an die deutschen Invalidenversicherungsanstalten gerichtet, in der ich um Beantwortung bestimmter, die Auslese der Kranken betreffende Fragen bat:

25 von den 31 L.-V.-A. und 7 von den 10 zugelassenen Kasseneinrichtungen haben die Anfrage beantwortet, und sei ihnen hierfür sowie für die Übersendung der Drucksachen der wärmste Dank ausgesprochen.

Die Beantwortung der Frage nach dem Gesundheitszustand (Stadium I—III) der Aufzunehmenden zeigte eine allmähliche Annäherung sämtlicher Anstalten auf eine gewisse mittlere Linie. Fast alle nehmen — auch in der Theorie, in der Praxis gehen alle weiter — auch Fälle des II. Stadiums (und auch noch des III.) auf.

Am weitesten geht in der Beschränkung auf Frühfälle die L.-V.-A. Mittelfranken: „Vorwiegend werden Kranke im I. Stadium aufgenommen, Kranke im I.—II. oder II. nur dann, und zunächst probeweise, wenn keine sonstigen Krankheiten vorhanden sind, kein andauerndes und hohes Fieber besteht und ein guter Kräftezustand sich erhalten hat." Die meisten anderen Anstalten nehmen vorwiegend Stadium I auf, aber auch II und III, wenn die Kranken fieberfrei sind und ihr Allgemeinzustand ein guter ist. Sachsen-Anhalt weist darauf hin, daß den Heilstätten meist Kranke des II. Stadiums zugeführt werden. Die L.-V.-A. Oldenburg betont, daß die Begünstigung der Familienväter auch vom Standpunkt der Ansteckungsverhütung aus etwas mehr in den Vordergrund getreten sei. Die L.-V.-A. Rheinprovinz schreibt: „Die Anschauungen haben sich im Laufe der letzten Jahre insofern geändert, als Kranke mit inaktiver Tbc., die früher auch, wenn der Gesamtkörperzustand dies erforderlich machte, hin und wieder in Lungenheilstätten aufgenommen wurden, jetzt in der Regel in besonderen Anstalten, sogenannten Genesungsheimen untergebracht werden" ... „und insbesondere werden Fälle mit aktiver offener Tbc. bevorzugt". Diese beiden Standpunkte finden sich mehrfach betont. Einstimmigkeit über die Erfolge bei vorgeschrittenen Fällen herrscht aber nicht; die L.-V.-A. Niederbayern ist von der Heilbehandlung Kranker des III. Stadiums wieder abgekommen. Die L.-V.-A. Oberpfalz schreibt: „Bei Personen im II. Stadium machen wir häufig die Erfahrung, daß der Heilstättenerfolg nicht lange anhält und dies trotzdem nur solche Personen des II. Stadiums aufgenommen werden, die von den Leitern der Lungenfürsorge als aussichtsreich bezeichnet werden". Auch andere, z. B. Schwaben, betonen, daß „die Erfolge allerdings bei vorgeschrittener Erkrankung wenig befriedigend sind".

Erwähnt sei, daß manche L.-V.-A., so z. B. Westfalen, gesundheitsgefährliche Berufe, insbesondere Staubberufe, von der Aufnahme ausschließen, die genannte mit dem Zusatz „falls keine Bürgschaft für Berufswechsel gegeben wird".

Der Allgem. Knappschaftsverein Bochum nimmt schwere Fälle versuchsweise auf 6 Wochen auf.

Insgesamt geht der ganze Zug nach einer Aufnahme mittlerer und etwas schwererer Fälle; man sucht nicht mehr den „initialen" Fall; man sucht der Klippe, inaktive Fälle und Nichttuberkulöse in die Heilstätte aufzunehmen, dadurch zu entgehen, daß man solche in Genesungsheime, Kurorte usw. weist; man legt mehr Wert auf den etwas vorgeschrittenen Fall und berücksichtigt auch etwas mehr die offenen Fälle. Wieweit mir eine Verallgemeinerung dieses Strebens berechtigt erscheint, wird später (S. 261) erörtert werden. Jedenfalls kann ein solches Vorgehen nur dann glücken, kann dabei nur dann vermieden werden, daß leichte Fälle nicht mit dem nötigen Ernst behandelt, aussichtslose Fälle aufgenommen werden, wenn die entsprechenden Ausleseeinrichtungen geschaffen werden. Wir wollen aber vorher noch sehen, wieweit sich Theorie und Praxis decken. Leider liegen uns Zahlen aus der letzten Zeit nicht vor[1]).

Wie sich die von den verschiedenen L.-V.-A. wegen Lungenerkrankung in Heilbehandlung Genommenen auf die verschiedenen Stadien verteilen, zeigt Tabelle 83.

Zu berücksichtigen ist, daß die Statistik der Jahre 1902/04 nur Volksheilstätten umfaßt, die Statistik der späteren Jahre alle wegen Lungen-Tbc. in Heilbehandlung Genommenen, also auch die in Sanatorien, Genesungsheimen usw. Untergebrachten. Doch dürfte gerade in den Berichtsjahren die Zahl der nicht in Lungenheilanstalten behandelten Tuberkulösen gering sein. Wir sehen demnach von 1902/04 zu 1913 eine Abnahme der Fälle des III. und etwas auch des II., eine Zunahme der des I. Stadiums. Seitdem aber werden gerade Schwerkranke des III. Stadiums in größerer Zahl aufgenommen.

Manches zeigt bei Betrachtung des Verhaltens der einzelnen L.-V.-A. den starken Gegensatz zwischen Theorie und Praxis. So ist z. B. auffallend das starke Überwiegen des I. Stadiums bei der L.-V.-A. Hannover, obwohl die Bedingungen für die Aufnahme (ausgedehnte Tbc., Tbc. des Unterlappens und Fieber ausgeschlossen) nicht so besonders scharf zu sein scheinen. Wenn auch mit mehreren Ausnahmen, so kommt doch im allgemeinen in den Zahlen zum Ausdruck, daß es den L.-V.-A. möglich ist, wenigstens bis zu einem gewissen Grade das von ihnen damals als richtig Anerkannte in die Praxis umzusetzen.

Begreiflicherweise kann in diesen Zahlen das Bestreben der Versicherungsanstalten, leichteste und leichte Fälle von den Heilstätten fernzuhalten, nicht zum Ausdruck kommen. Leider liegen hier über die letzten Jahre keine Ausweise vor.

Betrachten wir einmal das Material der Volksheilstätten in ihrer Gesamtheit und in früheren Jahren auf die Momente hin, deren Vorhandensein zur

---

[1]) Ein großer Teil der folgenden Daten ist den erwähnten Tbc.-Arbeiten aus dem Kaiserl. Gesundheitsamt (Deutsche Lungenheilstätten, Berichterstatter Hamel) (10) entnommen.

Sicherstellung der Diagnose beitragen kann, so können wir uns dabei des großen Materials der Erhebungen über die Jahre 1902/04 bedienen, das 34 071 männliche, 12 632 weibliche Volksheilstättenpfleglinge umfaßt.

Tabelle 83.

| | | Von 100 in Heilstätten aufgenommenen Männern waren im | | |
| --- | --- | --- | --- | --- |
| | | I. Stadium | II. Stadium | III. Stadium |
| Volksheilstätten . . . . . . . . . . | 1902/04 | 37 | 46 | 17 |
| Alle Invalidenversicherungsanstalten . . | 1909 | 49 | 37 | 14 |
| | 1913 | 48 | 40 | 12 |
| | 1922 | 37 | 40 | 23[1]) |
| Mittelfranken . . . . . . . . . . . | 1909 | 43 | 54 | 3 |
| | 1913 | 33 | 53 | 14 |
| Hannover . . . . . . . . . . . . . | 1909 | 42 | 41 | 17 |
| | 1913 | 62 | 34 | 4 |
| Rheinprovinz . . . . . . . . . . . | 1909 | 49 | 32 | 19 |
| | 1913 | 40 | 49 | 11 |
| Württemberg . . . . . . . . . . . | 1909 | 47 | 26 | 27 |
| | 1913 | 45 | 24 | 31 |
| Schlesien . . . . . . . . . . . . . | 1909 | | | |
| | 1913 | 64 | 33 | 3 |

Es waren von den Männern 37,7, den Frauen 46.3% im I. Stadium. Von diesen Kranken des I. Stadiums hatten 7,8% (985) Männer und 22,5% (1448) Frauen weder Husten noch Auswurf; 4,9% der Männer des I. Stadiums, 21,9% der Frauen zwar Husten, aber keinen Auswurf; Husten und Auswurf hatten also zwar 87% der Männer, aber nur etwas mehr als die Hälfte der Frauen des I. Stadium der Volksheilstätte. 62,9% aller Männer, 67,4%, aller Frauen, also bei beiden ungefähr zwei Drittel, hatten keine Bacillen im Auswurf. Von den Männern des I. Stadiums hatten 75,2% weder bei Aufnahme noch bei Entlassung Tuberkelbacillen, 12,5% keinen Auswurf, also (bei 6,3% fehlen die Angaben) nur 12,3% Bacillen, bei den weiblichen Kranken gar nur 4,9% (bei 14% fehlen die Angaben). Die Tuberkulinprobe war — nebenbei bemerkt — nur bei einem Viertel der Kranken ohne Bacillen im Auswurf vorgenommen worden (bei den Frauen nur bei etwas über einem Fünftel). Von den Kranken des I. Stadiums hatten bei der Aufnahme 92,4% der Männer, 90,4% der Frauen kein Fieber.

Diese Daten geben wohl ein deutliches Bild davon, wieviel Fälle sich in den Heilstätten befinden, bei denen die *Diagnose zum mindesten recht schwierig* genannt werden muß.

Daß von manchen Seiten bei solcher Sachlage darauf hingewiesen wurde, daß sich unter den Heilstättenpfleglingen auch *viele Lungengesunde* oder wenigstens *keiner Heilbehandlung Bedürftige befinden,* ist wohl nicht verwunderlich. Aber auch zahlenmäßige Angaben über die Häufigkeit von Gesunden in diesen Anstalten liegen vor, die wir im folgenden, zusammen mit den Zahlen jener, die, weil ungeeignet, nicht in Anstalten gelangt sind, erwähnen wollen. Aus diesen Zahlen ist zu ersehen, was für eine große und schwierige Aufgabe die Auslese für die Versicherungsanstalten bedeutet.

ROEPKE (17) berichtet, daß in die Heilstätte Stadtwald der Preußisch-Hessischen Eisenbahngenossenschaft 1904—1914 insgesamt 7190 Männer überwiesen wurden, davon wurden vorzeitig entlassen:

Tabelle 84.

Wegen Fehlens einer Tbc.-Erkrankung . . . . . . . . . 497
Infolge eines anderen Leidens oder weil aussichtslos . . 379
Aus anderen Gründen . . . . . . . . . . . . . . . 317

---

[1]) 1922 wird zwischen sicher Lungentuberkulösen und Verdächtigen unterschieden, diese letzteren sind natürlich in der Stadieneinteilung nicht berücksichtigt. Es standen in diesem Jahre 36 552 sicher Lungenkranken 1533 Verdächtige gegenüber.

Nach dem Bericht der L.-V.-A. Rheinprovinz wurden in der Heilstätte Holsterhausen im Jahre 1918 886 Personen aufgenommen, davon hatten keine aktive Tbc. 156, als ungeeignet wurden entlassen 48 Personen. In der Heilstätte Ronsdorf dieser L.-V.-A. kamen zur Entlassung:

Tabelle 85.

1911 von insgesamt 758 als zu schwer 7,2%, als nicht tuberkulös 4,7%
1915 „ „ 700 „ „ „ 7,0%, „ „ „ 11,3%
1918 „ „ 642 „ „ „ 6,8%, „ „ „ 29,9%

Heilstätte „Rheinland":

1915 von insgesamt 539 als zu schwer 8—9,5%, als nicht tuberkulös 6,5%
1918 „ „ 590 „ „ „ 3,9%, „ „ „ 8,6%

wobei noch hinzugefügt sei, daß sich die hohe Zahl der Nichttuberkulösen in Ronsdorf während der letzten Jahre dadurch erklärt, daß nach der Erwerbung der Heilstätte „Rheinland" in die erstgenannte Heilstätte vor allem die leichteren Fälle verwiesen wurden.

BÜTTNER-WOBST und HEINECKE (19) fassen Angaben der Literatur und eigene Beobachtungen zusammen. Der erstgenannte fand bei militärischer Begutachtung von 361 früheren Heilstätteninsassen 55,7% als nicht tuberkulös, davon 43% vollkommen gesund. Sie weisen darauf hin, daß von 639 für militärische Zwecke begutachteten als lungengesund und kriegsverwendungsfähig erklärten früheren Heilstättenpfleglingen bei allen nach 1 bis 3 Jahren noch keine offene Tbc. festgestellt werden konnte mit Ausnahme von 10 Fällen, bei denen bei der militärischen Begutachtung eine Fehldiagnose gestellt worden war, von nur 11,2% fehlten Nachrichten. Doch wird gegen diese Ausführungen wohl mit einem gewissen Recht geltend gemacht, daß solche später vorgenommene Feststellungen doch nicht unbedingt beweisend dafür seien, daß früher keine Tbc. bestanden hätte. Die genannten Verfasser weisen aber auch darauf hin, daß die Anstalten sich in auffallender Weise ganz verschieden gegen ihre Pfleglinge verhielten: Waldbreitbach hat 1916 von 569 Zugewiesenen bei 203 = 35,8% die Diagnose einer aktiven Tbc. abgelehnt, das Luisenheim 1906—1910 von 3231 nur 12 (0,37%) als nicht tuberkulös krank herausgefunden. BOCHALLI-Loslau (20) berichtet über während 5 Jahren behandelte Heilstättenpatienten: von 1735 erstmals zur Kur Eingewiesenen hatten 5,5% keine Tbc., 10,4% keine aktive Tbc., 9,3% befanden sich in absolut aussichtslosem III. Stadium.

Alle letztgenannten Autoren treten für die Notwendigkeit *einer Vorbeobachtung* ein, BOCHALLI betont, daß diese in einem mit allen Behelfen ausgestatten, unter Leitung eines erfahrenen Tbc.-Arztes stehenden Krankenhaus durchgeführt werden müsse.

Auch darauf sei hingewiesen, daß von insgesamt wegen Lungen- und Kehlkopf-Tbc. 1913 auf Kosten der L.-V.-A. behandelten 52 251 Personen 3464 vorzeitig entlassen wurden. Davon entfällt wohl ein großer Teil auf Entlassungen aus äußeren Gründen, aber wohl mindestens zwei Drittel dieser Zahl, also ungefähr 5% der Aufgenommenen, sind wohl aus ärztlichen Gründen entlassen worden. Doch sind gerade hier die Unterschiede zwischen den einzelnen L.-V.-A. sehr groß; so wurden in der L.-V.-A. Oldenburg und Pommern nur 1% der Aufgenommenen vorzeitig entlassen, in Brandenburg hingegen 16,3%, in Berlin über 11%.

Wie groß ist nun die Zahl derer, die schon *vor Eintritt* in die Heilstätte von der L.-V.-A. *zurückgewiesen werden,* und welches sind die Mittel, durch die eine möglichst zweckmäßige Auslese für die Heilstättenpflege herbeigeführt werden kann?

Je genauer die Auslese, desto größer natürlich die Zahl der Ablehnungen schon vor der Aufnahme in die Anstalt. In der L.-V.-A. der Hansestädte, die von jeher die Auslese durch hochqualifizierte Vertrauensärzte durchführen ließ, ergaben sich nebenstehende Zahlen:

Die verhältnismäßig größere Zahl der Ablehnungen in den letzten Jahrfünften beruht — nach dem Bericht — auf den während dieser Periode zur Anwendung gelangten Maßnahmen

Tabelle 86.

| Jahr | Genehmigte Anträge auf Heilbehandlung bei Lungenkranken | Abgelehnte Anträge |
|---|---|---|
| 1893 | 4 | 3 |
| 1895 | 399 | 175 |
| 1900 | 880 | 469 |
| 1905 | 1 460 | 810 |
| 1910 | 1 693 | 1 140 |
| 1891—1910 | 17 057 | 11 789 |

zur Sicherung der Diagnose: Beobachtung in Krankenhäusern und Vorstationen unter Anwendung subcutaner Tuberkulineinspritzungen (siehe hierüber im folgenden).

L.-V.-A. Sachsen-Anhalt 1915: In Heilbehandlung übernommen 412 Männer (420 Frauen); abgelehnt: weil zu schwer krank 109 Männer (67 Frauen), weil unnötig 16 Männer (9 Frauen); wegen Wegfall des Grundes (Genesung, Verschlimmerung, Zurückziehung des Ansuchens): 56 Männer (28 Frauen); aus äußeren Gründen: 95 Männer (118 Frauen); geweigert, sich dem Heilverfahren zu unterziehen: 13 Männer (5 Frauen); an andere Anstalten abgetreten: 36 Männer (8 Frauen).

Aus diesen Angaben geht schon hervor, daß ein Teil der Ablehnung aus anderen als aus ärztlichen Gründen erfolgt.

Ähnlich verhält es sich in allen L.-V.-A. und Ersatzinstituten, und doch ist von den in die Anstalt selbst Kommenden ein nicht unbeträchtlicher Teil für die Aufnahme ungeeignet.

Welchen Schwierigkeiten die Auslese begegnet, zeigen in klarster Weise die Ausführungen SCHELLMANNS (21) in der Sitzung des Ausschusses des Deutschen Zentralkomitees vom Jahre 1911: Bei der L.-V.-A. Rheinprovinz sind die Anträge auf Unterbringung in einer Heilstätte von 1906—1910 um 52% (von 6113 auf 9296) gestiegen, die Unterbringungsmöglichkeiten reichen nicht aus, obwohl die L.-V.-A. 4936 Personen in diesem Jahre in Heilstätten verpflegt hatte, infolgedessen lange Wartezeiten bis zu 4 Monaten. Von den eingelaufenen Anträgen konnten 991 gleich auf Grund des ersten ärztlichen Gutachtens abgewiesen werden, da die Notwendigkeit einer Kur nicht nachgewiesen war. Von 232 Fällen, die in den Vorstationen beobachtet wurden, konnten 26% als ungeeignet und unnötig abgewiesen werden. 2203 Kranke wurden nach einwandfrei erscheinenden Gutachten des behandelnden Arztes und zum Teil auch nach einmaliger Untersuchung durch den Vertrauensarzt Durchgangsstationen überwiesen, aber von diesen sind 501 wieder entlassen worden. Die Durchsicht von 375 Akten dieser Zurückgewiesenen ergab, daß 68 Fälle aus disziplinären Gründen (Trunksucht, Heimweh, Unverträglichkeit entlassen wurden, 100 Fälle, weil sie zu weit vorgeschritten waren, 207 Fälle, weil trotz des vorgelegten ärztlichen Gutachtens eine Heilstättenkur nicht notwendig war.

Durch welche Mittel nun kann auf *eine Auswahl der Geeigneten hingewirkt werden*?

In der ersten Zeit, in der der Zustrom Schwerkranker einzudämmen war, war natürlich von größtem Wert die Belehrung der Bevölkerung und der Ärzte darüber, daß die Lungen-Tbc. in ihren frühesten Stadien berücksichtigt werden muß, und daß schon diese Frühstadien in Heilstätten gehören. Dies geschah vor allem durch Aufklärungsarbeit (Tbc.-Merkblatt des Kaiserl. Gesundheitsamtes, eine vom Deutschen Zentralkomitee herausgegebene Kongreß-Preisschrift, populäre Vorträge, Betonung der Notwendigkeit der Frühbehandlung in ärztlichen Zeitschriften). Auch mußte *ein Hindernis beseitigt werden: die materielle Lage der Heilstättenpfleglinge bzw. ihrer Familien mußte möglichst günstig gestaltet werden.*

Schon früh haben einzelne L.-V.-A., so die der Hansestädte, den Familien der in Heilstätten Verpflegten Unterstützung zukommen lassen — die L.-V.-A. der Hansestädte verwandte dazu die Zuschüsse, die ihr die Krankenkassen, die damals dazu gesetzlich noch nicht verpflichtet waren, in der Höhe von 1—5 M. zu den Heilstättenkosten gaben. § 18 Absatz 4 des IVG. vom 19. III. 1899 verpflichtete dann die Anstalten, den Angehörigen des Pfleglings eine „Angehörigenunterstützung" zu zahlen, die bei Krankenversicherten das halbe Krankengeld, sonst ein Viertel des üblichen Tagelohnes zu betragen hatte. Durch diese Bestimmung wurden die bisher für diese Zwecke ausgegebenen Summen auf mehr als das Vierfache erhöht. Es war aber durch den § 45 den L.-V.-A. die Befugnis gegeben worden, mit Genehmigung des Bundesrates die gesetzlichen Minimalleistungen — also auch die Angehörigenunterstützung — zu erhöhen. Bereits im Jahre 1901 — das Gesetz war am 1. I. 1900 in Kraft getraten — machten 17 Versicherungsanstalten und 6 „zugelassene Kasseneinrichtungen", 1907 bereits 28 Versicherungsanstalten und 1910 sämtliche Versicherungsanstalten und 8 Kasseneinrichtungen (von 10) von dem Recht der Erhöhung der Angehörigenunterstützung Gebrauch, allerdings fast sämtliche nicht grundsätzlich, sondern „nach Lage des Einzelfalles", und der Bundesrat hatte die Bewilligung hierzu mit der Einschränkung gegeben, daß für diese Leistungen ein bestimmter Jahresbetrag nicht überschritten werden dürfe. Von einzelnen L.-V.-A. wird die Unterstützung nach der Zahl der Angehörigen abgestuft.

Auch das Maß der Erhöhung war allmählich gestiegen. 1913 haben bereits 9 Versicherungsanstalten bis zur dreifachen Höhe des gesetzlichen Mindestmaßes Unterstützung gegeben (darunter Berlin, Brandenburg, Rheinprovinz, Schlesien).

In welchem Umfange von dem Rechte „nach Lage des Einzelfalles" Erhöhung zu geben, von den Verwaltungen Gebrauch gemacht wurde, mögen folgende Zahlen über die Gesamtheit der Versicherungsanstalten zeigen:

Tabelle 87.

| Jahr | Wegen Tbc. Behandelte Männer | Kostenaufwand M. | Davon Familienunterstützung M. | Pro Mann M. | Familienunterstützung in Proz. des Gesamtaufwandes |
|---|---|---|---|---|---|
| 1901 | 10 862 | 3 771 776 | 456 691 | 42 | 12 |
| 1907 | 22 557 | 8 647 764 | 1 463 184 | 64 | 17 |
| 1913 | 34 170 | 14 404 997 | 3 056 646 | 89 | 21 |

Für die Arbeiter der preußisch-hessischen Eisenbahnen wurde in besonders weitgehendem Maße gesorgt, sie erhielten das volle Krankengeld und waren außerdem bei der Eisenbahnverbandskrankenkasse auf die Differenz zwischen Krankengeld und Arbeitslohn versichert.

Durch all diese Unterstützungen soll verhindert werden, daß *Kranke mit Rücksicht auf das Wohl ihrer Familie die Kur zu spät antreten oder zu früh abbrechen.*

Ein weiteres Mittel, um gerade Frühfälle der Behandlung zuzuführen, glaubte man darin gefunden zu haben, daß die *militärische Musterung* zur Auffindung von Heilstättenbedürftigen benutzt werden sollte.

Ein Erlaß des Reichskanzlers vom 23. VI. 1906 stellte hierfür die Grundzüge auf. Der Erfolg war ein recht geringer; die Zahl war nur unmittelbar nach Erlaß der Verordnung nennenswert, dann aber war der Erlaß wohl immer mehr in Vergessenheit geraten, trotz wiederholter Erinnerung.

Lungen- und kehlkopftuberkulöse Personen wurden auf Grund der Musterungsergebnisse von den unteren Verwaltungsbehörden:

Tabelle 88.

| Jahr | Den L.-V.-A. gemeldet | Davon in Behandlung genommen ständig und nicht ständig | Das Heilverfahren wurde abgelehnt | |
|---|---|---|---|---|
| | | | von der Versicherungsanstalt | von den Angemeldeten |
| 1907 | 925 | 305 | 352 | 240 |
| 1913 | 333 | 110 | 78 | 116 |

Bei den wegen anderer Leiden Behandelten sind die Verhältnisse im Wesen ähnlich; auch hier der starke Abfall auf ein Drittel der Gemeldeten von 1907—1913 und die so geringe Zahl der wirklich in Behandlung Genommenen.

Trotzdem sich schon früh der Wunsch geltend machte, in die Heilstätte nur wirklich geeignete Fälle zu entsenden und die Entscheidung über die Eignung zur Heilbehandlung *vor der Anweisung* in die Heilstätte zu fällen, haben doch auf die KOBERTsche (15) Rundfrage von 1902 noch mehrere Anstalten geantwortet, daß ihnen ein *Attest des Haus- oder Kassenarztes*, evtl. auf einem vorgeschriebenen Formular, *genüge*, ebenso begnügte sich der größte Teil der Heilstätten bei Selbstzahlern mit dem hausärztlichen Attest; alle aber beklagen sich über die Unzuverlässigkeit dieser Atteste, und der weitaus größte Teil führt durch oder befürwortet wenigstens die Untersuchung aller auf Kosten der L.-V.-A. Eingewiesenen durch Vertrauensärzte, sehr viele befürworten außerdem noch Vorbeobachtungsund Durchgangsstationen.

Doch konnte PENZOLDT (15) auch hierin einen wesentlichen Fortschritt nicht feststellen.

Ehe wir darlegen, wie die Verhältnisse auf Grund der von uns 1921 vorgenommenen Rundfrage sich darstellten, sei noch das Sachliche kurz erörtert.

Die folgende Zusammenstellung [ROEPKE (22)] gibt ein Beispiel dafür, wie sehr sich die behandelnden Ärzte oft über die Schwere der Fälle täuschen (Tab. 89).

Tabelle 89.

| Stadium | ROEPKE fand | während die behandelnden Ärzte gefunden hatten |
|---|---|---|
| I | 16 | 63 |
| II | 52 | 56 |
| III | 55 | 4 |

Jeder, der mit der Nachbegutachtung Lungenkranker einmal zu tun gehabt hat, wird aus eigener Erfahrung bestätigen müssen, *wie wenig zuverlässig diese Gutachten sind.* Das ist auch an sich ganz begreiflich.

Zu den sachlichen Schwierigkeiten kommt noch das persönliche Verhältnis des Arztes zu dem Kranken, dem er oft Monate früher vergeblich Heilstättenbehandlung empfohlen hat und dem er, auch wenn es jetzt zu spät ist, das Zeugnis nicht verweigern kann, sowie der Wunsch des Arztes, seinem Kranken jede Heilungsmöglichkeit, mögen die Aussichten auf Erfolg auch gering sein, zukommen zu lassen. Daher sind die Gutachten oft optimistisch gefärbt. Andere sind so flüchtig abgefaßt, daß aus ihnen überhaupt nichts zu entnehmen ist. Diesen letzteren, nicht aber dem oben geschilderten Optimismus, kann *zum Teil* dadurch vorgebeugt werden, daß der Arzt sein Gutachten auf einem *bestimmten Formular* auszustellen hat. Dies verlangen jetzt auch wohl sämtliche Versicherungsanstalten. Diese Gutachten-Formulare sind im allgemeinen sehr ausführlich; sie enthalten eine große Anzahl von Fragen, die — sorgfältig beantwortet — eine sehr vollständige Anamnese geben würden. Sie enthalten dann eine Reihe von Fragen nach dem inneren Befund, manche auch Brustkorbschemen zum Einzeichnen des Lungenbefundes. Die meisten enthalten auch eine kürzere oder ausführlichere Aufzählung von Kontraindikationen.

Die L.-V.-A. lassen nun diese *Gutachten* von *Vertrauensärzten überprüfen,* die darnach ihre Entscheidung auf Eignung oder Nichteignung fällen. Wenn auch die Vertrauensärzte allmählich die Aussteller der Gutachten und ihre Art der Ausfüllung der Formulare kennen und so allmählich die Gutachten werten lernen, so ist eine solche Beurteilung ungemein unzuverlässig.

Doch gibt es noch immer Versicherungsanstalten, die sich mit dem Gutachten des behandelnden Arztes und seiner aktenmäßigen Überprüfung durch einen Vertrauensarzt stets, andere, die sich in der Mehrzahl der Fälle damit begnügen.

Uns erscheint eine *Untersuchung durch den Vertrauensarzt* in allen Fällen unbedingt notwendig; denn die Ausweisung eines Kranken aus der Heilstätte ist, ganz abgesehen von den nutzlos erwachsenen Auslagen, eine Härte, die soweit wie möglich vermieden werden muß, die aber nicht zu umgehen ist, wenn bei Festhalten des Zweckes der *Heil*stätte nicht eine sachverständige und zuverlässige Auswahl stattfindet.

Es hat z. B. die L.-V.-A. Oldenburg, die die Heilstättenanwärter sorgfältig nachprüfen läßt, in den Jahren 1897—1901 von 354 von den behandelnden Ärzten empfohlenen Fällen 123 abgelehnt.

Der Vertrauensarzt, der untersucht — und natürlich nicht nur ein ihm vorgelegtes schriftliches Gutachten begutachtet —, hat vor dem behandelnden Arzt voraus, daß er dem Kranken vollständig objektiv gegenübersteht, daß er — und nur solche sollte man zu Vertrauensärzten machen — über Erfahrung in Untersuchung und Beurteilung von Tuberkulösen verfügt, daß er im Bedarfsfalle alle modernen Untersuchungsbehelfe heranziehen kann. Die große Schwierigkeit aber liegt darin, daß er den Patienten nur einmal während der Dauer einer Untersuchung sieht, über alles andere muß er sich auf anamnestische Angaben, die entweder vom Patienten selbst oder von dem ihn behandelnden Arzt stammen, verlassen. Welche Selbstsicherheit und welches Selbstvertrauen gehört aber dazu, bei initialen Fällen eine Ablehnung auszusprechen, wenn ein ärztliches Gutachten ihr entgegensteht und der objektive Befund nicht vollkommen negativ ist. Bei gleicher Objektivität, gleicher Zuverlässigkeit und Übung wäre gewiß der behandelnde Arzt als Begutachter dem Vertrauensarzte weit vorzuziehen, aber diese Voraussetzungen sind kaum je gegeben.

Alle diese Schwierigkeiten können eben nur überwunden werden, wenn Gelegenheit geboten ist, einen Kranken durch eine gewisse Zeit *zu beobachten,* *ihn wiederholt zu untersuchen.* Eine Beobachtung, die ambulatorisch erfolgt, sei es als wiederholte Untersuchung durch den Vertrauensarzt, sei es in einer Poliklinik — wie dies B. Fraenckel auf dem Tbc.-Kongreß in Neapel vorgeschlagen hat —, kann zwar in vielen Fällen genügen, aber doch in manchen nicht jene Sicherheit bieten wie eine Beobachtung in einer Krankenanstalt.

Im Wesen verschieden von derartiger poliklinischer Beobachtung zum Zwecke der Entscheidung über die Heilstättenaufnahme ist die *dauernde* Beobachtung durch einen gutgeschulten Arzt in der Fürsorgestelle, Überweisung in die Heilstätte — in besonders schwierigen Fällen auf dem Wege über die Beobachtungsstation —, wenn dieser Arzt es für notwendig hält. Ein solcher Vorgang erscheint uns als das anzustrebende Ziel schon deshalb, weil durch ihn allein auch die sozialen Momente volle Berücksichtigung finden können; aber auch durch ihn werden *Beobachtungsstationen* nicht überflüssig, sie werden nur viel seltener in Anspruch genommen werden müssen. Auch heute ist es keineswegs notwendig, *alle* Kranken in Beobachtungsstationen zu schicken; Heilstättenbedürftigkeit und Heilstättenfähigkeit können bei einer großen Zahl von Fällen auch ohne diese festgestellt werden; aber doch ist eine gewisse Zahl zweifelhafter Fälle vorhanden, und für diese sollte von Beobachtungsstationen Gebrauch gemacht werden.

Schon im Jahre 1896 hat der Industrielle GUSTAV SELVE-Altena Vorstationen geschaffen. Für die Heilstätte des „Volksvereins vom Roten Kreuz" in Grabowsee erfolgte seit 1901 die Aufnahme durch die II. medizinische Poliklinik in der Art, daß, wenn der Bacillenbefund nicht positiv war, die Kranken für mehrere Tage in eine besondere Aufnahmestation kamen, wo die Entscheidung gefällt wurde.

Wie rasch sich aber der Gedanke von der Notwendigkeit von Vorstationen Bahn gebrochen hat, mag daraus hervorgehen, daß schon bei der Umfrage KOBERTS (1902), also wenige Jahre, nachdem eine etwas intensivere Beteiligung der L.-V.-A. an der Tbc.-Bekämpfung eingesetzt hatte, schon 6 Anstalten (darunter Rheinprovinz, Württemberg) mehr oder weniger häufig Kranke zur Beobachtung an geeignete Krankenanstalten überwiesen haben. Die L.-V.-A. Hannover hat 1903 eine Beobachtungsstation in Königsberg bei Goslar eingerichtet. PENZOLDT berichtet (Münch. med. Wochenschr. 1906) auf Grund seiner Rundfrage, daß an der Auslese für 51 Heilstätten 18 Krankenhäuser als Vorstationen beteiligt waren. Die L.-V.-A. Berlin hat 1909 in Lichtenberg, die Anstalt der Hansestädte in Großhansdorf, die L.-V.-A. Schlesien hat in ihrem Krankenhaus in Breslau eigene Beobachtungsstationen eingerichtet. Einzelne L.-V.-A. benutzten verschiedene Krankenanstalten ihres Gebietes, so die L.-V.-A. Schlesien 24, die der Rheinprovinz 40.

SCHELLMANN hat in der Sitzung des Ausschusses des Zentralkomitees 1911 ausführlich über den Nutzen der Vorstationen berichtet, seine Daten sind schon oben mitgeteilt worden.

Für das Jahr 1913 liegen in den Berichten des Reichsversicherungsamtes Daten vor.

Tabelle 90.

| Es wurden beobachtet in | Männer | Frauen |
|---|---|---|
| Krankenhäusern, Kliniken . . . . . . . . . . . . . . . . | 2575 | 1396 |
| Lungenheilstätten, Tuberkulin- und Tbc.-Stationen . . . . | 1899 | 977 |
| Sprechstunde des Arztes in Untersuchungs- und Fürsorgestellen | 2292 | 1179 |
| *Zusammen* | 6766 | 3552 |
| Die Notwendigkeit eines Heilverfahrens wurde verneint . . | 1019 | 406 |
| Das Heilverfahren hatte keine Aussicht auf Erfolg . . . . | 1527 | 589 |
| Für eine Heilstättenkur in Aussicht genommen . . . . . | 4220 | 2557 |

Die *Dauer der Beobachtungszeit* schwankte zwischen 2—45 Tagen; es scheint aber bei dieser Zusammenstellung auf die Trennung zwischen Vor- und Durchgangsstationen (siehe später) nicht genügend Rücksicht genommen worden zu sein, woraus sich die längere Aufenthaltsdauer erklärt. Natürlich hängt von den Grundsätzen, die für Aufnahme in eine Heilstätte, noch mehr aber von denen, die für Einweisung in die Beobachtungsstation maßgebend sind, der zahlenmäßige Erfolg der Beobachtung ab.

Von insgesamt 10 318 den Vorstationen überwiesenen Personen wurden (1913) 66% auf Grund der Beobachtung in Heilbehandlung genommen. bei der L.-V.-A. Berlin von 983 Personen nur 26%, Schlesien von 3459 Personen 70%, Sachsen-Anhalt von 453 Personen 71%, Baden von 1040 Personen 63%, Hansestädte von 553 Personen 94%.

Auffallend sind die niedrigen Berliner Zahlen, die sich nur in einem Andrang großer Mengen Leichtkranker erklären lassen, und die hohen Zahlen der Hansestädte, die in der später zu besprechenden unzweckmäßigen, inzwischen aber bereits geänderten Art der Begutachtung ihren Grund haben.

Im allgemeinen werden mit Recht die *Beobachtungsstationen nicht* in die Heilstätten verlegt. Hier muß sich ja notwendig der Unterschied zwischen Vorbeobachtungspatienten und anderen verwischen, und die Verhältnisse sind eigentlich dieselben, als ob man den Heilstättenärzten den Auftrag und das Recht geben würde, ihnen Zugewiesene genauestens zu untersuchen und ungeeignete Fälle baldigst zu entlassen. Mit gutem Grund (Ersparnis der Reisekosten, Rücksicht auf den Patienten, den man nicht „ausweisen" will, Konzentration des ganzen ärztlichen Dienstes auf die Beobachtung, die Diagnose- und Prognosestellung) läßt man daher die Beobachtung in anderen Anstalten vornehmen.

ZIEGLER schildert in der genannten Ausschußsitzung 1911 (21) die hübsche Einrichtung seines Tbc.-Krankenhauses „Heidehaus". Die Anstalt besteht aus 10 kleinen Häuschen, von denen zwei für Beobachtungsfälle reserviert sind. NEISSER-Stettin hat eine Beobachtungsstation im Städtischen Krankenhause eingerichtet; interessant ist, daß er über die Patienten Nacherhebungen anstellt; von 300, die den Ärzten bei der Untersuchung verdächtig waren und auf Tuberkulin reagierten, bei denen aber eine Erkrankung nicht festgestellt werden konnte, war nach ungefähr 10 Jahren noch kein einziger gestorben.

Daß auch Fürsorgestellen die Beobachtung durchführen können und welche Vorteile dies bietet, wird noch später erörtert werden.

Über die Verhältnisse bei den einzelnen Versicherungsanstalten mögen die folgenden Beispiele aus dem Ergebnis meiner Rundfrage, die ausführlich zu veröffentlichen leider die Rücksicht auf den Raum verbietet, Aufschluß geben.

Die Pensionskasse für die Arbeiter der Preußisch-Hessischen Eisenbahngenossenschaft begnügte sich mit der Überprüfung des Gutachtens des behandelnden Arztes durch den Vertrauensarzt. Die L.-V.-A. Oberfranken, Unterfranken, Niederbayern, Ostpreußen, die Allgem. Knappschaftspensionskasse Sachsen, der Saarbrücker Knappschaftsverein machten nur ausnahmsweise von der Untersuchung durch einen Vertrauensarzt Gebrauch, während alle anderen in großem Umfang vertrauensärztliche Untersuchungen vornehmen lassen. Die L.-V.-A. Berlin besitzt eine Beobachtungsstation in Lichtenberg. Für die L.-V.-A. Oberpfalz und Mittelfranken erfolgt die Untersuchung in der Beobachtungsstation für Lungenkranke in Nürnberg. Der Allgem. Knappschaftsverein Bochum wendet „unter Umständen" Beobachtung an. Außer den bisher genannten machen in geeigneten Fällen noch viele andere von Vorbeobachtungsstationen Gebrauch, so Hannover (im Heidehaus), Pommern (wohl 90% in Fürsorgestellen und Krankenanstalten vorbeobachtet). Die Hansestädte haben die Vorstationen *in* den Heilstätten als unpraktisch aufgegeben, benutzen als Durchgangsstation die zur Verfügung stehenden Krankenhäuser und neuerdings auch die Tbc.-Fürsorgestelle, „mit welchem Erfolg, läßt sich zur Zeit noch nicht sagen". Bei der L.-V.-A. Rheinprovinz erfolgt Begutachtung auf Grund des eingesandten Zeugnisses, evtl. Nachuntersuchung durch den Vertrauensarzt oder, wenn zu kompliziert, Beobachtung in Vorstationen. Es sind „Bestrebungen im Gange, alle Fälle von Lungen-Tbc. durch Beobachtungsstationen bzw. durch Lungenfürsorgestellen zu leiten". Berlin hatte 1908—1912 2556 Beobachtungsfälle, wovon bei 1484 Notwendigkeit des Heilverfahrens erkannt wurde.

Von allgemeinem Interesse scheinen mir die von der L.-V.-A. der Hansestädte mit der Vorbeobachtung gemachten Erfahrungen.

Als das Invalidenheim in Großhansdorf aufgelöst wurde, wurde das Gebäude zur Einrichtung einer Beobachtungsstation benutzt, aber auch an anderen Orten wurde versucht, die Diagnose durch Tuberkulininjektionen sicherzustellen. Unter 2002 Versicherten, deren Heilbehandlung von den Vertrauensärzten empfohlen und deren Heilbehandlung 1910 abgeschlossen wurde, befanden sich 1310, bei denen zur Sicherung der Diagnose die Tuberkulinprobe erforderlich war. Sie fiel bei 20% negativ aus. In der Beobachtungsstation waren aufgenommen 440 weibliche, 364 männliche Patienten, von denen 26,4% bzw. 11% nicht auf Tuberkulin reagierten, wobei unter „Reaktion" scheinbar allgemein „Reaktionsfieber" verstanden wird. Außerdem finden sich nur Angaben über Stadieneinteilung und Bacillenbefund. Die Ergebnisse dieser Vorbeobachtung waren durchaus unbefriedigend: Von den 903 aus der Heilstätte Oderberg-Gebhardsheim 1912 Entlassenen wurde bei 750 die Kur bis zum beabsichtigten Ende durchgeführt; in 48 Fällen konnte Lungen-Tbc. nicht festgestellt werden, bei 271 lag sicher oder mit Wahrscheinlichkeit inaktive Tbc. vor, für die eine kurze Kur genügte; 56 wurden vorzeitig entlassen wegen ungenügenden Kurerfolges, zum Teil infolge komplizierender Nebenerkrankungen. Ähnliches sagen die Berichte in den anderen Jahren. Die Grundsätze für die Maßnahmen zur Sicherstellung der Diagnose, die 1907 beschlossen worden waren und die auf Allgemeinreaktion nach Tuberkulininjektion allzu ausschließliches Gewicht gelegt hatten, erfuhren deshalb durch Beschluß der am 9. V. 1914 abgehaltenen Konferenz der Vertrauens- und Heilstättenärzte der L.-V.-A. der Hansestädte eine Änderung. Nun ist „dem *Beobachtungsarzt größere Freiheit* nach der Richtung hin eingeräumt, daß er nicht in jedem Zweifelsfall die Tuberkulinprobe vorzunehmen hat, sondern nur, wenn er sie für zweckdienlich hält". *Seiner Beurteilung bleibt es überlassen, ob und welche weitere Behandlung der Beobachtete notwendig hat.* Die Folge davon war, daß bei 47% der in der Vorstation beobachteten Frauen von einer Tuberkulinprobe abgesehen wurde. Zugleich wurde eine Änderung insofern vorgenommen, als infolge Auflösung des Erholungsheimes für Männer, mit dem die Vorstation verbunden war, diese Vorstation in die Heilstätte „Oderberg-Gebhardsheim" verlegt wurde. Der Aufenthalt in den Vorstationen dauerte meist bemerkenswert lange, durchschnittlich 24 Tage, was zu einer Verkürzung des Heilstättenaufenthaltes führen konnte (s. darüber später).

Diese Verlegung der Beobachtungsstation wurde 1919 wieder aufgehoben, um die von den Kranken wiederholt bemängelte Entlassung nach kurzer Kurdauer einzuschränken.

Einen schönen Bericht gibt die L.-V.-A. Schlesien 1919: Wegen Lungen-Tbc. wurden 6410 Anträge auf Einleitung eines Heilverfahrens gestellt, von denen 964 = 15,0% zurückgezogen wurden.

Tabelle 91.

| Es wurden übernommen | Es wurden abgelehnt |  |
|---|---|---|
| 3979 = 62 % | 1467 = 22,9% | |
| davon 2241 = 56,3% | 674 = 45,9% | ohne Beobachtung |
| nach Beobachtung 227 = 5,7% | 252 = 17,8% | im Krankenhaus Breslau der L.-V.A. |
| 903 = 22,7% | 202 = 13,8% | in ärztlicher Untersuchungsstelle für versicherte Lungenkranke in Breslau |
| 608 = 15,3% | 339 = 23,1% | in auswärtigen Lungenbeobachtungsstationen. |

Die Aufgaben der erwähnten Untersuchungsstelle, durch die 43,7% aller Beobachteten gegangen waren, besteht] „in der ambulatorischen Beobachtung von Breslauer Lungenkranken und tuberkuloseverdächtigen Versicherten zwecks Übernahme eines Heilverfahrens". Sie wird von einem hauptamtlich angestellten Tbc.-Arzt geleitet, den 2 Laboratoriumsgehilfen unterstützen.

Von den 1478 dort untersuchten Patienten erschienen geeignet für ein Heilverfahren:

Tabelle 92.

|  | Männer | Frauen |
|---|---|---|
| In Heilstätten und Genesungsheimen . . . . . . . . . . . | 276 | 479 |
| In Walderholungsstätten . . . . . . . . . . . . . . . . . | — | — |
| Fraglich hinsichtlich Heilverfahrens (versuchsweise Heilverfahren oder Heilverfahren anheimgestellt) . . . . . . . | 71 | 148 |
| Ungeeignet für Heilverfahren: | | |
|     wegen zu schwerer Erkrankung . . . . . . . . . . . | 46 | 69 |
|     wegen zu hohen Alters und chronischen Leidens . . . | 9 | 4 |
|     weil Heilverfahren mangels Erkrankung unnötig . . . . | 59 | 85 |
| Dem Krankenhaus zur stationären Beobachtung überwiesen | 54 | 74 |
| Anderweitige Fälle (keine Lungenleiden) . . . . . . . . . | 43 | 61 |
| | 558 | 920 |

Die Versicherungsanstalt Mittelfranken hat in Nürnberg eine Beobachtungsstelle für Lungenkranke errichtet, die in einem eigenen Gebäude untergebracht ist und sowohl zur ambulatorischen Beobachtung als auch zur klinischen Beobachtung an liegendem Material bestimmt ist. Es sind 24 Männerbetten, 12 Frauenbetten vorhanden, außerdem in Sonderzimmern 6 Betten. Sie steht unter der Leitung des Hofrats Dr. Frankenburger. In der Zeit vom 1. I. bis 4. VIII. 1914 waren dort in Beobachtung: wegen beantragten Heilverfahrens 390 (darunter nur 4 ambulatorisch), wegen Invalidität 20 (davon nur 1 ambulatorisch).

Von denen, die wegen beantragter Heilstättenbehandlung begutachtet wurden (369), wurde

Tabelle 93.

|  | Männer | Frauen | Zusammen |
|---|---|---|---|
| Heilstättenbehandlung |  |  |  |
| als unnötig erklärt . . . . . . . . . . . | 33,9 | 52,9 | 40,1 |
| als aussichtslos . . . . . . . . . . . . . | 12,5 | 7,4 | 10,8 |
| u. zw. statt dessen Walderholungsstätte beantragt | 10,1 | 20,7 | 13,3 |
| jedes Heilverfahren abgelehnt . . . . . . . | 36,3 | 39,7 | 37,4 |

Von den 20 wegen Aufnahme in eine Walderholungsstätte Begutachteten wurden 6 abgelehnt, von den 20 wegen Invalidität Begutachteten wurden 7 abgelehnt.

Im Jahre 1921 wurden insgesamt von L.-V.-A. 12 731 Versicherte einer Vorbeobachtung überwiesen, und zwar erfolgte diese bei 36% in Untersuchungs- und Fürsorgestellen, bei 44% in Krankenhäusern, 20% in Lungenheilstätten und besonderen Stationen. 67% der Vorbeobachteten wurden Heilstätten überwiesen, bei 21% war ein Heilverfahren nicht notwendig, bei 12% aussichtlos. Die Beobachtungsdauer schwankte zwischen 1—24 Tagen.

Was die *Einrichtung* der Beobachtungsstation anbelangt, so muß sie natürlich mit allen klinischen Untersuchungsbehelfen, Röntgenapparat usw., und dem hierzu nötigen Hilfspersonal ausgestattet sein, fehlt dies letztere, so verzögert sich in nutzloser Weise die Feststellung des Befundes; vor allem aber muß sie einem in Tbc. sehr erfahrenen Arzt unterstehen, denn davon hängt der ganze Erfolg der Vorbeobachtung ab. Natürlich ist es um so vorteilhafter, in je weniger Händen die Auswahl und Beobachtung konzentriert ist, weil sie um so einheitlicher erfolgt; andererseits ist es nicht zweckmäßig, die Heilstättenanwärter große Reisen zum Untersuchungsort machen zu lassen, doch muß dieser Gesichtspunkt hinter dem ersterwähnten zurückstehen — und insbesondere hinter der Notwendigkeit eines durchaus tüchtigen Facharztes als Leiter.

Es erscheint demnach die von manchen L.-V.-A. geübte Benutzung einer großen Anzahl von Krankenhäusern als Vorbeobachtungsstationen durchaus zweckwidrig.

Daß die *Dauer* der Vorbeobachtung in weiten Grenzen schwankt, zeigen die oben gebrachten Angaben, doch werden wir sagen müssen, daß in weitaus der Mehrzahl der Fälle eine Beobachtung von wenigen Tagen genügt, um einen Fall klarzustellen, so viel eben, wie notwendig ist, um genaue Temperaturbeobachtung, Röntgenaufnahme, Tuberkulinprobe durchzuführen. Eine Ausdehnung der Vorbeobachtung über eine Woche wird wohl nur in seltenen Ausnahmefällen nötig sein[1]).

SCHELLMANN (L.-V.-A. Rheinprovinz) trat in seinem Referat in der Sitzung des Ausschusses des Deutschen Zentralkomitees zur Bekämpfung der Tbc. 1911 für die sogenannten „*Durchgangsstationen*" ein, in denen der Kranke auch nach durchgeführter Vorbeobachtung, wenn er für die Heilstätte geeignet befunden worden war, bis zur Einberufung in die Heilstätte bleibt (nicht — wie aus den Beobachtungsstationen — wieder nach Hause entlassen wird). Es wurden im Jahre 1913 von der L.-V.-A. Rheinprovinz 5273 Versicherte an 8 Durchgangsstationen überwiesen.

Trotz all der von SCHELLMANN dargelegten Vorzüge aber haben sich die Durchgangsstationen doch nicht bewährt, sie konnten die Stockung der Kranken, die langen Wartezeiten doch nicht vermindern; ihr Hauptnachteil aber war, daß sie die Kurzeit in zwei Teile zerrissen, wodurch nicht nur zweimalige Akklimatisierung notwendig wurde, sondern eine

---

[1]) Vgl. über die Behandlung Lungentuberkulöser durch Landesversicherungsanstalten und die notwendige Auslese die vom Reichsversicherungsamt herausgegebenen Richtlinien (Anhang IV) und die Grundsätze, betreffend strengere Auswahl der Lungenkranken, beschlossen in der Besprechung der Tbc.-Ärzte der Rheinprovinz (Anhang VII).

15*

rationelle Behandlung, insbesondere Tuberkulin- oder Strahlenbehandlung allzusehr erschwert wurde.

Die L.-V.-A. Rheinprovinz (SPRUNGMANN, Die Auswahl für die Volksheilstätten für Lungenkranke unter besonderer Berücksichtigung des Verfahrens bei der L.-V.-A. Rheinprovinz. Dissert. 1922; Sonderbeilage 28 zu den Amtlichen Mitteilungen der L.-V.-A. Rheinprovinz) hat ihre *Durchgangsstationen durch Beobachtungsstationen ersetzt*, durch die grundsätzlich alle Fälle hindurchgehen, die nicht von vornherein als heilstättenbedürftig feststehen; die Beobachtungszeit ist auf durchschnittlich höchstens 7 Tage festgesetzt. Die überhaupt Heilstättenbedürftigen werden in der Beobachtungsstation nach der Dringlichkeit der Kur in 3 Gruppen gesondert. Es wird die Errichtung weniger, großer Beobachtungsstationen, ferner eine Verbesserung des Auswahlverfahrens durch *Heranziehung der Tbc.-Fürsorgestellen erstrebt. „Diesem Verfahren gehört zweifellos die Zukunft.* Hierdurch soll der Versuch gemacht werden, die Übergangs- und Beobachtungsstationen soweit wie möglich entbehrlich zu machen. Es setzt voraus, daß eine gut arbeitende Fürsorgestelle mit einem erfahrenen Tbc.-Arzt zur Verfügung steht. Danach sollen die Krankheitsfälle, nachdem ihr Arzt sie mit einem Gutachten als geeignet zum Heilverfahren bezeichnet hat, durch eine örtliche Instanz unmittelbar der Fürsorgestelle überwiesen werden, die, wenn nötig, durch wiederholte Beobachtung und Heranziehung des Röntgenverfahrens den Fall klärt." „*Die übrigbleibenden Fälle, die ambulant nicht zu unterscheiden sind, sollen in eine Beobachtungsstation aufgenommen werden.* Ferner wird bei diesem Verfahren erreicht, daß alle Tuberkulösen aus den Reihen der Versicherten zur Kenntnis der Fürsorgestellen kommen und während ihrer Abwesenheit in der Heilstätte bereits die Fürsorge für die zurückgebliebenen Angehörigen durchgeführt werden kann."

.    So wünschenswert mir eine solche Zusammenarbeit zwischen Fürsorgestelle und Heilstätte, wie sie SPRUNGMANN zu dem von ihm ins Auge gefaßten Zwecke empfiehlt, auch scheint — diese Zusammenarbeit müßte eine sehr viel innigere und intensivere sein, als sie in den Ausführungen SPRUNGMANNS dargestellt wird. Alle Ausleseeinrichtungen, die bisher geschaffen wurden, weisen einen schweren Mangel auf: sie treten alle erst in Wirksamkeit, wenn der Kranke sich für die Heilstätte gemeldet hat, es müßten aber Vorkehrungen dafür getroffen werden, daß der Kranke sich zur rechten Zeit meldet. Es ist zwar vielerorts den Ärzten aufgetragen, geeigneten Fällen den Rat zu geben, sich um Aufnahme in eine Heilstätte zu bewerben, und das entsprechende Gutachten auszustellen, aber nicht nur im Beginn des Leidens, sondern auch noch in seinem weiteren Verlauf stehen sehr viele Kranke nicht in ärztlicher Beobachtung. Sie suchen den Kassenarzt gelegentlich auf, um sich hustenstillende Mittel verschreiben zu lassen, aber weder quantitativ noch qualitativ ist die Beobachtung eine solche, daß sie gerade den geeigneten Zeitpunkt für Einsetzen einer erstmaligen oder wiederholten Heilstättenkur erfassen würde; um diese wird heute meist dann eingereicht, wenn es dem Kranken selbst aus irgendeinem — oft rein äußeren — Grunde notwendig oder erwünscht erscheint. *Das Problem einer wirklichen Auslese aber wäre es, nicht nur von den sich um Aufnahme Bewerbenden die Ungeeigneten auszuscheiden, sondern dafür zu sorgen, daß jeder Tuberkulöse im Verlauf seiner Erkrankung nur dann und gerade dann in die Heilstätte kommt, wenn es für günstige Beeinflussung seines Leidens notwendig ist. Das könnte aber nur durch innigstes Zusammenarbeiten der Heilstätte mit der entsprechend eingerichteten und ausgestalteten Tbc.-Fürsorge erreicht werden.* Darüber soll später noch gesprochen werden.

Die Stellung des Reichsversicherungsamts zur Frage der Beobachtungsstation und der von ihr geübten Auslese kommt in den Richtlinien für die Behandlung tuberkulöser Lungenkranker im Rahmen des Heilverfahrens der Invaliden- und Hinterbliebenenversicherung vom 17. XI. 1919 zum Ausdruck (s. Anhang IV).

Ein Problem, das auch nur durch bessere Auslese — oder durch die Errichtung neuer Heilstätten, die wohl zur Zeit nicht in Frage kommen kann — gelöst werden muß, ist das der *Wartezeit*. Vergehen ganz naturgemäß durch Einholung des Gutachtens beim Arzte, Einreichung desselben bei der L.-V.-A., Untersuchung durch den Vertrauensarzt, rein bureaumäßige Erledigung aller weiteren Dinge eine Anzahl von Wochen, die jedem Privatpatienten als unerträglich lange Wartezeit erscheinen würden, so erfährt diese Wartezeit noch dadurch eine wesentliche Verlängerung, daß der Kranke dann erst auf das Freiwerden eines Heilstättenbettes warten muß.

Nach dem Ausweis des Reichsversicherungsamtes vom Jahre *1914* über die erste Hälfte dieses Jahres war die Wartezeit im allgemeinen noch recht beträchtlich, wenn sie auch in den verschiedenen L.-V.-A. weitgehende Unterschiede zeigte. Bei Männern standen am günstigsten die L.-V.-A. Württemberg und Mittelfranken mit einer Wartezeit, die in den einzelnen Monaten von 7—36 bzw. 7—25 Tagen schwankte, die Hansestädte zeigten eine Wartezeit von 25—34 Tagen. Es ist hierbei der geringe Unterschied zwischen Sommer- und Wintermonaten bemerkenswert, während im allgemeinen die Wartezeit in den letzteren viel kürzer ist als in den ersteren. Die L.-V.-A. Rheinprovinz zeigt eine Wartezeit von 25—50 Tagen; sehr lange ist die Wartezeit in Berlin (aber auffallend gleichmäßig im Sommer und Winter) mit 72—89 Tagen, Westpreußen mit durchschnittlich 57 Tagen. Die Wartezeit der Frauen ist ähnlich wie die der Männer, in einzelnen Anstalten (Königreich Sachsen) etwas kürzer, in anderen (Berlin) noch länger.

Rechnen wir zu dieser „Wartezeit" von günstiger Erledigung des Gesuches bis zum Eintritt in die Heilstätte noch die Zeit, die zwischen Einreichen und endgültiger Begutachtung liegt, hinzu, so ergeben sich bei sehr vielen Anstalten Gesamtwartezeiten von 2—3, ja selbst 4—5 und mehr Monaten — eine Zeitspanne, die dazu führen muß, daß inzwischen gerade bei den der Heilstätte wirklich Bedürftigen sich die Aussichten auf baldige oder überhaupt vollständige Wiederherstellung erheblich verschlechtert haben. Auch dieser Umstand erfordert Umgestaltung der bestehenden Verhältnisse im Sinne einer schärfsten Auslese für Heilstättenbehandlung.

Erwähnt sei, daß in Sachsen die Heilstättenanwärter auf Grund ihrer Anweisungsverfügung ohne weitere Befragung der L.-V.-A. auf deren Kosten in einer Walderholungsstätte sich aufhalten können.

Was nun den Aufenthalt in der Heilstätte selbst anbelangt, so kann hier natürlich auf alle Einzelheiten nicht eingegangen werden; nur einzelne wichtige Momente seien hervorgehoben.

Die *Dauer der Behandlung* hat, wie bereits erwähnt, ursprünglich 13 Wochen betragen sollen; daß im Durchschnitt diese Zahl nie erreicht wurde, erklärt sich wohl aus der Zahl der aus irgendeinem Grunde (auf Wunsch des Patienten, wegen disziplinwidrigen Verhaltens oder wegen Ungeeignetheit) vorzeitig Entlassenen. So betrug die Durchschnittsaufenthaltsdauer der in Heilstätten auf Kosten der L.-V.-A. Verpflegten stets beträchtlich weniger; sie war bei den Frauen stets höher als bei den Männern, was vielleicht einerseits durch den Wunsch der männlichen Familienerhalter, möglichst bald nach Hause zurückzukehren, andererseits durch das stärkere Hervortreten der Allgemeinerscheinungen und damit auch des Krankheitsgefühls bei Frauen bedingt ist.

Bei Männern und Frauen zeigt die Aufenthaltsdauer ein deutliches Sinken, doch liegen leider Angaben aus neuerer Zeit nicht vor.

Zu ungefähr 2 Tage höheren Zahlen kommen wir, wenn wir die „mit Heilerfolg" Entlassenen allein betrachten, da unter denen, „bei welchen Heilerfolg nicht erzielt

Tabelle 94.

| Jahr | Männer und Frauen zusammen | Männer | Frauen |
|---|---|---|---|
| 1897 | 76 | 73 | 87[1] |
| 1905 | 75 | 73 | 79 |
| 1913 | 72 | 69 | 78 |

[1] Aber schon 1898: 83, 1899: 79.

wurde", sich fast alle vorzeitig Entlassenen finden; die Verpflegungsdauer dieser Gruppe betrug in den genannten drei Jahren bei Männern 62, 48, 67 Tage.

Die Verpflegungsdauer der auf Veranlassung der *einzelnen Invalidenversicherungsanstalten* Heilbehandelten zeigt erhebliche Verschiedenheiten. In der L.-V.-A. Westfalen, über deren eigenartige Stellung in dieser Frage wir noch sprechen werden, entfallen auf eine behandelte Person 51 Verpflegungstage, in Schleswig-Holstein 54. Meist schwankt die Verpflegungsdauer zwischen 70 und 85, beträgt aber in Oldenburg 108 Tage. Durch Ausscheidung der vorzeitig Entlassenen bleibt in Westfalen die Zahl unverändert, steigt in der Rheinprovinz von 62 auf 69 Tage.

Es bestand in den ersten Jahren — wenigstens theoretisch — vor allem die Tendenz zu einer Verlängerung der Kur. Im Bericht des Zentralkomitees von 1905 heißt es: „Immer wieder wird von den Heilstättenärzten das Verlangen gestellt, die Behandlungsdauer solle verlängert werden, um bessere Dauererfolge zu erzielen; einige Versicherungsanstalten haben dieser Forderung bereits Rechnung getragen und die Kurzeit bis auf 5 Monate (soll wohl heißen in Einzelfällen, Verf.), zum Teil noch mehr verlängert. Andere Anstalten halten streng daran fest, eine Kur nicht über 3 Monate hinaus auszudehnen, und lassen lieber eine Wiederholung der Kur eintreten."

Daß die auf Grund von Gesetzesbestimmungen und von rechnerischen Erwägungen festgelegte Kurdauer den im Einzelfall vom Arzt zu stellenden Anforderungen nicht entspricht, liegt in der Natur der Sache. Zu lange dürfte die Kurdauer von 13 Wochen wohl kaum für einen, der der Heilstätte wirklich bedarf, sein; sie mag ausreichend sein für sehr viele, um den im Fortschreiten begriffenen Lungenprozeß günstig zu beeinflussen, um Heilungstendenzen wachzurufen oder zu verstärken und so dazu zu führen, daß der Krankheitsprozeß in oder dann außerhalb der Heilstätte zum langsameren Fortschreiten oder zum Stillstand kommt, evtl. längere Zeit stationär bleibt oder allmählich ausheilt. Welche Schwierigkeiten es dann bietet, das durch Heilstätten Erreichte dauernd festzuhalten, darüber wird später gesprochen werden.

Daß durch eine längere Dauer der Kur in einer größeren Anzahl von Fällen die Heilungstendenz tatsächlich erhöht werden könnte, daß für eine Anzahl von Fällen die 3 monatige Kurdauer eine zu kurze ist, daß, auch wenn die Auslese schon mit Rücksicht auf die Kurdauer zu erfolgen hat, sich doch eine Reihe von Fällen ergibt, die längerer Kur bedürfen, darüber kann ja kein Zweifel bestehen.

Die meisten L.-V.-A. gewähren auch auf Befürworten des Heilstättenarztes solche Verlängerungen, zahlenmäßige Berichte hierfür liegen leider nicht vor, aber ich habe doch den Eindruck, daß hier mehr individualisiert, daß in größerem Umfang, als es jetzt geschieht, Verlängerung der Kur beantragt und bewilligt werden sollte; mir scheint auch nach meinen praktischen Erfahrungen an Volksheilstättenpatienten und Privatpatienten bei strengster Auslese nur wirklich Kurbedürftiger eine allgemeine Verlängerung auf $3^1/_2$—4 Monate wünschenswert. Die Frage, die aber vor allem beantwortet werden muß, ist die, ob durch *Verlängerung* der Kur im allgemeinen oder im einzelnen Falle ein solches Plus an Heilungstendenz erzielt wird, daß ihm praktische Bedeutung zukommt, bzw. ob dieses Plus nicht auf anderem Wege besser oder leichter erreicht werden kann, vielleicht durch eine *Wiederholung* der Heilstättenkur zu dem geeignet erscheinenden Zeitpunkt. Diese Frage ist für die Patienten, Volksheilstättenpfleglinge und Sanatoriumsinsassen von größter und auch für die L.-V.-A. von finanzieller Bedeutung.

Es wird von seiten der L.-V.-A. darauf hingewiesen, daß einerseits nach Beendigung der Kur bei sachgemäßer Lebensweise noch erhebliche Besserungen eintreten, daß durch Verlängerung der Kur nur relativ sehr bescheidene Verbesserung der Resultate erzielt werden könne, daß aber andererseits, je länger die Kur dauert, um so mehr die Kranken der Arbeit entwöhnt werden. Dies letztere Moment kommt in jenen Anstalten nicht ganz zur Geltung, in denen in größerem Umfange die Pfleglinge zur Arbeit herangezogen werden. Die L.-V.-A. Brandenburg, die ihre weiblichen Pfleglinge längere Zeit in der Heilstätte (Cottbus) läßt, weist darauf hin, daß die gesteigerte Dauer der Arbeitszeit als willkommener Prüfstein des fortschreitenden Heilerfolges anzusehen ist.

Zuerst scheint es WOLFF-REIBOLDSGRÜN (23) gewesen zu sein, der den Vorschlag machte, in der Regel die erste Kur auf 4—6 Wochen zu beschränken; diese Kur gebe die Möglichkeit der Auslese für spätere Wiederholung oder weitere Fortsetzung der Kur, gebe dem Kranken Erholung und Belehrung.

Als erste der L.-V.-A. hat die von Westfalen die Kurdauer beschränkt, und zwar beträgt die Dauer der ersten Kur 4—6 Wochen; sie gewährt dann, evtl. schon nach einem Jahre, in besonderen Fällen noch früher, eine Wiederholungskur. Auf Grund der von Westfalen gemachten Erfahrungen hat auch die L.-V.-A. der Hansestädte die regelmäßige Kurdauer auf 8 Wochen beschränkt. Den unmittelbaren Anlaß boten die schwierigen disziplinaren Verhältnisse, die vielfach bei zu langem Aufenthalt der Pfleglinge entstanden.

*Man kann wohl kaum sagen, daß diese Argumente für eine kürzere Kurdauer stichhaltig sind,* um so mehr, als die Gewährung einer Wiederholungskur ja nichts mit der verkürzten Kurdauer eng Verknüpftes ist, als auch die anderen Versicherungsanstalten die Wiederholungskuren in recht weitem Umfang gewähren. Daß die von der L.-V.-A. Westfalen ausgewiesenen Dauererfolge nicht schlechter sind, als dem Durchschnitt aller Heilstätten entspricht, beweist nichts für die Güte des Systems, da ja die Dauererfolge ganz wesentlich von der Auswahl der Behandlungsfälle abhängen.

Was die *Wiederholungskuren* anbelangt, so werden sie von allen Anstalten scheinbar in recht großer Zahl gewährt.

Über den Umfang, in dem Wiederholungskuren durchgeführt wurden, gibt folgende Tabelle Auskunft:

Tabelle 95.

| Von 1000 mit Erfolg behandelten Männern wurde eine Wiederholungskur eingeleitet | | | | | | | |
|---|---|---|---|---|---|---|---|
| des Behandlungsjahres | im Behandlungsjahr | im 1. | 2. | 3. | 4. | 5. Jahr | zusammen |
| 1898 | 6 | 93 | 53 | 32 | 16 | — | 200 |
| 1904 | 4 | 61 | 53 | 35 | 31 | — | 184 |
| 1908 | ? | 62 | 88 | | 46 | | 196 |
| Bei den Frauen sind die Zahlen kleiner, sie waren für | | | | | | | |
| 1908 | ? | 51 | 68 | | 37 | | 156 |

Man kann demnach annehmen, daß ungefähr jeder 5. Mann, jede 6. Frau eine Wiederholungskur durchmacht. Im Laufe der Jahre ist in der Gesamtzahl der Wiederholungen keine wesentliche Änderung eingetreten, vielleicht eine kleine Verringerung. Daß die Wiederholungen im Behandlungsjahr und im ersten Jahre nachher viel seltener, dafür die in den späteren Beobachtungsjahren häufiger geworden sind, kann nicht als Zeichen gebesserter Auslese angesehen werden; die meisten Versicherungsanstalten waren dazu gekommen, eine Wiederholung der Kur erst, nachdem seit der ersten Kur eine gewisse Zeit, meist ein Jahr, verstrichen ist, zu gewähren. Die L.-V.-A. Rheinprovinz gewährt Wiederholungskuren dann, wenn inzwischen 52 Wochenbeiträge gezahlt worden sind; eine dritte Wiederholungskur wird von ihr nicht gewährt.

Nach all dem würde ich glauben, daß hier, wie *noch mehr* in der gleich zu besprechenden Behandlung, *individualisiert werden muß,* daß als Regel eine 3—4monatige Kurdauer zu gelten habe, die im Bedarfsfall verkürzt oder verlängert werden kann, und daß insbesondere Wiederholungskuren möglichst wenig durch bestimmte Regeln eingeengt, sondern der Zeitpunkt ihres Einsetzens ganz der Eigenart des Falles angepaßt werden müsse. Dies wäre vom ärztlichen Standpunkt aus das Richtige — und deshalb auch, zweckentsprechende Durchführung vorausgesetzt, das Richtige vom finanziellen Standpunkte der L.-V.-A.

Noch mehr als bei der Dauer der Behandlung müßte wohl bei der *Art ihrer Durchführung* individualisiert werden. Allgemein üblich ist heute in Anstalten die Liegekur, wie sie DETTWEILER zuerst angegeben hat. Sie erfreut sich wohl

mit Recht großen Ansehens, und meist werden 5—6 Stunden am Tage Liegekur gehalten. Es soll hier, wie überhaupt in diesem Buche, auf klinische Fragen
nicht eingegangen werden, und die Vorzüge, die die Liegekur vom rein ärztlichen
Standpunkt bietet, wieweit sie die Atmung und die Ernährung günstig beeinflußt, nicht näher erörtert werden. Seitdem die *Liegekur* von Dettweiler
eingeführt wurde, hat sie sich nie -- was ja selbstverständlich ist — uneinge-
schränkter Anerkennung erfreut. Brehmer selbst ließ seine Patienten wohl-
dosierte Bewegungen machen auf eigens dazu eingerichtetem Gelände, er war ein
Gegner systematischer Liegekur und der Liegehallen. Wer geistvolle und scharfe
Kritik der heute allzu schematisch geübten Heistättentherapie lesen will, den
verweise ich auf Hayeks prachtvolles Buch „Das Tuberkuloseproblem" (24),
ohne mich aber seinen Anschauungen ganz anzuschließen. Nur in einem bin
ich ganz seiner Meinung: daß wie bei jeder Therapie auch bei der *Tbc.-Behandlung*
*streng individualisiert werden muß.* Dieses Individualisieren aber ist Sache des
Arztes, und wenn wir die alten Bücher Brehmers durchlesen, so sehen wir,
daß er den größten Wert der Anstaltsbehandlung, das, was ihr den Vorrang
vor der Behandlung in offenen Kurorten gibt, in dem Umstande sah, daß der
Kranke unter ständiger Aufsicht des Arztes kurgemäß leben muß, kurgemäß
aber nicht nach einem bestimmten Schema, sondern nach der seinem individuellen
Zustand angepaßten ärztlichen Vorschrift.

Es muß allerdings zugegeben werden, daß die individualisierende Behandlung einerseits
in den Heilstätten gewisse Schwierigkeiten bietet, daß sich aber andererseits bei richtiger
Auswahl der Fälle für die Heilstättenbehandlung ein gewisser Schematismus von selbst
ergibt. Die Schwierigkeiten des Individualisierens beruhen teils auf der großen Zahl von
Patienten, die auf einen Arzt kommen, teils darauf, daß einem gewissen Teil der Volksheilstättenpatienten der Ernst der Situation und die Notwendigkeit streng kurgemäßen
Lebens nicht leicht klarzumachen ist. Die Privatanstalten stehen hierin günstiger da: wer
sich auf eigene Kosten in die Anstalt begibt, der sieht — wenigstens in der Mehrzahl der
Fälle — den Ernst der Situation ein, sonst würde er weder das materielle Opfer bringen,
noch sich in eine Heilstätte, sondern lieber in einen offenen Kurort begeben. In der Volksheilstätte findet der Kranke Aufnahme über Weisung der Versicherungsanstalt; er zieht
nicht die Heilstätte dem offenen Kurort vor, weil er den Ernst der Lage kennt, sondern
weil ihm die L.-V.-A. ja (mit Recht) keine Wahl läßt und er weiß, daß er dort besser verpflegt ist, als er sich auf seine eigenen Kosten anderwärts verpflegen könnte.

Nun ist aber eine größere Zahl von Patienten, die wirklich individualisierend behandelt
wird, recht schwer zu beaufsichtigen; die Beaufsichtigung ist viel leichter bei schemati-
sierender Vorschrift möglich, besonders dann, wenn die Durchführung dieser Vorschrift an
einen bestimmten Ort, die Liegehalle, gebunden ist. Dazu kommt noch, daß die Mehrzahl
der Volksheilstättenpatienten schlecht genährt ist und zunächst — ganz abgesehen von
ihrem Lungenzustand — in ihrem Ernährungszustand in die Höhe gebracht werden muß;
ein Stück Mästung ist also, wenn auch die Lungenerkrankung durch Mästung allein nicht
ausheilt, doch in fast allen Fällen notwendig, und diese Mästung wird wesentlich durch die
Liegekur unterstützt.

Es ist also für weitaus die Mehrzahl der Patienten, vielleicht für alle, in
den ersten Wochen ihres Heilstättenaufenthaltes die Durchführung einer Liegekur auch bei individualisierender Behandlung ärztlich indiziert.

Wessen Lungenbefund so ist, daß er auch anfangs keiner Liegekur bedarf,
den wird man besser in einem Genesungsheim unterbringen.

Allerdings sollte in den Anstalten durchweg nach Ablauf der ersten Zeit
mit strenger Liegekur bei den hierfür geeigneten Kranken für *allmählich steigende*
*Bewegung und Tätigkeit* Sorge getragen werden, sonst verläßt der Kranke die
Anstalt — und zwar, je längere Zeit er in ihr zubringt, um so mehr — jeder
körperlichen Arbeit und Tätigkeit entwöhnt. Ein solches Training der Muskeln
und des Herzens, unter steter ärztlicher Kontrolle des Gesundheitszustandes
durchgeführt, bedarf allerdings weitgehender Individualisierung und erhöhter
Tätigkeit des Arztes und des Pflegepersonals. Auch soll ein solches Training

nicht nur im Gehen, in einer Übung der Beinmuskulatur bestehen[1]), sondern gerade den der handarbeitenden Klasse angehörenden Heilstättenpfleglingen ist auch anderweitige Arbeit notwendig.

Allerdings wird diese durch die psychische Einstellung der kranken Arbeiter zur Arbeit überhaupt erschwert. Der Arbeiter, der sein ganzes Leben lang oft in überlanger Arbeitszeit ohne längere Urlaubs- oder Erholungspausen körperlich arbeitet, glaubt als Kranker das Recht zu haben, nun endlich einmal von Arbeit frei zu sein, nun endlich einmal einen Urlaub zu haben. Krankheit ist für ihn der einzige Zustand, der ihm das Recht auf Nichtarbeit gibt, und von diesem Rechte will er Gebrauch machen. Dazu kommen noch andere Momente: er will — doch ist dies wohl nur ein sozialpolitisches Mäntelchen für seine übrige Einstellung der Arbeit gegenüber — nicht dadurch, daß er in der Heilstätte arbeitet, seinen Arbeitskollegen außerhalb Konkurrenz machen, ihnen Arbeit entziehen; dazu kommt noch die schwierige Frage, ob und wie hoch die Arbeit in der Heilstätte entlohnt werden soll.

Es hat sich in den Heilstätten schon früh das Bedürfnis geltend gemacht, die Pfleglinge irgendwie zu *beschäftigen*, und in jeder Heilstätte, deren Leiter sich mit Liebe der Sache hingibt, werden wohl gelegentlich Vorträge gehalten, Theateraufführungen veranstaltet, kurz, wird irgend etwas unternommen, was den Pfleglingen die Langeweile der Kur erträglich macht. Für Fortbildung seiner Pfleglinge hatte WEICKER dadurch gesorgt, daß er einen Hauslehrer für sie anstellte. Von diesen Bestrebungen soll aber im folgenden nicht gesprochen werden, sondern von der Anleitung und Verwendung der Heilstättenpfleglinge *zu wirklicher Arbeit*, zu der wir Kerbschnitzerei und dergleichen Dinge nicht rechnen. Es sind vor allem Arbeiten im Garten und Feld, teils wirkliche Feldarbeit, teils Anlegen von Wegen im Anstaltsgebiet, dann aber auch Werkstättenarbeit in Tischlerei, Schlosserei, die von den Pfleglingen getrieben werden.

GEBSER, LIEBE und WEICKER haben schon frühzeitig in ihren Heilstätten körperliche Arbeit eingeführt. Schon im Jahre 1898 hat BRECKE in der Heilstätte Grabowsee die Kranken arbeiten lassen. Im Bericht des Zentralkomitees von 1902 finden sich bereits Angaben aus der Heilstätte Albertsberg in Sachsen über die Verrichtung derartiger Arbeiten durch die Pfleglinge als ein Teil der Kur; 1904 berichten NAHM-Ruppertshain, ELKAN-Gütergotz und BAUER-Engelthal über derartige Arbeiten. In größerem Umfange hat die Sophienheilstätte der L.-V.-A. Thüringen das Arbeiten der Pfleglinge durchgeführt, Grundstücke zu Feld- und Waldarbeit, Handwerkseinrichtungen (Tischlerei und Zimmerei) stehen ihr zur Verfügung. KEPPERT hat darüber auf der VII. Versammlung der Tbc.-Ärzte 1910, neben ihm auch JUNKER-Kottbus über die Erfahrungen in seiner für Frauen bestimmten Heilstätte berichtet. Aus der dann anschließenden Diskussion geht wohl hervor, daß die Arbeitseinführung in den Heilstätten auf mannigfache Schwierigkeiten stößt — aber vor allem gewinnt man den Eindruck, daß es in erster Linie von der *Persönlichkeit des Anstaltsleiters* abhängt, ob diese Schwierigkeiten überwunden werden. Im allgemeinen scheint die Arbeit leichter durchzuführen zu sein in Frauenheilstätten, in denen sich eine gewisse Mitarbeit bei häuslicher Arbeit von selbst ergibt. JUNKER weist mit Recht darauf hin, daß die Heilstätte eine gute Gelegenheit biete, den Frauen gewisse häusliche Fertigkeiten, die ihnen leider öfters fehlen, Wäscheausbessern usw., beizubringen, und wie bei weiblichen Handarbeiten — wo es vor allem nötig ist, einem Zuviel zu steuern — auf Geschmacksbildung hingewirkt werden kann.

Alle Redner in der eben erwähnten Diskussion waren darin einig, daß die *Arbeit als ein Teil der Kur angesehen* werden müsse, daß man es dem Kranken begreiflich machen müsse, daß die Arbeit zu seiner Gesundheit beitrage. Von diesem Standpunkt aus spricht sich ein Teil der Redner gegen das Bezahlen der in den Heilstätten geleisteten Arbeit aus, andere verlangen, daß aus Billigkeitsgründen die der Anstalt zugute kommende Arbeit bezahlt werden müsse. Alle verlegen die Arbeit in den zweiten Teil der Kur, von der 6. bis 8. Woche an.

---

[1]) Aber auch ein solches Training ist zweckmäßig, und es sei hervorgehoben, daß der Chefarzt der Heilstätte Pappenheim der L.-V.-A. Mittelfranken, KOLBMANN, mit seinen Patienten zu diesem Zwecke regelmäßige 1—2stündige Spaziergänge in die Umgebung unternahm.

Im allgemeinen hat das Arbeiten in den Heilstätten zugenommen. Im Jahre 1909 wurde die Arbeit als Kurmittel in den Anstalten von 6 Versicherungsanstalten, 1913 in von 10 Versicherungsanstalten betriebenen 13 Heilstätten und in 17 vorwiegend von Versicherungsanstalten benutzten Privatanstalten als Kurmittel verordnet. In einer Anzahl weiterer Heilstätten haben Pfleglinge Gelegenheit, mit Erlaubnis des Arztes freiwillige Arbeit zu verrichten.

In einzelnen Anstalten wurde unentgeltlich gearbeitet, in einer Reihe von Anstalten wurden 10 Pfennige für die Stunde gegeben, in anderen etwas über 50 Pfennig für den Arbeitstag. Vorwiegend sind es Anstalten für Männer, in denen Bezahlung gegeben wird. Anders als in den den L.-V.-A. gehörigen Anstalten liegt die Frage der Bezahlung in den Privatanstalten; für diese wird wohl die Anschauung, daß aus Billigkeitsgründen gezahlt werden solle, unbedingt Geltung haben.

Im Luitpoldheim (L.-V.-A. Unterfranken) wurde bei der Entlassung eine Barvergütung nach Rundabschätzung der geleisteten Arbeit gegeben — dies führte zu mannigfacher Unzufriedenheit und unerquicklichen Auseinandersetzungen, so daß später das Geld den Entlassenen in ihre Heimat geschickt wurde.

Am zweckmäßigsten ist es wohl und physiologisch begründet, daß den Arbeitenden *Kostzubußen* in irgendeiner Form gegeben werden.

Die *Arbeitszeit* ist fast in allen Anstalten eine sehr kurze, die in manchen sehr vereinzelten Berichten angegebene oberste Grenze von 5 und 6 Stunden dürfte wohl Ausnahmefälle betreffen. In der Regel sind es 1—2 Stunden, in denen gearbeitet wird. Daß die Arbeit — wie in vielen Berichten betont wird — stets *unter entsprechender Aufsicht* verrichtet werden muß, daß der Arzt die Arbeitenden besonders häufig untersuchen muß, einerseits um eine eventuell entstehende Schädigung rechtzeitig zu bemerken, andererseits aus psychologischen Gründen, um das Gefühl, die Arbeitenden seien Kranke zweiter Klasse, nicht aufkommen zu lassen, ist wohl allgemein anerkannt.

Bei dem geringen Umfang, den nach dem oben Gesagten die Arbeit in den Heilstätten einnimmt, wird man von einem besonders intensiven Training kaum sprechen können; es ist mehr ein Abgehen von der Liegekur, eine Behinderung der Arbeitsentwöhnung, die mit dieser leichten Mitarbeit bezweckt wird. Es sei deshalb darauf hingewiesen, daß in der Privatheilstätte *Nordrach*-Kolonie in früheren Jahren Dr. Walther ein von dem gewöhnlichen deutschen Heilverfahren durchaus abweichendes durchführte, das auch in mehreren englischen Heilstätten gebräuchlich ist und das Training in den Vordergrund der Kur stellt, bei dem sogar ohne die sonst strenge Rücksichtnahme auf kleine Temperatursteigerungen usw. größere Spaziergänge und anstrengendes Arbeiten durchgeführt werden.

In einem Falle meiner eigenen Beobachtung trat Indikation und Nutzen dieses Heilverfahrens klar zutage. Der recht vorgeschrittene und zu ziemlich raschem Fortschreiten neigende tuberkulöse Prozeß eines 24jährigen Patienten war nach vielen Monaten strenger Liegekur zum Stillstand oder wenigstens zu einem sehr langsamen Fortschreiten gekommen; der Patient war dabei fettleibig geworden, cyanotisch und kurzatmig. Nach mehrmonatiger Kur in Nordrach war in seinem Lungenbefund keine wesentliche Änderung festzustellen, er hatte an Gewicht abgenommen, die Cyanose war geschwunden, Kurzatmigkeit belästigte ihn nicht mehr, er war instand gesetzt, seinem vorwiegend geistigen Berufe wieder nachzugehen. Das Training hatte ganz offensichtlich — ohne das Lungenleiden selbst irgendwie zu beeinflussen — die Herzkraft so weit gehoben, daß sie nun den abnormen Zirkulationsverhältnissen genügte und den Kranken wieder arbeitsfähig machte.

Neben der Liegekur werden in den meisten Heilstätten andere *allgemein kräftigende Behandlungsmethoden*, vor allem hydriatische Prozeduren, Luft-, Licht- und Sonnenbäder angewendet, der Umfang ihrer Verwendung ist je nach Art der vorhandenen Einrichtung und den Anschauungen des leitenden Arztes ein verschiedener.

Daß die *Tuberkulinbehandlung* in einer sehr großen Zahl von Heilstätten Eingang gefunden hat — von 161 im Verzeichnis des deutschen Zentralkomitees vom Jahre 1915 enthaltenen Heilstätten haben 99 angegeben, daß sie Tuberkulin verwenden —, daß es in manchen schematisch viel, in manchen wenig, bei ausgewählten Fällen gebraucht wird, sei hier noch hervorgehoben; über den genaueren Umfang, den diese Behandlung heute hat, liegt leider keinerlei zuverlässiges Material vor. Über den Wert der Tuberkulinbehandlung, ihre Spezialindikationen und Kontraindikationen kann hier — als über klinische Fragen — nicht gesprochen werden. Noch immer wogt der Streit der Meinungen, allmählich aber scheint sich doch die Anschauung durchzuringen, daß Tuberkulin bei besonders ausgewählten Fällen, vorsichtig angewendet, von großem Nutzen ist. Über alle einschlägigen Fragen gibt das „Lehrbuch der spezifischen Diagnostik und Therapie" von BANDELIER und RÖPKE, (Würzburg: Kabisch), Auskunft, in allen Fragen der Tbc.-Therapie das „Handbuch der gesamten Tbc.-Therapie", herausgegeben von E. LÖWENSTEIN, Wien und Leipzig 1923.

Es ist hier auch nicht der Ort, über den *Heilstättenbau* selbst zu sprechen. Es sei nur auf einiges hingewiesen, was mir bei Besichtigung zahlreicher Heilstätten aufgefallen ist.

Daß bei Heilstättenbauten das von GROTJAHN (25) so schön und scharf formulierte „sozialhygienisch wichtige Gesetz der Ausbildung und Festhaltung des billigsten und dabei den Zweck gerade noch erfüllenden Typus" häufig außer acht gelassen wurde, hat GROTJAHN in seiner Schrift dargelegt. Ebenso ist häufig darauf, daß das Optimum für die Größe nach dem Gesichtspunkt der Wirtschaftlichkeit zwischen 100—150 Betten, höchstens 80—200 liege, keine Rücksicht genommen worden, obwohl sowohl nach der Ansicht des Deutschen Zentralkomitees als auch der Internationalen Vereinigung zur Bekämpfung der Tbc. diese Größe als die beste für Lungenheilstätten erschien, wobei auch der Umstand maßgebend ist, daß eine solche Zahl auch von einem leitenden Arzt wirklich überblickt werden kann.

Bei der Auswahl der *Heilstättenplätze* hat man zwar auf Windschutz, Besonnung, Staubfreiheit meist entsprechende Rücksicht genommen; ich glaube aber doch, daß man den klimatischen Faktor allzusehr vernachlässigt hat, daß Heilstätten mitten in einem Industriegebiet zwar verwaltungstechnisch, dann mit Rücksicht auf die Nähe zum Wohnort des Kranken gewisse Vorteile bieten, daß aber gesundheitlich in wirklich rein ländlichen Gegenden gelegene Heilstätten vorzuziehen wären.

Daß bei der Anlage selbst alle Gesichtspunkte wie für Krankenhausbauten überhaupt ihre Berücksichtigung finden müssen, daß darüber hinaus reichlich Tagräume vorhanden sein müssen, bedarf wohl keiner Erwähnung, ebenso daß die Zimmer nicht allzu groß sein sollen, daß kleinere Zimmer zu 4—5 Personen, dann auch ein bestimmter Prozentsatz von Zimmern für 2 Personen und Einzelzimmern angezeigt ist.

Was den Anstaltsbau selbst anbelangt, so finden sich sowohl in den früheren Berichten des „Deutschen Zentralkomitees" als auch in dem Buche „Deutsche Lungenheilstätten in Wort und Bild" (Halle, Marhold) zahlreiche Pläne bestehender Anstalten, eine spezielle Abhandlung über Heilstättenbau von den Bauräten SCHMIEDEN und BOETHKE (26) in der dem Internationalen Tbc.-Kongreß, Paris 1905 vom Deutschen Zentralkomitee vorgelegten Denkschrift sowie eine weitere von dem Besitzer einer großen Privatheilstätte, Dr. FRANKFURTER (27) im Loewensteinschen „Handbuch der gesamten Tbc.-Therapie". Ein eigenartiger Vorschlag für Heilstättenbauten rührt von SARASON her (Das Freilufthaus. München: Lehmann 1913). Er empfiehlt — übrigens nicht nur für Heilstätten, sondern auch für Wohnhäuser — das „Terrassensystem"; jedes Stockwerk tritt hinter dem anderen so weit zurück daß vor jedem Wohnraum eine Terrasse frei bleibt, die von der des oberen Stockwerkes nur in ihrem innersten Teil ein wenig überdeckt wird. Die Schwierigkeiten, die sich bei dieser Bauart ergeben, sind einerseits rein technisch: die Unmöglichkeit, die Vorderwände des Gebäudes einheitlich durch alle Stockwerke zu führen, andererseits erhalten dabei die Zimmer der unteren Stockwerke eine ganz unverhältnismäßige Tiefe, die nur durch Einbau von Korridoren mittels nicht durch die ganze Höhe des Hauses durchgehender Wände verringert werden kann. Ein anderer Typus rührt von O. WAGNER her (Das österreichische Sanitätswesen 1916, Nr. 22/26): Jeder Kranke hat seine eigene kleine Kabine, die gerade so bemessen ist, daß alle notwendigen Einrichtungsgegenstände in ihr Platz haben — die Tür gegen den Liegebalkon ist so groß und öffnet sich so vollständig, daß das Bett mit seiner Längsseite voran auf den Liegebalkon geschoben werden kann; dadurch ist schmalste Anlage der Liegebalkone durchführbar, so daß auch bei höchstem Stand der Sonne volle

Belichtung der Balkone aller Stockwerke ermöglicht ist — also im Grunde dasselbe, was SARASON mit seinem Terrassenbau anstrebt.

Die *Liegehallen* selbst, in den meisten Anstalten tadellos, entsprechen doch keineswegs immer den Anforderungen, die gestellt werden müssen. Schon die Orientierung nach Süden ist nicht immer eingehalten. Die Dachkonstruktion sollte so durchgeführt sein, daß wenigstens im Herbst, Winter und Frühjahr die Sonnenstrahlen selbst in die Liegehalle eintreten können; im Sommer kann durch herablaßbare Vorhänge dafür gesorgt werden, daß keine allzu starke direkte Besonnung stattfindet. Nicht selten findet man vor den Liegehallen Bäume und Sträucher mit sehr dichtem Laubwerk, so daß nicht nur nicht Sonnenstrahlen, sondern auch frische Luft kaum einen Eintritt findet. An anderen Orten findet man zwei Liegehallen hintereinander aufgestellt, so daß die in der zweiten Liegehalle Liegenden die Aussicht auf die Rückwand der ersten Liegehalle haben. Es sollte im Gegenteil — evtl. durch zweigeschossige Anlage der Liegehallen dafür gesorgt werden, daß die Pfleglinge während ihrer Liegekur einen Ausblick ins Freie, womöglich in die offene Landschaft haben. Ganz unzweckmäßig sind auch Liegehallen — wie man sie leider auch in großen Anstalten findet —, die so tief sind, daß zwei Reihen Liegestühle hintereinanderstehen; man kann bei so tiefen Liegehallen, insbesondere dann, wenn sie in der Länge nicht besonders groß sind, von einem Genuß der frischen Luft für die nahe der Rückwand Liegenden kaum sprechen. Raummangel führt in manchen Liegehallen dazu, daß die Liegestühle selbst zu eng aneinanderstehen — man müßte sowohl aus hygienischen als aus erzieherischen Gründen dafür sorgen, daß die Kranken außerhalb des stärksten Streuungsbereiches FLÜGGEscher Tröpfchen des Nachbars liegen, daß also zwischen den Seitenstützen der Liegestühle mindestens $^3/_4$ m Zwischenraum ist.

Sehr wichtig ist natürlich auch, daß *Liegehallenplätze* in genügender Zahl vorhanden sind; es muß dafür vorgesorgt werden, daß jeder Kranke in einer allen Anforderungen entsprechenden Liegehalle (oder Liegebalkon) seinen Platz hat, und dürfte deshalb, da doch die Zahl derjenigen Kranken in einer Heilstätte, die nicht imstande sind, Freiluftkur durchzumachen, oder die sie wegen interkurrenter Krankheiten im Zimmer durchmachen müssen, eine sehr geringe ist, die Zahl der Liegehallenplätze nur ein ganz wenig geringer sein als die der Betten.

Daß gesonderte Anstalten für die beiden Geschlechter eingerichtet werden sollten, ist eine von jeher erhobene Forderung.

Die Frage der *Trennung geschlossener und offener Tbc.* in den Heilstätten wird vielfach diskutiert; ich halte mit Rücksicht auf die Möglichkeit einer Reinfektion diese Trennung für durchaus notwendig, würde aber, selbst abgesehen davon, glauben, daß schon mit Rücksicht auf die Ängstlichkeit vieler Personen mit leichter Apicitis den Kranken mit offener Tbc. besondere Schlafräume eingeräumt werden müssen, daß auch ihr Geschirr und Eßbesteck von dem der anderen zu trennen sei[1]).

Was die *Kosten der Errichtung* und des *Betriebes* einer Heilstätte anbelangt, so haben sich diese seit dem Kriege ja so wesentlich geändert, die Wiederkehr ähnlicher Preise ist so wenig wahrscheinlich, daß es sich erübrigt, auf sie näher einzugehen. Nur auf die bedeutende Differenz, die schon früher hier bestanden hat, sei kurz durch folgende Angaben hingewiesen:

Tabelle 96.

Die Baukosten und Inventar (bzw. Kaufsumme — ohne Grund und Boden — betrugen pro Bett (zitiert nach GROTJAHN und nach Amtl. Nachrichten des Reichsversicherungsamtes):

| | |
|---|---|
| Albrechtshaus, L.-V.-A. Braunschweig, erbaut 1897 | 2 232 M. |
| Luitpoltheim, L.-V.-A. Unterfranken, erbaut 1911 | 3 800 „ |
| Nordrach-Kolonie, L.-V.-A. Baden | 4 388 „ |
| Glückauf, L.-V.-A. Hansestädte, erbaut 1900 | 5 997 „ |
| Odersberg,  „  „  „ 1897 | 8 041 „ |
| Sandbach,  „ Hessen, erbaut 1901 | 11 546 „ |
| Augusta-Victoria-Knappschafts-Heilstätte, Allgem. Knappschaftsverein Bochum, erbaut 1904 | 16 574 „ |
| Beelitz, Berlin, erbaut 1902 | 41 923 „ |

---

[1]) Vgl. GRASS: Tagung d. Vereinigung d. Lungenheilanstaltsärzte 1924. Beitr. z. Klin. d. Tuberkul. Bd. 59.

Tabelle 97.

Es betrugen im Jahre 1913 die niedrigsten und höchsten Verpflegskosten in den folgenden von der Invalidenversicherung (bzw. dem Knappschaftsverein) betriebenen Anstalten:

|  | Gesamtkosten für Kopf und Tag | Naturalverpflegung für Kopf und Tag des Patienten |
|---|---|---|
| Andreasheim, L.-V.-A. Hannover . . . . . . . . . . . . | 3,17 | 1,20 |
| Erbprinzentanne, „ „ . . . . . . . . . . . . | 3,29 | 1,22 |
| Luisenheim, „ Baden . . . . . . . . . . . . . . | 3,40 | 1,69 |
| Luitpoltheim, „ Unterfranken . . . . . . . . . . | 3,41 | 1,64 |
| Moltkefels, Pensionskasse für die Arbeiter der Preußisch-Hessischen Eisenbahngemeinschaft . . . . . . . . . . . . | 5,43 | 2,36 |
| Tannenberg, L.-V.-A. Elsaß-Lothringen . . . . . . . . | 5,45 | 2,52 |
| Beelitz, „ Berlin . . . . . . . . . . . . . . | 5,69 | 1,87 |
| Ramberg, „ Pfalz . . . . . . . . . . . . . . | 6,16 | 1,84 |
| Augusta Victoria-Knappschafts-Heilstätte, Allgem. Knappschaftsverein Bochum . . . . . . . . . . . . . . . . | 7,25 | 2,32 |

Ganz anders gestalten sich natürlich jetzt die Verpflegskosten.

## Übergangsstationen und andere Maßnahmen.

Hat die obenerwähnte Beschäftigung in den Heilstätten schon den Zweck, den *Übergang von der Heistätte ins gewöhnliche Arbeitsleben* leichter zu gestalten, und wird daneben in einzelnen Heilstätten versucht, das Interesse der Pfleglinge an landwirtschaftlichen Arbeiten zu wecken und so einen eventuellen Berufswechsel vorzubereiten, so wollte man in früheren Jahren einen Schritt weitergehen und hoffte, durch eigene *Übergangsanstalten* den Schritt von der Heilstätte zurück ins Leben leichter zu gestalten und die Heilstättenerfolge zu nachhaltigen und dauernden zu machen.

Zwei L.-V.-A. haben den Versuch mit der Errichtung von Übergangsstationen gemacht, zuerst Hannover. Der Hof „Stübeckshorn" im Kreise Soltau sollte eine Übergangsstation für männliche Lungenkranke ohne bacillenhaltigen Auswurf bilden und auch für nichttuberkulöse Lungenkranke (Katarrhe und Rekonvaleszenten nach Lungenentzündung). Diese beiden Kategorien sollten in getrennten Schlafräumen untergebracht werden. Art und Dauer der Arbeit bedurfte der Genehmigung des Hausarztes, der die Erholungsstätte regelmäßig besuchte; Mindestdauer der Arbeit war 4, Höchstdauer 8 Stunden. Die Pfleglinge erhielten freie Verpflegung und für jede Arbeitsstunde 10 Pfennige. Es war Raum für 65 Pfleglinge. Ist der Pflegling wieder voll arbeitsfähig, so wird er entlassen. Der Landrat des Kreises bemühte sich um Unterbringung der voll Arbeitsfähigen in ländlichen Betrieben. Die Anstalt wurde im Mai 1902 mit 4 Pfleglingen eröffnet, im ersten Betriebsjahr sind 36 Pfleglinge zur Entlassung gekommen, die durchschnittliche Aufenthaltsdauer betrug 46 Tage. Es war also nur ein kleiner Teil der vorhandenen Plätze besetzt. Ein einziger Patient trat in die Landwirtschaft über. Die Kosten für Verpflegung waren etwas höher als die im Genesungsheim für Frauen. Die Hoffnung der L.-V.-A., daß sich allmählich mehr Kranke zur Aufnahme melden würden, hat sich nicht erfüllt, deshalb wurde die ländliche Kolonie nach ungefähr 3½ jährigem Bestehen aufgelöst und in eine Heilstätte umgewandelt.

Die L.-V.-A. Oldenburg hingegen hat mit ihrer Kolonie „Haus Sannum" sehr gute Erfahrungen gemacht. Das Heim wurde 1903 mit 19 Betten (16 für Männer, 3 für Frauen) eröffnet und allmählich vergrößert, zuletzt 1915 auf 76 Betten (36 für Männer, 40 für Frauen) erweitert.

Die Zahl der Pfleglingstage betrug 1903: 2614 (davon 272 für Frauen), 1905: 6746 (davon 2619 für Frauen), 1913: 14 340 (davon 5960 für Frauen); der durchschnittliche Bestand 1903: 12,2, 1905: 18,4, 1913: 39,3.

Man kann also auch hier nicht von vollem Belag sprechen; auch waren von den Verpflegten nur ein Teil, meist 40—45%, lungenkranke Heilstättenpfleglinge. Von Bedeutung aber und als erfreulicher Erfolg dieser „Übergangsstation" zu buchen ist es, daß von 163 zur Aufnahme Geeigneten (von 210 Heilstättenentlassenen des Jahres 1914) 149 = 91% die Nachkur durchmachten, und zwar war dies seit 1907 alljährlich bei 90 und mehr Prozent der Fall. Mit Recht kann der Bericht sagen: „Nach wie vor wird darauf gehalten, daß tun-

lichst alle nicht mit bacillenhaltigem Auswurf behafteten Lungenkranken nach Heilstättenkuren einen mehrwöchentlichen Aufenthalt im Genesungsheim nehmen. Die Nachkur unterbleibt fast nur in den Fällen, in denen besondere Umstände es angezeigt erscheinen lassen,
darauf zu verzichten." Die Dauer der Nachkur betrug durchschnittlich im Jahre 1914
29 Tage. sie war von 44 Tagen im Jahre 1904 allmählich zu dieser Zahl herabgesunken.
Die Kosten betrugen 1914 für jeden Lungenkranken durchschnittlich 118,46 M. Nur bei
einem der behandelten Lungenkranken trat während der Kur Verschlechterung ein. Bei
ungefähr der Hälfte besserte sich der Lungenbefund, bei der anderen Hälfte blieb er unverändert; die Gewichtszunahme betrug durchschnittlich 0,8 kg bei den Männern, 1,6 bei
den Frauen. Die durchschnittliche tägliche Arbeitszeit betrug 3,4 Stunden, der Durch-
schnittserlös 6,3 Pfg. für die Stunde. Der wirtschaftliche Wert der geleisteten Arbeit erreichte
nicht die Höhe des dem Pflegling gezahlten Arbeitsverdienstes.

Seit 1909 ist ein Rückgang der durchschnittlich geleisteten Arbeitsstunden und des
gezahlten Arbeitsverdienstes festzustellen, was damit zusammenhängt, daß seitdem auch
Pfleglinge, die zunächst nicht zu Arbeiten herangezogen werden sollen, Aufnahme fanden.
Die insgesamt — nach Abzug der Einnahme aus dem Landgut — aufgewendete Summe
betrug 43 400 M., der Verpflegungstag kostete demnach 2,61 M.

„Haus Sannum" ist also jedenfalls ein voller Erfolg und wir haben so das
merkwürdige Beispiel von scheinbar ganz gleichen Einrichtungen, von denen
die eine mit vollem Erfolg, die andere mit Mißerfolg arbeitete. Ob es Unterschiede in der Bevölkerung sind, im Volkscharakter, Volkssitte, oder ob es —
wie so oft bei Wohlfahrtseinrichtungen — auf die Geschicklichkeit bei Errichtung
und Betriebsführung zurückzuführen ist, daß der Erfolg ein so verschiedener
ist, müssen wir dahingestellt sein lassen. Am wahrscheinlichsten scheint uns,
daß der landwirtschaftliche Ursprung eines großen Teiles der Versicherten
der L.-V.-A. Oldenburg zu dem Erfolg beigetragen hat; denn von rund 76 000 Versicherungspflichtigen gehören nur 35 000 der Industrie und dem Gewerbe an,
und davon wieder 8700 dem Hausgewerbe. Jedenfalls ist es seit dem Mißerfolge
von „Stübeckshorn" im allgemeinen von den Übergangsstationen still geworden —
keine weitere derartige Anstalt wurde errichtet.

Ein eigenartiges Schicksal scheinen die theoretisch so gut begründeten
Pläne mit der *Arbeitsvermittlung* für Lungenkranke gehabt zu haben.

BESCHORNER-Dresden (28) betonte in der Sitzung des Ausschusses des Deutschen
Zentralkomitees zur Bekämpfung der Tbc. 1910, daß notwendig sei: eine Arbeit erhaltende
Fürsorge, eine Arbeit vermittelnde Fürsorge, eine Fürsorge für Invalide. Von größter
Wichtigkeit ist es, daß dem Arbeiter, wenn er in die Heilstätte geht, sein Arbeitsplatz offen-
gehalten oder vielmehr vom Arbeitgeber die Wiederaufnahme in den Betrieb zugesagt wird.
Der Arzt selbst soll diese Umstände schon bei Einweisung in die Heilstätte berücksichtigen
und — wie BESCHORNER mit Recht ausführt — einen Kranken, wenn kein triftiger Grund
vorliegt, in Saisonbetrieben nicht gerade zur Zeit der stärksten Saison in die Heilstätte
verweisen. Auch sollen die Kranken vor Antreten der Kur darauf aufmerksam gemacht
werden, sich womöglich ihren Arbeitsplatz zu erhalten. Daß dieser Wunsch nicht immer
erfüllt werden kann, daß er aber überdies in vielen Fällen trotz vorhandener Möglichkeit
nicht erfüllt wird, liegt auf der Hand. Neben anderen Gründen wirkt die Angst vor Ansteckung bei Vorgesetzten und Mitarbeitern und schließlich u. U. die Rücksichtnahme auf die
pekuniären-Verhältnisse der Betriebskrankenkasse mit. Was die Furcht vor Ansteckung
anbelangt, so ist sie ja in manchen Berufen (Kindermädchen, Hauspersonal) voll begründet.
Die Auslese aber, die viele Betriebe üben, ist dort angezeigt und berechtigt, wo es sich um
ganz besonders schwere oder schädliche Arbeit handelt; wo dies Bedenken nicht besteht,
ist eine solche Auslese aus Rücksicht auf die Belastung der Krankenkasse dem Geist der
Krankenversicherung geradezu entgegengesetzt.

Wo Erhaltung oder Wiedererlangung des Arbeitsplatzes nicht möglich ist,
wird man sich bemühen müssen, dem Heilstättenpflegling womöglich noch vor
seiner Entlassung aus der Heilstätte einen Arbeitsplatz zu beschaffen.

Schon zu Anfang der Heilstättenbewegung haben Tbc.-Vereine oder von diesen eingesetzte Kommissionen oder private Wohlfahrtsvereine, die es sich zur Aufgabe gemacht
hatten, für Heilstättenentlassene zu sorgen, sich um diese Arbeitsvermittlung bemüht.
Erwähnt sei: „Die Arbeitsvermittlungs-Kommission des Volksheilstättenvereins vom Roten
Kreuz", in Berlin, der „Verein zur Fürsorge für kranke Arbeiter" in Posen, die „Vereinigung

zur Fürsorge für kranke Arbeiter" in Leipzig. Bald aber erkannten die Tbc.-Vereine und ihre Organe, daß hier eine *Zusammenarbeit* mit den *Organisationen für Arbeitsvermittlung* der gebotene Weg sei. Da nach dem Arbeitsnachweis-Gesetz vom 22. VII. 1922 jede Gemeinde die Zugehörigkeit zu dem Gebiet eines *öffentlichen Arbeitsnachweises* haben muß, da in der Regel für den Bezirk jeder unteren Verwaltungsbehörde ein öffentlicher Arbeitsnachweis durch die Gemeinde, den weiteren Gemeindeverband, unter Umständen durch mehrere solcher gemeinsam zu errichten ist, da also für den Wohnort oder Beschäftigungsort jedes Heilstättpfleglings ein Arbeitsnachweisamt vorhanden sein muß, ist es heute wohl selbstverständlich, daß sich Heilstätten und L.-V.-A. dieser öffentlichen Arbeitsvermittlung bedienen. Nur über die Art, wie dieses Zusammenarbeiten herbeigeführt werden soll, ist im folgenden noch zu sprechen, vor allem aber darüber, was bisher geschehen ist und wie die Erfolge waren.

Erwähnt sei aber vorher noch das Gesetz über die Beschäftigung Schwerbeschädigter vom 12. I. 1923, das, entgegen einer in der Tbc.-Literatur mehrfach vertretenen falschen Anschauung, leider nur für solche Tuberkulöse Anwendung finden kann, deren Leiden als Kriegsbeschädigung oder als Unfallfolge anerkannt wurde. Es ist dazu bestimmt, solchen Schwerbeschädigten, die Rente von 50% oder mehr beziehen, ihren Fähigkeiten entsprechende Arbeitsplätze zu sichern.

Es ist zweckmäßig, wenn in den Heilstätten dafür gesorgt wird, daß alle stellenlosen Pfleglinge einige Wochen vor ihrer Entlassung aus der Heilstätte einen Fragebogen ausfüllen, auf den dann auch der Heilstättenarzt sein Gutachten über die Arbeitsfähigkeit schreibt. Dieser Bogen geht dann an die zuständige Arbeitsnachweisstelle. Natürlich erfolgt Ausfüllung und Absendung dieser Bogen nur dann, wenn der Kranke selbst die Inanspruchnahme der Arbeitsvermittlung wünscht. Überflüssig erscheint der hier öfters genommene Umweg über die L.-V.-A. bei der jetzt bestehenden gesetzlichen Regelung des Arbeitsnachweises, überflüssig ist auch in Großstädten der Weg über die Tbc.-Fürsorgestelle, denn diese wird gewiß nur in vereinzelten Fällen etwas anderes tun können, als den Fragebogen an das Arbeitsnachweisamt weiterzugeben, während in kleinen Orten oder in ländlichen Bezirken ein direktes Eingreifen der Fürsorgeschwester wohl möglich ist. Übrigens sollen — worüber noch zu sprechen sein wird — ausnahmslos alle Heilstättenentlassenen der Fürsorgestelle zugewiesen werden, dabei ist natürlich auf dem Überweisungsbogen zu vermerken, ob der Betreffende eine Arbeitsstelle hat oder nicht[1]).

In eben beschriebener Weise unterstützt die L.-V.-A. Westfalen und ähnlich — nur mit dem Umweg über die Fürsorgestelle — die L.-V.-A. Mittelfranken die Stellengesuche ihrer Heilstättenpfleglinge. Erstere Anstalt wendet sich bei jenen, die an ihren früheren Arbeitsplatz zurückkehren wollen, an die Arbeitgeber mit dem Ersuchen, dem Heilstättenentlassenen möglichst eine minder schwere Beschäftigung zuzuweisen und ihn in der ersten Zeit zu schonen. Viele Arbeitgeber sind — nach dem Bericht — diesen Wünschen nachgekommen. Begreiflicherweise ist die Erfüllung eines solchen Wunsches in großen Betrieben leichter als in kleinen.

Nach den Berichten des R.-V.-A. nahmen 1913 die folgenden L.-V.-A. die Arbeitsnachweise ihrer Gebiete, die sie auch geldlich unterstützten, in Anspruch: Berlin, Brandenburg, Hannover, Westfalen, Rheinprovinz, Ostpreußen, Sachsen-Anahlt, Schwaben und ebenso die Lungenheilstätten in Elsaß-Lothringen. Die L.-V.-A. Schlesien legte in den Anstalten ein Verzeichnis der schlesischen Arbeitsnachweisstellen aus und erwartet Unterstützung auch von den Ortsbehörden. Die L.-V.-A. Posen, Sachsen-Anhalt, Hessen-Nassau standen mit den Tbc.-Vereinen und anderen Wohlfahrtsvereinen in Verbindung, die sich der Heilstättenentlassenen auch nach dieser Richtung annehmen sollen.

Am besten waren wohl die Angehörigen der meisten Sonderanstalten daran, die Arbeiter und Angestellten von Eisenbahnen, die in der Regel zu ihrer früheren Arbeitsstätte zurückkehren. Bei den bayerischen und badischen Eisenbahnverwaltungen wurde dem Dienstvorstand Mitteilung über notwendige Schonung, Beschränkung der Arbeitszeit, zeitweisen Ausschluß von schwerer Arbeit, Übertragung leichter Beschäftigung, Überweisung in gesundheitlich bessere Räume gemacht.

---

[1]) Vgl. zu diesem Thema WÖLZ: Referat a. d. Generalvers. d. Dtsch. Zentralkomitees 1925. Zeitschr. f. Tuberkul. Bd. 42; KIRCHNER: Ebenda Bd. 42.

Wenden wir uns aber nun der Frage zu, welcher Prozentsatz der Heilstätten-pfleglinge Unterstützung im Sinne einer *Arbeitsvermittlung überhaupt nötig hat*, welcher Teil von den gebotenen Einrichtungen Gebrauch machen will, so kommen wir zu eigentlich unerwarteten Ergebnissen.

Nach den Erhebungen, die die L.-V.-A. Schlesien über Wunsch des schlesischen Provinzialvereins zur Bekämpfung der Tbc. in den Jahren 1913 und 1914 vorgenommen hat, ergibt sich für die Zeit vom 1. IV. 1913 bis 31. XII. 1913 — die Zahlen von 1914 sind durch den Kriegsausbruch getrübt — folgendes:

Von insgesamt 3425 Pfleglingen, die während dieser Zeit die Heilstätte verließen,

| | |
|---|---:|
| haben keine Auskunft gegeben | 22 % |
| sind in das alte Arbeitsverhältnis zurückgekehrt | 51,7% |
| fanden sofort andere Beschäftigung | 1,8% |
| fanden in den ersten 4 Wochen eine andere Beschäftigung | 10,4% |
| im 2. Monat | 5,8% |
| konnten zunächst überhaupt in kein Arbeitsverhältnis eintreten | 3,3% |
| noch nicht erwerbsfähig waren | 2,8% |

Mit Recht sagt der Bericht des Provinzialvereins, daß man auf Grund dieser Erhebungen zu dem Resultat kommen muß, „daß, zumal bei unseren schlesischen Heilstätten, seit Jahren Verzeichnisse amtlicher Arbeitsnachweisstellen der Provinz geführt werden, es jedenfalls vorläufig nicht erforderlich ist, für die aus schlesischen Heilstätten Entlassenen noch andere *besondere* Einrichtungen zur Vermittlung von Arbeitsgelegenheit ·zu treffen".

In den Heilstätten der L.-V.-A. Mittelfranken, wo 2 Wochen vor Abgang des Patienten der L.-V.-A. seine Wünsche über Beschäftigung und das Gutachten des Arztes gemeldet werden, haben 1913

| | Männer | Frauen |
|---|---:|---:|
| auf Arbeitsvermittlung verzichtet | 365 | 301 |
| sich selbst Arbeit gesucht | 4 | — |
| die alte Arbeit wieder aufgenommen, weil sie die gewünschte leichte Arbeit nicht fanden | 6 | — |
| vermittelt wurden | 28 | 1 |

Etwas günstiger (46 vermittelte Arbeitsplätze für Männer, 10 für Frauen) waren die Zahlen im Jahre 1912.

Von den Pfleglingen der L.-V.-A. Berlin ist im Jahre 1913 der Verband märkischer Arbeitsnachweise in 250 Fällen, von der L.-V.-A. Brandenburg in 22 Fällen in Anspruch genommen worden, in 60 bzw. 8 Fällen gelang die Vermittlung. Bei der Vereinigung zur Fürsorge für kranke Arbeiter und Arbeiterinnen in Leipzig gingen von Februar bis Ende 1911 103 Fragebogen wegen Arbeitsvermittlung ein, bezeichnenderweise davon 77 aus *einer* Heilstätte, 89 davon konnten ihren Beruf wieder aufnehmen, davon wurden 44 durch Vermittlung des Vereins beim früheren Arbeitgeber aufgenommen, 6 fanden selbst Arbeit, der Rest durch Mitwirkung verschiedener Arbeitsvermittlungsstellen. Von den 14 Heilstätten-entlassenen, denen Arbeitswechsel angeraten worden war, erhielten 4 leichtere Beschäftigung vom früheren Arbeitgeber, 2 fanden selbst Arbeit, den Rest vermittelten Arbeitsvermittlungsstellen. Im Jahre 1913 hat dieser Verein etwa 100, die Fürsorgestelle in Dresden-Neustadt über 80, die in Chemnitz 25 Personen Arbeit vermittelt.

Von den Pfleglingen der L.-V.-A. Rheinprovinz haben 1912 nur 78 von der Arbeitsvermittlung Gebrauch gemacht.

Wir können also sagen, daß — so notwendig Arbeitsvermittlung in *Einzel-fällen* ist — es doch immer *nur sehr wenige sind, die diese Arbeitsvermittlung benutzen*, die bei der Arbeitsuche der Unterstützung der Heilstätte oder der L.-V.-A. *bedürfen*. Es scheint da kaum ein Unterschied zwischen den verschiedenen Teilen Deutschlands zu bestehen.

Ein Wort noch über den *Berufswechsel*; noch immer wird von den Ärzten im allgemeinen und auch von den Heilstättenärzten die soziale Bedeutung des Berufswechsels zu leicht genommen. Mit Recht sagt Beschorner: „Jeder Beruf hat seine Schädlichkeiten, wechselt der Kranke seinen Beruf ohne Grund, so ist durchaus noch nicht gesagt, daß der neue Beruf der gesundheitlich förderlichere ist. Meist aber schadet der Mann seinem Verdienst und damit seiner Gesundheit durch unüberlegten Wechsel seines Berufes." Und eines möchte ich hinzufügen: Meist schädigt der Arzt durch den unüberlegten Rat zum Berufswechsel den Kranken. Der soll seinen Beruf aufgeben, weil er im Sitzen, jener, weil er im Stehen ausgeübt wird, beide, weil der Beruf in geschlossenen Räumen vor sich geht; der dritte soll seinen Beruf aufgeben, weil er zu sehr allen Witterungseinflüssen ausgesetzt ist, der vierte, weil er zu anstrengend ist. Wie viele Berufe gibt es, die nicht eine dieser Schädlichkeiten enthalten? Vor allem sollte man mit dem Aberglauben brechen, daß die ländlichen Berufe für die Lungenkranken besonders günstig seien; wir sehen da das Land noch immer mit unseren „sehnsüchtigen Ferienaugen" an. Der gewöhnliche Landarbeiter hat schwer zu arbeiten, ist auch Witterungseinflüssen in hohem Grade ausgesetzt, dasselbe gilt vom Gemüsegärtner und dem Förster, den sich viele von uns noch immer als den glücklichen Mann vorstellen, der im schönen Wald herumschlendert. Gewiß gibt es leichte zur Ausheilung neigende Fälle von Apicitis bei sonst kräftiger Körperkonstitution, denen wir einen landwirtschaftlichen Beruf anraten können; ist es aber ein bereits im Beruf tätiger gelernter Arbeiter, so ist es sehr wahrscheinlich, daß er (von ausgesprochenen Staubberufen abgesehen) bei gutem Verdienst in seinem städtischen Beruf dieselben Aussichten zu gesunden hat. Wir dürfen uns auch nicht pharisäisch darüber wundern, daß der Rat, aufs Land zu gehen und ländlicher Arbeiter zu werden, bei den Kranken so wenig Gegenliebe findet. Wer von uns Ärzten, die wir in der Stadt aufgewachsen sind oder seit Jahrzehnten in der Stadt leben, ginge denn gern aufs Land und noch dazu unter Aufgabe seines Berufes, ich will nicht sagen als Landarbeiter, aber auch als Gutsverwalter? Zum Berufswechsel sollen wir einem Kranken, der gelernter Arbeiter ist, nur dann raten, wenn der Beruf mit starker Staubeinatmung oder der Einatmung reizender Gase verbunden ist — und auch dann wird unser Rat häufig nicht durchgeführt werden können —, oder wenn wir wissen, daß die persönlichen Verhältnisse für einen Berufswechsel sehr günstige sind, der kranke Industriearbeiter z. B. der Sohn eines wohlhabenden Bauern ist. Bei ungelernten Arbeitern haben wir es natürlich leichter, da können wir leichter vor bestimmten, mit besonderen Schädlichkeiten verbundenen Arbeiten warnen. Eher als der Berufswechsel ist ein *Ortswechsel* anzuraten. Der in der Großstadt lebende gelernte Arbeiter sucht sich Berufsarbeit in einer Kleinstadt oder auf dem Lande, wo er in besserer Luft atmet und wo auch die Verpflegung eine bessere ist als in der Großstadt.

Wenn aus einer Heilstätte mit 110 Betten (Nordrach-Kolonie, Bericht des R.-V.-A. über 1913, S. 98) berichtet wird, daß von den Pfleglingen eines Jahrgangs im Laufe von 4 Jahren 108 ihren Beruf geändert haben, so kann dies nur auf zweierlei Art erklärt werden: entweder es sind ungelernte Arbeiter, die auch ohne besonderen Anlaß oft ihren Beruf wechseln — oder der Arzt, der sich großen Ansehens bei seinen Patienten erfreut, hat durch allzu freigebig gegebenen Rat zum Berufswechsel seine Kranken geschädigt.

Natürlich kann es nie oder kaum je möglich sein, besondere *Einrichtungen zur gesundheitlich einwandfreien Beschäftigung* Heilstättenentlassener in größerem Maßstabe zu schaffen. In kleinerem Maßstabe kann aber in einzelnen Orten Nützliches geleistet werden.

Der Vaterländische Frauenverein Halberstadt hat gemeinsam mit der Stadtverwaltung Ackerland zur Anlegung einer Gemüse- und Baumzucht als Beschäftigung von lungenkranken Heilstättenentlassenen gepachtet. Sie sollten dort — ähnlich wie in Übergangsanstalten — in 3 Monaten allmählich an Arbeit gewöhnt werden, evtl. auch in den „*gesunden*" Beruf übergeleitet werden. Der dem einzelnen zu zahlende Lohn sollte der sein, der minderwertigen Arbeitskräften zu dieser Zeit in Gärtnereibetrieben gewährt wird, aber dazu sollten besondere Zuschläge nach der Größe der Familien und dem früher erhaltenen Lohn gegeben werden. In zwei dreimonatigen Perioden sollten zusammen 20 Kranke Aufnahme finden. Im Jahre 1912 waren insgesamt 16 Kranke (9 Männer, 7 Frauen) dort beschäftigt. Der notwendige Kostenaufwand (Defizit) betrug 2800 M. In Charlottenburg wurde der

Versuch gemacht, Heilstättenentlassene mit Arbeit in den städtischen Gärten zu beschäftigen.

Hier seien auch die *Kolonien für Tuberkulöse* erwähnt, deren Errichtung immer von neuem empfohlen wird und in vereinzelten Fällen auch versucht wurde.

Als Vorbild schweben da meist die Verhältnisse in großen Kurorten und einzelne dort geschaffene Einrichtungen vor. So weist auch Dorn darauf hin (Tbc.-Fürsorgeblatt 1922, Nr. 8), daß in den großen Tbc.-Kurorten auch ein sehr großer Teil der Angestellten aus Kranken oder wenigstens früher krank Gewesenen besteht, die nach durchgemachter Kur eine Stellung im Sanatorium selbst oder im Kurort gefunden haben. Solche Einzelunterbringung ist natürlich etwas ganz anderes als die Schaffung einer eine wirtschaftliche Einheit bildenden Kolonie von Tuberkulösen. Aber auch damit sind in solchen Kurorten Versuche gemacht worden. Ich kenne aus eigener Anschauung eine solche von Tuberkulösen gebildete Vereinigung in Leysin. In gemeinsamer Werkstatt wurden grobe Flechtarbeiten und leichte Tischlerarbeiten gemacht, vor allem wurden Liegestühle für die Heilstätten hergestellt; die Zahl der Teilnehmer betrug damals (1911) ungefähr 8—10. Das Unternehmen fand Unterstützung bei den Sanatorien und deren reichen Insassen. Auf solche Weise, mit Unterstützung privater Wohltäter in mehr oder weniger verhüllter Form, kann sich selbstverständlich eine solche Vereinigung halten; sie scheint inzwischen noch wesentlich ausgestaltet und erweitert worden zu sein.

Wer aber die Geschichte der Produktivgenossenschaften kennt, wer weiß, wieviele von vollarbeitskräftigen tüchtigen Menschen unternommene derartige Versuche gescheitert sind, dem wird es klar sein, daß — so schön dieser Gedanke auch an sich ist — *eine Wirtschaftsgemeinschaft* zum Zwecke der Produktion von *Nichtvollarbeitsfähigen*, verschiedenen Berufen angehörigen und zum größten Teil erst für die neue Tätigkeit zu schulenden Menschen *gar keine Aussicht hat, sich im Konkurrenzkampfe zu halten*. Das schließt natürlich nicht aus, daß eine solche Gemeinschaft durch starke finanzielle Unterstützung irgendeiner Seite — Verein, Stadt oder Staat — gehalten werden kann; sie nähert sich dann den Arbeitskolonien und Übergangsanstalten, von denen oben gesprochen wurde.

Eine solche Kolonie wurde in Wien für Kriegsbeschädigte nach der Revolution gegründet; für die Pfleglinge wurden aus dem betreffenden öffentlichen Fond die Verpflegungsgelder wie für kriegsbeschädigte Spitalspfleglinge gezahlt, Beheizung und Beleuchtung zu ermäßigtem Preis von der Stadt geliefert; ferner erhielt die Kolonie Zuwendungen von Gönnern, und schließlich kam dazu das Arbeitsverdienst der Pfleglinge für Kartonnagearbeiten, Spielzeugerzeugung, Gipsarbeiten, leichtere Tischler- und Schlosserarbeiten; auf *diese* Weise konnte sich die Kolonie wirtschaftlich knapp erhalten. Sie mußte aber aufgelöst werden, weil die Geldmittel zum Ankauf der Baracken und des Fundus instructus, die ihnen vorläufig unentgeltlich zur Verfügung gestellt worden waren, nicht aufgebracht werden konnten. In ihr befanden sich zum Schlusse ungefähr 20 Pfleglinge, von denen (nach freundlicher Mitteilung des leitenden Arztes, Dr. Gerber) ungefähr zwei Drittel zuverlässige, arbeitsfreudige Menschen waren, die in täglicher 5—6stündiger zwangloser Arbeit die ihnen von den Unternehmern gegebenen Aufträge durchführten. Der Gesundheitszustand wurde regelmäßig kontrolliert, vereinzelt traten Rückfälle auf, weit seltener aber, als man bei den nicht in Kolonie befindlichen erwerbstätigen Tuberkulösen erwarten konnte. — Die Hoffnung aber, solche Kolonien in auch nur etwas größerem Maßstabe zu schaffen und dadurch zur Lösung des Tbc.-Problems beizutragen, ist vollkommen utopisch.

In manchen Orten suchten gemeinnützige Vereine oder auch L.-V.-A. mit Hilfe gemeinnütziger Vereine für *bessere Beköstigung* der Kranken zu sorgen.

In Berlin hat die L.-V.-A. veranlaßt, daß von den durch Frau von Rath gegründeten Krankenküchen Heilstättenentlassene Krankenkost erhalten — als Gegenleistung für eine Subvention stehen für von der Tbc.-Fürsorgestelle Empfohlene 20 Portionen täglich zur Verfügung (also nicht nur für eben aus der Heilstätte Entlassene); die Gründerin hat für denselben Zweck auch eine Stiftung von $1\frac{1}{2}$ Millionen Mark vermacht. Die L.-V.-A. Braunschweig ließ in früheren Jahren (1903) den Heilstättenentlassenen durch 20 Tage Mittagessen und Milch verabreichen. Die L.-V.-A. Rheinprovinz gewährte in der Krankenküche München-Gladbach durch 4, 6 und mehr Wochen Krankenkost.

All das aber sind kleine, nur da und dort mögliche Mittel und Mittelchen, die für die große Masse der Heilstättenentlassenen ohne jede Bedeutung sind, sich auch kaum verallgemeinern lassen.

Die L.-V.-A. Thüringen gab über ärztliche Empfehlung (1904), wo Schonung nötig war, durch 2—3 Wochen nach der Entlassung das volle Krankengeld. Auch mehrere Krankenkassen, über die BESCHORNER berichtet, gaben teilweise arbeitsunfähigen Personen das halbe Krankengeld, eine Einrichtung, die besonders Tuberkulösen zugute kommt.

Diese Beispiele zeigen die Richtung, in der wirklich für die Massen der Heilstättenentlassenen etwas geschehen, der Übergang von der Heilstätte zum praktischen Leben gemildert werden könnte: *die Gewährung einer Schonungs- oder Übergangsrente,* durch die in manchen Fällen eine gewisse Schonung, jedenfalls aber eine bessere Ernährung sichergestellt werden kann. Die Gewährung solcher Renten ist auch nicht an besondere örtliche Einrichtungen gebunden, bedarf keiner besonderen Organisation und keines besonderen Verwaltungsapparates. *Möglichste Verallgemeinerung dieser Maßnahme wäre zu wünschen.*

## Statistik der Erfolge.

Haben wir im bisherigen darzustellen versucht, wie sich das Heilstättenwesen, die Heilstättenbehandlung gestaltete, welche Bemühungen einsetzten, um ihre Erfolge zu verbessern, so will ich nun versuchen zu ermitteln, *welche Erfolge die Heilstättenbehandlung erzielt hat,* bzw. ob und in welchem Umfang eine Beurteilung der Heilstättenerfolge bisher gelungen ist.

Ich habe im Handbuch der gesamten Tbc.-Therapie, herausgegeben von E. LOEWEN-STEIN (Wien und Leipzig: Urban & Schwarzenberg 1923) ausführlich und kritisch alle vorhandenen Statistiken über die Heilstättenerfolge gewürdigt und kann mich deshalb hier kurz fassen:

Mannigfache Versuche sind gemacht worden, die Heilstättenerfolge statistisch zu erfassen. Die Schwierigkeiten, die sich aber einer solchen Erfassung entgegenstellen, sind keineswegs gering. Bei einer so mannigfach verlaufenden Krankheit, wie es die Tbc. ist, bei dem Umstande, daß die pathologisch-bakteriologischen Grundanschauungen entstammende Bezeichnung „Tbc." alle Krankheitsstadien und -arten von der leichtesten Spitzeninfektion bis zur hochgradigen kavernösen Phthise umfaßt, ist es bei einer Statistik der Heilerfolge nicht angängig, diese einfach auf den Begriff Tbc. aufzubauen, es müssen hier Unterteilungen gemacht werden, und allen bisherigen Statistiken, die sich auf klinische Befunde stützen, liegt die *Stadieneinteilung,* sei es nach dem TURBANschen, dem TURBAN-GERHARDTschen oder einem anderen Schema, zugrunde. Welche Schwierigkeiten sich hier einer *Massenstatistik,* an deren Zustandekommen eine große Anzahl von Ärzten beteiligt ist, entgegenstellen, geht schon aus dem *oben über ärztliche Befunde* und *Abgrenzungen Gesagten hervor.* Ebenso ist die Beurteilung des Verlaufes und des Erfolges von seiten *verschiedener Ärzte eine verschiedene;* so sprechen manche von Besserung, wenn das Allgemeinbefinden sich gebessert hat bei gleichgebliebenem oder selbst verschlimmertem Lungenbefunde. HAMEL mußte bei Bearbeitung der großen Statistik des Reichsgesundheitsamts (10) sich der Mühe unterziehen, das tatsächliche Ergebnis durch Vergleich des Ein- und Austrittsbefundes und zahlreiche Nachfragen sicherzustellen, aber selbst nach der von ihm vorgenommenen Korrektur verblieben, da er ja doch seinen Beurteilungen die perkutorischen und auscultatorischen Befunde der behandelnden Ärzte zugrunde legen mußte. Differenzen zwischen einzelnen Anstalten bestehen, die sich nicht durch tatsächlich vorhandene Unterschiede, sondern nur durch verschiedene Befund*erhebung* durch die Ärzte erklären lassen. Als Beispiel sei folgendes über die bei Kranken des I. und II. Stadiums erzielten Erfolge in Prozent der Behandelten in WEICKERS Volksheilstätte und in der Heilstätte Friedrichsheim angeführt; selbst wenn wir bei beiden die HAMELsche Auffassung zugrunde legen, ergeben sich Unterschiede, deren Größe durchaus jeder anderen Erklärung als der verschiedenen Ausführung der Untersuchung und Deutung ihrer Ergebnisse spottet, Tabelle 98.

Wollte man die Erfolge nach der *funktionellen Leistungsfähigkeit,* der „Erwerbsunfähigkeit" bzw. deren Änderung beurteilen, so ist, wie FRANKENBERGER mit Recht betont, zu bedenken, daß die bei Eintritt in die Heilstätte angegebene „Erwerbsunfähigkeit" häufig nur eine prophylaktische ist, durch die Verschlimmerung vermieden werden soll. Gibt der

Arzt aber bei der Entlassung aus der Heilstätte an, wieweit der Kranke erwerbsfähig sei, so ist dies nichts als eine Prognose, die, wie die Zahlen zeigen, öfters unrichtig ist. Aber immerhin gibt die Erklärung eines Kranken als erwerbsunfähig von seiten der L.-V.-A. einen gewissen Anhaltspunkt für ungefähre Einschätzung seines körperlichen Zustandes.

Tabelle 98.

| Sta-dium | WEICKERS Heilstätte | | | | Heilstätte Friedrichsheim | | | |
|---|---|---|---|---|---|---|---|---|
| | geheilt | | verschlechtert | | geheilt | | verschlechtert | |
| | nach Auffassung WEICKERS | nach Auffassung HAMELS | nach WEICKER | nach HAMEL | nach Auffassung der Heilstätte | nach Auffassung HAMELS | nach Auffassung der Heilstätte | nach Auffassung HAMELS |
| I. | 2,3 | 19,9 | 0,6 | 11,2 | 45,5 | 43,8 | — | — |
| II. | 0,3 | 3,4 | 3,6 | 8,9 | 17,6 | 25,1 | 1,4 | 0,9 |

Nach diesem Hinweis auf die Schwierigkeiten statistischer Erfassung sollen im folgenden die größeren und beachtenswerten Statistiken über Heilstättenerfolge kurz besprochen werden: die *große Statistik* des *Reichsgesundheitsamts*, von 1904 an in den „Tuberkulosearbeiten aus dem Kaiserlichen Gesundheitsamt" unter dem Titel „Deutsche Heilstätten für Lungenkranke, geschichtliche und statistische Mitteilungen, Berichterstatter Dr. Hamel" erschienen, erfaßt in den Jahren 1896—1901 insgesamt 19 877 Pfleglinge der Volksheilstätten, 1302 der Privatanstalten, die viel weniger erschöpfend bearbeitete der Jahre 1902 bis 1904: 46 703 Pfleglinge der Volksheilstätten, 3004 der Privatanstalten.

Die Resultate bei der Entlassung aus den Heilstätten waren (1902—1904) folgende bei Männern (Frauen):

Tabelle 99.

| Stadium bei der Aufnahme | Von 100 Kranken der betreffenden Stadien waren aus Volksheilstätten entlassen worden | | | | |
|---|---|---|---|---|---|
| | geheilt | gebessert | unverändert | verschlechtert | gestorben |
| I. | 9,4 (9,7) | 87,1 (83,9) | 2,3 (5,3) | 1,2 (1,1) | 0,04 (0,02) |
| II. | 2,2 (4,7) | 90,0 (84,7) | 5,5 (7,4) | 2,3 (3,0) | 0,2 (0,2) |
| III. | 0,1 (0,1) | 76,8 (61,8) | 17,3 (28,7) | 4,6 (6,3) | 1,2 (1,0) |

| Stadium bei der Aufnahme | Von je 100 Kranken des betreffenden Stadiums waren bei der Entlassung aus der Volksheilstätte | | | | |
|---|---|---|---|---|---|
| | voll erwerbsfähig im Sinne des I.-V.-G. mit Aussicht auf Dauer des Erfolges | nicht voll-, aber noch erwerbsfähig | vorübergehend oder weniger erwerbsfähig | erwerbsunfähig | gestorben |
| I. | 71,3 (74,4) | 23,8 (20,5) | 3,1 (3,6) | 1,7 (1,5) | 0,04 |
| II. | 53,4 (53,7) | 30,6 (29,6) | 9,8 (9,2) | 6,0 ( 7,3) | 0,2 |
| III. | 15,8 (17,1) | 33,8 (22,5) | 25,6 (21,8) | 23,6 (37,6) | 1,2 |

Doch kommt diesen Daten nur geringe Bedeutung zu, bedeutungsvoller ist die Frage nach den „*Dauererfolgen*". Um über diese Auskunft zu erhalten, wurden in großem Umfange Nacherhebungen mit ärztlicher Nachuntersuchung vorgenommen; sie erfaßten 33 600 Heilstättenpfleglinge. Bedauerlicher-, wenn auch vollständig begreiflicherweise verringerte sich in jeder der betrachteten Gruppen der Prozentsatz der Nachuntersuchten von Jahr zu Jahr mehr, und dies ist trotz der geschickten Bearbeitung des Materials eine schwere Fehlerquelle, weil wir aus dem Verhalten der Nachuntersuchten, mindestens aus weiter zurückliegenden Behandlungsjahren, keinen Schluß auf die Verhältnisse aller Lebenden der betreffenden Gruppe ziehen können, da, wie aus den Zahlen hervorgeht, es gerade die Schwerkranken sind, die von der Untersuchung fernbleiben. Die statistische Bearbeitung gibt uns aber ein *vollkommen zuverlässiges Bild der Absterbeordnung* der Heilstättenpfleglinge, wenigstens bei den Männern, während bei den Frauen sich ein wenig der Umstand störend bemerkbar macht, daß bei ihnen das in die Heilstätten aufgenommene *Material im Laufe der Beobachtungsjahre eine Besserung erfahren hat*, die Zahlen aus früheren Jahren also aus ungünstigerem Material geschöpft sind als die aus späteren Jahren.

Tabelle 100.

| | Es waren nach Abschluß der Heilbehandlung gestorben[1] | | | | | | | |
| | Männer | | | | Frauen | | | |
| | Stadium zur Zeit der Heilstättenbehandlung | | | | | | | |
| | I. | II. | III. | zusammen | I. | II. | III. | zusammen |
|---|---|---|---|---|---|---|---|---|
| im 1. Jahr | 2,2 | 7,3 | 18,2 | 6,2 | 0,7 | 5,4 | 31,9 | 4,5 |
| „ 2. „ | 4,4 | 13,5 | 28,5 | 10,7 | 1,8 | 10,4 | 46,0 | 7,6 |
| „ 3. „ | 6,6 | 17,7 | 35,2 | 14,1 | 3,1 | 13,7 | 52,8 | 10,0 |
| „ 4. „ | 8,0 | 22,0 | 41,5 | 17,0 | 4,0 | 15,8 | 56,0 | 11,5 |
| „ 5. „ | 9,4 | 25,0 | 45,3 | 19,1 | 4,5 | 16,8 | 57,0 | 12,3 |
| „ 6. „ | 10,3 | 26,8 | 47,1 | 20,8 | 4,3 | 16,6 | 57,2 | 12,0 |
| „ 7. „ | 10,8 | 28,5 | 48,8 | 22,0 | 4,4 | 17,2 | 58,1 | 12,0 |
| „ 8. „ | 12,4 | 31,2 | 44,4 | 24,2 | 4,9 | 18,2 | 59,1 | 12,8 |
| „ 9. „ | 16,8 | 33,8 | 45,4 | 29,8 | 4,7 | 21,3 | 68,2 | 15,0 |
| „ 10. „ | 18,4 | 33,4 | 44,7 | 30,6 | 3,7 | 29,2 | 69,4 | 14,7 |

Davon waren an anderweitiger Todesursache, also nicht an Tbc. gestorben: bei den Männern des I. Stadiums 0,3—1,4%, des II. Stadiums 0,2—0,4%, des III. Stadiums = 0.

Bemerkenswert ist der Unterschied zwischen geschlossener und offener Tbc.; wir geben die Tabellen nur auszugsweise wieder.

| | Es waren gestorben von den männlichen Heilstättenentlassenen des | | | | | |
| | I. Stadiums | | II. Stadiums | | III. Stadiums | |
| | geschlossene Tbc. | offene Tbc. | geschlossene Tbc. | offene Tbc. | geschlossene[2] Tbc. | offene Tbc. |
|---|---|---|---|---|---|---|
| nach dem 1. Jahr | 1,5 | 7,5 | 3,7 | 13,1 | 7,5 | 20,8 |
| „ „ 3. „ | 4,8 | 20,9 | 9,8 | 30,0 | 17,2 | 39,8 |
| „ „ 5. „ | 7,3 | 25,9 | 15,2 | 38,8 | 26,5 | 50,1 |
| „ „ 7. „ | 8,9 | 27,0 | 16,2 | 41,8 | 28,1 | 53,2 |

Eine andere großangelegte Statistik verdanken wir dem *Reichsversicherungsamt*. Wir müssen uns bei der Betrachtung der Tabellen nur vor Augen halten, daß jede Wiederholung der Heilbehandlung — und es wurden beispielsweise von den 1906 behandelten Männern innerhalb von 5 Jahren fast 20% (vgl. oben S. 231) erneut einer Behandlung zugeführt — als Mißerfolg gezählt wird. Es bleibt also die Zahl der „Erwerbsfähigen" beträchtlich hinter der Wirklichkeit zurück.

Die Ergebnisse der Statistik zeigen uns die folgenden Tabellen.

---

[1] Tbc.-Arbeiten aus dem Reichsgesundheitsamt, (14.) Schlußheft.
[2] Stets kleine Zahlen unter 75.

Tabelle 101.

| Des Behand-lungsjahres | Es waren erwerbsfähig (in Proz.) von den Männern | | | | | | |
| --- | --- | --- | --- | --- | --- | --- | --- |
| | bei der Ent-lassung | bei Schluß des Behand-lungsjahres | bei Schluß des | | | | |
| | | | 1. | 2. | 3. | 4. | 5. |
| | | | Jahres nach dem Entlassungsjahr | | | | |
| 1897 | 68 | 61 | 42 | 29 | 28 | 25 | — |
| 1900 | 72 | 66 | 48 | 40 | 35 | 30 | — |
| 1905 | 81 | 76 | 63 | 54 | 48 | 44 | 41 |
| 1908 | 81 | 77 | 66 | — | 54 | — | 48 |
| | | von den Frauen | | | | | |
| 1897 | 68 | 64 | 50 | 35 | 36 | 32 | — |
| 1900 | 72 | 67 | 52 | 46 | 40 | 35 | — |
| 1905 | 83 | 78 | 67 | 60 | 55 | 52 | 49 |
| 1908 | 86 | 81 | 71 | — | 61 | — | 55 |

Ein genaueres Bild der Verhältnisse gibt uns die folgende Tabelle. Die eingeklammerten Zahlen bedeuten die Zahlen der Invaliden einschließlich der als invalid aus der Heilstätte Entlassenen; sie sind ein klein wenig zu groß, da ein Teil der letzteren seine Erwerbsfähigkeit später doch wieder gewinnt.

Tabelle 102.

| Des Behandlungsjahres | Es waren von 100 behandelten und nachkontrollierten Männern | | | | | | |
| --- | --- | --- | --- | --- | --- | --- | --- |
| | bei Ent-lassung | am Schluß des Be-hand-lungs-jahres | am Schluß des | | | | |
| | | | 1. | 2. | 3. | 4. | 5. |
| | | | Jahres nach der Entlassung | | | | |
| **1897** | | | | | | | |
| erwerbsfähig . . . . . . | 69 | 60 | 45 | 39 | 36 | 34 | — |
| invalid oder gestorben . . | (31) | 9 (40) | 18 (49) | 21 (52) | 24 (55) | 26 (57) | — |
| Heilverfahren wiederholt . | — | — | 6 | 7 | 8 | 9 | — |
| **1906** | | | | | | | |
| erwerbsfähig . . . . . . | 82 | 77 | 65 | 55 | 49 | — | 44 |
| invalid oder gestorben . . | (18) | 3 (21) | 10 (28) | 13 (31) | 15 (33) | — | 17 (35) |
| Heilverfahren wiederholt . | — | — | 5 | 11 | 15 | — | 18 |
| **1908** | | | | | | | |
| erwerbsfähig . . . . . . | 87 | — | 66 | — | 54 | — | 48 |
| invalid oder gestorben . . | (13) | — | 8 (21) | — | 13 (26) | — | 15 (28) |
| Heilverfahren wiederholt . | — | — | 5 | — | 12 | — | 16 |

Bemerkenswert ist die im Laufe der Jahre eingetretene erhebliche *Besserung der „Dauererfolge“*, und zwar um so mehr, da sich statistisch eine Verbesserung des in die Heilstätten gelangenden Materials, also eine Verbesserung der Auslese, bei den Männern, vor allem in den Jahren 1897—1905, in welchem Zeitraum die stärkste Besserung der Erfolge auftrat, nur in geringem Maße nachweisen läßt (eine recht bedeutende allerdings bei den Frauen), wir also annehmen müssen, daß die so starke Besserung bei den Männern gänzlich oder zum allergrößten Teil auf andere Verhältnisse zurückzuführen ist, vor allem wohl auf Besserung in der Anstaltsbehandlung, wobei noch bemerkt werden muß, daß mindestens in den ersten Jahren des Jahrhunderts die Tuberkulinbehandlung in den Heilstätten zahlenmäßig nicht in Betracht kam.

Wir besitzen demnach in den bisher wiedergegebenen Zahlen *eine ziemlich zuverlässige Absterbeordnung der in Heilstätten behandelten Tuberkulösen, nach Stadien getrennt,* und weiter noch Angaben über *die Zahl der nach der Heilstätten-behandlung durch eine Reihe von Jahren erwerbsfähig Gebliebenen, Angaben, die* aber hinter der Wirklichkeit zurückbleiben infolge Ausscheidung jener, die eine Wiederholungskur durchgemacht haben.

Über den Wert der Heilstättenbehandlung würden uns diese Tabellen und Zahlen nur dann etwas sagen, wenn uns ähnliche Tabellen über *nicht* in Heilstätten Gewesene zur Verfügung stünden. Nur durch den Vergleich mit diesen Zahlen könnten wir einen Schluß auf den Wert der Heilstättenbehandlung ziehen. Wie dürftig aber das Material ist, das uns über den Verlauf der Tbc. als Massenerkrankung belehrt, haben wir oben dargelegt. Hoffen wir, daß künftig die Fürsorgestellen uns wertvolles Material zur Verfügung stellen. Bis dahin aber müssen wir auf eine entsprechende Verwertung des großen offiziellen Erhebungen entstammenden Materials verzichten.

Es sind mannigfache Versuche gemacht worden, in kleinerem Maßstabe sich ein solches Vergleichsmaterial zu verschaffen. In manchen dieser Arbeiten [HAMMER (29), CROISSANT (30), BURKHARDT-Basel] ist das Material an und für sich zu klein. Wenn REICHE das Schicksal der von ihm für Heilstättenbehandlung geeignet Erklärten mit dem der von ihm für ungeeignet Erklärten vergleicht, so ist dies Material von vornherein so ungleichwertig, daß es zu Vergleichen nicht geeignet ist.

Von Interesse ist hingegen ein Vergleich, den WEICKER (31) zwischen seinem und STADLERS Material aus der Marburger Poliklinik vorgenommen hat, wobei er sich auf die Fälle des I. und II. Stadiums beschränkte.

Tabelle 103.

| | Nach Verlauf von | | | | | | | | |
|---|---|---|---|---|---|---|---|---|---|
| | 1 Jahr | 2 Jahren | 3 Jahren | 4 Jahren | 5 Jahren | 6 Jahren | 7 Jahren | 8 Jahren | 9 Jahren |
| | waren gestorben | | | | | | | | |
| bei WEICKER (1983 Fälle) | 0,7 | 5,8 | 11,3 | 19,3 | 26,9 | 35,8 | 45,6 | 54,2 | 60,8 |
| „ STADLER ( 670 „ ) | 4,8 | 18,3 | 27,2 | 33,0 | 40,3 | 45,9 | 55,8 | 64,7 | 74,5 |

Vielleicht macht sich bei diesem Vergleich eine verschiedene Auffassung des Zeitpunktes, von welchem an man bei anamnestischen Erhebungen den Beginn des Leidens zu rechnen hat — obige Zahlen geben die Jahre an, die seit Beginn des Leidens verstrichen sind —, etwas störend geltend. Doch kann man aus dieser Zusammenstellung wohl den Schluß ziehen, daß bis zum 6. Jahr nach Beginn des Leidens die *Heilstättenpfleglinge eine Sterblichkeit aufweisen, die der um zwei Jahre kürzeren Krankheitsdauer von nicht in Heilstätten Behandelten entspricht.* Vom 7. Jahr an beträgt die Differenz nur mehr ein Jahr. Doch dürften die Verhältnisse tatsächlich noch viel mehr zugunsten der Heilstätten liegen, als aus diesen Zahlen hervorzugehen scheint. WEICKERS Absterbeordnung ist nämlich keineswegs zuverlässig, sie läßt das Absterben viel rascher erscheinen, als es tatsächlich der Fall ist, da sein Material in früheren Jahren viel ungünstiger zusammengesetzt war als in späteren; gehörten doch 1896 3,5% dem I. Stadium an, 50% dem II., 1900 aber 51,1% dem I. Stadium, 42,7% dem II. Allerdings wissen wir nicht, in welches Jahr des Leidens der Heilstättenaufenthalt fällt, auch nicht, wieweit die Auslese für die Heilstätten die Heilstättenzahlen in für die Heilstättenbehandlung günstigem Sinne verschiebt.

Von größerem Interesse scheinen mir deshalb die Untersuchungen KÖHLERS (32). Er stellt denjenigen, die eine Heilstättenbehandlung durchgemacht haben, jene gegenüber, bei denen sie — meist aus äußeren Gründen, vor allem wegen mangelnder Familienunterstützung, vereinzelt auch aus disziplinären Gründen — vorzeitig abgebrochen wurde. Beide Gruppen haben also die Auslese für die Heilstättenbehandlung durchgemacht. Mit Rücksicht auf den Teil der aus disziplinären Gründen vorzeitig Entlassenen dürfte das Material der vorzeitig Entlassenen ungünstiger sein als das jener, bei denen die Heilstättenbehandlung durchgeführt wurde (s. Tabelle 104).

Auch hier sehen wir, wie bei STADLER, von den *Nichtheilstättenbehandelten nach Verlauf von 4 Jahren ungefähr so viel gestorben wie bei den Heilstättenbehandelten nach Verlauf von 6 Jahren.* Auch abgesehen von den Todesfällen gaben die Heilstättenbehandelten durchweg günstigere Zahlen, doch sind vom 6., jedenfalls aber vom 8. Jahr an die absoluten Zahlen der vorzeitig Entlassenen allzu klein.

Tabelle 104.

| In den letzten 2 Jahren haben | Nach 2 Jahren mit durchgeführter Kur | (2,6% unbekannt) mit vorzeitig abgebrochener Kur | Nach 4 Jahren mit durchgeführter Kur | (5,4% unbekannt) mit vorzeitig abgebrochener Kur | Nach 6 Jahren nach durchgeführter Kur | (5,6% unbekannt) nach vorzeitig abgebrochener Kur | Nach 8 Jahren nach durchgeführter Kur | (8,4% unbekannt) nach vorzeitig abge brochener Kur | Nach 10 Jahren nach durchgeführter Kur | (9,4% unbekannt) nach vorzeitig abgebrochener Kur |
|---|---|---|---|---|---|---|---|---|---|---|
| ständig gearbeitet . | 3502 39,4 | 388 30,4 | 2990 33,4 | 316 23,7 | 2052 33,8 | 198 24,2 | 1160 33,9 | 85 20,0 | 360 30,3 | 24 25,0 |
| mit kurzer Unterbrechung ständig gearbeitet . . . . | 21,0 | 17,5 | 19,2 | 13,9 | 14,3 | 6,5 | 10,0 | 5,9 | 9,2 | 8,3 |
| mit mehrfacher Unterbrechung gearbeitet . . . . . | 19,6 | 29,9 | 20,5 | 28,8 | 19,8 | 27,8 | 18,3 | 29,4 | 18,9 | 12,5 |
| sind arbeitsunfähig gewesen . . . . | 6,5 | 7,5 | 5,3 | 8,6 | 5,8 | 9,1 | 5,6 | 5,9 | 5,2 | — |
| gestorben . . . . . | 13,5 | 14,7 | 21,6 | 25,0 | 26,3 | 32,4 | 32,2 | 38,8 | 36,4 | 54,2 |

Es scheinen also die Stadlerschen und Köhlerschen Untersuchungen *für den Nutzen einer Heilstättenbehandlung* zu sprechen, und als weiter beweisendes Moment möchte ich die oben nach der Bearbeitung des Reichsversicherungsamtes dargelegte Besserung der Heilstättenresultate, insbesondere bei Männern, ansprechen.

Sind die Resultate auch keineswegs so, wie sie sich die ersten Verfechter der Heilstättenbewegung versprochen haben, so steht doch wohl fest, daß die *Heilstättenbehandlung den anderen Behandlungsmethoden* — denn alle von Stadler und von Köhler in ihrer Statistik aufgenommenen standen doch mindestens zeitweise in ärztlicher Behandlung — *überlegen ist.* Dabei sei noch bemerkt, daß Köhlers Erhebungen bereits in die Zeit weitverbreiteter Tuberkulintherapie fallen. Mit diesen durch Massenbeobachtung auf statistischem Wege gewonnenen Feststellungen stimmen auch die Ergebnisse nüchterner klinischer Beobachtung überein. Die Heilstätte ist von Nutzen für den einzelnen, von Nutzen für die Gesamtheit. Sie ist jeder anderen Behandlungsweise überlegen; der Nutzen aber, den sie stiftet, *ist gleich weit entfernt von jenen überschwenglichen Hoffnungen,* die die Bahnbrecher der Heilstättenbewegung gehegt hatten — Bahnbrecher und Agitatoren können nicht zugleich nüchterne Kritiker sein — *und von jener vollständigen Ablehnung,* die zu Beginn dieses Jahrhunderts als Reaktion gegen diese Übertreibungen und gegen die Einseitigkeit der Heilstättenbewegung gerade von sozialhygienischer Seite erfolgte. Die Erfolge der Volksheilstätten bleiben auch hinter den Erfolgen der Heilstätten für Wohlhabende zurück, und dies ist keineswegs auf die schlechtere Einrichtung der Volksheilstätten oder schlechtere Verpflegung zurückzuführen. Manche derzeitige Volksheilstätten waren früher Heilstätten für Wohlhabende (Andreasheim, Nordrachkolonie, Hohen-Honnef), und daß auch die Verpflegung eine entsprechende war, beweist wohl der Umstand, daß von dem Krankenmaterial 1896—1901 93,6% der Männer (92,3% der Frauen) an Gewicht zugenommen haben, und zwar um durchschnittlich 5,9 (5,2) kg.

Der wesentlichste Unterschied zwischen der Heilstättenbehandlung des *Wohlhabenden* und des Unbemittelten ist vielmehr der, daß bei jenem die *Heilstättenbehandlung und der Heilstättenaufenthalt eine Etappe* im Verlaufe der zur Krankheitsheilung ergriffenen Maßnahmen bildet, während bei dem Pflegling der *Volksheilstätte die Heilstättenbehandlung isoliert steht.* Nach dem Verlassen der Volksheilstätte kehrt der Kranke in die Umgebung zurück, in der und durch die er erkrankte, lebt dort, vor allem in den früheren Jahren, aber meist auch heute noch, ganz ähnlich wie er früher gelebt hat, ohne daß irgendwelche Maßnahmen zur Erhaltung des erreichten Erfolges getroffen werden, ohne ärztliche Überwachung so lange, bis — wenn wir von den erwähnten Versuchen in vereinzelten Orten, die aber selbst dort nur vereinzelten Kranken zugute kommen, absehen — er ein neuerliches Gesuch um Heilstättenbehandlung für notwendig hält.

Dies ist die Stelle, wo nicht nur zum Zwecke der Verbesserung der Heilstättenerfolge, sondern überhaupt zur Verbesserung der Erfolge der Tbc.-Bekämpfung der Hebel angesetzt werden muß; *auch bei dem Unbemittelten muß die Heilstätte nur eine Etappe werden im Laufe seiner Erkrankung und in den Bestrebungen zu deren Heilung. Die Einrichtungen, die dies ermöglichen können: die Fürsorgestellen sind vorhanden, sie müssen nur entsprechend geführt, vor allem müssen Heilstätte und Fürsorgestelle enger miteinander verknüpft werden*, als sie es heute sind, ihr Zusammenarbeiten muß ein engeres sein. Von der Fürsorgestelle muß der dort in Beobachtung befindliche Leichtkranke der Heilstätte, von der Heilstätte müssen alle Entlassenen der Fürsorgestelle zur weiteren Beobachtung, evtl. auch zur Fortsetzung einer Tuberkulinbehandlung, überwiesen werden. In der Fürsorgestelle muß der Kranke dauernd beobachtet werden, von ihr muß dann im geeigneten Augenblick die Anregung zu einer Wiederholungskur, zur Arbeitsruhe, zum Aufenthalt in einer Walderholungsstätte ausgehen.

Fassen wir zusammen, was zur Verbesserung der Heilstättenerfolge und der Tbc.-Bekämpfung überhaupt — soweit sie mit der Heilstättenbehandlung zusammenhängt — notwendig ist.

*I. Erfassung der Kranken im geeigneten Zeitpunkt durch enges Zusammenarbeiten mit den Fürsorgestellen.*

*II. Schaffung von entsprechend eingerichteten unter Leitung tüchtigster Fachleute stehenden Beobachtungsstationen für die Entscheidung in Zweifelsfällen.*

*III. Gewährung von Übergangs- und Schonungsrenten an Heilstättenentlassene.*

*IV. Dauernde Weiterbeobachtung aller Heilstättenentlassenen in Fürsorgestellen.*

### b) Genesungsheime, Erholungsheime.

Es ist oben darauf hingewiesen worden, daß heute viele L.-V.-A., die sich bemühen, eine scharfe Scheidung zwischen aktiven und inaktiven Tuberkulösen vorzunehmen, diese letzteren nicht in Heilstätten, sondern in Erholungsheime senden, wenn sie infolge ungünstigen Allgemeinzustandes erholungsbedürftig erscheinen. Wenn auch zugegeben werden muß, daß in praxi es nur sehr schwer möglich ist, eine sichere und scharfe Grenze zu ziehen, so ist es doch durchaus zweckmäßig, solche Personen, die nicht einer regelrechten Heilstättenkur bedürftig sind, bei denen auch mit Landaufenthalt, Ruhe und guter Verpflegung allein der gewünschte Erfolg erzielt werden kann, in solche Heime zu senden. Nehmen wir noch die mehr prophylaktische, die Tbc.-Erkrankung verhütende Wirkung solcher Genesungsheime bei Rekonvaleszenten, Blutarmen, Erschöpften dazu, so müssen wir zu dem Schlusse kommen, daß auch diese Heime einen wesentlichen Faktor im Kampfe gegen die Tbc. darstellen. Wenn ich hier trotzdem von einer genaueren Beschreibung dieser Einrichtungen absehe, so deshalb, weil wir ja nicht alles, was auf prophylaktischem Gebiete geschehen kann, und was sonst vor allem der Kräftigung des einzelnen oder der Bevölkerung dient, hier erörtern können (siehe Bd. IV). Erwähnt muß aber noch werden, daß von jeher manche dieser Erholungsheime infolge des — wie wir noch im folgenden bei den Erholungsstätten sehen werden — stärkeren Zuströmens Tuberkulöser in alle derartige Einrichtungen eigentlich nichts weiter waren als verkappte Tbc.-Heilstätten, aber leider meist mit wenig intensiver ärztlicher Überwachung und wenig guten, diesem Zwecke nicht entsprechenden Einrichtungen.

### c) Erholungsstätten.

Im Anschluß an die Untersuchungen über die Wohnungsverhältnisse tuberkulöser Arbeiter in Berlin haben Wolf Becher und R. Lennhoff (7) auf dem Kongreß zur Bekämpfung der Tbc. als Volkskrankheit in Berlin 1899, mit dem Hinweis, daß ja nur ein Teil der Tuberkulösen in Heilstätten Aufnahme finden kann, folgende Schlußsätze aufgestellt: „Um den Tuberkulösen den Genuß der Landluft zu beschaffen, bedarf es einer neuen Einrichtung. In waldigen Gegenden, nahe an Großstädten, sind Döckersche Baracken (leihbar vom Vaterländischen Frauenverein) als Liegehallen hergerichtet, aufzustellen. Dem Tuberkulösen ist die Möglichkeit zu geben, zu jeder Tageszeit nach diesen Liegehallen zu fahren (Arbeiterfahrkarten). Er soll sich in diesen oder in ihrer Umgebung tagelang aufhalten. Den Kranken sind auf Verlangen Speisen und Milch zu verabfolgen. Die Unter·haltung der Küche soll Sache der Frauenvereine sein. Die Überwachung der Tuberkulösen in der Baracke haben Kassenärzte zu übernehmen."

Zur Verwirklichung dieser Gedanken wurde 1900 im Volksheilstättenverein vom Roten Kreuz eine „Abteilung für Erholungsstätten" geschaffen, die zunächst noch im selben Jahre eine Erholungsstätte für Männer, 1901 zwei für Männer, eine für Frauen und Mädchen unterhielt. 1902 waren es bereits vier für Erwachsene und eine für Kinder im schulpflichtigen Alter. Die Höchstzahl der Plätze für Erwachsene wurde mit 150 festgesetzt; dem Berliner Beispiel folgten Leipzig und Frankfurt an der Oder und am Main. Diese Einrichtungen haben vielfach weiter Anklang und Nachahmung gefunden. Insbesondere als Tageserholungsstätten für Kinder erfreuen sich die Erholungsstätten allgemeiner Anerkennung; über sie soll an anderer Stelle gesprochen werden (S. 346). Das Verzeichnis des Zentralkomitees von 1925 zählte 116 Walderholungsstätten auf, davon waren 63 für Kinder allein, 20 nur für Erwachsene, der Rest für Erwachsene und Kinder.

Die ganz lose Form, in der die Walderholungsstätten ursprünglich geplant waren, hat sich in praxi nicht bewährt, man kam zu einer etwas strafferen Organisation. Wohl in allen Walderholungsstätten haben sich die Pfleglinge zu einer bestimmten Zeit einzufinden. Sie sind auch fast stets auf den Raum der Walderholungsstätte beschränkt; die Kranken erhalten nicht nur auf Verlangen Speisen und Getränke, sondern *sämtlich* regelrechte Verpflegung (meist auf Kosten ihrer Krankenkassen). An Stelle der anfangs vom Roten Kreuz geliehenen Döckerschen Baracken traten leicht gebaute Baulichkeiten und Hallen, zu deren Aufführung das Zentralkomitee Geldmittel gewährte.

Zu einer Walderholungsstätte ist ein Grundstück im Ausmaß von 1—2 ha (für 100 bis 150 Besucher) erforderlich, teilweise Wiese, teils mit Bäumen bestanden, womöglich an einem Südabhang, frei vom Rauch und Staub der Stadt, aus der die Kranken mittels Straßenbahn, evtl. Bahn kommen, und von der Haltestelle dieser Bahn ohne längeren oder steil ansteigenden Weg zu Fuß erreichbar.

Vorhanden muß sein: ein Wirtschaftsgebäude mit Küche und Nebenräumen, Speisesaal und Aufenthaltsraum für schlechtes Wetter, Bureauraum für den Leiter der Walderholungsstätte (meist Schwester), Zimmer für den die Walderholungsstätte zeitweilig besuchenden Arzt.

Liegehalle,
Brunnen oder Wasserleitung,
Wasch- und Duscheinrichtungen,
Abortanlagen,
ganz leichte Umzäunung des Gebietes der Walderholungsstätte.

An Inventar: Liegestühle, Decken, Spuckschalen und Spuckfläschchen, Thermometer, Handtücher, Teller, Löffel, Messer, Gabeln, Gläser usw.

Notwendig ist es, daß Liegestühle, Decken, Handtücher, evtl. Eßbesteck mit Nummern versehen sind und jedem Pflegling eine bestimmte Nummer zugeteilt wird, so daß jeder Pflegling während der Dauer seines Aufenthaltes immer dieselben Gegenstände in Benutzung nimmt.

Der *große Vorteil*, den die Walderholungsstätten bieten, besteht darin, daß ihre Einrichtungs- und Erhaltungskosten sehr gering sind. Es ist so möglich, mit geringem Geldaufwand eine verhältnismäßig große Anzahl von Personen mindestens tagsüber der Vorteile des Aufenthaltes in frischer Luft und entsprechender Verpflegung teilhaftig werden zu lassen. Dabei werden die Kosten der Errichtung meist von einem Verein oder von der Stadtgemeinde getragen, die Kosten der Verpflegung tragen häufig Krankenkassen, während die Straßenbahn meist ermäßigte Fahrt gewährt. Die *Schattenseiten* der Einrichtung bestehen darin, daß täglich der Weg zu und von der Erholungsstätte zurückzulegen ist und daß der Kranke die Nacht unter oft schlechten Wohnungsverhältnissen verbringt. Diese beiden Nachteile sucht man dadurch zu verringern, daß man, was ohne allzu große Aufwendungen geschehen kann, für eine *kleine Zahl* von Kranken Übernachtungsmöglichkeiten in der Erholungsstätte schafft. Diese Einrichtungen haben sehr allgemeine Verbreitung erfahren; von den 116 im Jahre 1925 aufgezählten Walderholungsstätten haben 67 Übernachtungsgelegenheiten geschaffen. So hat die Walderholungsstätte Eckerberg bei Stettin, die untertags 100 Kinder aufnimmt, Übernachtungsgelegenheit für 32 Kranke. Die Erholungsstätte Wüstenahorn bei Coburg mit 50 Plätzen für den Tag gibt 16 Kranken Nachtquartier[1]). Ein weiterer Nachteil ist, daß diese Erholungsstätten meist nur in der besseren Jahreszeit betrieben werden können, doch hat man in entsprechend eingerichteten Erholungsstätten auch gute Erfahrungen mit den Winterkuren gemacht, so in zwei Erholungsstätten vom Roten Kreuz bei Berlin, Johannistal für Männer und Eichkamp für Frauen und Kinder; im Winter 1909/10 wurden während des Winters 26145 Verpflegungstage gewährt, und zwar 305 Männern, 222 Frauen, 422 Kindern. Das Verzeichnis von 1925 enthält 15 weitere Erholungsstätten mit teilweisem Winterbetrieb; die Zahl der im Winter zur Verfügung stehenden Plätze ist meist beträchtlich kleiner als die der Sommerplätze.

Welche Personengruppen suchen die Walderholungsstätte auf?

Ein Teil der Walderholungsstätten — so die ersten vom Heilstättenverein vom Roten Kreuz bei Berlin eröffneten — waren von vornherein für Tuberkulöse bestimmt. Bei anderen Schöpfungen hingegen scheint — ebenso wie bei den Kindererholungsstätten — der prophylaktische Zweck im Vordergrunde gestanden zu haben; sie scheinen von vornherein für rekonvaleszente und schwächliche Personen bestimmt gewesen zu sein. Aber wenn auch dies letztere der Fall ist: die Zahl der Tuberkulösen ist in jeder Bevölkerung eine so große, eine so viel größere als die der Rekonvaleszenten nach akuten Erkrankungen — nur vielleicht die Zahl der blutarmen jungen Mädchen kommt ihnen gleich —, daß stets ein großer, meist der überwiegende Teil der Besucher der Walderholungsstätten aus Tuberkulösen besteht. Nach einer Zusammenstellung von LIEBRECHT (26) ist die Zahl der Tuberkulösen in den Berliner Männererholungsstätten vom Roten Kreuz 87%, in der Erholungsstätte Posen-Unterberg 56%, in der Hannoverischen Erholungsstätte 36%. „Ein Drittel Tuberkulöser darf als die Mindestzahl angesehen werden." In der Wintererholungsstätte Eichkamp bei Berlin waren die 50 vorhandenen Plätze fast ausschließlich von Tuberkulösen besucht. LENNHOFF (33) schreibt, daß sich in der Erholungsstätte drei Gruppen von Tuberkulösen befinden: 1. solche, die für die Heilbehandlung geeignet sind, darunter solche, deren Erkrankung erst vom Arzt der Erholungsstätte festgestellt wird, und solche, die auf Einberufung in eine Heilstätte warten; 2. solche, bei denen die Erkrankung noch nicht sehr weit vorgeschritten ist, aber die doch nicht mehr für die Heilstätte geeignet sind; 3. weit vorgeschrittene Tuberkulöse bis zu den völlig Siechen. Gerade diese — sagt LENNHOFF — suchen die Erholungsstätte mit besonderer Vorliebe auf und nützen sie bis zum letzten Tage aus. Die Leichtkranken gehen meist willig den Schwerkranken hilfreich zur Hand.

Wir haben also in den Walderholungsstätten vereinigt: Rekonvaleszente nach akuten Erkrankungen, Schwächliche, Blutarme, sonst Erholungsbedürftige und Tuberkulöse aller Stadien bis zu den Siechen — *eine Mischung von für Tbc.*

---

[1]) In das Verzeichnis des Zentralkomitees erscheinen Erholungsstätten aufgenommen, die vollen Tag- und Nachtbetrieb haben; es sind dies aber Einrichtungen, die wohl nicht zu den von uns besprochenen gehören, es sind „Erholungsheime", aber nicht „Erholungsstätten", „Tageserholungsstätten" oder „Walderholungsstätten".

*besonders Empfänglichen bis zu Schwertuberkulösen.* Die Gefahr, die sich daraus ergibt, kann wohl durch die oben erwähnte Zuteilung bestimmter Gebrauchsgegenstände an immer denselben Kranken etwas gemildert werden, strenge Absonderungsmaßnahmen sind aber nach der ganzen Art der Einrichtung nicht möglich; jedenfalls bedürfte es steter Überwachung durch genügend zahlreiches und gutgeschultes Personal, um hier bei den doch häufiger als in der Heilstätte wechselnden Kranken die persönliche Prophylaxe durchzuführen. Die schwache Seite der Walderholungsstätte scheint mir eben darin zu liegen, daß es wohl unmöglich ist, hier die Ansteckungsgefahr wirklich zu verhüten oder praktisch bedeutungslos zu machen. Verschlimmert werden die Verhältnisse oft dadurch, daß es den Frauen meist gestattet wird, ihre kleinen Kinder in die Walderholungsstätte mitzunehmen, was ja einerseits vielen Frauen erst ermöglicht, die Walderholungsstätte aufzusuchen, andererseits aber die Kinder nicht nur nicht von der kranken Mutter fernhält, sondern sie noch erhöhter Ansteckungsgefahr (durch Fremde) aussetzt.

Es dürfte wohl die Erkenntnis dieser Nachteile sein, die dazu geführt hat, daß die Walderholungsstätte trotz der geringen Kostspieligkeit der Errichtung und ihres Betriebes keine größere Ausbreitung erfahren hat, ja ihre Zahl im letzten Jahrzehnt zurückgegangen ist. Hinzufügen will ich nur, daß diese Bedenken gegen die Walderholungsstätte für Erwachsene selbstverständlich für die Walderholungsstätten für Kinder nicht gelten. Diese dienen ja vor allem prophylaktischen Zwecken; von ihnen sollten allerdings die ja nicht sehr häufigen Kinder mit offener Tbc. ausgeschlossen sein, was sich auch verhältnismäßig leicht einrichten läßt.

Es seien noch zwei Arten der Tageserholungsstätten erwähnt. In einzelnen Orten ist man daran gegangen, im Zusammenhang mit der Fürsorgestelle oder mit einer Krankenanstalt eine *Liegehalle* zu errichten, in der während der guten Jahreszeit, Kranke, die evtl. sonst ihrem Beruf nachgehen, einige Stunden des Tages Liegekur halten können. Es ist dies keine Walderholungsstätte mit Verpflegung, Aufenthaltsraum für schlechtes Wetter usw., sondern einfach eine Gelegenheit zur Abhaltung mehrstündiger Liegekur.

Eine weitere Abart ist die *Nachterholungsstätte.* Berufstätige Kränkliche suchen nach der Tagesarbeit abends die Walderholungsstätte auf, erhalten dort ein kräftiges Abendessen und verbringen den Abend und die Nacht in guter Luft; sie schlafen meist in den offenen Liegehallen und verlassen, nachdem sie ein Frühstück erhalten haben, die Heilstätte. Der erste derartige Versuch wurde in den Berliner Frauenerholungsstätten gemacht. Der Bericht 1915 erwähnte eine vom Ortsausschuß Waldenburg des schlesischen Provinzialvereins erhaltene „Nachterholungsstätte Waldenburg", die *nur* Nachtbetrieb hat.

Über Waldschulen wird an anderer Stelle gesprochen. (S. 343.)

### d) Die Versorgung Schwertuberkulöser.

Auf die Wichtigkeit der Unterbringung schwer Lungenkranker hat bereits Koch hingewiesen, und dabei das englische Beispiel angeführt. Der Hinweis hierauf ist nicht ganz stichhaltig; denn die englischen Spitäler für „Brustkranke" beherbergten nicht nur Tuberkulöse, sondern alle Arten von Lungen- und Herzkranken, und das Spitalwesen war noch nicht so entwickelt, daß wirklich ein großer Prozentsatz der Lungenkranken in den englischen Spitälern gestorben wäre. In London gab es seit dem Jahre 1814 ein solches „Chest-Hospital" mit 80 Betten, dem ein zweites 1841 mit 321 Betten folgte, dann zwei weitere 1848 und 1860 mit 164 und 100 Betten, so daß London seit diesem Jahr über 665 Betten in diesen Spitälern für Brustleiden (alle Arten von Lungen- und Herzleiden) hatte. In der Provinz aber gab es im Jahre 1895 erst 472 solcher Spitalsbetten (das erste Spital war 1850 gegründet worden), eine Zahl, die wohl viel zu klein ist, als daß sie einen nennenswerten Einfluß auf die Verbreitung der Tbc. gewinnen könnte. Eine größere Rolle mögen die

Armenhäuser (work infirmeries) spielen, die vorgeschrittene Tuberkulöse ebenfalls aufnehmen, und die in London und Umgebung 13 500 Betten zählen sollen [wir entnehmen diese Angaben dem Buch von BLUMENTHAL-DWORETZKY (34)]. In den letzten Jahren vor dem Kriege aber waren in London in allen diesen Anstalten zusammengenommen nur ungefähr die Hälfte aller an Tbc. Verstorbenen gestorben. Nach den auf den offiziellen Ausweisen fußenden Feststellungen ROSENFELDS (Die Tbc.-Statistik,‘Völkerbund, Hygieneorganisation 1925) starben in England im Durchschnitt einer Anzahl von Jahren aus dem Jahrzehnt 1911—1920 von 100 an Tbc. Gestorbenen 31,06% in Anstalten überhaupt, davon 10,89% in Krankenhäusern und Pflegeheimen; für Lungen-Tbc. betrug diese Zahl 36,06 und 10,67%. Da in Preußen 1919 25,12% der an Tbc. Verstorbenen in allgemeinen Heilanstalten starben, so ist nach diesen Daten gewiß kein Grund vorhanden, den Rückgang der Tbc.-Sterblichkeit in England auf die Hospitalisierung der Kranken zurückzuführen und uns die englischen Verhältnisse als vorbildlich in dieser Richtung hinzustellen.

In Deutschland haben sich die Verhältnisse in den letzten Jahrzehnten wesentlich zum Besseren gewendet; *ein wachsender Prozentsatz der Tuberkulösen stirbt in den Krankenanstalten* — allerdings auch heute noch ein geringerer als zu wünschen wäre.

Tabelle 105.

| Von 100 Tuberkulösen starben in Krankenanstalten in | | | | | | |
|---|---|---|---|---|---|---|
| Jahr | Preußen | Berlin | Jahr | Steiermark | Tirol | Wien |
| 1877 | 6,2 | 36,3 | 1884 | 10,8 | 8,8 | 45,7[1]) |
| 1896 | 12,2 | 45,8 | 1896 | 12,4 | 9,3 | 32,5 |
| 1912 | 22,7 | 52,8 | 1912 | 19,4 | 17,4 | 43,5 |

| Jahr | In Preußen | | Jahr | In Österreich | |
|---|---|---|---|---|---|
| | wurden Tuberkulöse verpflegt in Krankenanstalten | starben Tuberkulöse überhaupt | | wurden Tuberkulöse verpflegt in Krankenanstalten | starben Tuberkulöse überhaupt |
| 1877 | 11 672 | 83 769 | 1884 | 17 337 | 88 608 |
| 1896 | 27 154 | 70 373 | 1896 | 23 370 | 88 278 |
| 1912 | 130 621[2]) | 50 861 | 1912 | 36 893 | 81 825 |

Es kommt aber nicht nur darauf an, wieviel Tuberkulöse in den Krankenhäusern sterben, sondern auch *wie lange sie vor ihrem Tode in Krankenhäusern untergebracht waren* in diesem schwersten Stadium der Erkrankung, in dem infolge massenhafter Bacillenausscheidung und großer Schwäche des Kranken der Schutz der Umgebung so erschwert ist.

Nach einer von KAYSERLING (35) im Jahre 1907 in Berlin vorgenommenen Untersuchung betrug die durchschnittliche Aufenthaltsdauer der in den Berliner Krankenhäusern verstorbenen Tuberkulösen bei den Männern 44,9, bei den Frauen 48 Tage. Dabei waren von den 1321 männlichen (628 weiblichen) Personen 543 (265) weniger als 15 Tage, im Durchschnitt 5,7 Tage (5,8 Tage) im Krankenhause, 230 (115) $1/_2$—1 Monat, nur 186 (115) länger als 3 Monate.

Es sei hier aber gleich hinzugefügt, daß wir nicht imstande sind, genau anzugeben, wieviel Tbc.-Betten in einer Stadt oder in einem Lande im Verhältnis zur Bevölkerungszahl vorhanden sein sollen. Rein theoretisch kämen wir zu folgenden Zahlen: Wünschenswert wäre es, daß jeder Tuberkulöse die letzten 2 Monate seines Lebens im Krankenhaus verbringt, abgesehen von jener immer dünner werdenden Schicht von Wohlhabenden, die Isolierung und Pflege auch im eigenen Haushalt voll entsprechend durchführen können. Legen wir die durchschnittliche Tbc.-Sterblichkeit von 14 auf 10 000 zugrunde, nehmen wir an, daß jedes vorhandene Spitalbett durch 300 Tage belegt werden kann — der Rest entfällt auf Reinigungsarbeiten, Desinfektion, sich notwendig ergebende freie Zwischenzeiten —, so ergibt dies ungefähr 3 (14/5) Spitalbetten auf je 10 000 Einwohner. Nehmen wir weiter an, daß jeder Tuberkulöse außerdem in den letzten 2 Jahren vor seinem Tode infolge Fieber oder

---

[1]) Diese Zahl ist mit den folgenden nicht gut vergleichbar und auch nicht richtig, weil sie aus der Zeit vor Einbeziehung der Vororte stammt, aber viele von den in den Vororten Wohnenden in Wiener Spitälern starben.

[2]) Darunter etwa 60 000—65 000 in Heilstätten.

akuter Zwischenfälle durch 60 Tage spitalbedürftig ist, so ergibt dies weitere ungefähr 1,4 Betten, zusammen also 4,4 Betten für 10 000 Einwohner, und bei Abrechnung von einem Zehntel der Tuberkulösen, die als wohlhabend anzusehen sind, ungefähr 4 Tbc.-Betten für 10 000 Einwohner. Das sind Zahlen, die recht gut erreichbar sind, waren doch vor dem Kriege in Berlin 56, in Wien 44,6 Krankenhausbetten auf 10 000 Einwohner vorhanden. Doch sind diese Zahlen rein theoretisch und recht willkürlich konstruiert. In praxi liegen die Dinge doch ganz anders, selbst wenn wir davon absehen wollen, daß die gegenwärtigen finanziellen Verhältnisse dazu drängen, die Kranken, soweit dies möglich ist, in ihrem Haushalt zu versorgen — ein Gesichtspunkt, der gerade bei der Tbc. möglichst wenig in Betracht gezogen werden sollte, der sich aber wahrscheinlich bei ihr ganz besonders geltend machen wird, da ja den Angehörigen sowohl die lange Dauer des Leidens als auch dessen Hoffnungslosigkeit bekannt ist, und Krankenkassen die Spitalabgabe auf dringende Notfälle einschränken. Über die Zahl der Tbc.-Betten in Österreich s. S. 369.

Zu wünschen ist vom Standpunkt der Tbc.-Bekämpfung jedenfalls, daß ein möglichst großer Prozentsatz der Tuberkulösen in Krankenanstalten stirbt. Je schlechter die Wohnungsverhältnisse sind, um so lebhafter ist dieser Wunsch, um so eher aber wird sich auch — ceteris paribus — die Bevölkerung bereit finden, ihre Tuberkulösen in Krankenanstalten abzugeben. Auch andere Momente, Sitten und Gebräuche, spielen eine Rolle.

Wir können zwei Stadien in der Versorgung einer Stadt mit Tbc.-Betten beobachten: in dem ersteren mit zu geringer Zahl von Krankenhausbetten hat die Tbc.-Fürsorgestelle die größte Mühe, den Tuberkulösen Spitalbetten zu verschaffen, in dem anderen, die Tuberkulösen zu bereden, von der bereitstehenden Gelegenheit Gebrauch zu machen.

Wie soll nun diese Spitalversorgung beschaffen sein, wie soll sie eingerichtet werden?

Wir wollen zunächst die Frage der Unterbringung tuberkulöser *Invalidenrentner* betrachten, die uns ja wertvolle Hinweise über die Möglichkeit und die Art der Einrichtung von Anstalten für Schwertuberkulöse gibt.

Es ist sehr interessant zu verfolgen, wie in den ersten Jahren des Jahrhunderts wieder und wieder die Schaffung von Unterbringungsgelegenheiten für Schwertuberkulöse betont wird, wie in den Berichten des Zentralkomitees und von den Leitern der einzelnen L.-V.-A. vor allem die Notwendigkeit der Schaffung von Invalidenheimen für Schwertuberkulöse dargelegt wird, wie da und dort Versuche gemacht werden, solche Anstalten ins Leben zu rufen, wie alle diese Versuche zunächst fehlschlagen, bis es endlich der L.-V.-A. Rheinprovinz gelingt, wenigstens eine etwas größere Zahl von Invaliden in Anstalten zu versorgen, wie aber schließlich, bis jetzt wenigstens, nur sehr vereinzelte L.-V.-A. ihr hierin folgen können, und wie die Gesamtzahl der auf solche Art Versorgten gegenüber der Gesamtzahl der Schwertuberkulösen überhaupt nicht in Betracht kommt.

Im November 1901 hatte die L.-V.-A. Berlin in Lichtenberg ein Heim für Tuberkulöse errichtet mit einer Belegziffer von 20 Betten. Die Betten des Invalidenhauses scheinen stets ziemlich gut besetzt gewesen zu sein. Am Schluß des Jahres 1906 waren 14, zum Zeitpunkt der Auflösung Beginn 1908 19 Pfleglinge in der Anstalt, insgesamt waren von November 1901 bis Anfang 1908 81 Personen in Invalidenhauspflege, davon waren 34 gestorben, 18 freiwillig ausgeschieden, 10 wurden vom Vorstand früher, 19 bei Auflösung des Heims entlassen. Lichtenberg wurde Anfang 1908 als Invalidenheim aufgelöst; worin das Sichnichtbewähren der Berliner Anstalt bestanden hat, konnten wir nicht ermitteln.

Die L.-V.-A. der Hansestädte plante, ein großes Invalidenheim für Tuberkulöse in Groß-Hansdorf in einer größeren Anzahl kleiner Häuser für je 25—30 Personen zu errichten. Es wurde aber nur ein solches Haus mit Vorbedacht mehr in dem Charakter eines Wohnhauses als eines Krankenhauses gebaut und im Juli 1903 eröffnet. Obwohl jeder tuberkulöse Invalidenrentner bei Zustellung seines Rentenbescheides auf das Heim besonders hingewiesen wurde und im Herbst 1907 versucht wurde, durch Ärzte, Krankenanstalten, Armenanstalten auf die Vorteile der Invalidenhausverpflegung aufmerksam zu machen, war es doch *nie möglich, den vollen Belag* von 30 Personen zu erzielen. Am Schluß des Jahres 1903 waren 26 Personen vorhanden, 1904 21, von da an stets 17—18 Personen. Am 1. IV. 1908 wurde deshalb das Heim aufgelöst bzw. in eine Beobachtungsstation verwandelt.

Auch von privater Seite wurde die Errichtung solcher Heime versucht. Pastor Bodelschwingh-Bielefeld hat in Wilhelmsdorf-Senne ein Haus für 30 Lungenkranke errichtet (1904), mit dem Namen „Gute Hoffnung"; es ist aber — wie Rapmund in der Sitzung des

Ausschusses des Zentralkomitees vom Jahre 1907 berichtet — „*leer geblieben von denjenigen Kranken*, für die es hauptsächlich bestimmt ist, also von Schwerkranken; es wurden später auch Leichtkranke aufgenommen, um das Heim zu füllen". Nach der freundlichen Mitteilung des derzeitigen Leiters wurden dann in dem Haus tuberkulöse Fürsorgezöglinge verpflegt. Nachdem für diese die Einrichtung eines eigenen Hauses („Tannenwald" mit 38 Betten) notwendig geworden war, aber auch dessen Plätze nicht ausreichten, wurde an „Gute Hoffnung" ein neuer Flügel angebaut, der zunächst für schulpflichtige tuberkulöse Fürsorgezöglinge diente, dann aber mit tuberkulösen Epileptikern belegt wurde. Anfangs 1924 bestand der Belag aus 5 tuberkulösen Epileptikern, 6 Fürsorgezöglingen, 7 anderen tuberkulösen Männern, ferner 24 anderen Kranken der im Erdgeschoß untergebrachten allgemeinen Krankenabteilung.

Der Verein Frauenhilfe in Görlitz hat September 1903 ein Pflegeheim „Bergfrieden" eröffnet, es hatte aber nur kurze Lebensdauer.

In der erwähnten Ausschußsitzung des Zentralkomitees führte DIETZ-Darmstadt aus, daß die L.-V.-A. Hessen bei 500 tuberkulösen Invalidenrentnern angefragt hat, aber nur 15 erklärten sich bereit, in ein Pflegeheim zu gehen; ähnlich lägen die Verhältnisse in Thüringen, Oberbayern, Schwaben-Neuenburg, Westfalen. Und aus Hannover sei berichtet worden, daß auf 3000 Fragen nur 17 endgültige Zusagen einliefen.

Auch sonst lauteten alle Meldungen über *Erfahrungen mit Invalidenheimen ungünstig.* Die L.-V.-A. Westfalen hatte auf Anfragen an 400 tuberkulöse Rentner nur 12 zusagende Antworten erhalten; sie ließ weiter jedem neuen Rentner einen Hinweis auf die Invalidenheimverpflegung zukommen, aber insgesamt meldeten sich nur 27 Invalidenrentner und 2 Altersrentner. Auch „Invalidenpensionen", die die L.-V.-A. der Hansestädte in Hamburg und Lübeck einrichtete, bewährten sich nicht. In ersterer konnten 40 Kranke Aufnahme finden; im Jahre 1910 waren dort insgesamt 34 Pfleglinge in Pension, am Schluß des Berichtsjahres nur 19; die Zahl verringerte sich weiter. Im Jahre 1912, als die Anstalt aufgelöst wurde, befanden sich dort noch 4 Patienten.

Nicht besser ging es mit der Invalidenpension in Lübeck, in der sich am Schlusse des Jahres 1910 nur 2 Personen befanden.

Man wird es da nicht verwunderlich finden, daß der große Optimismus, der anfangs in der Invalidenfürsorge herrschte, der Eifer, mit dem vor allem von den Zentralstellen an dieses Problem herangetreten worden war, sehr erheblich nachließ, und daß, während das Reichsversicherungsamt 1901 in seinem Geschäftsbericht gemeint hatte, daß „die Erfahrungen, die mit beiden im Jahre 1900 errichteten Invalidenhäusern gemacht worden sind, als sehr günstig bezeichnet werden müssen", die Geschäftsberichte des Zentralkomitees 1909 und 1910, trotz des schönen Berichtes KAUPS (36) über die Invalidenheime in nordischen Ländern sich ganz pessimistisch aussprachen.

Aber doch hatte schon DÜTTMANN-Oldenburg in der *Ausschußsitzung vom Jahre 1907* (37) berichtet, daß es seiner kleinen L.-V.-A. gelungen sei, seit 1900 80 tuberkulöse *Invalide in kleinen ländlichen Krankenhäusern* unterzubringen, von denen bis dahin 45 gestorben waren. Über ähnliche Versuche berichtete STARCK-Karlsruhe. In Beantwortung einer Anfrage des Zentralkomitees machte 1908 (Verhandlungen über die Sitzungen des Ausschusses des Zentralkomitees 1908) die *L.-V.-A. Rheinprovinz* Mitteilung über ihre Bemühungen, tuberkulöse Invaliden in Krankenhäusern zu versorgen. 1907 waren 162 tuberkulöse Invalidenrentner in 8 für diese Zwecke benutzten Krankenhäusern untergebracht. In diesem Bericht werden als Mittel zur Lösung des Problems angegeben: Dezentralisierung, Unterbringung in kleinen ländlichen Krankenhäusern, ferner muß „*das Moment der Isolierung gegenüber dem der Hilfe zurücktreten*". Auch muß — wie aus einem den Ausführungen beigelegten Bericht aus dem Jahre 1904 hervorgeht — zwischen den Bewegungsfreien, die nicht an das Krankenzimmer gefesselt sein wollen, und den bettlägerigen Schwerstkranken unterschieden werden.

Ein Erlaß des Reichskanzlers vom 23. IX. 1909 führte dann aus, daß der Bau von Pflegeheimen für Tuberkulöse des letzten Stadiums nicht empfohlen werden könne, sondern der von Tbc.-Krankenhäusern in der Nähe der Städte, und daß in diesen wie in den Tbc.-Abteilungen der Krankenhäuser die Heilbehandlung, nicht die Absonderung in den Vordergrund gestellt werden müsse.

Die L.-V.-A. Rheinprovinz und Oldenburg sowie einzelne andere setzten ihre Bemühungen um Unterbringung Schwertuberkulöser fort, obwohl ihnen damals auch die gesetzlichen Bestimmungen Schwierigkeiten bereiteten.

Da die Kosten der Unterbringung meist höher waren als die Renten, so wendeten sich die meisten L.-V.-A. an die unterstützungspflichtigen Gemeinden, einen Teil der Invalidenhauskosten zu übernehmen, und schon dabei fanden sie nicht immer Entgegenkommen. Manche L.-V.-A. allerdings brachten Invalide in eigenen und fremden Anstalten unter, ohne die Unterstützung der Gemeinden in Anspruch zu nehmen. Ein schweres Hindernis aber war es — und dies trug wesentlich zur *Abneigung der Invalidenrentner*, in Pflegeheime zu gehen, bei —, daß die *Rente ganz für ihre Unterbringung aufgewendet wurde*, daß die Angehörigen keinerlei Unterstützung erhielten, denn der § 25 IVG. ermächtigte die L.-V.-A. nur, dem Rentner auf seinen Antrag *an Stelle* der Rente Aufnahme in ein Invalidenhaus oder eine ähnliche Anstalt zu gewähren. Erst die RVO. änderte diese Bestimmung: § 1277: „Die Satzung der Versicherungsanstalt kann den Vorstand ermächtigen, den Rentenempfänger auf Antrag in einem Invaliden- oder Waisenhaus oder einer ähnlichen Anstalt unterzubringen und dazu die Rente ganz oder teilweise zu verwenden." Diese Bestimmung gibt den L.-V.-A. die Möglichkeit, einen Teil der Rente den Angehörigen zugute kommen zu lassen; die von der L.-V.-A. der Hansestädte demnach erlassene Bestimmung lautet: „*Ein Teil der Rente darf verwendet werden für den Aufgenommenen selbst* zur Bestreitung kleiner Bedürfnisse *oder für seine Angehörigen*, mit denen er bis zu seiner Aufnahme in häuslicher Gemeinschaft gelebt hat."

Über die Erfahrungen und Erfolge der L.-V.-A. Rheinprovinz berichtete Schmittmann (38) auf dem österreichischen Tbc.-Tage 1914:

Die Schwierigkeit der Unterbringung Schwertuberkulöser beruht auf folgenden Momenten: Kein Kranker unterwirft sich gerne freiwillig der Isolierung; auch der Schwerlungenkranke in vorgeschrittenem Stadium kann sich in der Familie noch nützlich machen. Bei den Schwerlungenkranken jugendlichen Alters erzeugen die Beschwerden und die Hoffnungslosigkeit eine unruhige, reizbare Stimmung, durch die es schwer wird, sie zufrieden zu stellen. Dagegen hilft nur ein Mittel: „daß statt des Gesichtspunktes der Internierung immer das *Moment der Hilfe* in den Vordergrund gestellt wird. Die *Hoffnung auf Hilfe* erzeugt Bereitwilligkeit, sich in Anstaltspflege zu begeben; die Hoffnung auf Hilfe veranlaßt die Kranken, trotz wechselnder Stimmung in der Anstaltspflege auszuharren". „Es gelingt, die Kranken so lange an die Anstaltspflege zu fesseln, wie es gelingt, ihnen die Hoffnung auf Besserung oder wenigstens auf Linderung der quälenden Krankheitserscheinungen zu erhalten." Ärztliche Behandlung und liebevolle anteilnehmende Pflege sind die Hauptbedingungen. Bewährt hat sich nach den Erfahrungen der L.-V.-A. Rheinprovinz vor allem die Unterbringung in Tbc.-Abteilungen kleinerer Krankenanstalten, dann das Tbc.-Krankenhaus für Tuberkulöse aller Stadien, wie es im Franziskushaus im Sanatorium München-Gladbach-Wildberg verwirklicht wurde.

Die L.-V.-A. Rheinprovinz weist in der Tat eine steigende Zahl der in Krankenhäusern versorgten Invalidenrentner auf: 1906 38, 1909 293, 1913 zum Jahresschluß 330; im Laufe des Jahres waren 96 gestorben, 205 ausgetreten. Von anderen Invaliden waren mit Jahresschluß noch 632 in Anstalten; insgesamt waren während des Jahres 1913 631 tuberkulöse Invaliden in Anstalten verpflegt worden. Der Krieg und seine Folgen haben die Zahl der in Anstalten verpflegten Invaliden verringert: im Jahre 1918 waren es nur mehr 372, daneben noch 955 andere „allgemeine" Invaliden; 1922 319 tuberkulöse, 897 allgemeine Invaliden. Unter den Tuberkulösen fanden sich 139 Frauen; am Anfang des Jahres waren 216, am Schlusse desselben 240 Tuberkulöse in Pflege untergebracht. Hierfür standen 52 Krankenhäuser und Pflegeheime, überwiegend in ländlicher Gegend, zur Verfügung.

Im Jahre 1923 wurden 288 tuberkulöse Invalide in Heimen verpflegt, während dieses Jahres waren 50 ausgetreten, 31 gestorben, 68 neu eingetreten, so daß sich am 1. I. 1924 noch 207 in Pflege befanden. Von den Verpflegten befinden sich 173 länger als 2 Jahre, 38 mehr als 1 Jahr, 26 länger als ½ Jahr im Heim. Die Verpflegskosten pro Kopf und Tag belaufen sich auf 1,49 Rm.

Auch anderen Versicherungsanstalten ist die Unterbringung tuberkulöser Invaliden in Pflegeheimen, Krankenanstalten und anderen Anstalten geglückt. Die L.-V.-A. Oldenburg, eine recht kleine Anstalt, hat 1916 39 Invalide in Krankenhauspflege genommen. Die L.-V.-A. Schlesien hat 1918 bei 881 tuberkulösen Rentenempfängern die Akten geprüft; daraufhin 639 wegen ihres Eintrittes in das Invalidenhaus befragt, wovon sich 144 bereit erklärten, 129 = 20% der Befragten wurden aufgenommen, davon wurde in 117 Fällen ein Teil der Rente den Angehörigen überlassen. Im ganzen Berichtsjahr wurden 303 tuberkulöse Invalide in Anstalten verpflegt, davon sind 109 im Invalidenhaus gestorben, 68 freiwillig ausgeschieden. Diese L.-V.-A. prüft alljährlich die Akten und fragt bei den Rentnern an. 1919 hat sie bei 915 (von 1068 überprüften Fällen) angefragt, wovon sich 180 zur Aufnahme bereit erklärten.

Die L.-V.-A. Westfalen hat 1919 126 tuberkulöse Rentner verpflegt, davon waren 50 im 1. Jahr, 18 im 2. Jahr, 16 im 3. Jahr, 8 im 4. Jahr, 17 mehr als 4 Jahre in Pflege.

In manchen Gegenden aber kommt zu der Schwierigkeit, Invalide zum Aufsuchen von Anstalten zu veranlassen, noch hinzu, daß die *Krankenhäuser sich nicht leicht bereit finden, Tuberkulöse aufzunehmen.* Es ist dies auch dort ganz begreiflich, wo der leitende Arzt in erster Linie Chirurg ist; dort werden auch die Kranken nicht die notwendige Behandlung und Beachtung finden. So klagt die L.-V.-A. Württemberg in ihren Jahresberichten wiederholt darüber, daß Krankenanstalten ihre Betten für Tuberkulöse, in erster Linie für Schwertuberkulöse, nicht zur Verfügung stellen wollen, obwohl 40% der Krankenhausbetten dauernd nicht belegt sind.

Tabelle 106. *Verpflegung lungenkranker Invalidenrentner.*

| Berichterstattungsjahr | Zahl der L.-V.-A., die Invalidenrentner in ihre Anstalten sendeten | Zahl der dazu benützten Anstalten | Gesamtzahl der überhaupt bis Jahresschluß aufgenommenen | | Der davon in Pflege verstorbenen | | Der freiwillig ausgetretenen | | Der strafweise entlassenen | | Der bei Jahresschluß in Pflege befindlichen | |
|---|---|---|---|---|---|---|---|---|---|---|---|---|
| | | | Männer | Frauen | Männer | Frauen | Männer | Frauen | Männer | Frauen | Männer | Frauen |
| 1906 | 3 | 4 | 179 | 4 | 59 | 3 | — | — | — | — | 37 | 1 |
| 1908 | 14 | 104 | 894 | 214 | 225 | 51 | 385 | 82 | 87 | — | 196 | 82 |
| | | | Im Berichtsjahr | | Im Berichtsjahr | | | | | | | |
| 1910 | 21 | 164 | 722 | 238 | 141 | 45 | 211 | 69 | 23 | — | 347 | 124 |
| 1913 | 23 | 228 | 1012 | 429 | 166 | 82 | 390 | 94 | 22 | 2 | 465 | 228 |
| 1915 | 22 | 253 | 987 | 497 | 207 | 95 | 242 | 92 | 17 | 7 | 521 | 303 |

Wir müssen uns überhaupt vor Augen halten, daß bei der Frage, ob tuberkulöse Rentner eine Anstalt aufsuchen, nicht nur die Beschaffenheit der Anstalt selbst, sondern auch die wirtschaftliche Lage und der kulturelle Stand der Bevölkerung eine große Rolle spielen.

So sagt die L.-V.-A. Württemberg, die eine größere Anzahl nichttuberkulöser Rentner in Invalidenheimen untergebracht hat: „Die meisten Rentner stammen vom Lande, dort sind die gebrechlichen Personen, die keinen Familienanschluß haben, nicht selten übel dran." Auch die L.-V.-A. Niederbayern hat wahrscheinlich aus ähnlichen Gründen eine nicht ganz kleine Anzahl (1903—1916: 314) Invalidenrentenempfänger in einer Stiftung untergebracht, aber keine Tuberkulösen. Von den ihr für diese zur Verfügung stehenden Betten in zwei Krankenhäusern war nur je ein männliches und ein weibliches belegt.

Die Zunahme der tuberkulösen Invalidenhauspfleglinge in den letzten Jahren ist gewiß zum Teil auf verbesserte Unterbringung, zum Teil auf die Bewilligung von Angehörigenunterstützung, zum Teil aber auch auf durch Krieg und Kriegsfolgen geänderte wirtschaftliche Verhältnisse zurückzuführen. Auch unwägbare psychische Momente spielen eine Rolle, und diese erklären es, warum die kleinen Tbc.-Pflegeheime, die in nordischen Ländern scheinbar sich größerer Beliebtheit erfreuen (vgl. KAUP), bei uns keinerlei Anklang gefunden haben.

Es seien hier noch einzelne besondere Einrichtungen für Schwertuberkulöse erwähnt:

Die L.-V.-A. Hannover hat mit dem Provinzialverein ein Abkommen getroffen, wonach dieser die Verhandlungen mit Krankenanstalten führt. Die L.-V.-A. behält sich die

Auswahl der Rentner vor, bezahlt für den Tag eine bestimmte Summe; die darüber hinausgehenden Kosten übernehmen — mit wenigen Ausnahmen — die betreffenden Kommunalverbände und gewähren außerdem den Familien der Pfleglinge eine Unterstützung in der Höhe der wegfallenden Rente.

Die L.-V.-A. Westpreußen hatte durch die Danziger Fürsorgestelle schwertuberkulöse Schlafburschen und Einlieger einzeln oder in kleinerer Zahl gemeinsam in privaten Pflegestellen, wodurch ihnen die Möglichkeit familienartigen Zusammenlebens gegeben ist, untergebracht.

Die vorstehende Tabelle 106 (S. 257) bringt einen guten Überblick über die allmähliche Entwicklung der Krankenhaus- und Invalidenhausversorgung von Invalidenrentnern. Hervorgehoben sei aber, daß die Mehrzahl der so versorgten Rentenempfänger aus zwei L.-V.-A. stammt, und zwar (1913):

Tabelle 107.

|  | Bei Jahresschluß | | Überhaupt im Laufe des Jahres | |
|---|---|---|---|---|
|  | Männer | Frauen | Männer | Frauen |
| Rheinprovinz . . . . . . . . . . | 245 | 85 | 486 | 145 |
| Schlesien . . . . . . . . . . . . | 95 | 71 | 241 | 133 |
|  | 340 | 156 | 727 | 278 |

also mehr als drei Viertel der am Schlusse des Jahres verpflegten Männer, zwei Drittel der Frauen stammen aus diesen zwei Anstalten, und noch schärfer tritt dies hervor, wenn wir die Zahl der überhaupt während des Jahres Verpflegten betrachten.

Vergleichen wir aber diese Zahlen mit der Gesamtheit der an Tbc. Verstorbenen, so müssen wir leider feststellen, daß deren *Zahl* gegenüber der Zahl der Tbc.-Todesfälle — rund 40 000 — und der Zahl der Schwertuberkulösen *gar nicht in Betracht kommt.*

Die Versorgung tuberkulöser Invalidenrentner ist aber nur ein Teil der Versorgung Schwertuberkulöser überhaupt; die dort gemachten Erfahrungen müssen auch in der Unterbringung aller anderen Schwertuberkulösem ihre Nutzanwendung finden.

Vergleichen wir die vom Reichsgesundheitsrat am 24. VI. 1904 angenommenen, vom Reichskanzler allen Bundesregierungen mitgeteilten *Grundsätze über die Krankenhausversorgung Schwertuberkulöser* mit denen, die die österreichische Vereinigung zur Bekämpfung der Tbc. im Jahre 1916 auf Grund eines Referates von Mager-Brünn (39) angenommen hat, so erkennen wir deutlich die Wendung, die sich während dieser Zeit in den Anschauungen vollzogen hat; dort wird vor allem die Errichtung eigener Krankenhäuser für *vorgeschrittene* Tuberkulöse empfohlen, in dem letzteren Beschlusse, der sich im wesentlichen mit einem vom österreichischen Zentralkomitee im Jahre 1914 auf Grund eines Berichtes desselben Referenten angenommenen deckt, heißt es:

„Die Unterbringung Schwertuberkulöser soll in eigenen Anstalten für Lungenkranke *aller* Stadien (Tbc.-Spitäler) geschehen, in denen sämtliche Mittel zur Behandlung der Tbc. vorhanden sein müssen.

Solche Anstalten sind:

a) als selbständige Anstalten zu errichten,

b) Lungenheilstätten anzugliedern,

c) im Anschluß an bestehende Krankenanstalten (wobei besonders kleinere Spitäler in Betracht kämen) als besondere Tbc.-Abteilungen (Pavillon) zu schaffen.

Die Unterbringung der Schwerkranken soll nicht in großen Krankensälen, sondern in kleineren Räumen erfolgen. Es muß auch bei ihnen auf Heilbehandlung mit allen therapeutischen Mitteln der größte Nachdruck gelegt werden."

*Die Errichtung eigener Anstalten für Tuberkulöse in vorgeschrittenem Stadium wird heute wohl allgemein abgelehnt;* wir wissen heute, daß solche Anstalten Sterbehäuser darstellen und leer stehen würden. Wir kennen heute *nur zwei*

*Arten der Anstaltsversorgung Schwertuberkulöser: in allgemeinen Krankenanstalten oder in Tbc.-Spitälern für Lungenkranke aller Stadien.*

Wie sollen nun die Tuberkulösen in Spitälern untergebracht werden? In nicht wenig Krankenhäusern liegen heute noch immer tuberkulöse Kranke in denselben Zimmern wie die anderen Kranken. Wir haben oben dargelegt, daß auch der Erwachsene der Infektionsgefahr ausgesetzt ist — um wieviel mehr noch der Erwachsene, dessen Organismus durch Krankheit geschwächt ist, der Rekonvaleszent nach einer schweren internen Erkrankung, nach einer Operation oder gar nach einer Pneumonie oder einer anderen Erkrankung der Atmungsorgane.

Es müssen also *besondere Tbc.-Abteilungen oder Tbc.-Zimmer* geschaffen werden. Dann aber muß dafür Sorge getragen werden, daß diese Tbc.-Zimmer und diese Tbc.-Abteilungen nicht zu Sterbezimmern und Sterbehäusern werden, daß in diese Abteilungen nicht nur oder ausschließlich Schwerstkranke Aufnahme finden. Sie müssen „*Anstalten für Tuberkulöse aller Stadien*" auch wirklich sein.

Voraussetzung hierfür ist, daß die Tbc.-Abteilung, wie auch die Grundsätze des Reichsgesundheitsrates wollen, als „Sanatorium" mit allen Behelfen moderner Tbc.-Behandlung eingerichtet wird; denn die Voraussetzung dafür, daß der Tuberkulöse — wenn wir von den Schwerstkranken, die wegen ihrer Hilflosigkeit Spitalpflege aufsuchen müssen, absehen, — Krankenhausbehandlung aufsucht, ist es, daß er die Hoffnung hegt, dort Behandlung und Besserung oder Heilung zu finden. Da aber heute doch jeder Tuberkulöse weiß, daß Landluft das wichtigste Behandlungsmittel ist, so werden im Weichbild oder gar im Inneren der Großstädte gelegene Anstalten freiwillig von Leichtkranken nicht aufgesucht werden, sie werden solche Anstalten nur dann aufsuchen, wenn irgendeine akute Erscheinung, eine Hämoptöe, eine Rippenfellentzündung, sie dazu zwingt. Da aber deren Zahl kleiner, vor allem ihre Behandlungsdauer kürzer ist als die von hilfsbedürftigen Schwertuberkulösen, so ist — wenn nicht für Verlegung mindestens eines Teiles der Schwertuberkulösen gesorgt wird — gar nicht zu vermeiden, daß diese in der Überzahl sind und damit die Abteilung oder die Zimmer den Charakter von Sterbeabteilungen (-zimmern) erhalten.

Es sollten deshalb — wie ich in meinem in der Gesellschaft der Ärzte in Wien erstatteten Referat (40) „Neuordnung des Spitalwesens in Wien und Tbc.-Bekämpfung" (Österreichisches Tbc.-Fürsorgeblatt 1919) ausgeführt habe, Tbc.-Abteilungen in der Stadt nur folgenden Zwecken dienen: a) der Aufnahme von akuten Zwischenfällen im Verlaufe der Tbc. (Hämoptöe, Pleuritis, beginnende Meningits, hohes Fieber), die den Kranken transportunfähig machen; b) für solche Tuberkulöse aller Art — vor allem werden dies wohl Schwertuberkulöse sein — die sich aus irgendeinem Grund weigern, die Stadt zu verlassen; c) für untransportable Schwertuberkulöse. Außer diesen städtischen Anstalten müssen Anstalten auf dem Lande für Tuberkulöse aller Stadien vorhanden sein.

Auch hier wird man wohl gewisse Schwierigkeiten haben, wird sich bemühen müssen, die Kranken der Gruppe b) möglichst bald in geeignete ländliche Anstalten abzutransportieren. Aber immerhin ist bei Vorhandensein solcher *ländlicher Spitäler* die Möglichkeit gegeben, Tbc.-Abteilungen in den Städten zu haben, die nicht von vornherein Sterbeabteilungen sind. Unter keinen Umständen sollten Tbc.-Spitäler mitten im Weichbild der Städte errichtet werden.

Erwähnt sei noch, daß für die Verlegung Schwertuberkulöser aus der Großstadt heraus noch ein anderer Grund spricht: im großstädtischen Spital liegende Schwertuberkulöse sind von ihren Familien nur sehr unvollkommen isoliert, an allen Besuchstagen erhalten sie Besuch und, soweit sie irgend ausgehfähig sind, verlangen und erhalten sie Ausgang zum Besuch ihrer Familien, wodurch die „Isolierung" zum großen Teil vereitelt wird.

Die Masse der *Schwerkranken* soll also *in Spitälern außerhalb der Großstädte* untergebracht werden, die wegen ihrer ländlichen Umgebung und guten Einrichtung auch von Leichtkranken aufgesucht werden, die als Spitäler für Tuberkulöse aller Stadien eingerichtet sind. Diese Spitäler sollen zwar außerhalb der Großstadt, aber doch nicht so weit abgelegen sein, daß jeder Verkehr des Kranken mit seinen Angehörigen unmöglich ist; sie sollen mit allen Mitteln zur Tbc.-Behandlung vollkommen ausgerüstet sein, bedürfen aber andererseits doch nicht des großen Apparates, der für ein für verschiedene Leiden bestimmtes Krankenhaus notwendig ist, können also in der Anlage billiger sein als ein solches. Gewiß bereitet auch der Betrieb eines solchen „Krankenhauses für Tuberkulöse aller Stadien" noch immer viel Schwierigkeiten — nach außen muß der Eindruck des Sterbehauses unbedingt vermieden werden, was nur dadurch geschehen kann, daß man durch entsprechende Anlage und Betrieb auch für den Zustrom Leichtkranker sorgt. Hierzu kommt die Schwierigkeit des inneren Betriebes; man wird auch hier unbedingt eine Trennung in offene und geschlossene Tbc. vornehmen müssen, und da wird es schwierig sein zu vermeiden, daß die Zimmer für offene Tbc. in den Ruf der Sterbezimmer kommen.

In dem von mir geführten Militärspital für Lungenkranke hatte ich einmal in der Baracke, in der offene Tuberkulöse untergebracht waren, besonders zahlreiche schwere Fälle und daher eine größere Anzahl Todesfälle in den für die Tbc. so gefährlichen Frühjahrsmonaten. Es war damals kaum möglich, einen Kranken aus einer anderen Abteilung, bei dem Bacillen nachgewiesen worden waren, auf diese Baracke zu verlegen, so groß war die Scheu. Noch mehr traurige Schwierigkeiten ergaben sich im inneren Betriebe dieser Baracke; in einem Zimmer mit 8 Kranken war es, nachdem 2 gestorben und wenige Stunden vor ihrem Tode eine Morphiuminjektion erhalten hatten, überhaupt nicht mehr möglich, einem Kranken eine Injektion zu geben; sie sahen dies als Zeichen ihres unmittelbar bevorstehenden Todes (oder als Mittel dazu) an, und es war so nicht einmal mehr möglich, den Armen ein wenig Euthanasie zu geben.

Die Zimmer für Schwerkranke sollen stets nur wenige Betten haben, das verringert die Qual der Schwerstkranken.

Daß der Leiter eines solchen Spitals nicht nur ein guter Tbc.-Kenner sondern auch ein Arzt im besten Sinne des Wortes sein muß, sei noch ausdrücklich betont, ebenso daß es gerade in solchen Spitälern und insbesondere auf den Schwertuberkulösenabteilungen auf besonders gutes Pflegepersonal ankommt, das es versteht, auf die Kranken psychisch günstig einzuwirken.

Ein Tbc.-Krankenhaus aller Stadien hat auf Anregung NEISSERS die Stadt *Stettin* in *Hohenkrug* geschaffen. Die unter BRAEUNINGS Leitung stehende Anstalt, deren Wirtschaftsräume und Verwaltungsräume so angelegt wurden, daß sie auch für die doppelte Zahl von Pfleglingen ausreichen, enthält gegenwärtig 164 Betten. Das Haus hat 6 Krankenstationen, von denen jede aus 3 Zimmern zu 6, 2 zu je 3 und 2 zu je 1 Bett besteht. Offene und geschlossene Tbc. sind streng voneinander getrennt; die Kranken tragen waschbare Anstaltskleidung. Die Bau- und Einrichtungskosten beliefen sich pro Bett auf 7200 M. Das Krankenhaus kann bei weitem nicht so viele Kranke aufnehmen, wie Aufnahme verlangen. Besonders bemerkenswert ist das enge Zusammenarbeiten von Fürsorgestelle und Krankenhaus, auf das wir noch später zurückkommen werden.

Das „*Heidehaus bei Hannover*" wurde 1907 vom Verein für bedürftige Lungenkranke in Hannover gegründet, enthält eine Beobachtungsstätte für Kranke der L.-V.-A., eine Abteilung für noch Heilbare und eine Abteilung für Schwerkranke, alle nach Geschlechtern getrennt in besonderen Pavillons untergebracht. 1921/22 waren in der Beobachtungsstätte 200 Kranke untergebracht gewesen (vor dem Kriege jährlich meist 400 und mehr), davon waren zur Heilstättenbehandlung geeignet 78, 18 waren zu schwerkrank, bei 104 bestand keine Tbc. Von den Kranken waren 515 Männer, 341 Frauen, 136 Kinder; gebessert wurden 583 entlassen, ungebessert 144, gestorben waren 58, voll erwerbsfähig von den entlassenen Erwachsenen waren 166, teilweise erwerbsfähig 281, nicht erwerbsfähig 189; in 67 Fällen war ein Pneumothorax angelegt, in 17 totale Thorakoplastik gemacht worden.

Andere ähnliche Anstalten sind: die Tbc.-Krankenhäuser der Stadt Berlin in Buch und Blankenfeld, die Berlin-Schöneberger Heilstätte in Sternberg, das Waldhaus Charlottenburg in Beetz-Sommerfeld (der Stadt Charlottenburg gehörig), das Pflegeheim Burg Daber bei Wittstock (dem Brandenburger Provinzialverein zur Bekämpfung der Tbc. gehörig) u. a.

*Derartige Anstalten können natürlich nicht die Heilstätten ersetzen.*

Es sind gerade in den letzten Jahren vielfach Vorwürfe gegen das Heilstättenwesen erhoben worden, und es ist die Umwandlung von Heilstätten in Anstalten für Tuberkulöse aller Stadien verlangt worden (Umfrage KLARES: Die Tuberkulose 1925; ZICKGRAF, SCHRÖDER u. a.).

Solche Vorschläge berücksichtigen zunächst nicht genügend, daß einer solchen Umwandlung schon die baulichen Einrichtungen entgegenstehen. Eine Anstalt für Schwerkranke muß vor allem eine große Zahl kleiner Zimmer haben, die großen Krankensäle, die sich in vielen Heilstätten finden, sind für Leichtkranke erträglich, sie sind barbarisch für Schwerkranke; Anstalten, die Schwerkranke aufnehmen, müssen aber auch in bezug auf Krankenpflege ganz besonders eingerichtet sein, sie brauchen mehr Personal, das Personal muß Aufenthaltsräume auch in der Nähe der Krankensäle haben, braucht Wohnungen. Auch die Zahl der Ärzte muß eine größere sein. Diese technischen Schwierigkeiten sind aber immerhin behebbar.

Es stützen sich die erwähnten Vorwürfe gegen die Heilstätten zum Teil darauf, daß (s. S. 219 u. ff.) eine große Anzahl von Nichttuberkulösen oder nichtaktiven Tuberkulösen in den Heilstätten Aufnahme fanden. Diese Kritik ist berechtigt, und es liegt hier zweifellos ein Übelstand vor, der beseitigt werden muß, und zwar durch sorgfältige Auslese, die am besten durch Zusammenarbeit mit Fürsorgestellen und durch Beobachtungsstationen herbeizuführen ist. Daraus ableiten zu wollen, daß vor allem vorgeschrittene Stadien (II. und III.) in die Heilstätten aufgenommen werden sollen, scheint mir der sachlichen Begründung zu entbehren. Solange wir — und mit Recht — der Anschauung sind, daß das Frühstadium der Tbc. bessere Aussichten bietet, geheilt oder mindestens zum Stillstand gebracht zu werden als die späteren Stadien, muß das Bestreben sein, möglichst die Frühstadien zu behandeln, dabei aber jene Fälle auszuschließen, die der Behandlung nicht bedürfen. Dies kann aber nur erreicht werden durch geeignete Auswahl, nicht durch Aufnahme Schwerkranker. Daß sich diese letztere mit der Aufnahme Gesunder und Nichtaktiver recht gut vereinen läßt, beweist ja Tabelle 98; niemals hat die Zahl der Kranken des I. Stadiums mehr als die Hälfte der Heilstättenpfleglinge ausgemacht. Gewiß sollen auch Kranke vorgeschrittener Stadien aufgenommen werden, deren Krankheitsprozeß noch Aussicht bietet, für längere Zeit wenigstens zum Stillstand gebracht werden zu können. Aber auch hier bedarf es genauer Auswahl, ebenso wie bei der Aufnahme von Frühfällen. Übrigens sollten, ehe für die Aufnahme von Schwerkranken in größerer Zahl in Heilstätten oder gar für die Umwandlung der Heilstätten in Krankenhäuser für Tbc. aller Stadien eingetreten wird, doch erst an größerem Material und in exakter Weise Erfolge und vor allem Dauererfolge bei Fällen des II. und III. Stadiums nachgewiesen werden.

Man verfalle aber dabei nicht in die Fehler, die seinerzeit die Bahnbrecher der Heilstättenbewegung gemacht haben: jede Arbeitsfähigkeit bei der Entlassung als „Erfolg" zu buchen, ohne Rücksicht darauf, wie die Arbeitsfähigkeit im Augenblicke des Eintritts war, dem medizinischen „Erfolg" im Augenblicke der Entlassung allzuviel Wert beizulegen — erst der Dauererfolg hat Bedeutung! — oder gar von „voller Heilung" zu sprechen. Alle diese Fehler, die in den ersten Jahren der Heilstättenbewegung gemacht wurden, um den Nutzen der Heilstätte zu beweisen, bedrohen uns jetzt von neuem zum Beweise des Nutzens des Krankenhauses für Schwerkranke. So bringt SCHROEDER (Zeitschr. f. Tuberkul. Bd. 42, H. 1) eine Tabelle, in der nicht nur der Zustand der Erwerbsfähigkeit beim Austritt als

„wirtschaftlicher Erfolg" gebucht wird, sondern in der bei Kranken des II. und III. Stadiums bei der schrumpfenden Form 42,6% nach 4 monatiger Kur als „voll geheilt" ausgewiesen werden, bei der gemischten (6 Monate Kur) 22,3% und bei der entzündlichen ($5^1/_2$ Monate) noch 9,4%!

Aber nicht nur, daß vom Standpunkte der Krankenhilfe es besser erscheint, einen im Beginn des Leidens Befindlichen in diesem Zustande zu erhalten, als einen bereits vorgeschrittenen, so erscheint es auch vom sozialhygienischen Standpunkte und von dem der Seuchenbekämpfung besser, durch rechtzeitige Heilstättenbehandlung zu verhindern oder wenigstens zu verzögern, daß aus einer geschlossenen Tbc. eine offene wird, als offene Tuberkulöse möglichst lange am Leben zu erhalten.

Wie eine bessere Ausnutzung der Heilstätten herbeigeführt werden kann, wie heute schon die allgemeine Tendenz dahin geht, mit Ausschaltung von Leichtestkranken nur wirklich der Kur Bedürftige, darunter auch schon vorgeschrittenere Fälle, in die Heilstätten aufzunehmen, ist oben dargelegt worden; darüber, wie das geeignete Material für Heilstätten beschafft werden kann, ist ebenfalls abgehandelt worden und wird auch noch im folgenden gesprochen werden. Daß wir zuviel Betten für Leichtkranke haben, die anders verwendet werden müssen, kann wohl nicht behauptet werden, wenn auch vielleicht durch zweckmäßige Auswahl der Kranken die obenerwähnten langen Wartezeiten zum Schwinden gebracht werden könnten.

Notwendig sind aber 4 Arten von Anstalten für Tuberkulöse, von denen keine vermißt, keine durch die andere ersetzt werden kann:

1. Erholungsheime für der Erholung bedürftige inaktive Tuberkulöse, Schwächliche, Prophylaktiker,

2. Heilstätten für nicht bettlägerige Kranke, vor allem für Leichtkranke.

3. Tbc.-Krankenhäuser für Kranke aller Stadien, für Schwerkranke, mittlere und auch Leichtkranke, auf dem Lande gelegen,

4. städtische Tbc.-Abteilungen für jene, die wegen augenblicklicher Transportunfähigkeit oder aus anderen Gründen die Stadt nicht verlassen können.

## Literatur.

1. Ullersperger: Die Frage über die Heilbarkeit der Lungenphthisen. 1867. — 2. Hedinger: Die Entwicklung der Lehre von der Lungenschwindsucht und der Tbc. von den ältesten Zeiten bis auf die Gegenwart. Dissert. Tübingen 1864. — 3. Bennett: The pathology and treatment of pulmonary tuberculosis. Edinburgh 1853. — 4. Brehmer: Dissert. Berlin 1853. — 5. Brehmer: Die chronische Lungenschwindsucht und Tbc. der Lungen, ihre Ursache und ihre Heilung. 1. Aufl. 1857, 2. Aufl. 1869. — 6. Dettweiler: Die Behandlung der Lungenschwindsucht in geschlossenen Heilanstalten. 1. Aufl. 1857, 2. Aufl. Berlin 1884. — 7. Dettweiler: Kongreß zur Bekämpfung der Tbc. als Volkskrankheit. Berlin 1899. — 8. Bauer, A.: Beitr. z. Klin. d. Tuberkul. Bd. 41. — 9. VI. Internat. Tbc.-Konferenz, Wien 1907. Berlin-Charlottenburg: Mosse 1907. — 10. Tbc.-Arbeiten aus dem Reichsgesundheitsamt. Deutsche Lungenheilstätten. I. Berichterstatter Hamel. — 11. Michel: Beitr. z. Klin. d. Tuberkul. Bd. 49. — 12. Bacmeister: Ebenda Bd. 96 u. Handb. d. ges. Tbc.-Therapie, herausgeg. von Loewenstein. — 13. Fraenkel, A. u. S. Gräff: Münch. med. Wochenschr. 1921, S. 445. — 14. Gräff: Beitr. z. Klin. d. Tuberkul. Bd. 36. — 15. Kobert: Über die Schwierigkeiten bei der Auslese der Kranken für die Volkslungenheilstätten. Stuttgart: Enke 1902. — 16. Penzoldt: Münch. med. Wochenschr. 1906. — 17. Roepke: Zeitschr. f. Bahn- u. Bahnkassenärzte 1916. — 18. Frankenburger: Münch. med. Wochenschr. 1908. — 19. Büttner-Wobst u. Heinecke: Beitr. z. Klin. d. Tuberkul. Bd. 47. — 20. Bochalli: Ebenda Bd. 49. — 21. Verhandl. d. Ausschusses d. dtsch. Zentralkomitees 1911. — 22. Roepke: Zeitschr. f. Bahn- u. Bahnkassenärzte 1916. — 22a. Sprungmann: Dissert. Düsseldorf 1922. Sonderbeilage zu den Amtl. Mitteilungen der L.-V.-A. Rheinprovinz. — 23. Wolff-Reiboldsgrün: Zeitschr. f. Tuberkul. Bd. 11. — 24. Hayek: Das Tuberkuloseproblem. Berlin: Julius Springer 1920. — 25. Grotjahn: Krankenhauswesen und Heilstättenbehandlung im Lichte der sozialen Hygiene. Leipzig: F. C. W. Vogel 1908. — 26. Der Stand der Tbc.-Bekämpfung in Deutschland. Denkschr. f. d. Internat. Tbc.-Kongreß in Paris 1905. — 27. Frankfurter: in Handb. d. ges.

Tbc.-Therapie, herausgeg. von LOEWENSTEIN. — 28. Verhandlungen der Sitzung des Ausschusses des Deutschen Zentralkomitees zur Bekämpfung der Tbc. 1910. — 29. HAMMER: Münch. med. Wochenschr. 1902. — 30. CROISSANT: Ebenda 1907. — 31. WEICKER: Beiträge zur Frage der Volksheilstätten. VIII. Leipzig: Leineweber 1903. — 32. KOHLER: Zeitschr. f. Tuberkul. Bd. 22. — 33. Das Rote Kreuz und die Tbc.-Bekämpfung. Denkschr. f. d. I. Internat. Tbc.-Konferenz, Berlin 1902. — 34. BLUMENTHAL-DWORETZKY: Die soziale Bekämpfung der Tbc. als Volkskrankheit in Europa und Amerika. Berlin: August Hirschwald 1905. — 35. KAYSERLING: Halbmonatsschr. f. soz. Hyg. u. Med. 1910, H. 10/11. — 36. KAUP: Betrachtungen über die Bekämpfung der Tbc. in einigen Ländern. Berlin: Heymann 1910. — 37. Verhandlungen der Sitzung des Ausschusses des Deutschen Zentralkomitees 1907. — 38. SCHMITTMANN: Verhandungen des österr. Tbc.-Tages 1914; Veröff. d. österr. Zentralkomitees z. Bekämpf. d. Tbc. Heft 6; Beiheft zum Österr. Sanitätswesen; Concordia 1911. — 39. Tbc.-Heft aus Das österr. Sanitätswesen 1916. — 40. TELEKY: Österr. Tbc.-Fürs.-Blatt 1919.

*Hauptquellen:* Der Stand der Tbc.-Bekämpfung im Frühjahr . . . Geschäftsbericht f. d. . . . Generalversammlung des Zentralkomitees von 1902—1922[1]). — Verhandlungen der Sitzung des Ausschusses des Deutschen Zentralkomitees von 1904—1918. Zur Tbc.-Bekämpfung: Verhandlungen des Deutschen Zentralkomitees 1901—1920[2]). — Statistik der Heilbehandlung bei den Versicherungsanstalten. Amtl. Nachrichten des Reichsversicherungsamtes 1902—1915. Beiheft zu den Nachrichten, ab 1916 in diesen Nachrichten selbst. — Geschäftsberichte der einzelnen Landesversicherungsanstalten und der Sonderanstalten, insbesondere die der L.-V.-A. der Hansestädte und der Rheinprovinz. — Das deutsche Rote Kreuz und die Tbc. Berlin 1912. — Verhandlungen der Auskunfts- und Fürsorgestellentage 1912—1919[2]). — Berichte über die I.—X. Versammlung der Tbc.-Ärzte[2]). — Tuberkul.-Fürs.-Blatt seit 1913. — Tuberculosis 1901—16. Verl. Mosse. Zeitschr. f. Tbc. u. Heilstättenwesen. Verl. I. A. Barth. — Beitr. z. Klinik d. Tbc. Verl. C. Kabitzsch. — Intern. Zentralbl. f. d. g. Tbcforsch. Verl. Kabitzsch. — Verhandlungen der Tagungen des Österreichischen Zentralkomitees zur Bekämpfung der Tbc. und Verhandlungen der österreichischen Tbc.-Tage 1911—1916.; Veröffentlichung des Österreichischen Zentralkomitees zur Bekämpfung der Tbc.; Beihefte zur Zeitschrift Das österreichische Sanitätswesen. — Österreichisches Tuberkul.-Fürs.-Blatt seit 1917. — Berichte über die „Verhandlungen der Lungenheilanstaltsärzte" und der „Gesellschaft Deutscher Fürsorgeärzte" und deren Arbeitsgemeinschaft in den Beitr. z. Klin. d. Tuberkul.

## 2. Fürsorgewesen.

Die Idee der Fürsorgestelle in ihrer vollkommenen Ausgestaltung scheint dem Kopfe CALMETTES-Lille entsprungen zu sein. Vor einer parlamentarischen Kommission zur Bekämpfung der Tbc. entwickelte er im Jahre 1899 seine Pläne der Fürsorgestelle (Dispensaires antituberculeux): „In allen Städten, vor allem in den Industriestädten, soll man Fürsorgestellen einrichten, ausschließlich bestimmt zur Prophylaxe der Tbc. durch hygienische Belehrung der Bevölkerung und durch häuslichen Beistand für jene zahlreichen Tuberkulösen, die weder in Spitälern noch in Heilstätten aufgenommen werden." Er hat dann — ich entnehme die folgenden Daten den Ausführungen MAYS (1) auf dem II. Auskunfts- und Fürsorgestellentag 1913 — auf dem Londoner Tbc.-Kongreß 1901 einen Vortrag über die Tbc.-Fürsorgestelle gehalten, dann auf der I. Konferenz der Internationalen Vereinigung zur Bekämpfung der Tbc. in Berlin (Oktober 1902). Auf einer Tbc.-Konferenz in Paris nannte man die Fürsorgestelle „la formule francaise" im Gegensatz zur deutschen Heilstättenbewegung. Mir ist leider nur eine Schrift CALMETTES aus dem Jahre 1903 (2) zugänglich; nach den Angaben MAYS aber enthält bereits seine erste Schrift (1901) eine Schilderung der Fürsorgestellen-Tätigkeit, die sich ganz mit unserer heutigen Auffassung deckt.

Am 1. II. 1901 eröffnete er und seine Freunde das „Dispensaire Emil Roux" in Lille, und in der erwähnten Schrift des Jahres 1903 legte er in einer Veröffentlichung die Grundzüge dar, nach denen diese Fürsorgestelle eingerichtet worden war und arbeitete. Daraus sei einiges hervorgehoben:

„Es muß die innere Einrichtung einer Fürsorgestelle enthalten:
    einen Wartesaal für die Kranken,
    ein Bureau für den Recherchenten (Fürsorgeschwester),
    ein oder zwei Ordinationsräume mit den für die klinische Untersuchung notwendigen Mitteln,
    ein kleines Laboratorium zur bakteriologischen Untersuchung des Auswurfes,

---

[1]) Seither erscheinen die Berichte sehr stark gekürzt im Tuberkul.-Fürs.-Blatt.

[2]) Soweit hier angegeben, erschienen diese Berichte als Einzelveröffentlichungen im Verlag des Deutschen Zentralkomitees, über die d. Z. erscheinenden s. S. 401 Anm.

eine Dunkelkammer für Laryngoskopie,
einen Wäsche- und Apothekeraum,
eine nach Süden gelegene verglaste Halle, wo die Kranken den Gebrauch der
Liegestühle lernen und Atemgymnastik betreiben können.
Ferner im Souterrain oder im Nebengebäude:
ein oder mehrere Duschbäder und Auskleideräume,
eine Dampfwäscherei (um für die Tuberkulösen Wäsche waschen zu können),
eine Milchküche (für die zur Verteilung gelangende Milch).

Der Arzt soll, um für die armen Kranken aufs beste sorgen und vor allem ihr Erzieher sein zu können, sich ausschließlich dieser Tätigkeit widmen und entsprechend bezahlt sein (hauptamtlich angestellt). Er soll sich im allgemeinen jedes therapeutischen Eingriffs enthalten. Es würde besser sein, die oft recht bedeutenden Summen, die Wohltätigkeitsvereine ausgeben, um veraltete und wirkungslose Medikamente für die Armen zu kaufen, zur Hebung ihrer Ernährung zu verwenden. Die Verwaltung soll nach allen Seiten hin unabhängig sein, da sie mit den verschiedensten Organisationen und Einrichtungen zusammenarbeiten muß. Das Maximum an Hilfe muß den am wenigsten Kranken und den Ärmsten geboten werden. Den Schwerkranken muß man zu Hilfe kommen, da dies die Menschlichkeit gebietet, und ihre Umgebung vor Elend und Ansteckung schützen, und muß als Gegenleistung die strikte Durchführung hygienischer Vorschriften verlangen. Die Fürsorgestelle muß dafür sorgen, daß nur Sicher-Heilbare in die Heilstätten kommen, und muß die aus den Heilstätten Zurückkehrenden in ihre Obhut nehmen. Die Fürsorgestelle ist kein Allheilmittel; sie kann kein Sanatorium und kein Tbc.-Spital ersetzen, sie braucht diese zu ihrer Ergänzung. Für jeden Patienten muß ein ärztlicher und ein sozialer Fragebogen ausgefüllt werden. In der Fürsorgestelle in Lille wird größter Wert auf die Reinigung und Desinfektion der Wäsche gelegt, da die trockene Aufbewahrung infizierter Wäsche im Haushalt des Kranken und ihre Reinigung dort schwere Infektionsgelegenheit mit sich bringt. Von beiläufig der Hälfte der in Fürsorge Befindlichen wird die Wäsche in der Fürsorgestelle gewaschen und desinfiziert. Auch für Wohnungsreinigung, frisches Anstreichen der Wände wird gesorgt. Auch wurde der Versuch gemacht, einige der in Fürsorge befindlichen Familien in einem Hause mit besseren und hygienischen Wohnungen unterzubringen. An Medikamenten wird nur Lebertran und Jodlösung verabfolgt (unentgeltlich). Nicht Heilung der Tbc. ist das Ziel der Fürsorgestelle — das ist Sache der Heilstätte. Die Fürsorgestelle soll eine Schule der Tbc.-Verhütung und -Bekämpfung sein (2)."

Von Calmettes Dispensaire in Lille ging die Anregung zur Gründung ähnlicher Einrichtungen in Deutschland aus. Von einer Tagung des engeren Rats des Internationalen Zentralbureaus zur Bekämpfung der Tbc. in Paris vom 3. V. 1903 aus hat eine große Anzahl damals in der Tbc.-Bekämpfung Deutschlands führender Personen dieses Dispensaire besucht. Auf Grund der Veröffentlichungen Jakobs (3) und des Berichtes Kirchners an den Minister wies der Minister der geistlichen Unterrichts- und Medizinalangelegenheiten in einem Erlaß vom 28. XII. 1903 auf den Nutzen der „Wohlfahrtsstelle für Lungenkranke" hin und empfahl deren Einrichtung.

*Schon früher aber waren Ansätze für Fürsorgestellentätigkeit an mehreren Orten Deutschlands vorhanden;* jedenfalls erfreute sich der Fürsorgegedanke bereits weiter Verbreitung — aber eine wirklich umfassende Fürsorgetätigkeit mit ihrem Mittelpunkt, der Fürsorgestelle, scheint es früher in Deutschland nicht gegeben zu haben.

Die deutschen Fürsorgebestrebungen, die wir als Vorgänger der umfassenden Fürsorgeeinrichtungen ansehen können, gingen aus von den Bestrebungen zur Besserung der Heilstättenerfolge durch Fürsorge für die Familien der Lungenkranken und vor allem für die aus der Heilstätte Entlassenen.

Der *Volksheilstättenverein vom „Roten Kreuz"* in Berlin, der die Heilstätte Grabowsee errichtet hatte und betrieb, hatte seit 1897 eine Abteilung „Familienfürsorge", die die Familien jener Pfleglinge, die um Unterstützung angesucht hatten, durch Vereinsdamen besuchen ließ und unterstützte. 1902 wurde eine Schwester angestellt; April 1903 wurde mit der Reorganisation der Abteilung nach modernen Grundsätzen begonnen. Im Mai 1902 wurde in Charlottenburg vom „Roten Kreuz" eine Ermittlungs-, Beratungs- und Fürsorgestelle für Lungenkranke gegründet, deren Vorsitzender, Samter, zugleich Vorsitzender der Armendirektion war.

Zu den Vorläufern einer wirklichen Tbc.-Fürsorge in Deutschland sind wohl auch die *Polikliniken* zu rechnen, vor allem die 1900 gegründete Königl. Poliklinik für Lungenkranke in Berlin, nach deren Muster später in Kiel, Breslau usw. ähnliche Einrichtungen geschaffen wurden.

Auch die häufig als erste deutsche Fürsorgestelle angesehene in *Halle* hat ihre Tätigkeit allmählich aus der Fürsorge für Heilstättenentlassene entwickelt. Der Verein zur Bekämpfung der Schwindsucht in Halle wurde 1899 gegründet; wie sich dessen fürsorgerische Tätigkeit anfangs gestaltet, geht wohl am deutlichsten aus dem „Abdruck aus dem ersten Bericht über die Tätigkeit und die Erfolge des Zweigvereins zur Bekämpfung der Schwindsucht in der Stadt Halle von Stadtrat Pütter, Vorsitzenden des Zweigvereins und Privatdozenten, Dr. Rheineboth, Arzt des Zweigvereins Halle a. S.", 1900 hervor, den Pütter selbst in seiner Schrift (7) zum Abdruck bringt.

„Alle Patienten, welche auf Kosten des Zweigvereins oder unter seiner Beteiligung an den Kosten in Heilstätten gesandt werden, haben sich alsbald nach ihrer Rückkehr bei dem Vorsitzenden zu melden, der sie Dr. Reineboth zur Untersuchung überweist.... Die Untersuchungen werden alle 3 Monate wiederholt.... Der Zweigverein ist bestrebt, den gewonnenen guten Zustand nach Möglichkeit zu erhalten." Nun folgen die Hilfsmittel dazu: Schonung, Berufswechsel, Nahrungsbeihilfen, Kleidungsstücke, Mietszuschuß — alles für den Heilstättenentlassenen. „Wenn wir so durch das einmütige Zusammenhalten der Halleschen Wohltätigkeitsvereine untereinander und mit der städtischen Armendirektion uns der Hoffnung hingeben können, einer Anzahl unglücklicher Mitbürger und Mitbürgerinnen wirksame Hilfe gebracht zu haben, so können wir auch der Hoffnung Raum geben, daß die Erkenntnis, welche die einzelnen Männer und Frauen in den Heilstätten gewonnen haben, allmählich in den unbemittelten Kreisen Boden fassen und es ermöglichen wird, einer noch vornehmeren Aufgabe als der Heilung Kranker zu dienen, nämlich der Verhütung der Ansteckung Gesunder."

Aus diesem Zitat geht wohl der Unterschied zwischen der ursprünglichen Pütterschen und der Calmetteschen Fürsorgestelle deutlich hervor.

Als Pütter (4) in der Generalversammlung des Deutschen Zentralkomitees 1903 „über die Aufgaben der Gemeinden in der Tbc.-Bekämpfung" berichtete, hatten die Einrichtungen schon einen wesentlich größeren Umfang: Pütter war zugleich Vorsitzender des Schwindsuchtsvereins, der städtischen Armenverwaltung und des Gemeindewaisenrates; der Schwindsuchtsverein arbeitete so zusammen mit der Gemeindefürsorge und allen Wohltätigkeitsvereinen der Stadt. Diese Zusammenarbeit legte den Grund und ermöglichte eine wirklich umfassende Tbc.-Fürsorge, als deren Organe die 9 Waisenpflegerinnen dienten. Diese hatten, sowie sie in ihrer Tätigkeit von einem bedürftigen Lungenkranken erfuhren, dem Vorsitzenden des Schwindsuchtsvereins (Pütter) Mitteilung zu machen; auch überwiesen die Kliniken und Ärzte Kranke an den Verein. Die Waisenpflegerinnen *unterwiesen und unterstützten die Familien in Tbc.-Prophylaxe unter* Aufsicht des Vereinsarztes, der die Kranken in bestimmten Zeiträumen untersuchte, aber nicht behandelte; auch tuberkulosebedrohter Kinder nimmt sich der Verein an.

In *Hamburg* wurde am 1. VII. 1902 eine Fürsorgestelle für Lungenkranke von der städtischen Armendirektion ins Leben gerufen; ihre Hauptaufgabe war die Ermittlung von Frühfällen, die für die Behandlung auf öffentliche Kosten geeignet waren. In *Köln* wurde Ende 1903 im Anschluß an die städtische Armendirektion eine Zentralstelle zur Bekämpfung der Lungen-Tbc. gegründet. In *Kassel* hat der „Verein zur Bekämpfung der Schwindsuchtsgefahr in der Provinz Hessen-Nassau und dem Fürstentum Waldeck" seit 1901 Familienfürsorge betrieben, deren Tätigkeit im Jahre 1903 erweitert wurde. Erwähnt seien ähnliche Einrichtungen in Frankfurt a. M., die Fürsorgestelle des Vereins freigewählter Kassenärzte in Berlin, die bewußt auf das französische Beispiel zurückgingen (gegründet 1903), und die Tätigkeit der badischen Frauenvereine, deren Lokalausschüsse schon früher fürsorgerisch tätig waren und über die Battlehner in der Generalversammlung des Deutschen Zentralkomitees 1903 berichtet (die bisherigen Daten sind vor allem der Schrift von Stürk, die weiter noch erwähnt werden soll, entnommen).

Jedenfalls geht aus diesen Angaben über die Geschichte des Fürsorgewesens in Deutschland hervor, daß der Gedanke der Fürsorge vor allem für Heilstättenentlassene in Deutschland schon älteren Datums war, daß aber eine wirklich weitgehende Fürsorgetätigkeit doch erst zeitlich nach dem Erscheinen des ersten Vorschlags Calmettes, nach der Errichtung seines Dispensaires, ja nach dem Erscheinen des ersten Berichtes über dessen Tätigkeit und den Vorträgen Calmettes auf internationalen Tagungen einsetzt. Das Jahr 1903 scheint das Jahr gewesen zu sein, in dem in Deutschland an einzelnen Orten eine wirkliche Fürsorgetätigkeit begann. Bereits auf der Generalversammlung des Deutschen Zentralkomitees (5) vom 16. V. 1903 wurde mannigfach über Fürsorgetätigkeit und Fürsorgestellen gesprochen, wenn auch dies nicht ausdrücklich auf der Tagesordnung stand: Battlehner-Karlsruhe, vor allem aber Pütter (damals noch Halle a. S.).

Im Jahre 1904 standen die Fürsorgestellen auf der Tagesordnung der Generalversammlung (5); Referenten waren Jakob-Berlin, Samter-Charlottenburg; an ihre Referate schloß sich eine lebhafte Diskussion an, in der mehrere Redner über bereits bestehende Fürsorgeeinrichtungen berichteten.

1905 erschienen zwei Schriften: „Praktische Anleitung zur Organisation von Fürsorgestellen für Lungenkranke und deren Familien" von Stabsarzt Dr. Stuertz (6), mit einem

Vorwort von Prof. KRAUS, und „Die Errichtung und Verwaltung von Auskunfts- und Fürsorgestellen für Tuberkulöse" von PÜTTER und KAYSERLING (7). Bemerkenswert ist es, daß diese beiden letzteren: der Vorsitzende und der Generalsekretär des „Zentralkomitees der Auskunfts- und Fürsorgestellen für Lungenkranke in Berlin und Vororten", das im Sommer 1904 auf Veranlassung des Ministerialdirektors ALTHOFF ins Leben gerufen worden war, den Standpunkt vertraten, daß die Auskunfts- und Fürsorgestellen berufen sind, „das *Zentrum der gesamten Tbc.-Bekämpfung* zu werden, von welchem aus eine systematische Bekämpfung der Seuche geleitet werden kann: sie sollen im öffentlichen Interesse, und zwar sowohl im Interesse des Kranken wie des Gesunden, die bestmögliche Ausnutzung sämtlicher, der Tbc.-Bekämpfung gewidmeten Einrichtungen gewährleisten". Sie stehen auf dem Standpunkte, daß die Fürsorgestelle nie die Behandlung übernehmen, daß sie unter Leitung eines Vorsitzenden und eines Fürsorgearztes stehen solle, daß aber der Schwerpunkt der Arbeit in der Tätigkeit der Helferin oder Schwester liege.

In einer späteren Schrift führte KAYSERLING (8) aus, daß es Aufgabe der Fürsorgestelle sei, die Tbc.-Bekämpfung *nach dem* KOCHSCHEN *Prinzip der Seuchenbekämpfung* zu führen.

Wenn BLÜMEL (Beitr. z. Klin. d. Tuberkul. Bd. 58; Tuberkul.-Bibliothek Nr. 19) von einer notwendigen Umstellung im Kampfe gegen die Tbc. und insbesondere auch des Fürsorgewesens spricht, so geht aus der obengegebenen geschichtlichen Darstellung wohl mit aller Klarheit hervor, daß die Idee der Fürsorgestelle, wie sie von Anfang an CALMETTE, frühzeitig auch von PÜTTER, KAYSERLING u. a., dann vom „Zentralkomitee der Auskunfts- und Fürsorgestellen für Lungenkranke in Berlin und Vororten" vertreten wurde, gerade das verlangte, worauf BLÜMEL die Fürsorgestellentätigkeit umgestellt haben will. In Deutschland und in Österreich sind eine ganze Anzahl von Fürsorgestellen auf diesen Ideen aufgebaut worden und ihr treu geblieben; da ist eine Umstellung nicht notwendig. Darin aber hat BLÜMEL recht, daß eine Anzahl von Fürsorgestellen auf dem oben gekennzeichneten Frühstadium der deutschen Fürsorgestellentätigkeit: Sorge um den Kranken, stehengeblieben ist, daß eine große Anzahl später gegründeter den eigentlichen Zweck der Fürsorgetätigkeit nie erfaßt hat. Solche schlecht geleitete Fürsorgestellen müssen aus Stätten für Krankenhilfe und Wohltätigkeit zu Fürsorgestellen erst gemacht werden. Nicht die Tbc.-Bekämpfung ist umzustellen — auch nicht in ihrem Zweige des Tbc.-Fürsorgewesens —, sondern die (ich gebe zu) zahlreichen schlecht geleiteten Fürsorgestellen.

Welche rasche Ausbreitung die Fürsorgestellen erfuhren, zeigen folgende Daten (Tabelle 108), die E. MAY-München (1) auf Grund der Geschäftsberichte des Deutschen Zentralkomitees zusammengestellt hat (Organisation der Fürsorgestellen für Lungenkranke und ihre Stellung zu den anderen für die Tbc.-

Tabelle 108.

| | |
|---|---|
| 1903 | 18 Polikliniken (Dispensaires). |
| 1904 | 26 Polikliniken und Fürsorgestellen für Lungenkranke (Dispensaires). |
| 1906 | 68 Auskunfts- und Fürsorgestellen für Lungenkranke und Poliklinik. |
| 1907 | 117 Auskunfts- und Fürsorgestellen für Lungenkranke. |
| 1908 | 150 Auskunfts- und Fürsorgestellen für Lungenkranke, außerdem noch 534 Bezirks- und Ortsausschüsse des Badischen Frauenvereins. |
| 1909 | 211 Auskunfts- und Fürsorgestellen für Lungenkranke, außerdem noch 537 Bezirks- und Ortsausschüsse des Badischen Frauenvereins. |
| 1910 | 321 Auskunfts- und Fürsorgestellen für Lungenkranke und außerdem noch 537 badische Bezirks- und Ortsausschüsse. |
| 1911 | 525 Auskunfts- und Fürsorgestellen für Lungenkranke und außerdem noch 537 badische Bezirks- und Ortsausschüsse. |
| 1912 | 713 Auskunfts- und Fürsorgestellen für Lungenkranke und außerdem noch 537 badische Bezirks- und Ortsausschüsse. |
| 1913 | 818 Auskunfts- und Fürsorgestellen für Lungenkranke und außerdem noch 538 badische Bezirks- und Ortsausschüsse. |
| 1914 | 1145 Auskunfts- und Fürsorgestellen, 604 badische Tbc.-Ausschüsse, 154 Hilfsfürsorgestellen im Bereich der L.-V.-A. Thüringen, 87 badische Beratungsstellen. |
| 1919 | 1269 Auskunfts- und Fürsorgestellen, außerdem 42 bayerische Beratungsstellen, 673 Tbc.-Organisationen in Sachsen, 604 Tbc.-Ausschüsse in Baden, 460 Hilfsfürsorgestellen der Thüringischen L.-V.-A. |
| 1920 | 3029 Auskunfts- und Fürsorgestellen einschließlich der Hilfsfürsorgestellen. |
| 1925 | 1901 Fürsorgestellen (ohne Hilfsfürsorgestellen usw.). |

Bekämpfung in Betracht kommenden Wohlfahrtseinrichtungen. Verhandlungen des 2. Auskunfts- und Fürsorgestellen-Tages, Berlin, 22. X. 1913) und die wir ab 1914 ergänzten.

In dem Verzeichnis der „Deutschen Einrichtungen für Lungenkranke, II. Teil: Tbc.-Fürsorgestellen", herausgeg. vom Deutschen Zentralkomitee mit Unterstützung seiner Fürsorgestellen-Kommission 1925, sind 1901 Fürsorgestellen angeführt. In Gruppe I werden diejenigen gezählt, die ausschließlich der Tbc.-Fürsorge dienen, nach jeder Richtung hin vollkommen und selbständig sind (457 Fürsorgestellen). Gruppe II bilden die einem zentralen Wohlfahrts- oder Gesundheitsamt angegliederten 960 Tbc.-Fürsorgestellen, in denen der Kreis- oder Kreiskommunalarzt Sprechstunde abhält mit Unterstützung der Kreisfürsorgerin. Gruppe III bilden 484 Fürsorgestellen, „bei denen die Fürsorgesprechstunde von einem oder mehreren praktischen Ärzten ohne fachärztliche oder sozialfürsorgerische Schulung mit Unterstützung der Gemeindeschwester (Hilfsfürsorgerin) meistens nicht in bestimmten Fürsorgeräumen, gegebenenfalls sogar in ihren Sprechzimmern abgehalten werden". Dies letztere sind also ärztlich und fürsorgerisch mangelhaft ausgestattete Fürsorgestellen.

Gefördert wurde diese Entwicklung insbesondere in den ersten Jahren zweifellos durch die scharfe Kritik, die die Heilstättenerfolge damals erfuhren und die allen zum Bewußtsein brachten, daß durch die Heilstätte oder wenigstens durch die Heilstätte allein die Tbc. als Volkskrankheit nicht wirksam bekämpft werden könne (GROTJAHN, Krankenhauswesen und Heilstättenbewegung. Leipzig: F. C. W. Vogel 1908).

Wer die Träger der Fürsorgestelle waren und sind, geht aus der Tabelle 110 hervor. Waren es im Jahre 1908 noch fast zur Hälfte Vereine, so waren 1913 die Träger von mehr als der Hälfte der Fürsorgestellen Städte und Kreise, 1923 von 56%, und in den letzten Jahren ist die Entwicklung in derselben Richtung fortgeschritten, so daß 1925 von 1901 Fürsorgestellen 1531 (80,5%) von Städten, Kreisen, Amtshauptmannschaften u. dgl. Stellen betrieben wurden.

JÖTTEN (33) hat von jenen Fürsorgestellen, von denen 1920 im Zentralkomitee Berichte vorliegen, Zusammenstellungen vorgenommen, die — da sie nur einen Bruchteil der Gesamtheit erfassen — verallgemeinernde Schlüsse nicht gestatten. Danach stammten die Einnahmen von 334 „Fürsorgebezirken" (mit einer ein wenig größeren Zahl von Fürsorgestellen) (Tab. 109):

**Tabelle 109.**

| | |
|---|---|
| Vom Staat | zu 5,09% |
| Gemeinden | „ 35,7 „ |
| Landesversicherungsanstalten . . | „ 18,8 „ |
| Krankenkassen | „ 8,09 „ |
| Mitgliedern | „ 3,79 „ |
| Stiftungen | „ 8,55 „ |
| Sonstige | „ 19,1 „ |

Diese Zahlen haben in den letzten Jahren, wie aus obigem hervorgeht, ganz weitgehende Verschiebungen erfahren.

**Tabelle 110.**

| Fürsorgestellen betrieben von | 1908 | 1913 (nach MAY) | 1915 | 1923[1]) |
|---|---|---|---|---|
| Vereinen | 78 | 350 | 451 | 487 |
| Städten, Kreisen usw. | 65 | 412 | 557[2]) | 916 |
| Vereinen und Städten | 2 | — | 6 | — |
| Krankenkassen | 1 | 1 | 2 (gemeinsam mit andern) | 4 |
| Landesversicherungsanstalten . . | 8 | 11 | 16 | 5 |
| Privatpersonen | 5 | 2 | 18 | 22 |
| | 159 | 776[3]) | 1050[4]) | 1634[5]) |

[1]) Einzelne von zwei Stellen gemeinsam erhalten.
[2]) In mehreren Fällen gemeinsam mit L.-V.-A.
[3]) Bei weiteren 42 Träger nicht genannt.
[4]) Außerdem in Bayern 87, in Thüringen 154 Hilfsfürsorgestellen, 604 Tbc.-Ausschüsse des Badischen Frauenvereines.
[5]) Außerdem noch 883 Hilfsfürsorgestellen der L.-V.-A. Thüringen, 44 Tbc.-Ausschüsse in Baden, die keine Fürsorgestelle erhalten, und 35 Fürsorgestellen ohne Angabe des Trägers.

Angefügt seien hier noch die folgenden, ebenfalls von May nach dem Bericht des Zentralkomitees von 1913 ermittelten Zahlen: Von den Leitern der 776 Fürsorgestellen waren 59% Ärzte (417), 36% andere Personen (Landräte, Bürgermeister, Geistliche usw.), 4,1% Frauen (Frauen von Bürgermeistern und Landräten, Schwestern). Von den Ärzten waren 266 Amtsärzte. Der Bericht des Zentralkomitees 1922 (über 1921) zählt als „Leiter" ausschließlich Ärzte auf, was wohl auf eine andere Auffassung des Begriffes „Leiter" zurückzuführen ist. Von den 906 erfaßten Fürsorgestellen (von denen Schlüsse auf die Gesamtheit nicht möglich sind) stehen 264 unter Leitung des Kreisarztes, 33 unter der des Stadtarztes, 578 unter der von praktischen Ärzten, bei 15 teilen sich beamtete und praktische Ärzte in die Leitung, bei nur 16 sind hauptamtlich angestellte Ärzte die Leiter, woraus schon hervorgeht, daß gerade eine verhältnismäßig große Anzahl großstädtischer Fürsorgestellen und Fürsorgestellen mit hauptamtlich angestellten Kreiskommunalärzten von der Berichterstattung nicht erfaßt waren.

Das Verzeichnis der Fürsorgestellen von 1925 nennt als Leiter der Fürsorgestelle bald den Landrat, Oberbürgermeister, einen Beigeordneten oder Amtmann, bald den staatlichen Amtsarzt oder den Stadtarzt oder einen anderen scheinbar nichtbeamteten Arzt. Als Ärzte der Fürsorgestelle werden Kreisärzte, Stadtärzte, in mehreren Fällen Kreis- oder Stadtarzt gemeinsam mit anderen Ärzten bezeichnet. Von den 1901 Fürsorgestellen wird der ärztliche Dienst in 461 von Kreisärzten und anderen staatlichen Amtsärzten, in 224 von Stadtärzten, in 66 gemeinsam von Amts- oder Stadtarzt und praktischen Ärzten versehen, demnach der Rest von 1150 von praktischen Ärzten allein. Es waren demnach 1925 60,5% der Fürsorgestellen nur von praktischen Ärzten versorgt gegenüber 64% im Jahre 1922. Aber die beiden Berichte sind nicht miteinander vergleichbar, weil der von 1922 nicht alle Fürsorgestellen erfaßte, auch sind die Zahlen der Amtsärzte, noch mehr aber die der Stadt- und Kreiskommunalärzte unvollkommen, weil besonders die letzteren nur unvollkommen erfaßt werden; so ist bei einer Anzahl von mir persönlich bekannten Fürsorgestellen nicht angegeben, daß der dort tätige und namentlich angeführte Arzt hauptamtlich angestellter städtischer bzw. Kreiskommunalarzt ist.

Haben wir bei Besprechung des Heilstättenwesens von den Aufgaben der Heilstätten und ihrer Tätigkeit als etwas Gegebenem, Feststehendem ausgehen können, so gestattet der Stand des Fürsorgewesens nicht diese Art des Vorgehens. Hier ist noch vieles im Werden und Entstehen, sehr viele Fürsorgestellen beschäftigen sich nur mit einem Teil des Gesamtgebietes der Fürsorgetätigkeit, nur sehr wenige bearbeiten wirklich das Gesamtgebiet, aber auch dies nicht in gleichmäßiger Weise. So können wir nicht von den tatsächlichen Leistungen der Fürsorge ausgehen, sondern wir müssen *mit einer Betrachtung dessen, was die Fürsorge leisten soll, beginnen*, und dies erscheint um so notwendiger, als die Not der Zeit, das Fehlen von Mitteln und Kräften dahin zu führen drohen, daß gegenüber einzelnen wichtigen Aufgaben *andere nicht minder wichtige allzusehr in den Hintergrund gedrängt und vernachlässigt werden*.

Aufgabe der Fürsorge ist die Bekämpfung der Tbc. im Sinne moderner Seuchenbekämpfung. Nicht die Sorge um *eine* bestimmte Art von Kranken, nicht die Kräftigung Disponierter, die Heilbehandlung Leichtkranker, die Versorgung Schwerkranker ist ihre Aufgabe, sondern die *Zusammenfassung all dieser Bemühungen*, die Bekämpfung der Tbc. als Volkskrankheit. Sie soll das Zentrum der gesamten Tbc.-Bekämpfung sein, das alle bestehenden Einrichtungen zur Behandlung oder Verhütung der Tbc. zur einheitlichen Wirkung zusammenfaßt und darüber hinaus die Ausfüllung der Lücken in den heute zur Verfügung stehenden Einrichtungen herbeiführt, die Schaffung jener Einrichtungen anregt, die heute noch zur erfolgreichen Bekämpfung der Tbc. als Volkskrankheit fehlen.

*Bekämpfung der Tbc. als Volkskrankheit, d. h. Verhütung der Weiterverbreitung der Tbc., das muß der große Gesichtspunkt sein, von dem sich die Fürsorgestelle leiten lassen muß*, dem all ihr Streben und ihre Bemühungen unterzuordnen sind. Natürlich kann sie nicht alles selbst leisten, was zur Erreichung dieses Zieles notwendig ist. Ihre Aufgabe ist es nur, dafür zu sorgen, daß in jedem Einzelfall im richtigen Augenblick jene Einrichtungen in Wirksamkeit treten, die von diesen Gesichtspunkten aus gerade in diesem Augenblick notwendig sind — und weiter darauf hinzuwirken, daß die notwendigen Einrichtungen vorhanden sind, ihre Schaffung anzuregen, nicht sie selbst zu schaffen oder zu leiten. Wieweit sie die Einzeleinrichtungen selbst schaffen, selbst leiten soll, wieweit sie eine bestimmte Funktion selbst ausüben soll, das wird Frage der Kraft- und Zeitökonomie, der Zweckmäßigkeit sein, die bestimmt wird von mannigfachen rein lokalen Verhältnissen; die Aufgabe aber, die *sie selbst* zu erfüllen hat, die ihr ureigenstes Gebiet ist, besteht in folgendem: *möglichst restlose Erfassung* **aller** *Fälle von Tbc. und deren fortdauernde Beobachtung bis zum Ende* (Tod oder Genesung); *darauf fußend in jedem einzelnen Falle Veranlassung des in jedem Augenblick vom epidemiologischen Standpunkt aus Notwendigen, sowohl für den Kranken als seine Angehörigen.* Da zur epidemiologischen Bekämpfung der Tbc. auch Beeinflussung des Krankheitsverlaufs des Einzelnen im weiten Umfange notwendig ist, gehört auch Herbeiführung der grade im Augenblick notwendigen Behandlung des Kranken zu den Aufgaben der Fürsorgestelle.

Alle Maßnahmen und jede Tätigkeit der Fürsorgestelle ist von diesem Standpunkt aus, nämlich dem der Seuchenbekämpfung, durchzuführen und zu bewerten. Eine Einschränkung des Aufgabenkreises kann nur insoweit gut geheißen werden, als die zu geringen Kräfte der Fürsorgestelle Konzentration ihrer Tätigkeit auf einzelne besonders wichtige Gebiete erzwingen, oder insofern, als zu befürchten ist, daß restlose Erfüllung der einen Aufgabe durch hierbei hervorgerufene Nebenwirkungen die Erfüllung anderer wichtiger Aufgaben erschwere oder unmöglich mache. Schränkt eine Fürsorgestelle aus letzteren Rücksichten ihre Tätigkeit ein, so muß untersucht werden, ob die Führung ihrer Tätigkeit in der aufgegebenen Richtung tatsächlich die unerwünschten Nebenfolgen hätte; aber in diesem Falle sowie bei Einschränkung der Tätigkeit infolge Mangels an Kräften muß sich die Fürsorgestelle und insbesondere das gesamte Fürsorgewesen darüber klar bleiben, daß dies durch *widrige Umstände erzwungene Einschränkungen sind, und muß sich hüten, aus der Not eine Tugend machen zu wollen.*

Mit Recht wird verlangt, daß die Fürsorgestelle den *Schwertuberkulösen,* die ihrer Umwelt besonders gefährlich sind, ihre Aufmerksamkeit besonders zuwende. Es soll zwar nicht *das* Ziel, sondern eines der Ziele jeder Fürsorgestelle sein, möglichst viel Schwertuberkulöse zu erfassen, und man kann den Umfang, in dem ihr dies gelungen ist, als Maßstab zwar nicht für erfolgreiches zielbewußtes Arbeiten überhaupt, aber doch für Arbeiten nach *dieser* Richtung ansehen. Die Beschränkungen, die sich heute, um möglichst viel Schwertuberkulöse in Fürsorge zu bekommen und versorgen zu können, die Fürsorgeanstalten auferlegen, sind: Einschränkung der Fürsorgetätigkeit für andere, Leichtkranke, Konzentration der vorhandenen Kräfte auf Schwertuberkulöse, bei denen z. B. allein Hausbesuche gemacht, Betten beigestellt werden, kurz eigentliche Fürsorge betrieben wird; ferner Streben nach einem möglichst guten Verhältnis zu den praktischen Ärzten, um diese zur Mitarbeit für die Fürsorgestelle zu gewinnen, die vor allem in Überweisung gerade von der Fürsorge besonders Bedürftigen — offenen und Schwertuberkulösen — bestehen soll und Bringen von Opfern für diese Mitarbeit: Verzicht auf Aufnahme von „Selbstmeldern", auf ärztliche Untersuchung überhaupt, auf Behandlung, ja auch auf Anstellung eines Fürsorgearztes.

Indem wir im folgenden die Tätigkeit der Fürsorgestellen betrachten, wollen wir zugleich untersuchen, inwieweit diese durch Mangel an Kräften erzwungenen, diese halb freiwillig übernommenen Einschränkungen ihren Zweck erreicht haben, ob und inwieweit sie die Zwecke der Fürsorge förderten oder schädigten.

### *Wie kommen die Leute zur Fürsorgestelle?*

1. Sie suchen von selbst die Fürsorgestelle auf, weil sie sich auf Grund irgendwelcher Erscheinungen Sorgen um ihren Gesundheitszustand machen, weil sie tuberkulös zu sein fürchten — „Selbstmelder".

2. Sie werden von Ärzten (Privat- oder Amtsärzten) gesandt.

3. Sie werden von Versicherungsträgern gesandt.

4. Sie werden von Stadtverwaltungen, von Armenverwaltungen gesandt.

5. Sie werden von privaten Organisationen gesandt.

6. Sie werden von der Fürsorge selbst ermittelt:

    a) auf Grund von Meldungen, die von irgendwoher an die Fürsorgestelle gelangen,

    b) bei Familienuntersuchungen.

Über die letzte Gruppe soll später gesprochen werden; über Aufnahme der Gruppen 2—5 besteht wohl kein Zweifel.

Ob die erste Gruppe (Selbstmelder) überhaupt zugelassen werden soll, bildet in der Literatur einen Streitpunkt. Manche Fürsorgestellen, die über zu wenig Mittel und Kräfte verfügen, schließen diese Gruppe aus, weil sie glauben, daß die Aufnahme von Selbstmeldern sie mit besonders vielen Leichtkranken und der Untersuchung Nichtlungenkranker belaste und sie ihre Kräfte mehr den Schwerkranken widmen wollen. Bei diesen Fürsorgestellen handelt es sich nicht um prinzipielle Ablehnung, sondern um eine notgedrungene, als Mangel empfundene Maßnahme. So schreibt über die von Dr. Götzl geleitete Fürsorgestelle Wien XVI die Bericht erstattende Schwester (Lotte Beichler [9]): „So sehen wir uns, um doch eine gewisse Auslese von vornherein sicherzustellen, sogar gezwungen, nur solche Personen in unserer Sprechstunde vorzunehmen, die irgendeine Zuweisung oder Bestätigung eines Arztes über ihre Erkrankung vorlegen. Wir sind uns dessen bewußt, daß wir dadurch von vornherein eine der Aufgaben der Fürsorgestelle, Ermittlung von Leichtkranken und rechtzeitige Zuführung in Behandlung, ausschalten, doch war es uns bei unseren beschränkten Hilfskräften ganz unmöglich, auch diese Aufgabe zu erfüllen.“ Hinzugefügt sei schon hier, daß durch Ausschaltung von Selbstmeldern zwar Leichtkranke ferngehalten werden können, daß aber die Anschauung, als ob durch Beschränkung auf die von Ärzten Überwiesenen die Zahl der die Fürsorgestelle aufsuchenden Nichttuberkulösen verringert werden könnte, irrig ist (S. 277).

Eine ähnliche Auffassung wie die oben dargelegte vertrat Bräuning (10) im Jahre 1915 im Fürsorgeblatt. Manche Fürsorgestellen aber, und neuerdings auch Bräuning, *verzichten auf Zulassung von Selbstmeldern mit Rücksicht auf die Ärzte,* indem sie hoffen, sich durch dieses und, wie wir sehen werden, auch durch weitergehendes Entgegenkommen ihre Mitwirkung, mindestens die Meldung der Schwerkranken, zu sichern. Dabei muß allerdings betont werden, daß neuerdings zu der letzteren die Ärzte in Preußen nach dem Tbc.-Gesetz vom 4. VIII. 1923 ohnehin verpflichtet sind, also Opfer für ihr Entgegenkommen nach dieser Richtung eigentlich nicht gebracht zu werden brauchen. Doch muß zugegeben werden, daß noch viele Bemühungen auch von seiten der Fürsorgestellen notwendig sein werden, ehe die Anzeigepflicht tatsächlich allgemein zur Durchführung gelangt sein wird.

Das *Verhältnis der Ärzteschaft zur Fürsorgetätigkeit* und zur Fürsorgestelle ist oftmals kein gerade erquickliches. Von einer großen Anzahl von Fürsorgestellen wird über die ablehnende, ja feindliche Stellung der Ärzteschaft gegenüber der Fürsorgestelle geklagt. Zwei Motive mögen zu dieser Haltung der Ärzteschaft führen: einerseits der rein finanzielle Standpunkt, die Furcht, daß durch die Fürsorgestelle das Einkommen der Ärzte geschmälert werde. Da aber die Fürsorgestelle nur untersucht, nicht oder nur unter besonderen, mit den Ärzten zu vereinbarenden Umständen (darüber später) behandelt, hingegen die krank Befundenen, von denen keineswegs alle überhaupt zur Erstuntersuchung einen Arzt aufgesucht hätten, zum Arzt sendet, sie aber außerdem auch bei allen anderen in Fürsorge Befindlichen häufig veranlaßt ist, auf ärztliche Behandlung zu dringen, so überwiegt dieses Plus bei weitem den durch die erstmalige Untersuchung in der Fürsorgestelle den Ärzten entgangenen Verdienst. Dies kann sich wohl jeder Arzt klarmachen, und ich bin deshalb überzeugt, daß nicht die rein materiellen Erwägungen, sondern eine *rein seelische Einstellung* die Abneigung der Ärzte gegen die Fürsorgestelle bedingt: der Arzt fühlt sich in seinem Selbstbewußtsein verletzt, wenn der Kranke einen anderen Arzt, den der Fürsorgestelle, aufsucht (vgl. BLÜMEL, Beiträge 55 [11]). Er fürchtet, dadurch ein Stück seiner Autorität, ein Stück seines Einflusses auf den Kranken zu verlieren. Von dieser psychischen Einstellung aus, die die Ärzte ihren zahlungsfähigen Patienten gegenüber, die jederzeit einen Spezialarzt aufsuchen können und auch aufsuchen, längst verlassen mußten, wird die Forderung gestellt, Kranke nur auf Grund ärztlicher Überweisung in der Fürsorgestelle zu untersuchen. Aber schon in der unter Umständen vom Kranken verlangten Überweisung, schon in der dann folgenden Untersuchung durch den anderen Arzt, liegt ein Eingriff in das Besitzrecht, das manche Ärzte auf ihre Patienten zu haben glauben, und deshalb erweist sich auch das Entgegenkommen, der Ausschluß von Selbstmeldern, in sehr vielen Fällen nicht als wirkungsvoll. Hingegen wird aus dieser inneren Einstellung heraus folgerichtig die Forderung aufgestellt, daß in der Fürsorge überhaupt nicht untersucht werden solle (S. 273). Weit wichtiger aber ist neben der bewußten Ablehnung aus inneren Gründen noch ein anderes Moment: die allzusehr rein *individual-therapeutische Einstellung* und die *Gleichgültigkeit* vieler Ärzte in Fragen der öffentlichen Gesundheitspflege.

Daß diese Anschauungen über die inneren Gründe mangelnder Mitarbeit richtig sind, geht wohl am besten aus dem Bericht der obenerwähnten Wiener Fürsorgestelle hervor, die eine Zuweisung oder eine Bestätigung eines Arztes über das Bestehen eines Lungenleidens verlangt: die Fürsorgestelle befindet sich in einem Arbeiterbezirk, in dem die Privatpraxis nur eine geringe Rolle spielt, die Kassenärzte haben keinerlei materielles Interesse daran, den Kranken der Fürsorgestelle nicht zuzuweisen; es besteht in Wien das Rayonarztsystem, und jeder Kassenarzt erhält ein fixes Gehalt, das von der Zahl der Behandelten oder Behandlungen ganz unabhängig ist.

Es waren zugewiesen, soweit Angaben darüber vorliegen:

### Tabelle 111.

| | |
|---|---|
| Durch Krankenkassen | 137 |
| Durch Spitäler | 223 |
| Durch Vereine und andere Korporationen | 182 |
| Durch Ärzte (Privat- und Kassenärzte) | 246 = 31,2%. |

HARMS (12) sieht in „Ablehnung der Behandlung und ärztlichen Untersuchung nur im Einverständnis mit dem behandelnden Arzt"die sichersten Mittel zur Gewinnung der gesamten Ärzteschaft".

Aus seinen Berichten ergibt sich folgende Tabelle:

### Tabelle 112.

| Jahr | Neue Fälle | Zugewiesen durch Ärzte |
|---|---|---|
| 1914 | 1369 | 280 = 16% |
| 1919 | 2013 | 776 = 38% |

Trotz HARMS' Stellung und Anschauung kam also die weitaus überwiegende Mehrzahl der Fälle nicht über ärztliche Meldung zur Kenntnis der Fürsorgestelle (von der Meldung durch Schulärzte sehen wir selbstverständlich ab). Man vergleiche damit die Zahlen aus Charlottenburg, wo diese Beschränkung nicht besteht: 1914 waren von 3984 neuuntersuchten Personen 1546 = 38,8% von Ärzten überwiesen.

Einen noch besseren Beweis für unsere Anschauungen, insbesondere aber für den zweiten der von uns angegebenen Gründe, bieten wohl jene Orte, in denen nicht ein einziger Fürsorgearzt tätig ist, sondern alle Ärzte in der Fürsorge tätig sein können, bei denen, wie ein fälschlich angewandter Ausdruck lautet, „freie Arztwahl" besteht.

In der Fürsorgestelle des ländlichen Bezirks Pforzheim (Bezirks-Tbc.-Ausschuß, unt. Mitwirk. des Kreisausschusses) mit 34 000 E. ist nach dem Fragebogen — wir sind dem Zentralkomitee zur Bekämpfung der Tbc. zu besonderem Danke verpflichtet, daß es uns Einblick in die über das Jahr 1920 eingelaufenen Fragebogen gewährte — „kein leitender Arzt, sondern die Arbeit wird von sämtlichen im Bezirk Pforzheim arbeitenden Ärzten gegen eine besonders vereinbarte, gering bemessene Vergütung geleistet". Es waren insgesamt 246 Personen der Fürsorge bekannt, das ist 7,3⁰/₀₀ d. E.; von den neugemeldeten 146 des letzten Jahres war nur *einer* durch einen Arzt gemeldet. Mit Recht wird hinzugefügt: „Da der hiesige ärztliche Bezirksverein der Fürsorge kein besonderes Interesse entgegenbringt, gelang es bis jetzt noch nicht, die Ärzte zur intensiveren Mitarbeit zu gewinnen." In Eckernförde (Kreiswohlfahrtsamt, Schleswig-Holstein), 46000 Einwohner, haben sich neben dem Kreisarzt „sämtliche Ärzte, die im Kreise wohnen, bereit erklärt, als behandelnde Ärzte Gutachten abzugeben" (Vergütung pro Attest 3 M.); „Erstuntersuchungen finden durch die behandelnden Ärzte auf Kosten der Fürsorgestelle statt, Nachuntersuchungen erfolgen für alle Kranken bis zur Heilung unter Kontrolle der Fürsorgestelle durch die behandelnden Ärzte"; die Folge: 326 Neuaufnahmen im Berichtsjahr, davon 50 von den Ärzten gemeldet, 260 durch die Fürsorge. Ähnliches gilt vom Landkreis Nordhausen (Kreiswohlfahrtsamt, Provinz Sachsen), 50000 Einwohner, 245 Neuaufnahmen im Jahr, davon 51 von Ärzten gemeldet. Kreis Kreuznach, 85000 Einwohner, 361 Neuaufnahmen, davon 58 durch Ärzte gemeldet. Dies sind aber keine besonders ausgewählten Beispiele — überall, wo die Fürsorge von der Gesamtheit der Ärzte ausgeübt wird, sind die Verhältnisse ähnlich, nur in Ludwigshausen (Kreiswohlfahrtsamt, Westfalen) mit 66000 Einwohnern sind von 238 Neumeldungen 156 durch Ärzte erfolgt, eine Zahl, die relativ groß ist zur Zahl der von der Fürsorge Erfaßten, sehr klein aber im Verhältnis zur Bevölkerung, von der nur 7,7⁰/₀₀ in Fürsorge stehen; Ähnliches wird aus dem Kreise Bernburg berichtet.

Hier haben wir also Verhältnisse, in denen die Fürsorge die Ärzte in keiner Weise benachteiligt, weder finanziell noch moralisch — und trotzdem an vielen Orten dieses Nicht-Mitarbeiten der Ärzte; wir sagen hier mit Absicht nicht „passiver Widerstand"; denn weniger um die Absicht der Ärzte dieser Bezirke, nicht mittun zu wollen, handelt es sich, als um die Tatsache, daß es ihnen einfach fern liegt, an soziale Fürsorge zu denken, *sie sind auf diese Art der Tätigkeit psychisch nicht eingestellt*. Was also not tut, *ist Schulung der Ärzteschaft zu sozialhygienischem Denken und zur Fürsorgetätigkeit*.

Wo wir eine rege Mitarbeit der Ärzte sehen, ist dies immer in weit größerem Maße auf die Arbeit einer energischen und zielbewußten Persönlichkeit nach dieser Richtung hin zurückzuführen als auf das kleine Entgegenkommen in der Organisation. So sehen wir bei Harms in Mannheim sich die Verhältnisse im Laufe der Jahre *allmählich* bessern und ebenso in Stettin (Bräuning), wo die ärztlichen Meldungen heute viel bessere sind. Dort wird Selbstmeldung nicht angenommen, aber Zuweisungen von anderer, nichtärztlicher Seite. Bräuning (13) berechnet in einem seiner letzten Jahresberichte, daß 78,6% von frei praktizierenden Ärzten stammen, aber auch diese Zahl ist doch nur sehr allmählich in der Arbeit von einem Jahrzehnt erreicht worden. Obwohl — wie Bräunung angibt — die Fürsorgestelle *seit jeher* auf dem Standpunkt stand, die Aufnahme von Selbstmeldungen abzulehnen, waren vor dem Kriege, in den Jahren 1911 bis 1913, stets nur 35—39% der Neumeldungen auf die praktischen Ärzte zurückzuführen. Erst in den letzten Jahren zeigt die Prozentzahl der ärztlichen Meldungen ein rasches Steigen; sie betrug noch 1919 64,4%. Es muß also auch hier — trotz der von Anfang an für die Ärzte günstigen Bestimmungen — ein Jahrzehnt lang eine Erziehung der Ärzte (und der Bevölkerung) durch die Fürsorgestelle erfolgen, um zu den gewünschten Resultaten zu führen, eine Erziehung durch einen Mann wie Bräuning, so daß wir wohl sagen können, daß nicht die von Anfang an bestehende Institution, sondern das *dauernde Wirken der Persönlichkeit* es ist, der das Hauptverdienst an der gelungenen Erziehung zuzuschreiben ist. Wie immer die Einrichtungen sein mögen: es müssen die Ärzte *allmählich zur Mitarbeit erzogen*, ihre Gesamteinstellung zu Fragen der öffentlichen Gesundheitsfürsorge muß eine andere werden, dann gewinnen sie allmählich auch die richtige Einstellung zur Fürsorgetätigkeit und zur Fürsorgestelle.

Erwähnt sei hier ein Vorschlag Altstaedts-Lübeck (14); er meint, man solle dann zum Aufgeben der Annahme von Selbstmeldern schreiten, wenn die Zahl der von Ärzten

Gemeldeten eine so große ist, daß man von der letzteren wirklich die Zuweisung eines sehr großen Prozentsatzes der Lungenkranken erwarten kann, wenn z. B. die Zahl der Selbstmelder nur 10% der von den Ärzten gemeldeten betrage.

Noch einen Schritt weiter als Stettin und andere Fürsorgestellen geht die Fürsorgestelle in Frankfurt a. M. unter der Leitung von OXENIUS (15). Sie verzichtet im Prinzip auf die Untersuchung überhaupt, übernimmt nur Kranke, die von den Ärzten zugewiesen sind, und verläßt sich bei ihren Maßnahmen auf die von den Ärzten ihr gegebenen Befunde.

„Selbstverständlich kann die Fürsorgestelle ebenso wie die Krankenkassen und L.-V.-A. der vertrauensärztlichen Untersuchung nicht entbehren; denn die Beurteilung des einzelnen Krankheitsfalles hängt von einer Reihe von Faktoren ab, um die sich zu kümmern dem praktischen Arzt größtenteils die Zeit mangelt." Bei 8946 Tbc.-Fürsorgebefunden (1920) wurden 1050 vertrauensärztliche Untersuchungen vorgenommen, weitere 98 zur Begutachtung an die Universitäts-Poliklinik verwiesen. Im Prinzip aber hält OXENIUS in der Ergreifung der fürsorgerischen Maßnahmen auf Grund der vom Arzt gegebenen Befunde fest. Will er wissen, ob eine offene oder geschlossene Tbc. vorhanden ist, wünscht er eine Durchuntersuchung der Familie — immer fragt er beim behandelnden Arzt an bzw. ersucht ihn, die notwendige Untersuchung vorzunehmen oder vornehmen zu lassen. Tatsächlich ist es so OXENIUS gelungen, von 74,4% der Verstorbenen vor ihrem Tode durch Meldung der praktischen Ärzte Mitteilung zu erhalten. Das ist ein Erfolg, der auch ohne Verzicht auf Untersuchung an anderen Orten erreicht worden ist.

Gewiß aber hat OXENIUS damit Recht, daß die Betriebskosten der Fürsorgestelle bei Wegfall der Untersuchungen geringere sind — gerade aber das, was OXENIUS selbst sagt, daß die Beurteilung des Einzelfalles von einer Reihe von Punkten abhängt, um die sich der praktische Arzt nicht kümmert, gerade das muß zu dem Schluß führen, daß eine *Fürsorgetätigkeit ohne zuverlässige, der Fürsorgetätigkeit angepaßte ärztliche Befunde der sicheren Grundlage ermangelt.* Wir haben oben darauf hingewiesen, welche Differenzen selbst zwischen Heilstättenärzten in Beurteilung der Krankheitsfälle bestehen, wie vollkommen unzuverlässig ärztliche Gutachten sind — aber auf die Aussage eines jeden Arztes: offene Tbc., erwerbsunfähig usw. unternimmt die Fürsorgestelle ihre weiteren Schritte! Das muß zu einem vollständig ungleichmäßigen Vorgehen bei tatsächlich gleicher Sachlage, in vielen Fällen zu den tatsächlich bestehenden Verhältnissen widersprechendem Vorgehen führen. Es handelt sich schließlich *nicht darum, daß Fälle erfaßt,* sondern darum, daß sie *zweckmäßig weiterversorgt* werden; Voraussetzung hierfür ist *dauernde Beobachtung aller Fälle,* die zur Kenntnis der Fürsorgestelle gelangt sind, Sorge dafür, daß im richtigen Augenblick die richtigen Maßnahmen ergriffen werden. All das ist natürlich zum Teil unmöglich, zum Teil wenigstens unendlich erschwert, wenn nicht die Fürsorgestelle selbst den Kranken in Beobachtung hält, ihn ärztlich untersucht, sondern warten muß, bis der behandelnde Arzt — der den Kranken natürlich nicht in ständiger Beobachtung hat, sondern ihn nur sieht, wenn er zu ihm kommt. weil er sich krank fühlt — es für notwendig hält, ihn damit an die Fürsorge zu weisen. Ebenso ist damit die Familienfürsorge jedes sicheren Bodens beraubt. Mit Recht sagt die Schriftleitung des Fürsorgeblattes in einer Bemerkung zu einem Aufsatz von HARMS-Mannheim: „Es muß dagegen Stellung genommen werden, daß in den Fürsorgestellen eine Beratung für zulässig erachtet wird, ohne daß eine Untersuchung durch den Fürsorgearzt stattfindet."

Einen Mittelweg geht Chemnitz: die dortige Fürsorgestelle übernimmt Kranke von den Ärzten zur Fürsorge auf deren Wunsch auch mit Ausschluß fürsorgeärztlicher Untersuchung und erkennt ohne weiteres das Ergebnis der privatärztlichen Untersuchung als für die Fürsorgemaßnahmen als verbindlich an (Tbc.-Fürsorgeblatt, März 1915) — ein Vorgehen, gegen das wohl die obigen Bedenken vorzubringen wären —; und doch ergibt der Jahresbericht von 1918 folgendes Verhältnis: 3777 Personen zum ersten Male in der Fürsorgestelle, darunter 1211 Personen von Ärzten zugewiesen. Im Jahre 1919 fanden 2936 erstmalige Untersuchungen statt, 3128 erstmalige Wohnungebesichtigungen; von den Ärzten der Stadt waren 1317 Personen überwiesen worden — also nicht die Hälfte der in Fürsorge Getretenen.

BRÄUNING (17), der ja, wie oben erwähnt, aus Entgegenkommen gegen die Ärzte Selbstmelder grundsätzlich ablehnt, hat am 3. Tbc.-Fürsorgestellentag ausgeführt: „Ich habe vor Jahren auch einmal das veröffentlicht. was Herr OXENIUS vorgetragen hat, daß nämlich die Fürsorgestellen so überlastet sind, daß sie möglichst ihre Diagnose von Beobachtungsstationen und Spezialärzten stellen lassen sollen, um Zeit für ihre Fürsorgearbeit im engeren Sinne zu gewinnen. Die letzten Jahre aber haben mich gelehrt, daß die Kassenärzte und Armenärzte nicht in der Lage sind, eine Frühdiagnose zu stellen oder zu entscheiden, ob eine Tbc. aktiv oder inaktiv ist, oder der Behandlung bedarf oder nicht; wir können es ja nicht einmal immer mit unseren fachärztlichen Methoden, sie können es erst recht nicht. Nun könnte man sagen, es wäre wünschenswert, Spezialärzte für Tbc. zu haben. Wir haben in Städten auch welche, aber nicht unter den Kassenärzten und Armenärzten. Ich erlebe in Städten, daß Kassen- und Armenärzte die Diagnose so stellen, daß ich auf eigene Diagnose nicht verzichten kann."

So wünschenswert die Mitarbeit der Ärzte auch ist — *man darf nicht den Kern der Fürsorge selbst preisgeben, um ihre Mitarbeit zu erlangen.* Daß aber das, was die Fürsorge tatsächlich leistet, sowohl die Zahl der von ihr überhaupt erfaßten als auch die Zahl der von ihr erfaßten Schwerkranken keineswegs ausschlaggebend durch das Mehr oder Weniger der Mitarbeit der Ärzte beeinflußt wird, zeigt wohl am deutlichsten die Tabelle 118.

In einem wichtigen Punkt kann und soll man allerdings der Ärzteschaft entgegenkommen: in dem der *Behandlung.* Es ist mit Recht von manchen Seiten darauf hingewiesen worden, daß die Trennung von Beratung und Behandlung eine Zeit- und Kräfteverschwendung sei; es ist richtig, daß die Fürsorgestellen jedem Kranken entsprechende Behandlung verschaffen sollen, „aber jeder erfahrene Arzt wird zugeben, daß nur in den wenigsten Fällen Armen- und Kassenärzte, ja oft nicht einmal die Privatärzte die Zeit haben, im obengenannten Sinne die Tuberkulösen zu behandeln; nur zu oft beschränkt sich die Behandlung auf Verordnung von Guajacol und Morphiumtropfen, vielleicht noch auf allgemeine Vorschriften, sich gut zu pflegen und viel in freier Luft zu sein, ohne dem Kranken genauere Angaben zu machen" (BRÄUNING). HAYEK (18) klagt, daß das heutige System der Tbc.-Fürsorge nicht befriedigend sei, weil es die *ärztliche* Tätigkeit vollkommen in den Hintergrund stelle. Er verlangt die Einrichtung eines „Fürsorgeinstituts", worunter — nach seiner Beschreibung — er eine mit Behandlungsmöglichkeiten ausgerüstete, mit einem Spital und allen anderen für die Tbc.-Bekämpfung wichtigen Einrichtungen in engstem Zusammenhang stehende Fürsorgestelle meint. Auch A. FRAENKEL wünscht die Behandlung.

Das Hauptbedenken, das ich gegen Einführung der Behandlung (im weitesten Sinne dieses Wortes) in die Fürsorgetätigkeit habe, ist, daß unsere Ärzte, auch unsere Fürsorgeärzte, von Haus aus allzu individual-therapeutisch eingestellt sind. Auch dem neuernannten Fürsorgearzt „liegt" die allgemein geübte individuelle Therapie viel mehr als die soziale Fürsorge, und praktische Erfahrung hat mir mehrfach gezeigt, daß solche Ärzte, wenn sie in größerem Umfange in der Fürsorgestelle Therapie zu treiben beginnen, in dieser Tätigkeit ihre volle Befriedigung finden, davon auch voll in Anspruch genommen werden und nie dazu kommen, Fürsorge zu treiben, während sie bei Wegfall jedes therapeutischen Eingriffs dazu gedrängt werden, sich um das eigentliche Fürsorgerische zu kümmern.

Mir scheint also — wenn ich auch die Fürsorgestelle, die behandelt, als ein erstrebenswertes Ideal ansehe — vorläufig doch der *Ausschluß der Behandlung von der Fürsorgestelle* — im Interesse der Fürsorgetätigkeit selbst gelegen, außerdem noch wegen der Wirkung der Behandlung auf die anderen Ärzte.

Aufgabe der Fürsorgestelle kann es *demnach heute nicht sein, eine Behandlung durchzuführen, die von jedem Arzt durchgeführt werden kann.* Sie muß Kranke dauernd durch Jahre und Jahrzehnte in Beobachtung halten, sie muß sie immer wieder von Zeit zu Zeit vorladen — was der praktische Arzt ja nicht tun kann —, sie muß dafür sorgen, daß die Kranken sich in jedem Zeitpunkt der notwendigen Behandlung unterziehen und unterziehen können — mag diese in Aufenthalt in einem Genesungsheim, einer Walderholungsstätte, einer Lungenheilstätte, einer Tuberkulinbehandlung, Inhalationen oder Medikamenten bei einem akuten Katarrh bestehen; aber es ist nicht ihre Aufgabe, eine dieser Behandlungsweisen selbst durchzuführen. Ja, die Fürsorgestelle wird sich hüten müssen, andere, zur Durchführung der nötigen Heilbehandlung verpflichtete Stellen dadurch zu entlasten, daß sie kostenlos oder ohne entsprechende Bezahlung von diesen Stellen für Behandlungsmöglichkeiten sorgt und so die immer beschränkten Mittel der Fürsorge mit Ausgaben belastet, zu denen andere verpflichtet sind. Sie kann jedoch unter Umständen gezwungen sein, selbst Einrichtungen für eine Behandlung zu schaffen oder selbst eine Behandlung durchzuführen — *wenn sich diese Behandlungsweise der Kranke auf keine andere Art beschaffen kann.* Es wird daher wesentlich von lokalen Verhältnissen abhängen müssen, inwieweit eine Fürsorgestelle Therapie treibt. Immer auszuscheiden ist natürlich grundsätzlich die rein symptomatische Behandlung, das Verschreiben von Hustenmitteln, Kreosotpräparaten usw., obwohl auch hier im Einzelfall von einem verständigen Fürsorgearzt Ausnahmen gemacht werden müssen; bei einem vollständig zahlungsunfähigen, keiner Kasse angehörenden Kranken, der die Inanspruchnahme des Armenarztes scheut (oder überhaupt bei pauschaliertem Armenarztsystem) wird wohl kein verständiger Fürsorgearzt Bedenken haben, und kein verständiger praktischer Arzt wird es ihm übelnehmen, wenn er einmal ein Rezept verschreibt. Für Fürsorgestellen kommen aber vor allem in Betracht: Tuberkulinbehandlung (einschl. Partialantigene) und Strahlenbehandlung (Röntgen- und Quarzlampe). Voraussetzung für diese Behandlung ist natürlich, daß der Fürsorgearzt diese Behandlungsmethoden wirklich beherrscht (nicht nur, daß er über die dazu nötigen Hilfsmittel verfügt) und daß für die unbemittelten Patienten der Fürsorgestelle *keine Möglichkeit* vorhanden ist, sich diese Behandlungsmethode *anderwärts* zu beschaffen. Vor allem bedürftig dieser Behandlung werden jene Personen sein, die mit solcher Behandlung in einer Heilstätte begonnen haben, die nun fortgesetzt oder etappenweise durchgeführt werden soll. Sind in einem Orte für die gesamte Bevölkerung derartige Behandlungsmöglichkeiten sonst nicht zu erreichen, die Hilfsmittel in der Fürsorgestelle vorhanden, dann wird es Sache der Abmachung zwischen dem Träger der Fürsorge und der Ärzteorganisation sein, sich darüber zu einigen, wie diese Hilfsmittel auch Bemittelten zugänglich gemacht werden können.

Der Vorschlag LIEBES (19), für eine so in der Fürsorgestelle von Fürsorgearzt und Schwester durchzuführende Behandlung solle der behandelnde Arzt des Patienten eine Taxe zahlen, während er die Behandlung dem Patienten nach seiner, natürlich höheren Taxe, anrechnet, erscheint mir wenig glücklich. Derartige Abmachungen schädigen doch die Moral des einzelnen und das Ansehen des Standes in gleicher Weise.

Es empfiehlt sich übrigens, wenn welche Art von Behandlung immer in der Fürsorgestelle durchgeführt wird, sobald diese einen etwas größeren Umfang erreicht, sie von den Fürsorgestunden zu trennen, z. B. für Tuberkulin- oder Strahlenbehandlung bestimmte Stunden, die nicht die allgemeinen Sprechstunden sind, festzusetzen. Ein solches Vorgehen ist für die Abwicklung beider Arten von Tätigkeit vorteilhaft, zeigt auch Publikum und Ärzten deutlich die Unterscheidung zwischen Fürsorge und Behandlung.

Es sind mehrfach neben den Fürsorgestellen *Behandlungsstellen* für Lungenkranke geschaffen worden (Berlin, Institut Robert Koch) und von anderer Seite vorgeschlagen worden. Ich bin mit BRÄUNING der Meinung, daß ein solches Nebeneinanderarbeiten zweier Stellen keineswegs ein Ideal wäre. Man müßte wohl auch fürchten, daß eine solche Behandlungsstelle der Fürsorgestelle Abbruch tut, da ja im großen Publikum Verständnis für den Wert der Fürsorgetätigkeit zum Teil fehlt, aber der Kranke ein allzu weitgehendes Bedürfnis für jede Behandlung — und sei es selbst nur „ut aliquid fieri videatur" — an den Tag legt. Ist an einem Orte wirklich Bedürfnis nach einer solchen Behandlungsstelle, dann sollte diese organisatorisch eng verknüpft mit der Fürsorgestelle errichtet werden, so daß jedenfalls der Weg zur Behandlung ausschließlich über die Fürsorgestelle führt, und daß die Behandlungsstelle der Fürsorgestelle fortlaufend

über jeden Fall berichtet und ihn immer wieder von Zeit zu Zeit der Fürsorgestelle zusendet.

Was den *Kreis der in Fürsorgezunehmenden* anbelangt, so muß er sich auf
alle jene erstrecken, die sich das von der Fürsorge zu Bietende, alles zur Bekämpfung der Weiterverbreitung der Tbc. in der Familie Nötige (einschl. der
Beobachtung und Behandlung des Tuberkulösen) aus eigener Kraft nicht zu beschaffen vermögen. Ob und wieweit dies der Fall ist, wird die Schwester bei
ihrem ersten Hausbesuch festzustellen haben. Die *erstmalige Untersuchung* des
die Fürsorgestelle Aufsuchenden ist bei allen vorzunehmen, bei denen nicht
schon der erste Augenschein zeigt, daß sie nicht in den Kreis der Vermögenslosen,
zu Befürsorgenden gehören. Gerade in der Gegenwart, bei der Notlage weiter
Schichten des früheren Mittelstandes, wird man bei der Ausschließung von der
ersten Untersuchung vorsichtig sein müssen.

Fassen wir zusammen, so möchten wir wiederholen: *Grundsätzlicher Ausschluß der Behandlung von der Fürsorgestelle. Notgedrungene* Durchführung
einer Behandlung nur in dem Umfange, für solche Personengruppen und an
solchen Orten, für die, bzw. in denen keine andere Behandlungsmöglichkeit
besteht, aber zeitlich getrennt von den Fürsorgestunden. *Erstmalige Untersuchung
aller* in die Fürsorgestelle kommenden, wenn nicht sofort ihre Zugehörigkeit
zu den nicht der Fürsorge Bedürftigen festgestellt werden kann. Übernahme
aller Bedürftigen in die Fürsorge. — Unterlassung der ärztlichen Untersuchung
Kranker durch die Fürsorgestelle schädigt den Zweck jeder Fürsorgetätigkeit,
Ausschluß von Selbstmeldern hemmt die Tätigkeit der Fürsorgestelle, erschwert
das Erfassen von Frühfällen, ist aber auf der anderen Seite nicht geeignet, die
ablehnende Haltung oder den Widerstand mancher Ärzte zu verringern; dieser,
der weniger auf materiellen Erwägungen als auf unrichtiger innerer Einstellung
gegenüber Volksgesundheitsfragen beruht, ist wirksam nur durch allmähliche
Erziehungsarbeit zu bekämpfen.

Sind nun Tuberkulöse und Tuberkuloseverdächtige in die Fürsorgestelle
gekommen oder ihr auf eine andere Weise gemeldet worden, so ist — wie dargelegt — nun das unbedingt Notwendige und das erste: die *möglichst genaue
Untersuchung des angeblich Tuberkulösen.* Diese soll selbstverständlich durch einen
in der Tbc. erfahrenen Arzt erfolgen, der alle Mittel der Diagnostik beherrscht
(Auscultation, Perkussion, probatorische Tuberkulinimpfung, Röntgenuntersuchung) und dem die nötigen Hilfsmittel zur Verfügung stehen. Über Fürsorgearzt und Einrichtungen der Fürsorgestelle soll später gesprochen werden. Da,
erweist sich nun eine große Zahl der Untersuchten gesund, und dies auch in
Orten, wo Selbstmelder grundsätzlich nicht angenommen werden, sondern nur
von Ärzten oder Organisationen (und von diesen meist wieder auf Grund ärztlicher
Untersuchung) ihnen Zugewiesene und auch bei der selbstverständlichen Ausscheidung der zur Untersuchung in die Fürsorge bestimmten Familienmitglieder.

In Wien, XVI. Bezirk, waren im Berichtsjahr 1918/19 17,3% der untersuchten Männer,
17% der untersuchten Frauen gesund; in Halle waren (1920) allerdings bei Einrechnung
der durch Fürsorgeschwestern überwiesenen (vielleicht Familienangehörige, 20% der
Neuuntersuchungen) 49% lungengesund, nur 40% tuberkulös oder tuberkuloseverdächtig;
in Mannheim waren von den Männern 44%, von den Frauen 46% tuberkulös. Diese drei
Stellen nehmen Selbstmelder grundsätzlich nicht an.

In Bielefeld-Land, wo nur ein sehr kleiner Teil durch Ärzte überwiesen war, waren
31,5% skrofulös, 11% nicht tuberkulös. In Gotha 1919 mit 711 in Fürsorge Stehenden,
wovon nur ein kleiner Teil durch die Fürsorge selbst bestellt, fast zwei Drittel Selbstmelder
waren, zeigten 36% keinen tuberkulösen Befund; ebenso groß ist in fast allen thüringischen
Städten die Zahl der Nichttuberkulösen. In einzelnen Orten ist die Zahl sehr gering, ohne
daß sich dafür ein besonderer Grund angeben läßt, so in Jena mit 12% und in Gera mit
5% Nichttuberkulösen.

Auch die folgende Zusammenstellung [nach JÖTTEN (20)] läßt keinen Zusammenhang zwischen dem Prozentsatz der durch Ärzte erfolgten Überweisungen und dem Prozentsatz jener, die sich bei der ersten Untersuchung als tuberkulös erwiesen, erkennen.

Tabelle 113.

| | Überweisungen durch Ärzte in Prozent der Neuaufnahmen | Von den Neuaufnahmen waren tuberkulös in Prozenten |
|---|---|---|
| Stettin 1921 . . . . . . . . . . . . . | 80,5 | 38,2 |
| Leipzig 1921 . . . . . . . . . . . . | 71,0 | 66,6 |
| Mannheim 1920 . . . . . . . . . . | 51,5 | 38,3 |
| Nürnberg 1920 . . . . . . . . . . | 47,6 | 60,5 |
| Charlottenburg 1920 . . . . . . . . . | 36,0 | 55,0 |
| Halle 1921 . . . . . . . . . . . . . | 16,5 | 30,6 |
| Hamburg 1920 . . . . . . . . . . . | 14,0 | 49,5 |

Die folgende, mir freundlichst zur Verfügung gestellte Statistik der Fürsorgestelle Mülheim-Styrum (1923) gewährt genauen Einblick, sie bezieht sich nur auf Erwachsene:

Tabelle 114.

| | Selbstmelder | Von Fürsorge bestellt | Von Ärzten gesandt |
|---|---|---|---|
| | (134) | (293) | (99) |
| Negativer Befund . . . . . . . | 37,4 ⎫ | 45,9 ⎫ | 32,3 ⎫ |
| Neurasthenie, Hysterie . . . . . . | 22,1 ⎬ 73,2 | 15,0 ⎬ 72,5 | 31,3 ⎬ 75,7 |
| Sonstige Krankheiten . . . . . . | 13,7 ⎭ | 11,6 ⎭ | 12,1 ⎭ |
| Aktive tertiäre Phthisen . . . . . | 13,7 | 14,3 | 15,1 |
| Sonstige Tbc. (einschließl. verkalkter Herde) . . . . . . . . . . . . | 9,9 | 11,0 | 5,3 |
| Unsicherer Lungenbefund . . . . . | 3,0 | 0,4 | 4,0 |

Es ist aber den Ärzten *keineswegs ein Vorwurf daraus zu machen, daß unter den von ihnen in die Fürsorge Gesandten sich viele Nichttuberkulöse befinden;* es ist nicht nur begreiflich, sondern voll gerechtfertigt, daß sie viele *zweifelhafte Fälle* eben zum Zweck der Diagnosestellung der Fürsorgestelle zuweisen.

Jedenfalls können wir aus all diesen Zahlen schließen, daß — wie immer der Zustrom in die Fürsorgestelle stattfindet — doch meist ein sehr erheblicher Teil, meist scheinbar $^1/_3$—$^1/_2$, aber selbst bis zu $^3/_4$ der Erstuntersuchten (bei Nichteinrechnung der von der Fürsorgestelle zur Familienuntersuchung Bestellten) frei von Tbc. ist. Ich sehe darin auch an sich keinen Nachteil, weil ich es eben für *eine der Aufgaben der Fürsorgestelle halte, in zweifelhaften Fällen die Entscheidung zu fällen,* und weil nur durch Zustrom vieler zweifelhafter Fälle die Fürsorgestelle der Aufgabe, an der *Erfassung der Leichtkranken mitzuarbeiten,* gerecht werden kann. Immerhin aber müssen wir damit rechnen, daß so ein sehr erheblicher Teil der von den Ärzten geleisteten Arbeit nicht den zu befürsorgenden Tuberkulösen zugute kommt — aber auch dieser Teil ist notwendig zu leistende Arbeit (vgl. auch ZADECK: Zeitschr. f. Tuberkul. Bd. 43, S. 265).

Ist nun bei einem Besucher der Fürsorgestelle Tbc. festgestellt worden, so ist weiterhin notwendig, *die sozialen Verhältnisse festzustellen,* vor allem, um zu wissen, ob der Kranke überhaupt der Fürsorge bedarf, dann aber, um zu wissen, in welcher Weise für ihn gesorgt werden kann: welche Ansprüche er an Krankenversicherung, Invalidenversicherung, Gemeinde oder sonstige Korporationen stellen kann, von welcher Seite und wie weit er Unterstützung bei den notwendigen Heilverfahren und Maßnahmen finden kann. Diese Feststellungen erfolgen zum Teil in der Fürsorgestelle selbst, und zwar im Zusammenhang mit der übrigen Erhebung der „Anamnese" schon vor der ärztlichen Untersuchung durch Ausfüllung des „sozialen" Fragebogens; den genauen Einblick in diese, sowie in die so wichtigen Wohnungsverhältnisse, wird die Schwester erst beim Besuch in der Wohnung des Kranken erhalten, der sich zeitlich möglichst bald an die Feststellung der Tbc. anschließen soll, und durch den auch die zunächst notwendige Maßnahme der Fürsorgestelle: die Untersuchung der übrigen Familienmitglieder, am besten in die Wege geleitet werden kann.

Die *Untersuchung der Familie* eines jeden, bei dem die Fürsorgestelle Tbc. festgestellt hat, *bildet die Grundlage,* auf der allein vernünftigerweise Vorbeugungsmaßnahmen gegen die Weiterverbreitung in der Familie getroffen werden können. Wenn ein an geschlossener Tbc. Leidender, wenn ein Säugling oder ein tuberkulöses Kind in die Fürsorgestelle kommt, so müssen wir die Ansteckungsquelle ausfindig und möglichst unschädlich zu machen suchen. In sehr vielen Fällen wird diese in der Familie liegen. Kommt ein offener oder ein infektiöser Lungenkranker in unsere Fürsorge, so müssen wir ermitteln, ob schon Ansteckungen von ihm ausgegangen sind, wen er durch seine Erkrankung gefährdet hat, ob sich in demselben Haushalt vielleicht noch andere offene Tuberkulöse — von denen die Ansteckung vielleicht ausgegangen ist — finden. Erst die Kenntnis all dieser Dinge gibt uns die Grundlage für die zu ergreifenden Maßnahmen.

Die Untersuchung der gesamten Familie erscheint mir als einer der Pfeiler der Fürsorge, wenn ich mir auch wohl bewußt bin, daß sie eine sehr erhebliche Arbeitslast für die Fürsorgestelle bedeutet, daß es mit einer einmaligen Untersuchung nicht getan ist, daß diese Untersuchung in gewissen Zwischenräumen wiederholt werden muß. Leider geht aus den meisten Berichten nicht mit Klarheit hervor, wie es sich mit der tatsächlichen Durchführung dieses Grundsatzes verhält. Es scheint, daß manche Fürsorgestellen nur die Familienangehörigen von an offener Tbc. Leidenden untersuchen, d. h. sie verzichten von vornherein darauf, in einer Wohngemeinschaft einen an offener Tbc. Leidenden ausfindig zu machen, wenn nicht er, sondern ein anderes von ihm infiziertes Familienmitglied die Fürsorgestelle aufsucht; andere bestimmen nur die Familienangehörigen, die auf die Schwester einen kranken oder verdächtigen Eindruck machen, zur Untersuchung in die Fürsorgestelle, d. h. aber doch dem „klinischen Blick" der Schwester mehr zutrauen, als auch der feinste klinische Blick leisten kann, andere vernachlässigen diesen wichtigen Punkt fürsorgerischer Tätigkeit vollständig.

Die Zahl der in die Fürsorgestelle bestellten Angehörigen ist selbst bei sonst gut geleiteten Fürsorgestellen eine verhältnismäßig geringe. In den Fragebogen scheint häufig nicht zwischen den bestellten Familienmitgliedern und den anderen von der Fürsorgeschwester in die Fürsorgestelle gesandten Kranken oder Krankheitsverdächtigen unterschieden worden zu sein, zum Teil schon deshalb nicht, weil der Fragebogen keine Rubrik für diese durch die Fürsorge selbst Ermittelten enthält.

Um nur einzelne Fürsorgestellen herauszuheben:

Tabelle 115.

| | Neuaufnahmen | Bestellte Familienangehörige |
|---|---|---|
| Waldenburg . . . . . . . . . . | 1 027 | 253 |
| Paderborn . . . . . . . . . . | 768 | 169 |
| Lübeck . . . . . . . . . . . | 683 | 147 |
| Hamburg . . . . . . . . . . . | 14 900 | 2572 |
| Leipzig . . . . . . . . . . . | 2 989 | 331 |
| Stettin . . . . . . . . . . . | 4 236 | 498 |
| Worms . . . . . . . . . . . . | 544 | 52 |
| Gießen . . . . . . . . . . . | 304 | — |

In der Fürsorgestelle Wien, XVI. Bezirk, kamen im Berichtsjahr 1919/20 auf 1849 Kranke 374 Familienmitglieder, im Berichtsjahr 1918/19 auf 1381 Kranke 732 Familienmitglieder. Aus den ländlichen Bezirken wollen wir eben mit Rücksicht auf bestehende Unklarheit keine Zahlen bringen. Es sind selbst die größten der hier angegebenen Zahlen relativ klein.

Nach der Volkszählung von 1910 lebten im Deutschen Reich nur 1045143 Personen für sich allein, 64925993 Personen im Familienhaushalt, und zwar insgesamt in 14346692 Haushalten. Da kämen noch viel mehr Familienmitglieder auf einen Kranken, als selbst die Fürsorgestellen mit den relativ höchsten Zahlen aufweisen, selbst wenn man zahlreiche Familien mit mehr als einem Kranken annehmen will.

Das Fürsorgewesen ist eben noch in Entwicklung begriffen, die Zahl der vorhandenen Kräfte reicht bei weitem nicht aus, um alle Aufgaben, die eine Fürsorgestelle erfüllen sollte, auch tatsächlich zu erfüllen. Aber die gegebenen Daten zeigen uns doch, daß die Fürsorgestellen noch weit davon entfernt sind, nach dieser Richtung hin ihre Aufgaben zu erfüllen, und außerdem aber auch, daß an vielen Orten übersehen wird, daß eine zielbewußte Tbc.-Fürsorge sich der *ganzen* Familie annehmen muß, daß sie *Familienfürsorge* und nicht Fürsorge für den einzelnen Erkrankten zu sein hat. Die Wohnungs- und Haushaltsgemeinschaft, die sich ja meist auf der Familie aufbaut, und damit die Familie, ist ja meist die Quelle der Infektion der Kinder und Jugendlichen, ist auch die Quelle der ererbten und während der ganzen Jugendzeit auch der erworbenen Disposition. Deshalb erscheint mir *die Intensität, mit der Familienfürsorge betrieben wird, als das wichtigste Merkmal für das Zielbewußtsein einer Fürsorgestelle.*

Sind durch ärztliche Untersuchung der Familienmitglieder, durch genaue Erhebung der sozialen und der Wohnungsverhältnisse durch die Schwester die notwendigen Grundlagen für zweckmäßiges Vorgehen der Fürsorge gegeben, so wird natürlich das, was von der Fürsorgestelle weiter tatsächlich geschieht oder veranlaßt wird, ganz von den Verhältnissen des Einzelfalles abhängen.

Bei geschlossener Tbc. wird es Hauptaufgabe der Fürsorgestelle sein, durch entsprechende Maßnahmen womöglich zu verhüten, daß aus ihr eine offene wird; Einleitung therapeutischer Maßnahmen für den Kranken steht im Vordergrunde. Die Fürsorgestelle muß ermitteln, an welche Versicherungsträger und Verwaltungskörper der Kranke Ansprüche stellen kann, was diese Versicherungsträger und Verwaltungen für ihre Tuberkulösen leisten, welche Voraussetzungen sie für diese Leistungen stellen; sie muß auch wissen, welche anderen Korperationen unter Umständen helfend eingreifen. Die Fürsorgestelle muß nun dem Erkrankten den Weg weisen zu all dem, was für seine Heilbehandlung zweckmäßig und für ihn erreichbar ist. — Aber auch hier wird sich die Fürsorgestelle der vielleicht aus derselben Quelle infizierten oder sonst disponierten Familienangehörigen annehmen müssen.

Von größter Wichtigkeit wird es sein, alle krank Befundenen — auch die noch Nichtinfektiösen — *in dauernder Beobachtung zu halten,* einerseits, um, sowie von ihnen Infektionsgefahr ausgeht, die entsprechenden Schutzmaßnahmen für ihre Umgebung ergreifen zu können, anderseits aber, um — wie noch weiter unten ausgeführt werden soll — durch Eingreifen im richtigen Augenblick ernster Verschlimmerung und dem Infektiöswerden nach Möglichkeit entgegenzuwirken.

Manche Fürsorgestellen wenden, wie es mir scheint, ihre Aufmerksamkeit *allzusehr nur den offenen Tuberkulösen,* vor allem den Schwertuberkulösen, zu.

Gewiß ist die Erfassung der Schwertuberkulösen, weil sie ihre Umgebung am meisten gefährden, durch die Fürsorgestelle wichtig; trotzdem halte ich es für verfehlt, wenn eine Fürsorgestelle ihre Tätigkeit allzu sehr oder vorwiegend auf diese einstellt, wenn sie Hausbesuche, Untersuchungen aller Familienmit-

glieder, regelmäßige Beobachtung des Kranken ausschließlich bei Schwertuberkulösen vornimmt, neben allem anderen oben Erörterten und noch zu Erörternden schon deshalb, weil sie dann, wenn sie ihre Aufmerksamkeit mehr oder weniger
ausschließlich der offenen Tbc. zuwendet, sie nicht einmal diese im richtigen
Zeitpunkt zu erfassen vermag.

*Eine wirklich volle Erfassung der offenen Tbc. kann nur dadurch erfolgen,
daß man die mit geschlossener Tbc. bereits in Beobachtung hat.* Denn wenn
sich die Fürsorgestelle erst um die Erfassung offener Tbc. bemüht, so erhält sie
den weitaus größten Teil dieser Kranken erst in einem späten Stadium zugewiesen,
wenn sie schon evtl. viele Monate an offener Tbc. litten.

Von den in Stettin alljährlich der Fürsorgestelle zuwachsenden offenen Tuberkulösen,
deren Gesamtzahl 1911—1920 2926 betragen hatte, waren der Fürsorgestelle schon früher
als geschlossene bekannt 297, also nur ungefähr 10%; allerdings wurden die Zahlen mit jedem
Jahr günstiger: 1919 waren von 349 bereits 63, 1920 von 305 bereits 71, 1921 von 314 bereits
96 schon früher der Fürsorgestelle bekannt, also 1921 bereits nahezu ein Drittel, — aber
wie lange die übrige überwiegende Mehrzahl Bacillenverstreuer waren, ehe sie in die Obhut
der Fürsorgestelle kamen, ist uns ganz unbekannt. Jedenfalls geht daraus hervor, daß eine
Dauerbeobachtung schon der geschlossenen Tbc. notwendig ist, um die offenen Tuberkulösen
möglichst vollzählig zu erfassen.

In einer früheren Arbeit legt BRÄUNING (21) dar, daß von 317 verstorbenen Tuberkulösen nur 24 der Fürsorgestelle bekannt waren, ehe sie offen wurden. Bei einer schätzungsweisen Gesamtdauer der offenen Tbc. bei den 317 Tuberkulösen von 6657 Monaten, standen
nur 193 durch 2091 Monate in Beobachtung. Berechnen wir also den Erfolg der Fürsorgestelle nach der Dauer der Beobachtungszeit, so ergab sich ein Erfolg von 31,4%. BRÄUNING
sieht in der Erfassung und Versorgung der offenen Tbc. die wichtigste Aufgabe der Fürsorgestelle, weil einerseits die Tbc.-Fürsorgestelle dadurch der Bekämpfung der Tbc. als Volkskrankheit gerecht wird, und weil ferner die hier zu verrichtende Arbeit von keiner Seite
getan wird oder getan werden kann, während die „klinische Arbeit der Fürsorgestelle" auch
von Kassenärzten, Armenärzten usw. getan werden könnte. Sie ist seiner Anschauung nach
die Aufgabe, der sich die Fürsorgestelle, die zu voll umfassender Tätigkeit nicht über die
nötigen Mittel verfügt, vor allem zuwenden müsse.

Zwingend erscheint mir diese Schlußfolgerung nicht — wird doch auch „klinische
Arbeit" von Kassen- und Armenärzten ebensowenig getan wie die richtige Versorgung
Schwertuberkulöser, die ja bis zu einem gewissen Grade auch von diesen geübt werden könnte.

Es sind mehrfach in der Literatur (22) *Bedenken gegen die Scheidung von offener und
geschlossener Tbc.* vorgebracht und ist darauf hingewiesen worden, daß hier die Scheidung
wesentlich von dem Zeitpunkt und der Häufigkeit der Bacillenuntersuchung abhinge, daß
es neben den Personen, die stets Bacillen aushusten, auch viele gebe, die nur zeitweise zu
Bacillenhustern werden, die ihre Umgebung zwar nicht immer, aber doch durch gewisse
Zeit hindurch gefährden. HARMS-Mannheim schreibt deshalb in seinen Jahresberichten
nicht mehr von „offener Tbc.", sondern von „infektionsfähigen Tuberkulösen" und sieht
als solche, ohne Rücksicht auf den Bacillenbefund, jene Fälle an, bei denen nach der klinischen,
insbesondere nach der röntgenologischen Untersuchung „ein mehr oder weniger aktiver
Prozeß" nachweisbar ist, auch „ohne Auswurf". BRÄUNING nennt diese Gruppe „fakultativ
offene" Tbc. Wir sehen hier also den Kreis jener, der in Fürsorge zu nehmen ist, sehr beträchtlich über die „Offentuberkulosen" hinaus gezogen, *eigentlich auf alle aktiv Tuberkulösen
ausgedehnt,* und dieser Auffassung scheinen sich immer mehr Leiter von Fürsorgestellen
anzuschließen (unter anderen ZADECK). Meiner Auffassung nach gehören aber alle Tuberkulösen, wenn ihr Prozeß nicht mit Sicherheit auf Grund langer Beobachtung als inaktiv
anzusehen ist, von der Fürsorge genau überwacht und auch die sicher Inaktiven noch, wenn
auch in großen Zwischenräumen, nachuntersucht.

Mag aber augenblicklicher Mangel an Kräften eine Beschränkung auf „offene"
oder „infektionsfähige" Tbc. rechtfertigen, das Ziel jeder Fürsorgestelle sowie der
Fürsorge überhaupt muß doch sein, *alle Tuberkulösen zu erfassen und alle Erfaßten dauernd in Beobachtung zu halten.* Selbstverständlich wird die Fürsorge
qualitativ und quantitativ eine andere sein bei leichter, geschlossener Apicitis,
eine andere bei schwerer Tbc.; alle aber müssen unter Beobachtung genommen
und dem Zustand ihres Leidens und der Gefährlichkeit für ihre Umgebung
entsprechend samt ihren Familien in Beobachtung gehalten und versorgt werden.

Steht, wie oben kurz erörtert, bei der *geschlossenen Tbc. die Einleitung therapeutischer Maßnahmen für den Erkrankten im Vordergrunde,* so ist es, *wenn offene oder infektionsgefährliche Tbc. festgestellt wurde, Aufgabe der Fürsorgestelle,* sie — epidemiologisch gesprochen — möglichst unschädlich zu machen, *von ihr neuausgehende Infektionen zu verhüten.* Rein theoretisch betrachtet ist das erstrebenswerte Ziel die möglichste Isolierung der offenen Tuberkulösen von den Gesunden, vor allem aber von Kindern. Eine wirkliche Isolierung aber während der ganzen Zeitdauer des Bacillenaushustens und Verstreuens ist unmöglich. Wie soll man Kranke durch — durchschnittlich — 2 Jahre isolieren? — ganz abgesehen davon, daß kaum jemand Lust hat, sich auch nur durch einige Zeit „isolieren" zu lassen. Hätte aber eine größere Zahl Lust dazu, so würden die Mittel zur dauernden Versorgung fehlen. Weitaus die Mehrzahl der Kranken wird nur recht beschränkte Zeit in einem Krankenhause zubringen wollen und können; die Fürsorgestelle wird vor allem dann für Spitalunterbringung sorgen müssen und können, wenn der Kranke selbst am meisten der Anstaltspflege bedarf bei vorübergehender Verschlimmerung mit Fieber, vor allem aber werden der Kranke und seine Angehörigen dann am ehesten der Anstaltspflege zustimmen, wenn es dem Ende zugeht, wenn er dann infolge massenhaften Auswurfs, Hilfsbedürftigkeit, Schwäche und der damit verbundenen Unsauberkeit oder, wenn er infolge besonders ungünstiger Wohnungsverhältnisse (kleine Kinder in der Wohnung u. a.) seine Umgebung besonders gefährdet. Es wird also nach dem oben Gesagten stets Aufgabe der Fürsorgestelle sein müssen, möglichst viele Schwertuberkulöse durch möglichst lange Zeit in Krankenanstalten unterzubringen. Wieweit ihr dies gelingt, wird vor allem von der Zahl der vorhandenen Spitalsbetten abhängen.

Wie die Spitalspflege für Schwerkranke eingerichtet sein muß, um dies Ziel erreichen zu können, ist S. 258 u. ff. erörtert worden.

Auf eines sei hier noch besonders hingewiesen: Sehr häufig scheitert die Unterbringung vor allem von weiblichen Tuberkulösen im Krankenhaus daran, daß ihre Kinder unversorgt zurückbleiben; deshalb muß die Fürsorgestelle auch Sorge tragen, in solchen Fällen die *Kinder unterbringen* zu können (in Familienpflege, in Anstalten oder zum mindesten in Tagesheimen). Kann damit zugleich eine Unterbringung auf dem Lande verbunden werden, so ist dies für die ja wahrscheinlich meist bereits infizierten Kinder gewiß von besonderem Nutzen.

Sind im Haushalt eines Schwertuberkulösen kleinere Kinder vorhanden und ist es nicht oder nur schwer möglich, den Kranken selbst dauernd oder für längere Zeit anderwärts unterzubringen, so wird die Fürsorgestelle sich bemühen müssen, die Kinder für möglichst lange Zeit, wenn möglich aber wenigstens für die letzten Lebensmonate des Kranken anderwärts, wo möglich auf dem Lande unterzubringen; in vielen Fällen wird Unterbringung der Kinder auf dem Lande bei Belassung des Schwertuberkulösen in seiner Wohnung der Spitalsunterbringung des letzteren vorzuziehen sein.

Bleibt ein offener Tuberkulöser oder gar ein Sterbender in seinem Haushalt — und für die ersteren wird es ja weitaus die Regel sein —, so muß die Fürsorgestelle alles tun, um hier die Verhältnisse möglichst günstig zu gestalten.

Nur selten wird wirklich das Ideal zu erreichen sein, wie es in einzelnen Städten durch *eigens für Familien mit Tuberkulösen erbaute Wohnhäuser* geschaffen wurde. Solche Wohnungen wurden zuerst von der Firma Basse & Selve geschaffen, weiter in Görlitz, in Chemnitz, in Köln. Das Wesentliche dieser Häuschen ist, daß für den Lungenkranken ein besonderes, von den übrigen Wohnräumen möglichst getrenntes helles, luftiges Zimmer vorhanden ist mit einem Balkon oder einer Veranda zur Durchführung der Liegekur. Auch ein kleiner Garten soll vorhanden sein. Die Schwierigkeiten, die sich bei Bau und Vermietung der Häuschen ergeben (Proteste der Nachbarschaft, Auswahl geeigneter Mieter), schildert HERFORD-Görlitz (23). Natürlich müssen auch diese Familien weiter unter Fürsorge bleiben und für zweckensprechende Benutzung der Räume muß gesorgt werden. Im allgemeinen aber werden solche besondere Wohnhäuschen für die Kranken ja kaum in Betracht kommen; am wenigsten gegenwärtig, da überhaupt die schlechten Wohnungsverhältnisse: der Mangel an nicht nur für Tuberkulöse geeigneten, sondern an guten Wohnungen und an Wohnungen überhaupt, unsere ganze Tbc.-Bekämpfung auf das schwerste gefährden. Solange diese Verhältnisse bestehen und zu deren Milderung noch ein Stück Wohnungszwangswirtschaft vorhanden ist, wird der Fürsorgearzt sich bemühen müssen, Einfluß auf das Wohnungsamt zu gewinnen. Am zweckmäßigsten ist es, wenn der Arzt selbst in der betreffenden Kommission Sitz und Stimme hat, und durchaus zweckmäßig ist auch die in Halle (Blümel) getroffene Maßnahme, daß er alle Gesuche um Zuweisung von Wohnungen, die auf Lungenleiden Bezug nehmen, zu überprüfen hat. War es früher öfters möglich, dem Kranken eine geeignete Wohnung zu beschaffen, so wird man jetzt mehr als je mit der einmal vorhandenen Wohnung rechnen und diese oder vor allem ihre *Benutzung in möglichst zweckentsprechender Weise* regeln müssen. Eine Wohnung, die von einem Schwerkranken bewohnt ist — es müssen da höhere Ansprüche gestellt werden als bei anderen offenen Tuberkulösen —, bezeichnet Bräuning unter folgenden Bedingungen als „einwandfrei":

1. Die Wohnung ist genügend groß: wenn nur ein Bewohner sich im Haushalt befindet, muß 1 bewohnbarer Raum, bei zweien müssen 2, bei drei bis fünf 3, bei sechs und mehr Personen 4 bewohnbare Räume vorhanden sein.

2. Der Kranke schläft allein oder teilt den Schlafraum nur mit einem Erwachsenen über 20 Jahre bei mindestens 2 m Entfernung der Betten voneinander.

3. Der Kranke und seine Angehörigen haben Verständnis für die Gefahr und sind sauber.

4. Die Pflege des Kranken übernimmt ein Erwachsener über 20 Jahre.

5. Im Haushalt befinden sich keine Kinder unter 6 Jahren.

6. Im Haushalt befinden sich nur 3 Kinder von 6—14 Jahren; wenn mehr Kinder vorhanden sind, muß außer der Pflegeperson für den Tuberkulösen noch eine besondere Pflegeperson für die Kinder vorhanden sein, z. B. eine Schwester über 15 Jahre.

7. Als einwandfrei gelten natürlich auch die Fälle, bei denen keine ansteckende Tbc. vorliegt (Hirnhaut-, geschlossene, Knochen-Tbc. usw.).

Natürlich stellt uns dies auch das Ideal überhaupt bei offener Tbc. zu erreichenden Verhältnisse dar, und die Fürsorgestelle wird sich bemühen, in *jedem* Falle die Wohnverhältnisse der Kranken diesem Ideal zu nähern, doch werden sich Punkt 5 und 6, wenn kleine Kinder oder Kinder über die angegebene Zahl vorhanden sind, bei offener Tbc. kaum für die ganze Dauer des Leidens erreichen lassen.

Anzustreben aber wird dies immer sein. Die entsprechende Größe der Wohnung wird sich häufig nur durch Hinzumieten eines Zimmers erreichen lassen oder durch Entfernung eines vorhandenen Aftermieters. Zu diesem Zwecke gaben viele Fürsorgestellen Mietzinszuschüsse. Selbstverständlich muß dafür gesorgt werden, daß diese Zuschüsse auch entsprechend verwendet werden; am besten ist da wohl stets direkter Verkehr mit dem Hauswirt oder seinem Vertreter, wie ja in der ganzen Wohlfahrtspflege von direkten Geldspenden oft gerne abgesehen wird.

Dann muß natürlich durch entsprechende Überwachung dafür gesorgt werden, daß der so gewonnene Raum auch die entsprechende Verwendung findet und muß die Mietzinsbeihilfe entzogen werden, wenn der Raum nicht im Sinne der Fürsorge benutzt wird. Strengste Isolierung können wir wohl nicht erwarten; wenn das Zusammensein erheblich eingeschränkt ist, bei Nacht die Trennung des Tuberkulösen von seiner Familie streng durchgeführt ist, größte Sauberkeit herrscht, so müssen wir damit zufrieden sein. Leider ist gerade unter den gegenwärtigen Verhältnissen die Verbesserung der Wohnungsverhältnisse durch Zumietung eines Wohnraumes, durch Wohnungswechsel oder Entfernung von Nebenmietern fast stets undurchführbar.

Auch die Regelung der so sehr wichtigen Schlaf- und Bettverhältnisse stößt oft schon infolge der Enge der Wohnung, die selbst das Aufstellen eines von der *Fürsorgestelle gelieferten Bettes* erschwert, auf große Schwierigkeiten. Dazu kommen noch psychologische Momente: das Schlafen von Ehepaaren in einem Bett oder in nebeneinanderstehenden Betten, das Schlafen, vor allem kleiner Kinder, im Bette der Eltern, ist eine so weitverbreitete Übung, daß hier nicht nur äußere, sondern auch innere Widerstände zu überwinden sind. Da bedarf es nicht nur Beschaffung der nötigen Schlafgelegenheit, sondern auch immer wiederholter und eindringlicher Belehrung von seiten der Schwester. Ein großer Teil der Fürsorgestellen gibt Betten leihweise. So gibt die Fürsorgestelle Stettin 93 Betten ab; „daß trotzdem 10 Kranke nicht allein in einem Bette schlafen, lag dreimal daran, daß die Wohnung so eng war, daß ein weiteres Bett nicht aufgestellt werden konnte, 7mal daran, daß Kranke so unverständig waren, daß sie die Annahme eines Bettes ablehnten (der einen war es im Bett zu kalt, eine andere wollte sich von der Mutter nicht trennen)". Ebenso gibt auch die Frankfurter Fürsorgestelle Betten in sehr großer Zahl aus (668 vollständige Betten).

Auch auf die Stellung der Betten im Wohnraum muß die Schwester achten, und wenn die Wohnräume — wie ja häufig — so eng sind, daß genügend Zwischenraum zwischen den einzelnen Lagerstätten sich nicht beschaffen läßt, muß die Fürsorgestelle versuchen, wenigstens durch Beschaffen von Bettschirmen dem Übel nach Möglichkeit zu steuern. Doch erfreuen sich gerade diese geringer Beliebtheit, da sie den Ausblick der Zimmergenossen aufeinander behindern, also psychisch noch mehr störend wirken als eine noch so große räumliche Entfernung im Zimmer.

In den letzten Jahren macht sich im Arbeiterhaushalt der *Wäschemangel* aufs schwerste fühlbar, und man trifft häufig Arbeiterwohnungen an, in denen es an Bettwäsche fast vollständig fehlt; auch da muß die Fürsorgestelle helfend eingreifen und Wäsche leihweise zur Verfügung stellen; denn es ist aus psychologischen Gründen viel leichter, einen Kranken, der in einem reinen Bett liegt, dazu zu bringen, sich sauber zu halten, als einen, dessen Bett infolge Mangels an Wäsche unrein ist.

Schon CALMETTE hat auf die Wichtigkeit der *Wäschereinigung* durch die Fürsorgestelle hingewiesen. Wie es gerade von verunreinigter Wäsche sich loslösende Fäserchen sind, die lange in der Luft schweben und als Infektionsträger sehr bedenklich sind, haben wir oben dargelegt (S. 132). Eine größere Anzahl von Fürsorgestellen sorgt in irgendeiner Form für die Wäschereinigung und für entsprechende Behandlung der Wäsche Tuberkulöser. Die Fürsorgestelle Chemnitz gibt Wäschesäcke aus, mit der Vorschrift, daß der Kranke seine Wäsche in diesen Sack zu geben habe. Bevor die Wäsche gewaschen wird, wird der Sack mit der Wäsche 24 Stunden in Lysolwasser gelegt, dann erst wird die Wäsche von den Angehörigen zusammen mit der übrigen Wäsche gewaschen, und in ähnlicher Weise gehen andere Fürsorgestellen vor.

Daß die Durchführung aller der im Haushalt des Kranken notwendigen Maßnahmen vollstes Verständnis von seiten der Wohnungsgenossen, vor allem der Hausfrau, erfordert, braucht wohl nicht erst betont zu werden. Damit dies aber besteht, ist *eindringliche und wiederholte Belehrung und Anleitung* durch die Fürsorgeschwester, immer wiederholter Kontrollbesuch und Ermahnungen während der ganzen, so langen Dauer des Leidens notwendig. Durchführung und Erfolg der Fürsorgemaßnahmen hängen im weitesten Umfange von Eifer und Geschicklichkeit der Fürsorgerin ab.

Öfter wird die Frage aufgeworfen, ob und welche Zwangsmaßregeln gegen böswillige oder unvernünftige Tuberkulöse zur Verfügung stehen, vor allem, wie man Kinder gegen solche Eltern schützen könne. Eine gewisse Handhabe gibt § 1666 BGB.

„Wird das geistige oder leibliche Wohl des Kindes dadurch gefährdet, daß der Vater das Recht der Sorge für die Person des Kindes mißbraucht, das Kind vernachlässigt oder sich eines ehrlosen oder unsittlichen Verhältnisses schuldig macht, so hat das Vormundschaftsgericht die zur Abweisung der Gefahr erforderlichen Maßnahmen zu treffen. Das Vormundschaftsgericht kann insbesondere anordnen, daß das Kind zum Zwecke der Erziehung in einer geeigneten Familie oder in einer Erziehungsanstalt oder Besserungsanstalt untergebracht wird."

Das Vormundschaftsgericht kann also zweifellos die Trennung von dem Vater (oder der Mutter), die böswillig oder leichtsinnigerweise die zur Verhütung einer tuberkulösen Infektion erforderlichen Maßnahmen außer acht lassen, anordnen und das Kind von der für sein leibliches Wohl gefährlichen Umgebung fortnehmen. Es ist aber gar kein Zweifel, daß in praxi das Gericht sich nur äußerst schwer zu diesem Schritte entschließen wird. Immerhin können diese Bestimmungen als Drohmittel von der Fürsorgestelle gegebenenfalls angewendet werden.

§§ 62 und 63 Reichsjugendwohlfahrtsgesetz vom 9. VII. 1922 gibt dem Vormundschaftsgericht die Möglichkeit, „zur Verhütung oder Beseitigung der Verwahrlosung" einen Minderjährigen der Fürsorgeerziehung zu überweisen, wenn die Voraussetzungen des § 1666 BGB. gegeben sind oder „wenn die Fürsorgeerziehung zur Beseitigung der Verwahrlosung wegen Unzulänglichkeit der Erziehung erforderlich ist". Diese Paragraphen werden noch weniger als der Paragraph des BGB. praktisch in Anwendung gebracht werden können.

Eher läßt sich praktischer Gebrauch von dem Reichsjugendwohlfahrtsgesetz vom 9. VII. 1922 machen, §§ 56 und folgende. § 56 sagt: „Ein Minderjähriger ist unter Schutzaufsicht zu stellen, wenn sie zur Verhütung seiner körperlichen, geistigen oder sittlichen Verwahrlosung geboten und ausreichend erscheint." § 57: „Das Vormundschaftsgericht ordnet die Schutzaufsicht von Amtswegen oder auf Antrag an. Antragsberechtigt sind die Eltern, der gesetzliche Vertreter und das Jugendamt...." § 58: „Die Schutzaufsicht besteht in dem Schutze und der Überwachung des Minderjährigen. Derjenige, der die Schutzaufsicht ausübt (Helfer), hat den Erziehungsberechtigten bei der Fürsorge für die Person des Minderjährigen zu unterstützen und zu überwachen." „Der Helfer kann für alle Angelegenheiten, für gewisse Arten von Angelegenheiten oder für einzelne Angelegenheiten bestellt werden." Es kann nach diesen Bestimmungen also der Fürsorgeschwester oder dem Fürsorgearzt, indem sie zu „*Helfern*" erklärt werden, eine gewisse *Rechtsstellung* in der zu überwachenden Familie geschaffen werden.

Besondere Verhältnisse bietet die Fürsorge solcher Leute, die keine selbständige Wohnung besitzen. Derjenige, der als *Aftermieter* ein „möbliertes Zimmer" für sich allein mietet, bietet meist die günstigsten und am leichtesten zu regulierenden Verhältnisse. Der Zusammenhang mit der das Zimmer zu vermietenden Familie ist meist ein sehr geringer; wo er dies nicht ist, läßt sich eine Einschränkung des bestehenden Verkehrs meist leicht erzielen.

Ganz anders aber ist es mit den „*Bettgehern*", „*Schlafburschen*" „*Schlafmädchen*", die nur ein Bett oder den Teil eines solchen, keinen Wohnraum für sich zur Verfügung haben; insbesondere wenn sie krank und arbeitsunfähig sind, leben sie in der fremden Familie. Sie sind, wenn an offener Tbc. leidend, imstande, nacheinander eine Reihe von Familien zu infizieren. Es ist menschlich ganz begreiflich, wenn solche Leute, denen ständig Obdachlosigkeit droht, sich den Besuch der Fürsorgeschwester überhaupt verbieten, sich jeder Fürsorge entziehen, da sie durch dieselbe ihre Wohn- oder richtiger Schlafgelegenheit zu verlieren fürchten müssen. Solche Leute sind nur zu versorgen: durch frühzeitige Unterbringung in Krankenhäusern oder noch besser durch dauernde Unterbringung in sog. Ledigenheimen, wie sie eben zur Bekämpfung des Schlafgänger- und Aftermieterwesens in jeder größeren Stadt bestehen sollten. Wo solche Heime nicht bestehen, kann durch Unterbringung bei kinderlosen älteren Ehepaaren Gutes geleistet werden.

Natürlich muß die Fürsorgestelle in allen Fällen auch dafür sorgen, daß die anderen nötigen Hilfsmittel für die persönliche Prophylaxe vorhanden sind: Spuckschalen, Spuckfläschchen, Desinfektionsmittel; diese letzteren schon deshalb, weil sie dem Publikum unsere Reinlichkeitsvorschriften plausibler machen. Auch Fieberthermometer wird die Fürsorgestelle den in ihrer Beobachtung Befindlichen bei Bedarf zur Verfügung stellen. Sehr wichtig ist natürlich Reinhaltung der Wohnung während des ganzen Verlaufs der Krankheit, nicht nur gründliche Wohnungsreinigung und Desinfektion bei Übersiedlung und Todesfällen oder nach Abgabe eines Kranken in eine Krankenanstalt — wie man ja heute überhaupt auch bei akuten Erkrankungen den Hauptnachdruck auf die laufende Desinfektion während der Krankheit legt. Hier ist unermüdlich stets wiederholte Belehrung und Einwirkung durch die Fürsorgeschwester notwendig.

Die *Schlußdesinfektion* ebenso wie eine Desinfektion bei Wohnungswechsel durchzuführen, ist nicht ausschließlich Sache der Fürsorgestelle. Nach dem Gesetz vom 4. VIII. 1923 kann auf Antrag des beamteten oder behandelnden Arztes oder der als Meldestelle zugelassenen Fürsorgestelle (s. S. 324) die Ortspolizeibehörde die Desinfektion durchführen lassen; bedauerlicherweise ist ihr aber nicht die Verpflichtung dazu auferlegt. Auf Antrag sind die Kosten der Desinfektion aus öffentlichen Mitteln zu bestreiten. Es wäre zu wünschen, daß die Gemeinden diese Desinfektion in allen Fällen von Tod oder Wohnungswechsel eines Tuberkulösen, und zwar unentgeltlich, durchführen lassen. Wo dies nicht der Fall ist, ist es Sache der Fürsorgestelle, für diese Schlußdesinfektion Sorge zu tragen. Welcher Wert von manchen Seiten darauf gelegt wird, mag daraus hervorgehen, daß manche L.-V.-A. ihre Unterstützung der Fürsorgestelle von der Durchführung der Schlußdesinfektion abhängig gemacht haben.

Was die Durchführung der Schlußdesinfektion anbelangt, so ist die Formalindesinfektion, auf die man einst großen Wert legte, heute bei Tuberkulösen zum größten Teil verlassen, da wir wissen, daß das Formalin nur ganz geringe Tiefenwirkung hat. Der Erlaß vom 21. III. 1912 über die Desinfektion der Wohnungen Tuberkulöser bestimmt, in Abänderung der Desinfektionsanweisung vom 15. IX. 1906, daß Decken, Federbetten, Matratzen, Bettücher aus den Wohnungen Tuberkulöser nicht mehr mit Formaldehyd, sondern ausschließlich in Dampfapparaten zu desinfizieren sind. Der Erlaß vom 14. II. 1913 überläßt es der Ortsbehörde, gegebenenfalls unter Zuziehung des Amtsarztes, ob bei der Desinfektion des Wohnraumes selbst „neben der stets anzuwendenden mechanischen Desinfektion auch die Formaldehydverdampfung auszuführen ist". Die für die Desinfektion bei Tuberkulösen wichtigsten Abschnitte aus dem neuesten Erlaß vom 8. II. 1921 siehe Anhang IX, doch würde meiner Meinung nach von der Dampfdesinfektion aller beschmutzten Kleidungsstücke usw. ein weit umfassenderer Gebrauch zu machen sein.

Für *fortlaufende Desinfektion* zu sorgen ist ausschließlich Sache der Fürsorgestelle, das ist: dauernde Reinhaltung der Wohnung mittels in bestimmten Zeiträumen wiederholten gründlichen Waschens der Fußböden, feuchten Abwischens der Wände, wozu in manchen Fällen die Beschaffung von Reinigungsmitteln notwendig sein wird—in noch anderen, besonders dann, wenn die Hausfrau selbst erkrankt ist, wird die Fürsorgestelle durch von ihr bestellte Scheuerfrauen diese Reinigung vornehmen lassen müssen.

Was wir in bezug auf Verringerung der Infektionsgefahr bei Kindern durch die Fürsorge erreichen können, haben uns BRÄUNING (24) und EFFLER (25) gezeigt. Ersterer fand in Familien, in denen zuverlässig den Anordnungen des Fürsorgearztes und der Fürsorgeschwester Folge geleistet wurden, den Pirquet negativ 8mal, und zwar bei Kindern von 4, 5, 9 Monaten, $1^3/_4$, $3^1/_4$, $4^1/_2$ Jahren, positiv 7mal im Alter zwischen $1^1/_2$—$3^1/_4$ Jahren. Er kommt zu dem Schlusse: „Es ergibt sich also, daß wir im ersten Lebensjahr die Kinder mit einiger Sicherheit vor der Ansteckung bewahren können; sobald sie aber ihr Bett oder den Wagen verlassen, auf dem Boden herumkriechen und spielen, wird die Infektion unvermeidlich."

EFFLER (25) fand in Familien:

Tabelle 116 a.

|  | Die schon vor der Geburt des Kindes in Fürsorge standen | Die erst nach der Geburt in Fürsorge kamen | Erst infiziert in Fürsorge kamen |
|---|---|---|---|
| Nicht infizierte Kinder . . . . . . | 8 | 4 | — |
| Infiziert, aber noch nicht krank . . | 7 | 8 | 8 |
| Erkrankte . . . . . . . . . . . . . | 0 | 5 | 4 |
| Gestorben . . . . . . . . . . . . . | 1 [1]) | 2 | 3 |

Zu ähnlichen Resultaten kamen BRÄUNING und HOLLMANN (25 a) an größerem Material.

Wir bringen zunächst die Zahlen über die hygienisch einwandfreie Gruppe I und die hygienisch am schlechtesten gestellte Gruppe IV; berücksichtigt wurden nur solche Kinder, bei deren erkrankten Angehörigen während des Säuglingsalters des Kindes Tuberkelbacillen (und zwar nicht nur vorübergehend) nachgewiesen worden waren:

Tabelle 116 b.

| Lebensjahr | Gruppe I | | Gruppe IV | |
|---|---|---|---|---|
|  | Zahl der Untersuchten | dav. Pirquet pos. | Zahl der Untersuchten | dav. Pirquet pos. |
| 1. | 8 | 3 | 26 | 21 |
| 2. | 7 | 2 | 27 | 23 |
| 3. | 5 | 3 | 21 | 19 |
| 4.—6. | 7 | 5 | 36 | 33 |

Eine weitere Tabelle zeigt keine Unterschiede zwischen den Kindern der Familien, die schon vor der Geburt des Kindes der Fürsorgestelle bekannt waren, und denen, bei denen die Fürsorge erst nach der Geburt einsetzt, weil bei diesen Familien die Erkrankung an offener Tbc. erst später in Erscheinung getreten war. Werden aber nur die Familien berücksichtigt, bei denen die Erkrankungen an offener Tbc. schon vor der Geburt des Kindes bestand, so ergibt sich folgendes Bild:

Tabelle 116 c.

| Lebensjahr | Vor der Geburt der Fürsorge bekannt | | Vor der Geburt nicht bekannt | |
|---|---|---|---|---|
|  | Zahl | dav. Pirquet pos. | Zahl | dav. Pirquet pos. |
| 1. | 29 | 17 | 6 | 5 |
| 2. | 26 | 18 | 6 | 5 |
| 3. | 19 | 15 | 6 | 5 |
| 4.—6. | 28 | 24 | 7 | 7 |

REDEKER (Zeitschr. f. Tuberkul. Bd. 43) gibt an, daß von 21 intrafamiliär exponierten fürsorgerisch überwachten Säuglingen 7 Pirquet-negativ (Doppelimpfung) geblieben, 6 an Tbc. gestorben sind, und zwar starben von 13 elterlicher Infektion ausgesetzt gewesenen 4, 2 blieben negativ, von 6 der Infektion durch Geschwister ausgesetzten starb 1, 5 blieben negativ.

EFFLER sagt, daß wir nicht die Infektion ganz verhüten können, nur das Erkranken, die schwere Infektion, besonders die schwere Kindheitsinfektion. Es muß „als Aufgabe der Isolierung in der Wohnung der Schutz der Gesunden vor schweren Infektionen bezeichnet werden, nicht mehr, natürlich aber auch nicht weniger".

Darüber müssen wir uns demnach wohl klar werden, daß wir durch all die obenerwähnten Maßnahmen eine Infektion der durch einen Offen-Tuberkulösen in der Familie Gefährdeten nicht vollkommen verhüten können; wir können nur die Infektion unter bestimmten Umständen etwas hinausschieben; wir können aber vor allem verhüten, daß die Infektion so massig, so oft wiederholt wird, daß sie zur Erkrankung führen muß, und wir können uns weiter darum bemühen, den Organismus des Infizierten für den Kampf gegen die Infektionserreger zu kräftigen.

---

[1]) Dessen Eltern nicht zu prophylaktischen Maßnahmen zu haben waren.

Neben den obenerwähnten Isolierungsmaßnahmen, neben dem, was HAM-BURGER als Expositionsprophylaxe bezeichnet, erfordert auch noch das alle Aufmerksamkeit, was er *Dispositionsprophylaxe* nennt und wozu die möglichste Kräftigung der Kinder durch entsprechende Ernährung, durch Unterbringung auf dem Lande usw. gehört. (Siehe hierüber bei SIMON, S. 341 u. ff.)

KRAEMER (26) hat sich heftig dagegen gewendet, daß immer von der Fürsorge für „Tbc.-Bedrohte" oder „Tbc.-Gefährdete" gesprochen wird. Ganz abgesehen davon, daß ich seinen die Bedeutung der Disposition ablehnenden Standpunkt nicht teile, also auch in der Kräftigung Schwächlicher ein Mittel im Kampfe gegen die Tbc. sehe, müssen wir doch annehmen, daß in weiten städtischen Gebieten, daß aber vor allem im tuberkulösen Milieu jeder Gelegenheit zur Infektion hat und wir diese auch nicht verhüten können; verhüten können wir aber, daß aus der Infektion eine Erkrankung wird, und die Fürsorge für in diesem Sinne „Tbc.-(Erkrankungs-)Bedrohte", „Tbc.-(Erkrankungs-)Gefährdete" ist ganz gewiß eine der wichtigsten Aufgaben der Fürsorgestelle.

Ebensowenig wie aber die Fürsorgestelle alle Gelegenheiten zur Heilbehandlung Tuberkulöser selbst schaffen kann, ebensowenig kann sie all diese Einrichtungen für „Tbc.-Bedrohte" selbst schaffen; sie kann nur die Unterbringung ihrer Schützlinge in solchen Anstalten und Einrichtungen vermitteln; dazu bedarf es Kenntnis der Einrichtungen und der gesetzlichen Bestimmungen (darüber später). Die Fürsorgestelle hat hier aber ebenso wie bei ihrer anderen Tätigkeit die Pflicht, immer wieder und wieder auf *die Lücken, die in unseren Einrichtungen bestehen, hinzuweisen,* die Gründung neuer Einrichtungen anzuregen. Niemand weiß ja so gut wie die Fürsorgestelle, wo Lücken und Mängel in unseren Einrichtungen bestehen, was am dringendsten notwendig ist, was zuerst geschaffen werden muß, und auch deshalb ist die Fürsorgestelle berufen, zum Zentrum der Tbc.-Bekämpfung zu werden, weil sie es ist, die auf Grund ihrer fortlaufenden praktischen Erfahrungen Anregung zu Neuschaffungen an „Fürsorgedeckung", zu Verbesserungen geben kann.

Ich habe noch nicht die *kleinen Mittel und Mittelchen* erwähnt, deren sich die Fürsorge bedienen muß, um den Kranken an sich zu fesseln — denn hier ebensowenig wie in der Anstalt darf der Kranke das Gefühl haben, daß alle Bemühungen nur darauf gerichtet sind, ihn unschädlich zu machen; er wird nur so lange auf die Weisungen und Vorschläge der Fürsorgestelle bereitwillig eingehen, als er für sich selbst noch Hilfe erwartet oder mindestens noch Linderung, und wenn der Fürsorgestelle auch direkte symptomatische Behandlung mit Medikamenten versagt ist, so wird sie doch Nährmittel und Kräftigungsmittel dem Kranken geben können, allerdings auch diese nur mit einer gewissen Vorsicht, um den unheilvollen Glauben unserer Bevölkerung an die Wunderkraft so mancher „Nährpräparate" nicht noch unnütz zu verstärken. Wichtig ist auch die im geeigneten Moment und unter geeigneten Verhältnissen gegebene Unterstützung für die Angehörigen, die einerseits im Sinne der Dispositionsprophylaxe wirken (Kohle, Nahrungsmittel), andererseits die Familie des Kranken für Belehrung empfänglicher machen soll. Natürlich muß sich die Fürsorgestelle hüten, zur Almosenverteilerin zu werden, zu einer rein charitativen Stelle, die an die Bedürftigen Kleider, Nahrungsmittel, Kohlen usw. verteilt. Diese Gefahr lag sehr nahe während des Krieges und der Hungerblockade und auch jetzt zur Zeit unserer schweren wirtschaftlichen Verelendung — immer muß bei jeder Gabe der prophylaktische Zweck das richtunggebende Moment sein.

Es ist selbstverständlich, daß bei all den erwähnten Maßnahmen es sich nicht nur um ein einmaliges Eingreifen der Fürsorgestelle handeln kann, sondern der einzelne Tuberkulöse oder richtiger die Familie des Tuberkulösen in *dauernder* Beobachtung und Obhut der Fürsorgestelle stehen muß. Findet sich ein offener oder Schwertuberkulöser, so ist dauernde Obhut der Familie und des Kranken wohl eine Selbstverständlichkeit — aber doch scheinen manche Fürsorgestellen zu vergessen, daß es hier nicht genügt, die Familienmitglieder einmal, bei Übernahme der Fürsorge, zu untersuchen, sondern daß diese Untersuchung von Zeit zu Zeit wiederholt werden muß. Noch mehr Fürsorgestellen aber vergessen, daß auch die geschlossenen Tuberkulösen, ja selbst über diese hinaus alle jene

Tuberkulösen, deren Erkrankung nicht bei der ersten Untersuchung als sicher und dauernd inaktiv festgestellt werden kann, die also augenblicklich keinerlei anderer Fürsorge bedürfen — doch dauernd in Beobachtung der Fürsorge bleiben sollen. Wir halten diesen Teil der Tätigkeit der Fürsorgestelle, *die Dauerbeobachtung aller Erkrankten, für höchst wichtig, wir halten ihn für die Voraussetzung eines zweckmäßigen Funktionierens unseres ganzen übrigen großen Apparates zur Tbc.-Bekämpfung und Tbc.-Heilung.* Alle Versuche, die Erfolge der Volksheilstätten ebenso günstig zu gestalten wie die der Heilstätten für Wohlhabende, sind bisher vergeblich geblieben; immer noch ist der Verlauf der Tbc. bei Unbemittelten ganz anders als bei Bemittelten, und wenn ich mir dessen auch bewußt bin, daß eine volle Gleichstellung sich kaum je erreichen lassen wird, so könnte doch eine viel stärkere Annäherung erzielt werden, wenn die vorhandenen Mittel zielbewußter und konsequenter für den Einzelfall — und damit auch für die Gesamtheit — in Anwendung gebracht würden. Der Kranke kommt heute in die Heilstätte meist, wenn *er* es für notwendig hält, häufig meldet er sich zu spät, häufig zu einem Zeitpunkt, wo er gerade klinischer Behandlung nicht bedarf, da der Prozeß wieder zum Stillstand gekommen ist, was nur der Arzt, der den Kranken *ständig in Beobachtung hat*, nicht aber eine vertrauensärztliche Untersuchung, auch nur schwer eine mehrtägige Beobachtung feststellen vermag. Nach Entlassung aus der Heilstätte entschwindet der Kranke oft wieder jeder ärztlichen Beobachtung und Beeinflussung, bis er selbst diese wieder für notwendig hält, wodurch die Gelegenheit und die Möglichkeit, das in der Heilstätte Gewonnene durch darauffolgende Maßnahmen zu festigen, häufig wieder verlorengeht. Und das gilt nicht nur von dem Nichtversicherungspflichtigen, sondern in ebensolchem Maße von dem Versicherungspflichtigen, weil der vielbeschäftigte Kassenarzt sich meist für den einzelnen nicht die Zeit nehmen kann, die sich der Hausarzt alten Stils für seine Schutzbefohlenen, der Spezialarzt für seine wohlhabenden Patienten nimmt. Gewiß soll die kassenärztliche Versorgung immer weiter verbessert werden, bis sie dies Ziel erreicht. Der Weg bis dahin aber ist weit, und inzwischen muß durch die Fürsorgestelle das Notwendige geboten werden.

Durch solche dauernde Beobachtung aber kann nicht nur dem einzelnen geholfen werden; es kann zugleich rein epidemiologisch dadurch gewirkt werden, daß verhindert wird, daß aus der geschlossenen eine offene Tbc. wird, und dadurch, daß — wenn sich dies nicht verhindern läßt — die Fürsorge rechtzeitig alle Maßnahmen ergreift, die bei Vorhandensein einer offenen Tbc. im Haushalt notwendig sind. Gerade bei geschlossener Tbc. ist daher diese Dauerbeobachtung besonders wichtig, weniger bei offener Tbc., aber auch hier soll sie nicht ganz unterlassen werden.

Leider lassen die Zahlen, aus denen geschlossen werden kann, wie intensiv diese ärztliche Überwachung der Kranken bei den einzelnen Fürsorgestellen ist, an Klarheit viel zu wünschen übrig; wie schwer oder eigentlich unmöglich es ist zu wissen, wieviel von den im Vorjahr Aufgenommenen sich noch in Fürsorge befinden, wird noch erörtert werden, auch wie häufig nicht zwischen Erstuntersuchungen und Neuaufnahmen unterschieden wird. Es gibt deshalb die folgende Tabelle, in der wir zuerst 5 Orte mit relativ großer Zahl der Nachuntersuchungen, dann andere mit im allgemeinen gut geleiteten Fürsorgestellen, schließlich einzelne andere mit geringer Zahl von Nachuntersuchungen folgen lassen, an sich kein ganz klares Bild. Das eine aber geht daraus hervor, daß selbst in gut geleiteten Fürsorgestellen die *Zahl der Nachuntersuchungen allzu gering ist*. In sehr vielen (hier nicht angeführten) Orten bleibt die Zahl der Nachuntersuchungen sehr erheblich hinter der Zahl der Erstuntersuchungen desselben Jahres zurück, beträgt weniger als die Hälfte der Neuaufnahmen der beiden letzten Jahre, so daß man wohl annehmen kann, daß nicht einmal jeder, der in den zwei letzten Jahren krank befunden wurde, auch nur ein einziges Mal wieder nachuntersucht wurde.

Tabelle 117.

|  | Aus dem Vorjahr | Neuaufnahmen | Nach-untersuchungen |
|---|---|---|---|
| Neundorf (Sachsen) . . . . . . . . | 189 | 287 | 1 173 |
| Kiel . . . . . . . . . . . . . . . | 430 | 239 | 1 730 |
| Ahrweiler (Rheinprovinz) . . . . . | 73 | 90 | 420 |
| Osterfeld (Westfalen) . . . . . . . | 112 | 151 | 1 506 |
| Bochum . . . . . . . . . . . . . | — | 527 | 4 208 |
| Wien XVI. . . . . . . . . . . . | 2 206 | 2 229 | 5 862 |
| Hamburg . . . . . . . . . . . . | 34 000 | 14 900 | 28 500 |
| Dortmund . . . . . . . . . . . . | 4 803 | 3 977 | 8 599 |
| Stettin (1919) . . . . . . . . . . | 2 574 | 3 202 | 4 486 |
| Heidelberg . . . . . . . . . . . . | 205 | 681 | 292 |
| Waldenburg (Schlesien) . . . . . . | 5 881 | 1 027 | 1 037 |
| Mannheim . . . . . . . . . . . . | 4 430 | 2 215 | 1 047 |
| Leipzig-Land . . . . . . . . . . . | 1 960 | 1 284 | 113 |
| Hörde (Westfalen) . . . . . . . . | 950 | 401 | 39 |
| Hamm (Westfalen) . . . . . . . . | 2 421 | 478 | 15 |

*Neben der Zahl der untersuchten Familienmitglieder* erscheint mir die der *vorgenommenen Nachuntersuchungen ein sicherer Maßstab für die Zielbewußtheit in der Leitung der Fürsorgestelle.*

Von anderer Seite, vor allem von BRÄUNING (27), wird als Maßstab für Zielbewußtheit und Zweckmäßigkeit des Arbeitens einer Fürsorgestelle eine Zahl angesehen, die uns angibt, wieviel Prozent der an Tbc. Verstorbenen sich in Fürsorge befanden. Dieser Maßstab hängt zusammen mit der Auffassung, daß die Tbc.-Fürsorgestelle sich *vor allem* um die Schwertuberkulösen zu bekümmern hat, eine Auffassung, der ich mich keineswegs anschließe. Die Benutzung dieses Maßstabes hat gegenüber der Berücksichtigung des Umfanges der Familienuntersuchungen und der Zahl der Nachuntersuchungen den Vorteil, daß er sich leicht in *eine* Zahl fassen läßt und mit großer Sicherheit objektiv bestimmbar ist. Doch möchte ich darauf hinweisen, daß diese Zahl, insbesondere in den ersten Jahren der Tätigkeit einer Fürsorgestelle, gering sein kann, trotz Zielbewußtheit ihrer Arbeit nach dieser Richtung hin. Es braucht eben immer eine gewisse Zeit, ehe alle Widerstände, die sich einer Fürsorgestelle entgegensetzen, überwunden, die angestrebte Arbeit durchgeführt werden kann. Diese Zahl ist *neben* den anderen Zahlen als Maßstab von Wert; allein benutzt bringt sie die Gefahr mit sich, die Fürsorgetätigkeit allzu ausschließlich auf die Schwertuberkulösen einzustellen.

An Stellen, die diesem ihrem Ziel, der Erfassung der an Tbc. Sterbenden, schon früher sehr nahe gekommen sind, seien erwähnt: Frankfurt a. M., das 1920 74,4% der Tbc.-Todesfälle erfaßt hat; ferner Aschaffenburg, das 1914 von 45 in der Stadt vorgekommenen Tbc.-Todesfällen 27 in Fürsorge gehabt hatte, von dem Rest waren 6 von auswärts ins Krankenhaus gebracht worden, und überhaupt nur 5 ohne wohlberechtigten äußeren Anlaß der Fürsorge entgangen. In Stettin waren 1921 von 297 Todesfällen an Lungen-Tbc. 238 = 80% der Fürsorgestelle vor ihrem Tode bekannt; weitere Zahlen sind aus Tabelle 118 zu ersehen.

Die Bearbeitung der Fragebogen für die Jahresberichterstattung der Fürsorgestellen vom Jahre 1923 von DENKER (Tuberkul.-Fürs.-Blatt 1925, Nr. 7) führt eine größere Anzahl von Städten mit unter 100 000 Einwohnern an, in denen alle an Tbc. Verstorbenen der Fürsorgestelle angeblich schon früher bekannt waren (Kottbus, Görlitz, Liegnitz, Lüdenscheid, Ohligs u. a.). Von den Städten über 100 000 Einwohnern zeigen die höchsten Zahlen Stettin 78,1%, Dortmund 71,1%, Frankfurt a. M. 69,7%, Hannover 64,2%. Sehr niedrig sind die Zahlen in Hamburg, 43,5%, in Aachen 39,2%.

Bemerkt muß noch werden, daß es den Fürsorgestellen, die nach § 1, 2 des preußischen Tbc.-Gesetzes vom 4. VIII. 1923 vom Minister als *Meldestelle für die anzeigepflichtige Tbc.* zugelassen wurden, bei Aufwand von einiger Energie gelingen wird, die Meldung von einer sehr großen Zahl der Schwerkranken zu erhalten; die Fürsorgestelle wird dann aber auch dafür sorgen müssen, daß sie diese Meldung möglichst frühzeitig erhält. Wo die Meldung des praktischen Arztes an den Amtsarzt und erst von diesem an die Fürsorgestelle geht, dort wird es von der Energie dieses Arztes abhängen, wieweit solche Meldungen erfolgen; die Fürsorgestelle wird sich bemühen müssen, erforderlichenfalls die Energie des Amtsarztes zu stärken.

Selbstverständlich kommt es nicht nur darauf an, daß die offene Tbc. voll erfaßt wird, sondern auch daß sie möglichst frühzeitig erfaßt wird — darüber habe ich oben (S. 280) einige Daten gebracht.

Ich bin mir dessen wohl bewußt, welchen Schwierigkeiten, insbesondere in der Großstadt mit ihrer fluktuierenden Bevölkerung, die oben geforderte Dauerbeobachtung begegnet, wieviel Kranke — trotz aller Mühe — der Beobachtung entschwinden werden, weil sie — vielleicht trotz aller gegenteiligen Belehrung —, sowie kein Krankheitsgefühl vorhanden ist, es für überflüssig halten werden, mit der Fürsorgestelle in Verbindung zu bleiben. In sehr vielen Fällen wird die Fortführung der Beobachtung nur möglich sein bei *engster Zusammenarbeit der Fürsorgestelle mit allen anderen an der Tbc.-Bekämpfung beteiligten Körperschaften*, wenn diese den Kranken immer wieder an die Fürsorge weisen, ihre Leistungen immer wieder von dem Befund der Fürsorge, von der Beobachtung in der Fürsorgestelle abhängig machen. Über diese Zusammenarbeit soll deshalb im folgenden kurz gesprochen werden.

Ebenso wie es Sache der Ärzte ist, Tuberkulöse an die Fürsorgestelle zu weisen, ebenso müssen auch die Träger der Sozialversicherung, die Krankenkassen und die *L.-V.-A.*, und evtl. auch die Berufsgenossenschaften — obwohl diese letzteren ja nur in sehr vereinzelten Fällen in Betracht kommen — alle zu ihrer Kenntnis gelangten Tbc.-Fälle der Fürsorgestelle zuweisen.

Von den L.-V.-A. werden in manchen Fällen die aus den Heilstätten Entlassenen der Fürsorgestelle gemeldet, aber es scheinen doch nur wenige L.-V.-A. hierauf wirklich Wert zu legen, und auch von diesen scheint die Meldung nicht vollständig zu erfolgen — ist doch insgesamt die Zahl der von L.-V.-A. den Fürsorgestellen Gemeldeten eine recht geringe im Vergleich mit der großen Zahl der von L.-V.-A. in Heilstätten Entsandten. Aber nicht nur diese letzteren, sondern mehr noch jene, die mit dem Ansuchen um Heilstättenbehandlung als zu schwer krank abgewiesen wurden, wären den Fürsorgestellen zu melden.

In den „Grundsätzen für die Übernahme des Heilverfahrens durch die L.-V.-A. Rheinprovinz 1920" heißt es: „Tuberkulöse werden nach Beendigung ihrer Kur den Tbc.-Fürsorgestellen zur weiteren Fürsorge zugewiesen." Über unheilbare Kranke heißt es: „Wenn die L.-V.-A. in diesen Fällen auch keine Kosten für Heilzwecke mehr aufwenden kann, so wird sie der zuständigen Krankenkasse, Fürsorgestelle, dem hierfür geeigneten Verein Nachricht geben, damit der Kranke weiterversorgt wird." Andererseits verlangt diese L.-V.-A. als Gegenleistung für zu gewährende geldliche Unterstützung der Fürsorgestelle, die noch an andere Bedingungen — z. B. Unterstellung der Fürsorgestelle unter die Aufsicht der Kreismedizinalbehörde, Berichterstattung über einen Versicherten auf Verlangen, jährliche Berichterstattung über die Gesamttätigkeit — geknüpft ist, folgendes:

„In allen Fällen, in denen bei Versicherten der Beginn der Tbc. erkannt oder zu befürchten ist, ist dem Vorstande der Landesversicherungsanstalt behufs Einleitung eines Heilverfahrens Nachricht zu geben; ebenso sind alle *vorgeschrittenen* Tbc.-Fälle der Versicherungsanstalt namhaft zu machen, damit die in diesen Fällen besonders geeigneten wichtigen Maßregeln getroffen werden können. Lungentuberkulöse Rentenempfänger sind möglichst zu veranlassen, sich gegen Abtretung der Rente in eines der von der Landesversicherungsanstalt eingerichteten Invalidenheime aufnehmen zu lassen; im Falle des Todes, des Wohnungswechsels oder der Aufnahme eines an Tbc. erkrankten Versicherten in eine Heilstätte oder ein Krankenhaus ist eine gründliche Desinfektion der von den Kranken benutzten Wohnräume, Betten, Wäsche und sonstigen Gegenstände zu veranlassen."

Wie diese Bestimmungen der L.-V.-A. Rheinprovinz zeigen, ist der L.-V.-A. durch die geldlichen Zuwendungen, die sie der Fürsorgestelle macht, die Möglichkeit gegeben, nicht nur ein Zusammenarbeiten der Fürsorgestelle mit der L.-V.-A. zu erlangen, sondern auch auf ihren gesamten Betrieb Einfluß zu üben. Ebenso wie die L.-V.-A. Rheinprovinz stellen auch andere L.-V.-A. für ihre Unterstützung gewisse Bedingungen. Die L.-V.-A. Hessen arbeitet in der Weise mit den Tbc.-Fürsorgestellen zusammen, daß sie über alle zu ihrer Kenntnis kommenden Tbc.-Erkrankungen dem „Verein zur Bekämpfung der Schwindsuchtsgefahr in der Provinz Hessen-Nassau" Nachricht gibt. Diese Mitteilung an die Fürsorgestelle auf dem Umweg über eine Zentralstelle mag unter bestimmten besonderen Verhältnissen nützlich sein; im allgemeinen bedeutet sie gewiß nur Mehraufwand an Arbeit und Zeit. Die L.-V.-A. Hannover gibt den Fürsorgestellen in Hannover und Linden direkt Nachricht von ihren Tbc.-Fällen, den anderen Fürsorgestellen auf dem Umweg über den „Provinzialverein zur Bekämpfung der Tbc.". An die Bewilligung von Mitteln für eine

Fürsorgestelle knüpft die L.-V.-A. die Bedingung, daß sie diesem Provinzialverein sich anschließt. Die L.-V.-A. Westfalen empfiehlt „die Lungenverdächtigen zur Feststellung der Krankheit den Fürsorgestellen zuzuweisen und ihre Hilfe für die Kranken und ihre Familien in Anspruch zu nehmen, ganz besonders aber für die, bei denen ein Heilverfahren abgelehnt wurde; auch dem Heilstättenentlassenen soll empfohlen werden, sich an die Fürsorgestelle zu wenden. Die L.-V.-A. Unterfranken verhält sich ebenso wie die L.-V.-A. Rheinprovinz. Auch viele andere L.-V.-A. arbeiten mit den Fürsorgestellen zusammen.

Wieweit die Zusammenarbeit tatsächlich durchgeführt wird, wieweit wirklich die Meldungen herüber und hinüber gehen, entzieht sich meiner Kenntnis. Wenn man nach der Zahl der von den Fürsorgestellen ausgewiesen Gemeldeten urteilen kann, *so lassen die Meldungen noch in vielen Orten viel zu wünschen übrig.* Ungenügend erscheint es natürlich auch, wenn eine L.-V.-A. sich damit begnügt, die Heilstättenentlassenen durch ein Merkblatt auf die Fürsorgestelle aufmerksam zu machen. Aber ein wirklich volles inniges Zusammenarbeiten scheint vielleicht mit Ausnahme von Berlin, wo die L.-V.-A. selbst die Fürsorgestelle betreibt, nirgends stattzufinden. Ich meine ein so enges Zusammenarbeiten, daß die Aufnahme in eine Lungenheilstätte nur über Antrag einer Fürsorgestelle stattfindet und die aus der Heilstätte Entlassenen zwangsläufig zur Fürsorgestelle gesandt werden in der Art, daß sie auf weitere Unterstützung oder Wiederholungskur nur rechnen können, wenn sie in der Beobachtung der Fürsorgestelle gestanden haben. Durch strenge Durchführung einer derartigen Bestimmung könnten die L.-V.-A., da ja in ihren Händen das Heilverfahren zum allergrößten Teil liegt, sehr viel dazu beitragen, die Fürsorgestelle wirklich zum Zentrum der Tbc.-Bekämpfung zu machen und zugleich für die Wirksamkeit der Heilstätte die günstigsten Bedingungen zu schaffen.

Einem solchen Zusammenarbeiten ist der Punkt 5 der „Richtlinien für ein enges Zusammenarbeiten der Versicherungsanstalten und der Krankenkassen auf dem Gebiet des Heilverfahrens und der Krankheitsverhütung, vereinbart im Reichsversicherungsamt zu Berlin 7. I. 1920" (Anhang V) nicht förderlich. „Die Anträge von Kassenmitgliedern auf Einleitung eines Heilverfahrens werden in der Regel von der Krankenkasse entgegengenommen und durch Einziehung ärztlicher Gutachten, Feststellung der persönlichen Verhältnisse des Kranken usw. tunlichst so weit vorbereitet, daß die Entscheidung von der Versicherungsanstalt ohne weitere Ermittlungen abgegeben werden kann. Wenn erforderlich, nimmt die Kasse hierbei die Hilfe der zuständigen Stellen in Anspruch...." Ich glaube, daß da der Kasse Aufträge gegeben werden, die zu erfüllen sie nur schwer in der Lage ist, die aber die Fürsorgestelle, die ja die persönlichen Verhältnisse ihrer Pfleglinge kennt, ohne jede größere Mehrarbeit erfüllen könnte. Denn bei der Begutachtung und Empfehlung für eine Heilstätte hat die Fürsorgestelle vor jedem anderen Begutachter voraus, daß sie auch die psychische Eignung, vor allem aber auch die sozialen und Familienverhältnisse in Betracht ziehen kann; denn von zwei klinisch gleichen Fällen wird vielleicht der eine, der im geordneten Haushalt lebt, der Heilstätte noch nicht bedürfen, während für den im ungeordneten oder schlecht geführten Haushalt Lebenden die Heilstätte die Rettung bedeutet. Auch das Vorhandensein von kleinen Kindern im Haushalt ist ja bei der Überweisung in eine Heilstätte selbstverständlich mit in Betracht zu ziehen. Das Zusammenarbeiten von Krankenkassen und Fürsorgestellen ist in einem besonderen Erlaß geregelt (Anhang VI).

Allerdings stößt die zweckmäßige Organisation sich wieder an der Ärztefrage. Die L.-V.-A. legen Wert darauf, daß die Gutachten von den behandelnden Ärzten ausgestellt werden, um deren gewiß in vielen Fällen wertvolles Urteil zu hören, vor allem aber, um mit den Ärzten und Ärzteorganisationen, die ihrerseits Wert darauf legen, daß die Ausstellung von Gutachten den praktischen Ärzten vorbehalten bleibt, in gutem Verhältnis zu bleiben. Aber hier ließe sich wohl ein Ausweg finden, indem *neben* dem Gutachten des praktischen Arztes *auch ein Gutachten der Fürsorgestelle verlangt würde,* das neben den Beobachtungen und Anschauungen des Fürsorgearztes vor allem den Aufschluß über die psychische Eignung und wirtschaftlichen Verhältnisse zu geben hätte. Manche Entlassung aus der Heilstätte aus Familiengründen und aus disziplinären Gründen könnte so vermieden werden, und — was wichtiger ist — es könnte dadurch, daß die

19*

Fürsorgestelle ihre Kenntnis des Krankheitsverlaufs der L.-V.-A. zur Verfügung stellt, daß sie auch den ersten Anstoß zur Einleitung eines Heilverfahrens oder seiner Wiederholung gibt — für die ja noch außerdem Beibringung des Gutachtens des behandelnden Arztes gefordert werden könnte — das Heilstättenmaterial zweckentsprechender ausgewählt werden.

Weiter ist ein Zusammenarbeiten der Fürsorgestelle mit den *Krankenkassen* notwendig. Ebenso wie die L.-V.-A. sollen die Krankenkassen ihre Tuberkulösen der Fürsorgestelle melden, und die Fürsorge für die Kranken und ihre Familien sollte von den Fürsorgestellen besorgt werden. Die Fürsorgestellen wären kein Hindernis dafür, daß Krankenkassen zur Behandlung ihrer Mitglieder Spezialärzte anstellen; denn nach dem oben Ausgeführten ist diese scheinbare Kraftverschwendung doch von Nutzen gegenüber der Durchführung der Behandlung in der Fürsorgestelle. Gerade mit der immer weiteren Entwicklung der Familienversicherung wären die Krankenkassen in wachsendem Maße berufen, an der Fürsorge teilzunehmen, da sie nun das Recht und die Pflicht haben, auch für die Familienmitglieder der Versicherten zu sorgen.

Allerdings läßt gerade die materielle Unterstützung der Fürsorge durch die Kassen noch recht viel zu wünschen übrig, wenigstens im allgemeinen. Die Allgemeine Ortskrankenkasse von Sonneberg in Thüringen hat allerdings in schöner Weise die Fürsorgetätigkeit in ihren Wirkungskreis aufgenommen, da sie eine eigene Fürsorgerin angestellt hat, die die Lungenkranken besucht und auch auf Rechnung der Kasse ihnen Mittel zur Durchführung sanitärer Maßnahmen, sowie Nahrungsmittel gibt. Im allgemeinen aber hätten die Kassenverwaltungen hier noch viel zu leisten. Allerdings wird ihre Leistungsfähigkeit durch die starke Zersplitterung des Kassenwesens erheblich verringert.

Die Grundsätze, nach denen ein Zusammenarbeiten stattfinden sollte, sind in einem Erlaß des Reichskanzlers (Reichsarbeitsamt), betreffend das Zusammenarbeiten der Krankenkassen mit den Fürsorgestellen für Lungenkranke, vom 28. X. 1918 festgelegt (Anhang VI).

Was die Zusammenarbeit mit *Stadtverwaltungen, Kreisverwaltungen Armenbehörden* usw. anbelangt, so ist wohl heute schon an vielen und sollte in allen Orten der Grundsatz durchgeführt sein, daß Tbc.-Fürsorge von Armenverwaltung getrennt ist, daß Zuwendungen aus der Tbc.-Fürsorge nicht als Armenunterstützung gelten. In vielen Orten dient die Tbc.-Fürsorgestelle der Stadtverwaltung als Untersuchungsstelle für Zuweisung von Kindern in Ferienkolonien, Kinderheime, Solbäder usw. Zwar kommen auf diese Weise auch manche Tuberkulöse zur Kenntnis der Fürsorgestelle, aber dieser Vorgang bedeutet eine starke Belastung der Fürsorgestelle, und die Tbc.-Fürsorgestelle wird so zum Zentrum der Fürsorge für alle schwächlichen Kinder überhaupt — was nicht ihre Aufgabe sein kann —, auch wenn jede Fürsorge für Schwächliche und Unterernährte indirekt der Tbc.-Bekämpfung dient. Eine solche Ausdehnung ihrer Tätigkeit kann die Fürsorgestelle ihrem Hauptzweck entfremden, besonders wenn die ihr zur Verfügung stehenden Kräfte nicht groß genug sind. Soll so die Fürsorge auch nicht die gesamte Fürsorge für schwächliche Kinder in Händen haben, so sollen doch bei allen Entsendungen in Ferienkolonien usw. die von den Tbc.-Fürsorgestellen Empfohlenen als der Kräftigung, der Entfernung aus dem Haushalt *in erster Linie bedürftig*, besondere Berücksichtigung finden, da ja die Fürsorgestelle besser als irgendeine andere Stelle, z. B. der Schularzt, imstande ist, auch über die soziale Notwendigkeit eines Ferienaufenthaltes ein Urteil abzugeben. Daß Zusammenarbeit mit den Schulärzten stattfinden muß, versteht sich von selbst. Die Zusammenarbeit mit allen anderen Organen der Stadt- und Kreisverwaltung wird wesentlich erleichtert, wenn — wie dies in immer zunehmendem Maße der Fall ist — Städte und Kreise selbst Träger der Tbc.-Fürsorge und der Fürsorge überhaupt sind.

*Engste Zusammenarbeit mit den Stadtverwaltungen, engste Zusammenarbeit mit den Trägern der Sozialversicherung ist für die Fürsorgestelle unbedingt notwendig.*

Nur wenn diese Zusammenarbeit sich voll erreichen lassen wird, wenn sie voll durchgeführt sein wird, *dann werden die einzelnen Stücke einer Tbc.-Bekämpfung sich zu einem wirklich Ganzen zusammenfügen,* erst dadurch werden einzelne ihrer Teile vollen Sinn und vollen Wert erlangen, es wird statt einzelner, an sich manchmal wenig wertvoller Bruchstücke ein wirklich Ganzes geleistet werden können.

Über die Notwendigkeit der engsten Verbindung mit der gesamten übrigen Wohlfahrtspflege wird ja noch gesprochen werden (S. 310 u. ff.).

Wie muß nun eine Fürsorgestelle *eingerichtet sein,* um den erörterten Aufgaben gerecht zu werden, um das leisten zu können, was sie leisten soll?

Was die inneren Einrichtungen anbelangt, so muß eine *städtische* Fürsorgestelle — und über deren Einrichtungen und Betrieb wollen wir zunächst sprechen — entweder zentral oder in Großstädten, in denen mehrere Stellen notwendig sind, mitten in den Arbeiterbezirken selbst gelegen sein.

Bei Schaffung der Fürsorgestelle ist Wert darauf zu legen, daß die betreffenden Räume *ausschließlich* der Fürsorgestelle zur Verfügung stehen; einerseits benötigt die Schwester zur Erledigung ihrer schriftlichen Arbeiten einen Arbeitsraum auch außerhalb der Fürsorgestunden, andererseits macht sich in jeder gut geleiteten Fürsorgestelle bald das Bedürfnis nach einer vermehrten Zahl von Sprechstunden, nach besonderen Sprechstunden für die Schwester, nach besonderen Stunden für Ausfolgung von Kräftigungsmitteln, Speisemarken usw. fühlbar, und es ist sehr zum Schaden der Sache, wenn die Fürsorgestelle dann in ihrem Ausbreitungsbestreben durch Rücksicht auf die Mitbenutzer desselben Lokals beschränkt ist. Die Unterbringung der Fürsorgestelle in einem Krankenhaus, die von manchen Seiten empfohlen wird, können die lokalen Verhältnisse manchmal notwendig machen; aber schon allein durch die räumliche Verknüpfung gewinnt in den Augen der Bevölkerung und der Ärzteschaft eine solche Fürsorgestelle leicht allzuviel Ähnlichkeit mit einem Ambulatorium oder einer Poliklinik, und Bevölkerung und Ärzteschaft setzen dann voraus, daß in dieser Fürsorgestelle auch behandelt wird. Ist dann noch eine Personalunion zwischen dem Leiter der Fürsorgestelle und dem der inneren Abteilung des Krankenhauses vorhanden, oder sind gar die subalternen Ärzte des Krankenhauses in der Fürsorgestelle tätig, dann ist die Gefahr, daß das Sozialhygienische ganz hinter dem Individualtherapeutischen zurücktritt, besonders groß.

Man hat in manchen Orten versucht, die *Fürsorge der Universitätspoliklinik bzw. Universitätsklinik* zu übertragen. Gewiß können auch die hieraus sich ergebenden Gefahren vermieden werden, wie dies an den Universitäts-Polikliniken in Jena und Heidelberg gelungen zu sein scheint. In Marburg aber wird von Fürsorgetätigkeit nichts erwähnt als Überweisung in ärztliche Behandlung und Heilstätte, Abgabe von 89 Spuckfläschchen und 38 Thermometern; ähnlich in Greifswald im Jahre 1920, wo die ganze Aufstellung über die Fürsorgetätigkeit Zweifel an ihrer zahlenmäßigen Richtigkeit entstehen läßt, während der Aufsatz von H. und G. Denecke (28) die erstaunliche Tatsache feststellt, daß von 2308 Personen, die 1906—1921 die Fürsorgesprechstunde aufsuchten, nur 268 in Fürsorge genommen wurden. Da aber in der erstgenannten Stadt die Ärzte der Poliklinik unter Leitung des Professors, in der zweitgenannten die Assistenten alljährlich wechselnd Fürsorgeärzte waren — also Stetigkeit und Einheitlichkeit fehlte —, so wäre eine wirkliche Fürsorge schon dadurch unmöglich.

Mehr noch gewinnt man den Eindruck, daß bei Übernahme der Fürsorge durch manche Krankenanstalten eigentlich alles beim alten blieb und das Kind nur einen neuen Namen erhielt:

In Wadersloh (Westfalen) mit 6000 Einwohnern ist die Fürsorgestelle im Krankenhaus; eine der Berufskrankenschwestern des Krankenhauses gilt als Fürsorgeschwester; das Krankenhaus übernimmt auch ambulatorische Krankenpflege; die beiden Ärzte sind täglich von 8—10 Uhr im Krankenhaus zu sprechen. 16 Kranke nahmen die Fürsorgestelle in Anspruch, 14 wurden in ärztliche Behandlung, 2 in Heilstätten, 4 in Krankenhäuser überwiesen, in 13 Fällen wurden 13 Liter Milch abgegeben. Auffallend ist die Angabe, daß 403 Fürsorgebesuche gemacht wurden (bei 16 Kranken). Es scheint demnach so, als ob das Spital, das auch bisher Gemeindepflege ausgeübt hat, nun alles für Tuberkulöse Geleistete mit dem Titel „Tbc.-Fürsorge" versieht.

Allerdings ist derartiges bei der engen Verknüpfung von Fürsorgestelle mit Poliklinik oder Krankenhaus zwar ein stets drohendes, aber keineswegs ein unvermeidliches Schicksal

— wir finden in vielen kleineren Orten die Fürsorgestelle im Krankenhaus untergebracht und den Krankenhausarzt als Fürsorgearzt, ohne daß sich daraus ein Schaden ergibt —, es ist eben immer vor allem Sache der Persönlichkeit, wie die Fürsorge ausgeübt wird.

Wird die *Fürsorgestelle in einem öffentlichen Gebäude* oder in einem Privathaus untergebracht, so ist darauf zu sehen, daß sie einen direkten Eingang von der Straße oder unmittelbar vom Hausflur aus hat; man kann es den übrigen Mitbenutzern des Gebäudes nicht übelnehmen, wenn sie es nicht gerne sehen, daß die gemeinsam benutzten Stiegen und Gänge von zahlreichen zum großen Teil noch unerzogenen Tuberkulösen bevölkert werden. *An Innenräumen* muß ein großer, gut lüftbarer und heizbarer Warteraum vorhanden sein mit entsprechend reichlichen Sitzgelegenheiten, Spucknäpfen, glattem, fugenfreiem Fußboden; Kachelung oder Ölanstrich der Wände bis 2 m Höhe ist notwendig. Gern werden in diesen Räumen Plakate und Bilder mit Belehrungen über die Tbc. und ihre Verhütung angebracht. Von diesem Vorraum gelangt man in einen Bureauraum, in dem die Fürsorgeschwester oder eine für diesen Zweck besonders geschulte Helferin oder Bureaukraft den sozialen und gesundheitlichen Teil des Fragebogens, soweit es sich um anamnestische Daten handelt, ausfüllt. An diesen Raum stößt an, aber ist außerdem womöglich mit einem besonderen Ausgang in den Warteraum versehen, das ärztliche *Untersuchungszimmer*, das *genügend groß* sein muß, um gleichzeitig dem Arzt der Fürsorge und der mithelfenden Schwester und mehreren Patienten (Mutter mit ihren Kindern) den Aufenthalt zu ermöglichen. Je größer dieser Raum ist, desto besser; denn ein enger Raum oder gar kleine boxenartige Räume, in deren jedem gleichzeitig Untersuchung durch je einen Arzt stattfindet, sind im Interesse des Personals (erhöhte Ansteckungsgefahr) zu vermeiden. Doch wird es gut sein, bei Fürsorgestellen großer Städte von Anfang an für zwei ärztliche Untersuchungszimmer vorzusorgen, um das gleichzeitige Arbeiten mehrerer Ärzte zu ermöglichen. Dies hat nicht nur den Vorteil der raschen Abfertigung einer größeren Zahl von Wartenden, sondern den keineswegs gering anzuschlagenden einer gemeinsamen Untersuchung und Besprechung in zweifelhaften Fällen; sowohl in der Fürsorgestelle der Krankenkasse der Handlungsgehilfen in Wien als auch in der Fürsorgestelle in Dortmund hat sich derartiges Vorgehen aufs beste bewährt. Wichtig ist, daß das ärztliche Untersuchungszimmer gegen die übrigen Räume und die Straße möglichst schalldicht abgeschlossen ist, um ein ungestörtes Untersuchen zu ermöglichen. Im Untersuchungszimmer selbst oder besser in einem Nebenraum muß für Kehlkopf- und Ohrenuntersuchung alles vorbereitet, ebenso Gelegenheit zum Auskochen von Tuberkulinspritzen, Pirquetbohrern usw. sein. Notwendig für jede etwas größere Fürsorgestelle ist ein *Magazinraum*, in dem Kräftigungsmittel, Seife, Krankenpflegeutensilien, aber auch Bettstellen, Liegestühle, Wäsche aufbewahrt werden. Daß in jeder Fürsorgestelle ein Klosett und Waschgelegenheit vorhanden sein müssen, versteht sich von selbst. Sehr wünschenswert ist ein *Röntgenapparat*, da der Untersuchungsarzt, wenn er im Röntgenverfahren bewandert ist, durch unmittelbare Vergleichung des von ihm erhobenen physikalischen Befundes mit dem Bilde auf dem Durchleuchtungsschirm zu exakterer und sicherer Diagnosenstellung kommt, als ihm möglich ist, wenn ihm mehrere Tage später von anderer Seite der Röntgenbefund mitgeteilt wird. Natürlich gilt dies nur für den Fall, daß der Fürsorgearzt in Röntgenuntersuchung und -deutung der Befunde *wirklich* erfahren ist. Das Vorhandensein eines Röntgenapparates und ein kurzer Paukkurs genügen nicht, um zu brauchbaren Resultaten zu gelangen. Sind die Träger kleinerer Fürsorgestellen nicht von vornherein sicher, einen auch im Röntgenverfahren tüchtigen Arzt für ihre Fürsorgestelle gewinnen zu können, so tun sie besser, die Anschaffung eines kostspieligen Apparates auf einen späteren Zeitpunkt zu verschieben und zunächst nur dafür zu sorgen, daß für diesen Fall ein geeigneter Raum vorhanden ist. Es muß dann durch Abmachung mit einem Krankenhaus dafür gesorgt werden, daß dieses auf Aufforderung des Fürsorgearztes für die Fürsorgestelle die Röntgenuntersuchung vornimmt und einen möglichst genauen Befund der Fürsorgestelle mitteilt. Sind in einer Großstadt mehrere Fürsorgestellen vorhanden, so wird meist nur eine mit einem Röntgenapparat ausgestattet. Erscheint die Abwälzung der Röntgenuntersuchung auf ein anderes Institut als ein gangbarer Weg — aber doch nur als Notbehelf —, so erscheint die Abwälzung der *Sputumuntersuchung* auf ein geeignetes und zuverlässiges Institut als vorteilhaft. Die Untersuchung zahlreicher Fälle bedeutet eine nicht geringe Arbeitslast für die Fürsorgestelle; die nur auf die Tbc-Bacillenuntersuchung beschränkte Laboratoriumsarbeit ist von größter Eintönigkeit. In der Großstadt, wo ja solche Untersuchungsanstalten immer nahe erreichbar sind, wird sich die Abgabe der Sputumuntersuchung an diese stets als das Zweckmäßige erweisen. Die Fürsorgestelle aber wird auch dann gut tun, das Sammeln der gefüllten Sputumgefäße selbst vorzunehmen, da sie an die Fürsorgestelle selbst mit größerer Gewissenhaftigkeit abgeliefert werden als an ein anderes Institut, und da ihr dies die Möglichkeit gibt, ungeeignetes Material sofort zurückzuweisen und neues zu verlangen.

Läßt es sich ermöglichen, daß der oder *den Schwestern Wohnung* im unmittelbaren Anschluß an die Fürsorgestelle gegeben wird, wie dies in München, Stettin, teilweise in Wien der Fall ist, so ist dies für die Fürsorgestelle selbst und die Schwestern von großem Nutzen. Letztere sparen an Zeit und vor allem an Kraft, wenn sie von ihrer Wohnung zur Fürsorgestelle, von dieser zu den Mahlzeiten nicht weite Wege zurückzulegen haben, und diese Ersparnis an Kraft kommt der Tätigkeit in der Fürsorgestelle zugute.

Ob eine Fürsorgestelle sich *Quarzlampeneinrichtung* beschaffen soll, hängt von den örtlichen Verhältnissen ab und fällt in das oben besprochene Kapitel der Behandlung. Allein schon die suggestive Wirkung der „Höhensonne" auf das Publikum veranlaßt es nicht nur zum Aufsuchen der Fürsorgestelle, sondern macht es auch deren Weisungen gefügiger.

Jedenfalls wird es gut sein, bei Einrichtung einer Fürsorgestelle an deren künftige Ausstattung mit weiteren Apparaten und an ihre künftige Vergrößerung zu denken. Andererseits ist aber auch bei Einrichtung der Fürsorgestelle der Grundsatz zu befolgen, der bei Einrichtung unserer Heilanstalten so lange vernachlässigt worden ist: unnötiger Luxus ist zu vermeiden; die Fürsorgestelle sei hygienisch und zweckmäßig eingerichtet, dabei aber mit Vermeidung aller Dinge, die mehr für das Auge des Besuchers als für ihre Leistungsfähigkeit von Bedeutung sind.

Wichtiger als die innere Einrichtung ist das Personal der Fürsorgestelle. *Fürsorge ist stets Persönlichkeitssache.* Warmherzige, sachlich interessierte, sachverständige, tüchtige Menschen sind für den Betrieb der Fürsorgestelle notwendig; ausschließlich von ihrer Persönlichkeit hängt die weitere Entwicklung und die Leistungsfähigkeit der Fürsorgestelle ab.

Eine große Heilstätte wird sich stets durch das Gewicht des in ihr investierten Kapitals durchsetzen; ihre Einrichtungen an sich, allein schon ihr Vorhandensein werden Gutes stiften — und dies wird auch ein unfähiger Chefarzt nicht ganz zu verhindern vermögen; erweist er sich aber in irgendwie stärkerem Maße als Hindernis, so werden auch Laien dies an mannigfachen Zeichen: schlechtem Besuch, Beschwerden usw., erkennen, und die Träger der Anstalt werden eben mit Rücksicht auf die Höhe der angewandten und stets weiter anzuwendenden Geldmittel mit aller Energie auf Abstellung der Mißstände, auf einen Personenwechsel hinwirken. Anders aber bei einer Fürsorgestelle, deren Einrichtungs- und Betriebskosten geringe sind, in deren Betrieb aber von außen viel schwieriger Einblick zu gewinnen ist, deren qualitative Leistungen nur schwer von außen beurteilbar sind, während die Zahl der Leistungen einerseits durch geschickte Berichterstattung vorgetäuscht, andererseits aber, besonders anfangs, von den verschiedensten äußeren Umständen ungünstig beeinflußt werden kann, so daß mehr aus der im Laufe von Jahren fortschreitenden Entwicklung, nicht aber aus dem von ihr in der ersten Zeit Erreichten ein Urteil über die Tätigkeit ihrer Leiter und Mitarbeiter sich gewinnen läßt.

In den älteren Schriften über die Fürsorgestelle wird meist von dem Leiter, dem Fürsorgearzt, der Fürsorgeschwester gesprochen. Die oben erwähnte Zusammenstellung über 1925 zeigt uns, daß in 45% der Fürsorgestellen ein Arzt Leiter ist, und in den allermeisten dieser Fälle ist Leiter und Arzt ein und dieselbe Person.

Wir wollen zunächst von dem *Fürsorgearzt* sprechen. Der Fürsorgearzt muß in Großstädten stets ein Facharzt sein, aber auch in Kleinstädten und auf dem Lande muß er die Diagnose (einschl. mindestens Verwertung von Röntgenbefunden) und Therapie einschließlich der spezifischen auf Grund eigener klinischer Erfahrung und Übung beherrschen. Diese Kenntnisse sind notwendig zur Beurteilung und zu der oben dargelegten Dauerbeobachtung des Einzelfalles und zur rechtzeitigen Ergreifung der angezeigten Maßnahmen. Sie sind aber auch notwendig, um der Fürsorgestelle die notwendige Autorität dem Publikum und den anderen Ärzten gegenüber zu sichern. Neben diesem rein klinischen Können braucht der Fürsorgearzt auch rein fürsorgerisches Wissen; er muß nicht nur wissen, was dem Kranken nottut — das sagt ihm sein ärztliches Wissen —, sondern auch, wie dem Kranken das Notwendige beschafft werden kann, wozu die Träger der Sozialversicherung verpflichtet sind, wozu die Armenverwaltung, was sie praktisch leisten, welche Bedingungen sie für ihre Leistungen stellen, welche Einrichtungen sonst noch für die Kranken zur Verfügung stehen; er muß auch alle Einrichtungen kennen, die für dessen Familienangehörige und Kinder in Betracht kommen können. Auch muß er das nötige soziale Verständnis haben, um die Durchführbarkeit von Schutzmaßnahmen innerhalb des Haushaltes, die Notwendigkeit der hier zur Verfügung zu stellenden Unterstützungen beurteilen zu können.

In manchen Fürsorgestellen benötigt der Fürsorgearzt nur der ersterwähnten klinischen Kenntnisse; er ist dann, z. B. in Chemnitz, nur Untersuchungsarzt, gibt seinen Befund über den Gesundheitszustand des Kranken und seiner Familie ab und überläßt dann alles Weitere dem „Leiter", der auf Grund des ärztlichen Befundes und des sozialen Berichtes der Fürsorgeschwester die notwendigen Maßnahmen anordnet. Ist dies ein warmherziger Mann von großen Fähigkeiten und sozialem Verständnis, so wird er gewiß auf Grund der beiden ihm vorliegenden Berichte zweckmäßige Maßnahmen ergreifen können, wie dies in der sehr gut funktionierenden Fürsorgestelle in Chemnitz der Fall war. Im allgemeinen aber halte ich diese Zweiteilung der Funktionen nicht für vorteilhaft. Arzt und Fürsorgeschwester kennen die Personen, denen sie raten und helfen sollen, auf Grund selbstgewonnener Eindrücke, der Leiter doch nur auf Grund ihm vorgelegter Berichte, und ist er da nicht mit vollem Eifer dabei, sucht er nicht jedem Akt durch eventuelle gründliche Rücksprache mit Arzt oder Schwester, durch persönlichen Eindruck des zu Befürsorgenden Leben einzuhauchen, so ist die Gefahr bureaukratischen Verfahrens gegeben, der Fürsorgebedürftige wird zu Akt Nr. soundsoviel, der nach dem bestimmten Schema zu behandeln ist — Bureaukratismus aber ist der Tod jeder Fürsorge.

Jedenfalls ist das Vorhandensein eines solchen Leiters nicht eine Erleichterung, sondern eine Komplizierung des Fürsorgebetriebes.

Aber wenn aus verwaltungstechnischen Gründen eine höhere Instanz vorhanden sein muß, so insbesondere in von Städten und Kreisen erhaltenen Fürsorgestellen, so müssen die Einrichtungen doch so getroffen sein, daß nur solche Ausgaben, die geldlich stärker ins Gewicht fallen, dem betreffenden Dezernenten oder Bürgermeister vorbehalten sind, daß über das übrige der Arzt zu entscheiden hat. Wenn die Abgabe jeder Bettstelle erst die Bearbeitung durch eine höhere Instanz erfordert, die nicht nach sozialhygienischen Rücksichten entscheidet, sondern erst Erhebungen über die armenrechtliche „Bedürftigkeit" anstellt und von dieser die Zuteilung der Bettstelle abhängig macht, so ist eine zweckmäßige Führung der Fürsorgestelle unmöglich. Der Arzt muß das Verfügungsrecht über einen möglichst großen Teil, mindestens über alle kleineren Hilfsmittel der Fürsorgestelle haben; nur als Notbehelf kann es angesehen werden, wenn er nur insofern de fakto verfügen kann, als eine andere Stelle seine Vorschläge bestätigt.

Allerdings muß bei der Wahl des Fürsorgearztes hierauf Rücksicht genommen werden, muß zum Fürsorgearzt jemand bestimmt werden, der nicht nur klinisches Wissen, sondern auch die oben erwähnten Kenntnisse und Qualitäten hat.

Aus praktischen Gründen aber ist es oft nützlich, wenn ein Fürsorgeausschuß od. dgl. vorhanden ist, dem der Fürsorgearzt in bestimmten mehrwöchentlichen Zwischenräumen über die Tätigkeit der Fürsorgestelle berichtet, zu größeren Aufwendungen oder Neuanschaffungen seine Zustimmung einholt. Wenn so eine Anzahl von anderen Personen stets die Möglichkeit hat, in die Einzelheiten des Betriebes Einblick zu nehmen, ihr die Grundsätze, nach denen die Gelder verwendet werden, bekannt sind, das ganze Getriebe der Fürsorgestelle offen vor Augen liegt, so wird der Fürsorgearzt vor Angriffen über willkürliche oder unzweckmäßige Verwendung, willkürliche Bevorzugung einzelner geschützt sein. Daß solche Korporationen fast stets vorhanden sind, darüber soll später bei Darstellung der „Träger" der Fürsorge gesprochen werden.

Selbstverständlich muß der Fürsorgearzt so gestellt sein, daß er seine *Kräfte, soweit es irgend notwendig ist, der Fürsorgestelle widmen kann.* Mit Recht sagt der Jahresbericht der Fürsorgestelle von Dortmund 1918 (Fürsorgeblatt, Januar 1919): „Bei gemeinnützigen Einrichtungen, die kostenlos in Anspruch genommen werden sollen, haben viele Menschen die vorgefaßte Meinung, daß ihre Angelegenheit oberflächlich und schematisch behandelt wird. Auch zu der Lungenfürsorgestelle kommen viele Menschen mit Mißtrauen. Dieses Mißtrauen zu zerstören, ist Sache des Fürsorgearztes. Dieser muß die Zeit haben, die Klagen der Hilfesuchenden anzuhören. Für ihn, der nur beraten, aber nicht behandeln soll, muß der bekannte Grundsatz maßgebend sein, daß nicht Krankheiten, sondern kranke Menschen in der Sprechstunde behandelt werden sollen. Die Kranken dürfen nicht das Gefühl haben, daß der Fürsorgearzt, dessen Aufgabe die Bekämpfung der Tbc. als Volkskrankheit ist, nur im allgemeinen Interesse Verhütungsmaßregeln erteilt, sondern daß er sich auch bemüht, dem einzelnen Kranken als solchem menschlich gerecht zu werden. Die sachliche Beurteilung des einzelnen Falles ist die leichtere Aufgabe für den Fürsorgearzt — die schwierigere Auf- gabe ist die persönliche Beratung. Dazu gehört ein verständnisvolles Eingehen auf die Fragen des Besuchers. Dazu *bedarf es vor allem Zeit*; es muß die Zahl der Fürsorgestunden und die Zahl der in der Fürsorge beschäftigten Ärzte im richtigen Verhältnis zur Zahl der Besucher stehen." Aber auch dann darf dem Arzt nicht allzuviel an Arbeit zugemutet werden; mit Recht weist BRÄUNING darauf hin, daß bei einer Massenerledigung die Gründlichkeit und damit auch der Zweck der Fürsorge leiden müsse. 15—20 Untersuchungen sind wohl das Höchste, was ein Arzt in einer 2—3 Stunden dauernden Sprechstunde zu leisten imstande ist; mehr an Zeit oder Zahl hintereinander zu leisten, überschreitet die Arbeitskraft und kann wohl nur auf Kosten der Gründlichkeit geleistet werden. Sind mehrere Ärzte in der Fürsorgestelle tätig, so muß natürlich einer die Leitung haben, muß die Richtung und die Art der Arbeit angeben; in schwierigen Fällen, oder wenn es sich um größere Aufwendungen handelt, muß die Entscheidung ihm zustehen. Ein *Nebeneinanderarbeiten mehrerer Ärzte oder gar ein Wechsel der Ärzte in der Leitung* der Sprechstunde, wie es von manchen Seiten, insbesondere für ländliche Verhältnisse, vorgeschlagen und wohl auch in Anwendung ge- bracht wurde, muß *notwendig zu ungleichmäßiger Behandlung der Einzelfälle* führen. Am besten ist es wohl, wenn mindestens ein Arzt, im Bedarfsfalle mehrere Ärzte, *im Hauptamt* angestellt werden (Stettin, Nürnberg, Fürth). Ein solcher Arzt kann sich dann voll und ganz seiner Aufgabe widmen. Mit der Anstellung im Hauptamte (für Tbc.-Fürsorge allein oder auch zugleich für andere Fürsorgezweige), mit Ausschluß jeder Privatpraxis oder höchstens mit Gestattung von Konsiliarpraxis, wird auch wesentlich zu einem guten Ver- hältnis zwischen Fürsorgearzt und praktischen Ärzten beigetragen, da dadurch bei diesen jeder Verdacht schwindet, als wolle der Fürsorgearzt seine Tätigkeit in der Fürsorgestelle zur Erlangung persönlicher Vorteile benutzen. Die Tätigkeit solcher hauptamtlich an- gestellter Ärzte scheint mir auch die Lösung des Problems der ländlichen Tbc.-Fürsorge- stelle zu sein.

*Solche hauptamtlich angestellten Ärzte werden auf dem Lande* (siehe hierüber später) *alle Zweige der Fürsorge durchführen müssen*; außer dem Organisatorischen wird auch die Tätigkeit in den Fürsorgestellen selbst zu ihren Aufgaben gehören. Zu erstreben ist es dann, daß jede Fürsorgestelle des Kreises von dem Fürsorge- arzt selbst versorgt wird. Ist dies aus Gründen allzu großer Entfernung oder Arbeitsüberlastung nicht möglich, aber die Anstellung eines zweiten hauptamt- lich angestellten Fürsorgearztes oder eines ebensolchen Assistenten des Fürsorge- arztes nicht zu erreichen, so werden unter Oberleitung des Fürsorgearztes und in seinem Sinne einzelne Fürsorgestellen von dazu geeigneten praktischen Ärzten versehen werden müssen. Nicht als zweckmäßig, nur als Notbehelf kann es an- gesehen werden, wenn ein Arzt, z. B. der Kreisarzt, das allgemein Organisatorische versieht, die Leitung der Fürsorge im ganzen Kreise in der Hand hat, dabei aber gar nicht oder nur in einzelnen Fürsorgestellen die Fürsorge selbst durch- führt, in der Mehrzahl der Fürsorgestellen aber die Tätigkeit anderen Ärzten über- läßt. Solche Einrichtungen können nur als Übergang zur Anstellung eines Kreis- kommunalarztes oder weiterer hauptamtlicher Fürsorgeärzte angesehen werden.

Was die *Ausbildung* des Fürsorgearztes anbelangt, so ist auf die Notwendig- keit gründlicher klinischer Vorbildung bereits hingewiesen worden; natürlich bedarf er auch fürsorgerischer Vorbildung. Mit der Gelegenheit zur Erlangung dieser war es bis vor kurzem noch recht schlecht bestellt.

Nachdem die ersten Kurse über soziale Fürsorge vom „Seminar für soziale Medizin" der Ortsgruppe Berlin des Verbandes der Ärzte abgehalten worden waren, wurde vom 28. V. bis 20. VI. 1920 in Berlin vom Zentralkomitee für das ärztliche Fortbildungswesen gemeinsam mit dem Zentralkomitee zur Bekämpfung der Tbc. ein Tbc.-Lehrgang ver- anstaltet, der hauptsächlich für die praktischen Ärzte Berlins bestimmt gewesen zu sein scheint. Der Provinzialverein Hannover veranstaltete vom 14.—21. IX. 1920 im „Heide- haus" einen Fortbildungskurs für Fürsorgeärzte. Ähnliches geschah an anderen Orten.

Eine entsprechende Organisation erfuhr die Ausbildung in der Gesundheitsfürsorge erst durch die Schaffung der sozialhygienischen Akademien (siehe Band 1), doch wäre es wünschenswert, daß Voraussetzung für ihren Besuch (neben gründlicher Ausbildung in Kinderheilkunde) auch eine mindestens halbjährige Tätigkeit an einer gut geleiteten Heilstätte oder einem Tbc.-Krankenhaus bildete.

Neben dem Fürsorgearzt ist die *Fürsorgeschwester* in jeder Fürsorgestelle unbedingt notwendig; sie ist „die Säule der Fürsorgestelle".

Calmette hat in seinen Dispensaires keine Schwestern verwendet, sondern den „ouvrier enquêteur", einen dem Arbeiterstande angehörigen Mann, der all das zu tun hat, was wir als Aufgabe der Fürsorgerin beschreiben werden. Calmette sah sich dazu scheinbar dadurch veranlaßt, daß in Belgien zwischen weiten Schichten der Arbeiterschaft und den katholischen Orden angehörenden Schwestern tiefgreifende Gegensätze bestehen, die ein Vertrauensverhältnis der großen Masse der Arbeiterschaft zu diesen Schwestern nicht hätte aufkommen lassen. Wenn in Deutschland an einzelnen Orten auch männliche Fürsorger tätig sind und Strauss (Bayreuth) die Vorteile des männlichen Fürsorgers darin sieht (zitiert nach May): „vor allem ist die Autorität eines energischen Mannes größer als die einer Dame jemals sein kann; dann aber leistet der Pfleger Dienste, die man unmöglich von der Schwester verlangen könnte, wie Desinfektion, Sputum-, Urinuntersuchungen, schmutzige Arbeiten usw." — so ist dagegen nur das eine zu sagen, daß die Fürsorgerin eben keine „Dame", sondern eine „Schwester" sein muß; eine solche wird aber nicht nur die erwähnten Arbeiten zu machen imstande sein, sondern sich auch weit mehr Autorität zu verschaffen wissen, als ein Pfleger. Ein großer Teil der Einwirkung der Schwester muß ja auf die Hausfrau gerichtet sein: diese muß zur Durchführung der nötigen Prophylaxe innerhalb der Wohnung angehalten werden, und zu dieser ständigen Einwirkung auf die Hausfrau ist wohl eine Frau, eine Schwester, bei weitem geeigneter als ein Mann.

Nichts entspricht wohl so sehr der innersten Natur der Frau als fürsorgerische Tätigkeit; in ihr liegt stets ein Stück Mütterlichkeit, ein Stück sorgender Kleinarbeit, das dem ganzen Wesen der Frauennatur anhaftet, aber wohl nur selten einem Manne gegeben ist. Gerade in diesem Berufe können viele Frauen einen ihrer Natur angepaßten Wirkungskreis finden, den in kleinerem Maßstabe in der eigenen Familie zu finden ihnen äußere Umstände zeitweise oder dauernd versagen.

Allerdings ist der Beruf der Fürsorgerin noch mehr als der des Fürsorgearztes *Persönlichkeitssache*. Mit liebevollem Verständnis für die Lage ihrer Schützlinge muß sie die Fähigkeit verbinden, bei diesen ihren auf ihre Kenntnisse gegründeten Willen durchzusetzen. Sie muß für ihre Schützlinge zugleich Autorität und Vertraute sein, an die man sich in *allem* um Rat wendet, wie ich dies wiederholt bei Tbc.-Fürsorgerinnen und Kreisfürsorgerinnen gesehen habe.

Von der Persönlichkeit der Schwester hängt in der Fürsorge vieles ab, aber natürlich nicht von ihr allein. Die Schwester muß auch über gründliche Kenntnisse und gründliches Wissen verfügen, und je mehr sich die Fürsorge ausbreitet, je mannigfacher die ihr dienenden Organisationen und die ihr zur Verfügung stehenden Hilfsmittel, je umfangreicher die auf sie bezüglichen gesetzlichen Bestimmungen werden, um so gründlicherer und ausgedehnterer Kenntnisse bedarf die Fürsorgerin, um so mehr schwindet die Möglichkeit, durch freiwillige Helferinnen und Damen etwas zu leisten. Wird jetzt infolge unseres wirtschaftlichen Niederganges von manchen Seiten wieder die stärkere Heranziehung ehrenamtlicher Tätigkeit befürwortet, so ist dies eben nur ein Zeichen des Niederganges, und es muß so dem wirtschaftlichen auch der Niedergang in der Wohlfahrtspflege folgen.

Mir scheint — und das dürfte heute wohl die allgemeine Ansicht sein, die auch in dem Erlaß des Preußischen Ministeriums über die Ausbildung der Fürsorgerin zum Ausdruck kommt — krankenpflegerisches Wissen und krankenpflegerische Erfahrung die notwendige Grundlage für den Fürsorgeberuf, zumindest in der Gesundheitsfürsorge zu sein. Die Fürsorgerin muß in der Lage sein, selbst bei der Pflege des Kranken Hand anzulegen, insbesondere aber die Angehörigen über die Pflege des Kranken zu belehren, ihnen zu zeigen, wie man den Kranken hebt, bettet, Umschläge macht usw. Noch mehr aber kommt in Betracht, daß nur die Krankenpflege Erfahrung im Umgang mit Kranken verleiht, insbesondere mit Kranken der unbemittelten Volksschichten.

Aber darüber hinaus braucht sie hygienisches, speziell fürsorgerisches Wissen. Auch das hat man anfangs bei weitem unterschätzt; einer Krankenpflegerin, einer jungen Dame, einer „ländlichen Helferin", der man in wenigen Stunden Tbc.-Prophylaxe vorträgt, wird, selbst wenn sie wirklich in wenigen Stunden das notwendige Wissen erwirbt — gewöhnlich bleibt ja von Vorträgen recht wenig haften —, doch dieses Wissen nicht so in Fleisch und Blut übergegangen sein, daß sie dadurch befähigt wäre, als Verbreiterin dieses Wissens, als Apostel der Hygiene in einer Bevölkerung, deren Sitten und Gebräuche, ja auch deren Anschauungen oft dem, was vom Standpunkt der Hygiene gefordert werden muß, gerade entgegengesetzt sind, zu wirken. Außerdem aber braucht die Tbc.-Fürsorgerin das soziale Wissen, das oben für den Arzt als notwendig beschrieben wurde; sie steht ja in viel innigerer Berührung mit den Kranken; sie muß ständig auf alle Fragen Auskunft geben; sie muß sich über alle Hilfsmöglichkeiten für den Fall klar sein, ehe sie ihn dem Arzt unterbreitet; sie muß die Bestimmungen der Sozialversicherung kennen; sie muß wissen, was die betreffende L.-V.-A., was die betreffende Krankenkasse, die betreffende Gemeinde für die Kranken tun kann, an welche Organisation, Vereine oder Private sie sich zu wenden hat, um Hilfe für die von ihr Befürsorgten zu schaffen, für die sie ja alle Einrichtungen der Wohlfahrtspflege nutzbar machen soll. Als Grundlage für ihre Tätigkeit braucht sie jene Vorbildung, die die staatlich anerkannten Wohlfahrtsschulen den Gesundheitsfürsorgerinnen geben (s. Bd. I).

Wie sehr immer mehr und mehr die Anforderungen gestiegen sind, die man an die Fürsorge stellt, geht wohl am besten daraus hervor, wie sich die Kurse für Ausbildung in der Tbc.-Fürsorge entwickelten. Da finden wir im 2. Jahrgang des Fürsorgeblattes eine idyllische Schilderung der „ländlichen Helferin" von WEICKER: „Keine Diakonissin, keine Gemeindeschwester, keine berufsmäßige Krankenpflegerin, ‚ein Kind des Dorfes', mit allen seinen Verhältnissen vertraut, ‚wie es nur jemand sein kann, der da groß geworden', die es freiwillig auf sich genommen, einen 8—10wöchigen Kurs durchzumachen." Bei irgendwie vorhandener Vorbildung (auch nur Allgemeinbildung) glaubte man mit mehrtägigem Unterricht auszukommen; so veranstaltete Chemnitz im Jahre 1913 und 1914 je einen 4tägigen theoretischen Lehrgang für Damen. Der Hauptverein zur Bekämpfung der Schwindsucht in der Provinz Sachsen und Herzogtum Anhalt hat einen 2tägigen Ausbildungskurs gehalten, mit dem Zwecke, vor allem Gemeindeschwestern über die Tbc.-Bekämpfung zu unterrichten. Allmählich aber kam man zu der Erkenntnis, daß auch für solche, die schon über bessere Vorkenntnisse auf dem Gebiet der Krankenpflege oder Fürsorge verfügen, doch eine längere Ausbildung notwendig sei. So veranstaltete der Hannoverische Provinzialverein 1918 einen 10tägigen Ausbildungskurs in Tbc.-Fürsorge für solche Schwestern, die als Säuglings- bzw. Kreisfürsorgerinnen tätig sind; Berlin veranstaltete 1918 einen 3wöchigen, später einen 4wöchigen Kurs (Kommission für den Ausbau des Auskunfts- und Fürsorgestellenwesens) über Tbc.-Fürsorge; zur Teilnahme wurden Krankenpflegerinnen, Säuglings- und Wohnungspflegerinnen und Mitglieder des Vaterländischen Frauenvereins zugelassen. Aber selbst wenn wir von der letztgenannten Gruppe absehen, so ist doch für alle, die nicht im Fürsorgewesen gut bewandert sind, auch ein 3—4wöchiger Kurs zu kurz; er wäre angängig nur für solche, die in den übrigen Zweigen und in der Gesamtgesundheitsfürsorge gut ausgebildet sind, und die nur das für die *Tbc.*-Schwester notwendige spezifische Wissen vermittelt haben wollen.

Es ist allerdings auch ein gangbarer Weg, in der Fürsorgestelle selbst sich die weiteren benötigten Hilfskräfte zu erziehen. Die Notwendigkeit der Ausbildung hängt allerdings auch sehr von den Aufgaben ab, die man der Fürsorgeschwester zuweist. Geringer sind die Ansprüche, wenn man die Fürsorgerin nur als Organ für Erhebungen benutzt, das dem Arzt oder einer Oberschwester oder dem Leiter zu berichten hat, die dann alle Anordnungen treffen, deren Ausführung sie zu veranlassen und darüber dann wieder zu berichten hat. Aber selbst eine solche Hilfskraft wird ihren Aufgaben nicht voll gerecht werden, wenn sie nicht daneben imstande ist, selbständige Anordnungen in der Wohnung der Pfleglinge zu treffen, und wenn sie nicht jene Sicherheit des Auftretens und jenes Wissen hat, das notwendig ist, um auf die Kranken und ihre Familien Einfluß zu gewinnen. Wenn aber jede Maßnahme wirklich erst von der Oberschwester getroffen wird, so ist auch hier, wie bei jeder Einschaltung von Zwischengliedern und wie wir es oben beim Leiter angeführt haben, die Gefahr des Bureaukratismus und Schematisierens gegeben.

Ist in einer Fürsorgestelle eine Oberschwester vorhanden, die tatsächlich die Agenden aller Fürsorgeschwestern in der beschriebenen Art leitet, dann ist natürlich die Möglichkeit gegeben, Frauen durch Tätigkeit in der Fürsorge selbst allmählich zur Fürsorge heranzuziehen; dies ist in Chemnitz und München der Fall.

Die Tätigkeit der Fürsorgeschwester zerfällt in 3 Hauptgebiete:

1. Sie hat in der Fürsorge ständig dem Arzt zu assistieren, bei der Beratung der Kranken durch den Arzt anwesend zu sein;

2. sie hat den persönlichen Kontakt mit den Kranken aufrechtzuerhalten, sie ständig in Beobachtung zu haben und zu überwachen, und zwar hat sie als Recherchentin zunächst die sozialen, die Wohnungs- und bis zu einem gewissen Grade auch die Gesundheitsverhältnisse in der Familie zu erheben; dann hat sie die von ihr selbst oder vom Arzt angeordneten Maßnahmen durchzuführen und deren Aufrechterhaltung bzw. Durchführung ständig zu überwachen;

3. hat sie — wenigstens teilweise und an den meisten Orten — die persönlichen Verbindungen mit allen anderen Wohlfahrtsorganisationen aufrechtzuerhalten.

Was den ersten Punkt anbelangt, so wird es von der Größe der vorhandenen Mittel, von der Inanspruchnahme der Fürsorgestelle abhängen, ob sie oder eine geschulte Hilfskraft die vom Arzt diktierten Befunde schreibt; in der Regel wird dies ihre Aufgabe sein, da es ja ohne weiteren Zeitverlust geschehen kann und sich ihr dabei auch das Ergebnis der Untersuchung von selbst besser einprägt.

Ist bei einem Kranken Tbc. festgestellt, dann ist es zunächst ihre Aufgabe, ihn als Recherchentin in seiner Wohnung aufzusuchen, dort alle einschlägigen Verhältnisse festzustellen, die Familienmitglieder in die nächste Fürsorgestunde zu bestellen. Sie wird bei dieser Gelegenheit gleich mit der Hausfrau Fühlung nehmen, mit der hygienischen Beratung beginnen und auf Abstellung bestehender Mißstände hinwirken. Bei dieser Erhebung, ebenso wie bei der Aufnahme der Anamnese und des Status, bedient sich die Fürsorgestelle mit Vorteil vorgedruckter Formulare, über die noch später gesprochen werden soll.

Auf Grund von ärztlicher Untersuchung, Anamnese und Wohnungserhebung sind nun die entsprechenden Sanierungsmaßnahmen einzuleiten; von selbst ergibt sich da, daß an vielen Orten die Verfügung über gewisse Kleinigkeiten: Wohnungsreinigung, Beistellung von Desinfektionsmitteln, Spucknäpfen, Spuckfläschchen u. dgl. der Schwester überlassen bleibt; sonst wird sie ihre Beobachtungen und Feststellungen dem Arzte unterbreiten,[dazu die geeigneten Vorschläge machen und dann auf Grund seiner Anordnungen das Weitere veranlassen — mag dies nun in der Verabfolgung einer Bettstelle, einem Gesuch an die L.-V.-A. oder an eine private Organisation bestehen. Wieweit in allen diesen Dingen die Fürsorgerin selbständig vorgeht, wieweit nur auf besonderen Auftrag des Arztes bei jedem der zu unternehmenden Schritte, das wird im wesentlichen von der Fähigkeit der Fürsorgerin abhängen; je tüchtiger und erfahrener die Fürsorgerin, um so mehr wird man ihr selbständiges Vorgehen gestatten müssen, wenn auch die wichtigsten Entscheidungen stets dem Arzte vorbehalten bleiben, die größere Geldmittel in Anspruch nehmenden Anordnungen stets von diesem oder der Verwaltungsstelle getroffen werden müssen. Ist nun aber bestimmt, was in jedem Falle zu geschehen hat, dann beginnt erst die Hauptaufgabe und das eigentliche Tätigkeitsgebiet der Fürsorgerin zunächst mit der Vermittlung und Beschaffung des Angeordneten, dann aber auch in der stetigen Weiterbeobachtung und Überwachung des Kranken und seiner Familie. Sehen wir die Jahresberichte der Fürsorgestellen durch, so haben wir im allgemeinen den Eindruck, daß die Zahl der Hausbesuche zu gering ist im Vergleich zu der Zahl der in Fürsorge Stehenden. Wenn wir auch berücksichtigen müssen, daß bei Zählung der in Fürsorge Stehenden die Mitglieder einer Familie, denen zusammen doch ein Fürsorgebesuch gilt, einzeln gezählt werden, so sind doch andererseits in jeder Familie mehrere Fürsorgebesuche im Jahre notwendig.

Von Fürsorgestellen mit höherer Zahl der Hausbesuche seien erwähnt: In der Frankfurter Fürsorgestelle standen Ende 1920 8946 Tuberkulöse in Fürsorge, die Zahl der Hausbesuche betrug 15 400; in München kamen auf 5063 in Fürsorge Stehende 3801 Hausbesuche. Befriedigende Zahlen finden wir hier vor allem in den thüringischen größeren Städten, wo die Zahl der Hausbesuche das 3—4fache, in Jena das 8fache der in Fürsorge stehenden Personen beträgt.

Fragen wir, wieviel Familien eine Fürsorgerin betreuen kann, so gehen die angegebenen Zahlen recht weit auseinander. BRÄUNING rechnet auf je 100 Familien mit offener Tbc. eine Schwester, OXENIUS auf 500 Familien (s. 2. Fürsorgetag), während in Chemnitz jede Schwester — von denen ein Teil nur halbtägig beschäftigt ist — 700 Familien zu überwachen hat.

Ebenso geht übrigens die Ansicht über die *Zahl der Einwohner*, für die eine Tbc.-Fürsorgestelle dienen soll, recht weit auseinander; daß man in Städten mit 200 000—500 000 Einwohnern eine zentralisierte Fürsorgestelle einrichtet, ist wohl zweckmäßig; in größeren Städten wird man wohl stets zu einer Dezentralisierung schreiten müssen. Von welcher Einwohnerzahl an sich die Tätigkeit einer Fürsorgestelle aussichtsreich gestaltet, mag zweifelhaft sein, auch ungemein von lokalen, insbesondere von Verkehrsverhältnissen abhängen. Daß Fürsorgestellen, mit einem Rekrutierungsgebiet von einigen hundert oder selbst wenigen tausend Einwohnern keine nennenswerte Tätigkeit entfalten können, ist ja selbstverständlich. Ein Erlaß des sächsischen Ministeriums des Innern vom 15. II. 1912 meint, daß bei einer Zahl von 30 000 Einwohnern aufwärts der Betrieb einer Fürsorgestelle aussichtsvoll erscheint; wie weit man unter diese Zahl herabgehen kann, „ob man in ländlichen Gegenden vielleicht schon bei 1000 Ein- und Umwohnern eine Auskunfts- und Fürsorgestelle mit einer alle zwei Wochen abzuhaltenden Sprechstunde einrichten und lebensfähig erhalten kann", wird die Erfahrung zeigen. Wieweit dies der Fall sein kann, ergibt übrigens eine einfache Rechnung: selbst eine nach unseren Begriffen ungeheuer hohe Tbc.-Sterblichkeit angenommen, entfallen auf 1000 Einwohner je 4 Todesfälle; das sind 8 Fälle von offener Tbc. und kaum 30 Tuberkulöse — das ist wohl die Mindestzahl, um eine auch noch so intensiv arbeitende Fürsorgestelle selbst bei nur 2 Sprechstunden im Monat zu beschäftigen.

Ich habe bisher von der städtischen, vor allem der großstädtischen Fürsorgestelle gesprochen. Das Wesen der Fürsorge in Stadt und Land ist dasselbe, in Stadt und Land ist auch die Leitung und Ausübung der Fürsorge durch einen sachverständigen Arzt und durch sachverständige Fürsorgerinnen eine unbedingt notwendige Voraussetzung, eine Voraussetzung, die oft nur durch Vereinigung aller Zweige gesundheitlicher Fürsorge geschaffen werden kann. Machen schwierige äußere Verhältnisse auch manche Zugeständnisse notwendig, um überhaupt mit der Fürsorge beginnen zu können, so darf man mit solchen Zugeständnissen doch nicht zu weit gehen.

Die Ausübung der Fürsorge durch alle praktischen Ärzte hat sich — wie die oben angeführten Beispiele zeigen — nicht bewährt; noch schlimmer ist es, wenn man mit solcher Tätigkeit auch noch rasch die Erlernung und Ausübung der Tuberkulintherapie durch weitere Kreise praktischer Ärzte verknüpfen will.

BENINDE-Liebenwerda (29) macht für ländliche Bezirke den Vorschlag, jeder Arzt soll die von ihm behandelten Kranken in Fürsorge nehmen, d. h. „der Fürsorgeschwester oder -helferin zuweisen"; diese soll diese Auskunfts- und Fürsorgestelle (?) völlig selbständig leiten, sie soll nur einmal jährlich ihre Bücher der Zentralstelle einsenden, sonst soll der Kreisarzt die nötige Berührung aufrechterhalten. Außerdem bestehen im Kreis 4 Ambulatorien zur Behandlung mit Tuberkulin mit 5 ordinierenden Ärzten, die über Einwilligung durch den behandelnden Arzt diese Therapie durchführen und den Ärzten „bereitwilliges Entgegenkommen zwecks Erlernung der Therapie" zeigen.

LEDERMANN-Saarlouis (30) beschreibt die Organisation der Tbc.-Fürsorge in seinem Kreise, die er ins Leben gerufen. Der Kreis hat 11 300 Einwohner; „Fürsorgestellen im weiteren Sinne", „Fürsorgeärzte im weiteren Sinne" sind alle Ärzte des Kreises, die in ihrer Sprechstunde durch Ausfüllung eines Fragebogens für den Verein tätig werden können;

der Verein gewährt hierfür ein Honorar. Diese Einrichtungen haben sich bis jetzt — nach dem Bericht — am wenigsten bewährt. Die Tuberkulinbehandlung hat der Leiter der neu-gegründeten Heilstätte „erprobt", in einem im ärztlichen Verein gehaltenen Vortrag emp-fohlen — und sie wird seitdem von einer Reihe von Ärzten mit großem Erfolg (!) ausgeübt. Dann bestehen 9 Fürsorgestellen im engeren Sinne, deren Leiter „meist" bestimmte Sprech-stunden für den Verein in ihren Wohnungen oder im Krankenhaus abhalten, 22 Fürsorge-schwestern sind „von mir" in der Tbc.-Fürsorge „ausgebildet worden". Die Fürsorgestelle hat von 6477 M., die sie hätte verbrauchen können, 3555 M. verbraucht.

Gewiß gibt es Gebiete, die für die Einrichtungen der Tbc.-Bekämpfung nicht reif sind, in denen die in der Verwaltung leitenden Kreise hierfür nicht das nötige Verständnis haben und der Kulturzustand jener, die die Fürsorge nötig hätten, ein solcher ist, daß sie noch nicht das Wissen von der Notwendigkeit und Möglichkeit einer Hilfe haben. oder daß sie nicht imstande sind, ihren Wünschen den nötigen Nachdruck zu verleihen. HADLICH (31) beschreibt — allerdings nicht unwidersprochen — solche Zustände. Dann wird es natürlich nicht möglich sein, Tbc.-Fürsorgeeinrichtungen ohne vorhergehende langwierige Aufklärungs-arbeit ins Leben zu rufen. Kann man aber nicht zu der Einrichtung einer Fürsorgestelle schreiten, dann glaube man nicht, durch mehr als unvollkommene Einrichtungen zur Vor-bereitung für eine wirkliche Fürsorgetätigkeit beitragen zu können.

In einem wird sich allerdings die ländliche Fürsorge von der städtischen stets unterscheiden: in der *Fürsorge*stellen*tätigkeit* selbst. Der städtische Kranke oder seine Angehörigen werden stets leicht und häufig und ohne besondere Schwierigkeiten die Fürsorgestelle aufsuchen können; den ländlichen hindert daran die Entfernung und die Schwerfälligkeit der ländlichen Bevölkerung über-haupt. Die ländlichen Tuberkulösen müssen also mehr als die städtischen von der Fürsorge in ihren Wohnungen aufgesucht werden; die Aufgabe, die hier der Schwester zufällt, ist eine noch größere, aber doch müssen die Kranken auch vom Fürsorgearzt gesehen werden, und dieser muß die Gelegenheit haben, auch die Familien durchzuuntersuchen. Das geht doch nur in der Art, daß die Fürsorge-schwester die Leute in die Fürsorgestunde bestellt, die der Fürsorgearzt an ver-schiedenen Orten des Kreises in bestimmten größeren Zwischenräumen (alle 2—4 Wochen) in dem bestimmten Lokal abhält. Zur Kenntnis der Fürsorge-stelle werden auch die Kranken weniger durch Selbstmeldung kommen als durch Meldung von anderer Seite, von den Ärzten, den Ortsausschüssen, den Ge-meindeschwestern. Der wesentliche Unterschied gegen die städtische Forsorge-stelle besteht darin, daß, während in der Stadt der Beginn der Fürsorgetätigkeit der ist, daß der Kranke die Fürsorgestelle aufsucht und erst an seinen Besuch in der Fürsorgestelle (wenigstens der Regel nach) sich der Besuch der Schwester in seiner Wohnung und die übrigen Maßnahmen anschließen, in ländlichen Verhältnissen häufiger zuerst der Besuch der Fürsorgerin beim Tuberkulösen stattfindet, daran erst sein Besuch in der Fürsorgestelle und alles andere sich anschließt. Daß hier an Beschaffenheit und Einrichtung der Räume, in denen die Fürsorgestunden vom Arzt abgehalten werden, keineswegs die oben be-sprochenen Anforderungen gestellt werden können, versteht sich von selbst.

So wie jeder Fabrik- oder Geschäftsbetrieb nur dann über die Art seiner Arbeit, über den Umfang seiner Tätigkeit, den Nutzen der einzelnen Zweige sich Rechenschaft geben kann, wenn er sich einer genauen Buchführung be-fleißigt, so muß auch eine Fürsorgestelle genau *über ihre Tätigkeit Buch führen* — nicht nur, um nach außen hin zu zeigen, was sie leistet, sondern um auch selbst einen Maßstab für das, was sie geleistet hat, was sie leisten könnte, zu gewinnen und auf Fehler und Lücken in ihrer Tätigkeit aufmerksam zu werden. Es ist BRÄUNINGS Verdienst, als erster auf die Mängel der gebräuchlichen Buchführung und Berichterstattung hingewiesen, eine Verbesserung angeregt zu haben.

Die „Erhebungsbogen" und „Grundbuchblätter", die in den verschiedensten Fürsorge-stellen in Gebrauch sind, sind meist recht ausführlich. Sie müssen vor allem so abgefaßt sein, daß sie außer dem Raum für die Personaldaten Raum für die Sozialerhebung ent-halten. Gerade bei letzterer kann es durch entsprechenden Vordruck ermöglicht werden.

daß die Fürsorgeschwester mit wenig Mühe und geringem Zeitaufwand alle die Momente festhält, die zur Beurteilung aller einschlägigen Verhältnisse dienlich sind.

Wichtig ist, daß auch hier die Familienzugehörigkeit, die *Familie als Grundlage der Fürsorge in Erscheinung tritt*, daß sich alle Angaben über die einzelnen Familienglieder in einem Umschlag vereinigt finden. Als solcher ist wohl zweckmäßig der Erhebungsbogen zu verwenden, der die Wohn- und Einkommensverhältnisse der ganzen Familie genau zur Darstellung bringen soll, während ein Grundbuchsblatt für jeden einzelnen Kranken oder Krankheitsverdächtigen bestimmt ist und vor allem über dessen persönliche Verhältnisse Auskunft geben und Raum für Aufzeichnungen des ersten und der folgenden ärztlichen Befunde bieten soll. Selbstverständlich sind diese Bogen fortlaufend zu führen, ist in sie alles, was die Fürsorgestelle für den einzelnen oder die Familie veranlaßt hat, genau einzutragen. Zweckmäßige solche Vordrucke sind in der österreichischen Verordnung vom 2. I. 1917 enthalten; auch der Tbc.-Fürsorgebogen des Badischen Landesverbandes zur Bekämpfung der Tbc. ist zu empfehlen.

Daß außer der Führung solcher Formulare noch Daten aus den Formularen in Bücher übertragen werden, in denen dann jeder Befürsorgte gleichsam aktenmäßig mit allem, was sich auf ihn bezieht und für ihn geschehen ist, eingetragen findet, ist überflüssige Schreibarbeit; hingegen ist es notwendig, daß die „Grundbuchblätter" oder „Fürsorgebogen" so geordnet werden — am besten alphabetisch —, daß jederzeit das rasche Auffinden jeder Familie möglich ist. Wo die Blätter nicht durchweg alphabetisch, sondern nach Wohnort od. dgl. geordnet werden, dort ist die Anlage eines alphabetischen Verzeichnisses, am besten einer Kartothek, notwendig.

Wichtig erscheint aber noch eine zweite Art der Buchführung, die der Fürsorgestelle jederzeit einen Überblick über ihre Tätigkeit und ihre Leistungen ermöglicht, und zwar nicht nur deshalb, weil nur eine solche Buchführung es ermöglicht, ohne zeitraubende Arbeit Monats- oder Jahresberichte zu erstatten. Wie wichtig eine eingehende Berichterstattung auch für den inneren Betrieb einer Fürsorgestelle ist, zeigt BRÄUNING an einem sehr hübschen Beispiel: Es ist in der Stettiner Fürsorge im Jahre 1920 in bezug auf Ordnung der Schlafgelegenheit der Tuberkulösen eine Verschlechterung eingetreten. Die Zahl derjenigen Tuberkulösen, die das Zimmer mit einem Erwachsenen teilen ohne Trennung der Betten oder mit mehreren Erwachsenen oder mit Kindern, hat zugenommen von 17,4% auf 28,7%; da — wie aus Ausweisen hervorgeht — seit dem Vorjahr weder die Wohnungsnot noch der Unverstand der Kranken zugenommen hat, so folgert er daraus wohl mit Recht, daß die Schwestern diesem Punkt in letzter Zeit weniger Aufmerksamkeit zugewendet haben, mehr aber anderen Maßnahmen: Milchlieferung, Vorschläge für prophylaktisches Heilverfahren, die stark zugenommen haben, und in denen sie mit den anderen Dienststellen, vor allem den Schulschwestern, wetteifern wollten.

Wird die Tätigkeit einer Anzahl von Fürsorgestellen von einer Zentralstelle aus überwacht, z. B. die Tätigkeit verschiedener Fürsorgestellen einer Großstadt von seiten des Wohlfahrtsamtes oder des I. Stadtarztes, dann erscheint monatliche Berichterstattung zweckmäßig, die sich auch, wenn in der unten angegebenen Art die Buchführung erfolgt, ohne jede Mühe durchführen läßt. Werden zu der Abfassung des Jahresberichtes die einzelnen Daten — wie dies heute üblich — erst aus den verschiedensten Erhebungsbogen, Ausweisen, Kartothekblättern gewonnen, so werden sie selten zuverlässig sein; es wird sich dann bei der Abfassung des Jahresberichtes erst ergeben, daß seit kurz oder lang die Gewohnheit eingerissen ist, diese oder jene Rubrik nicht genau auszufüllen oder in einer Weise, die das Wesentliche nicht klar erkennen läßt, und die Versuchung wird dann groß sein, diese Daten willkürlich einzusetzen, d. h. zu fälschen. Ist die Fürsorgeschwester, evtl. der Arzt, stark beschäftigt oder in schriftlichen statistischen Arbeiten nicht gut bewandert, dann werden sie statt der mühevollen Rechenarbeit am Schlusse des Jahres es vorziehen, ihrer Phantasie freien Spielraum zu lassen. Deshalb ist es zweckmäßig, stets im Anschluß an die Fürsorgestunde — entweder unmittelbar danach, was aber bei großen Fürsorgestellen infolge Überanstrengung des Personals nicht möglich sein wird — oder am folgenden Tage die Verarbeitung der auf Grundbuchblättern oder Fürsorgebogen während der Sprechstunde gemachten Eintragungen vorzunehmen. Es müssen dann ja — ganz ohne Rücksicht auf Statistik und Berichterstattung — alle während der Fürsorgestunde benutzten, verfaßten oder fortgeführten Grundbuchs- und Erhebungsblätter genau durchgesehen werden, um auf Grund dieser Durchsicht sich an die Arbeit zu machen, die neu getroffenen Maßnahmen durchzuführen. Da geht es fast ohne Zeitaufwand ab, die getroffenen Änderungen in das Hauptbuch einzutragen, dessen Rubriken so abgefaßt sein müssen, daß durch einfache Zusammenzählung die absoluten Zahlen für den Jahresbericht zu gewinnen sind. Ein zweckmäßiger Kopf für ein solches Buch, die „Liste über die Tätigkeit der Fürsorgestelle" wurde vom Deutschen Zentralkomitee zur Bekämpfung der Tbc. herausgegeben und ist von ihm zu beziehen (Anhang I). Es wird beim Durchsehen der Grundbuch- und Erhebungsblätter nach Schluß der Fürsorgestunde für jede vorgenommene Leistung ein

Strich in die betreffende Rubrik eingesetzt, ebenso setzt die Schwester am Abend jedes Tages, wenn sie ihre Tätigkeit in ihrem Tagebuch vermerkt (oder in die sonstigen Grundbuchblätter usw. einträgt), für jede ihrer Leistungen einen Strich in die entsprechende Rubrik. Durch Zählen dieser Striche am Schlusse jeder Seite und Übertragung des Ergebnisses auf die folgende ist jederzeit und so auch am Schlusse des Monats oder Jahres ein Überblick über die Leistungen der Fürsorgestelle, eine Ausfüllung des Berichts- oder Fragebogens möglich, auch eine volle Ausfüllung des vom Deutschen Zentralkomitee zur Erstattung des Jahresberichtes herausgegebenen Fragebogens (mit Ausnahme eines Teiles des auf ihm kursiv Gedruckten nur von großen Fürsorgestellen Auszufüllenden) in den Abschnitten: B) Tätigkeit der Fürsorgestelle und C) Tbc.-Statistik. Die Fürsorgestellen-Kommission des Deutschen Zentralkomitees hat nämlich einen Fragebogen (Anhang II) zur Erstattung des Jahresberichtes der Fürsorgestellen für Lungenkranke herausgegeben, den jede Fürsorgestelle mit der Bitte um Ausfüllung und Rücksendung erhält. Leider werden nur von kaum 60% der Fürsorgestellen diese Fragebogen tatsächlich ausgefüllt. Es mag das Versagen der Fürsorgestelle nach dieser Richtung hin seinen Grund darin haben, daß ihnen nur die Fragebogen zugestellt, aber nicht die Anleitung dazu gegeben wurde, wie sie am besten ausgefüllt werden könnten und wie die Buchführung sein muß, die die schließliche Ausfüllung ermöglicht. Dies ist nun durch Herausgabe des erwähnten „Listenkopfes" teilweise geschehen. Aber auch der große Umfang des Fragebogens schreckt wohl viele von seiner Ausfüllung ab; doch zerfällt der Fragebogen in zwei Teile, einen mit gewöhnlichen Lettern und einen kursiv gedruckten; diese kursiv gedruckten Fragen sollen nur größere Fürsorgestellen mit entsprechendem Bureaupersonal beantworten. Was aber bei Weglassung dieser kursiv gedruckten Fragen übrigbleibt, ist keineswegs viel und könnte von jeder Fürsorgestelle ausgefüllt werden. Das kursiv Gedruckte enthält neben einer Anzahl Fragen, deren Beantwortung sehr zu wünschen wäre, eine weitere große Zahl Fragen, die mir schon deshalb nicht hierher zu gehören scheinen, weil sie keinen Einblick in die Tätigkeit der Fürsorgestelle, sondern nur einen solchen in allgemeine Verhältnisse gewähren, deren Klarstellung allerdings für die Tbc.-Bekämpfung von Bedeutung ist, aber auf diese Weise zur Zeit, da die Fürsorgestelle doch nur einen Bruchteil der in Betracht kommenden Bevölkerung und der in Betracht kommenden Tuberkulösen erfaßt, überhaupt nicht gewonnen werden kann (Wohnungsverhältnisse, Erwerbstätigkeit). Schließlich aber besteht ein weiteres Hindernis darin, daß manche L.-V.-A. von den von ihnen unterstützten Fürsorgestellen Berichte wieder nach anderen Formularen verlangen und solche doppelte Berichterstattung als unnütze Belastung erscheint. Ein recht übersichtlicher Frage- bzw. Berichtsbogen für eine einheitliche Berichterstattung der österreichischen Fürsorgestellen ist von Dr. Goetzl-Wien entworfen (s. Anhang III).

Wie es im „Listenkopf" und in dem letzterwähnten Fragebogen geschieht, muß stets angegeben werden, wieviel *Familien* in Fürsorge stehen; es muß auch im Bericht zum Ausdruck kommen, daß die Tbc.-Fürsorge vor allem Familienfürsorge zu sein hat. Es sollte jede eine Fürsorgestelle verwaltende oder unterstützende Körperschaft von ihr einen Bericht über ihre Tätigkeit verlangen, aus der eine klare Beurteilung des Geleisteten möglich ist, doch wäre zu wünschen, daß alle diese Körperschaften — in erster Linie kommen hier die L.-V.-A. in Betracht — sich mit dem Zentralkomitee zur Bekämpfung der Tbc., bei dem doch die Berichte über die gesamte Tbc.-Bekämpfung Deutschlands zusammenströmen, auf *ein einheitliches nicht allzu umfangreiches Formular, eine einheitliche Berichterstattung* einigen, damit nicht durch kleine Abweichungen im Formular der Fürsorgestelle unnütze Mehrarbeit erwächst.

Was eine Fürsorgestelle leistet, kann aber — wie schon ausgeführt — nur zum Teil unmittelbar aus den Zahlen der Statistik beurteilt werden. Vor allem ist hier, um zu erkennen, wieweit dem vorhandenen Bedürfnis durch die Fürsorgestelle genügt wird, andererseits auch, wieweit sie zweckmäßig und zielbewußt arbeitet, die Betrachtung von *Relativzahlen* notwendig. Es ist das große Verdienst Bräunings (17), auf diese Umstände zuerst hingewiesen und die Art und Weise, wie wir bei Betrachtung von Berichten der Fürsorgestelle vorgehen sollen, wie überhaupt diese Berichterstattung durchgeführt werden soll, dargelegt zu haben (7. Auskunfts- und Fürsorgestellentag 1919). Auch der obenerwähnte große Fragebogen des Deutschen Zentralkomitees verdankt vor allem ihm seine Entstehung.

Bräuning (17) hat mit Recht darauf hingewiesen, daß es nicht auf die absoluten Zahlen, sondern auf die Relativzahlen, auf die Zahl der Erfaßten im Verhältnis zur Einwohnerzahl ankommt. Aber auch zur Beurteilung dieser Relativzahlen bedarf es eines Maßstabes, und es ist ebenfalls Bräunings Verdienst, als erster einen solchen gegeben zu haben:

Es sterben von 10 000 Menschen jährlich in Deutschland ungefähr 15 an Lungen-Tbc., die Krankheitsdauer jedes an offener Tbc. Sterbenden mit 2 Jahren berechnet, müssen auf 10 000 Einwohner mindestens 30 an offener Tbc. Leidende kommen. Unter Zugrundelegung von durch Thiele in Chemnitz ermittelten Zahlen kommen auf 10 000 Schulkinder 17 an offener Tbc. leidende. Nach der Angabe der Leipziger Ortskrankenkasse kommen auf 10 000 Kassenmitglieder jährlich 70 Neuerkrankungen an Tbc.

Aus diesen Zahlen kann man errechnen, wie viele offene Tuberkulöse im Bereich der Fürsorgestelle annäherungsweise leben, wieviel unter den Schulkindern, und wieviel Neuerkrankungen jährlich vorkommen; an diesem Maßstabe können wir dann errechnen, welcher Prozentsatz dieser Fälle der Fürsorgestelle bekannt wurde. Bräuning (32) kommt unter Zugrundelegung der 70 Neuerkrankungen (auf 10 000) der Leipziger Ortskrankenkasse (zu deren Ermittlung nach den Stettiner Erfahrungen 105 Aufnahmen notwendig sind) und bei Aufnahme nur der Angehörigen der Offen-Tuberkulösen (45 Angehörige von 15 Kranken) in die Fürsorge zu *jährlich 150 Neuaufnahmen* als Meßzahl („Normalzahl"). Er rechnet ferner, daß auf einen Todesfall an Tbc. 10 Lebende an Tbc. kommen, also 150 Tuberkulöse auf 10 000; diese jährlich zweimal untersucht, ferner dazu die jährlich einmal untersuchten Angehörigen der offenen Tuberkulösen (abzüglich der hiervon bereits unter den Neuaufnahmen enthaltenen) ergibt als „Normalzahl" 367 ärztliche Untersuchungen auf 10 000 Einwohner. Bedenken habe ich jedoch gegen die genannte Zahl der Neuerkrankungen, weil mir die Art der Ermittlung dieser Zahl durch Bräuning aus dem Leipziger Material einerseits nicht klar ist und weil andererseits gerade in bezug auf Tbc. diese Statistik nicht zuverlässig ist. Auch erscheint mir die Forderung nach jährlich zweimaliger Untersuchung der Tuberkulösen, einmaliger der Angehörigen der offenen Tuberkulösen zu niedrig.

Man könnte aber in teilweiser Benutzung von Bräunings Vorschlägen zu einer ungefähren Schätzung dessen, was die Tbc.-Fürsorgestelle leisten soll, und damit zu einem Maßstab für das, was sie tatsächlich leistet, wohl besser in folgender Weise gelangen, von den derzeitigen Durchschnittszahlen im Deutschen Reiche ausgehend:

| | |
|---|---|
| Zahl der Tbc.-Todesfälle . . . . . . . . . . . . . . . . . . . | $15^0/_{000}$ |
| Offene Tbc. bei durchschnittlicher Dauer der offenen Tbc. von 2 Jahren . . . . . . . . . . . . . . . . . . . | $30^0/_{000}$ |
| Aktive Tbc. überhaupt, die Dauer dieser mit 7 Jahren angenommen . . . . . . . . . . . . . . . . . . . | $105^0/_{000}$ |
| Zahl der Neuerkrankten an Tbc. bei gleichbleibender Verbreitung gleich der Zahl der Todesfälle, vermehrt um die Zahl jener Tuberkulösen, die ausheilen oder an anderen Erkrankungen sterben (schätzungsweise) . . . . . . . . . . | $20^0/_{000}$ |

Da die Gesamtbevölkerung Deutschlands (1910: 66 Millionen) in 15,4 Millionen Haushaltungen lebte, so müssen wir auf jeden Tuberkulösen *3,3 Angehörige* rechnen.

Es müßte also die Tbc.-Fürsorgestelle bei vollständiger Erfassung aller Tuberkulösen und ihrer Angehörigen in ständiger Beobachtung haben: *wegen offener Tbc. $30^0/_{000}$, aktive tuberkulöse Kranke überhaupt $105^0/_{000}$*; nehmen wir deren Familienangehörigen dazu, so ergibt dies zusammen *$451,5^0/_{000}$ der Bevölkerung*. Nehmen wir an, daß jährlich die Kranken dreimal, die Angehörigen der offenen Tuberkulösen ebenso oft, die der aktiven Tuberkulösen einmal untersucht werden sollen, so ergibt dies 859 Untersuchungen Kranker und ihrer Angehörigen auf 10 000 Einwohner. Da aber, um die 20% Neuerkrankter zu ermitteln, nach dem obigen ungefähr doppelt soviel Erstuntersuchungen notwendig sind, so steigt die genannte Zahl auf rund *900 ärztliche Untersuchungen jährlich auf 10 000 Einwohner*. Davon wären *106 Erstuntersuchungen*, die zu $86^0/_{000}$ Neuaufnahmen von Einzelpersonen (Kranke und deren Angehörige) führen würden. Es wären also nach unserer Berechnung als Normalzahlen, an denen die Tätigkeit der Fürsorgestelle zu messen wären, anzusehen: *106 Erstuntersuchungen, 86 Neuaufnahmen, 900 ärztliche Untersuchungen überhaupt jährlich auf 10 000 Einwohner*. Allerdings sind diese Zahlen insofern zu hoch, als sie eine Verminderung dadurch erfahren müßten, daß in manchen Haushalten mehrere Tuberkulöse sind, wodurch die Zahl der Angehörigen sich verkleinert, und daß auch von den Neuerkrankten ein Teil schon früher als Angehörige unter Beobachtung gestanden sein dürfte.

Da dies aber Durchschnittszahlen für das ganze Reich sind, die kleinste Sterblichkeit aber in Preußen $7,29^0/_{000}$ beträgt (Königsberg, Landbevölkerung), die größte $23,81^0/_{000}$

(Sigmaringen-Stadt), so müssen wir für jeden Ort diese Zahlen gesondert berechnen, um an ihnen einen Maßstab zu haben für das, was die Tbc.-Fürsorgestelle zu leisten hat. *Diese Meßzahl wird also zwischen der Hälfte und dem $1^1/_2$fachen der obigen Zahlen liegen.*

Eine große Schwierigkeit für die Betrachtung ergibt sich daraus, daß die allermeisten Fürsorgestellen nicht imstande sind anzugeben, wieviel Personen sich in ihrer Fürsorge befinden; eher ist dies in Kleinstädten und ländlichen Fürsorgestellen möglich, kaum aber bei Großstädten. Es schwinden Leute, die einmal oder mehrmals in der Fürsorgestelle waren, wieder aus deren Gesichtskreis, sie bleiben aus, und die Fürsorgestelle kann auch nicht sagen, ob der Mann, der vor 2 Monaten mit leichter, halbobsoleter Apicitis bei ihr war, in 1 bis 2 Monaten wiederkommen wird — sich also noch in ihrer Beobachtung befindet — oder ob er inzwischen verzogen ist oder gar nicht die Absicht hat, jemals wiederzukommen. Die Zahl dieser unsicheren Personen nimmt natürlich zu, je längere Zeit vergangen ist, und so weiß die Fürsorgestelle nicht, welche Zahl derjenigen, die im Vorjahr oder in noch früheren Jahren bei ihr gewesen sind, sich noch bei ihr in Fürsorge befindet. Je mehr sich die Fürsorgestelle darauf beschränkt, nur Schwerkranke und deren Familien wirklich in Fürsorge (Wohnungsfürsorge, ständige Beobachtung) zu nehmen, um so größer die Zahl derer, mit denen sie nicht in fester Verbindung steht. Sie kann im besten Fall angeben, wieviel sie in Wohnungsfürsorge hat, wie groß die Zahl der Neuaufnahmen überhaupt, sei es während des ganzen Bestehens der Fürsorgestelle oder während eines bestimmten Zeitraumes, im Berichtsjahr war.

Allerdings muß auch da Klarheit darüber geschaffen werden, was unter „Neuaufnahme" zu verstehen ist: Sind es — einschließlich der Familienangehörigen — alle jene, die erstmals in der Fürsorgestelle untersucht wurden: also Neuaufnahme = Erstuntersuchung? Oder sind es jene, die neu in Fürsorge genommen wurden, deren Zahl ja beträchtlich kleiner ist? Erstere Zahl ist rechnungsmäßig leichter zu erfassen, letztere die sinngemäßere.

Folgende Daten sind für die Beurteilung der Leistungen einer Fürsorgestelle nach allen bisherigen Ausführungen von Bedeutung:

Zahl der Erstuntersuchten im Verhältnis zur Bevölkerungszahl (Meßzahl 106).

Zahl der Untersuchten im Verhältnis zur Bevölkerungszahl (Meßzahl 900).

Zahl der Wiederholungsuntersuchungen im Verhältnis zur Zahl der in Fürsorge Stehenden (evtl. der Erstuntersuchten).

Zahl der zur Untersuchung bestellten Familienmitglieder, im Verhältnis zur Zahl der in Fürsorge Stehenden (evtl. der Erstuntersuchten).

Zahl der Hausbesuche im Verhältnis zur Zahl der in Fürsorge stehenden Familien (evtl. der Erstuntersuchten).

Zahl der Tbc.-Todesfälle unter den Befürsorgten im Verhältnis zur Zahl der überhaupt vorgekommenen Tbc.-Todesfälle.

Zahl und Art der vermittelten Krankenhaus-, Heilstätten-, Erholungsstätten-, Solbäderplätze.

Für die erstgenannte Zahl darf selbstverständlich im allgemeinen nicht die Zahl der rechnungsmäßig zu erwartenden Neuerkrankungen nebst deren Hausgenossen als Maximum angesehen werden. Dies könnte erst dann der Fall sein, wenn eine Fürsorgestelle tatsächlich alle Tuberkulösen ihres Bezirkes bereits in ihrem Wirkungsbereich hat, was wohl nur höchst ausnahmsweise der Fall sein dürfte.

Bei Beantwortung der 2., 3., 4. und 5. Frage stoßen wir auf die erwähnte Schwierigkeit der Feststellung der in Fürsorge Stehenden; wo diese letztere Zahl nicht zu ermitteln ist, wird man sie zur Zahl der Erstuntersuchten (womöglich unter Abrechnung der erstuntersuchten Familienmitglieder) ins Verhältnis setzen müssen.

Ich habe nach den mir gütigst vom Deutschen Zentralkomitee zur Verfügung gestellten Fragebogen von 1920 eine Tabelle zusammengestellt, die uns einen Einblick in die Verhältniszahlen der von einzelnen Fürsorgestellen Erfaßten gewährt. Zuerst einige Beispiele von Orten mit sehr großen Zahlen der erfaßten Bewohner; auf sie folgen einige Großstädte mit bekannteren Tbc.-Einrichtungen und schließlich solche Orte, bei denen ein großer Bruchteil der an Tbc. Gestorbenen erfaßt wurde. Wir sehen, daß in einzelnen Orten die Zahl der Untersuchten sehr groß ist, weit über das unmittelbare Bedürfnis der Fürsorge hinaus; doch ist es wohl nur nützlich, wenn es so zu der ja sehr begrüßenswerten allmählichen Durchuntersuchung aller Bewohner auf Tbc. kommt. Nach den Zusammenstellungen des Geschäftsberichtes des Deutschen Zentralkomitees von 1922 hat eine Fürsorgestelle (Georgenmünd in Bayern) 1045 Neuaufnahmen (auf 10 000 Einwohner berechnet), 9 weitere haben über 500—1000, 4 dann 400—500, 18 dann 300—400, 34 dann 200—300.

Tabelle 118.

| | Einwohner | Von 10 000 Einwohnern in Fürsorge | | | Wieviel Proz. der Toten bekannt | Welcher Teil der Neumeldungen von Ärzten | Wieviel Ärzte tätig, in welcher Stellung Bemerkungen |
|---|---|---|---|---|---|---|---|
| | | Vom Vorjahr | Vom Berichtsjahr | Zusammen | | | |
| **a)** | | | | | | | |
| Kreis Waldenburg (Schlesien) . . . . . | 30 000 | 2000 | 324 | 2342 | ? | $^1/_{12}$ | Stadtarzt |
| Westerholz (Westfalen) | 7 000 | 260 | 821 | 1681 | alle? | ? | 1 Arzt |
| 8 Gemeinden Mihla (Thüringen) . . . . | 5 600 | 546 | 1000 | 1546 | ? | fast alle | 1 Arzt ehrenamtl. |
| Berlin . . . . . . . . | 2 000 000 | ungefähr | | 1000 | ? | — | von L.-V.-A. eingerichtet |
| Gemeinde Langendreer (Westfalen) . . . . | 27 800 | 210 | 677 | 877 | ? | ? | Gemeindearzt (Hauptamt) |
| Stadt Apolda (Thüring.) | 22 000 | 315 | 545 | 860 | 55 | $^1/_7$ | Hauptamt |
| 11 Gemeinden Neundorf (Sachsen) . . . . . | 6 100 | 310 | 470 | 780 | alle? | ? | 2 Ärzte |
| Bad Lippspringe (Westfalen) . . . . . . . | 5 000 | 94 | 680 | 774 | alle | sehr wenig | 1 Heilstättenarzt |
| Landgemeinden Dinlage (Oldenburg) . . | 5 800 | 86 | 648 | 734 | ? | ? | 2 Ärzte |
| Stadt Spandau (Brandenburg) . . . . . | 95 000 | 570 | 148 | 718 | 77 | $^1/_3$ | Hauptamt |
| Stadt Königsberg (Ostpreußen) . . . . . . | 268 700 | 592 | 116 | 708 | 33 | $^1/_{15}$ | Hauptamt |
| Stadt Mainz (Hessen) . | 113 000 | 624 | 76 | 710 | ? | $^1/_5$ | 1 Arzt |
| **b)** | | | | | | | |
| Stadt Stettin (Pomm.) . | 237 000 | — | 179 | ? | 68 | $^5/_6$ | angestellte Ärzte |
| Stadt Mannheim (Bad.) | 234 000 | 189 | 94 | 283 | 30 <br> 27 in Spitälern | $^1/_2$ | „ „ |
| Stadt Heidelberg (Bad.) | 60 000 | 34 | 113 | 147 | 77 | $^1/_5$ | 1 Arzt |
| Stadt Hamburg . . . | 986 000 | 347 | 150 | 497 | ? | $^1/_7$ | angestellte Ärzte |
| **c)** | | | | | | | |
| Dortmund . . . . . . | 300 000 | 160 | 132 | 292 | 69 | ? | Stadtärzte |
| Landbezirk Pforzheim-Land . . . . . . | 34 000 | 30 | 43 | 73 | 65 | $^1/_{150}$ | alle Ärzte |
| Stadt Delmenhorst (Oldenburg) . . . . . . | 23 000 | 111 | 56 | 167 | 70 | ? | 1 Arzt |
| Stadt Wolfenbüttel (Braunschweig) . . . | 20 000 | 107 | 110 | 207 | 60 | $^1/_{75}$ | Hauptamt |
| Stadt Kiel (Schleswig) . | 200 000 | 22 | 12 | 34 | 72 | $^1/_2$ | Stadtärzte |
| Landgem. Kupferdreh (Rheinprovinz) . . . | 18 000 | 93 | 48 | 141 | 70 | ? | 1 Arzt |
| Stadt Bielefeld ⎰ (West- | 80 000 | 186 | 216 | 402 | 75 | $^4/_{10}$ | ⎱ Kreis- |
| Land „ ⎱ falen) | 77 200 | 241 | 145 | 386 | 75 | $^1/_{20}$ | ⎰ kommunal- |
| Landkreis Werne (Westfalen) . . . . . . | 20 000 | — | 301 | 301 | 79 | $^3/_{10}$ | arzt |
| Paderborn, Land und Stadt (Westfalen) . | 68 000 | 85 | 113 | 198 | 95 | $^1/_{12}$ | Kreisarzt |

Eine Reihe anderer Ergebnisse dieser Fragebogenforschung ist ja schon oben gebracht worden.

20*

Ich bringe mit Absicht hier wie früher nur Daten aus einzelnen Orten und sehe vollständig davon ab, Daten nach Ländern oder Provinzen zusammengefaßt zu bringen, wie dies der Bericht des Zentralkomitees von 1922 und wie dies Jötten (33) tut. Von den ungefähr 3000 Fürsorgestellen haben in den verschiedenen Jahren nur etwas über 700—1100 die Fragebogen des Zentralkomitees ausgefüllt, von diesen wieder sehr viele durchaus mangelhaft, so daß für die Frage nach dem Prozentsatz der erfaßten Todesfälle in Jöttens Zusammenstellung 1919 nur 228, 1920 416 in Betracht kamen. Dazu kommt, daß in manchen Bezirken unter behördlichem Druck eine sehr große Zahl der Fürsorgestellen die Fragebogen ausfüllte, in anderen bei fehlender behördlicher Einwirkung nur sehr vereinzelte: so hatten 1921 aus Westfalen 159 Fürsorgestellen berichtet, aus der Rheinprovinz nur 56; so lückenhaftes Material nach Provinzen zusammenzufassen, daraus dann Durchschnittszahlen für jede Provinz (allerdings nicht nach der Einwohnerzahl der Provinz, sondern nach der Zahl der im Bereiche der berichtenden Fürsorgestellen Wohnenden) zu berechnen, Schlüsse auf die Versorgung jeder Provinz mit Fürsorgestellen, ihren Einrichtungen usw. zu ziehen, scheint mir verfehlt. Bei solcher Berechnung kommt man in dem mit Fürsorgestellen gut versehenen Groß-Thüringen, dessen Fürsorgestellen auch in größerer Zahl berichten, zu 43,5% der Todesfälle, die den Fürsorgestellen bekannt waren — in Hessen 34,9, in Hessen-Nassau 1,1.

Der Zusammenstellung Meiners (34) aus den 1079 zurückgelangten Fragebogen des Jahres 1922 entnehmen wir folgende Daten: Die relativ größte Zahl von Neuaufnahmen finden wir in Städten mit unter 30 000 Einwohnern, es sind 15 solche Städte aufgezählt mit 381 (Rüthen in Westfalen) bis 172 (Wernigerode, Harz) Neuaufnahmen, darunter Apolda mit 334, Selb (Bayern) mit 265, Bocholt (Westfalen) mit 252 und noch 6 weitere Städte mit 200 und mehr Neuaufnahmen. Von den Städten von 30 000—100 000 Einwohnern haben die 15 mit den größten Zahlen 185—102 Neuaufnahmen: Hamm (Westfalen) 185 Guben 184 usw. In den 15 Städten mit über 100 000 Einwohnern, unter denen die Zahl der Neuaufnahmen zwischen 163—70 schwankt, steht an der Spitze Stettin, darauf folgt Nürnberg 127, Dortmund und Mainz 123. Auch die Zahl der ärztlichen Untersuchungen ist, wenn in jeder Gruppe je 15 Städte mit den größten Zahlen herangezogen werden, in den kleinsten Städten am größten 1365—563, an der Spitze Apolda, dann Schneeberg (1218), Glogau (1160). In den 15 Städten mit 30 000—100 000 Einwohnern steht Bonn an der Spitze (601), dann Gießen (467), an letzter Stelle Neumünster (224). Unter den Großstädten steht wieder Stettin an der Spitze (519), Hamburg (453), Nürnberg (392), zuletzt Plauen (156). Von den berichtenden insgesamt 1079 Fürsorgestellen (von rund 3000 vorhandenen) berichteten 1020 über die Zahl der Neuaufnahmen, 979 über die Zahl der ärztlichen Untersuchungen, 832 über die der bekannten offenen Tuberkulosen. Berechnet auf die Gesamtzahl der im Bereich der Fürsorgestellen Lebenden kamen auf 10 000 Einwohner 62,3 Neuaufnahmen, 188,3 ärztliche Untersuchungen, 11,4 bekannte offene Tuberkulöse.

Der oben erwähnte Bericht von Denker (über 1923) führt als Fürsorgestelle mit der größten Zahl ärztlicher Untersuchungen auf 10 000 Einwohner auf: Apolda 1387, Glogau 1353, Arnsberg 1218, Lippspringe 1042, lauter Orte mit einer Einwohnerzahl unter 30 000. Viel kleiner sind die Zahlen auch in den bestgestellten Großstädten: Stettin 638, Aachen 497, Hamburg 438, Berlin 405.

Dabei sei aber nochmals und ausdrücklich betont, daß die oben als für die Beurteilung von Wert bezeichneten Angaben, wenn sie sich innerhalb gewisser Grenzen halten, für sich noch keinen zuverlässigen Anhaltspunkt für die Tüchtigkeit der die Fürsorgestelle Führenden geben. Zu deren Beurteilung wird man nur durch *Kenntnis der örtlichen Verhältnisse* und bei *Beobachtung der Entwicklung der Fürsorgestelle* während der letzten Jahre kommen können, die statistischen Daten geben uns nur einen Anhaltspunkt dafür, wieweit die Fürsorgestelle den ihr gestellten Aufgaben gerecht wird. Dazu aber gehört noch mehr als Tüchtigkeit des Arztes und der Fürsorgeschwester: das Vorhandensein der „Fürsorgedeckung". *Das beste Urteil über die Tüchtigkeit und den Eifer des Personals der Fürsorgestelle darf man daraus gewinnen, ob es ihm im Laufe der Jahre gelingt, der Bevölkerung und den Behörden die Notwendigkeit intensiver Fürsorge klarzumachen und so allmählich die Mittel für erweiterte Fürsorgetätigkeit und bessere Fürsorgedeckung zu erlangen.*

Denn das ist ja eine der Hauptaufgaben der Fürsorgestelle, daß sie unaufhörlich auf Neuschaffung, auf Erweiterung von Hilfsmitteln im Kampfe gegen die Tbc. hinwirkt. Wir finden nun da und dort angegeben, daß eine Fürsorgestelle diese oder jene *Einrichtungen, ein Kinderheim, eine Walderholungs-stätte od. dgl. betreibt oder eingerichtet hat.* Der Betrieb solcher Einrichtungen durch die Fürsorgestelle selbst mag an manchen Orten aus lokalen oder persönlichen Gründen zweckmäßig sein — liegt aber außerhalb der eigentlichen Tätigkeit der Fürsorgestelle.

Die städtische Fürsorgestelle Fürth (Bayern) [nach KIERMAYER (35)] besorgt die regelmäßigen Untersuchungen der Insassen des städtischen Waisenhauses, der Kinderkrippen und Horte, Reihenuntersuchungen der Schüler und Schülerinnen der obersten Klassen (Schulabgang) jährlich zweimal, damit wird die ärztliche Berufsberatung verbunden; unter den Fortbildungsschülern werden diejenigen untersucht, die in besonders gefährdeten Berufen tätig sind; Untersuchungen aller im Lebensmittelgewerbe beschäftigten Schüler, auch der von auswärts zugezogenen; Untersuchungen aller vom Lehrpersonal und anderer Seite als tuberkuloseverdächtig Gemeldeten; schließlich auch die Untersuchung aller vom Schularzt oder Lehrpersonal zugewiesenen Schulkinder. Damit geht die Fürsorgestelle — so zweckmäßig dies auch ist — weit über ihr eigentliches Gebiet hinaus und übernimmt Dinge, die zu tun Sache eines „städtischen Tbc.-Arztes" oder des Schularztes wäre.

Am ehesten gehört noch zu den Aufgaben der Fürsorgestelle *allgemeine Aufklärung* über das Wesen der Tbc. Individuell geübte Belehrung — das ist die große und wichtige Aufgabe der Tbc.-Fürsorge; Verbreitung allgemeiner Aufklärung in Wort und Schrift wird die Tbc.-Fürsorgestelle in beschränktem Umfange aus Propagandagründen und um das Interesse der Bevölkerung und der Behörden an ihrer Tätigkeit wach zu erhalten üben müssen, ebenso wie dies auch Heilstätten und Heilstättenärzte tun müssen.

Die Fürsorgestelle soll alles Notwendige anregen, sie soll mit allen Einrichtungen der Gesundheitsfürsorge und der Wohlfahrtspflege überhaupt in engstem Zusammenhang stehen, sie soll mit allen anderen Einrichtungen zusammenarbeiten. Die Personalunion, daß der Fürsorgearzt zugleich städtischer Tbc.-Arzt, Schularzt oder Arzt der Walderholungsstätte oder Leiter einer Spitalsabteilung für Tuberkulöse ist, wird meist von allergrößtem Nutzen für die Sache selbst sein; die Fürsorgestelle aber hat das *organisatorische Zentrum* der ganzen Tbc.-Bekämpfung zu sein — *nicht das ausübende Organ in allen oder einigen ihrer Zweige.* Daß die Fürsorgestelle mit allen anderen Organisationen, die irgendwie mit Tuberkulösen zu tun haben, die irgendwie für Zwecke der Tbc.-Bekämpfung interessiert und nutzbar gemacht werden können, zusammenarbeiten soll, das haben wir bereits oben erklärt. Auch über die Art ihrer Zusammenarbeit mit Ärzten, L.-V.-A., Krankenkassen, Armenverwaltung ist oben gesprochen worden. Außerdem aber muß sie natürlich Verbindungen aufrechterhalten mit den Heilstätten, den Walderholungsstätten, den Seehospizen, den Schulärzten, den Kinderbewahranstalten, den Kinderheimen und -horten, den Krankenküchen, den Volksküchen, kurz mit allen Wohlfahrtseinrichtungen. Sie muß es durchsetzen, daß bei allen diesen Einrichtungen von ihr überwiesene Tuberkulöse und Tbc.-Bedrohte in erster Linie berücksichtigt werden und so alle diese Einrichtungen der Tbc.-Bekämpfung dienstbar machen.

Wer *Träger der Fürsorgestelle* sein soll? Gewiß sind Stadt- oder Kreisverwaltungen in erster Linie dazu berufen, und wo eine Fürsorgestelle nicht besteht oder nur mangelhaft funktioniert, ist es Aufgabe dieser Körperschaften, sie ins Leben zu rufen oder in guten Stand zu setzen. Wieweit sie es selber tut, wieweit sie es anderen Körperschaften überträgt, wird wohl von lokalen Verhältnissen abhängen müssen. Mir erscheint eine Art gemeinwirtschaftlicher Führung, die Schaffung eines Ausschusses, in dem alle an der Tbc.-Bekämpfung interessierten Organisationen vertreten sind, der entweder als Vorstand die Leitung führt oder als Beirat fungiert, am besten. Denn nur durch eine Vereinigung behördlicher und privater Tätigkeit können beide Gefahren umgangen werden: die Gefahr der Bureaukratisierung, die bei rein amtlicher Verwaltung droht, und die Gefahr, in Wohltätigkeitsspielerei zu geraten, die besonders bei Führung durch kleine Vereine sich leicht ergeben kann. Es ist eine der verschiedenen Formen der Organisation, wie sie das Kreiswohlfahrtsamt darstellt, die mutatis mutandis als Träger der Tbc.-Fürsorge geschaffen werden kann.

Wieweit soll nun aber eine *organisatorische Vereinheitlichung* der Tbc.-Fürsorge mit den anderen Fürsorgezweigen stattfinden? Darüber gehen die Ansichten ziemlich weit auseinander.

Mit Recht sagt in der Sitzung des Zentralkomitees 1918 BERGER (36): „Wir sehen, die Fürsorge für Tuberkulöse greift in alle anderen Fürsorgezweige hinüber, und umgekehrt macht in allen diesen wieder die Fürsorge für die Tuberkulösen einen Teil der Fürsorge aus, ein Nebeneinander der verschiedenen Arbeitszweige hat bei diesen innigen Beziehungen geradezu etwas Gekünsteltes. Wenn eine Fürsorgerin, auf der in der ganzen Arbeit der Schwerpunkt liegt, in ihrem Fach die gleichen Wege macht wie die andere in dem ihrigen, so bedeutet das eine Kraftverschwendung; die vorhandenen Kräfte lassen sich viel nutzbarer machen bei der Zusammenfassung der verschiedenartigen Fürsorgezweige in einer Hand und räumlicher Teilung des ganzen Kreises in einzelne Fürsorgebezirke. Dazu kommt weiter, daß es ganz unzweckmäßig ist, daß die eine Fürsorgerin sich auf den Säugling stürzt und die andere auf den tuberkulösen Großvater, ohne für anderes einen Blick zu haben. Wo bleibt da die Familie, der Angelpunkt der Volksgesundheit?"

Ich habe in meinem Vortrage auf dem österreichischen Tbc.-Tag 1920 (37) die Gründe, die zu einer solchen Vereinheitlichung drängen, die Zwecke, die mit ihr erreicht werden können, dargelegt:

1. Größere Arbeitsökonomie; 2. Vermeidung von einander widersprechenden Anordnungen; 3. Vermeidung von doppelten Unterstützungen; 4. Ausbau der Wohlfahrtspflege durch Zusammenfassung der an sich schwachen und wenig leistungsfähigen Kräfte. „Zu vielerlei in der Stadt ebenso wie das Zuwenig auf dem Lande drängen zur Konzentration." Von diesen Gesichtspunkten aus und von diesen Kräften getrieben, haben sich je nach dem verschiedenen Entwicklungszustand verschiedene Arten der Zusammenfassung gebildet: eine rein private, eine halb amtliche, eine rein amtliche. Die erstgenannte entwickelte sich vor allem dort, wo große private Vereinigungen in größeren Gebieten eine private Organisation durchgeführt haben, so wie in einzelnen Großstädten; stets stellen sie wohl nur Vorstufen der Entwicklung dar zu einer einheitlichen Zusammenfassung sowohl der privaten Kräfte als auch der der öffentlich-amtlichen Körperschaften; rein amtliche lokale Zusammenfassungen entstanden einerseits dort, wo die Wohlfahrtspflege an sich noch sehr gering entwickelt war, so besonders im Osten Deutschlands, andererseits aber auch dort, wo, nachdem große Organisationen den Boden bereitet und vieles geschaffen hatten, die wirkliche Verallgemeinerung und der weitere Ausbau der Fürsorge, die Übernahme derselben in Verwaltung von Stadt oder Kreis notwendig machen. Das Ziel aber muß immer eine Zusammenfassung aller privaten und öffentlichen Kräfte an einer Stelle sein, sei es durch Zusammenfassung aller Kräfte in einer Arbeitsgemeinschaft, sei es — und dies ist vielleicht die beste Art der Organisation — in einer behördlichen Stelle unter Mitwirkung privater Organisationen in Ausschüssen oder Beiräten, wie dies auch das Reichsgesetz für Jugendwohlfahrt für die Organisation der Jugendämter vorsieht.

Die Errichtung von solchen „*Wohlfahrtsämtern*" hat in Städten und Kreisen allmählich große Fortschritte gemacht; es haben sich auch wieder Zusammenfassungen dieser Wohlfahrtsämter für einen Regierungsbezirk, eine ganze Provinz oder ein ganzes Land gebildet. In Sachsen ist die Errichtung ähnlicher Einrichtungen durch Gesetz vom 30. V. 1918 angeordnet, ebenso in Lippe und Mecklenburg-Strelitz. An manchen Orten haben diese Ämter Unterteilungen für gesundheitliche, erzieherische, wirtschaftliche Fürsorge. Die vom Jugendwohlfahrtsgesetz vom 14. VI. 1922 vorgeschriebene Errichtung von Jugendämtern überträgt diesen einen Teil der Aufgaben des Wohlfahrtsamtes. Über das Zusammenwirken beider Stellen und deren Organisation sowie über die Organisation der Fürsorge überhaupt vgl. Bd. I.

Daß diese *Zusammenfassung für ländliche, für kleine und Mittelstädte von größtem Nutzen war*, wird wohl allgemein zugegeben. Hier muß der gemeinsamen Spitze auch ein gemeinsam ausübendes Organ entsprechen.

BERGER sagt: „Diese Zusammenarbeit ist gewährleistet durch eine gemeinsame Spitze in der Fürsorge, das Wohlfahrtsamt, und durch die einheitlich in allen Fürsorgezweigen arbeitende Fürsorgerin. Zwischen beiden fällt die Arbeit in den einzelnen Fürsorgezweigen besonderen Ausschüssen (für Säuglinge, Kleinkinder, Tuberkulöse, Alkoholiker usw.) zu, die sich aus sachkundigen und sonst geeigneten Personen zusammensetzen und die erforderliche Breite der Berührungsfläche mit allen in Betracht kommenden Kreisen herstellen". Ich halte diese besonderen Ausschüsse für die einzelnen Zweige wohl im allgemeinen nicht für notwendig, eben infolge des engen Ineinandergreifens der einzelnen Zweige. *Unbedingt notwendig ist aber neben der einheitlichen Spitze das einheitliche Fürsorgeorgan, die Fürsorgerin.* Gerade in ländlichen Bezirken mit den weiten zurückzulegenden Wegen, mit ihrer in diesen Dingen oft schwer zu behandelnden Bevölkerung ist der Vorteil der einheitlichen Fürsorge, die Kraftverschwendung, die im Abgehen des Bezirkes durch mehrere Fürsorgerinnen liegt, so auffallend, daß man sich wohl stets für die „Kreisfürsorgerin" als Organ aller Fürsorgezweige entscheiden wird. Bedenken hygienischer Natur dagegen, daß ein und dieselbe Schwester nacheinander gesunde Kleinkinder, Säuglinge, Tuberkulöse besucht, lassen sich wohl nicht vorbringen. Diese einheitliche Art der Organisation macht es auch möglich, wirklich qualifizierte Fürsorgerinnen auch in ländlichen Verhältnissen anzustellen. Im Notfall können dann auch weniger geschulte Kräfte unter Leitung und Aufsicht einer geschulten Kreisfürsorgerin arbeiten, wenn diese die ganze praktische Fürsorge in ihrer Hand hat und sich nur zu ihrer Unterstützung dieser Organe bedient, die dann nach ihren Weisungen und unter ihrer ständigen Aufsicht in den Familien das Notwendige durchführen, auf Durchführung des von der Kreisfürsorgerin Angeordneten dringen. Auch die „Ortsausschüsse", die von so vielen Seiten empfohlen werden, sowie die Vertrauenspersonen in einzelnen Ortschaften: Pfarrer, Lehrer, Frauen, die, auf sich allein gestellt, in den meisten Fällen wohl nichts anderes leisten können, als die Verabfolgung von Almosen oder das Aufbringen eines Beitrages zu einer Heilstätten- oder anderen Kur, werden sich als sehr nützlich erweisen, wenn sie von einer tüchtigen und taktvollen Fürsorgerin beeinflußt, und — natürlich ohne es selbst allzusehr zu merken — von ihr geführt und für ihre Zwecke benutzt werden. Ohne eine solche Kreisfürsorgerin, die natürlich entsprechend ausgebildet sein muß (vgl. Erlaß des preußischen Ministeriums für Volkswohlfahrt vom 22. X. 1922), erscheint mir eine Durchführung der Tbc.-Fürsorge unmöglich.

Ebenso wie durch *Vereinheitlichung der Fürsorge und Bestellung einer Kreisfürsorgerin* scheint mir die Vereinheitlichung der Fürsorge und die *Bestellung eines Arztes* gerade für diese Zwecke der einzige Weg zu sein, um Tbc.-Fürsorge auf dem *Lande* wirklich betreiben zu können. Gewiß bedarf die Fürsorge mehr noch auf dem Lande als in der Stadt der Mitarbeit des praktischen Arztes. Diese können wir aber nicht (s. oben) dadurch gewinnen, daß wir jeden Arzt zum Fürsorgearzt machen. Wir können ihm zwar diesen Titel geben, aber nicht die für den Fürsorgearzt nötigen Kenntnisse und noch weniger das hierfür nötige Interesse. Nach einem Vortrage im kreisärztlichen Verein einigen Ärzten neben Verleihung dieses Titels eine Tuberkulinspritze in die Hand zu drücken (s. S. 301), das führt zu schwerstem, gewissenlosem Dilettantismus und ist ebenso wie rühmende Berichte hierüber die Verleitung zu solchem. Nun ist es sehr begreiflich, daß gerade in engeren Verhältnissen die anderen Ärzte mißgestimmt werden, wenn einem von ihnen dadurch ein Übergewicht gegeben zu werden scheint, daß er zum Fürsorgearzt ernannt wird. Auch nach dieser Richtung hin ist das *Problem der ländlichen Tbc.-Fürsorge nur lösbar durch Anstellung eines Arztes, dessen ausschließliche Aufgabe eben die Organisation und Leitung der gesamten Gesundheitsfürsorge ist,* der von jeder ärztlichen Praxis freigestellt ist. Natürlich muß dies ein Arzt sein, der Tbc. (und Säuglingspflege) klinisch beherrscht, der nach seiner Vorbildung den anderen Ärzten in Säuglingspflege und Kinderheilkunde und in Diagnose der Tbc. überlegen ist, und vor allem in fürsorgerischem Wissen. Ob der Kreisarzt des betreffenden Kreises diese Funktion des Fürsorgearztes übernimmt und dadurch vollbeamtet wird oder ob ein anderer Arzt als Kreiskommunalarzt die Gesundheitsfürsorge ausübt, das mag von lokalen und persönlichen Verhältnissen abhängen. Wo heute schon der Kreisarzt vollbeamtet, also auch vollbeschäftigt ist, kann er unmöglich daneben noch die Pflichten eines Fürsorgearztes erfüllen; ihm aber die Leitung, die praktische Ausführung aber anderen Ärzten zu übertragen, beseitigt nicht die aus der Mitarbeit vieler anderweitig interessierter Ärzte sich ergebenden Schwierigkeiten. Ein solcher Kreisarzt (der bisher nicht vollbesoldet, erst durch Übernahme der Fürsorgetätigkeit von Privatpraxis losgelöst wird) oder ein Kreiskommunalarzt, der seine ganzen Kräfte der Gesundheitsfürsorge des Kreises widmet, die Fürsorge in den einzelnen Fürsorgestellen auch selbst ausübt, in dem kein Arzt den Konkurrenten sehen kann, der dabei natürlich den nötigen Takt haben muß, um die Berufsempfindlichkeit der Ärzte zu schonen, der wird imstande sein, auch unter ländlichen Verhältnissen Tbc.-Fürsorge durchzuführen; er wird, da er zugleich auch die übrige Gesundheitsfürsorge leitet, der „Hausarzt" für die gesamte unbemittelte Bevölkerung werden, der — wenn er einmal mehrere Jahre in dem Kreise tätig ist — alle gesundheitlichen, privaten, wirtschaftlichen Verhältnisse der einzelnen Familien kennt. Natürlich muß er auch die Hilfsmittel haben oder sich beschaffen, um überall dort einzugreifen, wo gesundheitliche Gefährdung droht. Da aber in der Fürsorge die Kinderfürsorge: Säuglingsfürsorge, Schulkinderfürsorge, so sehr überwiegt, wird meist bei der Anstellung mit Recht größter Wert auf gute Ausbildung in Kinderheilkunde gelegt — daneben aber sollte stets auch gründliche Ausbildung in Tbc. verlangt werden.

Im Rheinland und insbesondere im Regierungsbezirk Düsseldorf gibt es eine Anzahl solcher Kreisfürsorgeärzte, „Kreiskommunalärzte", die in geradezu mustergültiger Weise die Gesundheitsfürsorge einschließlich der Tbc.-Fürsorge durchführen.

In ländlichen Kreisen erscheint also Kreisfürsorgearzt, Kreisfürsorgerin, Vereinheitlichung der gesamten Gesundheitsfürsorge mit diesen beiden als ihren ausführenden Organen die Voraussetzung jeder wirklichen Gesundheitsfürsorge. Gestaltet sich die Fürsorge intensiver, dann wird eine Unterteilung des Kreises meist in kleinere Bezirke vorgenommen werden müssen, von denen jeder einzelne durch eine besondere Fürsorgerin, evtl. auch eine Gruppe durch einen besonderen Fürsorgearzt versorgt wird.

Wie sollen sich aber nun die Verhältnisse *in der Großstadt* gestalten? Gegen die Vereinheitlichung, wie sie Berger vertritt, machte in derselben Sitzung des Zentralkomitees Gottstein (39) für großstädtische Verhältnisse eine Reihe von Bedenken geltend.

Bei dem Umfange der fürsorgerischen Aufgaben in der Großstadt, bei der großen Zahl der der Fürsorge Bedürftigen müßte die Stadt in zahlreiche kleinere Bezirke zerlegt werden; dabei droht der Nachteil, daß die Sonderaufgaben der einzelnen Gebiete nicht überall streng genug gewahrt werden, ferner der Verlust der Einheitlichkeit und der Übersicht; schließlich geht durch geringere Seßhaftigkeit der großstädtischen Bevölkerung, das häufige Übersiedeln, ein Teil der Vorzüge des Bezirkssystems verloren. „Die Trennung der einzelnen Zweige wird daher für absehbare Zeit noch die Regel für die Großstadt bleiben, und dies um so mehr, als es hier bei der geringeren Übersichtlichkeit und der erschwerten Erfassung der Bedürftigen vorteilhafter ist, in den Dienst der einzelnen Aufgaben sachlich besonders vorgebildete und eingearbeitete Kräfte einzustellen." Aber auch für die Großstadt sei mindestens die verwaltungsmäßige Zusammenfassung in einer Gesundheits- oder Wohlfahrtsdeputation mit einem fachmännisch vorgebildeten Mediziner im Hauptamt eine Notwendigkeit. „Es bleibt dessen Aufgabe, die Grundsätze aufzustellen und deren Durchführung zu überwachen, nach denen die einzelnen Zweige der Gesundheitsfürsorge einheitlich miteinander zu arbeiten haben, so daß der innere Zusammenhang ihrer Aufgaben gewahrt bleibt."

In der Gesundheitsfürsorge der Großstadt ist — meiner Meinung und Erfahrung nach — die Bildung kleinerer Bezirke der Kinderfürsorge für je eine Schwester, die Zusammefassung dieser Bezirke zu größeren Einheiten für einzelne Stadtbezirke, über denen dann erst die Zentrale des städtischen Wohlfahrtsamtes steht, nicht zu vermeiden; die einzelnen Schwesterbezirke würden natürlich noch kleiner sein müssen, wenn die Schwester neben der Kinderfürsorge auch die anderen Zweige der Fürsorge — einschließlich der Tbc.-Fürsorge — auszuüben hätte. Aber es ist fraglich, ob die daraus sich ergebende größere Zahl der Bezirke und ihr geringerer Umfang praktisch und verwaltungsmäßig noch eine Rolle spielen.

Manche Vorzüge, die bei der Vereinheitlichung der Fürsorge auf dem Lande von Bedeutung sind, kommen in der Großstadt nicht oder viel weniger in Betracht. Die Notwendigkeit, durch die Zusammenfassung der verschiedenen Zweige erst die nötigen Mittel und Kräfte zu gewinnen, liegt kaum je vor, die zurückzulegenden Wege spielen eine geringere Rolle, die Vergeudung von Arbeitskraft durch Nebeneinanderarbeiten verschiedener Zweige tritt nicht so zutage. Die beiden anderen Nachteile der Sonderfürsorge: widersprechende Anordnungen und doppelte Unterstützung können durch entsprechende Organisation und geeignete Maßnahmen gemildert werden. Als solche hält GOTTSTEIN für notwendig:

1. Die gegenseitige Meldepflicht aller Fürsorgestellen: Jede Lungenfürsorgestelle macht von allen Säuglingen, die sie bei ihrer Tätigkeit findet, Meldung an die Säuglingsfürsorgestelle, diese wieder der Lungenfürsorgestelle Meldung von jedem Tuberkulösen. 2. Die Lungenfürsorgestelle unterrichtet von allen von ihr getroffenen Maßnahmen die überweisende Stelle. Auch müssen Übereinkommen über die Tätigkeitsgebiete der einzelnen Fürsorgezweige getroffen werden; es sollen, wie GOTTSTEIN ausführt, 3. „alle Maßnahmen, welche die unmittelbare und mittelbare Tbc.-Bekämpfung betreffen, nicht von den einzelnen Stellen selbständig und unabhängig voneinander, sondern nach Überweisung an die Lungenfürsorgestelle *lediglich* von dieser und nach deren Grundsätzen vorgenommen werden". Das bedeutet den Verzicht der anderen Stellen unter Übertragung auf die Lungenfürsorgestelle. Dahin gehört z. B. die Verschickung von gefährdeten Schulkindern in Walderholungsstätten, Solbäder, Seebäder usw. Solange dies Sache der Schule bleibt, ist die Einheitlichkeit nicht gewährt, da der einzelne Schularzt die Zustände bei den Eltern, bei den andere Schulen besuchenden Geschwistern nicht so genau kennt wie das Amt, auch über die Belegung der Heilanstalten nicht so verfügen kann wie die Fürsorgestelle. „Natürlich ist es zulässig und zweckmäßig, daß der Überweisung besondere, dem Fall angepaßte Vorschläge beigefügt sind." Ähnlich liegt es für die Säuglingsfürsorge und die Wohnungspflege, welch letztere bei offener Tbc. „dem Wohnungspfleger abgenommen und der Tbc.-Schwester übertragen wird, die ihrerseits hier die besonderen Forderungen des Wohnungsamtes mitzubeachten hat".

Man ersieht schon daraus, daß die Abgrenzung der Tätigkeit der einzelnen Stellen nicht ganz einfach ist. Über manche Grenzlinien wird man auch verschiedener Meinung sein können. Ich würde die Versendung *aller* „Gefährdeten" nicht als Sache der Tbc.-Fürsorgestelle ansehen, wenn man unter diesen nicht gerade jene Kinder versteht, die durch einen Familienangehörigen mit Ansteckung bedroht oder von der Tbc.-Fürsorgestelle als infiziert festgestellt worden sind. Ich glaube aber, daß, wenn man sicher sein kann, daß in der allgemeinen Wohlfahrtspflege die Tbc.-Fürsorge nicht zu kurz kommt und ebensowenig die anderen einzelnen Zweige, man auch in der Großstadt zur Vereinheitlichung kommen wird — aber dies setzt das Vorhandensein einer sehr großen Anzahl auf allen Gebieten gut geschulter Fürsorgerinnen voraus, über die wir heute in solcher Anzahl im allgemeinen noch keineswegs verfügen.

An dem *Tbc.-Facharzt* als Leiter der Tbc.-Fürsorgestelle wird man in der *Großstadt unbedingt* festhalten müssen. Was in ländlichen Kreisen nahezu selbstverständlich ist: der Kreisfürsorgearzt nicht nur als Leiter der gesamten Gesundheitsfürsorge, sondern auch als Fürsorgearzt aller Sonderzweige, weil ja hier gut ausgebildete Spezialärzte nur selten zur Verfügung stehen, das wäre keineswegs am Platze in der Großstadt mit ihrer spezialistisch eingestellten Ärzteschaft und ihrer ebenso eingestellten Bevölkerung. Auch findet in der Großstadt nicht nur ein, sondern eine ganze Anzahl Fachärzte Beschäftigung in der Tbc.-Fürsorge.

Die Vereinheitlichung in der Großstadt wird sich also immer nur einerseits auf die oberste Spitze: das Wohlfahrtsamt, andererseits auf die die Fürsorge praktisch Ausübende, die Fürsorgeschwester, erstrecken können, niemals auch auf die Fürsorgeärzte — und da macht auf einen weiteren Umstand der Bericht der Fürsorgestelle in Dortmund (Fürsorgeblatt 1919, Januarheft) aufmerksam. Die Einzelfürsorgerin wohnt der Sprechstunde des Tbc.-Arztes bei, sie lernt in der Fürsorgestelle selbst die Leute kennen, dort hat sie mehr geistige Überlegenheit als in der Wohnung der Leute selbst, gewinnt leichter Einfluß; sie ist bei Erteilung der Ratschläge durch den Arzt anwesend, wirkt dabei mit, ihr fällt die Überwachung dann leichter; auch hängen die Vorteile materieller Art, die die Pfleglinge erhalten oder zu erwarten haben, in ihrem Bewußtsein noch eng mit der Sprechstunde und mit den Personen zusammen, mit denen sie dort zu tun hatten, — all das erleichtert der Fürsorgeschwester ihre Tätigkeit. Diese persönlichen Momente treten bei der Familienfürsorge zurück. Der Bericht macht deshalb den zweckmäßigen Vorschlag, daß den ersten Besuch die Familienfürsorgerin gemeinsam mit der Sprechstundenschwester der Tbc.-Fürsorge macht; das aber bedeutet wieder eine recht erhebliche Mehrbelastung dieser letzteren.

Wo man die Vereinheitlichung der Tätigkeit der Schwester durchführt, wird man deshalb stets dem Tbc.-Fürsorgearzt besondere Schwestern zuweisen müssen, die neben der Tätigkeit in der Sprechstunde auch dann dafür sorgen, daß die vom Arzt gegebenen Weisungen den zuständigen Bezirksschwestern übermittelt werden, die in der eben angegebenen Art mit den Fürsorgeschwestern zusammen arbeiten, auf ihr Verlangen ihnen in schwierigen Verhältnissen zu Hilfe kommen und darüber hinaus durch zeitweilige Wohnungsbesuche sich darüber Gewißheit verschaffen, daß in der allgemeinen Fürsorge, die ja vor allem eine Kinderfürsorge ist, die Ziele der Tbc.-Fürsorge und -Bekämpfung nicht zu kurz kommen.

Solange nicht alle Bürgschaften für ein gutes Funktionieren der Tbc.-Fürsorge innerhalb der Gesamtfürsorge gegeben sind — und dies wird wohl nur ausnahmsweise der Fall sein — wird es am zweckmäßigsten sein, die Tbc.-Fürsorge für sich allein bestehen zu lassen (allerdings mit den von GOTTSTEIN gegebenen Kautelen für ein Zusammenarbeiten), und dies natürlich besonders dann, wenn in einer Stadt bereits eine gut funktionierende Tbc.-Fürsorge besteht; wie sich ja überhaupt Fürsorgeeinrichtungen und die Organisation der Fürsorge — wie alles praktische Tun — niemals allein nach theoretisch vorgefaßten Meinungen richten dürfen, sondern stets auf die besonderen Verhältnisse des Einzelfalles Rücksichten nehmen und von diesen aus alles Für und Wider erwägen müssen.

Daran aber muß unbedingt festgehalten werden: *ein Zusammenarbeiten aller Fürsorgeeinrichtungen ist notwendig*[1]). Zunächst ein Zusammenarbeiten aller Tbc.-Einrichtungen: die Heilstätte, das Genesungsheim, die Walderholungsstätte, sie werden nur dann ihren Zweck voll erfüllen können, wenn ihnen die Kranken in dem Zeitpunkt überwiesen werden, in dem der Verlauf der Krankheit je nachdem ernste Kurbehandlung, Kräftigung, leichte Erholung erfordert. Sie werden so lange in ihrer Wirkung gering und zweifelhaft bleiben, solange sie nicht jene Kranken zugewiesen bekommen, die ihrer am meisten bedürfen und denen sie am meisten nützen können. Solange ein Teil der Kranken zu spät in die Heilstätte kommt, weil es erst dann geschieht, bis sie selbst nach ihrem subjektiven Gefühl die ersten Schritte dazu unternehmen, ein anderer zu einem Zeitpunkt, da es klinisch gar nicht notwendig ist, weil kein Arzt, der nicht den ganzen Verlauf der Krankheit beobachtet hat, nach dem objektiven Befunde oder auch nach mehrtägiger Beobachtung sagen kann, ob der aktive Prozeß, den er feststellt, nicht schon auch ohne Kur in Besserung begriffen ist — so lange wird es oft vorkommen, daß gerade diejenigen, die der Heilstätte am dringendsten bedürfen, ihrer nicht teilhaftig werden können, wochenlang und monatelang auf Einberufung warten müssen, weil alle Plätze mit ungeeigneten Pfleglingen besetzt sind; und so lange werden auch die Heilstätten nicht ihre volle Wirkung entfalten können. Deshalb sollte der Weg in die Heilstätte ausschließlich über die Fürsorgestelle führen, und der Heilstättenentlassene sollte wieder der Fürsorgestelle überwiesen werden zur dauernden Weiterbeobachtung. Auch die Wirkung der Fürsorgestelle wird nicht voll und ganz sein können, wenn sie nicht mit allen anderen Einrichtungen zur Tbc.-Behandlung und -Verhütung eng zusammenarbeitet, wenn nicht die von ihr Empfohlenen rasch und in erster Linie

---

[1]) Über Zusammenarbeiten der Versicherungsanstalten mit den Krankenkassen auf dem Gebiete des Heilverfahrens und der Krankheitsverhütung vgl. die im Reichsversicherungsamt vereinbarten Richtlinien (Anhang V) und über Zusammenarbeiten der Krankenkassen mit den Fürsorgestellen den Erlaß des Reichskanzlers (Anhang VI).

Aufnahme in Heilstätten, Genesungsheimen, Seehospizen usw. finden. Der Weg in all diese Anstalten sollte ausschließlich über die Fürsorgestelle führen, einerseits weil es bei Beurteilung vor allem auf den klinischen *Verlauf* des ganzen Falles ankommt, andererseits weil nicht nur der Gesundheitszustand als solcher bei der Beurteilung der Aufnahmebedürftigkeit in Frage kommt, sondern die ganzen sozialen und hygienischen Verhältnisse, unter denen der Kranke und seine Familie lebt. *Wir haben eine Unzahl von Einrichtungen* im Kampfe gegen die Tbc., was aber heute noch im weitesten Umfange fehlt, das *ist die organische Verknüpfung aller dieser zu einer Einheit, und die Fürsorgestelle ist berufen, diese organische Verknüpfung, diese Einheit herzustellen.*

Aber über die Bekämpfung der Tbc. hinaus muß *die Tbc.-Fürsorgestelle verknüpft sein mit allen anderen Wohlfahrtseinrichtungen.* Die Fürsorge für tuberkulös Infizierte, noch nicht Erkrankte greift so eng hinüber in die Fürsorge der von ihnen durch Untersuchung gar nicht sicher zu trennenden Schwächlichen, daß wir von diesem Punkt aus allein schon die Notwendigkeit der Einheitlichkeit der gesamten Gesundheitsfürsorge herleiten müssen. *Einheitlichkeit der Tbc.-Fürsorge und -Bekämpfung, darüber hinaus Einheitlichkeit der gesamten Gesundheitsfürsorge und, da diese mit den anderen Zweigen der Fürsorge untrennbar verknüpft, Einheitlichkeit der gesamten Fürsorge überhaupt* — der gesundheitlichen, erzieherischen, wirtschaftlichen —, das ist das Ziel, auf das wir hinstreben müssen, das wir hier langsamer, dort schneller erreichen werden, von dem wir aber *eins* überall und mit möglichster Schnelligkeit erreichen müssen, um nutzlose, planlose Arbeit zu verhüten und durch planvolle zu ersetzen: *Einheitlichkeit der gesamten Tbc.-Fürsorge und -Bekämpfung, als deren tatsächliches und praktisches, nicht nur theoretisch anerkanntes Zentrum die Tbc.-Fürsorgestelle zu gelten hat.*

### Die Fürsorgestellen Thüringens.

Es ist wohl von Bedeutung, zu betrachten, wie in einzelnen Bezirken das Fürsorgewesen entwickelt ist; natürlich sind es gerade die besser entwickelten Bezirke, über die solche Berichte vorliegen.

In Thüringen gab es (nach dem Bericht der Thüringischen L.-V.-A., erstattet im Geschäftsbericht des Deutschen Zentralkomitees 1920) anfangs 1920 42 Fürsorgestellen, 5 wurden in den ersten Monaten 1920 eingerichtet, wegen weiterer schweben die Verhandlungen. Alle Thüringer Städte mit über 5000 Einwohnern — mit Ausnahme von 5 — haben Tbc.-Fürsorgestellen. Als Voraussetzung gilt das Vorhandensein von mindestens 100 nachweislich Tuberkulösen.

Träger sind bei 36 Stellen die Städte, bei 2 der Bezirk, bei 1 ein Gemeindezweckverband, bei 1 ein Armenverein, bei 2 die Ortskrankenkasse.

Einheitliche Vordrucke für alle Stellen sind eingeführt. Die Fürsorgestelle wird an vielen Orten noch vom Armenamt verwaltet. Es wird auch die äußerliche Trennung vom Armenamt angestrebt und Anerkennung des Grundsatzes, daß niemand wegen Tbc. der Armenpflege verfalle; die Verwaltungsleitung liegt in der Hand des Bürgermeisters, seines Stellvertreters oder des Landrats. Grundsätzlich soll nur *ein* Arzt als Fürsorgearzt tätig sein, nur in einer Fürsorgestelle sind noch mehrere Ärzte tätig. Den Fürsorgeärzten wird Gelegenheit zur Fortbildung gegeben: An einem 5tägigen Fortbildungskurs der Jenaer Landesheilanstalten nahmen 53 Ärzte teil; von der gebotenen Gelegenheit, einige Wochen in einer Heilstätte zu arbeiten, haben 10 Fürsorgeärzte Gebrauch gemacht. Für Tbc.-Fürsorgerinnen hat in Weimar ein 3monatiger Lehrgang stattgefunden; die materielle Lage der Schwestern ist verbesserungsbedürftig.

Die Anzeigepflicht für Todesfälle und für Wohnungswechsel besteht, wird aber unvollkommen gehandhabt, auch unterbleibt die Meldung davon an die Fürsorgestelle; nur in den Städten wird darnach desinfiziert. Die L.-V.-A. meldet den Fürsorgestellen alle ihre Fälle; mit den Krankenkassen wird zusammengearbeitet. Eingerichtet sind Meldungen der Fürsorgestellen untereinander bei Ortswechsel der Pfleglinge. Untersuchungen von Angehörigen werden bei allen Fürsorgestellen durchgeführt; die Kinder von an Tbc. Leidenden und an Tbc. Gestorbenen werden wenigstens einmal jährlich, in Gotha bis zu viermal jährlich, untersucht. Aber die Vollständigkeit der Erfassung der Kinder läßt noch viel zu wünschen übrig. Von 30 Fürsorgestellen wurden 2830 Kinder untersucht von 7860, die zu untersuchen gewesen wären. Auch von der unentgeltlichen Sputumuntersuchung der Universität Jena wird noch nicht ausreichend Gebrauch gemacht. Grundsätzlich wird daran festgehalten, daß in den Fürsorgestellen nicht behandelt wird; gewisse Behandlungsweisen werden sich aber auf die Dauer nicht ausschließen lassen: Sorge für Kräftigungskuren, Sol- und Luftbäder, Höhensonne. Partigenbehandlung vermittelt die Fürsorgestelle Koburg, Petruschkys Einreibungen die in Apolda, Weimar, Eisenach. Die Wohnungsverhältnisse sind ungünstig; bei 15 berichtenden Fürsorgestellen wurden 514 Personen festgestellt, die nicht für sich allein ein Bett haben. Sachsen-Weimar hat eine Landesfürsorgerin für die gesamte Wohlfahrtspflege angestellt, Gotha und Altenburg hatten je eine Landes-Tbc.-Fürsorgerin; mehrere Besprechungstage für kleinere Bezirke wurden abgehalten.

Aus der Statistik geht hervor, daß $74^0/_{000}$ der Gesamtbevölkerung in Tbc.-Fürsorge stehen. Leider ist es nicht möglich, eine große Tabelle, die dem Bericht beigegeben ist, zum Abdruck zu bringen; es sei nur einiges hervorgehoben. In den 32 Fürsorgestellen stehen 8232 Personen in Beobachtung der Fürsorge. Von diesen hat sich in den meisten Fürsorgestellen ein sehr großer Teil selbst gemeldet, ein beträchtlicher Teil ist von den Ärzten gemeldet worden, ein sehr beträchtlicher von anderen Korporationen, ein weiterer von der Fürsorgestelle selbst ermittelt worden, aber die Zahlen schwanken sehr bei den einzelnen Fürsorgestellen; die Gesamtzahlen jener, bei denen Angaben nach dieser Richtung vorliegen, sind die folgenden. es scheinen aber nicht überall genaue Zahlen über alle vorzuliegen:

Tabelle 119.

| | | |
|---|---|---|
| 1080 | von den | Ärzten, |
| 268 | ,, | Krankenkassen, |
| 494 | ,, | Gemeinden, |
| 649 | ,, | L.-V.-A., |
| 63 | ,, | Militärbehörden, |
| 2260 | selbst gemeldet, | |
| 1663 | durch Fürsorge ermittelt. | |
| 6477 | | |

Die erwähnte Tabelle enthält, auf 10 000 Einwohner berechnet, die Zahl der wegen Tbc. in den einzelnen Stadien in Fürsorge Befindlichen. Es geht aus dieser Statistik hervor, daß überall die Kranken des I. Stadiums bei weitem überwiegen, die des III. Stadiums in recht geringer Zahl in Fürsorge stehen — daraus kann man aber kaum Schlüsse ziehen, weil es sich zum Teil wohl daraus erklärt, daß das I. Stadium länger andauert als das III. Der Prozentsatz jener, bei denen Tbc. festgestellt wurde — auf 10 000 Einwohner berechnet —, beträgt zwischen 24, davon 6 im III. Stadium, und 232, davon 59 im III. Stadium; nur 7 von den vorhandenen 33 Fürsorgestellen haben weniger als 50, 11 mehr als 100 auf 10 000 Einwohner in Beobachtung.

Die Hilfe der Fürsorgestellen erstreckt sich auf: Behandlung (im *obigen* Sinne), Unterbringung in einer Heilstätte, Krankenhaus, Genesungsheim, Walderholungsstätte, Invalidenheim, Desinfektion, Beschaffung von Spuckfläschchen, Spucknäpfen, Wäschebeuteln, Liegestühlen, Bettwäsche, Kleidern, Milch, Nahrungsmitteln, Mietzuschuß, Haushilfe. Ausgeschieden waren durch Tod 608, während insgesamt in ihrem Gebiet 1411 an Tbc. gestorben waren. Es haben also 43% der an Tbc. Gestorbenen in Fürsorge gestanden, eine noch nicht befriedigende Zahl, die natürlich in den einzelnen Bezirken große Schwankungen aufweist; in einzelnen Bezirken haben sämtliche an Tbc. Gestorbenen in Fürsorge gestanden — ja die Fürsorgestelle weist sogar mehr Tbc.-Todesfälle auf als das Standesamt, in anderen wieder — und zwar gerade in den Großstädten — ist kaum ein Viertel der Todesfälle erfaßt worden.

Oben haben wir erwähnt, daß von 7860 Kindern, die untersucht werden sollten, nur 2830 untersucht wurden, also ungefähr 36%. Auch da ist die größte Verschiedenheit unter den Fürsorgestellen. In Sonneberg sind von 238 Kindern 208 untersucht worden, in Zeulenroda von 268 nur 7. In Neustadt an der Orla, das alle Todesfälle erfaßt hat, wurden überhaupt keine Kinder untersucht, aus anderen Orten fehlen die Angaben.

Was die Zahl der Hausbesuche anbelangt, so ist diese im allgemeinen eine sehr hohe; nur in sehr vereinzelten Fürsorgestellen kommt auf jeden Befürsorgten nur ein Hausbesuch, meist sind es 3—5 jährlich. Aber auch viel größere Zahlen kommen vor, 8—10 jährlich, ja sogar in Sonneberg ungefähr 14.

Die Gesamtverwaltungskosten der 33 Fürsorgestellen betrugen 163 390 M., die sachlichen Ausgaben 181 015 M.

## Die Fürsorgestelle in Stettin.

Ihr Leiter, Dr. BRÄUNING, ist zugleich Direktor des städtischen Tbc.-Spitals, was der Führung der Fürsorgestelle, die von einem Verein geführt wird, dem verhältnismäßig reiche Mittel von der Stadt, der L.-V.-A., den Krankenkassen zur Verfügung gestellt werden, zweifellos sehr zugute kommt. BRÄUNINGS Verdienste um allgemeine Fragen des Fürsorgewesens haben wir mehrfach erwähnt.

Stettin hat rund 230 000 Einwohner. Die Fürsorgestelle verfügt (1921) über 2 Warteräume, 3 ärztliche Untersuchungszimmer, 1 Röntgenzimmer, 1 Laboratorium, 3 Auskunftszimmer, 1 Arbeitszimmer der Oberschwester, 1 Arbeitszimmer der Schwestern, 2 Bureaus, 1 Raum zum Aufbewahren der auszuleihenden Gegenstände. Das Personal besteht aus dem

Leiter der Fürsorgestelle, aus 2 hauptamtlich angestellten Fürsorgeärzten und 3 nebenamtlichen Fürsorgeärzten, 7 Schwestern, 3 Helferinnen, 1 Wirtschafterin für deren Haushalt und aus 7 Bureaugehilfinnen. BRÄUNING steht auf dem Standpunkt, daß prinzipiell nur von Ärzten oder Behörden überwiesene Kranke in der Fürsorgestelle aufzunehmen seien, nur ausnahmsweise Selbstmelder. Die Jahresberichte weisen daher stets nur eine kleine Zahl von Selbstmeldern auf (1919: 104, 1920: 48, 1921: 27).

Tabelle 120 a.

| | Summe aller Überweisungen | Davon von Ärzten überwiesen | Davon von frei praktizierenden Ärzten überwiesen |
|---|---|---|---|
| 1911 | 1455 | 75,4% | 38,8 |
| 1914 | 1328 | 70,2% | 48,4 |
| 1918 | 2774 | 73,3% | 66,4 |
| 1920 | 4236 | 83,5% | 78,6 |
| 1921 | 4241[1]) | 80,5%[1]) | 69,1 |

Tabelle 120 b.

| | Überweisungen 1920—1921 | | | |
|---|---|---|---|---|
| | 1920 | 1921 | 1920 | 1921 |
| Von Ärzten (Privatärzten, Kassenärzten, Anstalten) | 3536 | 3415 | 83,4% | 80,5% |
| Magistrat | 118 | 103 | 2,7 „ | 2,4 „ |
| Sonstige Überweisungen (und eigene Meldungen) | 82 | 45 | 1,9 „ | 1,0 „ |
| Familienfürsorge | 498 | 678 | 11,7 „ | 15,9 „ |
| | 4234 | 4241 | | |
| Auf 10 000 Einwohner | 178,6 | 175,2 | | |

Dabei war die Zusammenarbeit mit Behörden sehr lebhaft, doch waren die Kranken der Fürsorgestelle meist schon von früher durch ärztliche Meldungen bekannt; die Zahl der vom Magistrat eingegangenen Akten betrug (1920) 1415, von der L.-V.-A. 1639, insgesamt 4001. Dazu kommen noch 6000—8000 Briefe an Ärzte, Kranke und Behörden.

Von 10 000 Einwohnern kamen (1920) 178,6 in die Fürsorgestelle, eine Zahl, die nach den Feststellungen BRÄUNINGS damals nur von Waldenburg in Schlesien und Charlottenburg übertroffen wurde. 64% der Tbc.-Todesfälle Stettins kamen zur Kenntnis der Fürsorge, und zwar bei Männern des Arbeiterstandes und Schulkindern über 83%, bei Frauen 66%, bei Männern des Mittelstandes und kleinen Kindern rund 45%, bei Leuten über 60 Jahren 38,4% — die kranken Versicherten und die schulärztlich Überwachten geben also den höchsten Prozentsatz.

Es wurden im Jahre 1921 (1920) gemacht: 4942 (4482) erstmalige, 7196 (5714) wiederholte klinische Untersuchungen, 1795 (1130) Tuberkulinuntersuchungen, zusammen 13 933 (11 326) ärztliche Untersuchungen; 4715 (5252) erstmalige, 8262 (8771) wiederholte, zusammen 12 977 (14 023) Auskunftserteilungen durch Schwestern, außerdem 10 747 (8280) Hausbesuche durch Schwestern, 3740 (3254) Sputumuntersuchungen, wovon 398 (395) positiv waren.

Tabelle 121.

| | Von den Neuaufnahmen des Jahres 1920 ergab die Untersuchung | |
|---|---|---|
| | | Proz. d. Meldungen |
| Gesundheit | 470 | 10,8 |
| Allgemeinerkrankungen | 517 | 11,9 |
| Tuberkulöse Erkrankungen | 1780 | 41,1 |
| davon offene | 317 | |
| Nicht tuberkulöse Erkrankungen der Atmungsorgane | 1190 | 27,5 |
| Nicht tuberkulöse Erkrankungen anderer Organe | 212 | 4,9 |
| Zur Untersuchung nicht erschienen | 158 | 3,6 |

---

[1]) Das annähernde Gleichbleiben der Zahl der Überweisungen ergab die Möglichkeit der Intensivierung der Fürsorgemaßnahmen nach mehreren Richtungen hin.

Aus diesen Zahlen geht wohl hervor, daß die Übernahme nur durch Ärzte und Behörden zugewiesener Fälle keineswegs vor Überflutung mit Nichttuberkulösen schützt. Die Gesamtzahl der bekannten offenen Tbc.-Fälle betrug in Stettin 692 (639), davon scheiden 35 (26) aus, weil sie die Unterstützung der Fürsorgestelle ablehnen oder unerziehbar sind; es verbleiben 599 (560) im eigenen Haushalt Lebende und 58 (53) Schlafgänger. Mit den im eigenen Haushalt Lebenden teilen 1716 (1553) Personen die Wohnung; es sind insgesamt 2314 (2113) Personen in 588 (547) Haushaltungen zu überwachen. Während nach den von Bräuning auf Grund des Materials des Zentralkomitees in Betracht gezogenen Städten 1920 38% der Wohnungen Tuberkulöser überfüllt waren, waren es in Stettin nur 14%; aber das Wohnungsamt hat von 87 Wohnungsanträgen der Fürsorgestelle nur 15 und auch diese meist nach langer Wartezeit erledigt.

Eine große Schwierigkeit bereitet die Unterbringung und Versorgung von an offener Tbc. leidenden Personen ohne eigene Wohnungen: Schlafburschen, Zimmermieter, Dienstmädchen. Die Fürsorgestelle läßt diese Schlafgänger seit Jahren durch ein und dieselbe Schwester überwachen, und es ist ihr gelungen, doch auch die größte Mehrzahl dieser Personen einwandfrei unterzubringen: 45 von 53.

Von den ja besonders gefährlichen „sterbenden" Tuberkulösen starben 37,4% in Krankenanstalten, 13,2% unter häuslichen Verhältnissen, wie sie Bräuning als einwandfrei ansieht.

## Literatur.

1. Verhandl. d. 2. Auskunfts- u. Fürsorgestellentages 1913. — 2. Zitiert nach Österr. Tuberkul.-Fürs.-Blatt 1919, S. 45. — 3. Jacob: Dtsch. med. Wochenschr. 1903. — 4. Pütter in: Zur Tbc.-Bekämpfung. Verhandl. d. Dtsch. Zentralkomitees 1903. — 5. Zur Tbc.-Bekämpfung. Verhandl. d. Dtsch. Zentralkomitees 1904. — 6. Stürtz: Praktische Anleitung zur Organisation von Fürsorgestellen für Lungenkranke. Wien u. Leipzig: Urban & Schwarzenberg 1915. — 7. Pütter u. Kayserling: Die Errichtung und Verwaltung von Auskunfts- und Fürsorgestellen. Berlin: August Hirschwald 1905. — 8. Kayserling: s. Nr. 7. — 9. Beichler, Lotte: Österr. Tuberkul.-Fürs.-Blatt, Dezember 1919. — 10. Bräuning: Tuberkul.-Fürs.-Blatt 1915. — 11. Blümel: Beitr. z. Klin. d. Tuberkul. Bd. 55. — 12. Harms: Tuberkul.-Fürs.-Blatt 1919. — 13. Bräuning: Jahresber. d. Vereins z. Bekämpf. d. Tbc. in Stettin. — 14. Altstaedt: Tuberkul.-Fürs.-Blatt 1920. — 15. Oxenius: Ebenda 4. Jg. — 16. Tuberkul.-Fürs.Blatt 1915, März. — 17. Bräuning: Verhandl. d. 3. Auskunfts- u. Fürsorgestellentages 1919. Tuberkul.-Fürs.-Blatt 5. Jg. — 18. Hayek: Österr. Tuberkul.-Fürs.-Blatt 3. Jg. — 19. Liebe: Tuberkul.-Fürs.-Blatt 1910. — 20. Jötten: Zeitschr. f. Tuberkul. Bd. 39. — 21. Bräuning: Ebenda 1917. — 22. Bräuning: Zeitschr. f. Hyg. u. Infektionskrankh. Bd. 100. — 23. Herford: Tuberkul.-Fürs.-Blatt 1917. — 24. Bräuning: Zeitschr. f. Tuberkul. Bd. 28, H. 1. — 25. Effler: Verhandl. d. 1. Versamml. d. Kommission f. d. Ausbau d. Auskunfts- u. Fürsorgestellenwesens f. Lungenkranke, Berlin 1911. — Bräuning u. Hollmann: Zeitschr. f. Tuberkul. u. Bd. 36, H. 7. — 26. Kraemer: Tuberkul.-Fürs.-Blatt 1920. — 27. Bräuning: 3. Auskunfts- u. Fürsorgestellentag 1919. — 28. Dennecke, H. u. G.: Tuberkul.-Fürs.-Blatt 1924. — 29. Beninde, in Verhandl. d. Kommission f. d. Ausbau d. Auskunfts- u. Fürsorgestellenwesens f. Lungenkranke 1911. — 30. Ledermann: Vierteljahresschr. f. gerichtl. Med. u. öffentl. Sanitätswesen, 3. Folge, Bd. 16. — 31. Hadlich: Tuberkul.-Fürs.-Blatt 1923. — 32. Bräuning: Jahresbericht des Vereins zur Bekämpfung der Tbc. in Stettin 1917. — 33. Jötten: Beitr. z. Klin. d. Tuberkul. Bd. 55. — 34. Meiners: Tuberkul.-Fürs.-Blatt 1924. — 35. Kiermayer: Ebenda 1920, Nr. 3. — 36. Zur Tbc.-Bekämpfung. Verhandl. d. Zentralkomitees z. Bekämpf. d. Tbc. 1918. — 37. Teleky: Österr. Tuberkul.-Fürs.-Blatt 1920. — Ferner die auf S. 263 angegebenen Hauptquellen für das Gebiet der Tbc.-Bekämpfung und außerdem die Jahresberichte verschiedener Fürsorgestellen, insbesondere Stettin, Mannheim, Halle a. S.

## 3. Gesetzliche Maßnahmen. Anzeigepflicht.

Die Gesetzgebung aller Länder befaßt sich seit Jahrhunderten mit den ansteckenden Krankheiten. Ganz begreiflich also, daß, sowie man die Tbc. als ansteckende Krankheit zu erkennen glaubte, auch sanitätspolizeiliche Maßnahmen einsetzten. Bekannt sind die entsprechenden Verordnungen von Lucca 1733, Florenz 1750, Toskana 1754 und Neapel 1776. Sie alle schreiben die Anzeigepflicht und oft weitestgehende Desinfektionsmaßnahmen vor.

Auch in Deutschland gab es schon vor Entdeckung des Tuberkelbacillus Verordnungen, die die Tbc. ähnlich wie andere ansteckende Krankheiten ansahen und sie mit Desinfektionsmaßnahmen bekämpfen wollten, nur daß man dieser so weitverbreiteten Krankheit gegenüber und mit Rücksicht auf die durch die große Zahl der Fälle sich ergebenden Kosten schon die Bestimmungen an sich recht milde faßte — und von ihrer praktischen Durchführung mehr oder weniger vollständig absah.

In der preußischen sanitätspolizeilichen Vorschrift über die am häufigsten vorkommenden ansteckenden Krankheiten vom 28. X. 1835, dem sog. Regulativ, heißt es: „10. bösartige Kopfgrinde, Krebs, Schwindsucht und Gicht.“ „§ 90. Bei den genannten Krankheiten beschränken sich die sanitätspolizeilichen Maßnahmen auf die vorschriftsmäßige Reinigung und resp. Vernichtung der mit Absonderungen der Kranken in unmittelbare Berührung gekommenen Kleidungsstücke und sonstiger Gegenstände. Die Anordnung darüber liegt den Ärzten der Kranken, die Kontrolle der getroffenen Maßregeln der Polizeibehörde ob — vgl. § 23.“

In Bayern hatte die Rinder-Tbc. die Aufmerksamkeit der Behörden erregt. Die Einwirkung des Genusses von Milch und Fleisch perlsüchtiger Rinder auf die Menschen zu studieren, hat ein Ministerialerlaß des Jahres 1876 angeordnet.

Nach der Entdeckung Kochs erschien eine ganze Reihe von Verordnungen, die das Hauptgewicht auf die Desinfektion, vor allem nach Todesfällen an Tbc., legten, aber neben diesen auch auf Erkrankungsfälle unter bestimmten Umständen Rücksicht nahmen.

Erwähnt sei hier — ich folge da der Zusammenstellung, die von Frau Dr. Gstettner im österreichischen Staatsamt für Volksgesundheit durchgeführt wurde, und in erster Linie der Arbeit Dr. Goetzls (1) „Die Anzeigepflicht der Tbc.“ zur Grundlage diente — die Bekanntmachung des Berliner Polizeipräsidiums vom 15. VIII. 1883, wieder veröffentlicht am 24. V. 1886, ferner vom 8. XII. 1900, die die Anzeigepflicht für Erkrankungen und Todesfälle an Lungen- und Kehlkopf-Tbc. festsetzt, wenn diese in Aufenthaltseinrichtungen, die dem öffentlichen Verkehr dienen: Gasthäusern, Pensionaten, Schlafstellen erfolgen. Eine Polizeiverordnung von Charlottenburg vom 13. I. 1891 schreibt die Anzeige für alle Fälle von Lungen-, Kehlkopf- und Darm-Tbc. vor, sobald sich der Kranke in ärztlicher Behandlung befindet; die Desinfektion ist durchzuführen, wenn sich der Erkrankungs- oder Todesfall an einem Aufenthaltsort, der dem öffentlichen Verkehr dient, ereignet. Ebenso schreibt eine Bekanntmachung des Regierungspräsidenten von Düsseldorf vom 25. III. 1891 Anzeigepflicht und Desinfektion bei allen diesen tuberkulösen Erkrankungen in Privat-Kranken- und Irrenanstalten, Gasthäusern, Pensionaten, Chambres garnis und Schlafstellen vor; eine Verordnung im Regierungsbezirk Erfurt erstreckt sich nur auf die Schlafstellen und verpflichtet — im Gegensatz zu den bisher genannten — den Quartiergeber zur Anzeige. Eine Verordnung des Kurorts Lippspringe macht jeden Todesfall an Tbc. anzeigepflichtig, der Gastwirt oder Haushaltungsvorstand ist zur Anzeige verpflichtet.

Die Beschränkung der sanitätspolizeilichen Maßnahmen auf Anzeige und Desinfektion ist ganz begreiflich. Andere Mittel standen den Behörden damals ja doch nicht zur Verfügung. An der Mannigfaltigkeit der Umgrenzung der Anzeigepflicht erkennen wir, wie sich die Behörden wohl der Schwierigkeit der Durchführung dieser Anzeigepflicht bewußt waren, und diese Schwierigkeiten ersehen wir auch daraus, daß diese Verordnungen immer wieder den Beteiligten in Erinnerung gerufen werden mußten. Diese Erfahrungen zeigten erst recht den Oberbehörden, wie vorsichtig mit Einführung der Anzeigepflicht vorgegangen werden muß, andererseits aber drängte immer mehr die Erkenntnis, daß schließlich mit der Desinfektion bei Todesfällen und Wohnungswechsel wenig getan sei, daß wichtiger als diese die Sorge für die die Wohnung mit dem Kranken teilenden Familienangehörigen und den Kranken selbst sei, zur Ergreifung weitergehender Maßnahmen. Da den Behörden aber dafür Mittel und Durchführungsorgane fehlten, beschränkten sie sich auf das Erteilen von Ratschlägen.

So enthält der Erlaß des Ministers Gossler vom 10. XII. 1890 nach einem kurzen Referat über den Vortrag des Professors Heller-Kiel, in dem dieser unter anderem die Anzeige- und Desinfektionspflicht bei Sterbefällen tuberkulöser Menschen und Vorkehrungen zur Beseitigung des Auswurfs in öffentlichen und privaten Gebäuden verlangt hatte, ein Gutachten der „wissenschaftlichen Deputation für das Medizinalwesen“, das eine große Anzahl von Maßnahmen im Kampfe gegen die Tbc. in Vorschlag bringt. Erwähnt sei davon, als Vorläufer für die heutige laufende Desinfektion, der Vorschlag, jeder Krankenwärter solle eine Anweisung in die Hand bekommen, „wie er mit den ansteckenden Ausscheidungen aus dem Körper Kranker zu verfahren habe, um sie unschädlich zu machen". Die einzige unmittelbare Anordnung war: ein Verlangen an die Krankenanstalten, über die Zahl der in den letzten 3 Jahren in ihnen verpflegten und verstorbenen Tuberkulösen zu berichten, ferner darüber, ob in ihnen Ansteckung Gesunder oder Kranker mit Tbc. vorgekommen sei und schließlich über die Art der Durchführung der im Gutachten erwähnten Maßnahmen in Krankenanstalten — ein Verlangen, das wohl vor allem statistischen Zwecken zu dienen geeignet ist.

Diesem Erlaß scheinbar nachgebildet, und ähnlich wie jener auf dem Gutachten der wissenschaftlichen Deputation für das Medizinalwesen auf dem Gutachten des „obersten Sanitätsrates" fußend, ist der Erlaß des österreichischen Ministerpräsidenten vom 14. VII. 1902. Er ordnet an: die Anzeige beim Tode eines tuberkulösen Kranken, beim Wechsel der Wohnung oder Unterkunft des Tuberkulösen, ferner ist der Arzt zur Anzeige überall dort verpflichtet, wo er „bezüglich der Durchführung unumgänglich notwendiger Maßnahmen zur Hintanhaltung der Verbreitung der Tbc. auf unbehebbare Hindernisse stößt". Außerdem wird eine ganze Reihe von „obligatorischen Maßnahmen" und von „empfehlenswerten Maßnahmen" angeführt. Auf Grund dieses Erlasses hatten die Landesbehörden die entsprechenden Verordnungen hinauszugeben — nur wenige haben dies getan. Überall aber sind diese Anordnungen nur auf dem Papier geblieben.

In Preußen bestand nach dem „Gesetz betreffend die Bekämpfung übertragbarer Krankheiten" vom 28. VIII. 1905 die Anzeigepflicht für jeden Todesfall an Lungen- und Kehlkopf-Tbc.

Wie langsam und mühsam sich diese Anzeigepflicht durchsetzt, mag aus folgenden Angaben hervorgehen.

Von allen standesamtlich gemeldeten Todesfällen an Lungen- und Kehlkopf-Tbc. wurden durch die zur Anzeige Verpflichteten (sanitätspolizeilich) gemeldet:

Tabelle 122.

| 1907 | 51,0% | 1909 | 56,8% | 1911 | 62,8% | 1919 | 72,1% |
| 1908 | 50,4% | 1910 | 56,8% | 1912 | 66,5% | 1920 | 73,8% |

Dabei schwanken die Zahlen außerordentlich nach den verschiedenen Regierungsbezirken: In Marienwerder waren 1920 nur 20,6%, in Sigmaringen 85,1% der Todesfälle gemeldet worden. Ein Mehr an Anzeigepflicht, das die Behörden gewünscht hatten, war von den gesetzgebenden Körperschaften abgelehnt worden.

Wie es sich mit anderen Infektionskrankheiten diesbezüglich verhält, möge die folgende Tabelle zeigen:

Tabelle 123.

| | Diphtheritis | Kindbettfieber | Ruhr | Scharlach | Typhus | Spinale Kinderlähmung | Tbc. |
|---|---|---|---|---|---|---|---|
| Zahl der standesamtlich gemeldeten Todesfälle 1912 . . . . . . . . . . | 8367 | 917 | 64 | 4290 | 1580 | 48 | 59 911 |
| Differenz zwischen der Zahl der standesamtlich und der sanitätspolizeilich gemeldeten Todesfälle zu ungunsten der letzteren 1912 . . . . . . . . . . | 2300 | 487 | 35 | 966 | 287 | 17 | 20 091 |
| Ebenso 1911 . . . . . . . . . . . . | 2863 | 368 | 106 | 1498 | 395 | 18 | 22 735 |

Nach den für die letzten Jahre vorliegenden, nur einzelne Krankheiten erfassenden Daten hat sich hierin nichts Wesentliches geändert. Schon diese durchaus mangelhafte Durchführung der bestehenden Anzeigepflicht muß vorsichtig machen bei der Einführung weitergehender, und muß die Frage aufwerfen lassen, warum die Durchführung so mangelhaft ist.

Die erwähnten, nach der Entdeckung Kochs einsetzenden Verordnungen waren eine Folge des auf Grund der neuen Entdeckung von den verschiedensten Seiten gestellten Verlangens nach sanitätspolizeilichen Maßnahmen. Manche Ärzte gingen in ihren Forderungen recht weit: *sie vergaßen, daß eine moderne Gesetzgebung sich kaum zu so drakonischen Maßnahmen* würde verstehen können, wie sie im Mittelalter gegen den Aussatz angewendet worden waren; sie vergaßen aber auch, daß die Bevölkerung selbst, die strenge behördliche Maßnahmen gegen so seltene und so sehr gefürchtete Seuchen wie Cholera, Pest gutheißt, ähnlichen Maßnahmen gegen die Tbc. entschieden Widerstand leisten würde; sie vergaßen, daß Maßnahmen, die gegen eine *kurzdauernde akute Infektionskrankheit* wohl am Platze sind, *praktisch nicht durchführbar sind* gegen ein sich durch Jahre hinziehendes Leiden, und daß — selbst rein theoretisch betrachtet — die Sachlage bei der Tbc. ganz anders ist als bei den akuten Infektionskrankheiten, daß das bei akuten Infektionen so wichtige Erfassen der ersten Fälle, durch deren rechtzeitige, mit allen Mitteln durchgeführte Isolierung dem Entstehen einer Epidemie vorgebeugt werden kann, bei der Tbc. im allgemeinen nicht in Frage kommen kann, und daß überhaupt die Ansteckungsquelle bei der Tbc. des Erwachsenen sich nur in Fällen von Familieninfektion wird ermitteln lassen. Vor allem aber wurde von denen, die gesetzliche Maßnahmen, insbesondere die Anzeigepflicht verlangten, oft vergessen, daß *die Anzeigepflicht ja nicht Selbstzweck* sei, daß sie nur die Grundlage für weitere Maßnahmen schaffen solle, daß es keinen Sinn habe, eine Grundlage zu schaffen, wenn wir auf ihr nicht weiter aufzubauen imstande sind.

Es muß also auch heute noch jede Anzeigepflicht zwecklos erscheinen, wenn sie jenes Maß überschreitet und jene Fälle erfaßt, denen weiter sanitätspolizeilich oder fürsorgerisch nachzugehen bei den heute vorhandenen Einrichtungen unmöglich ist. Dazu kommt aber weiter, daß eine Anzeigepflicht zu rein statistischen Zwecken, wie sie von manchen verlangt wurde und wird, an sich undurchführbar ist. Wir wissen alle, wie gering die Neigung der Ärzte ist, sich an statistischen Erhebungen zu beteiligen; verwiesen sei nur auf den in den meisten Orten recht geringen Prozentsatz der Ärzte, die sich an den Statistiken über Geschlechtskrankheiten und Krebs beteiligten. Sie würden, selbst wenn sie mit der Erstattung von Anzeigen beginnen würden, diese bald aufgeben, wenn sie nur zu statistischen Zwecken verwendet würden, in ihren Augen also praktisch bedeutungslos wären. Verlangen wir aber, daß jede Anzeige von den Behörden nicht einfach ad acta gelegt wird, sondern daß sie zu weiteren Maßnahmen Anlaß geben soll, so kommen wir heute in den meisten Ländern zu der Forderung nach einer beschränkten Anzeigepflicht[1]).

Ich habe oben dargelegt, wie unbedingt notwendig es ist, in der Fürsorge auch die Leichtkranken zu erfassen, die Fürsorge so auszubauen, daß dies möglich ist. Durch solchen Ausbau der Fürsorge wird auch die Grundlage für eine Ausdehnung der Anzeigepflicht für alle an Tbc. Erkrankten geschaffen. Heute aber könnte eine solche Anzeigepflicht nur in wenigen Orten praktische Maßnahmen zur Folge haben, wir müßten heute froh sein, wenn das Fürsorgenetz *im allgemeinen* auch nur so weit ausgebaut wäre, daß tatsächlich *alle* Schwertuberkulösen oder Infektiösen in Fürsorge genommen werden könnten. *Ein dicht ausgebautes Netz von gut funktionierenden Fürsorgestellen ist die Voraussetzung für eine wirkliche Wirksamkeit der Anzeigepflicht und für eine staatlich angeordnete Tbc.-Bekämpfung* — nicht ist, wie so vielfach behauptet wird, die Anzeigepflicht die Grundlage für eine zweckmäßige Fürsorge (denn daß eine solche auch ohne Anzeigepflicht bestehen kann, zeigen die Beispiele an vielen Orten), sondern umgekehrt: die Voraussetzung für Durchführung und Sinn der Anzeigepflicht ist das Vorhandensein entsprechender Fürsorgeeinrichtungen. Erst ein solcher Unterbau würde ermöglichen, daß, wie im preußischen Gesetz zur Bekämpfung übertragbarer Krankheiten, auf den Abschnitt Anzeigepflicht, die Abschnitte „Ermittlungen", „Schutzmaßnahmen", „Verfahren und Behörden", „Entschädigungen" folgen, so auch im Gesetz zur Bekämpfung der Tbc. angegeben wird, was nach Erstattung der Anzeige geschehen muß.

Es muß hier die Frage aufgeworfen werden, wieweit eine solche Anzeigepflicht von Todesfällen an Tbc. überhaupt notwendig ist. Dort, wo ohnehin auf Grund der Totenschau alle Todesfälle zur Kenntnis der Behörden gelangen, sollte durch zweckmäßige Regelung des behördlichen Verfahrens diese besondere Anzeigepflicht überflüssig gemacht werden, mag die Totenschau durch Ärzte ausgeführt werden oder durch Laien. Sobald Vorschrift ist, daß — wo überhaupt ärztliche Behandlung stattgefunden hat — die Totenschau auf Grund

---

[1]) Vgl. zur ganzen Frage GOETZL (1).

eines ärztlichen Behandlungsscheines durchzuführen ist, ist sichergestellt, daß durch Toten-schau alle jene Fälle, bei denen der behandelnde Arzt die Diagnose Tbc. gestellt hat, auch als Tbc. zur behördlichen Kenntnis gelangen. Damit aber ist die Möglichkeit gegeben, durch Mitteilung von Amt zu Amt alle Todesfälle jenen Behörden zur Kenntnis zu bringen, deren Aufgabe es ist, die Maßnahmen zur Verhütung der Weiterverbreitung der Tbc. durch-zuführen. Es ist wohl Sache von Gemeinden, Kreisen und Städten, trotz der heute in fast allen deutschen Ländern bestehenden Anzeigepflicht für Tbc.-Todesfälle, dafür zu sorgen, daß auch auf diesem Wege Meldungen an die geeigneten Stellen (Kreisarzt, Fürsorgestelle) gelangen, die das Weitere zu veranlassen haben.

Zu wünschen wäre wohl, daß auf jeden Todesfall an Tbc. die Desinfektion zu folgen hätte; leider macht auch das neue preußische Gesetz dies nicht obli-gatorisch: auf Antrag des beamteten oder behandelnden Arztes oder der Melde-stelle *kann* (ebenso wie zu Lebenszeiten des Tuberkulösen) die Ortspolizeibehörde eine Desinfektion ausführen lassen, deren Kosten „auf Antrag“ aus öffentlichen Mitteln zu bestreiten sind.

Was wird aber überhaupt durch *Desinfektion bei Todesfällen* erreicht? Vollkommen geschützt werden dadurch die sonst gefährdeten Nachfolger in der Wohnung, dann die-jenigen, die — ohne bisher mit dem Verstorbenen die Wohnung geteilt zu haben — nun seine Gebrauchsgegenstände, insbesondere seine Wäsche und seine Betten in Gebrauch nehmen. Viel höher aber ist meist die Zahl und die Gefährdung jener Personen, die in den letzten Wochen und Monaten mit dem Kranken die Wohnung teilten. Für diese bedeutet zwar eine gründlich durchgeführte Schlußdesinfektion eine Beendigung der Ansteckungs-gefahr — aber sie waren ja durch lange Zeit viel größerer Gefahr ausgesetzt gewesen. Mit Recht sagt die preußische neue Bearbeitung der Desinfektionsvorschrift: „Bei der Des-infektion ist hinfort der Nachdruck auf die laufende Desinfektion während der Krankheit zu legen.“ Aber auch für Fälle, wo laufende Desinfektion durchgeführt wurde, kommt der Schlußdesinfektion Bedeutung zu, weil Betten, Kleider, Wäsche des Verstorbenen häufig nach seinem Tode von den Angehörigen benutzt werden.

Demselben Zwecke, wie teilweise die Anzeigepflicht von Todesfällen, soll die *Anzeige vom Wohnungswechsel* Schwertuberkulöser dienen; der Wohnungsnachfolger soll vor In-fektion geschützt werden. Diese Anzeigepflicht erscheint in die Verordnungen fast aller deutschen Bundesstaaten, soweit überhaupt solche bestehen, aufgenommen.

Außer der Anzeige bei Todesfällen sehen noch viele Verordnungen die An-zeigepflicht bei allen oder nur den besonders stark infektiösen Fällen vor, ent-weder überhaupt oder bei Wohnungswechsel.

Die verschiedenen Gesetze und Verordnungen gebrauchen hier verschiedene Ausdrücke und ebenso auch die einzelnen Autoren. So verlangt Kirchner die Anzeigepflicht für Fälle, „wo Zerfall eintritt und die Bacillen im Auswurf erscheinen“; so spricht Baden in seinem Erlaß vom 30. I. 1902 von „vorgeschrittener“ Tbc., in dem vom 9. V. 1911 von offener und umschreibt diese letzteren als solche Erkrankungen, bei denen Bacillen im Auswurf nachweisbar sind; Schwarzburg-Rudolstadt und Waldeck sprechen von offener Tbc., „so-bald Bacillen nachgewiesen sind“; das neue preußische Gesetz von „jeder ansteckenden Erkrankung ... an Lungen- und Kehlkopf-Tbc.“; Braunschweig definiert „vorgeschritten“ als „denjenigen Abschnitt der Erkrankung an offener Tbc. der Luftwege und der Lungen, in dem der Kranke seine Umgebung durch Ansteckung in nahe Gefahr bringt“.

In den meisten Verordnungen aber vermissen wir eine nähere Ausführung über die Worte „offen“, „vorgeschritten“ oder „ansteckend“. Schon rein wissenschaftlich ist nicht ganz klar, was unter diesen Worten zu verstehen ist; es sei nur darauf hingewiesen, daß manche mit Recht die Scheidung in offene und geschlossene Tbc. verwerfen, mit dem Hin-weis darauf, daß auch eine scheinbar geschlossene Tbc. schließlich bei wiederholter Bacillen-untersuchung sich doch als mindestens zeitweise offene herausstellen kann. Praktisch aber muß die Frage aufgeworfen werden, da diese Begriffsbestimmungen sich auf die Ausschei-dung von Bacillen stützen: Ist der Arzt oder der Patient verpflichtet, Sputumunter-suchungen machen zu lassen? Haben sie das Recht, die Tbc. so lange als eine nicht offene oder nicht ansteckende anzusehen, so lange — eben infolge Fehlens der mikroskopischen Untersuchung — Bacillen nicht nachgewiesen sind? Eine Bejahung solcher Anschauungen würde natürlich die Anzeigepflicht illusorisch machen. Mit Recht sagt deshalb die Ausfüh-rungsbestimmung zum preußischen Gesetz, daß als ansteckend im Sinne dieses Gesetzes außer den Fällen, bei denen Bacillen nachgewiesen werden, noch jene anzusehen sind, „bei denen der bisherige Verlauf und der klinische Befund damit rechnen lassen, daß bacillenhaltiger Auswurf entleert wird“, worauf dann auf diesen klinischen Befund näher eingegangen wird (s. S. 399).

Die österreichische Vollzugsanweisung des Staatsamtes für Volksgesundheit vom 24. II. 1919 sagt:

„Unter ansteckender (offener) Tbc. im Sinne dieser Vollzugsanweisung sind jene Fälle von Lungen- oder Kehlkopf-Tbc. zu verstehen, bei denen Tuberkelbacillen nachgewiesen oder die Kranken schon durch ihre klinischen Erscheinungen (vorgeschrittenes Stadium) als Bacillenausscheider erkennbar sind."

Weiter als die übrigen gingen die Polizeiverordnungen von Berlin 1893, die von Frankfurt und Lübeck, die jeden Krankheitsfall als anzeigepflichtig erklärten, während alle anderen älteren deutschen Verordnungen auch die offene Tbc. nur unter bestimmten Umständen als anzeigepflichtig angesehen wissen wollen. In fast allen Fällen ist diese zweite Bedingung, deren Eintritt erst die Anzeigepflicht begründet, *der Wohnungswechsel*. In einzelnen Verordnungen ist die Anzeigepflicht nur vorgesehen beim Wohnen in *Wohngemeinschaften* (Gasthäusern, Logierhäusern, Herbergen, Pensionen, Internaten, Waisenhäusern, Armen- und Siechenhäusern, Schlafstellen); in den meisten waren vorgeschrittene Erkrankungen anzuzeigen, sowohl bei Wohnungswechsel, als auch überhaupt beim Wohnen in Wohnungsgemeinschaften; die Verordnung von Baden (9. V. 1911) sieht als solche Wohnungsgemeinschaften nur Schulen und Erziehungsanstalten an. Andere (Sachsen-Altenburg 1906 und 1912, Württemberg 1910) sprechen von hochgradiger Gefährdung bzw. Gefährdung überhaupt durch Wohnungsverhältnisse. Andere wieder (Lübeck 1908, Hamburg 1910) beziehen auch die im Nahrungsmittelgewerbe Tätigen in die Anzeigepflicht ein, letztere Stadt mit dem Zusatz, wenn sie „dabei die Umgebung erheblich gefährden". Auch die österreichische Verordnung vom Jahre 1902 sah die Anzeigepflicht für Wohnungsgemeinschaften vor und ebenso die Verordnung vom 24. II. 1919. Allen diesen Bestimmungen liegt die Anschauung zugrunde, daß in solchen Wohnungsgemeinschaften durch das enge Beisammensein vieler Personen die Ansteckungsgefahr eine besonders große sei, oder (Hotels, Gasthäuser) der Wohnungswechsel ein besonders häufiger. Hamburg hingegen schränkt 1910 die Anzeigepflicht bei Wohnungswechsel auf jene Fälle ein, in denen der Arzt die Desinfektion für notwendig hält. Ähnliche Bestimmungen enthielten andere Verordnungen (Sachsen-Altenburg, Wiesbaden), die die Anzeigepflicht nur „bei hochgradiger Gefährdung" oder Gefährdung überhaupt für notwendig halten. Die österreichische Verordnung bestimmt, daß die Anzeige — abgesehen von Krankenanstalten und Fürsorgeanstalten, von Wohnungswechsel und Wohnungsgemeinschaften — zu erstatten ist „bei Einzelpersonen, wenn eine Weiterverbreitung der Krankheit zu befürchten ist".

Eine Anzeigepflicht, die, wie in den letztgenannten Verordnungen, so ganz in das Belieben des Verpflichteten gelegt ist, kann man wohl nicht als Anzeigepflicht, man muß sie vielmehr als ein ausdrücklich festgelegtes Anzeige*recht* ansehen. Die österreichische Verordnung legt dieses Anzeigerecht noch weitergehend fest: „Die behandelnden Ärzte bzw. die anzeigepflichtigen Personen können auch nicht anzeigepflichtige Fälle von Tbc. unter Angabe der weiteren empfohlenen Maßnahmen zur Anzeige bringen, insbesondere soll dies geschehen, wenn die Kranken mit Kindern im Kleinkindesalter in Wohngemeinschaft leben."

Gerade ein solches Anzeigerecht aber kann ganz zweckmäßig sein, um — verständnisvolles Mitarbeiten der Ärzte vorausgesetzt — in jenen Fällen behördlich einzugreifen, in denen durch Ratschläge von Arzt oder Fürsorgestelle (evtl. Fürsorgeschwester) infolge Unverständnis oder bösen Willens des Kranken oder seiner Angehörigen eine Durchführung der nötigen Schutzvorschriften nicht erreicht werden kann. Ein Mißbrauch dieses Anzeigerechts, das von manchen Seiten bei seiner Einführung zur Bekämpfung der Geschlechtskrankheiten gefürchtet wird, ist bei Tbc. doch wohl ausgeschlossen.

Nach dem preußischen Gesetz vom 4. VIII. 1923 (Anhang X) ist — wie nochmals hervorgehoben sei — jede *ansteckende* Erkrankung und jeder Todesfall an Lungen- und Kehlkopf-Tbc. anzuzeigen, nach dem Gesetz von Mecklenburg-Schwerin vom 19. II. 1924 *jede* Erkrankung an Tbc.

Wo von offener oder ansteckender Tbc. die Rede ist, kann die Anzeigepflicht eigentlich nur dem *Arzte* auferlegt werden, da nur er eigentlich beurteilen kann, ob eine solche Form der Tbc. vorliegt. Anders bei dem Wort „vorgeschritten"; hier können auch schon andere Personen die Anzeigepflicht feststellen, aber auch bei den erstgenannten Bezeichnungen wäre es wohl zweckmäßig, wenn durch besondere Fassung auch andere Personen, vor allem der *Haushaltungsvorstand* für Erstattung der Anzeige haftbar oder mithaftbar gemacht würde; denn gerade von diesem und anderen Angehörigen des Kranken geht oft der Widerstand gegen die zu erstattende Anzeige aus. Jedenfalls aber wären den Ärzten auch andere berufsmäßig Krankenbehandlung (Verordnung von Baden 1910) und auch Krankenpflege ausübende Personen gleichzustellen (wie es die österreichische Verordnung tut), während das preußische Gesetz die Anzeigepflicht auf den Arzt beschränkt; mit vollem Recht aber trägt dies Gesetz — im Gegensatz zu manchen anderen Verordnungen — die Anzeige beim Wohnungswechsel dem Haushaltungsvorstand und nicht dem Arzte auf.

Die badische, bayrische, insbesondere die braunschweigische Verordnung trägt die Anzeige auf: dem zugezogenen Arzt, dem Haushaltungsvorstand, jeder sonst mit der Behandlung und Pflege beschäftigten Person, dem Wohnungs- oder Hausinhaber, dem Leichen·beschauer, in Instituten dem Vorsteher oder dessen Stellvertreter, evtl. dem Schiffs- oder Floßführer oder dessen Stellvertreter. Es sind dies ähnliche Bestimmungen wie die, die das Gesetz zur Bekämpfung gemeingefährlicher Erkrankungen und das preußische Gesetz, betreffend die Bekämpfung übertragbarer Erkrankungen enthält. Meiner Meinung nach müßte mindestens der Haushaltungsvorstand verpflichtet sein, die Anzeige auf alle Fälle zu machen, doch soll er sie — wie es die österreichische Verordnung vorschreibt — evtl. gemeinsam mit dem Arzte erstatten können.

Alle älteren Verordnungen haben den Zweck, auf Grund der Anzeigepflicht zu einer Desinfektion der Wohnräume des Kranken oder Verstorbenen zu gelangen. Sie haben also nach dem oben Gesagten überall dort volle Berechtigung, wo entsprechende Einrichtungen für Desinfektion vorhanden sind; darüber hinaus können sie vielleicht in manchen Orten den Anlaß geben, solche Einrichtungen zu schaffen. Mehr leisten die älteren Verordnungen nicht.

Das preußische Gesetz erwähnt als erstes die Fürsorgestelle; es bestimmt, daß der Minister für Volkswohlfahrt zulassen kann, daß die Meldung nicht an den beamteten Arzt, sondern an eine Fürsorgestelle, ein Gesundheitsamt oder Wohlfahrtsamt erstattet werden kann. Durch diese Zulassung wird mancherorts an Stelle des staatlichen Kreisarztes der Stadtarzt treten. Wenn sie nicht erfolgt, hat nach den Ausführungsbestimmungen der Kreisarzt die Meldung an die zuständige Fürsorgestelle weiter zu geben. Welche Maßnahmen von seiten der Fürsorgestelle in Betracht kommen, zählt die Verordnung ebenfalls auf; die Maßnahmen müssen möglichst im Einvernehmen mit dem behandelnden Arzt getroffen werden. Eine Verpflichtung der Fürsorgestelle, bestimmte Maßnahmen zu treffen, ist nicht festgelegt, konnte auch nicht festgelegt werden bei der so ganz verschiedenen Leistungsfähigkeit der Fürsorgestellen selbst und dem ganz verschiedenen Umfang der vorhandenen Fürsorgedeckung.

Es mag aber nun die Frage auftauchen, ob nicht durch das Gesetz, das die Anzeigepflicht einführt, auch zugleich die Errichtung von Tbc.-Fürsorgestellen angeordnet werden kann. Das klingt ja recht verständig, aber die Erfahrungen haben gezeigt, daß sich solche Einrichtungen nur schwer auf staatliches Kommando schaffen lassen; sie müssen aus dem Bedürfnis und dem Geiste der Bevölkerung herauswachsen — abgesehen davon, daß in einem parlamentarisch regierten Staate Gesetzesanordnungen ohne ein solches von der Bevölkerung allgemein empfundenes Bedürfnis überhaupt nicht erlassen werden können, das zeigt das preußische Tbc.-Gesetz mit seinen dürftigen, aber dem Stande der Entwicklung entsprechenden Bestimmungen deutlich. Ohne diese Voraussetzung aber entfalten solche Gesetze, selbst wenn erlassen, mindestens zunächst nur geringe Wirkung. Das hat die österreichische Verordnung vom 2. I. 1917 gezeigt, die eine vollständige Organisation des Fürsorgestellenwesens entwarf und den Statthaltern (entsprechend den preußischen Regierungspräsidenten) auftrug, diese Aktion sofort in die Wege zu leiten — ein Auftrag, der aber zunächst nur eine sehr geringe Vermehrung der Fürsorgestellen zur Folge hatte: $2^1/_4$ Jahre nach Erlaß der Verordnung waren erst 30 Fürsorgestellen vorhanden, von denen die Hälfte aus früherer Zeit stammte; ein weiteres Vierteljahr später erst 38, und von diesen funktionierten keineswegs alle musterhaft. Erst in den letzten Jahren sind ganz allmählich weitere Fortschritte gemacht worden.

Es erscheint demnach gerechtfertigt, daß das preußsiche Tbc.-Gesetz vom 4. VII. 1923 nur eine beschränkte Anzeigepflicht: Tod, ansteckende Erkrankungen und Wohnungswechsel ansteckender Kranker vorsieht und die Fürsorgestellen in den in Bewegung zu setzenden Apparat einschaltet.

Gut geleitete Fürsorgestellen haben vieles von dem, was sich von der Einführung der Anzeigepflicht erwarten läßt, auch ohne diese geleistet, ihre Tätigkeit wird durch die Einführung der Anzeigepflicht in Preußen eine weitere Förderung erfahren, aber Durchführung und Wirksamkeit der Anzeigepflicht werden in erster Linie davon abhängen, ob leistungsfähige und gut geleitete Fürsorgestellen hinter ihr stehen. Die Einbeziehung der Fürsorgestellen in das Gesetz lenkt die Aufmerksamkeit der Städte und Kreise mehr noch als bisher auf die Tbc.-Fürsorgestellen, verleiht ihnen bei Behörden und in der Bevölkerung ein größeres Gewicht und wird so die Tbc.-Bekämpfung fördern. Aber nicht die Anzeigepflicht kann die Grundlage der Tbc.-Bekämpfung bilden, *sondern zielbewußte Tbc.-Bekämpfung macht erst die Anzeigepflicht wirksam. Auch hier ist es die Tbc.-Fürsorgestelle, die den Kern, das Zentrum der Tbc.-Bekämpfung, bildet.*

Das Gesetz zur Bekämpfung der Tbc. von *Mecklenburg-Schwerin* vom 19. II. 1924 macht *jede* Erkrankung und *jeden* Todesfall an Tbc. anzeigepflichtig durch den behandelnden Arzt und verpflichtet die Wohlfahrtsämter, „Tbc.-Fürsorgestellen in der dem Bedürfnis entsprechenden Zahl, minsdetens jedoch eine in den selbständigen Stadtbezirken und den Ämtern zu errichten und zu unterhalten". Nach der Bekanntmachung des Ministers für Medizinalangelegenheiten vom 1. VI. 1924 muß jede Fürsorgestelle unter die Leitung eines womöglich in der Tbc. erfahrenen Arztes gestellt werden, dem mindestens eine Fürsorgeschwester beizugeben ist. In den Fürsorgestellen sollen regelmäßige ärztliche Sprechstunden (z. B. alle 8—14 Tage) abgehalten werden, in denen die die Fürsorgestelle aufsuchenden oder von den Ärzten zugewiesenen Personen untersucht und beraten werden. Eine Behandlung findet in den Fürsorgestellen nicht statt. Weiter finden sich weitgehende Bestimmungen über die Tätigkeit der Fürsorgestelle.

Einen Überblick über die wichtigsten und neueren heute geltenden Bestimmungen gibt die folgende Zusammenstellung:

Tabelle 124.

| Land<br>Datum der Verordnung | Art der Erkrankung<br>(an Lungen- oder Kehlkopf-Tbc.) | Sonstige Bedingungen | Zur Anzeige Verpflichtete | Besondere Bemerkung |
|---|---|---|---|---|
| Sachsen<br>29. IX. 1900 | Lungen- und Kehlkopf-schwindsucht | Wohnungswechsel | Arzt oder inWohnungsgemeinschaften, Anstalten — Haushaltungsvorstand | |
| Braunschweig<br>26. VI. 1904 | „vorgeschrittene" nach Verordn. v. 23. V. 1906 jener Abschnitt d. Erkrankung, in dem der Kranke seine Umgebg. „durch Ansteckung in nahe Gefahr bringt" | Wohnungswechsel | Wie Baden, außerd. Schiffer | |
| Oldenburg<br>24.VIII. 1905 | vorgeschrittene | Wohnungswechsel | Wie Braunschweig | |

Tabelle 124 (Forts.).

| Land<br>Datum der Verordnung | Art der Erkrankung<br>(an Lungen- oder<br>Kehlkopf-Tbc.) | Sonstige Bedingungen | Zur Anzeige Verpflichtete | Besondere Bemerkung |
|---|---|---|---|---|
| Lübeck<br>19. VIII. 1908 | offene | — | Haushaltungsvorstand | |
| Württemberg<br>9. II. 1910 | vorgeschrittene oder offene Lungen- oder Kehlkopf-Tbc. | Wohnungswechsel Gefährdung infolge enger oder sonst unzureichender Wohnungsverhältnisse | Wie Braunschweig, außerdem Vorsteher v. Kranken-, Gefängnis- usw. Anstalten | |
| Hamburg<br>17. III. 1910 | „Fälle von Tbc." | bei Personen, die im Nahrungsmittelgewerbe tätig sind und dabei ihre Umgebung erheblich gefährden. Wenn der Arzt eine Desinfektion z. B. bei Wohnungs wechsel für notwendig hält | Arzt | |
| Baden<br>9. V. 1911 | offene, bei der Bacillen im Auswurf nachweisbar | hochgradige Gefährdung der Wohnungsgenossen, Wohnungswechsel; Personen, die in Unterrichts- oder Erziehungsanstalten wohnen oder durch Teilnahme am Unterricht gefährden | Arzt oder Haushaltungsvorst.; Vorsteher d. Anstalt, mit Behandlung oder Pflege berufsmäßig beschäftigte Personen; Wohnungs- od. Hausinhaber | |
| Bayern<br>9. V. 1911 | offene | Wohnung in oder Besuch von Unterrichts- oder Erziehungsanstalten, Wohnungswechsel | Arzt, sonstige mit Behandlung beschäftigte Personen, Anstaltsvorsteher, Schiffer | Regierungen oder Distriktspolizeibehörden können Anzeigepflicht einführen: für infolge ungünstiger Wohnungsverhältnisse Gefährdende |
| Saargebiet<br>31. X. 1923 | ansteckungsfähige Tbc. Erkrankungen, Todesfälle, Wohnungs- und Ortswechsel | — | behandelnder Arzt, Schularzt, Fürsorgearzt, Krankenkassenarzt; vertraulich an den Kreisarzt. Bei Todesfällen Haushaltungsvorstand und Leichenbeschauer | Kreiswohlfahrtsamt hat das Weitere zu veranlassen. Obligatorische Schlußdesinfektion |
| Schaumburg-Lippe<br>26. II. 1924 | ansteckende Tbc.-Erkrankungen. Todesfälle. Wohnungswechsel | — | Arzt, mit Behandlung betraute Person. Haushaltungsvorstand | Kreisfürsorgerin hat das Notwendige zu veranlassen |

Tabelle 124 (Forts.).

| Land<br>Datum der Ver-<br>ordnung | Art der Erkrankung<br>(an Lungen- oder<br>Kehlkopf-Tbc.) | Sonstige Bedingungen | Zur Anzeige Ver-<br>pflichtete | Besondere Bemerkung |
|---|---|---|---|---|
| Mecklenburg-<br>Schwerin<br>19. II. 1924<br>Ausführungs-<br>verordnung<br>v. 1. VI. 1924 | *jede* Erkrankung | — | Arzt | Die Wohnungs-<br>ämter haben in je-<br>dem selbständigen<br>Stadtbezirk und je-<br>dem Amt min-<br>destens eine Für-<br>sorgestelle zu er-<br>richten unter Lei-<br>tung eines erfah-<br>renen Arztes u. mit<br>mindestens einer<br>Fürsorgerin |
| Preußen<br>4. VIII. 1924 | jede ansteckende<br>Erkrankung | — | Arzt, bei Woh-<br>nungswechsel der<br>Haushaltungs-<br>vorstand | Mitwirkung der<br>Fürsorgestellen<br>(Siehe Anhang X) |

## 4. Tuberkulosefürsorge besonderer Personengruppen.

### a) Kriegsbeschädigte.

In der Vorkriegszeit war die Auslese für das deutsche Heer eine recht strenge und genaue, der Prozentsatz, der wegen Tbc. dienstuntauglich oder invalid wurde, war ein recht geringer. In den Jahren 1902—1909 schieden aus der preußischen Armee jährlich 1,2—1,5⁰/₀₀, aus der bayerischen 1,2—1,9⁰/₀₀ infolge Tbc. der obern Luftwege oder der Lungen aus. Auch in der österreichisch-ungarischen Armee waren die Zahlen niedrig, 1,6—2,5⁰/₀₀, viel größer aber in der französischen Armee, 7,7—11,5⁰/₀₀. Grundsätzlich stand die deutsche Heeresverwaltung auf dem Standpunkt, daß Tuberkulöse aus dem aktiven Dienststand auszuscheiden haben, doch wurde in manchen Fällen, insbesondere länger gedienten Unteroffizieren und ausnahmsweise auch anderen Mannschaften Heilbehandlung bewilligt; in 4 Garnisonlazaretten bestanden besondere Abteilungen Lungenkranker, in 16 Lungenheilstätten standen eine Anzahl von Betten der Heeresverwaltung zur Verfügung. 25 Offiziere mit beginnender Tbc. fanden in der Villa Hildebrand in Arco Aufnahme.

Das Bild änderte sich selbstverständlich vollkommen, als mit der Mobilisierung die strenge Auswahl aufhörte.

Nach einer Veröffentlichung von SCHULTZEN (3) waren während des Krieges bis zum 31. VII. 1918 aus den Lazaretten 125 133 Personen wegen Tbc. entlassen worden (im 1. Kriegsjahr 2,7%, im 4. Jahr 5,6% der Kopfstärke); mit den am Zähltage in den Lazaretten befindlichen Tuberkulösen ergibt dies 136 413 Mann oder 5,3% der Gesamtstärke. Nach Beendigung des Krieges war mit rund 50 000 versorgungsberechtigten tuberkulösen Kriegsbeschädigten zu rechnen. Das Reichsversorgungsgesetz vom 12. V. 1920 in der Fassung vom 31. VII. 1925 regelt die Verhältnisse aus den Ansprüchen *der Kriegsbeschädigten des Weltkrieges*; das Alt-Rentner-Gesetz vom 18. VII. 1921, das sich auf die vor dem 1. VIII. 1914 aus der *Wehrmacht ausgeschiedenen Militärpersonen* bezieht, das Kriegspersonen-Schaden-Gesetz vom 15. VII. 1922, das *durch den Krieg geschädigte Zivilpersonen* umfaßt, stellt diese Gruppen den vom Reichsversorgungsgesetz Erfaßten gleich; auch die Soldaten der *Reichswehr* und die Angehörigen der *Schutzpolizei*, die wegen Dienstbeschädigung ausscheiden, sind diesen gleichgestellt.

Alle diese Personen haben *neben Anspruch auf die Rente auch Anspruch auf Heilbehandlung und soziale Fürsorge an das Reich*. Die Heilbehandlung wird gewährt, wenn das Leiden mittelbar oder unmittelbar auf Dienstbeschädigung zurückzuführen ist und wegen des Leidens der Anspruch auf Rente anerkannt wurde, aber auch, wenn die Folgen einer anerkannten Dienstbeschädigung den Bezug einer Rente nicht rechtfertigen dann, „wenn dadurch eine Verschlimmerung des durch die Dienstbeschädigung verursachten Leidens verhütet wird" (Gesetz vom 12. V. 1920, § 4). Während der Heilanstaltspflege eines Beschädigten wird den Angehörigen, deren Ernährer er gewesen ist, zwei Drittel der Vollrente und die nach der Vollrente bemessene Kinderzulage als Hausgeld gewährt (§ 13); das Hausgeld darf jedoch den Betrag nicht übersteigen, um den das Einkommen durch die Erkrankung gemindert ist; während der Heilanstaltspflege kann dem Kranken ein Taschengeld gewährt werden. Der Kriegsbeschädigte hat auch Anspruch auf soziale Fürsorge, insbesondere Berufsausbildung bei notwendigem Berufswechsel. Die Heilbehandlung ist grundsätzlich von den Krankenkassen durchzuführen, doch kann das Reich die Heilbehandlung, einschließlich der Heilanstaltspflege und der Hauspflege, selbst durchführen. Das Gesetz über die Beschäftigung Schwerbeschädigter vom 23. XII. 1922 legt den Arbeitgebern die Verpflichtung auf, in ihren Betrieben eine gewisse Anzahl von Schwerbeschädigten, das sind Kriegsbeschädigte und Unfallrentner mit einer Erwerbseinbuße von wenigstens 50%, zu beschäftigen, und gewährt so diesen erleichterte Arbeitsbeschaffung und einen gewissen Schutz.

Die Durchführung der Versorgung der Kriegsbeschädigten liegt eigenen damit betrauten *Reichsbehörden* ob (*Versorgungsbehörden*).

Die Auswahl der Kranken für Heilstättenkuren erfolgt durch Versorgungsärzte häufig nach kurz dauernder Beobachtung in den Versorgungskrankenhäusern, insbesondere den Lungenkrankenhäusern, in denen auch schwere Fälle Behandlung finden. Das Reich besitzt zwei Heilstätten, viele Kranke werden in die Heilstätten der L.-V.-A. gewiesen. Es wurden 1921 rund 13 000, 1922 rund 9000, in dem letzteren Jahr ist die Behandlung in den Lungenkrankenhäusern nicht eingerechnet, Heilbehandlungen durchgeführt. Die Kur wird zunächst für 3 Monate bewilligt, aber nach Bedarf verlängert; die durchschnittliche Kurdauer beträgt rund 5 Monate. Im Jahre 1923 benötigten die Versorgungsbehörden 2697 Heilstättenbetten neben den rund 800 Plätzen der Lungenkrankenhäuser. Auch für lungenkranke Witwen und Waisen der Gefallenen oder an Dienstbeschädigung Verstorbenen wird durch Heilstättenpflege gesorgt. 1921 betrug der Aufwand der Versorgungsbehörden für Heilstättenbehandlung 141,4 Millionen M., 1922 1080 Millionen Papierm., mehr als die Aufwendungen der sämtlichen L.-V.-A. und der Reichsversorgungsanstalt für Angestellte zusammen [nach Dr. BAUER (4)].

## b) Mittelstand.

Alle Bestrebungen zur Bekämpfung der Tbc. richteten sich vor allem auf Heilbehandlung und Fürsorge für Unbemittelte, vor allem auf den ganzen Bevölkerungskreis der versicherungspflichtigen Bevölkerung. Dies führte bald dazu, daß für diese Schicht besser gesorgt war als für den minderbemittelten *Mittelstand*, für den im Erkrankungsfall die Verpflegungskosten in Heilstätten von keiner Versicherungsanstalt oder Kasse übernommen wurden, der aber selbst nicht die Mittel besaß — und in viel weitergehendem Maße noch heute nicht besitzt, um die Kosten des Aufenthaltes in einer Privatheilanstalt zu tragen. Um diesem Mangel abzuhelfen, entstanden zwar Heilstätten, die zu recht mäßigem Preise auch Nichtversicherte aufnahmen, aber auch deren Kosten zu zahlen waren viele Personen des Mittelstandes nicht imstande, während für die Beschaffung jener Dinge, die sonst die Tbc.-Fürsorge liefert, die Mittel noch ausreichten. Mit Inslebentreten der *Angestelltenversicherung* (1913) hatte für versicherungspflichtige Angestellte in gehobener Stellung, Betriebsbeamte, Bureauangestellte, Werkmeister, Handlungsgehilfen, Bühnen- und Orchestermitglieder, Lehrer und Erzieher, Schiffsoffiziere mit einem Jahresverdienst unter einer bestimmten Grenze (derzeit mit einem Einkommen bis 500 Rm. monatlich) die Reichsversicherungsanstalt das Recht einzutreten. § 36: „Um die infolge einer Erkrankung drohende Berufsunfähigkeit eines Versicherten abzuwenden, kann die Reichsversicherungsanstalt ein Heilverfahren einleiten", „dasselbe gilt, wenn zu erwarten ist, daß ein Heilverfahren den Empfänger eines Ruhegeldes wieder berufsfähig macht". Das Gesetz über den Ausbau der Angestellten- und Invalidenversicherung und über Gesundheitspflege in der Reichsversicherung vom 28. VII. 1925 bestimmt: § 49a: „Die Reichsversicherungsanstalt kann mit Genehmigung des Reichsarbeitsministers Mittel aufwenden, um allgemeine Maßnahmen zur Verhütung des Eintritts vorzeitiger Berufsunfähigkeit oder zur Hebung der gesundheitlichen Verhältnisse der versicherten Bevölkerung zu fördern oder durchzuführen. Die Genehmigung kann auch für Pauschbeträge erteilt werden." Es ist damit also eine Stelle geschaffen, die für die versicherten Angestellten in gleicher Weise sorgen kann wie die Landesversicherungsanstalten für die versicherte Arbeiterbevölkerung.

Die Reichsversicherungsanstalt hat ebenfalls das Heilverfahren ziemlich weit ausgebaut.

Tabelle 125.

| Jahr | Eingelaufene Anträge | Durchgeführte Heilverfahren | Davon ständige Heilverfahren | Davon wurden durchgeführt in Lungenheilstätten |
|---|---|---|---|---|
| 1913 | 10 464 | 6 892 | 4 929 | 2031 |
| 1917 | 30 132 | 17 760 | 14 282 | 4368 |
| 1921 | 55 716 | 33 955 | 22 856 | 7894 |
| 1922 | 50 030 | 31 501 | 19 128 | 8043 |

Doch wurden Lungenheilverfahren auch scheinbar in Sanatorien und Kurorten durchgeführt; denn es betrug z. B. die Zahl der in Lungenheilstätten durchgeführten ständigen Heilverfahren 1920: 7784, die Zahl der in diesem Jahre begonnenen Lungenheilverfahren jedoch 8683. Die Reichsversicherungsanstalt hat über die Unterbringung der bei ihr Versicherten mit einer größeren Anzahl von Privatheilanstalten und Volksheilstätten Abmachungen getroffen, und zwar mit solchen, die auch über Einrichtungen für höhere Ansprüche, vor allem Ein- und Zweibettenzimmer verfügen.

Noch aber war und ist für den *nicht versicherten* Mittelstand in keiner Weise durch besondere, vom Staate hierzu berufene Organe gesorgt. Da es hier gerade die Kurkosten sind, die für die Betroffenen oft unerschwinglich sind, so gingen die Bemühungen der Anfang 1912 vom Deutschen Zentralkomitee auf Anregung von außen ins Leben gerufenen *„Kommission für die Tbc.-Fürsorge im Mittelstand"* vor allem dahin, Heilstättenplätze und Heilstättenpflege für den unversicherten Mittelstand zu sichern (5). Dies sollte durch Gründung von Mittelstands-Sanatorien, Abschluß von Verträgen mit Heilstätten und Schaffung von Fonds erreicht werden. Die Kommission trat mit den großen Mittelstandsorganisationen in Verbindung, ebenso mit Handelskammern und Handwerkskammern und schuf auch selbst Ortsausschüsse. Die Bestrebungen der Kommission zur Einrichtung von Selbsthilfeorganisationen innerhalb der großen Verbände führten zur Schaffung einer Tbc.-Stiftung des *Deutschen Lehrervereins*, eines Tbc.-Fonds beim *Verband deutscher Beamtenvereine*, einer Tbc.-Organisation des *Verbandes mittlerer Reichs-, Post- und Telegraphenbeamten*, einer Tbc.-Fürsorge für die *deutsche Studentenschaft*. Mit mehreren Heilstätten wurden Verträge abgeschlossen, eine Liste der für den Mittelstand geeigneten Heilstätten aufgestellt[1]. Die Kaiser Wilhelm-Jubiläumsstiftung (jetzt Gottfried Roehl-Stiftung) des Deutschen Lehrervereins, die am 1. I. 1916 in Kraft trat, verfügte damals über ein Kapital von 225 680 M., eine Summe, die weit größer war als die der übrigen bisher in recht bescheidenen Grenzen gebliebenen Organisationen; es konnten im Jahre 1916 26 680 M. für Unterstützungszwecke verwendet und eine kleine Rücklage gemacht werden, während die Tbc.-Fürsorge des Verbandes mittlerer Post- und Telegraphenbeamten nur 7100 M. für Beihilfen verwendete. Die Aufwendungen des letztgenannten Vereins stiegen 1918 auf 15 400 M., doch sind dabei auch Unterstützungen für Nervenkranke mitinbegriffen. Im Berichtsjahr 1921/22 beliefen sich die Gesamtausgaben der Kommission für die Tbc-Fürsorge im Mittelstand auf 330 000 M., die der Gottfried Röhl-Stiftung (früher Kaiser Wilhelm-Stiftung) des Deutschen Lehrervereins auf 58 850 M., die der Tbc.-Fürsorge des Verbandes Deutscher Post- und Telegraphenbeamten auf 42 000 M. — alles Summen, die sehr klein sind im Verhältnis zu der stets wachsenden Notlage des Mittelstandes, der zunehmenden Tbc.-Verbreitung im Mittelstande und dem sinkenden Geldwerte. Im Berichtsjahr 1922/23 betrugen die Gesamtausgaben der Kommission für den nicht versicherten Mittelstand 4,6 Millionen Papier-M., die der Röhl-Stiftung (1922) 177 436 Papierm., die des Verbandes Deutscher Post- und Telegraphenbeamten 52 000 Papierm.

Das Reichsfinanzministerium hat mit Erlaß vom 31. VII. 1924 bestimmt, daß seinen Beamten Notstandsbeihilfe zu Heilstättenkuren gewährt werden könne.

Die Frage der Errichtung von besonderen Auskunfts- und Fürsorgestellen ist mehrfach erörtert worden; fruchtbar scheint vor allem die Anregung gewesen zu sein, bei Mittelstandsorganisationen Auskunftsstellen, die über billige Heilanstalten und deren Aufnahmebedingungen Auskunft geben, einzurichten.[2]

## 5. Aufklärung und Belehrung.

Eine große Rolle im Kampfe gegen die Tbc. hat von jeher die Aufklärung über das Wesen der Tbc. gespielt. Heute stehen wir dem Wert und der Bedeutung allgemeiner Tbc.-Aufklärung und insbesondere den anfangs vor allem ihren Zwecken dienenden Mitteln: Vorträgen, Merkblättern, Broschüren, etwas anders gegenüber als früher und sind uns der Grenzen ihrer Wirksamkeit und des durch sie Erreichbaren bewußt geworden. Vor einigen Jahrzehnten noch waren viele Ärzte der Meinung, daß mit der Aufklärung allein schon viel getan sei, in hygienischen Dingen überhaupt und im besonderen in der Bekämpfung der Tbc. Wir wissen heute, daß die meisten Menschen, die in schlechten hygienischen

---

[1] Erhältlich durch das Deutsche Zentralkomitee.

[2] Hingewiesen sei hier auf die interessante Arbeit von C. BREULS über Tbc. im Mittelstand nebst Vorschlägen zu einer Erweiterung der Bekämpfungsmaßnahmen. Tuberkul.-Bibliothek Nr. 6.

Verhältnissen leben, die die primitivsten Regeln persönlicher Hygiene nicht befolgen, nicht nur deshalb so leben, weil sie diese Regeln der Hygiene nicht kennen, sondern vor allem, weil sie nicht die Möglichkeit haben, sie zu befolgen. Aber ich möchte einen Schritt weiter gehen: selbst wenn wir davon absehen und soweit wirtschaftliche Momente nicht hindernd in Betracht kommen — es ist kaum glaublich, wie wenig all unsere Belehrungsversuche in die Masse des Volkes eindringen. Gerade in der Fürsorgetätigkeit sehen wir immer wieder, wie wir den Kranken und ihren Familien die primitivsten Kenntnisse von der Tbc. beibringen müssen. Aber nicht nur in der Fürsorge, nicht viel anders geht es in der Privatpraxis; auch hier sind wir oft erstaunt darüber, wie wenig sonst recht gebildete Menschen über Tbc. wissen, trotzdem seit Jahren Tbc.-Vorträge gehalten, Tbc.-Broschüren und Merkblätter in unendlicher Zahl verteilt werden. Woher rührt das?

Unsere Vorträge wenden sich immer an einen kleinen Teil der Bevölkerung, an jenen kleinen Teil intellektuell Interessierter, der eben Vorträge besucht; das ist aber nicht die große Masse unseres Volkes. Diese interessiert sich gewiß auch für manche Dinge: für Politik, für Sport — aber nicht für Wissenschaft.

Kündigt man heute von seiten irgendeiner Organisation in einem Arbeiterbezirk, der 200 000 Einwohner zählt, einen Vortrag über Tbc. an, so wird vermutlich — auch das ist nicht ganz sicher — der Vortrag gut besucht sein (100 Personen); hält man ihn, um auch den etwas weiter Wohnenden Gelegenheit zu geben, ihn zu hören, in einem anderen Teil des Bezirkes noch einmal, so wird er schon sehr schwach besucht sein; zum drittenmal wird sich wahrscheinlich überhaupt niemand mehr einfinden. Es ist eben eine ganz dünne Schicht von Menschen, die sich für diese Dinge interessiert, solange sie nicht selbst krank ist. Nicht besser geht es mit unseren Merkblättern und Broschüren: Wieviele von den verbreiteten Merkblättern werden überhaupt gelesen? Was von dem Gelesenen wird behalten? Wir haben eine große populärwissenschaftliche Literatur, die über alles, über die verschiedensten Dinge und Fragen: Technik, Naturwissenschaften, Kunst leicht faßlich Aufklärung gibt. Man beachte die relativ kleinen Auflagen, zu denen diese Schriften es bringen; man achte in der Straßenbahn, in der Eisenbahn auf das, was gelesen wird — kaum je wird man etwas anderes in den Händen der Mitreisenden sehen als sog. „Belletristik".

Wir dringen eben mit aller Aufklärung, mit aller Belehrung nicht über eine dünne Schicht rein Intellektueller innerhalb der verschiedenen Volksschichten hinaus. Den einzelnen in der übrigen großen Masse können wir für diese Dinge nicht tiefer interessieren, solange sie ihn nicht persönlich angehen, solange er nicht selbst oder einer seiner Angehörigen erkrankt ist. In diesem Falle aber bedarf es anderer Aufklärung als der durch das gedruckte Wort: da braucht es persönlicher, dem Einzelfalle angepaßter Belehrung, wie sie eben die Fürsorgestelle ihren Pfleglingen bietet. Und auch derjenige, der schon Tbc.-Vorträge gehört und Broschüren gelesen hat, wird diese meist nicht entbehren können, wenn er sein Wissen ins praktische Leben umsetzen will.

Wollen wir der großen Masse der Bevölkerung Kenntnisse beibringen, so führt der Weg durch *die Schule.* Man ist deshalb mit Recht an mehreren Orten darangegangen, im Schulunterricht den Kindern die Grundbegriffe über Entstehen, Wesen, Verhütung und Heilung der Tbc. beizubringen. Dazu muß natürlich zunächst der Lehrer selbst über die nötigen Kenntnisse verfügen.

Bereits im Jahre 1909 erschien im Verlag des Zentralkomitees eine von NIETNER und LORENTZ verfaßte Schrift: „Wesen der Tbc. als Volkskrankheit und ihre Bekämpfung durch die Schule, eine Anweisung für die Lehrerschaft." Die Schrift ist schon seit langem vergriffen. Neuerdings ist von BRÄUNING und LORENTZ „Die Tbc. und ihre Bekämpfung durch die Schule" (2. Aufl. Berlin: Julius Springer 1925) erschienen.

In größerem Umfange scheint man zuerst 1918 in den Dresdener Schulen auf Anregung Dr. BESCHORNERS (6) an Tbc.-Aufklärung gegangen zu sein. Um festzustellen, was die Kinder von Tbc. wissen, gab man unvorbereitet eine Klassenarbeit, in der die Kinder das niederschreiben sollten, was sie über Tbc. wußten, und gab ebenso eine Hausarbeit, um dadurch festzustellen, welche Anschauungen in den Familien der Kinder über die Tbc. herrschen. Das Ergebnis war ein sehr unbefriedigendes — kein Kind wußte etwas von Heilstätten und deren Bedeutung. Dann begann die Aufklärung unter den Lehrern, die ihrerseits im naturkundlichen Unterricht den Schülern die Grundbegriffe beibringen sollten. Es wurden ihnen für diesen Zweck die nötigen Unterlagen und ein leicht faßlicher Vortrag zur Verfügung gestellt. Die Kinder wurden dann in eine Tbc.-Ausstellung geführt. Der Unterricht in Tbc. sollte dauernd in die Lehrpläne aufgenommen werden, und es wurden zu diesem Zwecke Lichtbilderreihen für die Schüler zusammengestellt und für sie angeschafft.

In ähnlicher Weise ging man in Hannover vor (DOHRN: Tbc.-Fürsorgeblatt 1920, S. 52; SEEBAUM: S. 87). Hier hatte die Provinz einen Lehrer, der sich sehr viel mit der Frage der Tbc.-Bekämpfung beschäftigt hatte, als Wanderlehrer angestellt, der die Schulen der Provinz zu besuchen, in Lehrerkonferenzen zunächst die Lehrer zu unterrichten und ihnen dann das nötige Material für den Unterricht der Kinder zum Teil in Form einer Druckschrift zu übergeben hatte. Dem Unterricht der Kinder in der Stadt Linden gingen in der oben erwähnten Art Schul- und Hausarbeiten voraus; von 478 verwerteten Haus- und 603 ebensolchen Schularbeiten waren 16 voll befriedigend, 83 enthielten nichts Falsches, aber ließen Wichtiges vermissen, 201 waren mittelmäßig, in 178 herrschten falsche Anschauungen vor oder sie enthielten nur Falsches.

In ähnlicher Art wie in den genannten Orten ging man auf Anregung BRÄUNINGS (7) in Stettin vor. Mit der Unterweisung der Lehrerschaft wurde begonnen, dafür hält BRÄUNING 5—6 Vorträge für notwendig, dann folgt die Verteilung einer gut aufklärenden Schrift unter den Lehrern. In den Schulen soll eine „Tbc.-Woche" abgehalten werden, die mit einem Klassenaufsatz und einem Hausaufsatz beginnt; darauf folgt durch 3 Tage je eine Stunde Tbc.-Unterricht, dann die Vorführung eines Tbc.-Films, den Abschluß bildet wieder ein Klassenaufsatz über Tbc.

Auch in Jena und im Landkreis Jena-Roda wurden in ähnlicher Weise die Lehrer über Tbc. und Tbc.-Bekämpfung unterrichtet, die dann das Wissen den Kindern übermittelten (s. KAYSER-PETERSEN: Tuberkul.-Fürs.-Blatt 1924, H. 7).

Gegen diese Art des Unterrichts erhebt LORENTZ (8) vom pädagogischen Standpunkt aus Einwendungen: dieser Unterricht darf nicht etwas Isoliertes sein; es muß vielmehr die Kenntnis von der Tbc. in enger Verknüpfung mit dem übrigen Wissensstoff den Kindern auf methodisch richtige Weise beigebracht werden. In der Ausbildung der Lehrer muß für entsprechende hygienische Kenntnisse gesorgt werden. So recht LORENTZ auch mit diesen Einwendungen hat, man muß BRÄUNING doch darin beistimmen (Tbc.-Fürsorgeblatt 1921, S. 27), daß in den nächsten Jahren dieser „Schnellunterricht" doch der einzig gangbare Weg sein wird. Daneben aber darf nicht vergessen werden, durch Unterricht der neu auszubildenden Lehrer die Grundlage für einen Hygieneunterricht in den Volksschulen und im Rahmen dieses für einen Tbc.-Unterricht zu legen. Nur durch solchen Unterricht in der Schule wird man wirkliche Aufklärung der ganzen Bevölkerung bewirken können.

Ich ließ in einer Schule, in der eine Auswahl als besonders befähigt geltender jüngerer Arbeiter verschiedener Parteirichtung vereinigt waren, die 14 Schüler aufschreiben, was sie über Tbc. wußten. Zwei der Aufschreibungen entsprachen allen irgendwie zu stellenden Anforderungen, von den übrigen brachten fünf zwar spärliche, aber richtige Angaben, fünf neben richtigen (Ansteckung) doch etwas unklare Begriffe; zwei wußten nichts von Ansteckung; der eine führte entsprechend seiner Gesamteinstellung die Tbc. ausschließlich auf soziale Mißstände, der andere — seiner Gesamteinstellung entsprechend — ausschließlich auf Unsittlichkeit zurück.

Die heute geübte allgemeine Belehrung hat aber auch noch einen anderen Zweck als den, den einzelnen über das Wesen der Erkrankung aufzuklären. Sie soll *Propaganda für eine Idee machen.* Wollen wir Tbc.-Bekämpfung, Bekämpfung der Geschlechtskrankheiten usw. treiben, so können wir dies nur, wenn wir mit unseren Bemühungen Widerhall in der Bevölkerung finden; wir müssen die führenden, die intellektuellen Schichten der Bevölkerung für unsere Sache gewonnen haben, wobei ich unter intellektuellen Schichten nicht die der Kopfarbeiter verstehe, sondern jene Schichten, jene Personen innerhalb jeder Gruppe, innerhalb jeder Klasse, die Interessen haben, die über den augenblicklichen Lebensunterhalt und Lebensgenuß hinausgehen und die deshalb in allen Fragen, die über das rein Physische hinausgehen, die Führerschaft innerhalb ihrer Schicht innehaben. Und diese Intellektuellen innerhalb aller Schichten der Bevölkerung gewinnen wir durch unsere aufklärenden Vorträge, durch unsere Ausstellungen, durch unsere populären und halb populären, halb wissenschaftlichen Vorträge und Schriften. Diese Schichten aber müssen wir in jedem Ort, in jeder Stadt, in jedem Kreis gewinnen, ehe wir uns dort an praktische Arbeit machen können;

denn nur sie geben uns die moralische, verschaffen uns die materielle Unterstützung, deren wir bedürfen. Vorträge, Belehrung, Agitation: all das muß der Gründung einer Fürsorgestelle (auch einer Heilstätte) vorangehen, muß ihre Weiterentwicklung dauernd fördern. Die Organisationen, die Personen, die eine Fürsorgestelle ins Leben rufen wollen, müssen mit dieser Agitation und Belehrung beginnen und müssen sie fortführen. Ob die Fürsorgestelle selbst diese Art der Aufklärung betreiben soll? Sie verfügt über die Kräfte, die dies am besten können: ihre Fürsorgeärzte, die Fürsorgeschwester, dies sind die dazu Berufenen, und so oft die Fürsorgestelle Anstoß geben will zur Neuerrichtung irgendeiner „Fürsorgedeckung" — sei es eines Solbades, einer Walderholungsstätte —, so oft sie eine Vermehrung der vorhandenen Tbc.-Betten anstrebt, stets wird sie mit einer solchen Agitation, mit Vorträgen, evtl. mit Verteilung von Flugschriften beginnen müssen, und deshalb ist, wie schon erörtert, auch diese allgemein aufklärende und belehrende Tätigkeit in den Kreis der Tätigkeit der Fürsorgestelle einzubeziehen.

Solche belehrende Tätigkeit wird heute sehr erleichtert und gefördert durch die zahlreichen, allen Ansprüchen genügenden Merkblätter, Broschüren, Plakate, Diapositive, Filme, die von den verschiedensten Stellen herausgegeben wurden, und die zum Teil auch inhaltlich und formell allen Ansprüchen gerecht werden, so daß — ganz abgesehen von den großen Kosten, die die Herausgabe neuer Schriften stets verursacht — die Schaffung neuer Agitationsmittel schon seit längerer Zeit überflüssig erscheint.

Erwähnt seien hier die volkstümlichen Aufklärungsschriften, Merkblätter und Plakate des Deutschen Zentralkomitees zur Bekämpfung der Tbc. (s. Anhang XI), von denen insbesondere auf die Schrift von Professor Thiele aufmerksam gemacht sei; dann die Schriften des Vereins zur Bekämpfung der Schwindsucht in Chemnitz und Umgebung. Auch von anderen Seiten wurden Merkblätter und Broschüren herausgegeben, so vom freien Ausschuß zur Bekämpfung der Tbc. in Dresden (Dr. Beschorner, Ferdinandstraße 17): Grundzüge der Tbc.-Bekämpfung, Ausführung von feuchten Umschlägen, allgemeines Tbc.-Merkblatt, allgemeine Gesichtspunkte[1]); ferner von verschiedenen Seiten herausgegeben: a) Tbc.-Merkblatt, bearbeitet vom Reichsgesundheitsamt: Was ist Tbc., wie erfolgt die Ansteckung, Schutz gegen die Übertragung, Schutz durch Kräftigung des Körpers, Ratschläge für besonders gefährdete und erkrankte Personen (Berlin: Julius Springer); b) Tbc.-Merkblatt von Dr. Dohrn, Hannover (mit Bildern, Hannoverscher Provinzialverein zur Bekämpfung der Tbc., Hannover, Gellertstraße 22); c) Schützt eure Kinder vor Tbc.! Merkblatt zur Verhütung der Tbc. im Kindesalter (Kaiserin Augusta Victoria-Haus, Charlottenburg, Frankstraße); d) Merkblatt für tuberkulosebedrohte Kinder. Landesversicherungsanstalt der Rheinprovinz in Düsseldorf.

Erwähnt seien hier auch die Merkblätter für Licht-Luftbäder, a) herausgegeben vom Landesausschuß für hygienische Volksbelehrung, Dresden-A., Zirkusstraße 38/40: Haben Sonnen- und Luftbäder praktischen Wert? Eine Mahnschrift an Gemeinden und Mütter; b) Gemeinnützige Lichtluftbadpflege Frankfurt a. M., Leerbachstraße 27: 1. Für die Eltern! Die Luftbadpflege für Kinder. (Was heißt Luftbaden? Was nützt das Luftbad? Was sollen die Kinder beim Luftbad tragen? Wieso erkälten sich unsere Kinder nicht beim Luftbaden? 2. Die Praxis der Lichtluftbadpflege. 3. Anweisungen für Mütter, die kranke Kinder nach ärztlicher Verordnung im Zimmer oder im Freien besonnen wollen. 4. Wert des Lichtluftbades.

Eine besonders anschauliche Belehrung kann in den *Tbc.-Museen* erfolgen. Aus einer anläßlich der I. Internationalen Tbc.-Konferenz 1903 in Berlin veranstalteten Ausstellung ging das in den Räumen der „Ständigen Ausstellung für Volkswohlfahrt" in Berlin-Charlottenburg zur Aufstellung gelangte Tbc.-Museum hervor. Nach seinem Muster wurde im November 1904 in Karlsruhe ein Tbc.-Museum eröffnet, dem im Frühjahr 1906 ein von der L.-V.-A. Hessen als „*Wandermuseum*" eingerichtetes in Darmstadt folgte. Diesem folgend, sind

---

[1]) Diese sowie einen großen Teil der folgenden Angaben verdanke ich der Liebenswürdigkeit des Leiters des Deutschen Hygiene-Museums in Dresden, Herrn Dr. Vogel.

seitdem in verschiedenen Ländern und Landesteilen vor allem von Vereinen solche „Wandermuseen" errichtet worden. Auch das Deutsche Zentralkomitee ist im Jahre 1909 an die Errichtung eines Wandermuseums gegangen, mit dem es so günstige Erfahrungen machte, daß es 1911 bereits 5 solche Wandermuseen in Umlauf hatte.

1913 besaßen Tbc.-Wandermuseen: das Deutsche Zentralkomitee 5, Karlsruhe 2, die Provinz Hannover, der Kreis Kreuznach, die L.-V.-A. Hessen, Rheinprovinz, Unterfranken und Thüringen, und das Königl. Arbeiter-Museum in München — insgesamt also 14; außerdem ständige Tbc.-Museen: das Deutsche Zentralkomitee in Berlin-Charlottenburg, der Badische Frauenverein in Karlsruhe, der Verein zur Bekämpfung der Tbc. in Chemnitz, das Arbeiter-Museum in München, das Museum für hygienische Volksbelehrung in Dresden. Das Österreichische Zentrakomitee zur Bekämpfung der Tbc. hatte 1912 ein Tbc.-Wandermuseum zusammengestellt und dem Verbande Deutscher Krankenkassen in Österreich überlassen.

Alle diese Museen waren während des Krieges selbstverständlich zum Stillliegen verurteilt, haben dadurch gelitten und sind zum Teil veraltet; die schwierigen Verhältnisse gestatteten nicht, sie nach dem Kriege in gleicher Zahl und gleichem Umfange in Tätigkeit zu setzen. Das Deutsche Zentralkomitee besitzt zur Zeit 2 Wandermuseen; unter seiner Mitarbeit wurde vom Deutschen Hygiene-Museum in Dresden eine neue große Ausstellung zusammengestellt und hat diese im Winter 1921/22 eine größere Anzahl Städte bereist.

Die Wandermuseen bringen das ganze Gebiet der Tbc.-Frage und Tbc.-Bekämpfung in Moulagen, Tabellen, Wandtafeln zur Darstellung; die Größe der Museen, die Zahl der in ihnen ausgestellten Gegenstände war eine verschiedene. Sie müssen auch in geeigneten Kasten und Behältern so verpackt sein, daß sie leicht ein- und ausgepackt und ohne Beschädigung transportiert werden können. Die Aufstellung eines Wandermuseums in einer Stadt muß natürlich sorgfältig vorbereitet werden, geeignete Kräfte für Vorträge und Führung müssen gewonnen sein; auch müssen mit allen in Betracht kommenden Behörden und Vereinen Vereinbarungen getroffen sein, für klassenweisen Besuch durch Schüler und Vereine unter sachkundiger Führung muß gesorgt sein. Nur eine solche Organisation — nicht einfach Anzeige in den Zeitungen und an Litfaßsäulen — verbürgt den entsprechenden Erfolg.

Ein Museum im kleinen hat neuerdings das Deutsche Hygiene-Museum in Dresden herausgegeben in Form einer „Unterrichtssammlung über Tbc.", bestehend aus 15 Bildtafeln und 7 Wachsabgüssen.

Erwähnt seien hier auch die vom Chemnitzer Verein zur Bekämpfung der Schwindsucht veranstalteten „*Schaufensterausstellungen*", die in verschiedenen Stadtteilen, wo gerade ein leerstehender Laden dazu Gelegenheit bietet, mit Hilfe einiger weniger wirkungsvoller Plakate und Ausstellungsobjekte hergestellt werden.

Der Rückgang im Betriebe der Wandermuseen ist wohl in erster Linie auf die lange Zeit bestehenden Transportschwierigkeiten und die großen Transportkosten zurückzuführen. Etwas mögen sie aber auch durch die Lichtbilder und Filme Einbuße erlitten haben.

Das Deutsche Zentralkomitee besitzt seit den ersten Jahren dieses Jahrhunderts eine *Lichtbildersammlung*, die es ständig vermehrt und aus der es kleinere und größere Kollektionen für Vorträge leihweise und unentgeltlich zur Verfügung stellt. Auch eine sehr große Anzahl von Körperschaften und Vereinen besitzt derartige Sammlungen; so unter anderem das „Österreichische Zentralkomitee zur Bekämpfung der Tbc.", die L.-V.-A. Rheinprovinz und andere L.-V.-A., der Badische Landesverband.

Derzeit verfügt das Deutsche Zentralkomitee über 7 Lichtbilderserien zu 50, 2 zu 66, 1 zu 96 Stück. Außerdem ist eine Sammlung von ungefähr 1850 Lichtbildern zur Auswahl vorhanden. Das neu erschienene Verzeichnis ist durch die Geschäftsstelle des Deutschen

Zentralkomitees zu beziehen. Auch das Österreichische Zentralkomitee verleiht einige Serien nebst kurzer Anleitung zu Vorträgen; die Serien, die 20, 70 und 95 Diapositive enthalten, sind nebst der Vortragsanleitung bei der Firma Dümmler, Wien IX., Schwarzspanier, straße 4 u. 6 erhältlich. Das Deutsche Hygiene-Museum hat einige Lichtbilderreihen zusammengestellt: 70 Lichtbilder über Tbc., 50 für den Schulunterricht bestimmte, 50 über Knochen- und Gelenks-Tbc., 65 über Tbc. im Kindesalter. Eine weitere Serie, die Tbc. und ihre Bekämpfung (66 Lichtbilder), wurde vom preußischen Landesausschuß für hygienische Volksbelehrung (Dr. Bornstein, Berlin W., Hohenstaufenstraße 32) herausgegeben.

Jede Stelle, die dauernd auf dem Gebiete der Tbc.-Bekämpfung zu arbeiten hat, jedes Kreiswohlfahrtsamt und jeder größere Verein sollte wenigstens eine kleine Kollektion von Lichtbildern besitzen, die sie ihren Vortragenden zur Verfügung stellen, in Schulen zeigen lassen kann.

Für den Kampf gegen die Tbc. sind die folgenden *Filme* verfaßt und in den Verkehr gebracht worden:

1. „Kampf gegen den Erbfeind" (Kinderheilstätten, Leben und Treiben in Hohenlychen, Verhalten Tbc.-Kranker und ihrer Umgebung.) Länge 400 m. „Deulig." (Deutsche Lichtbilder-Gesellschaft, Berlin SW 19, Krausenstraße 38/39.)

2. „Den Kindern mehr Sonne!" Zwei Teile, verfaßt von Dr. Klare, Oberarzt der Prinzregent Luitpold-Kinderheilstätte, Scheidegg i. Allgäu. Länge 466 m. (Neue Kinematographische Gesellschaft, München, Schellingstraße 39.)

3. Tbc.-Film des Deutschen Zentralkomitees zur Bekämpfung der Tbc.: „Tbc.-Fürsorge", verfaßt von Dr. Helm, Kayserling und Kemsies. Vorführungsdauer etwa 35 Min. (Oliverfilmgesellschaft Berlin.)

4. Ein Tbc.-Film: „Tbc.-Fürsorge", herausgegeben vom Deutschen Zentralkomitee, dem zur Zeit 6 Exemplare zum Verleihen zur Verfügung stehen.

5. „Die weiße Seuche." In Zusammenarbeit mit dem Deutschen Zentralkomitee zur Bekämpfung der Tbc., hergestellt von der „Ufa" (Universum-Film-Aktiengesellschaft, Berlin W 9, Köthener Straße 43). 6 Teile, Länge 1129 m. Vorführungsdauer etwa $1^1/_2$ Std.

6. „Siegende Sonne", von Heymann und Dr. Maschke (Lunafilmgesellschaft Berlin). Unterhaltungsfilm, stark dramatisch.

7. „Sonne heile." Ein Belehrungsfilm von Frau Dr. Janecke in Erfurt.

8. „Malchen, die Unschuld vom Lande." Ein humoristischer Lehrfilm über die Gesundheitspflege des täglichen Lebens, verfaßt von Dr. Dohrn, Hannover, auf Veranlassung des Hannoverischen Provinzialausschusses für hygienische Volksbelehrung.

Diese Filme sind nicht nur in Kinotheatern, sondern diejenigen mit mehr belehrendem Inhalt, so insbesondere der Tbc.-Fürsorgefilm des Deutschen Zentralkomitees, auch wiederholt in Schulen und Schulklassen vorgeführt worden und sind, verbunden mit erläuternden Bemerkungen und Vorträgen, wohl das beste und eindringlichste Belehrungsmittel. Von dem genannten Film besitzt das Zentralkomitee derzeit 6 Abzüge, die an Vereine und Ärzte leihweise zur Vorführung abgegeben werden.

So hübsch und interessant diese Filme aber auch sind, das Problem der Benützung des Films und der Kinovorstellung scheint mir doch noch nicht ganz gelöst, die wirkungsvollste Form noch nicht gefunden.

Schließlich sei erwähnt, daß auch der Versuch gemacht wurde, die Tbc.-Bekämpfung auf die Bühne zu bringen. Karner schildert in „Mutterliebe und Mutterpflicht" (Verlag des Österreichischen Zentralkomitees zur Bekämpfung der Tbc.), wie eine tuberkulöse Mutter nach schwerem Kampfe sich dazu entschließt, in eine Heilstätte zu gehen und sich von ihrem Kinde zu trennen.

## 6. Organisation.

Wiederholt haben wir bei der Darlegung des geschichtlichen Werdens der einzelnen Einrichtungen zur Tbc.-Bekämpfung auf die Tätigkeit der Vereine, von denen alle vorgeschlagenen Neueinrichtungen zuerst in Angriff genommen und erprobt wurden, hingewiesen. Teils waren es neu begründete Vereine — zunächst „Heilstätten"-Vereine —, teils schon früher bestehende Vereine, die der Tbc.-Bekämpfung ihre Aufmerksamkeit widmeten und zum Teil innerhalb ihres Rahmens besondere Abteilungen für Heilstättengründung und Tbc.-Bekämpfung schufen. 1888 entstand in Hannover der erste Heilstättenverein, 1890 wurde der Frankfurter Verein für Rekonvaleszenten-Anstalten zu Falkenstein im Taunus gegründet, der 1892 die erste Deutsche Volksheilstätte eröffnete, dem 1893 die vom Heilstättenverein in Bremen gegründete Heilstätte in Rehburg folgte; 1895 entstand in Berlin der „Volksheilstättenverein vom Roten Kreuz". Wie diese Vereine es vor allem waren, die im weiteren Verfolg der Versorgung von tuberkulösen Kranken in Anstalten die ersten Ansätze zu einer Fürsorge für Tuberkulöse schufen, ist oben dargelegt worden. Auch heute noch haben die privaten Vereine eine große Bedeutung in der Tbc.-Bekämpfung, wenn auch immer mehr und mehr das Wirken öffentlicher Einrichtungen, der L.-V.-A., der Städte und Kreise in den Vordergrund getreten ist. Die privaten Vereine haben erfüllt und erfüllen auch heute noch die Aufgabe, die stets die Aufgabe privater Organisationen bleiben wird: Pionierdienste zu leisten für Neuschaffungen, deren Verallgemeinerung dann, wenn sie erprobt sind und sich bewährt haben, andere kräftigere Organisationen in die Hand nehmen müssen.

Der erste Schritt zu einem Zusammenschluß der Vereine untereinander, mit den an der Tbc.-Bekämpfung interessierten behördlichen Stellen und den Organen der Sozialversicherung war die Gründung des „*Deutschen Zentralkomitees zur Errichtung von Heilstätten für Lungenkranke*" (vorberatende Sitzung 25. XI. 1895).

Die Organisation des Zentralkomitees, das, *ohne selbst Behörde zu sein,* doch mit den *höchsten Reichs- und Landesbehörden eng zusammenarbeitet,* in dessen Ausschuß die besten Namen der Wissenschaft und die obersten Behörden aller Länder nebst den führenden Personen der größten Tbc.-Vereine aller Länder und Provinzen vertreten sind, ermöglicht ihm größte Beweglichkeit, Verkehr mit allen Stellen ohne bureaukratische Schwierigkeiten. Dabei wurde von Anfang an (HELM: 25 Jahre Deutsches Zentralkomitee zur Bekämpfung der Tbc. Zeitschr. f. Tuberkul. Bd. 34) als Grundsatz angesehen, daß es keine anderen Mitglieder werben soll als solche, von denen vorausgesetzt werden kann, daß sie neben der Förderung der Tbc.-Bekämpfung in ihrer engeren Heimat auch bereit seien, die Zentralstelle zu unterstützen.

Es verfolgt nach § 1 der Statuten den Zweck, „im Gebiete des Reiches die für die Bekämpfung der Tbc. als Volkskrankheit geeigneten Maßnahmen anzuregen und zu fördern, insbesondere auf Errichtung von Heilstätten für unbemittelte und minderbemittelte Lungenkranke hinzuwirken und erforderlichenfalls die Errichtung solcher Heilstätten durch Gewährung von Zuschüssen zu den Kosten der Begründung zu unterstützen. Zu den Kosten der Unterhaltung der Heilstätten werden Zuschüsse in der Regel nicht gewährt; vielmehr ist es erforderlich, daß die hierzu notwendigen Kosten in anderer Weise (durch lokale Vereine, durch Vereine vom Roten Kreuz, kommunale Verbände, Versicherungsanstalten, Armenverbände, Erhebung von billigen Verpflegungsgeldern) gedeckt werden." Von diesem Standpunkt aus hat das Zentralkomitee auch keine eigenen Anstalten errichtet, sondern die Errichtung von Anstalten durch lokale Vereine angeregt und gefördert. Trotz des ursprünglichen Namens hat sich das Zentralkomitee nie darauf beschränkt, allein die Errichtung von Heilstätten zu fördern, sondern hat auch allen übrigen Einrichtungen zur Bekämpfung der Tbc. seine Aufmerksamkeit zugewandt; es hat im Jahre 1899 den Kongreß zur Bekämpfung der Tbc. als Volkskrankheit in Berlin organisiert, hat damals Preise für die Abfassung volkstümlicher Schriften ausgeschrieben und Merkblätter und Aufklärungsschriften erscheinen lassen. Es hat bald auch der Errichtung von Erholungsstätten seine Aufmerksamkeit zugewandt, hat leihweise transportable Baracken für deren Errichtung hergegeben, bei jenen Erholungsstätten, die ihre Existenzfähigkeit erwiesen haben, dann diese Baracken zurückgezogen und dafür einen Beitrag zur Errichtung eigener Bauten (Wirtschaftsbaracken) gegeben. Von 1903 an hat es den Fürsorgebestrebungen seine Aufmerksamkeit zugewandt. In der Generalversammlung vom 31. V. 1906 erhielt das Zentralkomitee mit Rücksicht darauf, daß seine Bemühungen über die Errichtung von Heilstätten längst hinausgewachsen waren und daß diese in der Tbc.-Bekämpfung hinter anderen Einrichtungen etwas zurückgetreten waren, die heutige Bezeichnung „*Deutsches Zentralkomitee zur Bekämpfung der Tbc.*". 1907 hat dann eine systematische Propaganda für das Fürsorgestellenwesen eingesetzt. Von Anfang an aber hat sich das Zentralkomitee nicht auf die rein praktische Tätigkeit beschränkt — es hat sich bemüht, zur wissenschaftlichen Durchdringung der praktischen Fragen der Tbc.-Bekämpfung beizutragen, hat dazu neben seiner alljährlich im Frühjahr abgehaltenen Generalversammlung und seinen Ausschußsitzungen, in denen über praktische Fragen der Tbc.-Bekämpfung vorgetragen und diskutiert wurde, auch in engerem Kreise Zusammenkünfte und Besprechungen veranstaltet. Im Jahre 1901 wurde der erste „Informationskurs für Heilstättenärzte", von 1903 an wurden regelmäßige „Versammlungen der Tbc.-Ärzte" veranstaltet; 1913 der erste „Auskunfts- und Fürsorgestellentag". Die auf diesen Versammlungen gehaltenen Vorträge und Diskussionen wurden in besonderen Schriften (s. Anhang XI) der Öffentlichkeit übergeben. Zum Studium und zur Förderung einzelner Fragen wurden besondere Kommissionen gebildet: 1908 die Lupus-Kommission, 1910 die Kommission für den Ausbau des Auskunfts- und Fürsorgestellenwesens, 1912 die Kommission für die Tbc.-Fürsorge im Mittelstande. Daneben wurde eine umfangreiche Propaganda zur Aufklärung über die Tbc. und zur Popularisierung des Kampfes gegen die Tbc. betrieben; über die Art und die große Anzahl der erschienenen Veröffentlichungen gibt das Verzeichnis der Schriften des Zentralkomitees Aufschluß.

Ganz besonders sei noch hingewiesen auf das seit 1913 monatlich erscheinende, vom Generalsekretär Dr. HELM und Professor KAYSERLING herausgegebene „Tbc.-Fürsorgeblatt" und auf die alljährlich der Generalversammlung erstatteten, von dem Generalsekretär verfaßten Berichte: „Der Stand der Tbc.-Bekämpfung im Frühjahr 19. .", in denen seit Gründung des Zentralkomitees alljährlich neben einer Übersicht über den Stand der einzelnen Zweige der Tbc.-Bekämpfung, die stets auf die wichtigsten Neuerungen und die wichtigsten, weiterer Klärung bedürftigen Punkte hinweist, noch Berichte über einzelne Landesteile und als Anhang eine große Anzahl Verordnungen der verschiedensten deutschen Behörden, Satzungen von Vereinen, Betriebsordnungen und Abbildungen verschiedener Anstalten u. a. m. enthält und so ein leider nicht genug gewürdigtes Urmaterial für jeden darstellt, der sich mit Fragen der Tbc.-Bekämpfung beschäftigt. Seit 1923 erscheinen diese Berichte in sehr verkürztem Umfange im Tbc.-Fürsorgeblatt.

Auch während des Krieges hat das Zentralkomitee seine Geschäfte fortgeführt; ihm ist es wohl vor allem zu verdanken, daß bald nach Beginn des Krieges von höchster Stelle auf die Notwendigkeit hingewiesen wurde, den Kampf gegen die Tbc. fortzuführen, und es hat, unter Anpassung an die schwierigen Verhältnisse, dazu beigetragen, daß die Tbc.-Bekämpfung und die ihr dienenden Einrichtungen weder durch die alles andere in den Hintergrund drängende Kriegsbegeisterung der ersten Kriegszeit noch durch die schwere Not der späteren Kriegsjahre und der Jahre nach dem Zusammenbruch eine wesentliche Einbuße erlitten hat. Am 19.—21. V. 1921 wurde durch Abhaltung des Deutschen Tbc.-Kongresses in Bad Elster das 25jährige Bestehen des Zentralkomitees gefeiert.

Natürlich kann solche, auf das Große gerichtete, organisatorische und propagandistische Tätigkeit nicht entfaltet werden ohne eine gewaltige Fülle von Kleinarbeit. Von Privaten, Vereinen, Korporationen, Städten, Krankenkassen laufen fortwährend Anfragen beim Zentralkomitee ein, fortwährend muß es den verschiedensten Stellen Auskunft über die verschiedensten Gebiete der Tbc.-Bekämpfung geben; der schriftliche Verkehr des Zentralkomitees übersteigt in einzelnen Jahren 10 000 Nummern. So ist das Zentralkomitee, wenn auch nicht zu allen Zeiten im gleichen Umfange, der geistige Mittelpunkt der Tbc.-Bekämpfung gewesen. Seine genaue Geschichte schreiben, hieße nochmals eine Geschichte der Tbc.-Bekämpfung in Deutschland geben.

Die Geschäfte des Zentralkomitees, an dessen Spitze stets höchste Beamte des Reiches standen, werden von Generalsekretären geführt: bis zum Jahre 1904 von PANNWITZ, dann von JOHANNES NIETNER, gestorben 12. II. 1914, seitdem von HELM.

Das „Österreichische Zentralkomitee zur Bekämpfung der Tbc." ist im Jahre 1911 auf Grund der Anregungen TELEKYS als Vereinigung der der Tbc.-Bekämpfung dienenden Vereine geschaffen worden — von der Tätigkeit der Behörden und Städte auf diesem Gebiete konnte damals kaum noch gesprochen werden. Es ist ihm gelungen, durch die Veranstaltung jährlicher „Tbc.-Tage", auf denen sich alle irgendwie in der Tbc.-Bekämpfung mittätigen Personen trafen, auf denen aktuelle Fragen der Tbc.-Forschung und -Bekämpfung erörtert wurden, die Tbc.-Bekämpfung in Österreich zu fördern, eine gewisse Einheitlichkeit in Ziel und Tätigkeit der einzelnen Organisationen zu bringen, sie auf neue Maßregeln (Sonnenheilstätten usw.) aufmerksam zu machen. Seit 1917 erscheint das „Tbc.-Fürsorgeblatt des Österreichischen Zentralkomitees zur Bekämpfung der Tbc.". Schriftführer des Zentralkomitees waren zuerst H. SCHRÖTTER JUN. (für den wissenschaftlich-medizinischen Teil), TELEKY für den sozialen Teil, dann letzterer allein. Seit 1921 ist Schriftführer Dr. A. GOETZL, unterstützt von Dr. F. HABERLER.

Neben diesen Zentralorganisationen der Tbc.-Bkämpfung, deren Aufgabe es ist, die geistige Führung und Vermittlung in allen Angelegenheiten der Tbc.-Bekämpfung inne zu haben, ohne selbst direkt organisatorisch einzugreifen, machte sich schon sehr früh das Bedürfnis nach Zusammenschluß der einzelnen Ortsvereine der einzelnen Länder und Provinzen dort geltend, wo nicht schon von Anfang an — was nur in den kleineren Ländern der Fall war — *ein* Verein sich als Zentralorganisation bildete. Schon im Geschäftsbericht des Zentralkomitees von 1902 werden Provinzialvereine von Ostpreußen, Posen, Schlesien, Sachsen, Hessen-Nassau erwähnt. Um dieselbe Zeit auch schon wurde betont, wie notwendig das Zusammenwirken und die Beteiligung aller in der Wohlfahrtspflege tätigen Organisationen im Kampfe gegen die Tbc. sei. In Baden gelang bald darauf die einheitliche Organisation der gesamten Wohlfahrtspflege, ausgehend vom Badischen Frauenverein vom Roten Kreuz, von dem als eine seiner Abteilungen ein Landes-Tbc.-Ausschuß mit Bezirks- und Ortsausschüssen gegründet wurde (heute wirkt an seiner Stelle der „Badische Landesverband zur Bekämpfung der Tbc."). Zunächst aber machte die Sammlung der zersplitterten Tbc.-Vereine und Tbc.-Ausschüsse allmähliche Fortschritte; in Hannover bildete sich ein Provinzialverein, 1910 vereinigten sich in Bayern alle Bestrebungen zur Bekämpfung der Tbc. im „Bayrischen Landesverband zur Bekämpfung der Tbc."; in Württemberg nahm auf Veranlassung der Regierung die „Zentralleitung für Wohltätigkeit" die Tbc.-Bekämpfung in die Hand (1911) und stellte — neben dem bisher bestehenden Verein für Volksheilstätten — ihre Bezirksorganisationen in den Dienst der Tbc.-Bekämpfung; 1913 bildete sich der Pommersche Provinzialverein zur Bekämpfung der Tbc., der Landesausschuß zur Bekämpfung der Tbc. in Sachsen, das Landesamt zur Bekämpfung der Tbc. in Elsaß-Lothringen; 1917 gestaltete sich der seit mehreren Jahren bestehende „Mecklenburgische Landesverein zur Gründung von Lungenheilstätten" um in den „Mecklenburger Landesverein zur Bekämpfung der Tbc.". In den letzten Kriegsjahren machte sich das Bedürfnis nach engerem Zusammenschluß mit anderen Wohlfahrtseinrichtungen, das ja schon früher in manchen Ländern eine Vereinigung mit anderen Wohlfahrtsorganisationen herbeigeführt hatte (Baden, Württemberg), besonders geltend, um so zu gesteigerter Wirkung zu gelangen; so wurde die „Hauptwohlfahrtsstelle für Ostpreußen" geschaffen, die eine Arbeitsgruppe für Tbc.-Bekämpfung bildete, eine Wohlfahrtsstelle Westpreußen mußte infolge des unglücklichen Friedensvertrages nach zweijähriger Tätigkeit wieder aufgelöst werden. In Schleswig-Holstein entstand ein Provinzialwohlfahrtsamt mit einem Gesundheitsausschuß; dem Provinzialwohlfahrtsamt sind Kreis- und städtische Wohlfahrtsämter eingegliedert; auch in Sachsen enstand ein Landesausschuß zur Bekämpfung der Tbc., die örtlichen Organisationen sind zum Teil in Kreisverbänden zusammengefaßt; in Hamburg sind die Tbc.-Fürsorgestellen in den „Hamburgischen Landesverband für Volksgesundheitspflege" eingegliedert worden. Über Landesjugendämter und Reichsjugendamt siehe Bd. I und III.

So sehen wir überall eine *fortschreitende Zusammenfassung der Kräfte,* sehen in den Wohlfahrtsämtern ein direktes organisatorisches Zusammenarbeiten der amtlichen und privaten Bestrebungen. Aber auch wo es nicht zu einem solchen Zusammenschluß gekommen ist, überall sind heute an der Tbc.-Bekämpfung beteiligt: die L.-V.-A., größere oder kleinere örtliche private Organisationen, Krankenkassen, Kreis- und Stadtverwaltungen und Provinzialverwaltungen. Wer hierbei die Führung inne hat, das wird durch örtliche Verhältnisse bestimmt: in manchen Gebieten sind es die L.-V.-A., in anderen ist es die Provinzialregierung, in anderen eine starke private Organisation unter behördlicher Mitwirkung, wieder in anderen sind es einzelne Stadt- und Kreisverwaltungen. Und ebenso wie in den verschiedenen Ländern und Provinzen bald diese oder jene Organisation oder Behörde die Führung inne hat, so ist auch der Grad der Mitarbeit der einzelnen Gruppen in verschiedenen Gegenden ein ganz verschiedener. Aber doch kann man sagen, daß heute an vielen Orten alle zur Mitarbeit berufenen

Organisationen und Behörden an der Tbc.-Bekämpfung teilnehmen, daß als allgemeine Entwicklungsrichtung die Zusammenfassung der einzelnen, an sich oft wenig leistungsfähigen Organisationen in große Gemeinschaften anzusehen ist. Dabei tritt die Tbc.-Bekämpfung in immer engere Fühlung mit den übrigen Zweigen der Wohlfahrtspflege und Volksgesundheitspflege. Gerade in den vorgeschrittensten Gebieten aber erkennen *Städte und Kreise* immer mehr, daß *die gesamte Gesundheitsfürsorge, einschließlich der Tbc.-Fürsorge*, **ihre** *Angelegenheit* ist, daß sie zu den Pflichten der lokalen Verwaltungsgemeinschaften gehört. Diesen Entwicklungsgang haben wir bei der Verfolgung der einzelnen Einrichtungen zur Bekämpfung der Tbc. immer wieder und wieder feststellen können.

Auf die Tätigkeit der L.-V.-A. ist im Laufe unserer Ausführungen immer wieder hingewiesen worden. Sie waren und sind die Träger der gesamten Heilbehandlung; sie haben unterstützt und unterstützen alle anderen auf die Tbc.-Bekämpfung gerichteten Bestrebungen. Hier sei nur noch auf die Tätigkeit *der L.-V.-A. auf dem Gebiet der Kinderfürsorge und Kinderheilbehandlung*, dem sie sich erst seit Kriegsbeginn zugewendet hat, besonders eingegangen.

Fußend auf dem § 1274 RVO., der den L.-V.-A. das Recht gibt, mit Genehmigung der Aufsichtsbehörden „Mittel aufzuwenden, um allgemeine Maßnahmen zur Verhütung des Eintritts vorzeitiger Invalidität unter den Versicherten oder zur Hebung der gesundheitlichen Verhältnisse der versicherungspflichtigen Bevölkerung zu fördern und durchzuführen", haben viele L.-V.-A. ihre Aufgaben auf dem Gebiet der Volksgesundheitspflege weit über das vorbeugende Heilverfahren hinaus ausgedehnt; sie unterstützten in ihrem Gebiete die auf Hebung der Volksgesundheit hinzielenden Bestrebungen der Gesundheitsfürsorge, insbesondere der Kinderfürsorge und der Tbc.-Fürsorge. Diese Beihilfen, wenn sie auch meist nur als Beihilfen zu von anderer Seite, vor allem von den örtlichen Stellen getragenen Einrichtungen gedacht waren, bilden doch an vielen Orten das eigentliche Rückgrat zahlreicher Einrichtungen; sie ermöglichen aber auch den L.-V.-A. ordnend einzugreifen und von den von ihnen unterstützten Einrichtungen gewisse Mindestleistungen auf ihrem Tätigkeitsgebiete zu verlangen.

In dem ersten Kriegsjahr hat zuerst die L.-V.-A. der Hansestädte, dann in größerem Umfange die L.-V.-A. Rheinprovinz und diesen nachfolgend eine Anzahl anderer L.-V.-A. sich auch an der Durchführung des Heilverfahrens für Kinder beteiligt. Die L.-V.-A. der Hansestädte hat eine eigene Kinderheilstätte errichtet, die L.-V.-A. Rheinprovinz unter Beteiligung anderer Stellen in großzügiger Weise Heilverfahren bei tuberkulösen oder tuberkuloseverdächtigen Kindern über 6 Jahren durchführen lassen, indem sie zwei Drittel der Gesamtkosten des Heilverfahrens deckt, ein Drittel der Kosten muß eine andere Stelle (Fürsorgestelle, Verein, Wohlfahrtsamt, Stadtverwaltung, Krankenkasse) tragen. Die Durchführung der Heilbehandlung erfolgt in Kinderheilstätten (vor allem der in Aprath), Solbädern, Heilstätten und Seehospizen.

Es wurden unter Mitwirkung der L.-V.-A. Rheinprovinz durchgeführt: (siehe nebenstehende Tabelle).

| Jahr | Heilverfahren | Mit vollem Erfolg | Mit teilweisem Erfolg | Ohne Erfolg |
|---|---|---|---|---|
| 1915 | 215 | 132 | 62 | 21 |
| 1917 | 2235 | 1083 | 1060 | 92 |
| 1919 | 5307 | 1402 | 1285 | 238 |
| 1923 | 6015 | 2930 | 2833 | 252 |

In ähnlicher Weise sind eine Anzahl von anderen L.-V.-A. vorgegangen, so daß im Jahre 1921 bei 23 804 Kindern Heilverfahren mit Unterstützung der L.-V.-A. durchgeführt wurden; außerdem wurden auf Rechnung der L.-V.-A. bei 2678 Waisenkindern (Rentenempfängern) Heilverfahren durchgeführt.

Zu wünschen wäre, daß diese so nützliche und segensreiche Tätigkeit der L.-V.-A. durch Änderung des § 1268 RVO. auf eine sichere gesetzliche Grundlage gestellt würde.

| | Fürsorge für Kinder | Fürsorge für Waisenkinder |
|---|---|---|
| L.-V.-A. Thüringen . . | 8340 | 17 |
| „ Rheinprovinz . | 4786 | 943 |
| „ Hansestädte . | 2940 | 1029 |
| „ Hessen . . . . | 2444 | 32 |
| „ Schlesien . . . | 1201 | 277 |

Hier aber nochmals darauf einzugehen, was die einzelnen Organisationen, die L.-V.-A., die Stadtverwaltungen, die Vereine auf einzelnen Teilgebieten der

Tbc.-Bekämpfung geleistet haben, erübrigt sich, es geht aus den ganzen bisherigen Ausführungen zur Genüge hervor, insbesondere sei auf die Tabellen 80, 110 und die hier noch folgenden verwiesen.

Wie die einzelnen Länder durch gesetzgeberische Maßnahmen in den Kampf gegen die Tbc. eingreifen, ist S. 325ff. erörtert worden.

Hervorgehoben sei aber noch, daß Reich und Länder die Bestrebungen zur Bekämpfung der Tbc. seit jeher moralisch und auch durch geldliche Zuwendungen ünterstützt haben sowie durch den Einfluß ihrer Verwaltungsorgane, durch Mitarbeit dieser in den verschiedensten Organisationen, durch Anregungen und Regelungen. Insbesondere sei hier das Reichsversicherungsamt erwähnt, das die Bestrebungen der Landesversicherungsanstalten auf diesem Gebiete weitgehend gefördert und in mannigfacher Weise regelnd eingegriffen hat.

Die Novelle zur RVO. vom 28. VII. 1925 bestimmt:

„Die Reichsregierung kann nach Anhörung der Versicherungsträger und der Ärzte oder ihrer Spitzenverbände mit Zustimmung des Reichsrats und eines 28gliedrigen Ausschusses des Reichstages Richtlinien erlassen, betreffend das Heilverfahren in der Reichsversicherung und die allgemeinen Maßnahmen der Versicherungsträger zur Verhütung des Eintritts vorzeitiger Berufsunfähigkeit oder Invalidität oder zur Hebung der gesundheitlichen Verhältnisse der versicherten Bevölkerung. Diese Richtlinien sollen ferner das Zusammenwirken der Träger der Reichsversicherung untereinander und mit den Trägern der öffentlichen und freien Wohlfahrtspflege auf dem Gebiete des Heilverfahrens und der sozialen Hygiene regeln."

Einen Überblick über die Entwicklung und den derzeitigen Stand der einzelnen Einrichtungen gibt Tabelle 80 für Heilstätten, Tabelle 110 nebst den darauffolgenden Ausführungen für Fürsorgestellen. Die allmähliche Entwicklung der verschiedenen Anstalten und Einrichtungen zeigt uns Tabelle 126, den Umfang und die Träger der verschiedenen Einrichtungen im Jahre 1923 Tabelle 127.

Tabelle 126.

| Jahr | Volks-heilstätten | Privatanstalten | Solbäder | Seebäder | Auskunfts- und Fürsorgestellen |
|---|---|---|---|---|---|
| 1903 | 65    5 600 Betten | 19    1400 Betten | 35  12 000 Kinder | 16  3850 Kinder | — |
| | | | Anstalt für lungenkranke Kinder | für skroful. Tbc.-bedrohte | |
| 1908 | 99 10 540    ,, | 36[1]) 2175    ,, | 18    837 Betten | 73  6843 Betten | 175 |
| 1915 | 123 13 756    ,, | 35    2297    ,, | 161  mit  12 200  Betten | | 1145 |
| 1919 | 166  mit  16 765  Betten | | 166    ,,    14 000    ,, | | 1269 |
| 1924 | 198    ,,    20 414    ,, | | 257    ,,    18 983    ,, | | 1901[2]) |

| | Ländl. Kolonien | Walderholungsstätten | Waldschulen | Beobachtungsstationen | Tbc.-Ausschüsse | | | | Pflegeheim und Spitalabteilungen |
|---|---|---|---|---|---|---|---|---|---|
| 1908 | 2 | 82 | 3 | 2 | 534 (Baden) | | | | 11 |
| | | | | | Baden | Thüringen | Sachsen | Bayern | |
| 1915 | 5 | 139 | 15 | 77 | 604 | 154 | ? | 87 | 314 |
| 1919 | 5 | 133 | 17 | 84 | 604 | 460 | 673 | 42 | 323 |
| 1924 | 6 | 148 | 21 | 88 | — | — | — | — | — |

Verschiedene Änderungen sind nur scheinbar, manche Zählungen ungenau, ein Ansteigen kommt auch dadurch zustande (z. B. Tbc.-Abteilungen), daß früher nicht gezählte nun eingerechnet sind.

----

[1]) Unter diesen befinden sich auch Volksheilstätten.

[2]) 1925.

Tabelle 127 .

Von den Einrichtungen[1]) zur Tbc.-Bekämpfung werden (1923) betrieben[2]) nach dem unter Mitbenutzung des Materials des Deutschen Zentralkomitees zur Bekämpfung der Tbc. vom Reichsarbeitsministerium verfaßten Verzeichnis:

| | Lungenheilstätten | | Genesungsheime | | Anstalten für Kinder | | | | | | Walderholungsstätten[4]) | | Waldschulen | | Für-sorge-stellen[7]) |
| | | | | | mit Lungen.-Tbc. | | mit Knochen- u. Gelenk-Tbc. | | Tbc.-bedrohte, skrofulöse, erholungsbedürftige | | | | | | |
| | Anstalten | Betten | Anstalten | Betten | Anstalten | Betten | Anstalten | Betten | Anstalten[3]) | Betten | Anstalten | Plätze | Anstalten | Plätze | |
|---|---|---|---|---|---|---|---|---|---|---|---|---|---|---|---|
| Vereine (Stiftungen, Orden) . | 57 | 5 768 | 13 | 863 | 33 | 2958 | 31 | 4327 | 140 | 11 717 | 100 | 8 202 | 9 | 576[6]) | 487 |
| Invaliden-versicherung . | 50 | 6 316 | 12 | 1136 | 2 | 30 | 1 | 110 | 2 | 353 | — | — | — | — | 5 |
| Krankenkassen . | 6 | 676 | 13 | 606 | 1 | 100 | — | — | 2 | 200 | 7 | 476 | — | — | 4 |
| Behörden . . . | 25 | 2 802 | 5 | 218 | 9 | 447 | 8 | 488 | 41 | 2 599 | 29 | 1 861 | 6 | 500[6]) | 916 |
| Private . . . . | 57 | 4 074 | 3 | 52 | 4 | 165 | 3 | 135 | 35 | 3 080 | 4 | 55 | 1 | 40 | 22 |
| Unbekannt . . | — | — | — | — | — | — | — | — | — | — | 6[5]) | 33 | 4 | 178[6]) | 35 |
| Zusammen | 195 | 19 636 | 46 | 1275 | 49 | 4700 | 43 | 5060 | 220 | 17 949 | 146 | 10 627 | 20 | 1294 | 1469 |

[1]) Bei einzelnen Anstalten wurde die Zahl der Betten nicht angegeben, kann demnach hier nicht mitgezählt werden.

[2]) Außer den hier angeführten Anstalten sind vorhanden: eine ländliche Kolonie mit 50 Plätzen für Männer und Frauen, eine mit 160 Plätzen für Kinder, 11 Lungenkrankenhäuser für Kriegsbeschädigte im Betriebe des Reiches, 88 Beobachtungsstationen und eine große Anzahl für Tbc.-Behandlung eingerichtete Krankenanstalten (353 im Verzeichnis aufgezählt).

[3]) Einzelne (5—6) Walderholungsstätten scheinen hier ebenfalls (also doppelt) ausgewiesen.

[4]) Davon 8 mit 910 Plätzen für Männer, 9 mit 468 Plätzen für Frauen, 18 mit 1027 Plätzen für Männer und Frauen, 14 mit 1479 für Frauen und Kinder, 1 mit 350 für Männer und Kinder, 36 mit 2327 für Männer, Frauen und Kinder, 50 mit 4066 für Kinder, 13 unbekannt; davon 25 mit teilweisem Winterbetrieb, 48 mit teilweisem Nachtbetrieb.

[5]) Bei 4 ist die Zahl der Plätze nicht angegeben.

[6]) Bei je 2 von Vereinen und Behörden betriebenen ist die Zahl der Plätze nicht angegeben, bei „unbekannt" von einer nicht.

[7]) Einzelne von mehreren Stellen gemeinsam erhalten. Außerdem noch 883 Tbc.-Hilfs-Fürsorgestellen für L.-V.-A. Thüringen, 44 Tbc.-Ausschüsse in Baden, die keine Fürsorgestellen erhalten.

## 7. Internationale Bestrebungen.

Da gegen Ende des vorigen Jahrhunderts die Bekämpfung der Tbc. in allen Kulturländern die Aufmerksamkeit der Bevölkerung und der Behörden auf sich zu lenken begann, da man sich überall mit der Frage der Tbc.-Bekämpfung beschäftigte, von denselben wissenschaftlichen Grundanschauungen ausgehend je nach Volkscharakter, Stand der wirtschaftlichen und kulturellen Entwicklung, je nach den bereits vorhandenen Hilfsmitteln und Organisationen (Sozialversicherung ) auf verschiedenem Wege sich an die Lösung der hier vorliegenden Aufgaben machte, waren die Voraussetzungen für internationale Beratungen und Zusammenkünfte gegeben. Auf dem Pariser Tbc.-Kongreß 1898 gab Leop. v. Schrötter die Anregung zur Einsetzung einer permanenten internationalen Kommission, auf dem Tbc.-Kongreß in Neapel 1900 wurde diese Anregung aufgenommen und führte zur Schaffung eines „Internationalen Zentralbureaus zur Bekämpfung der Tbc.", dann der „Internationalen Vereinigung gegen die Tbc." mit dem Sitz in Berlin, wo vom 22.—26. X. 1902 die erste Versammlung des Bureaus stattfand. Die ordentlichen Mitglieder des Zentralbureaus wurden von den Zentralorganisationen zur Bekämpfung der Tbc. in den einzelnen Ländern bestellt; wo solche Organisationen nicht bestanden, konnten von der Regierung Delegierte ernannt werden. Diese „ordentlichen Mitglieder" bildeten den engeren Rat, der auch die Ernennung von korrespondierenden Mitgliedern, aus dem Kreise der an der Tbc.-Bekämpfung interessierten Personen, vornahm; außerdem konnten auch Ehrenmitglieder ernannt werden; alle Mitglieder zusammen bildeten den „großen Rat". Zu den Aufgaben des Internationalen Bureaus gehörte die Sammlung literarischen Materials, Erteilung von Auskunft, Herausgabe einer Zeitschrift „Tuberculosis", redigiert von Pannwitz, die bis in die Kriegsjahre hinein erschienen ist, sowie die Veranstaltung internationaler Konferenzen, an denen die Mitglieder des Zentralbureaus teilnahmen, und internationaler Kongresse.

Internationale Konferenzen fanden statt: Berlin 1902, Paris 1903, Kopenhagen 1904, Paris 1905, Haag 1906, Wien 1907, Philadelphia 1908, Stockholm 1909, Brüssel 1910, Rom 1912, Berlin 1913.

Internationale Kongresse fanden statt: Paris 1898, Berlin 1899, Neapel 1900, Paris 1905, Washington 1908, Rom 1912.

Vorsitzender der Vereinigung war Brouardel-Paris, dann Bourgeois-Paris; Vorsitzender der Verwaltungskommission Althoff-Berlin, dann B. Fraenkel-Berlin, dann Fr. Bumm-Berlin; Generalsekretär Pannwitz.

Seit dem Kriegsbeginn sind die internationalen Beziehungen für Deutschland unterbrochen. Trotzdem der Sitz des Zentralbureaus in Berlin war, sind vor und nach Kriegsende von französischer Seite internationale Zusammenkünfte einberufen worden, zu denen Deutschland nicht geladen wurde.

### Literatur.

1. Goetzl: Die Anzeigepflicht bei Tbc. Verlag d. Österr. Zentralkomitees 1918. — 2. Zum Tbc.-Gesetz. Tbc.-Bibliothek, Heft Nr. 1. Leipzig: J. A. Barth 1921. — 3. Schlutzen: Zeitschr. f. Tbc. Bd. 34. — 4. Bauer: Reichsarbeitsblatt 1923, Nr. 13. — 5. Tbc.-Fürsorge im Mittelstand. Geschäftsbericht der Kommission für Tbc.-Fürsorge im Mittelstand. Verlag d. Zentralkomitees. Berlin 1914. — 6. Beschorner: Tbc.-Fürsorgeblatt 1919. — 7. Braeuning: Ebenda 1921. — 8. Lorentz: Ebenda 1921.

# IV. Geschlossene und halbgeschlossene Anstalten und Einrichtungen für tuberkulöse Kinder.
## Von Georg Simon-Aprath.

Die ganze soziale Bekämpfung der Kindertuberkulose dreht sich um die Expositions- und Dispositionsprophylaxe, also um die Verhütung der Ansteckung und die Instandsetzung des Körpers zur Überwindung der Infektion und Vermeidung der Erkrankung. Die Expositionsprophylaxe kann ihr Ziel nur so lange erreichen, als die Umgebung des Kleinkindes genau überwacht und infektiöse Personen ferngehalten werden können. Sie pflegt mehr oder weniger ihr Ende zu finden, wenn das Kind die erste Selbständigkeit gewinnt und, wenn auch nur zeitweilig, dem Auge der Familie entzogen wird. Dieser Zeitpunkt fällt gewöhnlich mit dem Beginn der Schuljahre zusammen. Aber selbst das Gelingen der Hinausschiebung der tuberkulösen Infektion auf diesen Zeitpunkt wäre von tiefster Bedeutung angesichts der Beobachtungen von HAMBURGER und POL-LACK, daß im ersten Lebensjahre 96% der der Infektion ausgesetzten Kinder erkranken und 80% sterben, im zweiten Lebensjahre aber von den infizierten 80% nur 10% erliegen. Die weitere Folgerung hat v. JAKSCH gezogen, wenn er sagt[1]): „Nur dem Kinde bis zum 6. Lebensjahre ist der Bacillenstreuer gefähr-lich." Wenn man auch selbstverständlich die viel größere Gefährdung der Kleinkinder anerkennen muß, so ist es deswegen doch nicht angängig und würde allen unseren Erfahrungen widersprechen, die ferneren Kinderjahre und selbst den Erwachsenen zu vernachlässigen.

Die Expositionsprophylaxe kann innerhalb und außerhalb der Familie geschehen. Die intrafamiliäre Prophylaxe ist das eigentliche Arbeitsgebiet der Fürsorgestellen und bleibt hier außer Betracht. Es liegt auf der Hand, daß sie unvollkommen bleiben muß, wenngleich jeder Tuberkulosearzt Beispiele kennt, in welchen Kinder einer Ansteckung durch ein erkranktes Familienmitglied entgangen sind. Immerhin bilden solche Fälle Ausnahmen. Nur die eine Art des Vorgehens bietet eine sichere Gewähr, das Kind unmittelbar nach der Geburt aus der verseuchten Umgebung herauszunehmen und in gesunden Verhältnissen unterzubringen. Die Entfernung unmittelbar nach der Geburt ist insbesondere bei mütterlicher Tuberkulose notwendig, da bereits ein kurzdauerndes, nach Stunden währendes Zusammensein zur Ansteckung ausreichen kann. Der rich-tige Gedanke, noch gesunde Kinder aus ihrer verseuchten Umgebung herauszu-nehmen und in gesunden Verhältnissen unterzubringen, ist bereits im Jahre 1904 von GRANCHER-Paris klar gedacht und in die Tat umgesetzt worden, obwohl damals der Gedanke, daß die Tuberkulose nicht erblich, wohl aber ansteckend sei, noch nicht allgemein anerkannt war.

Die Oeuvre Grancher ist eine Organisation, die Kinder aus tuberkulösen Familien, soweit sie selbst gesund sind, bei gesunden Familien auf dem Lande unterbringt. Sie trat zuerst in Paris ins Leben. Ein Generalsekretär leitet sie ehrenamtlich. In dem von ihr unterhaltenen Geschäftsraum sind nur zwei bezahlte Kräfte tätig, die für die Verwaltungs-arbeiten genügen sollen. Eine Fürsorgeschwester erledigt die Familienbesuche. Die Kinder werden von Ärzten, Krankenhäusern oder gemeinnützigen Vereinen zugesandt. Jedes Kind benötigt:

1. ein Zeugnis, daß eines der Eltern an Tuberkulose erkrankt ist, mit Angabe der Sym-ptome, des klinischen Befundes und des Ergebnisses der Auswurfsuntersuchung;

2. ein Zeugnis, daß es selbst frei von Tuberkulose und anderen ansteckenden Krank-heiten ist;

3. Geburtsschein;

4. Impfschein.

Die Kinder werden von dem Arzte der Oeuvre Grancher nachuntersucht. Auf die Anstellung der Tuberkulinproben wird jedoch verzichtet, weil nach den Angaben ARMAND-DELILLES, des derzeitigen Generalsekretärs, sonst allzu viele Anwärter auszuscheiden seien. Irgendwie wenn auch nur leicht erkrankte Kinder werden ausgesondert und in Sanatorien oder Seehospize oder Erholungsheime verwiesen. Adenoide Wucherungen werden entfernt. Dann erfolgt nach einer 14tägigen Wartezeit die Unterbringung in ländlichen Familien, die in bezug auf moralische, hygienische und wirtschaftliche Eignung genau geprüft worden sind. Anfangs bevorzugte man Familien mit Kindern, die Erfahrung hat indessen gelehrt, daß kinderlose oder alte Haushaltungen mit erwachsenen Kindern vorzuziehen sind. Die Kinder der Oeuvre sind distriktsweise zusammengefaßt und werden monatlich bei Aus-zahlung der Gebühren von dem Vertrauensarzt besucht. Bisher wurden nur Kinder vom 3. Lebensjahre an versorgt, die Ausdehnung der Fürsorge auf die beiden ersten Lebens-jahre soll aber geplant sein.

Die Pariser Mutterstelle zählte im Jahre 1921 nach den Angaben ARMAND-DELILLES 400 Schützlinge und hatte bis dahin über 2000 Kinder betreut. Während nun nach einer Zusammenstellung ARMAND-DELILLES unter 175 Familien tuberkulöser Personen eine kind-liche Tuberkulosekrankheitsziffer von 60% und eine Sterbeziffer von 40% festgestellt wurde, erkrankten unter 2200 Kindern der Pariser Oeuvre nur 7, von welchen 5 ausheilten und

---

[1]) v. JAKSCH: Zentralbl. f. inn. Med. Bd. 34, S. 18.

nur 2 an Meningitis starben. Das ist eine erstaunlich geringe Ziffer, die sogar erheblich unter der allgemeinen kindlichen Krankheitszahl liegt und durch die besonders günstigen hygienischen Verhältnisse, in die die Großstadtkinder hineinkommen, zu erklären ist, vor allem, wenn man bedenkt, daß sie doch zum großen, wenn nicht zum größten Teile tuberkulös Infizierte umfaßt. Auf das Aktivkonto kommt auch die moralische Rettung vieler, die sonst unter den üblen Verhältnissen des elterlichen Haushalts verkommen wären, und die dauernde Ansiedlung eines großen Teiles, zwischen 35 und 55%, auf dem Lande.

Die Kosten sollen sehr gering sein. Sie betrugen vor dem Kriege 400 Fr. jährlich, jetzt 1000.

Die bisherigen Leistungen der gesamten Oeuvre Grancher, die vor dem Kriege die Pariser Zentrale und etwa 15 Filialen umfaßte und nach den letzten Angaben im ganzen 3000 Kinder versorgt haben soll, sind nicht gerade überwältigend zu nennen. Immerhin scheint man in Frankreich das begonnene Werk energisch fortsetzen und in der Provinz Tochterstellen errichten zu wollen. Auch in den Vereinigten Staaten, Belgien und Italien soll Neigung bestehen, denselben Weg einzuschlagen. In Schweden hat man keinen Erfolg gehabt. In Deutschland sind in Sachsen und in Breslau Versuche gemacht worden, von denen man aber nichts mehr gehört hat und die eingeschlafen zu sein scheinen. Die Hindernisse von seiten der Familien, die ihre Kinder nicht aus der Hand geben wollen, sind wohl oft unüberwindlich. Es ist auch gewiß nicht leicht, geeignete ländliche Unterkünfte zu finden. In einem kinderarmen Lande wie Frankreich werden die Verhältnisse einfacher liegen als in einem kinderreichen. Gibt der französische Bericht doch selbst an, daß Familien ohne Kinder geeigneter für die Unterbringung seien als solche mit Kindern. Immerhin muß man zugeben, daß die Oeuvre grundsätzlich richtig eingestellt ist und daß die Frage der Unterbringung von Kindern aus schwindsüchtigen Familien auch für uns eine hochwichtige Frage bleibt, der man noch wird nähertreten müssen. Ob man die Kinder in geschlossenen Anstalten, wie es in Sachsen in der Kolonie Adelsberg geschehen ist, oder in ländlichen Familien unterbringen will, ist eine nachgeordnete Frage. Eine Familie hat gewiß manche Vorzüge und kann dem Kinde das Elternhaus leichter ersetzen als eine Anstalt. Man müßte aber doch wohl die tuberkulöse Infektion mehr berücksichtigen, als in Frankreich geschehen, und könnte vielleicht hier die Trennung in geschlossene und offene Fürsorge eintreten lassen, indem man infizierte in geschlossene Kolonien, tuberkulosefreie in Familien überweist. In Sachsen hat man der Not der Zeit folgend den reinen Prophylaxegedanken aufgegeben und das bestehende Heim in Adelsberg zu Erholungskuren verwandt. Wir werden wohl oder übel die soziale extrafamiliäre Expositionsprophylaxe günstigeren Zeiten überlassen, sie aber auf jeden Fall im Auge behalten müssen.

## 1. Waldschulen.

Der Gedanke der Waldschulen ist bereits mehrere Jahrzehnte alt. Er geht auf den Schöpfer der Ferienkolonien, den Züricher Pfarrer WALTER BION, zurück, der schon 1876 Pflegehäuser für erholungsbedürftige Kinder forderte, wo sie jederzeit Aufnahme finden könnten, ohne daß sie in ihrem Schulunterrichte eine wesentliche Störung erlitten. Einen weiteren Anstoß gab die Errichtung von Walderholungsstätten sowohl für Erwachsene als auch für Kinder. Immerhin dauerte es bis zum Jahre 1904, bis der Schulrat NEUFERT und der Kinderarzt BENDIX in Charlottenburg ihn in die Tat umsetzten. 1906 folgte Mülhausen i. E. und München-Gladbach, 1907 Elberfeld, 1908 Dortmund und Lübeck, 1910 Husum und Nürnberg, später Solingen, München, Fürth und Gießen, in den letzten Jahren Vohwinkel, Wiesdorf, Münster.

Die Anzeige für die Aufnahme wurde zunächst recht willkürlich gestellt. Man bevorzugte blutarme und untermaßige, dann schwächliche und nervöse Kinder; Mülhausen schloß tuberkulöse und skrofulöse geradezu aus. STEIN-HAUS-Dortmund hat 1910 mit großem Nachdruck auf die Wichtigkeit der W.-S.

als Tuberkuloseheilmittel hingewiesen und gerade die tuberkulosegefährdeten, tuberkulosebelasteten und im beginnenden Krankheitsstadium befindlichen Kinder als *das* Objekt der W.-S. bezeichnet. Zögernd nur scheint man ihm gefolgt zu sein. Aber langsam hat sich doch die Überzeugung durchgerungen, daß den von STEINHAUS genannten Gruppen unter allen Umständen der Vorzug gebührt. Die Angaben über die Prozentzahlen der waldschulbedürftigen Kinder schwanken zwischen 3,28 und 9,64% der Gesamtzahl. 4—5% wird man als Durchschnittsziffer annehmen können. Ausgeschlossen sind natürlich infektiöse oder auch nur entfernt infektionsverdächtige Tuberkulosen, ferner nervöse Erkrankungen, die psychisch ansteckend wirken könnten, wie Epilepsie und Chorea. Auf einen Punkt hat man bisher nicht genügend hingewiesen, das ist die Ergänzung von Aussendekuren. Die begrenzte Dauer derselben vermag wohl einen immunisierenden Anstoß zu geben, der in günstigen Fällen dauernd genügt, in anderen aber der Nachhilfe bedarf, die nirgends besser als in W.-S. gefunden wird.

Unsere deutschen W.-S. sind einfache Holz- oder Barackenbauten, die teils selbständig sind, teils sich an andere feste Einrichtungen anlehnen, wie die Elberfelder an die Walderholungsstätten im Burgholz, die M.-Gladbacher an die großen Anlagen der Luise-Gueury-Stiftung, die Vohwinkler an das Alters- und Versorgungsheim. Dieser Anschluß vereinfacht und verbilligt die wirtschaftlichen Einrichtungen. Ein Teil hat Schlafgelegenheiten. Die meisten Insassen fahren morgens heraus und kehren abends in die Stadt zurück. Ein Schlafraum ist für eine W.-S. von größter Wichtigkeit. Schwächliche und kränkliche Kinder den Weg nach und von Hause täglich zweimal machen zu lassen, hat seine großen Bedenken. Die Aufenthaltsdauer schwankt von 2 Monaten bis zur ganzen Betriebsdauer der W.-S., die gewöhnlich im Oktober, z. T. im November schließen, während die Charlottenburger bis Weihnachten geöffnet bleibt.

Ein Nachteil der meisten W.-S. insbesondere der Großstädte ist der Umstand, daß die Erreichung eine Fahrt mit der Bahn oder der Straßenbahn erfordert. In erziehlicher Hinsicht ist der unkontrollierbare Verkehr mit dem Publikum der Straße, die Unruhe und Hast des Zurechtkommens und schließlich die Kostenbelastung von Nachteil. Wo es möglich ist, ist die Einrichtung von zu Fuß erreichbaren Schulen vorzuziehen; ein längerer Schulweg ist weniger zu beanstanden als eine kurze Fahrzeit. Für die Anlage eignen sich trockene Gelände, am besten solche mit Nadelholzbeständen. Wo diese Bedingungen nicht vorhanden sind, sind Parkschulen in freiem Gelände vorzuziehen.

Der Unterricht wird in Liegehallen oder bei gutem Wetter im Freien an festen oder tragbaren Tischen und Bänken erteilt. Viele W.-S. besitzen ein geschlossenes, mit großen Fenstern versehenes Klassenzimmer, in dem schriftliche Arbeiten, oft auch das Lesen erledigt werden. Der Unterricht umfaßt 3—4 Kurzstunden von 25—35 Minuten. Die Klassenbesetzung soll nicht mehr als 25 Kinder betragen. Wohl in allen W.-S. ist es Brauch, die Kinder nach dem Mittagessen eine Liegekur von $1^1/_2$—2 Stunden Dauer machen zu lassen. Manche, wie z. B. Dortmund, lassen auch noch vor den Mahlzeiten $^1/_2$ Stunde liegen. Die Mittagliegekur soll zum Schlafe benutzt werden. An Mahlzeiten erhalten unständige Kinder 3, ständige 5. Eine ausreichende und kräftige Beköstigung ist selbstverständlich. Nach den Berichten einiger W.-S. (Dortmund, Elberfeld, Charlottenburg) kann man die Zahl der günstigen Beeinflussungen auf 80—85% schätzen. Die Gewichtszunahmen betragen im Durchschnitt zwischen 2 und 3,3 kg. Wie immer werden die Erfolge bei Mädchen als bessere als die bei Knaben bezeichnet. Im allgemeinen sind die W.-S. als eine Ergänzung der Volksschulen gedacht. Charlottenburg hat aber auch eine Einrichtung für Kinder höherer Schulen getroffen, und Elberfeld hat eine Hilfsschulklasse angegliedert. Mehr Gewicht, als es nach den vorliegenden Berichten der Fall zu sein scheint, muß die W.-S. auf die Ausnutzung der Heilkräfte der Sonne und auf die Leibesübungen legen. Vorbildlich für die Sonnenverwendung ist ROLLIERS Beschreibung seiner Schule an der Sonne[1]). Man sollte an warmen Sommertagen als Kleidung für die Knaben eine Badehose mit kleiner Leinenschürze, für Mädchen eine Hemdhose mit der gleichen Schürze vorschreiben, also eine Tracht, die Arme, Beine, Hals und einen großen Teil von Brust und Rücken freiläßt. Die Schürzen sollen bei den Leibesübungen im Sonnenbade abgelegt werden. ROLLIER legt großen Wert auf Bewegung der Kinder und hat mobile Klassen eingeführt, die, mit zusammenklappbaren Pulten ausgerüstet, sich irgendwo an passender Stelle zum Unterricht niederlassen. Das läßt sich in der dichtbevölkerten Umgebung der Großstadt allerdings nicht durchführen. Aber neben dem Schulunterricht sollten täglich wenigstens zwei Kurzstunden für Leibesübungen angesetzt werden, die die Beweglichmachung von Rumpf und Gliedern, die Stärkung der gesamten Körpermuskulatur, insbesondere aber die des Brustkorbes, zum Zwecke haben[2]). Beides, Sonnenausnutzung und Körperübungen, muß den Vorschriften der W.-S. eingefügt werden. Dazu ist die ständige Mitarbeit und Aufsicht des Arztes nicht zu entbehren. Auch nicht jeder Schulmann wird sich zum Waldschullehrer eignen. Es gehört nicht nur Lust und Liebe zur Sache, sondern auch eine gewisse Begabung für körperliche Erziehung dazu. Insbesondere sollte man aber nicht selbst schwächliche und erholungsbedürftige Lehrer und Lehrerinnen aussuchen, sondern solche, die die Technik der Leibesübungen beherrschen. Daß das nach den Gesichtspunkten der körperlich schwachen, insbesondere der tuberkulosebedrohten, -infizierten und leichtkranken Kinder ausgesuchte Material sich nicht dazu eigne, stimmt nicht, das Gegenteil ist der Fall. Wenn KLEIN-Elberfeld (Zeitschr. f. Gemeinwohl, Bd. 5, S. 18) als charakteristisch für W.-S. ein Fünffaches anführt:

1. möglichst ausgedehnten Freiluft- und Lichtaufenthalt auch während des Unterrichtes, Liegekuren, Luft- und Sonnenbäder,

2. Ganztags- (Tag- und Nacht-) Pflege, Schlafräume mindestens für die schwächsten Kinder,

3. volle kurgemäße Verpflegung,

4. Zusammenstimmen von Kur- und Schulbetrieb, insonderheit

5. Kurzstunden (in der W.-S. Burgholz von 25 Minuten), dadurch nur etwa $1/2$ bis $1/3$ der Unterrichtszeit in den Stadtschulen,
so müßte als weiterer Punkt

6. täglich zwei Kurzstunden für am besten mit den Sonnenbädern zu verbindende Leibesübungen hinzukommen.

Was die W.-S. als Ergänzung der Volksschulen bedeuten, sind die *Schulsanatorien* für die höheren Lehranstalten. Ihre Zahl ist bislang gering. Sie bedingen zudem eine vollkommene Herausnahme aus der Familie, während die W.-S. den Zusammenhang beläßt oder nur eine geringe und gewöhnlich kürzere räumliche Trennung bedingt. Das berühmteste Schulsanatorium ist das Fridericianum in Davos, eine 1878 gegründete deutsche Anstalt, die seit 1909 die Berechtigung zur Ausstellung von Zeugnissen für die Obersekunda besitzt und ihre Zöglinge bis zur Reifeprüfung bringt, die an einer badischen Anstalt abgelegt werden muß. In Deutschland ist ihm nur das Pädagogium in Wyk auf Föhr zur Seite zu stellen. Beide Anstalten dienen im wesentlichen der Versorgung leicht tuberkulöser Schüler, wenn auch ihre Aufnahmebedingungen noch andere Leiden aufzählen. Die übrigen deutschen Erziehungsanstalten betonen mehr prophylaktische Ziele.

---

[1]) Bern: A. Franke 1916.

[2]) LEHMANN: Einführung in das Gesundheitsturnen. Düsseldorf: Schwannscher Verlag 1922.

## 2. Walderholungsstätten für Kinder.

Walderholungsstätten für Kinder sind Einrichtungen für Sommerbetrieb analog den Waldschulen, die aber ihnen gegenüber mehr prophylaktische Zwecke verfolgen. So gibt der Düsseldorfer Verein Kinderlust als Aufgabe an, die er sich gestellt hat, „den zahlreichen elenden, skrofulös und tuberkulös gefährdeten Kindern in dem nahegelegenen Grafenberger Walde einen gesundheitfördernden Aufenthalt zu verschaffen. Aufgenommen werden in der W.-E.-St. ohne Unterschiede des Standes und der Konfession nach vorhergegangener ärztlicher Untersuchung also unterernährte Kinder, die von Schul-, Stadt- und Fürsorgeärzten für Waldkuren vorgeschlagen werden.“

Es werden teils Halbtagskuren von Mittag bis Abend, teils Ganztagskuren von Morgen bis Abend durchgeführt. Die Ganztagskuren erfordern einen größeren Wirtschaftsbetrieb mit Kochgelegenheit, während die W.-E.-St. im übrigen mit einfachsten Barackenanlagen auskommen. Turnen, Liegekur, Spiele, Spaziergänge und Brausebäder bilden die gesundheitfördernden Maßnahmen, die ihre Ergänzung in einer ausreichenden Ernährung aus Frühstück, Mittagessen, Nachmittagsmilch und Abendessen bestehend finden. Die Kinder sollen in regelmäßigen Abständen ärztlich überwacht werden. Die Leitung soll in der Hand einer fachlich gebildeten Persönlichkeit (Jugendleitern) liegen.

Bandelier und Röpke (Lehrbuch der Tuberkulose, Bd. 2, S. 1057) sind der Ansicht, daß W.-E.-St. in der Nähe von Großstädten für ältere unbemittelte Kinder mit geschlossener Tuberkulose Gutes leisteten, wenn sie eine ausreichende und kräftige Verpflegung für den ganzen Tag gewährten und für einwandfreie Schlafgelegenheit ihrer Pfleglinge innerhalb ihrer Familien sorgten. Daß bei richtiger Auswahl und guter Leitung mit einfachsten Mitteln Gutes zu leisten ist, liegt auf der Hand. So werden die durchschnittlichen Gewichtszunahmen mit 3—5 Pfund, in Ausnahmefällen aber beträchtlich höher angegeben. Unter den Anzeigen wäre der vage Begriff der Tuberkulosegefährdung besser auszuschalten. Tuberkulös Infizierte in schlechtem Allgemeinzustande müßten in erster Linie bedacht werden.

## 3. Solbäder.

Deutschland verfügt über zahlreiche Kochsalzquellen, die in der Behandlung der Skrofulotuberkulose alten Ruf genießen. Einfache Solbäder sind Berchtesgaden, Bernburg, Carlshafen, Donaueschingen, Dürrheim, Hall i. Tirol, Hall i. Württemberg, Harzburg, Kösen, Rappenau, Rheinfelden, Rothenfelde, Soden-Salmünster, Thale; jod- und bromhaltige Solquellen Dürkheim, Elmen, Ischl, Kreuznach, Münster am Stein, Orb, Reichenhall, Salzdethfurth, Salzuflen, Salzungen, Sassendorf, Sodental, Soden a. Werra. Warme Solquellen haben Baden-Baden, Fürth, Hamm, Königsborn, Nauheim, Oeynhausen, Soden i. Taunus, Wiesbaden. Die bekanntesten und größten Anstalten für Kinder befinden sich in Kreuznach, Salzuflen, Sassendorf, Rothenfelde, Oeynhausen, Königsborn, Raffelberg, Kolberg, Elmen, Rappenau, Schwäbisch-Hall, Dürrheim, Orb, Frankenhausen, Kösen, Soden a. Werra und Harzburg.

Für die Wirkung der Bäder kommen Wasser, Wasserdruck, Temperatur und gelöste Bestandteile in Betracht. Die ersteren Faktoren können hier vernachlässigt werden. Außer Kochsalz enthalten die Quellen an Chlorverbindungen Chlorkalium, -lithium, -magnesium, -calcium, außerdem Jod- und Bromverbindungen. Eine Aufsaugung der Chlorverbindungen durch die Haut findet nicht statt, wohl aber ein Eindringen in die Hautporen und eine Reizung der Hautnerven, die subjektiv fühlbar ist und durch Messungen des Hautgefühls objektiv nachgewiesen werden kann. Dieser erhöhte Reiz ermöglicht auch die Badetemperatur gegenüber Wasserbädern herabzusetzen. Zweifellos wirken die Solbäder stoffwechselanregend. Heubner hat 1905 Versuche an 2 Kindern angestellt, die nach

8 tägiger Vorperiode 8 Tage lang 5—7 proz. Solbäder von 2 Minuten Dauer erhielten. Darnach wurde gesteigerte Stickstoffausscheidung, also Verlust von Körpereiweiß festgestellt. Es fragt sich, ob dieser starke Gewebsreiz von Vorteil ist. HEUBNER warnt davor, blasse, magere und appetitlose Kinder mit Sole zu behandeln. MARGULIES-Kolberg[1]) vermutet, daß der durch Solbäder bedingte Verlust von Körpereiweiß zum Teil auf Zerfallsprodukte krankhafter Gewebe zurückzuführen sei. HEUBNER hält es für möglich, daß die Sole eine gewisse Umwandlung der Konstitution und vielleicht eine Aufsaugung pathologischer Produkte beim Kinde anregen könne. Eine Wirkung der Jod- und Bromverbindungen ist unbewiesen, ein Einfluß der Radioaktivität einiger Quellen (Kreuznach) unsicher. Theoretisch steht darnach die Solbehandlung auf schwachen Füßen. Was sagt die Praxis dazu?

Man schreibt den Solbädern eine aufsaugende Wirkung auf tuberkulöse Drüsenschwellungen und andere tuberkulöse Produkte bei Extremitäten- und abdominaler Tuberkulose zu, während die Lungentuberkulose anscheinend nirgends systematisch mit Solbädern behandelt wird. Die Gewichtsverhältnisse sind verschieden, man sieht bald Zu-, bald Abnahmen während der Badezeit. MARGULIES wünscht Badekuren, die mit erheblichen Gewichtsverlusten einhergehen, bei gutem Allgemeinzustand trotzdem zu Ende geführt zu sehen, um das Grundleiden zu beeinflussen, weil er nach beendetem Baden in der Regel eine günstige Reaktion und Gewichtszunahme feststellte, die die Gewichtsverluste beträchtlich übersteigen. Eine Arbeit von ROMINGER und PURCAREANU[2]), die 2 Gruppen von Kindern nebeneinander mit Sol- und mit Sonnenbädern behandelten, wird von den Verfechtern der Solbäder gern übergangen. ROMINGER und PURCAREANU fanden, daß wirkliche Besserung des Körperzustandes nach 3 Wochen langem Solebaden nur bei kräftigen Kindern feststellbar war, und beziehen diesen Erfolg auf die ganze Aufbesserung der Lebenshaltung, daß aber andererseits manche Kinder müde, appetitlos, mißlaunig und nervös wurden und daß die mit Sonnenbädern behandelten bei gleicher sonstiger Haltung viel bessere Fortschritte machten und sich viel besser und gründlicher erholten. Diese Ergebnisse stimmen mit eigenen Erfahrungen über künstliche Solbäder überein. Wenn demnach die Kinderanstalten in Solbädern nicht überholt werden wollen, müssen sie sich nach dem Vorbild VOLLMERS in Kreuznach auf die modernen Methoden der Freiluft- und Sonnenbehandlung umstellen und davon absehen, ihr Hauptgewicht wie früher auf die Sole zu legen. VOLLMER gibt für Kreuznach an, daß sich das Krankenmaterial in den letzten Jahren stark geändert habe, daß die vielen Kinder mit vereiterten Drüsen und mit Knochenfisteln durch schwächliche, blutarme und erholungsbedürftige ersetzt seien. Die Vermutung, daß die bessere operative Versorgung dieser Kinder der Grund des Wechsels sei, dürfte kaum stimmen, das wäre die In-Permanenz-Erklärung eines therapeutischen Irrtums (FISCHL). Dagegen ist es natürlich, daß diese Zustände, nachdem wir die heilende Wirkung der Sonnen- und künstlichen Strahlen im Verein mit orthopädischer Behandlung kennengelernt haben, in Anstalten abströmen, die diese Heilmittel verwenden. Sie gehören auch nicht mehr in die Solbäder hinein, schon wegen der Infektionsgefahr nicht, die auch bei tuberkulösen Fisteln, mag sie auch gering sein, doch vorhanden ist. Dagegen werden, immer unter den genannten Voraussetzungen, die Solbäder und ihre Kinderheilanstalten ihre Bedeutung in Frühfällen tuberkulöser Infektion und leichter und unkomplizierter Bronchialdrüsentuberkulose behalten. VOLLMER rät mit Recht, bei dem

---

[1]) MARGULIES: Veröff. a. d. Geb. d. Medizinalverwalt. Bd. 15, H. 3. 1922.
[2]) ROMINGER u. PURCAREANU: Jahrb. f. Kinderheilk. Bd. 83, H. 3. 1916.

jetzigen Krankenmaterial vorsichtig tastend mit den Bädern zu beginnen, mit zweien oder dreien die Woche, und erst zu steigern, wenn das Baden gut vertragen wird. Da die Bäder auch unter dem Gesichtspunkt des Reizes zu betrachten sind, ist es das Richtigste, mit Klimareizen zu beginnen und erst nach einer gewissen Gewöhnung an die Reizsteigerung mit Bädern heranzugehen. Außer den Frühformen der Tuberkulose gehören auch die exsudative Diathese, chronische Hautausschläge, unspezifische Schleimhautkatarrhe, vielleicht auch die hereditäre Lues zu den Anzeigen der Solbäder, wohingegen wir die manifeste, aktive Tuberkulose ausscheiden. Als unnütz sind die sog. örtlichen Solbäder anzusehen. Sie sind durch Brause-, Licht- und Luftbäder in Verein mit geeigneten Körperübungen zu ersetzen.

Statistische Berichte mit Ergebnissen der Behandlung tuberkulöser Erkrankungen in Solbädern waren uns nicht zugänglich, allgemeine statistische Erfolgsberichte lassen sich nicht gut mit den Ergebnissen gewöhnlich längerer Kuren in Seehospizen oder Heilstätten vergleichen. Es ist im allgemeinen Sitte, zusammengefaßte Gruppen von Kindern für einen Zeitraum von 4 bis höchstens 6 Wochen in Solbäder zu entsenden. Zu einer Heilung ernsterer Leiden sind diese Zeiten ohnehin zu kurz, genügen aber für einen Erholungsaufenthalt.

## 4. Seehospize.

Die Seehospize haben ihren Ausgang aus England genommen. Der englische Arzt RICHARD RUSSEL veröffentlichte im Jahre 1750 eine Schrift über die Drüsenschwindsucht oder über den Gebrauch des Seewassers bei Drüsenkrankheiten. Durch die Bemühungen zweier Londoner Ärzte, LETTSOM und LATHAM, gelang die Gründung eines kleinen Seehospitals in Margate, nicht weit von London, im Jahre 1796. Mehrfach vergrößert und im Jahre 1882 umgebaut und erweitert, ist es heute noch als große und mustergültige Anlage, die je zur Hälfte Erwachsene und Kinder verpflegt. Eine Reihe von S.-H., nach HÄBERLINS Zusammenstellung aus dem Jahre 1911[1]) 11 ganzjährig geöffnete und eine ganze Anzahl von Convalescent homes für Rekonvaleszenten aller Art, sind vorzugsweise in England, weniger in Schottland und Irland dazugekommen. Sämtlich werden sie durch private Wohltätigkeit unterhalten.

Auf England folgte Italien, wo die Stadt Lucca im Jahre 1842 ein kleines Heim in Via Reggio nördlich von Pisa eröffnete. 1876 entstand das noch gegenwärtig bestehende S.-H. Umberto I. auf Betreiben des Florentiner Arztes BARELLAI, dem Italien verdankt, daß jetzt über 40 allerdings meist nur im Sommer geöffnete S.-H. seine Küsten umgeben. Ganzjährig geöffnete befinden sich außer in Via Reggio in Palermo und in Porto d'Anzio nahe der Tibermündung.

Frankreich ist das Land, das die S.-H. am meisten ausgebaut und am systematischsten ausgenutzt hat. 1861 errichtete die Stadt Paris in Berck sur Mer, einem kleinen Flecken an der Kanalküste, einen kleinen Holzbau, der 1869 durch das große Hopital Maritime mit 580 Betten ergänzt wurde. Jetzt befinden sich in Berck 6 große Sanatorien und eine Reihe kleinerer Pensionen mit insgesamt über 5000 Betten. Eine besondere Therapie der Knochen- und Gelenktuberkulose, die sich aus klimatischer, chirurgischer und immobilisierender durch Gipsverbände zusammensetzt, ist durch die bekannten Bercker Ärzte PERROCHAUD, CAZIN, MENARD und CALOT geschaffen worden.

Von den übrigen Ländern ist Rußland zu erwähnen, das an der Ostseeküste und am Schwarzen Meere S.-H. besaß, Belgien, das 1885 in Middelkerke eine mustergültige Anlage errichtete, Holland, das mehrere Anstalten, darunter eine 1908 in Katryk aan See erbaute größere besitzt, Norwegen, Schweden und vor allem Dänemark, das an Küstenhospitälern verhältnismäßig mehr Betten zur Verfügung hat als irgendein anderer Staat Europas. Das Küstenhospital in Refnaes aus dem Jahre 1875, das S.-H. Juelsminde (1902), das Julemärkensanatorium in Kolding und einige kleinere Anstalten, sämtlich von privater Seite ins Leben gerufen, aber von Staat und Gemeinden reich unterstützt, legen von dem sozialen Geist der Dänen rühmliches Zeugnis ab.

Deutschland hat sich erst verhältnismäßig spät angeschlossen. Wir kennen wohl einige Vorläufer, aber die eigentliche S.-H.-Bewegung ist erst von dem Marburger Kliniker FRIED-

---

[1]) HÄBERLIN: Die Kinder-Seehospize und die Tbc.-Bekämpfung. Leipzig: Dr. Werner Klinkhardt 1911.

RICH WILHELM BENEKE (1824—1882) in Gang gebracht worden. BENEKE hatte als Hausarzt des deutschen Hospitals in London Margate kennengelernt. Auf sein Betreiben wurde der „Verein für Kinderheilstätten an den deutschen Seeküsten" gegründet. Ziemlich gleichzeitig wurden die ersten Anstalten des Vereins 1882 in Wyk auf Föhr und in Norderney eröffnet. Die letztere Anstalt wurde 1886 als eine mustergültige Anlage von 265 Betten Umfang fertiggestellt. Von weiteren S.-H. befinden sich in Wyk das Kindererholungsheim der Stadt Schöneberg und die Jugendabteilung des Nordseesanatoriums, einer Privatanstalt. Krankenhausmäßig ausgestattet und eingerichtet ist das Hamburgische Seehospital Nordheim-Stiftung in Sahlenburg bei Cuxhafen mit 140 Betten; nur im Sommer ist die Kinderheilstätte der Christian-Görne-Stiftung in Duhnen bei Cuxhafen geöffnet, die 140 Betten umfaßt, sowie eine Reihe kleinerer und meist privater Häuser in den verschiedenen Badeorten der Nordsee.

An der Ostsee befinden sich 4 größere Kinderheilstätten in Kolberg, das zugleich Solbad ist, eine in Groß-Müritz in Mecklenburg und eine neue an der samländischen Küste in Ostpreußen, Lochstädt.

Österreich besaß vor dem Kriege außer 2 kleineren S.-H. in Cirkvenice an der kroatischen Küste für kroatische und ungarische Kinder und in Lussingrande, einer Insel des Quarnero, 2 große neue Anstalten in San Pelagio mit 380 Betten für Wiener Kinder, von einem Wiener Verein 1888 gegründet, dann in das Eigentum der Stadt Wien übergegangen, und Valdoltra, von der Vereinigung der Kinderfreunde in Triest mit 240 Betten, beide auf der istrischen Halbinsel gelegen.

Der Weltkrieg hat Österreich seiner S.-H. vollkommen beraubt und Deutschland den Verlust der Kinderheilstätte Zoppot infolge Abtretung des Gebietes gebracht. Die Not der Zeit lastet schwer auf dem Verein für Kinderheilstätten an den deutschen Seeküsten. Nach dem Verlust von Zoppot hat er noch das S.-H. in Wyk an die Stadt Hamburg abgetreten. Der Fortbestand des großen Kaiser und Kaiserin Friedrich-Seehospizes in Norderney wurde durch Staatszuschüsse und Auslandspenden ermöglicht.

Unter dem Namen der S.-H. ist eine Anzahl verschiedenartiger und verschiedenwertiger Anstalten vereinigt. Ein Teil ist für ausgesprochen tuberkulöse Kinder — in den Aufnahmebedingungen ist meist von Skrofulose die Rede — bestimmt, der andere größere Teil neigt mehr den Aufgaben der Ferienkolonien zu und will schwächlichen und blutarmen Kindern Kräftigung und Erholung verschaffen. Am reinsten ist der Grundsatz der Tuberkulosebehandlung bei dem Hamburgischen Seehospital Nordheimstiftung in Sahlenburg durchgeführt. Nach HÄBERLIN schließen sich dieser Anzeige noch an das S.-H. in Norderney, das Schöneberger Kinderheim und das Nordseehospital in Wyk, die HÄBERLIN als Seehospitäler bezeichnet. Ihre Indikationen und Einrichtungen decken sich mit denen der Kinderheilstätten, während sämtliche übrigen Kindererholungsstätten sind.

Als wirksame Faktoren des Seeklimas werden gewöhnlich genannt die Reinheit der Luft, die gleichmäßige Beeinflussung des Wärmehaushaltes, Anregung und gleichzeitige Schonung von Herz und Gefäßen und günstige Einwirkung auf den Stoffwechsel. Den wesentlichsten Heilfaktor muß man in der intensiven Belichtung erblicken, der auch LOEWY in seinen bekannten Untersuchungen über das Seeklima eine bedeutende Rolle beimißt, und der er mehr als der gleichmäßigen Temperatur und dem stärkeren Feuchtigkeitsgehalt der Luft die Ursache für die lange Dauer der sommerlichen Vegetation an der See zuschreibt. WIDMER (zit. nach HÄBERLIN) identifiziert geradezu Höhen- und Seeklima und erblickt in der Lichtwirkung den gemeinsamen Heilfaktor beider. Die Steigerung der Lichtmenge geschieht durch Reflexion von Wasser und Strand. Sie wird auch bei bedecktem Himmel dadurch vervielfältigt. Dazu kommt als wesentlichstes Unterstützungsmittel die Massagewirkung der ständig bewegten Luft auf die Haut und die Hautgefäße, die mit Blutfüllung antworten. Die Anregung des Stoffwechsels und die Steigerung der Verbrennungsvorgänge hat schon BENEKE beschrieben; LOEWY mit seinen Mitarbeitern MÜLLER, CRONHEIM und BORNSTEIN hat sie weiter untersucht und bestätigt. Die dadurch bedingte Steigerung des Appetits und der Nahrungsaufnahme beansprucht leistungsfähige Verdauungsorgane, die eine Voraussetzung für einen Seeaufenthalt bilden. Unwesentlich ist der Gehalt der Seeluft an Kochsalz, Jod- und Bromverbindungen, an Ozon, Wasserstoffsuperoxyd und an Radiumemanation, die man mehrerenorts, u. a. im Seeschlamm von Wyk, nachgewiesen hat. Bei Blutuntersuchungen fanden Häberlin, v. Kügelgen und Helwig Zunahmen von roten Blutkörperchen von ca. 500 000 in 6 Wochen und Hämoglobinvermehrung von 9,3%, während Loewy allerdings typische Steigerungen, wie sie das Hochgebirge in charakteristischer Weise bewirkt, bestreitet und den wirksamen Faktor der Blutvermehrung in der Luftverdünnung sieht, die dem Seeklima ja nicht zukommt. Den Brustumfang fand Häberlin vermehrt, die Exspiration vertieft, das anfängliche Untergewicht, ebenso Längenwachstum und Muskelkraft durch den Kuraufenthalt über die Normalzahlen gesteigert. Seebäder erhöhen mit Maß genommen die Wirkung des Klimas.

Was speziell die Tuberkulose angeht, so gelten als *geeignet:* 1. disponierte Individuen ohne zu große Reizbarkeit des Nervensystems, 2. initiale Phthisen ohne Fieber und ohne Neigung zu Blutungen, 3. chronisch fibröse Phthisen in stationärem Zustand, 4. beginnende Larynxtuberkulose, 5. Komplikationen mit chronischen Katarrhen der Luftwege und Bronchien; als *ungeeignet:* 1. ausgesprochen erethische Konstitution, 2. fiebernde Phthisiker, 3. Neigung zu Hämoptoe, käsige Pneumonie, Kavernen, Bronchoblennorrhöe, 4. Komplikation mit Darm- und Nierentuberkulose und 5. mit Störungen des Herzens und der Gefäße, der Magen-Darmfunktion, Neurosen und schwere Stoffwechselanomalien (Schröder: Handb. d. Tuberkulose). Zu den Geeigneten sind außerdem die äußere Tuberkulose der Haut, der Knochen und Gelenke, der Drüsen und des Bauchfells zu rechnen, soweit sie von den genannten Gegenanzeigen frei ist.

Über die bei Lungentuberkulose erzielten Ergebnisse liegen verwertbare Berichte aus deutschen Anstalten nicht vor. Häberlin geht über die Frage mit der Bemerkung hinweg, daß die wenigsten S.-H. Lungenkranke aufnähmen. Eine Statistik von Schepelern aus Refnaes[1]) weist unter 970 nach 5—14 Jahren nachuntersuchten Kranken nur 55 mit Affektionen innerer Organe (Lunge, Nieren usw.) auf, von denen 63,6% verstorben waren. Es muß sich wohl meist um schwere Erkrankungsformen gehandelt haben, so daß man auch aus ihr keine Anhaltspunkte für die Beeinflussung der Lungentuberkulose entnehmen kann. Über die Beeinflussung nichtvisceraler Tuberkulose berichten von deutschen Autoren Häberlin und Felten-Stolzenberg aus Wyk, Wohlberg aus Norderney und Wieting-Sahlenburg. Felten-Stolzenberg geben der Ostsee wegen der kleineren Niederschlagsmengen, der größeren Sonnenscheindauer und des besseren Windschutzes den Vorzug. Die Erfolge werden überall als gut geschildert. Eine Statistik größeren Umfangs von Rolf Hertz, dem Leiter des dänischen Küstensanatoriums in Refnaes, zieht einen Vergleich mit den Rollierschen Ergebnissen in Leysin (Ugeschrift för Laeger, Bd. 64. 1922). Die Statistik umfaßt 1055 Fälle in Leysin und 1153 in Refnaes. Die erzielten Erfolge unterscheiden sich nicht sehr wesentlich voneinander. Sie betragen für die Tuberkulose der Wirbelsäule in Leysin 88%, in Refnaes 76% Heilungen, des Beckens 89 : 97%, des Hüftgelenks 83 : 90%, des Kniegelenks 89 : 97%, des Fußgelenks 94 : 86%, des Schultergelenks 75 : 100%, des Ellbogengelenks 93 : 95%, des Handgelenks 90 : 100%, der Finger 94 : 98%, sonstiger Knochen 88 : 91%, von Bauchtuberkulose 85 : 87%, Drüsentuberkulose 90 : 95%. Der Rest betrifft Nieren- und Darmtuberkulose mit für eine Statistik zu kleinen

---

[1]) Zitiert nach L. Teleky: Zur Bekämpfung der Tuberkulose. Wien. klin. Wochenschr. 1902, Nr. 38—41.

Ziffern. Die Zahlen sind Entlassungs- und keine Dauererfolge, beide erstaunlich günstig. Die Behandlungszeit war allerdings eine große, in Refnaes 289 Tage im Durchschnitt, in Leysin noch mehr. Sie beweisen aber, daß die Heilkraft des Seeklimas für äußere Tuberkulose der des Hochgebirges nicht nachsteht.

## 5. Kinderheilstätten.

Heilstätten für tuberkulöse Kinder sind deutschen Ursprungs und neueren Datums, zumeist erst im letzten Jahrzehnt entstanden. Sie stellen das vorläufig letzte Glied in der Kette der der Tuberkulosebekämpfung im Kindesalter dienenden Einrichtungen dar. Bahnbrechend war der im Jahre 1895 gegründete Volksheilstättenverein vom Roten Kreuz. Auf Betreiben von GOTTHOLD PANNWITZ wurden von ihm im Jahre 1902 am Zenssee in der Uckermark unweit der Stadt Lychen 3 Döckersche Baracken aufgestellt, von denen 2 im ersten Sommer als Wohnung für je 16 Knaben und Mädchen und die dritte als Wirtschaftsbaracke dienten. Im folgenden Sommer wurde ein festes Speise- und Vorratshaus und ein Schlafhaus für Mädchen, dann eins für Knaben, darauf Küchen- und Wirtschaftsgebäude hergestellt. Die Anlagen wurden unter dem Namen der Viktoria-Luise-Kinderheilstätte zusammengefaßt. In schneller Folge entstanden dann die übrigen Anlagen, die heute den ausgedehnten Anstaltskomplex bilden. Im Jahre 1907 wurde neben der Kinderheilstätte das Cecilienheim für Knochen- und Gelenktuberkulose gegründet, das zunächst der Berliner orthopädischen Klinik, später der chirurgischen unterstellt wurde und heute in Deutschland den Mittelpunkt der der Heilung der sog. chirurgischen Tuberkulose dienenden Bestrebungen darstellt. Die Heilstätten liegen am Südufer des Zenssees inmitten von Kiefernwaldungen. Das märkische Klima ist trocken, regenarm und sonnenreich und somit an sich zur Tuberkulosebehandlung sehr geeignet.

Die zweite K.-H. ist das durch einen westfälisch-lippischen Verein im Jahre 1908 errichtete Cecilienheim in Lippspringe, das jetzt 180 Betten umfaßt. Sie liegt etwas vom Kurort entfernt am Rande der Senne. Klinische Einrichtungen sind nicht vorhanden, die Leitung war früher eine nebenamtliche, jetzt hauptamtliche, aufgenommen werden nur Lungentuberkulosen.

1910 folgte die K.-H. Aprath, eine Schöpfung des Bergischen Vereins für Gemeinwohl. Von anfänglich 100 Betten mußte sie auf 220 erweitert werden. Sie liegt unweit Elberfeld auf einer Talhöhe. Die Leitung ist hauptamtlich, aufgenommen werden sämtliche Formen der Tuberkulose.

1914 wurde das bisherige Genesungsheim der L.-V.-A. Hansestädte in Groß-Hansdorf in eine Kinderheilstätte umgewandelt.

1916 wurde durch den bayrischen Landesverein zur Bekämpfung der Tuberkulose die Kinderheilstätte in Scheidegg unweit Lindau am Bodensee, 800 m hoch gelegen, eröffnet. Die Leitung ist hauptamtlich; aufgenommen werden sämtliche Tuberkuloseformen.

1918 wandelte der Verein für Säuglingspflege im Reg.-Bez. Düsseldorf ein ihm geschenktes Privatsanatorium Waldesheim als Fellingerstiftung in eine Kinderheilstätte von 100 Betten um, die ebenfalls hauptamtlich geleitet wird. Offene, fieberhafte und bettlägerige Kranke werden nicht aufgenommen.

Anfang 1920 wurde die Kaiser Wilhelm-K.-H. in Landeshut, Eigentum des Schlesischen Provinzialvereins zur Bekämpfung der Tuberkulose, mit 202, allerdings gleichzeitig eine Abteilung für Erwachsene enthaltenden Betten fertiggestellt. Die Heilstätte liegt 500 m hoch in den Vorbergen des Riesengebirges, ist hauptamtlich geleitet und behandelt alle Krankheitsformen.

Als zur Zeit letzte der K.-H. ist Wittlich-Grünewald zu erwähnen, eine frühere Männerheilstätte, die 1921 von dem Caritasverband der Diözese Trier erworben und in eine Heilstätte für tuberkulöse Kinder umgewandelt wurde.

Zu diesen eigentlichen K.-H. kommt in Deutschland noch eine Reihe von Lungenheilstätten für Erwachsene mit Abteilungen für Kinder, z. B. München-Gladbach-Hehn mit einer kleinen Abteilung für Leichtkranke, Heidehaus bei Hannover und Belzig in der Mark mit größeren Kinderabteilungen, und Beelitz, die Heilstätte der L.-V.-A. Berlin, von der ein größerer Teil früher mit Berliner Kindern belegt wurde. Eine Lungenabteilung enthält die große württembergische Kinderkolonie „Der Heuberg", kleinere die schwäbischen Heilstätten Überruh und Wilhelmsheim.

In Österreich besteht seit längerem eine Abteilung für tuberkulöse Kinder in der großen Heilstätte Alland. Der Gedanke besonderer K.-H. ist neu und erst durch die aufkommende Sonnenbehandlung kurz vor dem Kriege ins Rollen gekommen. 1912 wurde in Aflenz in Steiermark eine kleine Sonnenstation für Kinder eröffnet. Gleichzeitig wurden die ersten Vorarbeiten für eine im Hochgebirge gelegene Anstalt gemacht und die bei Murnau am linken Murufer 1200—1400 m hoch gelegene Stotzalpe dafür ausgesucht. Bei Kriegsende war die

Zufahrtsstraße und eine kleine vorläufige Kinderabteilung fertiggestellt, die aber inzwischen ausgebaut worden ist. Die hochfliegenden Pläne, auf der Palmschoss bei Brixen eine Hochgebirgsstation für Tuberkulöse zu schaffen, sind der Kriegsfurie zum Opfer gefallen.

Die *Behandlungsmethoden* der kindlichen Tuberkulose in den K.-H. sind im wesentlichen dieselben wie in den Lungenheilstätten für Erwachsene: Freiluftkur mit Verwendung natürlicher und künstlicher Bestrahlung, Wechsel zwischen Übung und Schonung und als spezifisches Reizmittel die Tuberkulinanwendung. Das Ganze muß den Besonderheiten des Kindesalters angepaßt werden. Wesentlich größeres Gewicht wird auf die Sonnenbehandlung gelegt, die trotz aller skeptischer Äußerungen ein ganz gewaltiges und für alle Ansiedlungs- und Erkrankungsformen der Tuberkulose geeignetes Heilmittel darstellt. Für die äußeren und Bauchtuberkulosen vereint mit Bettbehandlung auf offenen und nach Möglichkeit windgeschützten Terrassen, für die inneren, vorzugsweise für die dem Drüsensystem angehörenden leichteren Formen mit Freiübungen, Spielen, Arbeiten vereinigt ist sie im Sommer überall anwendbar und bewirkt, daß die erzielten Erfolge überall ziemlich die gleichen sind. Die größere Lichtstärke im Hochgebirge und an der See soll nicht geleugnet werden. Doch scheint die maximale Menge an Licht nicht nötig zu sein und die in der Ebene vorhandene Lichtfülle therapeutisch vollkommen auszureichen. Die Überlegenheit des Hochgebirges im Winter muß zugestanden werden. Die in dieser Jahreszeit vorhandene größere Sonnenscheindauer, Lichtstärke und Trockenheit der Luft infolge der Schneedecke machen sie verständlich. Die winterlichen Mängel müssen durch künstliche Strahlungsapparate — Bogen-, Draht- und Quarzlampen — ausgeglichen werden, vor allem aber müßten Röntgenstrahlen jeder Kinderheilstätte zur Verfügungstehen.

Das *Objekt* der Behandlung in K.-H. sind solche tuberkulöse Erkrankungen, die an sich tätig und in ihrem Sitze nachgewiesen für häusliche Behandlung, für die Organe der örtlichen Fürsorge und für Erholungsheime zu schwer erscheinen, andererseits aber an sich eine gute Voraussage bieten. Ob viscerale oder nichtviscerale Erkrankungen ist gleich. Im Grunde handelt es sich also um dieselbe Gruppe wie bei Erwachsenen, um die in ihrem Verlaufe schwankenden, mittelschweren Fälle. KLARE (Fachkonferenz in Leipzig, 19. IX. 1922), faßt sie wie folgt zusammen: 1. Hilustuberkulose mit klinisch und röntgenologisch einwandfreiem Befunde, besonders im Kleinkindesalter (positive Tuberkulinprobe, ausgedehnte Bronchophonie, deutliches Röntgenbild), 2. Hilustuberkulose mit Ausbreitung des Prozesses auf das Lungengewebe, 3. produktive Formen der Lungentuberkulose, 4. offene Lungentuberkulose zwecks Isolierung und Ausschaltung der Infektionsquelle, 5. alle Formen der chirurgischen Tuberkulose, 6. Hauttuberkulose (Skrofuloderma, Lupus usw.). Für den Kliniker kommt es darauf an, die labilen Formen zu erkennen und der Behandlung zuzuführen. Die Heilstättenanzeige ist nicht mit dem positiven röntgenologischen Befund etwa großer Kalkherde gegeben, sondern mit dem Nachweis der Instabilität des Immunzustandes und der Neigung zu Generalisationen und entzündlichen Vorgängen.

Ob es richtig ist, K.-H. als Isolierstationen zu benutzen oder ob man nicht besser Krankenhäuser dafür heranzieht, muß dahingestellt bleiben. Für eine Behandlung bieten offene Tuberkulosen im großen und ganzen ungünstige Aussichten. Es sind nur 5—10%, die einer Heilung zuführbar sind. Eigene Häuser für offentuberkulöse Kinder besitzen bisher nur die Heilstätten Hohenlychen, Heidehaus bei Hannover und Landeshut. Die übrigen bringen sie entweder in getrennten Abteilungen unter (Scheidegg) oder in besonderen Zimmern. Diese Art der Unterbringung ist unzureichend. Nur getrennte Isolierhäuser können die Erstinfektion irrtümlich aufgenommener tuberkulosefreier oder die Superinfektion leichtkranker Kinder mit Sicherheit verhindern.

Als Altersgrenze wird gewöhnlich das 5. bis 16. Jahr angegeben. Die Möglichkeit der Heilstättenbehandlung von Kleinkindern ist bisher äußerst mangelhaft.

Bisher stehen die K.-H. außerhalb des Rahmens der sozialen Versicherung, die den in einem festen Arbeitsverhältnis stehenden Erwachsenen gilt und sie gegen die hieraus entspringenden Schäden schützen soll. Die Kinderfürsorge fiel gemeinnützigen Vereinen auf religiöser oder ethischer Grundlage, kommunalen Verbänden oder auch den einzelnen Individuen zu. Nun ging im Jahre 1915 die L.-V.-A. Rheinprovinz bahnbrechend vor, indem sie sich mit zwei Dritteln der entstehenden Kosten an Heilverfahren für Kinder Versicherter beteiligte; das Restdrittel müssen Angehörige, Vereine, Kommunalverbände oder Krankenkassen übernehmen. Rechtlich bildet der § 1274 RVO., der von der Durchführung von Maßnahmen zur Hebung der gesundheitlichen Verhältnisse der versicherungspflichtigen Bevölkerung handelt, für die L.-A.-V. die schmale Basis (REINBACH), deren Verbreiterung durch die Gesetzgebung anzustreben ist. Ähnlich wie die L.-V.-A. Rheinprovinz sind die Landesversicherungsanstalten Hansestädte, Westfalen und Berlin vorgegangen. Vorbildlich für die soziale Kinderfürsorge ist das Beispiel der Krankenkassenverbände von Köln, Lennep und Wien, die für Kinderfürsorgezwecke besondere Beiträge umlegen und verwenden.

Die *Kurzeiten* sind von der Art der Erkrankung und von dem Willen und der Leistungsfähigkeit des Kostenträgers abhängig. Es besteht Einigkeit darüber, daß bei richtiger Auswahl die herkömmlichen Kurzeiten von 6—8 Wochen zu kurz sind. Nur bei leichtesten Hilustuberkulosen reichen sie aus, um eine allergische Umstimmung des Organismus zu erzielen, die für längere Zeit vorreichen kann und zweifellos in vielen Fällen genügt, um in Verein mit der in der Heilstätte erlernten gesunden Lebensform dem Körper ein dauerndes Übergewicht zu verschaffen. Zu einer anatomischen Ausheilung sind die Zeiten zweifellos viel zu kurz. Wie lange eine solche durchschnittlich dauern würde, darüber sind wir nicht unterrichtet, da es brauchbare Zeichen einer abgeschlossenen Heilung nicht gibt. Blutuntersuchungen und Tuberkulinproben versagen, eine brauchbare serologische Methode wäre das bisher unerreichte Ideal. Bei transglandulären Hilus- und tertiären Lungentuberkulosen, bei leichteren Drüsen- und Hauttuberkulosen sind 13 Wochen das mindeste, was verlangt werden muß. Die Knochentuberkulosen geben uns die beste Erkennungsmöglichkeit an die Hand, den Heilungsvorgang zu beurteilen. In 6 Monaten läßt sich in rund $^2/_3$ der behandelten Fälle Heilung erzielen. BIER gibt als durchschnittliche Heilungsdauer 10 Monate an. Die Hochgebirgsärzte gehen noch weiter und halten ihre Kranken jahrelang im Gebirge. Die Stadt Köln, die in der Vorkriegszeit eine Station in Leysin unterhielt, ließ manche Kinder für 2—3 Jahre dort. Gegen diese überlangen Kurzeiten, die für Volksheilstätten schon aus praktischen Gründen nicht in Betracht kommen, sprechen gewichtige Umstände. Was als heilungsfördernd anzusehen ist, wirkt als Reizmittel. Die Kunst des Arztes besteht darin, die Reize dem Kranken und dem Stande der Krankheit anzupassen. Jeder Reiz endet in einer Gewöhnung und stumpft sich ab, sowohl der klimatische wie der Strahlungs- wie andere physikalische und chemische Reize. Demgemäß lehrt die Erfahrung, daß nach einer Zeitspanne rascher, gleichmäßiger Förderung, die gewiß oft geradlinig zur Heilung führt, auch häufig eine Verlangsamung oder ein Stillstand eintritt, der dann durch Tuberkulin oder Röntgenstrahlen oder hydriatische Mittel überwunden werden muß, bis schließlich auch diese versagen und erst ein Wechsel des Aufenthaltsortes, der ganzen Umgebung und des Klimas weiterhilft. Am deutlichsten tritt die Gewöhnung bei der Sonnenbehandlung in Erscheinung. Wenn nach abgeschlossener Pigmentation, wie zunächst ohne Störungen leicht möglich, täglich stundenlang weitergesonnt wird, dann kann doch manchmal ein Zustand kommen, wo das gute Befinden schwindet, Müdigkeit, Abgeschlagenheit und Gewichtsabnahme eintritt (Romich, Zeitschr. f. phys.-diätet. Therapie Bd. 1, S. 12. 1922) oder doch wenigstens die Heilung stockt. Eine Ausdehnung der Behandlung über 6 Monate hinaus ist deshalb im ganzen untunlich. Richtig ist es, nach 3—6 Monaten, je nach dem Zustande des Kranken, eine Behandlungspause einzulegen und später weiter zu behandeln. Der Heilungsprozeß pflegt sich gewöhnlich über die Zeit der Entpigmentierung, die 3—4 Monate oder auch noch längere Zeit in Anspruch nimmt, fortzusetzen. Die Gesamtheilungszeit wird dabei kaum verlängert. Auf alle Fälle ist mit Romich eine kritiklose Dauerbehandlung abzulehnen, dagegen sind Wiederholungskuren zu empfehlen.

Die *Ergebnisse* der Behandlung sind zahlenmäßig nicht leicht zu fassen. Die Hebung des Allgemeinzustandes ist durch Prüfung des Befindens und Aussehens, durch Gewicht- und Körpermessungen festlegbar. Die Gewichtszunahmen betragen durchschnittlich 2,5—4 kg, solche von 10 kg und mehr sind insbesondere in der weiblichen Pubertät häufig. Die Camererschen Normalzahlen sind nach Messungen bei der Entlassung in normalen Verhältnissen für den Durchschnitt immer erreichbar. Das Längenwachstum beträgt in 10 Wochen durchschnittlich 1,2 cm, während der zweiten Streckung 1,9—2 cm. Die Steigerung des Brustumfanges ist fast regelmäßig. Sie ist allerdings mehr auf Rechnung der Erziehung zu einer guten Durchlüftung des Brustkorbes als auf die Massenzunahme desselben zu setzen, und in besonderem Maße von der Übungstherapie abhängig. Der Blutfarbstoff erfährt eine Vermehrung von 6—8%, die Zahlen der roten Blutkörperchen zeigen nach Ergebnissen mehrerer Zählungsreihen in verschiedenen Jahreszeiten eine Steigerung von 320—480 000. Die Zunahme der Muskulatur läßt sich schlecht messen, da das Dynamometer unzuverlässig ist; sie ist aber insbesondere bei vereinigter Sonnen- und Übungsbehandlung ganz auffallend und selbst bei Sonnenruhebehandlung unverkennbar.

Zahlen über *Entlassungserfolge* sind von der Kritik des Beobachters und dem Material desselben abhängig. Bei einer Zusammenfassung von 4 Jahrgängen hatte Aprath (Tuberculosis 7/16) bei Nichttuberkulösen gute Erfolge bei 74,4, mäßige bei 20,9, schlechte bei 4,7%, bei Skrofulösen 90,0—8,9—0,2, bei Bronchialdrüsen- und Hilustuberkulose 88,2—7,8—1,3, bei leichteren Lungentuberkulosen 91,4 —7,6—1,9, bei mittelschweren 57,7—37,4—4,5 und bei schweren 5,4—39,1—56,5. Bei den leichteren Erkrankungsformen werden die Mißerfolge weniger durch ein Nichtansprechen des Organismus auf das Heilverfahren bedingt als durch den Eintritt von Komplikationen, die ja gesetzmäßig in einer gewissen Zahl auftreten müssen. Miliartuberkulose, käsige Pneumonie, tuberkulöse Meningitis, Darmtuberkulose oder leichtere Krankheitsschübe mit neuer Ausbreitung auf der Lunge, in Knochen oder Gelenken gehören hierher; von nichttuberkulösen Prozessen interkurrente Infektionskrankheiten oder septische Prozesse od. dgl. Dagegen sprechen schwere Lungentuberkulosen selten in genügender Stärke an, die Ergebnisse sind schlecht.

Untersuchungen über Dauererfolge in K.-H. liegen bisher nur in beschränktem Maße vor. Insbesondere wissen wir noch nicht, wie sich tuberkulös erkrankt gewesene Kinder als Erwachsene entwickeln und verhalten. Von den vorliegenden Nachuntersuchungen sind die von Bruck und Pannwitz (XI. internationale Tuberkulosekonferenz 1913) kaum brauchbar, da eine klinische Zerlegung des Materials fehlt. Eigene Untersuchungen aus dem Jahre 1916 (Zeitschr. f. Tuberkul. Bd. 26, H. 2) umfassen nur 436 Fälle in 3—4 jährigem Abstande. Dabei zeigten tuberkulös Infizierte keine Mißerfolge oder Todesfälle. Bronchialdrüsentuberkulose hatte 4,8% Mißerfolge und Todesfälle, darunter eine miliare Tuberkulose

und die übrigen Knochentuberkulosen. Leichte Lungentuberkulose hatte 4,7%
Mißerfolge und Todesfälle, zumeist durch tuberkulöse Meningitis, Hämoptöe und
Knochentuberkulose, weniger durch konstitutionelle und interkurrente Erkrankungen, mittelschwere Lungentuberkulose 18% und schwere 62,5%, fast alle
wegen fortschreitender Erkrankung. Ob die Anwendung des künstlichen Pneumothorax die Ergebnisse der Anstaltsbehandlung nennenswert zu verbessern vermag,
steht noch nicht fest. ELIASBERG[1]) hatte bei offener Lungentuberkulose 74%
Todesfälle.

Bei der äußeren Drüsentuberkulose ist die operative Therapie vollständig durch
die konservative verdrängt worden. Das Hauptgewicht ist auf die Röntgen-
bestrahlung zu legen. Die kombinierte Sonnen-Röntgenbehandlung ′zeitigt bei
genügender Behandlungsdauer nur ganz vereinzelte Mißerfolge. Wir hatten trotz
der kurzen Kurzeiten 85—90% Heilungen. Ob geschlossene oder geschwürige
Form ist gleich.

Ähnlich günstig sind die Erfolge bei der einfachen Hauttuberkulose, dem
Skrofuloderm und der Tuberculosis colliquativa cutis. Es ist aber notwendig,
Ätzsalben, Pyrogallol- oder Kupfersalben und künstliche Lichtbehandlung zu
Hilfe zu ziehen. Nicht so günstig sind die Erfolge bei Lupus, der eine intensivere
und längere Behandlung benötigt, aber auch mehr zu Rückfällen neigt. ROLLIER[2])
hat bei 15 monatiger Durchschnittsbehandlung 62,5% Heilungen. Wir hatten in
den letzten Jahren bei erheblich kürzerer Kurzeit 50—55%.

Über die Ergebnisse der konservativen Behandlung der Bauchfelltuberkulose
berichten auf Grund nennenswerter Zahlenreihen SELMA MEYER aus der Berliner
Kinderklinik und FINKELSTEIN und ROHR aus dem Kaiser und Kaiserin Friedrich-
Kinderkrankenhaus in Berlin. S. MEYER behandelte mit künstlicher Höhensonne
und hatte unter 42 Fällen 18 günstige Ausgänge mit 14 = 35% Heilungen. Von
der exsudativen und der exsudativ-knotigen Mischform wurden sämtliche Kinder
geheilt, von der adhäsiv-knotigen immerhin unter 16 noch 6 und 3 erheblich
gebessert, während von 15 ulcerösen Bauchfell- und Darmtuberkulosen 13 starben.
FINKELSTEIN und ROHR teilen ihr 79 Fälle umfassendes Material in 3 Perioden ein,
Vorkriegszeit mit 50%, Kriegszeit mit 35% und Nachkriegszeit mit 85% günstigen
Beeinflussungen. Den Grund der auffälligen Besserung der Ergebnisse sehen
sie in der Einführung der Quarz- und Röntgenstrahlen. Ihre Erfolge sind nicht
so günstig wie die S. MEYERS. Bei der exsudativen Form hatten sie $^2/_3$ günstige
und $^1/_3$ ungünstige Ergebnisse, bei der adhäsiven Form in 54% Heilung, 14% Besserung, 14% Mißerfolg und 31% Todesfälle, bei der prognostisch aussichtslosen
ulcerösen unter 9 Fällen 8 mal tödlichen Ausgang. Auf Grund der Ergebnisse wird
die operative Behandlung abgelehnt. Wir selbst hatten insgesamt unter 40 Fällen
der Jahrgänge 1920—1923 27 mal besten (67,5%), 7 mal mäßigen (17,5%) und 6 mal
keinen Erfolg (15%).

Die konservative Behandlung der Knochen- und Gelenktuberkulose wird noch
nicht allseits anerkannt. Es gibt daher nur wenige Anstalten, die über ein nennens-
wertes Material verfügen. Von allen Seiten wird darüber geklagt, daß Frühfälle
verhältnismäßig selten zur Behandlung kämen. Erst wenn monate- oder gar
jahrelang Gipsverbände oder operative Eingriffe vorangegangen sind, pflegt man
sich der Freiluftbehandlung zu erinnern. Es sind deswegen nicht gerade leichte
Fälle, die bisher der konservativen Anstaltsbehandlung zugeführt wurden. Hohenlychen gibt sogar ausdrücklich an, nur schwerer kranke Kinder aufzunehmen.

---

[1]) ELIASBERG: Therapie d. Gegenw. 1924, H. 5, und Jahrb. f. Kinderheilk. 1924, Beiheft 1.
[2]) ROLLIER: Heliotherapie der Tuberkulose. Berlin: Julius Springer 1924.

Für leichtere ist in Berlin ein Ambulatorium in Anschluß an die chirurgische Klinik eingerichtet worden. Die Kurzeiten sind äußerst ungleichmäßig. KISCH hat Durchschnittszahlen von 7—15 Monaten je nach dem Sitz der Tuberkulose, KLARE-Scheidegg von 8 Monaten, Aprath von 3—6 Monaten, selten länger. In diesem Zeitraum wurden 1921 von 99 Fällen tätiger Knochen- und Gelenktuberkulose 52,5% geheilt, 37,4% gebessert, 7,1% blieben unbeeinflußt und 3% verschlechterten sich. Von einem großen Teil der Gebesserten ist, insbesondere bei Kurwiederholung, spätere Heilung zu erwarten. Die übrigen Jahrgänge hatten etwa dieselben Ergebnisse. Die Zahlen können als Normalerfolgszahlen kurzfristiger Kurven angesehen werden. KLARE-Scheidegg hatte 1921 unter 59 fistelnden Knochentuberkulosen 59,3% Heilungen, 32,2% Besserungen und 8,5% Mißerfolge, bei 33 geschlossenen Knochentuberkulosen 30 mal guten, 3 mal geringeren Erfolg. Die imposantesten Zahlen hat KISCH-Hohenlychen. Von 78 Fällen von Wirbelsäulentuberkulose wurden 48 = 61,5% geheilt, 2 = 2,7% fast geheilt, 23 = 29,2% gebessert, 2 = 2,7% sind gleichgeblieben, 3 = 3,9% gestorben. Von 79 Hüftgelenktuberkulosen wurden 58 = 73% geheilt, 10 = 12,6% gebessert, 2 = 2,5% unverändert, 4 = 5% verschlechtert, 5 = 6,3% verstorben. Von 5 Ileo-Sakralgelenktuberkulosen wurde eine geheilt, eine weitgehend gebessert, 3 wurden vorzeitig entlassen. Von 87 Kniegelenktuberkulosen waren 44 Kapselfungen; davon 77,1% geheilt, 17,1% Versager, 5,5% Todesfälle. Von 43 Knochenzerstörungen wurden 69,5% geheilt, 25% Versager, 5,5% Todesfälle. Von 23 Fußgelenktuberkulosen mit Fisteln wurden 69,5%, von 8 Fällen ohne Fisteln 75% geheilt. Von 9 Schultergelenktuberkulosen wurden 6 geheilt, 3 gebessert. Von 44 Ellbogentuberkulosen wurden 34 = 77% geheilt, 23% vorzeitig entlassen. Von 19 Handgelenktuberkulosen wurden 8 geheilt, 4 fast geheilt, 7 gebessert. 56 Fingertuberkulosen (Spina ventosa) heilten 39 mal = 69,6% aus, wurden 6 mal = 10,7% fast geheilt und 11 mal = 19,6% gebessert. Von 7 Unterkiefertuberkulosen heilten 5 vollständig, eine fast vollständig aus und eine blieb unverändert. Das sind erstaunlich gute Erfolge. Allerdings ist zu bedenken, daß die vor 6 Monaten Entlassenen nicht eingerechnet wurden und daß die durchschnittliche Behandlungszeit zwischen 6 Monaten (Schultergelenk) und 15 Monaten (Wirbelsäule) schwankte. ROLLIER hat eine durchschnittliche Heilungsziffer von 70%. Manche Lokalisationen hatten bessere, andere schlechtere Ergebnisse. Jedenfalls sind die Differenzen gegen KISCH (Ebene) und gegen HERTZ (See) geringfügig.

Für die Zukunft der Kinderheilstättenbewegung ist von allergrößter Bedeutung, daß ein neues Tuberkulosegesetz auch die Fürsorge für tuberkulöse Kinder regelt und den Landesversicherungsanstalten die Aufgabe auferlegt oder sie wenigstens ermächtigt Heilverfahren für Kinder Versicherter durchzuführen. Leider enthält das letzte keine einschlägigen Bestimmungen.

## V. Der Lupus und seine Bekämpfung.
### Von RICHARD VOLK-Wien.

Seit der Entdeckung KOCHS und dem schon durch ihn selbst geführten Nachweis der ätiologischen Bedeutung des Tuberkelbacillus für den Lupus vulgaris beginnen auch die Bestrebungen, der Erkrankung durch präventive Immunisierung vorzubeugen. Durch neuere vereinfachte Impfmethoden (PETRUSCHKY, PONNDORF), glaubte man dieser Forderung in viel ausgedehnterem Maße nachkommen zu können. Auf diese Seite der Prophylaxe einzugehen ist hier nicht der Ort, doch müssen wir leider konstatieren, daß wir von einer verläßlichen Präventivimpfung gegen Tuberkulose noch weit entfernt sind, so daß andere vorkehrende Maßnahmen in großem Umfange nach wie vor nicht nur gerechtfertigt, sondern geboten sind. Denn das wichtigste Postulat der Bekämpfung einer Krankheit liegt in deren Verhütung.

Natürlich fallen im allgemeinen die Bestrebungen zur Verhütung des Lupus mit denen der Tuberkulose überhaupt zusammen. Bei Verhütung des Lupus sieht man sich überdies vor eine Reihe von Spezialaufgaben gestellt. Da aber der Lupus als eine abgeschwächte Tuberkulose angesehen werden muß, welcher unserer modernen Therapie ein dankbares Feld bietet, spielt die rationelle *Behandlung* desselben vom Standpunkte des Sozialhygienikers die bedeutsamste Rolle. Denn sich selbst überlassen heilt er selten aus, vielmehr wird er durch unaufhaltsames Weiterschreiten oft eine unheilbare Krankheit, macht durch die Zerstörungen, die er anrichtet, die Befallenen gesellschafts- und arbeitsunfähig, zumal er sich außerordentlich häufig im Gesicht und an den Extremitäten etabliert. Je vollkommener die Behandlungsmethoden ausgebildet werden, um so erfolgreicher wird dieser Teil der Lupusbekämpfung ausfallen. In der Tat konzentriert sich die meiste Arbeit darauf, die Behandlungsmöglichkeiten für Lupus, besonders in eigenen Lupusheilstätten, zu erhöhen und ferner dahin zu wirken, daß die Krankheit in den frühesten Anfängen einer sachgemäßen Therapie zugeführt werde, weil dadurch die Sicherheit der Heilung erhöht, große Verunstaltungen verhütet, die Dauer des Leidens abgekürzt wird, was vom ökonomischen Standpunkt von eminentem Vorteil ist.

Eine Grundfrage war zunächst, ob wir imstande sind, den Lupus radikal und mit gutem kosmetischen Resultat zu heilen. Die älteren Methoden waren dazu nicht geeignet, da ihr Effekt großenteils unverläßlich war, andererseits dieselben in kosmetischer Hinsicht mit wenigen Ausnahmen viel zu wünschen übrig ließen, vielfach auch mit großen Zerstörungen des gesunden, restitutionsfähigen Gewebes einhergingen.

Der erste Schritt auf diesem Wege wurde von LANG getan (1892), als er durch Excision des Lupus im Gesunden und plastische Deckung des Defektes Heilung erzielte und dann durch langjährige Beobachtung der Patienten die Überzeugung gewann, daß die Methode nicht nur eine rasche, sondern auch eine radikale genannt zu werden verdient. Wenige Jahre später trat FINSEN mit seiner ausgezeichneten Lichtbehandlung hervor (1896), womit auch an jene Fälle herangetreten werden konnte, bei denen man eben nicht im Gesunden operieren konnte. Sehr bald wurden auch andere lichttherapeutische Maßnahmen in den Dienst der Lupusbehandlung gestellt, Röntgen, Radium, ferner Höhensonne und Kohlenbogenlicht. Dazu kamen ältere und neuere chemische Mittel und selbstredend auch die spezifische Therapie mit den verschiedenen Tuberkulinen, auf mannigfaltige Weise dem Organismus einverleibt. — Einer modernen Lupusheilstätte sollen selbstverständlich alle Mittel zu Gebote stehen. Die Wiener Heilstätte hat außer dem Finsensaal mit 6 großen Finsenlampen und 2 Finsen-Reynlampen einen Kohlenbogenlichtsaal, Höhensonnen, Jesioneks Höhensonnen-Lichtbad, auch ein modern eingerichtetes Röntgeninstitut, Kromayerlampen, Radium, Diathermie und Hochfrequenz. Neben der Strahlenbehandlung finden natürlich auch die anderen Methoden vielfache Anwendung. Kleinere Anstalten müssen mit einer geringeren Apparatur ihr Auslangen finden, doch sollte wohl mindestens immer eine Finsen- oder Kromayerlampe, Höhensonne und Röntgen vorhanden sein.

Schon die Aufzählung dieser großen Reihe von Mitteln beweist, daß *die* Methode der Lupusbehandlung bisher noch nicht gefunden ist, andererseits ist es auch klar, daß die Anwendung aller bisherigen Methoden einer besonderen Schulung bedarf und Zeit und Arbeitskraft erfordert, die im klinischen Betrieb größerer Abteilungen mit ihren mannigfaltigen Anforderungen nicht oder nur sehr schwer gefunden werden kann. Jedenfalls bedarf sie auch im Abteilungsbetriebe eines leitenden Arztes, der sich fast ausschließlich mit den Lupösen beschäftigt, soll diese sehr kostspielige, minutiöse Arbeit rationell erfolgen.

Es war daher der Gedanke naheliegend, eigene Lupusheilstätten zu gründen, welche sich dieser Aufgabe unterzogen.

Der erste, welcher diesen Weg betrat, war FINSEN. Das von ihm in Kopenhagen mit Hilfe privater Mittel und staatlicher Unterstützung begründete Lichtinstitut, dem auch eine Forschungsstätte für Lichttherapie und Lichtbiologie angegliedert wurde, war richtunggebend und mustergültig.

*Lang* nahm diese Idee, nachdem er *Finsens* Resultate kennengelernt hatte, sofort auf, stellte sie aber auf eine breitere Grundlage, indem er nicht nur die Finsenbehandlung, sondern alle brauchbaren Methoden angewendet wissen wollte. So richtete er zunächst an seiner Abteilung im allgemeinen Krankenhause in Wien eine große Finsenlampe ein, wandte aber schon gleichzeitig Röntgen und Radium an und führte selbstverständlich alle geeigneten Fälle der Operation zu. Als der Andrang der Lupösen immer größer wurde, trennte er die Lupusbehandlung von seiner Abteilung für Hautkranke ab und verlegte sie in ein eigenes Haus, das er mit Hilfe privater Wohltätigkeit auf Grund seiner nimmermüden Werbearbeit diesem Zwecke zuzuführen in der Lage war (1904). Gleichzeitig sorgte er für die Unterbringung von Lupösen in einem Lupus*heim*, wo sie mit verhältnismäßig geringen Kosten Verpflegung und Wartung erhielten. Aber auch diese kleine Heilstätte reichte bald nicht mehr aus; teils mit privaten Mitteln, teils mit Unterstützung des Staates gelang es ihm, die prächtige neue Lupusheilstätte zu erbauen und im Jahre 1913 dem Betriebe zu übergeben, welche in ihrer Einrichtung wohl vorbildlich ist.

Diese Heilstätte dachte er sich aber keineswegs als alleiniges Institut für die damalige österreichisch-ungarische Monarchie, sie sollte vielmehr ein Musterinstitut, eine Zentralstelle sein, in der die Methoden der Lupusbehandlung geprüft und erlernt werden, in der Ärzte und Pflegerinnen ihre Ausbildung erlangen sollten, um diese Methoden in kleineren Abteilungen des Reiches nutzbringend zu verwerten.

Die Idee LANGS konnte durch den Zerfall Österreichs nach dem Kriege nicht ganz zur Auswirkung kommen, doch haben wir die Freude, immer Ärzte aus aller Herren Länder bei uns zu sehen, welche sich für unsere Methoden und die Anwendung derselben interessieren. Aber schon frühzeitig fand das Wirken von FINSEN und LANG die Aufmerksamkeit, Nachahmung und entsprechende Umbildung bei den bedeutendsten Dermatologen des In- und Auslandes, das Interesse für die Lupusbehandlung und für das Schicksal der Lupösen wurde immer größer und ist glücklicherweise in ungeschwächtem Maße vorhanden.

Mit zu den ersten, welche sozusagen Lupusheilstätten ihren Kliniken angliederten, gehörten NEISSER in Breslau und JADASSOHN in Bern, daneben entstanden eigene Lupusheilstätten in Deutschland unter WICHMANNS Leitung in Hamburg, ferner in Stockholm, London, Paris, Antwerpen, eine ganze Reihe von dermatologischen Abteilungen richteten Lichtinstitute ein, so die in Prag, Brünn, Triest, Klausenburg; die Berliner Klinik, München, Marburg, Köln, Würzburg, Kiel, Graudenz, Gießen mit 50 Betten (eröffnet 1913) (JESIONEK) u. a. m. verfügen über ausgezeichnete Lichtinstitute.

Die außerordentlich reiche Ausgestaltung mit Lupusbehandlungsstätten verdankt Deutschland neben der Initiative seiner führenden Dermatologen auch dem Interesse der Regierungsstellen, besonders unter ALTHOFFS Regime. Aus dem „Lupusausschuß des deutschen Zentralkomitees zur Bekämpfung der Tuberkulose" wurde ein „Lupuskomitee" gebildet, welches nach NIETNER folgende Aufgaben hatte:

1. Die Errichtung von Lupusheilstätten.

2. Anschaffung von Lichtapparaten durch Gewährung von Beihilfen.

3. Bereitstellung von Unterkunftsräumen für Lupöse in der Nähe der Anstalten.

4. Unentgeltliche Behandlung und Unterstützung bedürftiger Lupöser, wenn nicht Dritte zahlen können.

5. Ausbildung der Methoden der Behandlung und Pflege Lupöser.

Dank dem einträchtigen Zusammenwirken der berufenen Faktoren zählte Deutschland 1908 an 30 Anstalten, in denen Lupöse entsprechend behandelt wurden, von denen 15 mit dem großen Finsenapparat ausgestattet waren. Die Zahl der in Behandlung gestandenen Lupösen betrug um diese Zeit 11 354.

Sind statistische Daten über *Behandlungserfolge* beim Lupus vulgaris an und für sich schon schwer zu verwerten und zu vergleichen, da ja so außerordentlich viel von der Wahl der Fälle abhängt, so sind leider fast alle größeren Statistiken durch die Ereignisse des letzten Jahrzehnts in Unordnung geraten und durch die Absplitterung des Materials kaum mehr zu ergänzen. Es seien daher zur Beleuchtung dieser Frage nur einige Daten aus der Vorkriegszeit gebracht.

Im Kopenhagener Finseninstitut wurden von 1896—1910 1835 Patienten in Behandlung genommen, von denen 233 starben. Von den restlichen 1602 Fällen wurden 955, also 59,6%, geheilt und blieben durch 2—10 Jahre rezidivfrei. Sehr deutlich zeigt sich hierbei der Einfluß der frühzeitigen Behandlung, da von den frischen Fällen 72% geheilt wurden, von den älteren nur 49,9% (AXEL REYN: Die Finsenbehandlung. Berlin 1913). Der Prozentsatz der Wiener Lupusheilstätte ist etwas geringer, doch wurden dafür viele Patienten der operativen Behandlung unterzogen.

Über die größte Zahl der nach LANGS operativ-plastischer Methode behandelten Fälle verfügt wohl die Wiener Lupusheilstätte. JUNGMANN berichtete 1909 über 441 Kranke, an denen 745 Lupusherde exstirpiert worden waren. 330 Patienten konnten regelmäßig persönlich revidiert werden, 295 wurden als rezidivfrei befunden; von den 35 restlichen konnte der überwiegende Teil durch eine kleine Nachoperation oder anderweitig von seinem Lupus befreit werden, während nur 10 Patienten inoperable Rezidive aufwiesen. Seither hat sich die Zahl der operierten Fälle auf 974 erhöht; nehmen wir an, daß sogar 10% rezidivierten, so ist das Heilungsprozent ein ganz außerordentlich hohes, wobei noch in die Wagschale fällt, daß diese Patienten in wenigen Tagen bis Wochen von ihrem Leiden befreit wurden.

Unwillkürlich wirft sich die Frage auf: steht denn der große Apparat, stehen die gewiß sehr hohen Kosten der Lupusbehandlung im Einklang mit der Zahl der Erkrankten und dem Effekte der Behandlung? Diese Frage ist wohl ohne weiteres in bejahendem Sinne zu beantworten, wenn man bedenkt, daß in Deutschland 1908 schätzungsweise 33 000 Menschen an Lupus erkrankt waren, in Österreich allein (ohne Ungarn) ca. 20 000, wobei diese Zahlen sicher eher zu niedrig als zu hoch gegriffen waren. Dazu kommt, daß die Kosten der Behandlung bei entsprechender Fürsorge wesentlich verringert werden könnten. Auch ist der Lupus, frühzeitig in Behandlung genommen, eine Erkrankung, bei welcher man in der überwiegenden Mehrzahl der Fälle Heilung erzielen kann, so daß die Betroffenen nicht nur vollwertige Mitglieder der menschlichen Gesellschaft werden, sondern auch der öffentlichen Versorgung nicht zur Last fallen. Nicht allein dem Betroffenen geben wir also die Wohltat der Genesung, sondern wir ersparen damit auch der Allgemeinheit — denn vom Lupus werden ja meist gerade die Ärmsten befallen — große Kosten, die ihr sonst bei der Sorge um die Erwerbslosen erwachsen würden. Es sei nur auf die große Zahl der Geisteskranken, welche keine Hoffnung auf Heilung erwarten lassen, und die unheilbar Kranken, für welche ja die Gesellschaft mit Recht aufzukommen sich verpflichtet fühlt, hingewiesen, um die oben aufgeworfene Frage, ob bei den jetzt so schwierigen Verhältnissen der „Luxus" einer so teueren, langwierigen Behandlung erlaubt sei, zu bejahen.

So sicher und eindeutig also diese Antwort für denjenigen, der nicht nur rechnet, sondern soziales Elend zu lindern, schwere Krankheit zu heilen sucht, lautet, so sehr bedarf jene Frage der Überlegung, ob jeder Lupus behandelt werden soll. NEISSER negiert dies, für einen Teil mit Recht; es hat keinen Sinn, einen Lupus bei alten Leuten, welcher vielleicht schon Jahrzehnte währt, weite Flächen ergriffen und große Zerstörungen herbeigeführt hat, einer teueren, Monate, vielleicht Jahre dauernden Behandlung zu unterziehen; diese Fälle gehören in die Versorgung, in welcher man dem Patienten entsprechende Pflege angedeihen lassen soll. Anders liegen die Dinge schon, wenn es sich um ein jüngeres Individuum handelt; man kann da oft noch ganz Ausgezeichnetes leisten, vielfach weitgehende Rückbildung, ja sogar noch Ausheilung erzielen, mindestens aber bewirken, daß der Prozeß stationär bleibe. Natürlich wird man in solchen Fällen meist nicht dahin arbeiten, die Erkrankung in klinischem, sondern nur in sozialem Sinne zu heilen.

Alle diese Erwägungen wären überflüssig, wenn nicht so überaus viele Lupusfälle in weit vorgeschrittenen Stadien in unsere Behandlung kämen, zum Teil deshalb, weil sie aus Indolenz und Fatalismus zu spät ärztliche Hilfe aufsuchen, zum Teil aber auch weil ihnen eine solche in unzweckmäßiger oder unvollkommener Weise zuteil wurde, wodurch kostbare, oft unwiederbringliche Zeit verlorenging. Das Problem spitzt sich demnach auf eine *konsequente, lückenlose Lupus-fürsorge* zu.

Der Beginn der lupösen Erkrankung reicht sehr häufig in die früheste Kindheit zurück. Es besteht kein Zweifel, daß exogene Infektionen nicht selten sind; das Kind, welches mit beschmutztem Finger in der Nase bohrt und dadurch an der Nasenschleimhaut den Primärherd aquiriert, welches bloßfüßig auf dem mit Tuberkelbacillen besäten Fußboden (aus dem Auswurf eines Hausgenossen) herumläuft oder auf dem Boden umherrutscht und sich durch eine Verletzung am Fuße oder ad nates seine Infektion holt, gehört zu den Schulbeispielen dieses Infektionsmodus. Dazu zählt auch die Ansteckung des einen Ehegatten durch den Kuß des anderen und noch manche andere Art der Übertragung. Prophylaktisch wird demnach auf Sauberkeit, besonders im Milieu des Tuberkulösen zu sehen sein, man wird Kinder aus demselben möglichst fernhalten, auf die Pflege und Erziehung großes Augenmerk legen, ihnen Unarten abgewöhnen, Erkrankungen der Haut- und Schleimhäute frühzeitig und sorgfältig behandeln.

In einer großen Zahl der Fälle aber erkrankt die Haut von einem inneren Herde, von einer Drüsen- oder Knochentuberkulose aus, wobei auf dem Blut- und Lymphweg oder auch direkt per contiguitatem, durch eine Perforation, die Infektion der Haut herbeigeführt wird. Es scheint mir keineswegs, daß die Erkrankungsziffern an Tuberkulose der Haut mit der Tuberkulose der inneren Organe parallel gehen; wir kennen Länder, in denen trotz zahlreicher Lungentuberkulose der Lupus eine Seltenheit ist, z. B. nach Berichten in gewissen Staaten Amerikas, aus eigener Anschauung in Turkestan und scheinbar in großen Teilen Zentralasiens. Deshalb dürften auch Berechnungen über die Zahl der Lupösen aus diesem Verhältnis nur bedingte Richtigkeit haben.

Der Lupus der Jugendlichen muß also zunächst erfaßt werden, und zu finden ist er in den Kindergärten, Volksschulen, in den Lehrlingsschulen. In dieser Hinsicht kann die Institution der Schulärzte außerordentlich segensreich wirken, aber auch Lehrer und Fürsorgerinnen vermögen wichtiges Material zutage zu fördern. Anregungen und Bestrebungen in dieser Hinsicht sind bereits vielfach gemacht worden, ich erwähne nur WICHMANN, STRAUSS, JUNGMANN, JESIONEK u. a. Aber noch weiter zurück, im Milieu der Tuberkulösen wird die aufmerksame Fürsorgerin oft schon die ersten Anfänge des Lupus finden. Zu betonen ist die Erfahrung NEISSERS, daß häufig sehr hartnäckige Katarrhe der kleinen Kinder nichts anderes sind als Zeichen bereits lupös erkrankter Schleimhäute.

Nicht genug an dem muß man auch auf die *gefährdeten Kinder* sein besonderes Augenmerk richten. THEDERING hat recht, wenn er meint, daß schon im Jugendalter dem Lupus vorgebeugt werden muß. Insbesondere sind die skrofulösen Kinder, wie immer man die Skrofulose auffassen mag, Kandidaten für eine lupöse Erkrankung, indem die skrofulöse, oft bereits tuberkulöse Drüse leicht zur Infektion der Haut führt, die chronische katarrhalische Entzündung der Nasenschleimhaut oft durch mechanische Infektion oder durch Inhalation der Ansiedlung des Tuberkelbacillus einen günstigen Boden verschafft, der geschwächte Organismus gegen die Infektion keinen entsprechenden Schutz bietet. Belehrung der Angehörigen, Luft, Sonne, Reinlichkeit, reichliche und zweckentsprechende Ernährung werden da manches Unheil verhüten oder verringern können. Selbstredend ist eine Entfernung der Kleinen aus dem gefährlichen Milieu das weitaus Beste, wo dies nicht dauernd möglich ist, wenigstens Aufenthalt für viele Stunden des Tages in Heimstätten, in denen sie der Aufsicht und Fürsorge geeigneter Personen übergeben sind.

Die weitere Auffindung der Lupösen fällt den Fürsorgeärzten und -schwestern, den beamteten Ärzten zu, viel kann auch eine unterrichtete Geistlichkeit in dieser Richtung leisten. Denn wir dürfen uns keiner Täuschung hingeben, von der lückenlosen Erfassung des jugendlichen Lupus sind wir noch weit entfernt, der Lupus kommt heute in der überwiegenden Mehrzahl spät, allzuoft zu spät in Behandlung resp. in richtige Behandlung. Entweder er wird als langsam wachsendes Übel, besonders auf dem Lande, zunächst nicht beachtet, oder später, wenn die Zerstörungen bereits vorhanden sind, wird der Betroffene gemieden, so daß er sich menschenscheu verkriecht. Denn während der Lungentuberkulöse trotz seiner Gefährlichkeit für die Umgebung häufig bis zur letzten Minute arbeiten kann, wird der Lupöse frühzeitig wegen der Entstellung an sichtbaren Körperstellen aus der Gemeinschaft ausgeschlossen. Diese Fälle aufzuspüren, bei ihnen zu retten, was zu retten möglich, ist Sache der Fürsorge.

Es liegen viele Vorschläge vor, welchem Teile der Fürsorge diese Tätigkeit zu übertragen wäre. Ich möchte meinen, daß sie natürlich in aller erster Linie der Tuberkulosefürsorge zukommt, doch wird es sich bei der Auffindung der Fälle wohl als praktisch erweisen, alle gegebenen Möglichkeiten in Anspruch zu nehmen, wie oben schon angedeutet. Sobald der Patient ans Tageslicht gezogen resp. der Behandlung übergeben ist, dann wäre er besonders der entsprechend ausgebildeten Tuberkulosefürsorge zuzuweisen, ausnahmsweise, wie dies SALOMON empfiehlt, den Beratungsstellen für Geschlechtskranke, dies wird sich eben nach den besonderen Verhältnissen des betreffenden Kreises richten müssen.

Allerdings liegt die Ausbildung der Ärzte, besonders aber der Schwestern, bezüglich der tuberkulösen Hauterkrankungen noch sehr im argen. Diesen muß vielfach, insbesondere auf dem Lande, nicht nur die Evidenzhaltung obliegen, sondern auch die Beobachtung evtl. auftretender Rezidiven bei den Patienten, um ihnen allzu häufige, oft weite Reisen zu ersparen, andererseits den richtigen Zeitpunkt für eine erneute Behandlung nicht zu verpassen.

Ist ein Fall als lupusverdächtig oder lupös erkannt, dann muß er zur Sicherung der Diagnose ehest an eine Station geschickt werden, an der Spezialärzte tätig sind, und von da sofort jenen Anstalten zugewiesen werden, an denen die Behandlung nach modernen Prinzipien durchgeführt wird.

Die Lupusheilstätten sind zum Teil, wie schon erwähnt, Hautabteilungen angegliedert, zum Teil sind sie vollkommen selbständige oder halbselbständige Abteilungen, jedenfalls mit eigenem Belagraum für Lupöse. Die Angliederungen an Abteilungen haben den Nachteil, daß durch die Aufnahme der Lupuskranken, welche oft Monate, ja Jahre in der Anstalt bleiben müssen, den anderen Patienten Raum und Zeit genommen wird. In ersterer Beziehung half man sich, wie z. B. in Breslau, so, daß man die Kranken in sog. Lupus*pensionen* unterbrachte, d. h. in Privatwohnungen in der Nähe der Klinik, von wo aus sie täglich zur Behandlung kamen.

Das hatte vor allem den Übelstand, daß sich die übrigen Hausbewohner dies nicht ohne weiteres gefallen ließen, die Hauseigentümer und Anrainer sich über eine Entwertung des Besitzes beklagten, Widerstände, die nicht leicht zu überwinden waren. Als wichtiges Argument gegen diese Art der Unterbringung wurde die große Infektionsgefahr ins Treffen geführt. JADASSOHN hat sich nun über diese Frage nicht nur aus der Literatur, sondern auch durch eine große schriftliche Enquete Klarheit zu schaffen gesucht, obwohl schon aus theoretischen Erwägungen bei der relativen Bacillenarmut der tuberkulösen Erkrankungen der Haut — die Tbc. ulcerosa miliaris cutis et mucosae scheidet bei der Schwere des Allgemeinprozesses dabei aus — eine Infektion zu den Seltenheiten gehören müßte. In der Tat fällt nach der Ansicht der meisten Autoren die chronische Tuberkulose der Haut und Schleimhäute bei Verbreitung der Tuberkulose kaum ins Gewicht. Es sind demnach auch gegenüber den Trägern mit Ausnahme derer, welche gleich-

zeitig eine innere Tuberkulose mit Bacillenbefund haben, keine besonderen prophylaktischen Maßnahmen notwendig. Verbände bei exulceriertem Lupus und
allgemein-hygienische Vorkehrungen, Sauberkeit genügen wohl, um eine Infektion im allgemeinen zu vermeiden.

Diese Tatsachen sind von großer Wichtigkeit. Denn nach SCHÄFERS Feststellungen hat sich die Friedenszahl der Lupösen an der Breslauer Klinik im Kriege
verdoppelt, die Tbc. colliquativa ist um das 5fache gestiegen. Da nun Infektion
und Manifestwerden der Erkrankung oft Jahre auseinander liegen, die sozialen
und Ernährungsverhältnisse in vielen Ländern, besonders aber in Deutschland,
sehr triste sind, ist mit einer Abnahme der Erkrankungen in der nächsten Zeit
wohl nicht zu rechnen, sondern eher eine Zunahme zu erwarten. Man wird also
Sorge tragen müssen, besonders die schweren Fälle von Hauttuberkulose in Abteilungen aufzunehmen, in denen sie am besten auf eigenen Zimmern zusammengelegt werden. Das Ideal ist eine Lupusheilstätte, welche mit allen modernen
Behelfen ausgestattet ist. Zur Verbilligung des Betriebes können dieser Lupusheime angegliedert sein, in denen kein voller Spitalbetrieb eingeführt ist, und
wo die Kranken Wohnung und Verpflegung finden. Ein Surrogat für solche
Heime bieten in der Nähe der Behandlungsstätte gelegene Lupuspensionen, an
deren Spitze am besten spezialistisch geschulte Pflegerinnen stehen. Natürlich
können Kranke mit geschlossenem Lupus auch bei Bekannten und Verwandten
wohnen.

Mit der Erfassung der Lupösen ist gewiß ein gut Stück Arbeit getan, doch
keineswegs alles; denn die große Schwierigkeit, selbst wenn geeignete Abteilungen
vorhanden sind, besteht darin, die notwendigen Geldmittel für diese langwährende
Behandlung aufzubringen. In dankenswerter Weise haben Krankenkassen und
Landesversicherungen die Zahlung für ambulatorische Behandlung übernommen,
da sie die Notwendigkeit derselben erkannt haben, für den Spitalsaufenthalt kommen sie nur für beschränkte Zeit auf. Dann und für alle Nichtversicherten müssen
andere Organisationen eintreten, Staat, Stadt und Land sind hierzu verpflichtet,
denn die private Wohltätigkeit, durch welche im Frieden ein Teil der Bedürftigsten
Spitalspflege erhalten konnte, reicht heute nicht mehr hin. So waren im Wiener
Lupusheim eine Anzahl Stiftungsbetten vorhanden, die mit solchen Patienten
jahraus, jahrein belegt werden konnten, wobei die Spitalskosten voll gedeckt
waren. Die schreckliche Entwertung des Geldes, die enorme Erhöhung der Gebühren haben diese Stiftungen wertlos gemacht. Aber auch die Unterstützungsmöglichkeiten, wie sie die deutsche Lupuskommission vorgesehen hatte, und die
für damalige Zeiten immerhin nennenswert war, muß nun unzulänglich erscheinen
und durch anderes ersetzt werden. Eine zahlenmäßige Anführung der Ausgaben
für Behandlung, Unterstützung, Beihilfen würde zu weit führen, sie finden sich
in den Berichten der einzelnen Faktoren angeführt.

Die Fürsorge erstreckt sich weiter auf die Beobachtung der geheilt entlassenen
Patienten, aber auch auf die, welche in ambulatorischer Behandlung stehen.
Jene müssen in Evidenz geführt werden, damit auch kleinste Rezidiven sofort wieder beseitigt werden, diese, daß sie sich der Behandlung ganz regelmäßig unterwerfen. Denn allzuoft erleben wir es, daß Rezidiven unbeachtet bleiben oder
Patienten aus Nachlässigkeit, oder weil sie sich mit einem halben Erfolg begnügen,
übermäßig lange ausbleiben, der Lupus dann wieder in einem so schlechten Zustand sich befindet, daß bei monatelanger Behandlung ganz erhebliche Summen
Geldes verschlungen werden, welche bei rechtzeitigem resp. regelmäßigem Eingreifen hätten erspart werden können. Es muß da eine gewisse Strenge, ja sogar
Härte und Zwang Platz greifen, um den unvernünftigen, nachlässigen Patienten
vor körperlichem, die Allgemeinheit vor materiellem Schaden zu bewahren. Be

sonders gilt dies für Kinder, welche oft für die Unvernunft der Eltern zu büßen haben.

Die Beobachtung muß sich auf lange Zeit, vielfach auf Jahre erstrecken. Soll aber die Fürsorge zweckentsprechend arbeiten, dann muß sie trachten, auch Hindernisse aus dem Wege zu räumen; denn oft sind es zwingende Gründe, welche den Patienten von der Behandlung abhalten, wenn etwa eine Mutter ihre kleinen Kinder nicht allein lassen kann, der Arbeiter seinen Posten nicht verlieren will. Da kann durch Aufklärung, Unterstützung, Versorgung der Kleinen viel geleistet werden. Wir erleichtern die Behandlungsmöglichkeiten dadurch, daß wir Abendstunden eingeführt haben, wodurch viele imstande sind, nach Schluß der Arbeit zu erscheinen, und die sich daher eines sehr regen Zuspruches erfreuen.

Kann die Aufnahme in die Anstalt leicht erfolgen, dann wird durch eine etappenmäßige Behandlung viel Geld erspart, indem der Kranke immer nur für kurze Zeit in der Abteilung bleibt, durchbehandelt wird und bis zur Abheilung der Reaktion wieder entlassen werden kann. Wenn jedoch jede Aufnahme mit großen Formalitäten verbunden ist, dann ist man oft gezwungen, den Patienten eher längere Zeit zu behalten, um nicht die Intervalle zwischen den einzelnen Behandlungszeiten zu groß werden zu lassen. Noch wichtiger ist es, daß den ambulanten Kranken die materielle Möglichkeit geboten wird, die Anstalt aufzusuchen, indem ihnen das Fahrgeld ersetzt wird, wie dies vernünftigerweise bei uns eine Reihe von Krankenkassen tun; es kann dann eben an Stelle der Stationsbehandlung die wesentlich billigere ambulatorische treten. Leider haben sich andere Körperschaften zu dieser Maßregel noch nicht durchgerungen.

Natürlich muß auch dafür gesorgt sein, daß der Kranke nicht durch Arbeitsverlust in seiner Existenz bedroht sei. Auch darin kann die Fürsorgetätigkeit durch persönliche Aufklärung des Arbeitgebers sehr viel erreichen. Daß man bei Saisonarbeitern die intensive Behandlung in die Zeit der Arbeitsstille zu verlegen hat, sonst den Status quo zu erhalten trachtet, braucht nur erwähnt zu werden.

Und schließlich sei noch eines außerordentlich wichtigen Zweiges der Fürsorge gedacht, das ist der Arbeitsvermittlung für die Lupösen und Geheilten, auch für die letzteren, denn viel zu oft geschieht es heute noch, daß der Lupus infolge allzu langer Vernachlässigung nur mit entstellenden Narben ausheilt. Ist der Betroffene nun auch nicht mehr krank, so trägt er das Stigma seiner Erkrankung leider vielfach an den unbedeckten Körperstellen offen zur Schau. Hat er schon den Widerstand des Arbeitgebers überwunden, so sind es oft die eigenen Arbeitskollegen, welche ihn unter dem Vorwand der Infektionsgefahr oder des Abscheus vor der Entstellung vom Arbeitsorte vertreiben. Für diese Unglücklichen zu sorgen, ist dringende Pflicht. Wie wenig das Argument der Infektionsgefahr zu Recht besteht, wurde ja oben gezeigt. Lang war seit jeher bestrebt, ehemalige Lupöse, welche sich dazu eignen, in der Anstalt selbst zu verwenden, in ganz ähnlicher Weise verfahren Neisser, Jadassohn. Die Erfahrungen, welche wir damit gewonnen haben, sind im allgemeinen ausgezeichnete. Die Schwestern aus dem Stand der ehemaligen Pfleglinge bewahren dem Hause meist eine rührende Dankbarkeit, sie weisen ein starkes Mitempfinden mit den Patienten auf, bleiben selbst stets in ärztlicher Beobachtung, und auf die neuen Patienten wirken sie psychisch außerordentlich günstig ein, indem sie als Geheilte zur Ausdauer und Geduld anspornen. Eine ganze Reihe dieser ehemaligen Patienten wird sich gewiß in Kranken- und Versorgungshäusern unterbringen lassen.

Aber schon während des Spitalsaufenthaltes trachten wir, die Kranken zu beschäftigen, teils um sie nicht zu Müßiggängern zu erziehen, teils auch, um den Betrieb in der Anstalt etwas zu verbilligen. Sind es doch vielfach Menschen, die sonst gesund und daher arbeitsfähig sind; natürlich geschieht die Zuteilung zur

Arbeit über Anordnung des Arztes. So werden die häuslichen Arbeiten, die Wäscherei fast zur Gänze bei uns von Patienten verrichtet. Außerdem sind eine ganze Anzahl von *Beschäftigungsschulen* eingerichtet neben einer *Volksschule*, in welcher die Kinder wenigstens die 5 unteren Schulklassen absolvieren können. So haben wir für die Kleinsten eine Flecht- und Ausnähschule, ferner Unterricht für Holzschnitzerei, Bast- und Korbflechterei, Papparbeiten und Buchbinderei, eine Schusterei, eine Handarbeiten-, Näh- und Strickschule. Den Ausbau dieses Zweiges der Anstalt ließen wir uns sehr angelegen sein, denn neben der ökonomischen Seite für uns, welche ja in den Hintergrund tritt, ist es besonders wertvoll, daß diese Menschen, welche oft schrecklich unbeholfen sind, ihre manuellen Fertigkeiten üben. Manche von ihnen werden so geschickt, daß die Zeit ihres Aufenthaltes die Grundlage für einen späteren Beruf, für eine Heimarbeit werden kann.

Den Unterricht erteilt ein Lehrer, aber auch die Schwestern opfern einen Teil ihrer freien Zeit, um sie dem Unterrichte der Patienten zu widmen. Natürlich finden sich ab und zu auch wieder verläßliche Patienten selbst, welche ihre Kenntnisse und Fähigkeiten anderen mitteilen.

Streifen möchte ich nur die Wichtigkeit, speziell für manche Lupusfälle, eines Meeraufenthaltes, besonders an der Adria mit ihrer Fülle von Sonne und ihrem hohen Salzgehalt. Die Umstimmung des Organismus, aber auch der direkte Einfluß des Lichtes auf den Lupus ist oft überraschend. Früher konnte auch dieses Gebiet der privaten Wohltätigkeit vorbehalten bleiben, heute vermag dies nur die öffentliche Fürsorge zu leisten, und die Stadt Wien hat dies in der letzten Zeit schon in großzügiger Weise unternommen.

So sehen wir, wie der Fürsorgetätigkeit gerade für die Hauttuberkulose und speziell für den Lupus ein außerordentlich reicher und äußerst wichtiger Spielraum gesetzt ist. Je inniger das Zusammenarbeiten zwischen Behandlungsstätte und Fürsorge sich gestaltet, desto bessere Resultate werden zu erzielen sein. Aufklärung durch Wort und Schrift vermag viel im Interesse der Lupösen zu wirken, Helfen und Heilen kann aber nebst gut ausgestatteten Behandlungsstellen nur eine lückenlose Fürsorge, wodurch für die meisten Fälle von Lupus Entstellung und psychische Leiden erspart werden.

## Literatur.

Axmann: Ein weiterer Vorschlag zur Lupusfürsorge. Dtsch. med. Wochenschr. 1920, Nr. 16. — Becker: Aus der Praxis der Lupusbekämpfung. Med. Klinik 1908, S. 108. — Engel: La profilassi del Lupus. Otti del congresso intern. di Tbc. Rom 1912. — Grön: Lupus vulgaris in Norwegen. Arch. f. Dermatol. u. Syphilis Bd. 130, S. 220. 1921. — Herxheimer, L.: Die Behandlung des Lupus als Volkskrankheit. Die Umschau 1910. — Hübner: Über die Bedeutung der frühzeitigen Erkennung des Lupus für die Heilung. Herausg. vom Dtsch. Zentralkom. z. Bekämpf. d. Tbc. — Jadassohn: Tuberkulose der Haut. Mračeks Handb. d. Hautkrankh. — Jadassohn: Der Lupus (fressende Flechte), seine Entstehung und seine Bekämpfung. Ref., geh. im Auftr. d. Hilfsbundes f. Lupuskranke in Bern. — Jadassohn: Über ektogenen und endogenen Lupus. Ref., geh. im Auftr. d. dtsch. Lupusbundes, Berlin 1913. — Jadassohn: Über die Bedeutung der Lupuskrankheit und die Notwendigkeit ihrer Bekämpfung. Dtsch. Zentralkom. z. Bekämpf. d. Tbc. — Jadassohn: Die Ansteckungsfähigkeit bei Haut- und Schleimhauttuberkulose und die Unterbringung Lupuskranker außerhalb von Krankenhäusern und Lupusheimen. Strahlentherapie Bd. 11. — Jesionek: Das Lupusheim in Gießen. Ebenda Bd. 2. — Jungmann: Die Lupusheilstättenbewegung und ihre Ziele. Ebenda 1912. — Jungmann: Der Lupus und dessen Bekämpfung in der Wiener Lupusheilstätte. Wien. Zeit. 1912. — Jungmann: Die Schule als Verbündete im Kampfe gegen den Lupus im Kindesalter. Wien: K. k. Schulbücherverlag 1914. — Lang, E.: Die Heilstätte für Lupuskranke und die Lupusbehandlung. Wien. klin. Rundschau 1903, Nr. 18. — Lang, E.: Die Heilstätte für Lupuskranke in Wien. Wien. klin. Wochenschr. 1904. — Lang, E.: Die chirurgische Behandlung des Lupus. Dtsch. med. Wochenschr. 1910, Nr. 25. — Lang, E.: Lupusbekämpfung. Wien. med. Wochenschr. 1913.

— LANG, E.: Zur Geschichte der Lupusbekämpfung. Strahlentherapie Bd. 4, S. 1. — LEWANDOWSKY, F.: Die Tuberkulose der Haut. Berlin: Julius Springer 1916. — MEIROWSKY: Das Graudenzer Lupusheim, ein Beitrag zur Bekämpfung des Lupus. Dtsch. med. Wochenschr. 1910, Nr. 6. — NEISSER, A.: Bemerkungen zur Lupusbekämpfung. Strahlentherapie Bd. 2. — NEISSER, A.: Einige Bemerkungen über therapeutischen und diagnostischen Wert des Alttuberkulins. Therapie d. Gegenw. 1900. — NEISSER, A.: Die Organisation der Lupusbekämpfung in der Provinz Schlesien. Arch. f. Dermatol. u. Syphilis Bd. 101. — NEISSER, A.: Über die Bedeutung der Lupuskrankheit und die Notwendigkeit ihrer Bekämpfung. Dtsch. Zentralkom. z. Bekämpf. d. Tbc. Leipzig 1908. — NEISSER, A. u. MEIROWSKY: Lupusheimstätten und Lupusbekämpfung. Berlin. klin. Wochenschr. 1908. — NIETNER: Die Lupusbekämpfung in Deutschland. Strahlentherapie Bd. 2. — NIETNER: Die Wiener Lupusheil- und -heimstätte. Dtsch. med. Wochenschr. 1913, Nr. 44. — PELLIZARI, C.: L'instituto fototerapico di Firenze. Firenze, Tipografia Bartéra 1912. — PHILIPPSON, L.: La lotta contra la tuberculosi nel campo dermatol. Rass. internaz. di med. mod. lat. 1902. — PHILIPPSON, L.: Der Lupus: Pathologie, Therapie, Prophylaxe. Berlin: Julius Springer 1911. — PHILIPPSON, L.: Einige Punkte zur Bekämpfung des Lupus vulgaris. Giorn. ital. d. mal. ven. Bd. 57, S. 282. — SALOMON: Ein Vorschlag zur Lupusfürsorge. Dtsch. med. Wochenschr. 1920. — SCHAEFER: Einfluß des Krieges auf die Tuberkulose der Haut und der Lymphdrüsen. Strahlentherapie Bd. 11. — SCHMIDT, H. E.: Zum Kampf wider den Lupus. Dtsch. militärärztl. Zeitschr. Nr. 5. — STERN: Zur Organisation der Lupusbekämpfung. Med. Klinik 1908. — STERN: Über die Mitwirkung der Kreisverwaltungen bei der Bekämpfung des Lupus. Dtsch. med. Wochenschr. 1912, Nr. 2. — THEDERING: Organisation der Lupusfürsorge in Oldenburg. Strahlentherapie Bd. II. — THEDERING: Lupusfürsorge der Jugend. Ebenda Bd. 10. — THEDERING: Über den gegenwärtigen Stand der Lupusfrage. Ebenda Bd. 11. — VOLK, R.: Die Theorie der Lichttherapie. Tuberkul.-Fürs.-Bl. 1919, Nr. 11. — WICHMANN: Die Organisation einer systematischen Bekämpfung des Lupus eine soziale Notwendigkeit. Dtsch. med. Wochenschr. 1908. — WICHMANN: Der Lupus, seine soziale Bedeutung und wirksame Bekämpfung, unter besonderer Berücksichtigung seiner Entstehungswege. Strahlentherapie Bd. 2. — Mitteilungen aus Finsens med. Lys. Inst. Bd. I—X. Jena: Fischer.

# VI. Die Tuberkulosebekämpfung in Österreich.
## Von ALFRED GOETZL-Wien.

Schon um die Mitte des 19. Jahrhunderts (1844) erstand in dem österreichischen Kurort Gleichenberg eine Anstalt für erwachsene unbemittelte Brustkranke, 1856 wurde für an Skrofulose und Knochentuberkulose leidende Erwachsene das „Armenbadhospital" in Hall gegründet, 1871 entstand in Wien der noch heute tätige „Verein zur unentgeltlichen Verpflegung Brustkranker auf dem Lande", der sich vor allem israelitischer Brustkranker annahm. Bald nachdem in Deutschland DRIVER für Errichtung von Volksheilstätten eingetreten war, begann in Wien Professor LEOPOLD SCHRÖTTER VON KRISTELLI mit der Propaganda für die Errichtung eines Asyls für Brustkranke, die 1892 zur Gründung eines Vereins, des späteren „Vereins Heilanstalt Alland" führte. 1898 wurde diese Heilanstalt eröffnet. Einen neuen Anstoß erfuhr die Tuberkulosebekämpfung durch den Erlaß des Ministers KOERBER, betreffend die Maßnahmen zur Bekämpfung der Tuberkulose aus dem Jahre 1902 und die Tätigkeit des niederösterreichischen Landesausschusses, die zur Erweiterung der Anstalten für tuberkulöse Kinder („Seehospize") und zur Schaffung von Tageserholungsstätten für Kinder in der Umgebung Wiens führten. 1903 wurde durch Dr. ANTON Löw der „Hilfsverein für Lungenkranke in den österreichischen Königreichen und Ländern" gegründet, der im Gegensatz zu den bisher bestehenden Vereinen die Fürsorge für Lungenkranke, die Schaffung von „Hilfsstellen" anstrebte. Der Verein sollte als Zentralverein für ganz Österreich wirken und sowohl die Behörden als auch die private Tätigkeit im Kampfe gegen die Tuberkulose mobilisieren. Es entstanden damals durch Zusammenarbeit dieses Vereins und der Behörden in den einzelnen Kronländern eine Anzahl von „Landesvereinen", von denen der „Verein zur Bekämpfung der Tuberkulose in Steiermark" unter Leitung Professor PFEIFFERS zwei große Heilstätten und eine Fürsorgestelle, der „Landesverein zur Bekämpfung der Tuberkulose in Mähren" unter Leitung des Primararztes MAGER eine Fürsorgestelle schuf, auch der „Deutsche Verein zur Bekämpfung der Tuberkulose in Böhmen" eine etwas regere Tätigkeit entfaltete; ihnen folgte etwas später der „Volksverein zur Bekämpfung der Tuberkulose in Salzburg", der eine Heilstätte ins Leben rief, und eine Reihe anderer Vereine.

Da sich das durch den „Hilfsverein für Lungenkranke in den österreichischen Königreichen und Ländern", der zugleich Landesverein für Niederösterreich war, gebildete Band zwischen den einzelnen Vereinen mit deren Erstarken gelockert hatte, wurde über Anregung TELEKYS 1911 das „Österreichische Zentralkomitee zur Bekämpfung der Tuberkulose" gegründet, um so für alle Vereine Österreichs, „die sich die Bekämpfung der Tuberkulose auf wissenschaftlichem oder sozialem Gebiete zur Aufgabe stellen", einen Mittelpunkt zu schaffen. Statutenmäßig verfolgt das Zentralkomitee den Zweck, „in den österreichischen Königreichen und Ländern alle für die Bekämpfung der Tuberkulose als Volkskrankheit geeigneten Maßnahmen anzuregen, das Interesse für den Gegenstand wach zu erhalten und den gegenseitigen Meinungsaustausch auf jede Weise, insbesondere durch Einberufung von sog. Tuberkulosetagen zu fördern". Allmählich wurde der Kreis jener, die an der Tuberkulosebekämpfung Anteil nahmen, ein immer größerer, so daß an die Herausgabe einer Fachzeitschrift durch das Zentralkomitee gedacht werden konnte, die dann auch unter dem Namen „Tuberkulosefürsorgeblatt" im Jahre 1917 erfolgte.

Die Entstehung des österreichischen Zentralkomitees und seines Organes versprach eine, wenn auch langsame, doch stetige Entwicklung der Tuberkulosebekämpfung. Der Krieg mit seinen unheilvollen Folgen zeigte mit einem Schlage die Unzulänglichkeit aller Einrichtungen und rief eine intensive Betätigung gegen die weitere Verbreitung der Tuberkulose allerorts wach. Bei der infolge der nationalen Differenzierung der Bevölkerung wesentlich gesteigerten Schwierigkeit, die tuberkulösen Kriegsbeschädigten in Heilstätten und Krankenanstalten unterzubringen, sollten es die Fürsorgestellen sein, die die Überwachung der zu ihren Angehörigen entlassenen tuberkulösen Invaliden zu übernehmen hätten. Schon aus diesem Anlasse, weiterhin aber auch zur Bekämpfung der Tuberkulose unter der Bevölkerung des Hinterlandes war also die Organisation eines besonderen Tuberkulose-Fürsorgedienstes notwendig. Die Grundlage hierfür wurde durch den Ministerialerlaß vom 2. Jänner 1917, „betreffend die Errichtung und den Betrieb von Tuberkulose-Fürsorgestellen" geboten, der im wesentlichen Folgendes besagt:

Die Fürsorgestellen, die als Anstalten der öffentlichen Gesundheitspflege anzusehen sind, können, von wem immer sie errichtet und betrieben werden, materielle Unterstützung aus Staatsmitteln in Anspruch nehmen, falls ihr Betrieb von der Landesbehörde genehmigt ist. Diese Genehmigung erfolgt, wenn vom erhaltenden Faktor die Bereitstellung geeigneten Fürsorgepersonales (Arzt, Fürsorgeschwester) und geeigneter Räumlichkeiten sowie das Vorhandensein eigener Mittel nachgewiesen und überdies eine Erklärung betreffend die Einfügung in die im Erlasse festgelegte Organisation abgegeben wird. Die Organisation der Fürsorgestellen, die in ihrer Betriebsführung im allgemeinen freie Hand haben, jedoch in gewissen Richtungen, wie z. B. hinsichtlich ihrer Berichterstattung, die Weisungen der obersten Sanitätsbehörde beachten müssen, erfolgt in Anlehnung an die politische Verwaltung. Demnach sind die Erhalter aller Fürsorgestellen eines politischen Bezirkes vertreten in einer der politischen Bezirksbehörde unter Leitung des Amtsarztes angegliederten „Bezirkszentrale für Tuberkulosefürsorge", in ähnlicher Weise alle Bezirkszentralen eines Bundeslandes in einer der Landesbehörde angeschlossenen Landeszentrale. Ihre Zusammenfassung findet diese Organisation schließlich in der obersten Sanitätsbehörde. Die Zentralen haben die Aufgabe, die Fürsorgestellen ihres Wirkungsbereiches hinsichtlich ihrer Betriebsführung zu überwachen, Anregungen nach den verschiedensten Richtungen zu geben, schließlich Ansuchen um Staatsbeiträge zu begutachten. Auf diese Weise kann eine gewisse Gleichmäßigkeit in der Betriebsführung der Fürsorgestellen innerhalb der Bezirke erzielt werden. Im Anschlusse an den Fürsorgeerlaß wurden durch besondere Verfügung die Prosekturen bestimmter öffentlicher Krankenanstalten, insbesondere in Wien, beauftragt, die Auswurfsuntersuchungen für ihnen zugeteilte Fürsorgestellen unentgeltlich durchzuführen. Zur Hebung der Fürsorgetätigkeit wurden Arbeitgeber- und Arbeitnehmerorganisationen, vor allem die Krankenkassen, aufgefordert, an der Errichtung von Fürsorgestellen, sei es durch eigene Gründungen, sei es durch finanzielle Unterstützung anderweitig ins Leben gerufener Fürsorgestellen teilzunehmen. Der von der obersten Sanitätsbehörde ausgehende Appell verhallte nicht ganz wirkungslos; 23 Fürsorgestellen, von denen allerdings nur einige wenige neugeschaffen worden waren, stellten sich im Laufe des Jahres 1917 auf die durch den erwähnten Erlaß geschaffene Grundlage. Ihre Zahl hat sich bis heute auf 59 erhöht, wobei in Rücksicht zu ziehen ist, daß durch den Friedensvertrag das österreichische Staatsgebiet wesentlich verkleinert wurde.

Zum Zwecke der Heranbildung von Fürsorgeschwestern wurden im Verordnungswege an den staatlichen Krankenpflegeschulen ständige Sonderkurse eingerichtet, die aber infolge der Ungunst der Verhältnisse nach einigen Jahren wieder aufgegeben werden mußten.

Auch die Anzeige tuberkulöser Erkrankungen wurde durch eine Vollzugsanweisung des Volksgesundheitsamtes im Jahre 1919 geregelt. Ohne hier näher auf den Wert der Anzeige bei Tuberkulose einzugehen, der ja in letzter Zeit, insbesondere anläßlich des preußischen Tuberkulosegesetzes lebhaft erörtert wurde, sei nur mitgeteilt, daß der österreichische Erlaß sich bemüht, die Anzeige dadurch wirksam zu gestalten, daß die Gemeinden verhalten werden, durch den Arzt und „unter Mitwirkung einer allfällig bestehenden Tuberkulosefürsorgestelle alle erforderlichen Maßnahmen zu veranlassen". Die Anzeigepflicht selbst ist eine beschränkte; sie erstreckt sich auf Todesfälle und Erkrankungsfälle an schwerer (offener) Lungen- und Kehlkopftuberkulose in Krankenanstalten und sonstigen Fürsorgeanstalten bei Aufnahme und Entlassung der Kranken, in Wohngemeinschaften, die öffentlichen Zwecken dienen, und solchen, die ausschließlich oder vorwiegend familienfremde Personen für längere Zeit umfassen, schließlich auf Einzelfälle, wenn eine Weiterverbreitung der Krankheit zu befürchten ist. Das Anzeigerecht besteht für nicht anzeigepflichtige Fälle bei Gefährdung der Umgebung, besonders der Kinder. Mit der Anzeige ist ein Vorschlag hinsichtlich der durchzuführenden Maßnahmen zu verbinden. Zur Anzeige sind verpflichtet die Leiter der Kranken- und Fürsorgeanstalten, die Vorstände der Wohngemeinschaften, die zugezogenen Ärzte, die berufsmäßigen Krankenpflegerinnen für Fälle in Wohngemeinschaften, wenn Vorstand und Arzt nicht vorhanden sind, endlich die Totenbeschauer.

Rückblickend kann derzeit, nach fünfjährigem Bestehen des Erlasses, gesagt werden, daß das darin zum Ausdruck gebrachte Bestreben, die Anzeigepflicht wirksam zu gestalten, ähnlich wie in vielen anderen Staaten erfolglos war. Sieht man von Wien ab, wo bei andauernden Bemühungen wenigstens ein kleiner Teil der Schwerkranken auf dem Wege der Anzeige der Behörde und damit den Fürsorgestellen zur Kenntnis gelangt [2929 Anzeigen im Jahre 1923 bei 3624 Todesfällen an Lungentuberkulose[1])], so hat auf dem Flachlande der Erlaß im allgemeinen vollständig versagt. Wo Fürsorgestellen in nur sehr geringer Anzahl bestehen — und das ist insbesondere in den Alpenländern Salzburg, Tirol und Vorarlberg der Fall —, sind auch sonstige Einrichtungen in nur geringem Ausmaße vorhanden, und in Orten, in denen Fürsorgestellen bestehen, wird diesen von der Ärzteschaft nicht das richtige Verständnis entgegengebracht. So ergab eine Stichprobe in Wien, daß unter 450 Anzeigen in 10 Wochen des Jahres 1923 nur 3,3% durch frei praktizierende Ärzte erfolgten. Angesichts dieser Erfahrungen kann nur wiederholt werden, was schon im Jahre 1918 anläßlich der Vorstudien für die Herausgabe des Anzeigeerlasses behauptet wurde (Fürsorgeblatt 1918, Nr. 3): „Das Ausmaß, in dem die Anzeige — sei es die freiwillige, sei es die zwangsweise — durchgeführt wird, hängt im wesentlichen von dem Kulturniveau der Bevölkerung sowie davon ab, inwieweit sonstige, der Eindämmung der Tuberkulose dienende Einrichtungen und Vorkehrungen vorhanden sind. Nur als Mittel zum Zwecke, nicht aber als Selbstzweck kann sie dem Verständnisse der Bevölkerung nähergebracht werden."

Schließlich sei erwähnt, daß, nachdem die Tuberkulose als anzeigepflichtige Erkrankung gilt, auch die Desinfektionsvorschriften für diese Krankheit in Geltung treten.

Aus dem bisher Angeführten geht wohl deutlich hervor, daß behördliche Maßnahmen gegen die Tuberkulose in Österreich nicht fehlen, und daß sie zum Teil auch wirksam geworden sind. Leider sind die Gemeinden des flachen Landes sich der eigenen Vorteile einer organisierten Fürsorge für ihre tuberkulösen Angehörigen vielfach noch nicht bewußt geworden, denn sonst wäre es nicht erklärlich, daß die überwiegende Zahl der Fürsorgestellen von privaten Organisationen, Rotkreuzvereinen u. a. erhalten wird, während verhältnismäßig wenige Fürsorgestellen von Zweckvereinen unter Mithilfe der Gemeinden oder von diesen allein betrieben werden. Wenn auch nicht geleugnet werden kann, daß privat betriebene Fürsorgestellen, jedes bureaukratischen Zwanges ledig, eine größere Freiheit im Betriebe besitzen, so muß auf der anderen Seite doch zugestanden werden, daß Gemeindeverwaltungen als betriebserhaltende Faktoren einen stärkeren Zwang auf ihre Pfleglinge auszuüben imstande sind. Wenigstens sprechen hierfür die Erfahrungen in Wien, wo von 19 Fürsorgestellen 8 durch die Gemeinde[2]) selbst betrieben werden. Hinsichtlich der Betriebsführung der Fürsorgestellen sei hier nur betont, daß an allen Fürsorgestellen außerhalb Wiens mit der Fürsorgetätigkeit auch eine allfällige Behandlung der Kranken verbunden wird. In Wien werden im Einvernehmen mit der Ärzteorganisation an den Fürsorgestellen nur jene Kranke einer (spezifischen) Behandlung unterzogen, bei denen eine solche während eines Heilstättenaufenthaltes begonnen wurde und denen ein in dieser Richtung erfahrener Arzt nicht zur Seite steht, also nur die nichtkrankenversicherten, armen.

Wie zu erwarten war, haben die an Zahl zunehmenden Fürsorgestellen gleichsam fermentartig auf die Vermehrung der Unterbringungsmöglichkeiten für heilfähige Tuberkulöse gewirkt. Österreich besitzt derzeit rund 5000 Plätze in Heilstätten und heilstättenähnlichen Betrieben (Erholungsstätten u. dgl.) für Tuberkulöse. Von diesen entfallen auf das Bundesland Wien mit 1,8 Millionen Einwohnern etwa 3100, auf die übrigen Bundesländer mit 4,7 Millionen Einwohner 1900 Plätze. Diese Zahlen bringen nur das tatsächlich erhöhte Bedürfnis der Groß-

---

[1]) Im Jahre 1924 betrug die Zahl der Anzeigen 2950, die Zahl der Todesfälle 3424, im Jahre 1925 die erstere 2864, die letztere 2957.

[2]) Seit April 1925 bestehen in Wien 9 von der Gemeinde betriebene Fürsorgestellen und 11 private.

stadt nach Heilstättenunterbringung der Tuberkulösen zum Ausdruck. Bezüglich des Erhalters der Anstalten bestehen zwischen Wien und den übrigen Bundesländern weitgehende Unterschiede. Während für die Wiener Bevölkerung, von der 63% krankenversichert sind, 45% der 3100 verfügbaren Plätze auf die Träger der Krankenversicherung entfallen, stellen sich in den übrigen Bundesländern, von deren Bevölkerung etwa der vierte Teil krankenversichert ist, diese Verhältnisse für die Krankenkassen noch weit ungünstiger dar, denn hier werden von den angeführten 1900 Plätzen nur 240 von den Krankenkassen selbst erhalten. Man kann nach dem Angeführten wohl mit Recht behaupten, daß die österreichische Krankenversicherung in der Heilstättenfrage großenteils versagt, denn bei voller Ausnützung der vorhandenen gesetzlichen Bestimmungen müßten den krankenversicherten Tuberkulösen mehr Plätze in Heilstätten zur Verfügung stehen als den nichtversicherten. Das Krankenversicherungsgesetz vom Jahre 1888, das die Zwangsversicherung der industriellen Arbeiterschaft normierte, kennt ein „vorbeugendes Heilverfahren" im Sinne der Altersversicherung nicht; durch eine Verordnung im Jahre 1917 wurde aber den bestehenden Krankenkassen das Recht zur Schaffung von Einrichtungen solcher Art gegeben; für die im Jahre 1920 ins Leben gerufene Krankenversicherung aller öffentlichen Angestellten und ihrer Familien wurde vom Anbeginn an ein vorbeugendes Heilverfahren als in ihren Wirkungskreis gehörend festgelegt. Es zeigt sich im allgemeinen also gerade auf dem Gebiete des Heilstättenwesens, wie schwer der Mangel eines Alters- und Invaliditätsversicherungsgesetzes empfunden wird, und das um so mehr, als ja die Krankenversicherung der Arbeiterschaft diese nur für einen gewissen Lebensabschnitt erfaßt, an der Erhaltung der Gesundheit und Arbeitsfähigkeit der arbeitenden Bevölkerung demnach kaum interessiert ist. Als Ersatz für die gesetzlich noch nicht normierte Angehörigenversicherung dienen freiwillige Leistungen der Krankenkassen auf dem Gebiete der Kinderfürsorge in beträchtlichem Ausmaße.

Zu erwähnen ist schließlich, daß in Wien die Aufnahme für alle der Gemeinde zur Verfügung stehende Heilstättenplätze bei der dem städtischen Gesundheitsamt angeschlossenen „Zentralaufnahmestelle für Kurbedürftige" erfolgt, an die alle Fürsorgestellen ihre Vorschläge zu erstatten haben. Diese Zentralstelle, der die Belagsverhältnisse aller ihrer Anstalten, die rund 1500 Plätze umfassen, bekannt sind, bestimmt nach Überprüfung des Krankheitszustandes und der sozialen Verhältnisse die Anstalt, in die der Kranke aufzunehmen ist, und stellt zugleich fest, ob und welcher Verpflegungskostenbeitrag von der Partei zu leisten ist. Nach Beendigung der Kur wird der Kranke der zuständigen Fürsorgestelle wieder überwiesen.

Der Hospitalisierung Tuberkulöser dienen in Österreich 4514 Spitalsbetten in 190 Anstalten. Davon entfallen auf Wien 2396 Plätze in 32 Krankenanstalten, auf die übrigen Bundesländer 2118 Plätze in 158 Krankenanstalten. Nach der Art der Tuberkulose entfallen in Wien auf interne Tuberkulose 1643 Betten, auf chirurgische Formen 503, für die übrigen Bundesländer sind die entsprechenden Zahlen 1405 und 713.

Nach der Bevölkerungsziffer im Jahre 1923 und der Bettenzahl entfallen in

| Wien | mit einer Bevölk. v. 1 863 783 Pers. u. 2396 Tbc.-Betten 1 B. auf 778 Pers. |
|---|---|
| Nd.-Österr. | „ „ „ „ 1 478 697 „ „ 514 „ 1 „ „ 2 877 „ |
| Ob.-Österr. | „ „ „ „ 873 702 „ „ 302 „ 1 „ „ 2 893 „ |
| Salzburg | „ „ „ „ 222 731 „ „ 115 „ 1 „ „ 1 937 „ |
| Steiermark | „ „ „ „ 977 350 „ „ 872 „ 1 „ „ 1 121 „ |
| Kärnten | „ „ „ „ 370 432 „ „ 136 „ 1 „ „ 2 724 „ |
| Tirol | „ „ „ „ 313 699 „ „ 144 „ 1 „ „ 2 178 „ |
| Vorarlberg | „ „ „ „ 139 968 „ „ 7 „ 1 „ „ 19 954 „ |

Über das Burgenland können Zahlen der Tuberkulosebetten nicht beigebracht werden.

Nimmt man die Zahl der Tuberkulösen im schweren Krankheitszustande nur doppelt so groß an als die Zahl der Todesfälle an Tuberkulose, so ergeben sich für die Bundesländer Österreichs folgende Verhältnisse:

| | Zahl der Todesfälle (1922) | Errechnete Zahl der Schwerkranken | Zahl der Betten | 1 Bett auf Schwerkranke |
|---|---|---|---|---|
| Wien . . . . . . . . . . . . . . . | 5552 | 11 104 | 2396 | 5 |
| Niederösterreich . . . . . . . . . | 2750 | 5 500 | 514 | 11 |
| Oberösterreich . . . . . . . . . . | 1728 | 3 456 | 302 | 11 |
| Salzburg . . . . . . . . . . | 380 | 760 | 115 | 7 |
| Steiermark . . . . . . . . . . | 2103 | 4 206 | 872 | 5 |
| Kärnten . . . . . . . . . . . | 644 | 1 288 | 136 | 9 |
| Tirol . . . . . . . . . . . . . | 681 | 1 362 | 144 | 9 |
| Vorarlberg . . . . . . . . . . | 332 | 664 | 7 | 95 |
| Österreich ohne Burgenland . . | 14 170 | 28 340 | 4486 | 6 |

Wenn, wie aus der Tabelle ersichtlich, die Hospitalisierungsmöglichkeiten für Tuberkulöse in den einzelnen Bundesländern sehr verschieden sind und nicht einmal in Wien und Steiermark als hinreichend bezeichnet werden können, so muß andererseits doch hervorgehoben werden, daß die Tuberkulösen, wenigstens in Wien, wo darüber eine amtliche Statistik geführt wird, überwiegend in den Krankenanstalten ihren Leiden erliegen.

| | 1921 | 1922 | 1923 | 1924 |
|---|---|---|---|---|
| Es starben in Wien an Lungentuberkulose . . . . | 3936 | 4342 | 3624 | 3424 |
| Davon in Krankenanstalten . . . . . . . . . . . . | 2270 | 2454 | 2207 | 1847 |
| In Prozenten der Todesfälle an Lungentuberkulose . | 57,7 | 58,8 | 60,9 | 53,9 |

Diese Zahlen scheinen bei weitem höher als die seinerzeit von ICKERT die deutschen Städte betreffenden mitgeteilten Zahlen; es bleibt allerdings abzuwarten, ob nicht mit dem Wiedereintritt besserer materieller Verhältnisse ein Absinken des Anteils der Tuberkulosetodesfälle in den Krankenanstalten an der gesamten Tuberkulosesterblichkeit eintreten wird.

Österreich ist ein armes Land, das überdies über seine Mittel nicht frei verfügen darf. So kommt es, daß die Staatsmittel für Zwecke der Tuberkulosebekämpfung nicht in dem Maße zugeführt werden können, als es den Wünschen der obersten Sanitätsverwaltung entspräche. Immerhin beziffert sich die Budgetpost des Staates für diese Zwecke auf 80 000 Schillinge. Um so mehr aber erwächst den Gemeinden die Pflicht, ihre Mittel für diesen Kampf zur Verfügung zu stellen. So hat in vorbildlicher Weise die Gemeinde Wien für diese Zwecke im Jahre 1923 250 000 Schillinge verausgabt; auch andere Städte, wie Graz, Wr. Neustadt u. a. sind unablässig um den Ausbau ihrer Tuberkuloseeinrichtungen bemüht. Es ist nicht zu verkennen, daß unter stetiger Arbeit vieler einem Ziele zustrebenden Menschen allmählich der Gedanke sich durchringt: *Der Tuberkulöse hat das Recht auf Genesung, seine Umgebung das Recht auf Schutz vor Erkrankung*[1]).

---

[1]) Nach Abschluß dieser Arbeit wurde vom Volksgesundheitsamte ein gemeinsam mit dem österreichischen Zentralkomitee ausgearbeiteter Vordruck für die Berichterstattung der Fürsorgestellen aufgelegt, an dessen Verbesserung noch gearbeitet wird. Im übrigen wird auf die Sonderbeilage der Mitteilungen des Volksgesundheitsamtes (1926): „Die Tuberkulosefürsorgestellen in Österreich und ihre Tätigkeit im Jahre 1924" verwiesen.

# VII. Die Tuberkulosebekämpfung im Auslande.
## Von ALFRED GOETZL-Wien.

Überblickt man die Maßnahmen, die in den Kulturstaaten zur Bekämpfung der Tuberkulose bis heute ergriffen worden sind, so läßt sich zunächst unschwer erkennen, daß sie sich allüberall in zweierlei Richtung bewegen. War es vorerst die Tatkraft privater Personen oder Körperschaften, der die Schaffung besonderer der Eindämmung der Tuberkulose dienender Einrichtungen ihr Entstehen verdankte, wie Heilanstalten der verschiedensten Art, Fürsorgestellen u. a., so trat zu verschiedenen Zeitpunkten dieser Entwicklung die legistische Festlegung bestimmter allgemein hygienischer oder epidemiologischer, demnach auch der Tuberkulosebekämpfung dienender oder ausschließlich nur für diese letzteren anwendbarer Maßnahmen hinzu, die sich in manchen Staaten bis zu eignen Tuberkulosegesetzen verdichtet hat. Wenn auch nicht geleugnet werden kann, daß die Erlassung gesetzlicher Bestimmungen einen kulturellen Fortschritt insofern bedeutet, als sie gewissermaßen einen Maßstab für die Volksgesundheitspflege in dem betreffenden Staate abzugeben geeignet ist, so muß andererseits doch betont werden, daß der einwandfreie Beweis für die Wirksamkeit besonderer, der Tuberkuloseabwehr dienender, gesetzlicher Bestimmungen auf die Verminderung der Tuberkulosemorbidität und Tuberkulosemortalität kaum zu erbringen ist; weiterhin ist, wie zahlreiche Beispiele dartun, der Weg von der Erlassung gesetzlicher Vorschriften bis zu deren tatsächlicher Handhabung oft ein langer, mitunter sogar ein unendlicher. Zeigt sich doch gerade auf dem Gebiete der sozialhygienischen Gesetzgebung, daß gesetzliche Bestimmungen nur dann und nur dort wirksam sind, wo sie dem Kulturniveau der Bevölkerung angepaßt sind, also von dem Geiste der Bevölkerung selbst getragen werden. Soweit verwertbares statistisches Material vorliegt, ist stets nachweisbar, daß die Tuberkulosedurchseuchung einer Bevölkerung nicht von den besonderen Abwehrgesetzen, sondern in erster Linie von den ökonomischen Verhältnissen und Bedingungen, unter denen diese Bevölkerung lebt und sich entwickelt, abhängig ist. Je schlechter diese sind, desto weniger werden jene angewendet werden und, selbst angewendet, nützen; je besser diese sind, desto weniger werden jene notwendig sein.

Im derzeitigen Entwicklungsstadium des Kampfes gegen die Tuberkulose findet man nun als Träger von besonderen Einrichtungen gegen die Tuberkulose, wie sie eingangs erwähnt wurden, in verschiedenem Ausmaße öffentliche Faktoren, wie Staat, Land, Distrikt, Gemeinde u. ä. beteiligt. Je weiter die Anteilnahme dieser an allen derartigen Einrichtungen reicht, desto mehr wird die Tätigkeit privater Körperschaften auf diesem Gebiete eingeengt, nirgends jedoch konnte sie vollständig aufgegeben werden. Nur langsam gelingt es eben dem jeweiligen Träger der öffentlichen Verwaltung, die unendliche Vielgestaltigkeit der äußeren Bedingungen, unter denen die Tuberkuloseerkrankung die Bevölkerung ergreift, organisatorisch zu erfassen, eine Aufgabe, der die private Charitas mit ihrer größeren Anpassungsfähigkeit an die Bedürfnisse des Einzelnen eher gewachsen ist. Andererseits wird die Heilung heilfähiger Tuberkulöser, die einwandfreie Versorgung unheilbarer Tuberkulöser überall aus dem sozialen Rechtsbewußtsein zu einer Angelegenheit der öffentlichen Gesundheitspflege; auch übersteigen die für derartige Zwecke aufzuwendenden Mittel vielfach die Kräfte charitativer Körperschaften.

Das Wechselspiel dieser verschiedenen, in dem Kampfe gegen die Tuberkulose einander unterstützenden Kräfte in den einzelnen Staaten zu schildern, soll im Folgenden versucht werden.

## 1. Vereinigte Staaten von Amerika.

Die ersten Anstalten in diesem Staatenbund wurden von CHANNING 1857 in Boston und von Dr. GLEITSMANN in Asheville 1857 ins Leben gerufen. Nichtsdestoweniger wird Dr. EDUARD LIVINGSTON TRUDEAU, der, auf den Entdeckungen KOCHS fußend, in zielbewußter Weise die Heilstätten zu Adirondak und Serranac-Lake gründete, als der Vater der Heilstättenbewegung in Amerika angesehen. 5 Jahre schon nach der Entdeckung des Krankheitserregers lenkten die Ärzte BIGGS, PRUDDEN und LOOMIS die Aufmerksamkeit der Neuyorker städtischen Gesundheitsbehörde auf die Übertragbarkeit der Tuberkulose und betonten unter anderem die Notwendigkeit der Anzeige der Erkrankungsfälle. Im Jahre 1892 wurde die freiwillige Anzeige, im Jahre 1897 die Anzeigepflicht gesetzlich in Neuyork eingeführt. Im Jahre 1891 rief Dr. LAWRENCE FLICK zu Philadelphia die erste Fürsorgestelle in den Vereinigten Staaten ins Leben, im darauffolgenden Jahre die erste private Vereinigung zur Bekämpfung der Tuberkulose, die „Pennsylvania Society for the Prevention of Tuberculosis", der sehr rasch ähnliche Gründungen in anderen Städten folgten. Im Jahre 1903 erstand, gleichfalls durch die Tatkraft FLICKS, das erste private Institut zum Studium der Tuberkulose (Henry Phipps Institute for the Study, Treatment and Prevention of Tuberculosis). Schließlich konnte im Jahre 1904 die Arbeit der vielen Organisationen unter der Leitung TRUDEAUS in der National Association for the Study and Prevention of Tuberculosis vereinigt werden, die durch die große Beteiligung der Ärzte rasch an Ansehen gewann und der sich auch schon bestehende, ähnliche Zwecke verfolgende private kleine Vereine anschlossen. Nach dem Berichte von Dr. JAKOBS, einem der Direktoren der nationalen Vereinigung auf der internationalen Tuberkulosekonferenz in London, 1921, dem auch die vorangeführten Daten entnommen sind, verfügt gegenwärtig jeder der vereinigten Staaten über seine der nationalen Vereinigung angeschlossene Organisation; 1200 lokale Vereinigungen in fast allen größeren Städten sind auf diese Weise zusammengeschlossen. Das Budget der nationalen Vereinigung betrug mit Einschluß aller von ihr betriebenen Einrichtungen, wie Heilstätten, Fürsorgestellen u. ä., im Jahre 1921 40 Millionen Dollar. Im Hinblick auf die Größe des Reiches hat die nationale Vereinigung das ganze Land in 6 Distrikte geteilt, in denen entsprechend der Verschiedenheit der Bevölkerung in ihrer Arbeit, Siedelung und Rasse die Tuberkulosebekämpfung geleitet wird. In organisatorischer Hinsicht zeigt der Bericht Dr. JAKOBS', wie durch die Teilung aller Agenden und möglichst genaue Abgrenzung der Arbeitsgebiete, die die Administration, die ärztlichen Fragen, die Aufklärungs- und Erziehungsarbeit betreffen, an der Lösung des Problems der Tuberkulosebekämpfung von privater Seite im Anschlusse an die staatlichen und lokalen Behörden und gemeinsam mit diesen in großzügigster Weise gearbeitet wird.

Die Einflußnahme der öffentlichen Verwaltung auf den Kampf gegen die Tuberkulose erfolgt auf dem Wege der Gesetzgebung sowie durch Errichtung und Betrieb besonderer Einrichtungen, wie Heilstätten, Fürsorgestellen u. ä. Die Gesetzgebung erfolgt zum weitaus überwiegenden Teile durch die einzelnen Bundesstaaten, die nationale Gesetzgebung befaßt sich mit diesen Fragen selten. In der Zusammenstellung aller Gesetze und Einrichtungen gegen die Tuberkulose, herausgegeben von der nationalen Vereinigung 1916, findet man nur eine Verordnung aus dem Jahre 1906, betreffend hygienische Maßnahmen und Spuckdisziplin für alle Staatsbeamten, ferner die Gewährung eines Beitrages von 40 000 Dollar aus Bundesmitteln für die Eindämmungsarbeiten der Tuberkulose im indianischen Schutzgebiet aus dem Jahre 1910. Zahllos dagegen sind Gesetze, Verordnungen, Erlasse der einzelnen Staaten. Sie beziehen sich fast durchweg auf Spuckdisziplin, Anzeigepflicht, Errichtung von Anstalten, aber auch auf Bestreitung von Verpflegungskosten für arme Tuberkulöse aus öffentlichen (staatlichen oder Gemeinde-) Mitteln, Errichtung eigener Tuberkuloseämter im Anschlusse an die Staatsgesundheitsämter, Errichtung öffentlicher Untersuchungsstellen, Einrichtung von Wandermuseen u. a. m. Nach einer persönlichen Mitteilung Herrn Dr. JAKOBS' sind gegenwärtig folgende gesetzliche Bestimmungen in Wirksamkeit:

1. Die Anzeigepflicht ist in allen Staaten bis auf einen gesetzlich vorgeschrieben.

2. Zur zwangsweisen Entfernung und Absonderung von Kranken, die durch Außerachtlassung geeigneter Vorsichtsmaßregeln für ihre Umgebung eine erhöhte Gefahr bilden, ist die Gesundheitsbehörde in 15 Staaten ermächtigt (d. h. die Gesundheitsbehörde besitzt dann, wie z. B. in Neuyork, vollziehende Gewalt).

3. Die amtliche Raumdesinfektion nach Tod oder sonstigem Abgange des Kranken ist in 37 Staaten vorgeschrieben.

4. In 35 Staaten wurden auf Grund gesetzlicher Ermächtigung 60 Heilanstalten in Betrieb gesetzt.

5. In 26 Staaten bestehen durch gesetzliche Ermächtigung über 260 Distrikts- und städtische Krankenanstalten (Spitäler) für Tuberkulöse.

6. In mehreren Staaten sind besondere Gebäude für Tuberkulöse innerhalb von Irrenanstalten bzw. Strafanstalten vorgesehen.

7. In einer Reihe von Staaten ist eine besondere Abteilung oder ein besonderes Amt für Tuberkulosefürsorge im Anschlusse an das Staatsgesundheitsamt geschaffen, in anderen Staaten besondere Tuberkulosekommissionen. In einigen Staaten sind Zuwendungen zur Durchführung erzieherischer Maßnahmen unter Leitung des Tuberkuloseamtes bewilligt.

8. In vielen Staaten ist die Verwendung von Krankenpflegerinnen im Tuberkulosedienst gesetzlich geregelt.

9. In den meisten Staaten ist das freie Ausspucken an öffentlichen Orten gesetzlich oder durch Verordnung verboten.

10. Ebenso ist das Trinken aus gemeinsamen Gefäßen an öffentlichen Orten, Schulen u.dgl. in den meisten Staaten verboten.

11. In vielen Staaten bestehen Gesetze, betreffend die Nahrungsmittelversorgung, denen zufolge die bei der Nahrungsmittelerzeugung und im Nahrungsmittelverkauf beschäftigten Personen zu untersuchen und bei Feststellung von Tuberkulose zu entfernen sind.

12. In vielen Staaten ist tuberkulösen Kindern der Besuch öffentlicher Schulen verboten. Vielfach sind im Rahmen des öffentlichen Schulwesens besondere Schulen für solche Kinder vorgesehen. Ebenso ist in vielen Staaten tuberkulösen Lehrern die Erteilung des Unterrichts untersagt.

13. In vielen Staaten sind besondere Gesetze hinsichtlich der Kontrolle der Kinder auf Tuberkulose in Wirksamkeit.

Es erscheint überdies bemerkenswert, daß in einer Reihe von Staaten Ermächtigungsgesetze für Gemeinden und Distrikte zur Errichtung und zum Betriebe von Heilstätten, Krankenanstalten u. ä. bestehen, denen zufolge ein gewisser Steuersatz für derartige Einrichtungen eingehoben werden kann.

Die Entwicklung der verschiedenen zu der Tuberkuloseverhütung und -behandlung dienenden Einrichtungen wird am zweckmäßigsten durch folgende Zahlen gekennzeichnet: Nach dem schon erwähnten Sammelbericht aus dem Jahre 1916 bestanden in den Vereinigten Staaten an Heilstätten, Krankenanstalten und Erholungsstätten 557 mit einem Belagraum von annähernd 40 000 Betten. Aus der beträchtlichen Zahl von damals in Errichtung begriffenen Anstalten ist ersichtlich, daß gegenwärtig mit einer wesentlich größeren Anzahl von Plätzen gerechnet werden kann. Gesonderte Abteilungen für Tuberkulöse besaßen 90 Irren- und 35 Strafanstalten mit 5000 bzw. 1100 Plätzen für diese Kranken. Es bestanden 455 Fürsorgestellen und besondere Kliniken für Tuberkulöse. Nach den neueren Angaben von WALSH (LÖWENSTEIN, Handbuch der gesamten Tuberkulosetherapie 1923) bestehen derzeit 500 Fürsorgestellen, deren Verteilung auf die einzelnen Staaten eine verschiedene ist. Nach unserem Autor zählt z. B. Pennsylvanien 110 Fürsorgestellen bei 8,7 Millionen Einwohnern, Neuyork 70 bei 10,3 Millionen Einwohnern, Massachusetts, in dem der Betrieb von Fürsorgestellen in allen Orten mit mehr als 10 000 Einwohnern gesetzlich vorgeschrieben ist, deren 62 bei 3,8 Millionen Einwohnern. WALSH hebt hervor, daß die behördlichen Fürsorgestellen wohl reichlicher dotiert sind und über ihre Pfleglinge kraft des ihnen vielfach zustehenden Rechtes der zwangsweisen Internierung ungehorsamer Tuberkulöser in Krankenanstalten eine größere Gewalt besitzen, daß sie aber Gefahr laufen, in den politischen Kampf der Parteien einbezogen zu werden.

Die Zahl der Freiluftschulen wird im Jahre 1916 mit 310 offiziell angegeben, jedoch bemerkt, daß diese Zahl absolut unverläßlich ist. Nach richtiger Schätzung dürfte die Zahl der Freiluftschulen ungefähr 800 betragen. Neben den staatlichen, Distrikts- und städtischen Behörden waren im Jahre 1916 1324 Gesellschaften und Vereine an diesem Werke der Tuberkulosebekämpfung beteiligt.

Eine Übersicht über die Maßnahmen gegen die Tuberkulose in den Vereinigten Staaten kann nicht geschlossen werden, ohne eines Versuches zum Studium der Herabsetzung der Tuberkulose Erwähnung zu tun, der begreiflicherweise in einem Staatenbund, dem eine obligatorische Krankenversicherung noch mangelt, von einer Versicherungsgesellschaft ausging. Die Metropolitan-Lebensversicherungsgesellschaft, die — ich gebe hier und im folgenden die Ausführungen von WALSH wieder — für Polizzen von 14 325 an Tuberkulose gestorbenen Polizeimännern über 4 Millionen Dollar an Versicherungen ausbezahlen mußte, stellte der nationalen Vereinigung zunächst 100 000 Dollar für 3 Jahre zur Verfügung, um zu erproben, ob und inwieweit die vollständigen, modern organisierten Bekämpfungsmaßnahmen imstande seien die Tuberkulosemortalität zu verringern. Als Versuchsort wurde die 16 000 Einwohner zählende Fabrikstadt Framingham, Massachusetts, gewählt. Das nach den 3 Versuchsjahren gewonnene Ergebnis schien nicht sehr ermutigend zu sein, denn es starben 17% aller Tuberkulosefälle trotz aller vorhandenen Heilbehelfe. Der Versuch wurde in der Richtung fortgesetzt, daß insbesondere der Einfluß der Infektionskrankheiten des Kindesalters auf die Tuberkulosemorbidität dem Studium unterworfen wurde. Nach dem Berichte BACHMANNS (Zürich) über die Internationale Tuberkulosekonferenz in Brüssel (1922) ist es bei fortlaufender Kontrolle von fast neun Zehntel der Bevölkerung nach 5 jähriger Arbeit gelungen, die Tuberkulosesterblichkeit um 66% herabzudrücken.

## 2. Belgien.

Bekanntlich war es MALWOZ, der in Mons am Beginn des Jahrhunderts eine der ersten Fürsorgestellen auf dem Kontinente ins Leben rief. Wie DERSCHEID auf der Londoner Internationalen Tuberkulosekonferenz ausführte, ruhte bis zum Kriegsausbruch die Last der Tuberkulosebekämpfung fast ausschließlich auf den Schultern privater Organisationen, erst der Krieg mit seinen traurigen Folgen bewirkte die Anerkennung und finanzielle Unterstützung dieser Bestrebungen durch die öffentlichen Faktoren. Wie auch BACHMANN (Zürich) berichtet, sind speziell zwei private Organisationen mit ihren Zweigvereinen am Kampfe gegen die Tuberkulose beteiligt, die *Ligue Nationale Belge contre la Tuberculosa* und die *Coopérative nationale belge contre la Tuberculose*. Die erstere Organisation sieht ihr Arbeitsgebiet hauptsächlich in der Propaganda und in dem Betriebe von Fürsorgestellen, während die letztgenannte sich mit dem Heilstättenwesen befaßt. Als dritte Organisation, die nur die Tuberkuloseprophylaxe des Kindesalters betreibt, müssen die *„Oeuvres de Préservation de l'Enfance"* genannt werden, die vor allem nach dem Beispiele der „Oeuvres Grancher" in Paris sich bemühen, gesunde, aber gefährdete Kinder in gesunden Familien auf dem Lande unterzubringen und bis zum Alter der Berufsausbildung daselbst unter ständiger Kontrolle aufzuziehen.

Nach den Angaben DERSCHEIDS bestanden im Jahre 1921 98 Fürsorgestellen im Lande, 11 waren in Errichtung begriffen. Neben der Erhaltung dieser Betriebe unterstützt die

Ligue nach Kräften andere Einrichtungen finanziell; so wurden die Oeuvres Grancher mit 1 Million Franken, Heilstättenbetriebe mit rund 2 Millionen Franken subventioniert. Die Fürsorgestellen werden reichlich mit Propagandaschriften versehen, überdies für die Beschaffung von Hilfsmitteln der Untersuchung, wie Röntgenapparatur, Laboratoriumsbehelfe, gesorgt. Auch die wissenschaftliche Fortbildung der Ärzte läßt sich die Ligue angelegen sein.

⏐Die Organisation Coopérative nationale, im Jahre 1918 ins Leben gerufen vom belgischen Hilfs- und Ernährungskomitee, betreibt derzeit (1920) 10 Heilstätten für Kinder und Erwachsene, davon 2 in der Schweiz, mit einem Belagraum von rund 500 Betten; die Inbetriebsetzung weiterer 8 Anstalten ist im Zuge, so daß insgesamt 1500 Plätze verfügbar sein werden.

Die Organisation l'Oeuvre de la Préservation de l'Enfance in Brüssel konnte 1920 über 3 Kolonien verfügen, an deren Spitze ein Heim gesetzt wurde, das als Quarantäncstation für die neuen Ankömmlinge sowie als Isolier- bzw. Behandlungsort für Koloniekinder zu dienen hat; den diplomierten Schwestern dieses Heims ist auch die hygienische Überwachung der Pflegekinder sowie der Pflegeeltern anvertraut.

Die Leistung des Staates an der Tuberkulosebekämpfung besteht in der materiellen Unterstützung der Fürsorgestellen, der Beitragsleistung bei der Unterbringung Kranker in Heilstätten, der Förderung der Propaganda, die durch die Rockefeller-Stiftung in die Wege geleitet wurde. Immer mehr und mehr beteiligen sich die *Provinzialverwaltungen* am Kampfe gegen die Tuberkulose, allen voran die Provinz Brabant, die bis zu 35 Fr. pro Kopf und Tag jenen Gemeinden rückvergütet, die ihre Tuberkulösen einer Heilstättenbehandlung zuführen.

Schließlich hebt Derscheid hervor, daß durch das Gesetz Vandervelde dem unsicheren Rechtszustande, in dem sich die privaten Organisationen bisher befanden, insofern abgeholfen wurde, als Vereinigungen ohne Erwerbszwecke sowie Einrichtungen der öffentlichen Wohlfahrt durch das Gesetz als juridische Personen anerkannt werden.

Der oberste Sanitätsrat hat ein das ganze Problem umfassendes Programm der Tuberkulosebekämpfung ausgearbeitet, das mit Hilfe aller Teile der öffentlichen Verwaltung zur Durchführung gelangen soll.

Besonders hervorzuheben wäre hier die bisherige Leistung der im Jahre 1919 gesetzlich begründeten Société nationale des Habitations et Logements à bon marché, die bis zum Jahre 1921 ungefähr 5500 Häuser errichtet hat.

Weiterhin scheint bemerkenswert, daß die Ausbildung der Krankenpflegerinnen und Fürsorgeschwestern verbessert werden soll; eine 3jährige Ausbildungszeit ist vorgesehen.

Derscheid erwartet, daß die notwendige Vereinheitlichung aller auf die Tuberkuloseeindämmung abzielenden Maßnahmen und Einrichtungen zur Herausgabe eines Tuberkulosegesetzes führen müssen.

### 3. Dänemark.

Auch in Dänemark wird der Kampf gegen die Tuberkulose von privater Seite durch den Nationalverein zur Bekämpfung der Tuberkulose, der in den meisten Städten Zweigorganisationen besitzt, sowie verschiedenen anderen charitativen Vereinen, dann aber, und zwar in bedeutendem Ausmaße, durch die Träger der öffentlichen Verwaltung geführt. Die Tätigkeit des Nationalvereins erstreckt sich vor allem auf die Errichtung von Fürsorgestellen, die in den größeren Städten eingerichtet sind und deren Betriebskosten zu gleichen Teilen von Staat, Gemeinde und Nationalverein getragen werden. In den ländlichen Bezirken bestehen zwar vielfach keine Fürsorgestellen, doch ist, wie aus dem Berichte Fabers auf der Londoner Konferenz hervorgeht, ein Fürsorgedienst durch die Zusammenarbeit einer größeren Zahl besonders ausgebildeter Schwestern mit den Amtsärzten sichergestellt. Überdies betreibt der Nationalverein 8 Heilstätten für Lungenkranke und 5 Heilstätten an der See für Kinder mit einem Gesamtbelagraum von über 1000 Betten.

Die Staatsverwaltung beteiligt sich seit dem Jahre 1905 in ausgedehntem Maße an der Tuberkulosebekämpfung. In diesem Jahre wurde ein Tuberkolosegesetz promulgiert, in dem alle bezüglichen Maßnahmen zusammengefaßt erscheinen. Als eine der wichtigsten Bestimmungen sei hervorgehoben, daß der Staat nicht nur zur Errichtung von Anstalten beiträgt, sondern auch zu deren Betrieb; für jeden Mittellosen, der in einer öffentlichen Heilstätte, einer Krankenanstalt, einem Küstenspital, einer Küstenheilstätte oder einem vom Staate begünstigten Tuberkulösenheim untergebracht ist, zahlt der Staat drei Viertel der Verpflegskosten. Die Zahlung des letzten Viertels wurde in der Kriegs- und Nachkriegszeit vielfach von den Heimatgemeinden der Kranken übernommen. Weder die Tragung dieser Kosten noch auch die materielle Unterstützung der Familien während eines Anstaltsaufenthaltes ihres Ernährers wird als Armenunterstützung im eigentlichen Sinne mit ihren Folgen (Verlust des Wahlrechtes) angesehen.

Neben den Bestimmungen über die Beitragsleistung des Staates zu den Betriebskosten der Anstalten für Tuberkulöse, die schon Jensen als die wichtigsten des Gesetzes angesehen hat, enthält dieses u. a. die Anzeigepflicht für alle Fälle von Lungen- und Kehlkopftuberkulose, das Verbot der Aufnahme von Kindern in Familien mit Fällen von ansteckender

Tuberkulose, das Verbot der Aufnahme infektiöser Kinder in die Schulen und gesonderte Erziehung dieser aus öffentlichen Mitteln, Prüfung des Gesundheitszustandes der Lehrpersonen vor ihrer Aufnahme und Gewährung einer Pension von $66^2/_3\%$ ihres Gehaltes ohne Rücksicht auf die Länge der Dienstzeit im Falle von Dienstunfähigkeit wegen Tuberkulose.

Insgesamt besitzt Dänemark für

Lungen- und Kehlkopfkranke . . . . . . . . . . . . . 15 Heilstätten mit 1368 Betten
Krankenanstalten und Heime für vorgeschrittene Fälle . 31 ,, ,, 988 ,,
Küstenheilstätten für Kinder mit interner Tuberkulose . . 12 ,, ,, 730 ,,

Der Anteil der privaten Organisationen an diesen Anstalten wurde früher erwähnt.

Als eine besondere Eigenheit der Tuberkulosebekämpfung in Dänemark hat schon KAUP die Einrichtung von Heimen für Kranke mit vorgeschrittener Tuberkulose hervorgehoben, zu deren Errichtung und Betrieb sich oft mehrere Gemeinden vereinigen und die im ganzen Lande, wenn auch klein, doch durch die dauernde Isolierung von ungefähr 1000 Kranken insbesondere für den Schutz der Kinder von außerordentlicher Bedeutung sind. Auch FABER, dem die Angaben über dieses Land verdankt sind, hebt den durch diese Heime gestifteten Nutzen besonders hervor.

# 4. England.

Die ersten Anfänge der Tuberkulosebekämpfung in diesem Staate reichen weit zurück. Schon im Jahre 1791 wurde das Royal Sea Bathing Hospital ins Leben gerufen, 1841 folgte die Gründung des Royal Hospital for diseases of chest, 1851 wurde das City of London Hospital for diseases of chest eröffnet, weiterhin 1867 das Royal National Hospital auf Ventnor. Alle diese Anstalten dienten der Unterbringung schwerkranker Tuberkulöser schon zu einer Zeit, in der die Infektiosität der Krankheit wohl vermutet wurde, aber wissenschaftlich noch nicht bewiesen war. Die ersten Heilstätten wurden in den Jahren 1900 (Meathop Sanat. Westmorland) und 1901 (Stanhope Sanat., Durham) eröffnet. Im Jahre 1887 begann die erste Fürsorgestelle in England, durch die Initiative PHILIPPS in Edinburgh geschaffen, ihre Tätigkeit; die daselbst entwickelte Organisation hat die Grundlage für alle späteren Gründungen dieser Art gebildet. Im Jahre 1899 wurde die Nationalvereinigung (National Association for the prevention of Tuberculosis) gegründet. Die Schaffung von Heilstätten, zunächst aus privaten Mitteln, machte mit dem Beginne der ersten Gründungen rasche Fortschritte, und die Lokalbehörden begannen zunächst Betten in diesen Anstalten zu mieten. Die Stadt Birmingham war die erste, die, im Jahre 1907, eine eigene Heilstätte errichtete.

Auch die gesetzlichen und Verwaltungsmaßnahmen reichen, insoweit sie sich auf die Bekämpfung der Tuberkulose beziehen, bis auf den Beginn des Jahrhunderts zurück. Sehr eingehend sind sie in der Zusammenstellung von COUTTS anläßlich der amtsärztlichen Studienreisen des Völkerbundes dargestellt, aus der die wichtigsten Daten entnommen sind.

Die derzeit gesetzlich angeordnete Anzeigepflicht, die seit dem Jahre 1912 für alle Formen von Tuberkulose und für alle Ärzte besteht, hat sich schrittweise aus der freiwilligen Anzeige entwickelt. Um das Jahr 1908 bestand in einigen Städten die Anzeigepflicht, in den meisten die freiwillige Anzeige für Lungentuberkulose. In diesem Jahre wurde reichsgesetzlich zunächst die Anzeigepflicht für alle Lungentuberkulosefälle in offener oder geschlossener Armenpflege eingeführt. Diese Anzeigepflicht wurde 1911 ausgedehnt auf die lungentuberkulösen Pfleglinge der Krankenanstalten und Fürsorgestellen. Noch in demselben Jahre folgte die weitere Ausdehnung der Anzeigepflicht auf die Fälle von Lungentuberkulose der allgemeinen Praxis an die Sanitätsbehörde des Krankenwohnsitzes sowie auf die lungentuberkulös befundenen Kinder innerhalb des schulärztlichen Dienstes. Im Jahre 1912 erfolgte schließlich die letzte, heute giltige Erweiterung.

Eine bedeutungsvolle staatliche Förderung im Kampfe gegen die Tuberkulose lag in dem nationalen Versicherungsgesetz vom Jahre 1911. Durch dieses wurde nämlich vor allem die Begünstigung für eine Heilstättenkur, das sog. „Sanatorium Benefit", allen nach diesem Gesetze Versicherten sowie späterhin auch deren Angehörigen gewährleistet. War bis dahin die Bereitstellung von Heilstätten eine Angelegenheit der Gemeinden gewesen, so wurde durch das Eingreifen des Staates diese Seite des Kampfes gegen die Tuberkulose auf die breiteste Grundlage gestellt. Zunächst wurden 1,5 Millionen Pfund für diese Zwecke als Grundkapital zur Verfügung gestellt und darüber hinaus den Gemeinden eine staatliche Beitragsleistung bis zur Hälfte der jährlichen Betriebskosten ihrer Anstalten gewährleistet. Alle Gemeinden und Distrikte wurden von der obersten Sanitätsbehörde aufgefordert, Entwürfe für die Tuberkulosebekämpfung ihres Rayons auszuarbeiten, die in 10 Jahren fast ausnahmslos mit finanzieller Unterstützung des Staates auch verwirklicht wurden. Im Jahre 1921 wurde durch das Public Health- (Tuberkulose-)Gesetz schließlich die Errichtung bzw. Bereitstellung von Einrichtungen gegen die Tuberkoluse, die vom Minister genehmigt sein müssen, für alle Distrikte für obligatorisch erklärt.

Es würde zu weit führen, an dieser Stelle die Abgrenzung der Kompetenzen zwischen den Organen der öffentlichen Gesundheitspflege und der Versicherung auseinanderzusetzen. Der gegenwärtigen Organisation der Tuberkuloseabwehr dienen folgende Einrichtungen, deren Betriebsführung eine einheitliche ist:

1. Die Fürsorgestelle unter Leitung eines Spezialarztes. Sie bildet die Zentralstelle für Diagnose, Beratung und Beobachtung. Die Kenntnis aller Erkrankungsfälle wird ihr vermittelt durch die Anzeige (auf dem Wege der Sanitätsbehörde), durch Aufdeckung von Kontaktfällen und auf andere Weise. Sie stellt fest, ob Anstaltsbehandlung oder Behandlung in der Wohnung oder ambulatorische Behandlung in der Fürsorgestelle notwendig ist. *Die letztere soll nur dann eintreten, wenn besondere Behandlungsarten notwendig sind, die ein praktischer Arzt nicht durchführen kann, oder wenn es sich um Nichtversicherte bzw. nicht zahlungsfähige Personen handelt.* Der Leiter der Fürsorgestelle soll mit den Ärzten seines Rayons in Verbindung stehen und ihnen als Consiliarius dienen. Die Fürsorgeschwestern und ihre Helferinnen versehen den Außendienst.

2. Die Anstalten, und zwar Heilstätten für heilfähige Tuberkulöse, Krankenanstalten für kurze Beobachtung, für akute (progrediente) Fälle, für kurz dauernde Behandlung mittelschwerer und chronischer Fälle aus Erziehungsgründen, für Isolierung vorgeschrittener Fälle.

Als ergänzend treten hinzu Hauskrankenpflege, Zahnbehandlung, Ernährungsverbesserung, Berufsumschulung, Rekonvaleszentenpflege (Aftercare). Die letztangeführten Fürsorgemaßnahmen werden entweder von den Gemeinden selbst oder privaten Organisationen geleitet. Die Fürsorgestelle steht mit ihnen in Verbindung.

Anfangs 1924 bestanden in England allein 442 Fürsorgestellen, 441 Krankenanstalten und Heilstätten für Tuberkulöse mit annähernd 20 000 Betten, in Wales 4 Fürsorgestellen und 17 Anstalten mit 1376 Betten, in Schottland 33 Fürsorgestellen und 101 Anstalten mit 3774 Betten, in Irland 43 Fürsorgestellen, 25 Anstalten, deren Bettenzahl nicht feststellbar ist, und schließlich im Freistaate Irland 146 Fürsorgestellen und ungefähr 70 Anstalten mit über 1000 Betten. Überdies findet man fast allüberall die Einrichtung der Freiluftschulen.

Die „National Association for the prevention of Tuberculosis" mit ihren Zweigvereinen hat seit ihrer Gründung im Jahre 1899 in der Tuberkulosebekämpfung in England die führende Rolle inne. Neben einer größeren Zahl von Fürsorgestellen, Heilstätten und Heimen, die sie erhält, verdankt ihr die Bevölkerung die weitgehende Aufklärung in Dingen der Tuberkulose. Diesem Zweck dienen die zahllosen Vorträge, die Ausstellungen und Wandermuseen u. ähnl., die sie veranstaltet und erhält, sowie die jährlich abgehaltenen Tuberkulosekongresse. Überdies gibt sie das „Handbook of Tuberculosis Schemes" heraus, in dem die wichtigsten statistischen Daten angeführt sowie alle vorhandenen Einrichtungen aufgezählt sind, ein unentbehrliches Nachschlagebuch für alle an dem Gegenstande Interessierten, dem auch die oben angeführten Zahlen z. T. entnommen sind.

## 5. Frankreich.

Es ist bekannt, daß CALMETTE es war, der in Lille im Jahre 1903 die erste Fürsorgestelle Frankreichs gründete, der bald eine Reihe ähnlicher Einrichtungen in anderen Städten folgte. Lokale Vereinigungen, die sich verschiedenen Orts zum Zwecke der Tuberkulosebekämpfung gebildet hatten, waren schon im Jahre 1892 zu einer Ligue contre la Tuberculose vereinigt worden; auch an der Errichtung vereinzelter Heilstätten fehlte es nicht. Trotzdem machte der Kampf gegen die Tuberkulose lange Zeit keine wesentlichen Fortschritte, weil er ausschließlich auf den Schultern der wenigen Personen und privaten Körperschaften ruhte. Auch in Frankreich haben, ähnlich wie in Österreich, erst die Kriegsjahre gründlich Wandel geschaffen. Durch das Gesetz Léon Bourgeois vom 15. IV. 1916, betreffend die Fürsorgestellen (Dispensaires d'Hygiene sociale et de préservation antituberculeuse, und das Gesetz Honnorat vom 7. IX. 1920, betreffend die Heilstätten (Sanatoriums spécialement destinés au traitement de la Tuberculose), wurden diese beiden wichtigsten Einrichtungen im Kampfe gegen die Tuberkulose auf eine gesicherte finanzielle Grundlage gestellt und ihre Zahl außerordentlich vermehrt.

Das Gesetz Bourgeois unterscheidet sog. „öffentliche" Fürsorgestellen, Fürsorgestellen der Sociétées de secours mutuels (Versicherungsgesellschaften), schließlich solche privater Wohltäter oder Wohlfahrtsvereine. Der Unterschied liegt hauptsächlich darin, daß die erstgenannten, die von einem aus Vertretern aller interessierten Verwaltungsbehörden und Körperschaften zusammengesetzten, 10gliedrigen Verwaltungsrat betrieben werden, selbständige juridische Personen darstellen und als solche Legate, Spenden u. dgl. erhalten können, während den letztgenannten diese Möglichkeiten nicht gegeben sind. Der Staat, die Departements und Gemeinden decken die nicht gedeckten regelmäßigen Ausgaben der erstgenannten und können die letztgenannten finanziell durch Subventionen unterstützen. Im übrigen genießen alle Arten von Fürsorgestellen gewisse Kreditbegünstigungen. Ohne auf die weiteren, im Gesetze vorgesehenen Bestimmungen einzugehen, die u. a., wie in anderen

Staaten, Richtlinien für die Betriebsführung beinhalten und eine Kontrolle durch die Behörde vorsehen, verdient ein Punkt besondere Erwähnung (Artikel 11): „Sobald in 5 aufeinanderfolgenden Jahren die Sterblichkeit in einer oder mehreren Gemeinden die durchschnittliche Mortalität Frankreichs übersteigt, kann die Errichtung einer Fürsorgestelle obligatorisch erklärt werden. Die betreffenden Gemeinden, das Departement und der Staat müssen an den Einrichtungskosten teilnehmen. Erfolgt innerhalb dreier Monate die Errichtung nicht, so ist die Verpflichtung dazu auf Befehl des Präfekten vorgesehen."

Nach dem Gesetze Honnorat bestehen in Frankreich öffentliche und private Heilstätten. Die ersteren werden von Staat, Departements, Gemeinden und öffentlichen Körperschaften erhalten, private Heilstätten sind Gründungen von anderen Körperschaften, Vereinen u. dgl. Die gesetzlichen Bestimmungen beziehen sich hauptsächlich auf die finanzielle Gebarung und die Betriebsführung, die bei den öffentlichen Heilstätten besonders geregelt ist und analog auch für die privaten Heilstätten Geltung besitzt. Der Staat nimmt an den Errichtungskosten der öffentlichen, an den Betriebskosten beider Heilstättenarten insofern teil, als er für gewisse Kategorien von Kranken den nicht sichergestellten Verpflegskostenteil bestreitet. Die Verpflegskosten werden jährlich für jede öffentliche Heilstätte vom Minister des Innern festgesetzt, doch können sie in Ausnahmefällen über Verlangen des betriebsführenden Faktors auch im Laufe des Jahres überprüft werden. Besondere Hervorhebung verdient schließlich der § 5 des Gesetzes, demzufolge jene Departements, die keine Heilstätten besitzen, in denen die ihrer Armenpflege unterstehenden Tuberkulosen untergebracht werden können, verhalten sind, im Verlaufe von 5 Jahren nach Inkrafttreten dieses Gesetzes die Unterbringung dieser Kranken durch Vertragsschluß mit einer öffentlichen oder bei Mangel einer solchen mit einer privaten Heilstätte sicherzustellen.

Es ist wohl verständlich, daß diese beiden Gesetze imstande waren, dem Kampfe gegen die Tuberkulose einen neuen kräftigen Anstoß zu geben. Vermutlich wären aber manche Bestimmungen dieser Gesetze nicht wirksam geworden, wenn nicht die Rockefeller-Stiftung eine großzügige Propaganda- und Aufklärungsarbeit im Vereine mit dem französischen Zentralkomitee (Comité national) zur Bekämpfung der Tuberkulose organisiert und durchgeführt hätte. Im Einvernehmen mit den Verwaltungsbehörden der Departements und unter weitestgehender Benutzung der Tagespresse wurde die Aufklärungsarbeit durch Plakate, Broschüren im ganzen Staate durchgeführt. Insbesondere wurden mit vorausgehender mündlicher Aufklärung der Bevölkerung Wanderausstellungen veranstaltet. Nach dem Berichte der amerikanischen Kommission (veröffentlicht bei DARDER-RODÉS: Handbuch der ges. Tuberkulose-Therapie von LÖWENSTEIN) wurden vom Januar 1918 bis Juli 1919 in 293 Städten derartige Ausstellungen veranstaltet und etwa $1^1/_2$ Millionen Druckwerke verteilt.

Daß bei einer derart in- und extensiven Propaganda die Einrichtungen zur Bekämpfung der Tuberkulose bei der gesetzlich gewährleisteten Hilfe der Verwaltung einen raschen Aufschwung zeigten, ist ohne weiteres klar. Nach dem Berichte von BERNARD und POIX auf der Londoner Konferenz stieg die Zahl der Fürsorgestellen von 46 im Jahre 1913 auf 425 im Jahre 1921, die nach der ursprünglichen Art der Fürsorgestellen CALMETTES eingerichtet sind und nur ausnahmsweise Therapie betreiben. Volksheilstätten waren im Jahre 1921 47 mit einem Belagraum von 4546 Betten vorhanden, überdies 10 Sonderheilstätten mit 1148 Plätzen für tuberkulöse Militärpersonen. Krankenanstalten mit Heilstättenbetrieb, in der Nähe der großen Städte gelegen und für Tuberkulöse aller Art eingerichtet, gab es 1921 14 mit 2884 Betten; für Kinder, insbesondere solche mit externer Tuberkulose, bestanden 44 Heilstätten an den Küsten mit 8148 Betten. Dazu kommt noch ein Stand von 1391 Betten für tuberkulöse Heeres- und Marineangehörige in Krankenanstalten. Insgesamt waren im Jahre 1921 27 515 Betten für Tuberkulöse verfügbar.

Diese als unumgänglich notwendig zu bezeichnenden Einrichtungen, die aber noch nicht als hinreichend anzusehen sind, werden ergänzt vor allem durch 8 Schulen zur Heranbildung von Fürsorgeschwestern, weiterhin durch die Anstalten zum Schutze der Kinder, die entweder in die sog. Präventorien gebracht werden, 57 an Zahl mit 3708 Plätzen, oder nach dem System GRANCHER in Familienpflege kommen. In 27 Departements wurden von Paris aus Filialanstalten dieser Art ins Leben gerufen. Schließlich gehören hierher auch die 8 Schulen mit 605 Plätzen zur Umschulung Tuberkulöser, vor allem solcher Militärpersonen nach Beendigung der Heilstättenkur mit besonderer Rücksichtnahme auf landwirtschaftliche Berufsarten.

Es sei schließlich erwähnt, daß der im Jahre 1919 im Parlament eingebrachte Gesetzentwurf betreffend die Anzeigepflicht für alle Fälle von offener Lungentuberkulose auf energischen Widerspruch in den ärztlichen Vereinigungen stieß (DARDER-RODÉS). Es ist nicht ersichtlich, ob diese Regierungsvorlage Gesetzeskraft erlangt hat.

## 6. Italien.

Im Kampfe gegen die Tuberkulose sind Staat und private Organisationen, insbesondere das Rote Kreuz, sowie Wohlfahrtsvereine und Einzelpersonen beteiligt.

Zur Beschaffung von Geldmitteln wurde mit Gesetz vom 24. VII. 1919 die Cassa depositi e prestiti damit betraut, unverzinsliche Darlehen bis zum Höchstbetrage von 800 000 Lire öffentlichen und privaten Körperschaften bis zum 30. VI. 1927 zum Zwecke der Errichtung und Führung von Werken im Kampfe gegen die Tuberkulose (Fürsorgestellen, Heilstätten, Ausbildung von Ärzten und Schwestern u. a.) zu gewähren, deren Gesamtsumme den Betrag von 45 Millionen Lire nicht überschreiten darf. Die Zinsenlast wird vom Staate getragen. Weiterhin ist das von DARDER-RODÉS mitgeteilte Gesetz MAFFI aus dem Jahre 1920 bemerkenswert. Nach diesem Gesetze wird ein von der Cassa Nazionale per le Assecurazioni sociali zu verwaltender Fonds geschaffen, zu dem der Staat jährlich 120 Millionen Lire durch 10 Jahre hindurch leistet; dieser Fonds wird ferner durch Beiträge der Sozialversicherung, der öffentlichen Gesellschaften, Wohlfahrtsvereine u. ä. erhalten; er soll in Anspruch genommen werden für alle jene Maßnahmen, welche die Eindämmung der Tuberkulose zum Ziele haben, die im Gesetze im besondern aufgezählt sind. Überdies wird in dem Gesetze allen als tuberkulös anerkannten Kriegsinvaliden eine vom Staate zu tragende Rente zuerkannt.

Eine besondere Aufmerksamkeit scheint der Tuberkulose unter den Landarbeitern gewidmet zu werden. Wenigstens spricht die von der Regierung beschriebene Errichtung von Tuberkulosekommissionen durch Zusammenschluß verschiedener Gemeinden eines Bezirks, die Fürsorgestellen unterhalten und propagandistisch tätig sind, für diese Ansicht. Derartige Kommissionen bestanden nach dem Berichte FOÀS auf der Londoner Konferenz in den Bezirken Mailand, Turin, Genua. Nach demselben Autor betrug die Zahl der Fürsorgestellen im Jahre 1921 90. Wichtig ist ferner die Errichtung von öffentlichen Untersuchungsanstalten, die, in der Kriegszeit entstanden, nunmehr auch der Zivilbevölkerung zugänglich sind und neben den bakteriologischen auch über Röntgeneinrichtungen verfügen. Eine ziffernmäßige Zusammenstellung über die Heilstätten- und Spitalplätze kann nicht gegeben werden, doch geht aus dem Berichte FOÀS hervor, daß ihre Zahl, insbesondere durch die Tätigkeit des Roten Kreuzes, in ständiger Zunahme begriffen ist.

## 7. Norwegen.

Dieser Staat besitzt ein eigenes Tuberkulosegesetz seit dem Jahre 1900. In diesem Gesetze wurde neben anderen, minder wichtigen Bestimmungen die Anzeigepflicht für alle Krankheitsfälle von offener Lungentuberkulose, weiterhin die Beitragsleistung des Staates zu den Errichtungs- und Betriebskosten der Heilstätten ausgesprochen. Nach früheren Mitteilungen von HOLMBOE, HANSEN und HARBITZ (Tuberculosis Bd. 3, 4 u. 5) kann es keinem Zweifel unterliegen, daß der Anzeigepflicht auch in weitem Maße nachgekommen wird. Es verdient aber auch die Mitteilung MALMS (Zeitschr. f. Tuberkul. Bd. 11) wiedergegeben zu werden, der zufolge die Zunahme der Tuberkulosesterblichkeit in den Finnmarken infolge der zunehmenden Industrialisierung in den Jahren 1900—1910 durch die Wirksamkeit des Gesetzes nicht verhindert werden konnte. Nach dem Berichte von HARBITZ auf der Londoner Konferenz (1921) werden Abänderungen des ursprünglichen Gesetzes geplant, die eine Erweiterung der Anzeigepflicht, eine Erweiterung des Rechtes zur Entsendung Tuberkulöser in die Spitäler und schließlich die volle Zahlungspflicht des Staates für die Versorgung und Pflege der Tuberkulösen beinhalten.

An öffentlichen Heilstätten besaß Norwegen bis zum Jahre 1921 (HARBITZ) 4 mit einem Belagraum von 400 Betten; 2 weitere Anstalten mit 300 Plätzen waren in Errichtung; die Stadt Christiania errichtete eine Heilstätte mit 120 Betten. Überdies bestanden 4 Krankenanstalten an der Küste. An Tuberkuloseheimen bestehen etwa 90 mit über 2000 Betten im Lande. Diese Heime, ursprünglich für die Unterbringung der Schwerkranken geplant, haben sich im Laufe der Zeit immer mehr zu heilstättenähnlichen Betrieben entwickelt, vermutlich deshalb, weil die zwangsweise Unterbringung der Kranken im vorgeschrittenen Stadium auf Schwierigkeiten stößt. Damit dürfte wohl auch die früher mitgeteilte Erweiterung der bezüglichen gesetzlichen Bestimmungen in Zusammenhang stehen.

Gefährdete Kinder werden in Kinderheimen oder Freiluftschulen untergebracht, wobei der Staat die Hälfte der Kosten trägt.

Die privaten Bestrebungen bezüglich der Tuberkuloseabwehr sind zusammengefaßt in der „Norwegischen Frauenvereinigung für Gesundheitspflege" und dem „Norwegischen Nationalverein gegen die Tuberkulose", die etwa 1000 Ortsgruppen mit 170 000 Mitgliedern besitzen. Die Einkünfte dieser Vereinigungen erfließen zum größten Teil aus den Ergebnissen von Sammeltagen, Verkauf von Marken u. ä. und der Staatslotterie. Ihr Arbeitsgebiet bilden die Erhaltung von Fürsorgestellen, von Kinderheimen und Freiluftschulen sowie die Ausbildung und Anstellung von Fürsorgeschwestern.

## 8. Schweden.

Über den Stand der Tuberkulosebekämpfung in Schweden mögen nur einige Anhaltspunkte nach dem Berichte von CEDERCRANTZ auf der Londoner Internationalen Konferenz 1921 gegeben sein.

Die privaten, auf die Bekämpfung der Tuberkulose gerichteten Bestrebungen sind vor allem im Nationalverein organisiert, dessen Mitglieder, etwa 20 000 an der Zahl, sich aus allen Teilen des Staates rekrutieren; mit dem Nationalverein arbeiten überdies gesonderte Provinzorganisationen und ähnliche kleinere Organisationen zusammen.

An Einrichtungen bestehen in jeder Provinz Krankenanstalten für alle Stadien der Tuberkulose, zu deren Errichtung und Betrieb der Staat Beiträge leistet, zur Behandlung von Kranken mit beginnender Tuberkulose dienen 4 Heilstätten, die aus den Erträgnissen des Jubiläumsfonds, einer Landessammlung zur Feier des 25jährigen Regierungsjubiläums König Oskar II., errichtet wurden. Die Anzahl der insgesamt vorhandenen Betten beträgt 4742. Fürsorgestellen, die teils vom Staate, teils von den Provinzialverwaltungen und dem Nationalverein erhalten werden, bestehen in allen größeren Städten und auch in vielen kleineren Orten im Lande.

Überdies wird für die Unterbringung chirurgisch Tuberkulöser, die bisher in den Provinzspitälern aufgenommen wurden, durch Errichtung von Spezialanstalten in den großen Städten sowie von Heilanstalten an der Küste aus privaten Mitteln gesorgt. Auch Heime zur Unterbringung gesunder, aber gefährdeter Kinder, Erholungsheime, Tageserholungsstätten u. ä. Einrichtungen bestehen zahlreich, zumeist von Privatvereinen betrieben. Das unter Norwegens Einrichtungen erwähnte Gesetz gilt naturgemäß auch für Schweden, da zur Zeit seiner Herausgabe beide Staaten noch vereint waren.

## 9. Schweiz.

Die weitgehende Dezentralisation der öffentlichen Verwaltung bringt es mit sich, daß auch bezüglich der Bestrebungen zur Eindämmung der Tuberkulose die Kantone selbst bisher die größte Arbeit geleistet haben.

Die am Kampf gegen die Tuberkulose beteiligten privaten Organisationen sind zusammengeschlossen in der „Schweizerischen Vereinigung gegen die Tuberkulose", die einen Verein darstellt. Der Zweck dieses Vereins ist statutarisch die Erforschung und Bekämpfung der Tuberkulose in allen ihren Formen sowie die Vertretung der antituberkulösen Organisationen gegenüber den Bundesbehörden und dem Auslande. In ihm sind vertreten die privaten Organisationen, die eidgenössischen und die kantonalen Gesundheitsbehörden, Einzel- und Kollektivmitglieder. Die Gründung einer besonderen „Schweizerischen Kommission zur Bekämpfung der chirurgischen Tuberkulose" mit ähnlicher Zusammensetzung ist im Zuge. Von den speziell antituberkulösen kantonalen Zweckvereinen abgesehen, arbeiten insbesondere der schweizerische gemeinnützige Frauenverein und die Stiftung „Pro juventute" der Schweizerischen gemeinnützigen Gesellschaft mit ihren ausgebreiteten kantonalen Zweigorganisationen auf das Intensivste mit im Kampfe gegen die Tuberkulose. Ein innige, gemeinsame Arbeit der öffentlichen (städtischen, kantonalen) und privaten Faktoren ist fast durchweg gewährleistet. Die Einrichtungen, die dem Kampfe gegen die Tuberkulose dienen, sind nach dem Berichte BACHMANNS auf der Londoner Konferenz (1921) vor allem 106 Fürsorgestellen und 16 Volksheilstätten mit 1500 Betten; Zahlen, die seither noch eine Vermehrung erfahren haben dürften. Als Erhalter fungieren Stadt-, Kantonalverwaltungen oder private Organisationen. In reichem Maße wird weiterhin für Erholungsstätten, Wald- und Freiluftschulen, Ferienkolonien u. ä. unterstützende Einrichtungen vornehmlich durch die privaten Organisationen gesorgt.

In organisatorischer Beziehung verdient hervorgehoben zu werden, daß hinsichtlich der Unterstützung bedürftiger Tuberkulöser eine Reihe von kantonalen Organisationen sich vereinigt haben, die diese Unterstützung nach dem Wohnortsprinzip gewähren, aus der Überlegung, daß der Kranke vor allem seine Umgebung am Wohnsitze gefährdet und die Fernarmenpflege oft viele Nachteile mit sich bringt. Da die Gewährung von Unterstützungen nur dann leicht durchführbar ist, wenn zwischen den kantonalen Vereinigungen ein diesbezügliches Reziprozitätsverhältnis besteht, so hat die Zürcher Liga im Jahre 1920 die Organisationen der anderen Kantone aufgefordert, diesem Konkordate möglichst zahlreich beizutreten.

Die Anzeigepflicht für Tuberkulose ist bisher durch kantonale Gesetze geregelt, die bis auf das Jahr 1902 (Graubünden) zurückgehen. Eine neuerliche Regelung dieser Frage ist im Zuge durch Erlassung eines eidgenössischen Tuberkulosegesetzes. Dieses soll in den wichtigsten Punkten beinhalten:

1. Die Anzeigepflicht für alle Fälle, die eine Gefahr für ihre Umgebung bilden.

2. Untersuchungsverpflichtung für die Kranken.

3. Unterbringung von Kranken, die ihre Umgebung gefährden, in Anstalten bzw. Entfernung der gefährdeten Umgebung, insbesondere der Kinder.

4. Überwachung jener Kranken, die durch ihre Beschäftigung eine Verbreitung der Krankheit befürchten lassen.

5. Verbot der gemeinsamen Arbeit solcher Personen mit Gesunden für die Dauer ihres gefährdenden Zustandes.

6. Bereitstellung von bakteriologischen Untersuchungsstellen durch die Kantone.

7. Spuckverbot an öffentlichen Orten.

8. Beitragsleistung des Staates zu den Einrichtungen gegen die Tuberkulose in der Höhe von 25%, in Ausnahmefällen bis 50% der Errichtungskosten gegen vorherige Genehmigung der vorzunehmenden Arbeiten durch den Bundesrat. Diese Subventionen dürfen jährlich den Betrag von 4 Millionen Franken nicht übersteigen.

9. Verbot der Ankündigung oder des Vertriebs von Geheimmitteln gegen die Tuberkulose.

10. Übertragung der Exekution des Gesetzes an die Kantonalverwaltung.

Es wäre noch über die Tuberkulosebekämpfung in den Staaten der pyrenäischen Halbinsel, in den österreichischen Sukzessionsstaaten, den Balkanstaaten und Rußland zu sprechen. Die erstere hat in jüngster Zeit eine ziemlich ausführliche Darstellung in dem Handbuche der gesamten Tuberkulosetherapie von Löwenstein durch Darder-Rodés erfahren, auf die hiermit verwiesen sei. In den österreichischen Sukzessionsstaaten fußen die Bestrebungen entweder auf den Einrichtungen der ehemaligen österreichischen Monarchie (Tschechoslowakei), die weiter ausgebaut und nationalisiert worden sind, oder sie sind erst jüngsten Datums (Jugoslawien), so daß ein Ausbau erst abgewartet werden muß.

Von den Balkanstaaten und Rußland schließlich kann derzeit deshalb nicht berichtet werden, weil verläßliche Angaben nicht erreichbar sind.

Es ist wohl mit Befriedigung zu verzeichnen, daß der Kampf gegen die Pandemie Tuberkulose in allen Kulturstaaten, wenn auch mit verschiedener Energie und mit jeweils verschiedener Betonung in der Methodik geführt wird. Wie aus den Berichten der Londoner Konferenz hervorgeht, sind auch verschiedene Überseestaaten, so insbesondere jene Australiens, Südafrikas und Südamerikas, an diesem Kampfe beteiligt.

*Der Ärzteschaft soll hierin immer die Führerschaft bleiben. Sie kann sie mit Fug und Recht aber nur dann beanspruchen, wenn sie mit allen Seiten des Problems sich vertraut macht und ihre Kenntnisse von der Liebe zu der leidenden Menschheit geleitet werden.*

# Anhang
## Von Ludwig Teleky-Düsseldorf.

### Anhang I.

Liste über die Tätigkeit

| Datum der Sprechstunde | B I — Inanspruchnahme der Fürsorgestelle — Unter den Neuzugängen sind: | | | | | | | | | | | | | | B II — Ärztliche Leistungen — Vom Fürsorgearzt wurden vorgenommen bzw. veranlaßt | | | | | C I — Statistik — Endgültige Krankheitsbezeichnungen der erstmalig untersuchten Personen (Neuzugänge) | | | | |
|---|---|---|---|---|---|---|---|---|---|---|---|---|---|---|---|---|---|---|---|---|---|---|---|---|
| | Neuzugänge (einschließl. Nichttuberkul. | Familien (neu in Fürsorge genommen) | Von Ärzten überwiesen | Von Krankenkassen überwiesen | Von L. V. A. überwiesen | Von Reichsvers.-Anstalt überwiesen | Von Krankenhäusern und Heilstätten überwiesen | Von Behörden und Vereinen überwiesen | Von Schulen überwiesen | Von Kriegsbeschädigten- und Kriegshinterbliebenen-Fürsorge überwiesen | Sonstige Überweisungen | Selbstmeldungen | Von der Fürsorgestelle zur Untersuchung bestellte Angehörige | Von der Fürsorgeschwester ermittelte Kranke | erstmalige körperl. Unters. | wiederholte körperl. Unters. | Sputumuntersuchungen | Tuberkulin-Proben | Röntgen-Untersuchungen | Tuberkulosverdacht | Geschlossene Lungentuberkulose | Offene Lungentuberkulose | Tuberkulose anderer Organe | Keine Tuberkulose |
| | | | | | | | | | | | | | | | | | | | | | | | | |
| | | | | | | | | | | | | | | | | | | | | | | | | |
| | | | | | | | | | | | | | | | | | | | | | | | | |
| | | | | | | | | | | | | | | | | | | | | | | | | |

Jede Fürsorgestelle erhält 3 Vordrucke
  einen zum eigenen Gebrauch,
  einen für die Provinzialstelle oder den Landesverband
  und einen für das Deutsche Zentralkomitee zur Bekämpfung der Tuberkulose.

# Anhang II.

## Fragebogen zur Erstattung des Jahresberichts der Fürsorgestellen für Lungenkranke.

Für jede Fürsorgestelle ist ein besonderer Fragebogen zu verwenden, auch für jede Nebenstelle.

Die Beantwortung der in *Kursivschrift* gedruckten Abschnitte und Einzelfragen wird anheimgestellt und nur von den größeren Fürsorgestellen, die das erforderliche Büropersonal hinter sich haben, erwartet.

**Berichtsjahr** (Angabe des Zeitraums, über den berichtet wird): ...............................

## A. Allgmeines.

**Genaueste Ausfüllung dieses Abschnittes** ist für das Verzeichnis der deutschen Einrichtungen für Lungenkranke und den Jahresbericht des Zentralkomitees **unentbehrlich.**

1. Ort: ...........................................................................................................................

   Bundesstaat: .................... Provinz: ...................... Kreis oder Bezirk: ..................

   **Genaue** Adresse: ..............................................................................................

2. Von welcher Behörde oder Organisation wird die Fürsorgestelle betrieben? ..............

   .................................................................................................................................

   Vorsitzender: ....................................................................................................

   Eröffnungsjahr: ................................................................................................

(Forts. s. S. 382.)

## der Fürsorgestelle.

| B III 3 Heilverfahren | | | | | | | | | | | | B III 5 Stärkungsmittel | | | B III 6 Hygienische Maßnahmen | | | | | | | | | C II Tuberkulose-Sterbefälle | |
|---|---|---|---|---|---|---|---|---|---|---|---|---|---|---|---|---|---|---|---|---|---|---|---|---|---|
| Von den in Fürsorge Genommenen wurden durch die Fürsorgestelle überwiesen in: | | | | | | | | | | | | Es wurden bewilligt Anzahl der Fälle | | | | | | | | | | | | | |
| Ärztliche Behandlung | Krankenhäuser | Heilstätten | Genesungsheime | Erholungsstätten | Seebäder | Solbäder | Ferienkolonien | Landpflege | Invalidenheime | anderweitig | Behandl. i. d. Fürsorgest. | Milch | Lebertran | Sonstige Stärkungsmittel | Mietzuschuß | Geliehene Betten | Wohnungserweiterung oder Vermittlung | Spuckflaschen | Desinfektionsmittel | Wohnungsdesinfektion | Waschtage | Reinmachetage | Hauspflege | Gemeld. Todesf. an Lungentbc. | Von d. Gemeldeten waren der Fürsorgestelle als Offen-Tuberkulöse bekannt |
|  |  |  |  |  |  |  |  |  |  |  |  |  |  |  |  |  |  |  |  |  |  |  |  |  |  |
|  |  |  |  |  |  |  |  |  |  |  |  |  |  |  |  |  |  |  |  |  |  |  |  |  |  |
|  |  |  |  |  |  |  |  |  |  |  |  |  |  |  |  |  |  |  |  |  |  |  |  |  |  |
|  |  |  |  |  |  |  |  |  |  |  |  |  |  |  |  |  |  |  |  |  |  |  |  |  |  |

3. Dienstbereich der Fürsorgestelle: a) Stadtbezirk: .................................................
   b) Landkreis: ............................................ c) Gemeinde: ..........................
4. Ist die Stelle eine ausgesprochene Fürsorgestelle? ...........................................
   oder eine Nebenstelle (Hilfsstelle, Beratungsstelle, Gemeindepflegestation)?
   (Nicht Zutreffendes ist auszustreichen)
5. Einwohnerzahl des von der Fürsorgestelle überwachten Gebietes? ...............
6. Leiter der Fürsorgestelle: ...........................................................................
7. Arzt oder Ärzte (namentlich anzugeben, erforderlichenfalls auch Wohnort): ...........

   ...................................................................................................................

   ...................................................................................................................

   ...................................................................................................................

   ...................................................................................................................

   ...................................................................................................................

   ...................................................................................................................

   Haupt- oder neben- oder ehrenamtlich tätig? ...........................................
   Findet ein Wechsel unter den Ärzten des Bezirkes bzw. des Ortes im Dienst auf der
       Fürsorgestelle statt? ...........................................................................
8. Wieviel Fürsorgerinnen oder Berufsschwestern (nach Gruppen getrennt und namentlich
       anzugeben)? ........................................................................................

   ...................................................................................................................

   ...................................................................................................................

9. (Für Fürsorgestellen in Landkreisen) Wie sind die dienstlichen Beziehungen zur Kreis-
       fürsorgestelle (Kreiswohlfahrtsamt, Kreisarzt, Kreiskommunalarzt) und den Kreis-
       fürsorgerinnen geregelt? .......................................................................

   ...................................................................................................................

   ...................................................................................................................

10. Wieviel sonstiges Personal und welcher Art? ..........................................

    ...................................................................................................................

11. a) Wo ist die Fürsorgestelle untergebracht? ...........................................
    b) Wieviel Räume stehen zur Verfügung?

    ...................................................................................................................

    c) Wie oft und wann finden die Sprechstunden statt?

    ...................................................................................................................

    d) Sind besondere Vorkehrungen für Versicherte der Angestellten-Versicherung und für
       Unversicherte (Handwerker, Kaufleute, Beamte usw.) getroffen? .......................

    e) Mit welchen Einrichtungen ist die Fürsorgestelle versehen (Mikroskop, Röntgen-
       apparat usw.)? ....................................................................................
    f) Steht sie in Verbindung mit einem Krankenhaus, einer Beobachtungsstation? Zu-
       treffendenfalls wie? .............................................................................
    g) Besteht regelmäßiger Verkehr mit dem Schularzt? ....................................

## B. Tätigkeit der Fürsorgestelle.
### 1. Inanspruchnahme der Fürsorgestelle.

|  | Zahl | Davon | | | | Berechnet auf 10 000 Einwohner |
|---|---|---|---|---|---|---|
|  |  | *Männer* | *Frauen* | Kinder unter 14 Jahren |  |  |
| 1. Aus dem Vorjahr übernommen . . . |  |  |  |  |  |  |
| 2. Neuaufnahmen im Berichtsjahr . . . |  |  |  |  |  |  |

| Darunter Überweisungen von | Zahl | Männer | Frauen | Kinder unter 14 Jahren |
|---|---|---|---|---|
| Ärzten . . . . . . . . . . . . . | | | | |
| Krankenkassen (evtl. zu trennen nach Orts-, Betriebs-, Land- und Innungskrankenkassen) . . . . . . . . . . | | | | |
| Landesversicherungsanstalten . . . . . | | | | |
| Reichsversicherungsanstalt für Angestellte | | | | |
| Krankenhäusern und Heilstätten . . . | | | | |
| Behördl. Wohlfahrtsstellen und Wohlfahrtsvereinen . . . . . . . . . | | | | |
| Schulen . . . . . . . . . . . . . | | | | |
| Kriegsbeschädigten- und Kriegshinterbliebenenfürsorge . . . . . . . . | | | | |
| Sonstige Überweisungen . . . . . . . | | | | |
| Eigene Meldungen . . . . . . . . . | | | | |
| Von der Fürsorgestelle zur Untersuchung bestellte Angehörige . . . . . . . | | | | |
| 3. Es haben sich im Laufe des Jahres Fürsorgefälle erledigt:. . . . . . . . . | | | | |
| durch Wegzug: . . . . . . . . . . | | | | |
| durch Tod: . . . . . . . . . . . | | | | |
| durch Heilung: . . . . . . . . . | | | | |
| wesentliche Besserung: . . . . . . | | | | |
| andere Gründe: . . . . . . . . . | | | | |
| 4. Insgesamt werden an Fürsorgefällen in das folgende Jahr übernommen: . . . . | | | | |

## 2. Ärztliche Leistungen.

| 1. Ärztliche Untersuchungen: | Zahl | Berechnet auf 10 000 Einwohner |
|---|---|---|
| a) Erstuntersuchungen: . . . . . . . . . . . . . . . . | | |
| b) Nachuntersuchungen: . . . . . . . . . . . . . . . . | | |

c) *Anzahl der Zugänge an Tuberkulose und der Nachuntersuchungen in den einzelnen Vierteljahren:*

| I. Quartal | II. Quartal | III. Quartal | IV. Quartal |
|---|---|---|---|
| | | | |

2. Hat die Fürsorgestelle Behandlungsmethoden in den Bereich ihrer Tätigkeit aufgenommen?
a) Spezifische Mittel? (Zutreffendenfalls: Welche?) ....................
b) Licht- oder Strahlenbehandlung: ..............
c) Solbäder? ..................
d) Sonstige Heilmittel oder Heilmethoden? ............

### 3. Fürsorgerische Maßnahmen.

1. Zahl der Wohnungsbesuche der Fürsorgeschwestern: ...............
2. *Wieviel Offen-Tuberkulöse sind der Fürsorgestelle bekannt?* .............
3. *Wohnungserhebungen bei Offen-Tuberkulösen:*

| a) *Aufstellung des Bettes des Kranken:* *Wieviel von den in der Fürsorgestelle bekannten Offen-Tuberkulösen haben:* | Zahl | % |
|---|---|---|
| *ein eigenes Schlafzimmer?* . . . . . . . . . . . . . . . | | |
| *ein eigenes Bett in einem Schlafzimmer mit nur 1 Erwachsenen zusammen bei getrennter Bettstellung?* . . . . . . . . | | |
| *ein eigenes Bett in einem Schafzimmer mit mehreren Personen zusammen?* . . . . . . . . . . . . . . . . . . | | |
| *kein eigenes Bett?* . . . . . . . . . . . . . . . . . | | |

b) *Beschaffenheit der Wohnung*[1]) *und Verhalten der Kranken:*

   *Kellerwohnungen:* .........................................................................

   *Dachwohnungen:* .........................................................................

   *Wohnung ganz oder teilsweise feucht:* ............................................

   „     „     „     „     *dunkel:* ...............................

   *Zimmer sind zu klein:* ...............................................................

   *Die Leute sind für Ratschläge zugängig:* ....................................

   „   „   *lehnen Fürsorge ab:* ....................................

c) *Prüfung der Wohnungsgröße*[1]) *im Verhältnis zur Personenzahl:*

| *Menschen im Haushalt* | *Zahl der Haushaltungen mit* | | | | | | | *Summe* |
| --- | --- | --- | --- | --- | --- | --- | --- | --- |
| | *1* | *2* | *3* | *4* | *5* | *6* | *7* | |
| | | | | *Räumen* | | | | |
| 1 | | | | | | | | *Haushaltungen mit* 1 *Menschen* |
| 2 | | | | | | | | „     „ 2     „ |
| 3 | | | | | | | | „     „ 3     „ |
| 4 | | | | | | | | „     „ 4     „ |
| 5 | | | | | | | | „     „ 5     „ |
| 6 | | | | | | | | „     „ 6     „ |
| 7 | | | | | | | | „     „ 7     „ |
| 8 | *Nicht einwand-frei.* | | | | *Einwand-frei.* | | | „     „ 8     „ |
| 9 | | | | | | | | „     „ 9     „ |
| 10 | | | | | | | | „     „ 10     „ |

*Summe der überfüllten Wohnungen*[1]): ........................................

### 3. Heilverfahren.

| Es wurden überwiesen in: | Zahl | *Davon* | | |
| --- | --- | --- | --- | --- |
| | | *Männer* | *Frauen* | *Kinder unter 14 Jahren* |
| a) ärztliche Behandlung . . . . . . | | | | |
| b) Heilstätten . . . . . . . . . . | | | | |
| c) Krankenhäuser . . . . . . . . . | | | | |
| d) Invalidenheime . . . . . . . . . | | | | |
| e) Genesungsheime . . . . . . . . | | | | |
| f) Erholungsstätten . . . . . . . . | | | | |
| g) Seebäder . . . . . . . . . . . | | | | |
| h) Solbäder . . . . . . . . . . . | | | | |
| i) Ferienkolonien . . . . . . . . . | | | | |
| k) Landpflege . . . . . . . . . . | | | | |
| l) anderweitig . . . . . . . . . . | | | | |

---

[1]) *Folgende Grundsätze sollen in Anwendung kommen:*
   1. Besteht die Haushaltung nur aus dem Kranken selbst, so kann er zur Not mit einem Raum auskommen, in dem er wohnt, kocht und schläft.
   2. Teilt mit dem Offen-Tuberkulösen noch ein Mensch die Wohnung, so müssen mindestens 2 Räume vorhanden sein. Sind die beiden Leute erwachsen, so können sie bei zweckmäßiger Stellung der Betten und wenn der Kranke nicht allzu schwer krank ist, den einen Raum als Schlafraum, den anderen als Wohnküche benutzen. Teilt aber außer dem Offen-Tuberkulösen ein Kind die Zweizimmerwohnung, so schläft es besser in der Küche, die natürlich entsprechend groß sein muß.
   3. Befinden sich in dem Haushalte bis zu 5 Menschen, so müssen Stube, bewohnbare Kammer und Küche vorhanden sein. In der Kammer wohnt der Kranke, evtl. mit einem Erwachsenen, bei zweckmäßiger Bettstellung und wenn der Kranke nicht zu schwer krank ist, in der Stube schlafen die übrigen Familienmitglieder.
   4. Umschließt der Haushalt mehr als 5 Personen, so ist für je 4 weitere Menschen ein besonderer Raum zu fordern.

**4. Stärkungsmittel.**

  a) Es wurden bewilligt:

  Milch in ................. Fällen, *zusammen* .................... *Liter;*

  Lebertran in ................ ,, ....................................

  Sonstige Stärkungsmittel: ...................................

  ...............................................................

  b) *Zusatznahrungsmittel wurden beantragt in* .................... *Fällen.*

  c) *Krankenkost wurde beantragt* ,, .................... ,,

**5. Sonstige hygienische Maßnahmen.**

| | Miets-zu-schüsse | Ge-liehene Betten | Ausgegebene | | Woh-nungs-des-infek-tionen | Wasch-tage | Rein-mache-tage | Haus-pflege | | |
| --- | --- | --- | --- | --- | --- | --- | --- | --- | --- | --- |
| | | | Spuck-flaschen | Des-infek-tions-mittel | | | | | | |
| Im ganzen . . . . | | | | | | | | | | |
| *Davon* *Bei offener.* . . . | | | | | | | | | | |
| *Bei geschlossener* *Tuberkulose* . . | | | | | | | | | | |

## C. Tuberkulosestatistik.

**1. Krankheitsbezeichnungen der im Berichtsjahr erstmalig untersuchten Personen.**

(Über den Zahlen für die Neuaufnahmen sind, wenn möglich, die Zahlen für die aus dem Vorjahre übernommenen Personen in Klammern anzugeben.)

| | Zahl | Davon | | | Proz. aller Meldungen | Auf 10 000 Ein-wohner berechnet |
| --- | --- | --- | --- | --- | --- | --- |
| | | *Männer* | *Frauen* | *Kinder unter 14 Jahren* | | |
| 1. Tuberkulose-Verdacht. . . . . . | | | | | | |
| 2. Geschlossene Lungentuberkulose . | | | | | | |
| 3. Offene Lungentuberkulose. . . . | | | | | | |
| 4. Tuberkulose anderer Organe . . | | | | | | |
| *Darunter:* *a) Lupus* . . . . . . . . . . . | | | | | | |
| *b) Knochen- und Gelenktuberkulose* | | | | | | |
| *c) Drüsentuberkulose.* . . . . . . | | | | | | |
| 5. *Besucher ohne tuberkulösen Befund* | | | | | | |
| *Darunter:* *a) Nichttuberkulöse Erkrankungen der Atmungsorgane* . . . . . . | | | | | | |
| *b) Nichttuberkulöse Erkrankungen anderer Organe* . . . . . . . | | | | | | |
| *c) Allgemeine Erkrankungen* . . . | | | | | | |
| *d) Gesund* . . . . . . . . . . . | | | | | | |

## 2. Tuberkulosesterbefälle.

| | Zahl | Davon | | | Auf 10 000 Ein-wohner berechnet |
| --- | --- | --- | --- | --- | --- |
| | | Männer | Frauen | Kinder unter 14 Jahren | |
| 1. Wieviel Tuberkulosetodesfälle sind in dem betr. Bezirk polizeilich gemeldet worden? . . . . . . . . | | | | | |
| 2. Wieviele von den unter 1 aufgeführten Gestorbenen waren der Fürsorgestelle als Offentuberkulöse bekannt? | | | | | |

**3. Wie lange standen die an Tuberkulose Gestorbenen in Fürsorge?**

| Monate | 1 | 2 | 3 | 4 | 5 | 6 | 7 | 8 | 9 | 10 | 11 | 12 und mehr Monate |
| --- | --- | --- | --- | --- | --- | --- | --- | --- | --- | --- | --- | --- |
| Zahl | | | | | | | | | | | | |

### 3. Erwerbstätigkeit der Offentuberkulösen.

| | Männlich | Weiblich |
| --- | --- | --- |
| *Von den Offen-Tuberkulösen* | | |
| *waren dauernd arbeitsunfähig:* . . . . . . . . . . | | |
| *standen zeitweilig in Arbeit, und zwar als:* | | |
| Bäcker, Konditor . . . . . . . . . . . . . . . . | | |
| Fleischer . . . . . . . . . . . . . . . . | | |
| Stallschweizer . . . . . . . . . . . . . . . . | | |
| Sonstige im Nahrungsmittelgewerbe Beschäftigte . . . . | | |
| Gastwirte, Kellner, Hotelangestellte . . . . . . . . . | | |
| Barbiere . . . . . . . . . . . . . . . . | | |
| Lehrer, Lehrerinnen, Kindergärtnerinnen . . . . . . . | | |
| Dienstmädchen, Köchinnen. . . . . . . . . . . . | | |
| Kindermädchen, Ammen. . . . . . . . . . . . . | | |
| usw. . . . . . . . . . . . . . . . . | | |
| „ . . . . . . . . . . . . . . . . | | |
| „ . . . . . . . . . . . . . . . . | | |
| | | |
| | | |
| | | |
| | | |
| | | |
| | | |

## D. Kassenbericht.

**Einnahmen:**

vom Staat . . . . . . . . . . . . . . . .

von der Gemeinde . . . . . . . . . . . . . .

von der L. V. A. . . . . . . . . . . . . . .

von Kassen. . . . . . . . . . . . . . .

Mitgliederbeiträge . . . . . . . . . . . . .

Stiftungen . . . . . . . . . . . . . .

Sonstiges . . . . . . . . . . . . . .

Gesamtsumme: . . . . . . . . . . . .

**Ausgaben:**

für den Betrieb
  a) persönliche Ausgaben . . . . . . . . . . . .
  b) sachliche Ausgaben . . . . . . . . . . . .

für Unterstützungen, und zwar Kuren . . . . . . . . .

Heilmittel . . . . . . . . . . . .

Stärkungsmittel . . . . . . . . . . . .

Krankenpflegemittel . . . . . . . . . . . .

Desinfektionsmittel. . . . . . . . . . . .

Wohnungsbeihilfen. . . . . . . . . . . .

Anderes . . . . . . . . . . . .

Gesamtsumme: . . . . . . . . . . . .

# Anhang III.

## Wiener Formular.

Wien, . . . . . . . . 1924.

## Tätigkeitsbericht

der Fürsorgestelle im . . . . . . . Bezirk für den Monat . . . . . . . . 192. .

| | | Es standen im Alter von: | | | | | | | | | |
|---|---|---|---|---|---|---|---|---|---|---|---|
| | | 0—5 | | 6—14 | | 15—18 | | über 18 | | insgesamt | |
| | | leicht | schwer | leicht | schwer | leicht | schwer | leicht | schwer | leicht | schwer |
| Neu-aufnahmen | männlich | | | | | | | | | | |
| | weiblich | | | | | | | | | | |
| | insgesamt | | | | | | | | | | |

Zahl der Ordinationen:

| Von den neu in Fürsorge Genommenen waren krankenversichert: | männlich | |
|---|---|---|
| | weiblich | |
| | zusammen | |

freiwillig erschienen:

| zugewiesen von: | Privatärzten | |
|---|---|---|
| | Spitälern, Heilstätten | |
| | Krankenkassen (Ärzten, Leitung) | |
| | Schulen | |
| | Behörden | |

Sonstiger Eintritt

Auf Grund der Anzeigepflicht übernommen

In einem Familienverbande standen

Vollständig erfaßt wurden Familien

| | | mit Familienmitgliedern | | | | | | | | | |
|---|---|---|---|---|---|---|---|---|---|---|---|
| | | 0—5 | | 6—14 | | 15—18 | | über 18 | | insgesamt | |
| | | leicht | schwer | leicht | schwer | leicht | schwer | leicht | schwer | leicht | schwer |
| Davon krank | männlich | | | | | | | | | | |
| | weiblich | | | | | | | | | | |

| Ärztliche Untersuchungen | Erstuntersuchungen | |
|---|---|---|
| | Nachuntersuchungen | |
| | Insgesamt | |
| Auswurf-Untersuchungen | positiv | |
| Pirquetsche Proben | positiv | |
| Röntgen-Untersuchungen | | |
| Behandelt wurden: | spezifisch | |
| | physikalisch | |
| | chirurgisch | |
| | sonstig | |
| | insgesamt | |
| Wohnungsbesuche: | Erstbesuche | |
| | Wiederholungsbesuche | |
| | insgesamt | |
| Die erstmalig besuchten Wohnungen waren: | im Keller | |
| | ebenerdig | |
| | im Stock | |
| | unter Dach | |
| Einwandfreie Wohnungen | | |
| Zu beanstanden waren Wohnungen wegen: | mangelhafter Belichtung | |
| | Feuchtigkeit | |
| | ungenügender Lüftungsmöglichkeit | |
| | insgesamt | |
| Die Wohnung dient Erwerbszwecken | | |

| Der Kranke schläft allein | | |
|---|---|---|
| **Der Kranke schläft in einem Raume mit** | 1 Person in Fällen | |
| | 2 Personen in Fällen | |
| | 3 Personen in Fällen | |
| | 4 Personen in Fällen | |
| | über 4 Personen in Fällen | |
| **Der Kranke teilt das Bett mit** | Erwachsenen in Fällen | |
| | Kindern in Fällen | |
| | Erwachsenen und Kindern in Fällen | |

| Desinfektion veranlaßt | | |
|---|---|---|
| **Überweisung an** | Krankenanstalten | |
| | Heilstätten | |
| | Erholungsheime | |
| | Ambulatorium | |
| | sonstige | |
| | andere Fürsorgestellen | |
| **Abgabe bzw. Vermittlung von** | Thermometern | |
| | Spuckschalen | |
| | Spucknäpfen | |
| | Desinfektionsmitteln | |
| | Betten und Bettsorten | |
| | Wäschereinigung | |
| | Wohnungsreinigung | |
| | Lebensmittel | |
| | Bekleidung, Beschuhung | |
| | Geldunterstützung | |
| | Kostplätze | |
| | Arbeitsverbesserung oder Arbeitserleichterung | |
| **Von den Befürsorgten sind an Lungen-Tbc. gestorben** | männlich | |
| | weiblich | |
| | insgesamt | |
| **An Tbc. anderer Organe gestorben** | männlich | |
| | weiblich | |
| | insgesamt | |
| **Leistungen der Fürsorgerinnen** | Kanzleiarbeiten | |
| | Eigene Sprechstunden | |
| | Dienstwege | |

*Sonstiges:*

Leistungen der die Fürsorgestelle erhaltenden Körperschaft, Aufklärungsmaßnahmen, Vorträge, Sitzungen, wissenschaftliche Arbeiten, Beobachtungen, Anregungen usw.

Fürsorgerin:                                        Fürsorgearzt:

. . . . . . . . . . . . .                           . . . . . . . . . . . . .

# Anhang IV.

## Richtlinien für die Behandlung tuberkulöser Lungenkranker im Rahmen des Heilverfahrens der Invaliden- und Hinterbliebenenversicherung.

Bekanntgegeben mit Runderlaß des Reichsversicherungsamts vom 17. XI. 1919 — II 6899 —.

### 1.

Die erhebliche Zunahme der Tuberkulosesterblichkeit läßt befürchten, daß für längere Zeit mit einer stark vermehrten Zahl von behandlungs- oder sonst fürsorgebedürftigen tuberkulösen Lungenkranken zu rechnen ist. Daraus erwächst auch den Trägern der Invaliden- und Hinterbliebenenversicherung die Aufgabe, die vor dem Krieg erfolgreich geführte Bekämpfung dieser Volksseuche mit noch größerem Nachdruck fortzusetzen.

### 2.

Zunächst handelt es sich dabei um den weiteren Ausbau des Fürsorgestellenwesens im Sinne des Rundschreibens des Herrn Reichskanzlers vom 13. März 1917 (Amtliche Nachrichten des RVA. 1917, Seite 415) durch Stärkung der bereits vorhandenen, aber vielfach nicht genügend leistungsfähigen und durch Schaffung neuer Fürsorgestellen. Es ist erwünscht, daß die Landesversicherungsanstalten auf Grund der ihnen durch § 1274 der RVO. gegebenen Befugnis dazu beitragen, daß eine tunlichst lückenlose Erfassung aller Tuberkulösen erreicht wird (zu vergleichen Runderlaß vom 27. Juli 1917 — II 4720 —, Amtliche Nachrichten des RVA. 1917, Seite 504).

### 3.

Sodann werden besondere Maßregeln erforderlich, um die erhöhte Zahl der tuberkulösen Lungenkranken einem Heilverfahren oder der Invalidenpflege zuzuführen.

Mit dem Neubau von Lungenheilstätten ist vorerst wegen der Höhe der Baukosten und der Schwierigkeit der Materialbeschaffung kaum zu rechnen; ob vorhandene Gebäude, die bisher anderer Bestimmung gedient haben, für die Zwecke der Tbc.-Behandlung nutzbar gemacht werden können, bedarf der Prüfung. Dem gesteigerten Bedürfnis kann aber auch in gewissem Umfange durch möglichst sorgfältige Auswahl der Heilstättenpfleglinge in Verbindung mit einer dem Einzelfall angemessenen Begrenzung der Kurdauer Rechnung getragen werden. Hierfür hat sich die Vorbeobachtung aller derjenigen Fälle, bei denen das Vorhandensein einer tuberkulösen Erkrankung oder die Eignung für eine Heilstättenbehandlung nicht zweifelsfrei feststeht, in besonderen Beobachtungsstellen bewährt. Bei Neueinführung dieses Verfahrens ist ein einheitliches Vorgehen anzustreben, sei es durch Schaffung einer einzigen Beobachtungsstelle für den ganzen Anstaltsbereich, sei es durch Einrichtung mehrerer derartiger Stellen, die nach gleichen Grundsätzen arbeiten.

Die Beobachtungsstelle soll mit allen zur Sicherung der Diagnose erforderlichen Hilfsmitteln, insbesondere auch einem Röntgenapparat, versehen sein und über eine gewisse Anzahl von Betten für ständige Beobachtung verfügen. Sie kann an ein Krankenhaus, eine Fürsorgestelle und je nach Lage der Verhältnisse auch an eine Heilstätte angelehnt werden.

### 4.

Je nach dem Ergebnis der Beobachtungen kommen folgende Maßnahmen in Betracht:

1. Antragsteller, bei denen eine aktive Tbc. nicht besteht, d. h. Kranke, bei denen der tuberkulöse Vorgang ruht, sind, wenn sie nach ihrem Allgemeinzustande einer Anstaltsbehandlung nicht bedürfen, der zuständigen Fürsorgestelle für Lungenkranke zur Überwachung zuzuweisen.

2. Kranke der vorbezeichneten Art, die der Erholung bedürfen, sollen in einem Erholungsheim untergebracht werden. Hierfür werden im allgemeinen Neubauten entbehrlich sein. Verwendbar sind außer Genesungsheimen Behelfsbauten (Baracken usw.), freiwerdende Lazarette sowie Walderholungsstätten mit Übernachtungseinrichtung. Besonderer Wert ist auf ausreichende ärztliche Überwachung zu legen. In zahlreichen Fällen dieser Art wird eine Kurdauer von wenigen Wochen zur Wiederherstellung genügen.

3. Kranke mit aktiver geschlossener oder offener Lungen-Tbc. mit Ausnahme der in Ziffer 4 erwähnten Fälle bedürfen im allgemeinen der in ihrer Dauer möglichst der Art des Einzelfalles anzupassenden Behandlung in einer Lungenheilstätte. Dies gilt auch für Fälle des ersten Stadiums, sofern durch das klinische Krankheitsbild aktive Tbc. gesichert erscheint. Ebenso sind fortgeschrittene Fälle nach Möglichkeit zu berücksichtigen, solange die Aussicht besteht, drohende Invalidität fernzuhalten oder vorhandene Invalidität zu beseitigen. Es begegnet keinem Bedenken, unter den gebotenen Sicherungen leichte und schwere Fälle in der nämlichen Heilstätte unterzubringen. Kranke mit länger dauerndem hohen Fieber werden zweckmäßig zunächst in Krankenhäusern, nicht in Heilstätten untergebracht.

4. Es ist anzustreben, daß Kranke mit offener Lungen-Tbc., deren Invalidität nicht mehr abzuwenden ist, geeigneten Pflegeheimen zugeführt werden. Als solche kommen vor-

nehmlich ländliche Krankenhäuser in Betracht. Außerdem können solche Kranke in Tbc.-Krankenhäusern und nach Maßgabe der verfügbaren Plätze auch in Lungenheilstätten untergebracht werden. Um die Einwilligung der Kranken zum Eintritt in solche Anstalten herbeizuführen, empfiehlt es sich, nicht nur den Kranken einen Teil der Rente zu belassen, sondern außerdem darauf hinzuwirken, daß auch andere Stellen, namentlich Gemeinden, sich an der wirtschaftlichen Sicherstellung der Familie der Kranken außerhalb des Rahmens der Armenpflege beteiligen.

Die unter Ziffer 2—4 genannten Fälle sind, soweit sie nicht bereits in der Überwachung einer Fürsorgestelle stehen, der zuständigen Fürsorgestelle alsbald bekannt zugeben, damit die Angehörigen- und Wohnungsfürsorge frühzeitig in die Hand genommen und für die unter Ziffer 3 bezeichneten Kranken bis zur Aufnahme in die Heilstätte eine geeignete Fürsorge getroffen werden kann. Der Fürsorgestelle ist auch von der bevorstehenden Entlassung Kenntnis zu geben.

5.

In den Lungenheilstätten ist nach genügender Besserung der Kranken auf eine unter ständiger ärztlicher Überwachung stehende, vorsichtig beginnende und allmählich gesteigerte Arbeitsbehandlung Bedacht zu nehmen, durch die der Gefahr einer unvermittelten Aufnahme der vollen Berufstätigkeit begegnet und der Kranke gegebenenfalls angeregt wird, sich einem gesundheitlich einwandfreien Beruf zuzuwenden. In Verbindung mit den örtlich zuständigen Arbeitsnachweiseinrichtungen ist den Kranken der Übertritt in solche Berufe zu erleichtern.

6.

Die Bekämpfung der Lungen-Tbc. im Kindesalter ist zwar in erster Reihe Gegenstand der Fürsorge des Staates und der Gemeinden. Die Bedeutung einer frühzeitigen Ermittlung und vorbeugenden Behandlung tuberkulöser oder tuberkulosebedrohter Kinder läßt es aber erwünscht erscheinen, daß auch die Träger der Invaliden- und Hinterbliebenenversicherung, solange ihnen nicht das Gesetz die Handhabe zu einer weiteren Betätigung auf diesem Arbeitsfelde bietet, wenigstens im Rahmen der §§ 1274, 1277 der RVO. sich daran tunlichst beteiligen.

7.

Soweit es sich um tuberkulöse Erkrankungen anderer Art handelt, finden die vorstehenden Grundsätze sinngemäße Anwendung.

8.

Die Bekämpfung der Tbc. durch die Landesversicherungsanstalten verspricht nur dann einen durchgreifenden Erfolg, wenn sie sich dabei mit den übrigen Trägern der öffentlich-rechtlichen Versicherung, den hierzu berufenen staatlichen und gemeindlichen Stellen sowie den für die Tbc.-Bekämpfung bestehenden besonderen Organisationen (Provinzial- und Landesvereinen, -ausschüssen, -verbänden) in zielbewußter Gemeinarbeit zusammenfinden.

Anhang V.

# Richtlinien für ein engeres Zusammenarbeiten der Versicherungsanstalten und der Krankenkassen auf dem Gebiete des Heilverfahrens und der Krankheitsverhütung.

Vereinbart im Reichsversicherungsamt zu Berlin am 7. Januar 1920.

Im Einvernehmen mit dem Reichsversicherungsamt empfehlen der Ständige Ausschuß der deutschen Landesversicherungsanstalten und die fünf Kassenhauptvorstände den durch sie vertretenen Anstalten und Kassen, im Interesse einer möglichst wirksamen Ausgestaltung der Heilbehandlung und der Krankheitsverhütung (§§ 187, 193, 363, 1269, 1274, 1305, 1400 ROV.), soweit das bisher nicht bereits der Fall war, in enge Beziehungen zueinander zutreten und dabei die nachstehend aufgeführten Gesichtspunkte zu beachten.

## 1. Allgemeine Bestimmungen.

I. Die Übernahme des Heilverfahrens ist den Versicherungsanstalten nur gestattet, wenn zu erwarten ist, daß das Heilverfahren die infolge einer Erkrankung drohende Invalidität eines Versicherten oder einer Witwe abwendet oder den Empfänger einer Invaliden-, Witwen- oder Waisenrente wieder erwerbsfähig macht. Der Gewinn für den einzelnen Versicherten wie für die Gesamtheit wird um so größer sein, je besser es gelingt, die zur Verfügung stehenden Mittel rechtzeitig in der den größtmöglichen Erfolg versprechenden Weise zu verwenden. Ein enges Zusammenarbeiten der Träger der Kranken- und Invalidenversicherung wird die Erreichung dieses Zieles erleichtern.

Die Krankenkassen werden insbesondere darauf halten, daß in den Fällen, in denen ein Eintreten der Versicherungsanstalt in Frage kommt, ohne Verzug die geeigneten Schritte zur Herbeiführung einer Entscheidung der Versicherungsanstalt getan werden und den Versuchen, zunächst die Leistungen der Krankenkassen auszunutzen, nachdrücklichst entgegengetreten wird.

2. Es ist eine nicht nur im Interesse ihrer Mitglieder, sondern auch in ihrem eigenen Interesse liegende Aufgabe der Krankenkassen, darauf hinzuwirken, daß die von der Versicherungsanstalt gebotenen Gelegenheiten zur Wiederherstellung der Gesundheit oder Abwendung drohender Gesundheitsschädigungen von den Kassenmitgliedern und ihren Angehörigen rechtzeitig (zu vergleichen Ziffer 1 Absatz 2) in Anspruch genommen werden.

Sie werden zu dem Zweck ihre Ärzte allgemein auf die maßgebenden Gesichtspunkte aufmerksam machen, auch in den Einzelfällen sie zur Äußerung veranlassen, ob nicht die Einleitung eines Heilverfahrens durch die Versicherungsanstalt angezeigt ist.

3. Die Versicherungsanstalt wird diese auch in ihrem Interesse liegende Mitarbeit der Krankenkassen in jeder Weise fördern, insbesondere den Kassen ihres Bezirks von den Grundsätzen Kenntnis geben, welche für die Durchführung des Heilverfahrens und für ihre Tätigkeit auf dem Gebiete der Krankheitsverhütung maßgebend sind, und ihnen diejenigen Drucksachen zur Verfügung stellen, die zur Erfüllung der von den Krankenkassen übernommenen Aufgaben erforderlich oder zweckdienlich sind.

4. Voraussetzung für die Übernahme des Heilverfahrens seitens der Versicherungsanstalt ist in der Regel, daß die Wartezeit nachgewiesen und die Anwartschaft nicht erloschen ist. Von der Forderung, daß die Wartezeit nachgewiesen sei, wird in der Regel abgesehen, wenn für den Versicherten, wie insbesondere bei Jugendlichen, füglich nicht mehr Beiträge als geschehen, verwendet werden können. Anderseits wird in den Fällen, in denen die Anwartschaft längere Zeit hindurch nur mit einem Mindestaufwand an Beiträgen aufrechterhalten ist, das Heilverfahren in der Regel nur gegen Leistung eines erhöhten Beitrags zu den Kosten von seiten des Versicherten oder von anderer Seite übernommen.

Wo auch allgemeine Interessen in Frage stehen, z. B. die Verminderung der Ansteckungsgefahr bei Geschlechtskrankheiten und Tbc., wird in der Regel nachsichtiger verfahren werden, dagegen strenger, wenn es sich um Abhilfe gegen ein bereits lange Zeit bestehendes Leiden handelt (zu vergleichen Ziffer 15).

Für doppeltversicherte Angestellte, die nach dem Ausscheiden aus der Invalidenversicherungspflicht nicht mehr für jede Beschäftigungswoche einen Beitrag geleistet haben, wird ein Heilverfahren in der Regel nicht übernommen.

Die Kosten für Heilmaßregeln, die ohne ihr Zutun getroffen sind, wird die Versicherungsanstalt nur ausnahmsweise übernehmen, wenn Gefahr im Verzuge war, alsbald ihre Entschließung nachgesucht und die getroffene Maßregel von ihr als zweckentsprechend anerkannt wird.

5. Die Anträge von Kassenmitgliedern auf Einleitung eines Heilverfahrens werden in der Regel von der Krankenkasse entgegengenommen und durch Einziehung ärztlicher Gutachten, Feststellung der persönlichen Verhältnisse des Kranken usw. tunlichst so weit vorbereitet, daß die Entscheidung von der Versicherungsanstalt ohne weitere Vermittlungen abgegeben werden kann. Wenn erforderlich, nimmt die Kasse hierbei die Hilfe der zuständigen Stellen in Anspruch — z. B. zu der gemäß Ziffer 4, Absatz 1, Ziffer 20 erforderlichen Feststellung der Einkommens- und Vermögensverhältnisse, des Inhalts der früheren Quittungskarte —. Wo infolge unregelmäßiger Beitragsleistung oder aus anderen Gründen die Übernahme des Heilverfahrens zweifelhaft ist, wird zweckmäßig zunächst eine Äußerung der Versicherungsanstalt veranlaßt, bevor mit einem größeren Aufwand an Zeit und Kosten Ermittlungen angestellt werden. Im übrigen sind die Anträge als Eilsachen zu behandeln.

Wenn nach Stellung des Antrags ein Kassenwechsel eintritt, sind noch nicht entscheidungsreife Anträge an die neue Kasse zur weiteren Bearbeitung abzugeben, entscheidungsreife der Versicherungsanstalt mit einer Nachricht über den eingetretenen Kassenwechsel einzusenden. Diese Benachrichtigung hat auch zu erfolgen, wenn der Antrag bereits eingesandt war. Die gemäß Ziffer 8 ihr zugehenden Mitteilungen gibt die frühere Kasse an die Kasse weiter.

6. Auf anderem Wege eingehende Anträge für Kassenmitglieder wird die Versicherungsanstalt in der Regel der Krankenkasse zur Äußerung zugehen lassen, soweit dadurch nicht eine unerwünschte Verzögerung der Entscheidung über die Einleitung des Heilverfahrens herbeigeführt wird oder der Versicherte ein berechtigtes Interesse daran hat, daß die Kasse nicht Kenntnis erhält.

Die geschäftliche Behandlung der Anträge für Kassenmitglieder, die durch Fürsorgestellen vermittelt werden, soll durch besondere Vereinbarungen geregelt werden.

7. Auf Wunsch der Versicherungsanstalt übernimmt die Krankenkasse die Anweisung der Kranken gemäß dem Bescheide der Anstalt, die Auszahlung der Reisekosten und des Hausgeldes usw. und sorgt durch Rücksprache gelegentlich der Auszahlung des Hausgeldes

oder sonst in geeigneter Weise auch dafür, daß der Kranke während seiner Abwesenheit nicht von den Angehörigen ohne Grund beunruhigt wird und anderseits die letzteren sich nicht grundlos beunruhigen.

8. Soweit die Versicherungsanstalt nicht bereits gemäß Ziffer 6 der Krankenkasse die entsprechenden Mitteilungen macht, gibt sie ihr Nachricht von dem auf Anträge für Kassenmitglieder erteilten Bescheide, wenn angezeigt, unter kurzer Begründung der Entschließung, sowie über die Einleitung und den Abschluß der durchgeführten Heilverfahren unter Angabe des erreichten Erfolges. Die Kasse benachrichtigt den behandelnden Arzt. Eine weitere Auskunftserteilung über die Ablehnungsgründe an die Kranken selbst muß vermieden werden, damit ihnen nicht die Hoffnung auf Besserung genommen wird.

9. Voraussetzung für die Einleitung des Heilverfahrens ist die Ausstellung eines ärztlichen Gutachtens, das der Versicherte beizubringen hat.

Hinsichtlich des Inhalts und der Bezahlung der ärztlichen Gutachten und Bescheinigungen werden die Krankenkassen und die Versicherungsanstalten sich miteinander verständigen.

10. Zur Sicherstellung eines ersprießlichen Zusammenarbeitens finden nach Bedarf Besprechungen der Versicherungsanstalt mit Vertretern der Krankenkassenverbände ihres Bezirks statt.

Einem Beirat, dem je 1 oder 2 Vertreter der verschiedenen Kassenarten angehören, wird die Versicherungsanstalt die in Aussicht genommenen erheblichen Änderungen der Grundsätze auf den eingangs bezeichneten Gebieten, der zur Verwendung gelangenden Vordrucke und der mit Ärzten, Zahnärzten usw. abzuschließenden Vereinbarungen über die Höhe der Vergütungen, soweit die Kassen mit belastet werden können, zur gutachtlichen Äußerung vorlegen.

Anderseits wird der Beirat im Einvernehmen mit der Versicherungsanstalt Richtlinien aufstellen für die Ausgestaltung der Kassenleistungen und die Verwendung von Kassenmitteln für allgemeine Zwecke der Krankheitsverhütung, damit ein möglichst weitgehendes Zusammenarbeiten der verschiedenen Versicherungsträger erreicht wird,

## 2. Gewährung von Heilmitteln (Zahnersatz, künstliche Glieder, Stützapparate usw.)

§ 11—18 . . .

## 3. Ständige Heilbehandlung.

19. Bei der Inanspruchnahme von Kuren in Bädern, Lungenheilstätten und sonstigen Anstalten ist ganz besonders darauf zu halten, daß ein Hinausschieben der Anträge bis in die sog. gute Jahreszeit, wo es nicht durch die Umstände geboten ist, unterbleibt. Es wird sonst nicht nur zu häufig die günstigste Zeit zur Erzielung eines raschen und sicheren Erfolges verpaßt, sondern eine Berücksichtigung der sich zeitweilig häufenden Anträge unmöglich, während zu anderen Zeiten die zur Verfügung stehenden Einrichtungen ungenügend ausgenutzt werden. Deshalb werden von der Versicherungsanstalt in der Regel die ohne Verzug gestellten Anträge vor denen bevorzugt, die ohne ausreichenden Grund längere Zeit hinausgeschoben sind, und unter Umständen wird auch von den säumigen Versicherten ein Kostenbeitrag als Ersatz für das ausfallende Krankengeld gefordert werden. Grenzfälle werden um so eher berücksichtigt, je reichlicher Platz ist.

20. Wegen der Unterlagen, die für die Entscheidung über die Erhöhung des Hausgeldes über den gesetzlichen Betrag hinaus beigebracht werden müssen (Einkommens- und Vermögensverhältnisse des Versicherten usw.), aber von der Krankenkasse selbst nicht festgestellt werden können, wendet sich die Kasse, ohne den Abschluß der übrigen Ermittlungen abzuwarten, sofort an die zuständige Stelle mit dem Antrag auf direkte Weitergabe an die Versicherungsanstalt.

21. Vor der Einleitung einer Anstaltsbehandlung müssen Mängel des Gebisses und andere Gesundheitsmängel, die den Kurerfolg beeinträchtigen könnten, von der Kasse im Rahmen der Satzung auf ihre Kosten beseitigt werden. Vor Stellung von Anträgen auf Kuren in Lungenheilstätten ist insbesondere etwa vorhandenes Fieber zu beseitigen.

22. Wenn im Laufe eines Heilverfahrens infolge einer Zwischenerkrankung eine anderweite Heilbehandlung erforderlich wird, übernimmt die Versicherungsanstalt auch deren Durchführung für eigene Rechnung, solange es wahrscheinlich ist, daß das Heilverfahren in kurzer Zeit mit Aussicht auf Erfolg fortgesetzt werden kann. Andernfalls wird der Kranke seiner Kasse zur Fürsorge überwiesen, und zwar vorbehaltlich anderer Vereinbarung im Einzelfalle am letzten Wohnort oder Beschäftigungsort des Kranken. Wenn aber die Reise dahin nach ärztlichem Ermessen ohne wesentliche Gefährdung der Gesundheit nicht möglich ist, soll die Versicherungsanstalt berechtigt sein, den Kranken für Rechnung der Kasse im nächsten erreichbaren Krankenhaus unterzubringen. Der Kasse ist davon umgehend Mitteilung zu machen.

Entsprechend wird auch dann verfahren, wenn der Abbruch des Heilverfahrens eintreten muß, weil die Aussicht auf Erfolg weggefallen ist.

23. Wiederholungskuren werden in der Regel nur bewilligt, wenn die Erwerbstätigkeit nicht nur vorübergehend wieder aufgenommen war, und möglichst in Zeiten geringeren Andrangs gelegt.

Versicherte, die ein früheres Heilverfahren ohne ausreichenden Grund vorzeitig abgebrochen haben oder strafweise entlassen sind, haben nur ausnahmsweise und nur nach längerer Zeit, wenn sichere Gewähr gegen eine Wiederkehr solcher Vorfälle gegeben ist, die Übernahme eines neuen Heilverfahrens zu erwarten.

## α) Lungenheilstättenkuren.

24. Die Anträge auf Gewährung von Heilstättenkuren werden in der Regel in der Reihenfolge berücksichtigt, in der sie entscheidungsreif vorliegen. Ausnahmen werden u. a. dann gemacht, wenn infolge des Vorhandenseins von Kindern die Verminderung der Ansteckungsgefahr und anderseits die Wiederherstellung der Erwerbsfähigkeit besonders dringlich ist.

Die Krankenkassen werden tunlichst davon benachrichtigt, wenn wegen Platzmangels eine strengere Auswahl stattfinden muß. Sie werden diese Mitteilungen in geeigneter Weise zur Kenntnis der Ärzte, ihrer Mitglieder und der Fürsorgestellen bringen, damit eine Enttäuschung infolge der Stellung aussichtsloser Anträge nach Möglichkeit vermieden wird.

Für Lungenkranke, bei denen die Krankheit zum Stillstand gekommen ist und Bazillen nicht ausgeschieden werden, genügt vielfach die Überweisung an die zuständige Fürsorgestelle für Lungenkranke zur Überwachung und, falls der Kranke der Erholung bedarf, der Aufenthalt in einer Walderholungsstätte oder in einem Genesungsheim.

25. Die Versicherungsanstalt trägt die Kosten der Fortsetzung der in der Heilstätte eingeleiteten Tuberkulinbehandlung nach der Entlassung.

26. Die Krankenkassen fördern in Gemeinschaft mit der Versicherungsanstalt die Errichtung von Tbc.-Fürsorgestellen und deren Tätigkeit nach Kräften, damit die Hindernisse, die der rechtzeitigen Einleitung von Heilstättenkuren entgegenstehen, überwunden werden und die Ansteckungsgefahr möglichst vermindert wird. Zu dem Zwecke werden sie den Fürsorgestellen von allen Erkrankungen an Tbc. und von bemerkenswerten Wendungen im Verlaufe der Krankheit, soweit angezeigt, Mitteilung machen und die mit der Krankenüberwachung beauftragten Angestellten entsprechend anweisen.

## β) Badekuren.

27. Die Versicherungsanstalt wird tunlichst Vorkehrungen treffen, durch welche Versicherten die Benutzung der in Bädern usw. gebotenen Heilmittel gesichert wird. Sie läßt den Krankenkassen die erforderlichen Nachrichten zugehen, damit sie Ärzten und Mitgliedern jederzeit zutreffende Auskunft erteilen können.

## γ) Genesungs- und Erholungsheime.

28. Soweit ein Bedürfnis dafür besteht, wird die Versicherungsanstalt tunlichst dafür sorgen, daß Heime zur Verfügung stehen, in denen Heilbehandlungen möglich sind, die in Krankenhäusern in der Regel mit Erfolg nicht durchgeführt werden können, insbesondere bei Nervenkrankheiten leichter Art, Entkräftung, Blutarmut, leichteren Herz- und Magenkrankheiten.

Sie wird auch Wiedergenesenden, denen aus der vorzeitigen Wiederaufnahme der Berufstätigkeit dauernder Schaden erwachsen könnte, durch geeignete Unterbringung Gelegenheit bieten zur Hebung der gesunkenen Widerstandsfähigkeit.

Die Krankenkassen werden nach Kräften dazu beitragen, daß die so gebotenen Gelegenheiten zur Erhaltung oder Wiederherstellung der Erwerbsfähigkeit von den Kassenmitgliedern bestmöglich ausgenutzt werden, indem sie, wo es angezeigt ist, dazu anregen, wo es an einem ausreichenden Anlaß für die Inanspruchnahme fehlt, aber auch mit ihren Bedenken gegen zu weit gehende Anträge nicht zurückhalten.


# Anhang VI.

## Erlaß des Reichskanzlers vom 28. X. 1918, betreffend das Zusammenarbeiten der Krankenkassen mit den Fürsorgestellen für Lungenkranke.

Grundsätze für das Zusammenarbeiten der Krankenkassen mit den Fürsorgestellen für Lungenkranke.

I. Gemäß § 363 der Reichsversicherungsordnung sind die Krankenkassen berechtigt, an Fürsorgestellen für Lungenkranke Beihilfen zur Errichtung oder regelmäßige Beiträge, die in Form von festen Jahresbeiträgen nach der Kopfzahl der Versicherten oder in sonst geeigneter Weise berechnet werden können, für den laufenden Betrieb zu bewilligen.

II. Beihilfen werden unter folgenden Bedingungen gewährt:

1. Die Fürsorgestellen müssen derart geldlich sichergestellt sein, daß ihre erfolgreiche Tätigkeit gewährleistet ist; ihr örtlicher Zusammenschluß mit verwandten Einrichtungen ist anzustreben.

2. Auch die beteiligten Gemeinden oder Gemeindeverbände, Landesversicherungs- oder Sonderanstalten usw. müssen die Fürsorgestellen mit Geldmitteln unterstützen.

3. Den Krankenkassen ist ein ihrer geldlichen Beteiligung entsprechender Einfluß in der Fürsorgestelle einzuräumen.

4. Der Betrieb der Fürsorgestellen ist nach den vom Deutschen Zentralkomitee zur Bekämpfung der Tbc. aufgestellten Leitsätzen[1]) zu regeln, die durch Rundschreiben des Herrn Reichskanzlers (Reichsamt des Innern) vom 13. III. 1917 den Bundesregierungen zur Berücksichtigung empfohlen worden sind.

5. Die Fürsorgestellen sollen ihre Fürsorge tunlichst den Versicherten und ihren Angehörigen zuwenden.

6. Zu dieser Fürsorge gehört auch eine die Maßnahmen der Krankenkassen ergänzende Aufklärung durch mündliche Beratung, Verteilung von Merkblättern oder Flugschriften, Anregung und Mitwirkung bei Unterweisung der Krankenbesucher der Krankenkassen u. dgl.

7. In allen Fällen, in denen bei Versicherten oder ihren Angehörigen Tbc. festgestellt wird oder Verdacht der Tbc. vorliegt, sind die Krankenkassen alsbald in Kenntnis zu setzen. Die Krankenkassen benachrichtigen die Fürsorgestellen von jedem Falle von Tbc. und Tbc.-Verdacht, der ihnen bei ihren Mitgliedern oder deren Angehörigen bekannt wird, leiten auch an sie ihre Wahrnehmungen über gesundheitswidrige Wohnungsverhältnisse weiter.

8. Ändert ein an offener Tbc. erkrankter Versicherter seinen Aufenthalt, wird er in eine Heilstätte oder in ein Krankenhaus aufgenommen oder stirbt er, so hat die Fürsorgestelle auf eine gründliche Entseuchung (Desinfektion) der von ihm benutzten Wohnräume, Betten oder sonstigen Gegenständen hinzuwirken.

9. Der Kasse ist auf Ersuchen über ihre in Fürsorge genommenen Versicherten Auskunft zu geben.

10. Die Fürsorgestelle hat alljährlich einen Bericht über ihre Tätigkeit unter besonderer Hervorhebung des für die Versicherten der Kasse Geleisteten zu erstatten.


## Anhang VII.
### Grundsätze betr. strengere Auswahl von Lungenkranken für die Heilstätten-behandlung.

Beschlossen in der Besprechung der Tuberkuloseärzte der Rheinprovinz am 5. X. 1920 in Düsseldorf.

„In Lungenheilstätten gehören nur aktive Lungentuberkulöse unter Ausschluß der inaktiven, d. h. solcher Krankheitsfälle, die keine behandlungsbedürftigen Anzeichen von Lungen-Tbc. aufweisen.

Für die Einweisung dieser Kranken in die Lungenheilstätten muß eine schärfere Auswahl getroffen werden, und zwar nach folgenden Gesichtspunkten:

In der Regel sind auszuscheiden:

1. Zweifelhafte Fälle, bei denen der Tbc.-Charakter nicht feststeht.

2. Die Leichtaktiven bei gutem Ernährungszustand ohne frische Katarrhe, soweit nicht wegen sicherer Krankheitszeichen die Kur notwendig erscheint, wir z. B. kürzlich vorhergegangene Blutungen u. ähnl.

3. Aktive Fälle, welche durch andere Zeichen, wie schwere Blutarmut, beschleunigte Herztätigkeit, Dauerfieber usw. den Charakter einer schweren Infektion zeigen.

4. Fälle über 50 Jahre, doch soll es durch diese Einschränkung nicht ausgeschlossen sein, daß in Einzelfällen, wo gute Aussicht auf Erfolg bei aktiver Lungen-Tbc. sich bietet, die Übernahme stattfindet.

5. Fälle mit vorgeschrittenem, ausgedehntem Lungenbefund (sog. III. Stadium) kommen nur bei gutartigem Charakter (Schrumpfungsformen) und gutartigem Verlauf für die Heilstätte in Frage.

Sollten hiernach ausscheidende Einzelfälle trotzdem begründete gute Aussicht auf Erfolg bieten, so soll die Übernahme nicht ausgeschlossen sein.

Von einer absoluten Begrenzung nach dem Alter bis zu 40 Jahren muß Abstand genommen werden, da

---

[1]) Vgl. Geschäftsbericht des Zentralkomitees 1917, II, S. 15.

a) diese Fälle im allgemeinen gute, zum Teil bessere Heilungsmöglichkeiten bieten, wie die der jüngeren Leute,

b) die älteren Leute die ruhigen Elemente darstellen, die gerade in Heilstätten den jüngeren gegenüber in jetziger Zeit nicht zu entbehren sind, da sie durch ihr Beispiel und ihre Lebensauffassung zur Beruhigung der jüngeren beitragen,

c) ältere Leute, wenn sie in den Heilstätten behandelt werden, im Interesse ihrer eigenen Familie und ihrer Kinder die Gesundheitslehren, die sie in den Heilstätten empfangen, beachten und ihre Lebensweise besser auf diese Lehren hin einstellen wie die jüngeren,

d) gerade die älteren Kranken, wenn sie verheitatet sind und Familie haben, eine schwere Gefahr für ihre Familie darstellen, wenn sie in ihnen belassen werden und die Tbc. namentlich auf die Kinder übertragen.

Auch bezüglich der inaktiven Tbc. kann eine wesentliche Einschränkung des Heilverfahrens erfolgen. Es sollen nur diejenigen inaktiven Tuberkulösen einem Genesungsheim zugeführt werden, welche nach ihrem Allgemeinzustand dringend der Überweisung bedürfen, wenn insbesondere der allgemeine Kräftezustand des Kranken, um dem Ausbruch einer Tbc. vorzubeugen, eine Behandlung in einem Genesungsheim notwendig erscheinen läßt.

Im übrigen ist der größte Wert auf Erholungskuren im Kindesalter zu legen, weil dadurch erfahrungsgemäß der späteren Entwicklung der Tbc. am besten vorgebeugt wird.“

<h2 style="text-align:center">Anhang VIII.</h2>

**Erlaß des Reichsministers des Innern, betr. Maßnahmen zum Schutze der in Krankenanstalten beschäftigten Krankenpflegepersonen gegen Erkrankungen an Tbc. Vom 10. XI. 1920. — II A 6288.**

„Der Reichsgesundheitsrat (Unterausschuß für Tbc.) hat sich in einer am 30. IV. 1920 unter Hinzuziehung zahlreicher sonstiger Sachverständiger abgehaltenen Beratung mit der Frage befaßt, welche Maßnahmen sich zum Schutze der in Krankenanstalten beschäftigten Krankenpflegepersonen gegen Erkrankung an Tbc. empfehlen. Nach den von den Mitgliedern des Reichsgesundheitsrats Generalarzt Dr. *Schmidt* und Geheimen Obermedizinalrat Dr. *Balser* erstatteten Referaten fand eine eingehende Aussprache statt, an der sich neben den anwesenden ärztlichen Sachverständigen insbesondere auch die Vertreter der Organisationen der Krankenpflegepersonen beteiligten. Auf Grund der Verhandlungen wurden vom Reichsgesundheitsrat die nachstehenden Schlußsätze angenommen:

1. Nach dem Ergebnis der angestellten statistischen Erhebungen war beim Krankenpflegepersonal bis zum Jahre 1910 die Tbc.-Erkrankungsziffer nicht besonders hoch. Mit einer Steigerung ist jedoch bei jeder allgemeinen Zunahme der Tbc. zu rechnen.

2. Die Gelegenheit zur Tbc.-Übertragung auf das Pflegepersonal wird wesentlich vermindert, wenn in den Krankenhäusern besondere Abteilungen für tuberkulöse Lungenkranke eingerichtet werden.

3. Personen, die nach Körperbau oder körperlicher Entwicklung als weniger widerstandsfähig erscheinen oder die Zeichen einer latenten Tbc. der Drüsen, Knochen, Gelenke usw. überstanden haben, eignen sich wegen ihrer besonderen Gefährdung, an Tbc. zu erkranken, nicht für den Krankenpflegeberuf. Die Auswahl des Pflegepersonals für Tbc.-Abteilungen und Lungenheilstätten ist nach einer sorgfältigen ärztlichen Untersuchung zu treffen. Während der Dauer der Beschäftigung ist das Personal mit Bezug auf seinen Gesundheitszustand ständig ärztlich zu überwachen; insbesondere ist auch das Körpergewicht regelmäßig feszutzustellen.

4. Wird eine Pflegeperson von einer Krankheit befallen, durch die die Empfänglichkeit für Lungen-Tbc. erfahrungsgemäß sich erhöht, so ist sie im Pflegedienst nicht wieder zu beschäftigen, als bis sie von der Krankheit völlig wiederhergestellt ist.

Bei verdächtigen Erscheinungen (Blutarmut, Rückgang des Körpergewichts, leichten Erhöhungen der Körperwärme, Husten) ist das Pflegepersonal von dem Krankenpflegedienst so lange zu befreien, bis eine sorgfältige ärztliche Untersuchung die volle Dienstfähigkeit festgestellt hat. In Lungenheilstätten und ausnahmsweise auch in Sonderabteilungen für Tuberkulöse dürfen Pflegepersonen, die mit nicht ansteckender Tbc. behaftet sind, nach ärztlichem Ermessen beschäftigt werden.

5. Das Personal ist alsbald nach seinem Eintritt in die Krankenanstalt über die Verbreitungswege der Tbc. zu belehren und fortlaufend so zu erziehen, daß alle Maßregeln gegen die Übertragung von ihm beachtet werden. Insbesondere ist dem Personal die Bedeutung der Tröpfcheninfektion und der Einatmung von vertrocknetem und verstäubtem Lungenauswurf namentlich auch beim Ordnen der Lagerstätten und beim Handhaben der gebrauchten Wäsche, ebenso die Bedeutung der Hände als Vermittler der Übertragung einzuprägen. Auch ist das

Personal auf die Wichtigkeit eines verständigen und ordentlichen Lebenswandels hinzuweisen.

Die Kranken der Anstalt anderseits sind hygienisch zu erziehen und in der fortlaufenden Desinfektion ihres Auswurfs zu unterrichten.

6. Auf Abwechslung und auf eiweiß- und fettreiche Kost für das Tbc.-Pflegepersonal ist Bedacht zu nehmen. Es ist ihm die Möglichkeit zu geben, seine Mahlzeiten getrennt von Kranken, womöglich in eigenen Räumen, einzunehmen. Die Schlafräume für Pflegepersonen sollen nicht in unmittelbarem Zusammenhang mit den Schlafräumen von Kranken stehen.

7. Alljährlich soll dem Tbc.-Pflegepersonal ein angemessener Urlaub, dem ständigen Personal in der Dauer von mindestens 4 Wochen während der warmen Jahreszeit gewährt werden. Im übrigen ist für die Schaffung von Aufenthaltsmöglichkeiten im Freien, auf sonnigen Plätzen, mit Ruhegelegenheiten Sorge zu tragen.

8. In den Tbc.-Abteilungen und in den Lungenheilstätten ist nur ausgebildetes, mit den Vorbeugungsmaßregeln gegen die Übertragung der Tbc. gut vertrautes Pflegepersonal zu verwenden.

Es ist in seiner Beschäftigung, wenn möglich, einem regelmäßigen Wechsel hinsichtlich der Krankenabteilung in nicht zu großen Zeitabständen zu unterwerfen.

9. Eine erhöhte Übertragungsgefahr besteht auch in den unreinen und in den Siechenabteilungen der Irrenanstalten. In diesen Abteilungen der Irrenanstalten ist daher den Abwehrmaßnahmen gegen Tbc. ganz besondere Achtsamkeit zuzuwenden. Die Kranken, bei denen Tbc. festgestellt ist, sind von den übrigen Kranken abzusondern."

## Anhang IX.

### Erlaß des preußischen Ministers für Volkswohlfahrt betr. Neubearbeitung der Desinfektionsvorschriften. 8. II. 1921. — Desinfektion. Anweisung bei Tuberkulose.

*„B. Desinfektion während der Krankheit (Laufende Desinfektion).*

1. Der *Auswurf* ist stets in Spucknäpfen, Speigläsern oder Spuckfläschchen aufzufangen.

2. Die *Spucknäpfe* sollen so konstruiert oder aufgestellt sein, daß Berührungen des Auswurfs und Herausgelangen von Auswurfteilchen ausgeschlossen sind. Als Füllung diene eine geringe Menge Wasser oder Sand, oder feine Holzwolle, Sägespäne, Torfmull, Kaffeesatz od. dgl. Um Haustiere und Fliegen fernzuhalten, empfiehlt sich ein Zusatz von etwas Karbol- oder Kresolwasser. Die Reinigung der Spucknäpfe soll mindestens einmal täglich erfolgen; im übrigen ist sie je nach dem Material verschieden: Spucknäpfe aus Kartonpapier werden mit ihrem ganzen Inhalt im Ofen- oder Küchenherd verbrannt; solche aus Metall werden mit ihrem Inhalt in Wasser oder Dampf eine halbe Stunde gekocht und dann gereinigt; in solchen aus nichthitzebeständigem Stoff mischt man ihren Inhalt mit der gleichen Menge 5prom. Sublimatlösung[1]) und läßt sie so vier Stunden stehen; erst dann reinigt man sie. In letzterem Falle muß Auswechslung durch einen zweiten Napf vorgesehen sein. Speigläser sind ebenso zu desinfizieren.

3. *Spuckfläschchen* sollen, wenn sie hitzebeständig sind, vor der Reinigung $1/2$ Stunde in Wasser gekocht werden. Vertragen sie das Erhitzen nicht, so müssen sie durch vierstündiges Einlegen in Sublimatlösung (5 pro Mille) desinfiziert und dann gereinigt werden.

4. *Taschentücher* werden ebenfalls entweder in 5prom. Sublimatlösung desinfiziert oder in Wasser gekocht, ehe sie in die Wäsche gegeben werden. Anzuraten ist der Gebrauch von Taschentüchern aus Papierstoff, die nach kurzer Benutzung verbrannt werden.

5. *Kleider* sind an Stellen, wo sie mit Auswurf beschmutzt sind (Tascheneingänge!) mit 5prom. Sublimatlösung zu befeuchten, bei starker Beschmutzung sind sie in der Desinfektionsanstalt zu desinfizieren. Falls Auswurf auf Teile des Betts, auf den Fußboden oder auf andere Teile der Wohnung geraten ist, sind diese Stellen baldigst mit reichlich Sublimatlösung zu befeuchten. Dies gilt namentlich auch für den Fußboden des Aborts und des Flurs.

6. Das *Eß-* und *Trinkgeschirr* des Kranken soll nicht mit anderem Eß- und Trinkgeschirr zusammen abgespült und gereinigt werden.

7. *Bettwäsche, Hemden* und *Handtücher* des Kranken sind möglichst oft zu wechseln; die gebrauchte Wäsche ist unter vorsichtiger Hantierung in ein Laken einzuschlagen oder in einem Sack zu sammeln und demnächst in dieser Hülle vor der Reinigung mit der übrigen Wäsche in einem Topf mit Wasser durchzukochen.

8. Beim Reinigen der vom Kranken benutzten *Wohnräume* ist Aufwirbeln von Staub zu vermeiden; der Fußboden ist nur feucht aufzuwischen, Möbel und sonstige Gegenstände

---

[1]) In späteren Erlassen werden zur Desinfektion empfohlen: Alkalysol, Parmatol und Chloramin in 5proz. Lösung.

sind mit schwach feuchten Tüchern abzureiben. Der *Fußboden* ist bei Verdacht einer stärkeren Verunreinigung mit Auswurf durch Abwaschen mit Sublimatlösung zu desinfizieren.

9. *Bücher* und *andere Gegenstände*, die der Kranke mit beschmutzten Fingern berührt hat, sind mit 5prom. Sublimatlösung abzuwischen.

10. Bei Kranken, die an Darm- oder Nierentuberkulose leiden, muß der *Stuhl* bzw. *Urin* durch Hinzufügen der gleichen Menge Kalkmilch desinfiziert werden; nach zweistündigem Stehen wird das Gemisch in den Abort geschüttet.

### C. Schlußdesinfektion.

a) *Ist der Kranke in ein Krankenhaus überführt oder gestorben*, so muß eine Schlußdesinfektion stattfinden, die sich auf alle Gegenstände erstreckt, die mit Auswurfteilchen verunreinigt sein können, ausgenommen die Gegenstände, welche während der letzten Zeit der Krankheit bereits zuverlässig desinfiziert sind.

11. Vor allem ist das *Bett* des Kranken zu berücksichtigen. Die Überzüge der Betten sind abzuziehen, auszukochen oder für 4 Stunden in 5prom. Sublimatlösung zu legen, nachher in Wasser zu spülen. Die Matratzen, Strohsäcke, Betten sind herauszunehmen und mit der gleichen Sublimatlösung gründlich abzureiben oder abzubürsten. Ebenso ist mit der Bettstelle innen und außen, mit dem Nachttisch, der Bettvorlage und anderen, im Bereich des Kranken befindlichen Gegenständen zu verfahren. Auch die Wandfläche in der Nähe des Bettes ist mit Sublimatlösung zu befeuchten. Der Fußboden und die Scheuerleisten des Krankenzimmers sind mit der gleichen Lösung aufzuwischen. Der Waschtisch und seine Ausrüstung sind mit Sublimatlösung auszuscheuern, Zahn- und Nagelbürsten 4 Stunden in Sublimatlösung zu legen und dann gründlich mit Wasser nachzuspülen.

12. Die während der Krankheit getragenen *Kleider* sind, soweit geringfügige, nicht sinnfällige Verunreinigung mit Auswurfteilchen in Betracht kommt, mit Sublimatlösung abzureiben oder abzubürsten. Längere Zeit von Kranken getragene, voraussichtlich stärker infizierte Kleidung kann nur in der Desinfektionsanstalt sicher von Keimen befreit werden. Die getragene *Leibwäsche*, gebrauchte *Taschentücher* und *Handtücher* müssen gemäß den Vorschriften für die DesinfSektiohn während der Krankheit behandelt werden.

Während in der Regel andere als die aufgeführten Gegenstände einer Desinfektion nicht unterzogen werden sollen, können zuweilen vom Arzt oder Kreisarzt weitergehende Maßnahmen für erforderlich erklärt werden. Insbesondere wird dies da in Betracht kommen, wo die Gefahr einer Weiterverbreitung der Krankheit ungewöhnlich groß ist, wie in überfüllten und besonders unsauberen Wohnungen und in Lebensmittelbetrieben. Hier wird unter Umständen eine Desinfektion des ganzen Krankenzimmers und aller in ihm enthaltenen Gegenstände unter Zuhilfenahme der Dampfdesinfektion notwendig.

b) *Wechselt der Kranke seine Wohnung* und hinterläßt nur die leeren Räume, so kann die Desinfektion sich im wesentlichen auf ein gründliches Scheuern des Fußbodens mit nachfolgendem Aufwischen mit 5prom. Sublimatlösung in den von dem Kranken benützten Räumen beschränken; im Schlafzimmer sind auch die an die Betten angrenzenden Teile der Wand, insbesondere wenn sie Spuren von Verunreinigung erkennen lassen, mit Sublimatlösung zu befeuchten. Nach frühestens 6 Stunden hat eine gründliche Reinigung mit Seife und heißer Sodalösung zu erfolgen, die auch auf die übrigen Wohnungsteile auszudehnen ist und in diesen als ausreichende Desinfektion angesehen werden kann."

## Anhang X.
### Preußisches Gesetz zur Bekämpfung der Tuberkulose. Vom 4. VIII. 1923.
(Mit den vom Landtag beschlossenen Änderungen.)

#### § 1.

1. Jede ansteckende Erkrankung und jeder Todesfall an Lungen- und Kehlkopf-Tbc. ist dem für den Wohnort oder den Sterbeort zuständigen beamteten Arzt innerhalb 8 Tagen, bei Todesfällen innerhalb 24 Stunden, schriftlich oder mündlich mitzuteilen.

2. Der Minister für Volkswohlfahrt kann zulassen, daß die Meldung an Fürsorgsstellen, Gesundheits- oder Wohlfahrtsämter, die den nötigen Vorbedingungen entsprechen, statt an den beamteten Arzt gerichtet wird. Diese zugelassenen Meldestellen haben die ihnen zugehenden Mitteilungen an den beamteten Arzt weiterzugeben.

3. An eine Fürsorgestelle, die als Meldestelle nicht zugelassen ist, hat der beamtete Arzt einlaufende Mitteilungen weiterzugeben.

4. Zur Mitteilung verpflichtet ist der zugezogene Arzt.

#### § 2.

1. Wechselt ein solcher Kranker die Wohnung, so ist dieser Wechsel unverzüglich nach erlangter Kenntnis des beabsichtigten Wohnungswechsels unter Angabe der alten und der

neuen Wohnung der für die alte Wohnung zuständigen Meldestelle mündlich oder schriftlich durch den Haushaltungsvorstand mitzuteilen.

2. Wechselt mit der Änderung der Wohnung zugleich der Haushaltungsvorstand, so liegt die Anzeigepflicht dem bisherigen Haushaltungsvorstande ob.

### § 3.

3. Die Kreise haben auf Verlangen Meldekarten für schriftliche Mitteilungen unentgeltlich zu verabfolgen.

### § 5.

1. Die Fürsorgestellen für Lungenkranke haben die für notwendig erachteten Fürsorgemaßnahmen möglichst im Benehmen mit dem behandelnden Arzte zu treffen. Soweit die Gemeinden oder andere Stellen in Anspruch zu nehmen sind, haben die Fürsorgestellen entsprechende Anträge an diese zu stellen.

2. Ist keine Fürsorgestelle vorhanden, so hat der beamtete Arzt mit dem behandelnden Arzte die zur Verhütung der Weiterverbreitung der der Krankheit und zur Fürsorge für den Kranken und seine Familie dienlichen Maßnahmen zu besprechen.

### § 6.

Die Mitteilung vom Wohnungswechsel eines Kranken haben der beamtete Arzt und die bisher zuständige Fürsorgestelle auszutauschen und gegebenenfalls an die für die neue Wohnung des Kranken zuständige Meldestelle weiterzugeben. Diese hat das nach § 5 Erforderliche zu veranlassen.

### § 7.

Die zuständige bakteriologische Untersuchungsstelle hat über jede Untersuchung des Auswurfs auf Tbc.-Bazillen dem einsendenden Arzt und über jeden positiven Befund der zuständigen Meldestelle Mitteilung zu machen.

### § 8.

1. Auf Antrag des beamteten oder behandelnden Arztes oder einer seitens des Ministers für Volkswohlfahrt zugelassenen Meldestelle (§ 1) kann die Ortspolizeibehörde eine Desinfektion nach den Vorschriften der Desinfektionsordnung ausführen lassen.

2. Ist die Desinfektion im Verhältnis zum Werte der Gegenstände zu kostspielig, so kann von der Ortspolizeibehörde die Vernichtung angeordnet werden.

3. Gegen die Anordnungen der Ortspolizeibehörde finden die gegen polizeliche Verfügungen gegebenen Rechtsmittel Anwendung.

4. Die Anfechtung der Anordnung hat keine aufschiebende Wirkung.

### § 9.

Für eine Desinfektion oder eine Vernichtung von Gegenständen, welche auf Grund des § 8 dieses Gesetzes polizeilich angeordnet wird, gelten die §§ 14, 15 und 17 bis 24 des Gesetzes, betreffend die Bekämpfung übertragbarer Krankheiten, vom 28. VIII. 1905, jedoch mit Ausnahme des dort angezogenen § 28, § 32 Ziffer 2 und § 33 Ziffer 2 des Reichsgesetzes betreffend die Bekämpfung gemeingefährlicher Krankheiten vom 30. VI. 1900.

### § 10.

1. Die amtliche Beteiligung des beamteten Arztes bei der Ausführung des gegenwärtigen Gesetzes erfolgt gebührenfrei.

2. Die Kosten der Desinfektion sind auf Antrag aus öffentlichen Mitteln zu bestreiten.

### § 11.

Mit Geldstrafe bis zu 1500 Mark wird bestraft:

1. wer die ihm nach den §§ 1 bis 3 dieses Gesetzes obliegenden Mitteilungen böswillig unterläßt. Die Strafverfolgung tritt nicht ein, wenn die Mitteilung von einem andern dazu Verpflichteten oder einem Dritten rechtzeitig gemacht worden ist;

2. wer Räume oder bewegliche Gegenstände, für welche auf Grund des § 8 dieses Gesetzes eine Desinfektion polizeilich angeordnet war, vor Ausführung der angeordneten Desinfektion in Gebrauch nimmt oder einem andern überläßt.

### § 12.

Die zur Bekämpfung der Lungen- und Kehlkopf-Tbc. erlassenen Bestimmungen des Gesetzes, betreffend die Bekämpfung übertragbarer Krankheiten, vom 28. VIII. 1905 (Gesetzsamml. S. 273) werden aufgehoben.

### § 13.

1. Der Zeitpunkt des Inkrafttretens dieses Gesetzes wird durch den Minister für Volks-wohlfahrt bestimmt. Es tritt spätestens am 1. VII. 1923 in Kraft

2. Der Minister für Volkswohlfahrt erläßt die zur Ausführung des Gesetzes erforder-lichen Bestimmungen.

*Ausführungsbestimmungen zu dem Gesetz zur Bekämpfung der Tbc. vom 4. VIII. 1923 (Gesetzsamml. S. 374) und zu dem zu seiner Abänderung ergangenen Gesetze vom 4. VIII. 1923 (Gesetzsamml. S. 376). I. M. III. 1842/23.*

Das gleichzeitig mit dem Gesetz zur Bekämpfung der Tbc. erlassene Abänderungsgesetz beruht auf einem aus dem Landtage hervorgegangenen Initiativantrage. Nachdem das Gesetz zur Bekämpfung der Tbc. in dritter Lesung angenommen und wegen eines vom Staats-rat erhobenen Einspruchs dem Landtage nochmals zur Beschlußfassung vorgelegt war, schien aus verfassungsrechtlichen Gründen eine Abänderung jenes Gesetzes nur durch ein neues Gesetz möglich.

Das Gesetz sieht als Meldestellen für Erkrankungen und Todesfälle an Tbc. die Kreis-ärzte und an deren Stelle in verschiedenen Stadtkreisen außer Wohlfahrts- und Gesundheits-ämtern Fürsorge- und Beratungsstellen vor. Da die Fürsorgestellen sich als die zur Bekämp-fung der Tbc. geeignetsten Einrichtungen erwiesen haben, ist ihre Errichtung auch in den Kreisen, in denen solche bisher noch nicht bestehen, möglichst anzustreben.

Auf Grund des § 13 des Gesetzes zur Bekämpfung der Tbc. vom 4. VIII. 1923 (Gesetz-samml. S. 374) und des zu seiner Abänderung ergangenen Gesetzes vom 4. VIII. 1923 (Ge-setzsamml. S. 376) erlasse ich folgende Ausführungsbestimmungen:

### Zu § 1.

Es sind sowohl Fälle von Lungen-Tbc. wie von Kehlkopf-Tbc. als auch solche von Lungen-*und* Kehlkopf-Tbc. meldepflichtig.

Als ansteckend im Sinne dieses Gesetzes sind anzusehen:

a) jeder Fall klinisch nachgewiesener Kehlkopf-Tbc., auch ohne Bacillennachweis im Auswurf,

b) jeder Fall von Lungen-Tbc., bei dem entweder im Auswurf Tuberkelbacillen nach-gewiesen wurden oder bei dem der bisherige Verlauf und klinische Befund damit rechnen lassen, daß bacillenhaltiger Auswurf entleert wird. Hierbei kommen allgemein solche Fälle in Betracht, bei denen ein ungünstiger Allgemeinzustand durch sinkendes Körpergewicht, Auftreten fieberhafter oder leicht erhöhter (subfebriler) Körperwärme nachweisbar ist oder in denen dauernder Husten bei klinisch sicher nachgewiesenen Verdichtungsherden des Lungengewebes (Dämpfung, kleinblasige Rasselgeräusche) besteht oder endlich bei denen der Röntgennachweis tuberkulöser Herde im Gebiete der Lunge und der zugehörigen Bron-chialdrüsen bei gleichzeitiger positiver Tuberkulinprobe erbracht ist.

Beamtete Ärzte im Sinne dieses Gesetzes sind die Kreisärzte oder ihre staatlich be-stellten Stellvertreter.

Die Absatz 2 anstatt der Kreisärzte zugelassenen Stellen zur Entgegennahme von Meldungen der Tbc.-Erkrankungen werden besonders bekanntgegeben werden.

Bei Krankheits- und Todesfällen auf Schiffen und Flößen ist die Anzeige an die für die nächstgelegene preußische Anlegestelle zu richten, die ihrerseits die Meldung an die für die Heimat des Erkrankten zuständige Meldestelle weiterzugeben hat.

Die Mitteilungen der nach § 1 Absatz 2 zugelassenen Meldestellen an den beamteten Arzt haben so rechtzeitig zu erfolgen, daß die Meldungen bei dem allwöchentlich vom Kreis-arzt an den Regierungspräsidenten nach den Ausführungsbestimmungen zu § 6 des Gesetzes, betreffend die Bekämpfung übertragbarer Krankheiten vom 28. VIII. 1905 zu erstattenden Berichte verwertet werden können.

Der beamtete Arzt gibt die ihm zugehenden Meldungen an die zuständige Fürsorgestelle umgehend, am besten urschriftlich weiter.

Die Meldestellen haben namentliche Verzeichnisse der Erkrankten und Verstorbenen nach anliegendem Muster zu führen.

Der zuständige Kreisarzt ist berechtigt, die Verzeichnisse zu seiner Unterrichtung jederzeit einzusehen.

Die beamteten Ärzte und die Fürsorgestellen eines Kreises haben nicht nur auf plan-volles Zusammenwirken und gegenseitige zweckmäßige Unterstützung Bedacht zu nehmen, sondern auch dahin zu wirken, daß in der Tbc.-Fürsorge eine Zusammenarbeit stattfindet mit den Vertretern der staatlichen, kommunalen und städtischen Behörden, der Kranken-kassen, der Landesversicherungsanstalten und der charitativen Organisationen, um eine planmäßige und einheitliche Bekämpfung der Tbc. in die Wege zu leiten.

Zu § 2.

Die Meldung eines Wohnungswechsels hat unverzüglich nach erlangter Kenntnis vom beabsichtigten Wohnungswechsel stattzufinden, damit die Fürsorge für den Kranken weitergeführt, die Wohnung gereinigt und die erforderlichen Maßnahmen fortgesetzt werden können.

Auch der Wohnungswechsel eines nach § 1 noch nicht gemeldeten Kranken ist meldepflichtig.

Auf Schiffen oder Flößen gilt als der zur Erstattung der Anzeige verpflichtete Haushaltungsvorstand der Schiffer oder Floßführer oder deren Stellvertreter.

Unter Wohnungswechsel ist für Schiffe oder Flöße das dauernde Übersiedeln eines Kranken auf das Land oder auf ein anderes Schiff oder Floß zu verstehen.

Der Wohnungswechsel ist auf den in den Ausführungsbestimmungen zu : 4 bezeichneten Meldekarten unter „Bemerkungen" zu melden.


Zu § 4.

Zur Meldung der Tbc.-Erkrankungen sind die für die Meldung gemeingefährlicher und übertragbarer Erkrankungen vorgeschriebenen Meldekarten zu benutzen; nur ist die Klammer hinter „Lungen- und Kehlkopf-Tbc." zu streichen und die Anschrift entsprechend zu ändern.

Die Kosten für die Herstellung der Meldekarten haben die Kreise zu tragen.

Die Portokosten fallen einstweilen der Staatskasse zur Last.


Zu § 5.

Als Fürsorgemaßnahmen kommen insbesondere in Betracht:

1. Belehrung des Kranken und seiner Umgebung.

2. Schutz der Familienangehörigen und der sonstigen Umgebung vor Ansteckung und vorbeugende Behandlung der Bedrohten.

3. Verhütung der Weiterverbreitung der Krankheit in der beruflichen Tätigkeit des Erkrankten.

4. Etwa notwendige Behandlung des Erkrankten und erforderlichenfalls dessen Unterbringung in einem Krankenhaus oder in einer Lungenheilstätte.

Die Fürsorgemaßnahmen sind möglichst, d. h. wenn es die Verhältnisse irgend zulassen, im Benehmen mit dem behandelnden Arzte zu treffen. Wenn für ihre Durchführung die Mitwirkung der Gemeinde, eines Armenverbandes, einer Krankenkasse, der Landesversicherungsanstalt oder einer anderen Stelle notwendig ist, so hat die Fürsorgestelle für Lungenkranke bei ihnen entsprechende Anträge zu stellen. Ist eine solche Fürsorgestelle nicht vorhanden, so liegt dem beamteten Arzt die Pflicht zur Antragstellung ob.

Wenn das Gesetz im Absatz 2 den Ausdruck „besprechen" braucht, so will es damit zu erkennen geben, daß da, wo es die Verhältnisse gestatten, eine mündliche Aussprache zwischen dem behandelnden und beamteten Arzt stattzufinden hat. Im übrigen will aber der Ausdruck nur eine *eingehende* Erörterung, die gegebenenfalls auch auf schriftlichem Wege erfolgen kann, zur Pflicht machen.


Zu § 7.

Die Meldestellen haben die positiven bakteriologischen Untersuchungsbefunde allmonatlich den Fürsorgestellen und dem zuständigen Kreisarzt bekanntzugeben, wenn dieser nicht selbst Meldestelle ist.


Zu § 8.

Für die Entscheidung der Polizeibehörde, ob eine Desinfektion veranstaltet werden soll, ist die vom Minister für Volkswohlfahrt erlassene Desinfektionsordnung maßgebend.


Zu § 9.

Die Ausführungsbestimmungen vom 15. IX. 1906 zu den §§ 14 bis 20 des Gesetzes, betreffend die Bekämpfung der übertragbaren Krankheiten, vom 28. VIII. 1905 finden, soweit dort unter Ziffer 2 enthalten, entsprechende Anwendung.


Zu § 10.

Die Tätigkeit, die der beamtete Arzt auf Grund dieses Gesetzes in amtlicher Eigenschaft verrichtet, gehört zu seinen hauptamtlichen Dienstgeschäften. Etwaige Reisekosten fallen daher der Staatskasse zur Last. Die Erhebung von Gebühren ist nach Absatz 1 ausgeschlossen.

Wem die nach diesem Gesetz aus öffentlichen Mitteln zu bestreitenden Kosten einschließlich der nach § 9 zu gewährenden Entschädigungen und der den Sachverständigen zu erstattenden baren Auslagen zur Last fallen, bestimmt sich mangels ausdrücklicher Regelung durch dieses Gesetz nach den Vorschriften des bestehenden Rechts.

Berlin, 4. August 1923.

# Anhang XI.
## Verzeichnis der Drucksachen des Deutschen Zentralkomitees.
(Herausgegeben im Selbstverlage der Geschäftsstelle.)
*Regelmäßig erscheinende Berichte und Zeitschriften[1]).*

Seit 1896: Die jährlichen Geschäftsberichte: „Der Stand der Tuberkulosebekämpfung im Frühjahr . . . .", erstattet für die Generalversammlung des betreffenden Jahres. 5000 St.[2])

Seit 1901: Verhandlungen der Generalversammlungen: „Zur Tuberkulosebekämpfung". 40 000 St.

Seit 1904: Verhandlungen der Sitzungen des Ausschusses, die seitdem jährlich im Anschluß an die Generalversammlung stattgefunden haben.

Seit 1903: Bericht über die I.—X. Versammlung der Tuberkuloseärzte.

Seit 1909: Berichte über die Sitzungen des Lupusausschusses.

Seit 1911: Veröffentlichungen der Kommission für den Ausbau des Auskunfts- und Fürsorgestellenwesens.

1. Verhandlungen der 1. Versammlung, 1911.
2. Verhandlungen des 1. Auskunfts- und Fürsorgestellentages, 1912.
3. Verhandlungen des 2. Auskunfts- und Fürsorgestellentages, 1913.
4. Verhandlungen des 3. Auskunfts- und Fürsorgestellentages, 1919.

Seit 1912: Veröffentlichungen der Kommission für die Tuberkulosefürsorge im Mittelstand.

1. Protokoll über die Eröffnungssitzung zur Einleitung einer Fürsorge für tuberkulöse Angehörige des Mittelstandes 5. I. 1912.
2. Bericht über die Sitzung vom 24. II. 1913.
3. Geschäftsberichte.

Seit 1913: Tuberkulose-Fürsorge-Blatt des Deutschen Zentralkomitees zur Bekämpfung der Tuberkulose (jährlich 12 Hefte). 11 500 St. monatlich.

*Einmalig erschienene Berichte, volkstümliche Aufklärungsschriften, Merkblätter und Plakate.*

1. Preisschrift KNOPF: Die Tuberkulose als Volkskrankheit und deren Bekämpfung. (Vergriffen.) 550 000 St.
2. C. FRÄNKL, Halle: Das Wesen und die Bekämpfung der Tuberkulose. (Vergriffen.) 200 000 St.
3. GÜRTLER-LEUBE: Berichte über die Internationale Tuberkulosekonferenz in Philadelphia und den Internat. Tuberkulosekrongreß in Washington 1908.
4. Dr. RÖSE, Dresden: Zahn- und Mundpflege. St. 10 Pf. 10 000 St.
5. Prof. Dr. NIETNER und Lehrer LORENTZ: Wesen der Tuberkulose als Volkskrankheit und ihre Bekämpfung durch die Schule. (Vergriffen.) 20 000 St.
6. Med.-Rat Dr. E. VOLLMER, Bad Kreuznach: Die Tuberkulose als Volkskrankheit und deren Bekämpfung. St. 15 Pf. 10 000 St.
7. Prof. Dr. NIETNER: Anweisung für die Bekämpfung der Tuberkulose in kleinen Landgemeinden. (Vergriffen.) 10 000 St.
8. Prof. Dr. NIETNER: Die Tuberkulose als Volkskrankheit und ihre Verhütung. St. 15 Pf. 10 000 St.
9. Dr. BESCHORNER: Merk- und Nachschlagebüchlein für diejenigen, welche sich an der Tuberkulosebekämpfung beteiligen wollen. St. 45 Pf. 20 000 St.
10. Dr. BESCHORNER: Anleitung für die Wohnungsbesuche der bei der Tuberkulosebekämpfung mitwirkenden Frauen. St. 45 Pf. 20 000 St.
11. Dr. MÖLLERS: Die Erkennung und Behandlung der Tuberkulose mittels Tuberkulin. St. 10 Pf. 20 000 St.
12. Prof. Dr. HÜBNER, Marburg: Über die Bedeutung der frühzeitigen Erkennung des Lupus für die Heilung. St. 5 Pf.
13. Lupus-Aufruf. (Vergriffen.) 10 000 St.
14. Gesichtspunkte zum Bau einer Volksheilstätte für 100 männliche Lungenkranke. (Vergriffen.)
15. Leitsätze: Deutsche Mütter, schützt eure Kinder. 100 St. 2.80 M.

---

[1]) Die hier angegebenen Berichte erscheinen mit Ausnahme der Tbc.-Fürsorgeblätter in den letzten Jahren nicht mehr als selbständige Veröffentlichungen. Die „Geschäftsberichte" erscheinen seit 1923 stark gekürzt im Tuberkul.-Fürs.-Blatt, die Sitzungsberichte als Ergänzungshefte der Zeitschr. f. Tuberkul., während Berichte über die Verhandlungen der „Vereinigung der Lungenheilanstaltsärzte" und der „Gesellschaft deutscher Tbc.-Fürsorgeärzte" und der Arbeitsgemeinschaft beider als Sonderhefte der Beitr. z. Klin. d. Tuberkul. erscheinen.

[2]) Die beigefügten Zahlen geben an, wieviel Stück bis Mitte 1921 ausgegeben wurden.

16. Tuberkulose-Merkblatt, bearbeitet im Reichsgesundheitsamte. (Unentgeltlich.) Dasselbe auf Karton St. 3,50 M. einschl. Verpackung.

17. Dr. BESCHORNER: Tuberkulose-Merkblatt. 100 St. 2,85 M. Nr. 15—17 zusammen 380 000 St.

18. Plakat von HANS KOBERSTEIN: Wie schütze ich mich vor der Lungentuberkulose? (Unentgeltlich; für Papphülse und Porto werden 1 M. berechnet.)

19. Plakat von DOEPLER: „Deutsche Mütter, schützt eure Kinder vor der Tuberkulose." (Vergriffen.) 20 000 St.

20. KLEHMET-WEZEL: Führer durch das Tuberkulose-Wandermuseum des Deutschen Zentralkomitees. (Vergriffen.) 20 000 St.

21. KLEHMET-WEZEL: Anweisung zur Handhabung des Tuberkulose-Wandermuseums. (Vergriffen.)

22. KLEHMET-WEZEL: Guide du Musée Ambulant de la Tuberculose. (Für die Int. Ausstellung in Brüssel 1910.)

23. WEZEL: Anweisung zur Handhabung der Tuberkulose-Wandermuseen. 1912. (Vergriffen.)

24. WEZEL: Guida del Museo Ambulante della Tuberculose. (Berlino 1911.)

25. Führer durch die Tuberkulose-Wandermuseen des Deutschen Zentralkomitees. (Vergriffen.)

26. Prof. Dr. THIELE, Chemnitz: Die Schwindsucht. Ihre Ursachen und Bekämpfung gemeinverständlich dargestellt. Mit Zeichnungen von Gustav Schaffer. 2. Aufl. Chemnitz 1919. St. 50 Pf., 100 St. 46,50 M. 30 000 St.

27. Dr. OXENIUS, Frankfurt a. M.: Die Aufgaben der Fürsorgestellen in der Tuberkulosebekämpfung. 1917. St. 10 Pf. 5000 St.

28. Dr. HELM: Zweck und Einrichtung der Fürsorgestellen für Lungenkranke. 1917. St. 10 Pf. 5000 St.

29. Prof. Dr. KEMSIES: Was der Tuberkulose-Film der deutschen Jugend erzählt. St. 10 Pf. 10 000 St.

30. Dr. KLARE: Gebt den Kindern Sonne. Ein Mahnwort für Mütter. 3. Aufl. 1921. St. 60 Pf. 6000 St.

31. Geh.-Rat Prof. Dr. NEUFELD: Tuberkulose-Merkblatt. 100 St. 4,80 M. 3000 St.

32. Fünf Vorträge über Tuberkulose, gehalten anläßlich des Lehrgangs für Tuberkuloseärzte in Berlin vom 19.—25. V. 1919. St. 2 M. 500 St.

33. Oberregierungs-Medizinalrat Dr. WAGNER: Wesen und Bekämpfung der Tuberkulose in volkstümlicher Darstellung. 1920. St. 1,— M. 5000 St.

34. Lupus-Merkblatt. Neuausgabe 1920. (Unentgeltlich.) 5000 St.

35. Geh. Rat. Prof. Dr. NEISSER (†): Über die Bedeutung der Lupuskrankheit und die Notwendigkeit ihrer Bekämpfung. Neubearbeitet von Geh. Rat Prof. Dr. JADASSOHN, Breslau. 1921. St. 55 Pf.

Ferner sind seitdem erschienen:

36. Prof. Dr. WERTHER, Dresden: Über die Erkennung der Hauttuberkulose und die Wichtigkeit der frühzeitigen Erkennung. Stück 10 Pf.

37. Dr. BRAEUNING: Merkblatt „Was jedermann von der Tuberkulose wissen muß". Stück 3 Pf.

38. *Tuberkulose-Wandtafel.* Herausgeg. vom Deutschen Zentralkomitee zur Bekämpfung der Tuberkulose, Berlin, unter Mitarbeit des Deutschen Hygiene-Museums, Dresden. Neuausgabe der Tuberkulose-Wandtafel von NIETNER-LORENTZ. Stück 1,50 M., zuzüglich Porto und Verpackung.

39. Prof. Dr. UHLENHUT (Freiburg): Plakat „Die Tuberkulose ist ansteckend" usw. Auf Zeitungspapier Stück 5 Pf., 10 Stück 45 Pf., 50 Stück 2 M., 100 Stück 3,80 M. Auf leichtem Karton Stück 10 Pf., 10 Stück 95 Pf., 50 Stück 4,50 M., 100 Stück 8 M.

40. *Statistische Wandtafeln.* Sterblichkeit an Tuberkulose in Preußen seit dem Jahre 1876 (berechnet auf je 10 000 Lebende). Größe 103 × 68 cm, unaufgezogen Stück 1,50 M., zuzüglich Porto und Verpackung.

41. Verzeichnis der deutschen Einrichtungen für Lungenkranke. I. Anstalten für tuberkulös Erkrankte. Preis 3,20 M., zuzüglich Porto. II. Über Tuberkulose-Fürsorgestellen.

42. Lichtbilderverzeichnis. Stück 1 M.

# Der Alkohol und seine Bekämpfung.

Von

**E. G. Dresel**
Heidelberg.

## Einleitung.

In der Alkoholfrage handelt es sich nicht um das Genußleben des einzelnen Menschen, wie es die Verbraucher alkoholhaltiger Getränke gern hinstellen, sondern um eine Fülle von Wechselwirkungen zwischen dem einzelnen Alkoholverbraucher und der Gesellschaft. Nicht ein unvermeidbarer Krankheitserreger beeinflußt hier den einzelnen oder die Allgemeinheit, sondern ein vermeidbares Produkt der Volkswirtschaft wirkt sich in den verschiedensten Abstufungen auf die einzelnen und die Gesellschaft aus und wird von der Allgemeinheit meist sorglos selbstverständlich hingenommen. Es handelt sich nicht um einen Naturvorgang, sondern um ein Erzeugnis der von den Menschen künstlich abgeänderten Natur, das durch die mit allen Hilfsmitteln der Wissenschaft und Technik gesteigerten Gärungsvorgänge, wenigstens in seinen Formen, wie Bier und Branntwein, praktisch unbegrenzt herstellbar ist. Ttrier (1) meint, daß die Gärung, die Alkoholbildung nicht etwas im Kreislauf der Stoffe unbedingt Notwendiges ist, sondern ein Seitensprung, ein Irrweg, der ohne Förderung durch den Menschen nie in so ausgedehntem Maße auftritt, wie es in der Kulturwelt der Fall ist.

Eine moralische Verurteilung des Alkoholmißbrauches reicht heute nicht mehr aus. Ein Vergleich mit den Trinksitten früherer Zeiten ist zwecklos, da wir über die Verbreitung der Erzeugung und des Verbrauches alkoholhaltiger Getränke innerhalb der einzelnen Volksschichten aus der Vergangenheit zu wenig wissen. Der heutige Massenverbrauch ist eine soziale Frage geworden, die aus unseren Zeitverhältnissen heraus einer Lösung zugeführt werden muß.

Man kann die Alkoholfrage untersuchen unter biologischen, ethischen, wirtschaftlichen und sozialen Gesichtspunkten. In diesem Aufsatz wird es sich darum handeln nach Möglichkeit alle Gesichtspunkte heranzuziehen, jedoch mit der Einschränkung, daß bei der ungeheuren Fülle des Stoffes und der fast unübersehbaren Literatur nur das Wesentliche herausgehoben werden soll. Es erschien ratsam auf die möglichst vollkommene Zusammenstellung der Literatur zu verzichten — zumal das früher von Hoppe (47) und jüngst von Wlassak (41) geschehen ist — und den zur Verfügung stehenden Platz zweckmäßig zu einer kritischen Würdigung der bisher über den Alkohol und seinen Einfluß auf den Menschen beigebrachten Tatsachen und Behauptungen zu benutzen. Andererseits war die sozialhygienische, nationalökonomische und sozialpolitische Seite der Frage in den Vordergrund zu rücken, weil zwischen sozialer Notlage und

Alkoholverbrauch eine schwerwiegende Wechselbeziehung besteht, die sich in den breiten Massen unseres Volkes, besonders den Arbeiterkreisen, unheilvoll auswirkt. Ganz abgesehen davon, ob Alkoholgenuß an sich gesundheitsschädlich ist oder nicht, belasten Trinksitten und Alkoholverbrauch den Haushalt weitester Kreise so nachhaltig, daß dadurch die Aufwandmöglichkeiten für Gesundheit und Kulturbedürfnisse in gefährlichem Maße eingeschränkt werden. Es wird also vor allem wichtig sein, neben der Prüfung etwaiger direkter Alkoholschäden besonders ausführlich die indirekten Schädigungen auf die Volksgesundheit und Lebenshaltung aufzuzeigen. Oldenbergs Unterscheidung von „Behäbigkeitsalkoholismus" und „Notalkoholismus" verdient als Leitgedanke den Betrachtungen zugrunde gelegt zu werden.

# I. Entstehung und Zusammensetzung der geistigen Getränke.

Wenn hier von Alkohol und seiner Bekämpfung gesprochen werden soll, so muß darauf hingewiesen werden, daß damit alle geistigen Getränke gemeint sind, die neben dem Alkohol in seinen verschiedenen Formen auch andere Stoffe von verschiedener Schädlichkeit für den Menschen enthalten. Daher ist auch die Wirkung der geistigen Getränke in ihrer verschiedenen Form eine recht verschiedene, abhängig von der Zahl und Menge der einzelnen Stoffe. Weingeist oder Äthylalkohol ist der wichtigste Bestandteil der geistigen Getränke. Er entsteht aus Zucker durch Hefegärung, diese hört auf, sobald sich in der Gärflüssigkeit bis etwa 15% Alkohol gebildet haben, läßt sich aber durch Zusatz von Wasser wieder in Gang bringen. Also betäubt ein gewisser Alkoholgehalt der Gärflüssigkeit die Hefezellen, eine Wirkung, die sich erfahrungsgemäß auf alle lebenden Zellen erstreckt. Chemisch bestehen alle Alkohole aus Kohlenstoff, Wasserstoff und Sauerstoff. Eine einfache OH-Gruppe ist mit verschiedenen Kohlenwasserstoffen verbunden. Methylalkohol oder Holzgeist, $CH_3OH$ ist der einfachste Alkohol. Der wichtigste ist der Äthylalkohol oder Weingeist, $C_2H_5OH$, neben dem noch der Amylalkohol oder das Fuselöl, $C_5H_{11}OH$, von Bedeutung ist. Setzt man die Giftigkeit des Methylalkohols, gemessen an der Erzeugung von Unempfindlichkeit sensibler Nerven für elektrische Reizung, gleich 1, so ist die des Äthylalkohols gleich 3, die des Amylalkohols gleich 120. Jedoch steht hinsichtlich der Giftwirkung auf einzelne Organe der Methylalkohol ungünstiger da, als Äthylalkohol, weil er weniger schnell im Körper zersetzt wird und bei wiederholtem Genuß eine Anhäufung auftritt, die unter anderem besonders Sehstörungen bis zur Erblindung bewirkt.

Dem Methylalkohol kommt heute eine größere Bedeutung zu als früher, wie die Zunahme der Methylalkoholvergiftungen in den Vereinigten Staaten von Nordamerika nach der Trockenlegung und in Deutschland seit Kriegsausbruch gezeigt hat, weil er zur Verfälschung von Trinkbranntweinen wegen seines niedrigen Preises häufiger gebraucht wird. Gelegentlich führt er auch zu Vergiftungen, wenn Arbeiter in Methylalkohol gelöste Firnisse aus Alkoholgier genießen.

Der Äthylalkohol findet sich in allen geistigen Getränken, und zwar im Bier von 1,5—7%, im Wein von 7—12% (deutscher Wein), bis 17% (Südwein) bis 25% (Sherry); im Branntwein schwankt er zwischen 30 und 80%.

Der Amylalkohol oder das Fuselöl findet sich nicht selten in den billigen Sorten, besonders des Kartoffelschnapses, und kann trotz seines geringen Prozentsatzes, wenn große Mengen fuselhaltigen Schnapses getrunken werden, infolge seiner starken Giftigkeit zu erheblichen Schädigungen führen.

Von den übrigen Bestandteilen der geistigen Getränke ist das Wasser im Bier am reichlichsten, im Wein weniger reichlich und im Schnaps am wenigsten vorhanden. Betrachten wir zuerst das Bier. Außer dem schon genannten Alkoholgehalt finden sich je nach der Sorte 5,3—7,2% Extraktstoffe, 0,2—0,23% Kohlensäure und 87—91% Wasser. Biere mit unter 2% Alkoholgehalt werden in manchen Ländern nicht zu den geistigen Getränken gerechnet. Die Extraktstoffe, wie Dextrin, gummiartige ·Substanzen, Zucker und Eiweiß sind verdauliche Nährstoffe, deren Genuß in der Form von Bier jedoch vom wirtschaftlichen Standpunkt zu teuer erkauft wird. Außerdem finden sich im Bier geringe Mengen von Hopfensubstanzen, Glycerin, Milchsäure und Mineralstoffen, die an sich auch gewissen Nährwert haben, immerhin aber in größeren Mengen genossen, die Verdauungswege ungünstig beeinflussen könnten. Die Hopfenstoffe sollen eine appetit- und verdauungsanregende Wirkung, außerdem auch eine diuretische besitzen. Die Wirkung des Hopfens ist wesentlich abhängig von der Sorte und wird bei schlechten Hopfensorten ungünstige Wirkungen für den Körper entfalten können, doch sind die hier als möglich angesprochenen Schädigungen durch Hopfenalkaloide noch nicht genügend erforscht. Der Genuß des Biertrinkens hängt wesentlich ab vom Kohlensäuregehalt, ebenso wie der des Weines und Schaumweines. Dabei ist die Wirkung der natürlichen Kohlensäure, weil sie fester an die betreffenden Flüssigkeiten gebunden ist, eine angenehmere als die künstlich zugesetzter Kohlensäure. Inwieweit die natürliche Kohlensäure besonders erregend auf die Zentren der Geschlechtsfunktionen wirkt, ist nicht genügend erforscht, spielt aber erfahrungsgemäß, z. B. beim echten Champagner, eine nicht zu unterschätzende Rolle. Damit ist eine Verknüpfung zwischen geistigen Getränken und Triebleben der Menschen gegeben, die viel zu wenig beachtet wird.

Im Gegensatz zum Bier, das in gewissem Sinne wegen seiner Nährstoffbestandteile als Nahrungsmittel bezeichnet werden könnte, ist der Wein fast reines Genußmittel. Außer dem Alkoholgehalt finden sich in 100 ccm Wein bis zu 2,4% Extrakte, 0,58—0,77% ges. Säure (Weinsäure), 0,05—0,09 flüchtige Säure (Essigsäure), 0,13—0,2% Zucker, 0,6—0,74% Glycerin und 0,16—0,25% Mineralstoffe [zit. nach CLUSS (2)]. Über die Wirkung der Pflanzensäuren und der Bukettstoffe sind nach CLUSS die Erfahrungen noch lückenhaft. Die Gerbstoffwirkung, besonders der Rotweine, ist als Adstringens von großer diätetischer Bedeutung. Im Branntwein kommt vorwiegend die Alkoholwirkung zur Geltung, in den Likören auch noch eine Fülle von aromatischen Stoffen, deren reichlicher Genuß in vielen Fällen sicher nicht unbedenklich sein kann und bei der Beurteilung von gesundheitlichen Schädigungen durch Genuß geistiger Getränke berücksichtigt werden müßte.

Es zeigt sich also schon bei der Betrachtung der Zusammensetzung der geistigen Getränke, daß nicht unwichtige Fragen ihrer Wirkung, besonders einer möglichen Schädigung des menschlichen Körpers, bisher keineswegs entsprechend der riesigen Literatur über die Wirkung des Alkohols wissenschaftlich geklärt sind; ebensowenig wie bisher einwandfrei die Inanspruchnahme des menschlichen Körpers durch die Verarbeitung der ihm besonders beim Bier- und Weingenuß zugeführten Wassermengen erforscht ist. Beides Grund genug die bisher wissenschaftlich festgestellten Tatsachen über die reine Alkoholwirkung kritisch zu betrachten. Ehe jedoch auf die physiologischen Wirkungen der geistigen Getränke eingegangen werden kann, soll die Erzeugung, der Verbrauch und die allgemein wirtschaftliche Auswirkung der geistigen Getränke kurz geschildert werden.

# Biergewinnung[1].

(Vierteljahrshefte zur Statistik des Deutschen Reiches 1921, IV.)

Vgl. Stat. Handb. f. d. Deutsche Reich, Teil I, S. 268, und Stat. Jahrb. f. d. Deutsche Reich 1920, S. 64, Abschn. X, 1 „Bierverbrauch“ u. Abschn. XV, 5 „Steuer- und Zolleinnahmen vom Biere“.

*a) Biergewinnung im Brau- bzw. Biersteuergebiete[2].*

| Berechnungsjahr (1. April beginnend)[1] | Zahl der in Betrieb gewesenen Bierbrauereien (Braustätten) | obergäriges Bier gewerbliche | obergäriges Bier nicht gewerbliche | untergäriges Bier gewerbliche | untergäriges Bier nicht gewerbliche | Malz (Tonnen) | Zuckerstoffe (Tonnen) | Reis[3] (Tonnen) | obergäriges Einfachbier (1000 hl) | obergäriges Vollbier (1000 hl) | obergäriges Starkbier (1000 hl) | untergäriges Einfachbier (1000 hl) | untergäriges Vollbier (1000 hl) | untergäriges Starkbier (1000 hl) | zusammen 1000 Hektoliter | zusammen auf den Kopf Liter | Zur Herstellung von 1 hl Bier wurden durchschnittlich verwendet kg Malz |
|---|---|---|---|---|---|---|---|---|---|---|---|---|---|---|---|---|---|
| 1913 | 3 786 | 1510 | 21 | 2250 | 5 | 746 187 | 13 413 | 32,7 | | 4487 | | | 36 446 | | 40 933 | 77 | 18,23 |
| 1914 | 3 602 | 1433 | 13 | 2153 | 3 | 615 446 | 12 501 | 9,0 | | 3862 | | | 30 351 | | 34 213 | 63 | 17,99 |
| 1915 | 2 900 | 1038 | 9 | 1849 | 4 | 437 749 | 11 225 | — | | 2484 | | | 23 106 | | 25 590 | 47 | 17,11 |
| 1916 | 2 418 | 811 | 7 | 1597 | 3 | 246 393 | 5 977 | — | | 3194 | | | 16 436 | | 19 630 | 36 | 12,55 |
| 1917 | 2 192 | 1208 | 5 | 974 | 5 | 63 955 | 1 144 | — | | 4184 | | | 6 238 | | 10 422 | 19 | 6.14 |
| 1. 4. — 30. 9. 1918[5] | 1 833 | 1258 | 2 | 572 | 1 | 43 287 | 1 844 | — | | 2718 | | | 2 246 | | 12 767 | 24 | 3,39 |
| 1. 10. 1918 bis 31. 3. 1919[5] | 1 716 | 1193 | 2 | 520 | 1 | | | | 4 623 | 5 | 0 | 2 960 | 44 | 1 | | | |
| 1919[5] | 11 602[6] | 1452 | 39 | 5166 | 4945 | 119 030 | 2 520 | — | 10 843 | 30 | 4 | 18 180 | 275 | 2 | 29 298 | 48 | 4,06 |
| 1920[5] | 10 790[6] | 1371 | 51 | 5013 | 4355 | 220 582[7] | 3 543 | 18 | 5 463 | 2010 | 6 | 7 629 | 8 354 | 5 | 23 366 | 38 | 9,44 |
| 1921 | 7 363 | 894 | 82 | 5371 | 4741 | 491 968 | 4 318 | 41 | 1 573 | 4303 | 58 | 245 | 27 350 | 476 | 34 005 | 54,9 | 14,47 |
| 1922[8] | 9 399 | 577 | 126 | 4641 | 4055 | 464 666 | 2 331 | | 907 | 1586 | 29 | 110 | 25 497 | 322 | 31 235 | 53,0 | 14,89 |
| 1923[9] | | | | | | 437 898 | 1 938 | | 685 | 1041 | 21 | 34 | 24 564 | 34 | 26 687 | 47,3[10] | 16,41 |

[1]) Brausteuergesetz vom 15. Juli 1909 und Biersteuergesetz vom 26. Juli 1918.

[2]) Am 1. April 1919 trat der Freistaat Württemberg der Biersteuergemeinschaft bei (Gesetz vom 27. März 1919, RGBl. S. 345), desgl. am 1. Juli 1919 die Freistaaten Bayern und Baden (Gesetz vom 24. Juni 1919, RGBl. S. 599).

[3]) Nur zur Herstellung von Ausfuhrbier.

[4]) Die Menge des von Hausbrauern hergestellten Bieres und die zu seiner Herstellung verwendeten Braustoffe sind in dieser Übersicht nicht enthalten.

[5]) Für 1918, 1919 und 1920 vorläufige Ergebnisse; für 1918 fehlen Angaben aus Posen und Elsaß-Lothringen.

[6]) In der Zahl der in den Rechnungsjahren 1919 und 1920 in Betrieb gewesenen Brauereien sind auch die bayerischen „Kommunbrauer“ enthalten.

[7]) Außerdem wurden 1504 t Reisabfallgrieß und Maisgrieß verwendet (Gesetz vom 5. Februar 1921, RGBl. S. 147).

[8]) Die Angaben für 1922 sind unvollständig; es fehlt ein Teil der Nachweise für die besetzten Gebiete.

[9]) Für 1923 vorläufige Angaben; es fehlen die Angaben von Düsseldorf ganz und für Köln, Kassel, Würzburg und Darmstadt zum Teil.

[10]) Ungenaue Angaben, da infolge Gebietsabtretungen, Besetzung und Ruhreinbruch Bevölkerungszahl und Biermengen unvollständig ermittelt sind.

# II. Die Erzeugung geistiger Getränke.

Einen umfassenden Einblick in die wirtschaftliche Entwicklung der Bier-, Branntwein-, Schaumwein- und Weingewinnung innerhalb des deutschen Reiches in den letzten 10 Jahren gewähren folgende Tabellen aus dem Statistischen Jahrbuch für das Deutsche Reich, 42. u. 43. Jahrgang, 1921/22 und 1923, Verlag für Politik und Wirtschaft, Berlin SW 48:

*b) Betriebsumfang der Brauereibetriebe[1]) im Brau- bzw. Biersteuergebiete.*

| Rechnungsjahr (1. April beginnend) | Zahl der Brauereibetriebe | Von den Brauereien (Brauereibetrieben) haben an Malz verbraucht[2]) | | | | | | | | | | | | | | | |
|---|---|---|---|---|---|---|---|---|---|---|---|---|---|---|---|---|---|
| | | bis 5 dz | über 5 bis 250 dz | über 250 bis 500 dz | über 500 bis 1000 dz | über 1000 bis 2000 dz | über 2000 bis 3000 dz | über 3000 bis 4000 dz | über 4000 bis 5000 dz | über 5000 bis 6000 dz | über 6000 bis 7000 dz | über 7000 bis 10000 dz | über 10000 bis 20000 dz | über 20000 bis 30000 dz | über 30000 bis 40000 dz | über 40000 bis 50000 dz | über 50000 dz |
| 1913 | 3 723 | 97 | 1585 | 427 | 425 | 444 | 185 | 131 | 89 | 62 | 47 | 80 | 90 | 27 | 14 | 12 | 8 |
| 1914 | 3 534 | 100 | 1565 | 414 | 425 | 380 | 190 | 98 | 81 | 63 | 39 | 61 | 70 | 23 | 13 | 7 | 5 |
| 1915 | 2 852 | 180 | 1238 | 325 | 343 | 283 | 132 | 96 | 64 | 36 | 26 | 48 | 46 | 31 | 9 | 2 | 3 |
| 1916 | 2 384 | 91 | 1066 | 373 | 287 | 256 | 124 | 49 | 38 | 21 | 15 | 25 | 31 | 5 | 1 | 1 | 1 |
| 1917 | 2 175 | 121 | 1513 | 223 | 180 | 73 | 30 | 17 | 9 | 4 | 2 | 1 | 1 | 1 | — | — | — |

Von den Brauereien (-betrieben) haben an Bier hergestellt

| Rechnungsjahr | Zahl der Brauereibetriebe | bis 30 hl | über 30 bis 100 hl | über 100 bis 300 hl | über 300 bis 500 hl | über 500 bis 1000 hl | über 1000 bis 1500 hl | über 1500 bis 2000 hl | über 2000 bis 3000 hl | über 3000 bis 4000 hl | über 4000 bis 5000 hl | über 5000 bis 7000 hl | über 7000 bis 10000 hl | über 10000 bis 12000 hl |
|---|---|---|---|---|---|---|---|---|---|---|---|---|---|---|
| 1918[3]) | 1 856 | 33 | 109 | 227 | 159 | 223 | 148 | 102 | 159 | 107 | 74 | 133 | 102 | 45 |
| 1919[3])[4]) | 11 583 | 5450 | 890 | 1410 | 630 | 699 | 362 | 244 | 397 | 270 | 171 | 247 | 216 | 104 |
| 1920[3])[4]) | 10 770 | 4949 | 1055 | 1334 | 577 | 664 | 366 | 256 | 366 | 205 | 158 | 191 | 181 | 77 |

| Rechnungsjahr | über 12000 bis 15000 hl | über 15000 bis 20000 hl | über 20000 bis 25000 hl | über 25000 bis 30000 hl | über 30000 bis 35000 hl | über 35000 bis 40000 hl | über 40000 bis 45000 hl | über 45000 bis 50000 hl | über 50000 bis 55000 hl | über 55000 bis 60000 hl | über 60000 bis 70000 hl | über 70000 bis 80000 hl | über 80000 bis 90000 hl |
|---|---|---|---|---|---|---|---|---|---|---|---|---|---|
| 1918[3]) | 51 | 35 | 32 | 17 | 20 | 14 | 8 | 9 | 6 | 6 | 9 | 8 | 1 |
| 1919[3])[4]) | 105 | 103 | 51 | 31 | 29 | 23 | 23 | 16 | 11 | 10 | 19 | 18 | 9 |
| 1920[3])[4]) | 98 | 65 | 43 | 23 | 23 | 22 | 23 | 13 | 8 | 13 | 16 | 7 | 4 |

| Rechnungsjahr | über 90000 bis 100000 hl | über 100000 bis 110000 hl | über 110000 bis 120000 hl | über 120000 bis 150000 hl | über 150000 bis 200000 hl | über 200000 bis 300000 hl | über 300000 bis 400000 hl | über 400000 bis 500000 hl | über 500000 bis 1000000 hl | über 1000000 bis 1500000 hl |
|---|---|---|---|---|---|---|---|---|---|---|
| 1918[3]) | 8 | 3 | — | 4 | 1 | 1 | — | — | 2 | — |
| 1919[3])[4]) | 5 | 6 | 8 | 8 | 7 | 1 | 1 | 1 | 8 | — |
| 1920[3])[4]) | 8 | 3 | 5 | 9 | 4 | 2 | — | 1 | — | 1 |

[1]) Mehrere für Rechnung einer und derselben Person oder Gesellschaft betriebene Brauereien sind in dieser Übersicht als ein Brauereibetrieb gezählt (§ 6 Abs. 6 des Brausteuergesetzes vom 15. Juli 1909 und § 3 Abs. 4 des Biersteuergesetzes vom 26. Juli 1918). Von mehreren für eigene Rechnung brauenden Personen, welche eine gemeinsame Braustätte benutzt haben, ist jede einzelne als Betrieb gezählt (§ 3 Abs. 5 des Biersteuergesetzes vom 26. Juli 1918).

[2]) Bei der Darstellung des Malzverbrauches sind die Zuckerstoffe nach ihrem Steuerwert als Malz mitverrechnet worden.

[3]) Für 1918, 1919 und 1920 vorläufige Ergebnisse.

[4]) Vgl. Tabelle a) Anm. [2]) u. [6]).

*c) Biergewinnung in den deutschen Steuergebieten und dem deutschen Zollgebiete.*

| Jahr[1]) | Biergewinnung in | | | | | | Biergewinnung auf den Kopf der Bevölkerung | | | | | |
|---|---|---|---|---|---|---|---|---|---|---|---|---|
| | dem Brau-steuer-gebiete | Bayern | Würt-tem-berg | Baden | Elsaß-loth-ringen | dem Zoll-gebiete | Brau-steuer-gebiet | Bayern | Würt-tem-berg | Baden | Elsaß-loth-ringen | Zoll-gebiet |
| | 1000 Hektoliter | | | | | | Liter | | | | | |
| 1913 | 40974 | 19088 | 4058 | 3283 | 1444 | 69200 | 77 | 270 | 162 | 149 | 76 | 103 |
| 1914 | 34249 | 17020 | 3355 | 2961 | 1463 | 59373 | 63 | 239 | 133 | 133 | 76 | 87 |
| 1915 | 25609 [2]) | 14192 | 2375 | 2363 | 1097 | 45862 | 47 | 199 | 94 | 106 | 57 | 67 |
| 1916 | 19643 | 12817 | 1721 | 1838 | 694 | 36835 | 36 | 180 | 68 | 82 | 36 | 54 |
| 1917 | 10432 | 11157 | 927 | 964 | 357 | 23837 | 19 | 158 | 37 | 44 | 19 | 35 |
| 1918 | 12773 | 10269 | 1003 | 780 | . | 24825 [4]) | 24 | 146 | 40 | 36 | . | 38 |
| 1919[3]) | . | . | . | . | . | 29310 [2]) | . | . | . | . | . | 48 |
| 1920 | . | . | . | . | . | 23447 | . | . | . | . | . | 38 |

## Branntweingewinnung.

Vgl. Stat. Handb. f. d. Deutsche Reich, Teil I, S. 271, und Stat. Jahrb. f. d. Deutsche Reich 1919, S. 107. Vgl. Abschn. X, 4 „Branntweinverbrauch" und Abschn. XV, 8 „Steuer- und Zoll-einnahmen von Branntwein".

*a) Zahl der im Betriebe gewesenen Brennereien.*

| Betriebs-jahr (1. Okt. be-ginnend) | Brennereien, die hauptsächlich verarbeiteten | | | | | | | Brenne-reien über-haupt | Darunter in Ver-bindung mit Hefen-gewinnung betrie-bene Brennereien | |
|---|---|---|---|---|---|---|---|---|---|---|
| | Kartoffeln | | Getreide | | Me-lasse | andere Stoffe (ge-werbl. Br.) | andere nicht-mehlige Stoffe | | | |
| | landwirt-schaftl. | gewerb-liche | landwirt-schaftl. | gewerb-liche | | | | | landwirt-schaftl. | gewerb-liche |
| 1912/13 | 5970 | 20 | 7682 | 700 | 41 | 83 | 48 391 | 62 887 | 284 | 218 |
| 1913/14[5]) | 5516 | 20 | 7464 | 684 | 54 | 89 | 39 621 | 53 448 | 271 | 194 |
| 1914/15 | 5463 | 18 | 4476 | 568 | 55 | 79 | 53 710 | 64 369 | 266 | 190 |
| 1915/16 | 5361 | 17 | 2895 | 256 | 44 | 55 | 49 861 | 58 489 | 89 | 100 |
| 1916/17 | 7872 | 6 | — | 51 | 87 | 108 | 38 698 | 46 822 | 26 | 65 |
| 1917/18[6]) | 7411 [8]) | 11 | — | 17 | 77 | 108 | 27 999 | 35 623 | 7 | 58 |
| 1918/19[7]) | 5714 | 11 | — | 16 | 89 | 94 | 24 653 | 30 577 | 6 | 59 |
| 1919/20 | 2216 | 13 | 52 | 7 | 90 | 153 | 32 050 | 39 088 | 7 | 65 |
| 1920/21[9]) | 1509 | 11 | 3544 | 139 | 94 | 113 | 35 297 | 44 338 | 6 | 67 |
| 1921/22 | 1208 | 8 | 3192 | 89 | 70 | 83 | 36 044 | 44 047 | 7 | 63 |
| 1922/23 | 2782 | 73 | 7127 | 166 | 122 | 736 | 31 671 | 42 689 | 2 | 59 |

[1]) Für das Brausteuergebiet, für Württemberg und Elsaß-Lothringen Rechnungsjahre; für Bayern und Baden Kalenderjahre. Bayern, Württemberg und Baden sind im Jahre 1919 der Biersteuergemeinschaft beigetreten; vgl. Tabelle a) Anm. [2]).

[2]) Einschließlich des von Hausbrauern hergestellten Bieres (1913: 41 735 hl, 1914: 35 257 hl, 1915: 19 551 hl, 1916: 13 550 hl, 1917: 9777 hl, 1918: 6678 hl, 1919: 11 928 hl, 1920: 81 056 hl).

[3]) Für 1918, 1919 und 1920 vorläufige Ergebnisse; aus Posen und Elsaß-Lothringen keine Angaben.

[4]) Ohne Luxemburg, das am 31. Dez. 1918 aus dem deutschen Zollgebiet wieder aus-geschieden ist.

[5]) Unvollständige Angaben: Für den Direktivbezirk Ostpreußen infolge der Kriegs-wirren keine Angaben.

[6]) Desgl. für den Direktivbezirk Elsaß-Lothringen.

[7]) Desgl. für die Direktivbezirke Posen und Elsaß-Lothringen.

[8]) Landwirtschaftliche Brennereien überhaupt (ohne Unterscheidung nach den ver-arbeiteten Rohstoffen).

[9]) Jetziges Reichsgebiet.

*c) Alkoholerzeugung der Brennereien.*

| Betriebs-jahr (1. Oktober beginnend) | Es wurden erzeugt | | | | | | | | | |
|---|---|---|---|---|---|---|---|---|---|---|
| | in Brennereien die hauptsächlich verarbeiteten | | | | | | | in den Brennereien überhaupt | darunter in den mit Hefengewinnung betriebenen Brennereien | |
| | Kartoffeln | | Getreide | | Melasse | andere Stoffe (gewerbliche Brennereien) | andere nicht mehlige Stoffe | | landwirt-schaftlichen | gewerblichen |
| | landwirt-schaftlichen | gewerb-lichen | landwirt-schaftlichen | gewerblichen | | | | | | |
| | Hektoliter Alkohol (Weingeist) | | | | | | | | | |
| 1912/13[1]) | 2 985 108 | 22 134 | 265 850 | 309 784 | 141 605 | 298 | 28 486 | 3 753 265 | 60 061 | 285 518 |
| 1913/14 | 2 939 639 | 19 539 | 263 602 | 292 757 | 151 482 | 409 | 25 374 | 3 844 340[2]) | 53 917 | 253 463 |
| 1914/15 | 2 070 389 | 11 319 | 144 143 | 179 449 | 171 281 | 1 365 | 42 104 | 2 620 050 | 27 461 | 171 574 |
| 1915/16 | 2 014 630 | 11 526 | 54 933 | 112 606 | 120 795 | 347 | 37 308 | 2 352 145 | 12 651 | 121 497 |
| 1916/17 | 1 475 562 | 5 821 | | 21 060 | 328 965 | 158 025 | 29 930 | 2 019 363 | 8 106 | 148 257 |
| 1917/18 | 1 760 358 [3]) | 15 417 | | 27 452 | 303 643 | 226 804 | 15 906 | 2 358 047[4]) | 4 873 | 146 432 |
| 1918/19 | 756 501 | 2 505 | | 23 197 | 317 473 | 52 891 | 13 475 | 1 324 348[5]) | 3 783 | 129 471 |

| Betriebs-jahr | Es wurden erzeugt | | | | | |
|---|---|---|---|---|---|---|
| | in Brennereien, die nach § 136 des Monopolgesetzes[6]) dem Reiche zur Verarbeitung vorbehaltene Stoffe verwenden, und zwar | | in Brennereien, die andere Stoffe verarbeiten, und zwar | | zusammen | |
| | in Monopolbetrieben | in monopolfreien Betrieben | in Monopolbetrieben | in monopolfreien Betrieben | in Monopolbetrieben | in monopolfreien Betrieben | überhaupt |
| 1919/20 | 16 815 | | — | 599 036 | — | 615 851 | 615 851 |
| 1920/21 | 71 666 | | 21 114 | 1 844 751 | 21 114 | 1 916 417 | 1 937 531 |

[1]) Am 1. Okt. 1912 trat das Gesetz betreffend die Beseitigung des Branntweinkontingents vom 14. Juni 1912 (RGBl. S. 378) in Kraft.

[2]) Darunter 151 538 hl, die in den übrigen Spalten nicht enthalten sind. Diese Alkoholmenge ist im Direktivbezirk Ostpreußen in der Zeit vom Okt. 1913 bis Juli 1914 hergestellt worden, s. Nachweise über Branntweinerzeugung und Branntweinverbrauch (Reichsanzeiger). Angaben über die Alkoholerzeugung in den Monaten August und September 1914 fehlen infolge der Kriegswirren.

[3]) Erzeugung sämtlicher landwirtschaftlicher Brennereien.

[4]) Darunter 8467 hl, die in den übrigen Spalten nicht enthalten sind. Diese Alkoholmenge ist für Elsaß-Lothringen als Jahreserzeugung auf Grund der monatlichen Nachweise über Branntweinerzeugung und -verbrauch eingestellt worden; weitere Nachweise fehlen.

[5]) Darunter 158 306 hl, die in den übrigen Spalten nicht enthalten sind. Diese Alkoholmenge ist im Direktivbezirk Posen in den Monaten Okt. 1918 bis Juli 1919 erzeugt worden, s. monatliche Nachweise über Branntweinerzeugung und Branntweinverbrauch (Reichsanzeiger); weitere Nachweise fehlen. — Über die Branntweinerzeugung in Elsaß-Lothringen liegen keine Angaben vor.

[6]) Gesetz über das Branntweinmonopol vom 26. Juli 1918 (RGBl. S. 887). Die Angaben über die Betriebsjahre 1919/20 und 1920/21 sind den vom Reichsmonopolamt für Branntwein im Reichsanzeiger veröffentlichten Nachweisungen für Branntweinerzeugung und Branntweinverbrauch entnommen.

*b) Rohstoffverbrauch in den Brennereien.*

| Betriebsjahr (1. Okt. beginnend) | Verarbeitete Stoffe | | | | | | | | |
|---|---|---|---|---|---|---|---|---|---|
| | Kartoffeln | Getreide und alle übrigen mehligen Stoffe | Melasse, Rüben und Rübensaft | Brauereiabfälle, Hefenbrühe | Kernobst, Kernobsttreber | Steinobst | Obst- und Traubenwein | Weinhefe, Weintreber | Sonstige Stoffe |
| | 1000 Tonnen | | | 1000 Hektoliter bzw.*) 1000 Tonnen | | | | | |
| 1912/13 | 2730 | 366 | 52 | 85 | 407 | 224 | 37 | 305 | 26 |
| 1913/14[1]) | 2599 | 320 | 58 | 81 | 116 | 202 | 48 | 176 | 24 |
| 1914/15 | 1383 | 126 | 298 | 92 | 266 | 628 | 55 | 138 | 14 / 92 |
| 1915/16 | 1793 | 108 | 174 | 63 | 452 | 140 | 198 | 329 | 27 / 7* |
| 1916/17 | 1184 | 75 | 414 | 22 | 217 | 149 | 213 | 204 | 1168 / 51* |
| 1917/18[2]) | 1421 | 69 | 256 | 28 | 447 | 113 | 65 | 190 | 4632 / 94* |
| 1918/19[3]) | 553 | 67 | 373 | 236 | 88 | 68 | 91 | 209 | 2883[4]) / 31* |
| 1919/20[5]) | 279 | 43[6]) | 188 | 7 | 625 | 122 | 77 | 195 | 1655[7]) / 3* |
| 1920/21[5]) | 227 | 382[8]) | 144 | 3 | 736 | 375 | 283 | 217 | 4321[9]) / 6* |
| 1921/22 | 177 | 256 | 116 | 25 | 709 | 360 | | | |
| 1922/23 | 769 | 233 | 131 | 7 | 832 | 390 | | | |

## Alkoholerzeugung der Brennereien.

| Betriebsjahr (1. Oktober beginnend) | landwirtschaftl. Brennereien, die hauptsächlich verarbeiteten: | | | gewerblichen Brennereien, die hauptsächlich verarbeiteten: | | | |
|---|---|---|---|---|---|---|---|
| | Kartoffeln | Getreide | Rüben und and. Stoffe | Kartoffeln | Getreide | Melasse | and. Stoffe |
| | Hektoliter Alkohol (Weingeist) | | | | | | |
| 1918/19 | 756 501[10]) | — | — | 2505 | 23 197 | 317 473 | 52 891 |
| 1919/20 | 309 635 | 2 344 | 78 856 | 362 | 8 482 | 179 047 | 2 007 |
| 1920/21 [11]) | 110 001 | 1 314 307 | 15 728 | 38 | 40 015 | 281 661 | 6 017 |
| 1921/22 | | | | | | | |

| Betriebsjahr (1. Oktober beginnend) | Obstbrennereien (u. d. Obstbrenn. gleichgest. Br.) die hauptsächl. and. nichtmehl. Stoffe verarbeiten | Brennereien, die nach § 136 des Monopolges.[12]) dem Reiche z. Verarb. vorbehalt. Stoffe verwenden | Brennereien überhaupt | Darunter in Verbindung mit Hefengewinnung betriebene Brennereien | |
|---|---|---|---|---|---|
| | | | | landwirtschaftl. | gewerbliche |
| | Hektoliter Alkohol (Weingeist) | | | | |
| 1918/19 | 13 475 | — | 1 324 348[13])[14]) | 3783 | 129 471 |
| 1919/20 | 14 332 | 18 394 | 613 459 [15]) | 3674 | 109 217 |
| 1920/21 [11]) | 86 943 | 66 451 | 1 921 161 | 3230 | 140 392 |
| 1921/22 | | | 1 277 091 [16]) | | |

[1]) Unvollständige Angaben: Für den Direktivbezirk Ostpreußen infolge der Kriegswirren keine Angaben.        [2]) Desgl. für den Direktivbezirk Elsaß-Lothringen.
[3]) Desgl. für die Direktivbezirke Elsaß-Lothringen und Posen.
[4]) Darunter 2 864 607 hl Zellstoffablaugen.        [5]) Jetziges Reichsgebiet.
[6]) Darunter 285,3 dz Mais.        [7]) Darunter 1 626 476 hl Ablaugen von der Zellstoffgewinnung.        [8]) Darunter 313 361,5 dz Mais.
[9]) Darunter 4 202 625 hl Ablaugen von der Zellstoffgewinnung.

Einen Überblick über die internationale Erzeugung von Branntwein hat HELENIUS (4) nebenstehend zusammengestellt.

Außerdem hat HELENIUS nachstehende Angaben, die man einigermaßen mit Zuverlässigkeit anführen dürfte, über die Branntweingewinnung gefunden.

„Für einige Länder, z. B. Schweiz, Spanien und Portugal, fehlen dagegen alle zuverlässigen statistischen Angaben über die Branntweinerzeugung.

Die jährliche Branntweinerzeugung dürfte demgemäß zu 4,5—5,0 Millionen Liter zu 50% berechnet werden. Es gibt zwar noch höhere Berechnungen, aber ich finde dieselben weniger wahrscheinlich.“

Die Branntwein- und Schaumweinproduktion der größeren Bundesstaaten während der letzten Vorkriegsjahre betrug nach KREINER (5):

**Erzeugung von Branntwein zu 50% in Millionen Litern:**

| | |
|---|---:|
| Rußland (1909) | 1130 |
| Vereinigte Staaten von Amerika (1911) | 694 |
| Deutschland (1911) | 693 |
| Frankreich (1911) | 483 |
| Österreich (1911) | 357 |
| Ungarn (1911) | 231 |
| England (1910) | 212 |
| Belgien (1910) | 71 |
| Niederlande (1910) | 70 |
| Italien (1911) | 59 |
| Schweden (1911) | 41 |
| Dänemark (1911) | 31 |
| Finnland (1911) | 4 |
| Norwegen (1911) | 2 |

| | | | |
|---|---:|---|---|
| Argentinische Republik (1909) | 21 | Millionen | Liter |
| Australischer Bund (1909) zu 50% | 12 | ,, | ,, |
| Canada (1909) zu 50% | 29 | ,, | ,, |
| Kapland (1909) zu 50% | 6 | ,, | ,, |
| Cuba (1910) | 38 | ,, | ,, |
| Dominikanische Republik (1909) | 6 | ,, | ,, |
| Japan (1910) | 37 | ,, | ,, |
| Nicaragua (1909) | 1 | ,, | ,, |
| Rumänien (1907) | 12 | ,, | ,, |
| Serbien (1906) | 21 | ,, | ,, |
| Vereinigte Staaten von Mexiko (1911) | 37 | ,, | ,, |

**Branntweinproduktion.**

| Staat | Brennereien insgesamt | | Davon | | | | | | Menge des produzierten Alkohols | |
|---|---|---|---|---|---|---|---|---|---|---|
| | | | landwirtschaftliche | | gewerbliche | | Material- | | | |
| | | | Brennereien | | | | | | in hl | |
| | 1912/13 | 1911/12 | 1912/13 | 1911/12 | 1912/13 | 1911/12 | 1912/13 | 1911/12 | 1912/13 | 1911/12 |
| Preußen . . | 6 483 | 6 356 | 45 848 | 4 850 | 647 | 672 | 1 288 | 1 104 | 3 164 016 | 2 919 464 |
| Bayern . . . | 6 396 | 5 167 | 2 278 | 2 118 | 14 | 15 | 4 104 | 3 034 | 187 320 | 162 774 |
| Sachsen . . | 542 | 533 | 520 | 514 | 11 | 11 | 11 | 8 | 125 385 | 116 197 |
| Württemberg | 6 309 | 4 906 | 2 743 | 2 393 | 55 | 53 | 3 511 | 2 460 | 56 207 | 55 202 |
| Dtsch.Reich | 62 887 | 66 520 | 13 652 | 13 349 | 844 | 865 | 48 391 | 52 306 | 3 753 265 | 3 456 347 |

[10]) Landwirtschaftliche Brennereien überhaupt.

[11]) Jetziges Reichsgebiet.

[12]) Gesetz über das Branntweinmonopol vom 26. Juli 1918 (RGBl. S. 887). Das Monopolgesetz trat am 1. Okt. 1919 voll in Kraft. Vgl. auch Gesetz vom 6. Dez. 1919 (RGBl. S. 1987) und Verordnung vom 3. Mai 1920 (RGBl. S. 898).

[13]) Einschließlich der Erzeugung der Stoffbesitzer.

[14]) Darunter 158 306 hl, die in den übrigen Spalten nicht enthalten sind. Diese Alkoholmenge ist in der Zeit von Okt. 1918 bis Juli 1919 im Direktivbezirk Posen erzeugt worden; s. monatliche Nachweise über Branntweinerzeugung und Branntweinverbrauch (Reichsanzeiger); weitere Nachweise fehlen. Über die Branntweinerzeugung in Elsaß-Lothringen liegen keine Angaben vor.

[15]) Dazu Erzeugung der Stoffbesitzer in Höhe von 8019 hl W. im Jahre 1919/20, bzw. 16 593 hl W. im Jahre 1920/21. Die Gesamterzeugung stellt sich demnach 1919/20 auf 621 478 hl W., 1920/21 auf 1 937 754 hl W. Nach den vom Reichsmonopolamt für Branntwein im Reichsanzeiger veröffentlichten vierteljährlichen Nachweisungen über Branntweinerzeugung und Branntweinverbrauch waren 1919/20: 615 851 hl W., 1920/21: 1 937 531 hl W. hergestellt; die höheren Endergebnisse sind auf nachträgliche Ablieferungen zurückzuführen.

[16]) Vorläufige Zahl, nach den vierteljährlichen Nachweisungen des Reichsmonopolamts.

## Schaumweingewinnung.

(Vierteljahrshefte zur Statistik des Deutschen Reiches 1921, III.)
Vgl. Stat. Handb. f. d. Deutsche Reich, Teil I, S. 274, Abschn. X, 3 „Schaumweinverbrauch" und Abschn. XV, 7.

| Rechnungsjahr (1. April beginnend) | Zahl der Schaumweinfabriken | Bestand am Anfang des Jahres[1] | Im Laufe des Jahres wurden[1] | | | | | Gesamtabgang | Bestand am Schlusse des Jahres[1] |
|---|---|---|---|---|---|---|---|---|---|
| | | | fertiggestellt | davon nicht mittels Flaschengärung hergestellt | versteuert | unter amtlicher Überwachung ausgeführt | unversteuert in den Fabrikbetrieb zurückgenommen oder steuerfrei abgeschrieben | | |
| | | | | | Schaumwein in ganzen Flaschen | | | | |
| a) Schaumwein aus Fruchtwein ohne Zusatz von Traubenwein, § 2a des Gesetzes vom 15. Juli 1909 und 26. Juli 1918. | | | | | | | | | |
| 1913 | 133[2]) | 156 399 | 1 082 958 | 774 313 | 1 036 075 | 14 856 | 18 135 | 1 069 066 | 170 298 |
| 1914 | 125[3]) | 170 335 | 561 820 | 365 121 | 573 865 | 20 168 | 11 777 | 605 810 | 126 351 |
| 1915 | 116[4]) | 126 763 | 502 853 | 347 942 | 481 537 | 48 324 | 10 038 | 539 899 | 89 716 |
| 1916 | 107[5]) | 89 189 | 907 819 | 664 402 | 934 707 | 5 194 | 8 141 | 948 042 | 48 969 |
| 1917 | 81[6]) | 48 967 | 966 323 | 874 609 | 965 876 | 16 | 8 452 | 974 344 | 40 953 |
| 1918 | 69[7]) | 40 919 | 1 219 642 | 1 112 565 | 1 227 921 | 541[15]) | 5 164 | 1 233 626 | 26 933 |
| 1919 | 61[8]) | 26 934 | 2 240 273 | 1 983 277 | 2 209 271 | 68 | 8 606 | 2 217 945 | 49 259 |
| 1920 | 98[9]) | 41 009 | 1 330 953 | 1 085 308 | 1 208 045 | 8 869 | 42 381 | 1 259 295 | 112 652 |
| 1921 | 105[9]) | 112 361 | 1 260 453 | 747 067 | 1 202 166 | 54 182 | 32 626 | 1 288 974 | 83 840 |
| b) Anderer Schaumwein, § 2b des Gesetzes vom 15. Juli 1909 und 26. Juli 1918. | | | | | | | | | |
| 1913 | 157 | 3 362 546 | 11 808 238 | 135 994 | 10 488 801[10]) | 1 514 007 | 116 664 | 12 119 472 | 3 051 350 |
| 1914 | 147 | 3 051 465 | 6 108 718 | 80 975 | 4 830 046[11]) | 1 446 791 | 79 021 | 6 355 858 | 2 804 353 |
| 1915 | 136 | 2 804 352 | 10 852 676 | 79 635 | 8 537 370[12]) | 3 004 497 | 95 152 | 11 637 019 | 2 030 014 |
| 1916 | 125 | 2 029 987 | 13 538 692 | 170 219 | 13 167 750[13]) | 1 033 144 | 90 438 | 14 291 332 | 1 277 502 |
| 1917 | 109 | 1 277 519 | 11 593 444 | 547 586 | 11 266 490[14]) | 354 845 | 227 884 | 11 849 219 | 1 021 756 |
| 1918 | 92 | 955 134 | 8 789 776 | 595 034 | 8 105 172 | 390 048 | 63 992 | 8 559 212 | 1 185 696 |
| 1919 | 94 | 1 185 939 | 13 488 703 | 915 609 | 13 036 976 | 373 731[16]) | 179 679 | 13 590 386 | 1 084 253 |
| 1920 | 117 | 1 092 946 | 9 740 815 | 499 455 | 8 692 858 | 633 328[17]) | 290 620 | 9 616 606 | 1 216 954 |
| 1921 | 113 | 1 206 693 | 12 661 588 | 131 115 | 11 804 384 | 913 831[19]) | 228 416 | 12 946 631 | 921 650 |

[1]) Unterschiede zwischen den Endbeständen eines Jahres und den Anfangsbeständen des darauffolgenden Jahres beruhen auf Berichtigungen; Unstimmigkeiten zwischen Endbestand und dem Anfangsbestand, Zugang und Abgang sich berechnender Sollbestände beruhen auf Abrundungen oder auf Fehlmengen und Überschüssen, die durch Bestandsaufnahmen ermittelt wurden.

[2]) Darunter 45 Fabriken 　 [4]) Darunter 37 Fabriken 　 [6]) Darunter 27 Fabriken 　 [8]) Darunter 25 Fabriken} die auch anderen Schaumwein hergestellt haben
[3]) 　 „ 　 40 　 „ 　 [5]) 　 „ 　 36 　 „ 　 [7]) 　 „ 　 26 　 „ 　 [9]) 　 „ 　 39 　 „ 　 } (§ 2b des Ges.).
[10]) Davon 8703 Flaschen zum Steuersatze von 2 M., [12]) Davon 7 121 Flaschen zum Steuersatze von 2 M., 　 [14]) Davon 2 612 277 Flaschen zum Steuersatze von 2 M.,
[11]) 　 „ 　 667 　 „ 　 „ 　 „ 　 „ 3 „ 　 „ 　 560 　 „ 　 „ 　 „ 　 „ 3 „ 　 „ 　 4 503 159 　 „ 　 „ 　 „ 　 „ 3 „
　 „ 　 3328 　 „ 　 „ 　 „ 　 „ 2 „ [13]) 　 „ 420 628 　 „ 　 „ 　 „ 　 „ 2 „
　 172 　 „ 　 „ 　 „ 　 „ 3 „ 　 „ 19 779 　 „ 　 „ 　 „ 　 „ 3 „
[15]) Darunter Schaumwein, der als Liebesgabe für die deutschen Truppen usw. steuerfrei abgelassen ist.
[16]) Darunter 25 884 Flaschen Schaumwein, die unversteuert an die amerikanische Besatzung abgegeben worden sind.
[17]) Darunter 15 648 Flaschen, die wie zu Anm. 16 an die feindliche Besatzung und die interalliierte Kommission abgegeben wurden.
[18]) 2194 Flaschen.
[19]) 5720 Flaschen, die wie zu Anm. 16 an die feindliche Besatzung und an die interalliierte Kommission abgegeben wurden.

## Schaumweinproduktion.

| Staat | Fabriken 1913 | Fertiggestellte Flaschen 1913 | 1912 | 1911 | Fabriken 1913 | Fertiggestellte Flaschen 1913 | 1912 | 1911 |
|---|---|---|---|---|---|---|---|---|
| | | a) Schaumwein aus Fruchtwein ohne Traubenwein | | | | b) Anderer Schaumwein | | |
| Preußen . . | 71 | 738 302 | 807 619 | 848 979 | 73 | 6 894 809 | 7 048 415 | 8 539 622 |
| Bayern . . . | 11 | 37 408 | 56 975 | 49 269 | 18 | 632 535 | 626 167 | 738 782 |
| Sachsen . . | 16 | 116 987 | 130 282 | 145 832 | 9 | 83 665 | 78 637 | 107 312 |
| Württemberg | 8[1]) | 49 901 | 61 383 | 30 888 | 10[1]) | 209 483[1]) | 207 948[1]) | 336 989[1]) |
| Dtsch. Reich | 133 | 1 082 958 | 1 214 943 | 1 293 532 | 157 | 11 808 238 | 12 224 130 | 13 943 032 |

„Der durchschnittliche deutsche Branntweintrinkverbrauch hatte seit Beginn des 20. Jahrhunderts [4,4 l (100% Alkohol) auf den Kopf der Bevölkerung] eine allgemein sinkende Tendenz angenommen, die sich besonders stark zu Beginn des 2. Jahrzehnts bemerkbar macht [1912/13 durchschnittlicher Trinkverbrauch auf den Kopf der Bevölkerung 2,8 l (100% Alkohol)].

Der Einfluß der Kriegsmaßnahmen brachte einen steten beträchtlichen Konsumrückgang (1917/18 eine Abnahme um 1 505 500 hl oder um 80,5% gegenüber 1912/13). Setzt man beim deutschen Branntweintrinkverbrauch die Konsummenge des Jahres 1906/07 (2 457 400 hl) mit 100,0 an, so ergibt sich:

*Abnahme des (absoluten) deutschen Branntweintrinkverbrauches.*

| Jahr | Meßziffer | Jahr | Meßziffer |
|---|---|---|---|
| 1906/07 | 100,0 | 1912/13 | 76,1 |
| 1907/08 | 97,2 | 1913/14 | 70,7 |
| 1908/09 | 107,9 | 1914/15 | 55,8 |
| 1909/10 | 72,6 | 1915/16 | 35,7 |
| 1910/11 | 80,1 | 1916/17 | 13,3 |
| 1911/12 | 78,7 | 1917/18 | 14,9 |

Die bayrische Schaumweinproduktion umfaßte mit 669 943 Flaschen 1913/14 nur 5,2% der gesamten deutschen Schaumweinfabrikation (12 891 196 ganze Flaschen), Preußen 59,2%, Hessen 12,5% der Gesamtfabrikation. Bis zu 1915 bestand in der bayerischen wie in der deutschen Schaumweinerzeugung eine ungünstige Produktionsentwicklung. In den Folgejahren kam es durch den starken Verbrauch im Feldheere und durch die Abnahme der Bier- und Branntweinbereitung zu einer bedeutenden Steigerung des Schaumweinabsatzes und der -produktion, 1917/18 und 1918/19 durch allerlei Betriebsbelastungen wieder

| Jahr | Produktion | Absatz |
|---|---|---|
| 1912/13 | 100,0 | 100,0 |
| 1913/14 | 98,1 | 101,8 |
| 1914/15 | 54,9 | 59,2 |
| 1915/16 | 102,0 | 105,6 |
| 1916/17 | 118,9 | 124,2 |
| 1917/18 | 108,0 | 109,7 |
| 1918/19 | 94,6 | 91,8 |

### Weinbau.

| Jahr | Im Ertrag stehende Ernteflächе ha | Ernteertrag Vom ha | insgesamt | Wert des Mostes in Millionen Mark |
|---|---|---|---|---|
| | | ha Weinmost | | |
| 1913 | 78 982 | 10,4 | 824 808 | 41,0 |
| 1918 | 68 917 | 32,6 | 2 249 900 | 655,0 |
| 1919 | 69 163 | 25,2 | 1 741 255 | 1 114,9 |
| 1920 | 72 661 | 33,6 | 2 440 148 | 2 349,3 |
| 1921[1]) | 73 841 | 23,8 | 1 754 916 | 2 402,7 |
| 1922[2]) | 74 360 | 45,8 | 3 406 185 | 32 356,0 |
| 1923 | 74 677 | 10,6 | 791 040 | 42,3 |
| 1924 | 74 342 | 24,3 | 1 803 954 | 94,6 |

[1]) Ohne das Saargebiet.
[2]) Die Vergleichszahlen 1921 und 1913 entsprechen dem Gebiet, in dem die Ernte 1922 festgestellt wurde.

zu einer gegensätzlichen Gestaltung. Setzt man, ausgehend vom Jahre 1912/13 die Produktion (Anzahl der fertiggestellten ganzen Flaschen $a + b$) und den Absatz dieses Jahres gleich 100,0, so ergibt sich (s. S. 413).

Der Weinbau im Deutschen Reiche ist aus vorstehender Tabelle auf S. 413 zu ersehen.

Für die Jahre 1911—1913 bringt Kreiner (5) nebenstehende Tabelle, s. S. 415.

Die Ein- und Ausfuhr geistiger Getränke für die Jahre 1913, 1920, 1921 und 1922 ist aus folgenden Tabellen zu ersehen:

### Bier in Fässern.

| | Einheitswert 1913 (f. 1 dz.) | Tonnen 1922 | Tonnen 1921 | Tonnen 1920 | Tonnen 1913 |
|---|---|---|---|---|---|
| | hl | hl | hl | hl | hl |
| Einfuhr . . . . . . | 21,29 | 42 047 | 86 343 | 103 644 | 453 171 |
| Ausfuhr . . . . . . | 22,49 | 281 020 | 109 810 | 77 850 | — |

### Bier in Flaschen.

| | | Tonnen | Tonnen | Tonnen | Tonnen |
|---|---|---|---|---|---|
| Einfuhr . . . . . . | 34,70 | 129 | 142 | 41 | 51 |
| Ausfuhr . . . . . . | 30,02 | 56 620 | 25 191 | 18 332 | 58 404 |

### Wein in Fässern oder Kesselwagen.

| | | | | | |
|---|---|---|---|---|---|
| Einfuhr . . . . . . | 41,86 | 45 707 | 43 355 | 86 019 | 127 797 |
| Ausfuhr . . . . . . | 88,00 | 6 538 | 4 309 | 908 | 9 586 |

### Wein, stiller, in Flaschen.

| | | | | | |
|---|---|---|---|---|---|
| Einfuhr . . . . . . | 163 | 240 | 268 | 511 | 600 |
| Ausfuhr . . . . . . | 138 | 8 281 | 3 716 | 3 801 | 8 380 |

### Arrak, Rum, Kognak, Kirsch- und Zwetschgenwasser in Fässern.

| | | | | | |
|---|---|---|---|---|---|
| Einfuhr . . . . . . | 47,29 | 1 551 | 2 638 | 15 702 | 1 960 |
| Ausfuhr . . . . . . | 70,00 | 120 | 42 | 48 | 568 |

### Sprit und Brennspiritus in Fässern.

| | | | | | |
|---|---|---|---|---|---|
| Einfuhr . . . . . . | 31,35 | 13 134 | 17 180 | 24 295 | 13 108 |
| Ausfuhr . . . . . . | 34,20 | 1 248 | 139 | 23 | 5 076 |

### Arrak, Rum, Kognak usw. in Flaschen und anderen Behältnissen.

| | | | | | |
|---|---|---|---|---|---|
| Einfuhr . . . . . . | 220 | 297 | 324 | 2 202 | 132 |
| Ausfuhr . . . . . . | 43,44 | 1 806 | 655 | 362 | 14 836 |

### Schaumwein.

| | für 1 Flasche | $^1/_1$ Flasche | $^1/_1$ Flasche | $^1/_1$ Flasche | $^1/_1$ Flasche |
|---|---|---|---|---|---|
| Einfuhr . . . . . . | 6,39 | 702 929 | 417 515 | 311 595 | 1 016 050 |
| Ausfuhr . . . . . . | 2,77 | 1 129 112 | 518 120 | 565 789 | 1 509 936 |

In welchem Übermaß die Branntweineinfuhr im Jahre 1920 gegenüber den Friedensjahren gestiegen ist, zeigt folgende Tabelle im Vergleich zur Einfuhr von Wollenwaren (Stat. Jahrb. f. d. Dtsch. Reich 1921/22, S. 220):

| Einfuhr von | Wert in Millionen Mark | | | | Vom Hundert der Werte | | | |
|---|---|---|---|---|---|---|---|---|
| | 1920 (Papier) | 1913 (Gold) | 1912 | 1911 | 1920 | 1913 | 1912 | 1911 |
| Branntwein . . . . | 1533,1 | 8,2 | 9,9 | 8,7 | 1,5 | 0,0 | 0,1 | 0,0 |
| Wollenwaren . . . | 1644 | 43,4 | 46,3 | 41,4 | 1,6 | 0,4 | 0,4 | 0,4 |

Leider lassen sich über die Erzeugung von Obstmost keine sicheren Zahlen beibringen, da sie fast ausschließlich zu eigenem Verbrauch in den Haushaltungen vorgenommen wird, hier allerdings in einer Ausdehnung, von der man sich in den nicht mosttrinkenden Gegenden Deutschlands keine Vorstellung macht. In guten Obstjahren ist es keine Seltenheit, daß pro Familie 8—10 und noch mehr Hektoliter Most eingelegt werden. Täglich regelmäßig wird dann der Most auch zwischen der Arbeit, in größeren Mengen genossen, weil man allgemein von seinem geringen Alkoholgehalt überzeugt ist. MAX FISCHER (6) hat in den letzten Jahren mehrere Proben von Most auf ihren Alkoholgehalt untersuchen lassen und dabei Konzentrationen von 4,35, 4,83, 4,95, 5,7, 5,76 und 7,26% gefunden. Er fordert deshalb entschiedene Bekämpfung des volksfeindlichen Mosts, der ja nicht nur zur Trunkenheit, sondern auch zur Trunksucht in den verschiedenen Formen des chronischen Alkoholismus und gar nicht selten sogar zu Delirium führen könne. Ganz besonders gelte es, die Jugend vom Mostschnuller des Säuglings ab vor dem fälschlich als harmlos angesehenen Most zu bewahren.

Die verschiedene Stärke der einzelnen Getränke ist zu berücksichtigen; nach den Berechnungen von MILLIET (vgl. W. E. MILLIET, „Thesen zur internationalen Statistik des Alkoholverbrauchs" in Die Alkoholfrage, X. Jahrg., neue Folge, Bd. IV, S. 129 ff. Berlin 1914) sind die durch den Branntwein verursachten Schädigungen 4 mal, diejenigen des Obstweins 2,5 mal, die des Bieres 1,5 mal größer als die dem Weingenuß zuzuschreibenden Schädigungen.

Auf Einzelheiten der Erzeugung geistiger Getränke kann hier nicht eingegangen werden. Im allgemeinen läßt sich feststellen, daß die Jahre des Weltkrieges die Erzeugung geistiger Getränke in Deutschland gewaltig zurückgeworfen haben, daß aber seit dem Friedensschluß eine deutliche Erholung dieses Wirtschaftszweiges eingetreten ist. Die Biergewinnung auf den Kopf der Bevölkerung hat 1921 den Tiefstand von 1918 um das Doppelte überschritten und schon mehr als $^2/_3$ der von 1913 erreicht. Auch der Malzverbrauch der Brauereien mit rund 492 000 t im Jahre 1921 hat $^2/_3$ des Verbrauches des letzten Friedensjahres 1913 schon wieder überschritten.

Der Rohstoffverbrauch in den Brennereien hat sich bei Kartoffeln und Getreide zum Vorteil unserer Volksernährung nicht in gleichem Maße wie der Malzverbrauch bei der Biererzeugung erholt. Kartoffeln wurden gegen das letzte Friedensjahr 1913 im Jahre 1920/21 nur der zehnte Teil verbrannt, Getreide noch nicht $^1/_3$. Dagegen stieg die Verwendung von Kernobst und Steinobst

**Weinproduktion.**

| Staat | 1911 | | | | 1912 | | | | 1913 | | | |
|---|---|---|---|---|---|---|---|---|---|---|---|---|
| | Im Ertrag stehende Rebenfläche | Ernteertrag | | Wert des Mostes in Millionen Mark | Im Ertrag stehende Rebenfläche | Ernteertrag | | Wert des Mostes in Millionen Mark | Im Ertrag stehende Rebenfläche | Ernteertrag | | Wert des Mostes in Millionen Mark |
| | | vom ha | insgesamt | | | vom ha | insgesamt | | | vom ha | insgesamt | |
| | ha | hl Weinmost | | Mark | ha | hl Weinmost | | Mark | ha | hl Weinmost | | Mark |
| Preußen . . . . | 17 100 | 31,4 | 537 197 | 44,1 | 17 101 | 24,7 | 422 558 | 21,5 | 17 216 | 12,7 | 218 264 | 15,9 |
| Bayern . . . | 20 570 | 34,7 | 713 511 | 40,5 | 20 650 | 27,9 | 575 301 | 25,9 | 19 895 | 17,5 | 347 499 | 13,7 |
| Württemberg . . | 15 224 | 10,9 | 165 597 | 13,2 | 14 866 | 7,5 | 111 383 | 5,0 | 14 120 | 0,6 | 8 104 | 0,5 |
| Baden . . . . | 15 604 | 23,4 | 364 914 | 21,7 | 15 084 | 8,2 | 123 274 | 6,1 | 14 435 | 3,2 | 45 781 | 2,5 |
| Hessen . . . . | 12 899 | 30,1 | 387 625 | 23,5 | 13 030 | 31,9 | 415 071 | 19,7 | 13 222 | 15,5 | 205 598 | 9,3 |
| Deutsches Reich. | 110 053 | 26,6 | 2 922 886 | 178,3 | 1 08 840 | 18,6 | 2 019 392 | 94,4 | 105 876 | 9,5 | 1 004 947 | 48,4 |

erheblich über den Friedensverbrauch. Bei der Einfuhr geistiger Getränke ist auffallend die erhebliche Zunahme von Arrak, Rum, Kognak, Kirsch- und Zwetschgenwasser in Flaschen und Fässern, besonders im Jahre 1920, aber auch noch 1921 und 1922.

Auf die Jahre 1920 und 1921 werfen die folgenden Mitteilungen über die Biererzeugung ein gewisses Licht.

Nach den Ausweisen der Reichsstatistik, die nach Aufhebung der Sonderstellung der süddeutschen Staaten zum erstenmal die gesamte deutsche Brauindustrie umfaßt, wurden im Rechnungsjahr 1920 (1. IV. 1920 bis 31. III. 1921) insgesamt 23 319 418 hl Bier hergestellt, davon waren 12 981 123 hl Einfachbier, 10 327 340 hl Vollbier und 10 955 hl Starkbier. Dazu wurden verbraucht: 7348 Doppelzentner Reisgrießabfall und Maisgrieß, 2 127 733 Doppelzentner Gerstenmalz, 112 708 Doppelzentner anderes als Gerstenmalz, 34 133 Doppelzentner Zuckerstoffe. In einer Diskussionsbemerkung sagte Selter: „Für die Herstellung alkoholischer Getränke werden große Mengen wichtiger Nahrungsmittel gebraucht, allein im Rechnungsjahr 1921 für Bier: 493 446 t Malz, 5095 t Zuckerstofte, 47 488 t Reisabfallgrieß und Maisgrieß. Welche Mengen Kartoffeln, Zucker, Eier zur Weinverbesserung, Herstellung von Trinkbranntwein und Likören gebraucht wurden, ist nicht bekannt."

Elster (7) untersuchte das volkswirtschaftliche Konto der Alkoholerzeugung und des Alkoholverbrauches: „Für die Erzeugung alkoholischer Getränke ist zunächst wertvoller Boden nötig. Deutschland stellte für Weinbau 1914 eine Fläche von 101 952 ha zur Verfügung (1910 waren es noch 112 506 ha, während des Krieges ging die Fläche auf 68 937 i. J. 1918 zurück). Für Bier wird Gerste und Hopfen gebraucht; der Hopfen nahm 1914 eine Erntefläche von 27 685 ha ein (1910: 29 000, 1918 auf 11 090 zurückgegangen), für Branntwein werden Kartoffeln und Getreide verwendet. Der Rückgang während des Krieges kann nicht als Norm gelten."

Elster (7) stellt folgendes Konto der Handelsbilanz für 1912 auf:

| | Einfuhr 1912 | | Ausfuhr 1912 | |
| | dz | Millionen Mark | dz | Millionen Mark |
|---|---|---|---|---|
| Branntwein . . . . . . . . | 225 917 | 9,937 | 321 635 | 13,306 |
| Wein und Most (einschl. Schaumwein) . . . . . | 1 345 473 | 65,910 | 222 618 | 24,117 |
| Bier . . . . . . . . . . . | 393 884 hl | 8,427 | 629 769 hl | 14,183 |
| Bier in Flaschen . . . . | 627 dz | 0,023 | 535 116 dz | 16,365 |

„Einer großen Mehrausfuhr von Bier (für 22 Mill. M.) und einer kleinen von Branntwein (für 3 Mill. M.) steht eine große Mehreinfuhr von Wein, Most, Schaumwein gegenüber (für 42 Mill. M.), so daß 16—17 Mill. M. noch ans Ausland abzugeben sind, obwohl wir soviel unserer Bodenerzeugnisse schon für die Herstellung alkoholischer Getränke verwenden.

Bei der ungünstigen Gestaltung der deutschen Valuta nach Kriegsende gewann die Einfuhr von alkoholischen Getränken, obwohl erheblich geringer geworden als vor dem Kriege, infolge des großen Bedarfs an ausländischen Nahrungsmitteln eine für die Wirtschaftslage Deutschlands höchst gefährliche Bedeutung.

Dem steht auch nicht die Erwägung entgegen, daß die Alkoholgewerbe aus volkswirtschaftlichen Gründen besondere Schonung verdienen. Es handelt sich hier nicht um die wirtschaftlich wertvollsten Betriebe. Die Abhängigkeit des Wirtsgewerbes vom großen Alkoholkapital ist ein Gegenstand erheblicher

Klagen geworden, die Arbeiterschaft des Braugewerbes ist keineswegs überdurchschnittlich gut gelohnt, dafür aber überdurchschnittlich großen Gesundheits- und Unfallgefahren ausgesetzt. Die Überschüsse der Bier- und Branntweinerzeugung für die Viehfütterung — Treber und Schlempe — können durch Kartoffeltrocknung oder durch andere Verwendungsart der Urstoffe erhalten oder durch anderes ersetzt werden."

Betrachtet werden soll noch, was beim Brauprozeß mit der Gerste vor sich geht. Welche Nährstoffverluste sind zu verzeichnen?

Folgende statistische Angaben geben hierüber Aufschluß nach UDE (8): „100 kg Gerste (wasserfrei) enthalten

> 11,7 kg Eiweiß,
> 2,4 „ Fett,
> 82,9 „ Kohlenhydrate,
> 3 „ Aschebestandteile.

Beim Brauen entzieht der Brauer von 100 kg Gerste der direkten Volksernährung

> 8,658 kg Eiweiß (71%),
> 2,4 „ Fett (001%),
> 41,45 „ Kohlenhydrate (50%),
> 2,13 „ Aschebestandteile (71%).

Also werden zusammen 54 kg wertvollste Bestandteile der Gerste der direkten Volksernährung entzogen. Aus den Kohlenhydraten wird durch den Gärungsprozeß Alkohol und Kohlensäure erzeugt.

1 l Bier enthält nun so viel Alkohol als $^1/_2$ l Wein oder $^1/_8$ l Schnaps.

Im alten Österreich-Ungarn wurden in der letzten Zeit vor dem Weltkrieg 6 500 000 dz Gerste den Bierbrauern ausgeliefert. Es gingen demnach verloren für die direkte Volksernährung:

> 562 770 dz = 5 627 Waggon Eiweiß,
> 156 000 „ = 1 560 „ Fett,
> 2 694 250 „ = 26 942 „ Kohlenhydrate,
> 138 450 „ = 1 384 „ Aschebestandteile,

also zusammen 3 551 470 dz = 35,513 Waggon Nahrungsmittel.

Ferner fielen beim Brauen ab 1 670 000 dz Biertreber, welche an das Vieh verfüttert wurden, und 17 600 dz = 176 Waggons Bierhefe. Auf dem Umweg über das Vieh und über die Bierhefe diente also immerhin noch ein Bruchteil der beim Brauprozeß übrig gebliebenen Nährstoffe der Gerste indirekt der Volksernährung.

Aus den 6 500 000 dz Gerste, die in die 1096 Bierbrauereien wanderten, wurden über 24 700 000 hl Bier mit 876 000 dz Alkohol hergestellt. Wenn wir bedenken, daß aus der Gerste, die zur Erzeugung eines Liters Bier erforderlich ist, $^1/_4$ kg Brot hergestellt werden kann, so hätte man aus der den Bierbrauern damals ausgelieferten Gerstenmenge nicht weniger als 677 500 000 kg Brot herstellen können.

6 500 000 dz Gerste liefern, wenn zu Bier verbraut, samt den Nebenprodukten rund 211 630 dz verdauliches Eiweiß, zu Mehl verarbeitet und zu Brot gemacht, hätten wir 387 810 dz verdauliches Eiweiß erhalten. Abgesehen von den Riesenverlusten an Kohlenhydraten, Fett, Nährsalzen und Rohfasern hatten wir also im Frieden jährlich rund 176 180 dz effektiven Verlust an hochwertigem Eiweiß.

Im Jahre 1921 wurden im kleinen, hungernden, schweren Brotmangel leidenden Deutschösterreich bereits wieder rund 2 Mill. hl Bier vertrunken. Das entspricht, wenn wir die Brauverhältnisse der Friedenszeit zur Grundlage der Berechnung nehmen, einer Gerstenmenge von 523 560 dz Gerste. Diese zu

Brot verwendet, hätten wir 48 Mill. kg Brot erzeugen können. Um diese 2 Mill. hl
Bier zu liefern, ist ein Eisenbahnzug notwendig von 33 333 Waggons auf einem
Geleise von 289 km, also eine Strecke so lang als die Eisenbahnlinie Wien—Mar-
burg."

Über den zur Alkoholindustrie und zu den nächstverwandten Gewerbe-
zweigen berufsgehörigen Personenkreis in Bayern soll mangels neuerer Erhebungs-
ergebnisse die Berufszählung vom 12. VI. 1907 eine annähernde Vorstellung
vermitteln [nach Kreiner (5)].

| Berufsart | Erwerbstätige | | | Dienende (für häusliche Dienste) | | | Angehörige ohne Hauptberuf | | | Berufszugehörige insgesamt | | |
|---|---|---|---|---|---|---|---|---|---|---|---|---|
| | männlich | weiblich | zusammen | männlich | weiblich | zusammen | männlich | weiblich | zusammen | männlich | weiblich | zusammen |
| Brauerei . . | 21 874 | 840 | 22 714 | 31 | 2000 | 2031 | 11 854 | 22 868 | 34 722 | 33 759 | 25 708 | 59 467 |
| Branntwein-brennerei, Likör- und Preßhefe-fabrik . . | 1 184 | 161 | 1 345 | — | 206 | 206 | 659 | 1 343 | 2 002 | 1 843 | 1 710 | 3 553 |
| Schaum- und Obstwein-fabrikation Weinpflege . | 640 | 77 | 717 | — | 62 | 62 | 314 | 602 | 916 | 954 | 741 | 1 695 |
| Mälzerei . . | 1 416 | 50 | 1 466 | — | 146 | 146 | 1 060 | 1 987 | 3 047 | 2 476 | 2 183 | 4 659 |
| Gast- und Schank-wirtschaft . | 28 147 | 63 804 | 91 951 | 27 | 4382 | 4409 | 16 410 | 23 434 | 39 844 | 44 314 | 91 620 | 135 934 |
| Böttcherei . | 7 567 | 121 | 7 688 | 1 | 193 | 194 | 4 002 | 7 743 | 11 745 | 11 570 | 8 057 | 19 627 |

In einer auf Zahlen von 1910 sich stützenden Berechnung kommt Elster (7)
zu dem Ergebnis, daß die drei Sorten alkoholischer Getränke zusammen eine
Fläche von rund 1 250 000 ha beanspruchen, fast ebensoviel wie das gesamte
Acker- und Gartenland von Württemberg und Hessen zusammengenommen.
Die für das Alkoholgewerbe mittel- und unmittelbar in Anspruch genommenen
Personen müssen auf den gleichen Zeitpunkt auf rund 1,8 Mill. Menschen an
genommen werden.

Über die in der Gast- und Schankwirtschaft Tätigen gibt folgende Tabelle
Auskunft (Stat. Jahrb. f. d. Dtsch. Reich 1921/22, S. 13):

| Haupt-beruflich Erwerbstätige insgesamt | Neben-berufs-fälle | Berufsstellung der hauptberuflich Erwerbstätigen | | | Bei den hauptberuflich Erwerbstätigen lebende | | Berufszu-gehörige (Er-werbstätige, Dienende, Angehörige) |
|---|---|---|---|---|---|---|---|
| | | a) Selbstän-dige (einschl. Hausgewerbe-treibende) | b) Angestellte | c) Arbeits-kräfte | Dienende | Angehörige | |
| 650 897 | 288 409 | 238 676 | 6289 | 405 932 | 81 476 | 514 842 | 1 247 215 |

## III. Verbrauch von geistigen Getränken.

Das Alkoholbedürfnis ist in verschiedenen Ländern recht verschieden,
abhängig von Klima, Produktion der geistigen Getränke, Trinksitten und der
sozialen Lage der Verbraucher. In den heißen Ländern wird an sich wenig
Alkohol genossen; je kälter das Durchschnittsklima ist, desto größer ist der
Branntweinverbrauch. Bier wird in Dänemark, Belgien, England und Süddeutschland am meisten verbraucht, während die weinbauenden Länder wie Frankreich,
Spanien und Italien im Weinverbrauch an der Spitze stehen. Durch den Welt-

*Einfluß des Weltkrieges auf den Bestand des Gastwirtschaft- und Schankwesens in Preußen.*
(Nach der amtlichen Zusammenstellung des preußischen Ministeriums des Inneren.)

| Provinz usw. | Zahl der Gastwirtschaften | | Zahl der Schankwirtschaften | | Zahl der Kleinhandlungen mit Branntwein oder Spiritus | | Zahl der alkoholfreien Wirtschaften | | Gesamtzahl der Wirtschaften Spalte 2—9 | | Bestand der Wirtschaften Ende Dez. 1918 gegen Ende Dez. 1913 | |
|---|---|---|---|---|---|---|---|---|---|---|---|---|
| | Ende Dez. 1913 | Ende Dez. 1918 | Ende Dez. 1913 | Ende Dez. 1918 | Ende Dez. 1913 | Ende Dez. 1918 | Ende Dez. 1913 | Ende Dez. 1918 | Ende Dez. 1913 | Ende Dez. 1918 | mehr | weniger |
| 1. | 2. | 3. | 4. | 5. | 6. | 7. | 8. | 9. | 10. | 11. | 12. | 13. |
| Ostpreußen . | 4 732 | 4 407 | 1 680 | 1 550 | 355 | 303 | 131 | 122 | 6 898 | 6 382 | — | 516 |
| Westpreußen | 3 097 | 3 018 | 2 454 | 2 285 | 272 | 251 | 149 | 147 | 5 972 | 5 701 | — | 271 |
| Berlin . . . | 830 | 626 | 11 437 | 8 887 | 2 766 | 2 227 | 222 | 247 | 15 255 | 11 987 | — | 3 268 |
| Brandenburg | 5 966 | 5 819 | 8 792 | 8 262 | 2 121 | 1 924 | 1 049 | 939 | 17 928 | 16 944 | — | 984 |
| Pommern . . | 3 167 | 3 007 | 3 512 | 3 152 | 1 067 | 1 001 | 205 | 214 | 7 951 | 7 374 | — | 577 |
| Posen . . . | 2 450 | 2 262 | 3 660 | 3 262 | 507 | 409 | 217 | 190 | 6 834 | 6 123 | — | 711 |
| Schlesien . . | 9 759 | 9 681 | 8 643 | 8 114 | 2 034 | 1 864 | 1 158 | 1 133 | 21 594 | 20 792 | — | 802 |
| Sachsen . . | 6 731 | 6 600 | 6 126 | 5 842 | 4 359 | 4 133 | 516 | 551 | 17 732 | 17 126 | — | 606 |
| Schleswig . . | 3 996 | 3 890 | 3 407 | 3 339 | 1 455 | 1 346 | 711 | 683 | 9 569 | 9 258 | — | 311 |
| Hannover . | 10 128 | 9 875 | 5 067 | 4 815 | 1 780 | 1 634 | 520 | 532 | 17 495 | 16 856 | — | 639 |
| Westfalen . | 7 617 | 7 554 | 6 953 | 6 864 | 1 048 | 958 | 857 | 838 | 16 475 | 16 214 | 29 | 290 |
| Hess.-Nassau | 6 008 | 5 859 | 5 143 | 4 959 | 1 566 | 1 429 | 612 | 608 | 13 329 | 12 855 | — | 474 |
| Rheinprovinz | 13 605 | 13 284 | 15 583 | 15 197 | 3 396 | 3 164 | 3 029 | 3 387 | 35 613 | 35 032 | 5 | 586 |
| Sigmaringen | 303 | 287 | 213 | 190 | 40 | 33 | 1 | 1 | 557 | 511 | — | 46 |
| | 78 389 | 76 169 | 82 670 | 76 718 | 22 766 | 20 676 | 9 377 | 9 592 | 193 202 | 183 155 | 34 | 10 081 |

$$-34$$
$$10\ 047$$

krieg ist fast in allen Ländern der Verbrauch geistiger Getränke gesunken, scheint aber überall wieder zuzunehmen mit Ausnahme der Länder, in denen die Mäßigkeits- und Enthaltsamkeitsbewegung an Ausbreitung gewann. Über die Vereinigten Staaten von Nordamerika läßt sich hinsichtlich des Alkoholverbrauchs nach der Trockenlegung vorläufig nur soviel sagen, daß der Verbrauch geistiger Getränke im engeren Sinn als sonst ausschließlich eine Geldfrage geworden ist. Darauf wird später noch zurückzukommen sein. In Schweden hat das Gothenburger System sozialpolitisch versagt, da im Gegensatz zu früher die Arbeiter nach Empfang der Löhnung bestrebt sind, den ihnen zustehenden Liter sich sofort zu *holen*. Vor dem Weltkrieg hatte in Deutschland der Bierverbrauch den Branntweingenuß zurückgedrängt; doch führte das alkoholarme, wenig schmackhafte Kriegsbier in weiten Schichten zu verstärktem Branntwein- und Likörgenuß.

Die folgenden Statistiken können nur einen allgemeinen Überblick vom Verbrauch geistiger Getränke in den verschiedenen Ländern geben. Auf die einzelnen Fehlerquellen der Statistiken kann hier nicht eingegangen werden. Die Berechnungen pro Kopf der Bevölkerung sind zu allgemein und lassen den Verbrauch geistiger Getränke in einzelnen Schichten in den verschiedenen Altersklassen und bei den beiden Geschlechtern nicht erkennen.

Nach KREINER (5) betrug der Bierverbrauch bis zum Jahre 1913 der deutschen Steuergebiete:

| Jahr | Bayerns Verbrauch überhaupt 1000 hl | Verbrauch auf den Kopf der Bevölkerung | | | | | |
|---|---|---|---|---|---|---|---|
| | | Bayern | Brausteuergebiet | Württemberg | Baden | Elsaß-Lothringen | Deutsches Zollgebiet |
| 1894 | 12 852 | 223,5 | 81,5 | 171,0 | 102,5 | 68,7 | 100,9 |
| 1895 | 13 621 | 235,8 | 88,8 | 188,9 | 110,5 | 78,8 | 109,2 |

(Fortsetzung)

| Jahr | Bayerns Verbrauch überhaupt 1000 hl | Verbrauch auf den Kopf der Bevölkerung | | | | | |
|------|------|------|------|------|------|------|------|
| | | Bayern | Brausteuergebiet | Württemberg | Baden | Elsaß-Lothringen | Deutsches Zollgebiet |
| 1896 | 13 724 | 234,3 | 88,9 | 183,1 | 126,1 | 74,8 | 109,2 |
| 1897 | 14 461 | 243,5 | 94,3 | 194,8 | 154,8 | 76,0 | 116,1 |
| 1898 | 14 878 | 247,6 | 94,6 | 191,2 | 164,2 | 82,3 | 117,1 |
| 1899 | 15 042 | 247,5 | 95,3 | 192,2 | 171,6 | 85,7 | 117,9 |
| 1900 | 15 134 | 246,1 | 96,9 | 179,6 | 161,2 | 83,1 | 117,9 |
| 1901 | 15 240 | 244,8 | 95,6 | 184,2 | 158,4 | 82,7 | 116,8 |
| 1902 | 14 816 | 234,7 | 88,3 | 172,4 | 156,1 | 83,4 | 109,5 |
| 1903 | 14 865 | 232,2 | 89,3 | 168,9 | 157,2 | 88,1 | 110,1 |
| 1904 | 15 215 | 236,8 | 89,3 | 163,1 | 156,2 | 91,0 | 110,3 |
| 1905 | 15 250 | 234,9 | 91,9 | 172,8 | 156,8 | 93,6 | 112,4 |
| 1906 | 15 718 | 238,9 | 89,9 | 172,8 | 161,3 | 94,8 | 111,5 |
| 1907 | 15 950 | 239,7 | 89,3 | 169,1 | 158,4 | 97,8 | 110,8 |
| 1908 | 15 821 | 235,0 | 84,0 | 153,8 | 149,8 | 98,2 | 105,2 |
| 1909 | 15 673 | 230,1 | 77,4 | 146,3 | 145,9 | 87,6 | 98,6 |
| 1910 | 15 608 | 227,7 | 77,6 | 164,1 | 129,0 | 82,0 | 98,6 |
| 1911 | 17 051 | 246,0 | 83,0 | 178,8 | 146,0 | 98,5 | 106,4 |
| 1912 | 16 627 | 237,6 | 78,6 | 166,5 | 145,3 | 92,3 | 101,3 |
| 1913 | 16 403 | 232,0 | 80,3 | 163,4 | 145,0 | 93,7 | 102,1 |

der Bierverbrauch Bayerns 1914—1918 (nach KREINER):

| Jahr | Bierverbrauch insgesamt hl | Bierverbrauch Liter pro Kopf der berechneten mittleren Bevölkerung 1914[1]) |
|------|------|------|
| 1914 | 14 785 090 | 207,4 |
| 1915 | 12 435 553 | 174,5[2]) |
| 1916 | 11 512 670 | 161,5 |
| 1917 | 10 522 172 | 147,6 |
| 1918 | 9 894 821 | 138,8 |

Um die Senkung des verhältnismäßigen durchschnittlichen Bierverbrauches während der Kriegsjahre richtig zu bewerten, ist daran zu erinnern, daß die Abnahme der Quantität auch gleichzeitig von einer erheblichen Minderung der Qualität begleitet war. Während 1906 die Malzverwendung für 1 hl Bier sich auf 20,8 kg bezifferte, was einem Stammwürzegehalt von 12,7 Gewichtsprozent entsprach, und noch im letzten Friedensjahre 1913 die Malzverwendung 18,5 kg für 1 hl und der Stammwürzegehalt 11,3 Gewichtsprozent betrug, sank bis 1918 die Malzverwendung in rascher Stufenfolge auf 5,5 kg für 1 hl, was einem Stammwürzegehalt von lediglich 3,3 Gewichtsprozent gleichkommt.

Folgende Tabellen geben einen Einblick in den Verbrauch der geistigen Getränke im Deutschen Reiche:

*Verbrauch von Bier im Biersteuergebiet[3]).*

| Rechnungsjahre (1. IV.) beginnend | Versteuerte und steuerfrei abgelassene Biermenge | Einfuhr | Ausfuhr | Bierverbrauch | auf den Kopf der Bevölkerung |
|------|------|------|------|------|------|
| | 1000 hl | | | | l |
| 1913[4]) | 69 200 | 438 | 820 | 68 818 | 102,1 |
| 1918 | 12 902 | 638[5]) | 169[5]) | 13 371 | 25,2 |
| 1918[4]) | 24 953 | 14 | 10 | 24 957 | 38,6 |
| 1919 | 25 765 | 28 | 79 | 25 714 | 48,0[6]) |
| 1920 | 23 438 | 315 | 354 | 23 399 | 37,8 |
| 1921[7]) | 33 993 | 115 | 523 | 33 635 | 54,3 |
| 1922 | 31 235 | 32 | 549 | 30 718 | 51,2 |
| 1923 | 26 688 | 38 | 408 | 26 318 | 46,7 |

[1]) Die berechnete mittlere Bevölkerung betrug 1914: 7 127 564 Personen; in dieser Zahl müssen die Feldtruppen als eingeschlossen betrachtet werden. — Der Bierverbrauch

*Bierverbrauch in den deutschen Steuergebieten.*
(Vierteljahrshefte zur Statistik des Deutschen Reiches 1921, IV.)
Vgl. Stat. Handb. f. d. Deutsche Reich, Teil I, S. 483, Abschn. V, 4 „Biergewinnung“ und „Abschn. XV, 5 Steuer- und Zolleinnahmen vom Biere“.

| Rechnungsjahre[8] | Berechneter Verbrauch | | | | | | | | | | | |
| | überhaupt | | | | | | auf den Kopf der Bevölkerung | | | | | |
| | 1000 hl | | | | | | l | | | | | |
| | Brausteuergebiet | Bayern[9] | Württemberg[9] | Baden[9] | Elsaß-Lothringen | DeutschesZollgebiet[9] | Brausteuergebiet | Bayern | Württemberg | Baden | Elsaß-Lothringen | DeutschesZollgebiet |
|---|---|---|---|---|---|---|---|---|---|---|---|---|
| 1913 | 42 943 | 16 403 | 4104 | 3204 | 1790 | 68 818 | 80 | 232 | 163 | 145 | 94 | 102 |
| 1914 | 35 683 | 14 784 | 3380 | 2877 | 1896 | 59 073 | 66 | 207 | 134 | 129 | 99 | 87 |
| 1915 | 26 461 | 11 499 | 2293 | 2075 | 1797 | 46 021 | 49 | 161 | 91 | 93 | 94 | 68 |
| 1916 | 20 671 | 10 460 | 1721 | 1730 | 983 | 37 024 | 38 | 147 | 68 | 78 | 52 | 55 |
| 1917 | 10 961 | 10 674 | 929 | 916 | 537 | 23 876 | 20 | 151 | 37 | 41 | 28 | 35 |
| 1918[10] | 13 242 | 9 895 | 1010 | 740 | . | 24 887 | 25 | 141 | 41 | 34 | . | 38 |
| 1919[10] | . | . | . | . | . | 29 268 | . | . | . | . | . | 48 |
| 1920[10] | . | . | . | . | . | 23 407 | . | . | . | . | . | 38 |
| 1921[10] | . | . | . | . | . | 33 585 | . | . | . | . | . | 54,3 |
| 1922 | . | . | . | . | . | 30 718 | . | . | . | . | . | 51,2 |
| 1923 | . | . | . | . | . | 26 318 | . | . | . | . | . | 46,7 |

Die Weltbierproduktion wurde für 1911 auf ca. 300 Mill. hl errechnet, davon entfielen auf Deutschland 70,35 Mill. Im ersten Kriegsjahre ließ der Konsum nach und schränkte die Produktion ein; in den folgenden Kriegsjahren brachte die schwierige Ernährungslage gesetzliche Einschränkungsbestimmungen. Das Malzkontingent wurde vom 1. IV. 1915 an fünfmal herabgesetzt und betrug im Betriebsjahre 1917/18 nur noch 5% der im gleichen Vierteljahre des Jahres 1912/13 verwendeten Menge.

In den Friedensjahren betrug der Alkoholgehalt des Bieres durchschnittlich 3,5%. Im Kriege wurde er allmählich verringert bei untergärigem Bier auf 0,5—1,5%; bei obergärigem Bier auf 0,3—1,0%. Alle Starkbiere, wie Märzen, Salvator und Bockbier durften nicht mehr gebraut werden. Nur bei dem für die Armee bestimmten Biere waren 2,5% zugelassen.

1919—1920 war das Malzkontingent auf 15% gestiegen und wurde ab 1. X. 1920 auf 30% festgesetzt. Am 15. VIII. 1921 wurde das Malzkontingent wieder aufgehoben, und nur für das Braurecht blieb eine Höchstgrenze bestehen. So

der Feldtruppen muß in obiger Darstellung demgemäß als Inlandsverbrauch angesehen werden, nicht als Ausfuhrmenge. Die obigen Verbrauchsziffern gründen sich daher auf die Berechnung Verbrauch = Erzeugung + Einfuhr (Ausfuhr, soweit die Lieferungen nicht an die Feldtruppen gingen).

[2]) Ohne Berücksichtigung der Bierausfuhr, die gegen Malzaufschlagvergütung ins Feld ging, würde sich für 1915 ein Kopfverbrauch von 164,88 l ergeben.

[3]) Vgl. Abschn. V, 5, Tabelle a, Anm.

[4]) In den deutschen Brau- und Biersteuergebieten zusammen, 1918 ohne Elsaß-Lothringen.

[5]) Einschließlich der Ausfuhr nach und der Einfuhr aus den anderen deutschen Brausteuergebieten.

[6]) Unter Berücksichtigung der im Abschnitt V, 5, Tabelle a, Anm. aufgeführten in Bayern und Baden im 1. Viertel des Rechnungsjahres 1919 erzeugten Biermengen.

[7]) Für 1921 vorläufige Angaben.

[8]) Für das Brausteuergebiet, für Württemberg und Elsaß-Lothringen Rechnungsjahre, für Bayern und Baden Kalenderjahre.

[9]) Am 1. IV. 1919 trat Württemberg, am 1. VII. 1919 Bayern und Baden der Biersteuergemeinschaft bei (vgl. Abschn. V, 5, Tab. a, Anm.); Luxemburg ist am 31. XII. 1918 aus dem deutschen Zollgebiet ausgeschieden.

[10]) Für 1918, 1919 und 1920/21 vorläufige Ergebnisse; für 1918 fehlen Angaben aus Posen und Elsaß-Lothringen.

wurden denn im Rechnungsjahre 1922/23 wieder 12 Mill. Zentner Getreide in den Brauereien verwandt gegenüber 2,7 Mill. Zentner im Jahre 1919.

*Branntweinverbrauch im Branntweinsteuergebiete.*
(Vierteljahrshefte zur Statistik des Deutschen Reiches.)

Vgl. Stat. Handb. f. d. Deutsche Reich, Teil I, S. 482, Abschn. V, 5 „Branntweingewinnung" und Abschn. XV, 8 „Steuer- und Zolleinnahmen vom Branntwein".

| Betriebsjahr (1. X. beginnend) | An Branntwein berechnet auf 100 proz. Alkohol wurden | | | | | | | | Überhaupt Branntweinverbrauch (100 % Alkohol) | |
|---|---|---|---|---|---|---|---|---|---|---|
| | 1. gegen Entrichtung der Verbrauchsabgabe oder des Eingangszolls in den freien Verkehr gesetzt (annähernder Trinkverbrauch) | | | | 2. zu gewerblichen usw. Zwecken steuerfrei verabfolgt | | | | | |
| | inländischer Branntwein | ausländischer Branntwein | zusammen | auf den Kopf der Bevölkerung | im ganzen | auf den Kopf der Bevölkerung | Davon | | zusammen 1 und 2 | auf den Kopf der Bevölkerung |
| | | | | | | | nach vollständig.Vergällung | zur Essigbereitung | | |
| | 1000 hl | | | l | 1000 hl | l | 1000 hl | | 1000 hl | l |
| 1912/13 | 1857,3[1]) | 13,9 | 1871,2 | 2,8 | 1724,5 | 2,6 | 1378,4 | 162,0 | 3595,7 | 5,4 |
| 1913/14 | 1722,1[2]) | 14,2 | 1736,3 | 2,6 | 1726,4[2]) | 2,6 | 1412,1 | 151,4 | 3462,7 | 5,1 |
| 1914/15 | 1343,6 | 28,0 | 1371,6 | 2,0 | 1596,1 | 2,4 | 1234,9 | 142,9 | 2967,7 | 4,4 |
| 1915/16 | 797,5 | 80,0 | 877,5 | 1,3 | 1800,0 | 2,7 | 1305,5 | 150,2 | 2677,5 | 4,0 |
| 1916/17 | 296,1 | 31,1 | 327,2 | 0,5 | 1534,3 [3]) | 2,3 | 1016,4 | 144,6 | 1861,5 | 2,8 |
| 1917/18 | 327,8 | 37,9 | 365,7 | 0,6 | 2013,0 | 3,0 | 1482,8 | 145,4 | 2378,7 | 3,6 |
| 1918/19 | 101,3[4]) | 16,3 | 117,6 | 0,2 | 1125,3[3]) | 1,7 | 898,7 | 142,5 | 1246,0 | 1,9 |
| 1919/20[5])[6]) | 95,8 | 324,7 | 420,5 | 0,7 | 823,0 | 1,3 | 543,3 | 135,1 | 1243,5 | 2,0 |
| 1920/21[5]) | 224,2 | 406,9 [6]) | 631,1 | 1,0 | 675,4 [6]) | 1,1 | 391,8 | 141,4 | 1306,5 | 2,1 |
| 1921/22[5]) | 998,4 | 268,2 | 1266,6 | 2,0 | 1279,0 | 2,1 | 824,5 | 151,5 | 2545,6 | 4,1 |
| 1922/23 | 587,2 | 23,7 | 611,1 | 1,2 | 768,6 | 1,4 | 384,8 | 106,3 | 1379,7 | 2,5 |
| 1923/24 | 345,3 | . | . | . | 682,4 | . | 376,2 | 73,6 | . | . |

Während der Bierverbrauch auf den Kopf der Bevölkerung im Jahre 1921 erst rund wieder die Hälfte des Verbrauches von 1913 erreicht hat, ist der Trinkbranntweinverbrauch im gleichen Zeitraum schon wieder auf über $2/_3$ des Verbrauches von 1913 gestiegen. Die Zunahme von 1918/19 bis 1921/22 beträgt das Zehnfache, während beim Bier im gleichen Zeitraum nur eine Verdoppelung des Verbrauches stattfand. Dadurch äußert sich eine wichtige Verschiebung in der Bevorzugung des Branntweins zu ungunsten des Bieres; mit anderen Worten, der Behäbigkeitsalkoholismus ist gegenüber dem Notalkoholismus zurückgetreten.

Im Betriebsjahre 1913/14 wurden 3,46 Mill. hl Alkohol erzeugt und davon 1,85 zu Trinkzwecken in den Verkehr gebracht. Im November 1914 wurde der Durchschnittsbrand der größeren Brennereien um 40% gekürzt, von der Erzeugung mußten 65% denaturiert werden. 1915/16 mußten 70% vergällt werden und vom 2. IV. 1915 an durfte unverarbeiteter Branntwein nicht mehr in den Verkehr gebracht werden. Nach wiederholter kurzer Freigabe wurde durch die Verordnung vom 16. III. 1916 der Trinkbranntwein für die Zivilbevölkerung endgültig gesperrt.

---

[1]) Abzüglich der gegen Vergütung der Verbrauchsabgabe ausgeführten Alkoholmengen.

[2]) Unvollständige Angabe: für den Direktivbezirk Ostpreußen fehlt der Verbrauch in den Monaten August und September 1914.

[3]) Unvollständige Angabe: für den Direktivbezirk Posen fehlt der Verbrauch in den Monaten August und September 1919; aus Elsaß-Lothringen keine Angaben.

[4]) Außerdem wurde auf Grund der Verordnungen vom 4. II. und 8. III. 1915 ausländischer Branntwein zu steuerfreien Zwecken zollfrei abgelassen 1914/15: 79 641 hl Alkohol, 1915/16: 19 531 hl, 1916/17: 15 962 hl, 1917/18: 13 842 hl, 1918/19: 3078 hl.

[5]) Jetziges Reichsgebiet.

[6]) Am 1. X. 1919 ist das Gesetz über das Branntweinmonopol vom 26. VII. 1918 (RGBl. S. 887) in Kraft getreten. Vgl. für die folgende Zeit auch das Gesetz vom 6. XII. 1919 (RGBl. S. 1987), die Verordnungen vom 3. V. 1920 (RGBl. S. 898) und das Gesetz über das Branntweinmonopol vom 8. IV. 1922 (RGBl. S. 405).

Nach der Denkschrift der Fachgemeinschaft deutscher Hygieneprofessoren betrug im Jahre 1921 der Gesamtvorrat der Branntweinmonopolverwaltung 3,5 Mill. hl, die zum großen Teil zu Trinkzwecken abgegeben werden mußten, da für diese Mengen die Industrie nicht abnahmefähig war. Vom 18. X. 1922 an nahm die Monopolverwaltung keine Aufträge auf Trinkbranntwein mehr an, weil die Spritvorräte zu gering waren; doch wurde diese Sperre im April 1923 teilweise wieder aufgehoben.

In weitere Einzelheiten des deutschen Branntweintrinkverbrauches vor dem Kriege, besonders in das Verhältnis des Trinkkonsums zu dem gewerblichen Verbrauche, gibt folgende Tabelle Einblick:

| Betriebsjahr (1. Oktober beginnend) | An Branntwein, berechnet auf 100% Alkohol wurden | | | | | |
|---|---|---|---|---|---|---|
| | 1. Gegen Entrichtung der Verbrauchsabgabe oder des Eingangszolls in den freien Verkehr gesetzt (Annähernder Trinkverbrauch) | | 2. Zu gewerblichen Zwecken steuerfrei verabfolgt | | 3. Zusammen (1. und 2.) verbraucht | |
| | inländischer und ausländischer Branntwein insgesamt 1000 hl | auf den Kopf der Bevölkerung l | insgesamt 1000 hl | auf den Kopf der Bevölkerung l | inländischer und ausländischer Branntwein insgesamt 1000 hl | auf den Kopf der Bevölkerung l |
| 1906/07 | 2457,4 | 4,0 | 1336,5 | 2,2 | 3793,9 | 6,1 |
| 1907/08 | 2389,6 | 3,8 | 1592 3 | 2,5 | 3981,9 | 6,3 |
| 1908/09 | 2650,6 | 4,2 | 1480,1 | 2,3 | 4130,7 | 6,5 |
| 1909/10 | 1783,0 | 2,8 | 1882,9 | 2,9 | 3665,9 | 5,7 |
| 1910/11 | 1969,2 | 3,0 | 1407,0 | 2,2 | 3376,2 | 5,2 |
| 1911/12 | 1933,5 | 2,9 | 1573,9 | 2,4 | 3507,4 | 5,3 |

Über den internationalen Branntweinverbrauch schreibt HELENIUS (4): „Was den Verbrauch von Branntwein betrifft, muß man einen Unterschied zwischen dem Trinkbranntwein und dem Verbrauch von denaturiertem oder vergälltem Alkohol zu verschiedenen, vor allem zu Haushalts- und gewerblichen Zwecken im Auge haben. Der Jahreskonsum des Trinkbranntweins per Einwohner ist in dem meist bekannten offiziellen Zusammenstellungen, nämlich in der letzten diesbezüglichen Publikation vom englischen Handelsministerium (‚Alcoolic Beverages 1909‘) für die Jahre 1905—1909 und im Statistischen Jahrbuch von Frankreich für 1910, folgendermaßen berechnet. Aus nahestehenden Gründen hat HELENIUS Finnland hinzugefügt.

Branntweinverbrauch in Litern zu 50% per Einwohner.

| | Englische Berechnung 1905—1909 | Französische Berechnung 1910 |
|---|---|---|
| Dänemark | 11,9 | 11,2 |
| Ungarn | 9,6 | — |
| Deutschland | 7,7 | 5,6 |
| Österreich | 7,3 | — |
| Niederlande | 7,2 | 5,2 |
| Frankreich | 6,9 | 7,2 |
| Schweden | 6,9 | 6,6 |
| Vereinigte Staaten | 6,4 | 5,4 |
| Rußland | 6,0 | 5,9 |
| Belgien | 5,6 | 5,2 |
| England | 4,4 | 3,0 |
| Rumänien | 3,9 | — |
| Norwegen | 3,0 | 3,2 |
| Italien | 2,2 | 1,4 |
| Schweiz | — | 4,4 |
| Finnland | — | 1,6 |

*Verbrauch von Wein, weinähnlichen und sonstigen (weinhaltigen) Getränken im Deutschen Reich[1].*
(Vierteljahrshefte zur Statistik des Deutschen Reiches 1922, I.)
Vgl. Abschn. XV, 6 „Besteuerung von Wein usw.“

| Rechnungsjahr | Versteuerter Wein | | | | Zur Herstellung von Essig, Schaumwein und Branntwein steuerfrei verwendeter Wein | | | | Gesamtverbrauch | |
|---|---|---|---|---|---|---|---|---|---|---|
| | Wein von Most aus Trauben | weinähnliche Getränke | sonstige weinhaltige Getränke | zusammen | Wein von Most aus Trauben | weinähnliche Getränke | sonstige weinhaltige Getränke | zusammen | überhaupt | auf den Kopf der Bevölkerung |
| | l | l | l | l | l | l | l | l | l | |
| 1918 (1. 9. 18 bis 31. 3. 19) | 96 838 981 | 13 248 994 | 1 068 266 | 111 156 241[2] | 6 689 813 | 506 177 | 1 938 | 7 197 928 | 118 354 169 | 1,78 |
| 1919 | 193 815 650 | 66 640 615 | 1 966 773 | 262 423 038[3] | 17 526 143 | 1 798 498 | 20 410 | 19 345 051 | 281 768 089 | 4,58 |
| 1920 | 149 810 194 | 81 316 460 | 1 148 373 | 232 275 027[4] | 18 277 191 | 11 125 645 | 825 481 | 30 228 317 | 262 503 344 | 4,28 |
| 1921 | 203 584 987 | 69 209 648 | 738 919 | 273 533 554[5] | 22 533 642 | 15 326 619 | 8 332 898 | 46 193 159 | 319 726 713 | 5,16 |
| 1922 | 189 859 300 | 98 884 700 | 1 147 200 | 293 707 700 | 5 219 600 | 1 765 900 | 2 200 | 6 989 300 | 300 760 000 | 5,4 |
| 1923 | 114 289 500 | 74 037 000 | 1 324 900 | 194 662 400 | 2 784 900 | 1 031 000 | 2 400 | 3 818 500 | 198 480 090 | 3,6 |

Besonders auffallend ist die Zunahme des Schaumweinverbrauches, die 1921 den Friedensverbrauch von 1913 schon überschritten hat. Auch hierin äußert sich eine wichtige Verschiebung der deutschen Trinkgewohnheiten; denn der gesteigerte Schaumweinverbrauch wird in der Hauptsache Ausdruck eines Luxusbedürfnisses sein und spiegelt bis zu einem gewissen Grade die Verschiebung im Geldbesitz wieder. Wieweit am Schaumweinverbrauch die reisenden Ausländer beteiligt sind, läßt sich nicht feststellen.

Verbraucht wurden auf den Kopf der Bevölkerung in Deutschland nach GROTJAHN (9) (Soz. Pathologie, S. 293. Berlin: Julius Springer 1923) siehe zweite Tabelle auf S. 425.

Den Gesamtverbrauch in Deutschland zeigt die dritte Tabelle auf S. 425.

Anschließend seien noch einige Zahlen über den internationalen Alkoholverbrauch und über den Verbrauch in einigen Fremdstaaten mitgeteilt.

E. RÖSLE (10) hat den internationalen Alkoholverbrauch folgendermaßen zusammengestellt:

Auf den Kopf der mittleren Bevölkerung entfielen durchschnittlich jährlich Liter Bier siehe vierte Tabelle auf S. 425.

Auf den Kopf der mittleren Bevölkerung entfiel durchschnittlich jährlich ein Branntweinverbrauch nach absolutem Alkohol, siehe erste Tabelle auf S. 426.

Auf den Kopf der mittleren Bevölkerung entfielen durchschnittlich jährlich Liter Wein siehe zweite Tabelle auf S. 426.

---

[1] Gesetz vom 26. Juli 1918 (RGBl. S. 821).

[2] Auf Wein in Fässern entfallen 67 543 400 l und auf Wein in Flaschen (umgerechnet) 43 612 841 l.

[3] Auf Wein in Fässern entfallen 153 157 271 l und auf Wein in Flaschen (umgerechnet) 109 265 767 l.

[4] Wein in Fässern 144 506 239 l, Wein in Flaschen (umgerechnet) 87 768 698 l.

[5] Wein in Fässern 164 802 797 l, Wein in Flaschen (umgerechnet) 108 730 757 l.

*Schaumweinverbrauch im Zollgebiete.*
(Vierteljahrshefte zur Statistik des Deutschen Reiches 1920, III.)
Vgl. Absch. V, 6 „Schaumweingewinnung" und Abschn. XV, 7 „Steuer- und Zolleinnahmen
vom Schaumwein".

| Rechnungs-jahr | Versteuert | | | Aus dem Zoll-ausland ein-geführt | Gesamtverbrauch | |
| | Schaumwein aus Fruchtwein, ohne Zusatz von Traubenwein | anderer Schaumwein | zusammen | | überhaupt | auf den Kopf der Bevölke-rung |
| --- | --- | --- | --- | --- | --- | --- |
| | Schaumwein in ganzen Flaschen | | | | | |
| 1913 | 1 036 075 | 10 488 801 | 11 524 876 | 1 000 348 | 12 525 224 | 0,19 |
| 1914 | 573 865 | 4 830 046 | 5 403 911 | 335 665 | 5 736 576 | 0,08 |
| 1915 | 481 537 | 8 537 370 | 9 018 907 | 205 531 | 9 224 438 | 0,14 |
| 1916 | 934 707 | 13 167 750 | 14 102 457 | 97 396 | 14 199 853 | 0,21 |
| 1917 | 965 876 | 11 266 490 | 12 232 366 | 72 671 | 12 305 037 | 0,18 |
| 1918 | 1 227 921 | 8 105 172 | 9 333 093 | 45 938 | 9 379 031 | 0,14 |
| 1919 | 2 209 271 | 13 036 976 | 15 246 247 | 672 540 | 15 918 787 | 0,26 |
| 1920 | 1 208 045 | 8 692 858 | 9 900 903 | 246 484 | 10 147 387 | 0,17 |
| 1921 | 1 202 166 | 11 804 384 | 13 006 550 | 727 575 | 13 734 125 | 0,22 |

| | 1913<br>l | 1920<br>l | 1913<br>Goldmark | 1920<br>Papiermark |
| --- | --- | --- | --- | --- |
| Bier . . . . . . . . . . . | 103,3 | 41,0 | 40,5 | 123,0 |
| Branntwein . . . . . . . | 10,5 | 1,8 | 11,7 | 59,0 |
| Wein . . . . . . . . . . | 4,5 | 3,3 | 10,1 | 63,9 |
| 100% Alkohol insgesamt . | 6,8 | 1,4 | 62,3 | 245,9 |

| | 1913 in Millionen<br>hl | 1920 in Millionen<br>hl | 1913 in Milliarden<br>Goldmark | 1920 in Milliarden<br>Papiermark |
| --- | --- | --- | --- | --- |
| Bier . . . . . . . . . . . | 68,8 | 25,0 | 2,70 | 7,50 |
| Branntwein . . . . . . . | 7,0 | 1,1 | 0,78 | 3,60 |
| Wein . . . . . . . . . . | 3,0 | 2,0 | 0,67 | 3,90 |
| 100% Alkohol insgesamt . | 4,5 | 0,85 | 4,15 | 15,00 |

| In den Jahren | Belgien | Dänemark | Deutsches Zollgebiet | Bayern | Württemberg | Baden | Frankreich | England | Italien | Holland | Norwegen (ohne Schweden) | Österreich-Ungarn | Rußland | Schweden | Schweiz | Spanien | Vereinigte Staaten von Nord-Amerika |
| --- | --- | --- | --- | --- | --- | --- | --- | --- | --- | --- | --- | --- | --- | --- | --- | --- | --- |
| 1831—1840 | 137 | — | — | — | — | — | — | — | — | — | — | — | — | — | — | — | — |
| 1841—1850 | 122 | — | — | — | — | — | — | — | — | — | — | — | — | — | — | — | — |
| 1851—1855<br>1856—1860 | 130 | — | — | — | — | — | 16 | 107 | — | — | — | — | — | — | — | — | — |
| 1861—1865<br>1866—1870 | 146 | — | — | — | — | — | 19 | 111<br>130 | — | — | — | — | — | — | — | — | — |
| 1871—1875 | 171 | — | 90 | — | 204 | 78 | 19 | 146 | — | — | 17 | 34 | — | — | — | — | 26 |
| 1876—1880 | 171 | — | 87 | 229 | 186 | 75 | 21 | 150 | — | 25 | 20 | 31 | — | — | — | — | 27 |
| 1881—1885 | 166 | — | 87 | 211 | 153 | 78 | 23 | 125 | 0,7 | 26 | 17 | — | — | — | — | 1,3 | 38 |
| 1886—1890 | 171 | — | 100 | 218 | 168 | 95 | 22 | 127 | 0,8 | 26 | 15 | 32 | 3,3 | 26 | 40 | 1,3 | 47 |
| 1891—1895 | 183 | 87 | 109 | 226 | 177 | 103 | 23 | 135 | 0,6 | 28 | 20 | 39 | 3,3 | 32 | 52 | 1,3 | 58 |
| 1896—1900 | 208 | 97 | 123 | 244 | 188 | 155 | 25 | 144 | 0,6 | 31 | 20 | 45 | 4,3 | 50 | 67 | — | 59 |
| 1901—1905 | 218 | 95 | 119 | 237 | 172 | 157 | 36 | 133 | 0,8 | 31 | 16 | 42 | 4,9 | 59 | 64 | 3,0 | 67 |
| 1906 | 225 | 96 | 118 | 239 | 173 | 161 | 37 | 125 | 1,2 | 30 | — | 43 | — | 62 | 71 | — | 76 |
| 1907 | 223 | 94 | 118 | 240 | 169 | 158 | 36 | 125 | — | 29 | 14 | 45 | — | 59 | 72 | — | 80 |
| 1908 | 213 | 95 | 111 | 235 | 154 | 150 | 38 | 121 | — | 27 | 14 | — | — | 58 | 76 | — | 79 |
| 1909 | — | — | 100 | 230 | — | 146 | — | 117 | — | — | — | — | — | 50 | — | — | 75 |

| In den Jahren | Belgien | Dänemark | Deutsches Branntwein-steuergebiet | Frankreich | England | Italien | Holland | Norwegen | Österreich-Ungarn | Rußland | Schweden | Schweiz | Spanien | Vereinigte Staaten von N.-Amerika |
|---|---|---|---|---|---|---|---|---|---|---|---|---|---|---|
| 1831—1835 | 3,45 | — | — | — | — | — | 5,25 | — | — | — | — | — | — | — |
| 1836—1840 |  | — | — | — | — | — | 5,05 | — | — | — | — | — | — | — |
| 1841—1845 | 3,05 | — | — | — | — | — | 4,15 | — | — | — | — | — | — | — |
| 1846—1850 |  | — | — | — | — | — | 3,5 | — | — | — | — | — | — | — |
| 1851—1855 | 3,1 | — | — | 2,8 | — | — | 3,75 | 3,65 | — | — | — | — | — | — |
| 1856—1860 |  | — | — | 2,75 | 2,6 | — | 3,85 | 2,75 | — | — | 4,1 | — | — | — |
| 1861—1865 | 4,0 | — | — | 2,3 | 2,75 | — | 4,0 | 2,2 | — | 4,9 | 5,3 | — | — | — |
| 1866—1870 |  | — | — | 2,5 | 2,5 | — | 3,8 | 2,4 | — | 4,3 | 4,45 | — | — | — |
| 1871—1875 | 3,8 | 9,3 | 4,65 | 2,6 | 3,0 | 0,5 | 4,35 | 2,85 | 3,7 | 4,65 | 5,9 | — | — | 3,0 |
| 1876—1880 | 4,6 |  | 4,45 | 3,05 | 3,0 | 0,525 | 4,9 | 2,45 |  | 3,8 | 5,05 | — | — | 2,3 |
| 1881—1885 | 4,45 | 8,9 | — | 3,9 | 2,7 | 1,15 | 4,7 | 1,2 | 3,5 | 3,4 | 4,0 | — | — | 2,65 |
| 1886—1890 | 4,45 | 7,1 | 4,25 | 3,9 | 2,5 | 0,6 | 4,95 | 1,5 | 4,4 | 2,8 | 3,5 | 2,9 | 2,1 | 2,45 |
| 1891—1895 | 4,85 | 7,6 | 4,4 | 4,25 | 2,6 | 0,6 | 4,45 | 1,75 | 5,25 | 2,45 | 3,35 | 3,05 | 2,85 | 2,6 |
| 1896—1900 | 4,45 | 7,4 | 4,35 | 4,5 | 2,75 | 0,57 | 4,15 | 1,35 | 5,25 | 2,55 | 4,0 | 2,6 | — | 2,1 |
| 1901—1905 | 3,5 | 7,5 | 4,05 | 3,5 | 2,6 | 0,65 | 3,9 | 1,6 | 5,15 | 2,5 | 3,8 | 2,0 | — | 2,65 |
| 1906 | — | 6,25 | 3,8 | 3,55 | 2,35 | 0,725 | 3,7 | — | — | 2,95 | 3,6 | — | — | 2,85 |
| 1907 | — | 5,85 | 4,0 | 3,3 | 3,35 | — | 3,65 | — | — | 2,9 | 3,7 | — | — | 3,1 |
| 1908 | — | 6,25 | 3,8 | 3,45 | 1,8 | — | 3,5 | — | — | 2,8 | 3,3 | — | — | 2,7 |
| 1909 | — | 5,08 | 4,2 | — | 2,55 | — | — | — | — | — | 3,0 | — | — | 2,6 |
| 1910 | — | — | 2,8 | — | — | — | — | — | — | — | — | — | — | — |

| In den Jahren | Belgien | Dänemark | Deutsches Reich | Württemberg Wein | Württemberg Most | Frankreich | Griechenland | Spanien | England | Italien | Holland | Norwegen | Österreich-Ungarn | Rußland | Schweden | Schweiz | Vereinigte Staaten von N.-Amerika |
|---|---|---|---|---|---|---|---|---|---|---|---|---|---|---|---|---|---|
| 1831—1840 | 2,0 | — | — | — | — | — | — | — | — | — | — | — | — | — | — | — | — |
| 1841—1850 | 2,1 | — | — | — | — | — | — | — | — | — | 3,0 | 0,7 | — | — | — | — | — |
| 1851—1855 | 2,3 | — | — | — | — | 60 | — | — | — | — | 2,2 | 0,7 | — | — | 0,4 | — | — |
| 1856—1860 |  | — | — | — | — | 95 | — | — | 1,0 | — | 2,2 | 0,4 | — | — |  | — | — |
| 1861—1865 | 2,9 | — | — | — | — | 120 | — | — | 1,1 | — | 1,9 | 0,45 | — | — | 0,4 | — | — |
| 1866—1870 |  | — | — | — | — | 139 | — | — | 2,1 | — | 1,95 | 0,6 | — | — |  | — | — |
| 1871—1875 | 3,9 | 1,4 | — | — | — | 153 | — | — | 2,4 | — | 2,2 | 0,9 | 22,4 | — | 0,8 | — | 1,6 |
| 1876—1880 | 3,7 |  | — | — | — | 117 | — | — | 2,2 | — | 2,3 | 0,9 |  | — |  | — | 1,9 |
| 1881—1885 | 3,4 | 1,2 | — | 25,7 | — | 115 | — | — | 1,8 | 72,5 | 2,6 | 0,9 | — | — | 0,6 | — | 1,7 |
| 1886—1890 | 3,3 |  | 5,8 | 22,1 | 43,9 | 95 | — | 115 | 1,7 | 99,0 | 2,4 | 0,9 | 20,0 | — |  | — | 2,0 |
| 1891—1895 | 3,9 | 1,6 | 5,4 | 22,1 | 36,3 | 108 | — | 86 | 1,7 | 93,0 | 2,3 | 1,2 | 13,2 | 3,3 | 0,6 | 67 | 1,5 |
| 1896—1900 | 4,3 | 1,7 | 5,9 | 24,1 | 51,9 | 130 | — | 103 | 1,8 | 92,0 | 2,0 | 2,5 | 14,6 | 3,7 | 0,7 | 73 | 1,4 |
| 1901—1905 | 4,6 | 1,5 | 6,6 | — | 41,8 | 139 | 42,2 | 85 | 1,6 | 114,0 | 1,8 | 1,6 | 17,7 | 4,0 | 0,6 | 74 | 1,8 |
| 1906 | 5,1 | — | — | — | — | 142 | — | — | 1,3 | 85,0 | 1,6 | 1,0 | — | — | — | 55 | 2,1 |
| 1907 | 4,7 | — | 4,9 | — | — | 176 | — | — | 1,3 | — | 1,6 | 1,1 | — | — | — | 55 | 2,5 |
| 1908 | 4,6 | — | 6,0 | — | — | 166 | — | — | 1,1 | — | 1,5 | — | — | — | — | — | — |
| 1909 | — | — | 4,0 | — | — | 149 | — | — | 1,1 | — | 1,4 | — | — | — | — | 70 | — |

Nach RÖSLE war der jährliche Gesamtalkoholverbrauch der einzelnen Völker, berechnet auf den Kopf der mittleren Bevölkerung im Durchschnitt der Jahre 1901—1905 und bezogen auf den absoluten Alkohol, den die einzelnen Getränke erfahrungsgemäß enthalten, wie ihn auf S. 427 oben stehende Tabelle zeigt.

Für Großbritannien berechnet seit langen Jahren WILSON (11), was er die Alkoholrechnung, die „Drink Bill", in England nennt. Danach betrug der Verbrauch auf den Kopf der Bevölkerung im Königreich Großbritannien im Jahre 1921:

|  | Bier Gallonen zu 4,5 | Branntwein zu 58% Gallonen |
|---|---|---|
| England und Wales . . . . . . . | 26,8 | 0,34 |
| Schottland . . . . . . . . . . . | 9,0 | 0,78 |
| Irland . . . . . . . . . . . . . | 16,5 | 0,38 |

Der Verbrauch an reinem Alkohol betrug 61 Mill. Gallonen gegenüber 69,5 Mill. im Jahre 1918 und 92 Mill. im Jahre 1913. Der Anteil des Bieres am Verbrauch reinen Alkohols beträgt 79,3%, der des Branntweins 17,5% und des Mostes 3,2%.

Die Ausgaben betragen auf den Kopf im Jahre

**1921:** 8 £ 10 sh (für Erwachsene von 21 Jahren und mehr 14 £ 4 sh)
**1913:** 3 £ 12 sh (für Erwachsene von 21 Jahren und mehr 6 £)

| Land | Bier | Wein | Branntwein | insgesamt |
|---|---|---|---|---|
| Frankreich | 1,4 | 16,7 | 3,5 | 21,6 |
| Italien | 0,03 | 13,7 | 0,65 | 14,4 |
| Belgien | 8,7 | 0,55 | 3,5 | 12,8 |
| Schweiz | 2,6 | 7,4 | 2,0 | 12,0 |
| Dänemark | 2,69 | 0,18 | 7,05 | 9,9 |
| England | 6,65 | 0,24 | 2,6 | 9,5 |
| Deutschland | 4,76 | 0,66 | 4,05 | 9,5 |
| Österreich-Ungarn | 1,68 | 2,12 | 5,15 | 8,95 |
| Bulgarien | 0,68 | 6,17 | 0,68 | 7,5 |
| Ver. Staaten von N.-A. | 3,35 | 0,27 | 2,65 | 6,3 |
| Schweden | 1,67 | 0,13 | 3,8 | 5,6 |
| Rumänien | 0,04 | 2,52 | 2,0 | 4,6 |
| Rußland | 0,18 | 0,6 | 2,6 | 3,4 |
| Norwegen | 0,6 | 0,2 | 1,6 | 2,4 |
| Finnland | 0,34 | 0,6 | 1,4 | 2,3 |

Österreich vertrank im Jahre 1921 (Intern. Zeitschr. g. d. Alkohol 1922 S. 127):

| | | |
|---|---|---|
| 1 200 000 hl Wein | und gab dafür aus (1 l = 1000 Kr.) | 120 Mill. |
| 600 000 Fl. Schaumwein | „　„　„　·, (1 Fl. = 5000 „ ) | 3 „ |
| 19 250 000 l Schnaps | „　„　„　„ (1 l = 2500 „ ) | 48 „ |

Mithin betrugen die Gesamtausgaben für alkoholische Getränke im Jahre 1921: 211 Milliarden.

Wieviel Bodenfläche wird durch die Bierproduktion anderen notwendigen Produkten entzogen?

In Deutschösterreich sind 103 100 ha besten Bodens mit Gerste bebaut, davon wurden 57% für Brauzwecke beansprucht, also 58 760 ha. Der gesamte Ernteertrag an Gerste betrug 921 600 dz, davon wurden, wie bereits erwähnt, 523 560 dz den Bierbrauern ausgeliefert, das sind also 56,8% der gesamten Gerstenernte.

Auf der Fläche, die mit Hopfen bepflanzt war — es wurden 3500 dz Hopfen für Biererzeugung geliefert — hätte man 8900 dz Gerste ernten können.

Köchlin (12) gibt an: Der jährliche Verbrauch des Schweizer Volkes wurde berechnet auf 230 Mill. Franken für Wein, 30 Mill. für Most, 120 Mill. für Bier, 70 Mill. für Branntwein, insgesamt 450 Mill. Von dem in der Schweiz verbrauchten Wein werden etwa drei Viertel eingeführt.

Unter der alkoholarmen Kriegswirtschaft verminderten sich die Wirkungen des chronischen Alkoholismus sehr bedeutend. Besonders deutlich läßt sich das aus der Statistik Dänemarks (Hindhede, Sozialhygienische Mitteil. 1922, Heft 1) nachweisen. Der Alkoholverbrauch in Dänemark betrug nämlich in Litern jährlich auf den Kopf der Bevölkerung:

| | 1900—09 | 1910—14 | 1915—16 | 1917 | 1918 |
|---|---|---|---|---|---|
| Branntwein | 11,3 | 9,2 | 8,6 | 2,6 | 0,4 |
| Bier | 36,0 | 33,0 | 34,0 | 33,0 | 21,0 |

Die Alkoholfrage für Eingeborene in den ehemaligen deutschen Schutzgebieten behandelt Külz (13), der von 1902 bis in den Krieg im Kolonialdienst Afrikas und der Südsee die Alkoholfrage in den deutschen Schutzgebieten ganz besonders zu bearbeiten hatte. Er wendet sich entschieden gegen die Behauptung, als habe in den ehemaligen deutschen Kolonien ein Alkoholmißbrauch durch die Eingeborenen in nennenswertem Maße bestanden. Von allen deutschen Kolonien waren Ostafrika, Südwestafrika, Neu-Guinea und Samoa durch streng gehandhabtes Alkoholverbot an Eingeborenen gesichert. Von Kamerun fielen zwei Drittel, in Togo ein Viertel des Landes in die Verbotszone. Dadurch waren von den ca. 12 Mill. farbiger Schutzbefohlenen mehr als 90% gegen den Alkohol gesichert. Alle antialkoholischen Bestrebungen haben die aktive Förderung der deutschen Kolonialverwaltung gefunden. Die Beschlüsse der Brüsseler bzw. anderer Konferenzen sind von der deutschen Verwaltung stets gehalten worden; in Kamerun wurde freiwillig darüber hinausgegangen. Von einer (zuweilen behaupteten) erschreckenden Zunahme der Einfuhr von Schnaps kann weder nach absolutem Werte, noch besonders im Verhältnis zum Gesamthandel die Rede sein. Jener ist annähernd unverändert geblieben, dieser im letzten Jahrzehnt auf die Hälfte gesunken. Die Hauptmasse des nach Togo und Kamerun gelangenden Schnapses kommt nicht aus Deutschland. Deutsche Schnapsbrenner haben kein Interesse an ihm. Weder in der Konzentration, noch in seiner sonstigen Beschaffenheit unterschied sich der an erster Stelle für die Eingeborenen eingeführte Schnaps (Gin, Genêvre) vom fremdländischen. Ein sonstiger Unterschied bestand nur insofern, als auf französischer Seite der Absinth, auf englischer der Whisky als Spezialität dieser Länder in erheblicher Menge hinzukamen.

Über den Alkoholverbrauch in den anderen Kulturstaaten liegen nach Elster (7) Übersichten von 1905 und 1910 vor, nämlich eine Erhebung über den Alkoholverbrauch in den bedeutendsten Kulturstaaten von Prof. Struve und Dr. Schultz-Besse vom Institut für Gärungsgewerbe aus dem Jahre 1905 und eine neuere derartige, aber nicht so umfassende Zusammenstellung vom Reichsarbeitsblatt (1910, Heft 3). Nach den 1905er Mitteilungen verteilte sich die ermittelte Gesamtalkoholmenge auf die drei Hauptgetränke Bier, Branntwein und Wein wie folgt: Der Weinalkohol hat mit 4,16—4,99 l pro Kopf der Bevölkerung und Jahr stets die erste Stelle eingenommen, auf ihn folgt der Branntweinalkohol mit 3,30—3,45 l, und an letzter Stelle kommt der Bieralkohol mit 2,53—3,17 l. Die durchschnittliche Menge des konsumierten Bieres stieg von 55,5 auf 71,31 l, ebenso der Weinkonsum von 24,4 auf 28,63 l, während der Branntweinkonsum in den letzten 10 Jahren etwas zurückgegangen ist, von 6,94 auf 6,7 l. An der Spitze der berücksichtigten Kulturländer marschiert in bezug auf Alkoholkonsum Frankreich mit 16,16—21,19 l. Ihm folgt in einem Abstand von etwa 5 l Italien, daran reihten sich Belgien mit 11,09—12,16 l, die Schweiz mit einem auf 13,1 gesteigerten Durchschnittskonsum. Großbritannien hatte 10,31—11,55 l, nahezu gleich stand Dänemark, Deutschland hatte 8,94—9,51 l. Österreich-Ungarns Alkoholkonsum hatte sich von 7,51 auf 9,33 l vermehrt, Schweden wies die bedeutendsten Steigerungen auf, und zwar von 7,51 auf 9,33. Ebenso die Vereinigten Staaten von Amerika: 5,1 auf 6,78 l, Rußlands Alkoholverbrauch war zurückgegangen von 3,33 auf 2,52 l. Unwesentlich erschien die Zunahme in Norwegen von 2,22 auf 2,41 l. Als Biertrinker nahmen 1905 die Belgier und Engländer den ersten Platz ein, ihnen folgt Deutschland, dann Dänemark, die Vereinigten Staaten, Schweiz, Österreich-Ungarn, Schweden, Frankreich, Norwegen, Rußland und Italien. Im Branntweingenuß stand Dänemark oben an; ihm folgte Österreich-Ungarn. Deutschland stand 1905 an dritter Stelle, während es 1900 noch an fünfter stand.

Über den Verbrauch von Nahrungsmitteln in Deutschland seit dem Kriege für geistige Getränke bringt VOGEL (14) folgende Zusammenstellung:

Während des Krieges sind nicht weniger als 54 791 012 Z. Gerste, d. h. täglich 36 000 Z., verbraut worden[1]), während Hunderttausende im Hunger elend zugrunde gehen mußten. Auch das Ende des Krieges und die schweren Jahre seither haben keine Besserung gebracht. Immer größere Mengen von Nahrungsmitteln sind für Bier und Schnaps verbraut und verbrannt worden, das Vollbier hat seinen Einzug gehalten, vor ganz kurzer Zeit erst ist das Recht zum Verbrennen von Kartoffeln von 20 auf 60% erhöht worden, und das alles, während die Nahrungsnot des größten Teiles der Bevölkerung immer bedenklicher angewachsen ist, so daß wir, um wenigstens unsere Kinder vor dem Hunger zu schützen, die Hilfe wohltätiger Ausländer in Anspruch nehmen mußten.

Die Zahlen, die sich hier ergeben, sprechen Bände, und ich glaube, daß es lohnt, sich im Rahmen dieser Betrachtungen einmal näher mit ihnen zu befassen.

Nach Bericht 10 der Amerikanischen Kinderhilfsmission der Religiösen Gesellschaft der Freunde (Quäker) vom 31. Juli 1922 sind von Januar 1920 bis Ende September 1922 folgende Mengen von Nahrungsmitteln nach Deutschland gebracht worden:

|  |  | Calorien in 1 kg[2]) | Gesamter Caloriengehalt |
|---|---|---|---|
| Schmalz und Pflanzenfett . . . . . . . | 3 635 359 kg | 8700 | 31 631 973 300 |
| Kakao . . . . . . . . . . . . . . . . . | 1 269 900 „ | 4900 | 6 222 510 000 |
| Kondensierte Milch (ungesüßt) . . . . . | 9 600 365 „ | 2100 | 20 160 766 500 |
| Kondensierte Milch (gesüßt) . . . . . . | 4 505 843 „ | 3500 | 15 770 450 500 |
| Reis . . . . . . . . . . . . . . . . . | 5 252 327 „ | 3600 | 18 908 377 200 |
| Bohnen und Erbsen . . . . . . . . . | 3 726 563 „ | 2800 | 10 434 376 400 |
| Mehl[3]) . . . . . . . . . . . . . . . | 4 866 327 „ | 3600 | 17 518 777 200 |
| Zucker . . . . . . . . . . . . . | 594 629 „ | 3900 | 2 319 053 100 |
| insgesamt . . . . | 33 451 833 kg | — | 122 966 284 200 |

Im gleichen Zeitraum wurden verwendet nach amtlichen Angaben zur Herstellung von Bier:

|  | Malz[4]) | Zuckerstoffe[6]) | Reisabfallgries[7]) und Mais | Erzeugte Biermenge hl |
|---|---|---|---|---|
| 1. 1. 20—31. 3. 20[5]) . . . . . | 56 011 t | 853 t | 376 t | ? |
| 1. 4. 20—31. 3. 21 . . . . . . | 224 044 t | 3 413 t | 1 504 t | 23 319 418 |
| 1. 4. 21—31. 3. 22 . . . . . . | 493 446 t | 5 095 t | 47 468 t | 32 360 447 |
| 1. 4. 22—30. 9. 22 . . . . . . | 308 160 t | 1 954 t | 26 936 t | 19 689 047 |
| insgesamt . . . | 1 081 661 t | 11 295 t | 76 284 t | 75 308 913 (in 30 Monaten). |

Legen wir als üblich zugrunde, daß zur Herstellung von 1 kg Malz 1,35 kg Gerste nötig ist, so erhalten wir einen Gersteverbrauch von 1 460 242 t. Der Caloriengehalt dieser Nahrungsstoffe berechnet sich nach der auf S. 430 oben stehenden Tabelle.

Der Vergleich der beiden Calorienendzahlen gibt ein erschreckendes Bild: 41mal soviel haben sich unsere Biertrinker an Nährwerten durch die Kehlen laufen lassen, als die

---

[1]) Nach Mitteilungen der Deutschen Tageszeitung für Brauerei. Da die Schwarzbrauerei nicht eingerechnet ist, ist die Angabe als Mindestzahl zu betrachten.

[2]) Berechnet nach KÖNIG. Ich bin mir wohl bewußt, daß die bloße Berechnung nach Calorien nicht ausreicht und daß die von den Quäkern gelieferten Nahrungsmittel qualitativ besonders hoch stehen. Es handelt sich aber hier nur um eine annähernde Erfassung der in Frage kommenden Nahrungsmengen.

[3]) Halb als Roggen-, halb als Weizenmehl gerechnet.

[4]) Zum weitaus größten Teil (im Jahre 1921 z. B. 97,6%) Gerstenmalz, daher im folgenden nur als solches gerechnet. Bei genauerer Auswertung des Weizenmehles würden sich die angegebenen Nährwertzahlen wenig erhöhen.

[5]) Berechnet nach dem Verbrauch des ganzen Rechnungsjahres 1919/20.

[6]) Als Melasse berechnet.

[7]) Je zur Hälfte genommen.

|  | Verbrauchte Menge in Tonnen | Calorien in 1 kg | Gesamter Caloriengehalt |
|---|---|---|---|
| Gerste . . . . . . . . . . | 1 460 242 | 3304,7 | 4 825 661 737 400 |
| Zuckerstoffe . . . . . . . . | 11 295 | 2181,2 | 2 463 439 500 |
| Reisabfallgrieß und Mais . . | 76 284 | 3608,9 | 275 301 327 600 |
| Insgesamt | 1 547 821 | — | 5 103 426 504 500 |

Quäker mit großen Kosten über den Ozean herübergebracht haben, um unsere Kinder vor dem Hunger zu bewahren!

Rechnen wir vorsichtig, daß der Nährwert der Gerste für den Menschen in Form von Graupen, Mehl usw. nur mit 60% ausnützbar ist, so kommen wir (allein für die Gerste!) immerhin auf die stattliche Zahl von 2,9 Billionen nutzbarer Calorien, die in diesen ganzen $2^3/_4$ Jahren tagtäglich fast 3 Millionen erwachsener arbeitender Menschen die zur Ernährung mehr als ausreichende Druchschnittsmenge von 3000 Calorien darzubieten gestattet hätte[1]). Und wenn solche Mengen als menschliche Nahrung nicht hätten Verwendung finden können, hätten wir immer noch besser getan, sie an das Vieh zu verfüttern. Damit hätten wir doch wenigstens noch $^1/_5$ des ursprünglichen Nährwertes in Form von Milch, Butter und Fleisch wiedergewonnen. Noch besser wären statt der Braugerste und des zugehörigen Hopfens anderes Getreide, Viehfutter oder Ölfrüchte angebaut worden, an denen wir im Krieg so schweren Mangel gelitten haben.

Hierbei ist zu berücksichtigen, daß zu dem Verbrauch von Gerste für Brauzwecke noch ungeheure Mengen von Kartoffeln, Obst und teurem Auslandsmais kommen. Zuverlässige, den ganzen in Frage kommenden Zeitraum umfassende Zahlen sind mir nicht bekannt. Ein paar Angaben mögen genügen:

Noch im letzten Kriegsjahr 1917/18 wurden 1 009 938 t Kartoffeln mit fast 1 Billion Calorien verbrannt. In den Monaten Juni bis August 1922 wurden (nach einer Reichstagsinterpellation von Eggerstedt und Puchta) rund 300 000 t Auslandsmais zur Schnapsherstellung eingeführt. Die Verschlechterung der Valuta im Sommer 1922 war, nach dem Urteil von Börsenfachleuten, wesentlich auf diese Luxuseinfuhr zurückzuführen.

Und das weitere Gegenstück: durch die Schnapsmonopolverwaltung sind im Jahre 1921 wöchentlich 76 000 Flaschen Schnaps abgesetzt worden.

Der Rückgang der gesamten Alkoholerzeugung und des Verbrauches während des Krieges findet eine Ergänzung in der folgenden Statistik der Bewegung des Gast- und Schankwirtschaftswesens für die Jahre 1914 und 1918 in Bayern [nach Kreiner (5)]:

| Regierungsbezirk | Gast- u. Schank-wirtschaft[2]) | | Flaschenbier-handel | | Ausschank von eigenen Alkohol-erzeugnissen | | | | | | Ausschank von nichtgeistigen Getränken | |
|---|---|---|---|---|---|---|---|---|---|---|---|---|
| | Zahl der Betriebe | | | | Bier | | Wein | | Branntwein | | Zahl der Betriebe | |
| | 1914 | 1918 | 1914 | 1918 | 1914 | 1918 | 1914 | 1918 | 1914 | 1918 | 1914 | 1918 |
| Oberbayern . . . . | 8 512 | 8 249 | 1523 | 1407 | 228 | 216 | 3 | 4 | — | — | 644 | 724 |
| hiervon München | 2 948 | 2 739 | 827 | 743 | — | — | — | — | — | — | 381 | 419 |
| Niederbayern . . . | 4 017 | 3 995 | 345 | 332 | 340 | 338 | 2 | 2 | 1 | — | 99 | 101 |
| Pfalz . . . . . . . . | 5 835 | 5 546 | 789 | 603 | 18 | 11 | 142 | 90 | 148[3]) | 80[3]) | 205 | 178 |
| Oberpfalz . . . . . | 3 621 | 3 529 | 210 | 199 | 1144 | 1128 | — | — | — | — | 84 | 84 |
| Oberfranken. . . . | 4 353 | 4 350 | 437 | 357 | 783 | 621 | 1 | 1 | — | — | 118 | 124 |
| Mittelfranken . . . | 6 775 | 6 699 | 319 | 269 | 237 | 225 | 1 | 1 | — | — | 309 | 328 |
| hiervon Nürnberg | 2 058 | 2 034 | 102 | 65 | — | — | — | — | — | — | 163 | 186 |
| Unterfranken . . . | 4 111 | 3 989 | 273 | 203 | 84 | 63 | 87 | 53 | — | 11 | 122 | 124 |
| Schwaben . . . . | 4 474 | 4 471 | 707 | 652 | 150 | 135 | 19 | 5 | — | — | 70 | 74 |
| hiervon Augsburg | 526 | 536 | 157 | 162 | 3 | 3 | — | — | — | — | 13 | 10 |
| Staat . . . . . . | 41 698 | 40 826 | 4603 | 4022 | 2984 | 2734 | 262 | 156 | 149 | 91 | 1651 | 1737 |

[1]) Ich bin mir wohl bewußt, daß die bloße Berechnung nach Calorien nicht ausreicht, und daß die von den Quäkern gelieferten Nahrungsmittel qualitativ besonders hoch stehen. Es handelt sich aber hier um eine annähernde Erfassung der in Frage kommenden Nahrungsmengen.

[2]) Umfassend: 1. Gastwirtschaften, 2. Schankwirtschaften mit Ausschank von Branntwein, 3. Schankwirtschaften ohne Ausschank von Branntwein, 4. Branntweinausschank allein.

[3]) Mit Ausschluß des Bezirksamtes Zweibrücken.

Wie weit der Weinverbrauch in der Nachkriegszeit in Deutschland auf Kosten der reisenden Ausländer geht, und wieweit am Schaumweinverbrauch die Neureichen beteiligt sind, läßt sich nicht einwandfrei ermitteln. Sicherlich hat auch, abgesehen von den Ausländern, innerhalb der deutschen Bevölkerung eine erhebliche Verschiebung im Verbrauch der geistigen Getränke stattgefunden. Am schwersten zu beurteilen ist wohl im Augenblick der Verbraucherkreis der Liköre und des Branntweins. In allen größeren Städten fällt die Zunahme von Likörstuben, Bars und Dielen in die Augen. Hier scheint es sich um einen nicht sehr umfangreichen, aber relativ große Mengen verzehrenden Verbraucherkreis zu handeln, der neben bestimmten Kreisen der Geschäftswelt sich vorwiegend aus mehr jugendlichen Personen, die relativ leicht Geld verdient haben oder gegen früher unverhältnismäßig hohe Gehälter bezogen, zusammensetzt. Auch die sog. Lebewelt tritt hier unerfreulich in Erscheinung. Schwerwiegender vom Allgemeinstandpunkt ist die Zunahme des Verkaufs von Likören und Branntweinen in offenen Läden. Anfangs nach dem Kriege wurden die von Waren entblößten Schaufenster aus Dekorationsgründen mit Likörflaschen ausgefüllt. Dann hat sich durch diesen Anreiz der Verbrauch dieser geistigen Getränke sicherlich mit gehoben, unterstützt durch eine in Deutschland früher unbekannte Entwicklung der Reklame, der leider auf der Suche nach neuen Einnahmequellen unsere öffentlichen Einrichtungen, wie Bahn und Post, viel zu weit entgegengekommen sind. Nicht zuletzt gibt auch die Reklame des Reichsbranntweinmonopols, z. B. in den elektrischen Straßenbahnen, Veranlassung zu schweren Bedenken. Aus welchen Kreisen sich die so angelockten Verbraucher zusammensetzen, ist nicht leicht zu übersehen; sicherlich ist auf diese Weise der Likör- und Branntweinverbrauch in weitere Familienkreise als früher gedrungen. In nicht wenigen Fällen wird in dieser Form der Alkohol als Sorgenbrecher Verbreitung gefunden haben, da die Not der Zeit den Verbrauch hochkonzentrierter geistiger Getränke ihrer schnelleren Wirkung wegen begünstigt.

In Süddeutschland hat die Schwarzbrennerei von Obstbranntwein in der Nachkriegszeit recht erheblich zugenommen, teils zum eignen Gebrauch, teils zum Verkauf. Entsprechend der darniederliegenden Polizeiautorität waren die von der Regierung, z. B. in Baden, unternommenen Maßnahmen nicht durchaus wirksam zur Bekämpfung.

Bei dieser für ein besiegtes Land eigenartigen Entwicklung des Verbrauches geistiger Getränke ist es kein Wunder, daß sich die Siegerstaaten eingehend nach unserem Alkoholkonsum erkundigten.

Die Zahlen, mit denen Deutschland die Fragen der Entente für die Brüsseler Konferenz 1921 über den Alkoholkonsum in Deutschland beantwortete, lauteten [zit. nach ELSTER (7)]:

*Verbrauch an alkoholischen Getränken:*

| | Menge | | Wert nach Kleinhandelspreisen | |
|---|---|---|---|---|
| | 1913 in Millionen hl | 1920 in Millionen hl | 1913 in Milliarden Goldmark | 1920 in Milliarden Papiermark |
| Bier . . . . . . . . . . . . . . . . . . . . . | 68,8 | 25,0 | 2,70 | 7,50 |
| Branntwein . . . . . . . . . . . . . . . . | 7,0 | 1,1 | 0,78 | 3,60 |
| Wein . . . . . . . . . . . . . . . . . . . . | 3,0 | 2,0 | 0,67 | 3,90 |
| Zusammen (Menge in reinem Alkohol) . . . . | 4,5 | 0,85 | 4,15 | 15,00 |

Unter Zugrundelegung einer Einwohnerzahl von 66,6 Millionen für das Jahr 1920 ergeben sich als Verbrauch und Aufwand auf den Kopf der Bevölkerung die folgenden Zahlen [zit. nach ELSTER (7)]:

*Verbrauch an alkoholischen Getränken:*

| | Menge in Liter | | Wert in Goldmark Papiermark | |
|---|---|---|---|---|
| | 1913 | 1920 | 1913 | 1920 |
| Bier . . . . . . . . . . . . . . . . . . . . . | 103,3 | 41,0 | 40,5 | 123,0 |
| Branntwein . . . . . . . . . . . . . . . . | 10,5 | 1,8 | 11,7 | 59,0 |
| Wein . . . . . . . . . . . . . . . . . . . . . | 4,5 | 3,3 | 10,1 | 63,9 |
| Zusammen (Menge in reinem Alkohol) . . . . | 6,8 | 1,4 | 62,3 | 245,9 |

Danach betrug der Alkoholgenuß im Jahre 1920 nur noch etwa 20% des Friedensverbrauchs. Aber infolge des schlechten Valutastandes bedeutete auch die Ausgabe von 15 Milliarden, wenn sie zum Teil für Rohstoffe (Gerste) oder Fertigfabrikate (Liköre, Schaumwein) ins Ausland ging, bei der wirtschaftlichen Not Deutschlands, namentlich hinsichtlich der Versorgung mit Nahrungsmitteln, einen sehr ernsten Verlust. Da vom 1. X. 1920 ab das Brauereikontingent wieder auf 30% des Friedensverbrauchs festgesetzt worden war, so daß den Brauereien statt 2 630 000 Zentner Gerste 9 640 000 Zentner Gerste geliefert wurden, so bedeutet das für etwa 45 Millionen der Rationierung unterworfenen Einwohner Deutschlands den Verlust von wöchentlich je $^1/_4$ Pfund Gerstenmehl, Grütze, Graupenflocken. Von der zur Verfügung stehenden Gerste werden 60% für Bier, 15% für Kaffee-Ersatz, 15% für Kochgraupen, 5% für Preßhefe und die letzten 5% zusammen für Kindermehl, Malzextrakt, Spiritus und kochfertige Suppen verwendet. Bei dem Brauvorgang geht 35% an Nährstoffen verloren. Was die Gerste allein anbelangt, so würde die Mühlenindustrie etwa dreimal soviel an Nährwerten aus den wertvollen Rohstoffen herausgeholt haben als die Brauerei. Mit 1 l Vollbier nimmt man den hungernden Kindern 6 Teller wertvoller Suppe weg.

Die Erhöhung des Braukontingents von 15 auf 30% des Friedensverbrauches geschah einmal aus wirtschaftlichen Rücksichten für das Braugewerbe, zweitens aber aus der Erfahrung heraus, daß das Dünnbier von der Bevölkerung vielfach abgelehnt wurde und sie zu Spirituosen in stärkerem Maße überging. Der Reichsminister für Landwirtschaft gab auch an (Reichst.-Drucks. 1920/21, Nr. 1450), daß die tatsächliche Belieferung der Brauereien weit unter dem Höchstsatz von 30%, nämlich tatsächlich auf 5—10% blieb. Der Verbrauch an Braugerste während des Krieges betrug in Deutschland (nach Dtsch. Guttempler):

<pre>
                                                                        dz
8 Monate voller Verbrauch (berechnet) . . . . . . . . . . . . . . . . . 10 058 928
    (I. VIII. 1914 bis 31. III. 1915)
18 Monate, tatsächliche Zuteilung . . . . . . . . . . . . . . . . . . .  6 673 928
    (1. IV. 1915 bis 30. IX. 1916)
12 Monate, tatsächliche Zuteilung . . . . . . . . . . . . . . . . . . .  3 350 811
    (1. X. 1916 bis 30. IX. 1917)
12 Monate, tatsächliche Zuteilung . . . . . . . . . . . . . . . . . . .  1 335 268
    (1. X. 1917 bis 30. IX. 1918)
                                                                       ────────────
50 Monate . . . . . . . . . . . . . . . . . . . . . . . . . . . . . . . 22 418 989
</pre>

Diese Übersicht über den Verbrauch geistiger Getränke und den zu ihrer Herstellung erforderlichen Verbrauch von sonst zur Ernährung verwendbaren Rohstoffen zeigt die ernsthafteste Seite der Alkoholfrage. Wenn eine in Blüte stehende Volkswirtschaft mit einer gewissen Großzügigkeit darüber hinweggehen konnte, so hängt jetzt für das wirtschaftlich zerrüttete Deutschland die wichtige Frage der Bevölkerungspolitik, das Problem des Geburtenrückgangs, die quantitative und qualitative Bevölkerungsvermehrung unlöslich mit unserem Nahrungsspielraum zusammen.

Es ist nicht zu begreifen und nicht zu entschuldigen, daß die deutsche Regierung und der deutsche Reichstag sich nicht die Kriegserfahrungen zunutze gemacht haben, um die nach dem Kriege energisch einsetzende Entwicklung der Alkoholgewerbe und die damit verknüpfte Verschleuderung von Nahrungsmitteln hintanzuhalten. Dagegen ist es durchaus zu begreifen, daß aus dem neutralen Ausland, und besonders von den Vereinigten Staaten von Nordamerika, Pressestimmen laut werden, die sich gegen die weitere Unterstützung hungernder Kinder in Deutschland wenden, solange in Deutschland für die Herstellung alkoholhaltiger Getränke Lebensmittel in solchem Umfange vernichtet und Milliarden an Geld hinausgeworfen würden. Warnungen und Anregungen sind von Gelehrten und aus allen Kreisen des Volkes in der Öffentlichkeit genug erhoben. Mag sein, daß die schweren außenpolitischen Fragen diese innere Not haben zurücktreten lassen. Doch ist das eingetretene Versäumnis kaum noch wieder gut zu machen, weil der Zeitpunkt einer leichteren Umstellung des Alkoholgewerbes verpaßt ist. Wollte man das Versäumte jetzt nachholen, so würde der schon schwer belastete Staatshaushalt jetzt Mittel aufbringen müssen, die praktisch nicht vorhanden sind. Die einzigartige Umstellung und Einschränkung des Alkoholgewerbes im Kriege hätte beibehalten werden und hätte noch weiter entwickelt werden müssen. Man hat im Augenblick drängende wirtschaftliche Interessen für wichtiger gehalten als die Entwicklungsmöglichkeiten der Bevölkerung. Es ist eine trügerische Rechnung, wenn man glaubt, der wirtschaftliche Schaden für die im Alkoholgewerbe beschäftigten und tätigen Menschen wäre unerträglich gewesen. Sicher hätten sich für die davon Betroffenen Schwierigkeiten ergeben; doch darf bei einer das ganze Volk angehenden Frage, besonders wenn von ihrer Lösung die künftige Gestaltung der Bevölkerung so schwerwiegend abhängt, nicht nur Nutzen oder Schaden eines Gewerbes, selbst wenn es so umfangreich ist und in viele andere Gewerbe hinübergreift, berücksichtigt werden, sondern hier gilt es von der hohen Warte sozialbiologischer Betrachtung das Wirtschaftsleben führend zu gestalten.

# IV. Steuer und Zolleinnahmen aus den geistigen Getränken.

Es ist zwecklos Tabellen mitzuteilen, weil eine Auswertung unmöglich ist. Besonders für die Inflationszeit lassen die Steuerberechnungen auf den Kopf der Bevölkerung keinen Vergleich mit dem letzten Friedensjahr zu. Auch für die Einnahmen aus dem Branntweinmonopol sind Berechnungen folgerichtig wegzulassen. Zulässig ist wohl der eine Schluß, daß während der Inflationsperiode eine wirksame Bekämpfung des Alkoholismus durch steuerliche Maßnahmen praktisch ausgeschlossen gewesen ist, eine Tatsache, aus der niemandem ein Vorwurf gemacht werden kann. Wichtig ist diese Feststellung, weil sich daraus ergibt, daß alle künftigen steuerlichen Maßnahmen nicht mit den Zahlen der Jahre 1918 bis mit 1923 in Vergleich gesetzt werden dürfen, wenn man nicht zu völlig irreführenden Schlüssen kommen will. Internationale Vergleiche sind für diese Zeit ebenso wertlos. Zur Steuerreform bei den geistigen Getränken vergleiche: H. MAIER: Die Alkoholfrage, S. 40 ff. 1918. Hier findet sich auch zahlreiches Zahlenmaterial über internationale Vergleiche vor dem Kriege. Mitgeteilt sei daraus folgende Zusammenstellung über das Gesamterträgnis der Alkoholsteuer für das Jahr 1913, s. S. 434.

Daraus geht eindeutig hervor, daß die geistigen Getränke eine ganz erhebliche Steigerung der Steuerlast tragen können. In Abschnitt XX wird darauf noch zurückzukommen sein.

|  | Verbrauchswert M. | Steuerlast M. | Belastung % | Verbrauch je Kopf M. | Besteuerung je Kopf M. |
|---|---|---|---|---|---|
| Bier. . . . . . . | 2 537 260 000 | 257 866 000 | 10,1 | 37,59 | 3,82 |
| Wein . . . . . . | 617 885 000 | 31 864 000 | 5,1 | 9,15 | 0,47 |
| Schaumwein . . . | 69 653 000 | 13 298 400 | 19,2 | 1,02 | 0,20 |
| Branntwein . . . | 759 600 000 | 221 562 600 | 29,1 | 11,25 | 3,28 |
| Insgesamt | 3 984 398 000 | 524 500 000 | 13,2 | 59,01 | 7,79 |

# V. Aufwand für geistige Getränke.

1. Da sich über den Verbrauch der geistigen Getränke in einem Lande nur summarische Mitteilungen machen lassen, muß versucht werden, durch Einzeluntersuchungen den Aufwand bestimmter Familiengruppen oder Berufsklassen zu errechnen. Solche Feststellungen haben natürlich nur einen begrenzten Wert; Verallgemeinerungen daraus müssen vermieden werden. Der Aufwand für geistige Getränke läßt sich für ein ganzes Land errechnen. HARTWIG, der Direktor des Statistischen Amtes der Stadt Lübeck, hat solchen Versuch für das Deutsche Reich gemacht und errechnete eine jährliche Gesamtausgabe von 3565 Mill. Goldmark. Werden Männer, Frauen und Kinder mitgerechnet, ergibt sich daraus ein jährlicher Verbrauch pro Kopf der Bevölkerung von 54,18 Goldmark. 1911 wurden 69,99 Mill. hl Bier verbraucht; nimmt man einen Vorkriegspreis von 40 Pf. für das Liter an, dann wurden für Bier rund 2800 Mill. Goldmark ausgegeben. Das entspricht einem Verbrauch von 106,4 l pro Kopf der Bevölkerung. Im Jahre 1911 wurden 1 933 532 hl reiner Alkohol für Branntwein verbraucht. Setzt man nach HARTWIG 2 M. für den Liter an, so sind 387 Mill. Goldmark für Branntwein oder pro Kopf der Bevölkerung und Jahr 5,8 Goldmark ausgegeben. Für Wein läßt sich der Verbrauch nicht so genau errechnen wie für Bier und Branntwein. Er wurde auf 378,3 Mill. l geschätzt. Da HARTWIG den niedrigen Durchschnittspreis von 1 M. für den Liter annimmt, stellen sich die Ausgaben für Wein auf 378,3 Mill. Reichsmark.

Dieser Aufwand für geistige Getränke vor dem Kriege übertraf die Ausgaben des deutschen Volkes für Heer und Marine um das Dreifache und war größer als alle Ausgaben für Arbeiterversicherung und Volksschulen zusammen. Aus diesem Aufwand von rund $3^1/_2$ Milliarden für geistige Getränke geht die gewaltige Bedeutung der Alkoholgewerbe für Produktion und Verteilung hervor. Kapitalverzinsung, Unternehmergewinn, Löhne für Angestellte und Arbeiter im Alkoholgewerbe und den dazu notwendigen Hilfsgewerben machen einen so großen Teil unseres Wirtschaftslebens aus, daß ein gewaltsamer Eingriff in diesen Riesenapparat zu schweren Erschütterungen des Wirtschaftslebens führen muß. Auf der anderen Seite hat jeder Wirtschaftszweig in sich die Tendenz zu weiterer Ausdehnung, wenn er wirtschaftlich arbeiten will, und das tut das Alkoholkapital, unterstützt durch alle möglichen nur erdenklichen Maßnahmen der Reklame und Anlockung im höchsten Maße, so daß mit zunehmender Kraft des Alkoholkapitals eine zunehmende Verlockung des Volkes zu gesteigerten unwirtschaftlichen Mehrausgaben die Folge sein muß. Je nachdem nun den einzelnen Schichten Lebensgenüsse leicht zugänglich sind, wird in den verschiedenen Schichten der Verbrauch von geistigen Getränken eine verschieden große Rolle spielen. So kommt es, daß der für geistige Getränke ausgegebene Aufwand einen ganz verschieden hohen Anteil an den Gesamthaushaltsausgaben haben muß. Je mehr der Genuß von geistigen Getränken vorwiegend einzige lustbetonte Handlung wird, desto umfangreicher wird er den Haushalt belasten.

2. Daher sollen nun Feststellungen über den Aufwand für geistige Getränke in Privathaushaltungen mitgeteilt werden.

Nach ROWNTREE, SHERWELL und HELENIUS soll ein gutgestellter Londoner Arbeiter 20%, nach STRÜMPELL ein bayrischer Arbeiter 16% seines Lohnes für Alkohol ausgeben.

BLOCHER und LANDMANN [zit. nach ELSTER (7), dem ich auf den beiden nächsten Seiten folge], untersuchten mit vollendeter statistischer Technik Budgets von 8544 Arbeiterfamilien, von welchen 6809 auf die Vereinigten Staaten, 1735 auf Europa entfallen. Die amerikanischen verdanken sie vorwiegend einem Material des Arbeitsamtes der Union. Die Verfasser fanden, daß die Ausgaben für Alkohol mit dem steigenden Einkommen nicht nur absolut, sondern auch relativ wachsen, und daß sie prozentual rascher wachsen als das Einkommen. Der Prozentsatz von Einkommen, der für Alkohol ausgegeben wird, ist im Durchschnitt aller Sozialklassen 4,77% des Einkommens, 5,09% der Ausgaben; d. h. etwa ein Drittel von den Ausgaben für Kleidung, etwa ein Drittel von den Ausgaben für Wohnung, mehr als die Ausgaben für Geistespflege und Gesundheitspflege zusammen, mehr als die Ausgaben für Vor- und Fürsorge, etwa gleich den Ausgaben für Beleuchtung und Heizung. Bei einem Vergleich bleibt Deutschland unter der amerikanischen Ziffer, England geht darüber hinaus, Frankreich und Belgien noch mehr. Der Vergleich stimmt nicht ganz, da sich die europäischen Ergebnisse auf eine zu kleine Anzahl von Familien erstreckt.

Eine vom statistischen Reichsamt (1907) angestellte Erhebung (Reichsarbeitsblatt 1910, Nr. 3) über Wirtschaftsrechnungen minderbemittelter Familien im Deutschen Reich lieferte von 852 Arbeiter- und Beamtenfamilien von einem Einkommen von 1200—4000 M. nur für 215 Familien brauchbare statistische Ergebnisse. Es zeigten sich für 155 Arbeiter- und 60 Beamten- und Lehrerfamilien folgende Sonderergebnisse über den Verbrauch alkoholischer Getränke.

Sämtliche 155 Arbeiterfamilien wandten bei einer durchschnittlichen jährlichen Gesamtausgabe von 1789,35 M. den Betrag von 86,30 M. oder 4,8% für alkoholische Getränke auf, sämtliche 50 Beamtenfamilien bei einer Gesamtausgabe von 2850,89 M. nur 71,44 M. oder 2,5%. Nach der Wohlhabenheit gegliedert ergab sich, daß bei den Arbeiterfamilien mit einer jährlichen Gesamtausgabe von 1600—2000 M. auf alkoholische Getränke 83,87 M. oder 4,6%, bei den Beamtenfamilien dagegen von der gleichen Gesamtausgabe hingegen nur 47,54 M. oder 2,5% auf alkoholische Getränke entfielen. Bei einer beiderseits gleichen Gesamtausgabe von 2000—3000 M. wurden von den Arbeiterfamilien 98,12 M. oder 4,3%, von den Beamtenfamilien 70,72 M. oder 2,7% für den gleichen Zweck verwendet. Für die Frage, in welchem Verhältnis die Ausgaben für den Alkohol zu denen für Nahrungsmittel stehen, zeigte sich, daß im Durchschnitt in sämtlichen Arbeiterfamilien (nicht nur in der vorerwähnten Sonderuntersuchung betrachtet) unter 2000 M. Jahresausgabe für alkoholische Getränke im Hause oder im Wirtshause jährlich 62,46 M. ausgegeben wurden, gegenüber 23,50 M. bei sämtlichen Beamtenfamilien. Das sind im ersteren Falle 8,02%, im letzteren Falle 3,18% sämtlicher Ausgaben für Nahrungsmittel. Bei einer für Beamten und Arbeiter gleichen Jahresausgabe von 2000—3000 M. entfielen auf die beiden Familiengruppen 93,58 M. bzw. 68,12 M., das sind bei den Arbeitern 9,18%, bei den Beamten 7,3% der Nahrungsmittelausgaben. Diese Zahlen sind zweifellos zu klein, Außenausgaben sind nicht mit erfaßt, das Erhebungsmaterial ist zu klein, die erfaßten Familien sind die solideren. In Amerika (Erhebung des Arbeitsamtes der Vereinigten Staaten) fand man nur 1,62% der Gesamtausgaben bei 2567 Familien, von denen allerdings 1265 oder 49,5% abstinent waren; ohne diese ist der Prozentsatz bei den anderen 3,19. Eine andere Erhebung von 361 Arbeiterfamilien in Neuyork ergab 2,7—5,2% des Einkommens (steigend mit höherem Einkommen). Der höhere Anteil der Alkoholausgaben am Gesamtbudget beim deutschen Arbeiter hat schon vor dem Kriege bedeutend nachgelassen (Gewerbeaufsichtsbeamte und organisierte Arbeiterschaft selbst). So ist in Dentschland nach der amtlichen Erhebung (vgl. Reichsarbeitsblatt 1910, Nr. 3) der Bierkonsum in den Jahren 1900—1908 von 125,1 auf 111,2 1 pro Kopf der Bevölkerung und der Branntweinverbrauch in der gleichen Zeit von 4,4 auf 3,8 gewichen. Der Trinkverbrauch an Branntwein zeigt für das Jahr 1909/10 einen Rückgang von einem Drittel gegenüber dem Betriebsjahr 1908/09, nämlich von 2 650 622 hl auf 1 783 027 hl, also um 867 595 hl, d. h. pro Kopf der Bevölkerung von 4,21 auf 2,81, also um 1,41. Aber es liegt eine neuere Arbeit vor von A. DASSENREITER, der den Alkoholverbrauch der gewerblichen Arbeiterschaft untersucht hat (München: J. Heimreich 1917) und zu dem Ergebnis gelangt, daß der bisher angenommene Satz von 9—10% der Gesamtausgaben als Ausgabeposten für alkoholische Getränke im Arbeiterhaushalt richtig und eher als zu niedrig zu bezeichnen ist.

Unwirtschaftlich ist der Genuß unnötiger, ja schädlicher Mengen. Eine pathologische Gier verursacht den Trunk ungeheurer Mengen. Wenn man von den *obenerwähnten* Ziffern der deutschen Erhebung ausgeht, so ist zu berücksichtigen (wie auch die amtliche Denkschrift hervorhebt), daß in den hier behandelten Familien die Ausgabe eine unterdurchschnittliche ist; denn der Bierverbrauch dieser Familien beträgt auf den Kopf 60,7 l, während auf den Kopf der Reichsbevölkerung 118 l entfallen. Aus der Tatsache aber, daß es sich nur um 155 Arbeiter- und 60 Beamtenfamilien (215 von 852 Familien) handelt, deren Aufzeichnungen über Alkoholausgaben für statistische Zwecke brauchbar waren, ergibt sich ohne weiteres, daß man es mit einer Elite sorgsamer Hauswirtschaft zu tun hat; nur Nichttrinkerfamilien haben nach allgemeiner Erfahrung genaue Aufzeichnung der Ausgabewirtschaft. Es zeigte sich weiter, daß in den 60 Beamtenfamilien der Prozentsatz in den verschiedenen Wohlhabenheitsklassen (von 1600—5000 M.) sich ziemlich gleichblieb — er ging von 2,5 auf 2,4 zurück —, während er in den schlechtest gelohnten Arbeiterklassen 5,6 betrug und dann weiter nach oben auf 4,3 zurückging. Je zahlreicher die Familien sind, um so größer werden die Alkoholausgaben. Zwei Wirtschaftsrechnungen höherer Beamter mit einem Einkommen bis 10 000 M. zeigen für Alkoholausgaben einen Prozentsatz von 4,4—6% der Ausgaben (ebenfalls nach einer amtlichen Veröffentlichung des Stat. Amtes) (zit. nach ELSTER). 908 im Jahre 1903 erhobene Berliner Haushaltungen ergaben 6,64%, 44 Nürnberger Haushaltungen einen solchen von 9,53%.

In den ganz soliden Familien mit genauen Aufzeichnungen gibt man nur etwa 1—4% der Gesamtausgaben im Jahr für Alkohol aus. Für das Gros ohne Aufzeichnungen darf eine Ausgabe von 10% als zutreffend gelten. D. h., daß diese Familien ebensoviel für Alkohol ausgeben, wie man in wohlhabenden Familien für Brot oder für Milch ausgibt, und daß weite Volkskreise einen gleichen Prozentsatz für Alkoholica ausgeben wie für Fleisch, Schinken, Speck und Wurst zusammen, da hierfür nach der 1907er Erhebung in Arbeiter- und kleinen Beamtenkreisen nur 10—12% aufgewendet wurden. Man sieht daraus, daß eine solche Ausgabe rein wirtschaftlich viel zu groß ist, und daß man rein wirtschaftlich auf 3% zurückgehen kann, ohne den Genuß einzubüßen.

Bei diesen Erhebungen handelt es sich immer nur um Prozentsätze der Gesamtausgaben. Andere Erhebungen beziehen sich auf Prozentsätze des Einkommens und sind also mit den bisher angeführten nicht ohne weiteres vergleichbar, dienen aber zur Stütze des Gesamtbildes. So hat in Lübeck 1907 eine Erhebung von Haushaltsrechnungen stattgefunden: 43 Haushaltungen mit einem Jahreseinkommen bis zu 3000 M. haben ein ganzes Jahr lang für das Statistische Amt über jede noch so kleine Tagesausgabe und Tageseinnahme Buch geführt, was sich nur bei sehr ordentlichen Familien durchführen ließ. Bei 12 dieser Familien ist der Aufwand an Alkohol auf 1—10% berechnet worden. ELSE CONRAD untersuchte 22 Arbeiterfamilien Münchens und fand Sätze von 12,8% im Durchschnitt (zit. nach ELSTER). Der Abwehrbund gegen die Ausschreitungen der Abstinenz benutzte zu einer graphischen Darstellung der Berliner Statistik, Heft 3, Lohnermittlungen usw. (STANKIEWICS) (zit. nach ELSTER) und kommt zu folgenden Ausgaben:

Das ist im Durchschnitt 6,7%. Ohne Zweifel sind das auch da nur ganz solide Auskunftgebende.

Besonders nach diesem letzteren Zeugnis ist also die Annahme eines Durchschnittssatzes

| Einkommen | Ausgaben für Alkohol |
|---|---|
| 900—1300 M. . . . . . . . . | 5,2% |
| 1300—1700 „ . . . . . . . . . | 6,4% |
| 1700—2100 „ . . . . . . . . . | 7,6% |
| 2100—2600 „ . . . . . . . . . | 7,7% |

von 6% Alkoholausgaben bei ordentlichen und mäßigen Leuten auf das Einkommen sicherlich eher zu niedrig als zu hoch gegriffen.

Einer im Reichsarbeitsblatt 1906 erschienenen Arbeit: „Beiträge zur Alkoholfrage", entnehmen wir folgende Tabelle:

| Untersuchte Arbeiterhaushaltungen | Von den Gesamtausgaben kommen in Proz. auf | | | | Für sonstige Ausgaben verbleiben |
|---|---|---|---|---|---|
| | Nahrung | Wohnung einschließlich Heizung und Beleuchtung | Kleidung | alkoholische Getränke | |
| 908 Berliner . . . . . . . . . . | 47,34 | 20,31 | 8,11 | 6,64 | 17,6 |
| 14 badische . . . . . . . . . | 41,32 | 15,6 | 12,5 | 12,6 | 18,0 |
| 44 Nürnberger . . . . . . . . | 42,80 | 18,90 | 8,53 | 9,53 | 20,25 |
| 11156 amerikanische Arbeiterfamilien | 43,13 | 23,81 | 12,95 | — | — |
| 2567 amerikanische, besonders untersuchte Familien . . . . . | 42,5 | 21,2 | 14,9 | 1,62 | 19,7 |

H. MAIER (Die Alkoholfrage, S. 46. 1918) bringt nebenstehende Tabelle über die Aufwendungen für verschiedene Lebensmittel im Vergleich zum Alkohol in Deutschland. (Hierbei sind sogar noch die zur Branntweinbrennerei benutzten enthalten.)

| Es wurden verausgabt im Jahre | | |
|---|---|---|
| für | Verbrauch im ganzen | auf den Kopf |
| Alkohol . . . . . | 3 983 858 000 M. | 59,01 M. |
| Roggen . . . . . | 2 064 308 000 „ | 30,62 „ |
| Weizen . . . . . | 1 420 015 000 „ | 21,07 „ |
| Salz . . . . . . | 256 574 000 „ | 3,81 „ |
| Zucker . . . . . | 641 154 000 „ | 9,60 „ |
| Kartoffeln . . . | 2 359 615 000 „ | 35,01 „ |

Aus dieser vergleichenden Aufstellung geht mit erschreckender Dentlichkeit hervor, wie groß die Geldbeträge sind, die von unserem Volke zum Ankauf geistiger Getränke verwandt werden. Sie übersteigen sogar je die Ausgaben für Kartoffeln, Roggen und Weizen nicht unbeträchtlich, zumal bei diesen sogar die zur Brennerei benutzten Mengen mit enthalten sind, es sich also gar nicht allein um die für menschliche oder tierische Ernährungszwecke benötigten Massen handelt.

R. WLASSAK berichtet über die Verhältnisse in Mährisch-Ostrau: „Von dem Durchschnittsmonatsverdienst von 70—80 Kronen werden mindestens 15%,

stellenweise bis auf 50% sich steigernd, für Branntwein ausgegeben; auf den
Kopf der Bevölkerung (ca. 30 000 Einwohner) kommen p. a. 28 l Branntwein
(zu 50%) bzw. 50 l (zu 30%) und 150 l Bier. — Die Arbeiter der Flachsdarren
(Gewerbeinspektion Königgrätz in Böhmen), Männer, Frauen und Kinder genießen in den Wintermonaten, um sich bei der Arbeit in den halboffenen Arbeits-
räumen zu erwärmen, früh, mittags, zum Vesper und abends siedend heißen Branntwein, in welchen Brot oder Kartoffeln eingebrockt werden. Diese ‚Suppe‘ wird
auch den mit in die Arbeitsstube mitgebrachten Säuglingen gereicht, damit sie
den Tag hindurch fest schlafen und damit ihre Mütter ungestört arbeiten können.‟

RUBENER sagte auf dem internationalen Hygienekongreß: „Für die Ernährung der Städter ist ja charakteristisch das Vorwiegen des Fleisches; es steht
im Gegensatz zu der vegetabilischen Diät, wie sie die Landbevölkerung im wesentlichen gebraucht. Der Bauernsohn, welcher Arbeit in der Stadt sucht, und zwar
leichtere Arbeit, bekommt dabei auch die städtische Kost. Er könnte auch bei
dem geringeren Kraftwechsel gar nicht mehr so viel verdauen wie auf dem Lande.
Sehr leicht tritt dabei, weil Fleisch teuer und schwer zu erlangen ist, und der
Angehörige der unteren Schicht die eiweißreicheren Gemüse und Cerealien,
z. B. Reis oder selbst Kartoffeln, nicht mehr mag oder sie auch in schmackhafter
Form in der großstädtischen Kneipe nicht erhält, eine Verminderung des Eiweiß-
reichtums seiner Nahrung ein und damit Unterernährung.‟

LAQUER (15) meint dazu: „Diese ungenügende Ernährung, diese Monotonie
und Reizlosigkeit, die Füllselarmut der städtischen Kost, führen den Eingewanderten sowohl wie den schon lange in den „Steinschluchten‟ ansässigen Lohnarbeiter dazu, obige objektive und subjektive Übelstände durch die Einführung
alkoholischer Getränke auszugleichen.‟

KESTNER stellte bei Familienbudgets Nürnberger Arbeiter fest, daß bei
Einkommen von 1000—2000 M. 7—11% für Spirituosen ausgegeben werden.
Für die Familien ergab sich:

|  | bei einem Einkommen von Mark | eine Ausgabe für Alkohol Mark | in Prozenten des Einkommens |
|---|---|---|---|
| Mann und 4 Kinder . . . . . . . . . . . . . | 505 | 36 | 7% |
| Mann, Frau und 8 Kinder . . . . . . . . . | 1106 | 50 | 5% |
| Mann, Frau und 7 Kinder . . . . . . . . . | 1730 | 100 | 6% |
| Mann, Frau und 3 Kinder . . . . . . . . . | 2210 | 120 | 5% |

Für die einzelnen Männer (Gewerbe):

|  | Einkommen Mark | Ausgabe für Alkohol | In Prozenten des Einkommens |
|---|---|---|---|
| Taglöhner . . . . . . . . . . . . . . . . . . | 438 | 44 | 10% |
| Buchbinder . . . . . . . . . . . . . . . . . . | 760 | 83 | 11% |
| Tischler . . . . . . . . . . . . . . . . . . . | 772 | 114 | 15% |
| Schneider . . . . . . . . . . . . . . . . . . | 861 | 86 | 10% |
| Gerber . . . . . . . . . . . . . . . . . . . | 1043 | 31 | 3% |
| Schriftsetzer $1^1/_2$ l Bier . . . . . . . . . . . | 1100 | 131 | 11% |

Die Beurteilung des Verbrauchs geistiger Getränke innerhalb der verschiedenen sozialen Schichten ist ungemein schwierig. Die ursprüngliche Ursache
des Alkoholgenusses liegt in seiner anregenden Wirkung. Diese physiologischen
Wirkungen werden weiter unten gesondert abgehandelt. Die wichtigste ist die
Hebung der Stimmung, eine Erfahrung, die fast bei allen Völkern gemacht ist.

Daraus erwächst nur zu leicht gewohnheitsmäßiger Genuß, der als Notalkoholismus oder Behäbigkeitsalkoholismus einerseits, als Antrieb zu gelegentlicher Berauschung andererseits dient. Dazu gesellt sich noch das Trinken zu Heilzwecken und endlich die Aufnahme geistiger Getränke bei körperlicher Arbeit als vermeintliche Kraftzufuhr. Vom sozialhygienischen Standpunkt ist jeder regelmäßige Alkoholgenuß ernster zu beurteilen als gelegentlicher, selbst wenn hierbei ein Übermaß stattfindet.

Die Grenze zwischen Notalkoholismus und Gelegenheitsalkoholismus ist, wie aus den vorstehenden Haushaltungsziffern hervorgeht, schwer zu ziehen. Wenn überhaupt geistige Getränke in billigen Formen leicht zugänglich sind, wird der Arme dazu neigen, Kummer und Sorgen mit geistigen Getränken, je konzentrierter desto lieber, hinwegzuschwemmen; der wohlhabendere Arbeiter wird glauben, sich durch regelmäßigen reichlichen Alkoholgenuß mehr Daseinsfreude zu verschaffen, als wenn er die gleichen Ausgaben für andere, nicht unbedingt notwendige Bedürfnisse verwendete. So kommt es, daß in Arbeiterkreisen mit zunehmendem Einkommen der relative Anteil der geistigen Getränke steigt; der ursprüngliche Notalkoholismus geht in den Behäbigkeitsalkoholismus über. Während bei dem ersten durch die Alkoholzufuhr vorwiegend Hemmungen des Wohlbefindens, die aus den verschiedensten Umweltgründen erwachsen, fortgeschafft werden sollen, neigt die zweite Gruppe dazu, sich ein Plus an Lustempfindungen zu den, wenn auch nicht gerade zahlreich vorhandenen, zu verschaffen. Der Nachteil dieses täglichen regelmäßigen Alkoholgenusses, selbst wenn er anfangs in mäßigen Grenzen stattfindet, liegt in der herausrückenden Wirkungsschwelle, denn die erhoffte anregende Wirkung kann nur durch eine allmählich wachsende Steigerung der Verbrauchsmenge erreicht werden.

So kann sich aus einem gelegentlichen mäßigen Genuß geistiger Getränke durch Gewöhnung und ständige Steigerung des Verbrauchs unmäßiger Genuß entwickeln; beide, Notalkoholismus und Behäbigkeitsalkoholismus, tragen die Gefahr, zum schweren Alkoholmißbrauch zu werden, in sich. In den meisten Fällen wird dann der Aufwand für geistige Getränke die Haushaltsführung beeinträchtigen. So kann der Behäbigkeitsalkoholismus nach Zerrüttung der wirtschaftlichen Verhältnisse wieder zum Notalkoholismus werden. Man muß sich deshalb hüten, „die ausschlaggebende Bedeutung der sozialen Lage der unteren Klasse für die Ausdehnung des Alkoholismus" (GROTJAHN) zu überschätzen. Ursachen und Wirkung sind in der Alkoholfrage besonders schwer auseinanderzuhalten.

Zusammenfassend ergibt sich aus der hohen Belastung, besonders der Arbeiterhaushaltungen, durch den Genuß geistiger Getränke folgendes Bild. Alle übrigen Ausgaben für Wohnung, Kleidung, Ernährung und Bildung leiden. An erster Stelle werden die Kinder in solchen Familien durch die herabgesetzte Lebenshaltung geschädigt; nicht jedoch nur in materieller Hinsicht, sondern weit mehr in psychischer. Unfriede kehrt ein in den Familien und führt zu ungezählten seelischen Nöten der Kinder, die Zank und Streit der Eltern miterleben müssen. Das schlechte Beispiel der trinkenden Väter stört die Entwicklung der Persönlichkeit bei den Kindern und führt in zahlreichen Fällen zur Verwahrlosung.

## VI. Die physiologischen Wirkungen des Alkohols.

Die physiologischen Wirkungen der geistigen Getränke sind abhängig von der Art des Alkohols, seiner Menge und den übrigen Bestandteilen der Getränke, wie Wasser, Nährstoffe und die verschiedensten ätherischen Öle. Die Wirkung läßt sich feststellen: 1. durch Tierexperimente, welche gestatten, die einzelnen Bestandteile der alkoholischen Getränke gesondert anzuwenden; doch lassen sich diese Ergebnisse nicht ohne weiteres auf den Menschen übertragen; 2. können am Menschen Experimente angestellt werden, deren Ergebnisse aber infolge des verschiedenen Verhaltens der einzelnen Menschen dem Alkohol gegenüber nur äußerst kritisch bewertet werden dürfen; 3. kann die Beobachtung von Menschen, die gelegentlich oder regelmäßig geistige Getränke genießen, lehrreiche, aber stets vorsichtig zu beurteilende Aufschlüsse geben.

Nach H. Meyer (16) wirkt die Gruppe des Alkohols vorwiegend lähmend nicht nur auf das Nervensystem der Wirbeltiere, sondern auf das aller tierischen Organismen, überhaupt auf alles lebende Protoplasma. Zwischen den beiden Gruppen der Schlaf- und Beruhigungsmittel oder der Betäubungsmittel steht als Bindeglied der Äthylalkohol.

Im Mund und in der Speiseröhre des gesunden Menschen werden nennenswerte Mengen alkoholhaltiger Getränke nicht resorbiert; nur wenn die lipoide Struktur der Plasmahaut gelockert oder erweicht wird, dürften nach H. Meyer alkohol- und säurehaltige Flüssigkeiten mit den darin gelösten Stoffen im Magen, wenn auch immer nur in mäßigem Grade, resorbiert werden. Die gesunde Darmschleimhaut resorbiert außer den lipoidlöslichen lipoidunlösliche, in Wasser gelöste Stoffe. Bei den geistigen Getränken kommt es auf ihre Zusammensetzung und nicht nur auf den Alkoholgehalt nach seiner Menge an. So können nach verschiedenen Untersuchungen Bier und viele Weinsorten schädlicher auf die Magenverdauung einwirken als die entsprechenden Mengen reinen Alkohols. Bei der Beobachtung von Menschen muß berücksichtigt werden, daß häufig Bier, Wein und Branntwein nacheinander und durcheinander genossen werden.

Eine kleine Menge konzentrierten Alkohols, nach fetten Speisen genossen, übt einen lösungbegünstigenden Einfluß auf die Fette aus. Schade (17) nimmt nach den Versuchen von Bondi und Neumann (Wiener klin. Wochenschr. 1919, Nr. 20) an, daß der Zusatz von Alkohol bei der Peristaltik des Magens die Emulsionsbildung des Fettes im Speisebrei fördert und dadurch die Angriffsfläche des Fettes für die Fermente vergrößert. Er schreibt: „Der Alkohol, welcher z. B. mit einer sehr erheblichen Lipoidlöslichkeit zugleich eine außerordentliche Befähigung zur Herabsetzung der Oberflächenspannung des Wassers vereinigt, zeigt auch intra vitam für die Resorption eine ganz besondere Eignung: Er wird schon im Magen zu nicht unerheblichen Anteilen resorbiert und vermag sogar für miteingeführte andere Substanzen die Bedingungen einer beschleunigten Resorption zu schaffen. Diese resorptionbegünstigende Wirkung ist therapeutisch von besonderem Interesse; sie gibt die Möglichkeit, Medikamente beschleunigt bereits im Magen zur Resorption zu bringen."

Bunge (18) steht auf dem Standpunkt, daß alkoholische Getränke die Verdauung nicht fördern, sondern daß die Zeit, welche nach einer Mahlzeit verfließt, bis wiederum Hunger sich einstellt, bei gleich reichlicher Mahlzeit bedeutend länger ist, wenn Wein oder Bier dazu getrunken wird. Er zitiert Kretschy, Buchner und Schütz u. a., die die hemmende Wirkung — und zwar auch mäßiger Mengen Bier oder Wein — an einer Magenfistelkranken, an mehreren Personen mit Hilfe der Magenpumpe und durch zahlreiche andere Versuche konstatiert haben. Daraus folgt, daß diese wichtige Frage nicht eindeutig gelöst ist. Es scheinen dabei die Mengen des genossenen Alkohols, die Art der Speisen und die individuelle Beschaffenheit der Versuchsperson eine Rolle zu spielen.

Die Aufsaugung erfolgt rasch. Nach Nemser (19) werden bei Tieren 20% der Zufuhr im Magen, der Rest im Dünndarm aufgesaugt. In den Körperflüssigkeiten findet ein Konzentrationsausgleich statt, so daß das Blut und der eben die Niere verlassende Harn fast übereinstimmenden Alkoholgehalt haben. Wenn nicht die Aufnahme des Alkohols in das Blut durch gleichzeitig im Magen vorhandene größere Nahrungsmengen verzögert wird, spielt nach WIDMARK (20) der Verdünnungsgrad des eingenommenen Alkohols auf die Geschwindigkeit des Übergangs ins Blut keine Rolle; nach SCHWEISSHEIMER (21), VÖLTZ und DIETRICH ist bei an Alkohol Gewöhnten die Aufsaugungsgeschwindigkeit größer als bei Nichtgewöhnten. VOLLMERING (22) fand in der Leber die verhältnismäßig größte Alkoholmenge, wenn anfangs der Alkoholgehalt des Blutes größer ist als der der Gewebe. Später fand sich mehr Alkohol im Gehirn. GARBE (23) stellte beim Gewöhnten ein rascheres Verschwinden aus dem Blute als beim Nichtgewöhnten fest.

BUGLIA und SIMON (24) fanden im Blute während des Alkoholrausches als charakteristisch eine erhebliche Erhöhung des Gefrierpunktes, eine Verringerung der elektrischen Leitfähigkeit und eine Abnahme des spezifischen Gewichtes.

SCHWEISSHEIMER meint, daß der Gewöhnte den Alkohol schneller verbrennt, weil sich die Körperzellen zur Verbrennung besser eingestellt haben, doch seien sie ihrer ursprünglichen Spannkraft beraubt und können sich bei anderen Schädigungen dann nicht mehr anpassen. So wirke die Immunisierung gegen Alkohol schädlich.

Im Kreislauf verstärkt Alkohol die Herztätigkeit und beschleunigt den Puls. Durch zentrale Tonusherabsetzung der Vasomotoren werden die Gefäße, besonders der Haut, erweitert und lösen so ein Wärmegefühl aus, trotzdem durch die erweiterten Hautgefäße der Wärmeverlust des Körpers durch Leitung und Strahlung gesteigert wird. Werden durch größere Alkoholgaben weiterhin die wärmeregulierenden Zentren gelähmt, so steigt bei zunehmender Abkühlung des Körpers die Gefahr für den Betrunkenen (Erfrierungstod).

Durch die Nieren wird der Alkohol ausgeschieden und kann dort neben seiner harntreibenden Wirkung gelegentlich auch eine spezifisch narkotische, d. h. reflexschwächende, entfalten. Auch durch die Galle kann der Alkohol ausgeschieden werden. Versuche, den Alkohol vom Blut als Desinfiziens zu benutzen, sind bisher fehlgeschlagen.

Im Warmblüterorganismus wird der Alkohol fast restlos verbrannt, nur geringe Mengen (2—5%) werden durch die Atemluft entfernt. Nach H. MEYER (16) werden durch die Verbrennung des Alkohols im Stoffwechsel kalorisch äquivalente Mengen von Körperbestandteilen (Kohlehydrate und Fette) gespart (ATWATER, R. O. NEUMANN und ROSEMANN); er vermag, was nicht unwichtig zu sein scheint, die Kohlenhydrate, abgesehen von ihrem kalorischen Energiewerte, unter Umständen auch physiologisch zu vertreten. Der Alkohol kann daher nach H. MEYER — soweit von seinen toxischen Wirkungen abgesehen wird — als ein Surrogat von Nahrungsmitteln betrachtet und am Krankenbett gelegentlich auch als solches benutzt werden. BUNGE (18) steht auf entgegengesetztem Standpunkt, gestützt auf die Versuche MIURAS, der nachwies, daß der Alkohol ohne allen Einfluß auf den Eiweißzerfall war und nicht eiweißersparend wie die Kohlenhydrate wirkte. BUNGE meint, daß in größeren Dosen der Alkohol nicht nur nicht vermindernd, sondern sogar vermehrend auf die Stickstoffausscheidung wirke.

Auch in diesen Streit der Meinungen müssen neue Untersuchungen noch klarere Einblicke verschaffen.

Nach BUNGE hat der Alkohol nur lähmende Eigenschaften. Alle Erscheinungen, die bei oberflächlicher Beobachtung als erregende Wirkung des Alkohols gedeutet werden, lassen sich auf Lähmungserscheinungen zurückführen. BUNGE (18) bringt dafür eine umfangreiche Literatur. Auch die scheinbar erregende Wirkung auf psychischem Gebiete ist gleichfalls nach ihm nur eine Lähmungserscheinung. Da das klare Urteil, die Kritik zuerst durch den Alkohol geschwächt wird, prävaliere das Gemütsleben; Schmerzgefühl und Mißbehagen jeder Art werde betäubt. Daher allein komme die heitere Stimmung.

Dagegen meint H. Meyer (16), daß die Einwirkung einer Substanz im Organismus entweder selbst den unmittelbaren Reiz bildet oder das Einsetzen oder Wirksamwerden anderer dauernd vorhandener, aber sonst unterschwelliger Reize ermögliche, oder sie bewirkt, daß die Entladung, die einem wirksamen Reiz folgt, ausgebreiteter oder heftiger als normal ist. Beseitigung hemmender oder Zuführung beschleunigender Stoffe bewirken in gleicher Weise vermehrte Energieentladung, d. h. Steigerung der Funktion: „Erregung". Auf diese Meinungsverschiedenheit kann hier nicht weiter eingegangen werden. Der Unterschied in der Auffassung scheint in der verschiedenen Begriffsbestimmung des Wortes „Erregung" zu liegen.

Nach H. Meyer, dem hier weiterhin gefolgt wird, „sind die ersten und im Beginn allein in die Augen fallenden Erscheinungen der Alkoholwirkung beim Menschen ein gesteigerter Sprech- und Bewegungstrieb, lebhafte Atmung, beschleunigter Puls, Rötung des Gesichts, alles Zeichen von ‚Erregung', der dann erst nach größeren Alkoholgaben eine allgemeine Depression, Müdigkeit, verlangsamte Atmung und Zirkulation, Verminderung aller Reflexe folgen". Die primäre, jene Erregung hervorrufende Veränderung greift die Großhirnhemisphäre an. Mit Goltz und I. Löb schreibt H. Meyer „dem Großhirn eine Hemmungs- und Abschließungsfunktion zu, die gegenüber allen anderen zentripetalen und zentrifugalen Prozessen im Nervensystem die Konzentrierung der Aufmerksamkeit und des Willens auf den jeweils zweckmäßigen Perzeptions- oder Bewegungsakt überhaupt erst ermöglicht. Es liegt dann am nächsten, anzunehmen, daß der Alkohol im Anfang seiner Wirkung nur diese hemmende Großhirnfunktion schwächt und dadurch die ungeordneten, unkonzentrierten und deshalb planlos gesteigerten Reaktionen der widerstandsfähigeren tieferen Nervenzentren (Basalganglien, Mark) hevortreten läßt; für das hemmungslose Gebaren des Berauschten, die Redseligkeit, sein unmotiviertes Lachen, Weinen, seine Zornesausbrüche usw. gibt dies eine nach Analogie der gleichen Erscheinungen bei bilateraler Rindenerkrankung zureichende Erklärung; im gleichen Sinne deutet die mangelnde Regelung des Gleichgewichts und der Verlust des Muskelsinnes beim Berauschten auf eine unmittelbare Schwächung der Kleinhirnfunktionen. Indes bleibt die Möglichkeit nicht von der Hand zu weisen, daß auch direkte Erregungswirkungen des Alkohols etwa im Bereich der Basalganglien und der Medulla oblongata, merklich mitspielen, und zwar kämen als solche in Betracht die Erregungserscheinungen im Gebiet motorischer Funktionen".

3. Wegen der motorischen Erregungssymptome wird der Alkohol als Belebungs- und Stärkungsmittel in Fällen von Ermüdung oder körperlicher Schwäche als Reizmittel gern benutzt. Warren Lombard (25) hat mit Hilfe des Mossoschen Ergographen bei Versuchen mit willkürlicher und unwillkürlicher Muskelarbeit festgestellt, daß kleine Alkoholmengen die Ermüdung hintanhalten, aber nicht die willkürliche Muskelarbeit verstärken. Bei unwillkürlicher Arbeit nahm der Arbeitserfolg ab. Daraus folgt eine durch den Alkoholgenuß hauptsächlich zentral bedingte Arbeitssteigerung. Frey (26), Kraepelin (27) und seine Mitarbeiter und Joteyko (28) bestätigten diese Ergebnisse. Danach muß es sich hauptsächlich um eine durch Alkohol verursachte Erleichterung der cerebralen Prozesse handeln. Diese Erregung dauert bei einmaliger kleiner Alkoholgabe bis zu einer Stunde und schlägt nach größeren Gaben in ihr Gegenteil um. Nach Kraepelin liegt die Grenzdosis bei erwachsenen Abstinenten

ungefähr bei 40 g, bei an Alkohol Gewöhnten liegt sie höher. Diese Erleichterung der motorischen Leistung, besonders bei Krankheits- und Erschöpfungszuständen, löst erhöhtes Kraftgefühl und vermehrtes Wohlbefinden aus. Auch Ernährung und Stoffwechsel können günstig beeinflußt werden, doch sind bei Gewöhnung an den Alkoholgenuß gesteigerte Gaben notwendig, um die gleiche Wirkung zu erzielen. Es kommt aber nicht nur auf die genossene Alkoholmenge, sondern auf die Alkoholempfindlichkeit der einzelnen Gehirne an; nach GÖRING und KRAEPELIN (29) ist sogar bei dem einen die motorische Erregbarkeit, bei einem anderen die Auffassungsfähigkeit stärker beeinflußbar. Völlige Abstinenz, Schädelverletzungen und schwerer chronischer Alkoholmißbrauch können gesteigerte Empfindlichkeit gegen den Alkohol im Gehirn verursachen.

Die Tatsache, daß der Alkohol in kleinen Mengen als Belebungs- und Stärkungsmittel dienen kann, hat zu der landläufigen Auffassung bei den meisten körperlich schwer arbeitenden Berufen geführt, daß durch Genuß geistiger Getränke bei der Arbeit die Arbeitsleistung wesentlich gesteigert werden könne. Der subjektiven Überzeugung von der die Leistung fördernden Wirkung des Alkoholgenusses stehen bisher Versuche am Ergographen entgegen. Die Frage ist deshalb so schwer zu entscheiden, weil die einzelnen Prüfungen der Muskelleistungen nicht genügend Rücksicht auf die mehr oder weniger große Inanspruchnahme der zentralen Bewegungskoordination genommen haben. Bei allen feineren Arbeiten oder solchen, die die Zusammenarbeit großer Muskelgruppen voraussetzen, wird bei größeren Alkoholgaben die zunehmende Lähmung des Gehirns schneller Leistungsverminderungen auftreten lassen, als bei einfachen Arbeiten. DURIG (30) prüfte den Einfluß des Alkohols bei der Steigarbeit. Eine an mäßigen Alkoholgenuß gewöhnte Person erhielt 15—30 Minuten vor der Steigarbeit 30—40 g Alkohol. Dadurch wurde gegenüber dem Normalversuch eine Verminderung der Leistung um 17% ermittelt. Auch HELLSTEN (30 a) fand bei seinen Versuchen mit dem Ergographen JOHANSSONS bis 17% Leistungsverminderung, wenn die Versuchspersonen 50—80 g Alkohol genossen hatten. Im gleichen Sinne sprechen die im 18. Abschnitt mitgeteilten Versuche an Sportsleuten.

ASCHAFFENBURG (30b) hat versucht, bei Schriftsetzern, also bei der praktischen Arbeitsleistung, die Frage zu lösen und fand dort nach der Einwirkung von 36 g Alkohol eine Verminderung der Arbeitsleistung um durchschnittlich 15%. Hierbei handelt es sich um umfangreiche geistige und koordinatorische Leistungen. Wichtiger noch ist die Frage, ob am Tage vorher genossener Alkohol die Leistungsfähigkeit des nächsten Tages herabgesetzt. Man hat die verminderten Leistungen am Montag und an den auf Zahltagen folgenden Tagen oft mit der Alkoholnachwirkung in Verbindung gebracht; doch können beobachtete Leistungsverminderungen nicht ohne weiteres ausschließlich dem vorausgegangenen Alkoholismus zugerechnet werden, da ein Ruhetag stets verminderte Gewöhnung zur Folge hat und außerdem noch alle anderen körperlichen Anstrengungen der Sonntagsvergnügungen nachwirken. Beweiskräftiger sind die Versuche TOTTERMANNS (30 c), der bei der recht schwierigen Arbeit des Nadeleinfädelns Leistungsverminderungen von 16% feststellte, wenn regelmäßig am Abend vorher täglich 25 g Alkohol genossen waren. Diese wichtige Frage bedarf sorgfältiger Experimente unter besonderer Berücksichtigung aller anderen Faktoren, um die Alkoholwirkung rein herauszuarbeiten.

Am besten erforscht ist die Wirkung des Alkohols auf die zentrale Auslösung und Regulierung der Bewegungen. Nach EXNER und KRAEPELIN (30 d) erleichtern kleine Alkoholmengen die zentrale Auslösung von Bewegungen; doch stören etwas größere Dosen die anfänglich leicht erhöhte Sicherheit der Koordination von Bewegungen, und von 66 g an treten gewöhnlich schon Zitterbewegungen auf (Alber). Bei Schießversuchen bayrischer Soldaten fand Kraepelin nach Alkoholgaben von 40 g bis zu 10% herabgesetzte Treffsicherheit.

Man hat versucht, den Gedankenablauf unter Alkoholwirkung durch Assoziationsexperimente nachzuprüfen, doch sind die Ergebnisse nicht eindeutig überzeugend; nur darin stimmen alle Untersucher überein, daß die Bildung von Klangassoziationen unter leichter Alkoholwirkung gefördert wird, wodurch sich auch die Neigung zu Reimereien erklärt. Joss (31) fand bei Gruppen rechnender Schüler, daß unmittelbar nach dem Genuß von 45 g Alkohol 5,7% mehr richtige Lösungen zustande kamen, daß aber von einer Stunde an nach dem Genuß die Leistungen zurückgehen und 3 Stunden nach dem Genuß um 12,5% hinter denen der nüchternen Schüler zurückblieben. Kürz und Kraepelin (32) zeigten in einer sich über 26 Tage erstreckenden Versuchsreihe bei Wechsel zwischen alkoholfreien Tagen und Alkoholverabreichung von täglich 80 g, daß nach Einsetzen der Alkoholzufuhr die geprüfte Additionsarbeit wenige Tage später nachließ, nach Aussetzen des Alkohols verlangsamt zur Norm zurückkehrte und bei erneuter Zufuhr vermehrte Empfindlichkeit auftrat. Fürer (33) ließ trinkfesten Männern ca. 80 ccm Alkohol (ungefähr 2 l Bier oder $^{5}/_{4}$ l Moselwein) verabreichen und stellte fest, daß die geistige Arbeitsfähigkeit auf 24—26 Stunden herabgesetzt wurde, trotzdem einige der Versuchspersonen subjektiv keine rauschartige Wirkung spürten.

Zusammenfassend läßt sich sagen, daß die intellektuellen Leistungen schon durch relativ geringe Dosen herabgesetzt werden, daß sich die Ideenverbindungen verlangsamen und flacher, flüchtiger werden, daß die Fähigkeit, verwickelten Gedankengängen zu folgen, abnimmt und die Stellungnahme zu eigenen Äußerungen und fremden Gedankengängen unkritischer wird.

In der schönen Literatur finden sich viele gute Beobachtungen über die Alkoholwirkung auf die Psyche, die besonders eine gewisse innere Lösung der Persönlichkeit, eine gesteigerte Leichtigkeit der Reaktion auf die Umwelt, eine Befreiung von Hemmungen, die aus Beruf und Arbeit nachwirken, schildern. Diese für die sozialen Beziehungen der Menschen oft wertvolle Entspannung wäre durchaus erwünscht, wenn sie nicht so leicht in ein Übermaß ausschlüge und dadurch für den einzelnen und die Allgemeinheit schädlich würde. Durchaus abzulehnen ist aber die Auffassung, als ob der Alkoholgenuß bei geistiger Arbeit generell leistungssteigernd wirken könne. Das mag für den einen oder anderen zutreffen, der von Natur mit schweren Hemmungen begabt ist, deren er anders nicht Herr werden kann, aber bei der Mehrzahl der Menschen leidet die Leistungsfähigkeit sicher schon bei relativ kleinem Alkoholgenuß, und nur die subjektive Wertung täuscht eine Leistungssteigerung vor. Immerhin ist nicht einzusehen, warum besonders gehemmte Menschen oder Menschen, die unter der Einwirkung besonders drückender Erlebnisse stehen, sich nicht die Hemmungen fortschaffende Wirkung des Alkohols gelegentlich zunutze machen sollen. Würde für solche im heutigen Kulturleben wohl recht zahlreichen Fälle der Alkohol ausgeschaltet, wird die Menschheit sich schnell nach Ersatzmitteln umsehen, die vielleicht noch ungünstigere Nebenwirkungen haben.

Alle experimentellen Feststellungen über Wirkungen der geistigen Getränke sind nicht ohne weiteres in das praktische Leben zu übertragen, weil die Bereitschaft des einzelnen menschlichen Körpers, auf den Alkohol zu reagieren, außerordentlich verschieden ist. Es ist unzulässig, in der Alkoholfrage den Standpunkt einzunehmen, als ob jeder, der auch über eine längere Zeit recht erhebliche Ausschreitungen in geistigen Getränken begeht, unbedingt zu einem chronischen Alkoholisten werden müßte. Im Gegenteil lehrt die Erfahrung, daß der größte Teil der in der Jugend für mehrere Jahre recht erheblichen Alkoholmißbrauch treibenden jungen Männer später ohne besondere innere Kämpfe oder Schwierigkeiten zum gelegentlichen Alkoholgenuß zurückkehrt. Daß gerade die Abstinenzbewegung dieser Tatsache nicht Rechnung trägt, sondern im Gegenteil jeden, der längere Zeit erheblichen Alkoholmißbrauch treibt, als hoffnungslos an den Alkohol verloren hinstellt und in einseitiger Übertreibung sogar jeden, der gelegentlich geistige Getränke genießt, als mindestens schwer gefährdet ansieht, hat ihrer Werbekraft in breiten Volksschichten sicherlich am meisten Abbruch getan, weil die allgemeine Lebenserfahrung, die jeder überall machen kann, solche Behauptungen Lügen straft. Verallgemeinerungen in der Alkoholfrage sind gerade deshalb so gefährlich, weil im breiten Publikum jede Einzelerfahrung leicht gegen die Verallgemeinerungen ins Feld geführt werden kann.

Jedes Kind wächst aus dem Alter heraus, in dem man ihm mit gruseligen Gespenstergeschichten Furcht einjagen kann. In der Alkoholfrage sind glücklicherweise nicht alle Menschen geborene Hypochonder, die sich verängstigen lassen; deshalb wird es Zeit, wenn der Kampf gegen den Alkoholmißbrauch erfolgreich betrieben werden soll, zuerst einmal auf alle Übertreibungen zu verzichten, die so oft gerade das Gegenteil vom Beabsichtigten erreichen.

4. Die Erfahrung lehrt, daß der Alkohol ein Zellgift ist. Die Schädlichkeit eines Giftes hängt ab von der Menge und Giftigkeit, in der er wirkt, von der Häufigkeit und Dauer der Einwirkung und von der Empfänglichkeit der vom Gifte betroffenen Menschen. Daher ist es unmöglich, eine scharfe Definition der als Trinker anzusehenden Menschen hinsichtlich der genossenen Menge und Art der geistigen Getränke zu geben, weil die Wirkung des Alkohols auf jeden Menschen eine verschiedene ist und beim gleichen Menschen zu verschiedenen Zeiten den größten Schwankungen unterliegt. Die Allgemeinheit nennt den Alkoholverbraucher einen Trinker, wenn sie neben seiner Trinkgewohnheit eine auffällige Lebenstätigkeit an ihm beobachtet. Wie im klinischen Sinn der Arzt aus den verschiedensten körperlichen und geistigen Symptomen auf vorausgegangenen Alkoholmißbrauch schließt, so wird auch im sozialen Sinne aus dem durch langen Alkoholmißbrauch veränderten sozialen Verhalten auf den Alkoholmißbrauch geschlossen. Selbstverständlich gilt das nur mit Ausnahme der akuten Räusche. Es kommen folgende Bezeichnungen vor: Mäßige, Unmäßige und Abstinente. Scharf umschrieben sind nur die letzteren, denn eine Grenze zwischen mäßig und unmäßig läßt sich nicht ziehen. Im Sprachgebrauch spricht man von Trinkern, Trunkenbolden, Säufern, notorischen Trinkern, Alkoholikern, Alkoholkranken, Trunksüchtigen usw. Nach einer Entscheidung des Reichsgerichts versteht das Entmündigungsgesetz — § 63 BGB. — und die Zivilprozeßordnung unter Trunksucht einen „krankhaften Hang zum übermäßigen Trinken, so daß die Kraft, dem Anreize zum übermäßigen Genuß geistiger Getränke zu widerstehen, verloren gegangen ist". Diese Begriffsbildung ist unzulänglich, weil vorausgesetzt ist, daß die Kraft zu widerstehen, verloren gegangen ist. Sie kann ja von Anfang an nicht dagewesen sein. Selbstverständlich muß nicht nur die Widerstandskraft fehlen, sondern es muß auch tatsächlich unmäßig getrunken werden, wie es für die Entmündigung gefordert wird. Der Trunksüchtige hört aber nicht auf trunksüchtig zu sein, wenn er keine Gelegenheit zum Trinken hat oder durch einen inneren oder äußeren Zwang daran gehindert wird. Trunksucht ist eine krankhafte Veranlagung und relativ selten. Die Mehrzahl der Alkoholverbraucher fällt nicht darunter, sie sind als Trinker von dem Trunksüchtigen abzutrennen. Jeder Trinker kann alkoholkrank werden: 1. in Form eines gelegentlichen Rausches, 2. er kann dem chronischen Alkoholismus verfallen mit dessen Folgen für seine Organe und das Zentralnervensystem, 3. er kann in einen Krankheitszustand geraten, der von dem des geborenen

Trunksüchtigen nur schwer oder gar nicht zu unterscheiden ist. Unter den Trinkern werden sich viele Psychopathen finden, bei denen der Alkoholmißbrauch ein Ausdruck ihrer psychopathischen Veranlagung ist; Alkoholüberempfindliche unter ihnen werden schneller auffällig werden als Unempfindliche. Unter den Trinkern sind Notalkoholisten und Behäbigkeitsalkoholisten. Für beide Gruppen können die Folgen für die Gesundheit aus dem Alkoholmißbrauch die gleichen sein.

Vom individuellen Standpunkt lassen sich also nur unterscheiden: Abstinente und Nichtabstinente. Unter den Abstinenten können sehr gut Trunksüchtige sein. Die Nichtabstinenten oder Trinker setzen sich zusammen, ganz unabhängig vom genossenen Quantum und der Regelmäßigkeit des Genusses, aus: 1. von Haus aus gesunden Menschen und 2. Psychopathen. Unter den letzteren finden sich auch Alkoholüberempfindliche. Beide Gruppen können gelegentlich alkoholkrank werden, können dauernde Schäden davontragen, oder können zu unheilbaren chronischen Alkoholisten werden. Sie können auch bei ausreichender Schädigung trotz eventueller späterer Abstinenz unheilbar an Körper- und besonders an Charakterveränderungen bleiben. Vom sozialen Standpunkt liegt das Entscheidende im sozialen Verhalten unter Alkoholwirkung, ganz unabhängig davon, ob es ein gesunder Mensch oder ein Psychopath ist, relativ unabhängig von der Menge und der Dauer des Alkoholmißbrauches. Entscheidend wird die vom Willen abhängige Stellungnahme gegenüber den erfahrungsgemäß vorhandenen Schädigungsmöglichkeiten durch die geistigen Getränke. Jedoch gilt es, nicht nur den Willen wirksam werden zu lassen aus individualistischer Einstellung, sondern aus altruistischer oder sozialer; darin liegt ein Konflikt von recht verschiedener Schwere für jeden einzelnen Menschen, der aus den verschiedensten Quellen zum „Für" oder „Wider" gespeist wird. Der Alkoholkapitalist kann sich zur altruistischen Einstellung sicher schwerer hindurchdringen, als ein materiell an Alkoholerzeugung und -vertrieb Unbeteiligter. Besitz und Wirtschaftsfragen spielen beim einzelnen oft unlösbar hinein. Beim Staat können es Wirtschaftsfragen und Steuerfragen sein, die sich mit dem Willen zur Volksgesundheit nur schwer in Einklang bringen lassen. Darunter muß die Gesetzgebung leiden.

Die Folgen eines längeren Alkoholmißbrauches wirken sich aus im Verhalten der Persönlichkeit selbst, beeinflussen meist das Familienleben und beeinträchtigen die Stellung in der Gesellschaft. Im voraus eine Grenze zu ziehen, bei welcher gewohnheitsmäßiger Alkoholgenuß in Schaden übergehen muß, ist unmöglich. Deshalb ist auch der bis heute von den meisten Bearbeitern der Alkoholfrage eingeschlagene Weg, nämlich die experimentell festgestellten physiologischen Wirkungen des Alkohols schematisch auf alle Menschen zu übertragen, nicht gerade als glücklich zu bezeichnen. Diese Vereinfachung hat dem Kampfe gegen den Alkoholismus geschadet, weil die so gewonnenen Schlußfolgerungen meistens als Übertreibungen wirkten. Es ist oben von der allgemein anerkannten erregenden Wirkung kleiner Alkoholdosen und dem folgenden narkotischen Stadium gesprochen. Hat man Gelegenheit, in einem Kreise zechender Männer Beobachtungen zu machen, so zeigt sich sofort, daß von dieser Norm zahlreiche Abweichungen vorkommen.

Die einen Zecher werden unter dem Einfluß des Alkohols schnell laut und geschwätzig, rechthaberisch und streitsüchtig, lassen sich in der Haltung gehen, gestikulieren heftig und aufgeregt und fallen ihren Mitmenschen stark auf die Nerven. Im Gegensatz dazu werden andere ohne merkbares Erregungsstadium sentimental und wehleidig, neigen zum Jammern und Klagen, weinen vor Rührung und sind nicht selten in ihrer Haltung zurückhaltend, furchtsam, ängstlich und feige. Wieder andere werden, ohne Zeichen von Erregung gegeben zu haben, still und stumpfsinnig, dämmern vor sich hin und fallen leicht in Schlaf. Diese drei kurz umrissenen Typen zeigen sofort, daß die Wirkung außerordentlich verschieden ist, und daß die Konstitution der einzelnen Menschen der Alkoholwirkung gegenüber von größerer Bedeutung ist, als für gewöhnlich zugegeben wird. In das Soziale übertragen, stellen diese 3 Gruppen 3 Typen von der verschiedensten Wichtigkeit dar, auf die weiter unten bei der Betrachtung des Zusammenhanges von Alkoholmißbrauch und Kriminalität noch besonders zurückzukommen ist. Hier sei nur festgestellt, daß es sich um die drei großen Gruppen der aktiven, der passiven und der haltlosen Charaktere handelt, von denen die aktiven im sozialen Leben selbstverständlich in jeder Beziehung die bedeutungsvollste Rolle spielen, während die beiden anderen Gruppen in ihrem schädlichen Verhalten, falls es unter längerem Alkoholeinfluß dazu kommt, mehr auf die eigene Person und ihre engere Familie beschränkt bleiben. Beim Alkoholmißbrauch offenbaren sich dem kundigen Beobachter die geheimsten Falten des Charakters, dessen Auswirkungen für die Allgemeinheit praktisch sehr verschieden zu bewerten sind.

Aus eigentlichem Rauschbedürfnis trinken heute wohl nur recht wenige Menschen regelmäßig. Das Krankheitsbild der Trunksucht, jener Zustand eines Menschen, in dem für ihn der Genuß möglichst konzentrierter Alkoholmengen bis zum Rausch ein nicht mehr zu unterdrückendes Bedürfnis ist, hat wohl ein klinisches Interesse, ist aber für eine soziale Betrachtung der Alkoholfrage von nebengeordneter Bedeutung. „Die chronischen Intoxikationen wie Morphinismus, Cocainismus, Nicotinismus und Alkoholismus — schreibt Schade (17) — haben das sehr auffallende Charakteristikum, daß sie in Form sog. Suchten auftreten, bei denen der Wille zur Enthaltsamkeit jeweils durch gebieterisch auftretende Innengefühle beiseite gesetzt zu werden pflegt. Offensichtlich handelt es sich hier um toxische Abartungen der Innenempfindungen, um pathologische Allgemeingefühle, die mit den normalen Allgemeingefühlen die Herrschaft über den Willen gemeinsam haben, so daß der Charakter dieser Vergiftungen als ‚Suchten‘ verständlich wird‘‘.

Wesentlich ist auch, daß bei der eigentlichen Trunksucht der Genuß hinter dem gesteigerten Alkoholbedürfnis zurücktritt, ja ganz verschwinden kann, wie die geradezu widerlichen Getränke beweisen, die nicht selten von Trunksüchtigen verbraucht werden, z. B. denaturierter Spiritus, alle möglichen Lacke usw. Die Trunksucht zeigt zahlreiche Abstufungen und Übergänge und tritt nicht selten periodenweise auf, doch werden sich bei jedem *Trunksüchtigen* immer auch andere psychopathologische Merkmale finden lassen.

Dazu im Gegensatz steht der allgemeine Alkoholismus, der immer mit einem Genuß verbunden ist. Wenn nun schon für den einzelnen eine Abgrenzung mäßigen Genusses nicht möglich ist, so gibt es für den Alkoholmißbrauch und für den Alkoholgenuß als Massenerscheinung keine scharfe Definition. Man kann zwar mit Grotjahn (9) die Menschen in ihrer Stellungnahme zum Alkoholgenuß einteilen in *Enthaltsame*, die überhaupt keine alkoholischen Getränke genießen, in *Mäßige*, die beim Genuß das zulässige Maß nicht überschreiten, in *Unmäßige* oder *Trinker*, die diese Grenzen in einer Weise überschreiten, daß daraus Schädigungen ihres Körpers entstehen, die aber immer noch ihren Hang zum unmäßigen Trinken unter die Herrschaft ihres Willens zu stellen vermögen, und endlich in Trunksüchtige, bei denen auch diese Schranke gefallen ist und die sich daher widerstandslos der übermäßigen Begierde hingeben müssen.

5. Doch diese Einteilung trifft das Wesentliche des Alkoholgenusses nicht. Wer kennt sein zulässiges Maß? Ist es doch gar nicht immer vom Willen abhängig, sondern von den verschiedensten äußeren und inneren Begleitumständen, wie

Temperatur, Klima, Ernährung, Sättigungszustand, körperlicher und geistiger Anstrengung, Stimmung, Ermüdung; Einflüssen, die vorher nicht abgeschätzt werden können. Wer kann angeben, wann aus dem Genuß geistiger Getränke Schäden für den eigenen Körper entstehen? Will man die Dosis so begrenzen, daß man verlangt, ehe von neuem Alkohol genossen werde, müsse die letzte Dosis restlos aus dem Körper ausgeschieden sein, so kann niemand feststellen, ob nicht trotz des restlosen Verschwindens schon irgendwelche Gewebeschädigungen eingetreten sind. Wer will sich die Entscheidung darüber anmaßen, ob nicht der von den einzelnen empfundene und erlebte Vorteil gesteigerten Daseins- und Glücksgefühls ihm jeden vermeintlichen oder feststellbaren Schaden seines Körpers aufwiegt oder nicht? Also, es muß zugegeben werden, daß vom einzelnen aus betrachtet, überhaupt keine Alkoholfrage besteht, sondern daß es nur Abstinente und Alkoholverbraucher gibt. Als Massenerscheinung, als soziales Problem, erst wird die Alkoholfrage bedeutsam. Nicht auf die Menge des genossenen Alkohols kommt es an, sondern in erster Linie auf das unter seinem Einfluß bedingte soziale Verhalten und die daraus möglicherweise entstehende Belastung der Allgemeinheit. Es handelt sich also um Wechselwirkungen zwischen den einzelnen und der Allgemeinheit. Der gelegentliche Verbraucher kleiner oder großer Mengen geistiger Getränke, der im gelegentlichen Rausch kein Unheil anrichtet, ist vom sozialen Standpunkt ausgesehen, unwichtig, während der sog. mäßige aber tägliche Gewohnheitstrinker für die Allgemeinheit ein großer Schädling sein kann. Die Alkoholfrage ist ganz verschieden zu bewerten in einer blühenden Volkswirtschaft, die sich manchen Luxusgenuß leisten kann oder in einer darniederliegenden, in der es auf jede produktive Leistung ankommt. Es ist ein großer Unterschied, ob das nicht mehr produktive Alter sich den Alkoholgenuß vergönnt oder ob die Jugend ihre Produktionskraft durch reichlichen Alkoholgenuß vorzeitig vermindert, wesentliche Bedürfnisse unbefriedigt läßt und nicht spart. Anders liegt die wirtschaftliche Frage beim Weinbau, denn es ist nicht möglich, auf vielen, jetzt dem Weinbau dienenden Grundstücken andere Erzeugnisse zu produzieren, um die vom Weinbau lebende Bevölkerung zu erhalten, als bei der Bier- und Branntweinproduktion, in der eine Umstellung wohl zu vorübergehenden Erwerbsschwierigkeiten führen muß, wodurch aber sicher nicht altes Kulturland der Verödung anheimfällt. Auch kommt noch hinzu, daß hochwertige Lebensmittel bei der Erzeugung geistiger Getränke verbraucht werden, die für die Volksernährung anderweitig ersetzt werden müssen. Wichtig wird diese Seite der Alkoholfrage besonders bei der nicht dem Genuß dienenden Alkoholerzeugung, bei dem technischen Zwecken dienenden Alkohol. In den letzten 5 Jahren vor dem Kriege war der Trinkverbrauch durchschnittlich größer als der zu gewerblichen Zwecken, ging dann im Kriege zurück und ist im Jahre 1921/22 schon wieder auf die Höhe des gewerblichen Verbrauches angewachsen. Ganz abgesehen vom absoluten Alkoholverbrauch für Trinkzwecke wird sich das Verhältnis vom technischen Verbrauch zum Trinkverbrauch künftig schnell zugunsten des technischen verschieben. Damit wird der Verbrauch von Nahrungsmitteln, die zur Alkoholerzeugung dienen, auch wenn der Alkohol nicht zu Trinkzwecken dient, zunehmen, wenn nicht Alkohol zu technischen Zwecken im steigenden Maße aus Stoffen hergestellt wird, die für die menschliche Ernährung nicht in Betracht kommen, wie Sulfitlauge und Acetylen. Diese notwendige Umstellung in der Alkoholerzeugung kann nicht der Privatwirtschaft überlassen bleiben, sondern muß vom Staat durchgeführt werden. Selbst wenn daraus für die Landwirtschaft im Augenblick Schwierigkeiten entstehen, muß angestrebt werden, daß künftig zur Volksernährung verwendbare Rohstoffe nicht mehr in Alkohol verwandelt werden. Deutschlands künftige Bevölkerungsgestaltung hängt überwiegend von unserem Nahrungsspielraum ab. Die gegenwärtige Agrarkrise darf nicht zur Extensivierung der Landwirtschaft führen, sondern muß durch Intensivierung anstreben, daß die Landwirtschaft treibende Bevölkerung in stärkerem Maße als bisher Abnehmer der industriellen Erzeugnisse werden kann. Ein Teil dieses Problems ist nur lösbar, wenn die Landwirtschaft an Stelle der Rohprodukte zur Alkoholerzeugung, hochwertigere Nahrungsmittel anbaut, die ausschließlich der Ernährung zugute kommen. Auf der anderen Seite muß jedoch auch berücksichtigt werden, daß die Fleischerzeugung durch unsere Landwirtschaft wesentlich abhängt von den vorhandenen Futtermitteln, unter denen gerade die Abfälle aus der Alkoholerzeugung eine nicht zu unterschätzende Rolle spielen. Von der Fleischerzeugung durch Viehhaltung hängt aber auch die Versorgung der Felder mit tierischen Dungstoffen ab, die durchaus nicht durch künstliche Dünger ohne Schaden für den Ertrag ersetzt werden können. Hier handelt es sich um Zusammenhänge, die von den Alkoholgegnern meist völlig außer acht gelassen werden, die aber sehr sorgfältig abgewogen werden müssen, ehe man sich zu einschneidenden Maßnahmen gegen den Alkoholgenuß in Deutschland entschließen darf. So gewinnt die Alkoholfrage eine außerordentliche Bedeutung in der Bevölkerungspolitik; ein Zusammenhang, der für Deutschlands Zukunft vom volkswirtschaftlichen und sozialen Standpunkt weit wichtiger ist, als die Frage von Abstinenz und Temperenz.

## VII. Alkohol als Krankheitsursache.

Die wirtschaftliche Gesamtleistung eines Volkes hängt im weitesten Maße ab von der Zahl der unvermindert produktionsfähigen Menschen. Ein Teil des Volkes ist absolut unproduktiv wie die Kinder, die Greise, die dauernd durch Krankheit an der Erwerbstätigkeit Verhinderten; ein anderer Teil ist vorübergehend erwerbsbeschränkt wie die Frauen während der Schwangerschaft und die vorübergehend Kranken; wenn wir hier ganz absehen von einer Produktionsunfähigkeit aus Mangel an Arbeit oder aus Mangel an Willen zur Arbeit. Es wird also festzustellen sein, in welchem Ausmaß der Genuß von geistigen Getränken durch Verursachung von Krankheiten, sei es vorübergehend oder dauernd, die gesamte Produktionsfähigkeit eines Volkes einschränkt.

Diese Fragestellung schließt gleichzeitig die Antwort in sich über die Schädigung des einzelnen und der Allgemeinheit. Es sollen daher die Erfahrungen über akute und chronische Schädigungen, die mit Alkoholgenuß in Verbindung gebracht werden können, zusammengestellt werden, um dann ihre soziale Auswirkung unter den verschiedensten Gesichtspunkten aufzuzeigen.

Die größten Widersprüche bestehen bisher in der Auffassung über die eigentlichen Trinkerkrankheiten. Man rechnet dazu Erkrankungen der Kreislauforgane, der Nieren und der Leber, des peripheren und zentralen Nervensystems und der Hirnhäute. Viele Organveränderungen, z. B. die Fettleber, die nur zu häufig auf Alkoholwirkung geschoben werden, finden sich auch bei solchen Erkrankten und Gestorbenen, die nie unter dem Einfluß eines regelmäßigen Alkoholgenusses oder gar Alkoholmißbrauches gestanden haben. Bis heute sind mit Sicherheit keine für die Alkoholwirkung spezifischen Gewebe- oder Organschädigungen festgestellt, wenngleich manche Herz-, Leber-, Nierenleiden, Erkrankungen der Schleimhäute und der Gefäße, ebenso Nervenentzündungen und Erkrankungen des Zentralnervensystems bei Alkoholikern häufiger aufzutreten scheinen als bei nüchtern oder mäßig lebenden Menschen. Die Ergebnisse an durch Alkoholgaben geschädigten Tieren sind an sich nicht eindeutig. Bisher stimmt das Ergebnis von Tierversuchen mit den Befunden beim Menschen annähernd überein bei den Veränderungen am Herzen, am Hoden und den peripheren Nerven. Das anatomische Bild der Schrumpfniere und der Fettleber konnte noch nicht bei Tieren durch Alkoholverabreichung erzielt werden, ebensowenig die Arterienverkalkung, die beim Menschen durchaus nicht eindeutig zum Alkoholmißbrauch in Beziehung gesetzt werden.

Die Schwierigkeiten liegen hauptsächlich darin, daß wir im Tierversuch die Einverleibung des Alkohols und die Dauer derselben nicht der beim Menschen annähern können. Eine Fehlerquelle könnte auch darin liegen, daß die Tierversuche meistens mit reinem verdünnten Alkohol ausgeführt werden, während ein Teil der vom Mißbrauch geistiger Getränke abhängigen Schädigungen des Menschen sehr wohl allein von den in den alkoholhaltigen Getränken befindlichen anderen Stoffen oder von ihnen in Zusammenwirkung mit dem Alkohol ausgehen könnten. Erinnert sei in diesem Zusammenhang an den Hopfen im Bier, an die Säuren im Wein und Most und die Fuselöle im Schnaps. Auch sekundärer Art könnten die Einwirkungen geistiger Getränke auf Herz und Leber sein, teils abhängig von den vom Körper zu bewältigenden Flüssigkeitsmengen, teils von der herabgeminderten Beweglichkeit, von der besonders bei Biertrinkern immer zu beobachtenden Bewegungsträgheit und des dadurch herabgesetzten Stoffwechselumsatzes, der z. B. im Gegensatz zu den meist körperlich trägen Wirten in anderen Berufen durch die Berufstätigkeit selbst gewährleistet wird. Erinnert sei hier an Freiluftarbeiter, Landwirte, Offiziere, bei denen die körperliche Ausarbeitung im Freien, der gesteigerte Stoffwechsel, sehr gut mögliche Schädigungen weitgehend ausgleichen könnte.

Heute betonen die Pathologen mit Nachdruck, daß es keine für die Alkoholwirkung spezifische Organschädigung gibt. Es kann also bei der Ursachenforschung der sog. Trinkerkrankheiten die Annahme des Alkohols als einzige Ursache nicht aufrecht erhalten werden. Man muß sich daran gewöhnen, die Ursachenkomplexe zu zergliedern; d. h. mit anderen Worten, es müssen die Einzelwirkungen und das Zusammenwirken der einzelnen Bestandteile der geistigen Getränke auf die menschlichen Organe besser untersucht werden, es müssen sämtliche Umwelteinflüsse und die Disposition bei den Menschen in Betracht gezogen werden.

Gerade aber die Bewertung der Umwelteinflüsse erschwert ungemein die statistische Begriffsbestimmung der Alkoholkrankheiten, da hier praktisch, wenn man z. B. eine Gruppe wie Wirte von Bierausschänken zusammenfaßt, wohl jeder Fall anders liegt. Ganz abgesehen davon, daß wir bei den Statistiken die Einzelkonstitutionen überhaupt noch nicht erfassen können. Wlassak (34) fordert, daß bei allen Kranken und Gestorbenen gefragt werden muß: „Bei wie vielen gestorbenen Trinkern finde ich eine bestimmte Krankheit als Todesursache, und wie viele an dieser Krankheit Gestorbene sind Trinker?" Hier tritt als neue Schwierigkeit auf, daß die Bezeichnung Trinker in beiden Fragen nicht eindeutig ist. Stirbt ein sog. Trinker, so läßt die Bezeichnung Trinker schon auf einen regelmäßigen und recht erheblichen Alkoholmißbrauch schließen, stirbt jedoch irgendein Mensch, aus dessen Organbefunden Verdacht auf Alkoholmißbrauch entsteht, so wird die Bezeichnung Trinker in einem weit größeren Spielraum gebraucht. Es fehlt hier in beiden Fällen jeder Maßstab für die Bezeichnung Trinker.

Die akute Alkoholvergiftung, nicht der gewöhnliche Rausch, sondern eine schwere Vergiftung mit Krämpfen, die zum Tode führen kann, ist recht selten und kommt am ehesten vor, wenn jemand, so besonders Kinder, plötzlich große Mengen schwerer geistiger Getränke genießen; auch als Folge von sinnlosen Wetten kann sie auftreten.

Von ganz anderer Bedeutung sind die chronischen Alkoholeinwirkungen auf die Organe des Körpers. Erfahrene Ärzte stimmen darin überein, daß bei gewohnheitsmäßigen Trinkern, besonders Branntweintrinkern, Reizungen und chronische Katarrhe der Schleimhaut des Rachens, der Speiseröhre, des Magens und des Darmes auftreten, die besonders im Darm zu Störungen der Verdauung führen können und damit die Aufsaugung schädlicher Stoffe ermöglichen, welche bei ständiger Einwirkung andere Organe beeinträchtigen können. Mit gewisser Wahrscheinlichkeit werden die großen Drüsen des Körpers und die Nieren durch solche unerwünschten Stoffwechselprodukte überlastet und auf die Dauer in ihrer normalen Funktionsfähigkeit herabgesetzt. Man kann mit WEICHSEL-BAUM annehmen, „daß die Fälle, in welchen bei sehr lange anhaltendem reichlichen Alkoholgenuß kein einziges lebenswichtiges Organ erkrankt gefunden wurde, Ausnahmen sind". Man darf nicht erwarten, bei jedem schweren Trinker die gleichen Organerkrankungen zu finden, sondern einmal kann dieses, ein andermal ein anderes Organ schwer erkrankt sein. Die Gründe dafür wissen wir nicht. Vielleicht stellt man sich heute die Alkoholwirkungen meist noch viel zu direkt auf die einzelnen Organe vor, während es künftigen Untersuchungen vorbehalten sein muß, nachzuweisen, daß die geistigen Getränke im Blute die verschiedenartigsten Störungen auslösen, und daß sich hier nicht allein der Alkohol-gehalt auswirkt, sondern daß vielleicht auch den anderen Bestandteilen der geistigen Getränke diese unerwünschten Wirkungen zuzuschreiben sind, daß aber auch abhängig von der Konstitution oder Kondition die verschiedenen Organe der Menschen verschieden reagieren. Bei Hunden steigt nach Vergiftung mit großen Alkoholgaben der Gehalt des Blutes an Cholesterin an [M. BURGER und SCHWEISSHEIMER (35)]. Eine Verschiebung in den Phosphatiden fand SIEBER (36) bei monatelang mit Alkohol gefütterten Hunden. Man muß annehmen, daß der Alkohol an den lipoiden Stoffen der Zellen angreift, also auch primär schon im Blute wirksam wird. Dort kreist er lange genug, um Wirkungen auszulösen, die auf Plättchen- oder Leukocytenzerfall hindeuten. Ich fand bei einer Reihe von Studenten, kräftigen, gesunden jungen Menschen, im Blute am Tage nach einer Kneipe anthrakocide Kräfte, die normalerweise bei gesunden jungen Männern nicht aufzuweisen sind.

Schon allein durch die große Wasserzufuhr tritt besonders bei Bier- und Wein-trinkern eine Verdünnung des Blutes ein, die rein mechanisch als eine Vermehrung des Inhalts der Blutgefäße wirkt und dem Herzen größere Arbeitsleistung ab-verlangt, das darauf mit Überdehnung oder Verdickung der Muskelmassen ant-wortet (BOLLINGERS Bierherz). Die weißen Blutkörperchen erleiden eine Be-wegungslähmung; die roten Blutkörperchen können den Farbstoff austreten lassen, eine Erscheinung, die auf eine Störung im Salzgehalt hinweist. Der Sauer-stoff- und Kohlensäuregehalt des Blutes ändert sich, chemische und physikalische Zustandsveränderungen treten auf und müssen zu Störungen im Stoffwechsel der Körperzellen und der Gewebe führen, die mit der Zeit wohl als Organverände-rungen feststellbar werden. Wahrscheinlich wird durch den fortgesetzten Genuß geistiger Getränke nicht nur die Herzmuskulatur betroffen, sondern auch seine nervösen Apparate, so daß bei Lungenentzündungen von Alkoholikern Tod an Herzschwäche besonders häufig beobachtet wird. Bei der Arteriosklerose, besonders der der Aorta, ist der Alkohol hinter der Syphilis als anerkannte Ursache mehr und mehr zurückgetreten, außerdem müssen Stoffwechselstörungen, vielleicht im Zusammenhang mit vorzugsweiser Eiweißernährung, hier berück-sichtigt werden.

KRAEPELIN (37) fand, daß 71,5% der an arteriosklerotischem Irresein Erkrankten Männer und davon 47% Trinker waren. Das spricht nicht eindeutig zu Lasten des Alkohols als Ursache, doch wird nicht abgestritten werden können, daß neben anderen Ursachen der Alkohol heranzuziehen ist.

Auf Alkoholgaben erweitern sich die Hautgefäße, auf kleine Gaben verengern sich die Gefäße der Eingeweide.

Seiffert (92) fand unter 840 Patienten einer Heilanstalt für Alkoholkranke in rund 60% Herzerweiterungen. Besonders hat er sich mit dem erhöhten Blutdruck beschäftigt und festgestellt, daß Menschen mit vorausgegangener schwerer körperlicher Arbeit geringer an der Gesamtzahl beteiligt sind als solche mit Stuben- und Geistesarbeit. Jugendliche Trinker zeigten stärkere Schädigungen, wie Herzverbreiterung und verminderte Gefäßelastizität, als die älteren, bei denen Gefäßstarre in den Vordergrund trat. Die Pulsfrequenz ist bei Trinkern im Durchschnitt höher als normal.

Durch fortgesetzten Alkoholgenuß muß der Gefäßtonus leiden und damit die Blutverteilung im Körper beeinträchtigt werden. Bei geistiger Arbeit verengern sich normalerweise die peripheren Gefäße; können sie das nicht, so muß entweder die Gehirndurchblutung leiden und damit die geistige Arbeit, oder es muß vermehrter Wille auf die Arbeit verwendet werden. Geistige Arbeit unter Alkoholwirkung kann also zum Raubbau an Energie werden. Damit hängt vielleicht zusammen, daß Menschen, die den Alkoholexzeß ausschlafen können, weniger leicht geschädigt erscheinen als solche, die sich unausgeschlafen noch unter Alkoholwirkung zu geistiger Arbeit zwingen müssen.

Wie das Gefäßsystem durch die aufgenommenen Flüssigkeitsmengen überlastet wird, so natürlich auch die Nieren, so daß Orth (38) von hypertrophischen Biernieren spricht. Außerdem finden sich im Harn gelegentlich Anzeichen für eine akute Störung der Nieren, wie weiße Blutkörperchen, Zylinder, Krystalle von oxalsaurem Kalk und Harnsäure, schon nach dem Genuß kleinerer Mengen geistiger Getränke. Ein Zusammenhang zwischen chronischem Alkoholismus und Nierenschrumpfung kann nach Orth nicht als sicher nachgewiesen gelten. Fahr (39) fand sie bei 343 Alkoholikerleichen nur in 2,6% der Fälle.

Über Schädigungen der Lunge ist wenig Zuverlässiges bekannt. Die Erregung des Atemzentrums, besonders bei Ermüdungszuständen, ist experimentell festgestellt [H. Meyer (16)]; da im übrigen der Alkohol nicht wie Kohlehydrate und Fette abgelagert werden kann, sondern sofort und ohne Rücksicht auf den Wärmebedarf des Körpers verbrannt wird und den Sauerstoffverbrauch merklich steigert, so mag unter Umständen ein Teil der anhaltend verstärkten Atmung sich durch den $O_2$-Mehrbedarf und zugleich als Reflex der respiratorischen Wärmeregulation erklären. Findet nun diese Steigerung der Atmung in der raucherfüllten, stark verbrauchten Kneipenluft statt, dann kann eine Reizung der Schleimhäute der Atmungswege gar nicht ausbleiben, die sich in heiserer Stimme, Husten und vermehrtem Auswurf der Trinker äußert und vielleicht Lungenentzündungen bei Trinkern häufiger die Wege ebnet als bei Nichttrinkern.

Heiß umstritten ist die Leberzirrhose als spezifische Trinkerkrankheit. Die Zahlen an verschiedenen Orten zusammengestellter Sektionsbefunde schwanken sehr, Kern (40) fand bei 170 anamnestisch beobachteten Alkoholisten in 65% der Fälle mikroskopisch cirrhotische Veränderungen aller Grade.

Wlassak (41) wirft die Frage auf: Wieviel Cirrhotiker sind Trinker? Er schreibt:

„Die Angaben der Pathologen liegen zwischen 38% (Lubarsch) und 58% (Naunyn; beide Geschlechter). Größere absolute Zahlen, als sie den Pathologen zur Verfügung stehen, und die wichtige Möglichkeit, die Todesfälle an Cirrhose auf die Gesamtzahl zu beziehen, bietet die schweizerische Todesursachenstatistik für 1912, die die Trinker gesondert ausweist. Daß sie sich nicht auf Sektionen stützt, ist kein wesentlicher Nachteil, da Cirrhosen, die zum Tode geführt haben, nur selten verkannt werden. Hiernach ergibt sich:

*Todesfälle im Alter über 20 Jahre.*

Männer:

| | | | | | |
|---|---|---|---|---|---|
| Alle Fälle . . . . . . . . . . | 20 179, | hiervon Cirrhose | 298 | = | 1,47% |
| Nicht-Alkoholiker . . . . . . . | 18 223, | „ | „ | 148 | = 0,81% |
| Alkoholiker . . . . . . . . . | 1 956, | „ | „ | 150 | = 7,66% |

Unter 100 cirrhotischen Männern: 50,3 Alkoholiker.

Frauen:

| | | | | | |
|---|---|---|---|---|---|
| Alle Fälle . . . . . . . . . . | 19 704, | hiervon Cirrhose | 96 | = | 0,43% |
| Nicht-Alkoholiker . . . . . . . | 19 422, | „ | „ | 72 | = 0,37% |
| Alkoholiker . . . . . . . . . | 282, | „ | „ | 24 | = 8,5 % |

Unter 100 cirrhotischen Frauen: 22,5 Alkoholiker.
Auf 100 cirrhotische Männer entfallen 32 cirrhotische Frauen.
Auf 100 männliche Alkoholiker entfallen 14,3 weibliche.

Ferner ist zu berücksichtigen:

Auf 100 Todesfälle an Cirrhose bei Männern entfallen solche bei Frauen:

| | | | |
|---|---|---|---|
| In Wien (1189 Fälle) . . . . . . . | 25 | In der Schweiz (396 Fälle) . . . . . | 32 |
| In Breslau (219 Fälle) . . . . . . . | 37 | In England (3996 Fälle) . . . . . . | 76 |

In Wien entfielen auf 100 000 Lebende Cirrhose-Todesfälle (1901/03):

Bei Katholiken. . . . . 15     Bei Protestanten . . 13     Bei Juden . . . . . . 5

Daraus folgt: Auch ohne feststellbaren Alkoholmißbrauch kommt Lebercirrhose vor; bei weiblichen Alkoholikern häufiger als bei männlichen. Also auch hier kann der Alkohol allein nicht das auslösende Moment sein. Immerhin spricht die hohe Zahl der Cirrhose bei Frauen in England doch für einen gewissen Zusammenhang mit den geistigen Getränken, da in England erfahrungsgemäß die Frauen am Alkoholmißbrauch gegenüber anderen Ländern auffallend beteiligt sind.

Örtlich begrenzte Erkrankungen des Zentralnervensystems als Folge chronischen Alkoholmißbrauches, die ein umschriebenes körperliches Krankheitsbild hervorrufen, sind relativ recht selten. Bei schweren chronischen Alkoholisten finden sich nach dem Tode häufig die verschiedensten mikroskopischen Veränderungen an den Nervenzellen, den Nervenfasern, den Gefäßen des Gehirns und der Stützsubstanz, doch lassen sie sich bisher nicht bestimmten, im Leben feststellbaren Krankheitsbildern zuordnen. Die Veränderungen an den Hirn- und Rückenmarkshäuten sind nach ORTH (38) folgende: „die kleinen Blutgefäße sind erweitert, die weiche Hirnhaut zeigt Verdickungen des Gewebes und Anhäufung wäßriger Flüssigkeit in ihren Maschenräumen, eine Veränderung, die besonders auf chronischen Alkoholmißbrauch hinweist. Die an der harten Hirnhaut mit Blutungen vorkommenden Veränderungen lassen sich nicht so streng auf den Alkoholismus zurückführen."

Weit wichtiger ist das Gebiet der alkoholistischen Geistesstörungen. Es ist schon darauf hingewiesen, wie unterschiedlich bei gleicher sozialer Stellung, bei gleichen Trinkgewohnheiten die Wirkung der geistigen Getränke auf die verschiedenen Menschen ist, und daß bei gleichen alkoholischen Einwirkungen die verschiedensten Geistesstörungen auftreten können. Im allgemeinen läßt sich nur sagen, daß das Delirium, der KORSAKOWsche Komplex und die Alkoholepilepsie scheinbar vorzugsweise bei Schnapsmißbrauch auftreten, daß Biermißbrauch dagegen vorwiegend zum chronischen Verfall führt. ORTH meint, daß die epileptischen Krankheitserscheinungen zu den ätherischen Ölen, besonders im

Absinth, in Beziehung stehen. Sicher muß jedoch bei allen alkoholischen Geistes-erkrankungen berücksichtigt werden, daß die Disposition des Individuums hier eine Rolle spielt, die nicht genügend erforscht ist.

Zwar heißt es nach Orth im Dietrichschen Handbuch der ärztlichen Sachverständigentätigkeit schon von den Alkoholisten: „Solche Leute werden nicht entartet, weil sie saufen, sondern sie treiben Mißbrauch mit Nervengiften, weil sie von Anfang an entartet sind, und zu den Erscheinungen der angeborenen Minderwertigkeit gesellen sich die Symptome des chronischen Alkoholismus. Solche Individuen, welche unter dem Einfluß des chronischen Alkoholismus zu Bestien werden, sind auch ohne Alkoholismus nichts weniger als Engel. Sie weisen Willensschwäche und ethische Defekte auf, was alles fälschlich der Trunk-sucht allein in die Schuhe geschoben wird." Grotjahn (9) sagt mit besonderem Bezug auf die Kriminalität: „Diese Überschätzung des Alkoholmißbrauches als Veranlassung von Vergehen und Verbrechen hat nicht selten ihren Grund in einer Verwechslung von Begleiterscheinung und Ursache." Trotzdem diese Erkenntnis von der Rolle der Veranlagung bei chronischen Alkoholisten Gemein-gut der Wissenschaft ist, wird der öffentliche Kampf gegen den Alkoholmißbrauch fast immer noch so geführt, als sei der Alkohol ausschließlich die Ursache aller im Gefolge seines Genusses in Erscheinung tretender Übel. Ich (42) fand unter 151 Trinkern der Heidelberger Trinkerfürsorgestelle 119 anormale Menschen und nur 32 von Haus aus geistig Gesunde. Unter den Psychopathen waren 6 Epileptiker, 7 Epileptoide, 9 an Moral insanity Leidende, 32 Haltlose, 26 geistig minderwertige aktive, 27 geistig minderwertige passive Persönlichkeiten und 12 auffallende Charaktere. Von diesen 151 Trinkern hatten 80 schon vor dem 21. Lebensjahre nachweisbar mit Alkoholmißbrauch begonnen, und alle diese 80 gehören zu den Psychopathen, während die 32 ursprünglich gesunden Menschen erst im späteren Leben durch besonders schwere Umweltschäden dem chronischen Alkoholmißbrauch verfielen. Wie diese Befunde bei der Frage nach der Kriminali-tät und der Behandlung der Trinker verwertet werden können, kann erst später besprochen werden. Daraus geht einwandfrei hervor, daß bei der Frage nach dem Zustandekommen aller geistigen Erkrankungen unter Mitwirkung bekannten Alkoholmißbrauches der Frage nach der Disposition die größte Aufmerksamkeit zuzuwenden ist. Damit soll nicht etwa gesagt sein, daß die Gefahr der geistigen Getränke, als schwere Nervengifte zu wirken, unberücksichtigt bleiben soll. Ganz sicher, und das kann nicht nachdrücklich genug betont werden, können auch von Haus aus gesunde Menschen unter ungünstigen Umweltverhältnissen durch Alkoholmißbrauch die schwersten Schädigungen ihres Zentralnervensystems davontragen. 10 von diesen 32 ursprünglich geistig Gesunden meines Materials mußten wegen eines Delirium tremens in die Irrenklinik aufgenommen werden, während bei den 119 Psychopathen nur 6 ein Delirium tremens erlitten, darunter 2 Epileptiker, 2 geistig minderwertige passive Persönlichkeiten, 1 geistig minder-wertige aktive Persönlichkeit und 1 Haltloser. Es scheint also fast, als ob das Delirium tremens häufiger bei von Haus aus Gesunden vorkäme als bei Psycho-pathen, eine Frage, die an großem Material der Nachprüfung wert wäre.

Wenden wir uns nun den Formen der Alkoholpsychosen zu. Der normale Rausch in seinen unterschiedlichen Erscheinungsbildern ist bekannt genug, er kann hier ungeschildert bleiben. In den weiteren Ausführungen folge ich Gruhle (43). Manche Menschen, besonders Frauen, können gar keinen Rausch bekommen, weil sich schon nach Genuß geringer Alkoholmengen so unangenehme allgemeine Krankheitserscheinungen einstellen, daß jede weitere Alkoholauf-nahme verweigert wird. Andere Menschen wieder verfallen schon nach dem Genuß von 2—3 Glas Bier oder $^1/_4$ l Wein in einen besonderen Rausch, den pathologischen oder abnormen Rausch, der für eine Alkoholintoleranz spricht, die aber bei demselben Menschen zu verschiedenen Zeiten recht verschieden sein kann, z. B. bei Hysterikern, Epileptikern und epileptoiden Psychopathen, die in ihren Verstimmungen alkoholintolerant sind. Folgende Symptome sind nach GRUHLE für den pathologischen Rausch der Alkoholintoleranten charakteristisch: 1. die völlig veränderte unangenehme Stimmungslage, 2. die starke motorische Erregung, die zu Gewalttätigkeit drängt; 3. das auffällig wirre, verstörte Wesen; 4. die nachfolgende Erinnerungslosigkeit für die Dauer des Zustandes.

Im gewissen Gegensatz zu den gelegentlichen Alkoholintoleranten stehen die Dipsomanen oder Quartalssäufer, die nur zu bestimmten Zeiten mit unwiderstehlichem Drange Alkoholmißbrauch treiben; ohne jede Rücksicht auf Kosten, Familie und Stellung 2—3 Tage jeden nur erreichbaren Alkohol trinken, um dann den Ausnahmezustand in einem tiefen Schlaf auszuschlafen. Epileptiker und epileptoide Psychopathen stellen vorwiegend die endogenen Dipsomanen, während sich unter den hysterischen Persönlichkeiten die sog. reaktiven Dipsomanen finden, die auf Erregungen, Enttäuschungen und Streitigkeiten gelegentlich mit Dipsomanie antworten.

Das Bild des Delirum tremens kann hier nicht ausführlich geschildert werden. Es bricht nicht selten, meist im Anschluß an eine andere körperliche Erkrankung oder ein Trauma, 2—3 Tage nach ungewohnter Alkoholabstinenz, aus. Der Mensch zeigt einen Verwirrtheitszustand mit Desorientiertheit und vorwiegend optischen Halluzinationen, geht unsicher, zittert stark, hat meist enge und schlecht reagierende Pupillen und beschleunigten unruhigen Puls. Leichtes Fieber kommt gelegentlich vor. Die Sehnenreflexe sind lebhaft, die Hautreflexe und die allgemeine Schmerzempfindlichkeit sind oft herabgesetzt. Die ungewohnte plötzliche Alkoholentziehung kann sicher nicht das alleinige auslösende Moment sein, denn nach den Erfahrungen der Irrenkliniken sieht man bei aus anderen Gründen eingelieferten schweren Alkoholikern so gut wie nie nach der plötzlichen Alkoholentziehung ein Delirium auftreten.

Im Gegensatz zum Delirium steht die Alkoholhalluzinose mit deutlicher Auffassung der Umgebung, völlig klarem Bewußtsein und ausschließlich akustischen Sinnestäuschungen, die zu einem ängstlichen quälenden Verfolgungswahn führen. Der Verlauf der Halluzinose ist langsamer und nicht anfallsartig wie das Delirium.

Der bekannte Eifersuchtswahn der chronischen Trinker steht der Halluzinose sehr nahe, doch gibt es im Leben der meisten chronischen Trinker so viel Anlässe zu berechtigter Eifersucht, daß ein wirklicher Wahn wohl erst angenommen werden kann, wenn vom Trinker gänzlich harmlose Vorgänge paranoisch verwertet werden und der Kranke seine wahnhaften Beobachtungen nur registriert, ohne ihnen auf den Grund zu gehen. Trotzdem werden die Frauen in solchen Fällen von ihren Männern sehr oft aufs schwerste mißhandelt und an Leib und Leben gefährdet.

Der KORSAKOWsche Symptomenkomplex ist relativ selten, tritt gelegentlich als Ausgang des Delirium tremens auf oder findet sich zusammen mit einer Alkoholpolyneuritis. Merkfähigkeitsstörungen und Konfabulationen sind die auffallenden Erscheinungen. Recht wenig geklärt ist bisher die Alkoholepilepsie, die bei schweren Trinkern in höherem Alter in häufig wiederkehrenden Anfällen auftritt. Ähnliche Anfälle kommen bei Arteriosklerotikern, die keine Alkoholisten sind, vor.

Das wichtigste Bild ist die chronische Trinkerentartung, die mit einer zunehmenden Verrohung einsetzt und schließlich alle feineren Regungen des Seelenlebens vermissen läßt. Bei den geistig Gesunden findet unter erschwerenden

Umweltverhältnissen langsam eine derartige Gewöhnung an den Alkoholgenuß statt, daß unaufhaltsam mit der Steigerung der wirksamen Dosen eine Veränderung der Charaktereigenschaften eintritt. Schließlich versagen ohne Alkoholwirkung die natürlichen Verstandeseigenschaften; der Witz sprüht nur noch am Stammtisch, während eine müde, stumpfsinnige Stimmung, zunehmende Interesselosigkeit daheim vorherrscht. Im Beruf erlahmt die Aufmerksamkeit, das Pflichtgefühl: die Arbeit wird leicht genommen, häufig vernachlässigt. Entlassungen und immer schwierigeres Finden von neuen Arbeitsplätzen ist die Folge und wirkt durch Verdienstausfall auf die Familienstimmung ungünstig ein. Die Trinker werden unfreundlich, sind leicht gereizt, denken nur noch an sich und sind bestrebt, allen Verdienst zur Befriedigung ihrer Alkoholneigung zu verwenden. Andere zeigen eine reizbare Schwäche der Nerven, werden sentimental, melancholisch oder antworten mit Zornesausbrüchen auf jeden Widerspruch und jede Störung durch Lärm oder Inanspruchnahme von ihren Angehörigen, während sie in ihrer Übellaunigkeit von den Ihren die größte Rücksichtnahme verlangen und brutal durchzusetzen wissen. In ihrer Haltung und Kleidung lassen sich solche Trinker gehen. Die zunehmende sexuelle Impotenz löst Eifersuchtsszenen aus, führt wohl auch zum eigentlichen Eifersuchtswahn hinüber. Der Trinker sucht sich an Kindern, nicht selten seinen eigenen, sexuell aufzuregen, um sie geschlechtlich zu mißbrauchen, teils aus einem gewissen Ohnmachtsgefühl heraus, teils um sich seine Potenz zu beweisen. So kommt es nicht selten zu Sittlichkeitsverbrechen und Inzestvergehen. Manchmal muß auch die Neuigkeit des Erlebnisses zum Anreiz für das träge Blut dienen. So gestaltet das durch chronischen Alkoholmißbrauch zersetzte moralische Empfinden das Familienleben immer trostloser und vermehrt die Reibungsflächen im öffentlichen Leben. Das Verantwortungsgefühl schwindet ganz, Scham und Reueempfinden sind verloren, alle Hemmungen fallen weg. Kommen solche geistig völlig veränderten Trinker, deren ursprünglicher Charakter nicht mehr zu erkennen ist, zur ärztlichen Behandlung, so ist es oft ungemein schwer, falls anamnestische Angaben versagen, festzustellen, ob man es mit einem ursprünglich gesunden, normalen Menschen zu tun hat, der, ohne Psychopath zu sein, allein aus äußeren Gründen dem schweren Alkoholmißbrauch verfallen ist, oder ob es sich um eine von Haus aus psychopathische Persönlichkeit handelt.

Die Erkrankungen der peripheren Nerven bei chronischen Trinkern sind von allen Organerkrankungen am sichersten beobachtet und unter dem Bilde der Polyneuritis alkoholica bekannt. Dahin gehören auch die Erkrankungen des Sehnerven, bei denen jedoch die Mitwirkung des Nicotins nicht leicht auszuschließen ist. Orth (38) weist darauf hin, daß, wenn das Zentrum leidet, auch die peripherischen Nerven in Mitleidenschaft gezogen werden und führt die Abnahme der Muskelkraft, den schlotternden Gang, Zittern in den Armen, Händen und Beinen, Störungen der Gefühlsnerven und der Sinnestätigkeit darauf zurück.

Auch mittelbar kann der Alkoholismus für Erkrankungen des Zentralnervensystems verantwortlich gemacht werden, eine Tatsache, die bei der auf luetischer Erkrankung beruhenden Paralyse nicht selten sich dem Beobachter aufdrängt.

Schwer ist es zu unterscheiden, ob die Rolle des Alkoholismus bei den Stoffwechselerkrankungen wie Gicht, Fettsucht und Zuckerkrankheit eine mittelbare oder unmittelbare ist. Man nimmt an, daß die Harnsäurebildung durch Alkoholismus gesteigert wird, man beobachtet häufig eine Störung im Fettstoffwechsel, eine mangelhafte Fettverbrennung, ebenso wie nicht selten Zucker im Harn auftritt. Gicht und Fettsucht treten aber nicht regelmäßig auf. Ob die konstitutionelle Veranlagung zu diesen Erkrankungen das ausschlaggebende Moment ist, wie z. B. Strümpell annimmt, oder ob nicht eine gewisse Lebensführung dabei mindestens ebenso wichtig sein kann, ist durchaus nicht eindeutig geklärt. Die Fettleibigkeit, die Fettum- und -durchwachsung des Herzens und der Muskeln und die Fettablagerung in der Leber hängen sicherlich weitgehend vom Temperament und der körperlichen Beweglichkeit des einzelnen ab; die letztere wird aber durch den Beruf ganz wesentlich beeinflußt. Der Wirt, dessen Leben sich oft in einem trägen Herumstehen und Herumsitzen ohne größere körperliche Kraftentfaltung abspielt, wird bei zu reichlicher Ernährung mit oder ohne übermäßigem Alkoholgenuß meistens zu einer gewissen Fettablagerung neigen. Bei gleichzeitigem Alkoholgenuß wird dieser im Körper vor den zugeführten Nahrungsmitteln verbrannt, so daß von diesen ein größerer unverbrannter Anteil als Fett abgelagert werden kann und dadurch meistens die Trägheit noch steigert. Es kommt also der Lebensweise neben der konstitutionellen Veranlagung und der Wirkung des Alkoholismus eine Bedeutung zu, welche nicht vernachlässigt werden darf. Bis zu einem gewissen Grade gilt das gleiche auch von der Gicht, während für die Störung des Zuckerstoffwechsels wohl vorwiegend unmittelbare Schädigungen des Pankreas verantwortlich gemacht werden müssen.

Zu den Stoffwechselerkrankungen sind auch die Wachstumsstörungen zu rechnen, welche unter Alkoholwirkung besonders am Knochensystem bei jungen Tieren und Menschen auftreten und nicht selten zum Zwergwuchs führen. Intrauterin anhaltende Vergiftung und solche auf dem Umwege über die Muttermilch beim Säugling oder spätere reichliche Alkoholverabreichung zu Stärkungszwecken im Kleinkindesalter sind dafür verantwortlich zu machen.

Fragen wir nach dieser Übersicht über den Zusammenhang von körperlichen und seelischen Krankheitserscheinungen mit dem Alkoholmißbrauch, welche Rolle der Alkoholismus als Ursache der Invalidität spielt, dann ist es erstaunlich, daß Alkoholvergiftung als direkte Invaliditätsursache sich zwar bei den einzelnen Versicherungsanstalten nach EWALD (44) verschieden bemerkbar macht, jedoch bei den Männern, bei denen sie vorzugsweise beobachtet wird, nur etwa $1/2\%$ der Invaliditätsursachen ausmacht. Das Reichsversicherungsamt hat in der Rekursentscheidung vom 16. II. 1909 (A.N. d. RVA. 1909, S. 509) die Invaliditätsverursachung folgendermaßen umschrieben: Zweifellos kann infolge starker Trunksucht unter Umständen auch eine Beeinträchtigung der Erwerbsfähigkeit eintreten. Zur Begründung dieser Annahme ist jedoch der Nachweis erforderlich, daß die Trunksucht krankhafte Erscheinungen geistiger oder körperlicher Art hervorgerufen hat, die zwingend auf die Willenskraft oder die körperliche Arbeitsbefähigung einwirken. Es ist klar, daß, ehe dieser verlangte Nachweis geführt wird, die durch den Alkoholismus ausgelösten Organerkrankungen für die Invalidisierung ausreichen, so daß Alkoholismus als Invaliditätsursache so selten in Erscheinung tritt. Andererseits tritt überzeugend zutage, daß es ungemein schwierig ist, die Schäden ausschließlich auf den Alkoholismus zurückzuführen; denn wenn es leichter wäre, würde sich die Diagnose Alkoholismus doch öfter als Invaliditätsursache finden. In diesem Zusammenhang ist nicht uninteressant, daß z. B. bei 3160 Rentnern der Versicherungsanstalt Berlin in 77 Fällen der Alkoholismus als Hauptursache, dagegen in 91 Fällen als Nebenursache der Invalidität angegeben wurde.

# VIII. Durch Alkohol ausgelöste verminderte Widerstandskraft gegen die verschiedensten Einflüsse.

In Laienkreisen, aber auch von manchen Ärzten noch vertreten, weitverbreitet ist die Ansicht, daß der Alkohol gegen akute Infektionskrankheiten, z. B. Grippe, recht wirksam sei. Man stellt sich vor, daß er vom Blute aus antiseptisch oder antibakteriell wirken könne. Diese Frage bedarf noch durchaus experimenteller Klärung, da die bisherigen Versuchsanordnungen den Vorgängen beim Menschen zu wenig entsprechen. Eine antiseptische Wirkung ist wohl auszuschließen, während eine antibakterielle durch Steigerung der Abwehrkräfte des Körpers denkbar ist. Nach P. Th. Müller (45) ist kurzdauernde Zufuhr kleiner Alkoholmengen von einer deutlichen Vermehrung der Antikörperproduktion im Tierversuch gefolgt. Nach ihm wird man annehmen dürfen, daß es sich um eine Reizwirkung auf die blutbildenden Organe handelt, die bei der Antikörperbildung in erster Linie beteiligt sind. Müller hat die Agglutininproduktion, Friedberger und Fränkel die Neubildung bakteriolytischer bzw. hämolytischer Amboceptoren unter Alkoholwirkung an Tieren geprüft. Dabei wurden die Antikörperproduktionen zweifellos sehr merklich ungünstig beeinflußt. Nach Laitinen und Oker Blom verursacht längerdauernde Alkoholisierung eine Verarmung an weißen Blutkörperchen.

Wichtig ist die Frage im Zusammenhang mit der Tuberkulose. Kern (46) alkoholisierte Meerschweinchen mit mittleren Gaben und beobachtete den Verlauf von Infektionen mit Tuberkulose. Die alkoholisierten Tiere lebten durchschnittlich 36 Tage, die Kontrolltiere 57 Tage. Doch lassen sich diese Versuchsergebnisse nicht auf den Menschen übertragen, da ja die Meerschweinchen besonders anfällig gegen Tuberkulose sind.

Nach der Auffassung, die Hoppe (47) in der Alkoholfrage vertritt, sollen unter den Alkoholikern mehr Tuberkulöse sein wie unter den Abstinenten, und unter den Tuberkulösen mehr Alkoholiker wie umgekehrt. Seiler (48) hat die Frage eingehend untersucht und teilt mit, daß in Berlin (Jahrb.d. Stadt Berlin, 29. Jahrg., S. 17) sich die Gesamtzahl der Verstorbenen, bei denen 1904 Alkoholismus eine Rolle spielte, auf 821 Männer und 74 Frauen belief, das ist etwa 4,7 bzw. 0,5% aller Sterbefälle beider Geschlechter. Bei Lungentuberkulose kam bei den Männern Alkoholismus in 5% der Sterbefälle vor. In Basel (Mitt. d. Statist. Amtes des Kantons Basel-Stadt 1911, Nr. 21) ergab sich für die Jahre 1892—1908 bei den einzelnen Todesursachen der Männer, daß bei Tuberkulose, die 23,1% aller Sterbefälle ausmachte, in 5,3% der Alkoholismus mitwirkte, und zwar stand die Tuberkulose mit diesem Anteil (Grad der Mitwirkung von Alkoholismus) an neunter Stelle.

Nach Seiler kann die Statistik die Schädlichkeiten der sog. Alkoholberufe, in denen die Sterblichkeit an Phthisis bekanntlich sehr hoch ist, nicht befriedigend nachweisen, sofern sie ihr Material aus der freien Bevölkerung nimmt. Denn die schwächeren, die armen und unterernährten, für die Tuberkulose an sich schon sehr empfänglichen Personen müssen von der Beobachtung ausgeschlossen sein, wenn die Schäden jener Berufe sich deutlich geltend machen sollen. Darum sind hier die Ergebnisse der Versicherungsstatistik fast allein wertvoll; es seien kurz die Beobachtungsergebnisse der Gothaer Lebensversicherungsbank 1852 bis 1902 (aus Florschütz, Allg. Versicherungsmed. Bd. 3, 1914, S. 96 ff.) an den Berufen wiedergegeben, die mit der Herstellung und dem Vertrieb alkoholischer Getränke in Beziehung stehen.

Es betrug die wirkliche Sterblichkeit in Prozenten der rechnungsmäßigen

I. bei Gastwirten, Hoteliers, Oberkellnern, Wirten, Restaurateuren, Bierhändlern usw;

II. bei Brauereibesitzern, -direktoren, Braumeistern, Braugehilfen, Bierfahrern usw., siehe oben stehende Tabelle auf S. 459.

In beiden Gruppen ist die hohe Übersterblichkeit vor allem durch Herzkrankheiten und Tuberkulose bedingt. Sie betrug in Gruppe I in den ersten 5 Versicherungsjahren 73%, in allen Versicherungsjahren 77% bei 137 Todes-

| | Nach Versicherungsjahren | | Nach dem Alter | | Sämtliche Versicherungsjahre und Alter |
| --- | --- | --- | --- | --- | --- |
| | 1.—5. | 6. bis folgende | 5.—50. | 51.—90. | |
| | Prozent | Prozent | Prozent | Prozent | Prozent |
| I. Sterblichkeit überhaupt . . | 133 | 155 | 167 | 143 | 152 |
| „ an Tuberkulose | 173 | 179 | 178 | 177 | **177** |
| II. „ überhaupt . . | 162 | 152 | 172 | 143 | 154 |
| „ an Tuberkulose | 115 | 125 | 129 | 110 | **122** |

fällen (der 5. Teil aller beobachteten Todesfälle der Gruppe I). Dagegen fand sich in Gruppe II nur 22% Übersterblichkeit an Tuberkulose, die aber gegenüber der Gesamtsterblichkeit dieser Gruppe im Vergleich mit Gruppe I wesentlich zurückbleibt, vermutlich, weil die in Gruppe II Eingereihten aus kräftigerem Volksschlag kommen. Andererseits wirken sich in Gruppe I schwächere Konstitution der Personen (Kellner usw.) und schlechtere hygienische Verhältnisse aus.

Die Statistik der Leipziger Ortskrankenkasse hatte folgendes Ergebnis (Krankheits- und Sterblichkeitsverhältnisse in der Ortskrankenkasse für Leipzig und Umgegend, bearb. im Kais.-Statist. Amte. Insbes. Bd. I, S. 197ff., und Bd. III, S. 297). Unter 952 674 männlichen versicherungspflichtigen Mitgliedern der Krankenkasse wurden 4847 „Alkoholiker" festgestellt, d. h. 0,52% der Mitglieder wurden gegenüber der Masse der Alkoholverbraucher während ihrer Zugehörigkeit zur Kasse als unmäßige Trinker bezeichnet. Auf 1000 Alkoholiker entfielen im Jahre in der 25—34jährigen (in der 35—44jährigen) Altersklasse:

a) 4,9 (8,4) Krankheitsfälle an T. = 0,6 (0,8) mal so viel als bei der Allgemeinheit.
b) 303 (417) Krankheitstage „ „ = 0,5 (0,5) „ „ „ „ „ „ „
c) 1,62 (1,05) Todesfälle „ „ = 0,7 (0,3) „ „ „ „ „ „ „

In allen 6 Vergleichsfällen sind also bezüglich der Tuberkulose die Krankheits- und Sterblichkeitsverhältnisse für die Alkoholiker günstiger als für die Allgemeinheit. Es zeigte sich, daß alle diejenigen Berufsarten, in denen Alkoholiker besonders stark vertreten sind, der Tuberkulose gegenüber günstiger als die Allgemeinheit dastehen. Es sind fast nur Berufe, die große Körperkraft erfordern: Steinsetzer, Erdarbeiter, Maurer, Hilfsarbeiter im Maurer- und Gastwirtsgewerbe, Straßenarbeiter, Brauer, Former, Zimmerer, Verkehrsgewerbe usw. Allen anderen Krankheiten gegenüber versagt die günstigere körperliche Verfassung, und die Alkoholiker sind an ihnen 2—3mal so häufig beteiligt als die Allgemeinheit. Nur gegen Tuberkulose schützt die ursprünglich stärkere Körperverfassung.

Auch die bayerische amtliche Statistik läßt einen unmittelbaren Zusammenhang zwischen Alkoholismus und Tuberkulose nicht erkennen. Dagegen meint RÖSSLE: Vortrag über „Die häufigsten Todesursachen in München", gehalten im Verein für Volkshygiene am 6. Dezember 1906, vgl. Mitteilungen des Statistischen Amts der Stadt München, XIX. Bd., 1. H., München 1907, S. 131: „Mancher Fall von Tuberkulose, mit dem es an der Kippe steht, ob er ausheilt oder sich tödlich verbreitet, wird durch den Alkoholgenuß um die Heilung gebracht, wie ja auch diejenigen Berufsarten, welche, wie die Wirte und Kellner, den Gefahren des Alkoholismus ganz besonders ausgesetzt sind, eine weit über andere Erwerbszweige überragende Tuberkulosemortalität aufweisen."

So entfielen nach GUTTSTADT (vgl. Klin. Jahrb. 12, 3. Heft, Jena 1904; vgl. FR. PRINZING, Handbuch der med. Statistik S. 219, Jena 1906) in Preußen 1901 von 100 Todesfällen auf Tuberkulose:

bei den über 25 Jahre alten Personen überhaupt . . . . . 16,1%
„ „ im Alkoholgewerbe Stehenden . . . . . . . . . 22,3%
„ „ Gastwirten . . . . . . . . . . . . . . . . 18,3%
„ „ Branntweinbrennereien . . . . . . . . . . . 23,1%
„ „ Kellnern . . . . . . . . . . . . . . . . . 52,6%

„Die Prädisposition zur Tuberkulose", erklärt Hoppe, „schafft der Alkohol außer durch die Schwächung des Gesamtorganismus und der allgemeinen Ernährungsstörungen vor allem durch die Erkrankungen der Atmungsorgane und Verdauungsorgane, wozu noch der Umstand kommt, daß die Trinker sich leicht Erkältungen aussetzen, die sie im nüchternen Zustand vermeiden würden, stundenlang in der schlechten Kneipenluft sitzen usw., während der Alkohol, indirekt dadurch, daß er zur Verarmung, zur elenden Ernährung und zur Wohnungsnot führt, den Boden vorbereitet."

Am weitesten scheint Jaques Bertillon gegangen zu sein, der auf dem Internationalen Statistischen Kongreß zu Paris (1909) durch Zahl und Kartogramm nachzuweisen suchte, daß der Alkohol die Hauptursache der Tuberkulose sei. Dazu bemerkt Seiler: „Ist es auch auffallend, daß sich das Kartogramm, welches die Verbreitung der Tuberkulose in Frankreich veranschaulicht, genau deckt mit demjenigen des Alkoholverbrauchs, so ist doch in dieser Form die Behauptung Bertillons kaum berechtigt, zumal er Momente, wie Hygiene und Wohlstandsverhältnisse, außer acht läßt. Auf den Alkoholismus sei auch zurückzuführen, daß die Tuberkulosesterblichkeit der Männer größer als die der Frauen sei. Sicher ist aber doch, daß auch andere Faktoren zu dieser ungünstigen Gestaltung der Männersterblichkeit beitragen, insbesondere die gesteigerte Erwerbstätigkeit des Mannes im mittleren und späteren Alter."

Neuerdings hat Seiffert (49) versucht, die Frage zu klären. Er vergleicht die Kranken der Trinkerheilstätte Johannishaus zu Tarnowitz mit denen im städtischen Krankenhause zu Beuthen (O.-Schles.) folgendermaßen:

| Bei Männern im Alter von | | 20—50 Jahren | bei älteren | zusammen | bei Untersuchten |
|---|---|---|---|---|---|
| im Johannishause zu Tarnowitz | Lungentuberkulose einschl. -verdacht | 63 = 7,71% | 2 = 0,24% | 65 = 7,99% | 817 |
| | Lungentuberkulose | 52 = 6,36% | 1 = 0,12% | 53 = 6,49% | |
| im städtischen Krankenhause zu Beuthen, O.-Schl. | Lungentuberkulose | 287,5 = 5,65% | 87,5 = 1,71% | 375 = 7,33% | 5116 |

Er kommt zu dem Ergebnis, daß für die Tarnowitzer Heilanstalt mit 817 lungenuntersuchten Alkoholikern erwartungsgemäß 65,31 Tuberkulöse kommen müßten, während sich 53 finden. Mit diesem Ergebnis stimmen die 217 Fälle umfassenden Sektionsbefunde Orths überein, die hier zitiert seien (Berl. klin. Wochenschr. 1916, Nr. 30):

| Orths Sektionsstatistik | bei allen Sezierten (217 Fälle) | bei den Deliranten (78 Fälle) | bei der Allgemeinheit |
|---|---|---|---|
| Atmungsorgane frei . . . . . . | 153 mal = 70% | 60 mal = 77% | bei 70% |
| Atmungsorgane tuberkulös . . . | 64 mal = 29,50% | 8 mal = 23% | bei 30% |
| z. Z. ruhenden Tuberkulose . . . | 35 mal = 16,1% | 12 mal = 15,6% | bei 8% |
| Fortschreitende Tuberkulose . . | 29 mal = 13,4% | 6 mal = 7,3% | bei 22% |

Auffallend ist, daß die Deliranten, sowohl wenn ihre Lungen frei von Tuberkulose befunden wurden, als wenn sie davon befallen waren, um 7% besser dastanden als die Allgemeinheit, ferner daß die Fälle von fortschreitender Tuberkulose gegenüber der ruhenden bei den Deliranten um mehr als die Hälfte geringer waren, während sie bei der Allgemeinheit um fast das Dreifache überwogen (vgl. S. 455). ORTH fand ferner Lungen:

| | frei | tuberkulös | und zur Zeit ruhende Tuberkulose | fortschreitende |
|---|---|---|---|---|
| unter Gastwirten . . . . . . .<br>(24 m., 2 w.) | bei 81% | bei 19% | bei 11,5% | bei 7,9% |
| unter Kellnern . . . . . . . .<br>(10 m., 3 w.) | bei 61,5% | bei 38% | bei 7,7% | bei 30,8% |
| unter Gastwirtsgehilfen . . . . | bei 100% | — | — | — |
| unter der Allgemeinheit . . . . | bei 70% | bei 30% | bei 8% | bei 22% |

Wieder finden sich, abgesehen von den durch ungesunde hygienische Lebensverhältnisse und häufig schwächliche Konstitution belasteten Kellnern, bei den Alkoholikern günstigere Bedingungen. Bei der ruhenden Tuberkulose sind sie allerdings im Vergleich zur Allgemeinheit um $3^{1}/_{2}\%$ ungünstiger, bei der fortschreitenden jedoch 3mal so günstig. Auch das Prozentverhältnis der ruhenden zur fortschreitenden Tuberkulose ist bei den Gastwirten wesentlich günstiger als bei der Allgemeinheit.

SEIFFERT schreibt dann: „Eine Erklärung für die Besserstellung der Brauer in der Leipziger Statistik, ihre Mindererkrankung an Tuberkulose im früheren Mannesalter und ihre höhere Sterblichkeit über 50 Jahre, für die verhältnismäßige geringe Zahl von Tuberkuloseerkrankungen im Johannishaus in Tarnowitz, für das Fehlen von Tuberkulose unter ihren Insassen aus dem Gastwirtsstande, die zugleich das Überwiegen der ruhenden Tuberkulose bei den Gastwirten (ORTH) und die ähnlichen Beobachtungen an den Anstaltsinsassen besonders wegen der Latenz, vielleicht auch umgekehrt das Fernbleiben tuberkulöser älterer Anstaltskranker deuten würde, scheint ungezwungen dann gegeben, wenn man annimmt, daß beim Trinker in jüngeren Jahren die Tuberkuloseentwicklung in den Lungen durch die ständige Alkoholausscheidung gehemmt, das Fortschreiten der Krankheit behindert wird. Sie wird nicht ferngehalten, bleibt nur gemäß unseren Beobachtungen eine latente oder ruhende. Sobald nun durch immer fortgesetzten Alkoholismus die Körperorgane so geschädigt sind, daß ein Ausgleich durch Mobilisierung weiterer Widerstände und Reservekräfte nicht mehr geschaffen werden kann, gewinnt die Tuberkulose die Oberhand. Mit dieser Ansicht finde ich mich auch mit BAER in gewisser Übereinstimmung, der der Überzeugung ist, daß der Abusus spiritus niemals unmittelbar zur Lungenphthisis führt, wohl aber mittelbar dadurch, daß er die Gesamtkonstitution des Individuums so herabsetzt, daß jeder katarrhalische und vorzugsweise entzündliche Prozeß in der Lunge bei Infektionen der Ausgangspunkt für destruierende Leiden werden kann."

Aus den mitgeteilten Erfahrungen und Untersuchungen ergibt sich, daß die Alkoholiker bei sonst günstigen Umwelt- und Anlagebedingungen hinsichtlich der Tuberkulose mindestens nicht besonders gefährdet sind. Ob sich der Zusammenhang von Alkoholismus und Tuberkulose wird scharf herausarbeiten lassen, solange wir über die Entstehung der Tuberkulose allein nicht mehr wissen als bisher, erscheint fraglich. Es handelt sich hier um eine Fragestellung, die einer exakten Untersuchung gar nicht zugänglich ist, zumal es sich bei beiden

Schädigungen, Alkoholismus und Tuberkulose, um sich über viele Jahre er-
streckende Schädigungen handelt, so daß es überaus schwierig, eigentlich fast
unmöglich ist, für eine größere Zahl von zu vergleichenden Fällen die wichtigste
Voraussetzung, nämlich eine möglichst angenäherte Materialgleichheit zu gewinnen. Es wird der Wissenschaft schlecht gedient, wenn zuviel Mühe auf Fragestellungen, die wohl äußerst wissenswert erscheinen, aber der Erforschung infolge
unüberwindlicher Schwierigkeiten noch unzugänglich sind, verwendet wird.

Über den Zusammenhang von Alkohol und gewerblichen Giften auf den
Organismus urteilt Rambousek (50): „Bei den meisten chronischen gewerblichen
Vergiftungen, aber auch bei den akuten Vergiftungen, hat die Kombination
mit chronischem Alkoholismus die schwersten Folgen. Die Alkoholvergiftung
schafft durch ihren üblen Einfluß auf die Niere, die Leber, den Verdauungs-
apparat, das Nervensystem und den gesamten Stoffwechsel eine Reihe von
Punkten geringerer Widerstandsfähigkeit, von Angriffspunkten für das Gift.“
Lehmann (51) schreibt, daß bei gewerblichen Vergiftungen der Alkoholgenuß
von besonderer Bedeutung werden kann, namentlich nimmt die Giftigkeit aller
in Alkohol löslichen Gifte, die in Wasser schwer löslich sind, vom Magen aus bei
Alkoholzufuhr gewaltig zu. Hierher gehören z. B. Nitrophenol, Nitrobenzol,
Anilin u. v. a. Die Erfahrung in den Fabriken stimmt damit vortrefflich.
Kölsch (52) kommt zu dem gleichen Ergebnis. Weiteres Material findet sich
in der Internationalen Übersicht über Gewerbekrankheiten. Brezina bringt
dort eine Reihe von Schädigungen durch Benzol und seine Derivate unter Mitwirkung von Alkoholismus besonders in der Kriegsindustrie.

## IX. Alkohol und Erkrankungshäufigkeit.

Bisher ist versucht, aufzuzeigen, welche verschiedenen Angriffspunkte im
Körper für den Alkohol in Betracht zu ziehen sind und wieweit der Alkohol als
ausschließliche unmittelbare oder als mittelbare Krankheitsursache in Betracht
kommt. Weiterhin wird es notwendig sein, ein Bild zu entwerfen von der Häufigkeit der Erkrankungen, die in unmittel- oder mittelbarer Beziehung mit dem
Alkoholismus stehen. Zwar hat sich eine sozialhygienische Betrachtung vorwiegend mit Massenerscheinungen zu befassen, doch das ausschließlich fordern,
hieße die soziale Hygiene unnütz einengen, denn jede Einzelerscheinung kann
sich zu einer Massenerscheinung auswachsen. Erinnert sei nur an den Cocainismus und andere Suchten. Deshalb können nur praktische Erwägungen den
Ausschlag geben, welche von den feststellbaren Alkoholwirkungen der sozialhygienischen Betrachtungsweise zugänglich sind.

Hat man sich einen gewissen Einblick in die fast nicht zu übersehende
Alkoholliteratur verschafft, so fällt sofort auf, daß das Problem vorwiegend
von den Endzuständen her aufgerollt wird, daß die schwierigsten und verwickelt-
sten Beziehungen zahlreich zu durchforschen versucht worden sind und daß
im Gegensatz dazu über den Beginn des chronischen Alkoholmißbrauches, nach
Altersklassen betrachtet, kaum etwas zu finden ist. Zwar sind Kranke und Gestorbene der verschiedensten Gruppeneinteilungen, bei denen der Alkoholismus heranzuziehen war, nach Altersklassen aufgeteilt, aber damit ist für die
Erkenntnis eines Zusammenhanges zwischen Alter und Auswirkung des Alkoholismus nichts gewonnen. Mit großer Wahrscheinlichkeit handelt es sich doch bei
der Auswirkung des Alkoholmißbrauches um Folgen, die beim Durchschnittsmenschen, wenn nicht in einem ganz besonderen Übermaß getrunken ist, erst
nach jahrelanger Einwirkung in Erscheinung treten. Darum werden sich die
schädlichen Folgen, je nach dem Beginn des regelmäßigen Alkoholgenusses,

in den verschiedensten Lebensaltern auswirken müssen, und zwar um so früher, je früher aus inneren oder aus äußeren, nicht selten beruflichen Gründen mit dem Alkoholismus begonnen ist. Es spricht auch vieles dafür, daß der jugendliche, noch nicht fertig entwickelte Körper den Einflüssen des Alkohols auf die Dauer weniger Widerstand zu leisten vermag als der ausgereifte Körper des Erwachsenen, der also, wenn er erst im Mannesalter mit gewohnheitsmäßigem Alkoholgenuß beginnt, denselben ungestraft wahrscheinlich viele Jahre länger fortsetzen kann als ein Heranreifender. Die Frage nach dem Alter beim Beginn mehr oder weniger weitgehenden Alkoholmißbrauches ist auch deshalb von Bedeutung, weil aus meinen Untersuchungen (42) hervorgeht, daß sämtliche Jugendliche, die schon vor dem 21. Jahre nachweislich Alkoholmißbrauch trieben, als Psychopathen angesehen werden konnten, und daß ein recht erheblicher Teil von ihnen schon vor dem 21. Jahre im bürgerlichen Sinne als entgleist zu betrachten war. Das heißt mit anderen Worten: bei diesen Jugendlichen trifft der Alkohol auf Menschen von verminderter geistiger, in vielen Fällen auch körperlicher Widerstandskraft und auf die Auswirkungen einer Fülle von Umweltschäden, so daß in vielen Fällen nicht einmal ein unmäßiges Trinken erforderlich ist, um doch Schäden auszulösen, die bei gleich starken Trinkern, jedoch mit günstigeren inneren und äußeren Lebensbedingungen und späterem Beginn des Alkoholmißbrauches, vielleicht nur vermindert oder gar nicht in Erscheinung getreten wären.

Die Frage nach dem Geschlecht der Alkoholmißbrauchtreibenden kann unerörtert bleiben, da im allgemeinen das weibliche Geschlecht in der Jugend, aber auch im späteren Alter weit weniger an den Alkohol gerät als die Männer. Ausnahmen, wie die Prostituierten, werden später besprochen.

Im Gegensatz dazu erfordert die Berufsfrage eine Betrachtung in Verbindung mit Alter und Alkoholismus. Nach dem oben Gesagten muß für gewisse Berufe die Berührung mit dem Alkohol in jugendlichen Jahren, so besonders in der Lehrzeit, sich bei nicht einmal starkem Alkoholmißbrauch wesentlich ungünstiger auswirken als in anderen Berufen ein wesentlich später einsetzender Alkoholmißbrauch. Das heißt: bei der Betrachtung der vorliegenden Frage darf die Aufmerksamkeit nicht ausschließlich von der Wirkung des Alkohols in Anspruch genommen werden, sondern das Entscheidende liegt in den übrigen hinzukommenden Einflüssen. Damit soll die Alkoholfrage nicht auf ein totes Geleise geschoben, sondern nur für vertiefte Erforschung des Problems der Blick frei gemacht werden. Übertreibungen und schiefe Ausdeutungen können nur so zurückgedrängt werden. Ziemlich allgemein wird doch heute schon zugegeben, daß bei den sog. Trinkerkrankheiten der dauernde Alkoholmißbrauch nur eine Ursache aus der Fülle der Einwirkungen ist. Dann darf man aber nicht ohne weiteres ausschließlich oder vorwiegend den Alkoholmißbrauch bei bestimmten Berufen, die mit dem Alkohol in Erzeugung oder Vertrieb zu tun haben, für die etwa festgestellte höhere Erkrankungshäufigkeit oder Sterblichkeit in Anspruch nehmen, sondern müßte, da man über den tatsächlichen Alkoholmißbrauch in diesen Berufen wenig weiß, gerade auf die anderen Bedingungen der Erkrankungen die Aufmerksamkeit richten. Das gilt z. B. von den Kellnern, die gewöhnlich in allen Statistiken einheitlich zusammengefaßt werden, trotzdem die vorausgesetzte, den meisten selbstverständlich erscheinende Berührung mit geistigen Getränken und der daraus abgeleitete Alkoholkonsum, ganz abgesehen von der individuellen Einstellung zum Alkohol, schon allein aus im Beruf liegenden Gründen ganz außerordentlich verschieden sein kann, je nachdem, ob es sich um Kellner in reinen Bierwirtschaften, in Speisewirtschaften oder gar in Kaffeehäusern handelt, in denen kein Alkohol ausgeschenkt wird. Ich habe in der

Literatur keine dahingehende Trennung des Allgemeinbegriffs Kellner gefunden.

Wieder anders liegen die Verhältnisse bei den in Brauereien Beschäftigten. Niemand, der die früheren Unsitten des Freitrunkes kennt, wird dort die Mitwirkung des Alkohols bei den Gesundheitsschädigungen bestreiten, aber nach Abschaffung des Freitrunkes müßten sich doch die Gesundheitsverhältnisse der Brauereiarbeiter ganz wesentlich gebessert haben, wenn nicht andere Einflüsse in erheblichem Maße dabei mitwirken. Man muß künftig viel nachhaltiger danach fragen, welche besonderen Schädlichkeiten es sind, die in Zusammenwirkung mit Alkoholismus gerade die Krankheitsbilder auslösen, die bisher zu einseitig für den Alkoholismus in Anspruch genommen sind.

Daher ist klar, daß wir über die Wirkungen des Alkohols als krankheitsauslösendes Moment den besten Einblick bei den akuten Alkoholvergiftungen bekommen können, und daß das große Experiment der Alkoholknappheit im Kriege hier einwandfrei sprechen muß, wenn es richtig gedeutet wird. Fragen wir in diesem Zusammenhang nach Alter und Geschlecht der mit akuten Räuschen bekannt gewordenen Personen und nach ihrer Berufszugehörigkeit, so werden darauf keine wesentlichen Antworten gegeben werden können. Die meisten akuten Räusche enden am nächsten Tage schon in einem Katzenjammer, der zwar meist die Erwerbsfähigkeit und Arbeitsleistung herabsetzt, aber doch nur relativ selten als Erkrankung statistisch erfaßbar ist. Bei Schülern, bei Studenten, überhaupt bei allen jugendlichen Personen wird der akute Rausch am häufigsten auftreten, solange es noch an einer gewissen Anpassung an die Alkoholwirkung fehlt oder Trinksitten und Trinkkomment die Warnungen überhören lassen. Der Berufseinfluß tritt hier noch ganz erheblich zurück hinter den allgemeinen Lebenseinflüssen und dem jugendlichen Übermut. Kellnerlehrlinge mit wiederholten akuten Räuschen sind schon aus Gründen der Berufsdisziplin selten, während sich in den verschiedensten Vereinen und Verbindungen gerade bei den jüngsten Mitgliedern die akuten Räusche am häufigsten finden. Schenck (5) berichtet die Altersverteilung der chronischen und akuten Alkoholvergiftungen nach den Aufnahmen in die Münchner psychiatrische Klinik in den Jahren 1910—1921:

|  | Chronische Alkoholisten | Berauschte |
|---|---|---|
| im Alter unter 20 Jahren . . . . . . | 0,3 | 8,8 |
| zwischen 20 und 29 Jahren . . . . . | 8,9 | 39,4 |
| „ 30 „ 39 „ . . . . . | 30,2 | 25,7 |
| „ 40 „ 49 „ . . . . . | 33,0 | 17,6 |
| „ 50 „ 59 „ . . . . . | 22,6 | 6,8 |
| über 60 Jahre . . . . . . . . . . | 4,4 | 1,3 |

Während von den Berauschten 48,2% unter 30 Jahren alt sind und 73,9% unter 40 Jahren, sind von den chronischen Alkoholisten nur 9,2% unter 30, dagegen 60% über 40 Jahre alt. Diese akuten Räusche sind wohl das einheitlichste Bild der Alkoholwirkung und sind relativ ungefährlich, wenn sie selten und nicht zu schwer sind und einen gesunden Menschen betreffen. Wie gefährlich sie werden können, soll im nächsten Kapitel abgehandelt werden.

Weit schwieriger ist die Betrachtung der chronischen Alkoholvergiftungen, weil es gewöhnlich jahrelangen Mißbrauchs bedarf, bis körperliche Leiden den Trinker zum Arzt führen. Es liegt eine große Zahl von Statistiken vor, die den Zusammenhang zwischen Alkoholmißbrauch und den verschiedensten Organerkrankungen darzulegen versuchen, und zwar sind es bei den Trinkern meistens eine Reihe von Organen, die schwere Veränderungen aufweisen. Da es nun bei dem Durchschnittsmenschen mit einem unauffälligen Alkoholverbrauch nicht leicht ist, die Schädigungen aufzuweisen, werden aus einer bestimmten Schicht die notorischen Trinker herausgegriffen, um zu zeigen, wieviel ungünstiger die Alkoholiker in den Krankheitsziffern dastehen als die Gesamtzahl der übrigen.

Am umfangreichsten und wertvollsten erscheint das Material der Leipziger Ortskrankenkasse („Krankheits- und Sterblichkeitsverhältnisse in der Ortskrankenkasse für Leipzig und Umgegend, 1. Bd., Teil E, Anhang: Alkoholiker", S. 190 f., Berlin 1910), das die Krankheits- und Sterblichkeitsverhältnisse von 4847 [„Alkoholiker-Jahrespersonen"[1])], die in einer Gesamtheit von 952 674 männlichen versicherungspflichtigen Mitgliedern der Jahre 1887—1905 festgestellt wurden, eingehend zur Darstellung bringt. KREINER berichtet daraus folgendes: Um zunächst den Unterschied zwischen dem anfänglichen und dem späteren Gesundheitszustand zu beleuchten, wird die Kassenzeit (der 630 Einzelpersonen) in zwei Abschnitte zerteilt: „Der erste geht bis zu dem Zeitpunkt, der ein Jahr vor dem Tage liegt, an dem der betreffende Mann als dem Alkoholismus ergeben von dem Arzte bezeichnet wurde; der zweite Abschnitt reicht von da an bis zum Ende der Beobachtungszeit in der versicherungspflichtigen Mitgliedschaft.

Die auf dieser Grundlage angestellten Untersuchungen liefern das bemerkenswerte Ergebnis, daß die Alkoholiker im ersten Zeitabschnitt nur $^1/_{50}$ ihrer Kassenzeit, im zweiten Zeitabschnitt dagegen $^1/_8$ derselben erwerbsunfähig waren. Gesundheitlich standen diese Männer im ersten Abschnitte ihrer Kassenzeit mit 2,1 Krankheitstagen auf 100 Risikotage nur wenig ungünstiger da als die Allgemeinheit; im zweiten Zeitabschnitte dagegen war ihre Krankheitsfälligkeit — 12,6 Krankheitstage auf 100 Risikotage — eine der Allgemeinheit gegenüber außerordentlich gesteigerte. Durch den unmäßigen Alkoholgenuß haben diese anfänglich einen nicht üblen Gesundheitszustand besitzenden Männer ihre körperliche Verfassung verdorben, so daß sie, obgleich meist mittleren Alters, an erduldeter Krankheitszeit nun alle Altersklassen, sogar die der hochbetagten Greise von 75 Jahren und darüber, übertreffen."

Eine weitere Untersuchung über die allgemeine Krankheitsfälligkeit in den verschiedenen Altersklassen zeitigt folgende Ergebnisse:

| | Altersklasse | | | | | |
|---|---|---|---|---|---|---|
| | 15—24 | 25—34 | 35—44 | 45—54 | 55—64 | 65—74 |
| **Auf 100 beobachtete Personen entfielen Krankheitsfälle:** | | | | | | |
| Bei den Alkoholikern . . . . . . . . . . | 65,7 | 97,3 | 119,6 | 127,0 | 149,0 | 209,0 |
| Bei der Allgemeinheit . . . . . . . . . . | 36,4 | 36,8 | 42,2 | 48,7 | 56,1 | 71,3 |
| Die Alkoholiker weisen das . . . fache der Allgemeinheit auf . . . . . . . . . . . | 1,80 | 2,64 | 2,83 | 2,61 | 2,66 | 2,93 |
| **Auf 100 beobachtete Personen entfielen Krankheitstage:** | | | | | | |
| Bei den Alkoholikern . . . . . . . . . . | 945 | 1929 | 2713 | 3332 | 4079 | 7684 |
| Bei der Allgemeinheit . . . . . . . . . . | 637 | 753 | 753 | 1329 | 1338 | 2952 |
| Die Alkoholiker weisen das . . . fache der Allgemeinheit auf . . . . . . . . . . . | 1,48 | 2,56 | 2,70 | 2,51 | 2,22 | 2,60 |

„Die allgemeine Krankheitsfälligkeit der Alkoholiker ist also hoch; von der 25—34jährigen Altersklasse an in allen Altersklassen über 2,5mal so hoch als die

---

[1]) Als „Alkoholiker" sind diejenigen Personen zu betrachten, auf deren Krankenkarten vom Arzte entweder ein „P" (Potator, Trinker) oder die Angabe „chronische Trunksucht", „Delirium tremens", „Säuferwahnsinn" gesetzt war. Es wurden 4847 „Alkoholiker" oder genauer 4847 Beobachtungsjahre ausgezählt bei Personen, die während ihrer Angehörigkeit zur Kasse auf ihrer Krankenkarte einmal als „Alkoholiker" bezeichnet wurden, und dabei bemerkt, daß es sich bei diesen 4847 ein Jahr unter Beobachtung gewesenen männlichen versicherungspflichtigen Alkoholjahrespersonen um 630 wirkliche Personen (Alkoholiker-Einzelpersonen) handelt.

der Allgemeinheit; in allen Altersklassen von der 25—34jährigen ab erdulden die Alkoholiker im Jahre über doppelt so viel Krankheitstage mit Erwerbsunfähigkeit als die Allgemeinheit."

Ergänzend sei schließlich folgende Übersicht, das Ergebnis einer weiteren Untersuchung der Leipziger Ortskrankenkasse, wiedergegeben, welche die Gesundheitsverhältnisse der beiden am stärksten besetzten Altersklassen der Alkoholiker, nämlich die der 25—34- und 35—44jährigen, nach den verschiedenen Krankheitsgruppen mit den Gesundheitsverhältnissen der entsprechenden Altersklassen der Allgemeinheit vergleichend zur Darstellung nimmt, siehe nebenstehende Tabelle S. 467.

Leider ist daraus über den Einfluß des Berufes auf die Trinkgewohnheiten nichts zu ersehen, weil die Alkoholiker nicht nach Berufszugehörigkeit aufgeteilt sind. Ebensowenig ist aber auch eine *unmittelbare* Einwirkung des Alkohols auf die Gesundheit bewiesen, da der nachweisbare große Alkoholkonsum sicherlich nur unter großer Vernachlässigung einer allgemeinen hygienischen Lebensweise durchführbar ist und notorische Trinker meist schon in Berufe herabgesunken sind, die besondere Gesundheitsgefährdung mit sich bringen, wie Freiluftberufe als ungelernte Taglöhner. Andererseits muß man sich auch fragen, warum nur schwerer Alkoholismus in den Erkrankungsziffern sich auswirken soll, da man fast allgemein auf dem Standpunkt steht, daß der Alkohol auf die verschiedenen Menschen recht verschieden wirkt; also müßten auch gewisse Menschen bei geringem Alkoholmißbrauch die gleiche gesteigerte Erkrankungshäufigkeit zeigen wie andere Menschen bei schwerem Alkoholmißbrauch. Daraus folgt, daß andere in den einzelnen Berufen liegende Gründe neben einem feststellbaren Alkoholismus, die Erkrankungshäufigkeit mit veranlaßt haben können.

Betrachten wir mit Wlassak (34) die Lebercirrhose als Trinkerkrankheit. Er schreibt: „Wenn man unter hygienischen Gesichtspunkten über diese Frage spricht, ist die Anführung dieser absoluten Seltenheit der Lebercirrhose sowohl nichtssagend wie irreführend. Einen Vergleich gestattet die schweizerische Todesursachenstatistik von 1912, die die Trinker gesondert ausweist. Danach ergibt sich:

|  | Todesfälle im Alter von über 20 Jahren. | Männer |
|---|---|---|
| Alle Fälle | 20 179, darunter Cirrhose 298 = 4,17% | 100 |
| Alkoholiker | 1 956      „            „       150 = 7,66% | 521 |

Wlassak meint, daß nach Ausschaltung diagnostischer Irrtümer die erheblich größere Häufigkeit der Cirrhose unter den gestorbenen Trinkern deutlich hervortritt. Nach demselben Material ergibt die Altersgliederung folgendes Bild:

| Altersstufe | Alle Männer | | | Alkoholiker | | |
|---|---|---|---|---|---|---|
| 20—29 | Unter | 1569 .... | 3 = 0,19% | Unter | 62 .... | — — |
| 30—39 | „ | 1979 .... | 35 = 1,7% | „ | 278 .... | 21 = 7,5% |
| 40—49 | „ | 2485 .... | 67 = 2,6% | „ | 461 .... | 33 = 7,4% |
| 50—59 | „ | 3277 .... | 108 = 3,2% | „ | 506 .... | 57 = 11,0% |
| 60—69 | „ | 4348 .... | 64 = 1,2% | „ | 401 .... | 31 = 7,7% |

Diese Tabelle spricht für die Mitwirkung des Alkoholismus beim Zustandekommen der Lebercirrhose, gibt aber leider keine Auskunft über den wirklichen Zusammenhang, der vielleicht klarer würde, wenn es möglich wäre, die Berufe aller an Lebercirrhose gestorbenen Männer mit in Betracht zu ziehen, oder etwa auch bestimmte Gewohnheiten der Nahrungs- und Genußmittelaufnahme. Es wäre wichtig zu wissen, welche Schädigungen bei den Nichtalkoholikern zur Lebercirrhose führen, um dann zu untersuchen, ob vielleicht gerade diese Schädigungen

| Krankheiten | Auf 100 beobachtete Personen | | | | | | | | | | | | | | | | | |
|---|---|---|---|---|---|---|---|---|---|---|---|---|---|---|---|---|---|---|
| | der 25 bis 34 jährigen Altersklasse | | | | | | | | | der 35 bis 44 jährigen Altersklasse | | | | | | | | |
| | der Allgemeinheit entfallen Krankheitsfälle | der Alkoholiker entfallen Krankheitsfälle | Fälle der Alkoholiker in Proz. der Allgemeinheit | der Allgemeinheit entfallen Krankheitstage | der Alkoholiker entfallen Krankheitstage | Tage der Alkoholiker in Proz. der Allgemeinheit | der Allgemeinheit entfallen Todesfälle | der Alkoholiker entfallen Todesfälle | Todesfälle der Alkoholiker in Proz. der Allgemeinheit | der Allgemeinheit entfallen Krankheitsfälle | der Alkoholiker entfallen Krankheitsfälle | Fälle der Alkoholiker in Proz. der Allgemeinheit | der Allgemeinheit entfallen Krankheitstage | der Alkoholiker entfallen Krankheitstage | Tage der Alkoholiker in Proz. der Allgemeinheit | der Allgemeinheit entfallen Todesfälle | der Alkoholiker entfallen Todesfälle | Todesfälle der Alkoholiker in Proz. der Allgemeinheit |
| | 1 | 2 | 3 | 4 | 5 | 6 | 7 | 8 | 9 | 1 | 2 | 3 | 4 | 5 | 6 | 7 | 8 | 9 |
| Alle Krankheitsgruppen zusammen | 36,8 | 97,3 | 264,4 | 753 | 1929 | 256 | 0,53 | 1,22 | 226,42 | 42,2 | 119,6 | 283,4 | 1003 | 2713 | 270 | 0,97 | 2,84 | 292,78 |
| Infektions- und parasitäre Krankheiten Nr. 20—67 | 5,1 | 7,6 | 149,0 | 141 | 169 | 120 | 0,27 | 0,41 | 151,85 | 5,5 | 7,7 | 140,0 | 169 | 174 | 103 | 0,37 | 0,37 | 100,00 |
| Sonstige allgemeine Krankheiten Nr. 68—95 | 0,8 | 4,6 | 575,0 | 24 | 111 | 463 | 0,01 | 0,16 | 1600,00 | 1,0 | 4,7 | 470,0 | 34 | 106 | 312 | 0,02 | 0,32 | 1600,00 |
| Krankheiten des Nervensystems | 1,2 | 4,5 | 375,0 | 39 | 146 | 374 | 0,02 | 0,08 | 400,00 | 1,9 | 8,1 | 426,3 | 71 | 211 | 339 | 0,06 | 0,16 | 266,67 |
| Krankheiten der Atmungsorgane | 5,2 | 11,4 | 219,2 | 131 | 289 | 221 | 0,09 | 0,16 | 177,78 | 6,0 | 16,0 | 266,7 | 166 | 457 | 275 | 0,18 | 1,16 | 666,67 |
| Krankheiten der Kreislauforgane | 0,9 | 2,1 | 233,3 | 23 | 58 | 252 | 0,03 | 0,16 | 533,33 | 1,0 | 2,3 | 230,0 | 31 | 89 | 287 | 0,08 | 0,11 | 137,50 |
| Krankheiten der Verdauungsorgane | 6,1 | 18,3 | 300,0 | 90 | 271 | 301 | 0,03 | — | — | 5,7 | 18,3 | 321,1 | 100 | 393 | 393 | 0,06 | 0,16 | 266,67 |
| Krankheiten der Harn- und Geschlechtsorgane | 0,5 | 0,3 | 60,0 | 12 | 4 | 33 | 0,01 | — | — | 0,4 | 1,4 | 350,0 | 12 | 49 | 408 | 0,03 | 0,11 | 366,67 |
| Krankheiten der äußeren Bedeckungen | 3,0 | 5,8 | 193,3 | 45 | 98 | 218 | 0,00 | — | — | 3,2 | 8,9 | 278,1 | 61 | 175 | 287 | 0,00 | — | — |
| Krankheiten der Bewegungsorgane Nr. 281—294 | 4,5 | 14,5 | 322,2 | 82 | 236 | 288 | 0,00 | — | — | 6,7 | 19,0 | 283,6 | 137 | 369 | 269 | 0,01 | — | — |
| Krankheiten des Ohres | 0,2 | 0,2 | 100,0 | 4 | 2 | 50 | 0,00 | — | — | 0,2 | 0,3 | 150,0 | 4 | 4 | 100 | — | — | — |
| Krankheiten der Augen | 0,7 | 0,9 | 128,6 | 12 | 6 | 50 | — | — | — | 0,8 | 1,6 | 200,0 | 16 | 21 | 131 | 0,00 | — | — |
| Verletzungen und andere äußere Einwirkungen | 8,2 | 26,6 | 324,4 | 142 | 528 | 372 | 0,04 | 0,16 | 400,00 | 9,5 | 30,7 | 323,2 | 192 | 612 | 319 | 0,07 | 0,21 | 300,00 |
| Anderweitige Krankheiten und unbestimmte Diagnosen Nr. 335 | 0,2 | 0,6 | 300,0 | 4 | 12 | 300 | 0,03 | 0,08 | 266,67 | 0,2 | 0,4 | 200,0 | 4 | 13 | 325 | 0,06 | 0,21 | 350,00 |

in bestimmten Berufen, bei denen vielleicht auch der Alkoholmißbrauch gesteigert vorkommt, häufiger vorkommen. Es ist auffallend, daß bei allen Männern die Lebercirrhose von Jahrzehnt zu Jahrzehnt ansteigt, dagegen bei den Trinkern mit Ausnahme des 6. Jahrzehnts im 4., 5. und 7. Jahrzehnt ungefähr die gleiche Höhe innehält. Da man aber bei Trinkern im 4. und solchen im 7. Jahrzehnt wohl kaum einen gleich lange wirksamen Alkoholmißbrauch voraussetzen kann, so scheint irgendein anderer schädigender Einfluß neben dem Alkoholismus zwingenderweise erforderlich zu sein.

Betrachten wir unter diesen Gesichtspunkten die Kränklichkeit der Brauer nach dem Material der Leipziger Ortskrankenkasse. Der nachfolgende Vergleich gründet sich auf die Beobachtung von 952 674 „Jahrespersonen" (Zahl der ein Jahr lang Beobachteten). Bei den Brauern betrug die Zahl der „Jahrespersonen" 5927.

**Kränklichkeit der Brauer.**

In Prozenten des Durchschnittes der männlichen Pflichtmitglieder gleichen Alters.

Leipziger Ortskrankenkasse.

| Art der Erkrankung | Krankheitsfälle | | | | |
|---|---|---|---|---|---|
| | Alle Alter | 15—24 Jahre | 25—34 Jahre | 35—54 Jahre | 55—74 Jahre |
| Verletzungen und andere äußere Einwirkungen . . . | 183,9 | 214,3 | 193,9 | 157,7 | 166,3 |
| Erkrankungen ausschl. Verletzungen und sonstige Einwirkungen . . . . . . . . . . . . . . . . | 126,4 | 112,8 | 112,6 | 139,8 | 193,3 |
| Infektionskrankheiten . . . . . . . . . . . . . . | 120,6 | 125,4 | 101,2 | 122,1 | 237,1 |
| Tuberkulose . . . . . . . . . . . . . . . . . . | 89,6 | 47,3 | 82,9 | 114,7 | 58,0 |
| Krankheiten der Atmungsorgane . . . . . . . . . | 103,0 | 97,2 | 105,8 | 93,9 | 144,5 |
| „　　　„　Kreislauforgane . . . . . . . . . | 113,9 | 85,6 | 120,7 | 127,5 | 144,2 |
| „　　　„　Verdauungsorgane . . . . . . . | 99,5 | 82,8 | 94,1 | 106,6 | 229,0 |
| „　　　„　Nerven . . . . . . . . . . . . . | 112,0 | 120,3 | 100,8 | 112,0 | 40,4 |
| „　　　„　Bewegungsorgane (Rheumatismus) | 179,0 | 126,0 | 147,5 | 198,1 | 220,4 |

Daraus folgt, daß die Brauer nicht in den jüngeren, wohl aber in den höheren Altersstufen ungünstige Vergleichsziffern zeigen, d. h. besonders hoch erst nach dem 55. Jahre. Zwischen 15 und 34 Jahren stehen sie nicht einmal besonders ungünstig da, wenn man vom Rheumatismus absieht. Die spätere Steigerung allein dem Alkoholismus zuzurechnen, geht nicht an, wenn man berücksichtigt, daß dieses relativ gesunde kräftige Menschenmaterial gerade, weil es auf seine Gesundheit pocht, sorgloser und leider auch gesundheitswidriger leben wird als von Haus aus schwächliche Menschen, die erfahrungsgemäß meist auf ihre Gesundheit sehr viel bedachter sind. Es liegt aber kein Grund vor, den Alkoholismus hier als einzige oder vorwiegend schädliche Exzeßmöglichkeit anzunehmen.

Lehmann (51) faßt sein Urteil über die Alkoholberufe folgendermaßen zusammen: „Der Weinbau zeigt eine Fülle von ähnlichen Verhältnissen wie die Landwirtschaft. Bei der Weinbereitung drohen Kohlensäurevergiftungen in Gärkellern. In Weinländern sind schwere Formen des Alkoholismus nicht häufig, dagegen akute Alkoholvergiftungen nicht selten. Weinhändler, Schenkwirte, Weinreisende sind oft Alkoholisten. Daß alle Mitglieder der Alkoholgewerbe „Alkoholiker" seien, wie man gelegentlich hört, ist natürlich eine arge Übertreibung. Arbeiter in Branntwein- und Likörfabriken haben nach dem kleinen Material der L.O.K. annähernd normale Gesundheitsverhältnisse. Die Bierproduktion zerfällt in verschiedene Berufe. Malzherstellung ist mechanisch in großen Betrieben; Mälzereiarbeiter haben nichts mit Bierproduktion zu tun. Der zweite Prozeß dient zur Herstellung der Würze aus geschrotetem Malz. Dies geschieht durch geschlossene und ventilierte Maschinen. Die dritte Arbeitsgruppe versetzt in Gärkellern die Würze mit Hefe und bringt das in Kufen vergorene Jungbier in Lager- und Versandfässer. In Kellern sind 3—4°, in den Lagerkellern etwa 1° Wärme, die Luft ist feucht, die Arbeiter können sich durchnässen. Der Kohlensäuregehalt beträgt stellenweise 0,5—2 Volumprozent, verursacht jedoch keine nachweisbaren akuten Schädigungen; chronische Schädigung ist bis jetzt nicht bewiesen, das von den Brauburschen genossene Bier ist schädlicher. Bei Bierbrauern tritt eine besondere Erkrankung der Fingernägel auf (VILLARET). Küfer haben angestrengte Arbeit beim Fässertransport; dabei kommen Verletzungen an den Händen, Entzündungen der Knieschleimbeutel und rheumatische Schmerzen vor. In alten Brauereien sind die Arbeiter an allen Arbeiten beteiligt und starkem Temperaturwechsel ausgesetzt. Früher gaben die Brauereien 6—10 l Freibier, jetzt besteht die Möglichkeit des Geldbezuges statt dessen. Durch maschinellen Betrieb kommt es zu einer Verminderung des Durstes bei Malzarbeitern; die anderen Betriebe sind nicht durstmachend. Manche Brauereien verlangen Abnahme von 2 l als Haustrunk, badische Großbrauereien haben diesen ganz abgeschafft.

Bei Kellnern und Kellnerinnen kommt zur Gefahr des Alkoholmißbrauchs Schlafmangel, Schädigung durch schlechte Wohnung, Aufenthalt in rauchhaltigen, schlechtgelüfteten Wohnungen dazu; bei Kellnerinnen außerdem sexuelle Infektionen. Kellner, Küfer, Zapfer haben eine etwa um 20% verminderte Zahl der Krankheitstage. Respirationskrankheiten sind etwa um 30—40% erhöht. Die Verdauungskrankheiten sind niedrig, ebenso Verletzungen (etwa zwei Drittel der Norm), Krankheiten der Bewegungsorgane normal, sehr wenig Betriebsunfälle, mit die kleinste Zahl. Nach der L.O.K. ist die Erkrankungsziffer der Kellnerinnen insgesamt und namentlich für 25—34 Jahre erheblich unter dem Durchschnitt. Zahl der Todesfälle geringer als die Hälfte. Sehr gering ist die Zahl von Tuberkulose bei den 25—34jährigen, 2 statt 70 Krankheitstage. Alle Krankheitsgruppen sind wesentlich schwächer belastet: Blutarmut $^1/_3$, Konstitutionskrankheiten $^1/_3$. Wer eben nicht gesund ist, muß aus dem sehr anstrengenden Kellnerinnenberuf ausscheiden. Aus der Statistik abzuleiten, daß Kellnerin ein gesunder oder leichter Beruf sei, ist falsch."

Recht lehrreich ist der Zusammenhang von Alkoholismus und psychischen Erkrankungen. Aus der Fülle der Arbeiten sei hier vorwiegend nach KREINER (5) berichtet. Nach ihm gewährt die berufliche Verteilung der Alkoholisten für die männlichen Alkoholirren nach dem Ergebnis der statistischen Prüfung für die Gesamtzahl der Einzelpersonen[1]) bzw. der Zugangspersonen folgendes Bild, siehe oben stehende Tabelle auf S. 470.

Von den aufgeführten Berufsgruppen haben demnach den absolut stärksten Anteil die Gruppe der unständigen Lohnarbeiter (276), ihr zunächst die der Landwirtschaft (157), die des Baugewerbes (149) und — infolge des hohen Anteils des Alkoholgewerbes — die der Nahrungs- und Genußmittel (einschl. Gast- und Schankwirtschaften) (135). Absolut am niedrigsten beteiligt erscheint dagegen das polygraphische Gewerbe (20), das Verkehrsgewebe (50) und ihm zunächst die Gruppen der Textilindustrie und Lederindustrie, des Reinigungs- und Bekleidungsgewerbes (zusammen 103) und der Eisen-, Metall- und Maschinenindustrie (106).

---

[1]) Von den „wiederholten Aufnahmen" wurden technisch nur diejenigen als Einzelpersonen (Spalte 3) betrachtet, bei denen die der in Frage stehenden Einlieferung vorhergehende Aufnahme in die Zeit vor 1906 fiel oder die wiederholte Aufnahme zum ersten Male in eine bayerische Anstalt führte (vorher außerbayerische Anstaltspflege). Erfolgte z. B. im Jahre 1910 die dritte Einlieferung und fiel die zweite Aufnahme in das Jahr 1904, so wurde der Aufgenommene als „Einzelperson" (Spalte 3) gerechnet, während er nur als „Zugangsperson" (Spalte 5 und 6) erfaßt wurde, wenn diese zweite Aufnahme im Jahre 1908 erfolgte.

| Berufliche Tätigkeit | Einzelpersonen | | | Wieder-holte Auf-nahmen, so-weit nicht Einzel-personen | Demnach Zugangs-personen insgesamt |
| | Erst-aufnahmen | wieder-holte Aufnahmen | insgesamt[1]) | | |
| 1. | 2. | 3. | 4. | 5. | 6. |
| 1. in der Eisen-, Metall- und Ma-schinenindustrie . . . . . . . . | 91 | 15 | 106 | 34 | 140 |
| 2. im Baugewerbe und in der In-dustrie der Steine und Erden . | 131 | 18 | 149 | 63 | 212 |
| 3. in der Holzindustrie . . . . . . | 103 | 15 | 118 | 33 | 151 |
| 4. in der Textil- und Lederindustrie, im Bekleidungs- und Reinigungs-gewerbe . . . . . . . . . . | 89 | 14 | 103 | 38 | 141 |
| 5. in der Industrie der Nahrungs- und Genußmittel, einschl. Gast- und Schankwirtschaft . . . . . | 111 | 24 | 135 | 48 | 183 |
| 6. im graphischen Gewerbe . . . . | 14 | 6 | 20 | 11 | 31 |
| 7. im Handels- und Versicherungs-gewerbe . . . . . . . . . . | 102 | 22 | 124 | 46 | 170 |
| 8. im Verkehrsgewerbe . . . . . . | 46 | 4 | 50 | 8 | 58 |
| 9. in der Landwirtschaft . . . . . | 143 | 14 | 157 | 56 | 213 |
| 10. in unständiger landwirtschaft-licher und gewerblicher Tätigkeit | 235 | 41 | 276 | 121 | 397 |
| 11. als Beamte, Militärs, Privatleute und in freien (geistigen) Berufen | 100 | 23 | 123 | 29 | 152 |
| 12. in sonstigen und unbekannten Berufen . . . . . . . . . . . | 34 | 3 | 37 | 15 | 52 |
| zusammen | 1199 | 199 | 1398 | 502 | 1900 |

Von den einzelnen Berufsarten hingegen erscheinen infolge des Alkohol-mißbrauches als psychopathisch absolut am schwersten belastet die folgenden:

| Berufsstellung | Einzelpersonen | | Zugangspersonen | |
| | insgesamt | in Proz. der Gesamtzahl aller Berufe | insgesamt | in Proz. der Gesamtzahl aller Berufe |
| 1. Tagelöhner . . . . . . . . | 223 | 16,0 | 326 | 17,2 |
| 2. Landwirte . . . . . . . . | 114 | 8,2 | 148 | 7,8 |
| 3. Gastwirte und Brauer . . . | 89 | 6,4 | 113 | 5,9 |
| 4. Maurer . . . . . . . . . | 71 | 5,1 | 104 | 5,5 |
| 5. Unständige Arbeiter (Fabrik-hilfsarbeiter) . . . . . | 53 | 3,8 | 71 | 3,7 |
| 6. Kaufleute . . . . . . . | 51 | 3,6 | 65 | 3,4 |
| 7. Freie Berufe und Privatleute | 52 | 3,7 | 64 | 3,4 |

[1]) Die Zahl der männlichen Einzelpersonen (Spalte 4) gliedert sich für die Berufsgruppe.
1. in 5 Maschinisten, 20 Metallarbeiter, 12 Mechaniker, 9 Monteure, 24 Schlosser, 32 Schmiede, 4 Zinngießer;
2. in 71 Maurer, Steinmetze und Bauarbeiter, 22 Maler und Tüncher, 17 Spengler, 5 Schieferdecker, 19 Hafner, Porzellan- und Glasarbeiter, 15 Steinbrucharbeiter;
3. in 41 Schreiner, 20 Zimmerleute, 6 Wagner, 4 Drechsler, 5 Bürstenmacher, 6 Holz-arbeiter, 3 Kammacher, 19 Küfer und Büttner, 7 Korbmacher, 7 Säger;
4. in 16 Textilarbeiter, 31 Schneider, 26 Schuhmacher, 9 Sattler, 5 Gerber, 4 Tapezierer, 3 Hutmacher und Filzarbeiter, 9 Friseure;
5. in 17 Bäcker, 23 Metzger, 6 Müller, 32 Brauer, 57 Gastwirte und Kellner;
6. in 20 Buchdrucker, Schriftsetzer, Buchbinder und Photographen;
7. in 51 selbständige Kaufleute, 29 Händler, 9 Krämer, 16 Reisende, 6 Hausierer, 13 kaufmännische Angestellte;
8. in 16 Bahnarbeiter, 14 Kutscher und Fuhrleute, 17 Transportarbeiter, 3 Schiffer;
9. in 114 Landwirte, 16 Gärtner, 27 Dienstknechte und Schweizer;

Vergleicht man die relative Verteilung der männlichen und weiblichen Alkoholisten-Einzelpersonen auf die einzelnen Berufsabteilungen mit der verhältnismäßigen Gruppierung der Gesamtbevölkerung (nach der Gewerbezählung von 1907), so erweist sich, daß die Landwirtschaft trotz ihres absolut hohen Anteils relativ am wenigsten durch Alkoholismus belastet erscheint[1]).

| | Von 100 männlichen und weiblichen Personen der | |
| | Gesamt-bevölkerung | Alkoholisten |
| Berufsabteilung | entfielen auf vorstehende Berufsabteilungen | |
| --- | --- | --- |
| Landwirtschaft . . . . . . . . . . . . . . . . . . . . . . | 40,3 | 10,7 |
| Industrie . . . . . . . . . . . . . . . . . . . . . . . . . | 33,3 | 44,6 |
| Handel und Verkehr . . . . . . . . . . . . . . . . . | 11,6 | 12,7 |
| Staats- usw. Dienst, freie Berufe, wechselnde Lohnarbeit, sonstige und unbekannte Berufe . . . . . . . . . . . . . . | 14,8 | 32,0 |
| Zusammen | 100,0 | 100,0 |

Auf die im Handels- und Verkehrsgewerbe berufszugehörige Bevölkerung entfällt bei den Alkoholisten ungefähr der gleiche Verhältnissatz wie bei der Gesamtbevölkerung.

Verhältnismäßig am höchsten belastet ist die industrielle Bevölkerung, wobei besonders die Berufsgruppe des Baugewerbes (mit 15,5% aller der Industrie, der Landwirtschaft und dem Handel und Verkehr berufszugehörigen Alkoholirren) und die soziale Schicht der unständigen Arbeiter (Hilfsarbeiter und Tagelöhner) am schwersten betroffen erscheint, die sich vorzugsweise auf die Eisen- und Metallindustrie, die Maschinenindustrie und die Industrie der Steine und Erden verteilt.

KREINER erklärt die geschilderte, der beruflichen Gliederung der Gesamtbevölkerung keineswegs entsprechende Verteilung der Alkoholisten, besonders den überhohen Anteil der ungelernten Arbeiter, etwa folgendermaßen: Schlechte Arbeits- und ungünstige Existenzbedingungen steigern die Höhe des Alkoholverbrauches einer Arbeiterberufskategorie; ebenso wirkt die Ausübung von widerlichen Tätigkeiten und Beschäftigungen mit unangenehmen Begleiterscheinungen, wie großer Staub und ungewöhnliche Temperaturen. Der Sparsinn ist in diesen Berufen meist gering entwickelt. Weiterhin folgert KREINER aus den Ergebnissen der Leipziger Ortskrankenkasse über die Häufigkeit des Stellen- und Berufswechsels bei den Alkoholikern und der Allgemeinheit, daß es gerade der Alkohol ist, der die Existenzen lockert und so unaufhaltsam das Heer der unständigen, proletarischen Arbeiter mehrt.

---

10. in 223 Tagelöhner, 53 Fabrikarbeiter und Hilfsarbeiter;

11. in 46 Beamte, 52 Angehörige der freien Berufe, 10 Invalidenrentner und Pfründner, 15 Militärpersonen;

12. in 11 Hausdiener und Nachtwächter, 2 Bergleute, 2 Artisten, 8 Sonstige, 14 Berufslose und Angehörige unbekannter Berufe.

[1]) Es ist zu bedenken, daß der Verhältnisanteil der der Landwirtschaft wie der Industrie berufszugehörigen Bevölkerung sich noch um einiges erhöht, da die Vergleichsbasis nicht übereinstimmt, weil bei der Gewerbezählung die Tagelöhner und Arbeiter nach der Art ihrer Arbeit der Landwirtschaft oder der Industrie zugewiesen und nur die auf der Reise befindlichen der Abteilung ,,Lohnarbeit wechselnder Art" zugeteilt sind, während bei den Alkoholisten die Tagelöhner (15%) und Arbeiter (3,8%) mangels bestimmter Angaben (über die gewerbliche oder landwirtschaftliche Tätigkeit) fast ausnahmslos unter diese letzte Gruppe eingereiht werden mußten (vgl. Beiträge zur Statistik Bayerns H. 80, S. 13, Anmerkung).

Ganz so eindeutig läßt sich die Frage nicht beantworten. An meinem Heidelberger Material (42) konnte ich feststellen, daß von 151 Trinkern 63 von vornherein auf der untersten Stufe der Berufstätigkeit blieben, daß 51 in eine sozial tiefere Schicht gerieten als ihre Väter. Aber für diesen Abstieg war nicht in erster Linie der Alkoholismus verantwortlich zu machen, sondern bei den meisten künftigen Trinkern wirkte sich abnorme geistige Anlage unheilvoll aus und führte zum sozialen Abstieg, und zwar bei 41 künftigen Trinkern schon im Alter zwischen 15 und 25 Jahren. Dazu kommt eine Fülle verschiedener Umwelteinflüsse, unter denen unzweckmäßige Berufswahl und Stellenwechsel eine Hauptrolle spielen. Auch körperliche Defekte verschiedener Art zwangen frühzeitig zum Aufgeben begonnener Berufe und leiteten den sozialen Abstieg ein. Ebenso wirkten mangelhafte Erziehung, frühzeitige Verwahrlosung, Unlenksamkeit und gerichtliche Bestrafungen. Es zeigt sich auch hier wieder, welche große Rolle für die soziale Einordnung eines Menschen Erziehung und zweckmäßige Berufswahl spielt, wie andererseits von diesem Punkt aus das ganze Leben verpfuscht werden kann. Hier wird sich entwickelnder Alkoholismus nur Begleiterscheinung der zunehmenden Deklassierung. Daraus folgt, daß durchschlagende vorbeugende Maßnahmen schon beim Eintritt in das Berufsleben wirksam werden müßten, um diese Gefährdeten nicht zu Lebensuntüchtigen sich auswachsen zu lassen. Ob dieses Ziel jemals durch Berufsberatung, Begabtenauslese und noch so fein ausgebildete Berufsvermittlung erreicht werden kann, erscheint zweifelhaft. Man könnte sich auch auf den Standpunkt stellen, daß es sich in vielen dieser Fälle um Menschen handelt, denen ein ungütiges Geschick die erforderliche Anpassungsfähigkeit an die soziale Ordnung versagt hat, und daß es ein Glück für die Menschheit bedeutet, wenn solche Veranlagungen sich bis zu einem gewissen Grade selbst ausmerzen, da sie für sich und ihre Nachkommen keine ausreichenden Lebensbedingungen zu erreichen wissen. Doch selbst wenn so eine gewisse Auslese wirksam wird, die allerdings eine längere Zeit erfordert, dann wird durch solche Menschen immer eine mehr oder weniger lange schwere Belastung der Gesellschaft eintreten. Das hier auftauchende Problem einer Entmündigung wegen Lebensuntüchtigkeit und daran anschließende gewaltsame Aussonderung aus der Gesellschaft ist heute noch nicht spruchreif. Vorläufig kann es sich nur darum handeln, die Beeinträchtigung der Allgemeinheit nach besten Kräften durch rechtzeitige Maßnahmen möglichst zu verhindern zu suchen. Hier hat die Erziehungswissenschaft künftiger Zeit die Grenzen festzulegen, um die Unerziehbaren, Unbeeinflußbaren von den gerade noch mit den besten Mitteln Erziehbaren abzutrennen, um möglichste Menschenökonomie zu verwirklichen und schließlich die in der sozialen Gemeinschaft nicht Lebens- und Anpassungsfähigen wenigstens zu kennzeichnen. Dann wird man auch lernen, unter rassehygienischen Gesichtspunkten die Fortpflanzung solcher Ungeeigneten zu verhindern. Augenblicklich fehlen für dieses Vorgehen noch zu viele Voraussetzungen.

# X. Alkohol und Unfälle.

Klarer als der Zusammenhang von Erkrankungshäufigkeit und Alkoholismus tritt der von Unfällen und Alkoholismus zutage. Wlassak (41) teilt mit, daß in 10 Wiesbadener Brauereien die Unfälle von 18,1 und 18,2 (1901 und 1902) auf 100 Arbeiter nach Abschaffung des Freitrunkes auf 12,7 (1904) absanken. Er führt auch an, daß in der Ilseder Hütte nach Abschaffung des freien Bierhandels im Betrieb und Beistellung alkoholfreier Getränke die Unfallzahl unvermittelt von 9,47 für 100 Arbeiter auf 5,7 absank.

Nach der Statistik der Leipziger Ortskrankenkasse entfielen vor dem Kriege auf 1000 je ein Jahr lang beobachtete männliche versicherungspflichtige Personen bei der Allgemeinheit 82,0, bei den Alkoholikern aber 229,6 Unfälle (einschl. Betriebsunfälle) bis zu 28 Tagen Dauer, das sind auf die Alkoholiker 147,6 oder 180% Fälle mehr. Unfälle mit über 28 Tagen Dauer entfallen auf 1000 Personen der Allgemeinheit 15,4, auf die Alkoholiker 53,4, das sind auf die Alkoholiker 38 oder 246,7% Fälle mehr. Ferner kamen Betriebsunfälle mit bis zu 28 Tagen Dauer auf 1000 ein Jahr lang beobachtete Personen bei der Allgemeinheit 32,1, bei den Alkoholikern 86,2, das sind auf die Alkoholiker 54,1 oder 168,5% Fälle mehr. Betriebsunfälle mit über 28 Tagen Krankheitsdauer entfallen auf die Allgemeinheit 9,6, auf die Alkoholiker 30,1, demnach auf letztere 20,5 oder 213,5% Fälle mehr.

Die Unfallziffer ist nach einer reichsstatistischen Angabe Montags 17,57, Dienstags 16,70, Mittwochs 15,72, Donnerstags 15,75, Freitags 15,14, Sonnabends 17,00 (Freitag vielfach Zahltag).

Von Unfallversicherungsgesellschaften in der Schweiz und in England ist bekannt geworden, daß sie Totalabstinenten einen Prämiennachlaß von 10% gewähren. GUTTSTADT (Sterblichkeitsverhältnisse der Gastwirte usw., Jena 1904) berichtet, daß bei einer durchschnittlichen Promillezahl der Verletzten bei den gewerblichen Berufsgenossenschaften (1901) von 8,07 auf die Brauerei- und Mälzereigenossenschaft 13,46 entfallen. Ein Bericht der preußischen Gewerberäte auf das Jahr 1904 (S. 293. Berlin 1905) bestätigt dies Ergebnis.

Im allgemeinen ist es schwer, die Mitwirkung des Alkohols bei Betriebsunfällen richtig zu beurteilen. Zum Teil wird der Zusammenhang erheblich überschätzt, weil man sich angewöhnt hat, die festgestellten Zunahmen der Unfallziffern an den Montagen ziemlich ohne Einschränkung dem sonntäglichen Alkoholmißbrauch zuzurechnen. Es muß dabei berücksichtigt werden, daß nach jeder Ruhepause infolge mangelnder Einstellung auf die Arbeit die Unfallgefährdung wächst, daß jugendliche, unerfahrene und ungeübte Arbeiter weit mehr von Unfällen betroffen werden als ältere Arbeiter. Daher wäre es recht wertvoll, einmal festzustellen, ob an den gehäuften Montagsunfällen gerade solche Arbeitergruppen beteiligt sind, die an den übrigen Wochentagen weit weniger verunglücken. Da die gewerblichen Berufsgenossenschaften in ihre Unfallverhütungsvorschriften zum großen Teil die Bestimmung aufgenommen haben, daß Betrunkene von der Arbeitsstätte zu weisen sind, Trunksüchtige von gefährlichen Arbeiten fernzuhalten sind, das Mitbringen alkoholischer Getränke zur Arbeit sowie der Verkauf und Genuß daselbst zu verbieten ist, kann eigentliche Alkoholwirkung keine entscheidende Rolle bei den gewerblichen Unfällen spielen, sondern es wird sich außer um die oben schon angeführten Wirkungen nicht selten darum handeln, daß die Sonntage zu Überanstrengungen der verschiedensten Art geführt haben, die sich am Montag in einer nachwirkenden Ermüdung und verminderten Aufmerksamkeit und damit gesteigerten Unfallgefährdung auswirken. Bei den jugendlichen Arbeitern müssen heute auch die Herabsetzung der Leistungsfähigkeit und Aufmerksamkeit, die zu Unfällen führt, durch sportliche Anstrengungen des vorhergehenden Sonntags berücksichtigt werden. Welche Rolle andere Einflüsse wie der Alkoholismus beim Zustandekommen der Unfälle spielen, haben DRESEL und GRABE in einer Untersuchung über den Einfluß der Pendelwanderung auf die Arbeitnehmer nachgewiesen. (Dtsch. med. Wochenschr. 1924 Nr. 28).

## XI. Alkohol und Sterblichkeit.

Am eindeutigsten ist der Zusammenhang von Alkoholwirkung und Sterblichkeit bei den Alkoholismustodesfällen. v. MAYR (53) teilt darüber Zahlen aus

Preußen, Paris und Italien mit, auf deren Wiedergabe hier verzichtet werden kann.

Wie sehr die Bedeutung der Trunksucht als Todesursache in Bayern infolge der Kriegsmaßnahmen gesunken ist, erhellt am besten eine Gegenüberstellung der drei vierjährigen Perioden 1906—1909, 1910—1913 und 1915—1918 nach Kreiner (5):

Es betrug die Gesamtzahl der Alkoholismustodesfälle:

$$\begin{array}{lll}
1906/09 & 484 = & 49,1\% \\
1910/13 & 361 = & 36,7\% \\
1915/18 & 140 = & 14,2\% \\
\hline
\text{Insgesamt (ohne 1914)} & 985 = & 100,0\%
\end{array}$$

*Rückgang der Todesfälle an Alkoholismus 1915/18 gegen 1910/13.*

| | Rückgang um . . % | |
|---|---|---|
| | bei den Männern allein | bei den Männern und Frauen insgesamt |
| über 15—30 Jahre | 66,7 | 70,0 |
| „  30—40  „ | 83,9 | 83,3 |
| „  40—50  „ | 71,6 | 67,1 |
| „  50—60  „ | 56,6 | 53,9 |
| „  60—70  „ | 45,2 | 47,1 |
| „  70 Jahre und unbekannt | 33,3 | 51,4 |

Der 63. Jahresbericht des englischen Zivilstandesamtes für 1920 (Die Alkoholfrage H. 1, S. 43. 1923) verzeichnet eine Zunahme der unmittelbar durch Alkoholismus verursachten Todesfälle. Die Zahlen lauten:

| | Männer | Frauen | Im ganzen |
|---|---|---|---|
| 1914 . . . | 1150 | 819 | 1969 |
| 1915 . . . | 870 | 681 | 1551 |
| 1916 . . . | 646 | 408 | 1054 |
| 1917 . . . | 383 | 265 | 648 |
| 1918 . . . | 244 | 95 | 339 |
| 1919 . . . | 288 | 96 | 384 |
| 1920 . . . | 430 | 147 | 577 |

Unter dem Einfluß der von der Kontrollkommission verfügten Einschränkungen waren die durch den Alkoholismus verursachten Todesfälle auf ein Sechstel der Vorkriegszeit herabgesunken. Sobald die Einschränkungen größtenteils aufgehoben wurden, nahm die Alkoholsterblichkeit wieder zu.

Mit großer Vorsicht muß die Sterblichkeit der Männer unter dem Alkoholeinfluß betrachtet werden. Wlassak meint: „Da die Art der Gesundheitsschädigung durch die geistigen Getränke von der körperlichen Veranlagung mit beeinflußt wird, könnte vermutet werden, daß die Zahl der Veranlagten so klein ist, daß eine erhebliche Belastung der Sterblichkeit ausbleibt. Ferner könnte man annehmen, daß, da es sich eben um Veranlagte handelt, diese unabhängig von dem stärkeren oder schwächeren äußeren Einfluß der Trinksitten den Alkoholfolgen unterliegen.‘‘ Die Mortalitätsstatistik widerspricht diesen Annahmen. Ganz allgemein ergibt sich nämlich, nach einer Bemerkung Westergaards, aus den englischen Beobachtungen über Berufssterblichkeit, „daß der Alkoholmißbrauch, welcher sich durch große Sterblichkeit an Alkoholismus kennzeichnet, ohne Ausnahme von einer größeren Gesamtsterblichkeit begleitet ist‘‘. Dies gilt nicht nur für die Alkoholberufe. „Stellt man die liberalen Berufe sämtlich zusammen, so erkennt man, daß die Reihenfolge nach Gesamtsterblichkeit genau der Reihenfolge nach Alkoholsterblichkeit entspricht. Im Transportwesen stehen die englischen Eisenbahnberufe wegen der Mäßigkeit ihrer Mitglieder verhältnismäßig hoch, und die Sterblichkeitsverhältnisse sind dementsprechend auch günstig, die übrigen Transportberufe haben alle recht viele Alkoholtodesfälle und ungünstige Gesundheitsverhältnisse." Am beweisendsten sind die Unterschiede in demselben Beruf: „Die mäßigen englischen Bergleute haben eine recht niedrige Sterblichkeit; am höchsten liegt für Kohlenbergleute das Niveau in Monmoutshire und Südwales, wo auch die Alkoholsterblichkeit am größten ist." WESTERGAARD faßt zusammen: „Man kann somit nicht umhin, den Trinksitten in den Berufen einen sehr wesentlichen Einfluß auf die Verschiedenheit der Berufssterblichkeit beizumessen." WLASSAK schließt sich diesem Urteil an. Dagegen sind doch gewisse Bedenken zu äußern. Wenn in irgendeinem Beruf große Sterblichkeit an Alkoholismus von einer großen Gesamtsterblichkeit begleitet ist, so kann dieser Parallelismus nicht ohne weiteres für einen ursächlichen Zusammenhang in Anspruch genommen werden. Große Gesamtsterblichkeit und große Sterblichkeit an Alkoholismus können beide gleichzeitig von einer gemeinsamen Ursache abhängen, nämlich einer Verelendung im Beruf, die infolge allgemein unhygienischer Verhältnisse zu gesteigerter Gesamtsterblichkeit und auf dem Umwege über den Notalkoholismus auch zu gesteigerter Alkoholsterblichkeit führen. Denn wenn überhaupt die Annahme eines Notalkoholismus Sinn hat, dann ist klar, daß die gleiche Not sich einerseits in Alkoholismus und daraus entspringender relativer Vermehrung an Alkoholschäden, andererseits aber auch in aus der allgemeinen Notlage entspringender allgemeinen erhöhten Sterblichkeit auswirken muß. v. MAYR (53) betrachtet die Sterblichkeit beider Geschlechter und kommt zu dem folgenden Ergebnis: „In der Stadt steht nicht etwa bloß der erwachsene Mann, sondern der kleine Knabe, der persönlich am Alkoholismus u. dgl. gewiß ebensowenig wie seine weiblichen Kolleginnen beteiligt ist, unter viel größerer Todesgefahr als das junge Mädchen. Daß dieser Überschuß der Männerbedrohung auch in den höheren Lebensstufen zu einem Teil auf Naturanlage zurückzuführen ist, scheint mir zweifellos, zum anderen Teil freilich auch auf die gesteigerte soziale Inanspruchnahme der Lebenskraft, und zwar in der Hauptsache durch die Berufsgestaltung, und erst zuletzt durch relativ bei dem städtischen Manne mehr vertretene Genußexzesse." „Das weibliche Geschlecht reagiert sehr wenig auf die Verschiedenartigkeit von Stadt und Land; das männliche ist dagegen sehr empfindlich für Stadtluft, aber nicht etwa bloß in der Zeit gesteigerter Trink- und Geschlechtslust, sondern schon vom Anfang an."

Solche Gedankengänge müssen berücksichtigt werden, wenn man nun einzelne Berufsgruppen, besonders solche wie die Brauer, herausgreift und sie in Beziehung zur Sterblichkeit des Durchschnittes der männlichen Pflichtmitglieder gleichen Alters der Leipziger Ortskrankenkasse setzt (zit. nach WLASSAK):

| Todesursache | Alle Alter | 15—24 Jahre | 25—34 Jahre | 35—54 Jahre | 55—74 Jahre |
|---|---|---|---|---|---|
| Verletzungen und andere äußere Einwirkungen . . . | 128,8 | 376,5 | 204,9 | 69,1 | — |
| Erkrankungen ausschl. Verletzungen und sonstige äußere Einwirkungen . . . . . . . . . . . . . . | 153,9 | 76,6 | 111,4 | 194,7 | 137,2 |
| Infektionskrankheiten . . . . . . . . . . . . . . | 122,1 | 35,2 | 142,6 | 114,1 | 212,2 |
| Tuberkulose . . . . . . . . . . . . . . . . . . | 101,3 | 41,6 | 126,2 | 84,0 | 148,2 |
| Krankheiten der Atmungsorgane . . . . . . . . . | 133,8 | — | 95,5 | 185,1 | 110,2 |
| „ „ Kreislauforgane . . . . . . . . | 260,0 | 266,7 | — | 420,8 | 136,7 |
| „ „ Verdauungsorgane . . . . . . . . | 200,0 | — | 150,0 | 359,2 | — |
| „ „ Nerven . . . . . . . . . . . . . | 214,9 | 166,7 | — | 198,8 | 172,9 |
| „ „ Bewegungsorgane . . . . . . . . | 309,1 | — | — | 616,7 | — |

WLASSAK schließt: „Diese Zahlen zeigen, daß die Brauer sowohl in Kränklichkeit wie Sterblichkeit — mit Ausnahme der gesondert zu besprechenden Tuberkulose — bei allen Krankheiten, nicht in den jüngeren, wohl aber in den höheren Altersstufen, so im kräftigsten Mannesalter, höchst ungünstige Vergleichsziffern aufweisen. Auf die letzte Altersstufe ist der kleinen absoluten Zahlen wegen kein Wert zu legen. In den Ziffern über Verletzungen kommen nur mittelbar durch den Alkohol beeinflußte Gefahren des Berufs zum Ausdruck. Zum Teil gilt dies auch für die Erkrankungen der Bewegungsorgane (Rheumatismus), wenn auch viel als Rheumatismus Bezeichnetes auf alkoholbeeinflußte Veränderungen der Nerven (Neuritiden) beruhen wird."

Für Kellner und Wirte gibt WESTERGAARD (54) eine Zusammenstellung auf Grund der englischen Statistik für 1890/92. Die Zahlen sind rechnungsmäßig mit der Sterblichkeit der allgemeinen Bevölkerung vergleichbar gemacht.

| Sterblichkeit im Alter von 25—65 Jahren an | Gastwirte | Kellner usw. | Allgemeine Bevölkerung | Allgemeine berufstätige Bevölkerung |
|---|---|---|---|---|
| Phthysis | 259 | 476 | 192 | 185 |
| Lungenentzündung | 158 | 197 | 107 | 105 |
| Andere Krankheiten im Respirationssystem | 129 | 166 | 117 | 116 |
| Krankheiten im Zirkularsystem | 193 | 174 | 132 | 126 |
| Leberkrankheiten | 201 | 62 | 29 | 27 |
| Andere Krankheiten im Verdauungssystem | 49 | 49 | 29 | 28 |
| Nierenkrankheiten | 62 | 50 | 28 | 27 |
| Andere Krankheiten im Urinarsystem | 28 | 27 | 16 | 14 |
| Krebs | 53 | 65 | 47 | 44 |
| Krankheiten im Nervensystem | 160 | 108 | 102 | 82 |
| Gicht und Rheumatismus | 31 | 21 | 9 | 9 |
| Alkoholismus | 92 | 106 | 13 | 13 |
| Unglücksfall | 46 | 51 | 56 | 56 |
| Selbstmord | 32 | 25 | 15 | 14 |
| Andere Ursachen | 149 | 148 | 108 | 107 |
| Zusammen | 1642 | 1725 | 1000 | 953 |

Die Übersterblichkeit ist, mit Ausnahme der Unglücksfälle, für alle Todesursachen sehr erheblich. Die Unterschiede zwischen den Gruppen der Kellner und Wirte sind zum Teil auf verschiedene Altersbesetzung, so bei den Erkrankungen der Leber und denen des Nervensystems (Hirnblutung), zu beziehen; die in der Krebssterblichkeit vorläufig nicht erklärbar. Bei der Tuberkulose ist an das über die Auslese der Kellner Gesagte sowie an die anderen Berufsschädlichkeiten zu erinnern (Arbeitszeit, Schlafmangel usw.). Die Rubrik Alkoholismus entlastet die übrigen, da Sektionen hier wohl stets eine bestimmtere Todesursache ergeben und auch Delirien oft erst in Verbindung mit anderen Krankheiten zum Tode führen."

Der Vergleich der Brauer mit der Sterblichkeit aller Pflichtmitglieder der Leipziger Ortskrankenkasse und der der englischen Kellner und Wirte mit der Sterblichkeit der allgemeinen Bevölkerung bietet nicht mehr als eine gewisse Wahrscheinlichkeit des Zusammenhanges von Alkoholismus und Übersterblichkeit. Handelt es sich doch in beiden Fällen um so eng umschriebene, mit spezifischen Berufsschäden versehene Gruppen, daß es nicht angeht, den in vielen Fällen (sicherlich doch bei den Kellnern zum Teil) fraglichen Alkoholismus vorwiegend für die Übersterblichkeit verantwortlich machen zu wollen. Die Altersklassenbesetzung ist bei den Kellnern und Wirten nicht berücksichtigt. Es muß aber auch berücksichtigt werden, worauf v. MAYR (53) hinweist, daß bei der Würdigung jeglicher Todesursachenstatistik, die als Abschluß langwieriger konstitutioneller Krankheiten erscheinen — wozu die Todesfälle an Alkoholismus gehören —, nicht übersehen werden darf, daß mit dem Rückgang der akuten, gelegentlich erworbenen Krankheiten, die bei ihrer starken Verbreitung auch Alkoholiker zum Tode brachten, die Vertretung solcher konstitutionellen Krankheiten unter den todbringenden Ereignissen stärker werden muß, ohne daß daraus ohne weiteres auf ihre größere Verbreitung unter der Bevölkerung geschlossen werden darf.

Zunächst sei die Sterblichkeit von Abstinenten und Nichtabstinenten an dem Material der United Kingdom Temperance and General Provident Institution nach WHITTAKER [zit. nach EWALD (44)] betrachtet.

*Gesunde Männer. Lebenslängliche Policen. 1841—1901.*

| Alter | Nichtabstinenten | | | Abstinenten | | |
|---|---|---|---|---|---|---|
| | Anzahl der versicherten Jahre | Todesfälle | Prozentsatz der jährlichen Sterblichkeit | Anzahl der versicherten Jahre | Todesfälle | Prozentsatz der jährlichen Sterblichkeit |
| 0—19 | 2 768 | 11 | 0,397 | 5 619 | 33 | 0,587 |
| 20—24 | 9 516 | 63 | 0,662 | 15 760 | 73 | 0,463 |
| 25—29 | 27 099 | 157 | 0,579 | 32 740 | 133 | 0,406 |
| 30—34 | 46 965 | 339 | 0,722 | 46 555 | 190 | 0,408 |
| 35—39 | 61 106 | 495 | 0,810 | 54 097 | 240 | 0,444 |
| 40—44 | 67 423 | 645 | 0,957 | 55 604 | 304 | 0,547 |
| 45—49 | 65 931 | 846 | 1,283 | 51 377 | 385 | 0,749 |
| 50—54 | 58 941 | 992 | 1,683 | 44 138 | 463 | 1,049 |
| 55—59 | 47 879 | 1136 | 2,373 | 34 974 | 585 | 1,673 |
| 60—64 | 35 161 | 1148 | 3,265 | 25 263 | 648 | 2,565 |
| 65—69 | 23 219 | 1176 | 5,065 | 16 479 | 702 | 4,260 |
| 70—74 | 12 857 | 922 | 7,171 | 9 325 | 578 | 6,199 |
| 75—79 | 5 780 | 614 | 10,623 | 4 351 | 505 | 11,607 |
| 80—84 | 1 890 | 307 | 16,252 | 1 346 | 205 | 15,230 |
| 85—89 | 358 | 79 | 22,607 | 322 | 66 | 20,497 |
| 90—94 | 49 | 16 | 32,653 | 55 | 14 | 25,455 |
| 95—99 | 1 | 1 | 100,000 | 5 | — | — |
| | 466 943 | 8947 | — | 398 010 | 5124 | — |

| Alter | Jährlicher Prozentsatz der Sterblichkeit bei Abstinenten | Jährlicher Prozentsatz der Sterblichkeit bei Nichtabstinenten | Sterblichkeit der Nichtabstinenten gleich 100 Sterblichkeit der Abstinenten |
|---|---|---|---|
| 0—19 | 0,587 | 0,397 | 148,0 |
| 20—24 | 0,463 | 0,662 | 69,9 |
| 25—29 | 0,406 | 0,579 | 70,1 |
| 30—34 | 0,408 | 0,722 | 56,5 |
| 35—39 | 0,444 | 0,810 | 54,8 |
| 40—44 | 0,547 | 0,957 | 57,2 |
| 45—49 | 0,749 | 1,285 | 58,5 |
| 50—54 | 1,049 | 1,683 | 62,4 |
| 55—59 | 1,673 | 2,373 | 70,6 |
| 60—64 | 2,565 | 3,265 | 78,5 |
| 65—69 | 4,260 | 5,065 | 84,0 |
| 70—74 | 6,199 | 7,171 | 86,5 |
| 75—79 | 11,607 | 10,623 | 110,0 |
| 80—84 | 15,230 | 16,252 | 93,7 |
| 85—89 | 20,497 | 22,607 | 90,7 |
| 90—94 | 25,455 | 32,653 | 77,9 |

Die Tabelle gibt den Prozentsatz der Sterblichkeit bei Abstinenten und Nichtabstinenten wieder, die während der Jahre 1841—1901 bei der United Kingdom Temperance and General Provident Institution versichert waren. Zwischen 0 und 19 Jahren ist die Sterblichkeit der Abstinenten größer, eine Erscheinung, die auf die geringe Zahl der Todesfälle und dadurch bedingten

Zufälligkeiten zurückzuführen ist. Während der Zeit, wo der Mensch am angestrengtesten im Erwerbsleben steht, zwischen 20—74 Jahren, ist die jährliche Sterblichkeit der Abstinenten erheblich geringer als die der Nichtabstinenten. Erst im Alter von 75—79 überwiegen die Abstinenten, da nun eine Reihe von Individuen sterben, die in ein so hohes Alter gekommen sind, obwohl sie von Natur schwächlich waren und als Nichtabstinenten schon längst gestorben wären.

Den Einfluß der Alkoholabstinenz auf die Lebensdauer beleuchtet Whittaker wie folgt:

*Lebenserwartung.*

| Alter | Tm (Abstinenten) 1841—1901 | Clergy mut. (allgem. Einführung) 1829—1887 | Equitable 1863—1893 | Om 1863—1893 | Hm bis 1863 |
|---|---|---|---|---|---|
| 20 | 46,9 | 47,1 | 46,1 | 43,2 | 41,6 |
| 25 | 43,0 | 43,2 | 42,0 | 39,1 | 37,9 |
| 30 | 38,8 | 39,1 | 38,0 | 35,1 | 34,2 |
| 35 | 34,6 | 34,9 | 33,9 | 31,2 | 30,5 |
| 40 | 30,3 | 30,8 | 29,8 | 27,4 | 26,9 |
| 45 | 26,1 | 26,6 | 25,8 | 23,7 | 23,3 |
| 50 | 22,0 | 22,5 | 21,9 | 20,1 | 19,8 |
| 55 | 18,1 | 18,8 | 18,2 | 16,7 | 16,5 |
| 60 | 14,6 | 15,3 | 14,7 | 13,6 | 13,3 |
| 65 | 11,3 | 11,9 | 11,5 | 10,7 | 10,5 |
| 70 | 8,5 | 9,1 | 8,8 | 8,2 | 8,0 |
| 75 | 6,1 | 6,6 | 6,4 | 6,1 | 5,9 |

Verglichen ist die Lebenserwartung, die sich bei einer Reihe von Lebensversicherungen für die einzelnen Altersklassen ergibt; berücksichtigt sind die Abstinenzabteilungen der Kingdom Temperance and General Provident Institution (Tm), ferner die Clergy mutual, die Equitable und die Normalversicherungstabellen der englischen Versicherungsgesellschaften bis 1863 (Hm) und von 1863—1893 (Om). In den Zeiträumen der Om-Tabellen waren günstigere sanitäre und ökonomische Verhältnisse, daher sind ihre Zahlen geringer. In allen Altersklassen ist die Lebenserwartung der Abstinenten größer als unter gewöhnlichen Umständen (Om und Hm). Die Lebenserwartung der Abstinenten ist in unteren Kreisen ebenso hoch wie der Nichtabstinenten in höheren Gesellschaftsschichten. Denn die Durchschnittspolice beträgt:

<pre>
bei der Clergy mutual  . . . . . . . . . . . . . .  15 000 M.
 „    „   Equitable . . . . . . . . . . . . . . . .  23 000  „
 „    „   Abstinentenabteilung nur  . . . . . . . .   6 000  „
</pre>

Trotzdem wird durch die Abstinenz ein Ausgleich geschaffen, so daß wohlhabende Nichtabstinente und Abstinente aus kleinen Verhältnissen fast dieselbe Sterblichkeit zeigen.

Nach den Ergebnissen der englischen Abstinentenversicherungen, die auch Mäßige aufnehmen, ist die Sterbeziffer der mäßigen Trinker 70—80%, die der Abstinenten 50—60%, wenn man die allgemeine Sterbeziffer gleich 100% setzt. Nach Vergleichungen der Rechabites (Abstinenten) mit den Mäßigen (Odd-Fellow, Foresters) und der allgemeinen Bevölkerung Englands ist berechnet worden, daß ein 18jähriger Abstinent eine um 8,72 Jahre längere Lebenserwartung hat als der Durchschnittsmensch, der Odd-Fellow eine um 7,75, der Forester eine um 5,88 längere Lebenserwartung.

Helenius prüfte jene englischen Zahlen nach, ebenso die der Sceptre Life Association, und berechnet die günstigeren Lebenserwartungen der Abstinenten gegenüber denen der Nichtabstinenten auf 24—30% (für die einzelnen Lebensalter natürlich schwankend); HOLITSCHER und EKHOLM bestätigten auf dem 11. Internationalen Kongreß zu Stockholm dies Ergebnis.

Diese Tabellen der Lebensversicherungen sind hier wiedergegeben, weil sie in der Literatur eine große Rolle spielen. Trotzdem sie scheinbar einen eindeutigen Zusammenhang von Alkoholismus und verminderter Lebenserwartung erkennen lassen, muß doch Kritik an dem Ergebnis geübt werden. Der Vergleich von Abstinenten und Nichtabstinenten hat überhaupt nur einen Sinn, wenn man annehmen könnte, daß die Abstinenten und Nichtabstinenten in gleichem Verhältnis sich auf alle Berufe verteilten. Fehlt diese Voraussetzung, dann ist klar, daß die bekannte außerordentlich abgestufte Lebensbedrohung der verschiedenen Berufe nicht außer acht gelassen werden darf. Wie richtig diese Annahme ist, geht hervor aus obiger Tabelle von WHITTAKER über die Lebenserwartung, die die Mitglieder der Clergy mutual und Equitable mit den lebensversicherten Abstinenten vergleicht. Unter den Clergy mutual und Equitable sind Trinker und Nichttrinker. Trotzdem steht die Gruppe der lebensversicherten Abstinenten nicht günstiger da. Als Erklärung dafür wird folgende Erwägung dienen können: der geistliche Beruf garantiert bekannterweise die größte Lebenserwartung. Die Geistlichen wissen das im allgemeinen und versichern dennoch ihr Leben, weil sie für ihre Familien vorsorgen wollen, denn ihr Beruf hindert an der Kapitalbildung zu Sparzwecken. Angehörige von gefährlichen, aufreibenden Berufen sind oft auch nicht in der Lage, Sparkapital zurückzulassen; sie versichern ebenfalls ihr Leben im verstärkten Maße aus dem Vorsorgegedanken heraus. Dagegen sind die Abstinenten meist nicht nur ruhige, ordnungsliebende Menschen, die aus Vorsorge durch eine Lebensversicherung sparen wollen, sondern nicht selten auch solche, die gerade aus diesen Gründen weniger gefährliche Berufe ergreifen und in diesen meist sogar noch vorsichtiger leben, weil sie ständig mit einer gewissen körperlichen Unzulänglichkeit rechnen. Vergleicht man den jährlichen Prozentsatz der Sterblichkeit bei Abstinenten und Nichtabstinenten nach der vorletzten der drei vorstehenden Tabellen nach WHITTAKER, so zeigt sich, daß die Sterblichkeit bei beiden Gruppen zwischen dem 20. und 44. Lebensjahre bei den *Nichtabstinenten* wesentlich schneller ansteigt, also in einem Alter, wo sich chronische Alkoholwirkungen erfahrungsgemäß noch nicht sehr deutlich geltend machen. Die Ursache für diese schnellere Zunahme der Sterblichkeit wird auch nicht in der schlechteren Konstitution der Nichtabstinenten liegen — im Gegenteil, sie wird wahrscheinlich besser sein als die der Abstinenten —, sondern sie liegt in den verschiedenen Berufs- und Umweltgefährdungen.

Das bekannte Material der Gothaer Lebensversicherung [FLORSCHÜTZ (55)] soll nur kurz gestreift werden. Auch hier wieder wird die Sterblichkeit eines bestimmten Berufes (Wirte, Brauer) verglichen mit der *erwartungsgemäßen* Sterlichkeit aller Versicherten. Während man doch mindestens die wirkliche Sterblichkeit dieser Alkoholberufe mit der wirklichen anderer Berufe in Vergleich setzen müßte, um ein klares Bild zu bekommen. Selbstverständlich müßten bei solchem Vergleich auch alle den verschiedenen Berufen eigentümlichen Gefährdungen außer dem Alkoholismus herangezogen werden.

Es soll durch diese Kritik nicht etwa behauptet werden, daß kein Zusammenhang zwischen Lebenserwartung und Alkoholismus besteht. Vermutlich würde er sich nachweisen lassen, doch den bisherigen Untersuchungen kann keine absolute Beweiskraft zuerkannt werden.

Selbstmord und Alkoholismus stehen in einem gewissen Zusammenhang. v. MAYR bringt dafür kritisch beleuchtetes Material:

480 E. G. Dresel: Der Alkohol und seine Bekämpfung.

Unter 1000 Selbstmördern waren in Preußen

| | Männer | | | Weiber | | |
|---|---|---|---|---|---|---|
| | 1869/72 | 1873/90 | 1890/1908 | 1869/72 | 1873/90 | 1891/1908 |
| Alkoholisten . . | 110,7 | 134,3 | 117,5 | 21,9 | 24,9 | 17,9 |

v. Mayr schreibt: „Bei den behaupteten allgemeinen Beziehungen zwischen Trunk — nicht bloß Trunksucht — und Selbstmord ist die ernsthafte statistische Kontrolle dadurch unmöglich, daß eine exakte Statistik der Trinker — selbst wenn über die Kriterien einer derartigen Definition eine befriedigende Einigung zu erzielen wäre — weder für die Selbstmörder noch für die Gesamtbevölkerung — und zwar für diese nach der Natur der Sache am allerwenigsten — herstellbar ist.“ In recht vielen Fällen ist auch nicht festzustellen, ob es sich bei Alkoholismus und dem Selbstmord nicht um zwei Auswirkungen einer angeborenen Psychopathie handelt. Wlassak lehnt diesen Zusammenhang für die von Westergaard gemachten Angaben ab. Westergaard stellte nach der englischen Sterblichkeitsstatistik die Berufe in 9 Gruppen nach ansteigender Zahl von Alkoholismustodesfällen zusammen, parallel damit steigt die Selbstmordzahl, „jede höhere Klasse nach Alkoholismus hat eine entsprechend höhere Selbstmordfrequenz“. Dies Ergebnis ist nicht eindeutig für die Abhängigkeit der Selbstmorde vom Alkoholismus, es spricht genau so für die Möglichkeit, daß Selbstmord und Alkoholismus von psychopathischer Veranlagung abhängen können. Es könnte aber auch dieser ganze Berufsbau sich gruppieren nach steigendem Anteil von Notalkoholismus, und diese steigende Not würde die steigenden Selbstmordziffern zum Teil schon allein motivieren. Wobei jedoch nicht verkannt werden soll, daß die Not, die zum Alkoholismus führte, nun ihrerseits wiederum durch den Alkoholismus vermehrt werden kann. Sicherlich kann man auch annehmen, daß als Folge eines chronischen Alkoholmißbrauchs und der damit eintretenden Charakterveränderung Hemmungen vor dem Selbstmord leichter fortfallen.

Die Anzahl der Selbstmorde in Bayern (zit. nach Kreiner), für die Alkoholmißbrauch der Beweggrund war, ist, wie die nachstehende Übersicht ergibt, seit dem Jahre 1912 in stetem Abnehmen begriffen. Ebenso hat auch der Verhältnisanteil der Alkoholselbstmorde an der Gesamtzahl aller Selbstmorde der Zivilbevölkerung eine fast ununterbrochene Verringerung erfahren.

| Jahr | Gesamtzahl aller Selbstmordfälle der Zivilbevölkerung, männlich und weiblich | Davon Selbstmordfälle infolge Alkoholmißbrauches, männlich und weiblich | Von 100 Selbstmordfällen der Zivilbevölkerung entfallen auf Selbstmordfälle infolge von Alkoholismus |
|---|---|---|---|
| 1911 | 1103 | 49 | 5,20 |
| 1912 | 1095 | 57 | 4,44 |
| 1913 | 1216 | 34 | 2,80 |
| 1914 | 1096 | 27 | 2,46 |
| 1915 | 765 | 23 | 3,01 |
| 1916 | 845 | 14 | 1,66 |
| 1917 | 701 | 3 | 0,43 |
| 1918 | 686 | 2 | 0,29 |

Die Abnahme der Bedeutung des Alkoholmißbrauches als Selbstmordursache während des Krieges tritt am besten aus einer Gegenüberstellung der Jahresgruppen 1911—1913 und 1915—1918 hervor. Es betrug die Zahl der Alkoholismus-Selbstmordfälle:

| 1911/13 | 1914 | 1915/18 |
|---|---|---|
| 140 | 27 | 42 |

Der Verhältnisanteil der Alkoholselbstmorde an allen Selbstmordfällen der Zivilbevölkerung berechnete sich:

1911/13 . . . . . . auf 4,10%
1916/18 . . . . . . auf 0,85%

Diese Kriegszahlen sind nur an sich interessant. Die Abnahme aller Selbstmorde hängt natürlich mit den Einziehungen zusammen. Wenn nur wenig Alkohol zur Verfügung steht, kann er auch nicht als auslösendes Moment in Betracht kommen. Andererseits, wenn der Alkoholismus als auslösendes Moment bei den Selbstmorden eine große Rolle spielte, müßte die Abnahme aller Selbstmorde im Kriege beim Fehlen des Alkohols und der eingezogenen Männer wesentlich größer sein. Daraus folgt, daß die Beziehungen zwischen Selbstmord und Alkoholismus durchaus sekundärer Natur sind.

## XII. Alkoholkranke in den Irrenanstalten vor, in und nach dem Weltkrieg.

Die Erfahrungen und Erwägungen über die Wirkung der Alkoholknappheit während des Weltkrieges sind gesammelt und herausgegeben von der Deutschen Forschungsanstalt für Psychiatrie in München (Berlin: Julius Springer). Aus der Fülle des Materials können hier nur einige Tabellen nach KREINER (5) wiedergegeben werden.

„Nach den medizinalstatistischen Mitteilungen des Reichsgesundheitsamtes (vgl. Medizinalstatistische Mitteilungen aus dem Reichsgesundheitsamt Bd. 16 und 21) berechnet sich für sämtliche Irrsinn-Krankheitsformen der Zugang in den deutschen öffentlichen und privaten Anstalten für Geistes- und Nervenkranke während der Jahre 1908—1910 und 1910—1913 auf insgesamt rund 303 000 männliche und 222 000 weibliche erkrankte Personen. Auf die Krankheitsform „Alkoholismus" allein entfielen hiervon bei den männlichen rund 40 000 oder 13,3%, bei den weiblichen rund 3700 oder 1,7%. Bei den übrigen Irrsinnsformen (einfache oder paralytische Seelenstörung, Imbezillität, Epilepsie, Hysterie, Neurasthenie u. a. Erkrankungsformen) war unter insgesamt 263 000 Fällen des Neuzuganges männlicher Erkrankter für rund 36 000 oder 13,6% und unter insgesamt 218 000 Fällen des Zugangs weiblicher Erkrankter für rund 4200 oder 1,9% Alkoholmißbrauch nachgewiesen. Im ganzen ergibt sich, daß von 303 000 zugegangenen männlichen geistig erkrankten Personen bei rund 75 000 oder 24,7% der Erkrankten und von etwa 222 000 zugegangenen weiblichen Irren bei rund 7700 oder 3,5% übermäßiger Alkoholkonsum mitbedingender Faktor für die Entstehung oder den Ausbruch der Erkrankung gewesen ist. Und wie groß mag die Zahl der in Heimpflege befindlichen Irren sein, bei denen der Alkoholmißbrauch die Krankheit verursachte!"

Für die Kriegsperiode ergibt sich für die Männer ein sehr erheblicher Rückgang, für die Frauen ein verhältnismäßiger, was in der Hauptsache auf der durch die Kriegsverhältnisse bedingten Zwangsmäßigkeit beruhen dürfte. Denn die Abwesenheit von vielen Millionen Männern erklärt wohl auch teilweise den Rückgang mit, aber da sich die Verminderung auf die in der Heimat verbliebenen Frauen mit erstreckt, bleibt als Erklärung nur die Zwangsmäßigkeit. Da der männliche Irrsinn in viel höherem Grade alkoholistisch bedingt ist als der weibliche, so mußte auch der absolut wie relativ stärkere Rückgang der alkoholbedingten Fälle bei den verschiedenen Irrsinn-Krankheitsformen, wie insbesondere bei der Erkrankungsform „Alkoholismus", bei den Männern eine viel stärkere Abnahme des Gesamtzustandes bewirken als bei den Frauen, siehe folgende Tabelle auf S. 482.

Einen Überblick über die einzelnen Landesteile des Deutschen Reiches gibt nach ELSTER die Tabelle auf S. 483.

Statistiken über die Abnahme der alkoholischen *Geistesstörungen im Kriege* aus Trinkerfürsorgestellen, psychiatrischen Kliniken und großen Kranken-

| | Zugang an Geisteskranken in den deutschen öffentlichen und privaten Heil- und Pflegeanstalten | | | | | | | | | | | |
| | Alkoholismus | | | | Andere Irrsinn-Krankheitsformen | | | | Summen aller Irrsinn-Krankheitsformen | | | |
| Jahr | überhaupt | | davon Alkohol-mißbrauch nachgewiesen | | überhaupt | | davon Alkohol-mißbrauch nachgewiesen | | überhaupt | | davon Alkohol-mißbrauch nachgewiesen | |
| | männ-lich | weib-lich | männ-lich | weib-lich | männ-lich | weiblich | männ-lich | weib-llch | männ-lich | weiblich | männ-lich | weib-lich |
|---|---|---|---|---|---|---|---|---|---|---|---|---|
| Insgesamt | | | | | | | | | | | | |
| 1908/10 | 19 218 | 1823 | 18 806 | 1725 | 128 985 | 104 407 | 19 179 | 2211 | 148 203 | 106 250 | 37 985 | 3936 |
| 1911/13 | 21 017 | 1886 | 20 474 | 1817 | 134 225 | 114 098 | 16 510 | 1959 | 155 242 | 115 984 | 36 984 | 3776 |
| 1914/16 | 11 546 | 1236 | 10 792 | 1128 | 106 349 | 103 589 | 7 661 | 988 | 117 895 | 104 825 | 18 453 | 2116 |
| Durch-schnittlich jährlich | | | | | | | | | | | | |
| 1908/10 | 6 406 | 608 | 6 269 | 575 | 42 995 | 34 802 | 6 393 | 737 | 49 401 | 35 410 | 12 662 | 1312 |
| 1911/13 | 7 006 | 629 | 6 825 | 606 | 44 742 | 38 033 | 5 503 | 653 | 51 748 | 38 662 | 12 328 | 1259 |
| 1914/16 | 3 849 | 412 | 3 597 | 376 | 35 450 | 34 530 | 2 554 | 329 | 39 299 | 34 942 | 6 151 | 705 |
| 1917 | 1 013 | 179 | 907 | 165 | 35 814 | 33 042 | 1 406 | 364 | 36 827 | 33 221 | 2 313 | 529 |
| 1918 | 929 | 166 | 863 | 147 | 32 397 | 32 595 | 1 088 | 301 | 33 326 | 32 761 | 1 951 | 448 |
| ohneHessen) | | | | | | | | | | | | |

häusern liegen in größerer Anzahl vor. Eine zusammenhängende Arbeit hat
Vogel (56) veröffentlicht.

Peretti (57) teilt das Ergebnis einer Rundfrage an 116 Anstalten mit.
Danach machten in Friedenszeiten die Alkoholkranken je nach Gegend und Art
der Anstalt 10—30% der Anstaltsinsassen aus. Von 1915 ab setzt überall
eine deutliche Abnahme ein, nur in Süddeutschland ist sie erst von 1916 ab ausgesprochener.

An dem Rückgang sind die Männer etwas stärker beteiligt als die Frauen.
Stellenweise findet sich bei den letzteren sogar eine geringe Zunahme, worin sich
die durch den Krieg bewirkte Verschiebung der sozialen und Arbeitsverhältnisse
ausdrückt. Im Durchschnitt betrug nach Gonser bei den Trinkerfürsorgestellen
bis 1917 der Rückgang bei den Männern 92,6% im Vergleich zu den letzten
Friedensjahren. Die Trinkerheilstätten wurden dadurch größtenteils verwaist.

In den Kliniken und Krankenhäusern ist nach Peretti die Zahl der alkoholkranken Männer von 1913—1918 um 85,9%, d. h. auf etwa den 7. Teil, die der
Frauen um 78,4%, d. h. auf fast den 5. Teil zurückgegangen. Die Gesamtauf-
nahme der Kranken zeigt dagegen nur eine Abnahme um ca. 28 bzw. 19%. Die
Abwesenheit der Männer im Felde kommt nicht wesentlich als Ursache für den
Rückgang in Frage, denn bei den Männern im nicht mehr dienstpflichtigen Alter
war der Rückgang etwa ebenso groß wie bei den Dienstpflichtigen.

In Gegenden mit vorwiegendem Schnapsverbrauch, z. B. Schlesien, ist die
Abnahme stärker als in Wein- und Biergegenden, und zwar betrifft sie ganz
besonders die schwersten Alkoholpsychosen, das Delirium tremens und die damit
verwandte Trinkerhalluzinose. Das Delirium tremens ist nach vorübergehender
Zunahme 1914, während und kurz nach der Mobilmachung (Abstinenzdelirien?),
größtenteils verschwunden, während es früher 40% aller Alkoholpsychosen ausmachte. In Breslau wurden z. B. 1913—1914 102 Fälle, 1917—1919 jährlich
nur noch ein Fall beobachtet. Wenn wir nur die Todesfälle an Delirium betrachten, so sind allein in Preußen von 1914—1917 1772 Menschenleben weniger
zugrunde gegangen, als wenn der Stand von 1913 ab der gleiche geblieben wäre.

Die *Epilepsie* hat bei den Männern ebenfalls abgenommen, wodurch nur ein
längst bekannter Zusammenhang bestätigt wird. Dagegen ist der Einfluß auf

*Übersicht über die wegen Alkoholismus in die öffentlichen und privaten Anstalten für Geisteskranke im Deutschen Reich aufgenommenen Kranken (Zivilbevölkerung).*

| Landesteile | Der Bestand der wegen Alkoholismus aufgenommenen Kranken am 1. Januar 1914 | | Zahl der wegen Alkoholismus neu aufgenommenen Kranken in den Jahren | | | | | | | | | | Bestand am 31. Dezember 1918 | | Unterschied zwischen dem Bestand am 1. Januar 1914 und am 31. Dezember 1918 | |
| --- | --- | --- | --- | --- | --- | --- | --- | --- | --- | --- | --- | --- | --- | --- | --- | --- |
| | | | 1914 | | 1915 | | 1916 | | 1917 | | 1918 | | | | | |
| | männlich | weiblich | männlich | weiblich | männlich | weiblich | männlich | weiblich | männlich | weiblich | männlich | weiblich | männlich | weiblich | männlich | weiblich |
| Preußen | 2032 | 254 | 4114 | 311 | 1962 | 249 | 1238 | 163 | 622 | 104 | 610 | 96 | 666 | 100 | − 1366 | − 154 |
| Bayern | 326 | 42 | 915 | 88 | 425 | 62 | 225 | 38 | 135 | 27 | 103 | 28 | 166 | 40 | − 160 | − 2 |
| Sachsen | 149 | 20 | 530 | 44 | 338 | 43 | 146 | 23 | 72 | 20 | 72 | 16 | 58 | 14 | − 91 | − 6 |
| Württemberg | 58 | 14 | 132 | 12 | 80 | 8 | 67 | 13 | 38 | 5 | 37 | 1 | 53 | 12 | − 5 | − 2 |
| Baden | 173 | 11 | 272 | 33 | 126 | 20 | 122 | 15 | 50 | 15 | 61 | 21 | 77 | 15 | − 96 | + 4 |
| Hessen | 84 | 2 | 95 | 4 | 69 | 1 | 46 | 5 | 26 | 3 | — | — | — | — | — | — |
| Mecklenburg-Schwerin | 1 | — | 27 | 5 | 7 | 1 | 13 | — | 29 | — | 14 | — | 2 | — | + 1 | — |
| Sachsen-Weimar | 26 | 1 | 33 | 2 | 10 | 3 | 10 | 1 | 5 | — | 5 | — | 17 | — | − 9 | − 1 |
| Mecklenburg-Strelitz | 6 | — | 4 | 1 | 2 | 1 | 1 | 1 | 2 | — | 2 | — | 4 | 1 | − 2 | + 1 |
| Oldenburg | 15 | — | 3 | 1 | 4 | 1 | 7 | — | 4 | — | 3 | 1 | 5 | — | − 10 | — |
| Braunschweig | 14 | 1 | 13 | 2 | 12 | — | 4 | 1 | 1 | — | 1 | — | 7 | — | − 7 | − 1 |
| Sachsen-Meiningen | 10 | 2 | 6 | 1 | 3 | 1 | 4 | — | 2 | — | 4 | — | 5 | — | − 5 | − 2 |
| Sachsen-Altenburg | 7 | — | 8 | — | 7 | 1 | 1 | 2 | 3 | — | — | — | 7 | — | — | — |
| Anhalt | 23 | — | 8 | — | 7 | 1 | 3 | 1 | 1 | 1 | 2 | — | 10 | — | − 13 | — |
| Schwarzb.-Rudolstadt | — | — | 10 | 1 | 3 | 3 | 6 | 3 | 6 | 1 | 3 | 2 | — | — | — | — |
| Lippe | 4 | — | 6 | — | 5 | 1 | 1 | 1 | 1 | 1 | 2 | — | 2 | — | − 2 | — |
| Lübeck | 6 | 1 | 5 | — | 2 | 1 | 2 | 1 | 1 | — | 2 | — | 5 | 1 | − 1 | — |
| Bremen | 41 | 8 | 35 | 9 | 25 | 5 | 13 | 4 | 8 | 1 | 4 | 1 | 22 | 6 | − 19 | − 2 |
| Hamburg | 71 | 9 | 48 | 14 | 32 | 7 | 27 | 6 | 7 | 1 | 4 | — | 10 | 1 | − 61 | − 8 |
| Elsaß-Lothringen | 102 | 17 | 116 | 13 | 61 | 6 | 50 | 2 | — | — | — | — | — | — | — | — |
| Deutsches Reich | 3148 | 382 | 6380 | 541 | 3180 | 414 | 1986 | 280 | — | — | — | — | — | — | — | — |
| Deutsches Reich ohne Elsaß-Lothringen | 3046 | 365 | 6264 | 528 | 3119 | 409 | 1936 | 278 | 1013 | 179 | — | — | — | — | — | — |
| Desgl. und ohne Hessen | 2962 | 363 | 6169 | 524 | 3050 | 408 | 1890 | 273 | 987 | 176 | 929 | 166 | 1116 | 190 | − 1846 | − 173 |

31*

die nach den bisherigen Erfahrungen nicht mit dem Alkoholismus unmittelbar zusammenhängenden Psychosen nicht nachweisbar.

Ein statistischer Vergleich ergibt nach Kreiner (5), daß in Bayern (größter Bierverbrauch und -produktion) dem alkoholbedingten[1]) Irrsinn eine größere Rolle zukommt als im Deutschen Reich durchschnittlich.

Es betrug während der Jahre 1908/13 in Prozent der Verhältnisanteil:

| Krankheitsform „Alkoholismus" am Zugange sämtlicher Geisteserkrankungen | | Alkoholbedingte (Alkoholmißbrauch nachgewiesen) Fälle am Zugang der übrigen Irrsinn-Krankheitsformen (außer Alkoholismus) | | Alkoholbedingte (Alkoholmißbrauch nachgewiesen) Fälle am Gesamtzugang | |
|---|---|---|---|---|---|
| männlich | weiblich | männlich | weiblich | männlich | weiblich |
| Im Reich 13,3 | 1,7 | 13,6 | 1,9 | 24,7 | 3,5 |
| In Bayern 14,5 | 2,1 | 18,0 | 4,5 | 28,8 | 6,4 |

Kreiner vergleicht die verhältnismäßige Entwicklung des Zuganges an Geisteskrankheiten und die darunter sich befindlichen Geisteskranken, denen Alkoholmißbrauch nachgewiesen wurde, mit der verhältnismäßigen Abnahme des Bierverbrauches unter Berücksichtigung des Stammwürzegehaltes in den Jahren 1906—1918 und kommt zu dem Schluß, daß sich aus dem einheitlich schroffen Abfall der Zahlen, besonders seit 1914, ergibt, daß der Rückgang des Bierkonsums eine Abnahme der seelischen Erkrankungen, vor allem der Alkoholpsychosen, zur Folge hatte.

Entsprechend dem intensiven Rückgang des Verhältnisanteils der Alkoholerkrankungen am Gesamtzugange haben sich naturgemäß auch innerhalb der Krankheitsform „Alkoholismus" für Männer wie für Frauen die Zugangsverhältnisse während des Krieges bei weitem mehr gebessert als bei den anderen Irrsinn-Krankheitsformen.

Kreiner (5) stellte dann noch in einer Untersuchung an 2048 Alkoholiker-Zugangspersonen der öffentlichen Heil- und Pflegeanstalten Bayerns während der Jahre 1906—1918 folgendes fest. Es handelte sich dabei um 1511 wirkliche Personen, von denen auf die Erstaufnahmen 1299 männliche und 100 weibliche Einzelpersonen entfallen, auf die wiederholten Aufnahmen hingegen 213 männliche und 10 weibliche Personen.

*Alters- und Familienstandsverhältnisse dieser Alkoholisten.*

| Altersklasse | Männliche Erkrankte | | | | | | Weibliche Erkrankte | | | | | |
|---|---|---|---|---|---|---|---|---|---|---|---|---|
| | ledig | verheiratet | verwitwet | geschieden | unbekannt | zusammen | ledig | verheiratet | verwitwet | geschieden | unbekannt | zusammen |
| Über 15—20 Jahre | 16 | 1 | — | — | — | 17 | 1 | — | — | — | — | 1 |
| „ 20—25 „ | 39 | 6 | — | — | — | 45 | — | — | — | — | — | — |
| „ 25—30 „ | 113 | 38 | 3 | — | — | 154 | 6 | 2 | — | — | — | 8 |
| „ 30—35 „ | 171 | 115 | 3 | 4 | — | 293 | 4 | 7 | — | 3 | — | 14 |
| „ 35—40 „ | 121 | 215 | 3 | 10 | — | 349 | 4 | 14 | 1 | 1 | — | 20 |
| „ 40—50 „ | 148 | 399 | 16 | 30 | 4 | 597 | 13 | 39 | 4 | 4 | — | 60 |
| „ 50—60 „ | 66 | 220 | 30 | 7 | 2 | 325 | 4 | 8 | 12 | 3 | — | 27 |
| „ 60—70 „ | 17 | 43 | 16 | 4 | — | 80 | 1 | 11 | 5 | 1 | — | 18 |
| „ 70 „ | 1 | 1 | 3 | 1 | 1 | 7 | — | — | — | — | — | — |
| Unbekannt . . . | 2 | 18 | 1 | 2 | 10 | 33 | — | — | — | — | — | — |
| Zusammen | 694 | 1056 | 75 | 58 | 17 | 1900 | 33 | 81 | 22 | 12 | — | 148 |

Bei einer Gegenüberstellung der über 20jährigen männlichen und weiblichen Bevölkerung Bayerns (nach der Volkszählung von 1910) und der Gesamtzahl

---

[1]) Alkoholbedingt = „Alkoholmißbrauch nachgewiesen".

der über 20 Jahre alten Alkoholisten hinsichtlich der Familienstandsverhältnisse ergab sich, daß bei Männern wie bei Frauen unter den Alkoholirren die Geschiedenen einen höheren Anteil als den der Gesamtbevölkerung entsprechenden aufweisen, ebenso errechnet sich bei den Weiblichen für die Verwitweten und bei den Männlichen für die Ledigen bei den Alkoholisten ein überverhältnismäßiger Anteil, während auf die Verheirateten — die männlichen wie die weiblichen — ein günstiger, nur unterdurchschnittlicher Anteil entfällt.

| | Vom 100 der über 20 Jahre alten Gesamtbevölkerung bzw. Alkoholisten treffen auf | | | | |
|---|---|---|---|---|---|
| | Ledige | Verheiratete | Verwitwete | Geschiedene | unbekannter Familienstand |
| bei den Männlichen | | | | | |
| Gesamtbevölkerung | 31,8 | 62,3 | 5,7 | 0,2 | 0,0 |
| Alkoholisten . . . | 36,0 | 56,0 | 4,0 | 3,1 | 0,9 |
| bei den Weiblichen | | | | | |
| Gesamtbevölkerung | 27,8 | 58,5 | 13,4 | 0,3 | 0,0 |
| Alkoholisten . . . | 21,8 | 55,1 | 15,0 | 8,1 | — |
| bei den Männlichen und Weiblichen zusammen | | | | | |
| Gesamtbevölkerung | 29,7 | 60,4 | 9,7 | 0,2 | 0,0 |
| Alkoholisten . . . | 35,0 | 56,0 | 4,8 | 3,4 | 0,8 |

Dabei ist bei den Alkoholirren der überverhältnismäßige Anteil der männlichen Ledigen durch alle Altersstufen über 25 Jahre zu verfolgen, während der verhältnismäßig günstige Anteil der männlichen Verheirateten in allen Altersklassen über 25 Jahren auftritt, wie folgende Tabelle zeigt:

| | Von 100 männlichen Personen mit | | | | | | |
|---|---|---|---|---|---|---|---|
| | über 25 bis 30 | über 30 bis 35 | über 35 bis 40 | über 40 bis 50 | über 50 bis 60 | über 60 bis 70 | über 70 |
| | Jahren entfallen allein auf | | | | | | |
| | Ledige | | | | | | |
| bei der Gesamtbevölkerung . . . . | 57,0 | 27,9 | 16,6 | 12,0 | 10,0 | 8,6 | 8,2 |
| bei den Alkoholisten . . . . . . | 73,4 | 58,4 | 34,7 | 24,8 | 20,3 | 21,3 | 14,3 |
| | Verheiratete | | | | | | |
| bei der Gesamtbevölkerung . . . . | 42,7 | 71,2 | 81,9 | 85,1 | 82,1 | 71,4 | 48,4 |
| bei den Alkoholisten . . . . . . | 24,7 | 39,3 | 61,6 | 66,8 | 67,7 | 53,8 | 14,3 |

In welchem Lebensalter die durch den Alkoholmißbrauch bewirkte psychische Erkrankung am häufigsten zum Ausbruch kommt, zeigt folgende Tabelle:

| | Vom 100 der über 20 Jahre alten Bevölkerung bzw. Alkoholisten treffen auf die Altersklasse von | | | | | | | |
|---|---|---|---|---|---|---|---|---|
| | über 20 bis 25 | über 25 bis 30 | über 30 bis 35 | über 35 bis 40 | über 40 bis 50 | über 50 bis 60 | über 60 bis 70 | über 70 |
| | Jahren | | | | | | | |
| | bei den Männlichen | | | | | | | |
| Gesamtbevölkerung . . . . | 14,4 | 13,6 | 13,5 | 12,0 | 18,8 | 13,6 | 9,2 | 4,9 |
| Alkoholisten . . . . . . . | 2,4 | 8,3 | 15,8 | 18,9 | 32,3 | 17,6 | 4,3 | 0,4 |
| | bei den Weiblichen | | | | | | | |
| Gesamtbevölkerung . . . . | 13,9 | 13,3 | 13,1 | 11,5 | 18,3 | 14,1 | 10,2 | 5,6 |
| Alkoholisten . . . . . . . | — | 5,5 | 9,5 | 13,6 | 40,8 | 18,4 | 12,2 | — |

Eine Untersuchung der einzelnen Familienstandsgruppen nach Altersklassen bei der Gesamtbevölkerung (über 20 jährigen) und den Alkoholisten ergab, daß von den ledigen, an Alkoholismus erkrankten Männern zur Zeit des Zuganges in die Pflegeanstalt relativ die meisten (25,3%) im kräftigsten Mannesalter von 30—35 Jahren stehen, während von den weiblichen Ledigen der überwiegende Teil (40,6%) auf die Altersklasse von 40—50 Jahren entfällt. In die gleiche Altersstufe fallen die männlichen und weiblichen Verheirateten und die Geschiedenen, während die Verwitweten erst in einem Alter von 50—70 Jahren zugehen. Eine Prüfung des verhältnismäßigen Unterschieds zwischen den entsprechenden Verhältnisanteilen bei der Gesamtbevölkerung und den Alkoholirren für die einzelnen Altersklassen ergibt, daß der größte Unterschied bei den Verheirateten — und zwar bei den männlichen und weiblichen (Spannung: 12,8 bzw. 24,1%) — und bei den weiblichen Ledigen (Unterschied: 31,0%) auf die Altersstufe 40 bis 50 Jahre trifft, bei den Verwitweten auf die Altersklasse 50—60 Jahre entfällt, während bei den männlichen Ledigen schon die jüngeren Altersklassen relativ am schwersten betroffen werden, so daß die höchste Spannung in der Altersstufe 30—40 Jahre erreicht wird.

Die auffallende Erscheinung, daß die Jugendlichen und die jüngeren Altersklassen (über 20—30 Jahre) bei den Alkoholirren ein verhältnismäßig so geringes Kontingent stellen, erklärt Kreiner aus der vorwiegend „chronischen Natur" des Alkoholismus, derzufolge schwerere psychische Entartungserscheinungen erst nach längerer Zeit offensichtlich auftreten.

Der Krieg hat in der verhältnismäßigen Verteilung der Alkoholisten nach Familienstand und Alter im ganzen nur unwesentliche Verschiebungen gezeitigt.

In diesem Zusammenhang soll noch ganz kurz auf die Alkoholwirtschaft während des Weltkrieges eingegangen werden. Schon im ersten Kriegswinter wurde der Gerstenverbrauch eingeschränkt und sank im Jahre 1917 bis auf 10% des Friedensverbrauches. Der Ausfall an Menge wurde durch geringeren Gehalt an Stammwürze auszugleichen versucht. Der Alkoholgehalt des Bieres sank bis auf 1%. Für das Feldheer wurden nach Angabe der Tageszeitung für Brauerei in der Zeit vom 1. VIII. 1914 bis 1. X. 1918 insgesamt 54 791 012 Zentner Gerste verbraucht. Über den Schnapsverbrauch im Heere lassen sich keine sicheren Zahlen beibringen. Es ist müßig, zu fragen, ob nicht ein abstinentes Heer andere Leistungen vollbracht hätte. Wenn Beeinträchtigungen der Schlagkraft des Heeres durch Alkoholmißbrauch hier und da wahrscheinlich gemacht sind, so muß auf der anderen Seite berücksichtigt werden, daß viele übermenschliche Leistungen ohne die stimmunghebende Wirkung des Alkohols nicht möglich gewesen wären. Unser Volk war vor dem Kriege nicht abstinent; das Volksheer wäre als abstinentes daher nicht denkbar gewesen. Als wertvoll hat sich die trockene Mobilmachung erwiesen; aus Gründen der Disziplin, überhaupt aus psychologischen Gründen war diese an sich erfreuliche Maßnahme für die Dauer des Krieges nicht aufrechtzuerhalten.

Auf die vielen, nach den einzelnen Gegenden Deutschlands recht verschiedenen militärpolizeilichen Maßnahmen, wie Verkürzung der Polizeistunde, zeitliche Begrenzung der Ausschankmöglichkeiten usw., kann hier nicht eingegangen werden.

Das riesige Experiment der Alkoholeinschränkung für die Zivilbevölkerung im Weltkriege ist eine Episode geblieben. Aus seinen Lehren sind von einem schwachen Geschlecht nicht die möglichen Folgerungen gezogen. Was für die Zukunft noch aus den gesammelten Erfahrungen zum Heile unseres Volkes fruchtbar gemacht werden kann, soll in dem XX. Kapitel dieser Arbeit betrachtet werden.

# XIII. Alkohol und Kriminalität.

Die Wechselwirkungen zwischen Alkohol und Kriminalität bedürfen besonders kritischer Betrachtung, weil kriminalistische Nachweise in nicht immer einwandfreier statistischer Aufmachung zur Beleuchtung der Alkoholschäden herangezogen werden und dadurch zu sehr den Stempel der Tendenz tragen. Man kann nicht, wie es leider oft geschieht, die Straffälligen in Trinker und Nichttrinker trennen und den Alkoholismus als Motiv zur Tat ansehen. Dagegen spricht schon, daß sehr viele schwere Trinker niemals kriminell werden. Andererseits wird auch niemals berücksichtigt, daß vielleicht in einer gar nicht geringen Anzahl von Fällen die Wirkung des Alkohols, sofern sie zu Ermüdungserscheinungen führt, geradezu viele Menschen vor Begehen von Straftaten bewahrt, die ohne Wirkung des Alkohols vielleicht eingetreten wären. Auch in kleinen Dosen genossen, wird die Entlastung von Druckgefühlen, die Aufheiterung und rosigere Betrachtung der Welt manchen, der schon zu einer Straftat entschlossen war, davon abhalten.

HOPPE (47) gelangt nach kritischer Prüfung der vorhandenen Statistiken zu dem Ergebnis, daß 70—80% der Roheits-, Sittlichkeits-, Auflehnungs- und Fahrlässigkeitsdelikte dem Alkohol zur Schuld zu geben sind, während für sämtliche Delikte die Ziffer auf etwa 30—40% lauten wird. Auch die Statistik der Körperverletzungen, nach Wochentagen verteilt, zeigt besonders hohe Ziffern an Sonnabenden und Sonntagen und bestätigt jenes Ergebnis. Also gut ein Drittel der Gefängnisse — mit den daran haftenden Kosten — könnte erspart werden, wenn es gelänge, den Alkoholgenuß als Deliktantrieb auszumerzen. DELBRÜCK, „Hygiene des Alkoholismus" [zit. nach ELSTER (7)] geht noch weiter und erklärt als Ergebnis aus den bisher gefundenen Zahlen, daß „etwa ein Drittel der Verbrecher ihre Strafe unmittelbar dem Alkoholmißbrauch zu danken haben, während bei einem weiteren Drittel der Alkohol nicht als Haupt-, wohl aber als mitwirkende Ursache in Betracht kommt". DELBRÜCK macht darauf aufmerksam, daß die Distrikte mit den meisten Körperverletzungen, nämlich Bromberg mit 317, Oberbayern mit 325, Niederbayern mit 360 und die Pfalz mit 421 auf 10 000 strafmündige Zivilpersonen — während der Reichsdurchschnitt 163 beträgt — den drei Zentren des Schnaps-, Bier- und Weinkonsums entsprechen.

Ausgehend von den Untersuchungen von BAER (60) u. a. hat man sich angewöhnt, ohne weiteres Kriminalität als Folge der Trunksucht anzusehen. Warum aber nicht alle schweren Trinker kriminell werden, ist bisher nicht genügend berücksichtigt. Man muß bei den Straftaten, die in mehr oder weniger engem Zusammenhang mit Alkoholmißbrauch geschehen, folgende Gruppen unterscheiden: 1. normale Menschen, die sich bei einem gelegentlichen Alkoholmißbrauch infolge einer vorübergehenden Urteils- und Willensbeeinträchtigung zu einer Straftat hinreißen lassen; 2. von Haus aus gesunde Menschen, die bei chronischem Alkoholmißbrauch schwere geistige Veränderungen erlitten haben und nun, sei es unter direkter Alkoholwirkung oder auch ohne solche, Straftaten begehen; 3. geistig minderwertige Menschen neigen zu Alkoholmißbrauch und Verbrechen; 4. geistig minderwertige Menschen kommen durch schwere Umweltschäden zu Alkoholmißbrauch und Verbrechen. Ich (42) habe nachgewiesen, daß von 150 Trinkern nur 108 gerichtlich bestraft wurden. Im ganzen haben sie 858 Strafen bekommen, die sich auf die verschiedenen Straftaten folgendermaßen verteilen, siehe Tabelle auf S. 488.

Die Zahl der Straftaten wegen Roheitsvergehen ist gerade doppelt so groß wie die wegen Eigentumsvergehen, nämlich 345 : 172. An erster Stelle bei den

|  | Anzahl der Bestraften | Anzahl der Strafen | Tage Gefängnis | Tage Zuchthaus | Tage Haft |
|---|---|---|---|---|---|
| **Eigentumsvergehen** | | | | | |
| Diebstahl . . . . . . . . . . . . . | 45 | 84 | 7745 | 1285 | — |
| Unterschlagung . . . . . . . . . . | 27 | 39 | 923 | — | — |
| Betrug . . . . . . . . . . . . . . | 20 | 35 | 1029 | — | — |
| Hehlerei . . . . . . . . . . . . . | 7 | 9 | 227 | — | — |
| Urkundenfälschung . . . . . . . . | 4 | 5 | 621 | — | — |
| **Roheitsvergehen** | | | | | |
| Sachbeschädigung . . . . . . . . | 16 | 30 | 485 | — | — |
| Körperverletzung . . . . . . . . . | 65 | 144 | 7296 | — | — |
| Bedrohung . . . . . . . . . . . . | 18 | 25 | 571 | — | — |
| Beleidigung . . . . . . . . . . . | 25 | 46 | 457 | — | — |
| Widerstand . . . . . . . . . . . . | 24 | 39 | 1022 | — | — |
| Ruhestörung . . . . . . . . . . . | 3 | 6 | 30 | — | — |
| Hausfriedensbruch . . . . . . . . | 31 | 55 | 633 | — | — |
| Sittlichkeitsvergehen . . . . . . . | 11 | 11 | 2666 | 930 | — |
| Betteln und Landstreichen . . . . | 42 | 296 | — | — | 1838 |
| Verschiedene Straftaten . . . . . . | 27 | 35 | 1311 | 2555 | — |

Roheitsvergehen stehen die Körperverletzungen mit 144 Strafen, bei den Eigentumsvergehen die Diebstähle mit 84 Strafen.

Über das Alter bei der ersten Gerichtsstrafe und die Art der Psychopathien konnte folgendes festgestellt werden. Vor dem 21. Jahre überwiegen bei weitem die Straftaten der geistig minderwertigen aktiven Persönlichkeiten und der an moral insanity Leidenden, während die geistig gesunden, die wesentlich durch Umweltschäden zu Trinkern geworden sind, hauptsächlich nach dem 21. Lebensjahre zum erstenmal bestraft wurden. Die haltlosen und die geistig minderwertigen passiven Persönlichkeiten verteilen sich fast gleichmäßig auf die Gruppen vor und nach dem 21. Lebensjahre.

Von Trinkern, die nur ein- oder zweimal gerichtlich bestraft sind, finden sich unter denen vor dem 21. Lebensjahre nur 4 von 48, während unter denen, die nach dem 21. Lebensjahre zum erstenmal bestraft sind, 31 von 60 nicht öfter als ein- oder zweimal bestraft sind.

Aus einer Übersicht über die erste Straftat und das derzeitige Alter der Trinker geht hervor, daß Bettel, Diebstahl und Unterschlagung schon im Alter zwischen 13 und 16 Jahren 9 künftige Trinker vor Gericht gebracht haben. Ein Fünftel aller ersten Straftaten sind Körperverletzungen, 49 von 108 ersten Straftaten sind Roheitsvergehen, 47 von 108 ersten Straftaten sind Eigentumsvergehen.

Besonders die hohe Zahl der Roheitsvergehen könnte zu dem Schluß verleiten, daß diese Kriminalität abhängig von der Trunksucht sei, weil die Roheitsvergehen meistens in angetrunkenem oder betrunkenem Zustand begangen werden. So einfach liegt aber diese Frage nicht. Der Beginn der Trunksucht und der der Kriminalität läßt sich nur sehr schwer miteinander vergleichen, denn für die Trunksucht läßt sich nicht ein bestimmter Tag als erster angeben wie bei der Kriminalität.

Von den 151 Trinkern sind überhaupt nur 108 kriminell geworden. Aber auch die nie Bestraften haben nicht etwa erst im späten Alter angefangen zu trinken, sondern unter ihnen finden sich 16, die schon vor dem 23. Jahre, und noch 11, die schon vor dem 30. Jahre als Trinker bezeichnet werden konnten. Die übrigen 16 verteilen sich auf die höheren Altersklassen.

Daraus geht hervor, daß die Trunksucht, selbst wenn sie in der Jugend schon anfängt, nicht unbedingt zur Kriminalität zu führen braucht.

Diese nicht kriminell gewordenen Trinker verteilen sich auf folgende Gruppen: 14 sind geistig gesunde Persönlichkeiten, 11 sind geistig minderwertige Persönlichkeiten, 11 sind haltlose Persönlichkeiten, 3 sind Epileptiker, 1 ist eine geistig minderwertige aktive Persönlichkeit.

Die Nichtbestraften und die Spätbestraften setzen sich zusammen aus: 26 geistig gesunden, 19 geistig minderwertigen passiven und 3 aktiven Persönlichkeiten, 2 haltlosen Persönlichkeiten und 3 Epileptikern.

Es bleiben also von der Gesamtzahl der Trinker mit einer frühen und mit dem Beginn der Trunksucht zusammenfallenden oder der Trunksucht vorhergehenden Kriminalität übrig: 10 geistig gesunde Persönlichkeiten, 13 geistig minderwertige passive und 23 aktive Persönlichkeiten, 23 haltlose Persönlichkeiten, 9 an moral insanity Leidende und 10 Epileptiker und Epileptoide.

Daraus wird klar, daß die Trunksucht allein nicht die Kriminalität auslöst, sondern daß psychopathische Persönlichkeiten besonders dazu neigen, zusammenfallend trunksüchtig und kriminell zu werden. Weiter kommt man, wenn man die psychische Wertigkeit der einzelnen Trinker in Beziehung setzt zum Beginn der Kriminalität und des Alkoholmißbrauches. Ordnet man bei einer Reihe von Trinkern den Anteil der einzelnen Trinker an den häufigsten Vergehen je nach der Anzahl der Strafen und nach den Diagnosen über Psychopathien, dann zeigt sich, wie sehr die Kriminalität von der geistigen Veranlagung der einzelnen Persönlichkeiten abhängig ist. Ich fand in meinem Material, daß die geistig minderwertigen aktiven Persönlichkeiten mit und ohne Bettelstrafen die höchste Kriminalität zeigen, während mit Hinzurechnung der Bettelstrafen die Haltlosen an zweiter Stelle, die an moral insanity Leidenden an dritter Stelle stehen. Ohne Bettelstrafen ist bei den letzten beiden Gruppen das Verhältnis umgekehrt. Besonders charakteristisch sind die Bettelstrafen; von Haus aus gesunde Persönlichkeiten kommen auch unter der Einwirkung des Alkoholismus kaum zum Betteln, während sich bei allen Gruppen der Psychopathen eine gewaltige Zunahme der Bettelstrafen zeigt. Am deutlichsten wird die Abhängigkeit in der Kriminalität von der psychopathischen Veranlagung beim Roheitsvergehen. Es sind ganz bestimmte Gruppen roher Persönlichkeiten, die sich Roheitsdelikte zuschulden kommen lassen, und zwar vorwiegend geistig minderwertige aktive Persönlichkeiten und an moral insanity Leidende. Charakteristisch für diese Gruppen ist, daß sich bei $^3/_7$ aller Roheitsvergehen aus den Akten meines Materials kein kurz vorausgehender Alkoholmißbrauch feststellen ließ. Also der Alkoholismus als auslösendes Moment spielt tatsächlich bei den Roheitsdelikten, wenigstens bei denen der Psychopathen, nicht eine so wesentliche Rolle, wie ihm oft zugeschrieben wird.

Es soll nicht bestritten werden, daß der Alkohol bei Begehen von Roheitsdelikten mitwirkt, aber erstens haben wir gesehen, daß viele Psychopathen, die schweren Alkoholmißbrauch treiben, auch Roheitsdelikte begehen, wenn sie nicht unter Alkoholwirkung stehen, und zweitens würden die Verhältnisse noch klarer, wenn man einmal die Roheitsverbrechen von den Angehörigen der oberen Schichten mit denen der unteren vergleichen würde. Mit Ausnahme der Sachbeschädigungen ist bei den Angehörigen der wohlhabenden Klassen die Zahl der Roheitsdelikte außerordentlich gering und steht in keinem Verhältnis zu deren Alkoholverbrauch. Bei diesen Straftaten kommt es also außer auf den Alkoholismus wesentlich auf Umwelteinflüsse, auf Sitten und Gebräuche, auf Charakter- und Temperamentsanlagen, auf Erziehung und Selbsterziehung an. Unzulässig ist es, an einem ausgesonderten Material von Gefängnisinsassen den Zusammenhang von Alkoholmißbrauch und Straftaten auszuzählen, da wir über das Verhältnis dieser bestraften Trinker zu den Nichtbestraften gar nichts wissen.

Es ist unmöglich, die ganze Literatur über diese Frage aufzurollen. Wlassak (41) hat die neueste Literatur zusammengestellt, während Kreiner (5) besonders die bayrischen Nachkriegsverhältnisse beleuchtet. Aus seinen Ergebnissen wird im folgenden einzelnes mitgeteilt.

Übersicht über die Stärke der allgemeinen männlichen Alkoholkriminalität in Bayern:

| Jahr | Strafmündige männliche Zivilbevölkerung | Wegen Verbrechen und Vergehen gegen Reichsgesetze verurteilte männliche Personen | Darunter Alkoholdelinquenten | Auf 100 Verurteilte treffen Alkoholdelinquenten | Auf 10000 der strafmündigen männlichen Zivilbevölkerung treffen Verurteilte | |
|---|---|---|---|---|---|---|
| | | | | | insgesamt | Alkoholdelinquenten |
| 1910 | 2 343 716 | 55 345 | 8836 | 16,0 | 236,1 | 37,7 |
| 1911 | 2 343 716 | 54 747 | 7657 | 14,0 | 233,6 | 32,7 |
| 1912 | 2 343 716 | 57 944 | 8602 | 14,8 | 247,2 | 36,7 |
| 1913 | 2 343 716 | — | 7598 | — | — | 32,4 |

„Rund 15% aller männlichen Verurteilten haben demnach die Straftat unter dem Einfluß übermäßigen Alkoholkonsums verübt. Auf je 6 oder 7 Verurteilte traf ein Alkoholdelinquent. Ergibt sich aus diesem hohen Verhältnisanteile, daß die Alkoholfrage mit Recht ein besonderes kriminalistisches Interesse verdient, so erweist das Maß der Alkoholkriminalität der Jugendlichen im besonderen, daß diesem Probleme zudem auch für die Sozialpädagogik besondere Wichtigkeit zukommt; die Statistik der jetzigen Vorkriegsjahre (1910—1913) liefert das Ergebnis (vgl. Zeitschr. des Bayer. Statist. Landesamtes 1915, S. 19), daß auf je 13—15 verurteilte Jugendliche im Alter von 16—18 Jahren bereits ein Trinker entfiel.

Die Zahl der Alkoholdelinquenten, welche für die letzte vierjährige Vorkriegsperiode 1910—1913 sich in den genannten drei Landgerichtsbezirken insgesamt auf 5262 Personen bezifferte, hat sich in der Kriegsepoche 1915—1918 auf 129, d. i. auf 2,4% des entsprechenden Vorkriegsstandes, verringert; es erweist sich also ein überaus intensiver Rückgang, der allerdings zu einem sehr wesentlichen Teile durch die Abwesenheit von Tausenden von Männern während der Kriegszeit zu erklären ist. Über die Stetigkeit der Abnahme der Zahl der Alkoholdelinquenten während der einzelnen Kriegsjahre sowie über die erneute allmähliche Zunahme in den ersten beiden Nachkriegsjahren gibt für die drei Landgerichte im einzelnen nachstehende Übersicht Aufschluß:

| Landgerichtsbezirk | Strafmündige Gesamtzivilbevölkerung | Alkoholdelinquenten | | | | | | | | | |
|---|---|---|---|---|---|---|---|---|---|---|---|
| | | 1910 | 1911 | 1912 | 1913 | 1915 | 1916 | 1917 | 1918 | 1919 | 1920 |
| München I . | 508 314 | 513 | 437 | 443 | 559 | 18 | 20 | — | 2 | 19 | 24 |
| München II . | 232 102 | 547 | 540 | 502 | 382 | 27 | 12 | 4 | 1 | 3 | 11 |
| Traunstein . . | 198 655 | 405 | 316 | 336 | 282 | 26 | 14 | 5 | — | 5 | 24 |
| Zusammen | 939 071 | 1465 | 1293 | 1281 | 1223 | 71 | 46 | 9 | 3 | 27 | 59 |

In gleicher Weise wie die Zahl der Alkoholdelinquenten hat sich naturgemäß die Zahl der Alkoholvergehen verringert. Die Summe aller in den Jahren 1915 bis 1918 verübten Alkoholdelikte belief sich auf nur 11,6% der Alkoholvergehen des letzten Vorkriegseinzeljahres 1913.

Was die Alters- und Familienstandsverhältnisse der Alkoholdelinquenten betrifft, so beteiligten sich in der Vorkriegszeit nach den Ergebnissen der Statistik an der Alkoholkriminalität die ledigen Personen weit mehr als die verheirateten. Während auf die strafmündige Zivilbevölkerung 45,6% ledige Personen entfielen, wurden unter den Alkoholdelinquenten zwischen 66,1 und 69,3% gezählt. Die Verheirateten oder Verwitweten blieben mit 32% aller Alkoholdelinquenten hinsichtlich der Alkoholkriminalität durchschnittlich um rund 22% gegenüber dem Anteil an der strafmündigen Zivilbevölkerung zurück. Eine Scheidung nach den Altersverhältnissen ergibt für das Friedensjahr, daß rund 75% aller Alkoholdelinquenten auf die Altersklasse 18 bis unter 35 Jahre entfielen, während die jüngste und älteste Altersgruppe von 12 bis unter 18 Jahre und über 45 Jahre in der Alkoholkriminalität verhältnismäßig stark hinter den anderen Altersstufen zurückstanden.

Für 1915—1918 geht der Verhältnisanteil der Ledigen zurück, und die Alkoholkriminalität der Verheirateten nimmt zu; zugleich nimmt die Zahl der Alkoholdelinquenten in der Gruppe der über 45 Jahre alten zu, so daß sie mit einem Drittel aller Alkoholdelinquenten allen Altersklassen voransteht, auch die jüngste Altersgruppe zeigt eine Mehrung, die mittlere Jahresgruppe (18 bis unter 35 Jahre) eine Abnahme bis auf rund die Hälfte des letztjährigen Vorkriegsverhältnisstandes. Die Ursache liegt in den Kriegsmaßnahmen (Umschichtung im Inlandspersonalstand) und in der Einberufung zum Heeresdienst, daher auch in den ersten Nachkriegsjahren die Verteilung der Alkoholdelinquenten auf die verschiedenen Familienstands- und Altersgruppen wieder stark an die Vorkriegszeit angeglichen ist.''

| Bezirk | Jahr | Alter | | | | | Familienstand | | |
| --- | --- | --- | --- | --- | --- | --- | --- | --- | --- |
| | | 12 bis unter 18 Jahre | 18 bis unter 25 Jahre | 25 bis unter 35 Jahre | 35 bis unter 45 Jahre | über 45 Jahre | ledig | verheiratet oder verwitwet | geschieden |
| a) Alkoholdelinquenten insgesamt: | | | | | | | | | |
| Sämtliche Landgerichte Bayerns | 1911 | 178 | 2838 | 2808 | 1234 | 637 | 5332 | 2333 | 30 |
| | 1912 | 231 | 3129 | 3040 | 1475 | 754 | 5699 | 2895 | 35 |
| | 1913 | 189 | 2806 | 2713 | 1305 | 624 | 5154 | 2443 | 40 |
| München I, München II und Traunstein | 1915/18 | 11 | 24 | 23 | 28 | 43 | 70 | 56 | 3 |
| | 1919/20 | 1 | 22 | 33 | 20 | 10 | 49 | 33 | 3 |
| b) in Prozent | | | | | | | | | |
| Sämtliche Landgerichte Bayerns | 1911 | 2,3 | 36,9 | 36,5 | 16,0 | 8,3 | 69,3 | 30,3 | 0,4 |
| | 1912 | 2,7 | 36,3 | 35,2 | 17,1 | 8,7 | 66,1 | 33,5 | 0,4 |
| | 1913 | 2,5 | 36,7 | 35,5 | 17,1 | 8,2 | 67,5 | 32,0 | 0,5 |
| München I, München II und Traunstein | 1915/18 | 8,5 | 18,6 | 17,8 | 21,7 | 33,4 | 54,3 | 43,4 | 2,3 |
| | 1919/20 | 1,2 | 25,6 | 38,4 | 23,2 | 11,6 | 57,0 | 38,4 | 3,5 |

Die Tatsache, daß Sonntags, Montags und Sonnabends im Zusammenhang mit dem Alkoholmißbrauch die meisten Straftaten begangen werden, beweist nichts für den Alkoholismus als Ursache. Denn die schweren Trinker frönen dem Alkoholmißbrauch ziemlich unabhängig von bestimmten Wochentagen, und wenn Gelegenheitstrinker am Sonntag oder an Zahltagen häufiger Delikte begehen als an anderen Tagen, so kann das mit der größeren Reibungsfläche durch verstärkten Wirtshausbesuch der Allgemeinheit zusammenhängen. Um diese Frage zu klären, müßte man auch einmal die Straftaten von Nichttrinkern mit den Wochentagen in Beziehung setzen.

Auch die indirekten Methoden, die durch Vergleich der Stärke des Alkoholkonsums besonders abhängig vom Preis und der Straffälligkeit ganzer Bevölkerungsgruppen den Nachweis für die Schuld des Alkoholismus an der Straffälligkeit erbringen wollen, müssen kritisch bewertet werden, da die Angaben über den Alkoholkonsum bestimmter Gebiete nur sehr schwer in Beziehung zu setzen sind mit der Straffälligkeit der Bewohner dieser Gebiete. Es kann auch sein, daß Zunahme des Alkoholverbrauchs in wohlhabenden Schichten der Bevölkerung stattfindet, die an der Kriminalität kaum beteiligt sind, während andere Schichten aus wachsendem Pauperismus bei abnehmendem Alkoholmißbrauch steigende Kriminalität zeigen.

Aus allem ergibt sich, daß künftig weit gründlichere Arbeiten geleistet werden müssen, um die Beziehungen zwischen Alkoholismus und Kriminalität aufzudecken. Man hat sich gewöhnlich dies Problem zu leicht gemacht und den Genuß geistiger Getränke als Ursache für Vergehen einseitig verantwortlich gemacht, wo er höchstens auslösendes Moment ist. Behäbigkeitsalkoholismus, der oft zu größerem und schwererem Alkoholmißbrauch führt als Notalkoholismus, spielt bei der Verursachung von Vergehen und Verbrechen eine weit geringere Rolle als der Notalkoholismus. Auch wird allgemeine Lebensnotlage bei psychopathischen Persönlichkeiten, besonders bei minderwertigen aktiven Persönlichkeiten mit oder ohne direkte Alkoholeinwirkung, leichter Kriminalität auslösen als bei den übrigen.

## XIV. Alkohol und Prostitution.

Über den Zusammenhang von Alkoholismus und Prostitution läßt sich exaktes Zahlenmaterial nicht beibringen. Und doch wird kaum jemand, der die Verhältnisse kennt, an einem schwerwiegenden Zusammenhang zweifeln. Wenn wir hier von einer Definition der kaum faßbaren Prostitution absehen, so kann man doch ohne Übertreibung feststellen, daß die Mitwirkung der geistigen Getränke bei der Gestaltung der außerehelichen Geschlechtsbeziehungen häufig von ausschlaggebender Bedeutung ist. Bei vielen Verführungen von Mädchen muß er durch seine willensschwächende Wirkung als Kuppler dienen, muß später die Reue überwinden helfen und wird so nicht selten ein unentbehrlicher Bundesgenosse des Mannes, um die Frau in Abhängigkeit zu halten. Für die heimliche Prostitution kommt der Alkoholgenuß wohl am meisten in den öffentlichen Lokalen und Vergnügungsstätten in Betracht, denn er erleichtert wesentlich das Anknüpfen von Beziehungen und ist gewöhnlich das Mittel, dessen sich die Männerwelt bedient, um die Mädchen zu traktieren und sich selbst in ein begehrenswertes Licht zu setzen. Infolgedessen ist das Alkoholkapital ganz besonders am Bestehen der heimlichen Prostitution interessiert; weniger die Bierbrauereien als der Spirituosen-, Wein- und besonders Sekthandel. Als stimmungsfördernde Mittel kommen meist noch Tanz und Musik hinzu. Ballhäuser, Singspielhallen, Varietés und ähnliche Lokale sind Einrichtungen, in denen vorwiegend unter stillschweigender Duldung und indirekter Unterstützung zur Freude der Besitzer die heimliche Prostitution den Alkoholkonsum fördern hilft. Schon einen Schritt weiter gehen die Bars mit Damenbedienung und Animierkneipen. Hier sind die Frauen engagierte Lockmittel und werden nicht selten entlohnt durch einen prozentualen Anteil an dem durch sie veranlaßten Umsatz geistiger Getränke. Ja der Geschlechtsverkehr kommt meist erst in zweiter Linie, während die Hauptaufgabe die Verlockung zum Trinken ist. Auch in den Absteigequartieren hat die Prostitution eine ähnliche Aufgabe, weil der Inhaber aus möglichst hohem Umsatz geistiger Getränke den Hauptgewinn zieht. Ebenso bedenklich ist der Verzehr von geistigen Getränken in den Bordellen, die nicht immer eine Schankkonzession haben und trotzdem versuchen, die dort verkehrende Männerwelt durch Alkoholgenuß auszubeuten und das Interesse für die angebotene Ware Dirne durch Sinnenumnebelung zu steigern. Wahrscheinlich jedoch würde man in Bordellen auch feststellen können, daß die Mehrzahl aller dorthin kommenden Besucher schon unter Alkoholwirkung steht. Ist doch der Bordellbesuch als Abschluß von Festlichkeiten und Trinkgelagen geradezu typisch nicht nur für ledige, sondern auch für viele verheiratete Männer. Die Bedeutung dieser nur kurz skizzierten Erscheinungen liegt auf verschiedenen Gebieten. Das Zusammenwirken von Genuß geistiger Getränke und Umgang mit der Halbwelt hat einen für das Volksganze nachteiligen, sittenverwildernden Einfluß auf die Männerwelt, dessen Nachwirkungen sich häufig auch in späteren Ehen auswirken und in ungezählten Fällen alle feineren Beziehungen zwischen Mann und Frau vergiften. Wirtschaftlich betrachtet, liegt die große Gefahr dieses Bündnisses zwischen Dirnenwelt und Alkoholkapital in der Erweckung von Leichtsinn und Verschwendungssucht, weil nirgends mit solcher Gedankenlosigkeit jährlich Unsummen für unproduktive Zwecke in Luxus und Prasserei vertan werden wie im Verkehr von Männern mit Dirnen auf der Basis des Genusses geistiger Getränke.

## XV. Alkohol und Geschlechtskrankheiten.

Diese Betrachtung führt weiter zu der Frage vom Zusammenhang zwischen Alkohol und Geschlechtskrankheiten. Auch hier wieder versagen alle Zahlen. Doch ergibt sich aus dem oben über den Zusammenhang von Alkohol und Prostitution Gesagten, daß, wenn die Prostitution als ein wesentlicher Herd zur Verbreitung der Geschlechtskrankheiten anzusehen ist, und daß, wenn der Alkoholgenuß als Antrieb zum Aufsuchen der Prostitution in Frage kommt, indirekt der Alkoholgenuß auch eine wichtige Rolle bei den durch die Prostitution erworbenen Geschlechtskrankheiten spielt. Nur muß man bedenken, daß nicht selten auch zu reichlicher Alkoholgenuß durch seine schon lähmende Wirkung einen Geschlechtsverkehr unmöglich macht und somit auch gelegentlich jemanden vor einer Infektion bewahren kann. Doch schafft diese Tatsache die andere nicht aus der Welt, daß Alkoholgenuß häufig überhaupt erst die Stimmung auslöst, Dirnen aufzusuchen, und die Hemmungen wegschafft, die normalerweise durch Erziehung und Geschmack gesetzt sind, um die Dirnen zu meiden. Wenn ein altes Wort sagt: „Bier zum Schlafen, Wein zu Tisch und Sekt zur Liebe", so liegt darin die alte Volkserfahrung eingeschlossen, daß dem Sekt als Kuppler die Hauptrolle in den geschlechtlichen Annäherungen zufällt. Nicht umsonst hat sich ja auch der großstädtische Karneval vorwiegend zu einer allgemeinen Sektorgie ausgewachsen, nicht etwa nur zur Hebung der allgemeinen Ausgelassenheit und Fröhlichkeit oder gar als Schlaftrunk, sondern um dem sexuellen Leben freiere Bahn zu schaffen. Immerhin darf die Rolle des Alkohols bei der Verursachung der Geschlechtskrankheiten nicht zu einseitig betont werden. Hätte uns doch sonst die Alkoholknappheit im Kriege und in den ersten Nachkriegsjahren eine wesentliche Abnahme der Geschlechtskrankheiten bringen müssen, die nicht eingetreten ist. Willenshemmende Einflüsse sind hier das Entscheidende, die wohl vom Alkohol ausgehen können, doch außerdem zu allen Zeiten von vielen anderen Zuständen abhängen, die bei der Alkoholverminderung im Kriege stärker in den Vordergrund traten, sich aber auch zu anderen Zeiten neben dem Alkohol bei der indirekten Verursachung der Geschlechtskrankheiten auswirken.

## XVI. Alkohol und Familie.

Die soziale Seite des Alkoholismus tritt kraß in Erscheinung im Familienleben. Alkoholismus kann natürlich an sich schon eheuntauglich machen, doch wird er im durchschnittlichen Eheschließungsalter meist noch nicht so stark aufgetreten sein, daß seinetwegen eine beabsichtigte Ehe nicht geschlossen wird. Ist selbst die Neigung zum Trinken des Mannes bekannt, so wird diese Erkenntnis meist nicht ernst genug genommen, und es wird doch zur Ehe geschritten, während man sich viel nachhaltiger überlegen müßte, ob diese festgestellte Gewohnheit des Genusses geistiger Getränke nicht in wirtschaftlicher, moralischer und gesundheitlicher Beziehung eine schwere Gefährdung für die Ehe verheißt. Besonders sollte die Rücksicht auf die Frau und die Gefährdung der Nachkommenschaft Veranlassung sein, Ehen mit zum Alkoholismus neigenden Männern zu verhindern. Geht beim Manne ein längeres Junggesellenleben voraus, in dem er sich den Genuß geistiger Getränke schon weitgehend angewöhnt hat, so wird er auch bald in der Ehe zu solchen Gewohnheiten zurückkehren. Handelt es sich gar um einen Psychopathen, so kann aus dem zunehmenden Alkoholismus für die Frau eine schwere Prüfung erwachsen, die bald in übermäßiger geschlechtlicher Inanspruchnahme, bald in völliger Vernachlässigung, bald in schweren Ausbrüchen des erwachenden Eifersuchtswahns sich auswirkt. Ganz abgesehen von dem wirtschaftlichen Niedergang von Familien, in denen der Mann schwer trinkt, geht die Auflösung der Familie meist von den gestörten geschlechtlichen Beziehungen aus, eine Tatsache, die viel zu wenig gewürdigt wird. Merkwürdigerweise befinden sich nicht selten Frauen von Trinkern in einer fast unerklärlichen sexuellen Hörigkeit von ihren Männern, die jedoch in manchen Fällen verständlich wird, solange es sich bei den Männern um eine gesteigerte Potenz handelt, die nicht selten auch noch über die Zerwürfnisse infolge Verelendung und Mißhandlungen hinweghilft. Kommt bei solchen Frauen wirtschaftliche Abhängigkeit von den Männern und Bindung durch Kinder hinzu, so wird die sich entwickelnde Hölle des zerrütteten Ehelebens meist ertragen. Doch lassen sich in dieser Beziehung weitgehende Unterschiede feststellen, je nach der gesellschaftlichen Stellung der Frau. Die Indolenz in den unteren Schichten ist wesentlich größer als in den besseren Ständen. Wie sich aus meinem Heidelberger Material, das sich vorwiegend aus den unteren Schichten zusammensetzt, ergab, sind längere Trennungen der Eheleute wegen des Verhaltens des Mannes nicht selten, aber selbst bekannt gewordene Ehebrüche, die bei einem Viertel aller Familien vorkommen, führten nicht zur Ehescheidung. Besonders traurig sind die Familien dran, in denen schwere Trinker sich an den eigenen Töchtern vergreifen. Die so entstehende Zerrüttung des Familienlebens ist in der Hauptsache auf den Alkoholmißbrauch der Männer zurückzuführen, doch kommen als gewichtige Gründe hinzu: 1. die oft unglaubliche Leichtsinnigkeit und Vertrauensseligkeit beim Eingehen der Ehe, nicht selten auch in Hinblick auf das Vorleben der Frauen und zu große Altersunterschiede, besonders bei Heiraten von älteren Witwen mit weit jüngeren Männern; 2. eine erschreckende Unfähigkeit der meisten Frauen zur Führung eines sauberen, ordentlichen Haushaltes, in der Kochkunst und Kinderaufzucht.

Ganz allgemein läßt sich auch feststellen, daß bei unseren heutigen Hochzeitssitten in allen Kreisen viele Ehen schon in der Brautnacht eine nicht wieder gutzumachende Störung erleiden, wenn der Mann unter zu großer Alkoholnachwirkung des Hochzeitsfestes sich brutal gegen die Frau verhält. Wie überhaupt die Flitterwochen und die Hochzeitsreisen meist zu sehr unter der Einwirkung geistiger Getränke stehen.

Im Anschluß hieran seien gleich die Familienfeste im allgemeinen erwähnt, die bei unseren herrschenden Trinksitten in weiten Bevölkerungskreisen ohne ein Übermaß von Alkoholgenuß meist nicht denkbar sind und die gewöhnlich weniger trinkenden Frauen in eine große geschlechtliche Abhängigkeit ihrer angetrunkenen Männer zwingen. Wenn auch in der Beziehung in manchen Kreisen in den letzten Jahrzehnten manches besser geworden ist, so hat doch gerade die Kriegs- und Nachkriegskonjunktur vielen Neureichen erst die Mittel in die Hand gegeben, dem Alkoholgenuß gedankenloser zu fröhnen und so Konfliktstoff in die Familien hineinzutragen.

Die Hauptgefahr unserer Trinksitten liegt in dem stillschweigend damit verknüpften Zwang zum Trinken, weil durch das gegenseitige Zutrinken und das fast zwangsläufig ausgelöste Nachkommen der einzelne oft gezwungen wird, mehr zu trinken, als er gern möchte. Die Verknüpfung von Trinksitten mit einem gesellschaftlichen Ehrenstandpunkt, wie sie sich besonders im Offiziers- und Studentenleben herausgebildet hat, tritt glücklicherweise jetzt in diesen Kreisen zurück, um, wie das bei Sitten so häufig geschieht, von anderen einfacheren Schichten übernommen, dort noch übertriebenere Formen anzunehmen. Hier kann nur ein verfeinertes Verantwortungsgefühl gegenüber der Gesundheit des Mitmenschen Besserung bringen; es setzt allerdings voraus, daß die Kenntnis über die ungemein verschiedenartige und verschieden starke Wirkung der geistigen Getränke durch nachhaltige Aufklärung Allgemeingut des Volkes wird.

Ein tiefgehender Umschwung in den Trinksitten ist am ehesten von einer neuen Einstellung der Jugend gegenüber den geistigen Getränken zu erwarten. Dafür liegen heute die Voraussetzungen besonders günstig, weil die selbstbewußte Jugendbewegung der verschiedensten Richtungen Kampf gegen die geistigen Getränke auf ihr Banner geschrieben hat und darin glücklicherweise erheblich durch unsere wirtschaftliche Notlage unterstützt wird, die den Verzehr geistiger Getränke durch die Preisgestaltung für weite Kreise erschwert.

Je nach den Landessitten ist die Verabreichung geistiger Getränke an Kleinkinder und Schulkinder recht verschieden. Es scheint der kindliche Körper wesentlich empfindlicher als der des Erwachsenen zu sein. Oft wird Kleinkindern Alkohol zur Stärkung verabreicht und damit bei längerer Dauer gerade das Gegenteil, nämlich Entwicklungshemmung, erreicht. KASSOWITZ (58) berichtet, daß er in vielen Fällen eine bis dahin allen Mitteln trotzende Appetitlosigkeit bei Kindern in der kürzesten Zeit verschwinden sah, wenn die zur „Blutbildung" gegebenen Rationen von Rotwein oder Kognak weggelassen wurden.

Über gewohnheitsmäßigen Genuß geistiger Getränke bei Schulkindern liegen zahlreiche Untersuchungen vor. ELSTER (59) teilt mit: Eine um das Jahr 1900 vom Verein abstinenter Lehrer verfaßte Umfrage ergab, daß von 7338 Kindern (3950 Knaben und 3388 Mädchen) nur 2,26% noch nie alkoholische Getränke genossen hatten, daß aber 689 Kinder (= 13,4%) bereits und zum Teil berauscht gewesen sind. Nach KASSOWITZ soll nur ein geringer Teil der Schüler (7—15%) ganz alkoholfrei gehalten werden; ein großer Teil — an manchen Orten sogar die Hälfte — erhält täglich ein oder mehrere Male Bier oder Wein; in München bekam 6,4% der Schüler auch noch Branntwein.

ELSTER teilt folgende Tabellen mit, siehe S. 496.

Nach verschiedenen Untersuchungen soll auch der Lehrerfolg im umgekehrten Verhältnis zum Genuß geistiger Getränke stehen. In einer Wiener Volksschule (zit. nach KASSOWITZ) hatten 45% der abstinenten Schüler „gut" und nur 7% „ungenügend"; von den regelmäßig trinkenden dagegen nur 16% „gut" und 36% „ungenügend". KENDE in Budapest ermittelte durch direkte Versuche, daß bei Kindern, die an regelmäßigen Genuß geistiger Getränke gewöhnt sind,

| Die Kinder genießen alkoholische Getränke | Ge-samt-zahl | Die Leistungen sind | | | | | |
|---|---|---|---|---|---|---|---|
| | | gut bzw. sehr gut | | genügend | | nicht genügend | |
| | | Zahl | Proz. | Zahl | Proz. | Zahl | Proz. |
| I. nach Erhebungen von Direktor E. Bayr: | | | | | | | |
| niemals . . . . . . . . . . . . . . | 134 | 56 | 41,80 | 66 | 49,25 | 12 | 8,95 |
| ausnahmsweise . . . . . . . . . . . | 164 | 56 | 34,15 | 93 | 56,70 | 15 | 9,15 |
| täglich (einmal). . . . . . . . . . | 219 | 61 | 27,85 | 128 | 58,45 | 30 | 13,70 |
| täglich (zweimal und öfter) . . . . . | 74 | 17 | 22,97 | 42 | 56,76 | 15 | 20,27 |
| II. nach Erhebungen von Privatdozent R. Hecker: | | | | | | | |
| niemals . . . . . . . . . . . . . . | 453 | 157 | 34,6 | 221 | 48,8 | 75 | 16,6 |
| gelegentlich . . . . . . . . . . . . | 1262 | 298 | 23,6 | 666 | 52,8 | 298 | 23,6 |
| täglich . . . . . . . . . . . . . . | 75 | 11 | 14,7 | 30 | 40,0 | 34 | 45,3 |

1—2 Deziliter Wein genügen, um ihre geistige Kraft (Auswendiglernen, Rechnen und sogar Schreiben) in auffallendem Maße herabzusetzen.

Der Zusammenhang von Genuß geistiger Getränke und verminderten Schulleistungen ist also wahrscheinlich gemacht, denn eindeutig wird sich diese Frage nicht lösen lassen, da wir nicht wissen, wieviele an sich schon geistig weniger leistungsfähige Kinder aus solchen Familien stammen, in denen die Eltern selbst geistige Getränke genießen und sie ihren Kindern geben. In meinem Heidelberger Material (42) fanden sich unter den 151 Trinkern 6, die aus der 4. Klasse, 20, die aus der 5. Klasse, 22, die aus der 6. Klasse, 11, die aus der 7. Klasse, 92, die aus der 8. Klasse entlassen wurden; ein Ergebnis, das, mit der Schulentlassung von Jungens 1906 in Mannheim, Karlsruhe und Freiburg verglichen, ein wesentliches Zurückbleiben in den Leistungen zeigt. Über die Leistungen von Fortbildungsschülern, je nachdem, ob sie geistige Getränke gewohnheitsmäßig zu sich nehmen oder nicht, liegt kein Material vor. Bei höheren Schülern, die sich gegen den Willen ihrer Eltern geistige Getränke zu verschaffen wissen und in Schülervereinigungen nicht selten schweren Alkoholmißbrauch treiben, läßt sich Schulleistung und Alkoholmißbrauch nicht ohne weiteres in Abhängigkeit setzen, da die Teilnahme an solchen Schülergelagen vorwiegend Temperamentssache ist und die Schulleistungen nicht nur von der Begabung, sondern ganz wesentlich von Fleiß und Stoffinteresse bedingt sind. Doch ist sicher, daß im Anschluß an Alkoholexzesse auch hier die Leistungen vorübergehend unter die Norm gedrückt werden.

Über den Genuß geistiger Getränke bei der Arbeiterjugend läßt sich nichts Abschließendes sagen, weil der mehr oder weniger größere Alkoholverbrauch wesentlich vom Lohn abhängt. Man hat den Eindruck, daß die unerfreulichen Erscheinungen gesteigerten Alkoholverbrauchs der handarbeitenden Jugendlichen aus den ersten Jahren nach dem Weltkrieg heute schon wieder zurückgegangen sind. Trotzdem muß ein generelles Alkoholverbot für alle Jugendlichen unter 18 Jahren, wie es die Tschechoslowakei schon eingeführt hat, gefordert werden. Ein Alkoholverbot für die Jugendlichen hat nicht nur den ungeheuren Vorteil, daß die jugendlichen Körper wenigstens ohne Alkoholschäden sich entwickeln können, sondern wird wesentlich dazu beitragen, den Kampf gegen den Alkoholismus zu erleichtern. Diese Jugendlichen werden als Erwachsene, ihre Stellung zum Alkohol frei wählen, da sie sich nicht von klein auf selbstverständlich an den Genuß geistiger Getränke gewöhnt haben. Würde mit dieser alkoholfreien Jugenderziehung für die älteren Schüler ein plan- und pflichtgemäßer Antialkoholunterricht wie in Amerika, Schweden und Rumänien verbunden, dann wäre im Kampfe gegen den Alkoholismus unendlich viel gewonnen.

In der Studentenschaft machte sich in der Vorkriegszeit ein wesentlicher Umschwung in den Trinkgebräuchen bemerkbar. Leider hatte das alkoholarme Bier der Nachkriegszeit den Schnapsverbrauch gesteigert. Jetzt scheint die wirtschaftliche Notlage der Studentenschaft zwangsläufig den Alkoholgenuß zurückzuschrauben. Hoffentlich gelingt es, in dieser Übergangszeit den Bann der akademischen Trinksitten endgültig zu brechen, damit das deutsche Verbindungswesen vom Fluch des Alkoholismus befreit wird.

Schwierig zu erfassen ist der Zusammenhang von Alkoholismus und Ehescheidung. Nach § 1568 BGB. gehört die Trunksucht zu den relativen Scheidungsgründen. Der Paragraph lautet: „Ein Ehegatte kann auf Scheidung klagen, wenn der andere Ehegatte durch schwere Verletzung der durch die Ehe begründeten Pflichten oder durch ehrloses, unsittliches Verhalten eine so tiefe Zerrüttung des ehelichen Verhältnisses verschuldet hat, daß dem Ehegatten die Fortsetzung der Ehe nicht zugemutet werden kann. Als schwere Verletzung der Pflichten gilt auch grobe Mißhandlung." Leider ist es nicht möglich, die Zahl der Ehescheidungen, bei denen Trunksucht ein ausschlaggebender Grund war, statistisch zu erfassen. Feststeht die Tatsache, daß Ehebruch und an zweiter Stelle grobe Mißhandlung die häufigsten Ehescheidungsgründe sind. Bei den 127 verheirateten Heidelberger Trinkern konnte Ehebruch in 39 Fällen festgestellt werden, darunter bei beiden Eheleuten 5mal, beim Mann allein 31mal, bei der Frau allein 3mal. 2 Trinker vergingen sich an ihren eigenen Töchtern, einer an seiner Stieftochter. 98 Ehefrauen haben sich glaubhaft über körperliche Mißhandlungen seitens ihrer Männer beschwert. Diese Mißhandlungen sind ausschließlich im Anschluß an einen Rausch oder Angetrunkenheit vorgekommen. KREINER (5) nimmt an, daß der Alkohol bei den Scheidungen auf Grund grober Mißhandlungen eine Hauptrolle spielt und meint mit HORLACHER, daß diese Annahme eine etwa nötige mittelbare statistische Unterstützung durch die Ergebnisse der Kriminalstatistik findet, welche die Alkoholdelikte als überwiegende Affektdelikte und weitaus die größte Mehrzahl der Körperverletzungen als im Rauschzustande begangene Taten erkennen lassen. Eine Prüfung der Bewegung der auf Grund grober Mißhandlungen erfolgten Ehescheidungen während der Kriegsjahre ergab nach KREINER, daß deren absolute Zahl in den Jahren 1915 und 1916 sowie 1917 und 1918 im Vergleich zu den beiden letzten Vorkriegsjahren 1912 und 1913 ungefähr um die Hälfte sich verringert hat.

Die Entwicklung der Ehescheidungsziffer und die Verteilung der auf Grund grober Mißhandlungen erfolgten Ehescheidungen in den einzelnen bayrischen Oberlandesgerichtsbezirken bringt KREINER in auf S. 498 folgenden Übersichten.

Es ist unzulässig, diese Zerrüttung des Familienlebens ausschließlich auf den Alkoholgebrauch zurückführen zu wollen. Als gewichtige Gründe kommen folgende Gesichtspunkte mit in Betracht, wie sich aus meinem Heidelberger Material (42) ergeben hat:

1. die oft unglaubliche Leichtsinnigkeit und Vertrauensseligkeit beim Eingehen der Ehe im Hinblick auf das Vorleben der Frauen und dem Altersunterschied beim Heiraten von Witwen;

2. eine erschreckende Unfähigkeit der meisten Frauen zur Führung eines sauberen, ordentlichen Haushaltes, in der Kochkunst und Kinderpflege;

3. fast immer gänzlich mangelnder Einfluß der Frauen auf ihre Männer und Mangel an Verständnis für die Schädigung des Alkohols;

4. häufige und langdauernde Erkrankungen der Frauen und Kinder, die neben mangelndem Verständnis für den Haushalt ebenso zum wirtschaftlichen Niedergang der Familie führen wie die Arbeitsscheu und durch Trunksucht bedingte mangelhafte Unterstützung der Familie von seiten des Mannes;

| Jahr | Ehescheidungen | | | Von 100 Ehescheidungen insgesamt treffen auf | | Von 100 Ehescheidungen nach § 1568 BGB. treffen auf Scheidungen wegen grober Mißhandlung |
| | überhaupt | davon nach § 1568 BGB. | | Scheidungen nach § 1568 | Scheidungen wegen grober Mißhandlung | |
| | | insgesamt | davon wegen grober Mißhandlung | | | |
|---|---|---|---|---|---|---|
| 1912/13 | 2131 | 629 | 193 | 29,52 | 9,06 | 30,68 |
| 1914 | 1266 | 394 | 91 | 31,12 | 7,18 | 23,09 |
| 1915/16 | 1423 | 415 | 97 | 29,16 | 6,82 | 23,37 |
| 1917/18 | 2111 | 491 | 108 | 23,26 | 5,12 | 22,00 |
| 1919/20 | 5834 | 1459 | 250 | 25,01 | 4,29 | 17,14 |

| Jahr | Ehescheidungen auf Grund grober Mißhandlung in den Oberlandesgerichtsbezirken | | | | | | | | | |
| | München | | Zweibrücken | | Bamberg | | Nürnberg | | Augsburg | |
| | insgesamt | in Proz. aller Ehescheidungen | insgesamt | in Proz. aller Ehescheidungen | insgesamt | in Proz. aller Ehescheidungen | insgesamt | in Proz. aller Ehescheidungen | insgesamt | in Proz. aller Ehescheidungen |
|---|---|---|---|---|---|---|---|---|---|---|
| 1912/13 | 32 | 3,27 | 48 | 15,14 | 24 | 16,44 | 62 | 13,16 | 27 | 12,44 |
| 1914 | 27 | 4,75 | 19 | 11,38 | 12 | 9,92 | 24 | 8,79 | 9 | 6,57 |
| 1915/16 | 29 | 4,06 | 24 | 14,20 | 7 | 6,25 | 23 | 8,30 | 14 | 9,27 |
| 1917/18 | 47 | 4,88 | 12 | 4,63 | 5 | 2,96 | 33 | 6,61 | 11 | 4,98 |
| 1919/20 | 93 | 3,37 | 27 | 4,32 | 27 | 5,51 | 78 | 6,08 | 25 | 3,69 |

5. in vielen Fällen Mitverdienst der Frauen als Putz- und Monatsfrauen. Die hierfür aufgewendete Zeit führt die Frauen oft über Mittag aus der eigenen Wohnung, so daß für die Männer und Kinder nicht gekocht werden kann; die Männer fühlen sich auf das Wirtshaus angewiesen, die Kinder werden dagegen in ihrer Ernährung arg vernachlässigt;

6. Unstimmigkeiten der Temperamente in sexueller Beziehung, die von viel größerer Bedeutung für die Zerrüttung der Ehe sind, als angenommen wird, und in den untersten Volksschichten, aus denen ja die meisten Trinker stammen, eine besondere Rolle spielen, weil die geschlechtliche Betätigung meistens der einzige leicht zu erreichende Lebensgenuß ist. Häufig führt die sittliche Verwahrlosung und Haltlosigkeit der trinkenden Männer während der Schwangerschaft der Ehefrau zur Untreue. Gleichsinnig wirkt die Verweigerung des Geschlechtsverkehrs durch die Frau, wenn sich der angetrunkene Mann ihr brutal zu nähern versucht. Umgekehrt neigen die Frauen in Trinkerfamilien zum Ehebruch, wenn der Mann unter der Einwirkung des Alkoholismus in geschlechtlicher Beziehung träge wird, sich getrennt von der Frau herumtreibt, und dann in solchen Fällen die Frauen in Versuchung geraten, mit Untermietern usw. in Beziehung zu treten.

Die früher als „Trennung von Tisch und Bett" bezeichnete Form der Ehetrennung kann auch jetzt noch nach § 1353 BGB. eintreten. Dort heißt es: „Die Ehegatten sind einander zur ehelichen Lebensgemeinschaft verpflichtet. Stellt sich das Verlangen eines Ehegatten nach Herstellung der Gemeinschaft als Mißbrauch seines Rechtes dar, so ist der andere Ehegatte nicht verpflichtet, dem Verlangen Folge zu leisten." Dieser Mißbrauch kann beim Verhalten trunksüchtiger Männer, die ihre Frauen brutal behandeln, geltend gemacht werden. Sonst wird in manchen Fällen die Möglichkeit zu einer Anfechtungs- bzw. Nichtigkeitsklage nach § 1331 und 1333 und 1334 BGB. gegeben sein. Die Anfechtung ist nur möglich bei arglistiger Täuschung oder bei Irrtum über die persönlichen Eigenschaften des anderen Ehegatten.

Praktisch wird in den Trinkerfamilien der einfachen Volksschichten von diesen Möglichkeiten zur Ehetrennung nur sehr selten Gebrauch gemacht. Dem Ehebruch steht man relativ gleichgültig gegenüber, und die Rechtsprechung macht bei den Ehescheidungen so viele Umstände, daß die einfacheren Schichten vor diesem Weg zurückschrecken.

# XVII. Alkohol und öffentliches Leben.

Ein Vergleich der Alkoholisten mit der bayerischen Gesamtbevölkerung (1910) hinsichtlich der verhältnismäßigen *konfessionellen* Verteilung zeigt folgendes Ergebnis [nach KREINER (5)]:

| | Von 100 Personen der Gesamtbevölkerung bzw. der Alkoholisten treffen auf | | | |
|---|---|---|---|---|
| | Katholiken | Protestanten | Israeliten | sonstige Konfessionen |
| Gesamtbevölkerung | 70,6 | 28,2 | 0,8 | 0,4 |
| Alkoholisten . . . | 72,1 | 25,5 | 0,3 | 2,1 |

Eine Scheidung der Alkoholisten (Zugangspersonen) nach ehelicher und unehelicher Herkunft ergab, daß

ehelicher Herkunft waren insges: 1932, männl.: 1791, weibl.: 141.
unehelicher Herkunft waren insges.: 116, männl.: 109, weibl.: 7

Der Verhältnisanteil der Unehelichen — 5,7% aller Alkoholisten — muß demnach (wohl wider allgemeines Erwarten) als relativ gering bezeichnet werden, da sich bei der Geburtlichkeit der Gesamtbevölkerung für das 1. Jahrzehnt des 20. Jahrhunderts das Verhältnis der Ehelichkeit zur Unehelichkeit auf etwa 87% zu 13% errechnen läßt.

Von den 151 Heidelberger Trinkern waren 3 vorehelich und 11 unehelich geboren, also auch keine über den Durchschnitt hinausgehende Beteiligung der Unehelichen. Im Gegensatz dazu ist es nicht uninteressant, daß von den 127 Ehefrauen des Heidelberger Materials 14 voreheliche und 19 uneheliche Kinder stammten. Schlaglichtartig wird hierdurch das Vorleben der Trinkerfrauen beleuchtet. Wieviele dieser Kinder unter dem Einfluß geistiger Getränke gezeugt sind, läßt sich natürlich nicht feststellen; doch geht aus der Tatsache deutlich hervor, daß für die beobachtete Familienzerrüttung in den Trinkerfamilien die Ursache nicht ausschließlich in dem Alkoholmißbrauch der Männer liegt.

Die eindruckvollste soziale Folgeerscheinung der Familienzerrüttung in Trinkerehen ist der wirtschaftliche Niedergang, der fast ausnahmslos die Familie der öffentlichen Armenpflege anheimfallen läßt. Der trinkende Vater arbeitet nicht oder, wenn er Arbeit und Lohn hat, verwendet er das meiste Geld für geistige Getränke. Oft wird er arbeitslos, weil er betrunken oder angetrunken zur Arbeit kommt. Hat er einen Beruf erlernt, so verliert er Dauerstellungen durch seine Unzuverlässigkeit und sinkt meist zum Gelegenheitsarbeiter herab. Hat er Gefängnisstrafen abzusitzen, so gerät die Familie in Not. Vollständige oder teilweise Nährpflichtversäumnis ist die Folge solchen unsteten Lebenswandels. Dann muß nicht selten die Armenbehörde für die Unterbringung der Kinder in Pflegestellen sorgen. POPERT schätzt den Zusammenhang von Alkoholismus und Verarmung (Anheimfallen an die öffentliche Armenversorgung) für Hamburg auf 50% aller Verarmungsfälle, PÜTTER auf 90%. ELSTER befragte eine Reihe von Städten und kam auf 20—50%. Nach einem Bremer Bericht von 1912 wurden unter 6204 von der Armenpflege versorgten Armenparteien 844 = 18,6% gezählt, in denen Alkoholmißbrauch als Hauptursache angesehen wurde. Die Aufwendungen für diese Trinkerfamilien betrugen 272 181 M. = 16,7% von 1 633 453 M. für alle. ROLFFS in Osnabrück schätzt die Gesamtausgaben in Deutschland für die trinkenden Familien auf 48 Millionen, LAQUER auf 50 Millionen Goldmark. Solche Schätzungen haben einen geringen Wert, da es sich nicht um zählbare Ermittlungen handelt.

Von den 151 Heidelberger Trinkern kosteten 92 Familien im Laufe von 10 Jahren dem Armenrat 65 763 Goldmark. Nach Münsterberg (61) wandte die Armenkasse der Stadt Halle im Jahre 1902/1903 für 75 Trinker 9239 Goldmark auf; ferner wurden 72 Familien von Trinkern mit 6033 Mark unterstützt, für Erziehungskosten von 28 Kindern aus Trinkerfamilien mußten 4107 Mark bezahlt werden. Nach Ansicht des Leiters der Berliner Armenpflege, Münsterberg, sind mehr als die Hälfte der Männer, die für sich oder ihre Familien Armenunterstützung beziehen, dem Trunke ergeben. Es ist also zweifellos, daß Trinkerfamilien wesentlich zu den Kosten der Armenbehörde beitragen. Doch muß dabei bedacht werden, daß Not- und Behäbigkeitsalkoholismus eine recht verschiedene Rolle spielen. Eine Untersuchung, nach diesem Gesichtspunkt getrennt, liegt bisher nicht vor; sie könnte die Ursachenforschung wesentlich klären. Es gibt eine Reihe von Familien, die gewissermaßen von vornherein für die Armenversorgung prädestiniert sind, in denen der Mißbrauch geistiger Getränke sehr wohl in Erscheinung treten kann, doch nicht von der ausschlaggebenden Bedeutung ist, wie in ursprünglich besser situierten Familien, in denen der Behäbigkeitsalkoholismus über den Notalkoholismus unaufhaltsam zur Verarmung und damit zur Belastung der Öffentlichkeit führt. Wenn auch das Schlußergebnis gleichbleibt, so ist eine solche Unterscheidung doch von Wert für die vorbeugenden Maßnahmen, die anzuwenden wären. Hierauf wird später noch zurückzukommen sein.

Besser zu erfassen sind die direkten Kosten, welche der Öffentlichkeit erwachsen aus den Verpflegungsgebühren der Alkoholkranken. Kreiner (5) fand unter 2027 irrsinnigen Alkoholisten 1562, die auf öffentliche Kosten Anstaltsverpflegung genossen und einen Aufwand von 600 000 Mark dafür erforderlich machten. Doch handelt es sich nicht um Goldmark, da die Aufnahmen sich auf die Jahre 1906—1918 verteilen. Kreiner stellt fest, daß diese Verpflegungskosten nicht die wirklichen Lebensunterhaltungsausgaben decken, daß außerdem die Zahl aller an „Alkoholismus" Erkrankten in den bayerischen öffentlichen und privaten Anstalten für Geisteskranke usw. rund das Vierfache betrug, daß außerdem sich in den öffentlichen und privaten Heilanstalten noch weitere 7843 Zugangspersonen fanden, bei denen als mitbedingende Erkrankungsursache „Alkoholmißbrauch nachgewiesen" wurde. Schließlich sind noch 6230 Alkoholkranke in den öffentlichen Krankenanstalten zu berücksichtigen. Kreiner schreibt: „Diese Überlegungen vermögen einigermaßen ein Vorstellungsbild zu liefern von den Millionensummen, die das bayrische Volk im Laufe der Jahre allein für die *Unterhaltspflege* der Alkoholkranken und Alkoholirren aufzuwenden hatte; Ausgaben, zu denen naturgemäß noch die hohen Kosten für den Unterhalt der Anstalten, die Gehälter des Ärzte- und Pflegepersonals u. a. kommen, die in der Hauptsache von der Volksgesamtheit zu bestreiten sind."

A. Daffenreiter (62) hat im Jahre 1917 die wirtschaftliche Belastung von Staat, Gemeinde und Krankenkassen durch 65 Münchner Alkoholiker untersucht, die im Jahre 1913/1914 in der dortigen psychiatrischen Klinik eingetreten und als chronische Alkoholisten erkannt worden sind. Rauschzustände, Geisteskranke und Psychopathen wurden ausgeschieden. Getrunken wurde hauptsächlich Bier, und zwar von 2 bis über 6 Liter täglich. Die Höhe der Belastung durch diese 65 Trinker bis zum Jahre 1914 wurde wie folgt errechnet:

Irrenanstaltspflege, Krankenhaus- und häusliche Behandlung . . . . . . . 55 808,43 M.
Kriminalität . . . . . . . . . . . . . . . . . . . . . . . . . . . . . . . . . . 11 203,— „
Armenunterstützung  . . . . . . . . . . . . . . . . . . . . . . . . . . . . 6 508,50 „
Zusammen . . . . 73 519,93 M.

Die Untersuchungen sind so schlagend, daß es sich erübrigt, weiteres Material beizubringen. Nur sei darauf hingewiesen, daß der Alkoholismus auch hier nicht ausschließlich als die einzige Ursache angesprochen werden kann, sondern in vielen Fällen nur eine faßbare Tatsache aus dem Ursachenkomplex darstellt.

Das gleiche ist bei der Vagabundage zu berücksichtigen. Man muß sich fragen, wie es denn kommt, daß längst nicht alle schweren Alkoholiker auf die Landstraße geraten, und daß durchaus nicht alle Vagabunden schwere chronische Alkoholisten sind. In vielen Fällen führt die gleiche Ursache, nämlich psychopathische Minderwertigkeit, zur Landstreicherei und zum Alkoholismus. In meinem Heidelberger Material hatten die haltlosen und geistig minderwertigen passiven Persönlichkeiten weit mehr Bettelstrafen als die übrigen Psychopathen. Dagegen sind die ursprünglich geistig gesunden, aus schweren Umweltgründen dem Alkoholismus verfallenen Persönlichkeiten an den Bettelstrafen kaum beteiligt. Daraus folgt, daß Alkoholismus und Vagabundage beides eher Folgen einer gemeinsamen Ursache, als Ursache und Wirkung sind. Daß nicht alle Vagabunden schwere chronische Alkoholisten sind, liegt einfach daran, daß sie meist kein Geld haben, um sich geistige Getränke zu verschaffen; doch ist der weitverbreitete Hang zu geistigen Getränken wohl daraus zu erklären, daß Alkoholgenuß ziemlich ausschließlich die einzige Quelle der Lust ist, die den Vagabunden zugänglich bleibt. Immerhin belasten die Landstreicher die öffentlichen Kassen ganz erheblich; doch wird niemals rein darzustellen sein, welcher Anteil an den Kosten ausschließlich auf den Alkoholismus fällt.

# XVIII. Alkohol und Sport.

In neuerer Zeit hat man sich der Frage von der Einwirkung des Alkohols auf die sportliche Leistung wieder besonders zugewandt. HERXHEIMER (63) stellte Versuche in der Preußischen Polizeischule für Leibesübungen in Spandau an. Es erhielten vor einem 100-m-Laufen oder 100-m-Schwimmen von je 12 Mann sechs 7 g 96proz. Alkohol, sechs andere einen ihnen unbekannten Erfrischungstrank. Nicht die Leistungen des einzelnen an verschiedenen Tagen wurden verglichen, sondern die Leistungen einer Mehrzahl von Leuten am Untersuchungstage mit ihren bisherigen besten Durchschnittsleistungen, um die Einflüsse auf die Leistungen, wie Witterung, Wind, innere Stimmung, Übung usw. auszuschalten. Die Einnahme des Alkohols geschah einige Minuten vor dem Start. Die sportliche Leistung wurde dadurch beeinträchtigt. Die frühere Ansicht, daß kleine Mengen von geistigen Getränken die sportliche Leistung steigern, ist bei den meisten ernsten Sportleuten nicht mehr vorhanden. Diese individuelle Seite der Alkoholfrage tritt heute überhaupt weit zurück hinter einer weit ernsteren sozialen. Heute droht uns die große Gefahr, daß sich das Alkoholkapital direkt und indirekt die deutsche Sportbewegung verpflichtet. Wirte werden Mitglieder von Turn- und Sportvereinen fast nur, um ihrer Wirtschaft Zuzug zu verschaffen. „Wirtschaft zum Fußball", kann man als stimmungmachendes Wirtshausschild heute lesen. Ungezählte Sportvereine haben keine eigenen Versammlungsräume und sind angewiesen auf die Wirtschaften, in denen sie keine Miete zahlen, sondern durch Verzehr geistiger Getränke das Anrecht auf eigene Vereinszimmer erkaufen. Platzfrage, Anlage und Ausbau der Turn- und Spielplätze ist oft von Gasthausinteressen abhängig. Die ganze Entwicklung des Vereinslebens zahlreicher Vereine für Leibesübungen, besonders auf dem flachen Lande, ist in seiner Entwicklungsmöglichkeit dem Unternehmergeist geschickter Gastwirte ausgeliefert. Große Spielplatzanlagen können von vielen Vereinen nur eingerichtet und unterhalten werden, wenn der Ausschank geistiger Getränke an das bei Wettkämpfen zuschauende Publikum die Unkosten deckt. Selbstverständlich muß bei solchem Anreiz auch die sportliche Betätigung leiden, da die breite Masse, und auf die kommt es bei der Ertüchtigung der Jugend an, zu leicht der Versuchung unterliegt und sich von geistigen Getränken nicht frei hält. Mit allen Mitteln muß versucht werden, die deutsche Bewegung der Leibesübungen aus den Fesseln des Alkohols zu befreien. Die Frage ist ernst und im Augenblick ungemein schwer zu lösen, weil ein gewisses Vereinsleben notwendig ist zur Ausgestaltung der Turn- und Sportbewegung. Da jedoch die meisten Ortschaften nicht über Häuser und Räume verfügen, die sie ohne Trinkzwang und alkoholfrei der Jugend zur Verfügung stellen können, ist die Jugend fast ausschließlich auf die geistige Getränke ausschenkenden Gastwirtschaften angewiesen. Das Problem kann nicht gelöst werden mit alkoholfreien Wirtschaften, die durch Verabreichung von Speisen leben wollen, sondern nur durch tatkräftige Unterstützung der *Volkshausbewegung.* Auch die Erstellung von Turn- und Sportplätzen ist in erster Linie durch die Gemeinden zu betreiben, um dadurch die Verquickung mit dem Alkoholkapital auszuschalten. Die wichtigste Forderung ist jedoch, daß den Spiel- und Sportplätzen keine Konzession zum Ausschank von geistigen Getränken gegeben wird, auch nicht ausnahmsweise für bestimmte Tage. Wenn Erwachsene sich beim Zuschauen erfreuen wollen an der körperlichen Ertüchtigung unserer Jugend, dann können sie auch für diese Zeit zum Vorbild für die Jugend auf den Genuß von geistigen Getränken verzichten. Gelingt es jetzt in der Zeit größter völkischer Not nicht, wenigstens die Turn- und Sportbewegung vom Fluche des Alkoholismus zu befreien, dann ist in Zeiten besserer wirtschaftlicher Lage ein Erfolg noch weniger zu erhoffen.

## XIX. Alkohol und Entartung.

Im Brennpunkt der Alkoholfrage steht das Problem, welchen Einfluß der Alkoholismus der Eltern auf die Nachkommenschaft hat. Man ist der Frage nachgegangen durch das Tierexperiment und durch Beobachtungen am lebenden Menschen. Was lehren uns die Tierexperimente? Nachgewiesen ist, daß der Alkohol in die Keimdrüsen eindringt und daß sich Spermatozoen außerhalb des Körpers durch Alkohol lähmen lassen. Daraus schließt man, daß der Alkohol die noch in den Zeugungsorganen des Männchen vorhandenen Spermatozoen lähmen kann. Nach Stockard (64) zeigten sich die Folgen der Alkoholvergiftung beim Meerschweinchen in häufigen Frühgeburten und einer degenerierten Nachkommenschaft mit schwächlichen und kleinwüchsigen Jungen. Daraus folgt, daß, wenn der väterliche oder mütterliche Organismus durch Alkoholvergiftung gelitten hat, die Keimzellen gelitten haben können. A. Bluhm (65) fand bei alkoholvergifteten weißen Mäusen eine Verschiebung des Zahlenverhältnisses der Geschlechter zugunsten der Männchen. Während das normale Geschlechtsverhältnis 79,36 Männchen zu 100 Weibchen ist, war es bei den alkoholisierten Tieren wie 122,24 : 100. Baur (66) weist darauf hin, daß die starke Schädigung der Nachkommenschaft gesunder, chronisch alkoholvergifteter Tiere zu einer dauernden Schädigung des Idioplasma führt, denn auch noch die Enkelgeneration (die $F_2$-Tiere) von den alkoholisierten Tieren (den $P_1$-Tieren) zeigt alle diese Schädigungen, wenn auch die $F_1$-Tiere nicht mit Alkohol behandelt wurden. Donath (67) hat die Ergebnisse der Tierversuche und Arbeiten über die Verminderung der Fruchtbarkeit zusammengestellt. Raummangel verbietet weitere Versuche hier anzuführen. Beim Menschen ist das Fehlen von Spermatozoen als Folge chronischen Alkoholismus bekannt. Bertholet und Weichselbaum wiesen bei schweren Alkoholikern geschädigte und schwer degenerierte Hoden nach.

Lenz (68) schließt daraus: „Es wäre nun geradezu ein Wunder, wenn ein Gift, das die Keimgewebe völlig zerstören kann, bei schwächerer Einwirkung nicht auch gelegentlich Änderungen der darin enthaltenen Erbmasse zur Folge haben würde." Dafür sprechen eine Reihe von Erfahrungen, die außer Donath (67), Wlassak (42) und A. Bluhm (69) jüngst kritisch zusammengestellt haben.

Laitinen stellte Forschungen an Menschen an [zit. nach Elster (7)]. Auf dem Wege der Umfrage erhielt er Auskunft von 5845 Familien mit 20 008 Kindern, vorwiegend aus einer Kleinstadt. Die Ergebnisse waren: Bei den Abstinenten (a) waren am Ende des 8. Lebensmonats 86,55, bei den Mäßigen (b) 76,83, bei den Unmäßigen (c) 67,98% der Kinder noch am Leben. Fehl- und Totgeburten a) 1,07; b) 5,26; c) 7,11%. Am Ende des 8. Monats ohne Zähne: a) 21,5; b) 33,9; c) 42,3%. Durchschnittszahlen der Zähne am gleichen Zeitpunkt: a) 2,5; b) 2,1; c) 1,5%. Auch das Gewicht der Kinder differierte zugunsten der Abstinenten und war wenig geringer bei mäßigen, viel geringer bei unmäßigen Eltern.

Zu gleichen Endergebnissen wie Laitinen kommt Legrain, der schon früher statistisch-physiologische Beiträge zur Vererbungsfrage bei Alkoholismus beigebracht hat, in seinem Referat auf dem Stockholmer Kongreß (zit. nach Elster). Er berichtet namentlich über die Vererblichkeit der Trunksucht selbst und von der gesteigerten Vehemenz ihrer Äußerungen, die zu verbrecherischen Gewalttaten verleitet. Aus seinem Beobachtungsmaterial ergab sich, daß von den 814 Nachkommen aus 215 Trinkerfamilien 37 vorzeitig geboren waren, 16 totgeboren, 121 früh — meist an Krämpfen — gestorben, 38 waren schwächlich, 355 tuberkulös, zusammen 267 gegen 547 körperlich normale, also etwa $^1/_3$ schon deutlich degeneriet. Aber damit noch nicht genug. Von den 640 überlebenden Nachkommen litten 173 in der Kindheit an Krämpfen (21,1%), 197 waren Trinker (24,2%), 322 Imbezille und Idioten (39,6%), 62 moralisch pervers und Verbrecher (9,3%), 131 Epileptiker und Hysteriker (16,1%), 145 Geisteskranke (17,8%). Hier häufen sich die erwähnten Erscheinungen bei den einzelnen (1030 = 128,1%), Normale dürften hier kaum mehr vorhanden gewesen sein.

Demme (70) verglich die Nachkommenschaft von 10 sehr mäßigen Familien und von 10 Trinkerfamilien und fand folgende Unterschiede: Es starben im ersten Jahre von den Kindern der Mäßigen 8,2%, bei den Trinkern 43,8%. Krank waren bei den ersteren 9,8%, bei den Alkoholikern 38,6%, und zwar bei diesen waren von 32 Kindern, die das erste Jahr überlebten, 6 Idioten, 5 blieben auffallend im Wachstum zurück, 5 waren Epileptiker (2 davon selbst Trinker), 5 litten an chronischem Wasserkopf, und nur 10 waren normal (gegen 50 bei den Mäßigen). Umgekehrt konnte Bourneville bei 1000 blödsinnigen Kindern, epileptischen und schwachsinnigen, die in Bicêtre aufgenommen wurden, eruieren, daß 471mal der Vater, 84mal die Mutter und 65mal beide Eltern notorisch dem Trunk ergeben waren. Bei 171 Fällen konnte in dieser Beziehung keine Gewißheit erlangt werden, und nur in 209 Fällen waren die Eltern keine Alkoholiker.

Aus der neuesten Literatur sind die Darstellungen von Kreiner (5) so beachtlich, daß sie hier ausführlich wiedergegeben werden müssen.

Nach Kreiner (5) ist der Begriff Belastung in seinen folgenden Ausführungen statistisch derart zu werten, daß eine Vererbung von Belastungsmomenten im medizinischen Sinne mit Wahrscheinlichkeit (Unterschied zwischen vererblichen und vererbten Krankheitserscheinungen) anzunehmen ist, ohne daß sie in jedem Einzelfall nachgewiesen werden kann.

„Zudem ist zu bedenken, daß infolge der zuweilen mangelhaften Ausfüllung der Aufnahmekarten den folgenden Untersuchungen nur Mindestangaben zugrunde liegen und die Belastung in Wirklichkeit wohl höher sein dürfte. Andererseits darf aber nicht unberücksichtigt bleiben, daß hier bei der Diagnose sehr weite Schranken für das subjektive ärztliche Ermessen gezogen sind und selbst bei den Fachärzten Meinungsverschiedenheiten bestehen, ob der Alkoholismus als solcher eine vererbliche psychische Krankheit sei, oder ob er nur allgemein eine Herabsetzung der psychischen Konstitution in der Nachkommenschaft zur Folge habe, auf Grund deren der Belastete der Trunksucht wie anderen vererblichen Krankheitserscheinungen mehr zuneige als ein Nichtbelasteter.

Die nachfolgende Untersuchung stützt sich allein auf die in den Alkoholirrenaufnahmekarten gegebenen Angaben über das Vorkommen von Geistes- und Nervenkrankheiten, Trunksuchts- und Selbstmordfällen oder auffallenden Charaktereigenschaften in der Verwandtschaft (Ascendenz oder Nebenlinie) der einzelnen Alkoholisten. Sie kann infolgedessen kein vollständiges Bild über die erbliche Belastung der Geisteskranken überhaupt durch die Trunksucht der Voreltern vermitteln, da eine derartige Prüfung die Aufbereitung aller Irrenaufnahmekarten zur Voraussetzung hätte.

Was das Ergebnis der so begrenzten Untersuchung betrifft, so stellt sich die Belastung der 1900 männlichen und 148 weiblichen Zugangspersonen durch vererbliche Krankheitserscheinung dar wie folgt:

|  | Zahl der Fälle | |
|---|:---:|:---:|
|  | männlich | weiblich |
| I. Fälle der Belastung von einer verwandtschaftlichen Seite (Ascendenz oder Nebenlinie) durch eine vererbliche Krankheitserscheinung (Trunksucht, Geistes- oder Nervenkrankheiten), und zwar: | | |
|                                    männlich  weiblich | | |
| lediglich durch Trunksucht . . . . . . . . . . . . . . . 282    22 | | |
|   ,,     ,,   Geisteskrankheit . . . . . . . . . . . . . 151    10 | | |
|   ,,     ,,   Nervenkrankheit . . . . . . . . . . . 32    4 | | |
|                       zusammen . . 465    36 | 465 | 36 |
| II. Fälle der doppelten und mehrfachen Belastung: | | |
|   a) Fälle der Belastung von zwei oder mehr verwandtschaftlichen Seiten durch eine (dieselbe) vererbliche Krankheitserscheinung, und zwar: | | |
|                                    männlich  weiblich | | |
|   allein durch Trunksucht . . . . . . . . . . . . . . . 45    11 | | |
|     ,,    ,,   Geisteskrankheit . . . . . . . . . . . 37    5 | | |
|     ,,    ,,   Nervenkrankheit . . . . . . . . . . . 9    — | | |
|                       zusammen . . 91    16 | 91 | 16 |
|   b) Fälle der Belastung von einer verwandtschaftlichen Seite durch zwei verschiedene vererbliche Krankheitserscheinungen, und zwar: | | |
|                                    männlich  weiblich | | |
|   durch Trunksucht und Geisteskrankheit . . . . . . . 6    5 | | |
|   ,,   Nervenkrankheit und Geisteskrankheit . . . . 5    — | | |
|                       zusammen . . 11    5 | 11 | 5 |
|   c) Fälle der Belastung von zwei oder mehr verwandtschaftlichen Seiten durch mehrere (verschiedene) vererbliche Krankheitserscheinungen, und zwar durch: | | |
|                                    männlich  weiblich | | |
|   1. Trunksucht von der einen und durch Geistes- oder Nervenkrankheit von der anderen Seite . . . . . 66    6 | | |
|   2. Trunksucht von der einen und durch Geistes- *und* Nervenkrankheit von einer oder mehr anderen Seiten   1    1 | | |
|   3. Trunksucht von zwei oder mehr Seiten und Geistes- oder Nervenkrankheiten von einer oder mehr anderen Seiten . . . . . . . . . . . . . . . . . . . . 17    2 | | |
|   4. Geistes- *und* Nervenkrankheit von mehreren verwandtschaftlichen Seiten (ohne Trunksucht) . . . 16    3 | | |
| Summe I und II . . . . . | 667 | 69 |

Die Gesamtzahl der Fälle, bei denen die wegen Alkoholirrsinns eingelieferte Person einer Familie entstammte, in der bereits bei einem oder mehreren verwandtschaftlichen Gliedern (Ascendenz oder Nebenlinie) zum wenigsten eine der drei erwähnten vererblichen Krankheiten offensichtlich aufgetreten war, stellt sich also bei den Männlichen auf 667, d. i. 35,1% der männlichen Zugangsfälle, bei den Weiblichen auf 69 Fälle oder 46,6% der weiblichen Zugänge dar. Für die praktische Beurteilung dieses verschieden hohen Verhältnisanteils ist zu beachten, daß dieser Unterschied zu einem guten Teil in der besseren Orientiertheit der Frauen über Familienverhältnisse der Verwandten und in der größeren Mitteilsamkeit begründet ist (vgl. Dr. OTTO DIEM, „Die psycho-neurotische Belastung der Geistesgesunden und der Geisteskranken", Arch. f. Rassenu. Gesellschaftsbiol. Bd. 2, S. 215 f, 336 f., 1905.)

Untersucht man die absolute Häufigkeit der vererblichen Krankheitserscheinungen der Trunksucht, der Geistes- und Nervenkrankheiten, so gewinnt man folgendes Bild:

Es erscheint bei (einer oder mehreren Personen) der Verwandtschaft des wegen Alkoholismus zugegangenen

| | Erkrankungen | |
| --- | --- | --- |
| | männlichen Fällen | weiblichen Fällen |
| Trunksucht allein in . . . . . . . . . . . . . . . . . . . . . . . . | 327 | 33 |
| Geisteskrankheit allein in . . . . . . . . . . . . . . . . . . . . | 188 | 15 |
| Nervenkrankheit allein in . . . . . . . . . . . . . . . . . . . . | 41 | 4 |
| Trunksucht und Geisteskrankheit in . . . . . . . . . . . . | 71 | 9 |
| Trunksucht und Nervenkrankheit in . . . . . . . . . . . . | 18 | 4 |
| Geistes- und Nervenkrankheit in . . . . . . . . . . . . . . | 21 | 3 |
| Trunksucht, Nerven- und Geisteskrankheit in . . . . . . . . . | 1 | 1 |
| die erwähnten Krankheitserscheinungen insgesamt in . . . . | 667 | 69 |

Von den 736 durch vererbliche Krankheitserscheinungen belasteten Zugangspersonen sind demnach unmittelbar (durch Ascendenz) oder mittelbar (durch verwandtschaftliche Nebenlinien) durch die Trunksucht behaftet 417 männliche und 47 weibliche, insgesamt 464 Zugangspersonen, d. i. 63% der überhaupt belasteten 736 Aufnahmepersonen oder 22,7% aller Zugangspersonen, während sich eine Belastung durch Geisteskrankheit nur bei 281 männlichen und 28 weiblichen, zusammen demnach 309 Aufnahmepersonen, d. i. bei 42% der belasteten Aufnahmepersonen bzw. 15,1% aller Zugangsfälle und eine solche durch Nervenkrankheiten nur bei insgesamt 93 (81 männlichen und 12 weiblichen) Aufgenommenen, d. i. nur 12,6% der belasteten Aufnahmepersonen oder 4,5% aller Zugangspersonen ergibt.

Sehr beachtenswert für die Frage der erblichen Belastung der Alkoholirren ist von den Ergebnissen unserer eigenen Untersuchung schließlich die Beobachtung, daß bei den Fällen der Belastung durch die weibliche Ascendenz anscheinend Geisteskrankheit und ihr zunächst Nervenkrankheiten als ursächlich belastende Krankheitserscheinungen überwiegen, während bei den Fällen der Belastung durch die männliche Ascendenz offensichtlich die Trunksucht selbst oder die Anlage zur Trunksucht als vererbliche Krankheitserscheinung am häufigsten hervortritt, was für die Zugangspersonen z. B. in folgender auf S. 506 stehenden Übersicht zum Ausdruck gelangt.

So weit die Ausführungen KREINERS, die wegen ihrer Sorgfalt und den vorsichtigen Schlußfolgerungen wertvoll sind und als Musterbeispiel für künftige Untersuchungen dienen können, die notwendig sind, um diese schwierige Frage weiter zu klären.

| Krankheitserscheinung | Von der Gesamtzahl der wegen Alkoholismus zugegangenen | | | | | |
| --- | --- | --- | --- | --- | --- | --- |
| | männlichen | | | weiblichen | | |
| | Personen waren von seiten | | | | | |
| | des Vaters | der Mutter | der Groß-eltern | des Vaters | der Mutter | der Groß-eltern |
| | belastet durch vorstehende Krankheitserscheinungen | | | | | |
| Trunksucht . . . . . . . | 354 | 25 | 16 | 33 | 12 | 1 |
| Geisteskrankheit . . . . . | 44 | 64 | 21 | 4 | 5 | 1 |

Wie Delbrück (71) ausführt, ist es eine allgemeine Beobachtung, daß die Trunksucht der Frauen durchweg auf eine erhebliche individuelle Disposition zurückzuführen ist und daß Zeichen schwerer psychischer Degeneration bei alkoholischen Männern verhältnismäßig seltener sind als bei Alkoholistinnen, eine Wahrnehmung, die durch das Ergebnis von Kreiners Untersuchung insofern bestätigt wird, als bei den männlichen Zugangspersonen nur für 35,1%, bei den Frauen dagegen für 46,6% der Fälle auf den Aufnahmezählkarten Trunksucht, Geistes- oder Nervenkrankheiten von Verwandten der Erkrankten in Angabe gebracht sind.

Anhangsweise soll an dieser Stelle kurz berichtet werden über die mögliche Verwendung geistiger Getränke zu abortiven Zwecken.

Nach Lewin (72) „ist der Alkoholismus in allen seinen Formen eine häufige Veranlassung zum Abort. Das Blut wird mit Kohlensäure überladen; die Uterusmuskeln sind dieser gegenüber besonders empfindlich und werden zu Kontraktionen angeregt. Außerdem kommen noch jene Impulse für eine eventuelle Uterusbewegung in Frage, die durch materielle und funktionelle Veränderungen des Zentralnervensystems durch Alkohol bedingt sind. Es ist ferner zu bedenken, daß die durch Alkoholismus veränderten Gefäße das Zustandekommen von Blutungen veranlassen können und daß Endometritis bei Alkoholismus häufig vorkommt. Die Vergiftung und Erkrankung der Fruchtanlage kann von dem alkoholischen Vater oder der Mutter ausgehen.

Der Alkohol geht auch zweifellos bei akuter und chronischer Aufnahme seitens der Mutter in den Foetus über. Verständlich wird es dadurch, daß besonders bei der akuten Vergiftung die Ausstoßung des Foetus schnell zustande kommen kann, da zu den Störungen im mütterlichen Körper sich die im eigenen dazugesellen.

Eine 28jährige Frau, die zum sechsten Male schwanger war, trank eines Abends, ohne an alkoholische Getränke gewöhnt zu sein, $^9/_{10}$ Liter Branntwein. Man fand sie bald darauf bewußtlos vor der Haustür liegen. Die Respiration war stertorös. Blutiger Schaum vor den Lippen. Starker Alkoholgeruch aus dem Munde. Durch Venaesektion wurden ihr ca. 150 g Blut entzogen, ferner erhielt sie Ätherinjektionen und innerlich Liq. ammon. acet. in Kaffee. Erst nach 27 Stunden kam sie zu sich. Es traten heftige Wehen ein, und sie wurde von toten Zwillingen, die etwa im 6. Monat waren, entbunden. Darauf wurde sie sehr aufgeregt, cyanotisch und starb schließlich im Koma (Drapier, Journ. des Sciences med. de Lille 1896, Nr. 5, S. 103).

Als man auch noch gegen Krätze Alkoholdämpfe in Anwendung brachte, sah man danach außer Hautveränderungen als entferntere Wirkung auch Abort entstehen."

Im folgenden sollen noch die Ansichten von Ploetz und Lenz über Alkoholismus und Nachkommenschaft mitgeteilt werden.

Alfred Ploetz schreibt: „Erhaltung der Zahl und Leistungen der Individuen erhält das Leben einer Rasse. Alkoholkonsum hat die Tendenz, die

Geburtenziffer in geringerem Maße herabzusetzen, die Sterbeziffer in einem höheren Maße zu steigern. Ganz mäßiger Genuß beeinflußt nicht nachweisbar die Qualität der Nachkommen. Jeder andere hat nachteilige Folgen. Er scheidet einen verhältnismäßig kleinen Teil der Individuen aus ohne Rücksicht auf die Qualität ihrer Anlagen, eine wahllose Elimination, die stets eine unnötige Belastung des Rassenprozesses bedeutet. Er eliminiert einen bei weitem größeren Teil auf Grund von Anlagen, die verschieden sind von den Anlagen der verschonten Individuen: selektorische Elimination. Aber dieser auslesende Einfluß, der hier und da nützlich sein kann, wird ganz wesentlich überwogen durch den degenerierenden Einfluß. Da jene selektorische Elimination sich mehr beim unmäßigen Genuß bemerkbar macht, die degenerierende daher langsamer, länger und gemeinschädlicher wirkt beim mittelmäßigen, so ist Beseitigung des mittelmäßigen Trinkens vom rassehygienischen Standpunkt die allerwichtigste Forderung, der gegenüber die Beseitigung des unmäßigen erst in zweiter Linie kommt."

Lenz (68) meint, daß der Ausleseprozeß durch Alkoholismus recht verwickelt ist. Die Herabsetzung der Lebensdauer sei für die Auslese natürlich nicht entscheidend, sondern die Zahl der Nachkommen. Laitinen, Elderton und Lundborg fanden nun, daß die Kinderzahl von Trinkerfamilien durchschnittlich größer ist als bei Mäßigen und Abstinenten. Zwar sei auch in Trinkerfamilien die Kindersterblichkeit größer, aber nicht in dem Maße, daß dadurch der bleibende Nachwuchs der Trinker zahlenmäßig geringer als der durchschnittliche würde. Der Alkoholgenuß trübe offenbar die sorgende Voraussicht, welche sonst zur Geburtenbeschränkung führt. Lenz fährt fort: „Freilich gibt es auch jugendliche Säufer, die schon früh infolge ihres Trunkes zugrunde gehen oder durch ihn an der Eheschließung gehindert werden. In diesen Fällen handelt es sich wohl ganz überwiegend um krankhaft veranlagte Individuen. Da der Alkohol auch zur Auslösung epileptischer und anderer psychopathischer Anlagen beiträgt, so ist eine günstige Auslese durch ihn nicht von vornherein von der Hand zu weisen. Es ist aber nicht anzunehmen, daß das der Rassentüchtigkeit wirklich zugute kommt, weil die so entstehende Schädigung der Erbmasse jenen Vorteil vermutlich weit überwiegt."

Die bevölkerungspolitisch so ungemein wichtige Frage vom Einfluß des Alkoholismus auf die Nachkommenschaft ist bisher noch nicht genügend geklärt. Da der Alkoholmißbrauch bei vielen Menschen nicht die wesentliche Ursache vieler damit in Zusammenhang gebrachter Krankheiten ist, sondern auf dem Zusammentreffen von Umweltschäden der verschiedensten Art mit einer ererbten individuellen Reaktionsweise des Körpers beruht, so muß diese Erkenntnis beim Auftreten von körperlichen oder seelischen Störungen der Nachkommenschaft besonders sorgfältig zur Aufdeckung der Zusammenhänge herangezogen werden. Das kann nicht mit Massenuntersuchungen erreicht werden, sondern nur durch sorgfältig aufgebaute Erforschung einzelner Geschlechter.

Die schädlichen Folgen einer Zeugung im Rausch auf das Kind sind noch recht unbestritten. Diesbezügliche Mitteilungen von Holitscher (74) und Weiss (75) sind zahlenmäßig zu klein und lassen keinen Vergleich zu mit den nicht erfaßbaren, wahrscheinlich doch sehr zahlreichen Zeugungen im Rausch.

Festgestellt ist, daß beim Stillen geringe Mengen von Alkohol aus dem Blute der alkoholvergifteten Mutter auf das Kind übergehen.

Bunge (76) hat sich eingehend mit der Frage der zunehmenden Stillunfähigkeit der Frauen beschäftigt und einen Zusammenhang der abnehmenden Stillfähigkeit der Töchter von chronischen Alkoholisten wahrscheinlich gemacht. Aus seiner Arbeit seien folgende Tafeln mitgeteilt:

| | Alkoholkonsum des Vaters in Familien, wo | |
| --- | --- | --- |
| | Mutter und Tochter beide zum Stillen befähigt sind | Tochter nicht befähigt, Mutter befähigt |
| Nicht gewohnheitsmäßig . . | 57,8% | 10,3% |
| Gewohnheitsmäßig mäßig . | 33,7% | 14,2 % |
| Gewohnheitsmäßig unmäßig. | 6,4% | 33,1% |
| Potator . . . . . . . . . | 2,1% | 42,3% |

Auf der linken Seite sinken die Zahlen von 58 auf 2, auf der rechten steigen sie von 10 auf 42! Das kann kein Zufall sein. Es folgt daraus mit Notwendigkeit, daß die chronische Alkoholvergiftung des Vaters eine Hauptursache der Unfähigkeit zum Stillen bei der Tochter ist.

Bunge zitiert Röse, der noch eine wichtige und interessante Entdeckung gemacht hat. Er zeigte, daß der Zahncaries eine Verkümmerung der Speicheldrüsen parallel geht. An einer großen Zahl von Schulkindern wurde festgestellt, daß, je größer die Durchschnittszahl der cariösen Zähne ist, desto weniger Speichel sezerniert wird und desto geringer die Alkalescenz des Speichels ist. Da der alkalische Speichel die Zähne reinigt, sie gegen die Einwirkung von Säuren und gegen das Eindringen von Bakterien schützt, so könnte man meinen, die Verkümmerung der Speicheldrüsen sei die Ursache der Zahncaries. Es fragt sich nur, was ist die Ursache der Verkümmerung der Speicheldrüsen? Mir scheint es, daß alle Tatsachen am ungezwungensten folgendermaßen zu deuten seien: Die ungenügende Widerstandskraft der Zahngewebe, die Verkümmerung der Speicheldrüsen und die Verkümmerung der Milchdrüsen sind 3 Symptome der Degeneration und haben eine gemeinsame Ursache in der chronischen Alkoholvergiftung der Ascendenz.

Bunge hat in die folgende Tabelle nur diejenigen Familien aufgenommen, in denen folgende Bestimmungen erfüllt sind:

1. die volle Befähigung der Mutter zum Stillen;

2. beide Eltern vollkommen frei von erblichen chronischen Krankheiten;

3. genaue Auskunft über den Alkoholkonsum des Vaters bis zur Zeugung der Kinder;

4. genaue Auskunft über *das Vorkommen von chronischen Leiden bei den Kindern.*

| Alkoholkonsum des Vaters | Zahl der Fälle | Tuberkulose bei den Kindern, Proz. derFälle | Nervenleiden und Psychosen bei den Kindern, Proz. der Fälle | Töchter zum Stillen befähigt, Proz. der Fälle | Töchter nicht zum Stillen befähigt, Proz. der Fälle | Die älteren Töchter zum Stillen befähigt, die jüngeren nicht befähigt, Proz. d.Fälle | Die älteren Töchter zum Stillen nicht befähigt, die jüngeren befähigt, Proz. der Fälle |
| --- | --- | --- | --- | --- | --- | --- | --- |
| Nichtgewohnheitsmäßig . | 219 | 5,0 | 2,3 | 94,3 | 5,3 | — | 0,5 |
| Gewohnheitsmäßig mäßig . | 130 | 9,2 | 4,6 | 85,6 | 14,4 | — | — |
| Gewohnheitsmäßig unmäßig | 67 | 16,4 | 9,0 | 30,3 | 57,6 | 12,1 | — |
| Potator . . . . . . . . | 53 | 17,0 | 19,0 | 6,4 | 89,4 | 2,1 | 2,1 |

Daraus folgt: „Die Tochter eines Trinkers ist nur selten imstande, ihr Kind zu stillen. In der Regel verliert die Tochter, wenn der Vater ein Trinker war, die Fähigkeit zum Stillen, und diese Fähigkeit ist fast immer verloren für alle kommenden Generationen. Die Unfähigkeit zu stillen ist keine isolierte Erscheinung. Sie paart sich mit anderen Symptomen der Degeneration, insbesondere mit der Widerstandslosigkeit gegen Erkrankungen aller Art, an Tuberkulose, an Nervenleiden, an Zahncaries. Die Kinder werden ungenügend ernährt, und so steigert sich die Entartung von Generation zu Generation und führt schließlich zum Untergang.‟

Diese Schlußfolgerung BUNGES beweist nicht, daß die Stillschwäche der Töchter als Folgeerscheinung nur vom Alkoholismus der Väter abhängt, denn BUNGE hat den Beweis nicht erbringen können, daß unter seinen schweren Alkoholikern nicht solche sind, deren Alkoholismus Ausdruck schlechter Erbqualitäten ist. In dieser Beziehung können also auch die BUNGEschen Ergebnisse nur vorsichtig gewertet werden, wie ja überhaupt bei unserer mangelhaften Einsicht in die Zusammensetzung der Erbqualitäten der einzelnen Menschen vorläufig noch nicht zu entscheiden ist, ob der Alkoholismus der Eltern und körperliche oder geistige Minderwertigkeit ihrer Kinder, beides Folgeerscheinungen schlechter Erbqualitäten der Eltern sind, oder ob der Alkoholismus der Eltern, vorausgesetzt, daß sie ursprünglich völlig gesund sind, imstande ist, minderwertige Nachkommen zu erzeugen. Immerhin lassen sich durch diese Einschränkung die Fülle der beobachteten Tatsachen nicht restlos erklären, und man ist wohl berechtigt mit BAUR (66) anzunehmen, „daß starke Vergiftungen und wohl auch andere Schädigungen imstande sind, das Idioplasma zu beeinflussen, erbliche Schäden hervorzurufen‟. Über diese Fragen kann erst in Zukunft eine streng methodisch durchgeführte Familienerforschung Aufschluß geben. Auch die LUNDBORGsche (77) Untersuchung eines schwedischen Bauerngeschlechts genügt solchen Ansprüchen noch nicht, weil er zwar bei seiner Gruppe „Alkoholmißbrauch‟ schwere psychopathische Merkmale ausschloß, aber doch „gewisse Willens- und Charakterschwäche‟ bestehen ließ, und wir über die mögliche Steigerung solcher Anlagen im Erbgange noch nicht ausreichend unterrichtet sind.

## XX. Bekämpfung des Alkoholismus.

Nach diesem Überblick über die physiologischen und pathologischen Wirkungen der geistigen Getränke ist die Frage zu beantworten, ob und wie der Alkoholismus zu bekämpfen ist. Versuche zu Bekämpfungsmaßnahmen sind so alt, wie die Beobachtungen von Schädigungen durch Alkoholmißbrauch. In der Neuzeit entwickelten sich umfangreiche Antialkoholbewegungen, die anschwollen und abebbten und in ihren Erfolgen oder Mißerfolgen nachhaltig von geistigen Zeitströmungen und der technischen Entwicklung bei der Herstellung von geistigen Getränken beeinflußt wurden. In vielen Ländern ist der Wettlauf zwischen gesteigerter Erzeugung und davon abhängigem Verbrauch auf der einen Seite und verfeinerten Bekämpfungsmaßnahmen auf der anderen Seite noch immer nicht entschieden. Auch in der Wissenschaft sind die Ansichten über die Schädlichkeit des Genusses geistiger Getränke noch nicht einheitlich. Die Ursache liegt in der verschiedenartigen Auffassung. Streng physiologisch läßt sich die Behauptung, daß jeder Genuß geistiger Getränke schädlich ist, nicht aufrecht erhalten. Die Bedeutung der Alkoholfrage liegt gar nicht auf individuellem, sondern auf sozialem Gebiet, liegt in erster Linie, als Massenproblem gefaßt, nicht auf dem Gebiete direkter Krankheitsauslösung, sondern dem der indirekten Beförderung des sozialen Abstiegs. Hier handelt es sich nicht wie bei den Infektionskrankheiten um eine Übertragung vermeidbarer Krankheitserreger, sondern um eine psychische Masseninfektion, die dem Genuß geistiger Getränke zur Verbreitung verhilft. Trinksitten, Anreiz durch eine Überzahl von Wirtschaften, Verlockung durch großzügige Reklame des Alkoholkapitals, durch Verherrlichung der geistigen Getränke in der Literatur, besonders der Liederdichtung, geschickte Bearbeitung der öffentlichen Meinung durch die

Tagespresse von seiten des Alkoholkapitals haben dazu beigetragen, ungezählte Menschen den Problemen der Alkoholfrage gegenüber abzustumpfen. Nicht zuletzt haben die Übertreibungen der Abstinenz dafür gesorgt, daß die zu kraß hingestellten Folgen eines regelmäßigen Genusses geistiger Getränke in weiten Kreisen nicht ernst genommen werden. Erleichtert wird diese gleichgültige Auffassung noch durch die Tatsache außerordentlicher konstitutioneller Unterschiede in der Reaktion auf die geistigen Getränke. Auch der Faktor Zeit spielt hier eine beachtenswerte Rolle, weil eben nur in seltenen Ausnahmefällen bei Gesundheitsschädigungen Ursache und Wirkung explosionsartig in Erscheinung treten; dagegen längst nicht in allen Fällen ein auch über sehr lange Zeit sich erstreckender regelmäßiger Alkoholmißbrauch zu auf ihn eindeutig zurückzuführenden Schädigungen der Gesundheit führen muß. Berücksichtigt man auch noch die nicht zu verkennenden angenehmen Seiten des Narkoticums Alkohol, dann wird klar, daß eine streng medizinisch-individuelle Einstellung in der Alkoholfrage nicht das Ohr der Allgemeinheit finden wird. Das gleiche gilt bisher von der genetischen Beziehung. Der Einfluß geistiger Getränke auf die Nachkommenschaft ist oben ausführlich geschildert. Würde der Alkoholmißbrauch als Auswirkung geistiger Minderwertigkeit die Nachkommenschaft dieser Degenerierten vermindern oder ausschalten, so könnte eine solche Wirkung nur begrüßt werden. Leider wird sich aber in den meisten Fällen z. B. eine Sterilisierung der Trinker erst nach reichlicher Fortpflanzung bewirken lassen. Andererseits darf die Gefährdung der Nachkommenschaft bei aus Umweltgründen chronischen Alkoholisten nicht überschätzt werden, weil sie ihre durchaus nicht minderwertigen Anlagen längst vererbt haben können, ehe sie dem Alkoholismus verfallen sind. Daß in vielen solcher Fälle die Ergebnisse der Aufzucht schlechter sind als in nüchternen oder mäßigen Familien, kann nicht ohne weiteres auf verminderte Erbqualitäten bezogen werden, da die Lebenserwartung der Kinder wesentlich durch die aus dem Alkoholismus des Vaters oder der Eltern erwachsenden ungünstigen Umweltsverhältnisse beeinträchtigt werden kann. Ob die Erbqualität solcher Kinder, ganz abgesehen von einer möglichen Belastung durch die Eltern, durch die ungünstigen Umweltverhältnisse allein beeinträchtigt wird, ist eine offene Frage. Werden die Kinder selbst von klein auf an den Alkoholgenuß gewöhnt, so kann ihre sich aus guten Keimanlagen entwickelnde Konstitution von Kindheit an geschädigt werden. Auch für diese komplizierten Zusammenhänge, die von der Wissenschaft noch keineswegs genügend durchforscht sind, fehlt in weiten Kreisen der Bevölkerung jedes Verständnis. Also: der Kampf gegen den Alkoholismus kann vorläufig nicht ausschließlich auf genetischen Erkenntnissen aufgebaut werden.

Immerhin liegen sowohl für die individuelle medizinische Einstellung gegenüber der Alkoholfrage als auch für die genetische Beziehung viele nicht außer acht zu lassende Tatsachen vor, so daß diese biologische Seite des Fragenkomplexes mit der nun kurz zu erörternden sozialen Seite zusammen genommen berechtigte Gründe für die Bekämpfung des Alkoholismus gibt. Der Alkoholismus als soziale Erscheinung wird wichtig durch seine allgemeine Verbreitung im Volke. Die Wechselwirkung von Umweltursachen und biologischen Ursachen, die als gesundheitliche Schädigung in Erscheinung tritt, soweit sie auf direkte Alkoholeinwirkung zurückzuführen ist, verliert gegenüber ihren sozialen Auswirkungen an Bedeutung. Die familienzersetzende Wirkung des Alkoholismus mit ihren Schädigungen für die ehelichen Beziehungen der Eltern, die körperliche und seelische Erziehung der Kinder, die produktive Arbeit für die Volksgemeinschaft und durch unzweckmäßigen Verbrauch des Einkommens steht im Volkshaushalt auf der Sollseite. Ebendahin gehört die Belastung der Öffentlichkeit durch

gesteigerte Inanspruchnahme der Sozialversicherung und der Armenbehörden.
Auswirkungen, die ein wirtschaftlich daniederliegendes Volk besonders schwer
drücken müssen. Doch das alles ist noch nicht das Entscheidende. Der Genuß
geistiger Getränke ist vorwiegend als Behäbigkeitsalkoholismus ein Luxusverbrauch, hinter dem der reine Notalkoholismus an Ausdehnung weit zurücktritt, wenn letzterer auch vom gesundheitlichen Standpunkt aus betrachtet
durch seine unheilvolle Auswirkung sich nachdrücklicher geltend macht. Weil
es aber im Einzelfall ungemein schwierig ist festzustellen, wann der Behäbigkeitsalkoholismus in den Notalkoholismus übergeht und wann im Einzelfall
das Maß des für die Gesundheit noch Erträglichen überschritten ist, deshalb
wird die an sich vorwiegend sozialwirtschaftliche Aufgabe des Kampfes gegen
den Alkoholismus zu einer ebenso wichtigen sozialhygienischen. Hier kann die
Prophylaxe erfolgreich einsetzen, um der Beeinflussung zugängliche Ursachen
von Krankheit und Tod des einzelnen Menschen, von Siechtum und von Verelendung der Nachkommenschaft, von der Gefährdung des Rechtes auf Gesundheit der Mitmenschen durch Einschränkung ihres Nahrungsspielraumes und durch
Mißbrauch ihrer Steuerkraft zur Unterhaltung alkoholgeschädigter unproduk-
tiver Volksgenossen vermeiden zu helfen. Hier erwächst der Öffentlichkeit die
Pflicht, alles zu versuchen, um jene zu erwartenden Schädigungen hintanzuhalten.
Der Staat als Hüter der Volksgesundheit und der öffentlichen Wohlfahrt kann
hier auf Grund seiner Machtstellung Opfer im Genußleben des einzelnen verlangen,
und der einzelne ist verpflichtet, diese Opfer zugunsten des Wohlbefindens
der Allgemeinheit zu bringen, sei es freiwillig oder staatlichen Maßnahmen ge-
horchend. Dazu gehört in erster Linie Einsicht und Verständnis und die Erkenntnis von der gegenseitigen Bedingtheit der Gesundheit der einzelnen Volksgenossen. Die individuellen Freiheitsansprüche haben hinter solchen sozialen
Forderungen zurückzutreten, und selbst die wirtschaftlich begründeten Forderungen ganzer Gruppen und Erwerbszweige müssen sich eine Wertung am allgemeinen Wohl gefallen lassen, ehe sie ihren individuellen wirtschaftlichen Vorteil als mit dem Volkswohl vereinbar verfechten dürfen. Zeiten bitterer allgemeiner Not zwingen zu solchen neuen Wertungen. Ein reiches Volk in wirtschaftlicher Blüte kann sich Luxusausgaben in ganz anderem Maße leisten wie
ein um sein Leben als Nation unter den drückendsten Bedingungen ringen-
des Volk.

So gewinnt die Alkoholfrage unter solchen sozialwirtschaftlichen und sozialhygienischen Gesichtspunkten für das deutsche Volk eine ernstere Bedeutung denn
je vorher. Es handelt sich nicht darum, ob Alkohol, auch in kleinen Mengen genossen, gesundheitsschädlich ist oder nicht und darum zu verbieten ist, sondern
die wirtschaftliche Lage unseres hungernden Volkes erheischt eine Einschränkung
aller Luxusbedürfnisse. Das braucht nicht eine überstürzte Trockenlegung
Deutschlands zu sein, die nicht nur im Augenblick im Hinblick auf das Alkoholkapital und seine Beschäftigten unerwünscht ist, wenn anders man nicht etwa
eine plötzliche weitere wirtschaftliche und daraus entspringende gesundheitliche Not für große Gruppen der Bevölkerung in Kauf nehmen will, sondern
auch aus Rücksicht auf weite Volkskreise, die eine derartige Bevormundung
nicht nötig haben, weil sie den Gefahren des Alkoholismus gegenüber eine
vernunftbeherrschte Stellung einnehmen. Auch aus psychologischen Gründen
ist im Augenblick eine Belastungsprobe der staatlichen Autorität, wie sie ein
vollständiges Alkoholverbot nach dem Beispiel der Vereinigten Staaten von
Nordamerika mit sich brächte, durchaus unangebracht. Außerdem würden
in diesen Zeiten verminderter Staatsgewalt die schon Mäßigen zu einer sie auf-
reizenden, für sie nicht notwendigen Abstinenz gezwungen, während die an Alkohol

Gewöhnten in der Heimlichkeit Mittel und Wege finden würden, das Gesetz zu umgehen. Die daraus in gesteigertem Maße folgende Mißachtung staatlicher Gesetze können wir uns heute nicht leisten.

Daraus folgt daß alle Maßnahmen zur Bekämpfung und Eindämmung des Alkoholismus getragen sein müssen von einem aufgeklärten einsichtsvollen Volkswillen, der gestützt wird durch repressive und prophylaktische öffentliche Maßnahmen.

Es sollen zuerst die schon vorhandenen und die zu fordernden repressiven Maßnahmen und dann die prohibitiven besprochen werden.

Die vielgestaltige Verursachung des Alkoholismus zwingt zu vielgestaltigen Abwehrmaßnahmen. In erster Linie hat der Staat durch öffentliche Maßnahmen Störungen des öffentlichen Lebens zurückzudämmen. Bei der Vielgestaltigkeit der möglichen polizeilichen Maßnahmen in den deutschen Ländern kann hier nur auf das Prinzipielle eingegangen werden.

Sind Fälle von schwerem Alkoholmißbrauch der Behörde bekannt geworden, und bestätigen eingeleitete Nachforschungen auch unter Hinzuziehung der öffentlichen oder privaten Trinkerfürsorge, daß für den Trinker oder seine Familie gefährliche Trinkgewohnheiten vorliegen, so wird der Trinker von der Behörde vorgeladen und nach Belehrung über die Schäden des Alkoholismus eindringlich verwarnt. In diesem Zeitpunkt empfiehlt es sich, sofort die Lebensverhältnisse, die Arbeitsverhältnisse, überhaupt alle Beziehungen des Trinkers zur Familie und zur Öffentlichkeit, gründlich zu erforschen. Nützt die Verwarnung nicht, wird polizeiliche Überwachung angedroht und im Rückfall verhängt. Die polizeiliche Überwachung wird nicht selten von den Trinkern doch recht störend empfunden; in manchen Fällen kann sie das zurückgedrängte Ehrgefühl wachrufen und Besserung erzielen. Doch sind die den Behörden bekannt werdenden Trinker meist schon so weit vorgeschritten, daß in vielen Fällen erst ein streng durchgeführtes Wirtshausverbot einige Besserung bringt. Die mit dem Wirtshausverbot bisher gemachten Erfahrungen sind recht verschieden. In größeren Städten ist es nicht leicht durchzusetzen. Die Trinker können es zu leicht umgehen. In mittleren und kleinen Gemeinden hat es sich in vielen Fällen gut bewährt, hängt allerdings in seiner Wirksamkeit weitgehend vom Durchführungswillen der damit betrauten Polizeiorgane ab, die von den Gastwirten bei der Überwachung unterstützt werden müssen. Das Wirtshausverbot wird für eine bestimmte Zeit verhängt und kann nach Ablauf erst wieder ausgesprochen werden, wenn der Trinker von neuem durch sein Verhalten nach vergeblicher Verwarnung Anlaß dazu gegeben hat. Es müßte jedoch jeder Rückfall während der Dauer des Verbotes schon zur Verlängerung genügen; dadurch würde das Wirtshausverbot außerordentlich an Wirksamkeit gewinnen. Es ist prinzipiell wichtig, sich schon bei der Frage des Wirtshausverbotes darüber klar zu werden, in welchen Fällen es überhaupt irgendeinen Erfolg erwarten läßt. Bei der Vielgestaltigkeit der Verursachung des Alkoholismus ist damit zu rechnen, daß von vornherein die Erwartungen nicht in allen Fällen gleich groß sein dürfen. An dem Heidelberger Material (42) konnte ich nachweisen, daß das Wirtshausverbot bei 37 damit bestraften Trinkern in 24 Fällen fruchtlos war. Es lag daran, daß allen diesen Trinkern neben ihren meist psychopathischen Veranlagungen tiefgehende Charakterveränderungen durch schweren chronischen Alkoholismus gemeinsam waren, die ihnen das Wirtshausverbot keinen nachhaltigen Eindruck mehr machen ließ. Mit anderen Worten, das Wirtshausverbot verspricht nur für noch nicht im Charakter veränderte und hauptsächlich für die aus Umweltgründen auffälligen Trinker Erfolg, während es bei schwereren Psychopathen, besonders den geistigen minderwertigen aktiven Persönlichkeiten, nutzlos ist.

Daraus folgt, und das ist für alle Maßnahmen gegen Trinker wichtig, daß man
möglichst früh anstreben muß, ein klares Bild über die Persönlichkeit des Trinkers,
seine körperlichen und geistigen Anlagen und über seine Umweltverhältnisse
zu erhalten. Hand in Hand gehen muß jedes Wirtshausverbot mit einem Verbot
für den Trinker, Flaschenbier oder Spirituosen in Läden kaufen zu können;
eine schwierige Forderung, die sich nur in verständnisvoller Zusammenarbeit
mit der Familie, besonders den Ehefrauen, sofern sie einsichtig sind, durchführen
läßt. Wie ja überhaupt ein Wirtshausverbot für sich zwecklos bleibt, wenn es
nicht sofort mit allen Maßnahmen der nachgehenden Trinkerfürsorge verbunden
werden kann. Darüber muß man sich klar sein, wenn man auch nur bei den
ausgesuchten, von vornherein günstig gelagerten Fällen Erfolge erzielen will.
Auf die Trinkerfürsorgestelle kann erst nachher eingegangen werden.

Versagen die bisher geschilderten Maßnahmen — und das wird der Fall sein
bei den meisten Psychopathen und bei Trinkern mit tiefgreifenden Charakterveränderungen infolge des Alkoholmißbrauchs —, dann muß die Entmündigung
durchgeführt werden. ELSTER (7) gibt die gesetzlichen Grundlagen folgendermaßen wieder:

Nach § 6 BGB. kann entmündigt werden (muß nicht): wer infolge Trunksucht seine
Angelegenheiten nicht mehr zu besorgen vermag oder sich oder seine Familie der Gefahr
des Notstandes aussetzt oder die Sicherheit anderer gefährdet. Also nicht der Trunksüchtige
als solcher verfällt der Entmündigung; nur derjenige Trunksüchtige kann ihr verfallen,
bei dem Trunksucht schwere wirtschaftliche Folgerungen für sich oder seine Familie aufzuweisen hat. Das Verfahren, das nur auf Antrag stattfindet, ist in §§ 645 ff. ZPO. geregelt.
Antragsberechtigt sind die nahe Beteiligten (Ehegatte, Verwandte, gesetzliche Vertreter)
oder die Gemeinde oder der Armenverband.

Trunksucht ist begrifflich ein derartig krankhafter Hang zum übermäßigen Trinken,
daß die Kraft, dem übermäßigen Anreiz zum Genuß geistiger Getränke zu widerstehen,
verlorengegangen ist (so Reichsgericht in juristischer Wochenschrift 02, 280[230]). Zur Entmündigung ist notwendig die Gefahr des wirtschaftlichen Notstandes — für den Trinker
selbst oder auch nur für einen seiner Familienangehörigen — oder die Unfähigkeit der Ge-
samtbesorgung des Trunksüchtigen; nur Unfähigkeit zu einigen Besorgungen genügt nicht.

Wer entmündigt ist, ist (nach § 114 BGB.) beschränkt geschäftsfähig (wie ein Minderjähriger). Er kann unter vorläufige Vormundschaft gestellt werden, wenn das Vormundschaftsgericht es zur Abwendung einer erheblichen Gefährdung der Person oder des Vermögens des Betreffenden für erforderlich erachtet (§§ 1906, 1908 BGB.). Der Vormund ist
nach Maßgabe der allgemeinen vormundschaftlichen Befugnisse berechtigt, alle Schritte
zu tun, die für die Person des Mündels von Vorteil sind. Wegen Trunksucht Entmündigte
sind insbesondere unfähig zum Familienrat (BGB. § 1865), zur Testamentserrichtung (§ 2229),
zum Testamentswiderruf (§ 2253), zur Vormundschaft (§ 1780). Nach § 827 BGB. ist der
Trinker für alle im trunkenen Zustand begangenen Schädigungen in gleicher Weise verantwortlich, wie wenn ihm Fahrlässigkeit zur Last fiele. Er kann sich nur exkulpieren, wenn
er die berauschende Eigenschaft nicht kannte oder kennen konnte. Die Entmündigung ist
als Voraussetzung der zwangsweisen Heilfürsorge gedacht, doch wird oft die Ergebnislosigkeit der Heilfürsorge zum Kriterium für Berechtigung der Entmündigung. Über einige ehe-
rechtliche Folgen der Entmündigung siehe BGB. §§ 1418, 1428, 1542, 1547.

Betrachten wir zunächst mit KREINER (5) die verhältnismäßige Entwicklung, welche die Zahl der Entmündigungen während der Kriegsjahre in Bayern
genommen hat, so ergibt eine Gegenüberstellung der 4 Kriegsjahre 1915—1918
und der letzten 4 Vorkriegsjahre 1910—1913, daß sich während der Kriegsperiode
die Gesamtzahl aller Entmündigungsbeschlüsse um die Hälfte, die Zahl der wegen
Trunksucht erfolgten Entmündigungen hingegen um rund vier Fünftel des
Standes der letzten Friedensperiode verringert hat. Der verhältnismäßige Anteil der wegen Trunksucht erfolgten Entmündigungsbeschlüsse, der sich für
1906—1909 durchschnittlich auf 8,4% und 1910—1913 auf 9,5% aller Entmündigungen bezifferte, ist in der Kriegsperiode 1915—1918 auf 3,6% gesunken.
Weiterhin hatte die Verringerung des Alkoholismus durch die Kriegsnotwendig-
keit auch zur segensreichen Folge, daß die Anzahl der Fälle, in denen auf Grund

Gerichtsbeschlusses eine wegen Trunksucht erfolgte Entmündigung wieder aufgehoben werden konnte, eine sehr wesentliche Steigerung erfuhr. Während die Gesamtzahl aller Entmündigungs-Wiederaufhebungsbeschlüsse 1915—1918 ungefähr die gleiche Höhe wie 1910—1913 aufwies, hat sich die absolute Zahl der Wiederaufhebungsbeschlüsse von Trunksuchtentmündigungen ebenso wie deren verhältnismäßiger Anteil an allen Entmündigungs-Wiederaufhebungsbeschlüssen nahezu verdoppelt.

Nach dem St. J. f. d. D. R. 1921/1922 kamen im Deutschen Reiche Entmündigungen wegen Trunksucht vor 1916: 333; 1917: 128; 1918: 90; 1919: 120; 1920: 230.

Diese Zahlen für das Deutsche Reich sind verblüffend gering, wenn man sie mit der tatsächlichen Verbreitung schweren Alkoholismus vergleicht. Woran liegt das? Von meinen Heidelberger 151 Trinkern wurden 14 entmündigt. Nur in einem Fall wurde dadurch Besserung und Heilung erzielt; in 8 Fällen mußte dauernde Anstaltsbehandlung hinzutreten; in 2 Fällen ermöglichten strenge Überwachungsmaßnahmen neben der Entmündigung ein Verbleiben in der Freiheit. In den 3 weiteren Fällen wäre eine dauernde Anstaltsunterbringung notwendig gewesen. Also die Entmündigung allein reichte bei den schweren Alkoholisten als prohibitive Maßnahme nicht aus. Besonders mißlich war die Lösung der Vormundschaftsfrage. Selbstverständlich sind die Ehefrauen mit ganz seltenen Ausnahmen dazu nicht berufen; Berufsvormundschaft, ausgeübt durch den Leiter der Trinkerfürsorgestelle, erscheint zweckmäßig. Bei schweren Alkoholisten mit tiefgehenden Charakterveränderungen, ungeachtet dessen, ob es sich um psychopathische Persönlichkeiten oder um durch Umweltschäden zu schweren Trinkern gewordene, ursprünglich geistig Gesunde handelt, kann die Entmündigung nur ihr Ziel erreichen, wenn sie mit dauernder Anstaltsbehandlung verbunden ist. Denn eine wirkliche Besserung dieser Trinker erscheint ausgeschlossen, und nur dauernde Anstaltsbehandlung vermag die Gesellschaft vor ihnen zu schützen, solange im öffentlichen Leben geistige Getränke zugänglich sind. Aus dem Vorhandensein entmündigungsbedürftiger Trinker kann aber nicht die Forderung nach allgemeiner Trockenlegung abgeleitet werden.

Die jetzt übliche Handhabung der Entmündigung wegen Trunksucht ist rein formaler Natur und wird der Absicht des Gesetzes überhaupt nicht gerecht. Wenn die Entmündigung einen erzieherischen Wert haben soll, muß sie bei dem Alkoholismus ergebenen Personen viel früher angedroht oder ausgesprochen werden, als es bisher üblich ist. Die Richter müssen sich frei machen von dem viel zu engen Begriff der Trunksucht, denn die Trunksucht ist tatsächlich eine recht seltene Erkrankung besonderer Art, wie oben schon (S. 445) ausgeführt wurde. Nach der oben zitierten Reichsgerichtsentscheidung über Trunksucht und den zur Entmündigung notwendigen Voraussetzungen müßte die Entmündigung schon angedroht oder ausgesprochen werden, wenn Anzeichen dafür vorhanden sind, daß bei der infolge von Alkoholmißbrauch auffälligen Lebensführung der persönliche und familiäre Untergang unabwendbar ist. Bei jungen gefährdeten Trinkern, besonders denen, die durch Umweltschäden dem Alkoholismus verfallen, aber auch den geistig minderwertigen passiven Persönlichkeiten, bei manchen epileptoiden Persönlichkeiten und Epileptikern ist dieser Gefahrenzustand erkennbar. Nützt die Androhung nichts, so hat Entmündigung, jedoch stets mit Überweisung in Anstaltsbehandlung, stattzufinden. Das sind die Fälle, in denen später die Entmündigung gar nicht selten wieder aufgehoben werden kann, wenn nach erfolgreicher Anstaltsbehandlung und einer mindestens auf ein Jahr zu bemessenden Bewährungsfrist in der Freiheit die Voraussetzungen für die Entmündigung entfallen. Unbedingt muß bei allen Entmündigungsverfahren wegen Alkoholismus ein geschulter Psychiater hinzugezogen werden. Antragsberechtigt muß künftig auch der Staatsanwalt sein, der bei allen schweren Delikten, die mit Alkoholismus im Zusammenhang stehen, die Frage der eventuellen Entmündigung zu prüfen hat. Der Staatsanwalt hätte auch von sich aus die Fälle zu prüfen, wenn ein von den Angehörigen eingereichter Entmündigungsantrag wieder zurückgezogen wird. Hier handeln besonders die Ehefrauen nicht selten unter Bedrohungen von seiten ihrer Männer, so daß gerade bei zurückgezogenen Anträgen auf Entmündigung die Familie und die Öffentlichkeit besonderes Anrecht auf öffentlichen Schutz hat. Die Frage der hier nur gestreiften Anstaltsunterbringung wird weiter unten gesondert abgehandelt.

Die frühzeitige Entmündigung bietet bei jugendlichen Trinkern noch einen anderen Vorteil: sie kann die Verheiratung unmöglich machen und durch Absonderung in einer Anstalt auch die Folgen außerehelichen Geschlechtsverkehrs ausschließen. So würde vieles Familienelend hintangehalten und rassenhygienisch vorbeugende Arbeit geleistet.

Eine gewisse Rolle unter den prohibitiven Maßnahmen spielt auch der § 361, 5 RStrGB., nach dem mit Haft (sog. geschärfter Haft mit Arbeitsverwendung) bestraft wird, wer sich dem Spiel, Trunk oder Müßiggang dergestalt hingibt, daß er in einen Zustand gerät, in welchem er zu seinem Unterhalte oder zum Unterhalte derjenigen, zu deren Ernährung er verpflichtet ist, durch Vermittlung der Behörde fremde Hilfe in Anspruch nehmen muß. Für Arbeitsscheue, Bettler und Landstreicher kommt dieser Paragraph häufig in Betracht. Einen irgendwie bessernden Einfluß auf die Trinker kann er nicht ausüben, da die so ermöglichte Überweisung in die bestehenden Arbeitshäuser keinen erzieherischen Wert hat.

Das umstrittenste Problem in der strafrechtlichen Frage ist die Zurechnungsfähigkeit (§ 51 RStrGB.). Es ist gezeigt, wie eng verflochten in der Verursachung des Alkoholismus pathologische Vererbung und Umwelteinflüsse sind. Deshalb neigen die einen grundsätzlich dazu, den § 51 bei Alkoholisierung verschiedenster Grade heranzuziehen. Andere und mit ihnen ELSTER (78) scheiden streng zwischen dem pathologischen Rauschzustand, der die Verantwortlichkeit wirklich aufhebt, und dem leichten Zustand des Angetrunkenseins, bei dem die strafrechtliche Verantwortung noch vorhanden ist, und fordern, daß der begutachtende Arzt hier die Bestrafung nicht vereitele. Sonst wird genußsüchtiger Verantwortungslosigkeit auf solche Weise Vorschub geleistet und dem Triebhaften ein Privilegium gegen die Gesetze und die Kultur erteilt. Gewiß bleibt es dabei, daß das große Alkoholbedürfnis, namentlich das periodische, krankhaft ist; aber es ist nicht unbedingt konstitutionell, sondern mehr oder weniger vom Willen abhängig und heilbar. Und ebenso richtig bleibt es, daß gesteigerte Alkoholintoleranz auf krankhafter Grundlage erwächst, aber daß von dem so Belasteten eben um so stärkere Selbstzucht verlangt werden muß.

So auf Willen und Selbstzucht abzustellen ist die Entscheidung nicht. GRUHLE (43) faßt nach ausführlicher Betrachtung des § 51 seine Meinung hinsichtlich der Alkoholiker folgendermaßen zusammen:

Es gibt eine generelle periodische Unzurechnungsfähigkeit, z. B. bei der Alkoholhalluzinose, dem Delirium tremens, dem sinnlosen oder pathologischen Rausch. Es gibt eine partielle dauernde Unzurechnungsfähigkeit, z. B. beim eifersuchtswahnsinnigen Alkoholiker im Bereich seines Eifersuchtswahnes. Besondere Sorgfalt verlangt GRUHLE für die Begutachtung eines Täters, der eine Tat im Rausch beging, und will beachtet wissen:

1. Ist der Rausch überhaupt nachgewiesen? 2. Wenn ja, war es ein normaler, ein pathologischer, ein sinnloser Rausch? 3. Einen sinnlosen Rausch zu erkennen

macht keine Mühe: der Täter lallt dann, kann nicht mehr gerade stehen, nicht mehr richtig gehen, spricht verwirrt usw. 4. Handelte der Täter in einem abnormen (oder pathologischen) Rausche, so muß der Grad dieser Abnormität besonders beachtet werden. Bei den höchsten Graden ist der Täter generell unzurechnungsfähig, bei den mittleren Graden liegt eine partielle Unzurechnungsfähigkeit für Affektvergehen vor, bei den leichten Graden ist der Täter zurechnungsfähig.

Diese feinen Unterschiede erleichtern die Rechtsprechung sicher nicht, sie sind aber notwendig. Unbedingt muß verlangt werden, daß die Richter sich gründlich in ein Studium der Vorstrafen bei Trinkern vertiefen. Ich habe bei dem großen Material der mir zugänglichen Strafakten der Heidelberger Trinker immer wieder feststellen können, daß in zahlreichen Fällen die Frage nach der geistigen Veranlagung des Trinkers, selbst wenn die Alkoholdelikte schon recht gehäuft waren, überhaupt nicht gestellt wurde. Solche nur auf Strafe abgestellte Rechtsprechung muß in erzieherischer Hinsicht glatt versagen, ist aber auch nicht imstande, die Gesellschaft ausreichend zu schützen.

Unter dem Gesichtspunkte des Schutzes der Gesellschaft und der Angehörigen, besonders auch unter dem der Entlastung der Gefängnisse und der Gerichte, muß die Rechtsprechung bei Alkoholvergehen grundlegend anders eingestellt werden.

Die Exkulpierung darf eben nicht gleichbedeutend sein mit Sich-selbst-Überlassenbleiben des Alkoholisten in der Freiheit, sondern muß mit der Frage der Behandlungsfähigkeit oder, wo dafür keine Aussicht nach unseren Erfahrungen vorliegt, mit Absonderung von der Gesellschaft verbunden werden.

Unter diesem Gesichtspunkt soll der Strafgesetzentwurf von 1919 geprüft werden:

§ 91. Wird jemand, der zu Ausschreitungen im Trunke neigt, wegen einer Straftat, die er in selbstverschuldeter Trunkenheit begangen hat, oder wegen sinnloser Trunkenheit (§ 274) verurteilt, so kann ihm das Gericht für eine bestimmte Frist verbieten, sich in Wirtshäusern geistige Getränke verabreichen zu lassen.

Das Verbot ist nur zulässig, wenn auf eine Freiheitsstrafe von 6 Monaten oder auf Geldstrafe oder auf Verweis erkannt wird.

Die Frist ist mindestens auf 3 Monate und höchstens auf ein Jahr zu bemessen. Sie wird von dem Tage berechnet, an dem das Urteil rechtskräftig wird; die Zeit, während der der Verurteilte eine Freiheitsstrafe verbüßt, wird in die Frist eingerechnet.

§ 92. Wird ein Trunksüchtiger wegen einer Straftat, die er in der Trunkenheit verübt hat, oder wegen sinnloser Trunkenheit (§ 274) zur Strafe verurteilt, so ordnet das Gericht seine Unterbringung in eine Trinkerheilanstalt an, falls diese Maßregel erforderlich ist, um ihn an ein gesetzmäßiges und geordnetes Leben zu gewöhnen.

Genügt Schutzaufsicht, so ist diese anzuordnen.

§ 93. Die Unterbringung in der Trinkerheilanstalt bewirkt die Landespolizeibehörde.

Die Vorschriften des § 89, Abs. 2, 3 gelten entsprechend. Sie lauten: § 89, Abs. 2: Ist auf die Verwahrung neben einer Freiheitsstrafe erkannt worden, so verbüßt der Verurteilte zunächst die Strafe. Ist die Verwahrung durch den Strafvollzug überflüssig geworden, so wird der Verurteilte nicht mehr in die Heil- und Pflegeanstalt untergebracht; dies gilt auch dann, wenn der Verurteilte aus der Strafhaft vorläufig entlassen und die Entlassung nicht widerrufen wird.

Hat das Gericht dem Verurteilten bedingte Strafaussetzung bewilligt, so wird er in der Heil- und Pflegeanstalt untergebracht, sobald das Urteil rechtskräftig geworden ist; die Zeit, die er in der Anstalt zugebracht hat, wird auf die Probezeit angerechnet.

§ 94. Die Landespolizeibehörde entläßt den Verurteilten aus der Trinkerheilanstalt, sobald der Zweck der Maßregel erreicht ist. Dabei kann sie ihm besondere Pflichten auferlegen; sie kann ihn auch unter Schutzaufsicht stellen.

Stellt sich heraus, daß der Zweck der Maßregel noch nicht erreicht war, so kann die Landespolizeibehörde die Entlassung widerrufen. Mit Ablauf einer Frist von 2 Jahren, von der ersten Unterbringung an gerechnet, erreichen alle Maßnahmen, die auf Grund der Anordnung des Gerichtes getroffen sind, ihr Ende.

§ 274. Wer sich schuldhaft in Trunkenheit versetzt, wird mit Gefängnis bis zu 6 Monaten oder mit Geldstrafe bis zu 3000 M. bestraft, wenn er eine Handlung begeht, wegen deren er nicht bestraft werden kann, weil er infolge der Trunksucht nicht zurechnungsfähig war. Ist der Täter schon früher wegen sinnloser Trunkenheit oder wegen strafbarer Ausschreitungen in der Trunkenheit verurteilt worden, so ist die Strafe Gefängnis bis zu 2 Jahren oder Geldstrafe.

In besonders leichten Fällen kann von Strafe abgesehen werden.

Während bisher die Trunkenheit keinen gesetzlichen Strafschärfungsgrund und keinen Grund zu sichernden Maßnahmen gibt, soll künftig bei gewissen Strafen Wirtshausverbot verhängt werden können. Gegen das Wirtshausverbot in diesem Zusammenhange werden von verschiedenen Seiten Einwände erhoben, die generell kaum berechtigt sind. Verwiesen sei auf die Ausführungen oben. Der § 92 scheint weniger glücklich in der Fassung zu sein. Hier wird vom Trunksüchtigen geredet, eine Bezeichnung, die viel zu eng ist, wenn man nur das pathologische Bild der „Trunksucht" darunter versteht, denn dann handelt es sich um unheilbar Kranke, die durch Unterbringung in eine Trinkerheilanstalt nicht an ein gesetzmäßiges und geordnetes Leben zu gewöhnen sind. Versteht man unter „Trunksüchtigen" schwere Trinker und verspricht man sich von einer Unterbringung in einer Trinkerheilanstalt bessernde Maßnahmen, so ist in einer Anzahl der Fälle — nämlich nur für die Behandlungsfähigen — die erziehliche Absicht des Gesetzgebers gewährleistet; es fehlt jedoch die dritte Aufgabe, nämlich der dauernde Schutz der Gesellschaft. Dieser würde nur gewährleistet, wenn die Anstaltsverbringung unverbesserlicher schwerer Trinker möglich wäre. Diese gehören jedoch nicht in eine Trinkerheilanstalt, auch nicht in die heute vorhandenen Arbeitshäuser, sondern in Anstalten wie die Heil- und Pflegeanstalten, in denen die Trinker durch eigene Arbeit zu ihrem Unterhalt beitragen könnten. Diese Unterbringung hat mit der Entmündigung Hand in Hand zu gehen.

Für alle leichteren Fälle von Vergehen in Trunkenheit verdient das Pollardsystem weiteste Anwendung, das Strafaussetzung gewährt, solange in einer festgesetzten Frist der Trinker auf Alkohol verzichtet. Danach tritt Begnadigung ein. Die Überwachung findet am zweckmäßigsten durch die Trinkerfürsorgestellen statt.

Neben den Gesetzen und Verordnungen zur Bekämpfung des Alkoholismus hat sich als Fürsorgezweig die Trinkerfürsorgestelle entwickelt in einer Buntscheckigkeit der Organisation, wie sie für alle Fürsorgebestrebungen in Deutschland charakteristisch ist. Hier kann nur auf das Prinzip eingegangen werden. Sehr bald machte sich eine zusammenfassende Organisation notwendig, die auf der ersten Konferenz für Trinkerfürsorgestellen 1909 erreicht wurde. 1921 gab es 225 Trinkerfürsorgestellen und 25 Trinkerheilanstalten. Die Fürsorgestelle hat teils rein städtischen Charakter, teils privaten mit oder ohne mehr oder weniger fester Angliederung an die unterste Verwaltungsbehörde. Ein Erlaß des Ministers für Volkswohlfahrt vom 8. XI. 1920 gewährleistete von neuem für Preußen die Trinkerfürsorgestellen. Jeder polizeilich bekannt gewordene Trinker sollte der Trinkerfürsorgestelle überwiesen werden. Nach Möglichkeit sollten auch alle aus Irren-, Heil- und Pflegeanstalten, aus Trinkerheilstätten, Gefängnissen, Arbeits- und Zuchthäusern und Krankenhäusern entlassenen Trinker den Fürsorgestellen überwiesen werden. Durch die Fürsorgestellen werden die alkoholgefährdeten Persönlichkeiten den Helfern und Helferinnen zugeteilt, deren meist freiwillig übernommene Aufgabe es ist, eindringlich und unermüdlich an den Trinkern zu arbeiten, um sie vom Alkoholmißbrauch loszulösen. Die Lebens- und Familienverhältnisse der Trinker und Trunkgefährdeten müssen ergründet und geklärt werden. In oft jahrelangem Kampfe müssen alle einzelnen Schädigungen der verschiedensten Umweltgründe aus dem Wege geräumt werden, um dem Hang zum Alkoholmißbrauch auch den letzten Anschein der Berechtigung zu entziehen. Die Gelegenheit und Verführungsmöglichkeit zum Trinken muß eingeschränkt oder aufgehoben werden. Den Trinkern müssen Arbeitsstätten bei enthaltsamen Arbeitgebern zugewiesen werden. Der Anschluß an Abstinenzvereine ist unbedingt zu vermitteln, um den Trinkern auch für ihre freie Zeit Geselligkeit in alkoholfreier Umgebung zu bieten. Oft sind zerrüttete Familienverhältnisse wieder auszugleichen. Aufklärung und Belehrung soll die Ehefrauen gewinnen, damit sie nicht durch Unbedachtsamkeit oder nachgebende Schwäche mühsam errungene Besserungen wieder hinfällig machen. Die Trinkerfamilie muß in allen Teilen zum Helfer oder zur Helferin Vertrauen gewinnen, damit rechtzeitig von allen Rückfällen, die anfangs nie ausbleiben, Nachricht gegeben wird. Wohl auf keinem Gebiete stellt die soziale Fürsorge an die freiwillig helfenden Kräfte so hohe Anforderungen wie in der Trinkerfürsorge. Hier handelt es sich nicht um eine vorübergehende Belehrung über eine schnell ablaufende Krankheit, sondern in jahrelanger Mühe und ständiger Sorgfalt muß ein häufig recht aussichtsloses Ziel zu erreichen versucht werden. Daher können auf diesem Gebiete auch nur solche Menschen erfolgreich arbeiten, die über die nötige Zeit, wirklich tiefgehende Erfahrung in allen sozialen Fragen, ein für das Elend und die Not der einfachsten Volksschichten warmfühlendes Herz und liebevolles Verständnis verfügen. Auf diese Mithilfe kann bei der Trinkerfürsorge nicht verzichtet werden.

Da die private Vereinstätigkeit aus Mangel an wirtschaftlichen Mitteln und aus Mangel an Autorität und nicht gewährleisteter Stetigkeit der Leistung nicht in allen Fällen zweckmäßig ist, wird eine Übernahme der Trinkerfürsorge auf die Kommunalverwaltungen notwendig.

In vielen Fällen von Alkoholismus kommt neben der Überwachung durch die Trinkerfürsorgestellen eine Heilstättenbehandlung in Betracht. Die Krankenkassen können nach § 184 RVO. an Stelle von Krankengeld und Pflege den Aufenthalt in einer Trinkerheilstätte gewähren, ebenso die Berufsgenossenschaften bei Alkoholismus in Verbindung mit Unfällen und die Landesversicherungsanstalten bei Heilverfahren zur Vermeidung oder Beseitigung der Invalidität. Außerdem kommen noch in Betracht § 120 RVO. und § 45 AVO., die lauten: „Trunksüchtigen, die nicht entmündigt sind, können ganz oder teilweise Sachleistungen gewährt werden. Auf Antrag eines beteiligten Armenverbandes oder der Gemeindebehörde des Wohnortes des Trunksüchtigen muß dies geschehen. Bei Trunksüchtigen, die entmündigt sind, ist die Gewährung der Sachleistungen nur mit Zustimmung des Vormundes zulässig. Auf seinen Antrag muß sie geschehen. Die Sachleistung gewährt die Gemeinde des Wohnortes. Der Anspruch auf Barleistungen geht im Werte der Sachbezüge auf die Gemeinde über. Die Sachleistung kann auch durch Aufnahme in eine Trinkerheilanstalt oder mit Zustimmung der Gemeinde durch eine Trinkerfürsorgestelle vermittelt werden. Ein Rest der Barleistung ist dem Ehegatten des Bezugsberechtigten, seinen Kindern oder seinen Eltern und, falls solche nicht vorhanden sind, der Gemeinde zur Verwendung zu überweisen." Die Frage, ob vorgeschrittene Trunksucht als Krankheit anzusehen ist und ob die Versicherungsanstalt auf Grund der Unterbringung in einer Trinkerheilstätte Erstattungsansprüche gegen die Krankenkasse hat, ist vom Reichsversicherungsamt wie folgt entschieden (Ortskrankenkasse 3. Jahrg., Nr. 9; zit. Zeitschr. f. soz. Hyg. 1919, S. 150).

Chronischer Alkoholismus von erheblichem Grade ist als Krankheit im Sinne der Versicherungsgesetze anzusehen. Krankheit in diesem Sinne ist ein anormaler körperlicher oder geistiger Zustand, dessen Eintritt entweder die Notwendigkeit der Heilbehandlung des Menschen oder zugleich oder sogar ausschließlich seine Arbeitsunfähigkeit zur Folge hat. Bei Anwendung dieser Begriffsbestimmung auf die Trunksucht ist davon auszugehen, daß Trunksucht in vorgeschrittenem Grade auch eine pathologische Erscheinung ist, die sich in Ansehung des körperlichen Zustandes durch eine krankhafte Veränderung innerer Organe und durch eine Schwächung des Nervensystems sowie hinsichtlich des geistigen Zustandes durch eine krankhafte Willensschwäche gegenüber der Neigung zum Alkoholgenuß, durch eine krankhafte Reizbarkeit und sonstige Erscheinungen der Nervenschwäche kennzeichnet. Andererseits handelt es sich nicht immer um ein unheilbares Leiden, die Krankheit ist vielmehr häufig einer Behandlung durch geeignete Mittel, insbesondere durch die Aufnahme in einer Trinkerheilstätte zugänglich. Die Trunksucht im vorgeschrittenen Grade stellt demnach eine Krankheit im Sinne des § 6, Abs. 1, Nr. 1 KVG.. § 182, Nr. 1 RVO. dar.

Die Unterbringung in einer Trinkerheilstätte ist als ein Heilverfahren im Sinne des § 1518 RVO. anzusehen, die Trinkerheilstätte einem Krankenhaus gleich zu erachten. Ist die Trunksucht eine Krankheit, so ist die dieser Krankheit gewidmete Anstalt einem Krankenhaus gleich zu erachten.

MEYER (29) unterscheidet bei der Unterbringung von Geisteskranken und Trunksüchtigen 3 Arten:

1. Anstaltspflege in geschlossener Abteilung, um die Allgemeinheit vor plötzlichen Erregungszuständen zu schützen. Dauernde Überwachung, Vorsichtsmaßregeln gegen Entweichen und Beruhigungsmittel.

2. Offene Anstalten mit ländlicher Kolonie (Betätigung im Freien, in Werkstätten und Bureaus) für wiedergenesende Geistes- und Gemütskranke und für Trunksüchtige nach Beseitigung der Erregungszustände und Selbstmordgedanken, die aber noch nicht für eigenen Unterhalt sorgen können. In unheilbaren Fällen bei Geisteskranken nur Landesheil- und Pflegeanstalt oder ländliche Arbeitskolonie, bei Trunksüchtigen ein Trinkerasyl oder ein Invalidenheim.

Zur Fürsorge für die entlassenen Kranken dient in einigen Staaten die Familienpflege, die für Trinker kaum in Betracht kommt; für diese sorgen die Enthaltsamkeitsvereine und Trinkerfürsorgestellen.

Die Erfahrungen von BINZ (80) über die Ergebnisse der Trinkerheilstättenbehandlung sind folgende: „Wurzel und Wesen des chronischen Alkoholismus ist die Sucht nach geistigen Getränken, ein unwiderstehlicher Zwang, sie zu genießen, aus einer gewissen geistigen Schwäche hervorgegangen. Dies ist das Hauptkennzeichen. Diese Alkoholiker brauchen im übrigen noch nicht körperlich krank zu sein. Dem größten Teil der in unserer Heilanstalt in Jauer Befindlichen ist ihr Zustand nicht anzusehen. Der Anstaltsarzt hat einmal diese Stufe behufs prognostischer Gruppierung als einfache Trunksucht bezeichnet. Er rechnet dazu auch noch solche, die leichte körperliche Störungen infolge Trunksucht haben. Zur zweiten Gruppe, der vorgeschrittenen Trunksucht, gehören Trinker mit erheblichen Organerkrankungen und stärker angegriffener Psyche. Der Kern der Psyche ist aber auch bei diesen Kranken noch gesund; es werden durchschnittlich meist ältere Kranke sein. In der ersten Gruppe sind selten Süchtige über 40 Jahre; für die zweite Gruppe ist 50 Jahre die oberste Altersgrenze im allgemeinen; doch sind auch nicht selten bei noch älteren Dauererfolge erzielt worden. Zur dritten Gruppe gehören diejenigen, deren Trunksucht psychogen ist, d. h. auf einer seelischen Erkrankung beruht, derzufolge der Betroffene moralische Eindrücke nicht mehr festzuhalten, Willensentschlüsse nicht mehr durchzuführen, nicht mehr klar und folgerichtig zu denken vermag, dessen Psyche also im Kern angegriffen ist. Das sind also Fälle mit psychischer Entartung, moralischem Irresein, angeborenem Schwachsinn, immanenter Epilepsie und Hysterie, Trinkerverblödung und mit Defekt geheilten Geisteskrankheiten. Es sind die im allgemeinen als unheilbar zu bezeichnenden. Hierher gehören auch in der Mehrzahl die epileptischen Alkoholiker und die Periodiker und darunter besonders die Kopfverletzten, d. h. die durch eine schwere Kopfverletzung in ihrem Hirn und Charakter Entarteten. Die Hauptmasse dieser 3. Gruppe gehört in eine Heilanstalt. Aber nicht immer läßt sich von vornherein feststellen, wer in die 3. Gruppe gehört, und es gibt epileptische und kopfverletzte Alkoholiker, die Heilung gefunden haben."

Die Erfahrungen von Binz bestätigen durchaus die Forderung, jede durch Alkoholismus auffällige Persönlichkeit einem Fachpsychiater zuzuführen, um möglichst frühzeitig die geeignetste Behandlung einzuleiten. In diesem Punkt versagt die Zusammenarbeit von Trinkerfürsorge, Gericht und Träger der Arbeiterversicherung noch. Die Richter und die Organe der Arbeiterversicherung müßten sich zur Beurteilung der Alkoholfrage stärker mit den wissenschaftlichen Ergebnissen beschäftigen. Besonders die Träger der Arbeiterversicherung müßten auf Arbeitgeber und Arbeitnehmer nachdrücklich hinwirken, um die Bekämpfung des Alkoholismus zu fördern. Krankenkassen und Landesversicherungsanstalten müssen sich am Unterhalt der Trinkerfürsorgestellen beteiligen. Die Berufsgenossenschaften haben darauf hinzuwirken, daß der Genuß von geistigen Getränken innerhalb der gewerblichen Betriebe ausgeschaltet wird.

Im einzelnen läßt sich über den Behandlungserfolg in den verschiedenen Jahresperioden folgendes Bild gewinnen, das Kreiner (5) mitteilt:

| Entlassungsjahresperiode | Es wurden entlassen | | | | | | | | Gestorben | |
| | als | | | | | | zusammen | | | |
| | geheilt | | gebessert | | ungeheilt | | | | | |
| | männlich | weiblich | männlich | weiblich | männlich | weiblich | männlich | weiblich | männlich | weiblich |
| --- | --- | --- | --- | --- | --- | --- | --- | --- | --- | --- |
| nach der 1. Aufnahme: | | | | | | | | | | |
| 1906/09 | 48 | 3 | 172 | 12 | 21 | 2 | 241 | 17 | 10 | 1 |
| 1910/13 | 84 | 5 | 187 | 11 | 20 | 1 | 291 | 17 | 16 | 2 |
| 1915/18 | 14 | 1 | 81 | 3 | 7 | — | 102 | 4 | 18 | 1 |
| nach wiederholter Aufnahme: | | | | | | | | | | |
| 1906/09 | 13 | 1 | 99 | 1 | 13 | — | 125 | 2 | 2 | 1 |
| 1910/13 | 24 | — | 123 | 8 | 9 | 1 | 156 | 9 | 6 | — |
| 1915/18 | 7 | 2 | 58 | — | 4 | — | 69 | 2 | 14 | 1 |

Die Besserung der Gesundheitsverhältnisse erhellt zunächst aus einer vergleichenden Gegenüberstellung der verhältnismäßigen Verteilung der geheilten, gebesserten und ungebesserten Fälle in der Friedensperiode 1906—1909 und der Kriegsepoche 1915—1918, wie sie sich aus folgenden Zahlenreihen errechnen läßt:

| Entlassungsjahresperiode | Vom 100 der (als geheilt, gebessert oder ungeheilt) entlassenen Alkoholisten gingen ab als | | |
| | geheilt | gebessert | ungeheilt |
| --- | --- | --- | --- |
| nach der 1. Aufnahme: | | | |
| 1906/09 | 19,9 | 71,4 | 8,7 |
| 1915/18 | 13,7 | 79,4 | 6,9 |
| nach wiederholter Aufnahme: | | | |
| 1906/09 | 10,4 | 79,2 | 10,4 |
| 1915/18 | 10,2 | 84,1 | 5,7 |

Aus den obigen Ausführungen geht hervor, daß bisher das wichtige Gebiet der Trinkerfürsorge keineswegs so einheitlich ausgebaut ist, daß man von ihr im Kampfe gegen den Alkoholismus große Erfolge erwarten kann. Deshalb sei folgend der Entwurf eines badischen Trinkerfürsorgegesetzes von Grein (Karlsruhe) mitgeteilt, der als einer der besten anzusehen ist. (Dissertation Heidelberg 1923.)

§ 1. *Anstaltsversorgung.* Wer durch Alkoholmißbrauch sich oder andere in erheblichem Maße gesundheitlicher, sittlicher oder wirtschaftlicher Gefahr aussetzt, oder einen Lebenswandel führt, der geeignet ist, öffentliches Ärgernis zu erregen (Trinker), kann gegen oder ohne seinen Willen in eine Heil-, Arbeits- oder Bewahranstalt eingewiesen werden, wenn die Einweisung erforderlich ist, um den Trinker zu bessern, vor Verwahrlosung zu schützen oder unschädlich zu machen.

§ 2. *Heilanstalt.* Die Einweisung in eine Heilanstalt erfolgt bis zur Dauer von zwei Jahren.

Ein Trinker kann aus einer Heilanstalt versetzt werden:

a) in eine Arbeitsanstalt, wenn er sich nach dem Zeugnis der Anstaltsleitung durch sein Verhalten für die Behandlung in einer Heilanstalt als ungeeignet erwiesen hat;

b) in eine Bewahranstalt, wenn nach dem Zeugnis des Anstaltsarztes keine nachhaltige Besserung zu erwarten ist.

§ 3. *Arbeitsanstalt.* Ein Trinker, welcher das 18. Lebenjahr zurückgelegt hat, kann bis zur Dauer von 3 Jahren in eine Arbeitsanstalt eingewiesen werden:

a) wenn er sich trotz einer an ihn ergangenen Aufforderung innerhalb einer angemessenen Frist eine dem Maße seiner Leistungsfähigkeit entsprechende Arbeit aufzunehmen, nicht ernstlich bemüht, solche zu erlangen oder eine ihm zugewiesene Arbeitsstelle nicht antritt;

b) wenn er sich oder seine Familie der Gefahr des Notstandes aussetzt;

c) wenn innerhalb der letzten zwei Jahre für ihn oder diejenigen, zu deren Ernährung er verpflichtet ist, fremde Hilfe in Anspruch genommen worden ist;

d) wenn er innerhalb der letzten zwei Jahre auf Grund der §§ 180, 181, 181 a, 183, 284, 284 a oder 361 RStGB. einmal rechtskräftig verurteilt worden ist, oder

e) wenn er nach seinem Ausscheiden aus einer Trinkerheilanstalt rückfällig geworden ist, oder

f) wenn er zu der Einweisung seine Einwilligung erklärt.

Der Trinker kann außerhalb oder innerhalb der Anstalt zu Arbeiten nach dem Maße seiner Kräfte angehalten werden.

Der Ertrag der Arbeit haftet für gesetzliche Unterhaltsansprüche.

§ 4. *Bewahranstalt.* Die Einweisung in eine Bewahranstalt erfolgt ohne Fristbestimmung.

Sie darf nur erfolgen, wenn der Trinker durch die Behandlung in einer Heil- oder Arbeitsanstalt voraussichtlich nicht nachhaltig gebessert werden kann.

*Vorläufige Unterbringung.* In dringenden Fällen kann der Trinker vorläufig in eine Krankenanstalt oder in polizeilichen Gewahrsam untergebracht werden, wenn die sofortige Unterbringung zum Schutze der Person oder des Eigentums des Trinkers oder anderer oder der Sittlichkeit notwendig ist.

Von der vorläufigen Unterbringung ist spätestens am darauffolgenden Tage dem Bezirksamt Anzeige zu erstatten. Der Anzeige ist das Zeugnis eines Arztes beizufügen.

Das Bezirksamt entscheidet unverzüglich, ob der Trinker wieder zu entlassen ist oder ob die vorläufige Unterbringung fortzudauern hat. War der Trinker in polizeilichem Gewahrsam, so ist er, falls die vorläufige Unterbringung fortzudauern hat, sofort in eine Krankenanstalt zu überführen.

Sind seit dem Tage der vorläufigen Unterbringung zwei Wochen verstrichen, ohne daß die endgültige Einweisung in eine Heil-, Arbeits- oder Bewahranstalt angeordnet ist, so muß der Trinker entlassen werden.

§ 6. *Entlassung auf Wohlverhalten.* Auf Antrag des Trinkers oder der Leitung der Heil-, Arbeits- oder Bewahranstalt kann der Trinker auf Wohlverhalten entlassen werden, wenn er sich der Aufsicht der Trinkerfürsorgestelle unterstellt und den ihm gemachten zweckdienlichen und angemessenen Auflagen unterwirft.

Die vorläufige Entlassung kann widerrufen werden, wenn der Trinker rückfällig wird oder seine bei der vorläufigen Entlassung übernommenen Verpflichtungen verletzt.

Die erneute Einweisung kann auch in eine andere Anstalt erfolgen, wenn sich während der Entlassung auf Wohlverhalten Umstände ergeben haben, welche diese rechtfertigen.

§ 7. *Andere Zwangsanordnungen.* Gegen Trinker können, soweit es zweckdienlich ist, einzeln oder nebeneinander folgende Anordnungen erlassen werden:

1. Verwaltung des Arbeitseinkommens, der Erwerbslosenunterstützung oder andere Unterstützungen aus öffentlichen oder privaten Kassen;

2. Auflage eines Wechsels der Arbeitsstelle oder einer Änderung in der Art der Beschäftigung oder der Unterlassung eines bestimmten Teiles der beruflichen Betätigung;

3. Verbot des Aufenthaltes in bestimmten Gemeinden;

4. Verhängung von Schutzaufsicht;

5. Untersagung des Betretens aller oder einzelner öffentlicher Schankstätten und des Kaufens alkoholischer Getränke überall oder in einzelnen Verkaufsstellen am Wohnort oder am Aufenthaltsort und in den benachbarten Gemeinden. (Wirtshausverbot.)

§ 8. *Verwarnung und Auflagen.* Die Einweisung in eine Anstalt und die in § 7 genannten Anordnungen sind erst zulässig, wenn der Trinker vorher gehört und trotz Verwarnung rückfällig geworden ist.

Die Verwarnung kann unterbleiben, wenn ein sofortiges Eingreifen zum Schutze der Person oder des Eigentums des Trinkers oder anderer oder der Sittlichkeit dringend geboten ist.

Mit der Verwarnung ist eine Androhung der beabsichtigten Anordnungen zu verbinden.

Dem Trinker kann auf seinen Antrag oder von Amts wegen freigestellt werden, die angedrohte Zwangsanordnung oder deren Vollzug abzuwenden:

durch Verpflichtung zu alkoholenthaltsamer Lebensführung;

durch Anschluß an einen Nüchternheitsverein;

durch Aufnahme einer ihm vom Arbeitsamt oder auf anderem Wege nachgewiesene Arbeit;

durch Eintritt in eine geeignete Familienpflege;

durch einen zweckentsprechenden Wohnsitz- oder Aufenthaltswechsel;

durch Aufsuchen einer Kranken- oder Besserungsanstalt, oder

durch Übernahme anderer geeigneter Auflagen.

§ 9. *Einstellung des Verfahrens.* Das Verfahren ist einzustellen, wenn der Trinker sich während einer angemessenen, nicht über ein Jahr zu bemessenden Bewährungsfrist außerhalb einer Anstalt des Alkoholgenusses enthalten hat.

Mit der Einstellung sind alle gegen den Trinker getroffenen Anordnungen aufzuheben.

Die Bewährungsfrist kann frühestens 6 Monate nach der Einleitung des Verfahrens gesetzt werden; sie wird von Amts wegen oder auf Antrag des Trinkers bestimmt.

Bei Rückfall kann eine neue Frist gewährt werden.

§ 10. *Verfahren auf Antrag und von Amts wegen.* Die Anordnungen werden auf Antrag erlassen. Zur Stellung des Antrages sind berechtigt: der gesetzliche Vertreter, der Ehegatte, die Verwandten gerader Linie und der Seitenlinie bis zum dritten Grad und die Verschwägerten gerader Linie und der Seitenlinie bis zum zweiten Grad, die von dem Trinker Geschädigten oder Gefährdeten, die Trinkerfürsorgestelle, das Vormundschaftsgericht, die Staatsanwaltschaft, der Bezirksarzt und der Trinker selbst.

Der Antrag kann nicht zurückgenommen werden.

Das Verfahren soll von Amts wegen eingeleitet werden, wenn der Trinker für sich selbst oder andere oder für das Eigentum oder für die Sittlichkeit gefährlich ist, öffentliche Aufmerksamkeit erregt, der Verwahrlosung anheimfällt, Ausschreitungen begeht oder ein Einschreiten nach §§ 11 und 12 gegen sich veranlaßt.

Von Ermittlungen über das Verhalten des Trinkers kann abgesehen werden, wenn er in glaubwürdiger Weise den Alkoholmißbrauch einräumt und seine Einwilligung in die Anordnung erklärt.

§ 11. *Einschreiten gegen Betrunkene.* Betrunkene können, wenn sie Aufsehen erregen, von öffentlichen Wegen, Plätzen und Versammlungsorten von Amts wegen, von anderen Orten auf Verlangen einer durch das Verhalten der Betrunkenen beschwerten Person entfernt und, falls dies zum Schutze der Person oder des Eigentums des Betrunkenen oder anderer oder der Sittlichkeit oder zur Verhütung von Ruhestörung und Unfug erforderlich ist, bis zur Dauer von fünf Tagen in polizeilichen Gewahrsam genommen werden oder in eine Krankenanstalt eingeliefert werden.

Die Trinkerfürsorgestelle ist von dem Einschreiten unverzüglich, im Falle des polizeilichen Gewahrsams oder der Einlieferung in eine Krankenanstalt vor der Freilassung in Kenntnis zu setzen.

§ 12. *Bestrafung von öffentlicher Betrunkenheit.* Mit Verweis, mit Geldstrafe bis zu ...... M. oder mit Haft wird bestraft:

1. wer in einem die öffentliche Aufmerksamkeit erregenden Zustande selbstverschuldeter Trunkenheit betroffen wird;

2. wer bei Verrichtungen, welche zur Verhütung von Gefahren für Leben und Gesundheit Dritter besondere Vorsicht erfordern, sich betrinkt oder betrunken solche Verrichtungen vornimmt.

Ist der Betrunkene Trinker, so kann von der Bestrafung abgesehen werden, wenn gegen ihn ein Verfahren gemäß §§ 1—5 oder 7 eingeleitet wird.

§ 13. *Behandlung wiederholter Trunkenheit.* Gegen eine Person, welche binnen Jahresfrist ein wiederholtes Einschreiten nach § 11 und 12, Abs. 1, gegen sich veranlaßt, können wie gegen einen Trinker, gemäß §§ 1—10 Zwangsverordnungen erlassen werden.

§ 14. *Zuständigkeit.* Für die nach diesem Gesetz zu erlassenden Anordnungen und Verfügungen ist das Bezirksamt zuständig, in dessen Bezirk der Trinker oder Betrunkene seinen Wohnsitz oder in Ermangelung eines Wohnsitzes seinen Aufenthalt hat.

§ 15. *Mitwirkung des Arztes.* Die Erlassung einer Anordnung gemäß §§ 1—4 und 7 und die Bestrafung nach § 13 ist erst zulässig, wenn der Trinker oder Betrunkene durch den Bezirksarzt oder den vom Bezirksamt im Benehmen mit dem Bezirksarzt anerkannten Vertrauensarzt der Trinkerfürsorgestelle ärztlich untersucht worden ist. Über die Untersuchung ist dem Bezirksamt ein schriftliches Gutachten vorzulegen.

§ 16. *Trinkerfürsorgestelle.* Zur Ausübung der Trinkerfürsorge, insbesondere zur Durchführung der bezirksamtlichen Anordnungen und Verfügungen werden von den Gemeinden Trinkerfürsorgestellen unterhalten.

Für den Aufgabenkreis der Trinkerfürsorge ist ein beschließender Ausschuß gemäß § 52 der Gemeindeordnung zu bilden. Dem Ausschuß sollen angehören ein Beamter der öffentlichen Gesundheitspflege, der Vertrauensarzt der Trinkerfürsorgestelle — § 15 —, je ein Geistlicher der in der Gemeinde vertretenen anerkannten kirchlichen oder religiösen Gemeinschaften, je ein Vertreter der in der Gemeinde wirkenden, in der Trinkerrettung tätigen Vereine, ein Vertreter der für die Gemeinde bestehenden Träger sozialer Versicherungen und ein Beamter der Ortspolizeibehörde. Durch Gemeindesatzung oder Gemeindebeschluß sind nähere Bestimmungen über Zusammensetzung und Wirkungskreis dieses Ausschusses zu erlassen.

Die Trinkerfürsorgestelle ist vor Erlassung einer Anordnung oder Verurteilung wegen Trunkenheit zu hören, sie ist von allen durch das Bezirksamt ergehenden Anordnungen und Verfügungen unverzüglich in Kenntnis zu setzen und zu allen vor dem Bezirksamt anberaumten Terminen zu laden.

Zuständig ist die Trinkerfürsorgestelle derjenigen Gemeinde, in deren Bezirk der Trinker zur Zeit der Einleitung eines Verfahrens sich aufhält. Die Trinkerfürsorgestellen sind verpflichtet, bei Erfüllung ihrer Aufgaben einander Hilfe zu leisten. Die Gemeinden können die Aufgaben und Befugnisse der Trinkerfürsorgestelle von den anderen Behörden, von Verbänden oder Vereinen unterhaltenen Fürsorgestellen mit Zustimmung des Bezirksamtes unter dem Vorbehalte übertragen, daß die Dienstaufsicht über die Fürsorgestelle dem Bürgermeister der für den Fürsorgefall zuständigen Gemeinde zusteht.

§ 17. *Vormundschaftsgericht.* Von der Einleitung eines Verfahrens gegen einen Trinker hat das Bezirksamt dem Vormundschaftsgericht Mitteilung zu machen.

Von der Einleitung und Erledigung eines Verfahrens zwecks Entmündigung wegen Trunksucht oder Aufhebung der Entmündigung, von der Anordnung einer vorläufigen oder endgültigen Vormundschaft über eine wegen Trunksucht entmündigte Person und von der Bestellung oder Entlassung von Vormündern der wegen Trunksucht entmündigten Personen ist der Trinkerfürsorgestelle durch die Gerichtsschreiberei des Amtsgerichtes Nachricht zu geben.

Vor der Auswahl eines Vormundes für eine wegen Trunksucht entmündigte oder unter vorläufige Vormundschaft gestellte Person ist die Trinkerfürsorgestelle über die Eignung des in Aussicht genommenen Vormundes zu hören.

Die Vormundschaften über Trinker sollen einem Beamten der Trinkerfürsorgestelle übertragen werden, sofern nicht eine andere Person zum Vormund berufen ist oder besondere Umstände die Bestellung einer anderen Person als Vermund angezeigt erscheinen lassen.

§ 18. *Auskunftspflicht der Behörden.* Die Behörden sind verpflichtet, der Trinkerfürsorgestelle die Personen mitzuteilen, von denen sie in Ausübung ihrer Dienstverrichtungen in Erfahrung bringen, daß sie infolge Alkoholmißbrauches sich oder andere gesundheitlich, sittlich oder wirtschaftlich gefährden oder die öffentliche Aufmerksamkeit erregen.

Alle Fälle behördlicher Feststellungen von Betrunkenen sind der Trinkerfürsorgestelle unverzüglich anzuzeigen. Alle staatlichen und unter staatlicher Aufsicht stehenden Privatanstalten sind verpflichtet, von der Aufnahme und der bevorstehenden Entlassung solcher Personen, welche infolge Trunksucht aufgenommen wurden, oder gegen die ein Verfahren nach §§ 1—5 und 7 eingeleitet ist, der Trinkerfürsorgestelle Nachricht zu geben.

§ 19. *Polizeilicher Zwang beim Vollzug.* Gegen Trinker oder Betrunkene, welche in einem anhängigen Verfahren trotz ordnungsmäßiger Ladung vor den zuständigen Arzt oder die zuständige Trinkerfürsorgestelle nicht erscheinen, kann von der Ortspolizeibehörde Vorführungsbefehl erlassen werden. Die Ladung hat die Anordnung zu enthalten, daß im Falle unentschuldigten Ausbleibens Vorführung erfolge.

Der Trinkerfürsorgestelle ist zum Vollzug der bezirksamtlichen Anordnungen und Verfügungen und bei der vorläufigen Unterbringung — § 5 — auf Verlangen polizeiliche Hilfe zu leisten.

§ 20. *Rechtsbehelfe.* Der Rekurs (§ 33 LVO. betr. das Verfahren in Verwaltungssachen) hat in Fällen des § 5 keine aufschiebende Wirkung.

Die Zwangsanordnungen des Bezirksamtes auf Grund der §§ 1—7 gelten als polizeiliche Verfügungen im Sinne des § 4, Abs. 1, Ziff. 1 des Verwaltungsrechtspflegegesetzes.

Die Klage steht dem Trinker, dem gesetzlichen Vertreter, dem Ehegatten sowie den Verwandten und Verschwägerten zu.

Die Notfrist (§ 41, Abs. 1, Ziff. 1 des Verwaltungsrechtspflegegesetzes) beginnt für Klageberechtigte, an die keine Eröffnung erfolgt ist, mit dem ersten Tag des Vollzuges der Anordnung.

§ 21. *Strafbestimmungen zur Sicherung des Vollzuges.* Mit Geldstrafe bis zu ..... M. oder mit Haft werden bestraft:

1. Trinker und andere Personen, welche den nach diesem Gesetz vom Bezirksamt erlassenen Anordnungen und Verfügungen absichtlich zuwiderhandeln;

2. wer ersichtlich Angetrunkenen oder solchen Personen, von denen er weiß oder wissen muß, daß gegen sie ein Wirtshausverbot erlassen ist, alkoholische Getränke verabreicht oder verabreichen läßt;

3. Wirte, welche den in Ziffer 2 genannten Personen den Aufenthalt in ihren öffentlichen Schankstätten gestatten;

4. wer eine Person, von der er weiß, daß gegen sie eine Zwangsanordnung gemäß §§ 1—4 und 7 erlassen ist, zum Trinken verleitet oder ihr alkoholische Getränke verabreichen läßt oder verabreicht;

5. die in gleicher Wohnung mit dem Trinker lebenden Personen, wenn sie diesem nach Einleitung eines Verfahrens gemäß §§ 1—4 oder 7 trotz Verwarnung alkoholische Getränke zum Genuß geben oder geben lassen;

6. wer an die Pfleglinge einer Anstalt für Trinker alkoholische Getränke verabfolgt oder deren Zustellung vermittelt.

§ 22. *Kosten.* Die Kosten einer Zwangsanordnung und ihres Vollzuges sind dem Trinker oder Betrunkenen aufzuerlegen.

Soweit die Kosten des Vollzuges einer Zwangsanordnung von dem Betroffenen, von unterstützungspflichtigen Dritten, von einem Träger sozialer Versicherung oder von anderen Zahlungspflichtigen nicht erlangt werden können, werden sie nach Maßgabe des Gesetzes vom 5. Mai 1870, die öffentliche Armenpflege betreffend, aus Mitteln der öffentlichen Armenpflege bestritten. Durch die Bestimmung über die örtliche Zuständigkeit der Trinkerfürsorgestellen — § 16, Abs. 4 — werden die gesetzlichen Bestimmungen über den Unterstützungswohnsitz nicht berührt.

§ 23. *Vollzug.* Durch Vollzugsverordnung werden erlassen:

a) Vorschriften über das Verfahren vor dem Bezirksamt sowie bei der Aufnahme und Entlassung aus den Anstalten;

b) Bestimmungen darüber, welche Anstalten als Heil-, Arbeits- und Bewahranstalten zu gelten haben, wie diese Anstalten ihrem Zweck entsprechend einzurichten sind und welche Anforderungen bezüglich der Eignung und der Ausbildung der mit der Trinkerbehandlung betrauten Beamten gestellt werden;

c) eine Dienstanweisung für die Trinkerfürsorgestellen mit Bestimmungen über Ausbildung der Fürsorgebeamten, über den Vollzug der bezirksamtlichen Anordnungen und über den Aufgabenkreis der Fürsorgestellen.

§ 24. *Übergangsbestimmungen.* Die §§ 76, 76 a und 99 des Polizeistrafgesetzbuches werden aufgehoben.

§ 25. *Vollzugsbehörden.* Das Gesetz wird von dem Arbeitsministerium im Benehmen mit dem Ministerium des Innern vollzogen.

Aus der Begründung dieses Entwurfes sei noch folgendes mitgeteilt.

*Arbeitsanstalt.* Zu § 3. Der Arbeitsanstalt kommt heute eine große Bedeutung zu. Die grenzenlos traurigen wirtschaftlichen Verhältnisse der gemeinnützigen Zwecken dienenden Anstalten einerseits und die Verarmung derjenigen Kreise andererseits, aus denen die Pfleglinge in solche Anstalten meistens kommen, führen immer mehr zu einer Verkümmerung der Anstaltsfürsorge überhaupt. Diesem Niedergang kann wenigstens zu einem Teile dadurch begegnet werden, daß einem empfindlichen Mangel in unserem ganzen System der Anstaltsfürsorge abgeholfen wird, der auch früher schon empfunden wurde und bei der Trinkerversorgung ganz besonders zutage trat, d. i. der Unterschätzung der Anstaltsarbeit. In unseren Anstalten werden die Arbeitskräfte entweder ganz brach gelegt oder zu wenig ausgenutzt; jedenfalls, und das ist das Entscheidende, zur Schaffung wirtschaftlicher Werte nicht gehörig verwendet. Selbst in den Strafanstalten, in denen Arbeitszwang besteht und Wirtschaftszweige verschiedenster Art eingeführt sind, wird der wirtschaftlichen Ausnutzung der Arbeitskraft nicht die nötige Bedeutung beigelegt. Es muß der Grundsatz sich durchsetzen, daß Anstalten, in denen arbeitsfähige Pfleglinge sich befinden, mit ihren wirtschaftlichen Unternehmungen sich selbst erhalten und darüber hinaus noch Mittel zur Weiterführung ihrer Aufgaben sich erwirtschaften. Der Anstalt als Unternehmerin gegenüber erscheint der Pflegling als Arbeitnehmer, dessen Verdienst seiner Arbeitsleistung entsprechend zu bemessen ist. Der etwa nach Abrechnung seines Verpflegungsaufwandes verbleibende Rest ist ihm, soweit der Anstaltszweck nicht entgegensteht, zu freier Verfügung zu halten.

Eine solche Arbeitsanstalt wird zahlreichen Trinkern, ohne daß ihre Versorgung an der leidigen Kostenfrage zu scheitern braucht, Obdach, Arbeit, Verpflegung und Heilung gewähren können. Trinker sind in der Regel wenige Tage nach der Aufnahme in eine Anstalt, sobald ihnen eben der Alkohol entzogen ist, arbeitsfähig. Mit dem, was heute unter Arbeitstherapie in denjenigen Anstalten verstanden wird, die sich mit dem eingehenden

Verpflegungsgeld erhalten müssen und in denen die Arbeit weniger unter dem Gesichtspunkt ihrer Produktivität, als vielmehr nur als ein Heilfaktor gefördert oder gewünscht wird, erreichen wir nicht, was unter der in dem Entwurf geforderten Arbeitsanstalt verstanden sein will.

Wer in der Heilanstalt mangels Kostendeckung nicht verpflegt werden kann, soll die Möglichkeit haben, freiwillig in der Arbeitsstätte Heilung zu finden, um seine volle Arbeitskraft zur Geltung zu bringen.

Auch die Arbeitsanstalt hat wie die Heilanstalt der Heilung oder der Besserung zu dienen. Welche Elemente anstatt in die Heilanstalt der strengeren Arbeitsanstalt zuzuführen seien, ist an sich nicht ohne weiteres leicht zu beantworten. Nur beim Vorliegen bestimmter Qualifikationen soll auf die Arbeitsanstalt gegriffen werden. Diese bestimmte Voraussetzung muß das Gesetz einzeln genau fixieren. Ist keine dieser Voraussetzungen gegeben, so hat selbstverständlich zunächst die Einweisung in eine Trinkerheilanstalt zu erfolgen. Die Überführung in die Arbeitsanstalt soll dann erst im Rahmen des § 2, Abs. 2 a möglich sein. Zu den einzelnen Voraussetzungen ist zu bemerken:

Zunächst sollen Jugendliche unter 18 Jahren unter keinen Umständen in eine solche Anstalt, eine Arbeitsanstalt, überwiesen werden, um sie nicht einem Milieu zuzuführen, in dem die Erziehung gefährdet wäre.

Zu a). Wenn auch in den Städten im allgemeinen die Arbeit durch Arbeitsämter vermittelt wird, so sind selbst in Industrieplätzen, besonders aber in ländlichen Verhältnissen, noch viele Möglichkeiten offen, sich selbst eine geeignete Arbeit zu suchen. Dem Trinker, der sich nicht ernstlich um Arbeit bemüht, soll die Arbeitsanstalt in Aussicht gestellt werden können. Der Wortlaut dieser Voraussetzung ist mit Absicht so gewählt, daß auch bei behördlicher Zuweisung von Arbeit dem Trinker die Arbeitsanstalt in Aussicht gestellt werden kann, wenn er sich nicht bemüht, die ihm zugewiesene Arbeit auch wirklich zu erlangen, oder wenn er eine zugewiesene Arbeit überhaupt nicht übernimmt.

Zu b). Trinker, welche den Unterhalt ihrer Familie gefährden, müssen ernsthafter angefaßt werden können. Es ist eine traurige Erfahrung in den Trinkerfürsorgestellen, daß das Pflichtbewußtsein für den Unterhalt der Angehörigen zu sorgen, unter dem fortgesetzten Einfluß des Alkoholmißbrauches fortgesetzt schwindet. Eine Bestimmung, daß in solchen Fällen die Einweisung in eine Arbeitsanstalt möglich ist, wird in dem Milieu des Trinkers und seiner weiteren Umwelt das Gewissen schärfen und das Pflichtbewußtsein, daß der Mann für seine Familie zu sorgen hat, wesentlich schärfen.

Zu c). Wenn in einer Trinkerfamilie Armenunterstützung tatsächlich notwendig und gewährt worden ist, sollte es keiner weiteren Erwägungen mehr bedürfen, einen solchen Mann durch Einweisung in eine Arbeitsanstalt zu tatsächlicher Arbeit anzuhalten und ihm zu Bewußtsein zu bringen, daß vor jeglichem Alkoholgenuß der Unterhalt der Familie kommt. Diese Bestimmung wird zahlreiche Armenunterstützungen von vornherein ausschließen.

Zu d). Es wäre zu erwägen, ob nicht alle straffällig gewordenen Trinker oder doch wenigstens Trinker mit größeren Strafen der Arbeitsanstalt und nicht der Heilanstalt zuzuführen wären. Die Erfahrungen der praktischen Trinkerfürsorge bringen jedoch immer wieder neue Beweise dafür, daß die Straftaten, welche die Trinker begehen, keinen Schluß darauf zulassen, daß der Straffällige ein moralisch minderwertiger Mensch sei. Es würde in den meisten Fällen ein Unrecht bedeuten, straffällige Trinker dem Milieu, wie es in der Arbeitsanstalt sich zeigen wird, zuzuführen. Nur die sittlich entarteten Trinker, die in der Regel in den erwähnten Strafbestimmungen des Reichsstrafgesetzbuches erfaßt werden, sollen dem gehobenen Milieu der Heilanstalt ferngehalten und der Arbeitsanstalt zugeführt werden.

Auch der neue Strafgesetzentwurf sieht für straffällige Trinker im allgemeinen nur Heilanstalt vor.

Zu e). Es sind nun durchaus Fälle denkbar, daß ein haltloser Trinker es selbst für eine Erlösung empfindet, in einer Heilanstalt seine geordnete Verpflegung und Arbeit zu erlangen. Es soll deshalb hier die Möglichkeit geschaffen werden, solchen Leuten Obdach und Arbeit auch in der Trinkerarbeitsanstalt zu verschaffen.

Das Vorliegen einer dieser Voraussetzungen soll nur die Möglichkeit, nicht die Notwendigkeit bedingen, bei Anstaltsversorgung unter allen Umständen die Arbeitsanstalt zu wählen. Es ist deshalb auch hier die Wendung „kann eingewiesen werden" gewählt.

Liegt aber eine der unter a) bis e) aufgezählten Voraussetzungen vor, und ist der Betroffene Trinker im Sinne des § 1, so soll es eines weiteren Nachweises für einen ursächlichen Zusammenhang des Alkoholmißbrauches und einer dieser Voraussetzungen nicht mehr bedürfen. Die Arbeitsanstalt ist etwa in annähernd dem Sinne des § 18 e des bad. Gesetzes über die öffentliche Armenpflege, Änderung vom 8. Juli 1914, Gesetzes- und Verordnungsblatt S. 241) gedacht. Eine solche Arbeitsanstalt ist so einzurichten, daß in ihnen geordnete Gewerbebetriebe bestehen, in denen die Eingewiesenen einen geordneten Arbeitslohn verdienen. Die Übernahme von Arbeitsaufträgen und die Beschäftigung der Leute auch außerhalb der Anstalt muß zulässig sein.

Soweit der Eingewiesene keine Unterhaltsverpflichtungen hat, mag ihm sein Einkommen, soweit es für seine Verpflegung nicht benötigt wird, zur freien Verfügung überlassen bleiben. Es wird mit eine Aufgabe der Arbeitsanstalt sein, die Leute zu ordnungsmäßiger Verwaltung ihres Arbeitsverdienstes zu erziehen. Sind unterhaltsberechtigte Angehörige vorhanden, so soll diesen vorweg die Möglichkeit gegeben werden, sich aus dem Arbeitsverdienst zu befriedigen."

Die von Grein vorgeschlagene Dreiteilung der Trinkerbehandlung und -verwahrungsmöglichkeit entspricht am besten den verschiedenen Aufgaben in der Trinkerfürsorge. Trinkerheilstätten und außerdem die Heil- und Pflegeanstalten als Bewahranstalten genügen den vielfach verschiedenen Bedürfnissen nicht. In den Heilstätten kommt der Gedanke der Heilbehandlung am reinsten zum Ausdruck, während die Arbeitsanstalt neben dem Versuche der Heilbehandlung vorwiegend als Strafmaßnahme zu werten ist und dazu im Gegensatz die Bewahranstalt ausschließlich den Trinker vor sich selbst und die Gesellschaft vor dem Trinker schützen soll. Nur muß man sich klar darüber sein, daß die allgemeinen Arbeitshäuser in ihren heutigen Zuschnitt nicht geeignet sind, jugendliche Trinker durch Straf- und Arbeitsmaßnahmen zu bessern. Die bisherigen Anstalten genügen jedoch auch der Anzahl nach nicht, um großzügig die Trinker nach Möglichkeit zu erfassen. Im Augenblick würde auch die Errichtung zahlreicher Anstalten für Trinker auf unüberwindbare wirtschaftliche Schwierigkeiten stoßen, doch ist zu berücksichtigen, daß solche Sondermaßnahme gegen die Trinker die bestehenden Anstalten, vor allem die Heil- und Pflegeanstalten und Irrenhäuser, wesentlich entlasten würde. Aus sozialhygienischen, sozialpädagogischen und wirtschaftlichen Gründen ist daher für die Zukunft der Ausbau von Sonderanstalten für Trinker mit Nachdruck zu betreiben.

Unter den prohibitiven öffentlichen Maßnahmen steht das Konzessionswesen an erster Stelle. Nach der GO. sind konzessionspflichtig: Gast-, Schankwirtschaften und Kleinhandel mit Branntwein oder Spiritus. Gastwirtschaften betreiben gewerbsmäßig das Beherbergen von Fremden, mit dem in der Regel Ausschank von geistigen Getränken verbunden ist. Die Schankwirtschaften betreiben gewerbsmäßigen Verkauf von geistigen Getränken zum Verzehr an Ort und Stelle. Reine Speisewirtschaften sind nicht konzessionspflichtig. Unter Kleinhandel mit Branntwein versteht man den Verkauf in kleinen Mengen zum Mitnehmen. Nicht zu den Schankwirtschaften gerechnet wird der Flaschenbierverkauf allein. Kleinhandel mit denaturiertem Spiritus fällt nicht unter § 33 der GO., muß jedoch vor Eröffnung der Steuerbehörde und Ortspolizeibehörde angemeldet werden nach der Vorschrift der Branntweinsteuerbefreiungsverordnung vom 9. IX. 1909.

Über das Konzessionswesen schreibt Elster (7) folgendermaßen:

„Die erwähnten Tätigkeiten erfordern eine Konzession aber nur dann, wenn sie gewerbsmäßig betrieben werden; doch finden nach ausdrücklicher Bestimmung der GO. § 33, Abs. 5, die Vorschriften über das Erfordernis und die Voraussetzung der Konzessionierung auch auf Vereine Anwendung, welche den gemeinschaftlichen Einkauf von Lebens und Wirtschaftsbedürfnissen im großen und deren Absatz im kleinen zum ausschließlichen oder hauptsächlichen Zweck haben (Konsumvereine, Erwerbs- und Wirtschaftsgenossenschaften). Durch Verordnungen der Landesregierungen können auch andere Vereine, die ihren Betrieb auf den Kreis der Mitglieder beschränken, diesen Vorschriften der GO. unterworfen werden. Hiernach ist in mehreren Staaten, insbesondere in Preußen (Erlaß des Min. des Innern vom 27. 12. 1896) für alle Vereine, sofern sie Gast- und Schankwirtschaft, wenn auch nur für ihre Mitglieder und nicht gewerbsmäßig betreiben, die Konzessionspflicht eingeführt worden.

Der Ausschank und Verkauf geistiger Getränke im Umherziehen, d. h. ohne eine Betriebsstätte an dem betreffenden Orte, ist verboten; er kann nur ausnahmsweise im Falle besonderen Bedürfnisses von der Ortspolizeibehörde vorübergehend gestattet werden (GO. § 56, Abs. 2, Nr. 1).

Die Konzessionierung der vorher näher bestimmten Gewerbebetriebe ist durch 3 Voraussetzungen bedingt:

a) die persönliche Qualifikation des zu Konzessionierenden. Eine Versagung der Konzession tritt dann ein, wenn gegen den Nachsuchenden Tatsachen vorliegen, welche die Annahme rechtfertigen, daß er das Gewerbe zur Förderung der Völlerei, des verbotenen Spieles, der Hehlerei oder der Unsittlichkeit mißbrauchen werde. Hier werden namentlich strafgerichtliche Verurteilungen in Betracht kommen. Es muß nach Maßgabe des ganzen Vorlebens des Nachsuchenden beurteilt werden, ob er die erforderlichen Bürgschaften für sein künftiges Verhalten gewährt.

b) ein geeignetes Lokal. Die Konzession ist zu versagen, wenn das zum Betriebe des Gewerbes bestimmte Lokal den polizeilichen Anforderungen nicht genügt. Die Ausübung der Schankwirtschaft erfordert demnach eine bestimmte Örtlichkeit, aber nicht notwendig einen geschlossenen Raum.

c) Das Vorhandensein eines Bedürfnisses. Über die Bedürfnisfrage hat das Reichsgesetz unmittelbar nichts bestimmt, sondern nur den Landesregierungen das Recht eingeräumt, die Aufwerfung der Bedürfnisfrage anzuordnen. Die Regierungen sind befugt, zu bestimmen, daß die Erteilung der Konzession von dem Nachweis eines vorhandenen Bedürfnisses abhängig sein soll, und zwar: 1. für den Ausschank von Branntwein und für den Kleinhandel damit oder mit Spiritus ganz allgemein, 2. für den Betrieb der Gastwirtschaft und Ausschank von Wein, Bier oder anderen geistigen Getränken in Ortschaften mit weniger als 15 000 Einwohnern ohne weiteres, in Ortschaften mit einer größeren Einwohnerzahl dann, wenn dies durch Ortsstatut festgesetzt wird. Für den Ausschank von nicht geistigen Getränken, d. h. solchen, welche nicht alkoholhaltig sind, kann also die Bedürfnisfrage nicht aufgeworfen werden. Die Regierungen haben von der ihnen eingeräumten Befugnis einen sehr umfassenden Gebrauch gemacht, so daß fast in allen deutschen Staaten bei der Bewilligung von Schankkonzessionen die Bedürfnisfrage zu prüfen ist. Bei dieser Prüfung sind als wesentliche Momente in Betracht zu ziehen die Zahl der Einwohner, die persönlichen und sozialen Verhältnisse der Einwohnerschaft — z. B., ob viele Personen ohne eigenen Hausstand, ob sozial sehr verschiedene Klassen da sind —, die Lage und Ausdehnung des Ortes, der Fremdenverkehr.

Wenn die Voraussetzungen für Erteilung der Konzession vorliegen, so muß sie erteilt werden; liegen sie nicht vor, so muß sie verweigert werden. Vor Erteilung der Konzession sind die Ortspolizei und die Gemeindebehörde gutachtlich zu hören; eine Ablehnung des Konzessionsgesuches kann dagegen auch ohne Anhörung dieser Behörden erfolgen. Auch der Besitzer einer Realgerechtigkeit bedarf der Konzession, die ihm aber nur wegen seiner persönlichen Eigenschaften, nicht wegen Beschaffenheit oder Lage des Lokales oder wegen Mangels des Bedürfnisses versagt werden darf.

Eine Erneuerung der Konzession ist sowohl bei einem Wechsel in der Person des Gewerbetreibenden als bei einem Wechsel des Lokales oder einer Ausdehnung des Betriebes auf in der Konzession nicht angegebene Räume, auch wenn sie sich im gleichen Hause befinden, notwendig. In allen diesen Fällen kann, soweit es landesrechtlich überhaupt zulässig ist, auch die Bedürfnisfrage von neuem aufgeworfen werden. Ebenso tritt bei der Konzessionierung einer anderen Person auch eine erneute Prüfung der Räume ein.

Die Konzession kann, wenn das Gesuch darauf gerichtet ist, auch mit beschränkten Wirkungen erteilt werden. Unzulässig ist die Erteilung der Konzession auf eine bestimmte Zeit, z. B. auf ein Jahr (GO. § 70); möglich dagegen die Konzessionierung für gewisse vorübergehende Ereignisse (Feste, Manöver u. dgl.) oder für gewisse Zeiten des Jahres (Sommerwirtschaften usw.).

Die Konzession erlischt entweder durch den Ablauf bestimmter Fristen oder durch Entziehung. Auf Widerruf darf sie nicht erteilt werden.

Ein Erlöschen durch Fristenablauf findet statt: a) wenn von der Behörde eine bestimmte Frist gesetzt ist, binnen der der Gewerbebetrieb begonnen werden muß, mit Ablauf dieser Frist, ohne daß der Beginn stattgefunden hat, b) wenn eine solche Frist nicht gesetzt ist, durch Ablauf der Zeit, wenn nach erfolgter Genehmigung der Gewerbebetrieb nicht innerhalb eines Zeitraumes von drei Jahren begonnen wurde. Die Fristen können jedoch von der Behörde verlängert werden, sobald erhebliche Gründe nicht entgegenstehen (GO. § 49).

Eine Entziehung der Konzession ist nur zulässig: 1. wegen Unrichtigkeit der Nachweise, auf Grund deren die Erteilung stattgefunden hat, 2., wenn aus Handlungen oder Unterlassungen des Inhabers der Mangel derjenigen Eigenschaften klar erhellt, welche bei Erteilung der Konzession vorausgesetzt werden mußten, 3., wenn durch Handlungen oder Unterlassungen des Inhabers Veränderungen des Betriebslokales eingetreten sind, infolge deren dasselbe den polizeilichen Anforderungen nicht mehr entspricht, 4. wenn dem Inhaber die bürgerlichen Ehrenrechte entzogen werden, für die Dauer des Ehrverlustes (GO. § 53).

Von besonderer Wichtigkeit sind ferner die auf Landesrecht beruhenden Vorschriften über die Polizeistunde, deren Übertretung aber durch das Reichsstrafgesetzbuch mit Strafe bedroht ist. Der Wirt, welcher das Verweilen seiner Gäste über die gebotene Polizeistunde hinaus duldet, wird bestraft. Aber auch die Personen sind strafbar, die in einer Schankstube über die gebotene Polizeistunde hinaus verweilen, nachdem der Wirt, sein Vertreter oder ein Polizeibeamter sie zum Fortgehen aufgefordert haben. (RStrGB. § 365). Für geschlossene Gesellschaften gilt die Polizeistunde nicht.

Zulässig ist das Verbot der Verabfolgung von geistigen Getränken an Betrunkene und an Personen, die von der Polizeibehörde als Trunkenbolde bezeichnet worden sind, sowie das Verbot der Verabfolgung von Branntwein zum sofortigen Genuß an Kinder.

Den Bestimmungen der GO. über die Sonn- und Festtagsruhe unterliegen die Gast- und Schankwirtschaftsgewerbe nicht (GO. § 105 i). Aber die Gewerbetreibenden können ihre Gehilfen und Arbeiter in diesen Gewerben nur zu solchen Arbeiten an Sonn- und Festtagen verpflichten, welche nach der Natur des Gewerbebetriebes einen Aufschub oder eine Unterbrechung nicht gestatten.

Auf Grund des § 120 e der GO. hatte der Bundesrat (Bek. vom 25. 1. 1902) Bestimmungen erlassen über die Beschäftigung von Gehilfen und Lehrlingen in Gast- und Schankwirtschaften. Diese Bestimmungen, die eine Mindestruhezeit festsetzen, sind durch die Anordnung über die Regelung der Arbeitszeit gewerblicher Arbeiter vom 23. 11. 1918 (RGB. 1334) und 17. 12. 1918 (RGBl. 1435) — Einführung des Achtstundentages — größtenteils gegenstandslos geworden.

Über die Beschäftigung weiblicher Angestellter in Gast- und Schankwirtschaften bestimmt das Gesetz vom 15. 1. 1920 (RGBl. S. 69): „Die Landeszentralbehörden oder die von ihnen beeichneten Behörden haben im Interesse der Gesundheit und der guten Sitten, der Ordnung und des Anstandes in Gast- und Schankwirtschaften, insbesondere über die Zulassung, Beschäftigung und Art der Entlohnung weiblicher Angestellter, Vorschriften zu erlassen," Zuwiderhandlung gegen die Vorschriften wird mit Gefängnis bis zu sechs Monaten und mit Geldstrafe bis zu 10 000 M. bestraft. Eine preußische Anordnung setzte daraufhin Anmeldezwang und Untersagungsrecht fest sowie Bestimmungen über die Entlohnung und das Verhalten weiblicher Angestellter. Das Schutzalter ist beispielsweise in Preußen auf 18 Jahre, in Württemberg auf 20 Jahre, in Sachsen auf 21 Jahre angesetzt.

Im Betrieb von Schank- und Gastwirtschaften dürfen Kinder unter 12 Jahren überhaupt nicht und Mädchen über 12 Jahre, die noch schulpflichtig sind, nicht bei der Bedienung der Gäste beschäftigt werden. Auch soweit Kinder beschäftigt werden dürfen, darf diese Beschäftigung nicht stattfinden in der Zeit zwischen 8 Uhr abends und 8 Uhr morgens und nicht vor dem Vormittagsunterricht.

Vor dem Kriege war eine Novelle zur Gewerbeordnung dem Reichstag vorgelegt, aber nicht verabschiedet worden, die eine Neuregelung des Schankwesens bringen sollte.

In Frankreich bedarf es nach dem Gesetz vom 17. 7. 1880 für die Ausübung des Schankgewerbes keiner Konzession. Es genügt Erstattung einer Anzeige über die Errichtung des Betriebes bei der Mairie, in Paris bei der Polizeipräfektur. Eine gleiche Anzeige ist bei einem Wechsel in der Person des Unternehmers oder bei einer Veränderung des Lokals erforderlich. Ausgeschlossen vom Betriebe der fraglichen Gewerbe sind Minderjährige, Entmündigte und Personen, welche wegen Verbrechen oder wegen gewisser, im Gesetze näher bezeichneter Vergehen verurteilt sind.

Ein Antialkoholkongreß für Südwestfrankreich in Lyon im Juni 1917 forderte u. a.: Förderung des Obstverbrauches, Verbot der Eröffnung neuer Schankstätten bei dem Wiederaufbau der „von den Deutschen verwüsteten" Gegenden (unbeschadet alter Rechte), Verbot alkoholischer Getränke mit mehr als 18% Alkohol, Verminderung der Schankstätten, Vorlage eines neuen Trunksuchtsgesetzes.

In England wurde — nach manchem Hin und Her — durch den wine- and beerhouses act 1869 (32 u. 33 Vict. c. 27) für jeden Ausschank von Wein, Bier und Obstwein polizeiliche, von den Friedensrichtern zu erteilende Konzession verlangt. Eine Neuregelung des Konzessionswesens für den Ausschank aller geistigen Getränke hat durch den licensing act 1872 (35 u. 36 Vict. c. 94) stattgefunden. Durch zahlreiche spätere Gesetze sind die Bestimmungen dieses Gesetzes abgeändert und ergänzt worden, so durch die licensing acts von 1874 (37 u. 38 Vict. c. 49), von 1902 (2 Edw. VII c. 28) und von 1904 (4 Edw. VII c. 23). Nach diesen Gesetzen werden unterschieden On license, die Konzession zum Betrieb einer Gast- und Schankwirtschaft mit dem Recht, geistige Getränke zu verabreichen, und Off license, die Konzession zum Kleinhandel mit geistigen Getränken, die nicht an Ort und Stelle genossen werden. Nur Inhaber einer polizeilichen Konzession erhalten von der Steuerbehörde einen Gewerbesteuerschein (Excise license). Die Verleihung einer Konzession erfolgt in der Sitzung der Friedensrichter einer Grafschaftsabteilung (Special session). Die Konzession wird immer nur auf bestimmte Zeit, und zwar auf ein oder mehrere Jahre erteilt (höchstens auf 7 Jahre). Während dieser Zeit kann sie nur auf Beschluß des Gerichtes (court summary jurisdiction) zurückgenommen werden, wenn der Inhaber den Bedingungen, unter denen sie erteilt ist, zuwidergehandelt hat, oder wenn er wegen bestimmter strafbarer Handlungen verurteilt worden ist. Das Gesetz von 1904, das aber für Schottland und Irland nicht erlassen ist, versagt in England den Anspruch auf Wiederverleihung der Konzession nach ihrem Ablauf zu dem Zwecke, die Zahl der Gast- und Schankwirtschaften zu verringern.

Der Betrieb von Gasthäusern und Speisewirtschaften, in denen geistige Getränke nicht verabreicht werden (Temperance hotels, Dining rooms, Tea rooms usw.) unterliegt keinen besonderen Beschränkungen.“

Der Entwurf eines neuen Schankgesetzes für England und Wales (Die Alkoholfrage 15, S. 184) behandelt im wesentlichen folgende Punkte. Die Konzessionsbehörde soll in einem Bezirk eine Körperschaft sein, die aus je zwei Konzessionsrichtern besteht. Über den örtlichen Konzessionsbehörden soll eine oberste Berufungsstelle für ganz England stehen. Im ganzen soll es nur 11 Konzessionsbezirke geben, die aber wieder in Unterbezirke geteilt werden können. Die Verkaufsstunden sollen beschränkt werden, 12 Stunden Betriebszeit werden an Werktagen für genügend erachtet. Bauliche Veränderungen in den Wirtschaften sollen begünstigt werden, soweit sie eine bessere Bedienung der Besucher hinsichtlich Ruhe, Erfrischung und Unterhaltung gewähren. Klubs bedürfen jährlicher neuer behördlicher Eintragung, die bei begründeten Einwendungen verweigert werden kann. Die Strafen für die Verfehlungen gegen Wirtschaftsgesetze sollen wesentlich verschärft, wissentliche Verabreichung geistiger Getränke an Trunkene gebüßt werden.

Am 24. II. 1923 trat in Deutschland ein Notgesetz in Kraft, aus dem folgende Paragraphen hier mitgeteilt seien (Die Alkoholfrage 1923, S. 78):

### Artikel I.

§ 1. § 33 der Reichsgewerbeordnung wird geändert wie folgt:

I. Die Abs. 1—3 erhalten folgende Fassung:

Wer Gastwirtschaft, Schankwirtschaft oder Kleinhandel mit Branntwein oder Spiritus betreiben will, bedarf dazu der Erlaubnis.

Die Erlaubnis darf nur erteilt werden, wenn ein Bedürfnis nachgewiesen ist.

Im übrigen ist die Erlaubnis nur dann zu versagen:

1. wenn Tatsachen die Annahme rechtfertigen, daß der Antragsteller die für den Gewerbebetrieb erforderliche Zuverlässigkeit nicht besitzt, insbesondere dem Trunke ergeben ist oder das Gewerbe zur Förderung unlauterer Handelsgeschäfte, der Schlemmerei, der Völlerei, des verbotenen Spieles, der Hehlerei oder der Unsittlichkeit oder zur Ausbeutung Unerfahrener, Leichtsinniger oder Willensschwacher, zur sittlichen oder gesundheitlichen Schädigung Jugendlicher oder zum Vertrieb gesundheitsschädlicher, verfälschter oder verdorbener Nahrungs- oder Genußmittel mißbrauchen werde;

2. wenn die zum Betrieb des Gewerbes bestimmten Räumlichkeiten wegen ihrer Beschaffenheit oder Lage den polizeilichen Anforderungen nicht genügen;

3. wenn die Verwendung der Räume für den Betrieb dem öffentlichen Interesse widerspricht.

II. Abs. 6 erhält folgende Fassung:

Die vorstehenden Bestimmungen finden auch auf geschlossene Gesellschaften (Klubs usw.) und andere Vereine einschließlich der bereits bestehenden selbst dann Anwendung, wenn der Betrieb auf den Kreis der Mitglieder beschränkt ist. Die Erlaubnis an die zur Zeit des Inkrafttretens dieses Gesetzes bestehenden Vereine und Gesellschaften darf nur dann versagt werden, wenn die Voraussetzungen des Abs. 3, Ziffer 1—3 gegeben sind; diese Ausnahme findet nicht statt, wenn es sich um Vereine und Gesellschaften handelt, in denen dem Glücksspiel, wenn auch in verschleierter Form, obgelegen wird.

§ 2. Die oberste Landesbehörde oder die von ihr bestimmte Behörde hat Bestimmungen über die Festsetzung und Handhabung der Polizeistunde in Gast- und Schankwirtschaften zu erlassen. Dabei ist vorzuschreiben, wann die Polizeistunde beginnt und wann sie endet, unter welchen Voraussetzungen sie verlängert und verkürzt werden darf und wie ihre Einhaltung zu überwachen ist. Die Bestimmungen gelten gleichmäßig für alle Gastwirtschaften eines bestimmten Gemeindebezirkes.

Die Bestimmungen finden auch Anwendung auf geschlossene Gesellschaften (Klubs usw.) in einer Gast- und Schankwirtschaft oder mit einer solchen in Verbindung stehenden Räumen, soweit damit ein gast- oder schankwirtschaftlicher Betrieb in Verbindung steht. Die Anordnung kann auch auf Räume ausgedehnt werden, die im Eigentume geschlossener Gesellschaften stehen oder von ihnen ermietet sind.

§ 3. Die zuständige Behörde kann die Fortsetzung des Betriebes einer Gast- und Schankwirtschaft und des Kleinhandels mit Spiritus oder Branntwein durch unmittelbaren oder mittelbaren Zwang verhindern, wenn der Betrieb ohne Erlaubnis begonnen oder die

Erlaubnis erloschen oder nedgültig zurückgenommen ist. Erhellt aus Handlungen oder Unterlassungen des Inhabers einer Gast- oder Schankwirtschaft oder eines Kleinhändlers mit Branntwein oder Spiritus klar, daß er die zum Betriebe seines Gewerbes erforderliche Zuverlässigkeit nicht besitzt (§ 1), so kann die zuständige Behörde den Betrieb vorläufig schließen. Sie hat in diesem Falle unverzüglich bei der hierfür zuständigen Behörde die Zurücknahme der Erlaubnis zu beantragen. Diese Behörde hat über die Schließung vorab zu entscheiden.

Die Erlaubnis kann durch die zuständige Behörde zurückgenommen werden, wenn Tatsachen eintreten, welche die Versagung der Erlaubnis nach § 1, Abs. 3, Nr. 1 rechtfertigen würden.

§ 4. Wer vorsätzlich entgegen den Bestimmungen der Reichsgewerbeordnung den selbständigen Betrieb einer Gast- oder Schankwirtschaft oder den Kleinhandel mit Branntwein oder Spiritus ohne Erlaubnis ausübt oder von den in der Erlaubnis festgesetzten Bedingungen abweicht, wird mit Gefängnis bis zu sechs Monaten und mit Geldstrafe bis zu einer Million Mark oder mit einer dieser Strafen bestraft.

Ebenso wird bestraft, wer auf Grund des § 2 erlassenen Vorschriften vorsätzlich zuwiderhandelt.

Bei Fahrlässigkeit tritt Geldstrafe bis 100 000 M. ein.

§ 5. Verboten ist:

1. das Verabfolgen oder Ausschänken von Branntwein und das Verabfolgen branntweinhaltiger Genußmittel im Betrieb einer Gastwirtschaft oder Schankwirtschaft oder im Kleinhandel an Personen, die das 18. Lebensjahr noch nicht vollendet haben;

2. das Verabfolgen oder Ausschänken anderer geistiger Getränke und das Verabfolgen nicotinhaltiger Tabakwaren im Betrieb einer Gast- oder Schankwirtschaft oder im Kleinhandel an Personen, die das 16. Lebensjahr noch nicht überschritten haben, zu eigenem Genuß in Abwesenheit des zu ihrer Erziehung Berechtigten oder seines Vertreters.

Wer einer Vorschrift des Abs. 1 vorsätzlich zuwiderhandelt, wird mit Gefängnis bis zu sechs Monaten und mit Geldstrafe bis zu einer Million Mark oder mit einer dieser Strafen bestraft.

Bei Fahrlässigkeit tritt Geldstrafe bis zu 100 000 M. ein.

Artikel II.

§ 1. Die oberste Landesbehörde kann in Zeiten einer außerordentlichen politischen oder wirtschaftlichen Not oder Gefahr Vorschriften über Einschränkungen von Vergnügungen erlassen.

Artikel V.

Die oberste Landesbehörde kann Räume, die zu gesetzwidrigen Zwecken verwendet werden, sowie Räumlichkeiten für Gast- oder Schankwirtschaften für den Kleinhandel mit Branntwein oder Spiritus, wenn der Betrieb der Wirtschaft oder des Kleinhandels nach Artikel I, § 3, Ab. 1—3 geschlossen oder verboten wird, beschlagnahmen und wohnungssuchenden Personen, die nach den bestehenden Vorschriften bevorzugt unterzubringen sind, oder, falls es sich um Räume handelt, die nicht für Wohnzwecke geeignet sind, Gewerbetreibenden zuweisen; sie kann die Berechtigung zu diesen Maßnahmen einer ihr unterstellten Behörde übertragen. Die Freimachung der Räume kann durch polizeilichen Zwang erfolgen. Gegen die Maßnahmen der obersten Landesbehörde oder der ihr unterstellten Behörde findet eine Beschwerde nicht statt. Der Reichsarbeitsminister kann Grundsätze für die Durchführung aufstellen.

Artikel VII.

Dieses Gesetz tritt mit dem Tage der Verkündigung in Kraft.

Dieses Notgesetz entspricht vielen weitgehenden Forderungen der Alkoholgegner. Es wäre nur zu erwägen, ob sich die Verweigerung der Konzession nicht auch an die Tatsache anknüpfen ließe, daß ein Konzessionsinhaber in Konkurs gerät. Dadurch wird bis zu einem gewissen Grade erwiesen, daß für die in Betracht kommende Schankwirtschaft kein Bedürfnis vorliegt. Es ist nicht einzusehen, warum eine Feststellung des wirklichen Bedürfnisses aus dem Erfolg weniger zwingend sein soll als eine Begründung des Bedürfnisses auf allerlei Annahmen hin, die noch unbewiesen sind. Denn der heute übliche Nachweis des Bedürfnisses läßt sich mit einer gewissen Geschicklichkeit immer führen und ist streng genommen von vornherein überhaupt in vielen Fällen nicht nachprüfbar. Deshalb wäre bei der Forderung, die Konzession für solche Schankwirtschaften nicht zu erneuern, auf denen der letzte Wirt in Konkurs geraten ist, nicht der Hauptwert darauf zu legen, daß der Wirt vielleicht geschäftsuntüchtig gewesen sei und ein neuer Wirt vielleicht bessere Erfolge erzielen werde, sondern das Scheitern des Unternehmens müßte als Beweis für das fehlende Bedürfnis genügen.

Zu bedauern ist, daß die Bestimmungen über die Polizeistunde nicht auf alle geschlossenen Gesellschaften (Klubs) ausgedehnt sind, die über eigene oder gemietete Räume verfügen. Darin liegt bis zu einem gewissen Grade noch eine Bevorzugung der besitzenden Klassen. Den meisten Anlaß zu Bedenken gibt der § 5. Der Absatz 1 sollte nicht auf Branntwein und branntweinhaltige Genußmittel beschränkt sein, sondern sollte generell den Ausschank von geistigen Getränken an Jugendliche unter 18 Jahren verbieten. Der Absatz 2, soweit er sich mit geistigen Getränken beschäftigt, wäre dann überflüssig. Die Anwesenheit des zur Erziehung Berechtigten oder seines Stellvertreters sollte das Verbot des Auschanks von geistigen Getränken an Jugendliche unter 18 Jahren nicht unwirksam machen. Besonders wichtig wäre diese Bestimmung für die Tanzböden, weil damit den meisten jugendlichen weiblichen Personen der Genuß geistiger Getränke unmöglich gemacht würde. Für die Gestaltung der sexuellen Beziehungen würde solches Verbot von größter Tragweite sein können. Wie oben im Absatz über Alkohol und Sport schon ausgeführt ist, muß gefordert werden, daß allen Spiel- und Sportplätzen, ebenso den Turnhallen keine Konzession zum Ausschank von geistigen Getränken, auch nicht für bestimmte Tage und Veranstaltungen, gegeben werden darf.

Eine recht schwierige Frage ist die der Polizeistunde, die in Deutschland bisher außerordentlich verschieden von der Polizei gehandhabt wurde. Die Polizeistunde kann den Alkoholmißbrauch in späten Abend- und Nachtstunden einschränken zum Wohle der Alkoholverbraucher und des Wirtes und seiner Angestellten. Ihre Anwendung kann auch wesentlich als Angriffswaffe gegen den Alkoholismus benutzt werden, wenn der Ausschank geistiger Getränke für bestimmte Tagesstunden oder Tage ganz verboten wird. Unbedingt ist zu fordern, daß in großen Städten und Industriebezirken Schnapsschankstellen vor ortsüblichem Arbeitsbeginn nicht geöffnet sein dürfen, um zu verhindern, daß die in vielen Fällen daheim nicht mit einem warmen Morgenimbiß versehenenen Arbeiter sich auf dem Wege zur Arbeit mit dem „erwärmenden Schnaps" versehen. Völliges Schnapsverbot für Sonn- und Feiertage samt den ihnen unmittelbar vorangehenden und nachfolgenden Tagen, sowie für Lohn-, Markt-, Wahltage usw. wäre anzustreben.

Mit Rücksicht auf die wirtschaftliche Lage unseres Volkes und unter dem Zwang zur Einschränkung aller Luxusbedürfnisse muß folgende Festsetzung der Polizeistunde gefordert werden: Die Ausschankerlaubnis geistiger Getränke ist für alle Schank- und Gaststätten, auch für Vereine und geschlossene Gesellschaften, die sich in Gast- und Wirtshäusern versammeln, ebenso wenn sie in gemieteten oder in eigenen Räumen oder Häusern zusammenkommen, nur bis abends 11 Uhr zu erteilen. Ausnahmen unter Berücksichtigung — soweit unumgänglich — der örtlichen Verhältnisse können zugelassen werden, z. B. für Bahnhofswirtschaften. Die Verabreichung von Speisen und Getränken ohne Alkoholgehalt innerhalb der jetzt üblichen Polizeistunde steht den Wirten frei.

Diese Forderung ist scharf. Doch scheint mir das Wesentliche zu sein, daß endlich einmal Handhabung der Polizeistunde zur Einschränkung des Alkoholismus und allgemeine Polizeistunde für die Nachtruhe im Wirts- und Gasthausbetrieb voneinander getrennt wird. Dadurch lassen sich am ehesten Härten für die Wirte und für viele geplagte Großstadtmenschen vermeiden. Besonders unter den letzteren gibt es viele, die durch Beruf oder aus sonstigen Gründen gezwungen sind, auch nach 10 Uhr abends noch Essen oder warme Getränke zu sich zu nehmen. Eine solche Trennung wird sich mit der Zeit auch psychologisch auswirken, weil sie manche Volkskreise daran gewöhnt, einen Unterschied zu machen zwischen Aufenthalt in einer Speise- oder Gastwirtschaft und dem Zwang alkoholische Getränke genießen zu müssen. Natürlich ist die Durchführung nicht leicht; doch würde die Polizei, wenn sie dabei von ihrer jetzt oft üblichen, meist zuweitgehenden Duldung abließe, sehr schnell durch scharfes Vorgehen erzieherisch auf zu Umgehungen neigende Wirte einwirken können. Sinn haben ja überhaupt alle solche Maßnahmen nur, wenn die öffentliche Gewalt entschlossen ist, rücksichtslos die Durchsetzung zu erzwingen. Viele Gasthaushocker, die jetzt, weil es so Sitte ist, in den späten Abendstunden gedankenlos alkoholische Getränke zu sich nehmen, würden, wenn sie von der Gasthaushockerei nicht lassen können — bei unserem Wohnungselend in vielen Fällen ist das auch verständlich — an andere harmlosere Getränke sich gewöhnen und für ihre Gesundheit Nutzen davon haben. So könnte der Gedankenlosigkeit des Behäbigkeitsalkoholismus gesteuert werden. Ganz zu verwerfen ist nach meiner Ansicht jeder Versuch, durch besondere Hockersteuern die Stadtsäckel zu füllen und den Mißbrauch geistiger Getränke finanzpolitisch auszuschlachten.

In engem Zusammenhang mit der Konzessionsfrage steht die Gasthausreform. Dieser umfassende Begriff hat eine engeengte Bedeutung gewonnen, die sich wesentlich, wenn man die Übernahme der Schankstätten in irgendeine Form gemeindlicher Verwaltung ausscheidet, auf alkoholfreie Gaststätten erstreckt. An und für sich müßte man annehmen können, daß sich Gastwirtschaften auch ohne Ausschank geistiger Getränke würden halten können. Zu denken ist da in erster Linie an Kaffeehäuser, doch spielt, wenigstens in Deutschland, der Ausschank von Bier und Likören hier eine große Rolle. Reine Speisewirtschaften kommen eigentlich in größerem Ausmaß nur in Betracht zur Einnahme der Mittagsmahlzeit in den Zentren der Großstädte. Hier läßt sich eine vollständige Ausschaltung geistiger Getränke am leichtesten durchführen, weil damit auch eine Form des alkoholfreien Mittagmahles gegeben ist, wie sie der Sitte in den meisten Familien entspricht. Doch überall da, wo es sich außer um die Einnahme einer Mahlzeit auch um die Pflege der Geselligkeit handelt, stehen unsere Trinksitten der Ausschaltung geistiger Getränke am meisten im Wege. Die Trinksitten erscheinen mir in dieser Beziehung wesentlicher zu sein als der Einfluß des Alkoholkapitals, das doch erst aus den Trinksitten und ihrer weiteren Ausgestaltung durch Anreiz Nutzen zog. Es muß also ein wesentlicher Unterschied in der Auffassung vom Wege zur Alkoholeindämmung entstehen, je nachdem ob man von den herrschenden Trinksitten ausgeht, oder ob man die Frage lösen will vom Standpunkt des Abstinenten aus. Die letzteren sehen ihren Hauptgegner im Alkoholkapital und fordern Trennung des Kapitals vom Alkohol. Sie gehen aus von der Voraussetzung, daß der regelmäßige Alkoholgenuß geschichtlich und begrifflich auf das engste mit dem Alkoholkapital zusammenhänge. Doch ist das für die Gestaltung des Verzehrs geistiger Getränke in der Gegenwart nur bedingt richtig. Die Erzeugung von Obstbranntwein und von Most in Süddeutschland haben vielfach mit dem Kapitalismus nichts zu tun, ebenso viele süddeutsche kleine Weinwirtschaften.

Wie verschieden in dieser Hinsicht heute noch die Auffassungen sind, sei an den Forderungen von Fritz M. Rudolf gezeigt, der über die Bewegung für das Gemeindebestimmungsrecht in der Schweiz berichtet (Internat. Monatsschrift zur Erforsch. des Alkohols 1919, S. 3). Er fordert die Selbständigkeit der einzelnen Gemeinden für den Alkoholausschank und -verkauf. Der Alkoholverkauf muß in öffentliche Verwaltung übergeführt werden. Nicht das ist entscheidend, ob an einem Ort einige Wirtschaften mehr oder weniger sind, viel wichtiger ist, wem die Wirtschaften gehören. Die Besitzfrage muß geregelt werden. Die Besitzfrage steht am Anfang aller richtigen Schankgesetzgebung, sie ist neu zu ordnen für alle jene wichtigen Orte, wo ein Alkoholverbot nicht durchführbar ist. Der gesamte Alkoholverkauf muß den Profitwirten aus den Händen genommen und nach ganz anderen Gesichtspunkten von den zu gründenden öffentlichen Gesellschaften verwaltet werden. Die Überführung in öffentliche Verwaltung ist heute noch wenig angezeigt für das offene Land mit seinen bodenständigen Wirten, die vielfach die Wirtschaft nur im Nebenberuf betreiben und nicht auf diesen Verdienst angewiesen sind. Hingegen ist sie ohne allzu große Schwierigkeiten durchzuführen in Städten und Ortschaften mit starker Industrie. Das Gemeindebestimmungsrecht und das Gothenburger System sind keineswegs, wie vielfach angenommen wird, natürliche Gegner, sondern sie sollen und können einander stärken und ergänzen.

Wenn der Deutsche Verein für Gasthausreform als seine Aufgabe die dauernde Ausschaltung jeden geldlichen Interesses am Alkohol ansieht, so ist damit doch nur der in den Gasthäusern verzehrte Alkohol gemeint. Die Erreichung dieses Zieles würde wahrscheinlich den Verzehr geistiger Getränke innerhalb der Familien wesentlich steigern in der Form von Flaschenbier, Wein und, was besonders unerwünscht wäre, in der Form von Branntwein und Likören. Also der Weg zur Lösung der Alkoholfrage über die Gasthausreform ist nur von bedingter Bedeutung. Man würde zwar durch Schaffung großer Kapitalien gemeinnützigen Ursprungs zum Teil den Wirtestand aus der Abhängigkeit vom Alkoholkapital lösen, aber die Alkoholfrage keiner Lösung zuführen, wie sich aus der Entwicklung des Gothenburger Systems ergibt, das durchaus nicht alle auf es gesetzte Hoffnungen erfüllte, sondern den regelmäßigen Schnapsverbrauch in bestimmten Schichten ausbreitete. Als man die bestehenden Wirtschaften, die in ihrer Wirtschaftlichkeit fast ausschließlich vom Absatz geistiger Getränke abhingen, in alkoholfreie Reformgasthäuser umzuwandeln versuchte, mußte die Bestrebung an der Unrentabilität dieser alkoholfreien Gasthäuser scheitern, ganz gleichgültig, ob Gemeinden oder gemeinnützige Gesellschaften Träger dieser Reform waren. Aus diesen Erfahrungen heraus kam man zu der Forderung, die Gast- und Schankwirtschaften zu Mittelpunkten der Wohlfahrtspflege für das Gemeindeleben zu entwickeln. Mit diesem Gedankengang knüpft die Gasthausreform an die Volkshausbewegung an. Darin liegt einerseits ein wertvoller Gedanke. Unbedingt müssen für jene zahllosen Bildungs-, Unterhaltungs- und Vereinsbestrebungen, die heute zur Durchführung ihrer Absichten, wie oben schon im Kapitel über „Alkohol und Sport" ausgeführt wurde, auf Gastwirtschaften angewiesen sind, Versammlungsräume durch zu erstellende Volkshäuser geschaffen werden. Doch dürften solche aus gemeinnützigen oder öffentlichen Mitteln erstellte Häuser selbstverständlich nur alkoholfrei geführt und müßten über die verschiedenen Stadtviertel verteilt werden. Auf diese Weise würden zahlreiche Schankwirtschaften ihren Kundenkreis verlieren. Damit würde ein erfolgreicher Anfang zur Bekämpfung des Alkohols gemacht, und man kann sehr gut, wie das REETZ (82) vorschlägt, auch allerhand Volkswohlfahrtsbestrebungen in diesen Häusern Wirkungsplätze verschaffen. Wenn jedoch REETZ fordert:

„Der § 30 GO. fällt. Schankerlaubnis wird nicht mehr erteilt. Das gesamte Gast- und Schankwirtschaftswesen ist eine Gemeindeangelegenheit. Eigentümer des Betriebes ist die Gemeinde. Die Verwaltung der Häuser liegt in den Händen gemeinnütziger Gesellschaften, die für Städte über 5000 Einwohner und Landkreise einschließlich Städte unter 5000 Einwohnern gebildet werden. Die Gemeinden gehören diesen Gesellschaften an. Die Gesellschaften stehen unter staatlicher Aufsicht. Die Erträgnisse der Gesellschaften gehen an die Gemeinden bzw. werden auf diese verteilt."

so kann dieser Verallgemeinerung nicht zugestimmt werden, weil dadurch Volkshäuser und Wohlfahrtsbestrebungen in ihnen mit Alkoholausschank verknüpft würden. Literatur zur Gasthausreform siehe bei Reetz.

Im oben mitgeteilten Notgesetz ist das Gemeindebestimmungsrecht fortgelassen.

Im Entwurf des Schankstättengesetzes lautet der § 26 folgendermaßen: 1. Durch Landesgesetz kann angeordnet werden, daß auf Verlangen eines Fünftels der zur Gemeinde wahlberechtigten Mitglieder einer Gemeinde oder eines Gemeindebezirkes in der Gemeinde oder dem Gemeindebezirk darüber abgestimmt wird, ob in der Gemeinde oder in dem Gemeindebezirk 1. für neu zu errichtende Gast- und Schankwirtschaften die Erlaubnis, geistige Getränke auszuschenken, künftig noch erteilt werden darf oder nicht, 2. die Erlaubnis, geistige Getränke auszuschenken, für bestehende Gast- und Schankwirtschaften im Falle des Besitzwechsels erneuert werden darf oder nicht, 3. das Ausschänken und Verabfolgen geistiger Getränke oder bestimmter Arten solcher Getränke a) nur im Kleinhandel, b) nur in Gast- und Schankwirtschaften oder c) in Gast- und Schankwirtschaften und im Kleinhandel verboten werden soll.

2. wenn drei Viertel aller Wahlberechtigten sich an der Abstimmung beteiligen und zwei Drittel der gültigen Stimmen für das Verbot abgegeben werden, hat die zuständige Behörde binnen zwei Monaten nach dem Tage der Abstimmung entsprechende Anordnungen zu erlassen. Das Verbot, geistige Getränke auszuschänken oder zu verabfolgen (Ziffer 3) wird sechs Monate nach der Verkündung wirksam.

3. Eine neue Abstimmung darf erst fünf Jahre nach einer früheren Abstimmung zugelassen werden. Die erlassenen Anordnungen dürfen nur aufgehoben oder eingeschränkt werden, wenn an der neuen Abstimmung drei Viertel aller Wahlberechtigten sich beteiligen und zwei Drittel der gültigen Stimmen für eine Aufhebung oder Einschränkung abgegeben werden.

4. Die Erlaubnis ruht während der Dauer des Verbotes, geistige Getränke auszuschänken oder zu verabfolgen, in dem Umfange der Einschränkung.

3. Nach zwölfjähriger Dauer des Verbotes erlischt die Erlaubnis, soweit sie von dem Verbot getroffen war. Die oberste Landesbehörde erläßt die erforderlichen Ausführungsbestimmungen.

Dazu schlägt K. Weymann (83) folgende Abänderungen vor:

Zu 1. Auf Verlangen eines Zehntels der zur Gemeindewahl berechtigten Mitglieder, einer Gemeinde oder eines Gemeindebezirkes ist in der Gemeinde oder dem Gemeindebezirke darüber abzustimmen, ob in der Gemeinde oder im Gemeindebezirke ....

Zu 2. Wenn sechs Zehntel ....

Zu 3. Eine neue Abstimmung darf erst drei Jahre nach einer früheren zugelassen werden. Die erlassenen Anordnungen dürfen nur aufgehoben oder eingeschränkt werden, wenn sechs Zehntel der gültigen Stimmen für eine Aufhebung oder Einschränkung abgegeben werden.

Im Gemeindebestimmungsrecht sehen seine Anhänger eine Vorstufe zur völligen Trockenlegung nach dem Muster der Vereinigten Staaten von Nordamerika. In Norwegen ist es schon durchgeführt, in Schweden hat es sich im Gothenburger und dann im Bratt-System, die unten noch abgehandelt werden, weiterentwickelt. Die Niederlande streben es an, in der Schweiz gehen die einzelnen Kantone selbständig vor. Aus dieser Entwicklung läßt sich voraussagen, daß viele europäische Staaten in absehbarer Zeit das Gemeindebestimmungsrecht eingeführt haben werden. Sein Erfolg ist noch umstritten. Man darf es nicht als einziges Mittel im Kampf gegen den Alkoholismus ansehen, sondern muß es als eine wesentlich erzieherisch und aufklärend wirkende Maßnahme anwenden. Darin liegt sein Vorzug und seine Schwäche. Aufklärung tut bitter not und kann durch Propagierung des GBR. wesentlich gefördert werden, doch ist die schwache Seite die unlösbar damit verbundene Abstimmung. Setzt sie doch eine Reife des Urteils voraus, die erst durch die Aufklärung erzielt werden soll. Somit wird in die Gemeinden eine scheinbar demokratische Lösung der Alkoholfrage hineingetragen, die zu sehr nach Demagogie schmeckt. Deshalb erscheint mir der Regierungsentwurf, der das Verlangen eines Fünftels der gemeindewahlberechtigten Mitglieder vorsieht, besser zu sein als das von Weymann (83) vorgeschlagene Zehntel. Doch sollte der Kampf gegen den Alkoholismus nicht Maßnahmen ergreifen, die einer Vergewaltigung nahekommen und Zwangsanordnungen für tragbar halten, die zu den bedenklichsten Erscheinungen einer Reaktion führen müssen, wie sie weiter unten am Beispiel der Vereinigten Staaten zu erörtern sind. In Industriebezirken könnte das GBR. nur wirksam werden, wenn es geschlossen in Nachbargemeinden eingeführt wird, und zwar in seiner schärfsten Auswirkung, der Trockenlegung. Sonst muß es zu unhaltbaren Zuständen führen. Jedoch die sich daraus zwangsläufig entwickelnde Trockenlegung ganzer Bezirke oder des ganzen Reiches halte ich nicht nur im Hinblick auf das Alkoholkapital und seine Beschäftigten für unerwünscht, weil eine so weitgehende Umstellung unsere Volkswirtschaft noch auf Jahre hinaus zu schwer erschüttern würde, sondern auch aus Rücksicht auf weite Volkskreise, die eine derartige Bevormundung nicht nötig haben, weil sie den Gefahren des Alkoholmißbrauches gegenüber eine vernünftige Stellung einnehmen. Man hat sich im letzten Jahrzehnt im Deutschen Reich schon zu viele und schwere Mißhandlungen der Volksseele geleistet, als daß man gerade jetzt noch zu allen innerpolitischen Schwierigkeiten eine so tief eingreifende Maßnahme überstürzt einführen sollte. Die Befürworter dieser weitgehenden Forderungen vergessen bei ihren Vergleichen mit den Ländern, die schon zur Trockenlegung übergegangen sind, 1. daß dort der Kampf viel länger gedauert hat, bis das Ziel erreicht wurde, 2. daß von einer Bewährung nicht gesprochen werden kann, und 3. daß unsere Verhältnisse völlig anders liegen. Der Unterschied tritt nicht nur in den Trinksitten und in der Art der geistigen Getränke zutage, sondern in unserer völlig abweichenden Auffassung von Geselligkeit und dem sich in diesen Formen äußernden Gemütsleben weiter Volkskreise. Wenn jetzt die Stimmung bei den Probeabstimmungen in Bezirken einzelner Städte sehr für das Gemeindebestimmungsrecht und seine schärfste Auswirkung zu sprechen scheint, so muß man dem jeden Wert absprechen, weil es Zufallsergebnisse sind, die sich aus der Hungersnot erklären und Ausdruck einer Willensschwäche sind anstatt Ausdruck eines zielbewußten Willens. Also ich halte das GBR. für das Deutsche Reich noch nicht für spruchreif. Es birgt in seinen letzten Konsequenzen zu viele Gefahren (Bayern), bringt zuviel Unruhe in die Bevölkerung durch die Abstimmungen, kann durch Absatz 1 und 2 innerhalb von sich schnell entwickelnden Städten zu grotesken Zuständen führen und muß in seiner letzten Konsequenz aus Absatz 3 die Trockenlegung bringen, die weiter unten noch abzuhandeln ist.

Das Gothenburger System entwickelte sich in Schweden. 1867 wurden in Gothenburg sämtliche damals freiwerdende Konzessionen einer Gesellschaft erteilt, die den Branntweinhandel „nicht um des Gewinnes willen, sondern aus Wohlwollen für die arbeitenden Klassen" betreiben wollte. Nach BICKERICH (84) besteht dieses sog. Gothenburger System darin, daß die gesamten Ausschankkonzessionen eines Bezirkes einer Gesellschaft übertragen werden, deren Teilhaber nur 5% Dividende für das eingezahlte Kapital jährlich beziehen dürfen, während der übrige Gewinn zu sozialpolitischen und wohltätigen Zwecken verwandt wird, insbesondere zur Bekämpfung der Trunksucht. Dadurch wollte man das wirtschaftliche Interesse Privater am Branntweinvertriebe ausschalten und dem Arbeiter indirekt seine Ausgaben für geistige Getränke in Form von Wohlfahrtsbestrebungen wieder zukommen lassen. An der Steigerung des Umsatzes sind die Gesellschaften uninteressiert, die Schankwirte können nur am Verkauf von Speisen und anderen als geistigen Getränken verdienen. Nach ELSTER (7) wurden an der Gewinnverteilung in Norwegen nach Einführung des Gothenburger Systems der Staat mit 65%, die betreffende Stadt mit 15%, die Bezirkskasse mit 10% und die Gesellschaft (Samlag) mit 10% beteiligt. Elster urteilt über das Gothenburger System folgendermaßen:

„Trotz Anfeindungen sind die Erfahrungen mit dem System günstig. Die Anzahl der Schankstätten ist gesunken; kam in Schweden 1878/79 auf 12 626 Köpfe der Landbevölkerung, auf 662 der Stadtbevölkerung, in den norwegischen Städten 1870 auf 591 Einwohner je eine Schankgerechtsame, so kam in Schweden 1895/96 erst auf 25 307 Köpfe der Landbevölkerung, auf 1144 der Stadtbevölkerung, in den norwegischen Städten 1890 auf 1413 Einwohner eine Gerechtsame. Auch der Branntweinkonsum ist im gleichen Zeitraum von etwa 25 l auf etwa 15 l für den Kopf der Bevölkerung gesunken, wie demgemäß auch der Umsatz der Gesellschaften gesunken ist. Der Branntweinverkauf der Gothenburger Ausschankgesellschaft ist von 22,21 l auf jeden Einwohner im Jahre 1874/75 auf 4,32 l im Jahre 1914 gesunken. Der pekuniäre Überschuß der Gesellschaften für gemeinnützige Zwecke ist demnach mit der Zeit auch geringer geworden.

Die finanzielle Seite ist für den Staat oder die Gemeinden nicht unwesentlich. Z. B. wurden 1911 in Schweden der Staatskasse 12 461 560 M. aus der Anwendung des Gotenburger Systems zugeführt, das waren 71% der gesamten Einnahmen, und es wurden verteilt: 211 680 M. zur Bekämpfung des Alkoholismus, 4 233 640 M. an Kreise und Städte, 2 646 020 M. an Haushalts- und Landwirtschaftsgesellschaften, 5 370 220 M. auf sämtliche Gemeinden. Im Jahre 1912 beliefen sich die Gesamtergebnisse der G. S. in Schweden auf 20 Millionen Mark bei einer Bevölkerung von $5^1/_2$ Millionen Einwohnern.“

Bedenklich bleibt dabei, daß dem Staat und den Kommunen Mittel zufließen, die nicht ausschließlich zum Kampfe gegen den Alkoholismus verwendet werden brauchen, so daß der Staat tatsächlich am Umsatz geistiger Getränke interessiert blieb. Deshalb erhob sich die Forderung, die Gewinne nur für den Kampf gegen den Alkoholismus zu verwenden.

Nach Rolffs (zit. bei Elster) sind die Mängel des Gothenburger Systems folgende. Aus dem oben genannten Grunde gehen Staat und Kommunen nicht energisch genug gegen den Mißbrauch geistiger Getränke vor. Übrigens der gleiche Vorwurf, der unserem Branntweinmonopolgesetz zu machen ist. Es wird nur der Branntwein und nicht die anderen geistigen Getränke erfaßt. Die Kontrolle ist oft mangelhaft. Vorzüge des Systems sind dagegen: Einschränkung der Schankstellen und Verteuerung des Branntweins. Die Privatinteressen am Branntweinhandel sind ausgeschaltet, und der Stand der Schnapswirte ist beseitigt. Rolffs betrachtet das System für die nordischen Länder als ein Übergangsstadium, dagegen fordert er seine Einführung für Deutschland.

Bickerich (84) beurteilt den Erfolg des Gothenburger Systems als einen sehr zweifelhaften. Er schreibt: „Finanzwirtschaftlich gesehen, bedeutet die Einführung des G. S. einen glänzenden Erfolg, der aber sozialpolitisch höchst bedenklich war. Die Arbeiter tranken nach wie vor zum Schaden ihres Familienlebens. Da die Systemgesellschaft im Kleinverkauf Spirituosen nur in Mengen von mindestens einem Liter verkaufen durften, um zu verhindern, daß die eingekauften Spirituosen sogleich getrunken wurden, bildete sich unter den Arbeitern die Sitte heraus, sich sofort nach Empfang ihrer Löhnung bei einem Kleinverkaufsgeschäft anzustellen, um sich den Liter zu holen.“

Außerdem zeitigte das Gothenburger System bei sinkendem Branntweinkonsum steigenden Bierkonsum, unterstützt durch die Annahme, daß Bier harmloser als Schnaps sei. Als seit 1905 den Systemgesellschaften alle Kleinhandelskonzessionen erteilt wurden, „stieg die Menge des im Kleinverkauf abgesetzten Branntweins ungefähr in demselben Maße, wie der Branntweinumsatz in den Wirtshäusern sank“ (Bickerich).

Als sich der Kampf zwischen den Politikern des Gothenburger Systems, die nach BICKERICH das finanzielle Ergebnis der Systemgesellschaften benutzten, um weniger direkte Steuern erheben zu müssen, und zwischen den in Dogmen erstarrten radikalen Abstinenzorden immer mehr zuspitzte, trat in den Jahren 1909/10 BRATT mit einem neuen System auf:

Die Bekämpfung des Alkoholismus durch generelle Restriktionen sei verkehrt, deshalb müsse 1. der Konsum des einzelnen durch von der Gesamtheit damit beauftragte Organe kontrolliert werden, und, falls Alokholmißbrauch vorliegt, zu individuellen Restriktionen gegriffen werden. 2. Das wirtschaftliche Interesse Privater am Alkohol müsse beseitigt werden oder auf andere Objekte abgewälzt werden. BRATT forderte: 1. Übernahme des Handels mit sämtlichen berauschenden Getränken durch Systemgesellschaften: Festsetzung der Ausschankpreise in den übertragenen Konzessionen durch die Systemgesellschaften und in der Weise, daß allmählich den Restaurantinhabern der Gewinn an diesem Ausschank völlig entzogen und ihr Interesse möglichst auf Umsatz in der Speisewirtschaft (unter Speisewirtschaft versteht BRATT hier den gesamten Restaurationsbetrieb mit Ausnahme des Ausschanks berauschender Getränke, also auch den Verkauf von Rauchwaren und alkoholfreien Getränken) abgewälzt wird; genaue Trennung von Speisewirtschaft und Ausschank bei der Verbuchung der Einnahmen der Schankvorsteher in den eigenen Wirtshäusern der Systemgesellschaften. Befestigung ihrer Monopolstellung durch Beseitigung der von den Systemgesellschaften unabhängigen Ausschankkonzessionen und Einteilung des Landes in Verkaufsgebiete für die einzelnen Gesellschaften. 2. Beibehaltung der Ausschankrestriktionen und evtl. weiterer Ausbau derselben. Vor allem aber Kontrolle des Einkaufes von berauschenden Getränken für jede Einzelperson und, wenn nach Maßgabe der Verhältnisse erforderlich, Beschränkung des Einkaufsrechtes. Einrichtung von kommunalen Organen (Alkoholbüros) mit weitgehenden Vollmachten zur Zwangsbehandlung von Alkoholisten und zur Überwachung der Durchführung der gesetzlichen Bestimmungen. Weitgehender Einfluß der Kommunalvertretungen auf die Verwaltung der Systemgesellschaften.

Die individuelle Spirituosenkleinverkaufskontrolle in der von der Aktiebolaget Stockholmssystemet angewandten Form der Gegenbuchkontrolle wird seit 1919 in ganz Schweden betrieben, d. h. berauschende Getränke werden nur gegen Vorzeigung von der das betreffende Kleinverkaufsgeschäft betreibenden Systemgesellschaft ausgestellten Gegenbuches und nur gegen jedesmalige Abgabe eines von dem Gegenbuchinhaber unterschriebenen Lieferungsschecks (rekvisitionsblankett) abgegeben. Doch sind die Systemgesellschaften bei der Abgabe vornehmlich von Spirituosen zu weitgehenden Restriktionen berechtigt und verpflichtet. Diese Restriktionen erfolgen:

1. nach allgemeinen, entweder gesetzlichen oder vom Kyngl. Kontrollstynelsen = Reichsamt zur Kontrolle der Fabrikation und des Handels mit steuerpflichtigen Waren erlassenen Vorschriften;

2. nach lokalen, vom Statthalter auf Wunsch der Kommunalvertretung oder nach eigenem Ermessen bei der Konzessionserteilung im „Oktroj" festgesetzten Einschränkungen und Richtlinien;

3. nach eigenem Ermessen der Systemgesellschaften.

Berauschende Getränke dürfen nach § 34 Rff. im Kleinverkauf nicht abgegeben werden an Personen:

1. die noch nicht 21 Jahre alt sind;

2. die in den letzten zwei Jahren mehr als einmal wegen öffentlicher Trunkenheit bestraft worden sind;

3. die in den letzten drei Jahren wegen eines Deliktes bestraft worden sind, das sie nach Ansicht des Gerichtes unter dem Einfluß von Alkoholgenuß begangen haben;

4. die in den letzten drei Jahren zu Zwangsarbeit verurteilt worden sind;

5. die in den letzten drei Jahren wegen unerlaubter Alkoholhantierung (Schleichbrennerei, Schleichhandel, Schmuggel usw.) gerichtlich bestraft worden sind;

6. die in den letzten drei Jahren in einer Trinkerheilanstalt oder in einer Irrenanstalt wegen geistiger Umnachtung infolge von Trunksucht zwangsweise oder freiwillig untergebracht waren;

7. auf Anordnung des zuständigen „Nüchternheitsausschusses" (diese „nykterhetsnämnder" sind anstatt der von BRATT vorgeschlagenen Alkoholbüros eingerichtet worden).

Mehr als vier Liter Spirituosen pro Monat dürfen auf ein Gegenbuch nicht verkauft werden, doch sind bei besonderen Gelegenheiten (silberne Hochzeit, Erntefest, 50. Geburtstag u. dgl.) Sonderbewilligungen auf schriftlichen Antrag hin zulässig. Einkäufe müssen mindestens in Mengen von $^3/_{10}$ Litern erfolgen. Grundsätzlich soll in jedem Haushalt nur ein Gegenbuch vorhanden sein, doch sind Ausnahmen für Haushalte mit einer größeren Anzahl Erwachsener zulässig.

Schon im Kriege durften die Restaurants, die nur eine begrenzte Menge Spirituosen zum Ausschank erhielten, nur an solche Personen ausschänken, die dort ihre Mahlzeiten einnehmen; daraus entwickelte sich ein lästiger Mahlzeitzwang mit örtlich recht verschiedenen Einzelbestimmungen.

BICKERICH schließt: daß das Brattsystem im großen und ganzen sehr segensreich gewirkt hat, wird von jeder Seite, auch von den Führern der Abstinenzorden, zugegeben. Letztere sind allerdings der Ansicht, daß die Vermehrung der Zahl der Konsumenten, besonders unter der Jugend, einen Nachteil bildet, der die Vorteile überwiegt. Ein völliges Alkoholverbot würde freilich die umgekehrte Wirkung haben. Die Anzahl der Konsumenten würde erheblich sinken teils aus Furcht vor Strafe, teils aus gewohntem Respekt vor geltenden Gesetzen. Doch würden gerade unter den tonangebenden Kreisen·die Übertretungen eines infolge Beschlusses einer bloßen Majorität eingeführten Verbotes sehr verbreitet sein. Die Konsumation würde ganz gefährliche Formen annehmen; Weine und feinere weniger schädliche Spirituosen würden weit weniger konsumiert werden, da sie beim Schmuggel weniger lohnend sind und die Schmuggler ja sicher auch vor Warenverfälschungen nicht zurückschrecken werden.

Allerdings ist die Enthaltsamkeitsbewegung von den Segnungen des Brattsystems nicht so überzeugt wie BICKERICH und sieht seinen wesentlichen Fehler in der Tatsache, daß es die Trinksitten unberührt läßt und dort mit individuellen Restriktionen Schäden abwenden will, wo es sich um eine soziale Frage handelt.

Die Abstinenzbewegung kann sich aus dogmatischer Einstellung natürlich nicht mit einer gemeinwirtschaftlichen Gestaltung der Alkoholgewerbe zufrieden geben, sondern verlangt radikale Trockenlegung als Endziel.

In Deutschland ist man nach dem Kriege zu einem Branntweinmonopol übergegangen, das im folgenden kurz gewürdigt werden soll.

Aus dem Branntweinmonopolgesetz vom 31. März 1922 seien folgende Paragraphen mitgeteilt. (Die Alkoholfrage 1922 S. 138.)

Gegenstand des Gesetzes ist:

1. die Übernahme des im Monopolgebiete hergestellten Branntweins (Spiritus) aus den Brennereien. Von der Ablieferung befreit ist Kornbranntwein und in Obstbrennereien erzeugter Branntwein (ausschließlich aus Obst, Beeren, Wein, Weinhefe u. dgl.); ferner Branntwein, der in kleinen Brennereien (bis zu 3 bzw. 4 hl Jahreserzeugung) gewonnen wird;

2. die — im wesentlichen der Monopolverwaltung vorbehaltene — Herstellung von Branntwein aus Zellstoffen und Zellstoffablauge, Calciumcarbid und anderen Ersatzstoffen. Aus solchen darf in einem Betriebsjahr bis zu $^{1}/_{10}$ der gesamten Branntweinerzeugung des vorhergehenden Betriebsjahres hergestellt werden, jedenfalls aber 250 000 hl (beträchtliche Erhöhung gegen bisher, im Bedarfsfalle auch noch mehr). — Daneben kann die Monopolverwaltung noch andere Brennereien betreiben;

3. die Einfuhr von Branntwein aus dem Ausland, abgesehen von feineren Spirituosen: Rum, Arrak, Kognak und Likören (wobei die Reichsmonopolverwaltung Ausnahmen zulassen kann);

4. die Reinigung von Branntwein (mit begrenzten Ausnahmen);

5. die Verwertung von Branntwein und der Branntweinhandel (Verkauf des unverarbeiteten oder des zu Monopoltrinkbranntwein verarbeiteten Branntweines).

Die Reichsmonopolverwaltung steht unter Aufsicht des Reichsfinanzministeriums. Zur Seite stehen ihr ein Beirat und ein Gewerbeausschuß. In dem Beirat, der aus 30 Mitgliedern besteht, sind je 5 vom Reichstag und Reichsrat, 3 vom Reichswirtschaftsrat aus ihrer Mitte, die übrigen 17 vom Reichsfinanzminister zu berufen.

Geregelt werden ferner das Brennrecht (sowohl für die Eigen- [Privat-] Brennereien, wie für die Nichtersatzstoffbrennereien der Monopolverwaltung), die Überwachung der Herstellung und Verwendung von Branntwein und Branntweinerzeugnissen, die Ablieferung und Übernahme des Branntweines. Der an die Brennereien zu zahlende Branntweinübernahmepreis (zu 1) wird von der Reichsmonopolverwaltung in Gemeinschaft mit dem Beirat festgesetzt, wobei von den durchschnittlichen Herstellungskosten ausgegangen wird (für große landwirtschaftliche und für gewerbliche Brennereien Kürzung am Branntweingrundpreis, für kleine Brennereien Zuschläge zu ihm), mit der Maßgabe, daß bei angemessener Verwertung der Kartoffeln die Schlempe kostenlos dem Brennereibesitzer verbleibt. — Für den von der Ablieferung befreiten Branntwein ist der Branntweinaufschlag zu entrichten, der im ganzen aus dem Unterschied zwischen dem Branntweinübernahmepreis und dem regelmäßigen staatlichen Branntweinverkaufspreis besteht.

Von dem zu regelmäßigen Verkaufspreisen abgesetzten und von dem zur Herstellung von Monopolerzeugnissen verwerteten Branntwein ist eine Reineinnahme von mindestens 4000 M. für das Hektoliter Weingeist (Hektolitereinnahme) an die Reichskasse abzuführen (§ 84).

Außer dem Übernahmepreis und der eben genannten Hektolitereinnahme muß der Monopolgeschäftsbetrieb noch decken die gesamten Verwaltungs- und Geschäftskosten, die Aufwendungen für Wohlfahrts- und Wirtschaftszwecke (siehe nachher § 118) und die an die bisher bestandenen Betriebe und ihre Angestellten und Arbeiter (in begrenztem Umfang) zu zahlenden Entschädigungen. Außer der Hektolitereinnahme ist im allgemeinen noch die darüber hinausgehende Reineinnahme an die Reichskasse abzuführen.

Zur Bereitung von Speiseessig, zu Putz-, Heiz-, Koch- und Beleuchtungszwecken und unter gewissen Bedingungen zu gewerblichen Zwecken ist Branntwein zu ermäßigten Preisen abzugeben.

Die Reichsmonopolverwaltung darf nur die dem Massenverbrauch dienenden einfachen Trinkbranntweine — also auch nicht Verschnitte von Weinbrand, Arrak und Rum und stark gesüßte Branntweine — herstellen. Ihre Erzeugnisse sind an Wiederverkäufer zu liefern, die bei Abgabe derselben in Mengen von $^1/_4$ Liter oder mehr an die von der Reichsmonopolverwaltung festgesetzten Preise gebunden sind, die Erzeugnisse im ganzen unverändert zu lassen und aus bzw. in den staatlichen Behältnissen abzugeben haben.

Im Inland darf Trinkbranntwein nur unter Kennzeichnung des Weingeistgehaltes (Alkoholgehaltes) in Raumhundertteilen in den Verkehr gebracht werden, dürfen Arrak, Rum und Obstbranntwein sowie Verschnitte davon und Steinhäger nur mit einem Weingeistgehalt von mindestens 38 Raumhundertteilen, sonstige Trinkbranntweine nur mit einem Weingeistgehalt von mindestens 35 Raumhundertteilen in den Verkehr gebracht werden. (Ausnahmen möglich.)

Für die Ausfuhr können Erleichterungen gewährt werden.

§ 118. Aufwendungen für Wohlfahrts- und Wirtschaftszwecke: „Aus der Monopoleinnahme sind jährlich dem Reichsminister der Finanzen zur Verfügung zu stellen:

1. 20 Millionen Mark zur Bekämpfung der Trunksucht und 10 Millionen Mark zur Bekämpfung solcher der Volksgesundheit drohender Schäden, die mit dem Alkoholismus zusammenhängen, insbesondere zur Bekämpfung der Tuberkulose und Geschlechtskrankheiten;

2. 18 Millionen Mark zur wissenschaftlichen Erforschung und praktischen Förderung des Kartoffelbaues und der Kartoffelverwertung;

3. Bis zu 35 Millionen Mark zur Ermäßigung der Kosten der weingeisthaltigen Heilmittel für die minderbemittelten Volkskreise (Rückvergütung an Krankenkassen usw.);

4. bis zum 30. September 1929 4 Millionen Mark zur Bildung eines Unterstützungsfonds für Angestellte und Arbeiter des Branntweingewerbes;

5. bis zu 40 Millionen Mark zur Verbilligung des in öffentlichen Kranken-, Entbindungs- und der öffentlichen Gesundheitspflege dienenden Anstalten oder in öffentlichen wissenschaftlichen Lehr- und Forschungsanstalten verwendeten Branntweins.

Die Beträge sind in den Reichshaushaltsplan einzustellen."

§§ 119—149 enthalten ausführliche und strenge Strafbestimmungen.

Für Einfuhr von Branntwein und weingeisthaltigen Erzeugnissen usw. aus dem Ausland wird außer hohen Zöllen eine der Belastung des inländischen Branntweins entsprechende Abgabe, der „Monopolausgleich", festgesetzt.

Durch besondere Bestimmungen (Essigsäuresteuer) wird die Wettbewerbsfähigkeit des Gärungsessiggewerbes mit der (sonstigen) Essigsäureindustrie gesichert.

Das Gesetz tritt im ganzen mit dem 1. Oktober 1922 in Kraft, manche Bestimmungen, z. B. § 84 (s. o.), die Bestimmungen über die ermäßigten Verkaufspreise und über den Alkoholgehalt der Trinkbranntweine, über die Aufwendungen für Wohlfahrts- und Wirtschaftszwecke, über Zoll und Monopolausgleich, schon mit dem 1. Mai d. J.

Wie ist die sozialhygienische Auswirkung des Gesetzes über das Branntweinmonopol zu beurteilen? Da es Rum, Arrak, Kognak und Liköre bei der Einfuhr nicht erfaßt, hat es seine wesentlichste Aufgabe, den gesamten Verbrauch von hochkonzentrierten geistigen Getränken zu regeln, versäumt. Wir können seit Einführung des Branntweinmonopols eine Abwanderung weitester Kreise zum Schnapsgenuß feststellen, eine Abwanderung, die teilweise auf die hohen Weinpreise, teilweise auf das alkoholarme Bier und auf die heutigen hohen Preise des alten Friedensbieres zurückzuführen ist. Da das Reichsbranntweinmonopol durch seine Verwaltung nur die dem Massenverbrauch dienenden einfachen Trinkbranntweine — also auch nicht Verschnitte und stark gesüßte Branntweine— herstellen darf, hat es eine weitere große Lücke, so daß es tatsächlich konsumptions-politisch relativ bedeutungslos bleiben muß. Das Monopol hätte nur Zweck, wenn es sowohl Erzeugung wie Vertrieb einschließlich aller importierten geistigen Getränke als vollständiges Monopol umfaßte. In seiner jetzigen Gestalt ist es nichts weiter wie eine finanzpolitische Maßnahme ohne jeden gründlichen sozial-hygienischen Zweck. Der dem Gesetz angehängte § 118, der eine gewisse Summe zur Alkoholbekämpfung zur Verfügung stellt, kann nur als freundliche Geste bezeichnet werden. An anderer Stelle (8) habe ich ausführlich Vorschläge gemacht, wie wenigstens die so zur Bekämpfung des Alkoholismus bereitgestellte Summe zweckmäßig verwendet werden könnte.

Auch das seit 1887 bestehende Schweizer Branntweinmonopol hat einen ähnlichen Fehler. Dort wird allerdings der zehnte Teil des aus dem Monopol erzielten Reinertrages zur Bekämpfung des Alkoholismus verwendet.

Verbotsgesetzgebung. Das Gemeindebestimmungsrecht als der Beginn einer staatlichen Alkoholverbotsgesetzgebung, stand am Anfang der Entwicklung in Nordamerika, Finnland und Norwegen, den drei Ländern, die jetzt in größerem oder geringerem Grade staatliche Alkoholverbote kennen.

Finnland hat nach Flaig seit einiger Zeit ein fast völliges Alkoholverbot. Die Bestimmungen, die die Herstellung, Einfuhr und Verabreichung der geistigen Getränke über 2% Alkoholgehalt ohne Entschädigung für die bisherigen Hersteller und Verkäufer im wesentlichen untersagen, sind — nachdem sie bereits 1907 und 1909 vom finnischen Landtag angenommen und vom Volk durch allgemeine Abstimmung gewünscht, aber an Widerständen von außen (Rußland usw.) gescheitert waren — nach dem Umschwung der politischen Verhältnisse 1917 bestätigt worden und seit Sommer 1919 endgültig in Kraft.

Norwegen hat zunächst ein Gesetz vom 26. VII. 1916, betr. pflichtmäßige Enthaltung vom Genuß geistiger Getränke erlassen. Der grundlegende § 1 lautet: „Wer Dienst tut: a) als Militärperson bei einer aufgestellten militärischen Abteilung, Unterabteilung und Truppenkommando oder Kriegsschiff, b) bei einer Betriebsabteilung der Eisenbahn zum allgemeinen Gebrauch, c) als Wagenführer bei Straßenbahnen zum allgemeinen Gebrauch, d) als Führer von Motorwagen, die regelmäßig Personen gegen Bezahlung befördern, darf während der Dienstzeit keine alkoholischen Getränke genießen. Zu den erwähnten Getränken wird jedoch in diesem Gesetze Bier mit weniger als $2^1/_4$ Gew.-% Alkohol nicht gerechnet.“

Dies war die Vorbereitung weiterer Verbote, die im Oktober 1919 durch Volksbeschluß nach allgemeiner Abstimmung (423 377 gegen 286 350 Stimmen) verlangt wurde. Diese sollte jedes geistige Getränk über 12% Alkohol (Branntwein und stärkere Weine) treffen und eine Bestimmung zu einer dauernden machen, die schon als Kriegsmaßnahme bestand. Doch mußten im März 1923 wieder Getränke bis zu 24 Vol.-% Alkohol zugelassen werden, da die gefährdeten Handelsinteressen der norwegischen Fischer diese Konzession an die nach Norwegen weinimportierenden Länder notwendig machten. Aus dem gleichen Grunde mußte sich auch Island zu einer Aufhebung des seit 1912 bestehenden Einfuhrverbotes entschließen.

Dänemark hat seit 1912 ein Schankstättengesetz ohne Gemeindebestimmungsrecht. Die Schankerlaubnis ist von der Zustimmung der Gemeinderäte abhängig. Durch Gemeindeabstimmungen wurden bis 1923 277 Ortschaften oder Gemeinden trockengelegt, und man hofft im Laufe der Jahre die Trockenlegung für das ganze Land zu erreichen.

Rußland hat seit 1896 ein staatliches Branntweinmonopol eingeführt, ursprünglich zur Eindämmung des Branntweingenusses. Doch trat auch hier der Gedanke der recht ersprießlichen Steuerquelle zu stark in den Vordergrund, so daß von einer Wirkung gegen den Schnapsgenuß kaum gesprochen werden kann. Bei Kriegsausbruch trat ein strenges Alkoholverbot ein, das die Sowjetregierung aufrechterhielt. Im Jahre 1921 wurde der Verkauf von Weinen bis zu 14 Vol.-% Alkohol wieder zugelassen. Seit 1923 sollen Weine bis zu 20 Vol.-% und Bier bis zu 6 Vol.-% wieder verkauft werden dürfen. Branntwein ist noch verboten.

In Belgien ist seit 1919 neben einer erheblichen Besteuerung alkoholischer Getränke der Branntweinausschank in den Wirtschaften verboten, doch ist Einkauf im Kleinhandel von mindestens 2 Litern erlaubt.

Frankreich hat am 16. März 1916 ein Absinthverbot erlassen, das im Jahre 1922 auch auf absinthähnliche Getränke ausgedehnt ist. Weine und Liköre sind seit 1919 recht hoch besteuert. Prohibitionsfreundliche Bestrebungen sind in Frankreich, dem ausgesprochenen Weinland, recht erschwert, doch scheint die gärungslose Früchteverwertung nach dem MONTISCHEN Verfahren sich einzubürgern.

Die Vereinigten Staaten von Nordamerika sind das Musterbeispiel für die durchgeführte Prohibition. HAYNES (85) schildert die Entwicklung über zufällige Verbotsgesetze zur Stufe der local option, dann zur state option und schließlich zur Trockenlegung der ganzen Nation. 1846 machte der Staat Maine den Anfang, dem sich schließlich 11 Staaten anschlossen; doch schwankte die Zahl in den nächsten Jahrzehnten hin und her. Als schließlich 1913 das Webbgesetz den einzelnen Staaten Kontrollrecht einräumte und den zwischenstaatlichen Versand alkoholischer Getränke verbot, wurden die Abstinenzbestrebungen mächtig gefördert. Doch wäre es wohl ohne den Weltkrieg nicht so schnell zur Trockenlegung des ganzen Landes gekommen. ELSTER (7) schildert die weitere Entwicklung kurz folgendermaßen: Im Februar 1917 stimmte der Kongreß einem Zusatz zum Postgesetz zu, das die zwischenstaatliche Einfuhr von geistigen Getränken in solchen Staaten untersagte, die bereits das Alkoholverbot angenommen hatten. Im Juni 1917 wurde Herstellung und Verkauf alkoholischer Getränke verboten, später gemildert, im September 1918 als Kriegsmaßnahme bestimmt, daß vom 1. VII. 1919 bis zur Demobilmachung des Heeres die Vereinigten Staaten völlig trockengelegt werden sollten. Branntweinherstellung hörte im September 1917, Bierbrauereibetrieb im Dezember 1918 auf. Im Januar 1919 stimmten 45 von 48 Staaten für das völlige Alkoholverbot zum Januar 1920. Im Februar 1921 ordnete das Justizministerium an, daß Schiffe anderer Länder, die alkoholische Getränke an Bord führten, mit Beschlag belegt werden sollten, wenn sie sich innerhalb der amerikanischen Hoheitsgewässer befänden. Das Verbot ist gerichtlich gültig.

Es ist ungemein schwierig, sich über den Erfolg des Verbotes ein klares Bild zu machen. In der Tagespresse erscheinen die widersprechendsten Schilderungen. KÜPPERSBUSCH (86) hat zuerst in deutscher Sprache einen umfassenden Bericht geliefert. Eine amerikanische Schilderung von der Einführung und Durchführung des Verbotes stammt von dem Prohibition-Commissioner ROY A. HAYNES (85). Ungemein bezeichnend für den gegenwärtigen Zustand ist, daß beide Bücher zugeben, wie eine sich verstärkende Gegenoffensive einsetzte. KÜPPERSBUSCH meint: „Die Aussicht, die sich für die Möglichkeit einer wirksamen Durchführung der Prohibition eröffnet, ist keine glänzende, aber sie ist auch nicht so hoffnungslos, wie sie uns Europäern auf den ersten Blick erscheinen mag. Den Mängeln auf der einen Seite stehen die Bedeutung der Verfassung, der obersten

Gerichte, der Organisationen, der Ton und die Gesinnung im Volk auf der anderen Seite gegenüber." Haynes Buch liest sich wie ein kaum glaublicher Roman aus dem wilden Westen mit seinen Schilderungen von Kämpfen mit Schmugglern und Piraterie an den Schmugglern zur See, mit förmlichen Schlachten zu Lande mit den Schwarzbrennern. Bestechungsversuche im größten Ausmaß werden mitgeteilt. Von Meuchelmord und schwarzen Listen ist dort zu lesen. Ungeheuerliches wird in der Fälschung von Whisky geleistet, von dem heimlich vertriebenen soll nur 1% echt sein unter 60 000 in einem Jahre untersuchten Proben, vom Rest der größte Teil oft im höchsten Maße gesundheitsgefährlich. Interessant ist folgende Notiz. Nach einem Bericht des englischen Unterstaatssekretärs wurde auf Bahama importiert:

|                        | wine    | spirits                          |
|------------------------|---------|----------------------------------|
| 1918 für engl. Pfund   | 8 675   | 6 370                            |
| 1922  „   „        „    | 27 260  | 1 000 000, das alles Schmuggelware. |

Heftige Vorwürfe erhebt Haynes gegen die englische Schiffahrt und den häufig gehandhabten betrügerischen Wechsel, der die Ladung deckenden Flagge und doppelte Klarierung der Ladung. Der Handel über See mit geistigen Getränken habe seit Einführung der Prohibition sehr zugenommen. Für das Jahr 1922 wird der Schmuggel nach den Vereinigten Staaten auf $1^1/_2$ Millionen Gallonen geschätzt. Im Lande selbst wird Brandy und Wein für Kirchenzwecke in gesteigertem Ausmaß, oft unter betrügerischen Angaben, angefordert. Geklagt wird über die mangelhafte Unterstützung der Prohibitionsagenten durch die Behörden. Die Ärzte verschreiben in gesteigertem Maße geistige Getränke. Diesen sittenverwildernden Folgen der Prohibition steht als Erfolg gegenüber: das Verschwinden von 175 000 Schankwirtschaften. Eine Abnahme des Whiskys unter Zollverschluß von 12 389 529 Gallons im Jahre 1920 auf 1 819 888 Gallons im Jahre 1922. Haynes schließt, daß die Kaufkraft der Arbeiter gestiegen sei, ihre Arbeitsleistung habe sich gebessert, ihre Zufriedenheit sei gestiegen. In großen Werken fehlten früher nach dem Zahltag 10%, jetzt nur noch 3% der Arbeiter. Im Staate Michigan haben sich die Spareinlagen von 1917 bis 1922 verdoppelt, die Versicherungsanträge haben zugenommen, ebenso wie der Schulbesuch und das Bezahlen von Rechnungen. Die Sterblichkeit an Alkoholismus habe abgenommen. Und trotz aller dieser geschilderten guten Folgen weist Haynes immer·wieder darauf hin, daß der endgültige Erfolg vollständig davon abhängt, daß das ganze Volk sich zu der in der Konstitution festgelegten Prohibition bekennt und die Gesetze achten lernt. Denn die Gegenarbeit des alten Alkoholkapitals, der neuen Antiprohibitionspropaganda, die die gleiche großzügige Organisation hat wie die Anti-saloon-league, ist außerordentlich gefährlich.

Hingewiesen sei noch auf die Schriften von Boguset (82), Flaig (89), Gaupp (90) und Salomon (91), die meist Reiseeindrücke über den Erfolg der Prohibition in Amerika mitteilen. Aus allen geht hervor, daß sich in der breiten Masse wesentliche Vorteile des Verbotes feststellen lassen. Wie es in den wohlhabenderen Schichten ist, von denen der Schmuggel lebt, erfährt man nicht eindeutig. In welchem Verhältnis die Ausgaben bei Durchführung der Trockenlegung zum Nutzen stehen, ist auch noch eine offene Frage.

Versucht man diese Schäden und Vorteile der Trockenlegung auf deutsche Verhältnisse zu übertragen, so kann man nur wünschen, daß erst eine weitere Klärung des amerikanischen Experiments abgewartet wird, ehe man einen ähnlichen Versuch bei uns macht. Unsere Grenzen stehen dem Schmuggel mit seinen die Bevölkerung so zersetzenden Einflüssen weit offen. Unsere volkspsychologischen Voraussetzungen sind, abgesehen von den volkswirtschaftlichen, völlig anders. Wir haben hauptsächlich Bieralkoholismus, wir haben ihn in den verschiedenen Ländern sehr verschieden stark entwickelt. Einer Monopolisierung der Herstellung und des Vertriebes könnte man vielleicht beim Bier nähertreten, wie sie ja auch für den Branntwein durchführbar ist, doch werden sich beim Weinbau und der Erzeugung von Obstbranntwein in Kleinbetrieben ungeheuere Schwierigkeiten ergeben. Bei unserer gegenwärtigen wirtschaftlichen Lage kann an so weitgehende Monopolisierung mit Rücksicht auf den Etat und die Kriegsentschädigung nicht gedacht werden. In einer Zeit erschütterter Volksmoral und verminderter Achtung vor den Gesetzen wäre eine so schwere Erschütterung, wie sie schon der Kampf um die Trockenlegung, geschweige denn eine durch Majoritätsbeschluß eingeführte Trockenlegung mit sich brächte, nicht zu ertragen.

Anhangsweise seien noch die neuesten Alkoholgesetze Deutsch-Österreichs und der Tschechoslowakei mitgeteilt.

### Deutsch-Österreich. (Die Alkoholfrage 1922, S. 247.)

Das Gesetz hat folgenden Wortlaut:

§ 1. Wer in einer Schankstätte oder einem anderen Orte, wo geistige Getränke (Bier, Wein, Obstwein, Most, Branntwein, Likör u. dgl.) verkauft werden, einem Unmündigen ein geistiges Getränk verabreicht, zu trinken gibt oder geben läßt, wird vom Gerichte wegen Übertretung mit einer Geldstrafe von 1000 bis 100 000 Kr. oder mit Arrest bis zu 14 Tagen bestraft.

Wer beim Ausschank oder Kleinverschleiß geistiger Getränke einer Person unter 18 Jahren ein geistiges Getränk verabreicht, wird, sofern die Handlung nicht nach Zusatz 1 strafbar ist, von der Gewerbebehörde mit einer Geldstrafe von 1000 bis 50 000 Kr. oder mit Arrest bis zu einer Woche bestraft.

Die in dem Zusatz 1 und 2 angedrohten Strafen treffen auch den Inhaber oder Pächter einer Schank- oder Verschleißstätte oder seinen Stellvertreter, der zuläßt, daß eine im Betrieb verwendete Person eine der mit Strafe bedrohten Handlungen begeht.

§ 2. Die Verabreichung geistiger Getränke an Personen unter 16 Jahren, die solche Getränke für Erwachsene aus der Schankstätte holen, ist nicht strafbar.

§ 3. Haben sich bei einer der in § 1, Z. 3 genannten Personen wiederholte Bestrafungen wegen einer Übertretung des nach § 1, Z. 1, 2 oder 3 als fruchtlos erwiesen, so kann ihr die Gewerbebehörde die Gewerbeberechtigung oder die Berechtigung zur Führung oder Leitung des Unternehmens aberkennen oder, sofern es sich um ein Realgewerbe oder um das den Besitzern von Wein- und Obstgärten zustehende Recht zum Ausschanke handelt, dessen Ausübung untersagen.

§ 4. Der Wortlaut dieses Gesetzes ist in allen Schankstätten an einer in die Augen fallenden, jedermann zugänglichen Stelle anzuschlagen; der Anschlag ist in leserlichem Zustand zu erhalten. Die Übertretung dieser Vorschrift ist an dem Inhaber oder Pächter der Schankstätte oder seinem Stellvertreter von der Gewerbebehörde mit einer Geldstrafe bis zu 5000 Kr. oder mit Arrest bis zu 3 Tagen zu bestrafen.

§ 5. Dieses Gesetz tritt am 1. Juli 1922 in Kraft.

Mit dem Vollzuge dieses Gesetzes sind die Bundesminister für Justiz, für Inneres und Unterricht und für Handel und Gewerbe, Industrie und Bauten betraut.

§ 6. Wer ein Mittel der Einschüchterung anwendet, um eine der im § 1, Zahl 3 genannten Personen zur Verabreichung geistiger Getränke zu veranlassen, wird, wenn die Handlung nicht nach einer anderen Bestimmung strenger strafbar ist, wegen Übertretung vom Gericht mit strengem Arrest bis 3 Monate bestraft.

### Tschechoslowakei. (Die Alkoholfrage 1922, S. 241.)

Das Gesetz lautet:

§ 1. Die Verabreichung alkoholischer Getränke aller Art (Bier, Wein, Obstwein, Schnaps, Likör, Sliwowitz, Rum usw.) an Kinder und an Personen, die das 16. Lebensjahr noch nicht überschritten haben, ist, auch wenn sie in Gesellschaft Erwachsener sind, in öffentlichen Lokalen (Gasthäusern, Kaffeehäusern, Restaurants, Ausschänken, Automaten usw.) zum Genusse an Ort und Stelle verboten. Weiter wird verboten, daß Erwachsene in öffentlichen Lokalen an Kinder oder jugendliche Personen alkoholische Getränke verabreichen lassen oder den Genuß solcher Getränke ihnen gestatten. Die Verabreichung alkoholischer Getränke an Kinder oder jugendliche Personen, die diese Getränke außerhalb des Ausschankes zum Genusse der auf Grund dieses Gesetzes hierzu berechtigte Personen bringen, fällt nicht unter dieses Verbot.

§ 2. Wer für die Führung eines der obengenannten gewerblichen Unternehmen verantwortlich ist, ist auch für die Einhaltung dieses Verbotes verantwortlich, auch in dem Falle, daß er die Gäste nicht selber bedient. Strafbar sind auch Angestellte, die die Belehrungen ihrer Arbeitgeber nicht beachten. Eltern und Pflegepersonen von Kindern und Jugendlichen werden gleichfalls zur Verantwortung gezogen, wenn diese Personen mit ihrem Wissen alkoholische Getränke genießen.

§ 3. Personen, die in den im § 1 angeführten Lokalitäten Wein oder Bier verlangen, müssen sich mit der amtlichen Bestätigung ausweisen, daß sie das 16. Jahr überschritten haben. Personen, die andere alkoholische Getränke als die angeführten verlangen, müssen sich mit der amtlichen Bestätigung ausweisen, daß sie das 18. Lebensjahr erreicht haben. Der ersten Bestrafung hat eine behördliche Verwarnung vorauszugehen. Jeder, der alkoholische Getränke verabreicht, ist verpflichtet, die Verabfolgung zu verweigern, wenn Zweifel über das Alter der anfordernden Person entstehen können. Bei Tanzunterhaltungen wird die Verabfolgung eines jeden anderen alkoholischen Getränkes als Wein und Bier verboten.

§ 4. Übertretungen nach diesem Gesetze werden von der politischen Behörde bestraft, und zwar: was die Gewerbetreibenden betrifft, mit einer Buße von 20 Kr. bis 10 000 Kr., im Falle der Nichterbringlichkeit mit Arrest von 24 Stunden bis 3 Monaten, sonst mit einer Buße von 20 Kr. bis 1000 Kr. (24 Stunden Arrest bis 14 Tage Arrest). Im Falle einer wiederholten Übertretung gegen dieses Gesetz kann die Entziehung der Gewerbeberechtigung im Sinne der Gewerbeordnung ausgesprochen werden.

Nach einer Mitteilung in der Intern. Zeitschr. gegen den Alkohol 1922, Nr. 3 haben sich die Kirchen Englands auf folgendes Programm für eine Reform der Antialkoholgesetzgebung geeinigt:

1. Schließung der Wirtschaften an Sonntagen.

2. Beschränkung der Ausschankzeit an Werktagen.

3. Verminderung der Zahl der Schankstellen.

4. Vermehrung der Befugnisse der Ortsbehörden in bezug auf den Alkoholausschank und ihre Unterstellung unter eine Zentralbehörde.

5. Aufsicht über die Klubhäuser.

6. Verbot der Spezereihändlerpatente.

7. Verbot des Alkoholverkaufs an Minderjährige.

8. Gemeindebestimmungsrecht (in bezug auf bestehende Wirtschaften soll sich dieses Recht in dreifachem Sinn auswirken: Weiterbestehen der Wirtschaften, deren Verminderung, deren vollständiges Eingehen).

9. Möglichkeit für die Schankstellen zu alkoholfreier Bewirtung und Unterhaltung.

In Carlisle hat man im Juli 1916 den Getränkehandel verstaatlicht und ziemlich alle Maßnahmen eines modernen Schankstättengesetzes durchgeführt. In Wales ist seit 1920 die local option angenommen, in Schottland seit 1. VI. 1920 ein Trinkgesetz mit Gemeindebestimmungsrecht eingeführt. Am 2. VIII. 1923 kam ein Ausschankverbot von alkoholischen Getränken an Jugendliche unter 18 Jahren im Oberhaus zur Annahme; ein Staatsalkoholverbot wurde bisher vom Unterhaus abgelehnt.

In der Türkei ist nach der Revolution ein Alkoholverbot durchgeführt und durch hohe Geld- und sogar Leibesstrafen gestützt. Um eine schnelle Durchführung des Verbotes zu erzielen, mußten alle Vorräte an geistigen Getränken ausgeführt werden.

Antialkoholbewegung. Die Religionsgemeinschaften befaßten sich immer mit dem Kampfe gegen den Alkoholismus. Jedoch erst in der Neuzeit, im Anfang des 19. Jahrhunderts entwickelten sich gewaltige Antialkoholbewegungen, die in den ersten Jahrzehnten große Erfolge aufzuweisen hatten, dann aber, besonders in den Revolutionsjahren, wieder an Einfluß verloren, nicht zuletzt, weil der Staat mit seiner Autorität nicht fördernd eingriff. In den Vereinigten Staaten und in England bildeten sich die ersten Temperenzgesellschaften. Die

Temperance society mit unbedingter Verpflichtung zur Enthaltsamkeit zählte 1835 schon $1^1/_2$ Millionen Mitglieder und half wesentlich zur Einschränkung des Branntweins. Die Antialkoholbewegung ebbte ab, bis in den letzten Jahrzehnten des 19. Jahrhunderts im Zusammenhang mit den wissenschaftlichen Ergebnissen der Alkoholforschung die ganze Frage unter neuen Gesichtspunkten aufgegriffen wurde. Schon 1852 war der Internationale Guttemplerorden gegründet, der auf völlige Enthaltsamkeit verpflichtete und 1883 in Deutschland sein Wirken begann. In England, Skandinavien und Amerika entfaltete sich der Orden des blauen Bandes, seit 1877 in der Schweiz und in Deutschland der in Genf gegründete Bund des blauen Kreuzes. Später gesellte sich dazu noch das katholische Kreuzbündnis. In Frankreich entstand 1871 die Societé française de Temperance contre l'abus des boissons alcoholiques, in Deutschland 1883 der Deutsche Verein gegen den Mißbrauch geistiger Getränke, in Österreich 1884 ein Verein gegen die Trunksucht. So wurde auf dem Wege der Selbsthilfe durch die verschiedensten Verbände die Antialkoholbewegung gefördert, doch entstand bald zwischen den Vereinigungen, je nachdem sie sich zur Abstinenz oder zur Temperenz bekannten, Fehde, die die Stoßkraft der Vereine lähmte. In Deutschland bildeten sich Gruppen von abstinenten Ärzten, Lehrern, Offizieren, Pastoren, Studenten, höheren Schülern und Frauen. Manche davon entwickelten eine intensive Aufklärungsarbeit. ELSTER schildert die Organisation folgendermaßen:

a) Die Organisation der Abstinenzbewegung. Die größte Vereinigung ist der Internationale Guttemplerorden (I. O. G. T.), der, gegründet 1852, 1883 die Arbeit in Deutschland aufnahm. Der Orden hatte 1908 in der ganzen Welt 8924 Grundlogen mit 419 749 Mitgliedern, und 3487 Jugendlogen mit 239 556 Mitgliedern. Der ,,Deutsche Guttemplerorden (I. O. G. T.)'' zählte (1920) 1100 Grundlogen mit etwa 33 000 erwachsenen Mitgliedern, 230 Jugendlogen mit knapp 10 000 Mitgliedern im Alter von 10—14 Jahren, und 220 Wehrlogen mit 6000 Mitgliedern im Alter von 14—21 Jahren. Der Orden verfügt über eine Zeitschrift und einen großen Verlag in Hamburg, der eine Fülle größerer Arbeiten und kleinerer Flugschriften herausgegeben hat. Die Großloge I in Apenrade (gegr. 1883) umfaßt nur Nordschleswig, die Großloge II in Hamburg das übrige Deutschland. Das katholische Kreuzbündnis zählte 1920 etwa 30 000 Mitglieder. Eine Zentralorganisation der Enthaltsamkeitsvereine ist der 1904 gegründete ,,Allgemeine deutsche Zentralverband zur Bekämpfung des Alkoholismus'', der ein gemeinsames Vorgehen bezweckt, die Abhaltung von wissenschaftlichen Vortragskursen sowie der Abstinenztage besorgt und eine Auskunftsstelle in Hamburg errichtet hat.

b) Die Organisationen der Temperenzbewegung. Der wichtigste, der ,,Deutsche Verein gegen den Alkoholismus'' (bis 1920 hieß er ,,Deutscher Verein gegen den Mißbrauch geistiger Getränke''), gegründet 1883. Mitgliederzahl 1909 34 618, Kriegsanfang etwa 42 000, nach der Revolution 35 000. Seine Tätigkeit erstreckt sich auf Eingaben an die Behörden, Rundschreiben, Trinkerfürsorge, Bekämpfung der Animierkneipen u. a. m. Er ist der speziellere, während der Guttemplerorden der generale Kämpfer ist; der D. V. g. d. A. bekämpft Auswüchse und Not, während der Guttempler Leben und Sitte so reformieren will, daß es zu einem Mißbrauch gar nicht mehr kommen kann. Auch dieser Verein hat eigenen Verlag und hat 1909 für 33 882 M. alkoholgegnerische Schriften verbreitet.

Im Jahre 1905 ist auch eine ,,Internationale Vereinigung gegen den Mißbrauch geistiger Getränke'' gegründet worden, die Abstinenz und Mäßigkeit in gleicher Weise gelten lassen will und die Gründung eines Internationalen Antialkoholamtes bezweckt.

Worin liegt nun die Bedeutung der Abstinenz- und Temperenzbewegung? Die erste, in ihrem Kern durchaus von Idealismus getragen, hat einen großen individuellen und sozialen Wert. Als festgefügte, im Volke wurzelnde Organisation ist sie allein befähigt, geheilten Trinkern einen dauernden Rückhalt zu gewähren und die Durchführung der Abstinenz zu erleichtern. Darüber ist man sich völlig einig, daß der Abschluß jeder Trinkerbehandlung in Abstinenz und Eingliederung in einen Abstinenzverein ausgehen muß. In diesem Sinne sind die Abstinenzvereine ein wichtiger Teil aller Heilverfahren. Ihre soziale Bedeutung dagegen liegt darin, daß sie, gestützt auf eine eindeutige Haltung zum Alkohol, wertvolle Stoßtruppen zur Erkämpfung von öffentlichen Maßnahmen gegen den Alkoholismus sind. Diese Stoßkraft ist ohne radikalen Fanatismus nicht zu denken und, darin liegt die Gefahr der Übertreibung, ein über die Vernunft hinausgehender Glaubenseifer, der zur Unduldsamkeit führt und jedem Mitmenschen sein eigenes Ideal aufzwingen will. So wird es ein Kampf um die Macht, der zur Vergewaltigung führen muß. Ob in einem hochdifferenzierten Gesellschaftsleben dafür noch Platz ist, erscheint fraglich, selbst wenn man zugibt, daß der einzelne aus sozialer Einstellung zu persönlichen Opfern bereit sein muß. Es liegt aber eine Überspannung des Begriffes „sozial" vor, wenn man meint, daß soziale Übel nur von einer sozialen Einstellung her bekämpft und ausgelöscht werden könnten. Denn da die sozialen Erscheinungen sich im wesentlichen aus der Summierung von Einzelerscheinungen zusammensetzen und erst sekundär dem Sozialen eine gewisse Selbständigkeit zuerkannt werden kann, liegt auch die Möglichkeit vor, auf dem Wege über die einzelnen eine soziale Auswirkung zu verhindern. Vom pädagogischen Standpunkt erscheint diese individuelle Einstellung auch als die wertvollere, weil sie sich auf die Einsicht und den Willen des einzelnen zu stützen sucht, anstatt auf Masseninstinkten aufzubauen, die niemals rein auf persönlicher Charakterauswirkung beruhen, sondern den Einflüssen einer auf die Massen wirkenden Suggestion leicht unterliegen. So besteht die Gefahr, daß Fanatiker, Utopisten und nicht zuletzt der große Haufe aller derer, die aus der Not eine Tugend machen und sich zur Abstinenz bekannt haben, neben den zahlreichen bewundernswerten Idealisten denen Gewalt antun, für die das Problem Alkohol persönlich nicht besteht, weil sie in geschulter Willenskraft den Dämon Alkohol ebenso beherrschen gelernt haben, wie alle die zahlreichen individuellen Triebe, die auch im sozialen Leben beherrscht werden müssen. Nicht *das* Volk wird der Menschheitskultur Führer sein, das mit Zwangsmaßnahmen seine Haltung dem Alkoholismus gegenüber erkauft, sondern das Volk, das den Alkohol innerlich so überwindet, daß seine gewaltige schädigende Seite ausgeschaltet wird und seine guten Wirkungen der vernünftigen Handhabung unterliegen. Wahrscheinlich ist dieser Weg der schwerere, aber er ist menschenwürdiger. Hier können auch die Temperenzvereine wirksame Hilfe leisten, und ganz besonders alle Bestrebungen, die Jugend alkoholfrei zu erziehen. Nach Schallmayer (87) war der antialkoholische Unterricht in den Schulen eines der wirksamsten Mittel, um die dem Alkoholismus zuvor ungemein ergebene Bevölkerung Schwedens zu großer Mäßigkeit und in großem Umfange zu völliger Abstinenz zu erziehen. „Zuerst sollten die Lehrer und die Geistlichen, die ja in ihrer Jugend selbst größtenteils unter dem Einfluß der herrschenden Trinkeranschauungen standen, mit dem antialkoholistischen Erfahrungsmaterial bekannt gemacht und auf diese Weise selbst zu überzeugten Verfechtern der Antialkoholbewegung erzogen werden." Immer wieder muß darauf hingewiesen werden, daß alle sozialen Bekämpfungsmaßnahmen des Alkoholismus mit gründlichster Aufklärung und individueller Erziehung anfangen müssen. Wir kommen mit der immer umfangreicheren Häufung von Gesetzen und Verwaltungsmaßnahmen nicht weiter, wenn nicht die Schulung der Geister vorausgegangen ist. Das breite Volk muß von den Schädigungen des Alkoholismus durch Erziehung in der Jugend überzeugt werden, damit die Trinksitten mit ihrem lästigen und für viele so gesundheitsschädlichen Zwange überwunden werden. Der Deutsche Verein gegen den Mißbrauch geistiger Getränke fordert in einem Kommissionsbericht als positive Erziehungsmaßnahmen von Jugendvereinen und Fortbildungsschulen: Belehrung über die Schäden des Alkoholmißbrauches und körperliche Übungen. „Stärkung des Willens und gute Sitten in allen Formen der Vereins- und Schulgeselligkeit würden für die Heranwachsenden weit bessere Gewähr für die Bewahrung vor Alkoholmißbrauch bieten als Zwangsmaßnehmen."

Wird künftig von der Jugend her durch Erziehung und Aufklärung der Boden bereitet für eine vernunftgemäße Einstellung gegenüber den geistigen Getränken, dann wird es auch gelingen, die unheilvollen Trinksitten allmählich gänzlich auszuschalten. In eine neue Haltung den geistigen Getränken gegenüber muß die Jugend hineinwachsen, dann stirbt die alte Generation, die in den Trinksitten kaum noch zu bekehren ist, aus. Es ist überaus erfreulich, wie allein schon Mangel an Geld in den studentischen Kreisen, besonders in den Verbindungen das Kommenttrinken, zurückgedrängt hat, wie gewaltig die Zahl der Kneipen auf den Verbindungshäusern abgenommen hat. Lernt die Jugend ihre jetzt überall geforderte Selbständigkeit auch den geistigen Getränken gegenüber durchsetzen, dann braucht uns nicht mehr für die Zukunft bange zu sein.

Diese Strömungen in der Jugend müssen von einer sorgfältig abgewogenen Alkoholkonsumptionspolitik des Staates unterstützt werden. Die wichtigste Voraussetzung aller staatlicher Maßnahmen wäre die Erkenntnis, daß Alkoholbekämpfung durch Steuern keine dauernde Einnahmequelle sein darf. Mit niedrigen Steuern kann bei großem Alkoholverbrauch ein ebenso großes finanzielles Ergebnis erzielt werden, wie mit hohen Steuern, die nur einen wesentlich verringerten Verbrauch zulassen. Im ersten Fall blieben die Massenschädigungen bestehen, im zweiten Falle hätte vorwiegend die reiche Schicht die Möglichkeit, geistige Getränke zu genießen. Dieser Zustand dürfte nur ein vorübergehender sein. Die Steueranfälle müßten auch zu diesem Zeitpunkt schon restlos für die Alkoholbekämpfung benutzt werden. Solange in diesem Punkte in der Haltung des Reichstags und der Regierung keine Einheitlichkeit erzielt ist, ist die Alkoholfrage nicht zu lösen; solange der Staatshaushalt durch Steuern oder Anfälle aus dem Monopol allgemein gespeist wird, also am Alkoholumsatz interessiert ist, kann wegen dieses inneren Widerspruches ein solcher Staat keine eindeutigen Bekämpfungsmaßnahmen gegen den Alkoholismus durchsetzen; im Gegenteil, diese zwiespältige Haltung, wenn sie auch im Augenblick aus der wirtschaftlichen Notlage heraus notwendig zu sein scheint, kann nur die öffentliche Meinung verwirren und alle zielbewußte Arbeit gegen den Alkoholismus brachlegen, weil sie jeglicher psychologischen Einwirkung bar ist. An diesem Punkt einzusetzen und die ganze, auf Selbstbetrug aufgebaute innere Haltlosigkeit der bisherigen Stellungnahme aufzuzeigen, müßte die Hauptaufgabe der Abstinenz- und Temperenzbewegung sein. Alle oben aufgezählten Prohibitivmaßnahmen schweben in der Luft, solange unsere Gesetzgebung an dieser inneren Unwahrhaftigkeit krankt. Die aus dem gescheiterten Gothenburger System zu ziehende Lehre sollte jeden überzeugen. Es ist eine psychologische Unmöglichkeit, die oben geschilderten Reformen des Strafgesetzbuches dem Volke verständlich zu machen, solange staatliche Einrichtungen im größten Ausmaß öffentliche Räume dem Alkoholkapital zu Reklamezwecken zur Verfügung stellen und sich nicht scheuen, die Produkte des staatlichen Branntweinmonopols öffentlich anzupreisen.

Von jeher hat die Steuergesetzgebung versucht, den Alkoholverbrauch zu beeinflussen, doch waren bisher die Alkoholsteuern in Deutschland wesentlich geringer als in anderen Staaten. Künftig müßte die Steuerpolitik so gehandhabt werden, daß sie mit absoluter Sicherheit zur Erdrosselung des Alkoholgewerbes führt und dadurch den notwendigen Umstellungsprozeß sich organisch vollziehen läßt. Denn eine plötzliche radikale Umstellung ist in der zerrütteten deutschen Volkswirtschaft unmöglich. Die Steuern müssen in gewissen Zeitabständen ständig erhöht werden, um eine stetige Einschränkung der geistigen Getränke zu erreichen. Der Bierkonsum würde durch allmählich ansteigende Steuern immer mehr eingeschränkt. Dagegen scheint es durchaus unzweckmäßig zu sein, den Bierkonsum durch Herabsetzung des Alkoholgehalts auf 2—2,5% erzielen zu wollen. Dadurch würde zwar der Bierverbrauch sicher zurückgehen, aber die heutigen Biertrinker würden sich mit Nachdruck dem Schnapsverbrauch zuwenden, eine Erscheinung, die heute schon als bedauerlichste Folge des alkoholarmen Kriegsbieres festzustellen ist. Auch der Wein kann erheblich höhere Steuern vertragen, wenn nur gleichzeitig die Weinzölle entsprechend erhöht werden. Der durch hohe Steuern erzwungene Rückgang des Bierverbrauches würde eine dem Bierrückgang entsprechende Menge von für die Volkswirtschaft verwendbarer landwirtschaftlicher Erzeugnisse frei machen. In noch höherem Maße könnte das erreicht werden, wenn das Branntweinmonopol dafür Sorge trüge, daß aus für Mensch oder Tier direkt brauchbaren Stoffen kein Branntwein mehr hergestellt werden dürfte. Der durch die modernen technischen Verfahren aus Cellulose und Calciumcarbid herstellbare Alkohol kann den aus Nahrungsmitteln bisher hergestellten völlig ersetzen. Es ist durchaus nicht nötig, den Sulfitsprit und Mineralsprit nur für technische Zwecke vorbehalten zu wollen. Selbstverständlich sind die geeigneten Maßnahmen zu ergreifen, um eine Überschwemmung des Volkes mit billigem Alkohol zu verhindern. Zur Steuerreform siehe: Die Alkoholfrage 1918, Zeile 38ff.

Große Schwierigkeiten erwachsen bisher aus dem Problem der Kartoffel- und Schlempeverwertung. Die Landwirtschaft glaubt auf dieses Nebenprodukt der Alkoholerzeugung nicht verzichten zu können. Doch kann die Wirkung der Schlempe durch andere Verfahren durchaus ersetzt werden.

Der Überschuß an Kartoffeln braucht nicht in Alkohol umgewandelt werden, sondern kann durch Förderung der Kartoffeltrocknereien im großen Maßstabe der Volksernährung zugeführt werden.

Die Verwendung von Obst in Hausbrennereien oder in Fabrikbetrieben ist durch gesetzliche Maßnahmen kaum zu unterbinden. Die Hauptaufgabe liegt hier in der Verbreitung der gärungslosen Früchteverwertung zu alkoholfreien Obst- und Traubensäften, zu Dörrobst und Marmeladen (Alkoholfrage 1921, Heft 2).

In engem Zusammenhange mit der Steuerfrage und der alkoholfreien gärungslosen Fruchtverwertung steht die Frage der Ersatzgetränke. Die Bezeichnung Ersatzgetränke ist durchaus irreführend, da das wirksame Prinzip, der Alkohol, durch kein anderes wirksames Prinzip ersetzt wird. Es gibt für alkoholhaltige Getränke kein Ersatzmittel; es würde auch kein Biertrinker die mit dem Alkohol genossenen Flüssigkeitsmengen irgendwie durch andere Flüssigkeitsmengen ohne Alkoholgehalt ersetzt wissen wollen, d. h. bei Einschränkung des Bierkonsums würde die Forderung nach alkoholfreien anderen Getränken nur so weit zu befriedigen sein, wie Biertrinken mit Durstlöschen zusammenfällt. Es wäre denn, daß Tee- und Kaffeemißbrauch sich ausbreitete, und zwar auch nur wieder aus dem Hunger nach dem anregenden Gift und nicht aus dem Bedürfnis nach Flüssigkeitsaufnahme. Daraus folgt, daß von Ersatzgetränken für geistige Getränke praktisch nur in sehr beschränktem Umfang die Rede sein kann. Um so unsinniger ist es, wenn durch eine kurzsichtige Steuerpolitik alkoholfreie Getränke mit Ausnahme von Tee und Kaffee verteuert werden und dadurch ihre Hauptaufgabe, besonders während der warmen Jahreszeit, die geistigen Getränke aus ihrer durstlöschenden Aufgabe zu verdrängen, verhindert werden. Es ist völlig ausgeschlossen, daß jemals die sog. „Ersatzgetränke" dem Steuerfiskus die Einnahmen aus den geistigen Getränken ersetzen können. Darum ist zu hoffen, daß nicht etwa auf der Suche nach neuen Steuerquellen die am 23. Juni 1923 abgeschaffte Mineralwassersteuer wieder eingeführt wird.

## Literatur.

1. Trier: Vorlesungen über die natürlichen Grundlagen des Antialkoholismus. Berlin 1917/18. — 2. Cluss, A.: Die Alkoholfrage. Berlin: Paul Parey 1906. — 3. Stat. Jahrbuch für das Deutsche Reich. Jg. 42, 43 u. 44. Berlin: Verlag f. Politik u. Wirtschaft 1922, 1923 u. 1924/25. — 4. Helenius: Die Alkoholfrage. S. 68. 1919. — 5. Die Wirkungen der Alkoholknappheit während des Weltkrieges. Berlin: Julius Springer 1923. — 6. Fischer, Max: Sozialhygienische Mitteilungen, H. 4. 1921. — 7. Elster: Artikel „Alkohol" im Handwörterbuch d. Staatswissensch. 4. Aufl. Jena: G. Fischer 1923. — 8. Ude: Intern. Zeitschr. g. d. Alk. S. 126. 1922. — 9. Grotjahn: Soziale Pathologie. 2. Aufl. Berlin: Julius Springer 1923. — 10. Rösle: Artikel „Alkoholkonsumstatistik", Hdb. d. soz. Hyg. Leipzig 1912. — 11. Wilson: Intern. Zeitschr. g. d. Alk. S. 80. 1922. — 12. Köchlin: Die Alkoholfrage. S. 20. 1920. — 13. Külz: Die Alkoholfrage. S. 43. 1920. — 14. Vogel: Zeitschr. f. soz. u. Gewerbehygiene. S. 170. 1923. — 15. Laquer: Artikel in Mosse Tugendreich „Krankheit u. soz. Lage". München: Lehmann 1912. — 16. Meyer-Gottlieb, H.: Experimentelle Pharmakologie. 6. Aufl. Berlin und Wien: Urban & Schwarzenberg 1922. — 17. Schade, H.: Die physikalische Chemie in der inneren Medizin. Dresden u. Leipzig 1923. — 18. Bunge: Lehrbuch der physiologischen u. pathologisch. Chemie. 4. Aufl. Leipzig: Vogel 1898. — 19. Nemser, H.: Zeitschr. f. physiolog. Chemie. Bd. 53. — 20. Widmark: Skand. Archiv f. Physiologie. Bd. 33. 1916. — 21. Schweissheimer: Dtsch. Arch. f. klin. Med. Bd. 109. 1912; Völtz, W., u. Dietrich: Biochem. Zeitschr. Bd. 68. 1915. — 22. Vollmering: Verteilung des Alkohols im Organismus. Diss. Gießen 1912. — 23. Garbe: Dtsch. Arch. f. klin. Med. Bd. 122. 1917. — 24. Buglia u. Simon, zit. nach Schade, vgl. Nr. 17. — 25. Lombard, Warren: Journ. of Physiol. Bd. 13. 1892. — 26. Frey: Alkohol und Muskelermüdung. Wien. 1903. — 27. Kraepelin: Kraepelins Psychol. Arbeiten. Bd. 3. 1902. — 28. Joteyko: Trav. du labor. de l'Inst. Solvay. Bd. 6, S. 4. Bruxelles 1904. — 29. Goering: Kraepelins Psychol. Arbeiten. Bd. 6. 1911. — 30. Durig, A.: Pflügers Arch. Bd. 113, S. 341. 1906. — 30a. Hellsten: Skandin. Arch. f. Physiologie Bd. 19, S. 201. 1907. — 30b. Aschaffenburg: Kraepelins Psycholog. Arbeiten. Bd. 1, S. 26. — 30c. Tottermann: Intern. Mon. z. Bek. d. Alk. Bd. 27, S. 237. 1917. — 30d. Exner: Pflügers Arch. Bd. 7. 1873. — 31. Joss: Intern. Monatsschr. Bd. 10. 1900. — 32. Kurz u. Kraepelin: Kraepelins Psycholog. Arbeiten. Bd. 3. 1900. — 33. Fürer: Kongr. Basel 1895. — 34. Wlassak: Intern. Zeitschr. g. d. Alk. S. 11. 1922. — 35. Burger u. Schweissheimer: Zeitschr. f. g. exp. Medizin. Bd. 5, S. 136. 1916. — 36. Sieber: Biochem. Zeitschr. Bd. 23, S. 304. 1900. — 37. Kraepelin: Psychiatrie. — 38. Orth: Die Alkoholfrage, S. 111. 1918. — 39. Fahr: Virchows Arch. Bd. 205, S. 397. 1911. — 40. Kern: Zeitschr. f. Hygiene. Bd. 73, S. 143. 1913. — 41. Wlassak: Grundriß der Alkoholfrage. S. Hirzel 1922. — 42. Dresel: Die Ursachen der Trunksucht und ihre Bekämpfung. Berlin: Julius Springer 1921. — 43. Gruhle: Psychiatrie für Ärzte. Berlin: Julius Springer 1918. — 44. Ewald: Soziale Medizin. Berlin: Julius Springer 1911 u. 1914. — 45. Müller, P. Th.: Vorlesungen über Infektion und Immunität. 5. Aufl. Jena: G. Fischer 1917. — 46. Kern: Zeitschr. f. Hyg. Bd. 66. — 47. Hoppe: Tatsachen über den Alkohol. München 1912. — 48. Seiler: Ergänzungsh. z. Dtsch. stat. Zentralbl. H. 9. Berlin u. Leipzig: Teubner 1916. — 49. Seiffert: Die Alkoholfrage. H. 3. 1922. — 50. Ramboussek: Gewerbliche Vergiftungen. Leipzig: Veit & Co. 1911. — 51. Lehmann, K. B.: Kurzes Lehrbuch der Arbeits- und Gewerbehygiene. Leipzig: S. Hirzel 1919. — 52. Koelsch: Artikel in Mosse Tugendreich „Krankheit und soziale Lage". München: Lehmann 1912. — 53. v. Mayr, G.: Statistik und Gesellschaftslehre. Bd. 3. Tübingen: I. C. B. Mohr 1917. — 54. Westergaard: Die Lehre von der Mortalität und Morbidität. Jena 1901. — 55. Florschütz: Allgemeine Versicherungsmedizin. Berlin 1914. — 56. Vogel: Öffentliche Gesundheitspflege 1921, H. 3. —

57. Peretti: Zeitschr. f. Psychiatrie. Bd. 77. — 58. Kassowitz: Artikel im Handbuch des Kinderschutzes. Leipzig: Engelmann 1911. — 59. Elster: Artikel im Handwörterb. d. Kommunalwissensch. Jena: G. Fischer 1918. — 60. Baer: Der Alkoholismus. Berlin 1876. — 61. Münsterberg, zit. bei Gruber, G. B.: Der Alkoholismus. 2. Aufl. Leipzig-Berlin: B. G. Teubner. — 62. Daffenreiter: Mitteil. d. Ver. abstin. Ärzte. 1920. — 63. Herxheimer: Münch. med. Wochenschr. S. 143. 1922. — 64. Stokard: Arch. f. Entwicklungsmechanik 1912. — 65. Bluhm, A.: Intern. Zeitschr. g. d. Alk. 1922. — 66. Baur-Fischer-Lenz: Grundriß d. menschl. Erblichkeitslehre u. Rassenhyg. München 1921. — 67. Donath: Die Alkoholfrage. S. 42. 1920. — 68. Lenz: Handb. d. Hyg. Bd. 4, Abt. 3. Leipzig 1923. — 69. Bluhm, A.: Die Alkoholfrage. S. 17. 1922. — 70. Demme: Über den Einfluß des Alkohols auf den Organismus des Kindes. 1891. — 71. Delbrück: Weyls Handb. d. Hyg. 2. Aufl., Bd. 3, Abt. 4. 1913. — 72. Lewin: Die Fruchtabtreibung durch Gifte und andere Mittel. Berlin: Julius Springer 1922. — 73. Ploetz. — 74. Holitscher: Intern. Monatsschrift z. Bek. d. Trinksitt. 1902. — 75. Weiss: Die Alkoholfrage. 1903, zit. nach Helenius. — 76. Bunge: Die zunehmende Stillunfähigkeit der Frauen. 5. Aufl. München 1907. — 77. Lundborg: Med. biolog. Familienforschung. Jena 1913. — 78. Elster: Sozialbiologie. Berlin u. Leipzig: W. de Gruyter & Co. 1923. — 79. Meyer: Die Alkoholfrage, S. 28. 1920. — 80. Binz: Die Alkoholfrage, S. 72. 1923. — 81. Dresel: Klin. Wochenschr. 1922, S. 1268. — 82. Reetz: Die Alkoholfrage, S. 186. 1919. — 83. Weymann: Verlag Auf der Wacht. Berlin-Dahlem 1923. — 84. Bickerich: Das Brattsystem. Nordische Studien, Bd. 5. Greifswald 1923. — 85. Haynes: Prohibition inside out. New York: Doubleday, Page & Co. 1923. — 86. Küppersbusch: Das Alkoholverbot in Amerika. München u. Leipzig: Duncker & Humblot 1923. — 87. Schallmeyer: Vererbung u. Auslese. 4. Aufl. Jena 1920. — 88. Bogasch, H.: Das Alkoholverbot in den Vereinigten Staaten von Nordamerika und seine Folgen. Berlin: C. A. Schwetschke & Sohn 1924. — 89. Flaig, J.: Von der Durchführung des amerikanischen Alkoholverbotes. In: Alkoholfrage 1925, H. 3. — 90. Gaupp, R.: Amerika und wir. Stuttgart: Mimir-Verlag 1924. — 91. Salomon, A.: Die soziale Wirkung des amerikanischen Alkoholverbotes. In: Alkoholfrage 1925, H. 1. — 92. Seiffert: Erkrankungen des Gefäßsystems alkoholischer Natur. In: Alkoholfrage 1925, H. 1. —

Außerdem findet sich in dem Jahresbericht über Soziale Hygiene, Demographie und Medizinalstatistik von Grotjahn und Kriegel, Berlin, Verlag R. Schwarz, unter III., 5, Alkoholismus, eine jährlich fortgeführte Literaturübersicht.

# Die Geschlechtskrankheiten einschließlich der Prostitution.

Von

HANS HAUSTEIN

Berlin.

Mit 14 Abbildungen.

## I. Geschichtlicher Querschnitt durch vier Jahrhunderte (1500—1900).

Erst die Kenntnis einer Erkrankung und die Erkenntnis ihrer Bedeutung für das Einzelwesen wie für die Gesamtheit können den Hintergrund und die Grundlage für die Möglichkeit ihrer Bekämpfung bilden. So ist bei den *Geschlechtskrankheiten* je nach dem Wissen die Stellungnahme von Ärzten und Laien in den einzelnen Epochen eine ganz verschiedene gewesen; und die Bedeutung der venerischen Infektionen in sozialhygienischer wie eugenischer Beziehung ist erst in der letzten Periode der medizinischen Wissenschaft erkannt worden.

Von höchster Wichtigkeit ist ferner die verschiedenartige Einstellung der einzelnen Zeit- und Kulturabschnitte dem Sinnengenuß gegenüber, sei es, daß dieser, wie im Altertum, das natürliche Lebensrecht jedes einzelnen bildete, sei es, daß asketischer Geist wie zur Zeit der Reformation die instinktgemäßen Trieb- und Gefühlsregungen des Menschen zu unterdrücken suchte. Die Weltanschauungen der einzelnen Epochen üben also entscheidenden Einfluß auf die Bekämpfung der Geschlechtskrankheiten aus.

Im Altertum existiert kein systematischer Kampf gegen die venerischen Krankheiten. Dieser Zeit fehlte die klare Erkenntnis von den Beziehungen zwischen Geschlechtsverkehr und bestimmten Krankheiten, die die Genitalorgane befallen oder von ihnen ausgehen. Trotzdem waren nach den Schilderungen der damaligen Ärzte Symptome der akuten wie der chronischen Gonorrhöe, spitze Kondylome, das Ulcus molle wie der phagedänische Schanker bekannt. Auch lehrte man bereits im Altertum, daß übermäßiger Geschlechtsgenuß schädigend auf den Körper einwirkt, und betrachtete als Folgen verschiedene Hauterscheinungen, z. B. die Acne. Abgesehen vom weichen Schanker, der als rein örtliches Leiden ja auch heute in sozialhygienischer Beziehung kein großes Interesse darbietet, war die Gonorrhöe in ihrer akuten Form, besonders aber in ihren Folgezuständen als chronische Erkrankung nicht in unserem Sinne erkannt, und für das Vorhandensein der Syphilis haben sich bisher keine unwiderlegbaren Beweise erbringen lassen. Auch über die Infektiosität der Geschlechtskrankheiten bestand noch kein klares Bild.

Nicht viel anders waren die Anschauungen im Mittelalter, obwohl schon der Begriff des unreinen Coitus, des Coitus cum foeda meretrice, der krankmachend auf die Genitalorgane wirke, sich allmählich herausschälte und am Ende des 13. Jahrhunderts (WILHELM VON SALICETO) bereits klare Vorstellungen über die Ansteckungsweise bei Penisulcerationen durch Kohabitation mit einer kranken Frau bestanden.

Erst am Ausgang des 15. Jahrhunderts tritt plötzlich eine entschiedene Änderung der Sachlage und damit auch der Anschauungen auf dem Gebiete des Venerismus wie der Prostitution ein, und jetzt beginnen auch die ersten Versuche einer systematischen Bekämpfung. Diese Epoche, in der Erkennung wie Bekämpfung der Lustseuche zusammenfallen, ist die Zeit der Entdeckung Amerikas. Die Einschleppung der Syphilis aus der Neuen Welt nach Europa konnte aber bisher ebensowenig mit Sicherheit bewiesen werden, wie ihr autochthones Bestehen in Europa.

Sicher ist nur, daß die Syphilis 1494 als ein *neues* Krankheitsbild festgelegt wurde, mit dem man von jenen Tagen an zu rechnen hat. Bemerkenswert ist jedoch, daß die Ärzte damaliger Zeit nirgends hervorheben, daß die Erkrankung bis dahin mit anderen Leiden, vor allem mit Formen der Lepra, verwechselt worden sei, daß also keine Stelle des bisher aufgetauchten Schrifttums diesen „diagnostischen Irrtum" behandelt. Im Gegensatz dazu finden wir dann später in den Ärztekonsilien bei der Lepraschau stets die Berücksichtigung dieser Differentialdiagnose.

Faßt man das zusammen, was bisher über die Geschichte der Syphilis besonders durch IWAN BLOCH und vor allem durch die kritischen Quellenstudien KARL SUDHOFFS zusammengetragen worden ist, so gewinnt man die Überzeugung, daß zu Beginn von Auftreten und Erkennung der Lues das Krankheitsbild ein viel schwereres war, als wir es heute in Europa allgemein zu sehen gewohnt sind, daß es mehr oder weniger der heutigen malignen Form entsprach. Der Schwere der Erkrankungsform gegenüber war aber die Ausbreitungsweise die gleiche. Es war dieselbe schleichende Infektion, die von Stadt zu Stadt, von Land zu Land getragen wurde, in erster Linie auf dem Wege des Handels und der Schiffahrt, durch die Kaufleute, Reisenden und Reisigen sowie durch das Volk der die Welt durchstreifenden Vaganten. So ist — was schon a priori bei der Verbreitungsart der Lues anzunehmen war — die Syphilisepidemie, die am Ende des 15. Jahrhunderts Europa explosionsartig überzogen haben soll, nach den glänzenden Untersuchungen SUDHOFFS in das Gebiet dramatischer Übertreibung zu verweisen.

Wie der Gang der Erkennung der Syphilis als Erkrankung sui generis vor sich ging, läßt sich aus den Zeitangaben erahnen.

1496 ist die Krankheit in ihren Hauptzügen wohl überall in Westeuropa von den Ärzten erkannt — 2 Jahre, nachdem den Ärzten die ersten Fälle aufgefallen waren. Dieser Zeitraum hat auch genügt, das bis dahin nicht bekannte Krankheitsbild von den übrigen Hautkrankheiten, wie Lepra, Scabies, Ekzem, Pyodermie usw., abzutrennen. Damals war es schon so, wie es noch heute ist: unter den beobachteten Fällen fielen einzelne auf, die entweder in ihrer Erscheinungsform oder aber in ihrem Heilungsverlauf sich nicht in die gewohnten Bilder einpassen wollten. Man hatte auch beobachtet, daß derartige Hauterscheinungen mit Ausschlägen an den Genitalien vergesellschaftet waren. Die Patienten klagten gleichzeitig über starke Kopfschmerzen, Beschwerden, die ganz besonders des Nachts auftraten und sie des Schlafs beraubten, über Gliederschmerzen und starkes Abgeschlagenheitsgefühl, Erscheinungen, die man bei ähnlich aussehenden Hautkrankheiten nicht festzustellen gewohnt war. Daß die Krankheit häufiger beobachtet wurde bei Prostituierten, bei den der Venus vulgivaga ergebenen vagierenden Leuten, bei Männern, die ein ausschweifendes

Leben führten, wird auch nach kurzer Zeit schon aufgefallen sein, und so drängten die gewonnenen Erkenntnisse zur Diagnose einer Krankheit, die einerseits eine kontagiöse und andererseits eine in der Hauptsache venerische sei. Zu dieser Auffassung — der Morbus novus ist eine Geschlechtskrankheit, die „Geschlechtspest" — führte wohl auch noch die Tatsache, daß die Astrologen gerade für diesen Zeitpunkt das Herannahen des Unheils verkündet hatten. Die Gestirnslegende von einer mit Sicherheit zu erwartenden Krankheit der Geschlechtssphäre hat die Einstellung der damaligen Ärztewelt bei Beobachtung wie Beurteilung der Krankheiten — bewußt wie unbewußt — stark beeinflußt, wie sie auch auf die Schilderung der neuen Erkrankung im übertreiberisch färbenden Sinne gewirkt hat.

Gleichen Schritt mit der *Erkennung* der Syphilis hielt die Ausbildung der *Therapie*. Einen Einblick hierin gibt vor allem die Sammlung von Rezepten und sonstigen Verordnungen gegen die Syphilis, die der Nürnberger Arzt Dr. HARTMANN SCHEDEL meist schon im Jahre 1496 aus Italien und Paris zusammengetragen hat. Ferner die Erkenntnis, die damals schon im Nürnberger Heilig-Kreuz-Spital gewonnen wurde, daß ein sechswöchiger Schmierturnus als Kur im allgemeinen völlig ausreiche. So bestand die Behandlung der Syphilis in einer Schmierkur mit Quecksilbersalbe bei entsprechender Mundpflege durch besondere Mundwässer.

Diesen Dokumenten gegenüber steht die Legende von der Hilflosigkeit der Ärzte gegenüber der Syphilis bei ihrem Bekanntwerden.

Unterhalten und geschürt wurde sie von den Quacksalbern, die die neue Krankheit als ihre Domäne betrachteten und die vor 400 Jahren schon dasselbe taten, was sie noch heute zu tun bemüht sind: Sie behaupteten, *allein* im Besitze der wahren Heilmittel zu sein — ganz so wie heute die Heilbehandler immer hervorheben, daß die Ärzte die Geschlechtskrankheiten nicht zu behandeln verstünden, nur mit dem Unterschiede, daß ihre um 1500 gepriesenen Heilmethoden in — allerdings massiven — Quecksilberschmierkuren bestanden, also in nichts anderem als in einer bei Hautkrankheiten im Abendlande bereits seit 400 Jahren medizinisch bewährten Methode.

Kaum war die Syphilis als Infektionskrankheit erkannt worden, als sich auch schon die *Behörden* mit der *Bekämpfung* der neuen Krankheit beschäftigten. Der erste Versuch, auf dem Verordnungswege notwendig erscheinende Maßnahmen einzuleiten, wurde in *Paris* gemacht. Am 25. März 1493 — d. h. nach unserer heutigen Zeitrechnung, da Ostern auf den 3. April fiel —, im Jahre *1494*, trifft eine Ordonnance royal die diesbezüglichen Bestimmungen:

„Injonctions touchant les maladies contagieuses et les immondices."

Combien que par cy-devant ait été publié, crié et ordonné à son de trompe, et cry public par les carrefours de Paris, à ce que aucun n'en put prétendre cause d'ignorance, que tous malades de la grosse vérole residassent incontinent hors la ville, et s'en allassent les estrangers ès lieux dont ils sont natifs, et les autres résidassent hors ladite ville, sur peine de la hart; neantmoins lesdits malades, en contempnant lesdits cris, sont retournés de toutes parts et conversent parmi la ville, avec les personnes saines, qui est chose dangereuse pour le peuple et la seigneurie qui à présent est à Paris.

1. L'on enjoint de rechef, de par le Roy et mondit sieur le prevost de Paris, à tous lesdits malades de ladicte maladie, tant hommes que femmes, que incontinent après ce présent cry ils vuident et se departent de ladicte ville et faubourgs de Paris, et s'envoisent lesdits forains faire leur residence ès pays et lieux dont ils sont natifs, et les autres hors ladite ville et faubourgs, sur peine d'estre jectés en la rivière s'ils sont pris le jourd'hui passé, et enjoint-en à tous commissaires quarteniers et sergens prendre ou faire prendre ceulx qui y seront trouvésé pour en faire l'exècution.

3 Jahre später wurden erneut mehr ins Einzelne gehende Bestimmungen erlassen, die (unter dem 6. März 1496 — also, da Ostern auf den 3. April 1496

fiel) am 6. März *1497* als „Arrêt du Parlament de Paris portant règlement sur le fait des maladies de la grosse vérole" niedergelegt wurden.

In *Deutschland* ist das Jahr *1496* allgemein der Zeitpunkt, von dem an die Städte (so Nürnberg, Freiburg i. Br., Würzburg, Straßburg (schon 1495) und München (erst 1499) mit der Bekämpfung der Seuche beginnen.

Die hygienischen Maßnahmen wurden aus den Erfahrungen abgeleitet, die im Kampfe gegen die sonstigen Seuchen gewonnen worden waren. Denn da die Auffassung über eine Krankheit ihre Bekämpfungsmaßnahmen bestimmt und die neue Krankheit für eine ansteckende gehalten wurde, so war es selbstverständlich, daß man mit dem gesamten Rüstzeug der in langjähriger Seuchenbekämpfung gesammelten Erkenntnisse gegen die Syphilis wie auch gegen die anderen Geschlechtskrankheiten zu Felde zog; wurde doch die Gonorrhöe von nun an bis in die Mitte des 19. Jahrhunderts für ein Symptom der Lues gehalten.

Hier sei daran erinnert, daß jene Periode eine Zeit erhöhter Naturbeobachtung war, insonderheit in epidemiologischen Fragestellungen, in denen das Mittelalter bereits vorgearbeitet hatte. Die Lepra war, dank den rücksichtslosen Maßnahmen im starken Rückgang begriffen, die Aussatzbekämpfung war aber letzten Endes nichts anderes als die konsequente Durchführung biblischer Vorschriften gewesen, getragen von der Autorität der Kirche. In diesem Kampfe wurden überhaupt die Waffen für die Seuchenabwehr geschaffen. Bei dem Ausbau der Seuchenbekämpfung und der Durchführung der Seuchenprophylaxe, die ein Ruhmesblatt der mittelalterlichen Medizin bleiben werden, handelt es sich nicht um eine gedankliche, sondern um eine große *praktische* Leistung, die letzten Endes keine Äußerung abendländischer Medizin sind, denn ihre Grundgedanken sind jüdisch (SIGERIST). Auch die anläßlich der Pestzüge ausgebildete Seuchenbekämpfung atmet durchaus antik-arabischen Geist.

Mit den Luikern verfuhr man zuerst wie mit den Leprösen. Man trennte die Kranken von den Gesunden. Erkrankte Ortsfremde und Dirnen, die ja auch fast ausnahmslos Nichteinheimische waren, wies man aus und gab ihnen wohl auch noch einen Zehrpfennig mit auf den Weg. Im Anfang suchte man die Erkrankten in ihren eigenen Häusern zu isolieren, und die Einheimischen wurden, zeitgemäßer hygienischer Anschauung folgend, Stadtärzten oder städtischen Wundärzten in Behandlung gegeben. Gleichzeitig ging das Streben dahin, den frischen Zuzug Erkrankter abzuschneiden: an den Stadttoren sollten die Zollwächter den Syphilitikern den Zutritt wehren, jedoch wurden wohl nur in wenigen Städten, wie in der freien deutschen Reichsstadt Besançon, Wundärzte und Ärzte zu diesem Dienste mit herangezogen. Sinngemäß war den Syphilitikern der freie Wandel in der Stadt und der Besuch von Wirtshäusern, Barbierstuben und Bädern verboten. Schließlich wurden die Badestuben überhaupt ganz geschlossen. Dieses Badeverbot stellt aber keine speziell gegen die Lues gerichtete Maßnahme dar, wenn es auch wohl zum Teil als Erkenntnis der Übertragungsweise der Lues gebucht werden muß. Denn schon während der Pestzüge waren die Badestuben behördlicherseits öfter völlig geschlossen worden. Bei diesen Vorschriften spielten allgemein-diätetische Anschauungen der Antike wie der Araber mit. Auch das Verbot der Benutzung der bei Erkrankten verwendeten Aderlaß- und Schröpfinstrumente fand sich schon in den Lepraregulativen.

Da die bisher geschilderten Maßnahmen, insbesondere die Absperrung, sich als nicht genügend herausstellten, wurde der Versuch der *Asylisierung* der Erkrankten gemacht. 1496 wurde z. B. in Würzburg das Frauenhaus in ein „Franzosenhaus" umgewandelt. Der Versuch aber, die Luiker in die Leproserien aufzunehmen, mißlang wohl meistens. Das zeigt u. a. die Straßburger Erfahrung, aus der gleichzeitig hervorgeht, wie scharf schon in den letzten Jahren des 15. Jahrhunderts der Unterschied zwischen ihr und der Lepra empfunden wurde. So mußte dazu übergegangen werden, eigene Blatternhäuser einzurichten. Doch nahmen sich die Städte nur der Eingesessenen an, und selbst dort, wo man auch wohl einmal ortsfremde Kranke mit besonders schweren Erscheinungen hospitalisierte, wurden sie schleunigst bei Besserung ihres Zustandes wieder abgeschoben.

Diese energisch durchgeführte Bekämpfungspolitik, bewahrt in den Urkunden der west- und süddeutschen Städte, hatte zur Folge, daß sich auf den

Landstraßen der mittleren und oberen Rheinebene die Kranken sammelten, die zur intensiven Verbreitung der Krankheit in erheblichem Maße beitrugen.

In Freiburg i. Br. hatte man zwar von einer generellen Ausweisung aller Fremden abgesehen und sogar die Errichtung eines Blatternhauses ins Auge gefaßt, doch wurde — wenigstens soweit urkundliches Material bisher ans Licht gekommen ist — nur in Straßburg tatsächlich eine weiterschauende Bekämpfung betrieben. Hier wurden unterschiedslos alle Syphilitiker in Blatternhäusern oder anderen Anstalten verpflegt und behandelt, was wohl in der Hauptsache der Einsicht und der Tatkraft des einflußreichen gewaltigen Münsterpredigers JOHANNES GEYLER VON KEYSERBERG zuzuschreiben ist.

Trotz der geschilderten allgemeinen und speziellen Maßnahmen gelang es *nicht*, die Seuche einzudämmen, ihr immer weiteres Umsichgreifen war begründet durch einen dafür wohlvorbereiteten Boden: in der Leichtlebigkeit der Zeit, der Promiskuität vorzüglich in den Bädern, der allgemeinen Stellungnahme der Prostitution gegenüber. Diese letztgenannte, die individuelle wie staatliche Einstellung ihr gegenüber, und ihre Gestaltung wurde wie die gesamte Lebensführung von der Kirche maßgeblich bestimmt. Führend war vor allem die Anschauung AUGUSTINS, des Begründers der mittelalterlichen Sexualethik, des Lehrers einer doppelten Sexualmoral, durch deren Nachwirkungen heute noch das gesamte staatliche wie gesellschaftliche Leben der europäischen wie amerikanischen Kulturwelt beeinflußt wird.

Die Folgen dieser doppelten Sexualmoral waren eine sehr strenge Auffassung der Ehe als eines Sakramentes und eine förmliche Sittenaufsicht über verheiratete Männer und Frauen — und andererseits die Billigung des Verkehrs mit Prostituierten für die Unverheirateten. Diese Antithese wiederholt sich auch in der Stellung der Prostituierten: aktiv nehmen sie teil an den größten städtischen Feierlichkeiten und bei fürstlichen Empfängen, und sie dürfen einen Zunft- und Gewerbezwang ausüben, ja, wie die Handwerke jede nicht Zünftige verfolgen; auf der anderen Seite sind sie gebrandmarkt, müssen sich bestimmten Kleidervorschriften fügen und unterstehen als „unehrlich" meist dem Henker. Diesen Gegensatz in der moralischen Auffassung spiegeln auch die Frauenhausordnungen wie andere zeitgenössische Dokumente wider.

Hieraus folgt, daß zwei Arten von Frauenhäusern, öffentliche und heimliche, bestanden. Jene waren teils Privatanstalten, teils Eigentum eines Staates oder einer Stadt und dann entweder verpachtet oder zum Vorteil der Behörde verwaltet. Privilegiert, mit ausschließlichem Betriebsrecht ausgestattet, waren die wenigsten, denn in den meisten Städten bestanden mehrere öffentliche und private nebeneinander. Wohl aber waren sie konzessioniert — sie bestanden mit obrigkeitlicher Erlaubnis und unter obrigkeitlichem Schutze, wofür sie eine Abgabe zu entrichten hatten. Die heimlichen Frauenhäuser wurden verborgen gehalten, um sich der Abgabenzahlung und der Überwachung zu entziehen.

Über die Qualifikation der aufzunehmenden Dirnen gab es in den Frauenhausordnungen verschiedener Städte besondere Vorschriften: In Nürnberg war bestimmt, kein eingebürgertes Mädchen, sondern nur fremde, auch verboten, unschuldige Mädchen oder Ehefrauen aufzunehmen; in Ulm war den Frauenwirten auferlegt, für saubere und gesunde Dirnen zu sorgen.

Die Duldung der Prostitution, im besonderen ihre Reglementierung in Form der Bordellierung, entsprang den moralisch-ethischen wie ärztlich-hygienischen Anschauungen der Zeit.

Es sollten durch die bequeme Bereitstellung der Dirnen Ehebrüche verhütet und die Verführung ehrbarer Frauen und Mädchen verhindert werden; gleichzeitig sollte der Gesundheitsschädigung infolge sexueller Abstinenz gesteuert werden, war diese doch nach GALEN äußerst gefährlich und vergiftend für den ganzen Körper. Diese für die Mehrzahl der mittelalterlichen Ärzte maßgebliche Ansicht fand willigen Glauben bei der Allgemeinheit und bewirkte die große Toleranz gegenüber der Befriedigung des Naturtriebes, der jedem gesunden Manne ohne weiteres zugestanden wurde, so daß sogar Schuldgefangene von ihren Gläubigern zweimal wöchentlich „Frauengeld" fordern konnten und selbst für die Geistlichen dieser hygienische Grund ins Treffen geführt wurde. Sogar der Geschlechtsverkehr Jugendlicher wurde geduldet, anscheinend sogar als etwas ganz Natürliches angesehen, was daraus hervorgeht, daß während der Kinderkreuzzüge viele Adlige ihren ganz jungen Söhnen Konkubinen mitgaben. Wie niedrig in den Bordellen die Altersgrenze für die Besucher gesteckt war, zeigt das Gebot des Ulmer Rates, daß Knaben von 12—14 Jahren nicht im Frauenhaus geduldet, sondern mit Ruten daraus vertrieben werden sollten.

Öffentliche Bordelle fanden sich überall im Mittelalter, von den größeren bis hinab zu den kleinsten Städten, und sie zahlten nicht nur an städtische Behörden, sondern auch an Bischöfe und geistliche Stifte ihre Steuern.

Neben der bordellierten Prostitution gab es aber auch noch eine ausgedehnte vagierende, die, wie die Fahrenden überhaupt, erheblich zur Verbreitung der Syphilis beitrug. Diese Rolle der Prostitution wird augenfällig, zieht man in Betracht, daß sie sich auf allen größeren Volksversammlungen, auf Jahrmärkten und Kirchenfesten, besonders aber auf Reichstagen und Konzilien in Massen einfand und die Dirnen in hellen Haufen überallhin den Söldnerheeren folgten.

Die Einstellung der Prostitution gegenüber begann sich um die Wende des 15. zum 16. Jahrhundert infolge der immer allgemeiner werdenden Einsicht der Gefahr der Prostitution als Hauptherd der Verbreitung der Syphilis zu ändern. Diese Erkenntnis stellte nun die sexualhygienische Bedeutung der Prostitution in den Vordergrund, und unter diesem Zeichen werden wichtige Maßnahmen gegen die Frauenhäuser und wider und für die Dirnen ergriffen.

Man begann die kranken Dirnen auszuweisen und sah sich darüber hinaus sogar gezwungen, erkrankte Puellen wie erkrankte Männer behandeln zu lassen. Schließlich wurden besondere Prostituiertenkrankenhäuser gegründet, teils unter Verwendung der Bordelle selbst. Ähnlich wie in den Zeiten der Pest schon die Frauenhäuser vorübergehend geschlossen worden waren, wurde den Dirnen der Ausgang gesperrt, und sie durften keinerlei Besuche empfangen.

Gleichzeitig finden wir den Übergang zu *regelmäßigen* ärztlichen Untersuchungen der Dirnen. Es kam also zur Ausbildung einer Sanitätspolizei und zur regelrechten Überwachung der Prostituierten, besonders deshalb, weil man glaubte, durch Behandlung aller Syphilitiker die Krankheit im Keim ersticken zu können. Aber bereits im Anfang der gesundheitlichen Kontrolle war den Ärzten die große Schwierigkeit aufgefallen, in sicherer Weise festzustellen, ob eine Prostituierte gesund sei oder nicht.

Ärztliche Untersuchungen von Dirnen waren an sich keine Neuheit. Einer der ersten Versuche einer hygienischen Kontrolle soll schon im Jahre 1161 unter der Regierung Heinrichs II. in London unternommen worden sein. Damals wurde die Aufnahme von an Tripper (burning) leidenden Frauen in die Bordelle verboten, und 1162 befahl auch der Bischof von Winchester das gleiche dem Frauenwirt. Eine ärztliche Kontrolle bestand auch im 14. Jahrhundert in Straßburg, und Ähnliches wird aus Ulm, Nürnberg, Nördlingen, Konstanz, Zürich und Luzern berichtet. Auch bewahrt das Rechnungsbuch der Stadt Frankfurt die Eintragung über eine vereinzelte gesundheitliche Visitation einer gemeinen Frau durch den Stadtarzt im Jahre 1354. Bei den sittenpolizeilichen Verordnungen der deutschen Städte handelte es sich offenbar aber nur darum, allgemein dafür Sorge zu tragen, daß mit offenbarer Krankheit behaftete Dirnen aus dem Frauenhause entfernt wurden und den gesunden Mädchen peinlichste Sauberkeit zur Pflicht gemacht wurde. Wichtig in diesem Zusammenhang ist auch ein Beschluß der Provveditori alla Sanità der Stadt Venedig vom 21. März 1490, in dem die Prostituierten als eine große Infektionsquelle bezeichnet werden, da sie nicht nur infizierte Männer empfangen, sondern auch die eigene Erkrankung verheimlichen, um nicht aus ihren Wohnungen vertrieben zu werden. Daraus folgt also, daß schon vor Erkennung der Lustseuche die Einsicht bestand, daß die Puellen venerische Affektionen durch den Geschlechtsverkehr zu übermitteln vermögen.

Zusammenfassend kann gesagt werden: „Die Bekämpfung der Syphilis in der Prostitution ist primär nur die Folge der vertieften Kenntnis der Syphilis, und sie stellt sich nur dar als Weiterentwicklung und Verstärkung früherer Prostitutionsmaßnahmen, die nun auf ein spezielles Ziel, die Bekämpfung und womögliche Ausrottung der Syphilis, zugeschnitten werden" (JULIUS SCHUSTER).

Hatte die Syphilis zur Brandmarkung der Bordellprostitution geführt und damit zur deutlichen Abnahme des Bordellbesuchs, so beschleunigte den Zusammenbruch dieser Einrichtungen noch ein weiterer Umstand, das Eifern der Reformatoren, insbesondere Luthers. Luther sprach sich mit aller Entschiedenheit gegen die Frauenhäuser aus, insbesondere aber gegen die eigentümliche Stellungnahme der städtischen Obrigkeit in dieser Frage. Zielbewußt kämpfte er gleichzeitig gegen die Doppelmoral der Augustinischen Ethik — der er aber gegen Ende seines Lebens selbst wieder verfiel — und suchte an ihre Stelle die sexuelle Gleichberechtigung von Mann und Weib zu setzen, jedoch im Rahmen einer keuschen Lebensführung und sittlich reinen Ehe. In erster Linie verlangte er sexuelles Verantwortungsgefühl gegenüber der Frau, was ihn dazu führte, jede Form der Prostitution scharf abzulehnen.

Dieser Vorstoß gegen Bordelle und Prostitution, der aber schon im Anfang des 16. Jahrhunderts von katholischer Seite versucht worden war, wurde nun allenthalben von den Protestanten unternommen.

Diese Bewegung führte im Zusammenhang mit der durch die Lustseuche drohenden Gefahr zum Verschwinden der öffentlichen Bordelle. Doch mit ihrer Aufhebung verschwanden in den meisten Städten wohl nur die unter obrigkeitlicher Kontrolle stehenden Vereinigungsorte der gemeinen Weiber, denn nur in den Orten, in denen die Stadtobrigkeit oder die Geistlichen besonders schroff gegen die Dirnen vorgingen, war es zu einer tatsächlichen Austreibung der Prostituierten gekommen. Daß die Prostitution weiterhin blühte und sich nur dezentralisierte, geht aus der zeitgenössischen Literatur wie aus der Gesetzgebung der ersten Hälfte des 16. Jahrhunderts und der anschließenden Periode deutlich hervor.

Schon vor Luther und der Gegenreformation fanden sich in Frankreich die ersten Anfänge einer abolitionistischen Tendenz: 1503 berief der bischöfliche Kanzler eine Versammlung der Pariser Geistlichkeit ein und forderte sie zu einem Bericht über die in ihren Sprengeln bestehenden übelbeleumundeten Häuser auf. Damals zählte man in Paris 6000 Prostituierte. Die Hinweise auf eine Unterdrückung der Prostitution griffen immer wieder auf die diesbezügliche Ordonnanz des Heiligen Ludwig zurück und nach dem Artikel 100 (nicht wie stets zitiert Artikel 101) der Großen Ordonnanz Karls IX. vom Jahre 1560, die von den Ständen beschlossen, 1561 in Kraft trat, wurde die Aufhebung der Bordelle anbefohlen.

Sehr erfolgreich scheint dieser Kampf jedoch nicht gewesen zu sein, da selbst im 17. Jahrhundert immer wieder neue Ordonnanzen erlassen wurden.

Die Schließung der Bordelle in Deutschland scheint nicht in der Hauptsache eine Folge der sittlichen Kraft der Reformation gewesen zu sein — und zwar schon deshalb nicht, weil sie nicht im ersten Reformationseifer erfolgte —, sondern in erster Linie haben wohl ökonomische Gründe sie verursacht. Hierfür spricht die Tatsache der Auflösung der Bordelle, trotzdem die Bürger, wie in Basel, Nürnberg, Ulm, Augsburg und Freiberg in Sachsen, sich aus Furcht vor den möglichen Konsequenzen für ihre Frauen und Töchter ihr heftig widersetzten. Das Schreckgespenst der Syphilis, auf Grund des Edictum in blasphemos, des Gotteslästerermandates vom 7. August 1495, austrompetet unter Trommelschlag in allen deutschen Städten, hatte den Bordellbesuch so stark vermindert, daß sich das Halten der Frauenhäuser nicht mehr lohnte, was nicht nur ziffernmäßig gebuchte Erträge der Bordelle, sondern auch das Verschwinden dieser Institutionen im albertinischen Sachsen ohne ein allgemeines Verbot beweist. Hinzu kam noch die bereits hervorgehobene Entwicklung einer *freien* Prostitution, die der bordellierten so schwere Konkurrenz bereitete, daß die legalisierten

Dirnen bereits am Ende des 15. und zu Beginn des 16. Jahrhunderts überall darüber bittere Klage führten.

Einen weiteren bedeutsamen Umstand für das Eingehen der Bordelle stellt ferner die wichtige Tatsache dar, daß die Zünfte vom Ende des 15. Jahrhunderts an ihr Bestreben mit aller Energie darauf richteten, jeder Unsittlichkeit bei Mitgliedern ihres Standes kräftig entgegenzuwirken und durch Zucht und Sitte das Ansehen ihrer Gewerbe zu heben, was die Zunftrollen und die Handwerksgesellendokumente allenthalben widerspiegeln.

Hatte sich unter den geschilderten Einflüssen im Laufe des 16. Jahrhunderts ein unheilvoller Wandel in der Bewertung der Lustseuche vollzogen durch die Verschiebung von der hygienischen auf die moralische Seite und war die Anschauung aufgekommen, daß die Krankheit eine gerechte Strafe des Himmels für begangene Ausschweifungen sei, so war damit selbstverständlich verknüpft, daß der Kampf gegen die Geschlechtskrankheiten im späteren Ablauf des 16. und im 17. Jahrhundert zu einer Bekämpfung der Prostituierten führte, wovon er sich seit jener bis auf unsere Zeit nicht hat befreien können.

Überall wurde danach getrachtet, das Übel mit der Wurzel auszurotten: durch Aufheben und Aufgreifen nicht nur der der Prostitution überhaupt verdächtigen Frauen, sondern auch der bordellierten Dirnen: und auch die Nutznießer der Prostitution suchte man durch schwere Strafen abzuschrecken, ja, wie die deutsche städtische Gesetzgebung zeigt, versuchte man durch Strafandrohung auch den Benutzern der Prostitution zu Leibe zu gehen. Die Gesetzgebung des Heiligen Römischen Reiches (die peinliche Gerichtsordnung Kaiser Karls V., § 123) vom Jahre 1533 bedrohte jeden außerehelichen Geschlechtsverkehr mit ernsten Strafen und die Kuppler und Nutznießer der Prostitution mit Landesverweisung, Pranger, Abschneiden der Ohren und Aushauung mit Ruten.

Diese Richtung der öffentlichen Stellungnahme dem außerehelichen Verkehr wie der Prostitution gegenüber erhielt sich auch noch das ganze 17. Jahrhundert hindurch.

Als Ausfluß derselben Richtung ist auch die strenge Sittenreform zu betrachten, die mit Ferdinand I. (1521—1564) in Wien, aber auch im übrigen Österreich einsetzte. Er wies die Verfehlungen von Ehebruch und leichtfertiger Beiwohnung dem weltlichen Richter zu (1525), und die Polizeiordnungen seiner Regierungszeit verfolgten alle den gleichen Zweck: Zucht und Sitte zur Geltung zu bringen. 1560 schuf er eine eigene Polizeistelle, die Polizeihofkommission, und erließ eine Amtsinstruktion betreffs der Handhabung der 1558 publizierten Polizeiordnung, in der vor allem anbefohlen wurde, diese, in den Punkten und Artikeln die öffentlichen Laster und sündliche Pracht belangend, energisch durchzusetzen.

Geheime Agenten wurden angestellt, die der „Keuschheitskommission" durch Spitzeldienste Material liefern sollten.

Auch Ferdinands Nachfolger, Maximilian II., sah sich 1566 und 1568 durch die herrschenden Zustände gezwungen, verbesserte Polizeiordnungen zu erlassen, nach denen alle Personen, hohen wie niederen Standes, mit Strafe des Turms und ähnlichem Gefängnis bei Wasser und Brot für Ehebruch oder uneheliche, leichtfertige Beiwohnung bestraft werden sollten. Ein Generalmandat von 1592 befahl die Abhaltung von Razzien, so oft es not tue, sonderlich nachts, um verdächtige, leichtfertige Manns- und Weibspersonen zu ergreifen.

Keine Polizeiordnung indessen vollbrachte ihre Aufgabe. Und 1633 erließ Ferdinand II. ein Reskript über „Tugendsame Lebensführung" für Ober- und Niederösterreich. Jedoch alle drakonischen, immer wieder erneuten Strafandrohungen vermochten nicht das unbändige Triebleben einzudämmen. So wurde auch im Jahre 1671 das Zuchthaus in Wien errichtet, das neben anderen polizeilichen Zwecken auch die Abstellung des allgemein gewordenen Überhandnehmens der Unzucht und die Verminderung der zu großen Zahl liederlicher Weibspersonen verfolgte. Vor allem wurden hier auch Kupplerinnen festgesetzt. Trotzdem bestanden die Bordellwirtshäuser weiter, die selbst unter der Regierung Maria

Theresias eine ebenso heftige Konkurrenz durch die zahlreichen Ballokale bekamen. Ein Radikalmittel zur Ausrottung der Unsittlichkeit und der gewerbsmäßigen Unzucht glaubte selbst noch Maria Theresia wie Ferdinand I. in der Einsetzung einer Keuschheitskommission zu finden, die alle Personen, ohne Ansehen von Stand und Geschlecht, die einen unsittlichen Lebenswandel führten, auskundschaften und der Bestrafung zuführen sollte. Die Haupttätigkeit der Keuschheitskommission dürfte sich in den Jahren 1751—1769 abgespielt haben. Damals waren die Zuchthäuser von Dirnen überfüllt, ganze Schiffe mit Frauen gingen in das Banat nach Temesvar und wurden dort zusammen mit verhafteten Vagabunden angesiedelt, zuweilen ihnen untereinander auch die Ehe gestattet. Sogar weibliche Spitzel sollen angestellt gewesen sein, die an der durch den Ertappten zu zahlenden Geldstrafe prozentual beteiligt wurden. 1773 wurde ein neues Zuchthaus in Wartburg errichtet und dort auf Befehl der Kaiserin die liederlichen Weibspersonen inhaftiert. Indessen breiteten sich die Geschlechtskrankheiten trotz Keuschheitskommission, Verschickung, Bußhaus usw. in besorgniserregender Weise aus.

Doch beschränkte man sich in Österreich — wo diese Tendenzen sich solange hielten — nicht ausschließlich darauf, die Prostituierten zu bekämpfen, sondern suchte auch die Prostitutionsursachen zu vermindern. So verbot ein Edikt der niederösterreichischen Regierung vom 1. Januar 1775 in den Gasthäusern Kellnerinnen zu halten. Die Mädchen sollten Hausdienst annehmen. Zuwiderhandelnden wurde das Spinnhaus, den Wirten aber Konzessionsentziehung in Aussicht gestellt.

Auch in *Berlin* finden wir zu Beginn des 17. Jahrhunderts Anfänge einer Sittenpolizei,

auf die ein Befehl des Kurfürsten Joachim Friedrich vom Jahre 1607 an den Rat der Stadt hinweist: „Gegen die Huren und verdächtigen Frauenzimmer fleißig zu inquirieren, auch der Hofdiener, welche sich bei solchen betreten ließen, bei Verlust der Stadtgerichte nicht zu schonen,"

deren Wirken aber im Dreißigjährigen Kriege ziemlich illusorisch war, und auch zur Zeit des Großen Kurfürsten finden sich darüber keinerlei Nachrichten. Dieser gab zwar dem Rat der Stadt den Befehl zur Abhaltung von Razzien und zur Einlieferung der aufgegriffenen Mädchen in das Zucht- und Spinnhaus zu Spandow (1690). 1698 wurde sogar ein Sonderbefehl erlassen, demgemäß die infamen und skandalösen Häuser abzuschaffen waren, was aber völlig mißlang. Auch sollten wöchentlich von der Polizei die kleinen Keller, Tee-, Kaffee- und Spielhäuser visitiert werden. Die Beherberger liederlicher Frauenzimmer wurden mit Geld bestraft, die Beherbergten selbst festgenommen, gestäupt, vom Scharfrichter mit auf den Rücken gebundenen Ruten zur Schau durch die Gassen, schließlich durchs Tor geführt und der Stadt verwiesen.

Diesbezügliche gesetzliche Bestimmungen fanden sich schon in dem Kurfürstlich-Brandenburgischen revidierten Landrecht für das Herzogtum Preußen (Königsberg 1685).

Danach sollten die Prostituierten ins Gefängnis geworfen, mit Prügelstrafe belegt und öffentlich ausgewiesen werden, während den sich der Huren bedienenden Männern Geldstrafe und Gefängnis angedroht wurde. Alle sonstigen außerehelichen Verkehr treibenden ledigen Frauen sollten mit zeitlichem Gefängnis oder mit Verweisung gestraft werden.

Diese Bestimmungen gingen in das 1721 publizierte verbesserte Landrecht des Königreichs Preußen über.

Aus diesen Bestimmungen ist vor allem hervorzuheben, daß die Hurenwirte in Bierschänken oder Kaffeehäusern mit Ausstellung an den Pranger und mit Landesverweisung, mit oder ohne Staupenschlägen ebenso wie die Kuppler bedroht wurden.

Da so der Kampf gegen die Prostitution im 16. und 17. Jahrhundert fast nur aus moralischen Gründen heraus geführt wurde, so konnten die Behörden gegen die mit der Prostitution vergesellschafteten Krankheiten, von geringen Ausnahmen abgesehen, herzlich wenig tun.

So hat die Stadt Avignon 1578—1580 die Behandlungskosten von 9 Frauen und 8 Männern getragen, und von dort wurden auch 1600 zwei Ärzte nach Cadenet geschickt zur Feststellung der Ausbreitung der Syphilis unter der dortigen Bevölkerung und den Möglichkeiten zu ihrer Heilung.

Die Krankheiten bekämpfen zu wollen, hätte die Behörden leicht in den Verdacht bringen können, das Laster zu schützen und zu unterstützen. Kein Wunder, daß grauenhafte Zustände auf dem Gebiete der Bekämpfung der Geschlechtskrankheiten, oder richtiger gesagt: ihrer Nichtbekämpfung herrschten.

An drei Beispielen sollen hier diese Zustände charakterisiert werden: in Paris, Wien und Berlin, wenn auch in den letztgenannten Material erst vom 18. Jahrhundert vorliegt.

Im Jahre 1505 wurde in Paris der Bau eines Krankenhauses zur Pflege venerisch Kranker angeordnet, die man bis dahin nur in einzelnen Häusern von den Gesunden abgeschlossen hatte, ohne im entferntesten an ihre Behandlung gedacht zu haben. Indessen blieb diese Parlamentsverfügung von 1505 nur eine papierne, denn 30 Jahre später war noch nichts geschehen. 1535 berief das Parlament eine neue Kommission mit dem Auftrage, geeignete Räumlichkeiten zur *Behandlung* der *venerisch kranken Männer* ausfindig zu machen. Die Kommission brachte das Gebäude der Trinité in Vorschlag, bestehend aus zwei Sälen, von denen der eine 124 und der andere 248 Betten aufnehmen sollte. Bemerkenswert ist, daß in allen Vorschlägen nie die Rede von Frauen, geschweige denn von Prostituierten war.

Da die Vorschläge der Kommission durchkreuzt wurden, wählte das Parlament nochmals dieselbe Kommission, die diesmal ein kleines Hospital im Kirchspiel St. Eustache in Vorschlag brachte; doch widersetzten sich diesem Plane die Kirchenvorsteher, doch bestimmte eine Verfügung des Hofes von 1536 die Unterbringung und Behandlung der armen venerisch Kranken. Es scheint der Verwaltung des Hôtel Dieu unterstellt gewesen zu sein, die sich indessen so wider- und unwillig dieser Aufgabe unterzog, daß es an Wäsche, Salben, Verbandstoffen und Medikamenten für die Kranken mangelte. Auf die Dauer wurde das Hospital unbewohnbar, und die unglücklichen Patienten flüchteten ins Hôtel Dieu, das zuerst ihre Aufnahme verweigert hatte. Dann duldete man sie, schließlich ließ man sie offiziell zu und legte sie unter die anderen Kranken, in dieselben Säle, dieselben Betten — wie die Verwundeten und Fieberkranken. Doch erregte das Bekanntwerden dieser Zustände allgemeine Entrüstung, und die Syphilitiker, für die kein Spezialkrankenhaus mehr bestand, wurden aus dem allgemeinen Krankenhause vertrieben.

1559 beschloß das Parlament ihre Unterbringung in einem Hause der Rue de l'Oursine — doch blieb es bei dem Projekt. Und immer noch scheinen die Frauen überhaupt nicht zu existieren.

Die Versuche des damals gegründeten Armenbureaus führten zur Aufnahme der Syphilitiker im Hôtel Dieu, aber erst im Januar 1560 zu dem Übereinkommen gemeinschaftlicher Kostentragung bei Übernahme der praktischen Maßnahmen durch das Armenbureau. Trotzdem verweigerte dann die Verwaltung des Hôtel Dieu die Zahlung der Beträge, und nach zahllosen Prozessen wurde es endlich 1614 dazu gezwungen. Unbekannt ist das Schicksal der venerisch Kranken in den 55 Jahren von 1559 bis 1614 — es muß grauenhaft gewesen sein.

Von der Behandlung in dem Hause, das sie schließlich aufnahm, weiß man nur, daß die Patienten bei Aufnahme und vor der Entlassung gepeitscht wurden, und daß die Auspeitschung im Hôtel Dieu bis 1700 bei all den Kranken gehandhabt wurde, die venerische Symptome aufwiesen.

Erst 1657, unter Ludwig XIV., findet sich die erste Andeutung einer Sorge auch um die syphilitisch erkrankten Frauen. 1658 wurde eine Visitation der „verdorbenen Frauen" beschlossen zur Verhinderung ihrer Aufnahme in die Salpétrière, doch blieb diese Visite recht illusorisch, da der Chirurg nur befugt war zu einer Untersuchung bei Anzeichen der Syphilis im Gesichte. Trotzdem war eine Behandlung der in der Salpétrière gefangenen Dirnen bald unabweislich notwendig. Ein kleiner Raum diente in einem Winkel des Gefängnisses der Behandlung; er ist das erste Prostituiertenkrankenhaus in Paris (1683). Trotz der Auspeitschung als Abschreckungsmittel vor dem Laster, aber auch zur Ersparung an Krankenkosten eingeführt, drängten sich die Prostituierten zur Behandlung und ließen sich, um eingeliefert zu werden, sogar wegen Bettelei verhaften.

Die unhaltbaren Zustände im Krankenzimmer der Salpétrière führten zu der Verfügung des Generalprokurators und des Parlamentspräsidenten, die in der Salpétrière eingesperrten Frauen in das Krankenhaus Bicêtre zu überführen und zu behandeln. Doch wurden dorthin nur die schwersten Fälle verlegt und die anderen nicht behandelt. Ihre Behandlung in Bicêtre muß jeder Beschreibung gespottet haben, da die meisten vorzogen, in der Salpétrière zu bleiben. 1730 waren 400 Syphilitische in Bicêtre.

Auf einen Bericht des Leibarztes Ludwigs XIV., MARÉCHAL, entschloß sich die Krankenhausverwaltung zur Erbauung eines Spezialhospitals, doch wurden alle Projekte hintertrieben, so daß 1784 alles beim alten war.

In *Wien* wurden bis zur Eröffnung des Allgemeinen Krankenhauses 1784 die Venerischen mit den Wöchnerinnen zusammen im Hospital zu St. Marx untergebracht, worüber eine zeitgenössische Schilderung vorliegt:

„In der Nachbarschaft des Waisenhauses liegt das Spital zu St. Marx. Dieses ist eins von den traurigen Denkmälern des menschlichen Elends. In dem einen Teile des Gebäudes liegen Unsinnige an Ketten, auf der anderen Seite enthält ein Saal, wie die Überschrift über der Tür lautet: ‚Die aus Liebe unglücklich gewordenen Frauenzimmer.‘ Diese unglücklichen Opfer des Vergnügens und der Unvorsichtigkeit finden sich in Menge ein, teils um die ihnen anvertrauten Unterpfande abzulegen, teils um sich an dem Gifte des Vergnügens heilen zu lassen. Es befindet sich eine Schule dabei angeleget, worin sich junge Ärzte und Wundärzte in der Geburtshilfe und in der Heilung der Lustseuche üben können. Allein ein — vielleicht der wichtigste — Gegenstand gehet dieser Einrichtung ab: es ist nicht genug, daß man das Laster heilt, man muß es auch vor Schande bedecken. Es gibt gewisse Situationen im menschlichen Leben, deren Anblick weder dem Zuschauer noch dem Patienten erträglich ist. Zu St. Marx ist nicht nur jedem Neugierigen erlaubt, in den Saal der Wöchnerinnen und an der Lustseuche Arbeitenden einzutreten, wenn er will; sondern an einem gewissen Tage des Jahres werden die Türen auch für den Pöbel eröffnet. Hier sehen sich die unglücklichen Frauenzimmer dem Witze und den Spöttereien der Gassenjungen und Gemeindirnen ausgesetzt, welches ihnen schmerzhaftere Empfindungen erwecken muß, als ihre Krankheit selbst!"

Diese furchtbaren Zustände fanden sich noch 1777, als man schon öffentlich gegen diese Mißstände Front machte.

Authentisch belegtes Material über die Behandlung der Venerischen in *Berlin* wird auch erst im 18. Jahrhundert gefunden, trotzdem sei es wie das Wiener im Zusammenhange mit der Hospitalversorgung in Paris angeführt.

Als 1710 die Pest in der Gegend von Berlin wütete, ließ Friedrich I. den Grund zu den Charitégebäuden legen. Nach Beseitigung der Pestgefahr verordnete Friedrich Wilhelm I. am 18. November 1726 die Umwandlung in ein allgemeines Krankenhaus zur unentgeltlichen Verpflegung und ärztlichen Behandlung bürgerlicher Armer wie gefährlich kranker Soldaten. 1727 erhielt das Haus den Namen „Charité". Von da an wurden auch arme Schwangere unentgeltlich aufgenommen. Venerische, Schwangere und Wöchnerinnen hatten ihre eigenen Zimmer. Die Zustände waren aber derart, daß sie des Leibmedicus FORMEY Ausspruch rechtfertigten: „Es haben die Armen eine solche Furcht vor der Anstalt, daß sie es eher als eine Strafe denn als eine Wohltat ansehen, darin aufgenommen zu werden." 1798 gibt der lutherische Prediger an der Charité, WILHELM PRAHMER, eine anschauliche Schilderung der damaligen Verhältnisse und hebt als dringendst der Abstellung bedürfender Mängel hervor: den Mangel an gehöriger Aufwartung; an reinlichem und schmackhaftem Essen; an hinreichender und reinlicher Wäsche sowie die langsame und zum Teil verkürzte Darreichung der von den Ärzten der Ökonomie abgeforderten Bedürfnisse. Der geringe Lohn von 12 Groschen zwang die Aufwärter geradezu zum Betrügen der Anstalt, besonders aber der Kranken. Die Pflege selbst wurde stark vernachlässigt, da sich unter den Wärtern viele ehemalige Kranke, ja auch Gebrechliche und Epileptiker fanden. „Die Küchenmädchen sind gewöhnlich Personen, die zuvor krätzig oder venerisch waren, die sich nicht einmal in die Hurenkurkasse einkauften und daher hier für monatlich 4 Groschen sozusagen zum Zwange dienen müssen. Diese der Hurerei ergebenen Personen setzen gewöhnlich als Küchenmädchen ihr Geschäft fort und verwechseln daher oft den Pavillon mit der Küche und die Küche mit dem Pavillon. Ihre Kleidungsstücke werden nicht gewechselt, sondern mit der krätzigen und venerischen Kleidung bereiten sie das Essen zu. Sehr oft müssen die Kranken sich mit ihrer eigenen schmutzigen Wäsche weiter behelfen. Das Ungeziefer ist in entsetzlichen Mengen vorhanden. Die Viehställe sind weit reinlicher und bequemer als die Stuben des Hospitals. Tiere und Pflanzen werden hier erheblich sorgfältiger als die Menschen verpflegt."

Wenn in drei Metropolen die „Krankenhausbehandlung" für die Venerischen auf einer derart primitiven Stufe stand, wie müssen diese Zustände dann erst andernorts gewesen sein!

Wie hatte sich nun bis zum Ende des 17. Jahrhunderts die wissenschaftliche Erkenntnis der Geschlechtskrankheiten entwickelt?

Nachdem um die Wende des 15. Jahrhunderts die Aufmerksamkeit der Ärzte sich fast ganz auf die Syphilis konzentriert hatte, wurde des Schankers und des Trippers kaum Erwähnung getan. In der ersten Hälfte des 16. Jahrhunderts ist die diagnostische Bedeutung des Primäraffektes, vorher meist als Pustel dem übrigen sekundären Exanthem beigesellt, von einigen Ärzten klar erkannt worden (MASSA; LOBERA DE AVILA; THIERRY DE HÉRY). Auch war die Mannigfaltigkeit der Efflorescenzenformen und der typische chronische Verlauf der Syphilis bekannt.

Eine Einteilung der Symptomatologie nach zeitlichen Perioden, nach Örtlichkeit und Kombination, nach Erscheinungen und Graden der Krankheit wurde versucht. So begnügte sich PARACELSUS nicht nur mit einer ausführlichen Beschreibung der Efflorescenzen, sondern er versuchte auch ein System derselben aufzustellen. Jedoch rechnete auch dieser klarblickende Arzt die Gonorrhöe zur Syphilis.

Vertieft wurde dann die Auffassung durch JEAN FERNEL (gestorben 1558), der ebenfalls Gonorrhöe, Genitalgeschwüre und Inguinalbubonen zur Lues zählte, doch galten ihm diese Initialsymptome nicht als die manifeste Seuche, da nach seiner Beobachtung ihnen nicht immer die konstitutionelle Krankheit folge. Er hatte sich aber über die Latenz und Mannigfaltigkeit der Syphilis und ihre oft schwierige Diagnose richtige Vorstellungen gebildet, die in seiner bedeutenden Schrift erst 1579 publiziert wurden. Ihr gegenüber bringen die späteren Forscher bis zu ASTRUC keinerlei neue Ideen noch bedeutsame Fortschritte.
Auf dem Gebiete der Therapie tobte während der ganzen Zeit der gleich zu Beginn der Syphiliserkennung einsetzende trostlose Widerstreit der Meinungen über Wert und Schaden des Quecksilbers weiter. Gerade die bedeutendsten Ärzte, wie FERNEL und FALLOPIO, befanden sich im Lager der Antimerkurialisten. Erst im letzten Viertel des 17. Jahrhunderts setzten sich durch die Gewichtigkeit ihres Verfechters, des einflußreichen SYDENHAM, die Salivationskuren mittels der Inunktion von Quecksilbersalbe stärker durch. Die Scheußlichkeit jener Kuren ist erkenntlich an der Forderung SYDENHAMS, der Kranke müsse während der Kur und noch einige Monate nach der Heilung täglich an 4 Pfund Speichel entleeren. Das Unheil, das damals und noch bis ins 18. Jahrhundert hinein mit diesen Kuren angerichtet wurde, beleuchten u. a. der § 9 des Preußischen Medizinalediktes von 1725 und sein Zusatz von 1727.

Der erbitterte Kampf, den Staat und Kirche mehr als anderthalb Jahrhunderte lang gegen die Prostituierten geführt hatten, war trotz brutalster, systematischer Verfolgungen, trotz schärfster Polizeimaßnahmen, trotz barbarischer Bestrafungen an Leib und Freiheit erfolglos zusammengebrochen. So war es auch in *Berlin* nicht nur mit dem letzten großen Versuche an der Wende des 17. und 18. Jahrhunderts, bei dem die Bordelle getilgt und die Dirnen im Zucht- und Spinnhaus festgesetzt werden sollten, gewesen, sondern auch in der Folgezeit gelang eine wirksame Unterdrückung der Prostitution nicht.

Die geltenden Bestimmungen bewirkten nur, daß die Spinn- und Zuchthäuser sich füllten. Um die Geschlechtskranken unter den hier Festgesetzten unschädlich zu machen, verordnete ein Reskript der Kurmärkischen Kronen- und Domänenkammer vom 26. April 1759, aufgegriffene Vagabundinnen vor Ablieferung in Zucht- und Armenhäuser zu besichtigen und bei festgestellter Krankheit zu kurieren.

Die Obrigkeit sah sich endlich genötigt, ein Kompromiß mit den herrschenden Zuständen zu schließen und die Bordelle wieder zu dulden, was im § 1 des ersten Berliner Bordellreglements auch offen zugegeben wurde.

Dieses Bordellreglement wird zum erstenmal 1782 in den in Berlin erschienenen ‚Briefen über die Galanterien in Berlin...‘‘ erwähnt, und zwar als aus dem Jahre 1700 stammend. Dann gibt Polizeirat STIEBER, 1846 (,,Die Prostitution in Berlin und ihre Opfer‘‘), *etwa* das Jahr 1700 an für ,,das älteste noch *vorhandene* Berliner Bordellreglement‘‘. Von hier aus ist diese Jahreszahl kritiklos bis zu BLOCH-LÖWENSTEIN (,,Prostitution‘‘, 1925) weiter übernommen worden, ausgenommen eine Angabe, die sich in HÜGEL (,,Prostitution‘‘, Wien

1865) findet, daß man im Jahre 1769, jedoch unter Anordnung einer strengeren polizeilichen Überwachung, die Errichtung der Bordelle gestattete.

Im Jahre 1700 kann die Bordellordnung nicht ediert worden sein, da sonst bei der Revision des Landrechts, 1721, darauf Rücksicht genommen worden wäre, wie es auf das damals bestehende Reglement im Allgemeinen Landrecht und umgekehrt 1794 geschah.

Die Jahreszahl 1700 muß auch deshalb falsch sein, da § 9 des Bordellreglements von der Einweisung der erkrankten Puellen in die Charité spricht, diese aber, erst 1726 in ein allgemeines Krankenhaus umgewandelt, den Namen „Charité"[1]) erst seit 1727 führte, und überhaupt erst 1710 erbaut wurde. Auch gab es vor 1742 keine Viertelkommissarien.

In die Nähe des Jahres 1769 führt eine Instruktion für die Besichtigung der Huren, die den Chirurgis forensibus bei der Neueinteilung der Stadt in 5 Physikatsbezirke ausgehändigt wurde. Sie mußten regelmäßig Listen auf vorgeschriebenem Schema dem Stadtphysikus einreichen und bei ihm Konferenzen abhalten. Der Physikus J. G. Lesser hatte für die Chirurgen eine Schrift ausgearbeitet, „nach welchen äußerlichen Kennzeichen einer Lues venerea bei spezieller Besichtigung einer Hure, selbige zu beurteilen wäre". Für die Besichtigung zahlten die gesunden Mädchen 2 Gr., die kranken 4 Gr. Danach hat ein eigentliches Bordellreglement nicht existiert, und bei dem sogenannten ersten Bordellreglement von 1700 handelte es sich um in Geltung befindliche Instruktionen für die Chirurgi forenses, die Viertelkommissare und sonstige Bestimmungen, die Friedel 1782 in Paragraphenform zusammenstellte (s. unten).

Kapitulierend vor der Unmöglichkeit der Ausrottung der Bordelle, die sich über die ganze Stadt verbreitet hatten, versuchte man sie bestimmten gesetzlichen Vorschriften zu unterwerfen. Das — was an dieser Regelung neu war — ist das sanitätspolizeiliche Moment im Gegensatz zu allen früheren Bordellordnungen, die ja im großen und ganzen nur aus sicherheits- und sittenpolizeilichen wie aus steuerfiskalischen Gründen erlassen worden waren.

§ 1. Gesetzlich erlaubt ist diese Wirtschaft freilich nicht, sie wird aber nur als ein notwendiges Übel geduldet.

§ 2. Jeder Wirt ist verpflichtet, sobald ein Mädchen von ihm geht, es dem Viertelkommissarius zu melden; ebenso wenn er ein neues erhält.

§ 3. Kein Wirt darf mehr Mädchen in seinem Hause halten, als in seinem Kontrakte steht.

§ 4. Nur alsdann kann er eine neue Kandidatin aufnehmen, wenn eine Stelle bei ihm offen ist.

§ 5. Die Gesundheit der Schwärmer sowohl als auch der Mädchen selbst zu erhalten, muß in jedem Viertel alle 14 Tage ein dazu bestellter Chirurgus forensis alle Mädchen dieser Art in seinem Viertel visitieren.

§ 6. Jedes Mädchen muß ihm für seine Bemühungen 2 Groschen geben.

§ 7. Der Chirurgus ist verpflichtet, bei der geringsten Unreinlichkeit, die er wahrnimmt, dem Wirte anzudeuten, daß das Mädchen auf ihrer Stube bleiben soll.

§ 8. Diese Anzeige muß der Wirt genau und pünktlich nachleben, widrigenfalls muß er die Kosten der ganzen Krankheit tragen, die man von einem seiner Mädchen geerbt zu haben nachweisen kann.

§ 9. Ist das Mädchen schon so weit infiziert, daß sie durch bloße äußere Reinigung und Enthaltsamkeit nicht kuriert werden kann, so schickt sie der Chirurgus in das Hospital der Charité, wo sie auf dem Pavillon unentgeltlich verpflegt wird.

§ 10. Die Schulden des Mädchens müssen bezahlt werden, wenn ein Wirt sie von dem andern auslöset.

§ 11. Eben dieses gilt auch, wenn sie für sich selbst wirtschaften wollen.

§ 12. Will aber das Mädchen diese Lebensart ganz verlassen und Dienst suchen, so wird sie, wenn ihrer Schulden wegen Klage bei dem Richter einläuft, von der Schuld losgesprochen.

§ 13. Kein Wirt soll für ein Mädchen, welches er von einem andern auslöset, mehr als 4—5 Taler bezahlen.

§ 14. Jeder Wirt, welcher Musik hält, muß wegen seinen Musikanten jährlich 6 Groschen für die Erlaubnis, daß sie bei ihm spielen dürfen, bezahlen. Das dafür einkommende Geld ist zum Nutzen der Armenanstalten bestimmt.

---

[1]) Auf Grund einer Marginalnote Friedrich Wilhelms I. „Es soll das Haus die Charite heißen" (14. Jan. 1727).

Wichtig in sozialhygienischem Sinne sind die Bestimmungen in §§ 5, 9 und 10—13. Die ersten enthalten die Vorschriften über die gesundheitliche Überwachung der Mädchen, verlangen eine 14tägige Kontrolluntersuchung und sind das erste nachweisbare Beispiel einer Instruktion für *sanitätspolizeiliche* Aufsicht in deutschen Landen. Unserem heutigen medizinischen Wissen gegenüber sind die Forderungen allerdings recht minimale, und es ist bedauerlich, daß die Ausführungsbestimmungen für die Ärzte, die gewiß bestanden haben, anscheinend nicht bewahrt geblieben sind. Wahrscheinlich wurden nur Mädchen mit konstitutionellen Erscheinungen in die Charité eingeliefert, wo sie auf dem Pavillon unentgeltlich verpflegt wurden. Heute noch trägt, in Erinnerung an jene Zeiten, wo die Charitéabteilung ausschließlich für die Behandlung der geschlechtskranken Puellae publicae reserviert war, die Frauenabteilung für Geschlechtskranke den Namen „P. W. 21" (Prostituierte Weiber 21)!

Der § 7 wird sich wahrscheinlich im allgemeinen auf solche Frauen bezogen haben, die an Ausfluß litten und die man, ohne sie zu behandeln, dem Verkehr entziehen wollte. Interessant ist auch in diesem Zusammenhange die Strafbestimmung, die einzige, die sich in diesem Reglement findet, daß der Wirt für alle Kosten aufzukommen habe, die einem Besucher dadurch entständen, daß er sich bei einem durch den Chirurgus forensis abgesonderten Mädchen infizierte.

Auch die Bestimmungen über die Bezahlung von Schulden, die die Mädchen bei den Wirten hatten, sind beachtenswert, da sie darauf hinzielten, ihnen den Rückweg ins bürgerliche Leben zu erleichtern.

Aus dem § 11 geht hervor, daß es neben den Bordellmädchen auch noch einzeln lebende Prostituierte gab, die wohl unter den gleichen Bedingungen der ärztlichen Kontrolle unterworfen waren. Daß diesen Mädchen gegenüber die geltenden Strafbestimmungen gegen die nichtbordellierte Prostitution *nicht* in Anwendung kamen, kann vorausgesetzt werden. Die diesbezügliche Jurisdiktion, die sich demnach nur gegen die geheime Prostitution, die „Winkelhuren", gegen die nichtkonzessionierten Bordelle und gegen die Kuppelei richtete, findet sich in dem schon erwähnten verbesserten Landrecht von 1721.

Daß der neue sanitätspolizeiliche, d. h. sozialhygienische Gesichtspunkt in der Behandlung der Prostitutionsfrage in Berlin auftauchte, gründet sich darauf, daß die Sorge für die öffentliche Gesundheit ein wichtiger Bestandteil der Landespolizei geworden war.

Am 12. November 1685 hatte der Große Kurfürst — im Laufe des 17. Jahrhunderts waren schon einige Verordnungen vorausgegangen — ein Collegium Medicum eingesetzt, und 1694 war eine neue Medizinalordnung erlassen worden. Besondere Collegia medica für jede Provinz wurden am 4. Dezember 1724 angeordnet, unterstellt dem Obercollegium Medicum zu Berlin. Das zweite medizinische Collegium war der zwecks Pestverhütung 1719 gegründete Sanitätsrat, das spätere Obercollegium Sanitatis, dem die 1762 auch in den meisten Provinzen angeordneten Provinzial-Sanitäts-Collegia untergeordnet waren.

Nachdem der Standpunkt der Toleranz einmal angenommen war, vermehrte sich mit der Zunahme der Bevölkerung und dem steigenden Zustrom der Fremden, auch unter Vergrößerung der Garnison unter Friedrich II., insbesondere nach Beendigung des Siebenjährigen Krieges die Zahl der Bordelle immer mehr, so daß 1780 100 Häuser mit je 7—9 Mädchen vorhanden waren. Diese Häuser waren in 3 Klassen eingeteilt, die der 3. Klasse waren jedoch nur eine Art Tabagien, in denen die Prostituierten nicht selber gehalten wurden, sondern wo man nur mit ihnen akkordierte. Es handelte sich dabei also um Rendezvoushäuser, woraus hervorgeht, daß auch das Absteigequartierwesen geblüht haben muß.

Die veränderten Bedingungen veranlaßten im Polizeireglement für Berlin vom 28. Februar 1787 erneut auf die Wichtigkeit der ärztlichen Untersuchungen hinzuweisen, und zwar nicht nur der der Polizei bekannten Prostituierten:

§ 23. Dem Polizeidirektor von Berlin wird zur Pflicht gemacht . . . auf die Bier- und Tanzhäuser in gleichen verdächtige Wirtschaften genau acht geben zu lassen, dafür zu sorgen, daß keine der darin befindlichen Weibspersonen wider Willen zur Ungebühr zurückgehalten werde, von Zeit zu Zeit Visitationen zu veranlassen, dahin zu sehen, daß die Untersuchung des Gesundheitszustandes der Weibspersonen in solchen Häusern von den chirurgis forensibus unentgeltlich geschehe, auch durch die Polizei-Kommissarien, daß von nun an die Visitationsgebühren zessieren sollen, bekannt machen zu lassen.

§ 45. Die chirurgi forenses müssen die bekannten Huren, welche in den Bordellen oder in eigenen Quartieren wohnen, wöchentlich besichtigen. Ferner müssen sie die unrein befundenen mit dem Anweisungszettel sofort zur Charité schicken, und soll nicht erlaubt werden, daß dergleichen sich ihrem Vorgehen nach auf eigene Kosten kurieren lassen, also nicht zur Charité gehen wollen, indem solche liederliche, infizierte Personen, solange sie in Freiheit sind, doch nicht unterlassen, andern ihre Krankheit mitzuteilen.

Ferner wurde bestimmt, daß die in den Straßen im Winter nach 10 Uhr, im Sommer nach 11 Uhr abends sich herumtreibenden liederlichen Weibspersonen festgenommen, untersucht und bestraft werden sollten. Im Erkrankungsfalle sollten sie erst geheilt und dann für 6—12 Monate ins Zuchthaus gesperrt werden.

Diese neuen Bestimmungen zur Behandlung der Geschlechtskranken scheinen dann aber sehr bald der Staatskasse zu große Kosten auferlegt zu haben; war doch die Zahl der Geschlechtskranken in der Charité 1788 bis auf 340 Personen angewachsen — besonders dadurch bedingt, daß Auswärtige nach Berlin kamen, um hier kuriert zu werden. Nach Eingabe des Armendirektoriums an das General-oberfinanzdirektorium, wer die Kosten von 16 Groschen wöchentlich für diese Patienten tragen solle, wurde verfügt, daß „kein infiziertes liederliches Weibs-bild" in die Charité ohne Vorausbezahlung von 2 Reichstalern 16 Groschen aufzunehmen sei und bei Zahlungsunfähigkeit solle der Bordellwirt die Zahlung übernehmen.

Die Folge davon war, daß die Bordellwirte bei Eintritt einer Infektion den Dirnen ein Monatsgeld gaben, damit sie irgendwo unterschlüpfen und ihnen so die Behandlungskosten ersparen konnten. Auf diese Weise trug die genannte Bestimmung zu einer Weiterverbreitung der Geschlechtskrankheiten bei, da außerdem alle Kranken, die nicht bezahlen konnten, von der Charité abgewiesen wurden und, soweit sie alte Dienstscheine besaßen, sich wieder als Köchin oder Kindermädchen in Dienst oder in die Heimat zurückbegaben oder sich auf das platte Land verdingten. Zwar wurden krank befundene einheimische Bordell-dirnen in die Charité eingeliefert und dort auch ohne Kurkostenvorschuß behandelt. Sie kamen aber dann nach erfolgter Heilung ins Arbeitshaus zur Abarbeitung ihrer Behandlungskosten. Selbstverständlich führte das zur allgemeinen Behandlungsflucht.

Die Einsicht in die Unzulänglichkeit der bestehenden Bestimmungen zur Bekämpfung der Geschlechtskrankheiten unter den der Prostitution Ergebenen führte zu einer Änderung des in sitten-, sicherheits- und sanitätspolizeilicher Hinsicht nicht mehr genügenden Bordell-reglements. Auf den Vorschlag des Polizeidirektors vom 11. Januar 1791 erfolgte nach dem Reskript des Generaldirektoriums vom 5. Februar 1791 eine nochmalige Überarbeitung, die zu dem unter dem 2. Februar 1792 veröffentlichten Bordellreglement, das bis 1829 in Geltung blieb, führte. Diese Verordnung wurde aufgebaut auf den zur Zeit ihrer Abfassung schon festgelegten Grundsätzen des „Entwurfs eines allgemeinen Gesetzbuches", das als „Allgemeines Landrecht" erst am 1. Juni 1794 Gesetzeskraft erlangte. Besonders wichtig war die im neuen Bordellreglement verordnete Schaffung einer „Hurenheilungskasse", für die jeder Bordellwirt monatlich pro Kopf der von ihm gehaltenen Bordellmädchen einen Beitrag von 6 Groschen zu zahlen hatte, ebensoviel wie jede frei wohnende Dirne. Zur bequemen Übersicht über die vorhandenen Dirnen und die eingehenden Zahlungen wurden alle Mädchen in eine Liste eingetragen. Diese Inskription wurde aber nicht erst im Jahre 1792 eingeführt, da bereits früher alle heimlichen Prostituierten bei Kognition durch die Polizei ohne weiteres inskribiert und den regelmäßigen ärztlichen Visitationen unterworfen wurden.

Das Bordellreglement wurde veröffentlicht unter dem Titel „Verordnung wider die Verführung junger Mädchen zu Bordells und zur Verhütung der Ausbreitung venerischer Übel". Der rote Faden, der sich durch diese Verordnung hindurchzieht, ist die Sorge darum, in der Öffentlichkeit nicht den Glauben entstehen zu lassen, die Behörden schützten und förderten die Prostitution. Deshalb sollte auch nach den Bestimmungen des Allgemeinen Landrechts Teil II, Titel 20 die öffentliche Ordnung und Sicherheit in energischster Weise geschützt und vor allem Verführung, Kuppelei und heimliche Prostitution auf das strengste verfolgt und bestraft werden. Zwar sollten den Dirnen, die wieder in ein geordnetes Leben zurückkehren wollten, keinerlei Schwierigkeiten in den Weg gelegt werden, doch suchte man gleichzeitig in Anerkenntnis der Notwendigkeit der Prostitution die sie Ausübenden zu erfassen, zu beaufsichtigen und durch die ärztliche Überwachung die öffentliche Gesundheit zu schützen. Gemäß § 999 des Allgemeinen Landrechts mußten sich die Dirnen in die unter Aufsicht des Staates geduldeten Hurenhäuser begeben. Demnach waren also keine einzeln lebenden Prostituierten, „Einspännerinnen", mehr geduldet, trotzdem die Berliner Polizei — was in anderen preußischen Städten mit Bordellen nicht der Fall war — sie fortbestehen ließ, weil nach einem Polizeibericht die Bordelle allein zur Deckung der Nachfrage nicht für ausreichend gehalten wurden und man durch diese Frauen der Winkelhurerei die aufmunternden Anreize zu entziehen meinte. Doch durften diese „Einspännerinnen" nur in bestimmten, von der Polizei vorgeschriebenen Straßen wohnen. Ihre Wirtinnen oder „Tanten" mußten ältere, nicht in Ehegemeinschaft lebende Frauen sein, und bei jeder Tante durfte nur *ein* Mädchen wohnen, und sie war der Polizei für ihre Dirne ebenso verantwortlich wie die Bordellmutter. Die untere Altersgrenze für alle Eingeschriebenen war das 24. Jahr; Ende 1795 wurden auch minderjährige Ausländerinnen zugelassen, eine Praxis, die 1810 zurückgenommen wurde.

Zur Vermeidung der Verbreitung der Geschlechtskrankheiten war der Bordellwirt bei schwerer Strafe gehalten, bei jeder Visitation *alle* Prostituierten vorzuführen, auch sollte der Wirt, wie die Dirne selber, den Arzt auf mögliche Krankheitszeichen aufmerksam machen. Deshalb wurde jedem Bordell eine von der Sachverständigenbehörde abgefaßte und gedruckte Anweisung ausgehändigt über die Zeichen und Empfindung bei geschehener Ansteckung und den Anfängen einer venerischen Krankheit und Wirt wie Insassinnen des Bordells darüber eine Belehrung erteilt, unter Hinweis auch auf die Erscheinungen beim Manne, um den Verkehr mit etwa Erkrankten ablehnen zu können (§ 10).

Die bedeutsamen Bestimmungen der §§ 11—13 seien nachstehend wiedergegeben, da sie schon einen Gefährdungsparagraphen darstellen, der sich in der Praxis allerdings wohl nur einseitig gegen die Mädchen gerichtet hat, wenn auch eine Bestrafung infizierender Männer vorgesehen ist:

„§ 11. Verspürt nun eine Hure an sich, daß sie angesteckt ist, so muß sie niemanden mehr zum Beischlaf zulassen, sondern sofort sowohl ihrem Wirt, als dem Wundarzt des Reviers solches anzeigen, worauf unverzüglich für ihre Heilung gesorgt werden soll. Unterläßt sie dieses, so soll nach ihrer völligen Heilung sie das erstemal mit dreimonatiger Gefängnis-, im Wiederholungsfall aber mit sechsmonatiger Zuchthausstrafe nebst Willkommen und Abschied bestraft werden.

· Hat dieselbe durch Verschweigung ihrer venerischen Krankheit zur weiteren Verbreitung dieses Übels Anlaß gegeben, so soll sie selbst das erstemal mit Zuchthausstrafe auf 6 Monate bis 1 Jahr nebst Willkommen und Abschied belegt werden.

Auch soll der Bordellwirt, wenn er den infizierten Zustand solcher Hure gewußt, und sie in demselben an der Fortsetzung ihres Gewerbes nicht gehindert oder gar dazu angehalten hat, mit gleicher Strafe belegt werden, und überdies die Heilungs- und Verpflegungskosten der von solcher Hure angesteckten Mannspersonen, wenn sie es verlangen oder solche Kosten nicht selbst bezahlen können, erstatten.

Zu dieser Erstattung soll ein Bordellwirt selbst in dem Fall angehalten werden, wenn er den infizierten Zustand einer bei sich gehaltenen Hure nicht gewußt hat, weil solche Verbindlichkeit als eine mit dem ihm zugelassenen Gewerbe um dem allgemeinen Besten willen verknüpfte Last und Gefahr geachtet werden soll.

§ 12. Kann dahingegen eine Hure jemanden überführen, daß er sie durch seinen Beischlaf mit ihr infiziert habe, so soll derselbe auf ihre oder des Bordellwirts Anzeige und Klage nicht nur die Unterhaltungs- und Heilungskosten tragen, und zwar so lange, als nach dem Ermessen der Charité-Behörde die Hure bis zu ihrer völligen Genesung in der Charité bleiben muß, sondern auch mit 50 Talern Geld- oder dreimonatiger Zuchthausstrafe belegt werden.

§ 13. Wenn eine Hure ihre venerische Krankheit, ehe solche entdeckt oder von ihr angegeben worden, in solchem Grade hat zunehmen lassen, daß nach Erkenntnis von Sachverständigen sie solche schon eine Zeitlang gewußt haben könne und müsse, so soll, dafern sie auch nicht zu überführen sein möchte, jemand wirklich angesteckt zu haben, dennoch dieselbe dafür angesehen und so bestraft werden, als wenn sie ihr Übel andern wirklich mitgeteilt hätte."

Die Einkünfte der Hurenheilungskasse wurden gleichzeitig verwendet zur Kostendeckung der Kontrolle über die Prostituierten — sowohl für Anstellung der Aufsichtsbeamten, der Chirurgi forenses sowie für die Heilbehandlung —, da besonderes Sittenpolizeipersonal nicht bestand und für Zwecke der Beaufsichtigung und Behandlung der Dirnen staatliche Gelder nicht ausgeworfen wurden.

Die Abgabe von 6 g. Gr. reichte indessen bald nicht einmal mehr für die Behandlung der Erkrankten aus, denn das Geld würde gerade genügt haben, um ein Fünfzehntel der Puellen in der Charité zu verpflegen.

Jedoch war oft der zehnte Teil von ihnen im Krankenhaus, und jede lag dort durchschnittlich 2 Monate lang. Bei manchen war eine 15—16 Monate lange Kur erforderlich, und die Verpflegungskosten pro Kopf und Monat betrugen $3^2/_3$ Reichstaler.

Deswegen wurden nach Reskript vom 22. Dezember 1795 die Beitragssätze zur Hurenheilungskasse beträchtlich erhöht, und zwar nach 3 Klassen gestaffelt; und der Hurenwirt selber hatte dazu noch eine Sondergebühr zu entrichten.

1796 fanden sich in Berlin in 54 Bordellen 190 Dirnen und außerdem 67 Einspännerinnen. Seit dem gleichen Jahre änderte sich die Stellung des Ministeriums gegenüber der Regelung der Prostitution. In den folgenden Jahren wurde das Polizeidirektorium wiederholt angewiesen, dahin zu wirken, daß die Zahl der inskribierten Mädchen wie die der Bordelle sich verminderten, daß vor allem auch die Winkelhurerei auf das ernsteste verfolgt würde. Kam es damals noch nicht zu einer Schließung der Bordelle, so lag dies in den schweren Zeiten, die über Preußen hereingebrochen waren. Daß die Regierung aber sich um die Bekämpfung der Geschlechtskrankheiten auch im übrigen Preußen bemühte, wird unten noch gezeigt werden. Für Berlin wurde unter dem Eindruck der Zunahme der venerischen Krankheiten ein besonderes Reskript im Jahre 1809, auch ein weiteres 1810 für das gesamte Land erlassen. Darin wird darauf gedrungen, genauestens alle eingeschriebenen Prostituierten wenigstens wöchentlich zweimal zu untersuchen und alle sich der Untersuchung Entziehenden dem Polizeipräsidium zur Bestrafung anzuzeigen. Auch sollten bei den geringsten Anzeichen einer Geschlechtskrankheit die Mädchen sofort der Charité überwiesen werden. Nicht eingeschriebene, geschlechtskranke Dirnen sollten an den Armenchirurgus ihres Reviers verwiesen werden, dem die Einlieferung in die Charité oblag.

Im Gegensatz zur polizeilichen Auffassung wurde 1809 zum ersten Male deutlich die Zweckmäßigkeit der Bordellduldung offiziell in Frage gestellt und angeregt, sie in ganz abgelegene Straßen zu verpflanzen. In einem Resolut des Ministers vom Jahre 1810 wurde festgestellt, daß kein Bordellwirt das Bürgerrecht haben dürfe, keine einzeln lebenden Dirnen mehr zu dulden seien, sie vielmehr im Bordell oder im Arbeitshause bis zum Nachweise eines ehrbaren Erwerbes untergebracht werden müßten, die Zahl der vorhandenen Dirnen nicht zu überschreiten und die der Bordelle mit allen Mitteln zu vermindern sei.

Den gegengutachtlichen Äußerungen des Polizeipräsidiums wurde entgegnet, daß es höchsten Ortes wirklich in der Absicht liege, die öffentliche Duldung des Hurengewerbes künftig überhaupt und gänzlich abzustellen.

Die Remonstration des Polizeipräsidenten von GRUNER, nämlich, daß solche wie die eben verfügten Maßregeln die Infektion allgemeiner machen würden, beweist einerseits zuviel — denn daraus würde die Schädlichkeit der direkt zur Sittlichkeit und Zucht hinstrebenden Gesetze folgen — und widerspricht andererseits der hier und versuchsweise in anderen Ländern gemachten Erfahrung, nach welcher aber *durchaus nicht anzunehmen ist, daß die polizeiliche Kontrolle des Hurengewerbes ein wirksames Hilfsmittel gegen die Verbreitung der Syphilis gewesen ist.*

Unter dem Druck der Bürgerschaft wurde 1811 die Verlegung der Bordelle in nur 3 Gassen durchgeführt. Auf einen 1813 dem Polizeipräsidium erteilten Tadel, es lasse in den Bordellen ein luxuriöses Leben zu, wodurch die Dirnen in Schulden und in ein späteres unbesiegbares Elend versänken, wurde eine Untersuchung angestellt, die ergab:

Die Dirnen führten kein solches Leben, sondern sie kämen durch ihren Leichtsinn und durch den Eigennutz der Wirte in tiefe Verschuldung, was im Interesse der Wirte liege, um sie fester an sich zu ketten, auch sie gegen Übernahme ihrer Schulden anderen Wirten zu überlassen. So sei der einzige Ausweg, die Ergreifung eines ehrbaren Berufes, meist illusorisch. So erzeuge sich eine Art Menschenhandel, da die Wirte für ihre Kundschaft Wert auf das Anbieten ständig frischer, wechselnder Ware legten.

Dieser Handel habe seine Reisenden, Agenten und Makler, diese, meist Frauen, häufig frühere Dirnen (Verschickfrauen), unternähmen bisweilen weite Reisen, so nach Hamburg,

Bremen, Hannover, Kopenhagen, Königsberg, Riga, um Dirnen aus einem zum anderen Bordell zu verkuppeln oder einzeln lebende Dirnen zu engagieren.

Zwar hatte 1814 ein Schritt der Militärbehörde neue Bordellkonzessionen, 1815 auch Inskriptionen von einzeln lebenden Prostituierten bewirkt, doch führte 1816 der Kampf der ·Berliner Bürger wieder zur Ablehnung weiterer Konzessionen. So fiel die Zahl der Bordelle auf 33 bis zum Jahre 1829, das Jahr, in dem die inzwischen getroffenen Bestimmungen und die Strafreform eine Überarbeitung des Bordellreglements zur Folge hatten, das unter dem gleichen Titel wie das von 1792 erneut veröffentlicht wurde.

An Veränderungen der Paragraphen über die Bekämpfung der Geschlechtskrankheiten sind hier besonders wichtig:

... Bordellwirte und von ihnen gehaltene Huren sind schuldig, die größte Vorsicht zu ihrem eigenen Vorteile und zur Vermeidung eigenen Unglücks und harter Strafen anzuwenden. Zu dem Ende sollen die Hurenwirte für jede in ihrer Wirtschaft befindliche Lohnhure eine eigene Mutterspritze stets vorrätig und in brauchbarem Stande halten, auch die Huren anweisen, sich mittels derselben unmittelbar nach jedem Beischlafe die Scheide mit lauwarmem Seifenwasser auszuspritzen. Dasselbe Verfahren sollen die allein wohnenden Lohnhuren beachten, welche ebenfalls verbunden sind, sich zu dem beregten Zwecke eine Mutterspritze zu halten und sich ihrer zu bedienen. ... Die Untersuchung geschieht in dem Bordelle. ... zur Erleichterung des Besichtigungsgeschäftes muß jeder Hurenwirt sich einen hohen Stuhl halten. Die bei der Untersuchung venerisch oder krätzekrank befundene Hure wird durch den besichtigenden Wundarzt sofort zum Charité-Krankenhause befördert. Dieses findet auch bei schwangeren Huren statt, sobald sie Spuren der vorhandenen Schwangerschaft zeigen, worauf bei Besichtigung der Huren mit zu sehen ist. (Aus § 10.)

Doch dachte die Bürgerschaft auch jetzt nicht daran, die Waffen zu strecken, vielmehr setzte der Kampf wider die Bordelle 1829 von neuem ein.

Auch von juristischer Seite aus wurde die Frage der Bordelle aufgenommen. So wandte sich F. v. G. 1835 im Beitrag zur Revision des preußischen Allgemeinen Landrechts scharf gegen diese Einrichtungen und forderte Unterdrückung von Huren und Hurenhäusern sowie Gleichstellung von Huren und Kupplerinnen mit Bettlern und Vagabunden, die bis zum überzeugenden Nachweis des ehrlichen Erwerbs zu detenieren seien.

Auch A. H. NICOLAI berührte im Grundriß der Sanitätspolizei den Kernpunkt des Mißerfolges der bisherigen Bekämpfungsmaßnahmen.

„Die im Preußischen bestehenden Verordnungen zur Bekämpfung der syphilitischen Krankheiten sind nicht imstande, weder den außerehelichen Umgang noch die Verbreitung ansteckender Krankheiten zu verhüten, solange die Männer noch von den verordneten Strafen frei sind. Das Laster wird auch anfänglich so heimlich, so versteckt getrieben, daß zu der Zeit, wo noch Rettung und Hilfe möglich wäre, noch nichts dazu getan werden kann."

Der schließlich auch in den Anschauungen der Regierung eingetretene Umschwung dokumentiert sich in dem Ministerialreskript des Ministers des Innern an die Regierung der Rheinprovinz vom 25. Juni 1839:

„Nach meiner Überzeugung ist der Vorteil, den man sich von der Einrichtung der Bordelle verspricht, illusorisch, und er kann die Nachteile nicht aufwiegen, die mit der ausdrücklichen Billigung der Existenz solcher Schandanstalten von seiten des Staates verbunden sind. Die Geschichte der Sittenpolizei gibt die Belege dafür, daß alle Versuche, Keuschheit und Anstand durch Hurenhäuser zu fördern, vergebliche Bestrebungen gewesen sind. Jede neue Konzession eines Bordells würde die Zahl dieser Beweise vermehren. ... Solange man unzweifelhaft darüber ist, die Kuppelei für ein strafbares Vergehen zu halten, kann es nichts ungereimteres geben, als der Polizei im großen anzusinnen, was dort im kleinen bestraft wird. ... Wäre es irgendwo gelungen, neben den Bordellen die Winkelhurerei zu unterdrücken, so ließe sich auf den sanitätspolizeilichen Nutzen der Bordelle möglicherweise ein zuverlässiger Schluß machen; die überall bestätigte Tatsache aber, daß eine unverhältnismäßig größere Zahl von venerischen Dirnen außerhalb der Bordelle gefunden wird, beweist, daß Bordelle keinen Schutz gegen die Winkelhurerei gewähren und daß die letztere in bezug auf die Sanität noch gefährlicher ist, als jene es sind. Zur Unterdrückung der heimlichen Unzucht stehen den Polizeibehörden bei gehöriger Umsicht und Wachsamkeit aber in den Gesetzen überall hinreichende Mittel zu Gebote."

Der Kampf gegen die Bordelle begann jetzt mit dem Ziele ihrer völligen Abschaffung. Und diese wurde am 1. Januar 1846 verfügt, nachdem Konsistorium, Schulkollegium der Provinz Brandenburg, die Stadtverordneten und der Magistrat von der Bürgerschaft in den Kampf hineingezogen worden waren.

Gleichzeitig entzog die Polizei auch den einzeln wohnenden Dirnen die Duldung; Ausländerinnen wurden nach ihrer Heimat, auf Wunsch auch nach anderen preußischen Orten abgeschoben, die Bordellwirte aber durch Konzessionen für Schanklokale entschädigt, mit der besonderen Erlaubnis, in ihnen eine Anzahl von Mädchen zur Bedienung der Gäste halten zu dürfen! Mit der Konsequenz, daß einige Bierwirte sich aus Leipziger Bordellen Mädchen zur Bedienung kommen ließen, ohne daß die Polizei hiergegen etwas unternahm.

Unter Berücksichtigung des Pariser Reglementierungssystems wurde dann nach Erstattung einiger Gutachten und ihrer Beratung ein neues Reglement ausgearbeitet, das aber vom Minister unter dem 30. September 1845 abgelehnt wurde, der dann verfügte:

„1. Die der Hurerei verdächtige Frauensperson soll kein Kontrollbuch erhalten, sondern einfach auf die Polizei beschieden und dort vermahnt und verwarnt werden.

2. Es soll diese Vermahnung und Verwarnung nach einem besonders dazu schematisierten Formulare geschehen und bei Übertretungen mit der angedrohten Strafe eingeschritten werden.

3. Es soll in gesundheitspolizeilicher Rücksicht bei den der Prostitution überführten oder dringend verdächtigen Frauenspersonen eine regelmäßige ärztliche Untersuchung stattfinden, aber darüber nur ein Register geführt werden."

Später wurde hinzufügend bestimmt, daß die Untersuchungen im Polizeigebäude stattfinden sollten.

Unter dem 11. März 1850 wurde dann noch ein Ministerialreskript erlassen, das letzten Endes noch die Grundlage der heutigen Kontrolle bildet:

„Frauenspersonen, welche der Prostitution ergeben oder wegen gewerbsmäßiger Unzucht bereits bestraft sind, oder welche als notorische Huren sich wegen syphilitischer Krankheiten bereits in ärztlicher Behandlung befunden haben, können angehalten werden, allmonatlich oder auch in kürzerer Frist Gesundheitsatteste beizubringen.

Eine Weibsperson, welche wegen gewerbsmäßiger Unzucht einer polizeilichen Aufsicht unterstellt ist, wenn sie den in dieser Hinsicht zur Sicherung der Gesundheit, der öffentlichen Ordnung und des öffentlichen Anstandes erlassenen polizeilichen Vorschriften zuwiderhandelt, oder welche, ohne einer solchen Aufsicht unterstellt zu sein, gewerbsmäßig Unzucht treibt, wird mit Haft bestraft und kann nach verbüßter Strafe der Landespolizeibehörde überwiesen werden, welche dadurch die Befugnis erhält, sie entweder bis zu 2 Jahren in ein Arbeitshaus unterzubringen oder zu gemeinnützigen Arbeiten zu verwenden."

Auf Grund dieses Reskripts erließ das Polizeipräsidium am 18. Dezember 1850 ein Reglement betreffend die Überwachung der Prostitution. Die Kosten dieser Regelung hatten die Kommunen zu tragen, wie das Erkenntnis des Obertribunals vom 11. November 1856 für Recht erkannte.

Über die Entwicklung in *Frankreich*, das für das Reglementierungssystem der übrigen Kulturwelt vorbildlich wurde, sei hier nur kurz eingeschaltet:

Durch eine Ordonnanz Ludwigs XIV. wurde 1713 die Verordnung zur Unterdrückung der Prostitution noch verschärft und blieb bis zum Ende des 18. Jahrhunderts in Kraft. Hatte eine Ordonnanz vom 1. März 1768 die Prostituierten den militärischen Behörden unterstellt, so lieferte die Verordnung des Generalleutnants der Polizei LENOIR vom 6. November 1778 sie völlig der Willkür der Polizei aus. Das Gesetz vom 19. Juli 1791 unterstellte sie dann im Falle Erregung öffentlichen Ärgernisses dem Strafgericht. Ein Erlaß der Kommune von Paris vom 21. Nivôse des Jahres II verbot die Prostitution überhaupt und bedrohte die Schuldigen mit Verbannung. Ein Erlaß der Konsuln vom Jahre 1802 setzte aber wegen der Ergebnislosigkeit dieses Verbotes die meisten der alten Verordnungen wieder in Kraft. Ein Erlaß vom 3. März 1802 schreibt zum *ersten Male* die *periodische Präventivuntersuchung* vor. (Bereits 1714 hatte VOYER D'ARGENSON, 1747 BERRYER die Idee einer Reglementierung der Polizeipräfektur unterbreitet und 1762 der Jurist AULAS einen genauen Reglementierungsentwurf eingereicht, der aber abgelehnt wurde, weil die Regierung nicht in den Verdacht kommen wollte, das Prostitutionswesen zu begünstigen.) Zwei Sanitätsbeamte hatten sich zweimal monatlich in die Wohnungen der Dirnen zu begeben. Ein Erlaß vom 21. März 1805 verordnete dann die Schaffung eines Gesundheitsbureaus oder Dispensaires zur Untersuchung und Behandlung der erkrankten Dirnen. Hier wurden besondere Karten an die Mädchen ausgegeben — die erste Form der Kontrollkarte in Frankreich. Von 1816 an untersuchte ein Arzt täglich im Depot der Polizeipräfektur die nachts aufgegriffenen Dirnen. Bis 1822 war das Dispensaire eine Sondereinrichtung unter dem Patronat der Verwaltung, jedoch neben der Polizei arbeitend. In den Erlässen vom 20. August und 29. Oktober 1822 wurde jedoch ausdrücklich erklärt, daß die Gesunderhaltung der Dirnen nicht der alleinige Zweck des Dispensaire sei, sondern daß ihm besonders die Einschränkung der Prostitution obläge und daher der Posten eines speziellen Kommissars am Dispensaire geschaffen wurde. Dieser Kommissar stellte das Bindeglied zwischen Dispensaire und Behörde dar, und die Ausübung seiner Aufgaben führte zum heutigen Stande.

Vor 1789 wurden die Dirnen nach ihrer Sistierung in die Platzkommandantur geführt und im Erkrankungsfalle in die Militärspitäler eingelegt, später wurden sie in den Zivilkrankenhäusern behandelt, seit 1836 in Paris im Gefängnis St. Lazare.

Am 16. November 1843 wurde das *Pariser Reglement* erlassen, dem 1864 Ausführungsbestimmungen über die Maßnahmen gegen die öffentlichen Dirnen in Paris folgten.

Der in der Aufhebung der Bordelle in Preußen hervorgetretene Anschauungswechsel kam bezüglich der gewerbsmäßigen Unzucht in § 146 und bezüglich der Kuppelei in § 147 des Preußischen Strafgesetzbuches vom 14. April 1851 zum Ausdruck:

„§ 146. Weibspersonen, welche den polizeilichen Anordnungen zuwider gewerbsmäßig Unzucht treiben, werden mit Gefängnis bis zu 8 Wochen bestraft.

Das Gericht kann zugleich verordnen, daß die Angeschuldigte nach Beendigung der Gefängnisstrafe in ein Arbeitshaus gebracht werde. Die Dauer der Einsperrung im Arbeitshause ist von der Landespolizeibehörde nach den Umständen zu ermessen; sie darf aber den Zeitraum eines Jahres nicht übersteigen.

§ 147. Wer gewohnheitsmäßig oder aus Eigennutz durch seine Vermittlung oder durch Gewährung oder Verschaffung von Gelegenheit der Unzucht einer oder mehreren Personen des einen oder anderen Geschlechts Vorschub leistet, wird wegen Kuppelei mit Gefängnis nicht unter 6 Monaten bestraft, auch kann auf Verlust der bürgerlichen Ehrenrechte und Stellung unter Polizeiaufsicht erkannt werden.“

Trotz dieses Paragraphen wurden am 14. April 1851 wieder in Berlin Bordelle eingeführt. Nachdem nämlich die Polizei bei der Überwachung der Prostitution versagt hatte und man eine Zunahme der Geschlechtskranken infolge der Aufhebung der Bordelle feststellen zu können meinte. Die Haltlosigkeit dieser Auffassung war durch den dirigierenden Arzt der Abteilung für syphilitische Kranke an der Charité, Dr. Quincke, bereits 1848 erwiesen worden. Die Steigerung der Aufnahmen der Syphilitiker in der Charité mußte nicht — wie auch 1851 nochmals eingehend dargelegt wurde — auf eine Zunahme der Lues, sondern auf die Teuerung und Arbeitslosigkeit zurückgeführt werden, die viele zur Aufnahme ins Krankenhaus zwang, welche sich vorher außerhalb hätten behandeln lassen. In seinem Bericht hierüber an das Kultusministerium (1848) hatte Quincke den Vorschlag gemacht, alle weiblichen Patienten der Charité nach ihrer Entlassung alle 14 Tage 8—12 Monate hindurch regelmäßig zu kontrollieren, und schätzte die Zahl solcher regelmäßig zu untersuchender Frauen auf 1500 bis 2000.

Zu dieser Zeit bestanden bereits regelmäßige Meldungen der Charité an das Polizeipräsidium über Entlassungen weiblicher geschlechtskranker Frauen, und außerdem hatte der Direktor der Charité, Kluge, Nachforschungen nach den Infektionsquellen eingeführt.

Der Kampf gegen die Bordelle, von medizinischer, theologischer und bürgerlicher Seite geführt, hatte zur Folge, daß die Bordelle 1856 in Berlin endgültig aufgehoben wurden.

Die Kommission für Sittenpolizei wandte sich nun an das ärztliche Komitee des Berliner Gesundheitspflegevereins mit der Bitte um Erstattung eines Gutachtens über die Verbreitung der Syphilis sowie über die Mittel zu ihrer Beschränkung. S. Neumann als Vorsitzender des Vereins gab den Bericht und stellte zur Eindämmung der Syphilis, deren jährliche Erkrankungsziffer er auf 1,6% für Lues I, 0,8% für Lues II und 5,6% für Gonorrhöe schätzte, — folgende Forderungen:

1. Aufnahme einer sozialen und medizinischen Statistik zur Erforschung der Syphilisfälle und Klärung der natürlichen Ursachen: ihrer Existenz, Verbreitung und Wirksamkeit.
2. Notwendigkeit der Behandlung der Syphilis gleich jeder anderen Krankheit: a) Forderung der Errichtung eines Krankenhauses für Syphilitiker; b) Forderung des ärztlichen Beistandes und der übrigen Hilfsleistungen seitens der Krankenkassen zur gegenseitigen Unterstützung.

Das Gutachten verneinte auch den Wert der Reglementierung, soweit es sich dabei um die *öffentliche* Gesundheit handle. In gleichem Sinne urteilte 1856 auch A. W. F. Schultz im wissenschaftlichen Verein der Physiker Berlins, ja, er betonte, daß die staatliche Überwachung die Prostitution befördere, und unter Ablehnung der Bordelle kam er zu dem Schlusse, daß auch die vagierende Prostitution nicht ferner unter ärztlicher Aufsicht von seiten des Staates zu halten sei, daß die Prostitution als solche ohne Unterschied des Geschlechts der Prostituierten auf Grund des Strafgesetzbuchs (§§ 197, 198) zu verfolgen sei, wo sie dazu durch Ansteckung Anlaß gebe. Und auch er forderte besondere Krankenanstalten für venerische Kranke.

Gegen die Schäden der damaligen sittenpolizeilichen Regelung erhob 1859 Theodor Bade eindringlichen Protest in seiner überaus seltenen Schrift „Bedenklichkeiten in dem damaligen Verhältnis der Berliner Sittenpolizei zu der prostituierten resp. nichtprostituierten weiblichen Jugend". An zwei Beispielen, den Razzien und den „Suchjagden", erhärtete er seine Behauptung, daß die Sitten- oder besser Prostitutionspolizei sich in einem „wahren Meere ungewisser Handgriffe oder gar der unbedingtesten Willkür" bewege. Er geißelte besonders, daß die Polizei auf jede anonyme Anzeige über eine angebliche Erkrankung eines Mädchens oder durch dieses erlittene Infektion mit erbarmungsloser Willkür vorgehe, gleichgültig, ob das betreffende Mädchen bei Eltern oder Verwandten wohnte und einem ordentlichen Berufe nachginge. Voraussetzung war nur, „daß sie und ihre Angehörigen in dürftigen Verhältnissen leben".
Die Praxis der Sittenpolizei war damals so, daß Ansteckungsquellen oder der Prostitution verdächtige Mädchen durch uniformierte Schutzmänner zur Untersuchung auf die Sittenpolizei bestellt wurden, die hier zusammen mit den notorisch Prostituierten stattfand. Bei Krankheitsverdacht oder Erkrankung folgte Zwangsbehandlung in der Charité — die sich eines „doppelten zweifelhaften Rufes erfreute: als Pönitenzanstalt und als Paradeanstalt" —, und nach dortiger Verwendung zu Haus-, Wasch- und Scheuerarbeit wanderte die Geheilte ins Arbeitshaus, wo sie nach ihrer Entlassung nur einen Teil ihrer Sachen zurückerhielt, während der übrige einbehalten wurde als „Luxusgegenstände" zur Tilgung ihrer Verpflegungskosten, die im Höchstfalle gerade dadurch als beglichen galten. Das Recht zu diesem Vorgehen leitete sich her aus der Unterstellung, daß das zwangsbehandelte Mädchen als Patientin der Charité Schuldnerin der die Kurkosten tragenden Kommune geworden sei und sie die Schulden im Arbeitshause abarbeiten müsse. Die dort beliebtesten Arbeitsformen: Wolle kämmen, Socken stricken, grobe Hemden nähen, Seife wickeln, lehrten die Mädchen weder etwas für ihr späteres Leben Brauchbares, noch konnte die Zwangsarbeit die Kurkosten decken, so daß sich das Arbeitshaus gezwungen sah, die

Mädchen ihrer paar Habseligkeiten zu berauben, was alles die ganze Verlogenheit des Systems kennzeichnet. Dieses Verfahren war um so ungeheuerlicher, als es einmal die Mädchen aus einer ordentlichen Tätigkeit und einem ehrbaren Berufe herausriß und ihnen dann noch den Rückweg ins bürgerliche Leben verbaute. F. BEHREND, der Verfechter der Bordelle und Parteigänger der Sittenpolizei, sogar mußte zugeben,

daß die Dürftigkeit und die geringe Ergiebigkeit der Erwerbsquellen eine der Ursachen darstelle, durch die die Frauenzimmer zur Prostitution getrieben wurden; daß aber auch die ergiebigeren Erwerbsquellen denen verschlossen blieben und verschlossen würden, die unter Aufsicht der Polizei ständen oder gestanden hätten.

Aus diesen Äußerungen hat SCHULTZ den Schluß gezogen: „Die Überwachung der Prostitution macht Huren." Wurden doch selbst Mädchen, die sich hätten freiwillig behandeln lassen. zwangsweise in die Charité und dann ins Arbeitshaus gesteckt. Kamen sie dort heraus, so waren sie gebrandmarkt und verfielen unweigerlich der Prostitution. BADE hob im Gegensatz zur Berliner Regelung die polizeiliche Behandlung in Paris hervor, die von der Maxime geleitet würde:

„Hüten wir uns, ein Mädchen vor der Zeit zur Lustdirne zu machen, d. h. ein solches, das vom Wege der Zucht und Sittsamkeit nur vorübergehend, sei es aus Not, sei es aus Leidenschaft oder weil es verführt wurde, abgewichen ist, durch polizeiliche Belastung auf die Bahn der Prostitution zu schleudern. Wie ganz anders erscheint dagegen die Auffassung der Berliner Sittenpolizei, ‚sie wäre doch früher oder später Hure geworden'."

Zur Reform dieser Zustände verlangte BADE:

Ein klares, erst nach Rechtsgrundsätzen und dann auch aus Zweckmäßigkeitsgründen hart abzugrenzendes, vollständiges System hütender Überwachung, in dessen Gefolge nicht nur die Kompetenzen der Sittenpolizei fest umschrieben werden, sondern auch andere und zum Teil sogar ganz neue Organe für die öffentliche Sitte ins Leben gerufen werden, Organe, von denen man bisher leider keine Ahnung gehabt zu haben scheint. Für diese neuen Organe käme z. B. die Lösung folgender Probleme in Frage: „Wie ist die von dem Pfade der Sittsamkeit abgewichene weibliche Jugend vor der nuden, puren Prostitution sicherzustellen? Sind die der Prostitution bereits verfallenen, aber noch keineswegs ganz verderbten jungen Mädchen vor völliger Versinkung noch zu retten und wie? Wie endlich ist die noch unverdorbene weibliche Jugend vor der Berührung mit den erklärten Lustdirnen, Kupplerinnen usw. zu schützen?"

Daß die schweren Angriffe THEODOR BADES zu Recht bestanden, dafür finden sich Belege in den Akten des Geheimen Preußischen Staatsarchivs (Tit. 121, Sittenpolizei Nr. 26 [1857 ff.]), die zeigen, wie der Polizeipräsident Freiherr VON ZEDLITZ die Angelegenheit BADE, in der er vom Innenminister (dem BADE mehrfach Schriften eingereicht hatte) zur Stellungnahme aufgefordert wurde, verschleppte. Schließlich, am 3. Dezember 1860 (die erste Anfrage des Ministers war vom 22. Februar 1858) wurde zum Inhalte der Badischen Schriften folgende Stellung genommen:

Es läßt sich nicht bestreiten, daß viele seiner Beobachtungen richtig, manche der von ihm bezeichneten Mängel in der gegenwärtigen Behandlung der hiesigen Prostitution in der Tat vorhanden sind ... seine Vorschläge zur Herbeiführung besserer Zustände (sind) mager, unpraktisch, undurchführbar. Genug, es fehlt ihm der Besitz eines sittlichen Prinzips, von welchem aus er in das Chaos der Prostitutionszustände aufklärend, fördernd, schaffend, vordringen könnte, und nicht minder die schöpferische Kraft, welche für das Pflanzen und Pflegen staatlicher Organismen zur sachgemäßen Behandlung des wuchernden Prostitutionsübels erforderlich ist."

Jeder weiteren Stellungnahme zu der Frage, die auch nach dem vorliegenden Aktenmaterial später nicht geschah, entzog sich der Polizeipräsident unter dem Vorwande:

„Zu einer eingehenden schriftlichen Behandlung des Gegenstandes, welche vielleicht bei Gelegenheit der von mir geforderten Prüfung der BADEschen Schriften Ew. Exzellenz erwartet haben, bin ich wegen meiner vielfachen anderen, dringenderen Geschäfte noch nicht gelangt und muß daher Ew. Exzellenz mich mit solcher noch weiter zu befristen, ganz gehorsamst bitten."

Als Ergänzung der obenstehenden Skizzierung der Berliner Zustände sei im Zusammenhang mit den Ergebnissen der Bekämpfungsmaßnahmen bis zur Mitte des 19. Jahrhunderts im folgenden eine Darstellung der Richtungen im übrigen Preußen gegeben, die nicht gesondert besprochen werden können — infolge der starken Raumbeschränkung, unter der diese ganze historische Unter-suchung steht.

Nach dem Zusammenbruch der abolitionistischen Bestrebungen bis zum Ende des 17. Jahrhunderts stellte das Zeitalter der Aufklärung vor allem die *sanitäre* Kontrolle in den Vordergrund. Die ärztliche Erfahrung, daß die mit Quecksilber Behandelten schließlich ihre Infektiosität nach einigen Jahren ver-lieren, mußte die Idee auftauchen lassen, die Prostituierten durch regelmäßige Untersuchungen und im Erkrankungsfalle durch Behandlung als Ansteckungs-quellen auszuschalten, was a priori am besten im Bordell durchführbar schien. So war das 18. Jahrhundert beherrscht von der Meinung, daß nur das *Bordell* Schutz und Sicherheit gewähren könne. Deswegen wurde auch der Versuch der Unterdrückung der heimlichen Prostituierten und der Nichtduldung von Einspännerinnen gemacht. *Berlin* jedoch machte schon frühzeitig davon eine Aus-nahme dann, wenn die registrierten Mädchen sich ordnungsgemäß untersuchen ließen. Bereits in der zweiten Hälfte des 18. Jahrhunderts begannen Wissen-schaft und Belletristik der Bordellfrage ihre Aufmerksamkeit intensiv zuzuwenden, während vorher kaum jemand gewagt hatte, dieses heikle Thema zu berühren. Beherrscht sind beide vom Toleranzsystem, aber die Art seiner Durchführung findet keine allgemeine Zustimmung. Von vielen Seiten wird der Wunsch nach Staatsbordellen ausgesprochen und Vorschläge zu ihrer Verwirklichung gemacht [CHAVEL 1781, FREUDENBERG[1]) 1796 und Anonymi 1769, 1781, 1792, 1799 usw.]. Doch finden sich auch Stimmen, die vornehmlich aus moralisch-ethischen Gründen die Schädlichkeit der Bordelle betonen. Allmählich kam dann auch der Glauben an den ihnen immer zugesprochenen hygienischen Wert ins Schwanken. Man hatte dazu erkannt, daß sie nicht in der Lage waren, der heimlichen Prostitution irgendwie Abbruch zu tun, hatte andererseits jedoch die Unmöglichkeit einsehen müssen, alle Dirnen in Bordelle einzuweisen noch die Verbesserungsvorschläge realisieren zu können. Die Staatsautorität konnte sich nicht dazu verstehen, das Bordell als staatliche Einrichtung auszubauen — im Gegenteil —, sie kam immer mehr zur Überzeugung, daß sie die Bordelle nicht konzessionieren dürfe.

Seit dem Anfange des 19. Jahrhunderts setzten gleichzeitig mit der ver-änderten Stellungnahme der Regierung der Prostitutionsregelung gegenüber in Preußen Bestrebungen ein, die Bekämpfung der Geschlechtskrankheiten auf einer allgemeineren Grundlage durchzuführen. Sie sind deshalb von so großer Bedeutung, weil nun mit der einseitigen Auffassung aufgeräumt wurde, den Hebel aller Maßnahmen nur bei den Prostituierten anzusetzen. Wurde auch ferner noch die Prostitution als die Hauptquelle der Verbreitung der venerischen Krankheiten betrachtet, so wurde dennoch in der Erkenntnis, daß unter den Kriegseinwirkungen die Geschlechtskrankheiten sich überall im Lande aus-gebreitet hatten, der Blick mehr auf das Ganze gelenkt.

Die Aufmerksamkeit wird darauf gerichtet, alle Erkrankten der Behandlung zuzuführen und die Ansteckungsquellen zu erfassen. Unentgeltliche Behandlung und die Lieferung der Arzneimittel auf königliche Kosten werden für notorisch Arme bereitgestellt, während für andere Personen die Zahlungspflichtigen zur Tragung der Kurkosten zu ermitteln waren. Ja, im Jahre 1827 sprach die Regie-rung sogar ihre Einwilligung dazu aus, daß im Regierungsbezirk Gumbinnen

---

[1]) Pseudonym für CHRISTIAN GOTTFRIED FLITTNER.

alle, auch die vermögenden Patienten, kostenlos behandelt werden durften, damit niemand zur Verheimlichung seiner Erkrankung veranlaßt werde.

In richtiger Erkenntnis der schweren Schäden, die durch Behandlung durch Quacksalber usw. angerichtet wurden, erging die Mahnung zur strengen Einhaltung der diesbezüglichen Vorschriften. Die im ersten Drittel des 19. Jahrhunderts gewonnenen Erfahrungen fanden dann ihren Niederschlag im Regulativ vom 8. August 1835, in dem eine Meldepflicht derjenigen Personen angeordnet wurde, bei denen zu befürchten stand, daß sie als Ansteckungsquelle gefährlich werden oder sich nicht ordentlich behandeln lassen würden. Das Regulativ hat zwar keinen entscheidenden Einfluß auf die Verminderung der Geschlechtskrankheiten ausgeübt, doch ist der Grund hauptsächlich darin zu suchen, daß für eine wirksame Bekämpfung die medizinischen wie sozialhygienischen Voraussetzungen noch nicht erfüllt waren. Zudem schwand — gleichzeitig mit dem Abklingen der Infektionsziffer in den Jahren nach Kriegsende — das akute Interesse an der Frage, obgleich die Bekämpfungsmaßnahmen fortgesetzt wurden, was sich widerspiegelt in den vielfachen Verhandlungen mit den Regierungen der einzelnen Regierungsbezirke betreffend die Kostendeckung der Kuren der Behandelten.

Die Bekämpfung der Geschlechtskrankheiten und der Prostitution im dritten Viertel des 19. Jahrhunderts wird geschildert in dem Aktenbündel des Preußischen Geheimen Staatsarchivs Rep. 77, Tit. 224 (Krankheiten unter den Menschen Nr. 11), und zwar seitens der einzelnen Regierungen, die zur Berichterstattung aufgefordert waren auf Grund des 1869 an den Außenminister von Bismarck gerichteten Ersuchens des Botschafters von Großbritannien, seiner Regierung möglichst genaue Auskunft über folgende Punkte zu verschaffen:

A. Über die gegenwärtige Ausdehnung der syphilitischen Krankheit in diesem Lande.

B. Über die Gesetze und Vorkehrungen, welche die gesundheitliche Beaufsichtigung der Prostitution in den einzelnen Provinzen oder Bezirken bezwecken.

C. Über den Umfang und die Beschaffenheit der Vorteile, welche durch diese Gesetze und Vorkehrungen in den einzelnen Provinzen, in gewissen Städten oder unter einzelnen Bevölkerungsklassen für die öffentliche Gesundheit erzielt worden sind.

Der allgemeine sich aus den Berichten ergebende Eindruck ist, daß die Geschlechtskrankheiten keine besonders ausgedehnte Verbreitung hatten. Ihr Hauptsitz war in den großen Städten, in den kleinen Städten fanden sie sich vereinzelt und kamen auf dem Lande nur selten vor. Doch konnte ihr Umfang selbst in den Städten nicht einmal annähernd bestimmt werden, da der § 65 des Regulativs von 1835 (Meldepflicht) versagt hatte, so daß die Verpflichtung der Ärzte zur Anzeige mittels Verfügung vom 18. Oktober 1849 wieder aufgehoben worden war.

Die Verfügungen über die gesundheitspolizeiliche Beaufsichtigung der Prostituierten wurden noch auf Grund des Ministerialerlasses vom 7. Juli 1858 ergänzt durch folgende wichtige Bestimmung:

„daß auch diejenigen Frauenzimmer, welche als notorische Winkelhuren sich wegen syphilitischer Krankheiten unter ärztlicher Behandlung befunden haben, zu den regelmäßigen Untersuchungen herangezogen werden können, auch wenn sie wegen Unzucht noch nicht gerichtlich bestraft sind."

Die polizeiliche Aufsicht wurde allgemein aber nur in den größeren Städten durchgeführt, worüber folgende Tabelle auf S. 575 für 1868 für einige Städte belehrt.

Der Kreis der unter Kontrolle stehenden Frauen setzte sich zusammen aus solchen, die wegen gewerbsmäßiger Unzucht richterlich verurteilt worden waren oder nach eigenem Geständnis der Prostitution sich ergeben hatten oder aber

| Stadt | Einwohnerzahl (Volkszählung 1867) | Zahl der unter Kontrolle Stehenden | Stadt | Einwohnerzahl (1867) | Zahl der unter Kontrolle Stehenden |
|---|---|---|---|---|---|
| Berlin . . . . | 702 437 | 13 610 | Beuthen . . . | 14 529 | 6 |
| Potsdam . . . | 42 863 | 76 | Kosel. . . . . | 4 420. | (9) |
| Frankfurt a. O. | 40 994 | 57 | Grottkau . . . | 4 421 | 4 |
| Landsberg a. W. | 18 341 | 23 | Leobschütz . . | 10 242 | 10 |
| Guben . . . . | 18 970 | 26 | Ratibor . . . | 14 571 | 6 |
| Kottbus . . . . | 13 370 | 18 | Rosenberg . . | 3 669 | 3 |
| Danzig . . . . | 89 311 | 400 (heimlich 3000) | Gleiwitz . . . | 12 300 | 3 |
| Thorn . . . . . | 15 505 | 125 | Magdeburg . . | 78 552 | 119 |
| Graudenz . . . | 14 844 | 45 | Koblenz . . . | 27 112 | 25 |
| Stettin (1869) . | 73 714 | 462 | Köln . . . . . | 125 172 | 290 |
| Breslau . . . . | 171 926 | 847 | Kiel . . . . . | 27 136 | 53 |

mit Prostituierten verkehrend angetroffen worden waren, ferner aus solchen, die, als notorische Winkelhuren bekannt, auf Kosten der Allgemeinheit wegen Syphilis behandelt worden waren, jedoch nicht zur gerichtlichen Bestrafung gebracht werden konnten. (Letztere in Potsdam, Köln, Königsberg.)

Daneben werden in Berlin alle in den Polizeigefängnissen untergebrachten Personen auf Syphilis und Krätze ärztlich untersucht und im Erkrankungsfall in die Charité eingelegt, während in Köln nur die inhaftierten liederlichen Frauenzimmer dem Arzt vorgeführt wurden. Im Regierungsbezirk Oppeln war außerdem in einzelnen Städten angeordnet, daß jede verdächtige, ohne Zweck auf der Straße vagierende Weibsperson der ärztlichen Untersuchung zu überweisen sei. Der Regierungsbezirk Koblenz hatte, was die Marginalnotiz des Referenten „als ganz ungesetzlich bezeichnet", folgendes Verfahren durchgeführt:

„Allen von der hiesigen Polizeibehörde aufgegriffenen auswärtigen liederlichen Frauenzimmern wird nach der Einlieferung in das Polizeigefängnis auf Grund des § 20 des Polizeigesetzes vom 11. März 1850 protokollarisch die Verwarnung erteilt, daß gegen sie eine Exekutivstrafe bis zu 4 Wochen verhängt werden würde, wenn sie in den Polizeibezirk zurückkehren, ohne ein reelles Unterkommen zu finden. Von diesen Personen sind nun der Verwarnung entgegen 110 wiederholt aufgegriffen und mit Exekutivhaft bestraft, außerdem sind noch 60 Frauenzimmer, weil bei ihnen außerdem das Kriterium der Landstreicherei zutraf, wegen dieses Vergehens den gerichtlichen Behörden übergeben worden. Die übrigen 240 Frauenzimmer sind hier nicht mehr betroffen worden."

Die Untersuchung der Puellen fand allgemein einmal in der Woche statt.

In seltenen Ausnahmefällen bewilligte aber die Behörde auch längere Fristen: alle 14 Tage, alle 4 Wochen. Dies geschah besonders dann, wenn Personen ernstlichen Willen zur Besserung zeigten und sich in ordentliche Arbeitsverhältnisse begaben. Die Kontrollerleichterung bildete dann bei Nichtrückfälligkeit den Übergang zur gänzlichen Befreiung. Dienstverhältnisse, von der Polizei reell befunden, entbanden für die Dauer des Dienstes von der Kontrolle; Verheiratungen, falls nicht Scheinehen, ebenfalls.

Über den *Wert der Reglementierung* wird von verschiedenen Regierungen recht kritisch geurteilt.

So führt Köln aus, daß „sich nicht verhehlen läßt, daß das erzielte Resultat viel zu wünschen übrig läßt". Der Grund dafür wird darin erblickt, „daß die Kontrolle noch nicht mit der nötigen Sorgfalt vorgenommen wird". Auch der Begrenzung des Erreichbaren wird gedacht, da nur die notorisch Prostituierten untersucht werden könnten, „während die Klasse der Arbeiterinnen und Tagelöhnerinnen, welche in keinem festen Dienstverhältnis stehen, eine erst allmählich der Kontrolle anheimfallende, gleichsam ambulante Prostitution ausüben. Sie liefern die ergiebigste Quelle der Syphilis". Zudem findet sich aber noch „in jeder großen Stadt eine Demimonde, welche *über* der Kontrolle steht". Auch Aachen stellt fest, daß „diese Maßnahme nur ein im allgemeinen sehr schwaches Palliativ bildet und es tatsächlich ist, daß die fragliche Krankheit namentlich in der Stadt selbst, wo der große Fremdenverkehr und ganz besonders die eben jener Krankheit wegen zur Heilung hergekommenen Fremden viel dazu beitragen, stark verbreitet ist".

Danzig hebt hervor:

„Indes würde man doch bei aller Anerkennung des Nutzens dieser Einrichtungen weit fehlen, wenn man annehmen wollte, daß man durch sie den eigentlichen Kern und Schwerpunkt der Sache getroffen hätte. Dieser liegt vielmehr teils in der Männerwelt, die ja fast ganz unzugänglich ist für hygienische Maßregeln auf diesem Gebiete; teils aber auch hauptsächlich in der weit zahlreicheren unkontrollierten weiblichen Prostitution."

Die Landdrostei Hildesheim weist darauf hin, daß die mit allem Ernst und aller Genauigkeit durchgeführte Maßregel doch nicht imstande war, das Übel allgemein zu beseitigen.

Besonders eingehend setzt sich Engelken, der Polizeipräsident von Potsdam, mit der Frage auseinander:

„Der Erreichung dieses Zieles (der Unterdrückung der Syphilis) stellen sich nun allerdings für die Polizei fast unüberwindliche Schwierigkeiten entgegen durch die gerade bei der Frage der Prostitution sich in den Vordergrund drängenden persönlichen Verhältnisse. Zuvörderst ist es eine noch gar nicht mit Bestimmtheit beantwortete Frage: Welche Frauenzimmer sind als ‚Prostituierte' zu bezeichnen? Gehören die sog. ‚Unterhaltenen', die eben ihren Unterhalt gewinnen aus der Hergabe ihres Leibes an einen Mann, der nicht mit ihnen verheiratet ist, und die, wenn der eine sie verläßt, sich wieder von einem anderen unterhalten lassen, auch wohl, während sie von einem unterhalten werden, ihrerseits es mit vielen halten, zu den Prostituierten? Gehören zu ihnen die Frauenspersonen, welche aus bloßer Sinnenlust, ohne Entgelt, sich verschiedenen Männern hingeben? Die Entscheidung wird von den individuellen Anschauungen der die Frage Beantwortenden abhängen, und so wird die Statistik der Prostitution immer eine vollständig unsichere sein, ganz abgesehen von dem Schleier, der über manchen hierher gehörigen Verhältnissen liegt, da viele Entretenues mit ihrem Unterhalter gar nicht an demselben Orte leben, sondern sich nur zuweilen sehen, so daß das Frauenzimmer immer in ihrem Wohnorte für eine ehrsame Jungfrau oder Witwe gilt, bis eine unerwartete Schwangerschaft den Nimbus bedauerlich zerstört. Aber noch andere Momente stellen dem ganz erfolgreichen Einschreiten der Polizei gegen die Prostitution unüberwindliche Hindernisse in den Weg. Leider kann nicht bezweifelt werden, daß die Prostitution in alle Sphären des menschlichen Lebens und der menschlichen Gesellschaft hineingreift, dort ihre Beschützer und damit, gewiß unabsichtlich, Beförderer findet, und unter diesen sind dann doch unbedenklich einige, die man nicht füglich und nicht gerne angreifen mag, andere, welche nach den bestehenden internationalen Gesetzen nicht zur Verantwortung gezogen werden können. Da nun somit nicht alle Quellen der Syphilis erreichbar und damit untersuchbar sind, sich also die periodischen Untersuchungen nicht auf die ganze Prostitution erstrecken können, da außer den eben angedeuteten Weibspersonen alle der Prostitution ergebenen Männer von der ärztlichen Untersuchung freibleiben müssen, so kann das Resultat der periodisch wiederkehrenden Untersuchung kein *absolut* vollständiges, die Syphilis *ganz* beseitigendes sein, aber ... das Verfahren kann als ein erprobtes bezeichnet werden."

Die Ohnmacht des ganzen Systems kann gar nicht krasser geschildert werden als durch die Ausführungen Breslaus, die kennzeichnen, wie weit man noch in den letzten Jahrzehnten des 19. Jahrhunderts davon entfernt war, sozialhygienische wie retterische Gesichtspunkte in den Kreis der Bekämpfungsmaßnahmen auch nur einzubeziehen:

„Die große, weitgreifende Nützlichkeit einer strengen gesundheitspolizeilichen Überwachung der Prostitution steht außer allem Zweifel, sie würde aber gewiß noch weit größer sein, wenn sich die obligatorischen Untersuchungen nicht allein auf die als Lohnhuren wirklich eingeschriebenen, sondern sich auch auf diejenigen Dirnen ausdehnen ließen, welche sich der Prostitution im stillen ergeben und erst allmählich für die öffentliche Prostitution heranreifen. Es gehört hierher die große Schar von Fabrikarbeiterinnen, Handarbeiterinnen, Näherinnen und alle jene Jugendlichen aus dem Proletariat hervorgehenden Dirnen, welche, früh an Ausschweifungen gewöhnt, nur auf dem Wege der Sittenlosigkeit die Mittel finden, ihre strafbare und unlautere Neigung zu befriedigen. Solche Elemente sind vorzugsweise in großen volkreichen Städten massenhaft vorhanden, in ihnen wurzelt die Pflanzstätte der Syphilis, und die Sanitätspolizei ist nicht in der Lage, gegen die Übel wirksam einzuschreiten, bis die Träger derselben in die Liste der Prostituierten endlich aufgenommen worden sind."

Diese Ausführungen weisen schon auf Änderungen der sozialen Verhältnisse hin, die zur Verbreitung der Geschlechtskrankheiten beigetragen hatten, wofür sich noch weitere Belege finden.

Aus diesen Berichten geht hervor, daß allmählich die Einsicht zu tagen begonnen hatte, daß für die Verbreitung der Geschlechtskrankheiten auch äußere Momente eine Rolle spielen. So wird auf den Eisenbahnbau wie überhaupt den aufstrebenden Verkehr zu Lande und zu Wasser und den Einfluß der sich ständig entwickelnden Fabrikarbeit für die Ausbreitung der Prostitution hingewiesen.

Zu letzterem Punkte hatte 1862 LOUIS PAPPENHEIM, Regierungs- und Medizinalrat in Arnsberg, im 2. Bande der Monatsschrift für exakte Forschung auf dem Gebiete der Sanitätspolizei hervorgehoben, daß der Fundamentalpunkt für eine Besserung der Zustände die Erhöhung der Arbeitslöhne sei; diese würde die jungen Mädchen davon emanzipieren, Tag und Nacht auf dem Schemel zu sitzen, sich halb blind zu arbeiten, ihre jugendliche Bewegungslust vollständig und unnatürlicherweise zu ertöten; sie würde für sich ganz allein den größten Teil der feilen Mädchen zur Tugend führen; sie würde die jungen Arbeiter in den Stand setzen, Ehen zu schließen, die nicht zur Prostitution zu führen brauchten, weil sie Brot hätten. *Aber diese Erhöhung der Arbeitslöhne erfordert nichts Geringeres als eine soziale Revolution.*

Konnten sich die verantwortlichen Stellen der Kenntnis der Ursachen der Krankheitsverbreitung nicht entziehen, so waren sie trotzdem doch weit von der Erkenntnis ihrer sozialen Bedingtheit entfernt und daher auch unfähig, wahrhaft wirksam den veränderten sozialen Verhältnissen angepaßte Maßnahmen zu ergreifen. Man beschränkte sich auch weiterhin auf einseitig reglementaristisches Vorgehen.

An einzelnen Stellen wurde, allerdings stets unter Schonung der höheren Bevölkerungsschichten, eine etwas in- und extensivere Bekämpfung betrieben. Sigmaringen erließ in den §§ 75—77 der Verordnung vom 5. Dezember 1836 besondere polizeiliche Bestimmungen gegen die Syphilis: eine beschränkte Anzeigepflicht (§ 75), Ermittlung der Ansteckungsquelle (§ 76), Gesundheitskontrolle der Soldaten (§ 77). In Trier bestimmte eine Polizeiverordnung, daß kein Handwerksbursche in Arbeit treten dürfte, bevor er nicht vom dazu bestellten Arzte untersucht war, was jährlich etwa in 600 Fällen geschah. (Polizeiverordnung vom 26. Juni 1852.) Hier wurden auch syphilisverdächtige Personen (jährlich rund 150) dem Arzt zur Untersuchung vorgeführt. Die Pflicht jedes Geschlechtskranken, sich durch einen approbierten Arzt behandeln zu lassen. und die Pflicht, sich so zu verhalten, daß niemand angesteckt werden könne, wurde in Königsberg am 15. November 1857 dekretiert:
§ 1. Jede an Syphilis erkrankte Person muß sich behufs ihrer Heilung an eine approbierte Medizinalperson wenden oder ihre Aufnahme in eine Krankenanstalt nachsuchen. § 2. Jede an Syphilis erkrankte Person hat sich während der Dauer der Krankheit so zu verhalten, daß niemand durch dieselbe angesteckt werden kann. § 3. Jede von der Syphilis geheilte Person muß für die gehörige Reinigung ihrer Leib- und Bettwäsche Sorge tragen. § 4. Die Übertragung vorstehender Aufsichtsmaßregeln hat die im § 306 des StrGB. angedrohten Strafen zur Folge.
Diese Verordnung wurde unter dem 29. Mai 1868 wieder aufgehoben, da das Kgl. Obertribunal in Berlin die Anwendbarkeit des § 306 des StrGB. bestritt und die Änderung des § 1 der Verordnung vom 25. September 1859 (Meldefrist von 4 Tagen nach Ausbruch der Krankheit) sich als undurchführbar erweisen mußte und erwiesen hatte.

Die immer stärkere Entwicklung von Industrie, Handel und Verkehr im letzten Viertel des 19. Jahrhunderts hatte durch die Umgestaltung der sozialen Verhältnisse auch die Bedingungen für Prostitution und Geschlechtskrankheiten verändert. Trotzdem blieb die staatliche Bekämpfungsmethode unverändert, trotzdem sogar von sittenpolizeilicher Seite (so schon Berlin 1867) Anträge auf eine fürsorgerische Behandlung des Prostitutionsproblems gestellt wurden, die jedoch am Kostenpunkt stets scheiterten.
Wenn alle diese Hinweise und Anregungen ohne Widerhall blieben und die Bekämpfung der Geschlechtskrankheiten unter dem Zeichen der Reglementierung noch ins 20. Jahrhundert trat, so lag der Grund dafür darin, daß die Reglementierung ein absolutes Glaubensbekenntnis der Administration wie der Ärzteschaft bildete, auf das man eingeschworen war und schwur! Die zutage getretenen Mängel schob man nur auf die Uneinheitlichkeit der Systeme, und so ging das Streben

in den zwei vorletzten Vierteln des 19. Jahrhunderts dahin, das System zu normalisieren, während im letzten Viertel der Abolitionismus auf den Plan trat und nach und nach die Welt zu erobern begann.

Schon im Jahre 1825 hatte die Belgische Gesellschaft für Naturwissenschaften und Medizin das Terrain mit dem Ziel sondiert, das System in ganz Europa einzuführen. 10 Jahre später wurde diese Frage auf der Tagung des Ärzterates in Brüssel diskutiert. 1841 schlug der Gesundheitsrat der Stadt Marseille vor, die Regierungen der verschiedenen europäischen Staaten sollten sich über eine allgemeine, einheitliche Einführung des Systems einigen. 1843 wurde das gleiche Problem in der Akademie der Medizin in Brüssel behandelt. 1852 untersuchte der in Brüssel zusammengetretene Internationale Hygienekongreß die legislativen und administrativen Maßnahmen, die zur Einführung der obligatorischen Reglementierung in allen Gemeinden des Königreichs erforderlich wären, und der Belgische Oberste Hygienerat arbeitete dahingehende Vorschläge 1855 und 1856 aus. Beim Internationalen Kongreß von 1867 in Paris wurden die Probleme aufs neue einer eingehenden Prüfung und Besprechung unterzogen und eine Kommission ernannt, die sich an die Regierungen aller Länder wenden sollte, um sie aufzufordern, ein einheitliches System einer offiziellen ärztlichen Kontrolle einzuführen, um in der ganzen Welt die ansteckenden Krankheiten, die eine Folge der Ausschweifung sind, auszurotten.

Der Bericht der Kommission zur Frage: „Ist es möglich, den verschiedenen Regierungen einige durchgreifende Maßregeln gegen die Verbreitung der venerischen Krankheiten vorzuschlagen?" wurde 1869 von den Berichterstattern Crocq (Brüssel) und Rollet (Lyon) auf dem 2. Internationalen Medizinischen Kongreß vorgelegt und schloß mit einem an den Minister der Auswärtigen Angelegenheiten Frankreichs gerichteten Appell, eine internationale Kommission einzuberufen, die für alle Kulturstaaten gültige gleichförmige gesetzliche Vorschriften gegen die Verbreitung der venerischen Krankheiten festsetzen sollte. Man wollte demnach im gleichen Sinne gegen den Venerismus vorgehen, wie es bereits die internationale sanitäre Regelung von 1853 nach der Pariser Konferenz von 1851 und die Konvention von 1866 zu Konstantinopel gegen Pest, Gelbes Fieber und Cholera getan hatten.

Zwar stellte der Bericht die sanitäre Überwachung der Prostituierten an die Spitze, verlangte aber, indem er hervorhebt, daß „das herrschende Prinzip im allgemeinen das gewesen sei, daß es genüge, die Geschlechtskrankheiten bei dem einen Geschlechte zu ersticken, ein Gedanke, der an sich ebenso falsch wie gefährlich in seinen Folgen sei," Ausdehnung der Maßregeln auch auf den männlichen Teil der Bevölkerung. So regt er an, die im „Contagious diseases act" vorgeschriebenen Zwangsuntersuchungen wie Zwangsbehandlungen auf die gesamte Zivilbevölkerung auszudehnen. Vor allem wird die Untersuchung des Militärs verlangt, aber auch der besonders gefährdeten Klassen der Industriearbeiter (Glasbläser usw.). Es wird eine genügende Zahl von Hospitälern zur Behandlung der Venerischen gefordert, Maßnahmen gegen die extragenitale Ausbreitung der Lues, die Aufklärung der Bevölkerung durch Vorträge, Merkblätter usw.

Das gleiche Thema wurde 1869 noch in St. Petersburg, 1871 in Rom und 1873 in Bordeaux und Wien besprochen.

Dieser, der 3. Internationale Kongreß zu Wien, kam mit 152 Stimmen von 195 Anwesenden zur Annahme des Antrages auf Erlassung eines internationalen Gesetzes zur Bekämpfung der Geschlechtskrankheiten mit den folgenden Resolutionen:

„1. Die Überwachung der Geschlechtskrankheiten mit gleichzeitiger Berücksichtigung der Prostitution handhabt die Behörde.

2. Die ärztliche Obsorge und Pflege der Geschlechtskranken regelt die Behörde, die Kosten derselben übernimmt, wo nötig, die Behörde.

3. Spezielle Kliniken für Geschlechtskrankheiten an allen medizinischen Fakultäten richtet die Regierung ein. Geschlechtskrankheiten sind obligatorischer Prüfungsgegenstand."

Die Engländer, die anfangs am wenigsten von einer Einführung der Reglementierung wissen wollten, hatten sie frühzeitig in einigen ihrer Kolonien eingeführt. 1805 finden wir sie an einigen Hauptstellen in Madras, von wo aus sie sich über ganz Britisch-Indien ausdehnte, ohne jemals etwas anderes als sanitäre Mißerfolge zu zeitigen. Lord Bentinck, einer der Direktoren der Ostindischen Kompagnie erklärte, „daß nie eine nutzlosere Methode zur Verhütung der Ausbreitung der Geschlechtskrankheiten ersonnen worden sei und daß die Reglementierung völlig Fiasko erlitten habe". Daher wurde das System abgebaut, wieder eingeführt, abgeändert, aufs neue abgeschafft und nochmals eingeführt. Vom Jahre 1861 an wurde es nach kurzer Aufhebung obligatorisch eingeführt, trotz des von den bedeutendsten Stellen dagegen erhobenen Protestes.

Auch in England selbst erstand bei Erlaß der Contagious diseases acts (1866) gegen die durch sie angeordnete Reglementierung eine lebhafte Opposition. Führend in diesem Kampfe war Josefine Butler, die es dahin brachte, daß im Jahre 1883 die Aufhebung jenes Gesetzes durchgesetzt und 1884, endgültig 1886, in England aufgehoben wurde.

Norwegen folgte mit der Abschaffung der Reglementierung im Jahre 1888.

Die Idee des Abolitionismus, der für die Abschaffung jeglicher polizeilicher Kontrolle der Prostitution eintrat, weil sie sich einmal nur gegen das weibliche Geschlecht wendet und durch ihre Einseitigkeit eine Ungerechtigkeit darstellt, andererseits aber eine formelle Anerkennung der Prostitution als ein richtiges „Gewerbe", ein Paktieren des Staates mit dem Laster sei, schließlich einen Eingriff in die persönliche Freiheit des Individuums bilde und endlich durch den vorgegaukelten gesundheitlichen Schutz, den sie verheiße, die männliche Jugend zur Inanspruchnahme verleite, ohne indessen diesen Schutz tatsächlich gewähren zu können — diese Idee war auch auf den europäischen Kontinent hinübergesprungen.

1877, auf dem 5. Internationalen Medizinischen Kongreß zu Genf, tritt sie zum ersten Male öffentlich in Erscheinung.

1891 war auf der Lepra-Konferenz zu Berlin die Idee der Einberufung eines Kongresses zur Bekämpfung der Geschlechtskrankheiten in einer kleinen Gruppe von Fachleuten aufgetaucht. Dubois-Havenith in Brüssel war es zu danken, daß die belgische Regierung für diesen Gedanken gewonnen wurde, und am 4. September 1899 die 1. Internationale Konferenz zur Prophylaxe der Syphilis und der Geschlechtskrankheiten eröffnete.

Wohl waren hier die stärksten Stützen des streitbaren Reglementarismus, allein auch hervorragende Abolitionisten waren mit der Abfassung von Berichten beauftragt. 1902 traten dieselben Kongreßteilnehmer zu einer neuen Beratung in Brüssel zusammen — doch hatte in der Zwischenzeit der abolitionistische Gedanke erheblich an Boden gewonnen.

Dr. Landouzy aus Paris schlug die Annahme folgender Resolution vor: „Da das bisherige System der Reglementierung in jetziger Gestalt sich als unwirksam erwiesen hat, muß es aufgegeben werden. Es ist bei der Prophylaxe der Geschlechtskrankheiten das gleiche Recht für Mann und Frau anzustreben."

Infolge starker Mißgriffe der sog. Sittenpolizei in Frankreich erhob sich zu dieser Zeit ein solcher Sturm gegen die Reglementierung, daß im Abgeordnetenhaus Interpellationen eingebracht wurden, denen zufolge 1903 die Regierung zum Studium der Frage eine aus 75 Mitgliedern bestehende extraparlamentarische Kommission ernannte. Unter diesen Mitgliedern war eine kleine Zahl von Abolitionisten, deren Argumente so ins Gewicht fielen, daß die große Mehrheit der Kommission nach dreijähriger Arbeit die Reglementierung, wie sie in Frankreich gehandhabt wurde, als unbrauchbar verurteilte. Doch hat sich die Regierung bis in den Weltkrieg hinein nicht weiter um dieses Gutachten gekümmert.

Auf Grund der 2. Konferenz in Brüssel, wurde auch in Schweden eine extraparlamentarische kgl. Kommission ernannt, die aus 9 Mitgliedern, davon 7 Reglementaristen bestand. Auf Grund ihrer Arbeiten von 1903—1911 empfahl die Kommission einstimmig die Abschaffung der Reglementierung, die 1919 vollzogen wurde.

Während diese Kommission noch tagte, war 1906 in Dänemark die Reglementierung aufgehoben worden.

Die Entwicklung im 20. Jahrhundert sei im folgenden noch kurz geschildert, während ihre einzelnen Phasen und besonders markante Erscheinungen späterhin ausführlich abgehandelt werden sollen.

Die II. Brüsseler Konferenz bildet den Brennpunkt der Bewegung, die, im Beginne unseres Jahrhunderts einsetzend, das Problem der Bekämpfung der Geschlechtskrankheiten mit allen Mitteln in Angriff nahm. Gleichzeitig bildet sie auch den Ausgangspunkt der Deutschen Gesellschaft zur Bekämpfung der Geschlechtskrankheiten (DGBG), die im Jahre 1902 durch die Initiative einer Reihe deutscher Fachleute ins Leben gerufen wurde. Hervorgehoben seien hier Neisser, der das Amt des 1. Vorsitzenden, und Blaschko, der den Posten des Generalsekretärs übernahm. Der erste greifbare Erfolg der neuen Bewegung war die Aufhebung der in dem früheren Krankenversicherungsgesetz enthaltenen Beschränkungen zuungunsten der Geschlechtskranken, als 1903 durch die Novelle zu diesem Gesetz die Krankenkassen zur Behandlung Geschlechtskranker angehalten wurden. Der direkten wie indirekten Anregung der Gesellschaft war es auch zu danken, daß in vielen Krankenhäusern Sonderabteilungen für Venerische unter fachwissenschaftlicher Leitung eingerichtet wurden, so daß der Mangel an Krankenhausbetten für die stationäre Behandlung gemildert wurde.

Lehrstühle für das Sonderfach der Haut- und Geschlechtskrankheiten wurden an den deutschen Universitäten errichtet. Prüfungsgegenstand im medizinischen Staatsexamen wurde es 1919.

An den Universitäten wird in jedem Semester für Studenten aller Fakultäten ein belehrendes Kolleg über Sexualhygiene gelesen, und auch in die übrige Bevölkerung wurde seit Beginn des Jahrhunderts intensiv und planmäßig Belehrung über die Geschlechtskrankheiten und sexuelle Hygiene durch Vorträge und Flugschriften hineingetragen.

1903 geschah der erste Schritt zu einer planmäßigen Fürsorge für die Prostituierten, als Stuttgart eine Polizeiassistentin anstellte, und diese Fürsorge hat sich in den dann folgenden Jahren bis zu Einrichtungen von Pflegeämtern entwickelt.

Ein neuer, wesentlicher Anstoß zur Bekämpfung der Geschlechtskrankheiten ging dann aus den Kreisen der Landesversicherungsanstalten hervor; Bielfeldt, der verdienstvolle Leiter der Landesversicherungsanstalt der Hansestädte, nahm mit seiner Anstalt als erster die Fürsorge und Beratung der versicherungspflichtigen Bevölkerung im Jahre 1914 auf, eine Einrichtung, deren Verallgemeinerung durch den Krieg so gefördert wurde, daß alle Versicherungsanstalten derartige Beratungsstellen einrichteten.

Die ebenfalls im Verlaufe des Krieges einsetzenden Diskussionen über die Bedeutung der Geschlechtskrankheiten für Volkskraft und Wehrkraft ließen den Plan einer Bekämpfung auf breiter legislativer Basis reifen. Wertvolle Beiträge hierzu lieferte die Arbeit der Sachverständigenkommission der DGBG. Der erste Gesetzentwurf wurde durch die Staatsumwälzung 1918 erledigt.

Eine der ersten Verfügungen der Volksbeauftragten jedoch war die Reichsverordnung vom 11. XII. 1918, die die Zwangsbehandlung allgemeingefährlicher Kranker ermöglicht, die Gefährdung durch Geschlechtskrankheiten unter Strafe stellt und den Behandelnden eine Belehrungspflicht auferlegt.

Der im Jahre 1918 nicht verabschiedete Entwurf eines Gesetzes zur Bekämpfung der Geschlechtskrankheiten wurde dann, nachdem die verfassunggebende preußische Landesversammlung am 25. II. 1920 den Beschluß gefaßt hatte, bei der Reichsregierung die Einbringung eines neuen Gesetzentwurfs anzuregen und nun auch der XIV. Ausschuß des Reichstages (für Bevölkerungspolitik) eine baldige Regelung für notwendig hielt und demgemäß auf Grund ihrer in den Sitzungen vom 1. VII. und 11. XI. 1921 gefaßten Entschließungen die beschleunigte Vorlage beantragte — dieser Entwurf wurde von der Reichsregierung am 9. II. 1922 dem Reichstage in einem vom Reichsrate in einigen Punkten abgeänderten Entwurfe vorgelegt. Dieser Gesetzentwurf wurde in der Plenarsitzung des Reichstages vom 24. II. 1922 in erster Lesung dem genannten Ausschuß zur Vorberatung überwiesen. Diese fand in der Zeit vom 31. III. 1922 bis zum 13. II. 1923 in 27 Sitzungen statt, bei denen außer Regierungsvertretern und Reichsbevollmächtigten auch ärztliche Sachverständige und Vertreter der Naturheilkunde gehört wurden. In mancher Hinsicht abgeändert, wurde der Entwurf dem Reichstage am 6. VI. 1923, nach Zustimmung des Reichsrates, zur Beschlußfassung wieder vorgelegt.

Das Gesetz wurde dann im Reichstage in den Sitzungen vom 13., 14. und 16. VI. 1923 der zweiten Lesung unterzogen und in der 2 Tage später erfolgenden Sitzung, allerdings unter Abänderung prinzipiell sehr wichtiger Punkte, endgültig verabschiedet.

Der Reichsrat jedoch erhob, was einen Präzedenzfall darstellt, in seiner Sitzung vom 2. VII. 1923 dagegen Einspruch. Und zwar mit der Begründung, daß die durch den § 52 des Landessteuergesetzes neugeschaffene Lage eine andere Fassung des § 15 (Kostenaufbringung) erfordere und daß eine wirksame Durchführung des Gesetzes unter allen Umständen ein Verbot der Laienbehandlung für alle Krankheiten und Leiden der Geschlechtsorgane nötig mache. Ebenso dürfe keinesfalls die Behandlung der Geschlechtskrankheiten usw. solchen von Laien betriebenen Heilanstalten gestattet werden, für die ein approbierter Arzt gegen Bezahlung seinen Namen hergegeben habe.

Diesem Einspruch gemäß ist von der Reichsregierung am 21. VII. 1923 auf Grund des Artikels 47 der Reichsverfassung der Gesetzentwurf dem Reichstage zu nochmaliger Beschlußfassung erneut vorgelegt worden.

An diesem Punkte ist gegenwärtig die Bekämpfung der Geschlechtskrankheiten in Deutschland angelangt. Wie diese Erkrankungen auf Grund unseres Wissens über die individuelle und soziale Bedeutung der Geschlechtskrankheiten sowie über ihre soziale Bedingtheit bekämpft werden müssen, wird im folgenden gezeigt werden.

Überblicken wir die Bekämpfungsmaßnahmen, wie sie sich in den 4 Jahrhunderten vom Ausgange des Mittelalters bis zum Ende des 19. Jahrhunderts entwickelt haben, so treten folgende Hauptlinien hervor:

1. Das Mittelalter kannte im allgemeinen keine besondere ärztlich-hygienische Regelung der Prostitution, nur gelegentlich wurden Gesundheitsbesichtigungen von Dirnen vorgenommen, und der Begriff des „unreinen Coitus" beginnt sich zu präzisieren. Die Bordellierung ist ein Ausfluß der hygienischen Anschauung der Zeit: daß Abstinenz schädlich sei und vermieden werden müsse.

Sie war eine Schutzmaßnahme zur Verhütung der Verführung von Bürgertöchtern und -frauen.

Die Monopolisierung der Prostitution in den Bordellen war das Mittel zur möglichst vollkommenen steuerlichen Erfassung aller Dirnen.

2. An der Wende des 15. zum 16. Jahrhundert ändert sich infolge des Einflusses der Syphilis die öffentliche Meinung der Prostitution gegenüber: Die anfangs unter der Gesamtbevölkerung getroffenen rein hygienischen Maßnahmen aus der Rüstkammer altbewährter Seuchenbekämpfungsmethoden versagen: Asylisierung der frischen Erkrankungsfälle, Zwangsbehandlung, Schließung von Bädern und Bordellen, Ausweisung erkrankter Ortsfremder usw. Sie konnte nicht zum Ziele führen wie bei Pest und Cholera, akuten Infektionskrankheiten, wegen des chronischen Charakters der Syphilis, die im Gegensatz zur chronischen Lepra hochinfektiös war.

Mit der fortschreitenden Erkenntnis der geschlechtlichen Übertragungsweise der Lues, besonders durch Bordelldirnen, setzt sich der sexualhygienische Gesichtspunkt durch. Es kommt zur Stigmatisierung der Prostituierten. So führen die vertieften Kenntnisse über die Lustseuche zu einer allgemeineren Anwendung früher schon gelegentlich gehandhabter Prostitutionsmaßnahmen, die nun auf das spezielle Ziel der Bekämpfung, ja der Ausrottung der Syphilis zugeschnitten werden.

3. Der Kampf gegen die Geschlechtskrankheiten wird zum Kampf gegen die Prostitution; das erste Ziel ist die Beseitigung der Bordelle. Die Stigmatisierung der Bordelldirnen führte an sich schon zur beträchtlichen Abnahme des Bordellbesuches. Durch dieses wirtschaftliche Moment hatten Reformation und Gegenreformation es leicht, mit ihren ethischen und moralischen Gründen im Kampfe durchzudringen. Besondere Zünfte und Gilden nahmen, um die bürgerliche Gleichberechtigung zu erringen, diesen Kampf auf.

Das Resultat ist, daß die Geschlechtskrankheiten nicht abnehmen, daß aber die Prostitution aus ihren abgegrenzten Quartieren sich überallhin zerstreut.

4. Das 16. und 17. Jahrhundert stehen im Zeichen rücksichtslosester Unterdrückung der freien Prostitution und der Kuppelei, ohne daß es gelingt, ihrer

oder der Geschlechtskrankheiten Herr zu werden. Die Verfolgung der Dirnen zwingt diese, Schutz zu suchen bei der andern Kategorie von der Obrigkeit Verfolgter: den Verbrechern.

5. Im 18. Jahrhundert, in dem die Entwicklung der Städte und der gesteigerte Fremdenverkehr zu einer stärkeren Verbreitung der Prostitution führen, wird die fruchtlose Unterdrückung aufgegeben. Eine dem ärztlichen Wissen angepaßte *regelmäßige* Überwachung der Prostituierten wird eingeführt und zur leichteren Durchführung werden wieder Bordelle geduldet und die Verfolgung auf einzeln lebende Dirnen beschränkt.

Eine Ausnahme von dieser Regel hat nur Berlin (Instruktion 1774 und Reglement 1792) gemacht, das auch seine nichtkasernierten Dirnen einer regelmäßigen Gesundheitskontrolle unterwarf.

6. Das 19. Jahrhundert ist in den Städten erfüllt vom Kampf gegen die Bordelle, die erst in den 50er Jahren in Preußen endgültig abgeschafft werden. Die gewerbsmäßigen Prostituierten werden der Präventivkontrolle und bestimmten polizeilichen Ordnungsvorschriften unterworfen.

In der Bekämpfung der Geschlechtskrankheiten aber tritt eine entscheidende Wendung ein: neben der ausschließlich auf die Städte beschränkten Bekämpfung durch den Versuch der Sanierung der Prostitution werden allgemeine maßnahmen auf dem *Lande* und überhaupt in ganz Preußen durchgeführt: Versuch der Erfassung sämtlicher Erkrankter, besonders der Ansteckungsquellen und ihre Behandlung, unentgeltliche Behandlung und Lieferung der Arzneimittel für notorisch Arme, Aufklärung der Bevölkerung über Krankheitserscheinungen, besonders über extragenitale Infektionsmöglichkeiten. Ihren gesetzlichen Niederschlag fanden diese Erfahrungen im Regulativ von 1835.

Die zunehmende Industrialisierung und Urbanisierung führen zu noch stärkerer Vermehrung der Prostitution und weiterer Verbreitung der Geschlechtskrankheiten.

Der Einfluß sozialer und wirtschaftlicher Momente auf die Höhe der Erkrankungsziffer wie auf die Gestaltung des Prostitutionsmarktes beginnt stärker beachtet zu werden. Die Reglementierung bleibt als *die* staatliche Waffe fortbestehen, trotzdem ihr recht bedingter Wert erkannt ist und der Abolitionismus, der von England her sich den Kontinent langsam erobert, aus ethisch-moralischen wie aus medizinisch-hygienischen Gründen den Nachweis ihrer Unzweckmäßigkeit führt und ihre soziale Ungerechtigkeit geißelt.

7. Am Ausgange des 19. Jahrhunderts stehen wir erst im Anfang der modernen Bekämpfung der Geschlechtskrankheiten, da erst jetzt die wissenschaftlichen unerläßlichen Voraussetzungen für einen erfolgreichen Kampf geschaffen werden. Noch aber wird die sozialhygienische Bedeutung der venerischen Krankheiten nicht voll erkannt.

Die Erfolglosigkeit des 400jährigen Kampfes liegt einmal begründet im häufigen Wechsel der Systeme, dann aber darin, daß jedes dieser Systeme stets nur *eine* Seite des Bekämpfungskomplexes berücksichtigte. Auch der Versuch im 19. Jahrhundert, auf breiterer Basis in Preußen mit den Geschlechtskrankheiten aufzuräumen, scheiterte, weil die Maßnahmen nicht stetige waren. Nur die Krankheitshäufung, als Kriegs- und Nachkriegserscheinung, wird mit Energie bekämpft, die sofort erlahmt, sobald die Erkrankungsziffer wieder den „Normalstand" erreicht hat. So gut an und für sich die einzelnen Maßnahmen in der Idee waren, verlieren sie in der Praxis ihren Wert, da sie — eingestandenermaßen — als Klassengesetz gehandhabt werden. Ihr Wert ist außerdem dadurch stark eingeschränkt, daß die medizinischen Voraussetzungen für eine planmäßige Bekämpfung noch nicht erfüllt waren.

# II. Zeitgenössische Anschauungen und Bestrebungen.

## 1. Die klinischen und therapeutischen Voraussetzungen der Bekämpfung der Geschlechtskrankheiten.

Die letzte Epoche der Bekämpfung der Geschlechtskrankheiten beginnt mit dem 20. Jahrhundert. Die Grundlagen für eine Kritik der bisherigen Bekämpfungsmethoden und für die anzustrebenden Reformen waren inzwischen von ärztlicher Seite durch die Erkenntnisse geliefert worden, die auf dem Gebiete der Venereologie erzielt worden waren. PHILIPP RICORD (1800—1889) ist als Begründer der modernen Syphilidologie anzusehen. Er hatte die Verschiedenheit der einzelnen Geschlechtskrankheiten wissenschaftlich dargelegt, wenn er auch die Spezifität des Trippers leugnete und ihn lediglich als ein rein katarrhalisches Sekret betrachtete. Er hatte aber durch seine in den Jahren 1831 bis 1837 vorgenommenen rund 3500 Impfungen erwiesen, daß durch die Übertragung von Trippersekret der verschiedensten Herkunft (Harnröhre, Scheide, Gebärmutter, Mastdarm, Augenbindehaut) nie Schanker oder konstitutionelle Syphilis hervorgerufen wird. Die bedeutsame Unterscheidung des weichen Schankers vom harten Schanker, die genauere Kenntnis und Schilderung des Vaginal- und Cervicalschankers verdanken wir ihm gleichfalls, da er durch die von ihm wieder eingeführte Methode der Untersuchung mittels des Speculums zur Beobachtung dieser Erkrankungszustände erst häufig Gelegenheit hatte. Er klärte auch die Behauptung, daß nach Tripper sich konstitutionelle Syphilis entwickeln konnte dadurch, daß sich in diesen Fällen ein harter Schanker in der Harnröhre nachweisen läßt.

Bei der Syphilis unterschied RICORD 3 Stadien: 1. das primäre, das, mit dem Schanker beginnend, am Kranken selbst weiter verimpfbar sei. Die Induration des Schankers war ihm der Ausdruck für den Übertritt des Giftes in den Organismus, für das Konstitutionellwerden der Syphilis. Dieses 2. Stadium, das sekundäre, ist aber nicht mehr ansteckend, indessen bereits vererbbar. Das 3. Stadium kennzeichnet sich durch das Übergreifen der syphilitischen Erkrankung auf die Knochen und die inneren Organe. Die tertiäre Syphilis ist weder ansteckend noch vererbbar.

Die Lehren RICORDS hatten dann ihre Ergänzung dadurch erfahren, daß es gelang, durch die Überimpfung des Sekrets nässender Papeln auch die Kontagiosität der sekundären Lues nachzuweisen, was F. v. RINECKER gelang, und was er in den Verhandlungen der Physikalisch-Medizinischen Gesellschaft zu Würzburg 1852 publizierte. Nachdem GUYENOT und RICORDS Schüler BASSEREAU dies bestätigt hatten, wurde im Jahre 1859 die Kontagiosität der sekundären Erscheinungen der Syphilis durch eine Kommission der Académie de Médecine zu Paris öffentlich proklamiert. Von den weiteren Untersuchungen über das Virus von verschiedenen Schankern ist die Erkennung des chancre mixte durch ROLLET, Paris 1858 und 1861, besonders bedeutsam.

Die Ergebnisse der klinischen Beobachtung führten von BÄRENSPRUNG zur Ausbildung der Dualitätslehre, die es für unmöglich erklärt, daß jemals ein weicher Schanker sich in einen harten, syphilitischen umwandeln könne. 1858 lieferte dann RUDOLF VIRCHOW in seiner Abhandlung „Über die Natur der konstitutionellen syphilitischen Affektionen" die wissenschaftliche Grundlage für die Kenntnis der Visceralsyphilis, und er als erster verschaffte klaren Einblick in die eigentümlichen Latenzperioden der Lues.

Die weitere Ausgestaltung der venereologischen Forschung wurde dann auf dem ätiologischen Gebiete durch die Bakteriologie gegeben. Mit der Entdeckung des Gonokokkus durch ALBERT NEISSER im Jahre 1879, als des Erregers des Trippers, beginnt die klare wissenschaftliche Erforschung der Gonorrhöe und die Kenntnis ihrer Vielgestaltigkeit, insbesondere in ihren Folgekrankheiten. Jetzt konnten Noeggeraths so bedeutsamen Forschungen über die latente Gonorrhöe der Frauen (1876) kritisch nachgeprüft und bestätigt werden, und jetzt erst war die Möglichkeit gegeben, die Prognose des Trippers zu stellen und die endgültige Heilung zu bestimmen.

1889 erkannten Ducrey und Unna als den Erreger des weichen Schankers den Streptobacillus, und weitere Forschungen bestätigten auch das Vorkommen dieses Bacillus in den Bubonen, und es gelang mit dem rein gezüchteten Bacillus die Erkrankung künstlich beim Menschen hervorzurufen.

Den Abschluß dieser ätiologischen Forschung bildet im Jahre 1905 die Entdeckung des Syphiliserregers, der Spirochaeta pallida, durch Schaudinn.

Diese Kenntnis hat vor allem dadurch ihre Bedeutung, weil man jetzt bereits bei initialen Krankheitserscheinungen, die man früher nicht mit Sicherheit klinisch als syphilitisch ansprechen konnte — bei denen man vielmehr erst das Auftreten sekundärer Erscheinungen abwarten mußte —, die Erkrankung diagnostizieren und so im frühesten Momente mit der Behandlung einsetzen kann. Dieses ist sozialhygienisch deshalb wichtig, weil die erste Behandlung der Syphilis oft bestimmend für den Verlauf des ganzen Leidens und für das fernere Schicksal des Kranken ist; weil gerade die Therapie im allerersten Beginn der Erkrankung die größte Wahrscheinlichkeit einer sicheren Heilung verbürgt und damit die Verstopfung eines Ansteckungsherdes darstellt.

Auch die im Jahre 1906 veröffentlichte Wassermannsche *Reaktion,* die die Komplementbindungsreaktion von Bordet und Gengou für den speziellen Fall darstellt und die durch die jahrelange Kleinarbeit aller serologischen Laboratorien der ganzen Welt ihre jetzige, technisch brauchbare Form angenommen hat, bedeutet einen weiteren großen Fortschritt auf dem Gebiete der Diagnostik der Syphilis. Es muß aber hervorgehoben werden, daß ihre Bedeutung zeitweise überspannt worden ist, und daß besonders der in den Köpfen der Laien spukende Wassermannismus eine Erschwerung der Bekämpfung der Lues mit sich gebracht hat. Daran tragen aber die Ärzte ihren Schuldanteil. Wenn die Wassermann-Reaktion manche Ärzte dazu verführt hat, die Klinik der Erkrankung zu vernachlässigen und die Diagnostik dieses schwierigen Gebietes auf eine Laboratoriumsangelegenheit herabzudrücken, so muß dagegen energisch betont werden, was von berufener Seite auch stets geschehen ist, daß die Klinik die Hauptsache ist und bleibt. Der positive Ausfall der Wassermannschen Reaktion erhält demnach seine Bedeutung als Symptom der Syphilis stets nur in Zusammenhang mit dem bisherigen Krankheitsverlauf und mit sonstigen klinischen Symptomen der Erkrankung.

Diese beiden wichtigen Entdeckungen, die bakteriologische und die serologische, auf dem Gebiete der Syphiliserkennung schlossen die Ära der reinen Empirie ab. Sie erbrachten auch die Sicherung der Ätiologie innerer syphilitischer Erkrankungen und damit die Erkenntnis des ganzen Ausmaßes der Seuche: das infektiöse Stadium der ersten 5 Jahre, die Gefahr für das Nervensystem in den ersten zwei Dezennien, für das Gefäßsystem in der ganzen Folgezeit und die ganzen anderen Siechtum und Tod bringenden Erkrankungen der inneren Organe.

Neben der Krankheitserkennung gingen die Fortschritte in der Therapie. Die Einführung der Injektionstechnik löslicher wie unlöslicher Quecksilberverbindungen, die eine genaue Dosierung der eingeführten Quecksilbermengen erst ermöglichten, die Darstellung des Salvarsans durch Ehrlich und die Einführung des Wismuts durch Levaditi.

## 2. Die Bedeutung der Geschlechtskrankheiten im Lichte der individuellen und der sozialen Hygiene.

### a) Die Bedeutung der Geschlechtskrankheiten für den erkrankten Menschen.

Unter dem Begriff der Geschlechtskrankheiten fassen wir heute drei Krankheiten zusammen: 1. den weichen Schanker oder Ulcus molle, 2. die Syphilis oder Lues, 3. den Tripper oder die Gonorrhöe.

Jede dieser Krankheiten, die zwar miteinander vergesellschaftet auftreten können, wobei besonders die Mischinfektion von weichem Schanker mit dem harten als der Anfangserscheinung der Syphilis in Gestalt des gemischten Schankers in Hinsicht auf den späteren Krankheitsverlauf bedeutsam ist — jede der drei Krankheiten ist eine streng spezifische, wie bereits im vorhergehenden Kapitel ausgeführt wurde. Die venerischen Krankheiten sind infektiös, direkt von Mensch auf Mensch, aber auch indirekt durch Gegenstände übertragbar, auf die ein Erkrankter Kontagium abgelagert hat.

Geschlechts- oder venerische Krankheiten heißen sie deshalb, weil sie im allgemeinen durch den Geschlechtsverkehr, wenigstens unter unseren Kulturverhältnissen, erworben werden. Diese Tatsache hat, wie wir im geschichtlichen Teile bereits kennengelernt haben, sehr die Bekämpfung dieser Erkrankungen erschwert, und deshalb ist zu betonen, daß auf eine gewisse Zahl von Menschen die Geschlechtskrankheiten auch auf nichtgeschlechtlichem Wege übertragen werden. Besonders ist dies bei der Syphilis der Fall. Abgesehen von Gegenden, in denen die Syphilis endemisch ist, wie in gewissen ländlichen Bezirken Rußlands, wo sich im Kreise der Familie durch Zusammenschlafen, gemeinsamen Gebrauch von Eßgeräten, Lutschbeuteln usw. die Ansteckungen abspielen, kommen doch auch bei uns solche sog. Extragenitalinfektionen durch mittelbare Übertragung oder durch Küsse vor, die Fälle von Syphilis insontium, von Syphilis der Unschuldigen. Dies hervorzuheben ist um so wichtiger, weil ein großer Teil dieser Erkrankungen zu verhüten wäre, wenn die Infektionsquelle durch ausreichende Kenntnis ihres infektiösen Zustandes die Möglichkeit hätte, die Übertragung zu vermeiden.

Beim Tripper spielen als nichtgeschlechtliche Infektionen besonders die Erkrankungen der kleinen Mädchen eine große Rolle, die meist durch Zusammenschlafen mit erkrankten Erwachsenen, zumeist mit der Mutter, hervorgerufen werden, woraus sich mit zwingender Notwendigkeit ergibt, die Erkrankten darauf hinzuweisen, daß sie nicht mit Kindern zusammen schlafen, ja daß sie sie auch nicht einmal des Sonntags auf ganz kurze Zeit mit ins Bett nehmen dürfen, wie ja überhaupt als unerläßliche hygienische Forderung zu gelten hat: Jedem Menschen sein eigenes Bett!

Neben den Geschlechtskrankheiten im eigentlichen Sinne gibt es aber weiterhin eine Reihe anderer Erkrankungen, die gleichfalls durch den Geschlechtsverkehr übertragen werden: so Krätze (die in ihren Excoriationen andererseits eine gute Infektionsbasis für weichen Schanker und Syphilis abgibt), Filzläuse und Hautpilzerkrankungen. Schließlich gibt es auch noch an den Geschlechtsorganen auftretende Hauterkrankungen, die gar nichts mit den venerischen Leiden zu tun haben und oft den davon Befallenen voller Furcht zum Arzt treiben — so Herpes progenitalis (Bläschenausschlag), Lichen ruber.

### α) Der weiche Schanker — Ulcus molle.

Der weiche Schanker ist ein rein örtliches Leiden, das sehr gut therapeutisch zugänglich ist; beginnend mit einem kleinen Bläschen, das nach Zerfall der Blasendecke ein rundliches Geschwür mit unebenem, schmierig belegtem Grunde und schlaffem, scharfem unterminierten Rande bildet. Die Pustel entsteht 1, höchstens 3 Tage nach der Infektion, und sie platzt meist 3—5 Tage nach dieser. Die Krankheit ist in unbegrenzter Weise auf den Träger übertragbar, und es gibt bei ihr keinerlei Immunität. Da der Eiter des Geschwürs hochinfektiös ist, bestimmt dies den Krankheitsverlauf. Kommt der Patient schnell in sachgemäße Behandlung, kann die Erkrankung bald abgeriegelt werden; sonst schließen sich an die erste Erscheinung immer neue an, und der Verlauf kann recht langwierig werden. Die einzelnen Geschwüre, die recht schmerzhaft sind, vergrößern sich und erreichen meist die Größe eines Zehnpfennigstückes, wenn auch keine besondere Tiefe. Außerdem kann als einzige Folgekrankheit dieses Leidens durch Hochwandern der Streptobacillen eine Infektion der dem Geschwür zugehörenden Lymphwege und Lymphdrüsen entstehen, die anschwellen, vereitern können und dann den bekannten Leistenbubo — bei genitaler Infektion — bilden. Diese schmerzhaften Drüsenerkrankungen sind aber im Laufe der letzten Jahrzehnte viel seltener geworden als früher, und sie sind eine sehr unangenehme Komplikation für den Träger, den sie arbeitsunfähig machen und ans Bett fesseln.

### β) Syphilis.

Die Syphilis ist die Geschlechtskrankheit, die vom Erkrankten wie von der Allgemeinheit als ein *folgenschweres* Leiden gewertet wird. Eine Auffassung, zu der vor allem die Folgekrankheiten, insbesondere Tabes, Paralyse und Aortenaneurysma geführt haben. Die Infektion kommt so zustande, daß ebenso wie beim weichen Schanker durch irgendeine kleine wunde Stelle, ja durch solche dem Auge kaum sichtbare, der Erreger eindringt — sei es, daß schon vorher irgendwelche feinen Kontinuitätstrennungen der Oberhaut vorhanden waren, sei es, daß sie z. B. am Genitale erst während des Coitus entstehen. Die Spirochäten vermehren sich an der Einfallspforte, und von der befallenen Partie aus wandern mehr oder weniger früh die Erreger in den Säftestrom ein. An der Stelle der Infektion entsteht nach rund 3 Wochen eine Affektion, die als Primäraffekt bezeichnet wird. In der Mehrzahl der Fälle charakterisiert sich dieser unter dem als *harter Schanker* bezeichneten Bilde, ausgezeichnet durch knorpelartige Härte und speckig glänzende Oberfläche. Doch nicht in allen Fällen eignen ihm diese Eigenschaften. Es gibt auch ganz harmlos aussehende Erosionen, die massenhaft Spirochaetae pallidae enthalten können und die trotz aller fehlender Kriterien die Initialefflorescenz der Syphilis darstellen. Daraus folgt für den einzelnen, daß bei jeder wunden Stelle am Genitale, so unbedeutend sie auch sein mag, ein mit der modernen Diagnostik vertrauter Arzt zu Rat gezogen werden muß. Denn dieser Moment der Feststellung der Lues ist in Hinsicht auf die aussichtsreiche Behandlung der günstigste, da dann die Erreger den Körper des Befallenen noch nicht massenhaft durchsetzen. Manche dieser Fälle kommen immer noch nicht in ärztliche Beobachtung, und zu diesen gehören diejenigen, die später, oft erst beim Auftreten tertiärer syphilitischer Erkrankungen, keine Ahnung von ihrer, vielleicht Jahrzehnte vorher akquirierten Syphilis haben, was daran liegt, daß der Primäraffekt so minimal sein kann, daß er, besonders bei seiner Schmerzlosigkeit, häufig nicht beachtet wird, und vor allem deshalb, weil er spurlos abheilen kann. Auch die weiteren Symptome des sekundären Stadiums brauchen nicht sehr auffallend zu sein, und auch sie werden bisweilen übersehen oder als etwas Harmloses seitens der Betroffenen erachtet. Dies kann naturgemäß stets, auch gegen besseres Wissen, eine Infektionsgelegenheit über Jahre hinaus bilden.

Dem Auftreten des Primäraffektes folgt innerhalb von 3 Wochen (zweite Inkubationszeit) die Erkrankung der regionären Lymphgefäße und Lymphdrüsen. Es kommt zu ihrer schmerzlosen Schwellung und Verhärtung.

Nach einem Ablauf von weiteren 3 Wochen, also 9 Wochen nach der Infektion, beginnen dann die Erscheinungen, die als die sekundären bezeichnet zu werden pflegen und die man auch zusammen mit dem Primäraffekt als frühsyphilitische den tertiären oder den Spätformen gegenüberstellt. Es sind die Erscheinungen, die innerhalb der ersten 3—5 Jahre der Erkrankung aufzutreten pflegen, die kommen und gehen und sich besonders an Haut und Schleimhaut austoben. Sie sind allgemein recht harmlos, setzen keine Zerstörungen und heilen meist spurlos ab. Mit dem Auftreten sekundärer Erscheinungen tritt auch eine allgemeine oder multiple Lymphdrüsenschwellung ein als ein Zeichen dafür, daß auf dem Wege der Lymph- und Blutbahn die Erreger den ganzen Körper befallen haben. Daß die Einwanderung der Spirochäten in die Säftebahn übrigens schon sehr frühzeitig, bereits in der ersten Inkubationszeit, erfolgt, wissen wir aus den positiven Übertragungen der Syphilis auf Tiere mit dem Blute von Menschen, bei denen der Primäraffekt noch nicht ausgebildet und die Serumreaktion negativ war.

Die Hauterscheinungen bestehen anfangs meist in roten Flecken, später auch in Knötchen, in Pusteln, und in seltenen Fällen treten auch geschwürige Formen auf, die zu den bösartigen (malignen) gerechnet werden. Die Schleimhauterscheinungen bestehen in flachen bis erhabenen Knötchen, die Neigung zur Wucherung aufweisen und die bei Abhebung der obersten Hautschicht, wie sie besonders bei Hautfalten beobachtet werden können, zu nässen beginnen. In den Absonderungen findet man stets reichlich die Krankheitserreger, und diese Erscheinungen sind die allerinfektiösesten. Besonders häufig kommen sie am Genitale der Frauen, in der Analfurche beider Geschlechter, an der Brustfalte der Frau, an der hinteren Fläche des männlichen Gliedes, am Hodensack, am Nabel, zwischen den Zehen usw. vor. Auch die Anhangsgebilde der Haut, Haare wie Nägel, können von der Krankheit befallen werden. Wichtig ist vor allem der syphilitische Haarausfall, der alle behaarten Stellen des Körpers befallen kann, so auch die Augenwimpern und die Augenbrauen. In der Frühperiode der Syphilis kommen aber auch bereits Erkrankungen des Nervensystems, wie Lähmungen des Facialis, und Augenkrankheiten, wie die Erkrankung der Regenbogenhaut, vor.

In der Spätperiode, die der sekundären nach Jahren oder Jahrzehnten folgt — zu einer Zeit also, wo der Krankheitsträger das einst akquirierte Leiden als längst abgelaufen betrachtete oder aber schon vergessen hatte, während der Krankheitsprozeß äußerlich unmerkbar trotzdem seine Kraft auch weiterhin entfaltete —, in dieser Spätperiode entstehen knotige Anschwellungen, die erweichen und unter Zerfall eine Zerstörung des Mutterbodens setzen (Gummiknoten). Solche Gummata finden sich am Bewegungsapparat, am Knochen, ausgehend von der Beinhaut oder vom Knochen selbst, die, wenn nicht behandelt, durchbrechen und zur Nekrose des befallenen Knochens führen können. Solche Gummiknoten kommen auch an den Muskeln und an den inneren Organen vor. Der gleichen Periode gehören Erkrankungen des Zirkulationsapparates an. Hier ist vor allem die Erkrankung der Hauptschlagader hervorzuheben, die, mit gummöser Infiltration beginnend, zur Verminderung der Elastizität und Widerstandskraft der Gefäßwand und damit zum Aneurysma (Schlagadererweiterung) führen, deren Ruptur dann plötzlich den Tod verursacht.

Von den Erkrankungen des Nervensystems der Spätperiode haben besondere Bedeutung: die Tabes — die Rückenmarksschwindsucht — und die Paralyse — die Gehirnerweichung. Beide Erkrankungen haben gemeinsam, daß sie, einmal ausgebrochen, nie mehr ganz ausgeheilt werden können. Während es bei der Tabes zu längeren Remissionen und bei zweckentsprechender Behandlung selbst zum Stillstand des Prozesses kommen kann, wobei naturgemäß ein Ersatz des erkrankt gewesenen und zerstörten hochwertigen Nervengewebes unmöglich ist, führt die Paralyse regelmäßig in mehr weniger langer Zeit zum Tode. Wenn diese Erkrankungen sich auch erst in später Zeit klinisch äußern, so liegen ihre Anfänge jedoch bereits bis in die ersten Erkrankungsmonate, ja bis ins erste Krankheitsstadium zurück, da in dieser Zeit bereits die Spirochäten in das Nervensystem einzuwandern pflegen. Ein Zeichen dafür bietet in vielen derartigen Fällen der positive Ausfall der WaR. in der Rückenmarksflüssigkeit, der auch bei negativem Ausfall der Reaktion im Blute anzeigt, daß eine weitere Behandlung noch erforderlich ist.

Die *angeborene Syphilis* bedarf einer gesonderten Besprechung. Das Wort „Erbsyphilis", das immer noch angewendet wird, ist wegen seines irreleitenden Begriffs nicht energisch genug zu bekämpfen. Bei der angeborenen Syphilis handelt es sich nämlich nicht um eine echte Vererbung, nicht um einen Zustand, der auf dem Wege der Erbbahn durch das Keimplasma von Vater oder Mutter auf das Kind übertragen wird — es handelt sich vielmehr um eine Übertragung der Erkrankung im Mutterleib, um eine Infektion des Fetus im Uterus, vermittelt durch das Blut der Mutter. Die placentare Infektion erfolgt in der Regel von der Mitte der normalen Schwangerschaft ab. Die jüngste beobachtete spirochätenhaltige Frucht stammt aus dem 4. Monat, woraus hervorgeht, daß die Fehlgeburten im 1. bis 3. Monat wohl kaum mit der Syphilis der Mutter in Zusammenhang stehen, wohl aber Frühgeburten und Totgeburten ursächliche Beziehungen dazu haben.

Von den Fällen angeborener Syphilis im engeren Sinne sind diejenigen auszunehmen, die ihre Infektion erst unter der Geburt erleiden, die Säuglinge, die erst dann nach einer Latenzzeit erkranken — abhängig in ihrer Länge von der allgemeinen Konstitution wie dem Stärkegrade der Infektion. Bei der Syphilis congenita s. s. sind die Kinder *stets* vor der Geburt infiziert worden. Die mit den Erscheinungen einer manifesten Lues geborenen Kinder, bei denen Inkubationsstadium wie Krankheitsausbruch bereits in der Gebärmutter statthatte, werden entweder totgeboren, oder aber sie kommen ausnahmslos lebensunfähig zur Welt und erliegen kurz nach der Geburt der Syphilis. Nur in den Fällen, bei denen die kongenitale Syphilis sich bei der Geburt noch im Inkubationsstadium befand und dann erst manifest wird, hat die Therapie Aussicht auf Erfolg.

Die frühere Annahme, daß ein kranker Vater durch die gesunde Mutter das werdende Kind erblich mit Syphilis belasten könne, ist also als falsch erwiesen. Wir wissen heute, daß ein syphilitisch geborenes Kind stets eine syphiliskranke *Mutter* hat, sogar wenn die äußere klinische Untersuchung manifeste Erscheinungen der Syphilis bei ihr vermissen läßt, ja selbst dann, wenn auch die Seroreaktion der Mutter negativ ist, wie der von Kleeberg veröffentlichte Fall erwiesen hat: einer Frau, die noch 18 Jahre nach ihrer luischen Infektion ein luisches Kind zur Welt brachte, ohne daß bei ihr der Nachweis ihrer Erkrankung durch irgendeine unserer Untersuchungsmethoden möglich war.

Dieses seltsame Verhalten erklärt sich daraus, daß es für den werdenden — keine oder nur ganz geringe Abwehrkräfte besitzenden — Organismus ganz gleich ist, ob er von irgendeinem Herde im mütterlichen Körper aus durch ganz spärliche Spirochäten oder aber durch eine massige Infektion befallen wird. In jedem Falle entwickeln sich die Erreger im Fetus wie in einem künstlichen Nährmedium massenhaft und führen, je nach dem Zeitpunkt der Infektion, entweder zur pränatalen, den Tod bedingenden oder aber zur kongenital postnatalen Syphilis des Kindes (Gösta Ekehorn).

Diesen immerhin seltenen Fällen gegenüber wird bei den Müttern kongenital-syphilitischer Kinder doch meist ein positiver serologischer Befund erhoben werden können.

Bei den fetal-syphilitischen Kindern findet sich häufig als Ausdruck der durch die Infektion gesetzten schweren Schädigung eine ausgesprochene Atrophie, die schließlich in eine schwere, zum Tode führende Kachexie übergehen kann. Von den inneren krankheitbefallenen Organen sind Milz und Leber die wichtigsten, und die Erkrankungsform der Haut ist bei dieser Krankheitsform meist ein luischer Blasenausschlag. Aber neben solchen schwerkrank geborenen Kindern werden scheinbar gesunde und reife Früchte geboren, die erst nach kürzerem oder längerem Intervall syphilitische Erscheinungen, also eine postnatale Eruption, aufweisen. Die Zeit der Latenz schwankt. Der Ausbruch der Erkrankung findet meist gegen Ende des 1. oder im 2. Monate statt. Die häufigsten Frühsymptome sind der syphilitische Schnupfen, diffuse Hautinfiltrationen und Ausschläge an Fußsohlen und Handtellern, Milz-, Lebervergrößerungen und Knochen-Knorpelerkrankungen.

Die *kongenitale Rezidivsyphilis* tritt in der Zeit vom Ende der Frühsyphilis bis zum Beginn der Spätsyphilis, d. h. etwa vom 5. Monat bis zu 5 Jahren auf. Das symptomfreie Intervall beträgt meist ein Vierteljahr. Dieser Form eignen besonders kondylomatöse Prozesse (d. h. Papeln, die durch Maceration ihre oberflächliche Bedeckung verloren haben, nässen und daher stark infektiös sind), die syphilitische Skrofulose (gummöse Prozesse der Haut mit Drüsenschwellungen und Knochenerkrankungen) und Erkrankungen des Hodens und der Hirngefäße.

Die *Spätsyphilis* beginnt etwa vom 5. Lebensjahre ab. Neben zum Teil uncharakteristischen klinischen Erscheinungen werden spezifische Erkrankungen des Knochensystems, so die Osteopereostitis der langen Röhrenknochen, besonders des Schienbeins, gefunden, die zu Säbelscheidenform führt oder aber zu hochgradigen Verbiegungen, Auftreibungen und Gestaltsveränderungen. Die Gelenke weisen, besonders häufig die Kniegelenke, symmetrische Ergüsse auf. Gummigeschwülste treten auf; die Erkrankung der Nase endet mit Zerstörung der Nasenflügel, mit Sattelnase und Scheidewandperforation. Neben der Erkrankung der Eingeweideorgane Leber, Milz, Pankreas, wohl auch der Niere, ist besonders als Zeichen dieser Form der angeborenen Syphilis die HUTCHINSONsche Trias hervorzuheben: cerebral bedingte Taubheit, Keratitis parenchymatosa, Zahndystrophie. Wichtig vor allem aber sind die Erkrankungen des Zentralnervensystems, die wegen ihrer Neigung zum Fortschritt und ihres Zusammenhanges mit Intelligenzstörungen besondere Bedeutung haben. Hirnlues, spätsyphilitische Lähmungen, juvenile Tabes und Paralyse seien besonders hervorgehoben und darauf hingewiesen, daß gerade die beiden letzten Erkrankungsformen auch bei einst Wa-negativen Kindern noch im Alter von 10—16 Jahren aufzutreten pflegen.

### γ) Die Gonorrhöe oder der Tripper.

Im Gegensatz zur Bedeutung der Syphilis wird die des Trippers vom Laienpublikum selbst heute noch stark unterschätzt. Immer wieder hört man in Männerkreisen die Irrmeinung, daß der Tripper ein „harmloser Schnupfen" sei, den jedermann gehabt haben müsse. Die Gonorrhöe ist eben nicht eine Erkrankung, die in dem Moment geheilt ist, in dem der profuse Ausfluß aufhört. In diesem Stadium können immer noch Tripperkeime vorhanden sein, die die Möglichkeit der Ansteckung bieten. Diese chronischen Fälle, die nicht ganz ausgeheilt sind, sind es auch gerade, welche die Weiterverbreitung der Krankheit bewirken, und sie sind ihre eigentliche Quelle. Gerade die chronischen Formen der Gonorrhöe ebenso wie die der Syphilis sind in diesem Sinne die sozial-pathologisch wichtigsten.

Bei beiden Geschlechtern beginnen die Erkrankungserscheinungen durchschnittlich 3—4 (—8) Tage nach der Infektion, doch liegt ein grundlegender Unterschied zwischen den Geschlechtern darin, daß der *Mann* den Beginn der Erkrankung eigentlich immer, die *Frau* aber seltener bemerkt. Unter einem kitzelnden, später brennenden Gefühl kommt es zuerst zu einer schleimigen, dann schleimig-eitrigen und schließlich eitrigen Harnröhrensekretion bei gleichzeitiger Schwellung der Schleimhaut. Das Urinieren verursacht brennende, schneidende Schmerzen. Handelt es sich bis dahin nur um eine Erkrankung der vorderen Harnröhre, die sich darin äußert, daß beim Mann die erste Portion des Urins durch den Eiter in der vorderen Harnröhre getrübt, die zweite Portion aber klar ist, so kann sich bei unzweckmäßiger Behandlung oder falschem Verhalten des Patienten, jedoch auch spontan, eine Erkrankung der männlichen Adnexe anschließen. Es können Vorsteherdrüse (Prostata) und Samenblasen erkranken, auch können die Gonokokken durch die Samenleiter bis zum Nebenhoden und Hoden weiterwandern. Hier kommt es dann unter Fieber und starken Schmerzen zu beträchtlichen Schwellungen, die oft wochenlanges Krankenlager bedingen. Bleiben Schwielenbildungen im Nebenhoden zurück oder veröden die Nebenhodenkanälchen, so kann der im Hoden gebildete Samen nicht mehr in Samenstrang und Samenblase einwandern, und bei beiderseitiger Nebenhodenerkrankung kann dadurch Sterilität bei unbeeinträchtigter Beischlaffähigkeit erzeugt werden.

Der Eiter, der sich in den Adnexen sammelt, wird in die hintere Harnröhre entleert, ergießt sich in die Blase (die in seltenen Fällen ebenfalls, wie auch Nierenbecken und Niere, ergriffen werden kann), und dadurch wird auch die zweite Harnportion getrübt. Vor oder mit der Erkrankung der Adnexe wird auch die des hinteren Harnröhrenabschnittes gesetzt. Ist so der Tripper „nach hinten gegangen", treten meist Schmerzen und vor allem ein quälender Drang zum Urinieren auf, der so stark und so anhaltend sein kann, daß er die Kranken des Schlafes beraubt.

Neben schweren akuten Erkrankungen der Vorsteherdrüse, die unter Fieber und Schmerzen längere Zeit andauern, bevor sie ausheilen, oder in ein chronisches Stadium übergehen, kommen auch solche Fälle vor, in denen sich der Prozeß langsam schleichend entwickelt und mit nervöser Störung und Beeinträchtigung der Geschlechtsfunktion einhergeht. Die Fälle von chronischer Prostatitis und chronischer Samenblasenentzündung sind sozial-pathologisch deshalb so besonders schwerwiegend, weil sie bei der Kompliziertheit ihres Baues, besonders trifft dies zu für die Prostata, der Behandlung nicht leicht zugänglich sind und, wenn nicht ausgeheilt, dauernd infektiös bleiben.

Ebenso bedeutungsvoll für die Weiterverbreitung des Trippers sind aber auch, wie eingangs erwähnt, die recht zahlreichen chronischen Fälle, bei denen die Erkrankung der vorderen Harnröhre äußerlich nur noch durch den „Morgentropfen" oder eine „Träne" sich verrät, die entweder nicht beachtet oder denen keine Bedeutung beigelegt werden. Zeitweise kommt es dann zu einer plötzlichen Verschlimmerung, die den Kranken entweder zum Aufsuchen des Arztes oder aber nur für eine Zeitlang zum Selbstspritzen veranlaßt.

In diesen Fällen deckt dann eine genaue Untersuchung der Harnröhre umschriebene Krankheitsherde der Schleimhaut auf, die Gonokokken ausscheiden und eine Gefahr für den Träger bedeuten, indem der Erkrankungsprozeß wieder aufflackern kann, aber auch zur Infektionsquelle für einen anderen führen können.

Werden solche Herde nicht behandelt, so führen sie im Laufe der Zeit zu Harnröhrenverengerungen, die bis zum mechanischen Verschluß gehen können und damit eine schwere Gefahr bedeuten.

Bei allen Fällen mit „Morgentropfen" ist die mikroskopische Untersuchung äußerst wichtig, denn nur sie kann durch den Nachweis der Gonokokken aufdecken, ob es sich um eine noch nicht ausgeheilte Gonorrhöe handelt oder aber nur um einen harmlosen Schleimhautkatarrh, der bei manchen Fällen ausgeheilten Trippers zurückbleibt. Auch hier findet sich neben dem „Morgentropfen" eine Beimengung von Fäden und Flocken im Urin. Die Entscheidung, ob harmloser Katarrh — ob infektiöse Reste einer Gonorrhöe, wird sich in jedem Falle erbringen lassen. Allerdings ist die Feststellung oft nicht ganz einfach, und es bedarf häufig mehrfacher, eingehender Untersuchungen seitens eines geschulten Spezialisten.

Bei der Frau werden, im Gegensatz zum Manne, wo Harn- und Geschlechtsorgane denselben Ausgang haben, beide Systeme getrennt befallen.

Die kurze Harnröhre erkrankt im gleichen Sinne wie der vordere Abschnitt beim Manne, ist aber eben durch seine Kürze der Heilung viel zugänglicher.

Häufig werden auch die zwischen den Schamlippen liegenden BARTHOLINISchen Drüsen vom gonorrhoischen Prozeß ergriffen, und im akuten Stadium kommt es zu starken Schwellungen. Chronische gonorrhoische Prozesse dieser Drüsen, besonders ihrer Ausführungsgänge, kommen speziell für die Verbreitung der Infektion in Betracht, und die Heilung kann oft nur durch Ausschälung der Drüsen und ihrer Ausführungsgänge bewirkt werden.

Vom Geschlechtsapparat erkrankt zuerst die Schleimhaut des Gebärmutterhalses, und von hier aus wird dann der ganze Gebärmutterkanal ergriffen. Meist zur Zeit der Menstruation, da Blut den besten Nährboden für die Gonokokken abgibt. Vom Uterus aus kann dann der Prozeß weiter auf Eileiter und Eierstöcke übergreifen. In den Eileitern, im normalen Zustand feinen, dünnen, geschlängelten Röhrchen, entwickeln sich schwere akute Entzündungen, und der massenhaft gebildete Eiter treibt die Eileiter zu großen Geschwülsten auf, indem es zu Verklebungen des freien Endes kommt. Tritt dies nicht ein, so kann der Prozeß auch auf das Bauchfell überspringen und so eine lebensbedrohende Bauchfellentzündung verursachen.

Kommt es zu einer profusen Eiterung aus der Gebärmutter, so kann gleichzeitig eine heftige entzündliche Schwellung der Scheidenschleimhaut durch die ätzende Wirkung des Sekretes entstehen. Dies tritt bei jüngeren Mädchen ein, deren Schleimhäute empfindlicher sind. Eine spezifische Gonokokkenerkrankung — durch Gonokokken bedingte Geschwüre — der Scheidenschleimhaut kommt nur höchst selten vor und wird von verschiedenen Forschern überhaupt geleugnet.

Die Erkrankungen der Eileiter trotzen ebenso wie die Erkrankungen der Gebärmutter oft jeglicher Therapie, und diese schleichenden Entzündungsprozesse führen zu jahrzehntelang währenden Unterleibsleiden, die häufig zur Ursache verstümmelnder Operationen werden.

Daneben führen aber bei den Frauen in vielen Fällen die akuten Entzündungserscheinungen schließlich zu einem beschwerdefreien Zustand, und oft bestehen die subjektiven Krankheitserscheinungen nur in etwas vermehrtem Ausfluß kurz vor und nach der Regel. Erst eine plötzlich bewirkte Infektion enthüllt dann der überraschten Frau die Tatsache, daß ihre Krankheit noch nicht geheilt oder aber die Natur ihres Leidens, falls ihr nicht, was ebenfalls häufig vorkommt, das Leiden überhaupt verborgen geblieben war.

Das ist um so leichter möglich, als im Anfange der Tripper bei der Frau so geringe Erscheinungen hervorruft, daß erst die Eierstocksentzündung die erlittene Infektion aufdeckt.

Selbst dann bleibt vielen Frauen die Art ihrer Erkrankung noch verborgen, weil sehr viele Gynäkologen, wie die tägliche Praxis in den venerologischen Polikliniken und in der dermatologischen Privatpraxis es lehrt, noch immer den Standpunkt vertreten — trotz der seit Dezember 1918 vorgeschriebenen Aufklärungspflicht seitens des Arztes —, die Psyche der Frau durch Verheimlichung schonen zu müssen.

Der Tripper der kleinen Mädchen, die Vulvovaginitis gonorrhoica, verläuft allgemein unter dem Bilde eines eitrigen Scheidenausflusses und gleichzeitiger Erkrankung der Schamlippen.

Die Schamlippen sind stark entzündlich gerötet und geschwollen, aus der Schamspalte quillt dicker gelber Eiter hervor, der die umgebende Haut in vielen Fällen derart reizt, daß eine ekzemartige Erkrankung der Haut sich bildet. Die Harnröhrenöffnung, die gleichfalls Eiter entleert, ist meist geschwollen und gerötet. Die Mädchen klagen subjektiv über Schmerzen an den Geschlechtsteilen, über Jucken, Harndrang und zeigen Gehbeschwerden. Besteht die Erkrankung längere Zeit, kann auch das Allgemeinbefinden der Kinder gestört werden.

Ursächlich wird die Erkrankung innerhalb der Familie in den meisten Fällen durch gemeinschaftliches Schlafen der Kinder mit tripperkranken Eltern oder Geschwistern hervorgerufen. Ferner durch Benutzung der gleichen Waschgelegenheit, des gleichen Badewassers, durch gemeinsame Verwendung von Schwämmen, Handtüchern, Bettgeschirren usw. Wohl manchmal auch durch Vermittlung des Abortes, wenn durch einen Erkrankten vorher der Sitz mit Trippereiter beschmutzt wurde.

Die in Krankenhäusern und Kinderheimen vorgekommenen Endemien fanden meist ihre Aufklärung durch gemeinsames Bad oder durch nicht sachgemäß gereinigte Thermometer.

Die Notzucht als ätiologischer Faktor kommt heuzutage nur in sehr wenigen Fällen in Betracht. So fand MATTHISSON innerhalb von 6 Jahren (1907—1913) nur 10 derartiger Fälle unter den 172 der an der BUSCHKESCHEN Abteilung des Rudolf-Virchow-Krankenhauses Behandelten. Diese Infektionsart resultiert entweder aus jenem alten Aberglauben, daß der Tripper durch Verkehr mit einer Virgo intacta geheilt werden könne, mehr aber wohl aus Pädophilie oder aus einer abnormen Triebrichtung des Täters.

Über die Rolle, die dem Sexualverkehr unter Kindern zufällt, sind wir noch nicht genügend unterrichtet. Wir wissen jedoch, daß das Zusammenschlafen von Knaben und Mädchen oft zu unzweifelhaften Akten und zur Übertragung von Geschlechtskrankheiten Anlaß gibt. Bei Knaben, ebenso bei Mädchen, die zu zweit oder dritt schlafen, kommt es leicht zu homosexuellen Triebregungen und Betätigungen. Wir sind jedoch weit davon entfernt, den Mechanismus der kindlichen Sexualität zu verstehen (MARTIN GUMPERT).

Der Verlauf der Vulvovaginitis gonorrhoica ist meist ein sehr langwieriger; bis zur Heilung vergehen meist rund 5—6 Monate, und die allergünstigsten Fälle werden in 6—8 Wochen wieder hergestellt. Aber bei vielen, anscheinend geheilten Kindern flackert die Erkrankung unter den stürmischen Anfangserscheinungen wieder auf. Trotz der langen Dauer des Leidens und trotz seiner Neigung zu Rezidiven sprechen die Dauerbeobachtungen doch dafür, daß die endgültige Prognose relativ günstig zu stellen ist.

Welchen Eingriff in die Psyche der Kinder jedoch die Untersuchung und Behandlung durch die permanente Hinlenkung auf die Genitalsphäre bedeutet, entzieht sich bisher unserer Kenntnis. Wir können aber doch wohl vermuten, daß sie meist ein schweres psychisches Trauma darstellt, das eine schwerwiegende Rolle für die spätere sexuelle Entwicklung spielt.

Über die bisher geschilderten lokalen Manifestationen hinaus kann die Gonorrhöe aber noch weiterhin ihre Wirksamkeit entfalten: indem es zu einer Einwanderung der Erreger in Blut- und Lymphbahn kommt. Besondere Affinität zeigen sie zu den Gelenken und zur Herzbinnenhaut. Es können schwere gonorrhoische Gelenkentzündungen entstehen, die allgemein nur ein einziges Gelenk befallen, mit besonderer Vorliebe ein Kniegelenk, und es kann zur Herzklappenentzündung kommen. Ja selbst zu einer allgemeinen Blutvergiftung (Sepsis).

Diese Erkrankungen auf gonorrhoischer Basis sind jedoch relativ selten, und der Tripper stellt meist eine auf den Geschlechtsapparat beschränkte Erkrankung dar.

Dagegen zeigt der Verlauf der *Syphilis*, daß sie bis auf den Primäraffekt kein lokal begrenztes Leiden ist, sondern eine *Allgemeinkrankheit*, die den ganzen Körper, jedes einzelne Organ des Menschen befallen kann. Ihre Charakteristica sind die Proteusartigkeit ihrer Erscheinungsformen, die lebenslängliche Gefahr des Auftretens von Symptomen oder mittelbaren Krankheiten, falls die Erkrankung nicht durch eine sachgemäße Therapie im Beginn geheilt wurde, sowie schließlich die Übertragbarkeit auf die Nachkommenschaft durch Infektion im Mutterleibe.

Die Chronizität der Lues, ihr im Dunkeln heimtückisch schleichendes Wesen, ihre Unberechenbarkeit für das erkrankte Individuum wie für die Nachkommenschaft sind die Gründe der starken Furcht vor der Syphilis, wie sie die Allgemeinheit beherrscht.

Demgegenüber muß aber hervorgehoben werden, daß diese Furcht nur dann begründet ist, wenn der Erkrankte nicht sachgemäße Behandlung aufsucht. Denn: die Lues ist bei dem heutigen Stande unserer Therapie eine der heilbarsten Krankheiten.

### b) Die sozialhygienische Bedeutung der Geschlechtskrankheiten.

Die sozialhygienische Bedeutung der Geschlechtskrankheiten liegt in erster Linie in ihrer starken Verbreitung. Der Tripper ist die verbreitetste aller Infektionskrankheiten der Erwachsenen, vornehmlich aber der Männer; aber auch die Syphilis, die nur rund $1/_4$ mal so häufig ist, nimmt einen recht beachtlichen Platz unter den Krankheiten überhaupt ein. Besonders gilt dies für die Städte, weit weniger für das platte Land.

Die Häufigkeit der venerischen Infektionen hat aber über das Einzelwesen hinaus noch ihre große volkswirtschaftliche wie bevölkerungspolitische Bedeutung.

Sie trüben nicht nur das Lebensglück und die Schaffensfreude der Erkrankten, die sich ja in der großen Anzahl gerade im werktätigen Alter befinden, sondern sie wirken auch dadurch auf die wirtschaftliche Lage des einzelnen, seine Familie und schließlich des ganzen Volkes ein, daß ein Teil der Befallenen durch auftretende Komplikationen oder Nachkrankheiten arbeits- und verdienstunfähig, ja sogar invalid werden kann. Umgekehrt hat aber auch die soziale Lage ihrerseits den größten Einfluß auf den Krankheitsverlauf dadurch, daß bei den Menschen, die nicht imstande sind, sich während ihrer Krankheit die richtige Pflege und Schonung angedeihen zu lassen, ernste Komplikationen häufiger aufzutreten pflegen. Eine besonders bedeutsame Rolle spielt dabei, ob der Erkrankte frühzeitig in die Behandlung gekommen ist oder nicht, denn je eher sachgemäße Therapie einsetzt, desto größer ist bei der Syphilis die Wahrscheinlichkeit einer abortiven Heilung oder wenigstens bei rationeller Durchführung der weiteren Kuren die Aussicht, daß keine weiteren manifesten Erscheinungen mehr auftreten und so wenigstens diese Fälle als die gröbsten Ansteckungsquellen ausgeschaltet werden. Beim männlichen Tripper besteht bei schleunigster Einleitung der Behandlung, besonders wenn eine Abortivkur sich noch durchführen läßt, die Wahrscheinlichkeit einer schnellen und gründlichen Heilung. Wie die Sachlage gerade bei dieser wegen ihrer Nachkrankheiten ganz besonders zu fürchtenden Erkrankung ist, geht aus folgendem hervor:

Von 100 tripperkranken Männern wurden durch Abortivkur geheilt 70, wenn sie am 1. Tage nach der Ansteckung, 12, wenn sie erst am 2. Tage nach Ansteckung in Behandlung kamen. 5—6 Wochen dauerte die Behandlung, wenn die Kranken etwas später, aber noch rechtzeitig den Arzt aufsuchten.

Hieraus folgt, wie von Tag zu Tag sich die Aussichten in immer steigendem Grade verringern, diese Krankheit im ersten Beginne zu ersticken. Je später der Erkrankte zum Arzt kommt, desto mehr steht zu befürchten, daß trotz lange fortgesetzter Behandlung doch irgendwelche Residuen in dem verzweigten Labyrinthe der Geschlechtswerkzeuge zurückbleiben, von denen aus dann später, trotz scheinbarer Heilung, Gonokokken ausgeschwemmt und damit neue Infektionen gesetzt werden können.

Von den Geschlechtskrankheiten spielt deshalb das Ulcus molle als akute Krankheit eine ganz untergeordnete Rolle, abgesehen von den nicht gerade häufigen Fällen, die mit einer Vereiterung der Leistendrüsen verlaufen und die durch die Notwendigkeit einer Krankenhausbehandlung wie durch Ausfall an Arbeitsfähigkeit immerhin eine gewisse volkswirtschaftliche Schädigung darstellen.

In ungleich höherem Maße gilt dies für die beiden anderen Erkrankungen; jedoch ist der sozialwirtschaftliche Ausfall nur sehr schwer abzuschätzen. Abgesehen von der Schmälerung des Einkommens und von dem Verluste an Volksvermögen durch die Entziehung beträchtlicher Mengen produktiver Arbeitskräfte nicht nur während der Krankheit, sondern auch durch Verkürzung wirtschaftlich nützlichen Lebens, verursachen sie erhebliche Ausgaben, die einmal von dem einzelnen Kranken für seine Heilbehandlung, dann aber auch von der Allgemeinheit — über Krankenkassen, Krankenhäuser usw. — für Medikation, ärztliche Behandlung und Hospitalisierung wie Asylisierung getragen werden müssen. Diese Kosten sind nun aber dadurch unverhältnismäßig viel größer, als sie zu sein brauchten, weil immer noch recht häufig die Anfangsbehandlung nicht frühzeitig genug einsetzt und nicht mit dem eigentlich erforderlichen Ernste von den Erkrankten durchgeführt wird. Welche Belastung des Staatsbudgets hierdurch hervorgerufen wird, ergibt für das Jahr 1922 z. B. Dänemark — das hier deshalb herangezogen wird, weil man dort die ökonomische Seite der Frage recht gut überschauen kann —: Die Kopenhagener Zahlen beruhen auf amtlichen Grundlagen, die für die Provinz sind geschätzt, und zwar sind die Ausgaben für die Hospitalisierung im Verhältnis zur Patientenzahl bei Zugrundelegung von 50 Behandlungstagen à 10 Kronen mit 500 Kronen pro Patient angesetzt. Die Kosten für die ambulante Behandlung setzen sich zusammen aus dem Honorar der Amtsärzte für diese Behandlung und für die verausgabte Medizin usw. Für ganz Dänemark beliefen sich 1922 die Kosten auf 2 Millionen und 430 000 Kronen, davon entfallen auf die Hospitalsbehandlung 2 100 000 und auf die ambulante Behandlung 330 000 Kronen. In Kopenhagen betrugen die gleichen Posten 1 150 000 und 210 000 Kronen. Allein für die Behandlung durch die 12 Kommunalärzte wurden 130 855,25 Kronen verausgabt, und zwar für das Honorar der Ärzte 73 848 Kronen und für Medizin usw. 27 025,52 Kronen. (1910/11 betrugen die gleichen Ausgaben: 40 814, 24 000, 5721,16 Kronen.) In der Provinz wurden für die Krankenhausbehandlung 950 000 und für die ambulante Behandlung 120 000 Kronen verbraucht. Auf den Kopf der Bevölkerung berechnet ergeben sich folgende Beträge: Für das ganze Land rund $^3/_4$ Kronen, in der Hauptstadt rund 2 und in der Provinz rund 0,40 Kronen per annum.

Auf die Bevölkerungsbewegung wirken die venerischen Krankheiten in zweifacher Hinsicht ein: einmal quantitativ und dann qualitativ. Der Tripper beeinflußt zwar als unmittelbare Todesursache die Bevölkerungsbewegung gar nicht und durch Todesfälle bei infolge von Komplikationen notwendig gewordenen Operationen nur in ganz verschwindendem Maße — verzeichnete die so gute Schweizer Mortalitätsstatistik doch nur für die Jahre 1881—1890 110, für 1891 bis 1900 151 und für 1901—1910 120 Fälle, während 1911—1920 109 Todesfälle bei Männern und 83 bei Frauen angegeben sind, auf die Gesamtbevölkerung berechnet: 1 Todesfall auf 200 000 —, indessen ganz erheblich dadurch, daß er zur Sterilität und zu einem beträchtlichen Geburtenausfall führt.

Bei den Männern in den Fällen, die an doppelseitiger Nebenhodenentzündung erkrankt gewesen sind, aber doch auch bei solchen, bei denen dies nur einseitig konstatiert wurde. In diesen Fällen spielen dann weniger beachtete Erkrankungen des anderen Samenstranges eine Rolle, die als Folgezustand in einer gewissen Zahl von Fällen eine Behinderung des Samenabflusses bestehen lassen. Die zahlenmäßig zusammengestellten klinischen Erfahrungen hierüber sind aber leider in ihren Angaben sehr schwankend: schätzungsweise aber kann angenommen werden, daß rund 10% aller Gonorrhöen des Mannes mit Nebenhodenentzündung kompliziert sind, und daß von diesen wiederum der zehnte Teil doppelseitig auftritt.

Wie viele dieser Fälle nun späterhin ungewollt steril bleiben, ist zahlenmäßig sehr schwer feststellbar, da einmal das vorliegende klinische Material je nach Herkunft sehr verschiedenartige Prozentsätze angibt, andererseits aber gerade aus solchen Fällen besteht, die aus dem Wunsche nach Nachkommenschaft den Arzt aufgesucht haben, wir also gar nicht die Beobachtungsmasse aller Fälle mit Nebenhodenentzündung kennen, aus denen die den Zahlenreihen zugrunde liegenden Beobachtungen ursprünglich hervorgegangen sind. Faßt man das Ergebnis der Veröffentlichungen, die eine Beantwortung unserer Fragestellung bringen sollten, zusammen, so drängt sich die ganze Unsicherheit der gewonnenen Resultate auf. Man kann nur sagen, daß die Sterilität des Mannes in einem Viertel bis einem Drittel aller sterilen Ehen verursachendes Moment ist. Eine gonorrhoische Anamnese wird in 70—90% der Fälle gefunden, und 40—90% von Männern, die eine doppelseitige Nebenhodenentzündung durchgemacht haben, waren dauernd steril. Diese Angaben sagen aber nichts darüber aus, welchen Prozentsatz diese Fälle unter der Gesamtheit der an Nebenhodenentzündung Erkrankten ausmachen.

Bei den Frauen liegen die Verhältnisse insofern anders, als hier die Gebärtätigkeit eine komplizierende Rolle spielt und weil die Frage des Einflusses der Gonorrhöe auf den Generationsprozeß davon abhängt, ob die Frau schon vor oder während der Ehe mit Gonorrhöe infiziert wurde bzw. wie die voreheliche Gonorrhöe verlaufen ist. Eine doppelseitige Tubenerkrankung kann schon vor der Ehe zu einem Verschluß der Eileiter geführt haben, so daß es nicht zu einem Herabsteigen des Eies in den Uterus und zur Ansiedlung des befruchteten Eies kommen kann. Anders liegen die Fälle, in denen die Frau gesund in die Ehe tritt und der Mann die Gonorrhöe mitbringt. Dann kommt es zwar zur Konzeption, aber die Uterusgonorrhöe findet im Wochenbett den günstigsten Nährboden, und es entwickelt sich im Anschluß an die Geburt eine schwere aufsteigende Gonorrhöe, die nicht nur eine Quelle sich immer wiederholender schmerzhafter

Rückfälle und dauernden Siechtums bilden kann, sondern die Frau auch hinfort zur Unfruchtbarkeit verurteilt. Der größte Teil der Einkinderehen beruht, soweit es sich nicht um bewußte Beschränkung der Kinderzahl handelt, auf diesem Vorgang.

Wie groß dieser Einfluß auf die Gebärtätigkeit der Frau und damit auf die Bevölkerungsbewegung ist, erhellt daraus, daß 25% aller Frauen, die eine Gonorrhöe akquirieren, an Adnexleiden erkranken. Der Gesamtausfall, der daraus jährlich resultiert, wurde von BUMM wie von PRINZING für *Deutschland* auf jährlich 200 000 Geburten geschätzt.

Die Gonorrhöe der Frau verläuft nun aber hinsichtlich der Zahl der auftretenden Erkrankungen um so ungünstiger, je weniger sie sich während der Erkrankung schonen kann. Bei der Frau sind deshalb die sozialen Lebensverhältnisse für den Verlauf ihres Leidens ganz ausschlaggebend. Handelt es sich um die Frau eines Arbeiters, eines kleinen Angestellten oder überhaupt eines Mannes, der wenig verdient, und trägt sie die ganze Sorge für den Hausstand und für das Wohlergehen der Familie, oder ist sie sogar gezwungen, selber berufstätig zu sein, dann ist bei einer gonorrhoischen Erkrankung häufig ihr Los schon entschieden. Um wieviel mehr erst, wenn sich die Infektion im Wochenbett auswirken kann und gleichzeitig die dann so dringend notwendige Schonung und Ruhe unmöglich ist und die Frau bald nach der Entbindung wieder alle Arbeiten aufnehmen muß. Statt eines kürzeren Krankenlagers beim ersten Auftreten der schweren Erscheinungen, muß sie sich mühsam, ihre Obliegenheiten erfüllend, weiterschleppen, um schließlich doch zusammenzubrechen und sich erst in wochen- oder monatelangem Krankenhausaufenthalt zu erholen, bis eine verstümmelnde Operation sie endlich von ihren Leiden befreit.

Noch trostloser liegen die Verhältnisse dort, wo schon eine Reihe kleinerer Kinder vorhanden ist, und wo der Mann sich in der Zeit des Wochenbetts infiziert hat. Dann leidet durch das sich entwickelnde Siechtum der Mutter das ganze Familienleben, und der Verwahrlosung der Kinder wird dadurch Vorschub geleistet.

Doch nicht nur die Frau kann das unschuldige Opfer sein, sondern die selbst Infizierte kann ihre Kinder anstecken, wobei sich die Infektionen fast nur auf die jüngeren Mädchen erstrecken. Die unglücklichsten Opfer der mütterlichen Erkrankung stellen die Säuglinge dar, die während des Geburtsaktes eine gonorrhoische Bindehautentzündung davontragen, die Erblindung oder trotz ärztlicher Behandlung starke Herabsetzung des Sehvermögens herbeiführen kann. Diese gleich bei Lebensbeginn erblindeten Kinder machten früher einen bedeutenden Anteil — rund ein Drittel — der die Blindenanstalten füllenden Insassen aus. Ihre Zahl hat aber nach der Durchführung der CREDÉschen Prophylaxe ständig abgenommen (vgl. S. 714).

Die angeführten Tatsachen zeigen die enorme Bedeutung der Gonorrhöe, die mit dem Ausgangspunkte im Manne die Familie zum Schaden der Allgemeinheit bedroht, und sie erweisen, welche soziale Gefahr der Tripper für das Volkswohl bedeutet, eine Gefahr, die den Gefahren der Syphilis kaum nachsteht.

Auch bei der *Syphilis* ist ja der Einfluß auf die Bevölkerungsbewegung bekannt.

Das Charakteristicum der Syphilis in ihrer Beziehung zur Sterblichkeit ist die Tatsache, daß sie als direkte Todesursache nur am Lebensmorgen und am Lebensabend in der Todesursachenstatistik hervortritt: als kongenitale Lues und als Tabes, Paralyse und Aortenaneurysma. Wohl aber übt sie *indirekt* auf die Sterbeziffer einen erheblichen Einfluß aus. Einmal, indem sie überhaupt lebensmindernd wirkt, z. B. durch unmittelbare Schädigung des arteriellen

Systems, und dadurch ein frühzeitiges Altern bedingt, oder aber mittelbar Prädispositionen schafft für interkurrente Krankheiten bzw. diesen gegenüber die Abwehrkräfte des Körpers mindert.

Der Einfluß der Syphilis, der vor der Geburt, während der Entwicklung des werdenden Organismus, beginnt, äußert sich in Frühgeburten und Totgeburten bzw. in dem höheren Prozentsatz der Sterblichkeit der frühzeitig Geborenen.

Ihr — sehr umstrittener — Einfluß auf die Häufigkeit der Fehlgeburten wäre schon rein zahlenmäßig nicht zu fassen, besonders deshalb nicht, weil sich bei einer Primäraufnahme die artifiziellen Aborte sehr schwer von den durch Krankheitszuständen bedingten trennen lassen, und wir in dieser Frage stark auf die Angaben der Mutter angewiesen sind. Zudem ist auch die Frühgeburt bzw. die Totgeburt für die Syphilis charakteristisch. Hierbei ist zweifellos weniger die geringe Entwicklung der Frucht das verursachende Moment, als vielmehr ihr vorzeitiges Absterben, das die Frühgeburt bewirkt hat. Dies erweist der Unterschied zwischen der Zahl der Totgeburten bei früh- und rechtzeitig geborenen Kindern, wie die Badener Statistik für die Jahre 1904—1913 lehrt, die unter den Geburten im 7. bis 10. Monat 18,0% und unter den rechtzeitig geborenen 1,9% Totgeborene verzeichnet. Dabei muß jedoch darauf hingewiesen werden, daß der Unterschied zwischen den beiden Angaben etwas zu hoch ist, weil im vorwiegend katholischen Baden viele eigentlich totgeborene Kinder noch vor der Geburt oder bei der Geburt die Nottaufe erhalten, dann aber als Lebendgeborene angemeldet werden. Speziell für die Syphilis läßt die niederländische Statistik das gleiche erkennen, denn von den nach dem Code Napoléon als totgeboren Registrierten

|  | 1918 | 1919 | 1920 |
|---|---|---|---|
| hatten gelebt . . . . . . . . | 19,36 | 15,73 | 16,10 |
| kamen tot zur Welt. . . . . | 80,64 | 84,27 | 83,90 |

In der niederländischen Statistik wurden für die Jahre 1911—1919 von 33 151 männlichen Totgeburten 506 und von den 26 562 weiblichen 462 als durch Lues bedingte festgestellt. Auf Fünfjahrperioden verteilt ergeben sich folgende Ziffern:

*Prozentzahl syphilitischer unter allen Totgeburten in den Niederlanden.*

| Jahr | Knaben | Mädchen |
|---|---|---|
| 1901—1904 . . . . . . . . | 1,72 | 1,87 |
| 1905—1909 . . . . . . . . | 1,80 | 2,00 |
| 1910—1914 . . . . . . . . | 1,69 | 2,06 |
| 1915—1919 . . . . . . . . | 1,45 | 1,52 |
| 1920 . . . . . . . . . . | 1,22 | 2,01 |

Nach der Größe der Gemeinden aufgerechnet, werden folgende Prozentsätze von syphilitischen unter sämtlichen Totgeburten gefunden:

| Gemeinden mit | 1910—1914 | 1915—1919 | 1920 |
|---|---|---|---|
| mehr als 100 000 E. . . . | 6,50 | 4,43 | 4,11 |
| 50 001—100 000 E.. . . . | 1,91 | 1,81 | 2,32 |
| 20 001— 50 000 E. . . . | 1,10 | 1,22 | 1,31 |
| 5 001— 20 000 E. . . . | 0,66 | 0,68 | 0,90 |
| 5 000 und weniger E.. . | 0,30 | 0,44 | 0,48 |

*Syphilis und Totgeburten in der Schweiz 1901—1920.*

| | Alle Totgeburten | | | Davon: | | | | | | | | |
| | | | | Lues | | | Maceriert | | | Zusammen | | |
| | Knaben | Mädchen | Zusammen | Knaben | Mädchen | Zusammen | Knaben | Mädchen | Zusammen | Knaben | Mädchen | Zusammen |
|---|---|---|---|---|---|---|---|---|---|---|---|---|
| *In den Kantonen* | | | | | | | | | | | | |
| a) überhaupt . . . | 32 991 | 25 280 | 58 271 | 491<br>= 1,45% | 422<br>= 1,67% | 913<br>= 1,56% | 1423<br>= 4,28% | 1093<br>= 4,33% | 2516<br>= 4,32% | 1914<br>= 5,75% | 1515<br>= 6,00% | 3429<br>= 5,88% |
| b) b. d. Unehelichen | 2 289 | 1 813 | 4 102 | 121<br>= 5,28% | 103<br>= 5,66% | 224<br>= 5,46% | 182<br>= 7,97% | 157<br>= 8,57% | 339<br>= 8,26% | 303<br>= 13,22% | 260<br>= 14,23% | 563<br>= 13,72% |
| *In den Städten* | | | | | | | | | | | | |
| a) überhaupt . . . | 7 162 | 5 632 | 12 794 | 309<br>= 4,25% | 265<br>= 4,71% | 574<br>= 4,48% | 582<br>= 8,13% | 479<br>= 8,51% | 1061<br>= 8,29% | 891<br>= 12,38% | 744<br>= 13,22% | 1635<br>= 12,78% |
| b) b. d. Unehelichen | 957 | 776 | 1 733 | 86<br>= 9,00% | 81<br>= 40,43% | 167<br>= 9,65% | 119<br>= 12,33% | 103<br>= 13,23% | 222<br>= 12,83% | 205<br>= 21,33% | 184<br>= 23,66% | 389<br>= 22,48% |

Viel instruktiver ist aber die Betrachtung, wieviel luische Totgeburten auf 10 000 Geburten überhaupt (Totgeborene plus Lebendgeborene) kommen. Nach den Erfahrungen der Jahre 1911 bis 1920 ist dies in der ersten Tabelle auf S. 599 zusammengestellt.

Aus diesen beiden letzten Tabellen ist ersichtlich, daß der Anteil der Syphilis an den Ursachen der Totgeburt mit der Größe des Wohnsitzes stark zunimmt, ein Ergebnis, das auch mit den übrigen Erfahrungen über die Verbreitung der Syphilis übereinstimmt, allerdings dadurch beeinflußt ist, daß in den größeren Städten die Diagnostik der luischen Totgeburten eine bessere ist und demgemäß schon in den größeren Gemeinden höhere Ziffern erwartet werden müssen.

In der Größenordnung bedeutend genauere Zahlen über den Einfluß der Syphilis als Ursache der Totgeburt gibt die schweizerische Statistik, die unter strengster Wahrung des ärztlichen Amtsgeheimnisses in ihren Primärangaben zusammenkommt, ohne daß die Eltern etwas über die Todesursache zu erfahren brauchen. Einen Einblick in diese Frage gewährt nebenstehende Tabelle.

Hieraus folgt, daß unter den Totgeburten in allen Kantonen 5,88% durch Lues bedingt sind, und daß dieser Prozentsatz für die unehelich Geborenen sogar 13,72 beträgt. Daß die Städte den Hauptsitz der Verbreitung der Geschlechtskrankheiten bilden, ist erkenntlich aus der Zahl von 12,78% von allen und 22,48% der unehelichen Totgeburten. Mit anderen Worten: Die Lues verursacht wenigstens im ganzen Lande jede 17. Totgeburt, in den Städten sogar jede 7. bis 8. Und sie ist unter den unehelichen Totgeburten im ganzen Lande in jedem 7. und in den Städten in jedem 4. bis 5. Fall die Erklärung für den Tod des Kindes.

Wenn aus diesen Zahlen die nicht ganz unbeträchtliche Vergeudung kindlichen Lebens und mütterlicher Energie durch die Syphilis hervorgeht, so geben sie zugleich einen Einblick in die Beziehungen zwischen außerehelichem Geschlechtsverkehr bzw. der dabei herrschenden Promiskuität und

*Luische Totgeburten auf 10 000 Geburten (1911—1920).*

|  | Knaben | Mädchen |
|---|---|---|
| In niederländischen Gemeinden von mehr als 100 000 E. . | 18,56 | 19,17 |
| 50 001—100 000 E. . . . . . . . . . . . . . . . . . . | 6,31 | 5,79 |
| 20 001— 50 000 E. . . . . . . . . . . . . . . . . . . | 4,68 | 3,63 |
| 5 001— 20 000 E. . . . . . . . . . . . . . . . . . . | 2,44 | 2,83 |
| 5 000 und weniger . . . . . . . . . . . . . . . . . . | 0,91 | 1,40 |

Geschlechtskrankheiten, ein Zusammenhang, der naturgemäß sich für die Geburten nur bei Syphilis feststellen läßt.

Daß rein zahlenmäßig der Einfluß der Syphilis auf den Generationsprozeß selbst nach dem so genauen Zahlenmaterial der Schweiz keineswegs groß ist, kann aus folgenden Tabellen entnommen werden:

*Luische Totgeburten auf 10 000 Geburten überhaupt in der Schweiz 1901—1920.*

| Jahr | Ehelich | Unehelich | Überhaupt |
|---|---|---|---|
| 1901—1905 | 14,6 | 65,2 | 16,9 |
| 1906—1910 | 15,1 | 61,4 | 17,2 |
| 1911—1915 | 17,8 | 74,7 | 20,4 |
| 1916—1920 | 19,2 | 70,2 | 21,5 |

*Luische Totgeburten in den Schweizer Städten auf 10 000 Geburten überhaupt, 1901—1920.*

| Jahr | | Jahr | |
|---|---|---|---|
| 1901—1905 | 41,56 | 1911—1915 | 46,8 |
| 1906—1910 | 40,0 | 1916—1920 | 50,4 |

*Uneheliche luische Totgeburten auf 10 000 uneheliche Geburten in der Schweiz, 1901—1920.*

| Jahr | Knaben | Mädchen | Summe |
|---|---|---|---|
| 1901—1905 | 69,8 | 61,4 | 65,2 |
| 1906—1910 | 59,7 | 63,1 | 61,4 |
| 1911—1915 | 79,3 | 69,9 | 74,7 |
| 1916—1920 | 79,7 | 60,3 | 70,2 |

Diese Feststellung ist um so auffallender, als sich aus der Beobachtung in Klinik und Poliklinik ein ganz anderes Bild ergibt; denn gerade dort drängen sich die Frauen zusammen, die totgeborene oder frühzeitig sterbende Kinder zur Welt gebracht haben.

Der Geburtenausfall durch Konzeptionsunfähigkeit erkrankter Frauen kann auch nicht einmal schätzungsweise angegeben werden, besonders deshalb nicht, weil zahlreiche erkrankte oder erkrankt gewesene Eltern aus Gewissenhaftigkeit Geburtenprävention treiben.

Die Erfahrung in Rußland, wo die Syphilis besonders hohe Erkrankungsziffern aufweist, läßt einen solchen Einfluß sogar völlig vermissen, denn aus der nachstehenden Übersicht geht hervor, daß mit großer Regelmäßigkeit gerade in den Gouvernements die Geburtenziffer am höchsten war, in denen die meisten Krankheitsfälle an Syphilis registriert wurden (siehe die erste Tabelle auf S. 600).

Wie stellt sich zahlenmäßig der weitere Einfluß der Syphilis auf die Sterblichkeit der einzelnen Altersklassen dar? Hierüber unterrichten die folgenden beiden Tabellen, die die Todesfälle an Syphilis und Folgekrankheiten in Berlin, geteilt nach Altersklassen, für das Jahr 1913 und in Jahresziffern für die Zeit von 1906—1920 zusammenstellen (siehe zweite Tabelle auf S. 600 und erste Tabelle auf S. 601).

*Auf je 1000 Einwohner trafen im Jahre 1911.*

| In den Semstwo-Gouvernements | Registrierte Krankheitsfälle an Syphilis | | Lebendgeborene |
|---|---|---|---|
| | im ganzen | darunter von Ärzten registriert | |
| Pensa. . . . . . . . . . | 31,7 | 17,4 | 49,9 |
| Simbirsk . . . . . . . . | 29,0 | 16,2 | 51,6 |
| Tambow . . . . . . . . | 28,4 | 17,6 | 48,5 |
| Smolensk . . . . . . . . | 19,8 | 17,6 | 45,0 |
| Saratow. . . . . . . . | 18,6 | 15,0 | 49,2 |
| Woronesch . . . . . . | 18,5 | 11,2 | 50,2 |
| Samara . . . . . . . . | 14,6 | 9,2 | 57,2 |
| Olonez . . . . . . . . | 13,7 | 6,4 | 45,1 |
| Kursk . . . . . . . . | 12,2 | 10,0 | 46,6 |
| Tula . . . . . . . . . | 11,7 | 9,7 | 45,6 |
| Orel . . . . . . . . . | 10,1 | 7,6 | 44,6 |
| Kostroma . . . . . . | 10,0 | 7,8 | 46,1 |
| Nowgorod . . . . . . | 9,9 | 5,9 | 41,7 |
| Rjasan . . . . . . . . | 9,8 | 7,8 | 42,4 |
| Pskow . . . . . . . . | 9,7 | 6,5 | 39,4 |
| Nischninowgorod . . . . | 9,4 | 7,5 | 47,2 |
| Jaroslaw . . . . . . | 8,9 | 7,3 | 38,9 |
| Moskau . . . . . . . | 8,6 | 8,5 | 45,7 |
| Europäisches Rußland . . | 8,6 | 6,5 | 44,2 |

*Sterbefälle zu Berlin im Jahre 1913 an Syphilis und Folgekrankheiten, geteilt nach Altersklassen.*

| Altersklasse | Syphilis | Aneurysma | Tabes | Progressive Paralyse | Zusammen | Todesfälle überhaupt | Davon Syphilisfälle und Folgekrankh. in Proz. |
|---|---|---|---|---|---|---|---|
| 0—1 . . | 120 | — | — | — | 120 | 5 607 | 2,1 |
| 1—5 . . | 3 | — | — | — | 3 | 1 585 | 0,2 |
| 5—10 . . | — | — | — | — | — | 648 | 0,0 |
| 10—20 . . | 4 | — | — | — | 4 | 955 | 0,4 |
| 20—30 . . | 10 | 2 | 1 | — | 13 | 2 044 | 0,6 |
| 30—40 . . | 19 | 5 | 7 | 19 | 50 | 2 363 | 2,1 |
| 40—50 . . | 17 | 19 | 38 | 24 | 98 | 2 699 | 3,6 |
| 50—60 . . | 14 | 21 | 46 | 27 | 108 | 3 480 | 3,1 |
| 60—70 . . | 14 | 12 | 34 | 3 | 63 | 3 998 | 1,6 |
| 70—80 . . | 2 | 3 | 5 | 1 | 11 | 3 231 | 0,3 |
| über 80 . . | — | 1 | — | — | 1 | 1 457 | 0,1 |
| Alle Alterskl. | 203 | 63 | 131 | 74 | 471 | 28 067 | 1,7 |

Hieraus geht einmal hervor, daß während des 1. Lebensjahres die angeborene Lues ihre Hauptopfer fordert, daß im Alter von 1—5 Jahren nur noch wenige ihrem Leiden erliegen, und daß im zweiten Jahrfünft diese Erkrankung als Todesursache fast ganz verschwindet. Dies hat seinen Grund darin, daß die nicht lebensfähigen, schwer syphilitisch Neugeborenen wegsterben, während die übrigen bei der gut durchgeführten Therapie in der Großstadt dem Leben erhalten werden können.

Einen genaueren Einblick in diese Frage gibt folgende Übersicht, die die an Lues gestorbenen Kinder unter 5 Jahren in Berlin in Fünfjahrperioden zusammenfaßt (siehe zweite und dritte Tabelle auf S. 601).

Es folgt daraus, daß schon am 1. Lebenstage so viele Kinder ihrem angeborenen Leiden (der Lues fetalis congenita) erliegen als in der darauf folgenden ganzen Woche; daß die Gefahr, der Krankheit zu erliegen, schon sehr deutlich vom 6. Lebensmonat an abnimmt, daß also ein an kongenital postnataler Syphilis leidendes Kind, das bis zu diesem Zeitpunkt am Leben geblieben ist, große Aus-

*Sterbefälle an Syphilis und Folgekrankheiten zu Berlin in den Jahren 1906—1920.*

| Jahr | Syphilis | | | | | Folgekrankheiten | | | | Syphilis und Folgekrankheiten | Gesamtzahl der Todesfälle | Davon Syphilisfälle in Proz. | Bevölkerungsmenge |
| | angeborene | primäre | sekundäre | tertiäre | überhaupt | Aneurysma | Tabes | progressive Paralyse | zusammen | | | | |
|---|---|---|---|---|---|---|---|---|---|---|---|---|---|
| 1905 | 153 | — | — | 27 | 185 | 56 | 98 | 108 | 262 | 447 | 33 425 | 1,3 | 2 010 727 |
| 1906 | 163 | — | 3 | 46 | 242 | 58 | 132 | 93 | 283 | 495 | 32 353 | 1,5 | 2 055 339 |
| 1907 | 170 | 1 | 2 | 69 | 242 | 59 | 110 | 87 | 256 | 498 | 32 648 | 1,5 | 2 070 001 |
| 1908 | 148 | — | — | 34 | 182 | 64 | 108 | 54 | 226 | 408 | 32 408 | 1,2 | 2 060 124 |
| 1909 | 162 | — | — | 57 | 229 | 73 | 91 | 68 | 232 | 454 | 31 844 | 1,4 | 2 050 158 |
| 1910 | 178 | — | — | 78 | 264 | 62 | 111 | 57 | 230 | 494 | 30 152 | 1,6 | 2 059 417 |
| 1911 | 142 | — | 1 | 81 | 224 | 71 | 126 | 64 | 261 | 485 | 29 981 | 1,6 | 2 071 940 |
| 1912 | 152 | — | — | 69 | 224 | 86 | 129 | 53 | 273 | 497 | 32 307 | 1,5 | 2 083 392 |
| 1913 | 124 | 1 | 1 | 74 | 203 | 63 | 131 | 74 | 268 | 471 | 28 067 | 1,7 | 2 082 111 |
| 1914 | 109 | — | 1 | 88 | 209 | 76 | 110 | 64 | 250 | 459 | 29 664 | 1,5 | 2 029 852 |
| 1915 | 98 | — | — | 103 | 205 | 68 | 132 | 43 | 263 | 468 | 29 828 | 1,5 | 1 878 847 |
| 1916 | 77 | — | 1 | 81 | 164 | 53 | 144 | 53 | 250 | 414 | 28 078 | 1,4 | 1 795 809 |
| 1917 | 70 | — | — | 88 | 161 | 74 | 211 | 88 | 373 | 434 | 34 138 | 1,3 | 1 745 894 |
| 1918 | 69 | — | — | 57 | 127 | 58 | 132 | 55 | 245 | 372 | 35 764 | 1,0 | 1 748 000 |
| 1919 | 105 | 1 | 1 | 100 | 209 | 49 | 98 | 61 | 208 | 417 | 31 307 | 1,3 | 1 902 317 |
| 1920 | 128 | 2 | 2 | 125 | 261 | 56 | 112 | 54 | 222 | 483 | 30 982 | 1,5 | 1 935 566 |

| Jahr | Alter nach Tagen | | | | | | | | Alter nach Monaten | | | | | | | | | | | |
| | 0—1 | | 1—7 | | 7—15 | | 15—30 | | 1—2 | | 2—3 | | 3—4 | | 4—5 | | 5—6 | | 6—7 | |
| | männlich | weiblich | männlich | weiblich | männlich | weiblich | männlich | weiblich | männlich | weiblich | männlich | weiblich | männlich | weiblich | männlich | weiblich | männlich | weiblich | männlich | weiblich |
|---|---|---|---|---|---|---|---|---|---|---|---|---|---|---|---|---|---|---|---|---|
| 1904—1908 | 26 | 30 | 24 | 25 | 25 | 16 | 51 | 40 | 98 | 78 | 87 | 62 | 49 | 30 | 28 | 22 | 15 | 7 | 6 | 4 |
| 1909—1913 | 60 | 47 | 42 | 19 | 29 | 30 | 45 | 33 | 83 | 50 | 68 | 54 | 27 | 30 | 26 | 18 | 11 | 16 | 4 | 3 |
| 1914—1918 | 33 | 21 | 17 | 16 | 19 | 15 | 15 | 23 | 46 | 36 | 30 | 37 | 20 | 12 | 11 | 10 | 3 | 8 | 7 | 3 |

| Jahr | Alter nach Monaten | | | | | | | | | | Alter nach Jahren | | | | | | | |
| | 7—8 | | 8—9 | | 9—10 | | 10—11 | | 11—12 | | 1—2 | | 2—3 | | 3—4 | | 4—5 | |
| | männlich | weiblich | männlich | weiblich | männlich | weiblich | männlich | weiblich | männlich | weiblich | männlich | weiblich | männlich | weiblich | männlich | weiblich | männlich | weiblich |
|---|---|---|---|---|---|---|---|---|---|---|---|---|---|---|---|---|---|---|
| 1904—1908 | 6 | 6 | 3 | — | 4 | 3 | 1 | 5 | 2 | 0 | 12 | 8 | — | 3 | — | — | 1 | — |
| 1909—1913 | 4 | 6 | 2 | 2 | 3 | 2 | 1 | 2 | 2 | 2 | 6 | 5 | 4 | 4 | 1 | 2 | — | 1 |
| 1914—1918 | 5 | 1 | 1 | 5 | 4 | 2 | 1 | 1 | 3 | 1 | 1 | 6 | 1 | 1 | — | — | 1 | 2 |

sicht hat, bei entsprechender Therapie durchgebracht zu werden. Sterben doch in der zweiten Hälfte des 1. Lebensjahres nicht halb soviel Kinder wie am 1. Tage, und es sind die Todesfälle im 1. bis zum 3. Jahre ganz verschwindend und im 3. bis 5. nur sehr vereinzelt.

Die Sterbenswahrscheinlichkeit der Säuglinge in Vierteljahrsperioden ist nach dem Berliner Material für die Jahre 1913—1921:

| Alter in Monaten | 1913 | 1914 | 1915 | 1916 | 1917 | 1918 | 1919 | 1920 | 1921 |
|---|---|---|---|---|---|---|---|---|---|
| 0—3 . . . . | 2,27 | 2,12 | 2,21 | 2,42 | 2,57 | 2,55 | 3,03 | 3,14 | 3,60 |
| über 3—6 . . . . | 0,58 | 0,48 | 0,48 | 0,39 | 0,59 | 0,70 | 0,72 | 0,57 | 0,64 |
| „ 6—9 . . . . | 0,13 | 0,17 | 0,25 | 0,17 | 0,11 | 0,06 | 0,33 | — | 0,15 |
| „ 9—12 . . . . | — | 0,09 | 0,03 | 0,19 | 0,05 | 0,19 | — | — | — |
| 0—1 Jahr . . . . | 2,90 | 2,76 | 2,83 | 3,02 | 3,16 | 3,45 | 4,19 | 3,66 | 4,22 |

Sie zeigt gleichfalls, daß die Lues als Mortalitätsursache ihre Hauptbedeutung im ersten Vierteljahr hat, und daß dieser Einfluß in den folgenden Quartalen immer geringer wird. Sie gibt aber auch eine Einsicht in die Zunahme der Syphilis durch den Krieg, eine Vermehrung, die sich von 1918 an oder auf das Konzeptionsjahr bezogen, von 1917 an, bemerkbar macht, während die geringe Zunahme im Jahre 1917 bzw. 1916 auch zufällig sein könnte.

Im zweiten Jahrzehnt finden sich weiterhin wenige Todesfälle tertiärer Lues, die wohl der Lues congenitalis tarda zuzuschreiben sind. In den übrigen Altersklassen finden sich einige Todesfälle, rund 0,5% aller, verursacht durch tertiäre Lues. Die Todesfälle von Aneurysma, Tabes und progressiver Paralyse finden sich vom vierten Jahrzehnt an und haben ihr Maximum im sechsten Jahrzehnt. Die Zahl der durch Syphilis und ihre Folgekrankheiten Gestorbenen (soweit sie als solche in der Statistik verzeichnet sind) beträgt in einer von Syphilis so saturierten Stadt wie Berlin nur 1,7% der Gesamtzahl der Todesfälle. Die Sterblichkeit an diesen Erkrankungen beträgt im dritten Jahrzehnt 0,6%, im vierten 2,2, im fünften 3,6, im sechsten 3,1, im siebenten 1,6 und nimmt dann wieder stark ab.

Es muß jedoch hervorgehoben werden, daß in den außerhalb Berlins liegenden Berliner Krankenanstalten ein beträchtlicher Teil der an syphilitischen Folgekrankheiten Leidenden Berlins stirbt. Alle diese Fälle verschwinden aus der Berliner Statistik, und es gibt ein Bild von diesem Einfluß, wenn man hört, daß von 1905—1914 in diesen Anstalten an Paralyse schätzungsweise 3500 Fälle in der Altersklasse von 30—70 Jahren gegenüber denen der Berliner Statistik verzeichneten 462 Fällen gestorben sind.

Die Bedeutung der Syphilis als Todesursache kann demnach aus der offiziellen Sterblichkeitsstatistik nicht ersehen werden.

Leredde hat nun versucht, durch Berechnung des prozentualen Anteils der Syphilis an den verschiedenen Todesursachengruppen die Gefährlichkeit der Syphilis auf direktem Wege zu beweisen. Er schreibt der Syphilis zu:

$^1/_5$ der Todesfälle an Lebercirrhose,

$^1/_5$ der Todesfälle an chronischer Nephritis,

$^1/_3$ der Todesfälle an organischen Herzkrankheiten,

$^3/_4$ der Todesfälle an Angina pectoris,

$^1/_2$ der Todesfälle, die in der Pariser Statistik unter dem Kopfe „Affektionen der Arterien, Aneurysma, chronische deformierende Entzündung der Aorta (Atheromatose)" vereinigt werden,

$^1/_3$ der Todesfälle unter dem Kopfe „Affektionen des Nervensystems, Erweichungsherde, cerebrale Hämorrhagien, Apoplexie, Paralyse ohne bestimmte Ursache, Affektionen des Rückenmarkes außer Tabes",

$^1/_{10}$ der Todesfälle von Encephalitis, von (nichttuberkulöser) Meningitis und von Epilepsie,

$^1/_{10}$ der Todesfälle an Krankheiten der Knochen nichttuberkulöser Natur, der Fälle akuter Nephritis und plötzlichen Todes.

Auf Grund der Statistik der Stadt Paris für das Jahr 1910 gelangt er danach zu der auf S. 603 folgenden Tabelle.

Danach sind der Syphilis 3414 Todesfälle zuzuschreiben, gegenüber 111 Fällen der offiziellen Statistik, oder 7% der Gesamtmortalität von 45 814 Fällen.

Eine ähnliche Berechnung ist unter Zugrundelegung der Brüsseler Zahlen vom Jahre 1913 von Bayet vorgenommen worden, der noch die Todesfälle an Erkrankungen des Intestinaltraktus und von solchen Affektionen, die direkt oder indirekt mit einer kongenitalen Affektion zusammenhängen, berücksichtigte. Dabei fand er, daß von 2534 Todesfällen 284 oder 11% bei einer Einwohnerzahl von 175 808 Seelen der Syphilis zuzuschreiben seien.

Viel wichtiger für die Bevölkerungsbewegung als der direkte Einfluß als Todesursache ist aber der *stark lebenverkürzende Einfluß der Syphilis*. Dieser geht aus den Untersuchungen der großen Lebensversicherungsgesellschaften hervor. Bei einer Betrachtung dieser Untersuchungen ist jedoch in Erwägung zu ziehen, daß das zugrunde liegende Menschenmaterial durch die von den Versicherungsanstalten getriebene Auslese nicht der Zusammensetzung des ganzen

| Sterblichkeit | Gesamtmortalität | | | Zurückzuführen auf Syphilis |
|---|---|---|---|---|
| | Männer | Frauen | Summa | |
| 1. Syphilis (im 1. Lebensjahr 1874) . . . . . . . . | 70 | 41 | 111 | 111 |
| 2. Krebs und maligne Tumoren der Mundhöhle . . | 93 | 13 | 106 | 80 |
| 3. Affektionen des Nervensystems: | | | | |
| Allgemeine Paralyse . . . . . . . . . . . . . . . | 133 | 55 | 188 | 188 |
| Tabes . . . . . . . . . . . . . . . . . . . . . . | 40 | 26 | 66 | 66 |
| Encephalitis . . . . . . . . . . . . . . . . . . . | 28 | 15 | 43 | 4 ($^1/_{10}$) |
| Meningitis (ausgenommen Tuberkulose) . . . . . | 439 | 350 | 789 | 78 ($^1/_{10}$) |
| Paralyse ohne bestimmte Ursache . . . . . . . | 240 | 323 | 563 | 188 ($^1/_3$) |
| Affektionen des Rückenmarks (ausgenommen Tabes) | 49 | 52 | 101 | 33 ($^1/_3$) |
| Epilepsie . . . . . . . . . . . . . . . . . . . . . | 31 | 30 | 61 | 6 ($^1/_{10}$) |
| Cerebrale Hämorrhagie, Apoplexie . . . . . . . | 1142 | 1161 | 2303 | 768 ($^1/_3$) |
| Erweichungsherde . . . . . . . . . . . . . . . . | 109 | 134 | 243 | 81 ($^1/_3$) |
| Verschiedene Affektionen des Nervensystems. . . | 39 | 37 | 76 | 25 ($^1/_3$) |
| 4. Affektionen des Zirkulationssystems: | | | | |
| Organische Herzkrankheiten . . . . . . . . . . | 1526 | 1807 | 3333 | 1111 ($^1/_3$) |
| Angina pectoris . . . . . . . . . . . . . . . . . | 87 | 39 | 126 | 96 ($^3/_4$) |
| Affektionen der Arterien, Aneurysma, atheromatöse Gefäßerkrankungen . . . . . . . . . . . . . . . | 173 | 72 | 245 | 122 ($^1/_2$) |
| 5. Affektionen des Verdauungssystems: | | | | |
| Lebercirrhose . . . . . . . . . . . . . . . . . . | 374 | 255 | 629 | 125 ($^1/_5$) |
| 6. Affektionen des Harnapparates: | | | | |
| Akute Nephritis. . . . . . . . . . . . . . . . . | 26 | 22 | 48 | 4 ($^1/_{10}$) |
| Brightsche Krankheit . . . . . . . . . . . . . . | 858 | 642 | 1500 | 300 ($^1/_5$) |
| 7. Affektionen der Knochen (Tuberkulose ausgenommen) . . . . . . . . . . . . . . . . . . . . . | 26 | 18 | 44 | 4 ($^1/_{10}$) |
| 8. Plötzlicher Tod . . . . . . . . . . . . . . . . . | 139 | 107 | 246 | 24 ($^1/_{10}$) |
| | | | Zusammen | 3414 |

Volkes entspricht. Deshalb kann man, strenggenommen, aus den Ergebnissen kein absolut genaues Bild des gesteigerten Einflusses der Syphilis auf die Sterblichkeit gewinnen. Es bleibt zu bedenken, daß in dem Alter, wo bei den Gesellschaften im allgemeinen Versicherungen beantragt werden, ein Teil der Minderwertigen bereits weggestorben ist, während andere, die an schweren Erkrankungen, z. B. Tuberkulose, leiden, abgewiesen wurden.

So stellte es sich bei der Untersuchung der Gothaer Lebensversicherungsgesellschaft, die sich über 44 Jahre erstreckt, heraus, daß bei einer Mortalität aller männlichen Versicherten = 100 die Sterblichkeit der Syphilitiker 168 betrug; die Übersterblichkeit hatte also eine Höhe von 68% für alle Altersklassen. An dieser Übersterblichkeit nehmen nun die einzelnen Altersklassen ganz verschieden teil, aber die Zahlen weisen doch auf einen ganz charakteristischen Sterblichkeitsverlauf hin. Die Übersterblichkeit von 38% im Alter von 15—35 steigt rapide auf 86% im Alter von 36—50 an, um dann ganz allmählich zunächst im Alter von 51—70 auf 61% und schließlich im Alter von 71—90 auf 40% zurückzugehen.

Auch die versicherungsmedizinische Mortalitätsuntersuchung, die sich auf mehrjährige Erfahrungen der größeren amerikanischen Lebensversicherungsgesellschaften erstreckt, zeigt, daß die Mortalität allein jener Versicherten, die eine syphilitische Infektion vor ihrer Aufnahme in die Gesellschaft zugaben, mindestens 50% höher war, als nach der Mortalitätstabelle zu erwarten stand.

Schließlich zeigt das vom Verein der Direktoren schwedischer Lebensversicherungsgesellschaften herausgegebene Gutachten über die Untersuchung der Sterblichkeit gewisser Klassen minderwertiger Leben für die Syphilis ein Ergebnis, das in folgender Übersicht verzeichnet ist:

| Todesursachen | Risiken ohne Krankheitsanlagen | Risiken mit Anlagen zu Syphilis |
|---|---|---|
| Altersschwäche . . . . . . . . . . | 1,30 | 1,50 |
| Gehirnschlag und Gehirnerweichung . . | 6,71 | 10,36 |
| Rückenmarksschwindsucht . . . . . . | 0,37 | 3,00 |
| Geisteskrankheiten . . . . . . . . . . | 1,09 | 5,06 |
| Herz- und Gefäßkrankheiten . . . . . | 16,33 | 29,01 |
| Chronische Leberkrankheiten . . . . . | 1,32 | 1,82 |
| Nierenentzündung . . . . . . . . . . | 5,17 | 7,04 |

Diese Tabelle ist so errechnet, daß nach Teilung des vorliegenden Materials in einzelne Risikoklassen der prozentuale Anteil der einzelnen Todesursachengruppe an allen Todesfällen jeder Risikoklasse festgestellt wurde. Bei dieser Methode charakterisiert sich also ein minderwertiges Leben dadurch, daß die Sterblichkeit an gewissen Krankheiten größer als bei normalem Leben ist, und man kann demnach durch einen Vergleich zwischen dem Ergebnis des normalen Risikos und dem bei der Krankheitsanlage den Einfluß dieser Krankheitsanlage ablehnen.

In qualitativer Hinsicht ist die Bedeutung der Syphilis viel klarer ersichtlich als die der Gonorrhöe. Theoretisch könnte natürlich durch den Geburtenausfall, den in der Hauptsache die Gonorrhöe bedingt, während die Syphilis ja die Konzeption viel weniger gefährdet, eine Verarmung an höherwertigen Rasseelementen gegeben sein. Bei dieser möglichen Verschiebung des Zahlenverhältnisses zwischen Wertvollen und Minderwertigen könnte auch im Hinblick auf die Gonorrhöe die häufiger aufgestellte These von der Minderwertigkeit der Erstgeborenen eine Rolle spielen. Diese Hypothese ist aber noch nicht restlos geklärt, und vor allem haben die Arbeiten WEINBERGS sie stark erschüttert.

Bei der Syphilis ist eine dysgenische Beeinflussung auch viel wahrscheinlicher.

Wenn es auch eine erbliche Übertragung der Syphilis — wie oben bereits ausgeführt — nicht gibt, so ist doch in ganz seltenen Fällen Syphilis noch in der 3. Generation beobachtet worden. Aber auch bei diesen Fällen handelt es sich um eine Weitergabe der Infektion über die kranke Mutter hinweg auf das Enkelkind, das ebenfalls im Mutterleibe infiziert wurde. Diese so seltenen Fälle spielen naturgemäß gar keine Rolle im Sinne der Schädigung des Volksganzen. Ist das frühzeitige Absterben der Frucht im Mutterleibe der krasseste Ausdruck für die Untergrabung der Lebenstüchtigkeit des sich entwickelnden Organismus, so ist es selbstverständlich, daß auch bei den lebendgeborenen syphilitischen Kindern eine Schädigung der Vitalität gesetzt ist. Ob nun aber bei einem anscheinend gesund geborenen und gesund bleibenden Kinde nicht dennoch eine Konstitutionsminderung besteht, kann a priori nicht ausgeschlossen werden, weil anzunehmen ist, daß ein solches Kind lebenskräftiger in die Welt gekommen wäre, wenn es *nicht* von einer noch kranken oder krank gewesenen Mutter stammte.

Wenn auch durch entsprechende Therapie und Pflege selbst bei den kongenital-luischen Kindern erreicht werden kann, daß sie von ihrem Leiden geheilt und zu produktiven Gliedern der Volksgemeinschaft herangezogen werden können, so ist doch trotz der hier in vielen Fällen vielleicht wieder wettgemachten Konstitutionsschädigung der Ausfall an Geburten durch freiwilligen Verzicht, durch Totgeburt, Frühgeburt und Säuglingssterblichkeit noch groß genug, um im Zusammenhang mit dem Geburtenausfall der gonorrhöekranken Frauen einen wesentlichen Anteil an dem Entwicklungsprozeß zu nehmen, den wir in dem Aussterben der städtischen Familien beobachten können. Wenn dabei auch die bewußte Beschränkung der Kinderzahl, Tuberkulose und Alkoholismus (ihrerseits aber in den sozialen Notständen wurzelnd) eine bedeutende Rolle spielen, so hat letzterer doch wiederum stärkste Beziehungen zur Erwerbung der Geschlechtskrankheiten. Dieser Entwicklungsprozeß, der sich meist innerhalb von 4 Generationen vollzieht, ist deshalb so beachtenswert, weil es je gerade die besten und energischsten und in jeder Beziehung tüchtigsten Elemente sind, die zum Ersatz der wegsterbenden Familien vom Lande her den Großstädten entgegenwandern, und so — bei dem sich immer wiederholenden Ablauf des Geschehens — die in den Großstädten fortwirkenden Einflüsse dazu führen müssen, daß nicht nur in der Stadt, sondern auch auf dem Lande eine Verarmung an wertvollen Rasseelementen resultiert.

Die Schädigung der Nachkommenschaft selbst durch ihre kongenitale Syphilis sowohl in rein somatischer wie in geistiger Beziehung festzustellen, ist mehrfach versucht worden. Als Folgen sind vor allem aufgefallen: Schwachsinn, Idiotie, Epilepsie, Hydrocephalus, Paralyse und Tabes. O. SPRINZ hat (1912) über die Häufigkeit der einzelnen Krankheitserscheinungen folgende Zahlenzusammenstellung gegeben:

|  | FOURNIER bei 212 Fällen | RABL bei 125 Fällen | BEHRING bei 37 Fällen | HUGENIR bei 185 Fällen | HOCH-SINGER bei 112 Fällen |
|---|---|---|---|---|---|
| Augenaffektionen . . . . . . . . . | 101 | 46 | 26 | 74 | 1 |
| Knochen, Gelenke . . . . . . . | 87 | 51 | 42 | 26 | 13 |
| Haut, Schleimhaut, subcut. Gummen, Narben . . . . . . . . . . . . | 76 | 20 | 8 | — | — |
| Gehörstörungen . . . . . . . . | 40 | — | 2 | 20 | 1 |
| Viscerale Affektionen . . . . . . | 52 | — | — | — | 2 |
| Rachen, Nase, Kehlkopf. . . . . | 82 | — | — | 17 | 6 |
| Hirn- und Rückenmarkserkrankungen, nervöse Erscheinungen . . . . . | 54 | 1 | 3 | — | 89 |
| Hutchinsonsche Trias . . . . . . . | — | 4 | — | 11 | — |
| Hutchinsonsche Zähne. . . . . . . | — | — | 11 | 55 | 4 |
| Drüsenschwellungen . . . . . . . | — | — | 19 | — | 6 |
| Tuberkulose . . . . . . . . . . . | — | — | — | — | 15 |
| Herz und Gefäße . . . . . . . . . | — | — | — | — | 13 |
| Wirklicher Infantilismus . . . . . | — | — | — | — | 3 |
| Auffallende Anämie und Schwächlichkeit . . . . . . . . . . . . . | — | — | — | — | 86 |
| Verschiedenes. . . . . . . . . . | 15 | — | — | — | 3 |

PICK und BANDLER haben das Schicksal von 528 aus syphilitisch infizierten Ehen stammenden Kindern verfolgt. Sie fanden 37 Totgeburten. 95 starben im Ablauf des 1. Lebensjahres, späterhin aber noch 21 an Gehirn- und Nervensyphilis, 28 an Paralyse, 23 an Tabes, 33 an Herz- und Gefäßkrankheiten sowie 15 an Leber- und Nierenerkrankungen, so daß also insgesamt von 528 Früchten 252 gestorben sind.

Alle diese Zahlenzusammenstellungen, die ja aus einem klinischen Material stammen, geben ein viel zu ungünstiges Bild des Einflusses der Lues auf das Lebensschicksal, das Kinder zu erwarten haben, deren Eltern einmal Syphilis durchgemacht haben. Bei den Fällen dieser Statistiken handelt es sich wohl meist um Kinder aus solchen Ehen, die nach dem Stande ihrer Infektion unserem heutigen Wissen zufolge überhaupt noch keine Nachkommen hätten zeugen dürfen.

### 3. Die Verbreitung der Geschlechtskrankheiten (Morbiditäts-Statistik.)

Die Einsicht in die Bedeutung der Geschlechtskrankheiten für das erkrankte Individuum wie für die Gesamtheit, die Tatsache, daß es sich hierbei um sehr verbreitete Leiden handelt, diese Erkenntnisse mußten den Wunsch rege machen, möglichst umfassendes Wissen hierüber zu erlangen. Dem standen aber und stehen immer noch große Hindernisse entgegen. Nicht allein dadurch, daß die Erkrankten selbst sich vor einem Bekanntwerden fürchten, und daß die Ärzteschaft im Interesse ihrer Klientel, auch in Hinsicht auf ihr Amtsgeheimnis sich in Deutschland einer Meldepflicht gegenüber ablehnend verhält, sondern auch deshalb, weil aus diesen Gesichtspunkten heraus eine allgemeine Meldepflicht in Deutschland bisher nicht hat durchgeführt werden können. Wie oben schon ausgeführt, erlebte die 1835 verordnete Anzeigepflicht ein völliges Fiasko und wurde 1849 dementsprechend aufgehoben.

Um aber doch eine Einsicht in die bestehenden Zustände zu erhalten, entschloß man sich dann und wann in Deutschland dazu, statistische Erhebungen über die Verbreitung der Geschlechtskrankheiten während bestimmter Termine zu veranstalten: so für Preußen am 30. IV. 1900; für Braunschweig während der Zeit vom 1. II. bis 31. VI. 1909; für Mannheim während des Zeitraumes eines ganzen Jahres (1904—1905); für Frankfurt a. M. am 15. I. 1903 und am 1. II. 1910.

Hatte die preußische Erhebung von 1900, bei der nur 63,5% aller befragten Ärzte antwortete, zu einem fragwürdigen Ergebnis geführt, so lassen auch die Ergebnisse der übrigen Aufnahmen allein schon in Hinsicht ihrer verschiedenen Beobachtungsdauer keinen Vergleich untereinander zu. Aus der Erkenntnis dieser Stückwerksarbeit heraus wurde im Jahre 1912 der Beschluß des Verbandes der deutschen Städtestatistiker geboren, eine zeitlich und in den Hauptpunkten wenigstens auch sachlich einheitliche Erhebung während der Zeit vom 20. XI. bis 20. XII. 1913 in einigen deutschen Großstädten zu veranstalten. Die Erhebungsformulare wurden jedoch leider unter Ausschluß medizinal-statistischer Sachverständiger, wenn auch unter Mitarbeit der Deutschen Gesellschaft zur Bekämpfung der Geschlechtskrankheiten aufgestellt.

Die letzte Erhebung fand dann nach dem Kriege für die Zeit vom 15. XI. bis 14. XII. 1919 statt, und zwar für das ganze Reich. Da die Versendung der Zählbogen an die Ärzte über die Landesbehörden, die Rücksendung durch die Ärzte unmittelbar an das Reichsgesundheitsamt erfolgte, war es unmöglich, die Ärzte in möglichst vollständiger Zahl zur Beantwortung anzuhalten. Daß dementsprechend bei Hinzutritt von noch anderen hindernden Momenten das Ergebnis so unbefriedigend ausgefallen ist — es antworteten nur 49,8% der Ärzte, 62,8% der Fachärzte und 59,2% (!) der Krankenhäuser —, kann eigentlich nicht wundernehmen. Demgegenüber sei hervorgehoben, daß *Hannover* die einzige Stadt ist, in der einwandfrei gemeldet wurde (97,2%). Dies allein durch die Initiative des Direktors des dortigen Statistischen Amtes, Seutemann. So stellen alle diese Erhebungen keine sicheren Grundlagen dar, über die Verbreitung der Geschlechtskrankheiten in Deutschland etwas wirklich Einwandfreies auszusagen.

Es besteht also der Zwang, nach anderen brauchbaren Statistiken Umschau zu halten. Diese finden sich, soweit es sich um fortlaufende Erhebungen handelt, vornehmlich in Skandinavien: Dänemark, Norwegen, Schweden, Finnland. Außerdem liefert die schweizerische Erhebung vom 1. X. 1920 bis 30. IX. 1921 recht brauchbares Material. Auch die sonst noch vorhandenen Statistiken anderer Länder sollen zu vergleichenden Untersuchungen herangezogen und auf Grund des gesamten vorliegenden Zahlenmaterials im folgenden versucht werden, in aller Kürze ein Bild der Verbreitung der Geschlechtskrankheiten zu entwerfen.

Zuvor noch wenige Bemerkungen:

Ist die Morbiditätsstatistik an sich schon ein schwieriges Gebiet, so ist es die der venerischen Erkrankungen noch in ganz besonderem Maße. Werden hier doch, wie schon gesagt, der Erfassung der Fälle von Arzt wie Patient erhebliche Widerstände geleistet. Weiterhin ist in die Erinnerung zu rufen, daß die Geschlechtskrankheiten, Gonorrhöe nicht weniger als Lues, in ihrer sozial-pathologisch wichtigen Form chronische Erkrankungen sind, die sich dadurch schon häufig der statistischen Erfassung entziehen. Demgemäß stellen alle vorliegenden Statistiken über die Ausbreitung dieser Infektionen unter einer Gesamtheit von Menschen *Minimal*werte dar. Die Statistiken über die frischen Fälle, d. h. der als erstmalig erkrankt Gemeldeten, die Fälle im akuten Stadium, sind viel besser untereinander vergleichbar, trotzdem auch sie nicht ein absolut vollständiges Bild zu geben vermögen.

Die Syphilisfälle sind zweifellos am besten erfaßt — dank der der Bevölkerung innewohnenden Furcht vor der Lues — im Gegensatz zur Gonorrhöe, deren Behandlung oft auch ohne ärztliche Hilfe durchgeführt wird, abgesehen von den Fällen, die sich ebenso wie manche Luesfälle in der Hand von Heilbehandlern befinden. Für die Statistik der Gonorrhöe muß zudem vor allem hervorgehoben werden, daß wir über die Erkrankungshäufigkeit der Frau nur sehr ungenau informiert sind. Ein großer Teil dieser Fälle findet sich in der Hand der Gynäkologen oder praktischen Ärzte, die oft weder der Erkrankten die wahre Ursache ihres Leidens offenbaren noch ihre Fälle mikroskopisch verifizieren und selbst in den Ländern mit einer Meldepflicht zur Anzeige bringen. Relativ gut sind wir über die Verbreitung des weichen Schankers orientiert, da die Patienten dank der Schmerzhaftigkeit des Leidens wohl meist den Arzt aufzusuchen pflegen.

Über die Verbreitung der Geschlechtskrankheiten nach Stadt und Land sei zuerst die dänische und schwedische Statistik herangezogen.

Approximativ kann diese nach der dänischen Statistik berechnet werden, und zwar sei zu den folgenden Untersuchungen die Statistik der Syphilis herangezogen. Dabei ist aber zu berücksichtigen, daß diese Statistik nach dem Orte der *Behandlung* der Kranken aufgenommen worden ist, und daß die bäuerliche Bevölkerung ihre Geschlechtskrankheiten nicht am Wohnorte, sondern in einer der nächst größeren Städte behandeln läßt, ebenso wie viele Erkrankte der Provinzstädte es vorziehen, den Arzt in Kopenhagen aufzusuchen.

*Die prozentuale Verteilung der Syphilisfälle und der Bevölkerung Dänemarks in Stadt und Land vor und nach dem Kriege.*

| | In Kopenhagen | In den Provinzstädten | Auf dem Lande |
|---|---|---|---|
| Syphilisfälle (1905—1914) . . . . . . | 78% | 18 % | 4% |
| Bevölkerung (1911) . . . . . . . . . | 21% | 19% | 60% |
| Syphilisfälle (1915—1920) . . . . . . | 67% | 27% | 6% |
| Bevölkerung (1921) . . . . . . . . . | 21% . | 22% | 57% |

*Erkrankungshäufigkeit an frischer Syphilis auf 10 000.*

| | Kopenhagen | Provinzstädte | Land |
|---|---|---|---|
| 1911 | 45 | 9 | 0,8 |
| 1920 | 38 | 14 | 1,2 |

Aus beiden Zahlenreihen geht das relative Freisein des platten Landes, die geringe Durchseuchung der Provinzstädte und die hohe Erkrankungshäufigkeit der Hauptstadt hervor. Die Provinzstädte zeigen eine rund 11mal so große Syphilismorbidität als das Land — gleichermaßen vor wie nach dem Kriege. Kopenhagen hatte 1911 eine 5mal höhere und 1920 eine 3mal höhere Erkrankungsziffer als die Provinzstädte.

Wenn diese Zahlen auch nur ein annäherndes Bild von den wirklichen Verhältnissen geben können, so haben sie doch in ihrer Relativität viel Wahrscheinlichkeit für sich. Sie zeigen die große Bedeutung der sich durch starke Fluktuation auszeichnenden internationalen Hafen- und Handelsstadt.

Die auf Grund der Lex veneris in Schweden erfolgenden Meldungen der Erkrankungsfälle nach dem Infektionsorte geben eine weit genauere Einsicht in die verschiedene Gefährdung durch Syphilis in Stadt und Land, wie aus folgender Tabelle hervorgeht:

*In den Jahren 1919 und 1920 in Schweden an Syphilis recens Infizierte, getrennt nach Ansteckungsort und Geschlecht.*

| | 1919 | | | | | | 1920 | | | | | |
|---|---|---|---|---|---|---|---|---|---|---|---|---|
| | M. | °/oo | Mittlere Bevölk.-Menge | Fr. | °/oo | Mittlere Bevölk.-Menge | M. | °/oo | Mittlere Bevölk.-Menge | Fr. | °/oo | Mittlere Bevölk.-Menge |
| Stockholm . . | 1285 | 6,98 | 184 | 687 | 3,01 | 228 | 706 | 3,79 | 186 | 368 | 1,59 | 231 |
| Göteborg. . . | 569 | 5,94 | 94 | 278 | 2,65 | 105 | 275 | 2,86 | 96 | 163 | 1,54 | 106 |
| Malmö . . . | 245 | 4,71 | 52 | 149 | 2,52 | 59 | 113 | 2,13 | 53 | 79 | 1,35 | 60 |
| Norrköping. . | 60 | 2,31 | 26 | 50 | 1,61 | 31 | 21 | 0,81 | 26 | 48 | 1,55 | 31 |
| Andere Städte | 865 | 2,01 | 431 | 520 | 1,08 | 482 | 497 | 1,11 | 444 | 226 | 0,47 | 495 |
| Land . . . . | 347 | 0,16 | 2072 | 344 | 0,16 | 2067 | 208 | 0,10 | 2079 | 190 | 0,09 | 2068 |

Die Gefährdung durch Syphilis ist demnach in Stockholm rund 40 mal größer für die Männer und rund 20 mal größer für die Frauen, und in den Provinzstädten unter 50 000 Einwohnern für die Männer 12 mal und für die Frauen 6 mal größer als auf dem Lande. Interessant ist auch, daß die Gefährdung auf dem Lande für Männer wie Frauen gleich groß ist, während für die Frauen in den Städten die Erkrankungswahrscheinlichkeit nur halb so groß ist.

*Die Häufigkeit der gemeldeten Erkrankungen an frischer Syphilis nach Alter und Geschlecht*

| | I. Großstädte | | | | | | | | | | | | | | |
|---|---|---|---|---|---|---|---|---|---|---|---|---|---|---|---|
| | Berechnung des Zwölffachen der Zahl der während des Zählmonats wegen Erkrankung an *frischer* | | | | | | | | | | | | | | |
| Altersklasse | Berlin | | | Hamburg | | | München | | | Dresden | | | Breslau | | |
| | männlich | weiblich | zusammen | männlich | weiblich | zusammen | männlich | weiblich | zusammen | männlich | weiblich | zusammen | männlich | weiblich | zusammen |
| 1 | 2 | 3 | 4 | 5 | 6 | 7 | 8 | 9 | 10 | 11 | 12 | 13 | 14 | 15 | 16 |
| unter 1 Jahr | — | — | — | — | — | — | — | — | — | — | — | — | — | — | — |
| 1— 9 Jahre | — | 0,1 | 0,1 | — | — | — | 0,3 | — | 0,2 | — | — | — | — | — | — |
| 10—14 „ | 0,3 | — | 0,2 | — | 0,3 | 0,1 | 0,5 | — | 0,2 | — | — | — | — | 0,5 | 0,2 |
| 15—19 „ | 6,6 | 8,3 | 7,5 | 4,6 | 8,9 | 6,9 | 5,5 | 4,2 | 4,8 | 1,5 | 8,5 | 5,3 | 4,2 | 8,8 | 6,8 |
| 20—24 „ | 26,8 | 17,3 | 21,2 | 18,0 | 17,7 | 17,8 | 14,4 | 11,0 | 12,5 | 15,2 | 14,7 | 14,9 | 21,6 | 14,4 | 17,4 |
| 25—29 „ | 20,8 | 8,8 | 13,8 | 15,7 | 7,3 | 10,7 | 2,2 | 3,5 | 7,3 | 13,5 | 6,6 | 9,5 | 15,5 | 7,3 | 10,7 |
| 30—39 „ | 10,0 | 2,4 | 5,9 | 9,0 | 2,3 | 5,5 | 5,1 | 2,0 | 3,4 | 9,6 | 2,0 | 5,2 | 7,8 | 1,5 | 4,2 |
| 40—49 „ | 4,3 | 1,1 | 2,6 | 2,4 | 1,0 | 1,7 | 0,5 | 0,2 | 0,4 | 2,2 | — | 1,0 | 2,6 | 0,9 | 1,7 |
| 50—59 „ | 1,1 | 0,4 | 0,8 | 1,2 | 0,7 | 1,0 | — | 0,4 | 0,2 | 3,2 | — | 1,5 | 0,6 | 0,4 | 0,5 |
| 60 u. mehr Jahre | 0,8 | — | 0,3 | 0,7 | — | 0,3 | 0,6 | — | 0,5 | 1,7 | — | 0,6 | 1,0 | — | 0,6 |
| Insgesamt . | 7,4 | 4,0 | 5,6 | 5,2 | 3,9 | 4,5 | 4,1 | 2,3 | 3,1 | 4,9 | 3,3 | 4,0 | 5,5 | 3,5 | 4,4 |
| Beteiligung in Prozenten der befragten | | | | | | | | | | | | | | | |
| Ärzte . . | | | 49,2 | | | 52,2 | | | 57,5 | | | 64,5 | | | 53,2 |
| Fachärzte . | | | 96,2 | | | 80,0 | | | 69,8 | | | 69,6 | | | 63,3 |
| Kranken-anstalten . | | | 54,2 | | | 100,0 | | | 100,0 | | | 77,8 | | | 64,3 |

Den unheilvollen Einfluß der großen Städte zeigt die folgende kleine Übersicht, die die Syphilis*infektionen* 1919—1921 in 7 schwedischen Provinzstädten, *verteilt nach dem Orte der Ansteckung*, verzeichnet. Besonders die Bedeutung Stockholms als venerisches Zentrum ist hier erkennbar.

|  | Im Orte selbst | Stockholm | Göteborg | Malmö | Sonstige Städte | Land | Ausland | Summe |
|---|---|---|---|---|---|---|---|---|
| Lund . . . . . . | 23 | 4 | — | 3 | — | 1 | 2 | 33 |
| Upsala . . . . . . | 41 | 58 | 5 | 2 | 15 | 31 | 7 | 159 |
| Eskilstuna . . . . | 41 | 33 | 1 | — | 2 | 2 | — | 79 |
| Linköping . . . . | 52 | 5 | — | — | 2 | 6 | 2 | 67 |
| Borås . . . . . . | 64 | 1 | 5 | — | 3 | 5 | 2 | 80 |
| Sundsvall . . . . | 159 | 14 | 5 | — | 7 | 86 | 11 | 282 |
| Norrköping . . . . | 173 | 16 | 1 | 1 | 9 | 6 | 13 | 219 |

Der Einfluß, der durch die Größe der Stadt — richtiger ausgedrückt durch die Größe des Prozentsatzes der ledigen, besonders aber der weiblichen Personen der einzelnen Stadt, ihre soziale Schichtung und die Höhe der Bevölkerungsfluktuation, Tatsachen, die ja nicht mit der Größe der Stadt parallel gehen — auf die Erkrankungshäufigkeit an Syphilis ausgeübt wird, soll späterhin noch im einzelnen in den Grundursachen untersucht werden.

Entsprechende Ziffern über die verschiedene Verteilung der Erkrankungsziffer in Großstädten und ländlichen Bezirken mit Berücksichtigung der Altersklassen für frische Syphilis in Deutschland gibt untenstehende Tabelle.

Für den frischen Tripper sei gleichzeitig das Parallelergebnis hier mitgeteilt (siehe obenstehende Tabelle auf S. 610 und 611).

Auch die Zusammenstellung für Gonorrhöe zeigt die schon beschriebene Verschiedenheit zwischen der Erkrankungsziffer in den Großstädten und auf

*in einigen deutschen Großstädten und vorwiegend ländlichen Bezirken im Jahre 1919.*

| I. Großstädte | | | | | | | | | II. Vorwiegend ländliche Bezirke | | | | | | | | |
|---|---|---|---|---|---|---|---|---|---|---|---|---|---|---|---|---|---|
| *Syphilis* in ärztliche Behandlung getretenen Personen auf je 1000 Lebende gleichen Alters und Geschlechts in | | | | | | | | | | | | | | | | | |
| Frankfurt a. M. | | | Hannover | | | Stuttgart | | | Reg.-Bez. Köslin | | | Mecklenburg-Strelitz | | | Reg.-Bez. Niederbayern | | |
| männlich | weiblich | zusammen | männlich | weiblich | zusammen | männlich | weiblich | zusammen | männlich | weiblich | zusammen | männlich | weiblich | zusammen | männlich | weiblich | zusammen |
| 17 | 18 | 19 | 20 | 21 | 22 | 23 | 24 | 25 | 26 | 27 | 28 | 29 | 30 | 31 | 32 | 33 | 34 |
| — | — | — | — | — | — | — | — | — | — | — | — | — | — | — | — | — | — |
| — | — | — | — | — | — | — | — | — | — | — | — | — | — | — | — | — | — |
| — | — | — | 0,9 | — | 0,5 | — | — | — | — | — | — | — | — | — | — | — | — |
| — | 1,6 | 0,9 | 10,2 | 7,5 | 8,8 | 1,7 | 3,6 | 2,7 | 0,6 | 0,3 | 0,5 | 4,1 | 2,2 | 3,2 | 0,6 | 1,4 | 1,0 |
| 18,3 | 11,6 | 14,3 | 26,6 | 18,1 | 21,8 | 7,3 | 2,6 | 4,6 | 5,7 | 2,5 | 4,0 | 14,0 | 4,7 | 8,9 | — | 2,4 | 1,3 |
| 13,8 | 3,5 | 7,8 | 18,4 | 10,4 | 13,8 | 12,8 | 7,2 | 9,5 | 5,3 | 1,8 | 3,3 | — | — | — | 0,6 | 1,7 | 1,2 |
| 9,6 | 2,9 | 6,0 | 13,2 | 3,0 | 7,7 | 6,1 | 1,2 | 3,5 | 1,0 | — | 0,5 | 5,9 | — | 2,7 | 1,2 | 0,2 | 0,7 |
| 1,8 | 0,7 | 1,1 | 5,0 | 0,5 | 2,7 | 2,7 | — | 1,3 | — | 0,7 | 0,3 | — | — | — | 0,3 | 0,3 | 0,3 |
| 0,6 | 0,6 | 0,6 | 2,4 | — | 1,2 | 1,0 | — | 0,5 | — | — | — | — | — | — | — | — | — |
| 1,0 | — | 0,4 | — | — | — | 1,3 | — | 0,5 | 0,4 | — | 0,2 | — | — | — | — | — | — |
| 4,8 | 2,5 | 3,6 | 8,5 | 4,4 | 6,3 | 3,6 | 1,6 | 2,5 | 1,1 | 0,5 | 0,8 | 2,3 | 0,7 | 1,5 | 0,3 | 0,6 | 0,4 |
|  |  | 51,4 |  |  | 97,2 |  |  | 51,0 |  |  | 57,8 |  |  | 72,5 |  |  | 64,2 |
|  |  | 72,4 |  |  | 75,0 |  |  | 75,0 |  |  | 50,0 |  |  | 100,0 |  |  | 100,0 |
|  |  | 80,0 |  |  | 94,4 |  |  | 85,0 |  |  | 55,1 |  |  | 63,6 |  |  | 85,0 |

*Die Häufigkeit der gemeldeten Erkrankungen an akutem Tripper nach Alter und Geschlecht*

| | I. Großstädte | | | | | | | | | | | | | | |
| | Berechnung des Zwölffachen der Zahl der während des Zählmonats wegen Erkrankung an *akutem* | | | | | | | | | | | | | | |
| Altersklasse | Berlin | | | Hamburg | | | München | | | Dresden | | | Breslau | | |
| | männlich | weiblich | zusammen | männlich | weiblich | zusammen | männlich | weiblich | zusammen | männlich | weiblich | zusammen | männlich | weiblich | zusammen |
| 1 | 2 | 3 | 4 | 5 | 6 | 7 | 8 | 9 | 10 | 11 | 12 | 13 | 14 | 15 | 16 |
| unter 1 Jahr | 2,4 | 1,3 | *1,8* | 16,5 | 2,1 | *9,4* | 3,0 | 3,1 | *3,1* | 8,0 | 4,3 | *6,2* | 15,2 | 3,2 | *9,4* |
| 1— 9 Jahre | 0,2 | 3,4 | *1,8* | — | 0,4 | *0,2* | — | 2,8 | *1,4* | — | 1,6 | *0,8* | — | 1,7 | *0,8* |
| 10—14 „ | 0,5 | 0,3 | *0,4* | — | 0,5 | *0,3* | — | — | — | — | — | — | — | 0,5 | *0,2* |
| 15—19 „ | 19,2 | 9,3 | *13,9* | 21,4 | 7,9 | *14,2* | 13,6 | 15,6 | *14,6* | 22,3 | 9,5 | *15,7* | 21,5 | 10,1 | *15,1* |
| 20—24 „ | 73,5 | 23,6 | *44,1* | 68,8 | 16,3 | *37,5* | 54,0 | 28,1 | *39,5* | 59,9 | 13,5 | *33,4* | 86,2 | 12,9 | *43,6* |
| 25—29 „ | 58,9 | 11,8 | *31,4* | 58,6 | 9,7 | *29,7* | 42,4 | 9,1 | *23,7* | 54,6 | 5,7 | *26,2* | 47,7 | 10,3 | *25,9* |
| 30—39 „ | 26,3 | 4,6 | *14,5* | 18,4 | 3,5 | *10,5* | 22,5 | 4,2 | *12,5* | 23,1 | 4,6 | *12,3* | 24,7 | 1,3 | *11,3* |
| 40—49 „ | 9,0 | 1,0 | *4,9* | 6,4 | 0,5 | *3,4* | 7,1 | — | *3,3* | 5,5 | 0,3 | *2,8* | 7,7 | 0,9 | *4,0* |
| 50—59 „ | 3,2 | 0,8 | *1,9* | 1,7 | 0,2 | *1,0* | 2,0 | 0,4 | *1,1* | 3,7 | — | *1,7* | 4,6 | — | *1,9* |
| 60 u. mehr „ | 0,8 | — | *0,3* | 0,7 | — | *0,3* | — | — | — | — | — | — | 0,8 | — | *0,3* |
| Insgesamt . | 19,8 | 5,8 | *12,2* | 16,4 | 4,1 | *9,8* | 15,5 | 6,4 | *10,6* | 17,0 | 3,9 | *9,8* | 20,0 | 3,9 | *11,0* |
| Beteiligung in Prozenten der befragten | | | | | | | | | | | | | | | |
| Ärzte . . . | | | 49,2 | | | 52,0 | | | 57,5 | | | 64,5 | | | 53,2 |
| Fachärzte . | | | 96,2 | | | 80,0 | | | 69,8 | | | 69,6 | | | 63,3 |
| Kranken- anstalten . | | | 54,2 | | | 100,0 | | | 100,0 | | | 77,8 | | | 64,3 |

dem flachen Lande. Aus der Altersklassenverteilung geht aber hervor: „In den einzelnen Altersklassen läßt sie für das männliche Geschlecht in den Großstädten ein steiles Ansteigen der Erkrankungskurve von der Altersklasse von über 15—20 Jahren an, einen Gipfel in der Altersklasse von 20—25 Jahren, dann erst ein langsames, nachher immer rascheres Absinken erkennen. Einzelne Fälle kommen bis ins Greisenalter vor. Die Kurven verlaufen für alle diese Großstädte zwar in verschiedener Höhe, aber ungefähr parallel. Dagegen ist der ländliche Typus des Altersablaufs der Erkrankungsziffer im Regierungsbezirke Köslin deutlich zu beobachten, ähnlich in Niederbayern, etwas verwischt in Mecklenburg-Strelitz. Er unterscheidet sich vom großstädtischen Typus, abgesehen von der allgemein viel niedrigeren Höhe der Ziffern vor allem dadurch, daß die Erkrankungswelle erst einige Altersjahre später einsetzt und so die Altersklasse von über 15—20 Jahren viel weniger gefährdet ist als in den Großstädten. Auch das Absinken nach dem 25. Jahre erfolgt hier viel schneller als in den Großstädten. So beträgt die Erkrankungsziffer in der Altersklasse von über 40—50 Jahren in Berlin noch 12%, in München 13%, in Hamburg, Dresden, Breslau und Hannover mehr als 8% der zwischen 20—25 Jahren erreichten Maximalziffer. In den drei ausgewählten ländlichen Bezirken aber nur 6—7%. Das Verhältnis der Erkrankungsziffern beim weiblichen Geschlecht zu dem bei dem männlichen ist recht verschieden; doch wirken bei dem Vergleich der Geschlechter zwei Gegensätze ineinander: Großstadt und plattes Land, Nord und Süd. Stuttgart zeigt schon für das männliche Geschlecht einen mehr ländlichen Typus, beim weiblichen Geschlecht aber wird das noch ausgesprochener.

Das Einsetzen der großen Erkrankungswelle pflegt beim weiblichen Geschlecht in Süddeutschland allenthalben zwischen 15 und 20, in Norddeutschland in den Großstädten schon zur gleichen Zeit, auf dem Lande erst zwischen 20 und 25 Jahren zu erfolgen; das Absinken geschieht nach dem 30. Lebensjahre fast überall rasch."

*in einigen deutschen Großstädten und vorwiegend ländlichen Bezirken im Jahre 1919.*

| I. Großstädte | | | | | | | | | II. Vorwiegend ländliche Bezirke | | | | | | | | |
|---|---|---|---|---|---|---|---|---|---|---|---|---|---|---|---|---|---|
| *Tripper* in ärztliche Behandlung getretenen Personen auf je 1000 Lebende gleichen Alters und Geschlechts in | | | | | | | | | | | | | | | | | |
| Frankfurt a. M. | | | Hannover | | | Stuttgart | | | Reg.-Bez. Köslin | | | Mecklenburg-Strelitz | | | Reg.-Bez. Niederbayern | | |
| männlich | weiblich | zusammen | männlich | weiblich | zusammen | männlich | weiblich | zusammen | männlich | weiblich | zusammen | männlich | weiblich | zusammen | männlich | weiblich | zusammen |
| 17 | 18 | 19 | 20 | 21 | 22 | 23 | 24 | 25 | 26 | 27 | 28 | 29 | 30 | 31 | 32 | 33 | 34 |
| 8,5 | 13,3 | 10,9 | 13,4 | 7,1 | 10,4 | — | — | — | — | 2,5 | 1,2 | — | — | — | 1,7 | — | 0,8 |
| — | 4,2 | 2,1 | — | 1,4 | 0,7 | — | 1,2 | 0,6 | — | — | — | — | — | — | — | — | — |
| 0,6 | 1,3 | 0,9 | — | 1,0 | 0,5 | — | — | — | — | — | — | — | — | — | — | 0,3 | 0,1 |
| 11,0 | 13,7 | 12,4 | 28,1 | 12,8 | 20,0 | 6,7 | 6,5 | 6,6 | 0,6 | 1,6 | 1,1 | 6,2 | 4,3 | 5,3 | 3,8 | 5,2 | 4,5 |
| 72,0 | 28,5 | 46,2 | 75,6 | 17,5 | 43,0 | 35,6 | 11,9 | 21,8 | 14,1 | 4,0 | 8,5 | 30,8 | 7,0 | 17,8 | 19,7 | 5,8 | 12,0 |
| 58,2 | 11,6 | 30,7 | 64,2 | 4,8 | 30,4 | 27,5 | 8,6 | 16,6 | 8,3 | 1,3 | 4,3 | 27,0 | 11,0 | 18,1 | 11,1 | 5,0 | 7,5 |
| 18,0 | 6,0 | 11,6 | 23,8 | 1,7 | 11,9 | 17,8 | 1,2 | 9,0 | 2,1 | 1,4 | 1,7 | 13,9 | — | 6,3 | 3,3 | 0,7 | 1,9 |
| 4,9 | 1,1 | 2,6 | 9,9 | 0,5 | 5,1 | 7,1 | — | 3,5 | 1,1 | 0,3 | 0,7 | 1,9 | — | 0,9 | 1,2 | — | 0,6 |
| 2,5 | — | 1,2 | 1,6 | 0,8 | 1,2 | 1,0 | — | 0,5 | — | — | — | 2,2 | — | 1,1 | — | — | — |
| — | — | — | 1,1 | — | 0,5 | — | — | — | — | — | — | — | — | — | — | — | — |
| 16,3 | 7,6 | 11,7 | 21,9 | 4,4 | 12,6 | 10,6 | 3,2 | 6,6 | 2,2 | 0,9 | 1,5 | 7,3 | 2,0 | 4,5 | 3,2 | 1,6 | 2,4 |
| | | 51,4 | | | 97,2 | | | 51,0 | | | 57,8 | | | 72,5 | | | 64,2 |
| | | 72,4 | | | 75,0 | | | 75,0 | | | 50,0 | | | 100,0 | | | 100,0 |
| | | 80,0 | | | 94,4 | | | 85,0 | | | 55,1 | | | 63,6 | | | 85,0 |

In Schweden wiesen aber die Männer für die Syphilis, wie das nebenstehende Schaubild (Abb. 1) zeigt, eine noch größere Morbidität in der Altersklasse 25—30 als in der 20—25 auf, während bei den Frauen nach steilem Anstieg in der Altersklasse von 25—30 der schnelle Abfall beginnt.

Die gefährdetste Altersklasse ist allerorts in den Städten das 5. Jahrfünft, wie ein Blick auf die vorstehend abgedruckten Statistiken lehrt, wie aber auch aus der auf S. 612 oben folgenden Zusammenstellung hervorgeht, die den prozentualen Altersklassenanteil der an Syphilis Leidenden angibt.

Im 5. Jahrfünft erkranken bei Männern und Frauen ein Drittel aller sich überhaupt Infizierenden. Bis zum 30. Jahre fast drei Viertel der überhaupt erkrankenden Männer und vier Fünftel der Frauen. Auf das so wichtige Jahrzehnt von 20—30 entfallen drei Fünftel aller männlichen und die Hälfte aller weiblichen Infektionen.

Was die Verteilung der behandelten Syphilitiker auf beide Geschlechter betrifft, so wurden gefunden in Berlin (1913): 67% Männer und 33% Frauen; in Stockholm (1919): 63% Männer und 37% Frauen. Es kommen also, was unserer allgemeinen Erfahrung entspricht, auf eine erkrankte Frau ungefähr 2 Männer. In Helsingfors (1914) war aber die Erkrankungsziffer der Frauen bedeutend höher; sie betrug 45%, und es kamen demnach 5 erkrankte Männer auf 4 Frauen.

Zur Orientierung über die Höhe der Erkrankungsziffer an Geschlechtskrankheiten sind in dem Folgenden zusammengestellt: eine Zu-

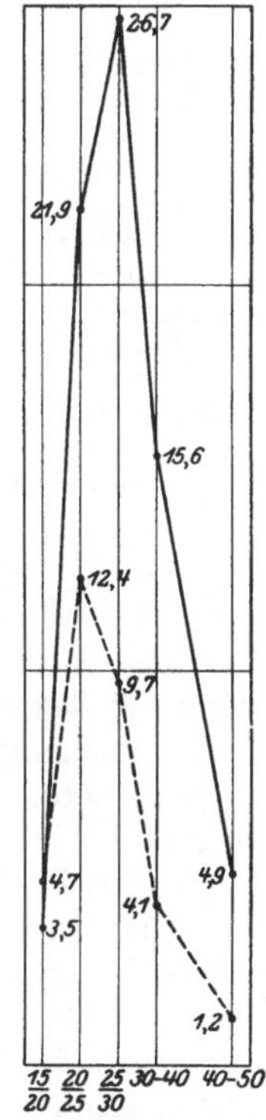


Abb. 1. Die Syphilismorbidität der einzelnen Altersklassen in Schweden (auf Grund der Statistik von 1915).

|  | Männer | | | Frauen | | |
|---|---|---|---|---|---|---|
|  | Hamburg (1913) | Stockholm (1919) | Helsingfors (1914) | Hamburg (1913) | Stockholm (1914) | Helsingfors (1914) |
| 15—18 | 4 | } 11 | } 8 | 16 | } 17 | } 29 |
| 18—20 | 9 | | | 18 | | |
| 20—25 | 31 | 30 | 39 | 35 | 36 | 32 |
| 25—30 | 24 | 27 | 28 | 15 | 17 | 19 |
| 30—40 | 25 | 24 | 16 | 11 | 12 | 13 |
| 40—50 | 5 | 6 | (6) | 3 | 4 | (2) |

sammenfassung der Ergebnisse der Erhebung von 1919 in den einzelnen deutschen Ländern, weiterhin die Ergebnisse aus verschiedenen Großstädten und aus einigen ausländischen Staaten, geteilt nach: Syphilis, Gonorrhöe und Ulcus molle (siehe auch Tabelle auf S. 613):

| Deutsche Länder in der Reihenfolge der Höhe der ärztlichen Beteiligung | Von je 100 befragten Ärzten haben sich an der Reichserhebung der Geschlechtskranken beteiligt | Bestand der bereits bei Beginn der Erhebung (15. Nov. 1919) in ärztlicher Behandlung befindlichen Geschlechtskranken auf je 1000 der Bevölkerung (Bestandsziffer) | Mutmaßlicher Jahreszugang der Geschlechtskranken (Neuerkrankungen), wenn der einmonatige Zugang mit 12 multipliziert wird, auf je 1000 der Bevölkerung (Jahreserkrankungsziffer) |
|---|---|---|---|
| 1. Mecklenburg-Strelitz . . . | 72,5 | 2,0 | 7,4 |
| 2. Waldeck . . . . . . . . . | 71,1 | 0,6 | 1,3 |
| 3. Schaumburg-Lippe. . . . | 64,7 | 0,3 | 2,1 |
| 4. Braunschweig . . . . . | 64,3 | 1,8 | 8,5 |
| 5. Mecklenburg-Schwerin . . | 63,9 | 1,5 | 8,7 |
| 6. Bayern . . . . . . . . | 60,4 | 1,3 | 6,7 |
| 7. Baden . . . . . . . . . | 56,4 | 0,8 | 6,4 |
| 8. Sachsen . . . . . . . . | 60,2 | 1,9 | 10,7 |
| 9. Württemberg . . . . . . | 59,0 | 0,9 | 4,6 |
| 10. Thüringen . . . . . . | 58,2 | 1,4 | 5,4 |
| 11. Bremen . . . . . . . . | 56,6 | 4,6 | 27,0 |
| 12. Oldenburg . . . . . . | 60,3 | 1,2 | 4,4 |
| 13. Hessen . . . . . . . . | 54,8 | 1,1 | 4,4 |
| 14. Anhalt . . . . . . . . | 52,5 | 1,3 | 7,9 |
| 15. Hamburg . . . . . . . | 51,4 | 4,7 | 23,9 |
| 16. Lippe . . . . . . . . | 50,8 | 0,4 | 2,2 |
| 17. Lübeck. . . . . . . . | 50,0 | 3,3 | 13,6 |
| 18. Preußen . . . . . . . | 49,8 | 1,5 | 9,0 |
| Deutsches Reich . . . . | 53,5 | 1,5 | 8,7 |

Bei der letzten Reichserhebung in der Zeit vom 15. November bis 14. Dezember 1919 wurden von Ärzten, Krankenhäusern und der Heeressanitätsverwaltung als in ärztlicher Behandlung Stehende 136 328 Personen gemeldet, von denen 92 304 schon vor Beginn der Erhebung behandelt wurden, während der Krankenzugang im Laufe des Zählmonats 44 024 betrug. Der mutmaßliche Jahreszugang, berechnet aus dieser Zahl, d. h. die Neuerkrankungen werden auf rund eine halbe Million Geschlechtskranke geschätzt; während die Gesamtziffer der überhaupt Behandelten auf wenigstens 1% der Bevölkerung zu veranschlagen ist.

Sind bis jetzt die Fragen, die sich aus den jährlich gemeldeten Erkrankungsziffern unmittelbar ergeben, behandelt worden, so ist vom sozialhygienischen Standpunkte aus vor allem wichtig die Kenntnis des *Ausmaßes* des von der *Syphilis* befallenen Teiles der Bevölkerung. Wenigstens *für einige Großstädte* und 2 Länder — Schweden und Schweiz — kann eine solche Berechnung angestellt werden, und gerade für die Syphilis ist im Gegensatz zur Gonorrhöe ein Resultat zu erwarten, das den tatsächlichen Zuständen entspricht. Dies aus dem Grunde, weil bei der Syphilis wiederholte Infektionen selten sind und die zur Beobachtung kommenden Reinfektionen zweifellos von den Fällen aufgewogen werden, die der statistischen Aufnahme entgehen. Zugrundegelegt sind der Berechnung, mit Ausnahme von Hannover, Erkrankungsziffern aus Normaljahren, die, auf 10 000 jeder Altersklasse bezogen, die erste Tabelle auf S. 614 verzeichnet.

Unter Zuhilfenahme der Sterblichkeitstafel für die betreffenden Orte ergibt sich folgende Gesamtgefährdung einer das Leben hindurch beobachteten Personengruppe (siehe zweite Tabelle auf S. 613).

Der Umfang der Gefährdung durch Syphilis ist demnach: In Hamburg erkranken im Laufe des geschlechtsreifen Lebens von 100 männlichen Geborenen 28,4 und von 100 weiblichen 14,4; in Stockholm von 100 männlichen Geborenen 12,6 und von 100 weiblichen Geborenen 7,4; und nach der Kriegserfahrung in Hannover von 100 männlichen Geborenen 25,2 und von 100 weiblichen 16,8. Wenn die Zahlen für Hannover auch nicht als Norm für diese Stadt zu gelten haben, da sie aus einer Zeit mit gesteigerter Erkrankungshäufigkeit hergeleitet sind, so können sie doch als typische Großstadtziffern angesprochen werden.

Mit der Wahrscheinlichkeit einer luischen Infektion hat also in Hamburg

*Die in einigen ausländischen Staaten und Städten gemeldeten frischen Fälle von Geschlechtskrankheiten, bezogen auf 1000 der Bevölkerungsmenge.*

|  | Schweden (Einwohnerzahl 5 987 000) 1922 | | | Dänemark (Einwohnerzahl 3 323 000) 1922 | | | Norwegen (Bevölkerungszahl 2 717 000) 1922 | | | Finnische Städte | | | Schweiz (Bevölkerungszahl 3 876 922) [Zählung 1920] | | |
|---|---|---|---|---|---|---|---|---|---|---|---|---|---|---|---|
|  | Lues | Ulcus molle | Gonorrhöe | Lues | Ulcus molle | Gonorrhöe | Lues | Ulcus molle | Gonorrhöe | Lues | Ulcus molle | Gonorrhöe | Lues | Ulcus molle | Gonorrhöe |
| 1914 | 0,39 | 0,26 | 1,88 | 1,06 | 0,29 | 3,4 | 0,64 | 0,16 | 2,00 | 1,6 | 0,8 | 6,1 |  |  |  |
| 1919 | 0,90 | 0,58 | 3,52 | 1,46 | 0,31 | 4,7 | 0,92 | 0,19 | 2,35 | 4,6 | 3,0 | 10,7 |  |  |  |
| 1920 | 0,55 | 0,21 | 2,56 | 1,40 | 0,32 | 3,8 | 0,75 | 0,15 | 1,93 | 3,4 | 1,5 | 9,7 | 0,39 | 0,03 | 1,29 |
| 1921 | 0,38 | 0,15 | 2,15 | 1,20 | 0,23 | 3,4 | 0,69 | 0,16 | 1,74 | 2,6 | 1,3 | 9,6 |  |  |  |
| 1922 | 0,23 | 0,09 | 1,86 | 0,79 | 0,16 | 3,1 | 0,60 | 0,19 | 1,97 | 2,1 | 1,2 | 10,2 |  |  |  |
| 1923 | 0,18 | 0,05 | 1,73 | 0,75 | 0,12 | 3.3 |  |  |  | 1,8 | 1,2 | 10,1 |  |  |  |

|  | Stockholm (Einwohnerzahl 425 000) | | | Kopenhagen (Einwohnerzahl 562 000) | | | Oslo (Einwohnerzahl 259 000) | | | Helsingfors | | | Schweizer Städte (1920) | | |
|---|---|---|---|---|---|---|---|---|---|---|---|---|---|---|---|
|  | Lues | Ulcus molle | Gonorrhöe | Lues | Ulcus molle | Gonorrhöe | Lues | Ulcus molle | Gonorrhöe | Lues | Ulcus molle | Gonorrhöe | Lues | Ulcus molle | Gonorrhöe |
| 1914 | 2,5 | 2,3 | 14,6 | 3,5 | 1,2 | 14,1 | 2,4 | 0,7 | 5,2 | 2,4 | 1,2 | 9,4 | Genf (135 000) | | |
|  |  |  |  |  |  |  |  |  |  |  |  |  | 2,10 | 0,27 | 3,95 |
| 1919 | 4,4 | 3,2 | 15,5 | 5,4 | 1,2 | 15,9 | 3,6 | 0,8 | 7,6 | 5,4 | 4,1 | 12,3⎫ | Lausanne (68 500) | | |
| 1920 | 2,5 | 1,1 | 10,9 | 5,2 | 1,3 | 13,1 | 2,8 | 0,8 | 6,7 | 3,4 | 1,9 | 11,2⎬ | 1,71 | 0,13 | 5,67 |
| 1921 | 1,8 | 0,8 | 10,2 | 4,4 | 1,0 | 11,7 | 2,6 | 0,9 | 7,0 | 2,4 | 1,2 | 12,0 | Zürich (207 000) | | |
|  |  |  |  |  |  |  |  |  |  |  |  |  | 1,23 | 0,07 | 4,92 |
| 1922 | 1,2 | 0,5 | 8,9 | 2,7 | 0,6 | 10,6 | 3,1 | 1,1 | 7,7 | 1,9 | 1,2 | 13,4 | Bern (105 000) | | |
|  |  |  |  |  |  |  |  |  |  |  |  |  | 0,85 | 0,09 | 3,16 |
| 1923 | 0,7 | 0,2 | 8,9 | 2,3 | 0,4 | 10,9 | 2,8 | 0,6 | 7,9 | 1,5 | 1,2 | 11,8 | Basel (136 000) | | |
|  |  |  |  |  |  |  |  |  |  |  |  |  | 0,64 | 0,04 | 3,85 |

*Erkrankungsziffer an frischer Syphilis auf 10 000 jeder Altersklassen berechnet in:*

| den Alters-klassen | Hamburg (1913) | | Stockholm (1915) | | Helsingfors (1914) | | Hannover (1919) | |
|---|---|---|---|---|---|---|---|---|
| | Männer | Frauen | Männer | Frauen | Männer | Frauen | Männer | Frauen |
| 15—18 | 57 | 97 | } 13 | } 36 | } 29 | } 72 | } 83 | } 37 |
| 18—20 | 187 | 174 | | | | | | |
| 20—25 | 248 | 127 | 113 | 69 | 108 | 56 | 182 | 322 |
| 25—30 | 172 | 57 | 107 | 46 | 75 | 32 | 156 | 77 |
| 30—35 | } 108 | } 24 | 69 | 24 | 32 | 18 | 136 | 40 |
| 35—40 | | | 33 | 11 | 18 | 11 | 106 | — |
| 40—50 | 29 | 10 | 11 | 5 | (8) | (2) | 73 | 28 |

*Erkrankungszahl an Syphilis auf 100 Lebendgeborene im Ablauf der Altersklassen:*

| | Hamburg | | Stockholm | | Hannover | |
|---|---|---|---|---|---|---|
| | Männer | Frauen | Männer | Frauen | Männer | Frauen |
| 15—18 | 1,3 | 2,3 | } 0,5 | 1,4 | 3,7 | 1,7 |
| 18—20 | 2,8 | 2,7 | | | | |
| 20—25 | 9,1 | 4,9 | 4,2 | 2,7 | 5,3 | 9,8 |
| 25—30 | 6,1 | 2,1 | 3,8 | 1,7 | 5,6 | 2,9 |
| 30—35 | } 7,3 | } 1,7 | 2,4 | 0,9 | 4,7 | 1,5 |
| 35—40 | | | 1,1 | 0,4 | 3,6 | — |
| 40—50 | 1,8 | 0,7 | 0,6 | 0,3 | 2,3 | 0,9 |
| 15—50 | 28,4 | 14,4 | 12,6 | 7,4 | 25,2 | 16,8 |

jeder 4. Mann und jede 7. Frau, in Stockholm jeder 8. Mann und jede 13. Frau
und in Hannover jeder 4. Mann und jede 6. Frau zu rechnen. Diese erschütternd
hohe Erkrankungswahrscheinlichkeit gibt jedoch nur die durchschnittliche
Gefährdung an, zieht also nicht den Unterschied der Infektionshäufigkeit
zwischen Ledigen und Verheirateten in Betracht. Es müssen infolgedessen diejenigen, die ihre geschlechtsreife Periode *ledig* durchlaufen, noch bedeutend höhere
Erkrankungsziffern aufweisen (vgl. S. 645).

Zudem geht diese, wie die folgenden Berechnungen, von den Lebendgeborenen
aus und nicht von den in die geschlechtsreife Periode Eintretenden.

Eingeschaltet sei hier eine Auslassung über die Syphilishäufigkeit in Berlin,
die, wie a priori anzunehmen, — der für Hamburg berechneten als ähnlich anzunehmen ist, da es sich bei beiden um mit Geschlechtskrankheiten saturierte
Städte handelt. FREUDENBERG hat unter Benutzung der Ergebnisse der Ge-
schlechtskrankenzählung von 1919, bei der 96,2% der Fachärzte und 49,2% aller
Ärzte meldeten, unter Vernachlässigung der Übersterblichkeit der Syphilitiker
und unter Betrachtung von nur 1000 bis ans Ende der normalen Lebensdauer
am Leben Bleibenden, gleichzeitig annehmend, diese wären proportional den vorher Gestorbenen, folgende Erkrankungstabelle aufgestellt:

im Alter von 15—20 Jahren . . . . . . . . . . . . . . . . . . $33^0/_{00}$
,,    ,,    ,,   20—25   ,,   . . . . . . . . . . . . . . . . . $134^0/_{00}$
,,    ,,    ,,   25—30   ,,   . . . . . . . . . . . . . . . . . $104^0/_{00}$
,,    ,,    ,,   30—40   ,,   . . . . . . . . . . . . . . . . . $100^0/_{00}$
,,    ,,    ,,   40—50   ,,   . . . . . . . . . . . . . . . . . $43^0/_{00}$
,,    ,,    ,,   50—60   ,,   . . . . . . . . . . . . . . . . . $11^0/_{00}$

danach beträgt die Zahl der Lebenden mit überstandener Syphilis:

im Alter von 30—40 Jahren . . . . . . . . . $321^0/_{00}$ der Lebenden
,,    ,,    ,,   40—50   ,,   . . . . . . . . $393^0/_{00}$    ,,     ,,
,,    ,,    ,,   50—60   ,,   . . . . . . . . $420^0/_{00}$    ,,     ,,
,,    ,,    ,,   über 60   ,,   . . . . . . . . $425^0/_{00}$    ,,     ,,
im (gewogenen) Durchschnitt etwa $384^0/_{00}$.

Unter Berücksichtigung der Übersterblichkeit und der Tatsache, daß die
Zahl der Erkrankten kleiner ist als die Zahl der Erkrankungen, schließt FREU-
DENBERG, daß die wirkliche Zahl erkrankt gewesener unter der mehr als 30 Jahre
alten Bevölkerung Berlins auf 30% geschätzt werden muß.

Die höhere Zahl von LENZ, der die Syphilishäufigkeit in Berlin auf mindestens
40% schätzt, doch eine solche von mehr als 50% nicht für ausgeschlossen hält, erklärt sich vor allem daraus, daß die Zahl aller der Männer berechnet worden ist,
die ihr 60. Lebensjahr überlebt, während des Ablaufs des 15. bis 60. Lebensjahres
eine Lues aquirierten. Eine Berechnung, die wie die folgenden (was soeben oben an-
gemerkt wurde) für die bisher herangezogenen Städte höhere Zahlen ergeben muß.

So gestaltet sich das Bild von der Ausbreitung der Syphilis durch die Berechnung der Zahl der Syphilitiker, die sich unter den das 50. Lebensjahr Überlebenden
finden, noch deutlicher. Ihr Prozentsatz beträgt in Hamburg für die Männer
40,15 und für die Frauen 20,99, in Hannover 35,9 und 22,4, in Stockholm 17,85
und 9,80 und in Helsingfors 12,5 und 9,45. Dabei ist allerdings die Übersterblichkeit der Syphilitiker nicht mit berücksichtigt, doch würde sie die Höhe dieser
Ziffer in ihrer Größenordnung nicht erniedrigen.

Es handelt sich schließlich noch darum zu wissen, der wievielte Mann und
die wievielte Frau, denen man in der Großstadt begegnet, syphilitisch sind. Hierüber belehren die Tabellen auf S. 616.

Darnach sind fast ein Viertel der männlichen und ein Zehntel der weiblichen
Hamburger, ein Fünftel der männlichen und ein Siebentel der weiblichen Hanno-
verschen und ein Zehntel der männlichen sowie ein Sechzehntel der weiblichen
Stockholmer geschlechtsreifen Bevölkerung luisch infiziert.

Bedeutend geringer als in den venerischen Zentren ist aber die Syphilisation
einer Gesamtbevölkerung unter westeuropäischen Verhältnissen.

Dies muß betont werden, da — ausgehend von den in den Großstädten gewonnenen Begriffen — die an sich zwar immerhin recht beträchtliche Gefährdung
eines ganzen Volkes immer stark übertrieben worden ist.

Verzeichnet die folgende Tabelle die Erkrankungshäufigkeit an Syphilis
in Schweden im Jahre 1915:

| Alters-klasse | Männer | Syphilisfälle | °/oo | Frauen | Syphilisfälle | °/oo |
|---|---|---|---|---|---|---|
| 15—20 | 271 438 | 92 | 0,34 | 262 637 | 119 | 0,45 |
| 20—25 | 237 481 | 499 | 2,10 | 237 802 | 287 | 1,20 |
| 25—30 | 210 564 | 530 | 2,51 | 219 600 | 200 | 0,90 |
| 30—40 | 358 403 | 525 | 1,46 | 379 243 | 147 | 0,38 |
| 40—50 | 274 682 | 130 | 0,47 | 300 018 | 38 | 0,12 |

so läßt die nachstehende:

| Alters-klasse | Zahl der in nebenstehenden Altersklassen von je 100 Lebendgeborenen noch lebenden Männern nach Absterbeordnung 1901—1910 | Erkrankungs-häufigkeit an Syphilis in der nebenstehenden Altersklasse (°/oo) | Von je 100 männlichen Lebendgeborenen eines Geburts-jahrganges er-krankten in den nebenstehenden Altersklassen | Zahl der in nebenstehenden Altersklassen von je 100 Lebendgeborenen noch lebenden Frauen nach Absterbeordnung 1901—1910 | Erkrankungs-häufigkeit an Syphilis in der nebenstehenden Altersklasse (°/oo) | Von je 100 weiblichen Lebendgeborenen eines Geburts-jahrganges er-krankten in den nebenstehenden Altersklassen |
|---|---|---|---|---|---|---|
| 15—20 | 414,4 | 0,34 | 0,14 | 421,4 | 0,45 | 0,19 |
| 20—25 | 403,0 | 2,10 | 0,85 | 410,8 | 1,20 | 0,49 |
| 25—30 | 390,3 | 2,51 | 0,98 | 399,1 | 0,90 | 0,36 |
| 30—40 | 745,4 | 1,46 | 1,09 | 762,2 | 0,38 | 0,29 |
| 40—50 | 692,7 | 0,47 | 0,35 | 711,1 | 0,12 | 0,08 |
| 15—50 | | | 3,41 | | | 1,41 |

*Die Zahl der gleichzeitig lebenden männlichen Syphilitiker im Alter von 15—50 Jahren in:*

| Alters-klassen | Hamburg (1913) | | | Hannover (1919) | | | Stockholm (1915) | | | Helsingfors (1914) | | |
|---|---|---|---|---|---|---|---|---|---|---|---|---|
| | Lebende Männer 1. XII. 1913 | Davon sind erkrankt gewesen an frischer Syphilis in Proz. | Demnach Zahl der lebenden Syphilitiker | Lebende Männer 8. X. 1919 | Davon sind erkrankt gewesen an frischer Syphilis in Proz. | Demnach Zahl der lebenden Syphilitiker | Lebende Männer 31. XII. 14 | Davon sind erkrankt gewesen an frischer Syphilis in Proz. | Demnach Zahl der lebenden Syphilitiker | Lebende Männer 31. XII. 14 | Davon sind erkrankt gewesen an frischer Syphilis in Proz. | Demnach Zahl der lebenden Syphilitiker |
| 15—18 | 27 033 | 0,86 | 232 | } 17 300 | 2,49 | 431 | 13 868 | 0,32 | 44 | 6 173 | 0,73 | 45 |
| 18—20 | 18 906 | 2,65 | 501 | | | | | | | | | |
| 20—25 | 48 819 | 11,65 | 5 687 | 11 230 | 8,62 | 968 | 19 051 | 3,47 | 661 | 8 224 | 4,15 | 340 |
| 25—30 | 54 729 | 22,15 | 12 122 | 13 088 | 16,16 | 2 115 | 20 002 | 9,01 | 1 802 | 8 564 | 8,73 | 750 |
| 30—35 | } 89 393 | } 31,85 | } 28 472 | 12 332 | 23,46 | 2 893 | 17 719 | 13,40 | 2 374 | 8 049 | 11,40 | 912 |
| 35—40 | | | | 11 310 | 29,51 | 3 338 | 14 269 | 15,95 | 2 276 | 6 192 | 12,65 | 784 |
| 40—45 | } 63 962 | } 38,70 | } 24 753 | 11 503 | 33,99 | 3 910 | } 19 482 | 17,05 | 3 322 | 8 541 | 13,50 | 1 147 |
| 45—50 | | | | 20 104 | 35,81 | 3 618 | | | | | | |
| 15—50 | 302 842 | | 71 767 = 23,7% | 86 867 | | 17 273 = 19,7% | 104 391 | | 10 479 =10,03% | 45 743 | | 3 978 = 9,14% |

*Die Zahl der gleichzeitig lebenden weiblichen Syphilitiker im Alter von 15—50 Jahren in:*

| Alters-klassen | Hamburg (1913) | | | Hannover (1919) | | | Stockholm (1915) | | | Helsingfors (1914) | | |
|---|---|---|---|---|---|---|---|---|---|---|---|---|
| | Lebende Frauen 1. XII. 1913 | Davon sind erkrankt gewesen an frischer Syphilis in Proz. | Demnach Zahl der lebenden Syphilitiker | Lebende Frauen 8. X. 1919 | Davon sind erkrankt gewesen an frischer Syphilis in Proz. | Demnach Zahl der lebenden Syphilitiker | Lebende Frauen 31. XII. 14 | Davon sind erkrankt gewesen an frischer Syphilis in Proz. | Demnach Zahl der lebenden Syphilitiker | Lebende Frauen 31. XII. 14 | Davon sind erkrankt gewesen an frischer Syphilis in Proz. | Demnach Zahl der lebenden Syphilitiker |
| 15—18 | 30 207 | 1,46 | 441 | } 19 683 | 1,11 | 218 | 15 452 | 0,9 | 139 | 7 601 | 1,80 | 136 |
| 18—20 | 20 278 | 3,78 | 767 | | | | | | | | | |
| 20—25 | 52 788 | 9,57 | 5 032 | 14 897 | 8,66 | 1 290 | 23 337 | 3,53 | 824 | 10 869 | 5,0 | 545 |
| 25—30 | 49 442 | 14,17 | 7 006 | 17 244 | 17,03 | 2 937 | 24 181 | 6,40 | 1 448 | 11 047 | 7,20 | 799 |
| 30—35 | } 84 663 | } 16,79 | } 14 215 | 15 035 | 19,85 | 2 999 | 19 718 | 8,05 | 1 587 | 9 228 | 8,45 | 777 |
| 35—40 | | | | 12 501 | 20,95 | 2 519 | 16 630 | 9.03 | 1 501 | 7 124 | 9,18 | 651 |
| 40—45 | } 60 781 | } 18,49 | } 11 238 | 12 887 | 21,65 | 2 790 | } 25 611 | 9,43 | 2 415 | 10 204 | 9,55 | 974 |
| 45—50 | | | | 10 220 | 22,35 | 2 284 | | | | | | |
| 15—50 | 298 159 | | 38 699 = 12,9% | 102 467 | | 15 137 = 14,8% | 124 929 | | 7 914 = 6,33% | 56 073 | | 3 882 = 6,92% |

die Erkrankungsfälle eines männlichen und eines weiblichen Geburtenstammes erkennen. Demnach beträgt in Schweden die Wahrscheinlichkeit, im Ablauf des 15. bis 50. Lebensjahres an Syphilis zu erkranken, bei den Männern 3,41% und bei den Frauen 1,29%.

Die Zahl der gleichzeitig in Schweden lebenden Syphilitiker unter der geschlechtsreifen Bevölkerung ergibt die folgende Tabelle, zu deren Berechnung der Methode von Seutemann gefolgt wurde.

| Alters-klasse | Lebende Männer in Schweden (1915) | Von je 100 lebenden Männern der Altersgruppe der Vorspalte sind an frischer Syphilis erkrankt gewesen | Demnach Zahl der lebenden Syphilitiker in der Altersgruppe der Vorspalte | Lebende Frauen in Schweden (1915) | Von je 100 lebenden Frauen der Altersgruppe der Vorspalte sind an frischer Syphilis erkrankt gewesen | Demnach Zahl der lebenden Syphilitiker in der Altersgruppe der Vorspalte |
|---|---|---|---|---|---|---|
| 15—20 | 271 438 | 0,08 | 217 | 262 637 | 0,11 | 289 |
| 20—25 | 237 481 | 0,69 | 1 639 | 237 802 | 0,52 | 1237 |
| 25—30 | 210 564 | 1,85 | 3 896 | 219 600 | 1,04 | 2284 |
| 30—40 | 358 403 | 3,20 | 11 496 | 379 243 | 1,45 | 4498 |
| 40—50 | 274 682 | 4,17 | 11 455 | 300 018 | 1,73 | 5160 |
| 15—50 | 1 352 568 | | 28 676 = 2,1% | 1 399 300 | | 13 468 = 1,0% |

Der Prozentsatz der gleichzeitig lebenden Syphilitiker beträgt danach 2,1% der Männer und 1,0% der Frauen.

Für die Schweiz verzeichnen die Tabellen die gleichen Ergebnisse[1]).

| Alters-klasse | Lebende Männer (Volkszählung 1920) | Erkrankungs-fälle an frischer Syphilis | Erkrankungs-häufigkeit an Syphilis in der nebenstehenden Altersklasse (⁰/₀₀) | Lebende Frauen (Volkszählung (1920) | Erkrankungs-fälle an frischer Syphilis | Erkrankungs-häufigkeit an Syphilis in der nebenstehenden Altersklasse (⁰/₀₀) |
|---|---|---|---|---|---|---|
| 15—19 | 190 629 | 42 | 0,22 | 196 272 | 57 | 0,29 |
| 20—24 | 165 049 | 307 | 1,86 | 183 607 | 189 | 1,02 |
| 25—29 | 142 620 | 266 | 1,86 | 162 209 | 124 | 0,76 |
| 30—39 | 260 380 | 269 | 1,03 | 283 448 | 94 | 0,33 |
| 40—49 | 237 438 | 86 | 0,36 | 251 138 | 33 | 0,13 |

| Alters-klasse | Zahl der in nebenstehenden Altersklassen von je 100 Lebendgeborenen noch lebenden Männern nach Absterbeordnung 1901—1910 | Erkrankungs-häufigkeit (⁰/₀₀) an Syphilis in den nachstehenden Altersklassen | Von je 100 männlichen Lebendgeborenen eines Geburtsjahrganges erkrankten in den nebenstehenden Altersklassen | Zahl der in nebenstehenden Altersklassen von je 100 Lebendgeborenen noch lebenden Frauen nach Absterbeordnung 1901—1910 | Erkrankungs-häufigkeit (⁰/₀₀) an Syphilis in den nachstehenden Altersklassen | Von je 100 weiblichen Lebendgeborenen eines Geburtsjahrganges erkrankten in den nebenstehenden Altersklassen |
|---|---|---|---|---|---|---|
| 15—19 | 399,0 | 0,22 | 0,088 | 409,8 | 0,29 | 0,119 |
| 20—24 | 389,8 | 1,86 | 0,725 | 399,5 | 1,02 | 0,408 |
| 25—29 | 379,2 | 1,86 | 0,705 | 387,5 | 0,76 | 0,295 |
| 30—39 | 722,4 | 1,03 | 0,744 | 737,1 | 0,33 | 0,243 |
| 40—49 | 656,2 | 0,36 | 0,236 | 680,0 | 0,13 | 0,088 |
| 15—49 | | | 2,498 | | | 1,265 |

---

[1]) Diese Angaben stimmen in der Größenordnung und in den Endergebnissen zwar mit den in dem Zentralbl. f. Haut- u. Geschlechtskrankh. angegebenen überein; die einzelnen Abweichungen dieser Tabellen erklären sich daraus, daß hier die erst jetzt veröffentlichten Ergebnisse der Volkszählung von 1920 benutzt werden konnten, für deren Überlassung ich auch an dieser Stelle Herrn Direktor Ney und Herrn Dr. Wyler herzlichsten Dank sage.

| Alters-klasse | Lebende Männer (Volkszählung 1920) | Von je 100 lebenden Männern der Altersgruppe der Vorspalte sind an frischer Syphilis erkrankt oder erkrankt gewesen | Demnach Zahl der lebenden Syphilitiker in der Altersgruppe der Vorspalte | Lebende Frauen (Volkszählung 1920) | Von je 100 lebenden Frauen der Altersgruppe der Vorspalte sind an frischer Syphilis erkrankt oder erkrankt gewesen | Demnach Zahl der lebenden Syphilitiker in der Altersgruppe der Vorspalte |
|---|---|---|---|---|---|---|
| 15—19 | 190 629 | 0,06 | 114 | 196 272 | 0,08 | 157 |
| 20—24 | 165 049 | 0,58 | 957 | 183 607 | 0,40 | 734 |
| 25—29 | 142 621 | 1,51 | 2 153 | 162 209 | 0,85 | 1 379 |
| 30—39 | 260 380 | 2,49 | 6 484 | 283 448 | 1,20 | 3 401 |
| 40—49 | 237 438 | 3,18 | 7 549 | 251 138 | 1,43 | 3 591 |
| 15—49 | 996 117 | | 17 257 = 1,7% | 1 076 674 | | 9262 = 0,9% |

Es ergibt sich daraus, daß während des 15. bis 50. Lebensjahres 2,5% der Männer und 1,3% der Frauen an Lues erkranken, und daß gleichzeitig unter der geschlechtsreifen Bevölkerung 1,7% syphilitische Männer und 0,9% syphilitische Frauen leben.

Da zu dieser Berechnung nur die auf Einzelbulletins gemeldeten Fälle verwertet werden konnten, sind die gewonnenen Zahlen zu niedrig, so daß unter Berücksichtigung der auf Sammelkarten gemeldeten und der nicht angezeigten Fälle wohl auch in der Schweiz ungefähr mit den gleichen Prozentsätzen wie in Schweden gerechnet werden muß.

Ziffern ganz anderer Größenordnung werden in manchen Teilen Rußlands gefunden. Systematische Durchuntersuchungen im Jahre 1925 von den Untersuchungskolonnen der Venereologischen Abteilung des Moskauer Gesundheitsministeriums (Prof. Bronner) vorgenommen, haben besonders für die kleinen Nationen eine erschreckende Syphilisverbreitung, die in der Hauptsache auf extragenitalem Wege erfolgt, aufgedeckt, über die nachstehende Tabelle belehrt:

| Untersuchungsgebiet | Zahl der Untersuchten | Prozentsatz der Syphilitiker |
|---|---|---|
| Gouvernement Nowgorod: | | |
| Kreis Demianow | | |
| Gemeinde Wolilskaja. . . . . . . . . . . | 9 578 | 5,6 |
| Gemeinde Moissejewskaja. . . . . . . . . | 11 129 | 3,6 |
| Gouvernement Saratow: | | |
| Kreis Serdobsk . . . . . . . . . . . . | 6 256 | 6,15 |
| Gouvernement Twer: | | |
| Kreis Ostaschkow . . . . . . . . . . . . | 9 832 | 2,15 |
| Kreis Rschew . . . . . . . . . . . . . . | 1 863 | 6,00 |
| Gouvernement Astrachan: | | |
| Angestellte des Staatlichen Fischtrustes . . . | 1 102 | 4,3 |
| Gouvernement Pskow: | | |
| Kreis Noworschew. . . . . . . . . . . . | 13 237 | 2,17 |
| Gouvernement Orenburg: | | |
| Kreise Orsk und Kaschir . . . . . . . . . | 4 500 | 2,06 |
| Gouvernement und Kreis Kostroma . . . . . . | 4 751 | 5,6 |
| Gouvernement Stalingrad: | | |
| Kreise Nowo-Nikolajewsk und Lenin . . . . | 9 786 | 5,4 |
| Gouvernement Briansk: | | |
| Kreise Beschitz . . . . . . . . . . . . . | 1 635 | 12,5 |
| Gouvernement Smolensk: | | |
| Kreis Belsk. . . . . . . . . . . . . . . | 9 920 | 5,8 |
| Gouvernement Woronesch: | | |
| Kreis Waluisk (Meiereien) . . . . . . . . | 8 178 | 20,00 |
| Gouvernement Ulianow: | | |
| (7 Dörfer). . . . . . . . . . . . . . . | 9 630 | 3,81 |
| Gouvernement Leningrad: | | |
| Kreis Lodeigopol . . . . . . . . . . . . . | 11 643 | 7,4 |

*Kleine Volksstämme.*

| Untersuchungsgebiet | Zahl der Untersuchten | Prozentsatz der Syphilitiker |
|---|---|---|
| Gouvernement Tomsk: | | |
| Kreis Kusnietz (Samojeden) . . . . . . . . | 4536 | 15,5 |
| Osseten . . . . . . . . . . . . . . . . . . | 2307 | 3,7 |
| Inguschen. . . . . . . . . . . . . . . . . | 2332 | 16,5 |
| Tschetschenen . . . . . . . . . . . . . . . | 3057 | 25,8 |
| Mongolische Burjaten . . . . . . . . . . . | 4600 | 42,00 |
| Burjaten . . . . . . . . . . . . . . . . . | 1300 | 61,1 |
| Russische Altgläubige im Burjatisch-Mongolischen Gebiet . . . . . . . . . . . . . . | 278 | 0,71 |
| Kalmücken am Kaspischen Meer . . . . . . | 3880 | 14,5 |
| Turkmenen in Transkaspien . . . . . . . . | 1251 | 30,1 |

Von den während ihres Lebens syphilitisch Erkrankenden ausgehend, kann der Versuch der Feststellung der Erkrankungshäufigkeit an Paralyse gemacht werden. BLASCHKO hatte an Hand der Berliner offiziellen Statistik unter Einbeziehung der an Paralyse in städtischen und privaten Irrenanstalten Gestorbenen die Gesamtzahl der Paralytiker in Berlin unter den während des Dezenniums 1905—1914 Verschiedenen mit rund 4% errechnet. Im Vergleich mit der für Hamburg gefundenen Gesamtmorbidität von rund 30% kann *geschätzt* werden, daß jeder 8. Luiker die Aussicht hat, an Paralyse zu erkranken.

Nach der Schweizer Erfahrung scheint die Gefährdung der Syphilitiker durch Paralyse aber nur halb so groß zu sein, da bei einer jährlichen Erkrankungshäufigkeit von 1600 frischen Syphilis- und 100 frischen Paralysefällen mit einer rund 6% betragenden Erkrankungshäufigkeit an letzterem Leiden gerechnet werden muß.

Diese erschreckend hohe Erkrankungsziffer hängt wohl damit zusammen, daß sich die meisten Luiker nicht genügend behandeln lassen (vgl. dazu auch S. 684). Daß dies tatsächlich der Fall ist, zeigen die Berliner Zahlen vom Jahre 1913, denn es standen auf 1 frische Lues nur 1,1 Rezidivfälle in Behandlung und in Hannover kamen 1913 bei den Männern auf 1 frischen 1,3 rezidivierende Fälle, 1919 sogar nur 0,8. Bei den Frauen 1913 1,7 und 1919 0,7. Bei dem Zahlenverhältnis von 1919 spielte die erhöhte Ziffer der jugendlichen Erkrankten zweifellos eine entscheidende Rolle, und zwar besonders die der Mädchen; sie sind ein deutliches Zeugnis für die geringe Einsicht in ihre Krankheit und für das geringe Verständnis der Notwendigkeit intensiver Behandlung gerade der Jugendlichen.

Daß die Frauen — was ja die ärztliche Beobachtung unter normalen Verhältnissen stets gezeigt hat — allgemein williger den ärztlichen Anordnungen folgen und daher ihre Kuren besser durchführen, erweisen die Schweizer Zahlen. Nach der letzten Enquete standen von den Frauen auf 508 neue 1330 alte Fälle in Behandlung, also auf einen frischen 2,3 alte Fälle, während die Proportion bei den Männern nur 1 : 1,8 betrug oder 1012 frische auf 1859 alte Fälle.

Wenn die Zahl der Paralytiker nur einen sehr bedingten Wert hat, da sie auf ungenügenden Unterlagen aufgebaut ist, so ist sie hier trotzdem als ein Notbehelf gebracht worden, um sie später einmal durch eine besser fundierte Ziffer zu ersetzen.

Es wäre dabei vor allem auch wünschenswert, den Einfluß der Therapie — Salvarsan — auf die Erkrankungshäufigkeit an Paralyse gebührend zu berücksichtigen.

Dies wird dann möglich sein, wenn bei künftigen Erhebungen über die Zahl der an Syphilis und ihren Folgekrankheiten Leidenden auch der einzelne Arzt tätig mitwirkt und Interesse für medizinalstatistische Fragestellungen und Tatsachen aufbringt. Müßte es doch für jeden Praktiker von Interesse sein, zu wissen, wie die von ihm behandelten Erkrankungen zahlenmäßig sich darstellen, denn so allein kann er in der Lage sein, den Wert seiner Leistungen zu beurteilen.

Die gleiche Untersuchung ist am selben statistischen Material im folgenden für die Gonorrhöe durchgeführt.

*Erkrankungsziffer an frischer Gonorrhöe auf 10 000 jeder Altersklasse berechnet in:*

| in den Altersklassen | Hamburg (1913) | | Stockholm (1915) | | Helsingfors (1919) | | Hannover (1919) | |
|---|---|---|---|---|---|---|---|---|
| | Männer | Frauen | Männer | Frauen | Männer | Frauen | Männer | Frauen |
| 15—18 | 296 | 152 | } 191 | 158 | } 143 | 207 | } (15-21) 277 | 49 |
| 18—20 | 1102 | 273 | | | | | | |
| 20—25 | 1099 | 232 | 728 | 232 | 389 | 289 | } (21-25) 673 | 242 |
| 25—30 | 688 | 117 | 624 | 151 | 253 | 165 | 605 | 49 |
| 30—35 | } 303 | } 47 | 448 | 70 | 98 | 63 | 341 | 8 |
| 35—40 | | | 267 | 40 | 77 | 58 | 106 | 29 |
| 40—50 | 107 | 15 | 121 | 19 | 16 | 12 | (40-45) 146 / (45-50) 36 | 9 / — |

*Zahl der Erkrankungen an frischer Gonorrhöe auf 100 Lebendgeborene im Ablauf der Altersklassen in:*

| | Hamburg (1913) | | Stockholm (1915) | | Hannover (1919) | |
|---|---|---|---|---|---|---|
| | Männer | Frauen | Männer | Frauen | Männer | Frauen |
| 15—18 | 6,7 | 3,6 | } 7,2 | 6,2 | } (15-21) 12,4 | 2,3 |
| 18—20 | 16,4 | 4,3 | | | | |
| 20—25 | 40,2 | 8,9 | 26,8 | 8,9 | (21-25) 19,7 | 7,4 |
| 25—30 | 24,5 | 4,4 | 22,2 | 5,7 | 21,6 | 1,8 |
| 30—35 | } 20,5 | } 3,4 | 15,3 | 2,6 | 11,8 | 0,3 |
| 35—40 | | | 8,2 | 1,4 | 3,6 | 1,0 |
| 40—50 | 6,5 | 1,1 | 6,6 | 1,3 | 5,8 | 0,3 |
| 15—50 | 114,8 | 25,7 | 86,3 | 26,1 | 74,9 | 13,1 |

*Zahl der von gleichzeitig lebenden Männern und Frauen durchgemachten Gonorrhöen im Alter von 15—50 Jahren*

in *Hamburg* (1913)         in *Hamburg* (1913)

| | Lebende Männer (I. XII. 1913) | Zahl der durchgemachten Erkrankungen auf 100 lebende Männer der Altersgruppe der Vorspalte | Demnach Zahl der von Männern der Altersgruppe der ersten Spalte durchgemachten Gonorrhöen | Lebende Frauen | Zahl der durchgemachten Erkrankungen auf 100 lebende Frauen der Altersgruppe der Vorspalte | Demnach Zahl der von Frauen der Altersgruppe der ersten Spalte durchgemachten Gonorrhöen |
|---|---|---|---|---|---|---|
| 15—18 | 27 033 | 4,44 | 1 200 | 30 207 | 2,28 | 689 |
| 18—20 | 18 906 | 19,90 | 3 761 | 20 278 | 7,29 | 1 480 |
| 20—25 | 48 819 | 58,40 | 28 510 | 52 788 | 15,82 | 8 353 |
| 25—30 | 54 721 | 103,07 | 56 409 | 49 442 | 24,55 | 12 128 |
| 30—40 | 89 393 | 135,42 | 121 056 | 84 663 | 29,82 | 25 258 |
| 40—50 | 63 962 | 155,92 | 99 730 | 60 781 | 32,92 | 20 015 |
| 15—50 | 302 842 | | 310 666 = 102,6% | 298 151 | | 67 923 = 22,8% |

in *Hannover* (1919)     (Fortsetzung.)     in *Hannover* (1919)

| | Lebende Männer (8. X. 1919) | Zahl der durchgemachten Erkrankungen auf 100 lebende Männer der Altersgruppe der Vorspalte | Demnach Zahl der von Männern der Altersgruppe der ersten Spalte durchgemachten Gonorrhöen | Lebende Frauen | Zahl der durchgemachten Erkrankungen auf 100 lebende Frauen der Altersgruppe der Vorspalte | Demnach Zahl der von Frauen der Altersgruppe der ersten Spalte durchgemachten Gonorrhöen |
|---|---|---|---|---|---|---|
| 15—21 | 17 300 | 8,31 | 1 438 | 19 683 | 1,47 | 290 |
| 21—25 | 11 230 | 30,08 | 3 369 | 14 897 | 7,78 | 1 159 |
| 25—30 | 13 088 | 58,67 | 7 686 | 17 244 | 13,85 | 2 382 |
| 30—35 | 12 332 | 82,32 | 10 123 | 15 035 | 15,27 | 2 291 |
| 35—40 | 11 310 | 93,49 | 10 564 | 12 501 | 16,20 | 2 025 |
| 40—45 | 11 503 | 99,78 | 11 475 | 12 887 | 17,15 | 2 212 |
| 45—50 | 10 104 | 104,34 | 20 972 | 10 220 | 17,37 | 1 772 |
| 15—50 | 86 867 | | 65 627 = 75,5% | 102 467 | | 12 131 = 11,8% |

in *Stockholm* (1915)     in *Stockholm* (1915)

| | Lebende Männer | | Demnach Zahl | Lebende Frauen | | Demnach Zahl |
|---|---|---|---|---|---|---|
| 15—20 | 13 868 | 4,78 | 664 | 15 452 | 3,95 | 612 |
| 20—25 | 19 051 | 27,75 | 5 300 | 23 337 | 13,70 | 3 192 |
| 25—30 | 20 002 | 51,55 | 10 310 | 24 181 | 23,28 | 5 634 |
| 30—35 | 17 719 | 88,35 | 15 726 | 19 718 | 28,80 | 5 674 |
| 35—40 | 14 269 | 106,23 | 15 191 | 16 630 | 31,55 | 5 237 |
| 40—50 | 19 482 | 118,23 | 23 055 | 25 611 | 33,50 | 8 576 |
| 15—50 | 104 391 | | 70 246 = 67,3% | 124 929 | | 28 925 = 23,5% |

in *Helsingfors* (1914)     in *Helsingfors* (1914)

| | Lebende Männer | | Demnach Zahl | Lebende Frauen | | Demnach Zahl |
|---|---|---|---|---|---|---|
| 15—20 | 6 173 | 3,58 | 221 | 7 601 | 5,18 | 394 |
| 20—25 | 8 224 | 16,88 | 1 388 | 10 869 | 17,58 | 1 916 |
| 25—30 | 8 564 | 32,93 | 2 819 | 11 047 | 28,93 | 3 211 |
| 30—35 | 8 049 | 41,70 | 3 357 | 9 228 | 34,63 | 3 196 |
| 35—40 | 6 192 | 46,08 | 2 852 | 7 125 | 37,65 | 2 681 |
| 40—50 | 8 541 | 48,80 | 4 168 | 10 204 | 39,70 | 4 049 |
| 15—50 | 45 743 | | 14 805 = 34,5% | 56 074 | | 15 447 = 27,5% |

*Erkrankungshäufigkeit an Gonorrhöe in Schweden (1915)*

| Altersklasse | Männer | Gonorrhöefälle | °/oo | Frauen | Gonorrhöefälle | °/oo |
|---|---|---|---|---|---|---|
| 15—20 | 271 438 | 673 | 2,49 | 262 637 | 396 | 1,51 |
| 20—25 | 237 481 | 2739 | 11,56 | 237 802 | 766 | 3,22 |
| 25—30 | 210 564 | 2620 | 12,42 | 219 600 | 498 | 2,27 |
| 30—40 | 358 403 | 2095 | 5,85 | 379 243 | 295 | 0,78 |
| 40—50 | 274 682 | 469 | 1,70 | 300 018 | 72 | 0,24 |

| Altersklasse | Zahl der in nebenstehender Altersklasse von je 100 Lebendgeborenen noch lebenden Männern nach Absterbeordnung (1901—1910) | Erkrankungshäufigkeit an Gonorrhöe °/oo 1915 | Von je 100 männl. Lebendgeborenen eines Geburtsjahrganges erkrankt in der nebenstehenden Altersklasse | Zahl der in nebenstehender Altersklasse von je 100 Lebendgeborenen noch lebenden Frauen nach Absterbeordnung (1901—1910) | Erkrankungshäufigkeit an Gonorrhöe in der nebenstehenden Altersklasse °/oo 1915 | Von je 100 weibl. Lebendgeborenen eines Geburtsjahrganges erkrankt in der nebenstehenden Altersklasse |
|---|---|---|---|---|---|---|
| 15—20 | 414,4 | 2,49 | 1,04 | 421,4 | 1,51 | 0,64 |
| 20—25 | 403,0 | 11,56 | 4,66 | 410,8 | 3,22 | 1,32 |
| 25—30 | 390,3 | 12,42 | 4,84 | 399,1 | 2,27 | 0,90 |
| 30—40 | 745,4 | 5,25 | 4,36 | 762,2 | 0,78 | 0,59 |
| 40—50 | 692,4 | 1,70 | 1,18 | 711,1 | 0,24 | 0,17 |
| 15—50 | | | 16,08 | | | 3,62 |

*Die Zahl der von gleichzeitig in Schweden lebenden Personen (15—50) durchgemachten Gonorrhöen.*

| Alters-klasse | Lebende Männer in Schweden 1915 | Von je 100 lebenden Männern der Altersgruppe der Vorspalte sind an Gonorrhöe erkrankt gewesen | Demnach Zahl der lebenden Männer, die einmal Gonorrhöe gehabt haben | Lebende Frauen in Schweden 1915 | Von je 100 lebenden Frauen der Altergruppe der Vorspalte sind an frischer Gonorrhöe erkrankt gewesen | Demnach Zahl der lebenden Frauen, die einmal Gonorrhöe gehabt haben |
|---|---|---|---|---|---|---|
| 15—20 | 271 438 | 0,62 | 1 683 | 262 637 | 0,38 | 998 |
| 20—25 | 237 481 | 4,13 | 9 808 | 237 802 | 1,56 | 3 710 |
| 25—30 | 210 564 | 10,13 | 21 330 | 219 600 | 2,94 | 6 456 |
| 30—40 | 358 403 | 16,16 | 62 281 | 379 243 | 3,90 | 14 790 |
| 40—50 | 274 682 | 19,94 | 54 771 | 300 018 | 4,40 | 13 201 |
| 15—50 | 1 352 568 | | 149 873 = 11,1% | 1 399 300 | | 39 155 = 2,8% |

*Erkrankungshäufigkeit in der Schweiz an Gonorrhöe (1920).*

| Alters-klasse | Lebende Männer (Volkszählung 1920) | Erkrankungsfälle an frischer Gonorrhöe | Erkrankungshäufigkeit an Gonorrhöe in der nebenstehenden Altersklasse °/₀₀ | Lebende Frauen (Volkszählung 1920) | Erkrankungsfälle an frischer Gonorrhöe | Erkrankungshäufigkeit an Gonorrhöe in der nebenstehenden Altersklasse °/₀₀ |
|---|---|---|---|---|---|---|
| 15—19 | 190 629 | 218 | 1,14 | 196 272 | 135 | 0,74 |
| 20—24 | 165 049 | 1235 | 7,48 | 183 607 | 366 | 1,99 |
| 25—29 | 142 621 | 1066 | 7,45 | 162 209 | 226 | 1,39 |
| 30—39 | 260 380 | 978 | 3,76 | 283 448 | 181 | 0,64 |
| 40—49 | 237 438 | 319 | 1,34 | 251 138 | 32 | 0,13 |

| Alters-klasse | Zahl der in nebenstehenden Altersklassen von je 100 Lebendgeborenen noch lebenden Männern nach Absterbeordnung 1901—1910 | Erkrankungshäufigkeit (°/₀₀) an Gonorrhöe in den nebenstehenden Altersklassen | Von je 100 männlichen Lebendgeborenen eines Geburtsjahrganges erkrankten in den nebenstehenden Altersklassen | Zahl der in nebenstehenden Altersklassen von je 100 Lebendgeborenen noch lebenden Frauen nach Absterbeordnung 1901—1910 | Erkrankungshäufigkeit (°/₀₀) an Gonorrhöe in den nebenstehenden Altersklassen | Von je 100 weiblichen Lebendgeborenen eines Geburtsjahrganges erkrankten in den nebenstehenden Altersklassen |
|---|---|---|---|---|---|---|
| 15—19 | 399,0 | 1,14 | 0,16 | 409,8 | 0,74 | 0,30 |
| 20—24 | 389,8 | 7,48 | 2,92 | 399,5 | 1,99 | 0,80 |
| 25—29 | 379,2 | 7,45 | 2,83 | 387,5 | 1,39 | 0,54 |
| 30—39 | 722,4 | 3,76 | 2,72 | 737,1 | 0,64 | 0,47 |
| 40—49 | 656,2 | 1,34 | 0,88 | 680,0 | 0,13 | 0,09 |
| 15—49 | | | 9,51 | | | 2,20 |

| Alters-klasse | Lebende Männer (Volkszählung 1920) | Zahl der durchgemachten Erkrankungen auf 100 lebende Männer der Altersgruppe der Vorspalte | Demnach Zahl der von Männern der Altersgruppe der ersten Spalte durchgemachten Gonorrhöen | Lebende Frauen (Volkszählung 1920) | Zahl der durchgemachten Erkrankungen auf 100 lebende Frauen der Altersgruppe der Vorspalte | Demnach Zahl der von Frauen der Altersgruppe der ersten Spalte durchgemachten Gonorrhöen |
|---|---|---|---|---|---|---|
| 15—19 | 190 629 | 0,29 | 553 | 196 272 | 0,19 | 373 |
| 20—24 | 165 049 | 2,44 | 4 026 | 183 607 | 0,87 | 1 597 |
| 25—29 | 142 621 | 6,17 | 8 800 | 162 209 | 1,71 | 2 774 |
| 30—39 | 260 380 | 9,92 | 25 830 | 283 448 | 2,38 | 6 746 |
| 40—49 | 237 438 | 12,47 | 29 609 | 251 138 | 2,77 | 6 957 |
| 15—49 | 996 117 | | 68 818 = 6,9% | 1 076 674 | | 18 447 = 1,7% |

Die Erkrankungshäufigkeit an Tripper eines männlichen und eines weiblichen Geburtenstammes beträgt demnach in Hamburg für die Männer 114,8%, für die Frauen 25,7%. In Stockholm für die Männer 86,3%, für die Frauen 26,1%; in Hannover für die Männer 74,9%, für die Frauen 13,1%.

Daraus ist die überaus große Verbreitung dieser Erkrankung in den Großstädten ersichtlich, fällt ihr doch im Ablauf des geschlechtsreifen Lebens in einer Stadt wie Hamburg durchschnittlich *jeder* Mann zum Opfer. Die über 100 ansteigenden Erkrankungen sagen sogar aus, daß manche Männer mehrmals während ihres Lebens einen Tripper akquirierten, eine Tatsache, die mit der allgemeinen Erfahrung übereinstimmt. Indem nun aber manche Männer mehrfach an Gonorrhöe erkranken, kann aus der Hamburger Zahl erschlossen werden, daß auch ein geringer Prozentsatz davon verschont bleibt. Trotzdem behält der Satz durch diese Statistik eine Stütze: Fast jeder Mann, der unter den Gefahrenchancen der Großstadt dauernd lebt, erkrankt einmal im Leben an Tripper.

Die für die Frauen gewonnenen Zahlen sind aus den bereits oben ausgeführten Gründen zweifellos viel zu niedrig. Selbst die Stockholmer Ziffer — hier wird relativ gut gemeldet — kann kaum als annähernd den Tatsachen entsprechend angesehen werden.

Berechnet für ein ganzes Land wird für Schweden eine Erkrankungshäufigkeit von 16,1% für die Männer und von 3,6% für die Frauen ermittelt; und für die Schweiz 9,4% und 2,2%. Zahlen, an denen ebenfalls auffällt, wie besonders niedrig sie für die Frauen sind.

Auf 100 Männer und 100 Frauen im geschlechtsreifen Alter, die gleichzeitig leben, kommen durchgemachte Infektionen an frischem Tripper in:

| | | | |
|---|---|---|---|
| Hamburg . . . . . | Männer: 102,6; | Frauen: | 22,8 |
| Hannover . . . . | „ 75,5; | „ | 11,8 |
| Stockholm . . . . | „ 67,3; | „ | 23,5 |
| Helsingfors . . . . | „ 34,5; | „ | 27,5 |
| Schweden . . . . | „ 11,1; | „ | 2,8 |
| Schweiz . . . . . | „ 6,9; | „ | 1,7 |

Auffallend an diesen Zahlen ist der im Vergleich zu den Männern hohe Prozentsatz unter den Frauen in Stockholm und Helsingfors, der aber nur aussagt, daß hier der Meldepflicht besser nachgekommen wird.

## 4. Die sozialen Ursachen der Geschlechtskrankheiten.

Nach PARENT-DUCHATELET ist es eine durch Erfahrung im allgemeinen bestätigte Tatsache, daß die Syphilis, soweit sie in der Prostitution ihre Quelle findet, gerade in den Zeiten des materiellen Überflusses, der reichlichen Arbeit, des gesteigerten Wohlstandes in erschreckender Progression wächst, während Mangel, Arbeitslosigkeit, Notstand ihre Ausbreitung wahrscheinlich wenigstens hemmen.

Den Beweis, daß Knappheit und Beschränkung der Lebensführung einen deutlichen Einfluß auf die Abnahme der Infektionsziffer an Geschlechtskrankheiten ausüben, konnte MAURIAC 1875 am Pariser Zahlenmaterial führen. Die Abnahme der Geschlechtskrankheiten in Paris nach dem Kriege 1870/71 beruhte auf folgenden Ursachen: Abnahme der Bevölkerung bei gleichzeitiger Zunahme der Eheschließungen, strenge Überwachung der Prostitution, vor allem aber Verarmung der Bevölkerung. „Nach langer Unterbrechung der Arbeit haben wir furchtbare Lasten auf uns genommen; wir haben sie zu zahlen. Man hat sich kostspielige Vergnügungen versagen und mit dem Notwendigen begnügen müssen. Namentlich die besitzlosen Klassen, die Arbeiter, können sich nicht die Annehmlichkeiten leisten, wie zu Zeiten des Friedens und der Prosperität."

Beweiskräftig jedoch kann allein — im Gegensatz zu dem hier benutzten, nur wenige Jahre umfassenden Teilausschnitt der Infektionskurve — die Untersuchung einer sich über viele Jahre erstreckenden Kurve der Erkrankungshäufigkeit der Geschlechtskrankheiten sein, falls es gelingt, andere Beweisreihen aufzufinden, die einen gleichsinnigen Einfluß auf den Kurvenverlauf zeigen.

Eine solche Statistik liefert Norwegen:

*Die von den Ärzten in Oslo, in ganz Norwegen und in Norwegen ohne Oslo angemeldeten Fälle von Syphilis während der Jahre 1876—1922.*

| Jahr | In Oslo | | | | | | | | | In ganz Norwegen | | In Norwegen ohne Oslo | |
|---|---|---|---|---|---|---|---|---|---|---|---|---|---|
| | erworbene | | | angeborene | | | zusammen in %₀ der Bevölkerungsmenge | | | | | | |
| | M. | Fr. | Zusammen | M. | Fr. | Zusammen | M. | Fr. | Zusammen | überhaupt | $^o/_{oo}$ | überhaupt | $^o/_{oo}$ |
| 1877 | | | 297 | | | 33 | | | 3,1 | 1525 | 0,83 | 1195 | 0,69 |
| 1878 | | | 311 | | | 31 | | | 3,0 | 1639 | 0,87 | 1297 | 0,74 |
| 1879 | 211 | 154 | 365 | 21 | 15 | 36 | 5,2 | 2,7 | 3,4 | 1680 | 0,89 | 1279 | 0,71 |
| 1880 | 268 | 156 | 424 | 21 | 22 | 43 | 5,2 | 2,8 | 3,9 | 1946 | 1,02 | 1479 | 0,82 |
| 1881 | 302 | 151 | 453 | 33 | 39 | 72 | 5,9 | 2,8 | 4,3 | 2102 | 1,09 | 1577 | 0,88 |
| 1882 | 308 | 188 | 496 | 21 | 23 | 44 | 5,8 | 3,2 | 4,4 | 2176 | 1,13 | 1636 | 0,91 |
| 1883 | 175 | 111 | 286 | 21 | 15 | 36 | 3,4 | 1,9 | 2,6 | 1674 | 0,87 | 1352 | 0,75 |
| 1884 | 172 | 126 | 298 | 17 | 22 | 39 | 3,2 | 2,1 | 2,7 | 1742 | 0,91 | 1405 | 0,70 |
| 1885 | 148 | 123 | 271 | 33 | 29 | 62 | 3,0 | 2,1 | 2,5 | 1423 | 0,73 | 1090 | 0,60 |
| 1886 | 163 | 101 | 264 | 25 | 14 | 39 | 3,1 | 1,6 | 2,3 | 1476 | 0,75 | 1173 | 0,64 |
| 1887 | 175 | 97 | 272 | 21 | 23 | 44 | 3,2 | 1,6 | 2,3 | 1407 | 0,71 | 1091 | 0,59 |
| 1888 | 103 | 109 | 212 | 18 | 14 | 32 | 1,9 | 1,6 | 1,8 | 1361 | 0,69 | 1117 | 0,60 |
| 1889 | 187 | 107 | 294 | 10 | 22 | 32 | 3,0 | 1,6 | 2,3 | 1264 | 0,60 | 938 | 0,51 |
| 1890 | 330 | 178 | 508 | 16 | 13 | 29 | 5,0 | 2,3 | 3,5 | 1837 | 0,92 | 1300 | 0,70 |
| 1891 | 303 | 170 | 473 | 10 | 10 | 20 | 4,4 | 2,1 | 3,1 | 1900 | 0,95 | 1407 | 0,76 |
| 1892 | 355 | 208 | 563 | 9 | 18 | 27 | 4,9 | 2,6 | 3,7 | 2070 | 1,03 | 1480 | 0,80 |
| 1893 | 278 | 229 | 507 | 12 | 15 | 27 | 3,8 | 2,6 | 3,2 | 1911 | 0,95 | 1377 | 0,74 |
| 1894 | 353 | 193 | 546 | 25 | 17 | 42 | 4,7 | 2,2 | 3,4 | 2100 | 1,03 | 1512 | 0,81 |
| 1895 | 518 | 206 | 724 | 26 | 14 | 40 | 6,5 | 2,2 | 4,2 | 2213 | 1,08 | 1549 | 0,82 |
| 1896 | 498 | 235 | 733 | 32 | 28 | 60 | 6,0 | 2,5 | 4,1 | 2083 | 0,99 | 1284 | 0,67 |
| 1897 | 450 | 233 | 683 | 25 | 25 | 50 | 5,1 | 2,4 | 3,6 | 1908 | 0,90 | 1175 | 0,61 |
| 1898 | 565 | 259 | 824 | 25 | 27 | 52 | 5,8 | 2,4 | 4,0 | 2301 | 1,08 | 1425 | 0,74 |
| 1899 | 543 | 221 | 764 | 35 | 34 | 69 | 5,5 | 2,1 | 3,7 | 2305 | 1,06 | 1472 | 0,76 |
| 1900 | 457 | 195 | 652 | 28 | 26 | 54 | 4,7 | 1,7 | 3,1 | 2171 | 0,99 | 1465 | 0,74 |
| 1901 | 432 | 208 | 640 | 23 | 17 | 40 | 4,5 | 1,8 | 3,0 | 2019 | 0,91 | 1439 | 0,71 |
| 1902 | 368 | 196 | 564 | 20 | 28 | 48 | 3,8 | 1,8 | 2,7 | 1716 | 0,77 | 1104 | 0,52 |
| 1903 | 431 | 183 | 614 | 24 | 20 | 44 | 4,5 | 1,6 | 2,9 | 2076 | 0,92 | 1418 | 0,69 |
| 1904 | 355 | 154 | 509 | 26 | 34 | 60 | 3,9 | 1,5 | 2,6 | 1491 | 0,66 | 922 | 0,45 |
| 1905 | 340 | 128 | 468 | 24 | 26 | 50 | 3,6 | -1,2 | 2,3 | 1639 | 0,72 | 1121 | 0,54 |
| 1906 | 302 | 129 | 431 | 19 | 16 | 35 | 3,1 | 1,1 | 2,1 | 1500 | 0,66 | 1034 | 0,50 |
| 1907 | 251 | 123 | 374 | 10 | 25 | 35 | 2,5 | 1,2 | 1,8 | 1530 | 0,66 | 1121 | 0,54 |
| 1908 | 278 | 134 | 412 | 24 | 26 | 50 | 2,9 | 1,2 | 2,0 | 1587 | 0,68 | 1125 | 0,54 |
| 1909 | 315 | 142 | 457 | 31 | 27 | 58 | 3,2 | 1,3 | 2,1 | 1661 | 0,71 | 1146 | 0,54 |
| 1910 | 332 | 141 | 473 | 27 | 13 | 40 | 3,3 | 1,1 | 2,1 | 1594 | 0,69 | 1081 | 0,51 |
| 1911 | 356 | 163 | 519 | 19 | 17 | 36 | 3,3 | 1,3 | 2,2 | 1655 | 0,69 | 1100 | 0,51 |
| 1912 | 372 | 164 | 536 | 22 | 18 | 40 | 3,5 | 1,3 | 2,3 | 1537 | 0,64 | 961 | 0,45 |
| 1913 | 404 | 169 | 573 | 27 | 25 | 52 | 3,8 | 1,4 | 2,5 | 1535 | 0,65 | 910 | 0,42 |
| 1914 | 411 | 145 | 556 | 24 | 14 | 38 | 3,8 | 1,2 | 2,4 | 1560 | 0,64 | 966 | 0,44 |
| 1915 | 407 | 178 | 585 | 31 | 16 | 47 | 3,8 | 1,4 | 2,5 | 1756 | 0,71 | 1124 | 0,50 |
| 1916 | 631 | 229 | 860 | 28 | 17 | 45 | 5,7 | 1,8 | 3,5 | 2136 | 0,85 | 1231 | 0,55 |
| 1917 | 600 | 266 | 866 | 19 | 18 | 37 | 5,3 | 2,0 | 3,5 | 2358 | 0,92 | 1378 | 0,59 |
| 1918 | 464 | 213 | 677 | 18 | 20 | 38 | 4,1 | 1,7 | 2,8 | 2096 | 0,80 | | |
| 1919 | 656 | 258 | 914 | 11 | 12 | 23 | 5,7 | 1,9 | 3,6 | 2360 | 0,92 | | |
| 1920 | 495 | 218 | 713 | 14 | 12 | 26 | 4,3 | 1,6 | 2,8 | 1959 | 0,75 | | |
| 1921 | 430 | 202 | 632 | 20 | 18 | 38 | 3,8 | 1,5 | 2,6 | 1832 | 0,69 | | |
| 1922 | 551 | 220 | 771 | 13 | 14 | 27 | 4,9 | 1,7 | 3,1 | 1594 | 0,60 | | |

Die Kurven der Erkrankungshäufigkeit für Syphilis und für Gonorrhöe zeigen nun für Oslo, für ganz Norwegen und für Norwegen ohne Oslo einen ganz analogen Kurvenverlauf, der sich in charakteristischer Weise in einem ganz gleichmäßigen Steigen und Fallen dokumentiert, so daß dabei nicht mehr

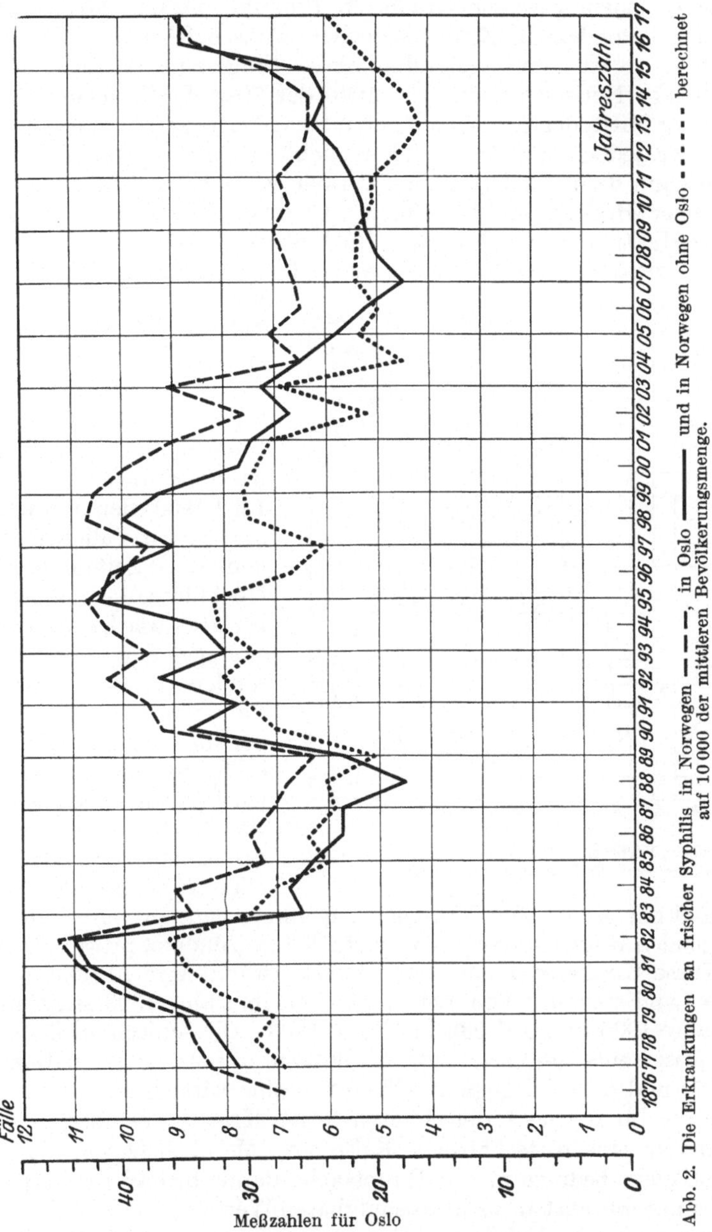



Abb. 2. Die Erkrankungen an frischer Syphilis in Norwegen ——— und in Oslo ——, in Norwegen ohne Oslo ----- berechnet auf 10 000 der mittleren Bevölkerungsmenge.

von einer zufälligen Übereinstimmung gesprochen werden kann. Für Norwegen müssen also ganz bestimmte Einflüsse bestanden haben, die den Kurvenablauf maßgeblich bestimmten. Das erste Maximum liegt im Jahre 1882, das zweite 1899, das dritte 1916; die Minima bilden die Jahre 1888 und 1907, wie aus dem obigen Schaubild für die Syphilis klar hervorgeht.

Welche Einflüsse haben nun diese Gestaltung bewirkt? In Betracht kommen vornehmlich: die Ausbreitung der Prostitution und die gesamten wirtschaftlich-sozialen Verhältnisse. Da die Prostitutionsfrage nur im Zusammenhang mit dem jeweiligen ökonomischen Niveau betrachtet werden kann — ist doch die Prostitution bis zu einem gewissen Grade ein Produkt starker ökonomischer Spannungen, das besonders in Zeiten schnellen wirtschaftlichen Aufschwungs sich potenziert —, so ist zum Verständnis dieser Frage eine Beschäftigung mit der Wirtschaftslage Norwegens seit der Mitte der 70er Jahre notwendig.

Nach der Mitte der 70er Jahre befand sich Norwegen in einer ökonomischen Krise, in der jedoch die Arbeitslöhne nicht erheblich gesunken waren. Von 1879 an begann dann wiederum eine Periode wirtschaftlichen Aufschwungs, die 1882 zu einer Hochkonjunktur führte. Charakterisiert ist dieses Jahr durch höchste Produktion im Gruben- wie Hüttenbetrieb, durch starke Ausfuhr von Holz und unverarbeiteten Mineralien sowie bedeutenden Export von Fischerei-

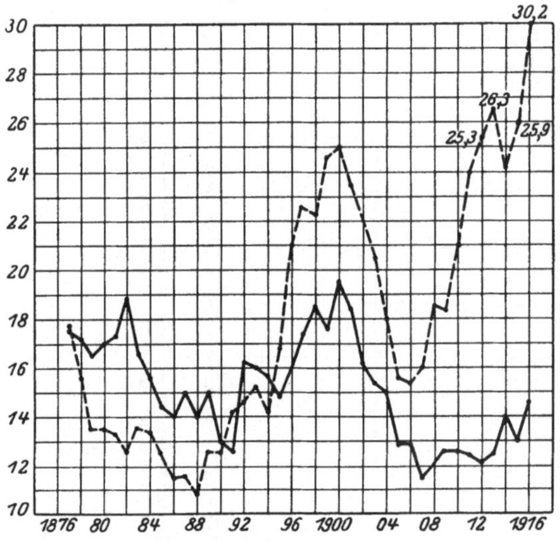

Abb. 3. Die wegen Verbrechen (⁰/₀₀₀) ——— und die wegen Vergehen (⁰/₀₀) — — — in Norwegen bestraften Personen.

produkten und Textilien. In den Jahren 1887 und 1888 folgte dann eine neue Krise, der wiederum ein wirtschaftlicher Aufschwung folgte, insbesondere ausgeprägt 1895 und mit steigender Auswirkung bemerkbar bis etwa 1899/1900, den Jahren, in denen die großen Fallissements begannen. Diese Zeit der geschäftlichen Hochblüte, die „jobbetid" (Schieberzeit), war hauptsächlich durch eine spekulative Bautätigkeit, besonders in der Anlegung vieler Fabriken, gekennzeichnet. Besonders in Oslo, in geringerem Maße in Bergen und Trondhjem, überwucherte diese Bautätigkeit. 1899 war der Höhepunkt erreicht, und die Schieberzeit endete mit einem allgemeinen Krach, nachdem zwei Banken und ein großes Handelshaus in Konkurs geraten waren, denen in den nächstfolgenden beiden Jahren sechs, erst 1897 gegründete, private Aktienbanken folgten. Diese Konkurse zogen weite Kreise, waren ihre Aktionäre doch über das ganze Land verteilt. Von 424 Konkursen im Jahre 1898 stieg die Zahl auf 876 im Jahre 1900 und auf 932 im Jahre 1903. Die schlechten Zeiten, die mit diesen Fallissements eingesetzt hatten, erreichten ihren Kulminationspunkt im Jahre 1907, und darnach beginnt allmählich eine wirtschaftliche Erholung, die endlich in die für die neutralen Staaten fetten Kriegsjahre überging. 1920 trat dann wiederum eine wirtschaftliche Krise ein. Merklich begann der Geschäftsgang abzuflauen, bedingt in der Hauptsache dadurch, daß die Kapitalien von Industrie und Schiffahrt in nicht ausnutzbaren Werten (Schiffen, Fabriken usw.) angelegt waren und die Valuta den Export und damit auch die Produktion mehr und mehr unterband.

Die Maxima und Minima der Wirtschaftskurve stimmen also auffallend genau mit der der Geschlechtskrankheiten überein, so daß daraus auf eine Abhängigkeit der einen von der anderen unzweifelhaft geschlossen werden muß.

Zeigt die norwegische Statistik den deutlichen Zusammenhang zwischen den
Schwankungen der Erkrankungsziffer und den wirtschaftlichen Auf- und Nieder-
gangsperioden, so müssen im folgenden die einzelnen beeinflussenden Faktoren
dieses Zusammenspiels untersucht werden, das den allgemeinen Ausdruck sozialer
und ökonomischer Symptomenkomplexe darstellt.

Sucht man nach sicher fundierten Statistiken über Tatsachen, die mit den
Geschlechtskrankheiten wie der ökonomischen Lage in irgendeinem Zusammenhange stehen, so weist die Abhängigkeit von Alkoholismus und Geschlechtskrankheiten und von Prostitution und Verbrechertum den Weg, einmal die
Verbrechenstatistik zu untersuchen und dann die Statistik der Vergehen. Auch
hier ist die Statistik von Norwegen deshalb besonders brauchbar, weil die Trunken-
heitsvergehen den größten Teil der Vergehen überhaupt ausmachen. Auch die
Zahl der wegen Trunkenheit in Verbindung mit anderen Vergehen Verhafteten
zeigt enge Abhängigkeit von der Höhe des Verbrauchs von Branntwein und Bier.

*Zahl der in den Jahren 1876—1916 wegen Vergehen und Verbrechen bestraften Personen.*

| Im Jahre | Wegen Verbrechen Bestrafte | | Wegen Vergehen Bestrafte | |
|---|---|---|---|---|
| | absolute Zahl | $^0/_{000}$ | absolute Zahl | $^0/_{00}$ |
| 1876 . . . . | 3320 | 18,1 | 32 740 | 17,91 |
| 1877 . . . . | 3271 | 17,7 | 33 036 | 17,83 |
| 1878 . . . . | 3254 | 17,3 | 29 324 | 15,61 |
| 1879 . . . . | 3097 | 16,3 | 25 782 | 13,53 |
| 1880 . . . . | 3277 | 17,1 | 25 769 | 13,47 |
| 1881 . . . . | 3318 | 17,3 | 25 369 | 13,26 |
| 1882 . . . . | 3593 | 18,8 | 24 263 | 12,70 |
| 1883 . . . . | 3185 | 16,6 | 25 977 | 13,56 |
| 1884 . . . . | 3012 | 15,6 | 25 814 | 13,37 |
| 1885 . . . . | 2803 | 14,4 | 24 382 | 12,52 |
| 1886 . . . . | 2742 | 14,0 | 22 590 | 11,51 |
| 1887 . . . . | 2932 | 14,9 | 22 664 | 11,49 |
| 1888 . . . . | 2753 | 13,9 | 21 755 | 10,99 |
| 1889 . . . . | 2938 | 14,8 | 24 926 | 12,58 |
| 1890 . . . . | 2603 | 14,2 | 25 248 | 12,58 |
| 1891 . . . . | 2548 | 13 9 | 28 360 | 14,04 |
| 1892 . . . . | 3252 | 16,2 | 29 528 | 14,69 |
| 1893 . . . . | 3208 | 15,9 | 30 660 | 15,18 |
| 1894 . . . . | 3173 | 15,6 | 28 825 | 14,20 |
| 1895 . . . . | 3044 | 14,8 | 34 626 | 16,85 |
| 1896 . . . . | 3298 | 15,8 | 43 733 | 20,99 |
| 1897 . . . . | 3644 | 17,3 | 47 849 | 22,68 |
| 1898 . . . . | 3985 | 18,6 | 47 922 | 22,40 |
| 1899 . . . . | 3838 | 17,7 | 54 459 | 24,66 |
| 1900 . . . . | 4305 | 19,6 | 55 187 | 24,99 |
| 1901 . . . . | 4067 | 18,3 | 52 656 | 23,63 |
| 1902 . . . . | 3602 | 16,1 | 49 236 | 21,98 |
| 1903 . . . . | 3480 | 15,3 | 46 545 | 20,52 |
| 1904 . . . . | 3442 | 15,1 | 40 798 | 17,93 |
| 1905 . . . . | 2920 | 12,8 | 35 795 | 15,66 |
| 1906 . . . . | 2970 | 12,9 | 35 429 | 15,43 |
| 1907 . . . . | 2654 | 11,5 | 37 289 | 16,17 |
| 1908 . . . . | 2817 | 12,1 | 43 045 | 18,54 |
| 1909 . . . . | 2967 | 12,7 | 42 858 | 18,33 |
| 1910 . . . . | 2982 | 12,7 | 49 368 | 20,98 |
| 1911 . . . . | 2952 | 12,5 | 56 931 | 24,01 |
| 1912 . . . . | 2925 | 12,2 | 60 491 | 25,28 |
| 1913 . . . . | 3045 | 12,5 | 63 875 | 26,29 |
| 1914 . . . . | 3424 | 14,0 | 59 512 | 24,26 |
| 1915 . . . . | 3219 | 13,1 | 63 964 | 25,94 |
| 1916 . . . . | 3639 | 14,6 | 75 429 | 30,20 |

Diese Zahlen verzeichnet Abb. 3.

Auch diese Kurven zeigen denselben Typ; bei den Verbrechen finden sich 1882 und 1900 Maxima; 1888, 1891 und 1907 Minima. Bei den Vergehen verläuft die Kurve bis auf das fehlende Maximum 1882 gleichsinnig. Also auch hier eine deutliche Übereinstimmung mit der Kurve der Geschlechtskrankheiten.

Zwei der Komponenten, die Bedeutung für die Verbreitung der Geschlechtskrankheiten haben, können aus der bisher herangezogenen Statistik erschlossen werden: einmal die Rolle des Alkoholismus und dann die überragende Wichtigkeit der Nachfrage, die in den Perioden der Hochkonjunktur, in Schieberzeiten, besonders groß ist, Zeiten, die das allgemeine Auslebebedürfnis sowie das Angebot der Prostitution künstlich steigern.

Diese gesteigerte Nachfrage nach der Prostitution oder, allgemeiner ausgedrückt, nach außerehelichem Geschlechtsverkehr, findet sich nun nicht nur bei den Männern der besitzenden Schichten, sondern auch bei denen der breiten Volksmassen. Die maximal gesteigerten Arbeitsleistungen in Fabrik, Geschäft und Kontor während der Zeiten der Hochkonjunktur erzeugen naturgemäß bei den Arbeitenden innere Spannungen, die nach Auslösung — nach Entspannung — drängen. Wo aber findet der Arbeitende diese bequemer als in Alkohol und Prostitution — zu denen er gleichzeitig durch seine häuslichen Lebensbedingungen gleichsam gedrängt, aber auch durch das geschäftige Alkoholkapital gezogen wird. Die unheilvolle Rolle des Alkoholkapitals durch die künstliche Anstachelung der Nachfrage, die, vom elegantesten, raffiniertesten Kabarett angefangen, bis zum übelsten, gröbsten Tingeltangel in allen Schattierungen und jedem Geschmack angepaßt inszeniert wird, hat ABRAHAM FLEXNER charakterisiert in seiner Beziehung zur Prostitution.

„Die Prostitution ist nicht nur eine Angelegenheit zwischen Mann und Frau — ersterer durch einen periodischen Trieb überwältigt, der die Befriedigung erheischt, letztere durch die leidenschaftslose Aufopferung der Geschlechtsfunktion den Lebensunterhalt verdienend. Darüber hinaus ist sie ein Gewerbe, durch Dritte mit Überlegung zum eigenen Gewinn betrieben: und der Geschlechtstrieb eignet sich nur zu gut zur künstlichen Ausbeutung. Ein sehr großer Bestandteil von dem, was die unwiderstehliche Forderung des Naturtriebes genannt worden ist, ist nichts als Suggestion und künstliche Aufpeitschung, verbunden mit Alkohol, spätem nächtlichen Aufbleiben und sinnlichen Vergnügungen, die mit Überlegung betrieben werden, um zu dem Gewinn von Drittpersonen beizutragen.

Mit Vorbedacht wird ein künstliches Angebot von Prostituierten geschaffen; unter geeigneten Umständen wird es auf den Markt geworfen und eine künstliche Nachfrage angeregt, um es aufzubrauchen. Jede geduldete Luststätte, aus deren Existenz Drittparteien Vorteile ziehen, wird so zu einem nivestierten Kapital, das Nachfrage und Angebot aufpeitscht, die gegenseitig aufeinander wirken. Das Angebot, überall größer als die spontane Nachfrage, wird benutzt, um eine sekundäre Nachfrage zu schaffen. Ein auffallendes Beispiel von überlegter, geschäftlicher Organisation auf dieser Basis gibt es in Paris, wo dicht aufeinander in der Rue Pigal eine Tanzhalle, ein Café und ein Rendez-vous-Haus zu finden sind, die *ein* Unternehmen unter ein und derselben Leitung bilden.

Nimmt man die Prostitution und die Nachfrage nach Prostitution, wie sie heute in irgendeiner großen Stadt bestehen, so sind drei verschiedene Faktoren leicht zu unterscheiden: der Geschlechtstrieb selber; soziale Anstiftung oder sozialer Zwang; rein künstliche Aufreizung. Es ist nicht unwahrscheinlich, daß dem Geschlechtstrieb eine viel unbedeutendere Rolle zukomme, als gewöhnlich angenommen wird; viel von dem, was als physiologisch angesehen worden ist, ist zweifellos sozial bedingt."

Auf diese soziale Bedingtheit ist für die Männer oben hingewiesen worden.

Auch bei den Frauen, die, meist aus den unteren Schichten stammend, der Prostitution[1]) verfallen, spielen soziale Bedingungen zweifellos eine vorwiegende Rolle, wenn auch die Anschauung abgelehnt werden muß, daß die

---

[1]) Zum näheren Studium des Prostitutionsproblems sei verwiesen auf BLASCHKE: Hygiene der Geschlechtskrankheiten, 1920; FLEXNER: Die Prostitution in Europa, 1922; ANNA PAPPRITZ: Einführung in das Studium der Prostitutionsfrage, 1919.

Not der äußeren Verhältnisse allein dazu ausreicht, ebenso wie die Ansicht, daß allein die innere Anlage dazu führt.

BONHOEFFER hat aber gezeigt, daß „für das defekte Individuum die Wahrscheinlichkeit wächst, Alkoholist, Vagabund oder prostituiert zu werden, je schlechter es äußerlich unter erziehliche Wirkung gestellt war".

Wenn ein bedeutender Teil der kontrollierten Prostituierten aus derartigen Typen besteht, so ist dies bei der geheimen in viel geringerem und bei der gelegentlichen Prostitution in verschwindendem Maße der Fall. Hier fallen vielmehr soziale und wirtschaftliche Gründe ins Gewicht, auf die später noch zurückgekommen werden soll. Wenn in diesem Sinne gerade in den Zeiten der geschäftlichen Hochkonjunktur schlechte soziale Verhältnisse ihrerseits zu einer Vermehrung des Venerismus führen, so ist dies kein Widerspruch, sondern logische Folge.

Die Erfahrungen der Infektionshäufung in den neutralen Ländern während des Weltkrieges, die vornehmlich in den jüngeren Altersklassen besonders deutlich ausgesprochen war, zeigen diesen Einfluß unverkennbar. Speziell die Zahlen von Helsingfors beweisen, in wie erschreckend großer Menge die Männer erkrankten, wie sie also in ganz besonderem Maße sich der Infektion ausgesetzt haben. Die Kriegsindustrie führte aus den eben gestreiften psycho-physiologischen Ursachen mit der Steigerung der Löhne zu einer starken Promiskuität und damit zu einem Anschwellen der Infektionsziffer, wie aus folgenden Tabellen hervorgeht:

*Zahl der frischen Syphilisfälle in Stockholm bzw. auf 1000 der nebenstehend angegebenen Altersklassen.*

| Altersklasse | 1915 | 1916 | 1917 | 1918 | 1919 | 1920 | 1921 |
|---|---|---|---|---|---|---|---|
| | | | Männer. | | | | |
| 15—20 | 1,3 | 1,6 | 2,0 | 2,4 | 9,2 | 4,6 | 3,5 |
| 20—25 | 11,3 | 7,8 | 8,2 | 11,2 | 20,8 | 12,7 | 9,0 |
| 25—30 | 10,7 | 11,5 | 10,6 | 16,7 | 17,3 | 9,3 | 8,4 |
| 30—35 | 6,9 | 5,4 | 6,5 | 8,4 | } 8,4 | } 5,3 | } 4,0 |
| 35—40 | 3,3 | 3,2 | 3,1 | 5,3 | | | |
| 40—50 | 1,1 | 2,1 | 1,9 | 2,4 | 3,5 | 1,9 | 2,0 |
| 15—50 | 6,2 | 5,6 | 5,5 | 8,0 | 11,1 | 6,4 | 5,1 |
| | | | Frauen. | | | | |
| 15—20 | 3,6 | 3,3 | 2,7 | 3,7 | 11,4 | 7,0 | 2,6 |
| 20—25 | 6,9 | 6,6 | 5,5 | 6,8 | 10,9 | 5,0 | 2,5 |
| 25—30 | 4,6 | 3,8 | 2,1 | 4,4 | 4,8 | 2,7 | 2,0 |
| 30—35 | 2,4 | 2,4 | 1,6 | 1,6 | } 2,1 | } 1,4 | } 0,7 |
| 35—40 | 1,1 | 1,0 | 0,5 | 0,8 | | | |
| 40—50 | 0,5 | 0,4 | 0,5 | 0,3 | 1,1 | 0,5 | 0,4 |
| 15—50 | 3,3 | 3,0 | 2,4 | 3,0 | 5,1 | 2,8 | 1,5 |

*Zahl der gemeldeten Syphilisrecens-Fälle in Helsingfors bzw. auf 1000 der nebenstehend angegebenen Altersklassen.*

| Altersklasse | 1910 | 1911 | 1912 | 1913 | 1914 | 1915 | 1916 | 1917 | 1918 | 1919 | 1920 |
|---|---|---|---|---|---|---|---|---|---|---|---|
| | | | | | Männer. | | | | | | |
| 15—20 | 1,5 | 4,4 | 2,1 | 2,0 | 2,9 | 4,4 | 3,5 | 6,0 | 5,9 | 7,3 | 4,8 |
| 20—25 | } 4,1 | } 7,9 | } 9,1 | 11,7 | 10,8 | 12,3 | 13,8 | 19,5 | 32,0 | 25,9 | 15,5 |
| 25—30 | | | | 12,8 | 7,5 | 11,0 | 13,0 | 21,0 | 16,9 | 17.9 | 12,6 |
| 30—35 | } 2,3 | } 2,5 | } 2,3 | 4,8 | 3,2 | 4,2 | 4,2 | 9,7 | 9,4 | 11,4 | 5,0 |
| 35—40 | | | | 2,2 | 1,8 | 2,7 | 2,3 | 4,0 | 4,1 | 5,0 | 3,4 |
| über 40 | 0,4 | 0,5 | 0,5 | 0,8 | 0,8 | 0,7 | 0,9 | 1,5 | 1,8 | 1,9 | 1,4 |
| Alle Alterskl. | 1,5 | 2,7 | 2,8 | 3,8 | 3,0 | 3,8 | 4,3 | 6,6 | 7,0 | 7,0 | 4,4 |

(Fortsetzung.)

| Altersklasse | 1910 | 1911 | 1912 | 1913 | 1914 | 1915 | 1916 | 1917 | 1918 | 1919 | 1920 |
|---|---|---|---|---|---|---|---|---|---|---|---|
| | | | | | Frauen. | | | | | | |
| 15—20 . . . | 2,9 | 3,1 | 5,0 | 6,1 | 7,2 | 3,8 | 4,5 | 7,7 | 8,8 | 7,9 | 5,3 |
| 20—25 . . . | }1,8 | }2,9 | }4,1 | 6,3 | 5,6 | 4,3 | 7,5 | 8,4 | 11,2 | 15,8 | 9,3 |
| 25—30 . . . | | | | 3,6 | 3,2 | 1,8 | 2,0 | 3,1 | 3,7 | 5,9 | 3,9 |
| 30—35 . . . | }1,1 | }0,6 | }1,0 | 1,9 | 1,8 | 0,3 | 1,5 | 1,9 | 1,5 | 3,4 | 2,1 |
| 35—40 . . . | | | | 1,0 | 1,1 | 1,1 | 0,8 | 1,3 | 1,0 | 1,3 | 1,7 |
| über 40 . . | 0,3 | 0,2 | 0,2 | 0,3 | 0,2 | 0,1 | 0,3 | 0,5 | 0,3 | 0,6 | 0,5 |
| Alle Alterskl. | 1,0 | 1,2 | 1,7 | 2,1 | 2,0 | 1,3 | 1,9 | 2,5 | 2,5 | 3,5 | 2,3 |

Der Gesichtspunkt der ausschlaggebenden Rolle des Mannes für die Gestaltung des Prostitutionsmarktes ist deshalb so entscheidend, weil er richtungsbestimmend dafür sein muß, daß die Bekämpfung der Geschlechtskrankheiten nicht immer nur am falschen Ende — bei den Frauen — begonnen werden darf, sondern auch am ursächlichen, bei den Männern, einsetzen muß, denn *der Mann allein bestimmt* — quantitativ gesprochen — *Belebung und Benutzung des Prostitutionsmarktes*, der in fetten Jahren als Infektionsvermittler eine bedeutende Rolle spielt, in mageren Jahren aber weit weniger in Betracht kommt. Gleichzeitig ist der Mann aber auch derjenige, auf dem in der Hauptsache die Verantwortung für die Verbreitung der Geschlechtskrankheiten ruht. Er allein ist, wie noch gezeigt werden wird, faktisch imstande, sich wirksam gegen die Akquirierung einer Geschlechtskrankheit zu schützen, während die Frau der Infektion viel hilfloser ausgesetzt ist.

Ist schon (S. 593) auf die Bedeutung der sozialen Lage für den weiteren Verlauf der Geschlechtskrankheiten hingewiesen worden, so ist diese auch für die Weiterverbreitung unter bestimmten Arbeitsbedingungen (Glasbläser, Nahrungsmittelgewerbe usw.) und innerhalb der Familie von außerordentlicher Wichtigkeit. Besonders kraß kommt es bei der Infektion der Kinder zum Ausdruck. GUMPERT hat hervorgehoben, daß das in Berlin von Monat zu Monat (in den letzten Jahren) sich häufende klinische Material stets von neuem davon überzeugt hat, daß es sich um den unheilvollen Ausdruck einer sozialen Situation handle.

„Hier ist das zentrale Problem der Wohnungsnot. Solange in einer Stadt wie Berlin hunderttausende Familien nur einen einzigen Raum bewohnen, oft mehr als 14 Menschen in einem Käfig, solange Hunderttausende von Menschen kein eigenes Bett haben, sondern ihr Lager mit 2 oder 3 anderen teilen müssen, Gesunde und Kranke, Männer und Frauen, Kinder und Erwachsene untereinander, solange werden die Geschlechtskrankheiten die Gesundheit des Volkes verheeren. In einer großen Anzahl unserer Fälle ist der Zusammenhang zwischen der Enge und Dürftigkeit des Heimes und der Infektion direkt nachweisbar. Mehrfach war es der Zwangsmieter, der Zimmerherr, der das Kind mißbraucht hat. Absonderungen Kranker, Krankenbehandlung, Erfüllung primitivster hygienischer Maßnahmen, sind in diesen Räumen unmöglich. Und man stelle sich das maßlose und demütigende Elend dieser Behausungen vor, um alles andere zu verstehen, was die Jugend eines Kindes vergiftet und die Quelle der Infektion bildet, die bedrückende Armut, den erstickenden Schmutz, die Unwissenheit, die mangelnde Erziehung, die Gleichgültigkeit gegen alles Elend der Welt.“

Die sozialpsychologischen Beziehungen von Alkoholismus und Sexualleben konnten aus der norwegischen Statistik erschlossen werden. Auf dem Boden des Alkoholismus erwachsen die Roheits- und Sittlichkeitsdelikte, also diejenigen Straf- und Angriffstaten, die das Sexualleben vertieren, indem sie es der allein menschenwürdigen Selbstbestimmung entziehen. Ja, diese Selbstbestimmung hört nicht allein bei dem Objekt des Zwanges auf, nein, tiefer gesehen steht auch das den Zwang gegen das andere ausübende Subjekt seinerseits unter psychischer Zwangswirkung infolge des eigenen Alkoholgenusses (ELSTER). So führt die dadurch geminderte oder aufgehobene Willenskraft,

Willensfreiheit wie Willensbetätigung einerseits zu Sexualverbindungen, die sonst nicht eingegangen worden wären, dann aber wird der Geschlechtsverkehr in Form wie Häufigkeit stark durch den Rauschzustand gesteigert, hauptsächlich dadurch, daß die volle Befriedigung meistens auszubleiben pflegt. Hat somit der Alkoholgenuß einmal seine große Bedeutung als Verführer zum Geschlechtsverkehr, so wird er andererseits aber auch häufig die Ursache für die Akquirierung einer Geschlechtskrankheit dadurch, daß unter seinem Einfluß der Geschlechtsakt in roher und verlängerter Weise ausgeführt wird. Hierdurch werden aber viel leichter als unter normalen Bedingungen Eintrittspforten für die Syphiliserreger geschaffen, während im Gegensatz dazu gleichzeitig meist auch alle Schutzmaßregeln vernachlässigt werden.

Daß der Alkoholismus eine bedeutende Rolle für den Venerismus spielen muß, geht auch a priori schon aus der kulturell engen Zusammengehörigkeit von Trinksitten und erotischen Vergnügungen hervor. Der ganze Zuschnitt des modernen Vergnügungslebens, wie er sich in den Vergnügungsstätten jeder Art, wie er in Wort und Bild sich dauernd aufdrängt, bedeutet eine kontinuierliche Reizung des Erotismus, der zu seiner Auslösung gedrängt wird. Ist der Alkohol dabei der Schrittmacher, der alle Hemmungen mindert, so ist die Prostitution in ihrer engen Verknüpfung mit den Stätten des Alkoholismus überall zur Befriedigung der gesteigerten Begierden zur Hand, und es schließt sich so der Circulus vitiosus von Alkoholismus — Prostitution — Venerismus.

Allgemein ist es selten, daß junge Männer sich klaren Verstandes, mit bestimmter Absicht in die Arme der Prostitution werfen, und auch die Verführungen junger Mädchen werden sehr häufig erst infolge des Alkoholgenusses ermöglicht.

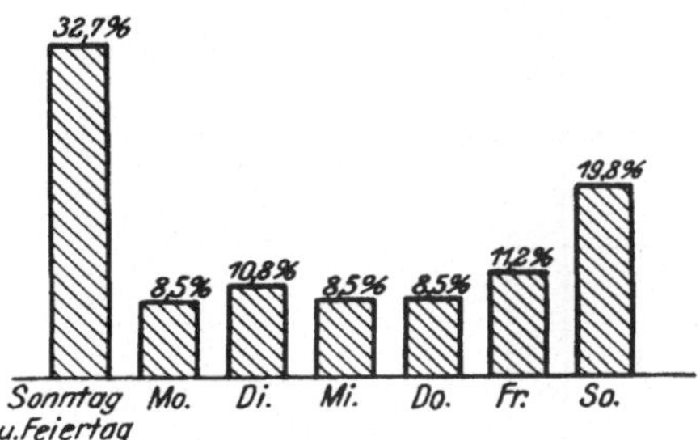


Abb. 4. Die prozentuale Verteilung der Infektion nach Wochentagen.

So lehrt eine allerdings kleine Zahlenzusammenstellung von Forel, daß von 136 jungen Männern 66 den ersten Geschlechtsverkehr unter dem Einfluß des Alkohols ausübten, 70 nüchtern waren. Von 17 Mädchen dagegen waren 13 durch den Alkohol dazu gebracht worden. Wirkt so der Alkoholgenuß als bestimmender Faktor beim ersten Geschlechtsverkehr mit, so ist er auch nicht selten indirekt die Ursache einer geschlechtlichen Infektion, deren Bedingtheiten in diesem Zustande oben bereits auseinandergesetzt wurden. Einige der Stichprobenstatistiken seien hierzu als Belege angeführt:

Langstein fand, daß von 169 Männern 74 = 43,8% zur Zeit des ansteckenden Geschlechtsverkehrs unter dem Einfluß von Alkohol standen. Die von Forel befragten 182 Männer waren zu 76,4% (139) alkoholisiert bei der Infektion. Magnus Möller (Stockholm) stellte als unter dem Einfluß des Alkohols gesetzte Infektionen 67,7% fest und von Notthafft (München) 30% bei rund 1225 Erkrankten. Hecht (Prag) fand, daß von 673 Arbeitern, Handwerkern u. dgl. 304 (42,7%) und von 299 Studenten, Beamten u. dgl. 134 (54%) zur Zeit der Ansteckung mehr als sonst getrunken hatten. Von 75 Ehemännern behaupteten 45 (60%) unter dem Einfluß des Alkohols zu dem infizierenden, außerehelichen Geschlechtsverkehr gekommen zu sein.

Der Einfluß des Alkohols auf die Akquirierung einer venerischen Krankheit geht auch dann hervor, wenn man untersucht, an welchem Tage die Infektion stattfand. Bei 222 Geschlechtskranken konnte Hecht genau den Tag der Ansteckung feststellen, und die Verteilung dieser Fälle ergab folgendes Resultat, das in der vorstehenden Darstellung auf S. 631 gegeben ist.

Danach infizierten sich also 32,7% oder rund $^1/_3$ an Sonn- und Feiertagen und 19,8% oder rund $^1/_5$ an Sonnabenden. Der Einfluß des Zahltages auf den Alkoholkonsum und damit auch auf die Ansteckungshäufigkeit ist somit dokumentiert.

Der Zusammenhang zwischen Alkohol und Geschlechtskrankheiten, zwischen Alkohol und Vergehen hat sich bereits klar aus den Jahresziffern der obengenannten norwegischen Statistik ergeben. Untersucht man die gleichen Beziehungen für die einzelnen Wochentage für Alkoholismus und Vergehen, wie KÜRZ (Zur Prophylaxe der Roheitsdelikte) es für Alkohol und Körperverletzung getan hat, so findet sich folgendes Bild, das gleichzeitig auch angibt, wo sich die Delikte abspielten (nach HECHT, Prag):

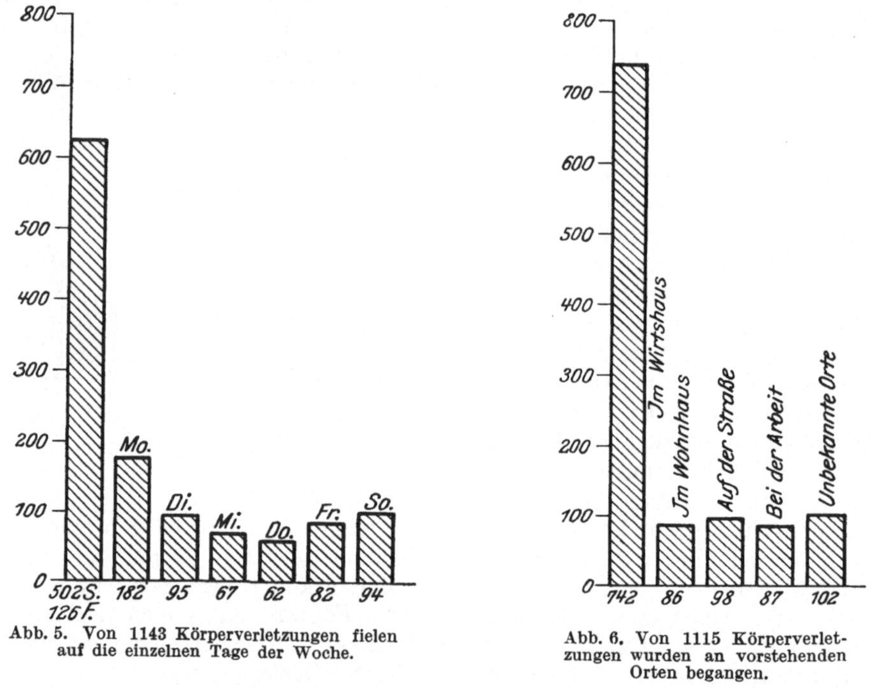


Abb. 5. Von 1143 Körperverletzungen fielen auf die einzelnen Tage der Woche.

Abb. 6. Von 1115 Körperverletzungen wurden an vorstehenden Orten begangen.

Damit steht außer Zweifel: der Alkoholismus ist ein Förderer des außerehelichen Geschlechtsverkehrs und somit auslösende Ursache für die Verbreitung der Geschlechtskrankheiten.

Einen weiteren Einblick in die sozialen Ursachen der Geschlechtskrankheiten vermittelten schon die oben gegebenen Statistiken über ihre Verteilung nach Stadt und Land.

Die bestehenden Unterschiede in der Erkrankungshäufigkeit in verschieden großen Städten zeigt ein auf S. 633 stehendes Diagramm.

Hieraus folgt, daß die Großstädte, die *Binnenhandelsstädte* sind — wie Berlin, Leipzig, Köln und Frankfurt a. M. —, sehr hohe Erkrankungsziffern aufweisen, ebenso wie die Hafenstädte Hamburg, Stettin, Königsberg, Danzig und Kiel, in denen die Erkrankungsziffern sogar relativ zu der Größe der Stadt teilweise noch höher, demgegenüber in den Städten der *Großindustrie*, wie Elberfeld, Dortmund, Krefeld, Essen die Erkrankungsziffern viel geringer sind.

Untersuchen wir nun, worauf sich diese verschiedenartige Verteilung gründet, so müssen wir dazu die Bevölkerungsstatistik heranziehen, und zwar das über die Verteilung in Stadt und Land und über den Altersaufbau der Bevölkerung vorliegende Material.

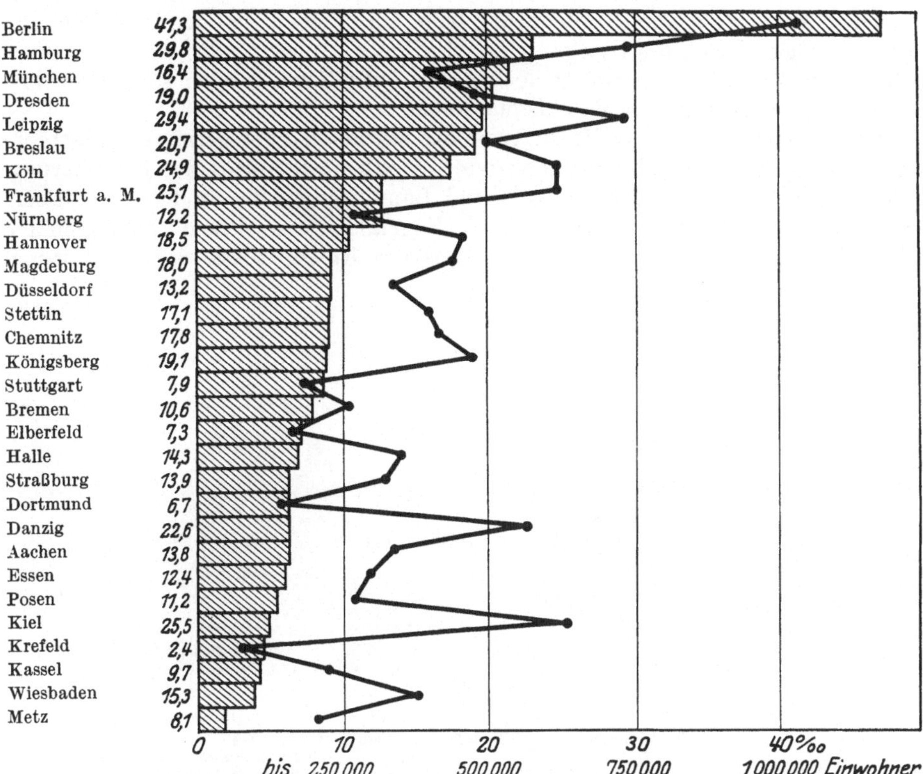


Abb. 7. Verbreitung der venerischen Krankheiten in 30 deutschen Großstädten auf Grund der Häufigkeit der venerischen Krankheiten unter den Rekruten auf je 1000 Mann der Kopfstärke 1903—1905. (nach SCHWIENING-BLASCHKE).

Einen allgemeinen Überblick über die verschiedenartige Besetzung der Altersklassen in Stadt und Land vermittelt schon folgende Übersicht (Abb. 8):

In Stadt und Land entfallen auf die Altersklassen nach der Volkszählung von 1919 (Deutschland):

| Von je 100 | 0—20 | | 21—60 | | Über 60 | |
|---|---|---|---|---|---|---|
| | männlich | weiblich | männlich | weiblich | männlich | weiblich |
| Stadt . . . . . . . . . | 35,4 | 31,6 | 58,1 | 60,0 | 6,5 | 8,4 |
| Land . . . . . . . . . . | 44,6 | 40,6 | 45,6 | 49,4 | 9,8 | 10,0 |

(Nach Wirtschaft u. Statistik Bd. 1, S. 440.)

Das hervorstechendste Merkmal der Stadtbevölkerung ist die starke Besetzung der Altersjahre im erwerbstätigen Alter, während das Charakteristicum der Landbevölkerung die überaus große Besetzung der jüngsten, den Anteil der Kinder bezeichnenden Altersklasse ist. Bei der Landbevölkerung entspricht auch die Bevölkerungszahl im erwerbstätigen Alter nicht entfernt ihrem Kinderreichtum. Die Stadt mit ihren mannigfaltigen Arbeits- und Verdienstmöglichkeiten und ihren arbeitgebenden Industriestätten saugt förmlich die große Kinderzahl der Landbevölkerung an, die im erwachsenen Alter auf dem Lande keine Beschäftigung und keinen Unterhalt finden könnte. Die Stadt bedarf aber andererseits auch dringendst dieses Menschenzuwachses, da sie aus ihrer eigenen Bevölkerungszunahme keineswegs den Arbeitsmarkt befriedigen könnte.

An beiden Diagrammen fällt der scharfe Einschnitt im Stadtbilde bei den männlichen Personen im Alter von 20—30 Jahren und auch die gegenüber den weiblichen Personen starke Einbuchtung beim männlichen Teil der Landbevölkerung auf. Diese durch die Kriegsverluste bedingte Änderung des Altersaufbaues muß für die Zukunft, wie unten noch näher ausgeführt werden soll, einen bedeutenden Einfluß auf den Venerismus haben.

Ist als eine wesentliche Bedingtheit der stärkeren oder geringeren Verbreitung der Geschlechtskrankheiten die unterschiedliche Struktur der Bevölkerung in Großstadt, Mittelstadt, Kleinstadt und Land festgestellt, und die in diesen verschiedenen Ortsgrößenklassen sie bedingenden wie davon abhängenden verschieden gearteten Arbeits- wie Lebensverhältnisse sowie die Gestaltung

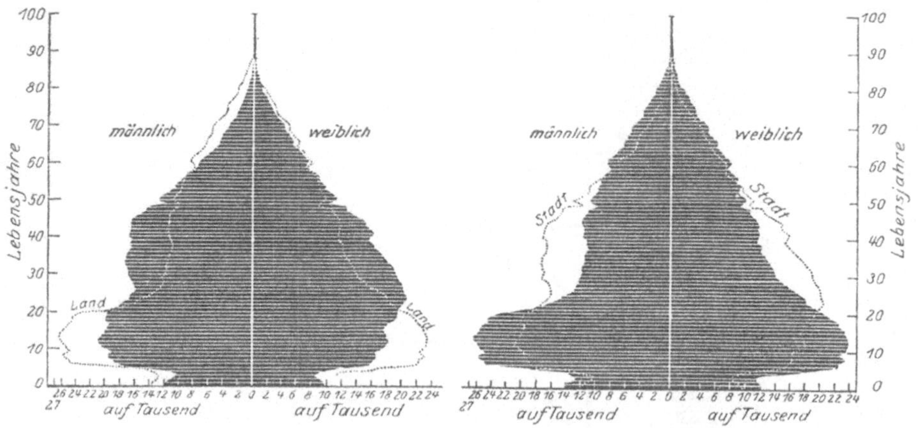

Abb. 8. Altersaufbau der Bevölkerung Deutschlands 1919
in der Stadt auf dem Lande
(Gemeinden über 100000 Einwohner) (Gemeinden unter 2000 Einwohner)

Das vorstehende Schaubild enthält die Unterschiede im Altersaufbau der Bevölkerung noch für die einzelnen Lebensjahre und läßt die geradezu entgegengesetzte Struktur von Großstadt und Land erkennen, was besonders deutlich aus der jedem Bilde eingetragenen punktierten Linie für den anderen Bevölkerungsteil hervorgeht.

der Vergnügungs- und Genußbefriedigung, so muß mit dem Entwicklungsprozeß, der als Verstadtlichung (Urbanisierung) der Bevölkerung bezeichnet wird, in Hinsicht auf die venerischen Krankheiten mit einer allgemein fortschreitenden Erhöhung der durchschnittlichen Erkrankungsziffer gerechnet werden, falls es nicht gelingt, durch sozialhygienische Maßnahmen durchgreifend vorzubeugen.

Welche Fortschritte die Verstadtlichung der Bevölkerung im Deutschen Reiche seit 1871 gemacht hat, geht aus folgender Tabelle und aus den beiden Schaubildern hervor, die die Entwicklung der Bevölkerung auf die Ortsgrößengruppen verteilt einmal nach der Zahl der Einwohner, dann nach ihrer prozentualen Verteilung geben.

Lebten 1871 nur 4,8% der Bevölkerung in den Städten mit 100 000 oder mehr Einwohnern (den sog. Großstädten), so waren es 1910 bereits 21,3%, 1919 24,9%.

Unter den Gefahrenchancen der Großstadt lebt heute also ein Viertel der Gesamtbevölkerung[1]).

---

[1]) Im jetzigen Reichsgebiet ohne Saargebiet entfallen auf die Großstädte: 1910 22,9%, 1919 23,8% — 1925 26,2% der Reichsbevölkerung.

Der Prozentsatz, der überhaupt in Gemeinden mit über 2000 Einwohnern lebenden Bevölkerung betrug 1871: 36,1% 1910: 60% und 1919: 62,5%; während in den Gemeinden mit weniger als 2000 Einwohnern der Bevölkerungsanteil 1871: 63,9%, 1910: 40% und 1919: 37,5% betrug. Hieraus folgt, daß

*Verteilung der Bevölkerung auf Ortsgrößenklassen im Deutschen Reich.*

| | Es wurden gezählt in den Gemeinden mit Einwohnern: | | | | | |
| --- | --- | --- | --- | --- | --- | --- |
| | bis 2000 | 2000 bis 5000 | 5000 bis 20 000 | 20 000 bis 100 000 | über 100 000 | Zusammen |
| 1871 | 26 219 352 | 5 086 625 | 4 588 364 | 3 147 272 | 1 968 537 | 41 010 150 |
| 1875 | 26 070·188 | 5 379 357 | 5 124 044 | 3 487 857 | 2 665 914 | 42 727 360 |
| 1880 | 26 513 531 | 5 748 976 | 5 671 325 | 4 027 085 | 3 273 144 | 45 234 061 |
| 1885 | 26 376 927 | 5 805 893 | 6 054 629 | 4 171 874 | 4 446 381 | 46 855 704 |
| 1890 | 26 185 241 | 5 935 012 | 6 481 473 | 4 829 202 | 5 997 542 | 49 428 470 |
| 1895 | 26 022 519 | 6 277 409 | 7 118 980 | 5 684 000 | 7 276 993 | 52 279 901 |
| 1900 | 25 734 103 | 6 815 853 | 7 585 495 | 7 111 447 | 9 120 280 | 56 367 178 |
| 1905 | 25 822 481 | 7 158 685 | 8 334 478 | 7 816 630 | 11 509 004 | 60 641 278 |
| 1910 | 25 954 587 | 7 297 770 | 9 172 333 | 8 677 955 | 13 823 348 | 64 925 993 |
| 1919 | 22 590 848 | 6 743 187 | 8 153 556 | 7 752 838 | 15 009 270 | 60 249 699 |

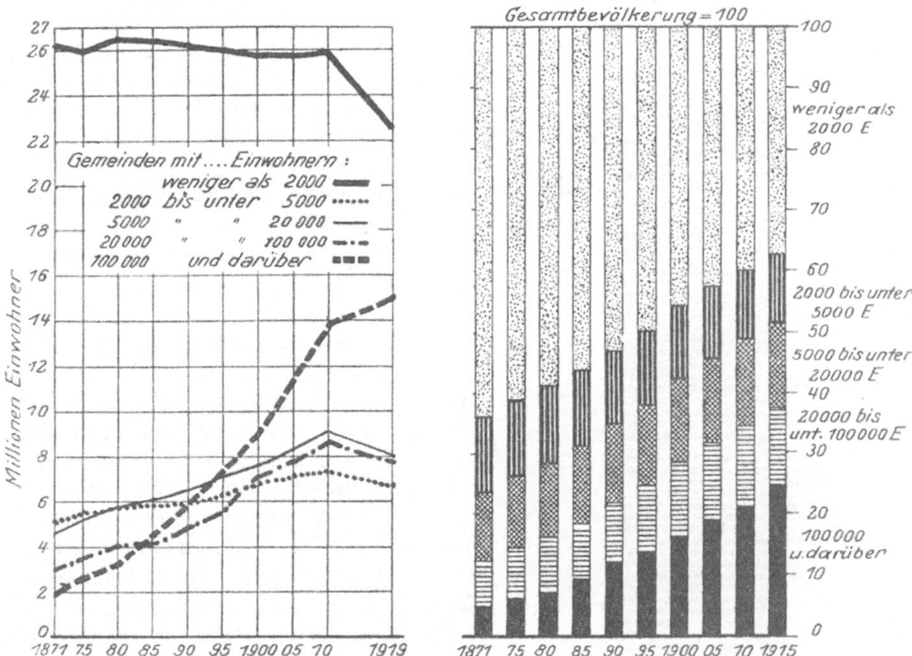


Abb. 9. Die Bevölkerung Deutschlands nach Ortsgrößenklassen.

heute in den Städten gerade so viel Menschen wohnen wie vor fünfzig Jahren auf dem Lande und in Gemeinden mit unter 2 000 Einwohnern.

Die rasche Entwicklung der Verstadtlichung von 1910—1919 ist jedoch nicht nur auf natürliche Verhältnisse zurückzuführen, da durch die Abtretung von Gebietsteilen mit starker ruraler Bevölkerung auf Grundlage des Friedensvertrages der prozentuale Anteil der urbanen Bevölkerung erhöht wurde.

In den Großstädten drängen sich also die Menschen im erwerbstätigen Alter zusammen. Der Wanderungsgewinn auf die Bevölkerungszunahme macht sich in den erwerbstätigen Altersklassen beim Altersaufbau eben dadurch kenntlich, daß die Hauptmasse der Bevölkerung gerade den mittleren Altersklassen angehört. Vor dem Kriege war namentlich die Altersklasse von 20—30 in fast allen deutschen Großstädten am stärksten besetzt, dieselbe Altersklasse also, die absolut das Hauptkontingent der Geschlechtskrankheiten bei normal zusammengesetzter Bevölkerung stellt, auch relativ stets die höchsten Infektionsziffern aufweist.

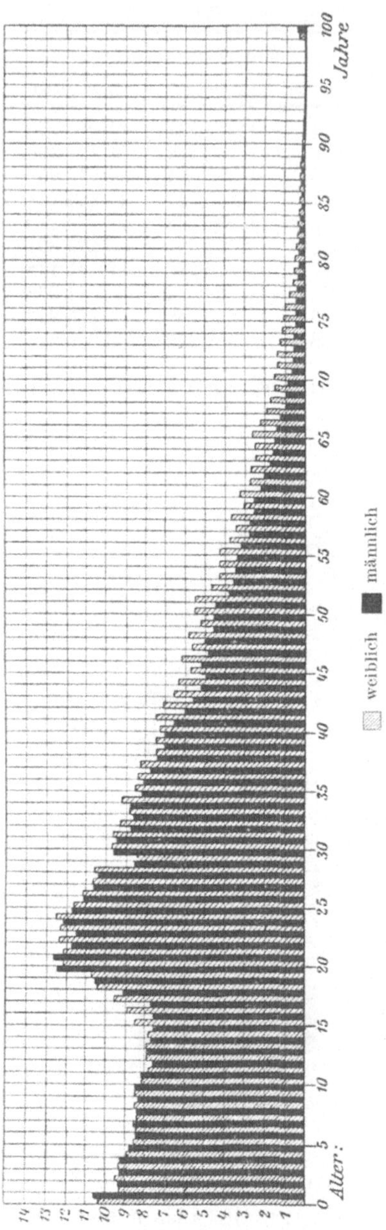

Anschaulich wird dies durch nebenstehende Abb. 10.

Für die Verbreitung der venerischen Krankheiten kommt außerdem aber noch für die Städte die Fluktuation der Bevölkerung, die Binnenwanderung, für das Land auch die Saisonarbeit stark in Betracht und der Reiseverkehr, der sich besonders in den Hafenstädten und den Binnenhandelsplätzen konzentriert. Des Geschäftsreisenden als Paradigma in seiner Rolle als Ansteckungsquelle sei hier gedacht.

Der Bedeutung der Binnenwanderung für die Bevölkerungsbewegung in den deutschen Orten mit über 15000 Einwohnern ist Eugen Roesle in mühsamer Arbeit für die Jahre 1921—1923 nachgegangen. Die Ergebnisse zeigen die Abb. 11a und 11b, aus denen hervorgeht, welche überragende Bedeutung die Fluktuation der Bevölkerung für das Leben der Großstädte haben muß, besonders wenn man in Betracht zieht, daß in diesen Tafeln all die vielen, der Polizei nicht zur Anmeldung gebrachten Fremden in jenen drei Erhebungszeiten noch fehlen. Für frühere Jahre kann mangels einer Erhebung Material nicht beigebracht werden.

Betrachtet man im einzelnen den Altersaufbau der Bevölkerung in verschiedenen Großstädten, so machen sich nach der Statistik von 1914 in der am meisten besetzten Altersgruppe von 20 bis 30 vielfach beträchtliche Geschlechtsunterschiede bemerkbar, die in den Städten mit ausgedehnter Industrie am ausgesprochensten sind. Je nach dem Charakter der Industrie überwiegt daher das männliche oder weibliche Element. Daß diese Erscheinungen ihrerseits einen Einfluß auf die Erkrankungshäufigkeit ausüben, wird gleichfalls klar, wenn man sich mit der beruflichen Gliederung des deutschen Volkes, besonders aber mit der Verteilung der Erwerbstätigen auf beide Geschlechter beschäftigt. Leider stehen für diese Untersuchung keine späteren Zahlen als die der Berufszählung von 1907 zur Verfügung. Schon damals war die Bevölkerung hauptsächlich in Industrie und Handel tätig; denn bei Einbeziehung der Berufszugehörigen zu den Erwerbstätigen umfaßte die Industrie 42,75%, Handel, Verkehr usw. 13,41%, die Landwirtschaft dagegen nur 28,65% der Bevölkerung. Die Umschichtung der Bevölkerung im Laufe des letzten halben Jahrhunderts zeigt untenstehende Tabelle, nach denen sich, vom Hundert der Bevölkerung, betätigten.

Auch die Proletarisierung unseres Volkes, die nach dem finanziellen Zusammenbruch wohl jetzt den Gipfelpunkt erreicht hat, machte bereits vor dem Kriege Fortschritte, die sich bei gleichzeitigem Zustrom der erwerbs-

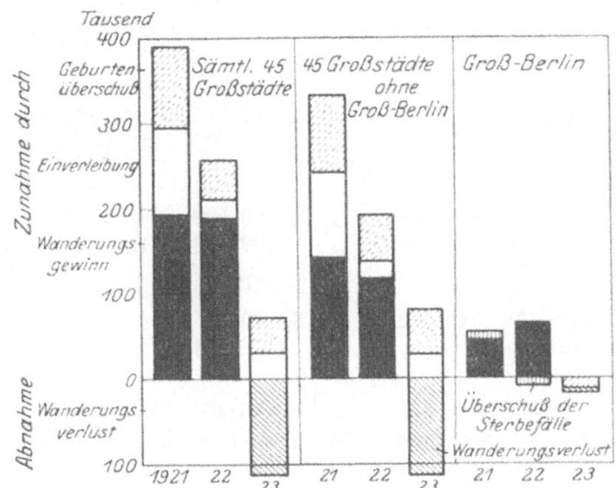


Abb. 11a. Die Bevölkerungsentwicklung in den 45 deutschen Großstädten 1921—1923. (Nach Wirtschaft und Statistik IV, S. 586.)

|  | 1882 | 1895 | 1907 |
|---|---|---|---|
| in der Landwirtschaft . . | 43,38 | 36,19 | 32,69 |
| in der Industrie . . . . . | 33,69 ⎱ 41,96 | 36,14 ⎱ 46,35 | 37,23 ⎱ 48,73 |
| im Handel . . . . . . . | 8,27 ⎰ | 10,21 ⎰ | 11,50 ⎰ |

tätigen Bevölkerung zu Handel und Industrie in der Zunahme der Unselbständigen bemerkbar machte. Diese starke, absolute wie relative Zunahme der gewerblichen Lohnarbeiter fand vor allem in den sich ständig vermehrenden mittleren und größeren Betrieben statt. Mit ihren Familienangehörigen zählte diese Klasse der gewerblichen Lohnarbeiter 18,7 Millionen, betrug also mehr als 30% der Reichsbevölkerung im Jahre 1907 und ist seitdem natürlich noch erheblich gewachsen.

Die Verteilung der im Hauptberuf Erwerbstätigen auf beide Geschlechter zeigt folgende Tabelle:

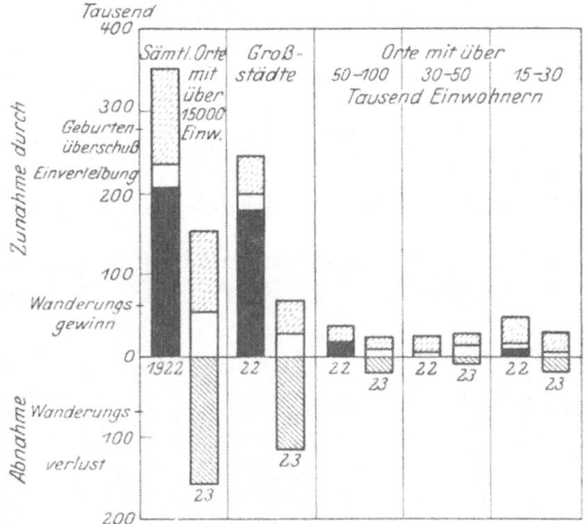


Abb. 11b. Die Bevölkerungsentwicklung in den deutschen Orten mit über 15000 Einwohnern 1922 und 1923. (Nach Wirtschaft und Statistik IV, S. 586.)

|  | Männer | Frauen |
|---|---|---|
| 1882 | 13 372 905 = 60,38% | 4 259 103 = 18,46% |
| 1895 | 15 506 482 = 61,03% | 5 264 393 = 19,97% |
| 1907 | 18 583 864 = 61,01% | 8 243 498 = 26,37% |

Sie ergibt im Gegensatz zu der relativ konstant gebliebenen Zahl der im Hauptberuf als erwerbstätig gezählten Männer eine bedeutende absolute wie relative Zunahme der Frauen.

Besonders stark sind an dieser Zunahme die in der Industrie tätigen weiblichen Arbeiter beteiligt. Denn es wurden in der Abteilung Industrie (einschließlich Bergbau und Hüttenbetrieb) gezählt (siehe nebenstehende Zusammenstellung).

1882.

Männliche Arbeiter . . 3 551 014 = 86,69 %  ⎫
Weibliche Arbeiter . . 545 229 = 13,31 %  ⎬ der Gesamtzahl

1895.

Männliche Arbeiter . . 4 963 409 = 83,35 %
Weibliche Arbeiter . . 992 302 = 16,65 %

1907.

Männliche Arbeiter . . 7 030 427 = 81,81 %
Weibliche Arbeiter . . 1 562 698 = 18,19 %

Im Kriege erfuhr dann die Erwerbstätigkeit der weiblichen Bevölkerung eine ganz gewaltige Zunahme, selbst sogar in Berufszweigen, die vorher allein die Domäne des Mannes waren. Während in den Fabriken die Zahl der männlichen Arbeiter über 16 Jahre von 2 662 152 im Jahre 1913 auf 1 956 202 im Jahre 1917 zurückging, vermehrte sich die Zahl der weiblichen von 687 734 auf 1 240 598.

In der Metallindustrie machten die weiblichen Arbeitskräfte 1917 ein Drittel der Gesamtbeschäftigten aus.

Wichtig für unsere Frage ist auch die Altersgliederung und der Familienstand der erwerbstätigen Frauen, besonders auch bei Berücksichtigung der Art ihrer Erwerbstätigkeit. Hierüber belehren folgende Zahlenzusammenstellungen:

*Von 100 weiblichen Lohnarbeitern standen 1907 im Alter von*

| | unter 20 | 20—30 | 30—40 | 40—50 | 50 Jahre und darüber | 60 Jahre und darüber |
|---|---|---|---|---|---|---|
| Industrie . . . . . . . . . . | 37,9 | 33,8 | 12,9 | 8,2 | 7,2 | 2,4 |
| Handel (ohne Verkäuferinnen) . . . . . . . . . | 28,9 | 40,8 | 15,5 | 7,5 | 7,3 | 2,7 |
| Lohnarbeit, persön. Dienst. | 21,5 | 22,5 | 14,6 | 16,1 | 25,3 | 10,7 |
| Dienende b. d. Herrschaft . | 47,2 | 37,2 | 7,4 | 4,0 | 4,2 | 1,8 |
| Freie Berufe . . . . . . | 12,6 | 38,2 | 22,7 | 13,6 | 12,9 | 5,1 |
| Land- u. Forstwirtschaft . | 37,8 | 27,2 | 11,5 | 10,1 | 13,4 | 5,7 |

Bei der gleichen Berufszählung waren von den ortsanwesenden weiblichen Personen des Deutschen Reiches (unter Ausschluß der Dienstboten) erwerbstätig:

unter 14 Jahren . . . . . . . . . 1,1 %
von 14—16 „ . . . . . . . . 44,0 %
„ 16—18 „ . . . . . . . . 56,0 %
„ 18—20 „ . . . . . . . . 56,6 %
„ 20—30 „ . . . . . . . . 42,5 %
„ 30—40 „ . . . . . . . . 32,6 %
„ 40—50 „ . . . . . . . . 35,7 %
„ 50—60 „ . . . . . . . . 36,6 %
„ 60—70 „ . . . . . . . . 30,0 %
über 70 „ . . . . . . . . 15,0 %

Hieraus folgt, daß rund die Hälfte der weiblichen Personen im Entwicklungsalter und mehr als die Hälfte im Alter von 16—20 Jahren und fast die Hälfte im Alter von 20—30 Jahren, später rund $^1/_3$, erwerbstätig ist. Unter den Dienstboten ist nahezu die Hälfte unter 20 Jahren, $^4/_5$ ist unter 30; in Industrie und Landwirtschaft ist ein gutes Drittel der Arbeiterinnen unter 20 Jahren, $^7/_{10}$ bzw. $^6/_{10}$ ist weniger als 30 Jahre alt. Weiterhin ist erkenntlich, daß seit dem Jahre 1882 die Zahl der Verheirateten unter den erwerbstätigen Frauen bedeutend angewachsen ist, machte diese doch 1907 über $^1/_4$ der sich selbst ernährenden Frauen aus. Diese starke Zunahme der weiblichen Erwerbstätigkeit überhaupt, besonders aber die

Zunahme des Anteils der Ehefrauen, hat zweifellos zu einer Verselbständigung der Frauen geführt, deren Auswirkung im folgenden noch klarzulegen ist.

Auch die Einförmigkeit der Fabrikarbeit, wie die der Tätigkeit in Bureau und Geschäft, erzeugen das Verlangen nach Spannung und Entspannung. Sich Euphorie durch eigene Mittel zu verschaffen, ist die Frau bei einem Einkommen, das gerade zur Befriedigung der allernotwendigsten Lebensbedürfnisse ausreicht, aber meist nicht in der Lage. So kommt der Wunsch der Frau nach Euphorie dem des Mannes nach sexueller Befriedigung entgegen, und sie ergreift jede sich bietende Gelegenheit sich ihren Teil am Lebensgenuß zu sichern. Naht diese Gelegenheit in der Gestalt eines Freundes, in der Form des Verhältnisses, so ist es sehr begreiflich, daß die Frau dem Wunsche des Mannes nachgibt, denn sie sieht sich letzten Endes heute dazu gezwungen, sich ihren Anteil am Lebensgenuß durch den Verkauf ihres Körpers zu erkaufen, wenn dieser Schritt auch die erste Sprosse der Stufenleiter sein kann, die möglicherweise zur Prostitution führt.

Zur Prostitution direkt aber — ja es wird damit a priori gerechnet — führen einzelne Berufe, deren Gehälter so niedrig bemessen sind, daß den betreffenden Frauen gar nichts anderes übrig bleibt, als die zum Leben notwendige Ergänzung sich durch Preisgabe ihres Körpers zu verschaffen. Genannt seien hier nur: die Choristinnen, Ballettmädchen, Tänzerinnen, das untere Filmpersonal, die Mannequins, die Angestellten in Bars, Weinstuben, Cafés usw.

Diese sexuelle Ausbeutung der Frau durch den Mann höherer Schichten war gewissermaßen dadurch erleichtert, daß der außereheliche Verkehr von der arbeitenden Bevölkerung als das natürliche Recht jedes einzelnen angesehen wird. Jedoch stellt er hier in Gestalt des Verhältnisses meist die Vorstufe der Ehe dar.

Daß der auslösende Faktor zur Ehe häufig das zu erwartende Kind ist, ist bekannt und gibt gleichzeitig den Fingerzeig dafür, daß die unehelichen Geburten als ein Maßstab der Sittenlosigkeit nicht herangezogen werden dürfen.

Das erweist unter anderem auch folgende graphische Darstellung auf S. 640.

Die Frequenz der unehelichen Geburten ist gering in den Binnenhandelsstädten und zum Teil in den Hafenstädten gegenüber der Höhe in den Industriezentren.

Dieser Unterschied würde noch schärfer hervortreten bei Berücksichtigung des hohen Anteils der unehelich geborenen Kinder auswärts wohnender Mütter, die allein zum Zweck der Entbindung in die Stadt kommen; betrug ihre Zahl doch 1913 unter den in Berliner Anstalten geborenen unehelichen Kindern 30%.

Dies erklärt sich daraus, daß der uneheliche Verkehr als solcher nichts mit der Verbreitung der Geschlechtskrankheiten zu tun hat, solange er monogam ist.

Und er ist im großen und ganzen monogam bei der Arbeiterbevölkerung. Die Mehrzahl der Fälle von unehelichen Geburten entstammt daher eheähnlichen Verhältnissen, die es eben zur Geburt des Kindes kommen lassen. Dasselbe gilt auch für die süddeutschen Städte, wobei in Betracht zu ziehen ist, daß bei der in der Hauptsache katholischen Bevölkerung ein Abortus provocatus als schweres Verbrechen angesehen wird.

Über die Entwicklung des Geschlechtslebens der arbeitenden Bevölkerung hat WILLY HELLPACH ausgeführt:

In der Mitte des 19. Jahrhunderts waren die Formen des Liebeslebens unter den Arbeitern sehr brutale. Man trat mit erfolgter Geschlechtsreife auch in den geschlechtlichen Verkehr ein. Uneheliche Kinder wurden in großer Anzahl geboren und wuchsen ohne Erziehung auf. Die Mädchen wechselten ihre Liebhaber so oft, daß an eine Feststellung des Vaters kaum zu denken war.

In dem Maße, wie die Arbeiterschaft sich als Klasse fühlen lernte und auch ihre Lebenshaltung sich durchschnittlich besserte, vollzog sich genau das gleiche wie einst beim Bürgertum: es erwachten sittliche Klassenideale, Klassenverpflichtungen. Allerdings führte die Art des massenhaften Zusammenlebens noch immer zu einem sehr frühen Geschlechtsverkehr. Noch immer pflegten sich Kinder als Folgen einzustellen. Aber nun bildete sich die Sitte heraus, daß der Liebhaber das Mutter gewordene Mädchen nicht wieder verließ. Er verkehrte weiter mit ihm, es folgten vielleicht noch mehrere Nachkommen, und wenn die materielle Lage es notdürftig gestattete, schloß man die Ehe. Im Laufe der Jahrzehnte hat diese Praxis sich fest eingebürgert. So fest, daß man heute in Arbeiterkreisen über die Nichteinhaltung der einmal erwachsenen Verpflichtung sehr abfällig denkt. Der junge Arbeiter, der bei seinen älteren Klassengenossen Achtung genießen will, darf das von ihm Mutter gewordene Mädchen nicht im Stich lassen.

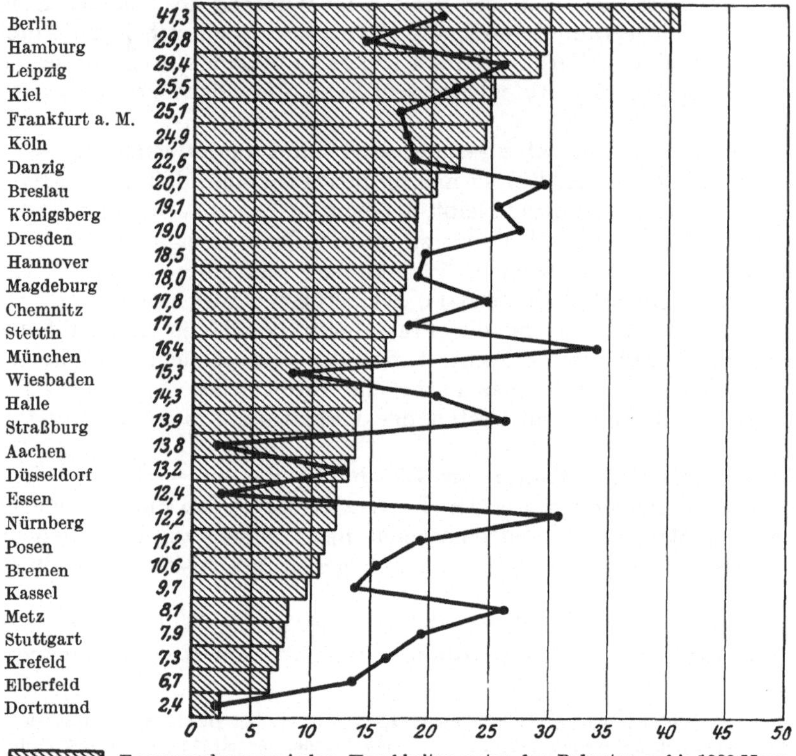


Abb. 12. Verbreitung der Geschlechtskrankheiten in den deutschen Großstädten, der Häufigkeit nach gruppiert und mit der Frequenz der unehelichen Geburten in Beziehung gesetzt. Nach SCHWIENING-BLASCHKE).

Der erste Geschlechtsverkehr beginnt beim Arbeiter sehr früh — bedingt durch die sozialen Bedingungen. Von Jugend auf lernen die Kinder durch Hören und Sehen geschlechtliche Intimitäten kennen. Kaum aus der Schule, treten beide Geschlechter in den Broterwerb, in die Fabrik ein. Sie sehen hier das Liebesleben der älteren, es wird unverhüllt davon geredet, die freien Abende, der Tanzboden bringen junge Männer und Mädchen in naheste Berührung. Ein Stimmungsrausch ist oft der Anstoß zum ersten Geschlechtsakt. Der Rausch verfliegt rasch, was nun noch zusammenhält ist die Gewohnheit, die Pflicht. In nüchterner Betrachtung ist die Arbeiterehe eine Pflicht- oder Gewohnheitsehe, die sich an die lebendigen Folgen einer jugendlichen Leidenschaft anschließt.

Wirtschaftliche und psychologische Tatsachen mildern allerdings die scheinbare Härte eines solchen Bündnisses bedeutend. Mann und Weib tragen gemeinsam die Sorge für den Lebensunterhalt.

Die Zusammenarbeit der Angehörigen des Arbeiterstandes mit denen der Mittelklassen, deren Töchter zuvor nicht gezwungen waren, durch eigene Arbeit ihr Leben zu fristen, entzog diese der Obhut des Elternhauses und machte sie mit Anschauungen bekannt, die ihnen früher fremd geblieben waren, und brachte somit eine allgemeine Nivellierung des Moralbegriffs zustande. Dieser Entwicklungsprozeß, der schon mit der Entfaltung des die moderne Großstadt beherrschenden Geschäftslebens begann, das eine ungeheure Zahl von Arbeitskräften benötigte, zu denen gerade junge Mädchen gut tauglich sind, setzte zuerst bei den Töchtern des Kleinbürgertums ein. Die Tatsache des Frauenüberschusses drängte bei der ökonomischen Lage dieser Schichten ihre Töchter zum selbständigen Broterwerb und so entwickelt sich die für die Stadt typische Berufskategorie der Verkäuferin und Kontoristin in allen ihren Spielarten.

Durch den Krieg wurde dieser Entwicklungsprozeß, der bereits vorher immer weitere Kreise auch des oberen Mittelstandes einbezogen hatte, beträchtlich dadurch beschleunigt, daß jetzt ein noch viel größerer Teil der Mädchen sich der Möglichkeit einer Familiengründung beraubt sieht, gleichzeitig aber die allgemeine Proletarisierung ein Leben ohne eigene Arbeitsleistung unmöglich macht.

Vor dem Kriege (Volkszählung 1910) kamen in Deutschland auf 1000 Männer 1024 Frauen, nach der Volkszählung vom 8. September 1919 betrug diese Zahl unter Hinzurechnung der zum Zeitpunkt der Zählung noch nicht heimgekehrten und deshalb nicht berücksichtigten rund 400 000 Kriegsgefangenen 1000 zu 1084[1]) und für die besonders wichtige Altersklasse von 15—50 sogar 1000 zu 1116. Diese Zahlen zeigen in erschreckender Weise die Tatsache: Fast $2^{1}/_{2}$ Millionen Frauen sind zum Ledigsein verurteilt, und allein dadurch schon ist — abgesehen von den sozialen Bedingtheiten — mit einem Anwachsen des außerehelichen Geschlechtsverkehrs und zugleich mit einer erhöhten Gefährdung der Volksgesundheit durch den Venerismus zu rechnen.

Außer dieser verminderten Heiratsaussicht ist aber ein anderes Moment noch mehr zu beachten: die genaue Einsicht der erwerbstätigen Frauen in die Lebensgewohnheiten der Männer. Der Existenzkampf zwischen beiden Geschlechtern, der Kampf um die Gleichberechtigung, entwickelte in der Frau die Anschauung: Was dem Mann recht ist, ist der Frau billig. In diesem Sinne wird der außereheliche Verkehr der Unverheirateten von ihnen als ihr natürliches Recht angesehen, und auch sie sind dazu gekommen, sich in wechselnde Geschlechtsbeziehungen mit Männern einzulassen, bei denen keinerlei ökonomische Absichten mitspielen. Die Frau beginnt nicht mehr nur Ware zu sein, sondern selbst wählend aufzutreten.

Im Rahmen dieses Entwicklungsprozesses muß nun aber auch mit einer gelegentlichen Prostituierung einer Frau stärker gerechnet werden als früher. Dabei handelt es sich meist um etwas ganz vorübergehendes, um einen Übergang bis zu der Zeit, wo das Mädchen wieder lohnende Arbeit gefunden hat.

Die Skala der Übergänge von einer derartigen gelegentlichen Prostituierung bis zur gewerbsmäßigen Prostitution ist wahrscheinlich heute noch reicher als früher. Wo fängt also dann der Begriff der gewerbsmäßigen Prostituierten an — und wo endet er? Umschreiben wir ihn als den einer Frau, die sich gewohnheitsmäßig, wahllos, gegen Entgelt Männern hingibt, so finden wir auf der anderen Seite Frauen, die außer ihrem eigentlichen Berufe die Prostitution als Nebenerwerbsquelle benutzen, um ihr Luxusbedürfnis zu decken. Ist so eine Frau als Prostituierte einzuschätzen oder nicht? Diese Entscheidung wird im Einzelfall oft sehr schwierig sein. Hinzu kommt noch, daß auch die gewerbsmäßige

---

[1]) Nach den vorläufigen Ergebnissen der Volkszählung vom 16. Juni 1925 beträgt der Frauenüberschuß 72.

Prostituierte heute im allgemeinen darnach strebt, sich einen Kreis „fester Kunden" zu schaffen und so im Begriff steht, sich des früher für sie stets in Anspruch genommenen Charakteristicums der völligen Wahllosigkeit zu begeben. Umgekehrt sehen wir Frauen und Mädchen, die als „Prostituierte" zu bezeichnen niemand wagen würde, gleichfalls mit einer Mehrzahl von Männern verkehren, ein Entwicklungsprozeß, der die ehedem ziemlich scharf bestehenden Gegensätze zu verwischen droht.

Stellt die Promiskuität, der regellose Geschlechtsverkehr, die Hauptquelle der venerischen Krankheiten dar, so ist die Ehe die erfolgverheißendste Gefahrenverminderung. Die Statistik der Geschlechtskrankheiten nach dem Familienstande ermöglicht es, die Höhe dieses Einflusses zu schätzen. Zugrunde gelegt sei die Statistik der Syphilis, weil sie, sowohl was die Erfassung der Fälle als auch das Verhältnis der Erkrankungshäufigkeit von Mann und Frau betrifft, die sichersten Ergebnisse erwarten läßt.

*Die Verteilung der in Hamburg während des 20. XI. bis 20. XII. 1913 wegen frischer Syphilis Behandelten nach dem Familienstande.*

| Familienstand | Die Verteilung der über 15 Jahre alten Bevölkerung Hamburgs am 1. XII. 1913. Nach dem Familienstande in Tausenden | | Zahl der behandelten Fälle v. frischer Syphilis b. d. über 15 Jahre alten Bev. Hbgs. während der Zeit vom 20. XI. 1913 bis 20. XII. 1913 | | Auf je 100 Lebende jeder Gruppe trafen behandelte Fälle von frischer Syphilis | |
|---|---|---|---|---|---|---|
| | männlich | weiblich | männlich | weiblich | männlich | weiblich |
| Ledige einschl. der Verwitweten u. Geschiedenen . | 169,8 | 182,3 | 552 | 247 | 0,32 | 0,13 |
| Verheiratete . . . . . . | 198,5 | 198,3 | 171 | 76 | 0,08 | 0,04 |
| | 368,3 | 380,6 | 723 | 323 | 0,19 | 0,08 |

Dabei muß aber für die Hamburger Zahlen beachtet werden, daß die Morbiditätsziffer für die Verehelichten zu ungünstig ist, weil die getrenntlebenden Verheirateten bei der Primäraufnahme nicht ausgesondert wurden.

Aus dem Hamburger Ergebnis ist zu folgern, daß für diese Stadt die Erkrankungshäufigkeit in der Altersklasse von 15—50 für die Unverheiraten viermal größer ist als unter den Verheirateten.

Für die einzelnen Altersklassen gibt die Statistik für Hannover (1919) ein anschauliches Bild, das die wegen frischer und rezidivierender Syphilis, wegen weichen Schankers und akuten wie chronischen Trippers im Zählmonat behandelten Geschlechtskranken auf je 100 Lebende jeder Gruppe verzeichnet.

*Hannover 1919.*

| | Über 15—21 Jahre | | Über 21—25 Jahre | | | | Über 25—30 Jahre | | | |
|---|---|---|---|---|---|---|---|---|---|---|
| | ledig | | ledig | | verheiratet | | ledig | | verheiratet | |
| | männlich | weiblich | männlich | weiblich | männlich | weiblich | männlich | weiblich | männlich | weiblich |
| Frische Syphilis . | 1,9 | 2,8 | 6,7 | 6,6 | 3,7 | 4,0 | 8,9 | 6,4 | 1,0 | 2,1 |
| Rezidiv. Syphilis . | 0,2 | 0,8 | 3,2 | 3,3 | 1,2 | 2,5 | 8,6 | 3,3 | 2,2 | 2,0 |
| Weicher Schanker | 1,3 | 0,6 | 2,9 | 1,2 | 2,4 | — | 4,7 | — | 1,7 | 0,2 |
| Akuter Tripper . | 5,1 | 3,1 | 12,9 | 5,8 | — | 1,7 | 18,6 | 4,1 | 4,1 | 1,6 |
| Chronisch. Tripper | 0,3 | 0,5 | 4,2 | 1,8 | 1,2 | 0,7 | 6,9 | 3,2 | 0,7 | 0,5 |
| Zusammen einschließlich angeborener Syphilis . . . . . | 8,9 | 8,1 | 30,0 | 18,8 | 8,5 | 9,0 | 47,9 | 17,3 | 9,8 | 6,3 |

| | Über 30—40 Jahre | | | | | | | | Über 40—50 Jahre | | | | | | | |
| | ledig | | verheiratet | | verwitwet | | geschieden | | ledig | | verheiratet | | verwitwet | | geschieden | |
| | männlich | weiblich | männlich | weiblich | männlich | weiblich | männlich | weiblich | männlich | weiblich | männlich | weiblich | männlich | weiblich | männlich | weiblich |
|---|---|---|---|---|---|---|---|---|---|---|---|---|---|---|---|---|
| Frische Syphilis | 7,8 | 1,3 | 2,0 | 0,9 | 4,7 | 3,5 | — | — | 3,7 | 0,3 | 1,5 | 0,3 | — | — | — | — |
| Rezidive Syphilis | 9,1 | 1,5 | 4,3 | 2,5 | 4,7 | — | 8,5 | 3,0 | 4,2 | 0,3 | 2,9 | 1,1 | 6,9 | 0,8 | — | 3,6 |
| Weicher Schanker | 4,5 | 0,6 | 1,0 | — | — | — | — | 3,0 | 1,6 | — | 0,3 | — | — | — | — | — |
| Akuter Tripper | 12,0 | 1,3 | 2,4 | 0,7 | 9,4 | 2,3 | 25,4 | — | 5,3 | — | 1,4 | 0,1 | 6,9 | 0,8 | — | — |
| Chronisch. Tripper | 5,8 | 0,6 | 1,5 | 0,6 | — | — | 8,5 | 3,0 | 1,6 | — | 0,4 | 0,1 | — | — | — | — |
| Zusammen einschl. angeborener Syphilis | 39,2 | 5,3 | 4,3 | 4,7 | 18,8 | 5,8 | 42,4 | 9,0 | 16,3 | 0,6 | 6,5 | 1,6 | 13,9 | 1,6 | — | 3,6 |

Einen Einblick gewährt auch die folgende Tafel:

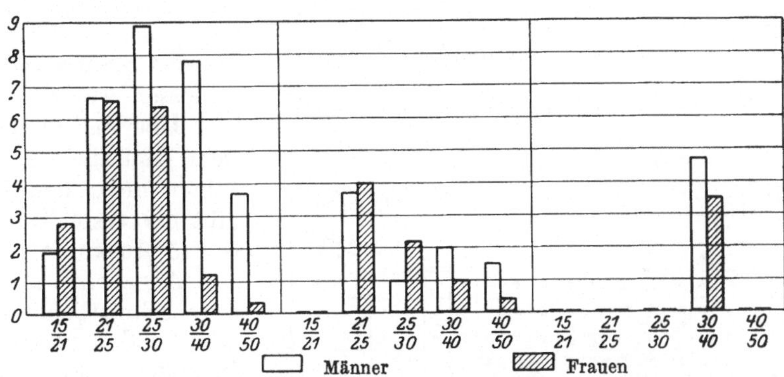



Abb. 13. Die in Hannover 1919 in einem Monat gemeldeten Fälle von frischer Syphilis, geteilt nach Familienstand und bezogen auf je 100 Lebende jeder Gruppe.

Der gefahrvermindernde Einfluß der Ehe zeigt sich in voller Deutlichkeit, er ist in allen Altersklassen gleich klar ausgesprochen; ist aber erst größer für die Männer als für die Frauen, die während der Ehe der Ansteckungsgefahr durch den Ehemann ausgesetzt bleiben. Während für die Verheirateten die Altersklassen von 21—25 sowohl für die Männer als für die Frauen die höchsten Erkrankungsziffern aufweisen und für die übrigen Altersklassen die Erkrankungsziffern bedeutend niedriger sind, übersteigt die Morbiditätsziffer der Syphilis der ledigen Männer in der Altersklasse 25—30 noch um fast $\frac{1}{3}$ die der Altersklasse 21—25 und ist selbst in der von 30—40 noch um $\frac{1}{5}$ höher, ein Befund, der für alle Geschlechtskrankheiten berechnet, noch stärker ausgesprochen ist, denn im 6. Jahrfünft ist die Erkrankungshäufigkeit um über 50%, im 4. Jahrzehnt noch rund 33% höher als im 5. Jahrfünft. Bei den Frauen ist jedoch die Infektionsziffer in den Altersklassen 21—25 und 25—30 sehr erheblich, aber bleibt gleich hoch und nimmt dagegen in den späteren Altersklassen schnell ab. Auch die Zahl der verwitweten und geschiedenen Männer wie Frauen in der Altersklasse von 30—40 zeigt, daß Verwitwung und Scheidung die Gefahr, venerisch zu erkranken, wieder stark steigert.

Der Zeitpunkt, in dem die Ehe geschlossen wird, hat demnach große Bedeutung für das Ausmaß der Verbreitung der Geschlechtskrankheiten.

Das durchschnittliche Heiratsalter der Männer im Deutschen Reich betrug im Jahre 1913 28,9, das der Frauen 25,7. Es stieg während des Krieges und betrug 1919 bei den Männern 30,8, bei den Frauen 27,3. Vor dem Kriege standen fünf Siebentel (71,2%) der heiratenden Männer im Alter von 20—30 Jahren, und weit über die Hälfte (58,6%) der Frauen waren weniger als 25 Jahre alt. 1919 dagegen betrugen die gleichen Prozentsätze vier Siebentel (56,7) und zwei Fünftel (42,3).

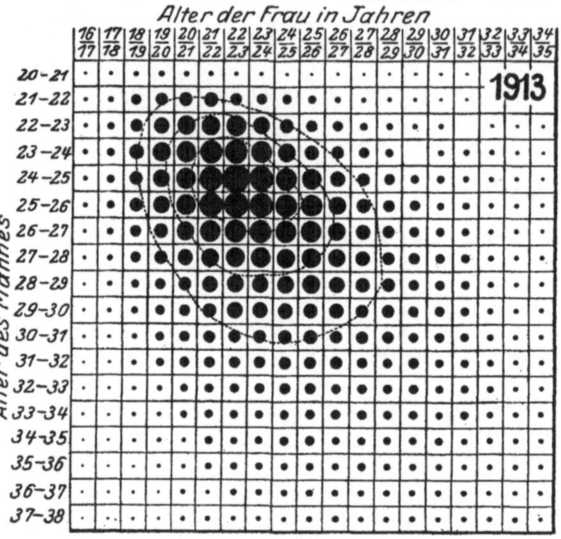

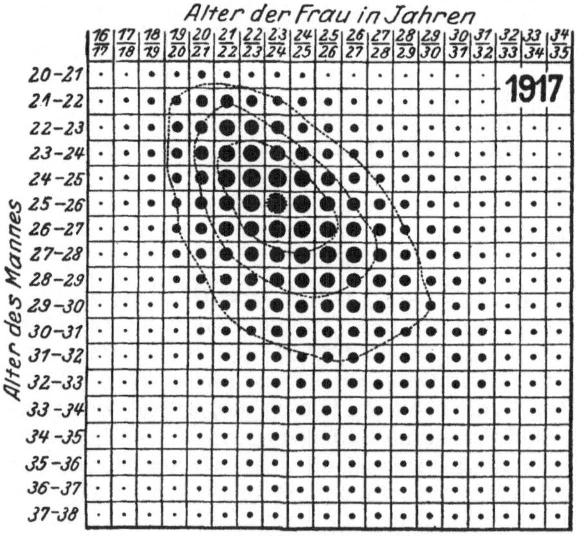

Über die Verteilung des gegenseitigen Alters der heiratenden Männer und Frauen im Deutschen Reich belehren nebenstehende 3 Bilder (Abb. 15a bis 15c), indem die Größe der in die Quadrate eingezeichneten Kreisflächen anzeigt, wieviel Heiraten in dieser Altersverbindung geschlossen worden sind.

Über das durchschnittliche Heiratsalter in einzelnen deutschen Ländern gibt die erste Tabelle auf S. 645 Auskunft.

Angaben über das durchschnittliche Heiratsalter in den verschiedenen Bevölkerungsschichten existieren leider nicht.

Die Bedeutung des Junggesellentums in ihrem ganzen Umfange wird aber erst erkannt, wenn man die Erkrankungswahrscheinlichkeit der Männer berechnet, die ihre geschlechtsreife Periode ledig durchlaufen. Ermittelt man die Erkrankungsziffer an den einzelnen Geschlechtskrankheiten auf 100 Lebendgeborene im Ablauf der Altersklassen derjenigen Männer, die ihre geschlechtsreife Periode ledig durchlaufen, so zeigt sich das ganze Geschlechtselend auf das krasseste, wie die untenstehende Berechnung auf S. 645 auf Grund des Zahlenmaterials für Hannover (1919) ergibt.

Hieraus folgt, daß 60% der ledigen Männer, also mehr als jeder zweite Junggeselle der Großstadt, mit der Wahrscheinlichkeit einer Akquirierung der Lues, fast jeder zweite mit der Erwerbung des Ulcus molle und jeder zweite

Abb. 14a—b.
Entnommen aus: Alter der Heiratenden im Deutschen Reich.
Wirtschaft und Statistik I, S. 387 (1921).

*Durchschnittliches Heiratsalter der Männer und Frauen.*

| Länder | Alter der ledigen heiratenden Männer | | | | Alter der ledigen heiratenden Frauen | | | |
|---|---|---|---|---|---|---|---|---|
| | 1914 | 1917 | 1918 | 1919 | 1914 | 1917 | 1918 | 1919 |
| Preußen . . . . . . . . . . | 27,4 | 28,1 | 28,6 | 28,9 | 24,6 | 25,4 | 25,7 | 25,9 |
| Bayern . . . . . . . . . . | 28,4 | 28,8 | 29,4 | 30,0 | 25,7 | 26,2 | 26,5 | 26,9 |
| Sachsen . . . . . . . . . . | 26,3 | 26,9 | 27,7 | 27,8 | 24,3 | 25,1 | 25,6 | 25,7 |
| Württemberg . . . . . . . | 28,1 | 29,0 | 29,7 | 30,8 | 25,7 | 26,4 | 26,9 | 27,5 |
| Baden . . . . . . . . . . . | 28,0 | 28,7 | 29,2 | 30,0 | 25,1 | 25,8 | 26,2 | 26,7 |
| Thüringen . . . . . . . . . | 26,3 | 26,8 | 27,5 | 27,5 | 23,7 | 24,6 | 25,1 | 25,1 |
| Hessen . . . . . . . . . . . | 26,9 | 27,6 | 28,3 | 28,7 | 24,3 | 25,1 | 25,6 | 25,8 |
| Hamburg . . . . . . . . . | 28,2 | 29,3 | 29,3 | 29,5 | 25,1 | 25,7 | 26,0 | 26,2 |
| Mecklenburg-Schwerin . . . . . | 27,8 | 28,2 | 28,8 | 29,3 | 24,3 | 24,8 | 25,1 | 25,6 |
| Braunschweig . . . . . . . . | 27,1 | 27,6 | 28,2 | 28,7 | 24,2 | 25,1 | 25,4 | 25,5 |
| Oldenburg . . . . . . . . . | 27,6 | 28,3 | 28,7 | 29,3 | 24,2 | 25,0 | 25,2 | 25,6 |
| Anhalt . . . . . . . . . . | 26,1 | 26,7 | 27,1 | 27,4 | 23,7 | 24,3 | 24,8 | 25,0 |
| Bremen . . . . . . . . . . | 27,9 | 28,9 | 29,3 | 29,3 | 24,8 | 25,6 | 25,9 | 26,0 |
| Lübeck . . . . . . . . . . | 27,3 | 28,2 | 28,8 | 28,8 | 24,1 | 25,2 | 25,3 | 25,7 |

mit zwei frischen Gonorrhöen im Ablauf der geschlechtsreifen Periode zu rechnen hat, und diese Erkrankungswahrscheinlichkeit ist mehr als doppelt so groß wie die Gesamtgefährdung aller Männer während des gleichen Zeitabschnittes, sind doch auf jeden Junggesellen im Ablauf der geschlechtsreifen Periode 2 bis 3 Geschlechtskrankheiten entfallen. Aus allen diesen Tatsachen erhellt die große Bedeutung der Frühehe, die heute der Mehrzahl der Menschen versagt ist. Dies klärt auch den Unterschied, der zwischen den Angehörigen des Arbeiterstandes, der Kaufleute und der Akademiker besteht, da ihr verschieden hohes durchschnittliches Heiratsalter eine verschieden große Gefährdung bedeutet.

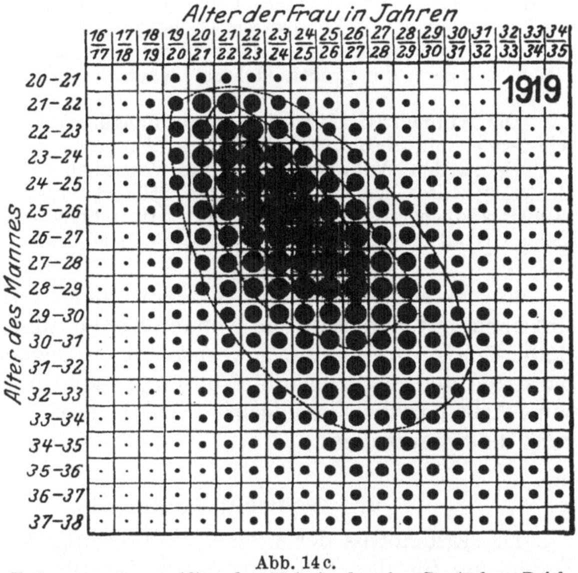

Abb. 14c.
Entnommen aus: Alter der Heiratenden im Deutschen Reich. Wirtschaft und Statistik I, S. 387 (1921).

*Erkrankungsfälle der Männer, die das 50. Lebensjahr ledig überlebt haben.*

| Alter in Jahren | Von je 100 ledigen Männern, die das 50. Lebensjahr überleben, sind vom 15.—50. Lebensjahr erkrankt an | | | |
|---|---|---|---|---|
| | Gonorrhöe | Ulcus molle | Lues recens | frischen Geschlechtskrankheiten überhaupt |
| über 15—21 | 16,62 | 4,56 | 4,98 | 26,1 |
| „ 21—25 | 28,12 | 7,84 | 7,36 | 43,3 |
| „ 25—30 | 47,50 | 14,20 | 12,50 | 74,2 |
| „ 30—40 | 56,10 | 13,40 | 29,40 | 98,9 |
| „ 40—50 | 18,90 | 6,30 | 6,30 | 31,5 |
| Zusammen | 167,24 | 46,30 | 60,54 | 274,0 |

Abschließend sei hier noch kurz auf die Verhältnisse auf dem Lande eingegangen, worüber als größere Untersuchung nur die aus dem Jahre 1895 stammende Veröffentlichung vorliegt:

*Die geschlechtlich-sittlichen Verhältnisse der evangelischen Landbewohner.*

Über Deutschland wird darin ausgeführt, daß mit Ausnahme von wenigen Landstrichen, in denen besondere, die Sittlichkeit günstig beeinflussende Verhältnisse obwalten, überall die sittlichen Zustände und Mißverhältnisse die gleichen sind. Überall sind es vor allem die breiten Massen der Arbeiter, die sich einem extensiven geschlechtlichen Verkehr hingeben. Auch der Bauernstand ist nicht unberührt geblieben, und vorehelicher Geschlechtsverkehr findet hier unter Verlobten sehr häufig statt. In den meisten Gegenden besteht in dieser Beziehung kaum ein Unterschied zwischen ländlichem und industriellem Arbeiter. Mit 16 Jahren pflegt der Geschlechtsverkehr bereits zu beginnen und wird von Burschen wie Mädchen bereits sehr intensiv betrieben. Von der städtischen Hurerei unterscheidet sich die ländliche zu ihrem Vorteil durch den Mangel an gewerbsmäßiger Unzucht, und zu ihrem Nachteil durch ihre Allgemeinheit und größere Schamlosigkeit und Roheit. Daß die ländliche Unkeuschheit meist auf vorehelichen Geschlechtsverkehr sich zu beschränken scheint, wird durch das meist gute Verhalten der Eheleute bestätigt. Bemerkenswert ist, daß die Unsittlichkeit in den kirchlichsten Gegenden ebenso groß ist wie in den unkirchlichen Gegenden.

Die großen Latifundien haben einen ähnlichen unheilvollen Einfluß auf die Sittlichkeit wie die großen Industriezentren. Beide untergraben die Seßhaftigkeit der ländlichen Arbeiterbevölkerung, denn die Landwirtschaft zieht aus anderen ländlichen Distrikten Arbeitskräfte an sich, sog. Sachsengänger. Meist führen diese Sachsengänger ein wüstes Leben, und die Mädchen kehren der großen Mehrzahl nach geschwängert oder als Mütter in die Heimat zurück.

Die Wohnungen sind fast alle unzulänglich und werden bei ihrer ungenügenden Beschaffenheit mit absoluter Sicherheit zu Kupplerinnen der Unzucht.

Neben den Wohnungen sind die Vergnügungslokale, besonders die Tanzereien, die Brutstätten der Unzucht. In Preußen, Hinterpommern, Schleswig-Holstein finden diese in kleinen ländlichen Gemeinden seltener statt, in Schlesien, Sachsen und Anhalt aber hat jeder kleine Ort allsonntäglich seine Tanzmusik. Die gleiche Rolle wie der Tanz spielt auch das Karussell.

Für West-, Mittel- und Süddeutschland wird hervorgehoben, wie eng die sittlichen mit den sozialen Notständen zusammenhängen. In manchen Orten findet sich ein Ansatz zur gewerbsmäßigen Unzucht, eine „Dorfhure". Tanzlustbarkeiten und ungenügende Wohnungen sind überall, weit mehr als die gemeinsame Arbeit beider Geschlechter, Anreiz zum außerehelichen Verkehr, gleichwie auch die Spinnstuben.

## 5. Geschlechtskrankheiten und Ehekonsens.

Die Erkenntnis der großen Verbreitung der Geschlechtskrankheiten, ihrer Bedeutung für das Einzelwesen wie für die Gesamtheit, besonders aber ihrer Einwirkungen auf den Generationsprozeß, erweckt den Wunsch, diese Einflüsse bei der Familienbildung möglichst auszuschalten.

Einen Einblick in die Beziehungen der Syphilis zur Ehe hat jüngst erst Strandberg gegeben, der das Schicksal von 250 Ehen Syphilitischer, die hauptsächlich der Arbeiterklasse angehörten, am Stockholmer Klinikmaterial untersuchte. In $^1/_4$ der Fälle (63) schleppte die Frau die Lues in die Ehe ein. Nur in 69, d. h. in etwas mehr als $^1/_4$ der 250 Familien, traten keine Folgen der Erkrankung in der Ehe auf. Auffallend groß war die Zahl der kinderlosen Ehen; in denen, wo der Mann der infizierende Teil war, waren es 18 von 48, wo die Frau die Infektionsquelle war, 12 von 21. Das ätiologische Moment dieses ungünstigen Ergebnisses war die zu schwache Behandlung, der sich die Patienten unterzogen hatten.

Schon diese Stichprobenstatistik erweist die Wichtigkeit des Problems Geschlechtskrankheiten und Ehe. Damit ist die Fragestellung des Ehekonsenses für die an einer Geschlechtskrankheit Leidenden bzw. daran gelitten Habenden gegeben, ein Problem, das in erheblichem Maße sowohl von Fachleuten wie Laien in den letzten Jahren diskutiert wurde. Durch den Krieg und die durch ihn bedingte Minderung unserer Volkskraft, allein schon durch den Verlust von 2 Millionen Gefallener, sowie durch die Gefährdung des Nachwuchses auch in Hinsicht auf die gewaltige Zunahme, die die Geschlechtskrankheiten am Ende des Krieges aufwiesen, war diese Frage in ein besonders dringendes Stadium getreten.

Auf dem Gebiete der Geschlechtskrankheiten liegen aber die Dinge besonders kompliziert, und es gehört zu einer der schwierigsten und schwerwiegendsten Entscheidungen, die der Arzt zu fällen hat, auf die Frage eines Patienten: „Darf ich heiraten, oder darf ich noch nicht heiraten?", eine klare und eindeutige Antwort zu geben.

Als akute Erkrankung spielt der weiche Schanker hier keine Rolle, um so weniger, da ja die Krankheitsdauer eine mehr-minder begrenzte ist. Es kommt wohl auch selten vor, daß ein an derartigen Geschwüren Leidender die Frage der Eheerlaubnis aufwirft. Ist dies der Fall, so muß gleichzeitig daran gedacht werden, daß das vorliegende Ulcus molle möglicherweise mit einer Spirochätose kompliziert ist, und der Ratheischende ist eindringlich auf diese Möglichkeit hinzuweisen. In einem solchen Falle ist daher eine sofortige endgültige Entscheidung eine Unmöglichkeit, und erst eine längere klinische Beobachtung unter Heranziehung aller Laboratoriumsmöglichkeiten kann völlige Klarheit schaffen.

Bei der Syphilis liegt der Fall bedeutend verwickelter. Es handelt sich dabei zu entscheiden:

1. ob noch eine Übertragungsmöglichkeit für den anderen Ehepartner besteht;

2. ob die Übertragung der Erkrankung auf die Nachkommenschaft zu befürchten ist;

3. ob für den Nupturienten in späterer Zeit Nachkrankheiten zu erwarten sind, die die Arbeitsfähigkeit des früher einmal Erkrankten in Zukunft zu untergraben vermögen.

Ein absolutes Eheverbot bei Syphilis verbietet sich von selbst, wenn wir uns die große Verbreitung dieser Krankheit vergegenwärtigen. Wäre es doch eine Unmöglichkeit, in einer Großstadt wie Hamburg oder Berlin den vierten Teil der Männer und den achten Teil der Frauen von der Ehe auszuschließen. Da dieser Weg also nicht gangbar ist, müssen unter Verwertung des gesamten Wissens über den Verlauf der Lues bestimmte Forderungen aufgestellt werden, mit deren Erfüllung der Ehekonsens erteilt werden kann.

Solange noch manifeste Erscheinungen bestehen, ist naturgemäß eine Verheiratung mit einem gesunden Partner undiskutabel. Hingegen kann die Frage der Heilung der Lues und damit der Eheerlaubnis in dem Sinne beantwortet werden, wie es NEISSER auf Grund seiner großen klinischen Erfahrung ausgesprochen hat: „Als geheilt betrachten darf man alle diejenigen möglichst lange ohne sichtbare Erscheinungen gebliebenen Syphilitiker, welche bei 4—5mal hintereinander, im Verlaufe von $1-1^1/_2$ Jahren vorgenommenen serodiagnostischen Blutuntersuchungen stets eine klare negative Reaktion aufgewiesen haben; eine negative Reaktion, die ohne therapeutische Beeinflussung festgestellt und auch nach einer provozierenden Salvarsaneinspritzung nicht nach der positiven Seite wieder umgeschlagen ist. Den Standpunkt, negativen Reaktionen überhaupt jede Bedeutung abzusprechen, halte ich für vollkommen falsch. Erkennt man die *positive* Reaktion als beweisend für das Bestehen einer Syphilis an, so muß auch die *negative* Reaktion eine Beziehung zum Verschwinden der

Krankheit haben. Nun wissen wir freilich, daß eine *einzige* negative Reaktion nicht vollständige Heilung beweist. *Wenn aber viele Monate, ja Halbjahre hindurch, die Reaktion bei immer wiederholter Untersuchung und trotz künstlicher Provozierungsversuche stets negativ bleibt, so hat man nach den bisher vorliegenden Erfahrungen die Berechtigung, zum mindesten für die praktischen Fragen des Lebens der negativen Reaktion eine entscheidende Bedeutung zuzusprechen.*"

Schwierig ist die Frage des Ehekonsenses bei einem Falle von latenter Lues, d. h. also, bei einem Eheaspiranten, der nur eine positive Wa-R. aufweist. Ist die Erkrankung erst wenige Jahre zuvor akquiriert, so kann nur die sorgsamste Untersuchung unter genauer Abschätzung des bisherigen Krankheitsverlaufs unter gleichzeitiger Berücksichtigung der bis dahin stattgehabten Behandlung den Weg weisen.

Wissen wir weiterhin, daß es einerseits Fälle gibt, deren positive Seroreaktion trotz jahrelanger Behandlung nicht umzustimmen ist, die weder selbst im weiteren Ablauf ihres Lebens neue luische Symptome aufgewiesen haben, noch ihre Ehefrau infizierten und demgemäß auch gesunde Kinder erzeugten, so kennen wir doch andererseits Fälle, bei denen dies nicht zutrifft. Eine positive Wa-R. in der Frühperiode, insbesondere in den ersten Jahren nach der Ansteckung muß zu großer Vorsicht mahnen, weil in dieser Zeit immer mit großen Spirochätenherden irgendwo im Körper gerechnet werden muß und damit die Möglichkeit der Infektionsübertragung gegeben ist. In diesem Falle besteht also eine Gefährdung von Mutter und Kind, und es kann der Ehe nur dringend bis auf weiteres widerraten werden. Gerade die hierher gehörenden Fälle von Ansteckungen, bei denen der infizierende Teil keinerlei sichtbare Symptome der Erkrankung aufwies, verlangen äußerste Vorsicht.

Eine andere Beurteilung heischen die Fälle, die bereits reichlich behandelt, nur als Ausdruck der einst akquirierten Erkrankung noch eine positive Seroreaktion aufweisen. Bei ihnen deutet der Ausfall der Reaktion auf irgendwelche geringen Spirochätenherde hin, die versteckt in irgendeinem inneren Organe sich finden. Hier kann dann ebenfalls allein die sorgfältigste Abschätzung des Krankheitsverlaufs und die bis dahin stattgehabte Behandlung und die genaueste interne Untersuchung (Herz, Leber, Nervensystem) ausschlaggebend sein.

Wenn diese Fälle also für eine Infektion des anderen Ehepartners kaum in Betracht kommen, so rekrutieren sich aus ihnen gerade diejenigen, die durch die bedrohlichen Nachkrankheiten, wie Tabes, Paralyse, Aortenaneurysma, gefährdet sind. Dies bedeutet aber eine Gefährdung der Ehe in späterer Zeit, und zwar zu einer Periode, in der meist noch unmündige Kinder vorhanden sind, durch den möglichen Ausfall des Ernährers und Erhalters der Familie im Falle des Mannes — der Bewahrerin des Hauses und Erzieherin der Kinder im Falle der Frau, und damit ist für manche der Fälle das Eheverbot angezeigt.

Für die große Mehrzahl der Fälle geben die Ausführungen genügenden Rückhalt. Ausnahmefälle, die sogar trotz bestehender luischer infektiöser Manifestationen eine negative Seroreaktion aufweisen, kommen vor. Damit muß auch mit solchen Fällen gerechnet werden, die auch ohne klinische Anzeichen, trotz einer negativen Wa-R. infektiös sind. Diese Fälle werden sich vor allem innerhalb der ersten fünf Jahre nach der Infektion antreffen lassen. Gegen diese Ausnahmefälle gibt es keinen Schutz.

Ein fundamentaler Unterschied besteht bei den älteren Fällen aber für die Beurteilung der Ehefähigkeit noch darin, ob der Ehesuchende männlichen oder weiblichen Geschlechts ist. „Haben wir einen Mann vor uns, dessen Lues über 5 Jahre alt ist, so ist er praktisch nicht mehr infektiös, sogar wenn er wenig oder ganz unzureichend behandelt ist. Die spirochätenhaltigen späteren Sekundärexantheme können wir für die allgemeine Beurteilung vernachlässigen, sie scheinen auch nach den bis jetzt vorliegenden Veröffentlichungen bei Männern viel seltener aufzutreten als bei Frauen. Selbst bei Vorhandensein eines organischen Befundes besteht für den Arzt, namentlich wenn die zukünftige Frau über den Gesundheitszustand des Partners und die ihr daraus drohenden Gefahren unterrichtet ist, kein Grund, der *Ansteckungsgefahr* wegen die Ehe zu widerraten.

Ganz anders liegen die Verhältnisse bei der Frau. Eine Frau, deren Lues nicht geheilt ist, bleibt, trotzdem auch sie nach einer gewissen, vielleicht etwas länger zu bemessenden Zeit, nicht mehr ansteckend ist, trotzdem ihr ganzes Leben lang, nämlich dann, wenn sie kongenital-syphilitische Kinder zur Welt bringt, eine gefährliche Infektionsquelle für die ganze Generation, wie am klarsten die Fälle von Syphilis in drei Generationen beweisen, und für ihre ganze Umgebung, was uns leider die nicht so seltene Beobachtung von Ansteckung dritter Unschuldiger durch Kongenital-Luische lehrt." (KLEEBERG.)

Wenn schon diese kurzen Ausführungen die ganze Schwierigkeit der behandelten Frage aufdecken, und gleichzeitig daraus resultiert, daß nur ein Arzt, der das gesamte Ausmaß der Syphilis überschaut, überhaupt fähig ist, die Frage des Ehekonsenses zu entscheiden, so kann man als einen gewissen Anhalt unter folgenden Bedingungen die Eheerlaubnis erteilen:

Wenn der Nupturient bei dauernd Wassermann-negativem Primäraffekt nach 1—2 jähriger ausreichender Behandlung mindestens ein ganzes weiteres Jahr, also 3 Jahre hindurch, erscheinungsfrei geblieben ist. Und bei sekundärer Lues, wenn bei sorgfältigster Behandlung beim Manne ein Termin von 5—6 Jahren, bei der Frau ein noch etwas längerer, verstrichen ist.

Wenn es auch dem Arzte bei den von ihm beobachteten und behandelten Patienten nicht allzu schwierig fallen wird, eine Entscheidung zu treffen, so wird es dennoch in jedem Falle gut sein, den Patienten darauf hinzuweisen, daß die Voraussage nur mit einem hohen Grade von *Wahrscheinlichkeit* erfolgt. Dagegen muß ein Ehezeugnis, daß sich nur auf die Angaben eines Patienten stützt und auf Grund einer einmaligen Untersuchung aufgebaut wird, von ganz problematischem Werte sein.

Zwei weitere Verpflichtungen hat der Arzt zu erfüllen: Er muß dem Patienten, der noch 5 Jahre nach der Infektion eine positive Seroreaktion aufweist, darauf aufmerksam machen, daß dieser Befund möglicherweise eine Gefährdung durch Nachkrankheiten bedeutet und er deshalb mit vorzeitiger Erwerbsunfähigkeit zu rechnen hat; er muß jede Frau, die einmal in ihrem Leben eine Lues gehabt hat, besonders aber, wenn sie sekundäre Erscheinungen aufwies, auf die absolute Notwendigkeit hinweisen, wobei es ganz gleichgültig ist, wie lange die Infektion zurückliegt, daß sie sich im Beginn einer Gravidität einer antiluischen Kur unterziehen muß, denn nur so hat sie die Aussicht, das Los vieler Fehlgeburten und luische Kinder sich zu ersparen, dagegen ein gesundes Kind zu erwarten.

Noch komplizierter ist für den Arzt die Entscheidung bei Erteilung der Heiratserlaubnis bei einem Patienten, der früher an Gonorrhöe gelitten hat.

Die Feststellung der Heilung ist abhängig vom negativen Gonokokkenbefund. Dieser aber kann nur durch mehrfache und gründliche Untersuchung seitens eines erfahrenen Arztes mit der genügenden an Sicherheit grenzenden Wahrscheinlichkeit festgestellt werden.

Beim Manne müssen, bei genauester klinischer Untersuchung der Harnröhre, der Vorsteherdrüse, der Samenblasen, der Hoden und Nebenhoden und des Urins auf pathologische Beimengungen, noch im Ablauf von mehreren Wochen, die Sekrete der einzelnen Lokalisationen untersucht werden. Außerdem ist meist noch das Sekret der Harnröhre durch künstliche Reizungen, chemische wie mechanische, zur Erhöhung der Sicherheit zu vermehren. Gleichzeitig muß das Sekret der Prostata wie der Samenblase einer mehrfachen gründlichen Untersuchung unterzogen und vorgefundene Fäden im Urin gleichfalls mikroskopiert werden. Auch eine endoskopische Untersuchung wird sich häufig nicht umgehen lassen.

Erst wenn alle diese Untersuchungen immer wieder ein negatives Resultat gezeitigt haben, vor allem auch die sonstigen klinischen Untersuchungen keine für Gonorrhöe sprechenden Residuen ans Licht gebracht haben, ist der Untersucher nach dem heutigen Stande unseres Wissens berechtigt, die Heiratserlaubnis zu erteilen.

Bei der Frau muß gleichfalls in häufigen Untersuchungen festgestellt werden, ob sich nicht aus der Harnröhre eitrige oder eitrigschleimige Sekrete nachweisen lassen, ob die Drüsen am Scheideneingang keine entzündlichen Veränderungen und ob die BARTHOLINIschen Drüsen keine pathologischen Befunde ergeben. Weiterhin muß sich die Untersuchung der Gebärmutter und der Anhangsgebilde anschließen. Das Sekret des Gebärmutterhalses (Cervix) ist ebenso wie das der Harnröhre, der möglicherweise vorhandenen parurethralen Gänge, der BARTHOLINIschen und der sonstigen Drüsen häufigen, eingehenden mikroskopischen Untersuchungen zu unterwerfen. Außerdem müssen diese Untersuchungen mehrfach kurz vor und nach der Menstruation ausgeführt werden, da diese bekanntermaßen eine natürliche Provokation für vorhandene gonorrhoische Prozesse bedeutet.

Schon diese Andeutungen der Untersuchungsnotwendigkeiten bei Mann und Frau erweisen die große Verantwortung für den untersuchenden Arzt und zeigen, wieviel Mühe und Zeit angewendet werden muß, wenn ein Gesundheitsattest nicht nur ein Stück beschriebenes Papier darstellen soll.

Daß ein solches Attest je nach Lage des einzelnen Falles ganz erhebliche Kosten hervorrufen muß, liegt auf der Hand und zeigt die Schwierigkeit, die eine allgemeine gesetzlich geregelte Durchführung eines Attestzwanges mit sich führen muß.

Die Tatsache, daß heute der Facharzt von Nupturienten, wenn auch immer noch nicht häufig, so doch in stärkerem Maße als früher, zwecks Feststellung der endgültigen Heilung von einer Geschlechtskrankheit aufgesucht wird, diese Tatsache zeigt, daß der Gedanke von der Wichtigkeit eines Gesundheitszeugnisses vor der Eheschließung allmählich Boden gewonnen hat. Dies dürfte bereits ein Ergebnis der öffentlichen Diskussion dieses Problems sein, daß die allgemeine Meinung stärker zu beschäftigen begann, nachdem schon 1907 der Bund für Mutterschutz und dann 1913 der Deutsche Monistenbund die Forderung des Austausches von Gesundheitszeugnissen zwischen Verlobten vor der Ehe aufgestellt hatten. 1915 verlangte dann der Bund zur Erhaltung und Mehrung der deutschen Volkskraft: Der Mann habe über das Nichtvorhandensein einer Geschlechtskrankheit in übertragbarer Form ein beglaubigtes Zeugnis beizubringen. Die Dezember 1915 eingesetzte Kommission des Ärztlichen Vereins München stellte dann 1916 unter Berichterstattung TRUMPTS in 12 Leitsätzen ihre Ansichten über Ehekonsens und Eheverbot auf. In diesem Vorschlage sind besondere Eheberater vorgesehen, gleichzeitig aber wird besonderes Gewicht darauf gelegt, die Öffentlichkeit auf jede Weise mit rassehygienischen Gedankengängen zu durchdringen. Auch die 1916/17 von der Berliner Gesellschaft für Rassenhygiene einberufenen Versammlungen, die unter Beteiligung einer großen Zahl sozialhygienischer, sozialer wie sozialpolitischer Vereinigungen stattfanden, behandelten den Gesamtkomplex des Problems in geradezu erschöpfender Weise und ließen vor allem die noch bestehenden großen Gegensätze in den Ansichten über die Zweckmäßigkeit des Ehekonsenses zutage treten. Deshalb gelangte diese Versammlung auch nicht zu bestimmten Beschlüssen, jedoch bestand Einstimmigkeit darüber, daß es ratsam sei, den Ehestandskandidaten bei der Anmeldung auf dem Standesamte ein noch zu formulierendes Merkblatt auszuhändigen. Dementsprechend erfolgten 1917 zwei Eingaben an die Regierungen. Eine seitens der Berliner Gesellschaft für Rassenhygiene in Verbindung mit 18 anderen Vereinen, deren Merkblatt für Eheschließende zur Verteilung durch den Standesbeamten sie empfahl, die andere seitens der Berliner Gesellschaft allein, die eine Ergänzung des Reichsgesetzes vom 6. Februar 1875 über die Beurkundung des Personenstandes nach folgenden Richtungen anregte: Jeder Ehebewerber hat ein amts- oder vertrauensärztliches Zeugnis über die gesundheitliche Ehetauglichkeit dem Standesbeamten vorzulegen, die Verlobten haben die Kenntnisnahme des Zeugnisinhaltes gegenseitig durch Unterschrift zu bestätigen. Ein Eingriff in die Eheschließungsfreiheit soll damit nicht verbunden sein. Als Ausführungsvorschriften wären folgende zu dem Gesetze zu erlassen: 1. Die Ausstellung des Ehetauglichkeitszeugnisses ist nur dem für jeden Wohnbezirk zuständigen Amts- oder Vertrauensarzt gestattet. 2. Das Zeugnis hat nur Angaben über das Vorhandensein von Krankheiten und Krankheitsanlagen, insbesondere Geist- und Nervenkrankheiten, chronische Vergiftungen und Infektionskrankheiten zu enthalten, die bei der Eheschließung zur Übertragung, Vererbung oder Entartung führen können. Es hat ferner die Frage zu beantworten, ob auf Grund des erhobenen Befundes von der Eheschließung abzuraten sei. 3. Von einer Genitaluntersuchung weiblicher Ehebewerber ist im allgemeinen abzusehen."

1919 schlug weiterhin SCHUBART, der sich schon in früheren Jahren mehrfach mit der Materie beschäftigt hatte, vor, ein Einheitszeugnis zu schaffen, dessen Erteilung lediglich angeben soll, daß der Untersuchte zur Zeit frei von Erscheinungen einer Geschlechtskrankheit sei; das aber nicht erkennen läßt, ob der Untersuchte jemals eine Geschlechtskrankheit gehabt hat, ob er restlos und mustergültig, oder ob er nur praktisch ausreichend geheilt sei.

Das Zeugnis bezweckt also nur, zu bescheinigen, daß der Ehebewerber, ohne Gefahr eine Geschlechtskrankheit zu übertragen, heiraten könne.

Zu dem SCHUBARTschen Vorschlage, der allen juristischen, medizinischen und sozialen Anforderungen genügt, hat dann 1921 PINKUS, unter Mitarbeit von LOEWENSTEIN, Ausführungsbestimmungen, d. h. die medizinisch-hygienischen Notwendigkeiten der dazu erforderlichen Untersuchung, veröffentlicht.

Nachdem ABDERHALDEN in der Plenarsitzung der Preußischen Landesversammlung vom 23. September 1919 in bedeutsamen Ausführungen auf die Wichtigkeit rassehygienischer Maßnahmen hingewiesen hatte, war am 26. Februar 1920 der Reichsgesundheitsrat mit überwiegender Stimmenmehrheit zu 7 Leitsätzen gelangt, aus denen folgende hier hervorgehoben seien:

„d) Aufklärung der Bevölkerung über die Wichtigkeit einer ärztlichen Untersuchung vor der Eheschließung und Rat an beide Ehebewerber, sich ihr zu unterziehen, ist zwar nützlich, aber nicht als ausreichend zu erachten, weil die Einschätzung der Ehe als reine Privatangelegenheit eine Beachtung des Rates in größerem Umfange nicht erwarten läßt.

e) Nötig erscheint es vielmehr, einen Zwang zur ärztlichen Untersuchung auf beide Ehebewerber auszuüben, indem ihnen auferlegt wird, bei der standesamtlichen Meldung zur Eheschließung je ein in den letzten 4 Wochen vorher ausgestelltes ärztliches Zeugnis über den Gesundheitszustand vorzulegen, dessen gegenseitige Kenntnisnahme sie durch Unterschrift zu bestätigen haben.

f) Es empfiehlt sich, bestimmte Ärzte als ‚Eheberater‘ zu bestellen, die auf Grund ihnen etwa vorgelegter ärztlicher Zeugnisse und nach dem Ergebnis ihrer eigenen Untersuchung, soweit sie eine solche noch für geboten erachten, die Zeugnisse über den Gesundheitszustand der Ehebewerber auszustellen haben. Für die Vornahme der Untersuchung und die Abgabe ihres Urteils sind ihnen besondere Weisungen zu geben.

Das Zeugnis des Eheberaters soll nur die Angaben enthalten, daß gegen die Eheschließung ärztliche Bedenken nicht zu erheben sind, oder daß ihr aus gesundheitlichen Gründen zur Zeit widerraten werden muß; Einzelheiten über den Gesundheitszustand der Untersuchten soll es nicht beibringen. Gegen die erfolgte Ausstellung des Zeugnisses durch den Eheberater ist die Anrufung einer höheren Instanz zugelassen.

g) Die Bewertung der ärztlichen Zeugnisse und der Entschluß, ob sie bei Abraten von der Heirat dann noch die Ehe eingehen wollen, ist Sache der Ehebewerber.

Es empfiehlt sich, eine Abänderung der Bestimmungen des Bürgerlichen Gesetzbuches über die Zulässigkeit der Eheschließung wegen Geistesschwäche und wegen Trunksucht Entmündigter dahin herbeizuführen, daß diese Personen, solange sie entmündigt sind, eine Ehe nicht eingehen dürfen.“

Weiterhin nahm aber der Reichsgesundheitsrat noch folgende Entschließung an:

„Falls der Gesetzgeber zur Zeit noch nicht dem zwangsweisen Austausch von Gesundheitszeugnissen gemäß Leitsatz e) sich anschließen kann, würden neben der im Leitsatz d) erörterten allgemeinen Volksaufklärung durch ein Gesetz Einrichtungen zu treffen sein, die den Beteiligten die Erlangung und den Austausch von amtlichen Zeugnissen über ihren Gesundheitszustand vor der Eheschließung an der Hand eines amtlichen Formulars ermöglichen. Gesichtspunkte in dieser Hinsicht gibt der Entwurf des Dr. Schubart. Jedoch soll die Untersuchung sich nicht nur auf Geschlechtskrankheiten, sondern auch auf andere Krankheiten sowie auf beide Ehebewerber erstrecken. Es würde ein solches Vorgehen immerhin einen ersten Schritt zur zwangsweisen Einführung der Gesundheitszeugnisse bedeuten.“

Am 6. Dezember 1920 erfolgte dann seitens des Landtages das Ersuchen an das preußische Staatsministerium, eine Denkschrift über die Forderung von Gesundheitszeugnissen vor der Ehe zu fertigen. Diese Denkschrift, die am 15. Februar 1922 dem Präsidenten des Landtages überreicht wurde, stimmte im allgemeinen mit den Leitsätzen des Reichsgesundheitsrates überein und nahm den Standpunkt ein, daß der zur Zeit gangbarste Weg der wäre, eine Pflicht des gegenseitigen Austausches der Gesundheitszeugnisse der Nupturienten ohne ein Eheverbot zu dekretieren. Die Denkschrift hebt aber auch hervor, daß die vielfache Behauptung, der Boden für derartige Maßnahmen in unserem Volke sei noch nicht vorbereitet, sicherlich ein Irrtum sei und uns nicht schrecken dürfe. Weite Kreise unseres Volkes begännen heute, über diese Frage nachzudenken und würden bereit sein, an ihrer Lösung freudig mitzuarbeiten, wenn der Staat sich entschlösse, einen großen Schritt auf dieser Bahn vorwärts zu tun.

Gegen die Einführung des zwangsweisen Austausches von Gesundheitszeugnissen vor der Eheschließung sind aber gerade von fachärztlicher Seite stärkste Bedenken erhoben worden. Vor allem sind hier zu nennen: Blaschko und Heller. Blaschko wies 1917 unter vielen anderen Gesichtspunkten auf die große Zahl der erkrankenden unverheirateten Frauen in den Großstädten hin, die bei gesetzlicher Reglung eine Untersuchung auch aller weiblichen Ehebewerber erforderlich machen, eine Maßnahme, die jedoch auf dem Lande, und besonders in der Kleinstadt in den Mittelklassen, sich als undurchführbar erweisen müsse. Dieser Zeugniszwang dürfe um so weniger bei den Männern haltmachen, da für die Nachkommenschaft frühere Erkrankungen der Frau viel ernster als die des Mannes zu beurteilen seien. Ferner lenkte er die Aufmerksamkeit auf die großen Schwierigkeiten, die, wie anfangs ausgeführt, eine genaue Untersuchung auf Geschlechtskrankheiten und auf Zeugungsfähigkeit mit sich bringt und die vorzunehmen nicht jeder Arzt, am allerwenigsten der beamtete, berufen sei. Auch sei es fraglich, woher man auf dem Lande und in den Kleinstädten all die sachverständigen Ärzte hernehmen solle. Das Zeugnis käme auch oft viel zu spät, da die Eheschließung, wie so oft, nur ein formeller Akt sei.

HELLER kam dann bei der Tagung der Ärztlichen Gesellschaft für Sexualwissenschaft und Eugenetik zu Berlin im Jahre 1921 zu einer völligen Ablehnung des obligatorisch vom Staate geforderten Ehezeugnisses, weil auch die Frau zur Beibringung des Zeugnisses angehalten werden müßte; weil das Attest 4—5 Monate vor der Trauung bei Notwendigkeit einer 5 monatigen Abstinenz ausgestellt werden müßte; weil bei 800—900 000 Exploranden pro Jahr die Kosten enorm hoch sein würden; weil, wird die Verlobung als Zeugnistermin genommen, diese im Liebesleben der breiten Volksschichten ein ganz zufällig bestimmter Zeitpunkt ist und bei dem *häufigen Wechsel* der Verlobten als hygienisch faßbarer Termin nicht in Frage kommt, weil im Falle des Einspruchs zur Entscheidung Gerichtshöfe mit einem ausgearbeiteten Instanzenwege nötig seien, wahrscheinlich aber die Eheschließung im Auslande oder ohne Standesamt und Kirche vorgezogen würde; weil vor allem die seelische Bewertung gegen das obligatorische Ehezeugnis spräche und gerade die geistig und moralisch hochwertigen Menschen auf Grund einer früheren Geschlechtskrankheit vor der Ehe abgeschreckt und im Konkubinat Ersatz suchen würden.

Den Gedanken, das obligatorisch vom Staate geforderte Ehezeugnis bei der enormen dafür aufgewandten Mühe und den hohen Kosten nur als Rat oder Warnung für die Heiratskandidaten einführen zu wollen, empfindet HELLER als stärkste Verhöhnung der Staatsautorität.

HELLER empfiehlt vielmehr demgegenüber die Erweiterung des bereits üblichen Brauches, vor Eingehung der Ehe die geschlechtliche Gesundheit der Nupturienten festzustellen, doch kann man darüber hinaus wohl heute schon bestimmte Forderungen aufstellen. Wenn die Eheschließung eine Handlung ist, die für die beiden Partner recht erhebliche Gefahrenmöglichkeiten mit sich bringen kann und damit jeder einzelne für sich danach trachten müßte, das Risiko möglichst gering zu gestalten, und zwar durch Prüfung nach der physischen und psychischen, aber auch nach der wirtschaftlichen Seite hin, so ist die Ehe andererseits aber auch eine Angelegenheit des Staates. Da die Ehe unter dem Schutze des Staates steht, so muß dieser auch das Recht haben, die Erfüllung gewisser Voraussetzungen zu verlangen, die wenigstens in gewissem Grade die Erzeugung einer gesunden Nachkommenschaft gewährleisten, den gesunden Partner aber auch davor schützen, in eine infekte Ehe hineinzutappen. Ausdrücklich sagt doch Artikel 119 der Reichsverfassung: „Die Ehe steht als Grundlage des Familienlebens und der Erhaltung und Vermehrung der Nation unter dem besonderen Schutze der Verfassung," und weiter: „Die Reinerhaltung, Gesundung und soziale Förderung der Familie sind Aufgaben des Staates und der Gemeinden", Artikel 120 aber lautet: „Die Erziehung des Nachwuchses zur leiblichen, seelischen und gesellschaftlichen Tüchtigkeit ist oberste Pflicht und natürliches Recht der Eltern, über deren Betätigung die staatliche Gemeinschaft wacht."

Können wir aus Gründen der bisherigen Unzulänglichkeit unserer wissenschaftlichen Untersuchungsmethoden mit absoluter Sicherheit nicht in allen

Fällen nach der positiven Seite hin den Gesundheitszustand der Untersuchten bewerten, so genügen doch unsere Befunde nach der negativen Seite hin bereits, die gröberen Fälle auszuschalten. Gleichzeitig wird ein Zwang zur Untersuchung der Ehebewerber auf ihre geschlechtliche Gesundheit hin auch zu einer Gewissensschärfung der Nupturienten führen, wie die Gedankenrichtung der Bevölkerung in diesem Punkte überhaupt günstig beeinflussen. Es handelt sich daher nur darum, eine Form zu finden, unter der bei den heutigen Umständen sich die Einführung des Gesundheitszeugnisses vor der Ehe ermöglichen läßt. Dabei muß als leitender Gesichtspunkt gelten, die Kosten für die notwendig werdenden Untersuchungen nicht allzu hoch anschwellen zu lassen, was dann gelingt, wenn man sich nur auf die Fälle beschränkt, bei denen eine Untersuchung notwendig erscheint. Deshalb ist der Untersuchungszwang zwecks Ausstellung eines Zeugnisses nur den Menschen aufzuerlegen, die früher an einer Geschlechtskrankheit gelitten haben oder noch daran leiden. In ähnlicher Weise, wie es in Dänemark auf Grund des am 1. Januar 1923 in Kraft getretenen Gesetzes über Eingehen und Auflösung der Ehe vom 30. Juni 1922 gehandhabt wird.

Der § 11 dieses Gesetzes besagt:

„Derjenige, der an einer Geschlechtskrankheit leidet, die Gefahr bietet entweder für eine Ansteckung oder aber für eine Übertragung auf die Nachkommenschaft, oder der an Epilepsie leidet, soll keine Ehe eingehen, außer wenn der andere Partner von der Erkrankung in Kenntnis gesetzt worden ist und beide Partner von einem Arzt mündliche Aufklärung über die bestehenden Gefahren erhalten haben.“

Der § 21 Abs. 5 besagt:

„Die Brautleute sollen, jeder für seinen Teil, eine schriftliche Erklärung auf Treu und Glauben darüber abgeben, daß kein Hinderungsgrund für die Ehe derart, wie ihn § 11 erwähnt, vorliegt.

Derjenige, der an einer Geschlechtskrankheit leidet oder gelitten hat, darf eine derartige Erklärung nur abgeben, wenn zugleich ein innerhalb der letzten 14 Tage ausgestelltes schriftliches Arztzeugnis vorliegt darüber, daß die Gefahr einer Ansteckung oder einer Übertragung auf die Nachkommenschaft höchst unwahrscheinlich ist und dem anderen Teil die Erkrankung bekannt ist und beide Partner von einem Arzte mündlich über die bestehenden Gefahren aufgeklärt worden sind.“

Die ärztlichen Zeugnisse werden auf einem Schema ausgefertigt, das folgende Form erhalten hat:

(*Vorderseite.*)     *Ärztliches Zeugnis zum Gebrauch bei der Eheschließung.*     Form. 55.

Unterzeichneter erklärt hiermit auf Grund umstehender Angaben und einer am angegebenen Datum von ihm vorgenommenen ärztlichen Untersuchung von ................ geboren den .......... in .............., daß die Geschlechtskrankheit, die der/die Betreffende hat/gehabt hat, nach seiner Ansicht nicht länger Gefahr bietet für eine Ansteckung oder für eine Übertragung auf die Nachkommenschaft.

.............., den .......... 19....          ..............

                                                                Arzt

(Darunter ist abgedruckt § 11 und § 21, Nr. 5.)

*Rückseite.*

Dem unterzeichneten Arzt gegenüber hat der umstehende ............ die folgenden Fragen folgendermaßen beantwortet:

1. An welcher oder an welchen Geschlechtskrankheiten leiden Sie oder haben Sie gelitten?
2. Wann wurden Sie angesteckt?
3. Welcher Arzt oder welches Krankenhaus behandelte Sie zuerst?
4. Welche Behandlung haben Sie durchgemacht, und wie oft sind Sie behandelt worden?
5. Wann wurde die Behandlung beendet?
6. Wann haben Sie das letztemal etwas von der Erkrankung gemerkt, und was bemerkten Sie?

Obenstehende Angaben sind abgegeben nach Treu und Glauben.

Name des Patienten                                               Name des Arztes

..........                                                       ...............

Der Endunterzeichnete hat bei der Untersuchung am angegebenen Datum bei ....
............ konstatiert:
von Symptomen einer Geschlechtskrankheit: ....................................
von den Zeichen früherer Symptome: ....................................

............, den ........ 19....

............
Arzt

Diese Gesetzesbestimmungen fordern das, was man nach dem Stande unserer heutigen Kenntnisse verlangen kann, und nicht mehr. Sie fordern von jedem Ehebewerber nach bestem Wissen und Gewissen eine Erklärung darüber, daß er weder geschlechtskrank war noch ist, und falls er geschlechtskrank war oder ist, die Aufklärung des anderen Ehepartners und die Belehrung beider Teile durch den Arzt. Dadurch wird für jeden Verlobten die Möglichkeit geschaffen, sich über den Gesundheitszustand des anderen zu unterrichten, und er kann auf Grund der erhaltenen Erklärungen des untersuchenden Arztes die sich ergebenden Schlußfolgerungen ziehen.

*Norwegen* hat ähnliche Bestimmungen wie Dänemark im Gesetz über Eingehen und Auflösung der Ehe vom 31. Mai 1918 getroffen. Das 1. Kapitel, § 6 schreibt vor:

„Wer an Syphilis in noch ansteckendem Stadium leidet, darf keine Ehe eingehen. Wer an einer anderen Geschlechtskrankheit in ansteckendem Stadium oder an Epilepsie oder Lepra leidet, darf keine Ehe schließen, ohne daß der andere Partner über das Vorhandensein der Krankheit unterrichtet ist und beide Partner durch einen Arzt mündlich über die Gefahren der Krankheit aufgeklärt worden sind.

Die den Ärzten gesetzlich auferlegte Schweigepflicht ist aufgehoben, wo es sich darum handelt, den zuständigen Behörden Mitteilung zu machen zur Verhinderung einer Eheschließung entgegen dem genannten Paragraphen. Sie können in derartigen Fällen als Zeugen in Eheangelegenheiten zugezogen werden und § 178 der Strafprozeßordnung, Abs. 1, kommt dann nicht zur Anwendung. Weiß ein Arzt, daß sich jemand hat aufbieten lassen, der an einer Krankheit, wie sie im vorstehenden Absatz genannt ist, leidet, so ist er verpflichtet, der zuständigen Behörde Mitteilung zu machen.“

Und § 13, Absatz 5 des II. Kapitels lautet:

„Die Brautleute sollen, jeder für seinen Teil eine schriftliche Erklärung auf Ehre und Gewissen abgeben, daß sie nicht an Syphilis in ansteckendem Stadium leiden und ob sie an einer anderen Geschlechtskrankheit in noch ansteckendem Stadium oder an Epilepsie oder Lepra leiden. Geht aus dieser Erklärung hervor, daß einer der Brautleute an einer anderen Geschlechtskrankheit als Syphilis leidet oder an Epilepsie oder Lepra, so ist der Nachweis zu erbringen, daß der andere Partner über das Vorhandensein der Krankheit unterrichtet ist und daß beide Partner von einem Arzte über die Gefahren der Krankheit aufgeklärt worden sind.“

Auch *Schweden* hat im neuen Ehegesetz vom 11. Juli 1920 für ansteckend Geschlechtskranke ein Eheverbot in Kapitel II, § 6 erlassen:

„Wer an Epilepsie, die vorwiegend auf inneren Ursachen beruht, oder an einer Geschlechtskrankheit in ansteckendem Stadium leidet, darf ohne besondere Genehmigung des Königs keine Ehe schließen.“

Kapitel III, § 2, Mom. 5, Absatz 2 schreibt vor:

„Die Verlobten haben schriftlich auf Ehre und Gewissen eine Versicherung abzugeben, daß sie, soweit ihnen bekannt, nicht an einer Geschlechtskrankheit in ansteckendem Stadium leiden.“

Entsprechend diesen Paragraphen sind auch in den Ehegesetzen Bestimmungen über Nichtigkeitserklärung und Scheidung der Ehe Geschlechtskranker erlassen worden. In *Dänemark*, Ehegesetz, Kapitel V, § 44:

„Eine Ehe wird ohne weiteres für ungültig erklärt auf Antrag des einen Ehegatten:
3. wenn ohne sein Wissen der andere Ehegatte beim Eingehen der Ehe an einer Geschlechtskrankheit litt, die sich noch im ansteckenden Stadium befand ......“

Kapitel VI, § 60:

„Eine Ehe wird auf Antrag des einen Ehegatten gerichtlich geschieden, wenn der andere Ehegatte wissend oder vermutend, an einer Geschlechtskrankheit zu leiden, die sich noch in ansteckendem Stadium befindet, durch Geschlechtsverkehr den anderen Ehegatten der Ansteckungsgefahr ausgesetzt hat, falls sich der Ehegatte nicht, von der Ansteckungsgefahr unterrichtet, freiwillig dieser aussetzen ließ.

Die Sache muß anhängig gemacht werden binnen 6 Monaten nachdem der Ehegatte Kenntnis darüber erhielt, daß er der Ansteckungsgefahr ausgesetzt war; und kann nicht anhängig gemacht werden, wenn der Ehegatte nicht angesteckt wurde, auch die Krankheit nicht mehr ansteckend ist."

In *Norwegen*, Kapitel 4, § 34, Absatz 3:

„Ein Ehegatte kann gerichtliche Ungültigkeitserklärung der Ehe verlangen:
3. wenn der andere Ehegatte ohne sein Wissen . . . bei Eingehen der Ehe an einer sich noch in ansteckendem Stadium befindenden Geschlechtskrankheit litt."

Kapitel 5, § 49:

„Eine Ehe soll auf Antrag des einen Ehegatten gerichtlich geschieden werden, wenn der andere Ehegatte, wissend oder vermutend, an einer Geschlechtskrankheit in ansteckendem Stadium zu leiden, den Antragsteller der Ansteckungsgefahr durch Geschlechtsverkehr ausgesetzt hat.

Ist keine Ansteckung erfolgt und ist die Krankheit nicht mehr ansteckend, kann der Scheidungsantrag nicht später als 6 Monate, nachdem die Ansteckungsgefahr aufgehört hat, gestellt werden. Betreffend Schweigepflicht der Ärzte gelten die gleichen Bestimmungen wie in § 6."

In *Schweden*, Kapitel 10, § 3:

„Die Ehe wird auf Antrag des einen Ehegatten für nichtig erklärt:
3. wenn es ihm unbekannt war, daß der andere Ehegatte bei Eingehen der Ehe . . . an einer Geschlechtskrankheit in ansteckendem Stadium litt."

Kapitel 11, § 9:

„Hat ein Ehegatte, der an einer Geschlechtskrankheit leidet, wissend oder vermutend, durch Geschlechtsverkehr den anderen Ehegatten der Gefahr der Ansteckung ausgesetzt, so kann der gefährdete Ehegatte Ehescheidung beantragen, sofern er sich nicht trotz Wissens um die Gefahr, dieser ausgesetzt hat. Doch soll die Scheidung nicht ausgesprochen werden, falls der Antrag darauf nicht binnen 6 Monaten gestellt wird, gerechnet von dem Zeitpunkt an, in dem der Ehegatte erfuhr, daß er der Ansteckungsgefahr ausgesetzt war, oder falls der Ehegatte nicht angesteckt worden und die Krankheit zur Zeit der Antragstellung nicht mehr im ansteckenden Stadium sich befindet."

Vorerst wird man sich mit der Einführung derartiger Vorschriften begnügen müssen, um so mehr, da es bei sozialhygienischen Neuerungen immer gut ist, nur das Erreichbare zu dekretieren, um später auf den gewonnenen Erfahrungen weiter zu bauen[1]).

Gesetzliche Eheverbote sind außer in Skandinavien auch in verschiedenen Gliedstaaten der Vereinigten Staaten von Nordamerika ergangen: so in Alabama, Connecticut, Indiana, Kansas, Colorado, Luisiana, Maine, Michigan, Minnesota, New York, New Jersey, North-Dakota, Ohio, Oklahoma, Oregon, Pennsylvania, Utah, Vermont, Virginia, Washington, Wisconsin.

Die Eheverbotsbestimmungen beschränken sich meist nur auf eine eidesstattliche Versicherung der Ehekandidaten, daß sie nicht an einer Geschlechtskrankheit leiden; ein Gesundheitsattest verlangen Alabama, North-Dakota, Oregon und Wisconsin von den Männern und Vermont von allen früher infiziert gewesenen Personen.

In *Rumänien* hat 1925 eine Regierungskommission empfohlen, daß kein Standesbeamter ohne Vorweisung eines ärztlichen Zeugnisses über den guten Gesundheitszustand der Nupturienten die Trauung vollziehen darf.

Wendet man gegen ein solches Gesetz ein, daß nur der Gewissenhafte sich darnach richten wird, der Leichtsinnige aber nicht, so ist doch zu erwarten, daß die Aufklärung durch den Arzt den erkrankten Partner selbst im Falle der Heirat

---

[1]) Über die deutsche Judikatur vgl. JULIUS HELLER, Die ärztlich wichtigen Rechtsbeziehungen des ehelichen Geschlechtsverkehrs. Kabitsch, Leipzig 1924.

dazu bringen wird, sich behandeln zu lassen, was um so eher geschehen dürfte, als der andere Teil ja über die Erkrankung seines Ehegenossen unterrichtet ist. Auch der weitere Einwand, daß das Eheverbot oft viel zu spät kommt, weil der Geschlechtsverkehr unter den Verlobten in weiten Kreisen unseres Volkes Sitte geworden ist, und häufig das zu erwartende Kind den Ehetermin bestimmt — dies geht daraus hervor, daß 1912 z. B. im Freistaat Sachsen von allen ehelich Erstgeborenen 76,5% bereits *vor* Ablauf des 9. Monats nach der Eheschließung geboren wurden —, so wird die Feststellung einer Erkrankung des Ehepartners durch die Untersuchung der notwendigen Behandlung doch meist den Weg bahnen. Besonders wichtig ist dies im Falle einer luischen Infektion. Der untersuchende Arzt wird die Mutter darauf hinweisen, daß eine gut durchgeführte Therapie ein gesundes Kind erwarten läßt und auf diesem Wege wird die antenatale Behandlung der angeborenen Syphilis gefördert werden, wodurch wir der Fürsorge für die angeboren luischen Kinder zum Teil enthoben sein werden, außerdem aber noch sonst totgeborene oder kurz nach der Geburt sterbende Kinder retten können. Schließlich wird das Wissen um eine Infektion die Ehepartner davon abhalten, Kinder in die Welt zu setzen und bis zu dem Zeitpunkte zu warten, zu dem der Arzt nach menschlichem Wissen den Eltern die Geburt eines wahrscheinlich gesunden Kindes in Aussicht stellen kann. Kommt es doch bei der gesamten hier behandelten Frage weit weniger auf ein Verbot der Heirat an, als darauf, die Infektion des gesunden Ehepartners zu verhüten und einen minderwertigen Nachwuchs zu vermeiden. Und hierzu ist ein Ehegesetz wie das vorgeschlagene sicherlich berufen.

Handelt es sich hingegen um den Fall, daß beide Ehekandidaten krank sind, so müßte der Arzt erst recht auf eine Ehe dringen, denn es gilt hier, die beiden Infektionsquellen abzuriegeln. Wichtig ist dies besonders in den Fällen, wo im vorehelichen Verkehr eine Infektion der Frau erfolgt ist und nun ein Bruch des Verhältnisses droht. Hier ist es sogar unbedingte Pflicht des Arztes zur Ehe zu raten und beiden Teilen klar zu machen, daß gemeinsames Unglück sie aneinander kettet. Im allgemeinen wird sich dann eine sorgfältige Behandlung beider auch viel besser ermöglichen lassen, als dann, wenn die Infizierten auseinandergehen. Und dies wird gleichzeitig dazu führen, auch schwerwiegendere Schädigungen anderer zu verhindern.

## 6. Die gewerbsmäßige Prostitution.

### a) Bekämpfung und Fürsorge.

Ist als die Hauptquelle der Geschlechtskrankheiten der regellose Geschlechtsverkehr erkannt worden, so ist es verständlich, daß diejenige Personengruppe, die ihn in ausgesprochendstem Maße betreibt, die gewerbsmäßigen Prostituierten, auch von jeher besondere Beachtung hervorrief.

Die Erkenntnis, daß die Gefährlichkeit der Promiskuität im Verhältnis der Zahl der täglich mit verschiedenen Personen stattgehabten Kohabitationen wächst, führte also zu dem Versuch, die gewerbsmäßige Prostitution zu überwachen, sie selbst gesund zu erhalten und für ihren Kundenkreis gesundheitlich unschädlich zu machen.

Die heutige Regelung der Bekämpfung der Geschlechtskrankheiten, soweit sie die Prostitution betrifft, stützt sich auf die §§ 361, 6 und 180 des Reichsstrafgesetzbuches, Gesetzesparagraphen, deren Widerspruch oft genug betont worden ist.

In Preußen ist jedoch eine besondere Grundlage für die Reglementierung durch das Allgemeine Landrecht § 10, Teil II, Titel 17 gegeben worden, während derartige Bestimmungen den meisten anderen Bundesstaaten mangeln. Das

einzuschlagende Verfahren wurde des weiteren noch auf Grund von Ministerial-
erlassen geregelt. So vom 23. März 1897, 13. Mai 1898, 13. April 1900, 11. Dezember 1907. Dieser letzte Erlaß nimmt Bezug auf das preußische Gesetz betreffend die Bekämpfung übertragbarer Krankheiten vom 28. August 1905 und
die allgemeinen Ausführungsbestimmungen des Ministers der geistlichen, Unter-
richts- und Medizinalangelegenheiten vom 15. September 1906, und führt aus:

„I. In das Gesetz, betreffend die Bekämpfung übertragbarer Krankheiten vom
28. August 1905 (Gesetzsamml. S. 373) sind auch die Schutzmaßregeln aufgenommen worden,
welche gegen die Verbreitung der Geschlechtskrankheiten durch gewerbsunzuchttreibende
Personen zu ergreifen sind. Die Behörden sind dadurch in den Stand gesetzt, von diesen
Maßregeln ganz unabhängig von der Frage Gebrauch zu machen, ob gemäß § 361 Ziff. 6 StGB.
eine sittenpolizeiliche Aufsicht zu verhängen ist. Sie können die gesundheitliche Überwachung
der Prostitution als vorwiegend ärztliche Einrichtung von den besonderen zur Aufrechterhaltung der Sittlichkeit erforderlichen Maßnahmen trennen, sie dadurch von manchen
lästigen Nebenwirkungen befreien und doch gleichzeitig zum Besten der Volksgesundheit
in weiterem Umfange zur Durchführung bringen.
    Die §§ 8 Ziff. 9 und 9 Abs. 2 des Gesetzes vom 28. August 1905 sehen vor:
    1. daß gewerbsmäßig unzuchttreibende Personen, welche in bezug auf Syphilis, Tripper
und Schanker krankheits- oder ansteckungsverdächtig sind, beobachtet,
    2. daß gewerbsunzuchttreibende Personen, welche von einer der genannten Krank-
heiten ergriffen sind, auch abgesondert und zwangsweise behandelt werden dürfen.
    Die Ausführungsbestimmungen vom 7. Oktober 1905 erläutern den § 9 dahin:
    ‚Personen, welche gewerbsmäßig Unzucht treiben, sind anzuhalten, sich an bestimmten
Orten und zu bestimmten Tagen und Stunden zur Untersuchung einzufinden. Wird bei
dieser Untersuchung festgestellt, daß sie an Syphilis, Tripper oder Schanker leiden, so sind
sie anzuhalten, sich ärztlich behandeln zu lassen.
    Es empfiehlt sich, durch Einrichtung öffentlicher ärztlicher Sprechstunden diese Be-
handlung möglichst zu erleichtern. Können die betreffenden Personen nicht nachweisen,
daß sie diese Sprechstunden in dem erforderlichen Umfange besuchen, oder besteht begründeter Verdacht, daß sie trotz ihrer Erkrankung den Betrieb der gewerbsmäßigen Unzucht fortsetzen, so sind sie unverzüglich in ein geeignetes Krankenhaus zu überführen
und aus demselben nicht zu entlassen, bevor sie geheilt sind.‘
    In Verfolg dieser Bestimmungen ersuchen wir Euere Hochwohlgeboren — Hochgeboren
— Durchlaucht ergebenst, zu veranlassen, daß in allen Orten Ihres Bezirks, in welchen eine
Überwachung der Prostitution erforderlich erscheint, unverzüglich ermittelt wird, ob Gelegenheit zur unentgeltlichen ärztlichen Behandlung Geschlechtskranker vorhanden ist und,
wo solche fehlt, Sorge zu tragen, daß durch Vereinbarungen mit geeigneten Ärzten oder
Krankenhäusern öffentliche ärztliche Sprechstunden zu diesem Zwecke eingerichtet werden.
    Die zum ersten Male wegen des Verdachts der Gewerbsunzucht polizeilich angehaltenen
Personen sind unter Aushändigung eines Verzeichnisses der vorhandenen öffentlichen Sprechstunden mit der Auflage zu entlassen, sich dort vorzustellen und entweder unverzüglich
ein Gesundheitszeugnis vorzulegen oder bis zur Heilung einer vorhandenen geschlechtlichen
Erkrankung den Nachweis zu erbringen, daß sie in ausreichender ärztlicher Behandlung
stehen oder der erhaltenen ärztlichen Anweisung entsprechend ein Krankenhaus aufgesucht
haben. Der polizeiärztlichen Untersuchung sind zum ersten Male betroffene Prostituierte
nur dann zu unterwerfen, wenn besondere Umstände von vornherein den Verdacht rechtfertigen, daß sie sich der freien Behandlung entziehen werden. Bei wiederholter Überführung
der gewerbsmäßigen Unzucht sind die betreffenden Personen zu periodischer Vorstellung
in den öffentlichen Sprechstunden anzuhalten. Die Befolgung dieser Vorschriften ist in
geeigneter Weise zu kontrollieren.
    Die zwangsweise Behandlung erkrankter Personen in einem Krankenhause ist allemal
dann zu bewirken, wenn solche sich der regelmäßigen ärztlichen Vorstellung entzogen haben,
sowie wenn begründeter Verdacht besteht, daß sie noch vor bewirkter Heilung der Unzucht wieder nachgehen.
    Auch den Personen, welche der sittenpolizeilichen Aufsicht unterstehen, kann nach-
gelassen werden, sich durch Zeugnisse bestimmter polizeilich genehmigter Anstalten oder
Ärzte fortlaufend über ihren Gesundheitszustand sowie über die Behandlung in Krankheitsfällen auszuweisen. Diese Vergünstigung darf aber nur solchen Prostituierten eingeräumt
werden, deren persönliche und sonstige Verhältnisse einige Sicherheit dafür bieten, daß sie
den ärztlichen Verordnungen nachkommen und während der Erkrankung nicht weiter Gewerbsunzucht treiben. Das Verfahren eignet sich besonders für Orte mit geringerer Einwohnerzahl und weniger lebhaftem Straßenverkehr, deren Polizeiverwaltungen vorschriftswidriges
Verhalten der in freier Behandlung befindlichen Prostituierten leicht feststellen können.

Die bestehenden Vorschriften über die Behandlung von Prostituierten, welche das 21. Lebensjahr noch nicht vollendet haben, bleiben unberührt. Für die Versorgung geschlechtskranker Minderjähriger empfiehlt sich die Angliederung von Krankenabteilungen an Erziehungshäuser, in denen die im Wege der Fürsorgeerziehung oder der vormundschaftsgerichtlichen Anordnung untergebrachten Zöglinge Erziehung und Heilung zugleich finden.

II. Da das Gesetz vom 28. August 1905 den Prostituierten gegenüber ausgedehnte Befugnisse zur Sicherung der Gesundheit auch ohne Verhängung der sittenpolizeilichen Aufsicht gewährt, so erscheint vor Anordnung dieser einschneidenden und ernsten Maßnahme ein besonders gründliches und vorsichtiges Verfahren geboten und trotz damit verbundener Verzögerung unbedenklich. Die Stellung unter polizeiliche Aufsicht gemäß § 361 Ziff. 6 StGB. soll daher in Zukunft nur verfügt werden, wenn die Voraussetzungen durch *gerichtliche* Verurteilung wegen strafbarer Gewerbsunzucht zweifelsfrei dargetan sind. Von dieser Einschränkung soll nur bei solchen Personen abgesehen werden, welche nach Entlassung aus der sittenpolizeilichen Aufsicht wieder der Prostitution anheimgefallen sind.

Um gefallenen Frauen und Mädchen die Rückkehr zu anständigem Lebenswandel zu erleichtern, ist die *dauernde* Mitwirkung einer mit den Bestrebungen der Rettungsvereine vertrauten Dame erwünscht und herbeizuführen, welcher täglich Zutritt und freiester Verkehr mit den eingelieferten weiblichen Personen zu gestatten ist.

III. Grundsätzlich ist bei allen Anordnungen, welche die Beobachtung krankheits- oder ansteckungsverdächtiger sowie die Absonderung oder Zwangsbehandlung erkrankter Prostituierter betreffen, von allen die Rückkehr zu geordnetem Leben erschwerenden polizeilichen Maßnahmen abzusehen, soweit dadurch nicht der Erfolg der Anordnungen von vornherein in Frage gestellt wird.

Bei der Handhabung sowohl der sanitätspolizeilichen wie der sittenpolizeilichen Aufsicht ist nachdrücklichst darauf zu achten, daß die Prostituierten sich den regelmäßigen Untersuchungen nicht entziehen. Die Berechtigung der vorgebrachten Entschuldigungen muß nachgeprüft werden. Soweit Krankheit als Entschuldigungsgrund angegeben wird, ist einem Polizeiarzte die Prüfung der als Beweis der Krankheit eingereichten Atteste, Rezepte usw. erforderlichenfalls auch die Untersuchung der Prostituierten zu übertragen. Für unentschuldigte Versäumnis der ärztlichen Untersuchung wie für alle anderen Übertretungen der zur Sicherung der Gesundheit dienenden Kontrollvorschriften ist durch Vermittelung der Amtsanwaltschaft strenge Ahndung, möglichst die Überweisungsstrafe auf Grund des § 362 StGB. zu erwirken.

Dagegen müssen bei verhängter sittenpolizeilicher Aufsicht Bestrafungen wegen unerheblicher Verstöße gegen die polizeilichen Reglements vermieden werden. Die Exekutivbeamten der Sittenpolizei sind anzuweisen, in solchen Fällen zunächst mit Warnungen einzuschreiten und Strafanzeigen nur bei fortgesetztem böswilligen Zuwiderhandeln zu erstatten. Die zum Schutze der öffentlichen Ordnung und des öffentlichen Anstandes erlassenen polizeilichen Vorschriften enthalten vielfach kleinliche und zu sehr in Einzelheiten gehende Beschränkungen, auf deren Beseitigung Bedacht zu nehmen ist. Im allgemeinen wird es genügen, wenn, abgesehen von den sanitätspolizeilichen Anforderungen, folgende Verhaltungsmaßregeln auferlegt werden:

1. Verbot, bestimmte Straßen, Plätze und Räumlichkeiten zu betreten — gegebenenfalls in der Beschränkung auf bestimmte Tages- oder Nachtstunden,

2. Verbot bestimmter Straßen oder Häuser als Wohnungen,

3. Verbot, in Familien mit schulpflichtigen Kindern Wohnung zu nehmen, mit minderjährigen Personen Verbindung anzuknüpfen, Zuhälter zu beherbergen,

4. Verbot auffallenden, anstoßerregenden oder zu Unzucht anreizenden Benehmens in der Öffentlichkeit.

Es ist dafür Sorge zu tragen, daß die Prostituierten zu den Wirten nur in mietsrechtliche Beziehungen treten, daß dagegen jeder weitere Einfluß der Vermieter auf die Prostituierten, jede Beteiligung an deren Einnahmen, jede Erschwerung des Auszuges sowie die Verabfolgung von Genußmitteln an die Mieterinnen oder deren Besucher unbedingt verhindert wird. Zuwiderhandlungen sind nach Maßgabe der §§ 180 StGB. 33, 147¹ GewOrd. unnachsichtlich zu verfolgen.

IV. Um zu verhüten, daß geschlechtlich erkrankte Personen, welche nicht Gewerbsunzucht treiben, ihr Leiden weiter verbreiten, empfiehlt es sich, deren Unterbringung in Krankenhäusern durch Verständigung der Gemeinde- und Kassenvorsteher sowie Kassenärzte herbeizuführen nach Maßgabe des gemeinschaftlichen Erlasses vom 6. April 1893 — M. d. g. A. 12 405; M. d. J. I A. 2457; M. f. H. u. G. B. 1950 —, dessen Befolgung wir hierdurch in Erinnerung bringen. Geschlechtskranke, welche trotz Kenntnis ihres Zustandes durch Geschlechtsverkehr eine Ansteckung verursachen, müssen für ihr unverantwortliches und gemeingefährliches Verhalten auf Grund der §§ 223 ff., 230 StGB. zur Bestrafung gebracht werden, wenn der gesetzliche Tatbestand irgend erweisbar ist."

Berlin, das hier als Beispiel gewählt ist, hat seinerseits noch, ebenso wie auch die anderen Städte, besondere polizeiliche Vorschriften erlassen, nach denen zur Zeit die Regelung erfolgt: Polizeiliche Vorschriften zur Sicherung der Gesundheit, der öffentlichen Ordnung und des öffentlichen Anstandes vom 7. Dezember 1911, mit den Nachträgen vom 18. April und 22. Oktober 1913, die Verfügung vom 11. März 1916 sowie vom 25. Februar 1925.

Die Polizeibehörde, der diese Aufgabe eignet ist die Sittenpolizei. Die Sittenpolizei sucht die Bekämpfung bzw. die Sanierung der Prostitution durchzuführen; sie will sich aber nur mit der gewerbsmäßigen Prostitution beschäftigen und hat aus diesem Grunde auch die Übernahme der sich aus der Reichsverordnung vom 11. Dezember 1918 ergebenden Verpflichtungen abgelehnt, die von einem besonderen Dezernenten im Polizeipräsidium bearbeitet werden. ·

Die Sittenpolizei stellt, wie Güth es ausgedrückt hat, keine Polizeibehörde im engeren Sinne des Wortes dar, sondern eine spezielle Fachbehörde, die mit Hilfe einer Vollzugsgewalt und dem erforderlichen sozialhygienischen Apparat die Bevölkerung vor den Gefahren der Geschlechtskrankheiten zu bewahren sucht, soweit sie von der gewerbsmäßigen Prostitution ausgehen.

Seit dem 1. Oktober 1920 ist die Gesamtsittenpolizei Groß-Berlins einheitlich geregelt worden. Sie umfaßt sechs örtliche Sittenpolizeistellen: in den Polizeiämtern Charlottenburg, Schöneberg, Neukölln, Lichtenberg, Spandau und im Polizeipräsidium Berlin. Diese ist die übergeordnete Hauptstelle und regelt nach bestimmten Gesichtspunkten die Einheitlichkeit der Arbeit, ihr eignet also die richtunggebende Gesamtleitung und Dienstaufsicht.

Die Kontrolle und Erfassung der gewerbsmäßig Unzucht betreibenden Prostituierten ist so organisiert, daß Alt-Berlin in 13 Bezirke zerfällt und von der jedem dieser Bezirke zugeteilten Beamtenschaft überwacht wird.

Das Verfahren gegen nicht unter Kontrolle stehende Mädchen, die durch Privatpersonen angezeigt werden unter der Beschuldigung, gewerbsmäßige Unzucht zu treiben oder ihrer verdächtig zu sein, ist dergestalt geregelt, daß die Beamten die Personalien der Beschuldigten wie die des Anzeigenden festzustellen haben. Jeder angebotene Ausweis ist dabei an Ort und Stelle sofort entgegenzunehmen und zu prüfen. Erforderlichenfalls muß der Beamte die nötigen Feststellungen in der Wohnung des Mädchens vornehmen und es nach ihrer Wohnung begleiten. Ein solches Mädchen darf im allgemeinen nicht in Gewahrsam behalten werden, sondern ist nach der Verhandlungsaufnahme, die der Sittenpolizei zu weiterer Veranlassung einzureichen ist, wieder zu entlassen, selbst in dem Falle, daß es keine feste Wohnung nachzuweisen vermag. Scheint aus besonderen Gründen eine vorläufige Festnahme des Mädchens unbedingt geboten, so ist es „möglichst schonend" dem nächsten Revier zuzuführen, und der Polizeivorstand hat das Erforderliche weiterhin zu veranlassen.

Die Überwachung der Straßen selbst richtet sich nach den Bedürfnissen, die örtlich und zeitlich differieren, und der Dienst wird deshalb täglich verteilt. Für die Friedrichstraße ist jedoch die Einrichtung von Dauerpatrouillen getroffen worden, welche zwischen je 2 Querstraßen zu patrouillieren und die Straßenprostitution zu überwachen haben. Im allgemeinen sind es Doppelpatrouillen, teils um eine gegenseitige Kontrolle, teils um erhöhte Sicherheit für die Meldung zu gewährleisten.

Den Beamten ist zur Pflicht gemacht, mit äußerstem Takte vorzugehen, damit Übergriffe tunlichst vermieden werden.

Das Vorgehen der Beamten erfolgt in folgender Weise: Nachdem die Beamten durch die Beobachtung eines Mädchens den dringenden Verdacht oder die Überzeugung gewonnen haben, d. h. wenn sie sie z. B. mehrfach haben

Männer ansprechen sehen, folgen sie dem Mädchen möglichst in eine vom Verkehr abgelegene Straße nach, stellen sie dann, und *sollen sie, in höflichen Worten, auf das Unschickliche ihres Benehmens und darauf hinweisen,* daß sie auf Grund von den und den Beobachtungen in dem Verdacht stände, der gewerbsmäßigen Prostitution zu huldigen. Indem sie dann ohne nach ihrem Namen zu fragen, auf die Folgen hinweisen, die eine Fortsetzung ihres Gebarens nach sich ziehen müßte, ihr also an Ort und Stelle eine Verwarnung erteilen, lassen sie das Mädchen wieder seiner Wege gehen.

Wird das Mädchen dann späterhin wiederum von den Beamten unter Verdachtsmomenten getroffen, wird der Versuch gemacht, die Legitimation der Betreffenden herbeizuführen. Hat sie keine vollgültigen Ausweise bei sich, oder besteht der Verdacht, daß die vorgewiesenen Papiere nicht in Ordnung sind, so wird das Mädchen zum nächsten zuständigen Polizeirevier geführt und hier stellen die Beamten ihre Personalien fest.

Das Polizeirevier fragt seinerseits auf der Zentrale der Sittenpolizei im Polizeipräsidium an, ob sich dort bereits Vorgänge über das betreffende Mädchen finden. Danach ordnet der Vorsteher des Reviers an, ob die Betreffende ins Präsidium einzuliefern ist oder nicht. Wird das Mädchen vom Revier aus entlassen, so erfolgt eine Anzeige seitens der Sittenbeamten an die Zentrale, welche nach Kenntnisnahme der Anzeige entweder die Vorladung oder die Vorführung der Betreffenden verfügt. Handelt es sich um eine sehr Jugendliche, oder um eine in einem Kuppelquartier Wohnhafte, oder um Wohnungslose, so wird sie im allgemeinen sistiert.

Ist Anlaß zum Einschreiten für die Beamten in einem Lokal gegeben, so haben diese für ihre Maßnahmen zum Zwecke der Wahrung der Unauffälligkeit sich zunächst grundsätzlich der Vermittlung des Inhabers des betreffenden Lokales bzw. seines Geschäftsführers zu bedienen.

Bei Beurteilung aller bei der Sittenpolizei eingelieferten Mädchen steht der soziale Gesichtspunkt im Vordergrund, und es wird in jedem Falle der Versuch gemacht, durch die soziale Frauenhilfsstelle das Mädchen vor einem Hinabgleiten in die gewerbsmäßige Prostitution zu retten. Gleichzeitig aber wird versucht, ihr selbst durch ärztliche Untersuchung evtl. Behandlung zu helfen und die Öffentlichkeit vor einer Ansteckungsquelle — über diese Einrichtung wird weiterhin noch im Zusammenhange gesprochen — zu schützen.

Das Verfahren, das man gegen die Mädchen einschlägt, ist verschieden, je nachdem das Mädchen zum ersten Male sistiert wird, oder aber ob dies zum zweiten oder dritten Male geschieht. Grundsatz ist — wie Güth dem Verfasser gegenüber betonte — ein langmütiges entgegenkommendes Verfahren.

### α) Die erstmalig Eingelieferten

werden in einer von den gewerbsmäßig Prostituierten gesonderten Abteilung untergebracht und zwar befindet sich diese Abteilung in einigen Räumen des Frauengefängnisses im Polizeipräsidium. Grundsätzlich kommt mit den Mädchen kein Mann in Berührung und jedes einzelne Mädchen wird in eine abgeschlossene Zelle (eine Art Kabine) eingelegt, in der sie die Nacht nach der Einlieferung verbringt. Ein Brausebad mit Einzelkabinen steht zur Verfügung und fast alle Mädchen machen davon Gebrauch, jedoch wird niemand dazu gezwungen.

Die Fürsorgerinnen der Frauenhilfsstelle haben freien Verkehr mit den Mädchen und bieten ihnen, nachdem sie zuvor von der Oberaufseherin des Frauengefängnisses vernommen worden sind, bei der von ihnen vorgenommenen Unterredung und Recherche die Hand, um sie wieder in geordnete Lebensbahnen zurückzuführen, was durch Arbeitsbeschaffung, Unterbringung in Zufluchtsheime, Arbeitskolonie und durch nachgehende Fürsorge geschieht.

Auf Grund des Gesamteindruckes, den das Mädchen selbst macht, der weiterhin resultiert aus dem Bericht der Vollzugsbeamten und dem Bericht der Fürsorgerin, trifft dann der Leiter der Sittenpolizei bzw. sein Stellvertreter, der als einziger Mann, und ausschließlich zu diesem einen Zweck, die Abteilung betreten darf, die Entscheidung, ob die Betreffende von der *Ärztin* untersucht werden soll oder nicht. Im allgemeinen werden die Mädchen aber untersucht.

Wird das Mädchen krank befunden, so wird sie der ärztlichen Behandlung zugeführt, und zwar wird diese entweder ambulant (in den Ambulatorien bzw. der Poliklinik der Charité) oder aber stationär durchgeführt; hierfür steht aber der Sittenpolizei nur das Prostituiertenkrankenhaus zur Verfügung, wo allerdings auch diese Mädchen gesondert von den eingeschriebenen Prostituierten behandelt werden sollen.

Die der Frauenhilfsstelle überwiesenen Mädchen werden im Erkrankungsfalle allgemein den Spezialabteilungen des Rudolf-Virchow-Krankenhauses zur Behandlung überwiesen, oder wenn ambulante Behandlung sich durchführen läßt, den Polikliniken der verschiedenen Krankenhäuser zugeteilt; bisweilen wird der Durchführung der notwendigen Maßnahmen noch dadurch besonderer Nachdruck verliehen, daß das Mädchen noch an die die Reichsverordnung von 1918 bearbeitende Stelle im Polizeipräsidium überwiesen wird, die die Betreffende auf alle sich aus der Verordnung ergebenden Notwendigkeiten unter Hervorhebung der bestehenden Strafvorschriften hinweist.

Demnach findet also bei den erstmalig Eingelieferten eine nochmalige Verwarnung in sittlicher Beziehung statt, und dann werden diejenigen Mädchen, die von der Frauenhilfsstelle in Anspruch genommen werden, dieser überlassen.

### β) Die zweit- und mehrmals Eingelieferten

werden auf der Untersuchungsstation für die eingeschriebenen Prostituierten eingeliefert. Jedoch steht für sie ein besonderer Raum als Wartezimmer zur Verfügung: für die nicht unter polizeilicher Kontrolle stehenden Frauen. Aus diesem Raum führt eine Verbindungstür in ein Zimmer, in dem eine Fürsorgerin der Frauenhilfsstelle die Mädchen nochmals spricht, und wo wieder versucht wird, sie dem bürgerlichen Leben zu erhalten.

Sind alle Versuche seitens der Frauenhilfsstelle gescheitert, oder aber ist es Wunsch des Mädchens, dann erhält sie die Kontrolle. Aus der Kontrolle kann sie jederzeit wieder heraus, und zwar dann, wenn sie dazu einen Antrag stellt bzw. wenn dies die Frauenhilfsstelle veranlaßt und der Nachweis geführt wird, daß die betreffende Frau ihren Lebensunterhalt ohne gewerbsmäßige Unzucht bestreiten kann. Es wird auch als vollgültiger Grund anerkannt, wenn das Mädchen einen festen Freund hat, der es erhält, so daß also der Begriff der Grundlage zur Rückkehr ins bürgerliche Leben ziemlich weit gefaßt ist.

Die unter Schutzaufsicht stehenden Mädchen werden zunächst von der Befolgung der Sittenkontrollvorschriften befreit und nach mehrmonatlicher guter Führung, über die der Frauenhilfsstelle zu berichten obliegt, vorläufig und schließlich endgültig aus der Sittenkontrolle entlassen. Die Bewährungsfrist dauert in jedem Falle etwa 1 Jahr. Bei Eheschließung, die keine Scheinheirat darstellt, erfolgt sofortige Entlassung.

Grundsätzlich werden Personen unter 18 Jahren nicht der Kontrolle unterworfen, da sie in das Machtbereich des Reichs-Jugend-Wohlfahrts-Gesetzes fallen, das übrigens seine Befugnis in dieser Hinsicht bis zum 20. Lebensjahr ausdehnen könnte, was im allgemeinen auch geschieht. Diese Jugendlichen werden nach

Feststellung ihres Gesundheitszustandes durch die Sicherheitspolizei für die Frauenhilfsstelle bzw. die Bezirksjugendämter festgehalten, bis die geeigneten jugendfürsorgerischen Maßnahmen eingeleitet werden können.

Die Mädchen von 18—21 Jahren dürfen erst einer Kontrolle unterstellt werden nach Benachrichtigung des Vormundschaftsgerichts und mit *Einwilligung der Eltern* bzw. des Erziehungsberechtigten.

### Die sanitäre Überwachung der gewerbsmäßigen Prostituierten.

Die Zahl der eingeschriebenen Prostituierten in Groß-Berlin beträgt rund 9000, in Alt-Berlin allein 6000.

Über die eingeschriebenen Prostituierten in Alt-Berlin im Jahre 1923 belehren folgende Angaben:

| | |
|---|---:|
| Bestand der Kontrollmädchen am 1. Januar 1923 . . . . . . . . . . | 5808 |
| Hinzugekommen im Laufe des Jahres . . . . . . . . . . . . . . | 888 |
| Abgegangen im Laufe des Jahres . . . . . . . . . . . . . . . . | 762 |
| und zwar entlassen aus der sittenärztlichen Aufsicht: | |
| a) wegen Aufnahme eines ehrbaren Broterwerbes . . . . . . . . | 390 |
| b) wegen Verheiratung . . . . . . . . . . . . . . . . . . . . | 96 |
| c) wegen Fortgangs aus Berlin . . . . . . . . . . . . . . . . | 243 |
| d) wegen Krankheit . . . . . . . . . . . . . . . . . . . . . . | 8 |
| e) wegen Verbüßung längerer Freiheitsstrafe . . . . . . . . . . | 25 |
| Bleibt Zugang . . . . . . . . . . . . . . . . . . . . . . . . . . | 126 |
| Bestand der Kontrollmädchen am 1. Januar 1924 . . . . . . . . . . | 5934 |

Überblickt man die Zahlen der monatlich unter Kontrolle stehenden Frauen, so fällt auf, daß bis zum Jahre 1912 durchschnittlich 3400 Frauen inskribiert waren und daß seit Mitte 1913 eine steigende Tendenz bemerkbar ist, die stetig die Zahlen bis zu einem Maximum von rund 6000 erhöhte. Diese Höchstzahl wurde 1916 erreicht und ist seither unverändert geblieben.

Von Ende 1912 bis Ende 1916 hat demnach die Zahl der Kontrollierten dauernd zugenommen; der Grund hierfür ist die Tatsache, daß den Vollzugsbeamten hinsichtlich ihres Einschreitens gegen solche Frauen, die sich der Gewerbsunzucht verdächtig machen, freiere Hand gelassen wurde. Während zuvor die Beamten erst dann zur Verbringung eines Mädchens vor die Sittenpolizei schreiten durften, wenn für jeden einzelnen Fall der schlüssige Beweis erbracht war, daß das Mädchen mit einem bestimmten Zeugen den Coitus gegen Entgelt vollzogen habe, wurde nun von dieser einschränkenden Bedingung Abstand genommen. Dies stellt eine logische Weiterentwicklung der sanitätspolizeilichen Maßnahmen dar, die dazu dienen sollen, alle notorisch Gewerbsmäßigen möglichst frühzeitig der Präventivkontrolle zuzuführen.

Der Stetigkeit der Zahl der kontrollierten Mädchen gegenüber zeigen die Nachweisungen über die auf der Sittenpolizei als erkrankt Festgestellten, die sowohl die unter sittenpolizeilicher Aufsicht stehenden wie die erkrankten Aufgegriffenen umfassen, dauernde Schwankungen. Diese sind vor allem durch Razzien bedingt, das starke Absinken Ende 1918 bis Mitte 1919 jedoch dadurch, daß die Sittenbeamten in der Zeit der Revolution nicht in demselben Maße wie vorher und nachher es wagten, Mädchen wegen Verdachts der Gewerbsunzucht festzustellen und zu sistieren.

Die gesundheitliche Überwachung findet in der Art im Polizeipräsidium statt, daß je nach der Gefahrenchance, die die einzelnen Mädchen bilden, die Häufigkeit der Untersuchungen festgesetzt ist. Die Puellen sind in 3 Klassen eingeteilt: die zweimal wöchentlich, einmal wöchentlich und alle 2 Wochen einmal untersucht werden.

Die erste Klasse umfaßt einmal die Prostituierten bis zum 24. Lebensjahr, sodann die, welche noch nicht länger als 1 Jahr unter Aufsicht stehen; von den Syphilitikerinnen diejenigen, bei denen noch nicht 3 Jahre seit dem ersten Ausbruch der Krankheit verstrichen sind; ferner die Prostituierten, die aus äußeren Gründen, namentlich wegen Kontrollentziehung, als besonders überwachungsbedürftig erscheinen.

Die zweite Klasse umfaßt die Prostituierten vom beginnenden 25. bis zum vollendeten 34. Lebensjahre.

Die dritte Klasse begreift alle über 34 Jahre alten Prostituierten ein.

Am 1. Januar 1923 gehörten zu

| | | | |
|---|---|---|---|
| Gefahrenklasse I | . . . . . . . . | 3360 = | 57,6% |
| „ II | . . . . . . . . | 1693 = | 29,0% |
| „ III | . . . . . . . . | 780 = | 13,4% |
| | Zusammen | 5833 = | 100% |

Am 1. Januar 1924 gehörten zu

| | | | |
|---|---|---|---|
| Gefahrenklasse I | . . . . . . . . | 3396 = | 57,2% |
| „ II | . . . . . . . . | 1730 = | 29,1% |
| „ III | . . . . . . . . | 808 = | 13,7% |
| | Zusammen | 5934 = | 100% |

Abgesehen von der ersten Untersuchung eines Mädchens auf der Polizeistation, die stets als „Jungfer" allein untersucht wird, und zwar in völlig unbekleidetem Zustand, werden die Mädchen, die auf der regelmäßigen Visite untersucht werden, stets zu je 6 dem Arzt bis zum Nabel entkleidet vorgeführt. Nacheinander werden mindestens untersucht: 1. Gesicht, Mund- und Rachenhöhle, Lippen, Nackendrüsen, Brust, Arme, Achseldrüsen, Cubitaldrüsen; 2. auf dem Untersuchungsstuhl: After, Bauch- und Schenkelhaut, Leistendrüsen, große und kleine Schamlippen, besonders hintere Commissur und Harnröhrenmündung, schließlich die Ausführungsgänge der Bartholinischen Drüsen mittels kunstgerechten Fingerdrucks; 3. mit dem Speculum: Scheide, Muttermund und Halsteil der Gebärmutter.

Bei verdächtigen Erosionen oder Ulcerationen wird das Reizserum mittels Dunkelfeld auf Spirochäten untersucht; Abstriche auf Gonorrhöe werden im allgemeinen vierzehntägig vorgenommen. Bei Vorhandensein pathologisch aussehender Sekrete jedoch stets.

Die krank Befundenen werden dem Prostituiertenkrankenhause überwiesen, wo sie bis zum Verschwinden des Symptoms, das ihre Unterbringung dort veranlaßte, verpflegt und behandelt werden.

Nach der Entlassung schließt sich die Weiterbehandlung in der ambulanten Behandlungsstelle im Polizeipräsidium an.

Das *System der Reglementierung* besteht außer in der regelmäßigen gesundheitlichen Überwachung darin, daß die Prostituierten „zur Aufrechterhaltung der öffentlichen Ordnung und des öffentlichen Anstandes" zahlreichen Beschränkungen in ihrer Lebensführung unterworfen sind. So unterliegen sie bestimmten Vorschriften hinsichtlich der Lage ihrer Wohnung, so dürfen sie bestimmte Straßen und Plätze — abgesehen von Fällen zwingender Notwendigkeit — nicht betreten. Verboten ist ihnen auch das Verweilen in der Nähe bestimmter Gebäude, wie Kirchen und Kasernen, aber auch der Besuch von Theater, Zirkus, Ausstellungen, des Zoologischen Gartens und der Museen. Schließlich sei noch aus den vielen Bestimmungen hervorgehoben, daß es der Prostituierten nicht gestattet ist, in anstößiger Weise umherzustehen, umherzustreichen, wie durch Ansprechen zur Unzucht anzureizen.

Zuwiderhandlungen gegen diese Vorschriften werden auf Grund der §§ 361, 6 und 362 des StGB. mit Haft bis zu 6 Wochen bestraft; auch kann zugleich erkannt werden, daß die verurteilte Person nach verbüßter Strafe der Landespolizeibehörde zu überweisen sei, welche dadurch die Befugnis erhält, diese Person entweder bis zu 2 Jahren in ein Arbeitshaus, in eine Besserungs- oder Erziehungsanstalt oder in ein Asyl unterzubringen oder zu gemeinnützigen Arbeiten zu verwenden.

Überblickt man diese für die Prostituierten erlassenen Ordnungsvorschriften, die, wie die tägliche Erfahrung lehrt, überhaupt nicht befolgt werden, da alles das, was hier verboten wird, ununterbrochen geschieht, da es in Berlin gerade in den „verbotenen" Straßen von Prostituierten wimmelt, so ist man eigentlich erstaunt, daß bei einer Zahl von 6000 Kontrollmädchen in Alt-Berlin die Polizei nur Gelegenheit fand, in 15 000 Fällen einzuschreiten.

A priori wäre eigentlich anzunehmen, daß infolge der geschilderten Zustände alle eingeschriebenen Prostituierten dauernd eingesperrt sein müßten, da sie als „Gewerbetreibende" sich überall dort — also gerade an den verbotenen Stellen — feilzubieten gezwungen sind, wo die meiste Nachfrage nach ihnen herrscht. Hinzu kommt noch, daß die Prostituierten entgegen den Vorschriften — was man stets aus ihrem Munde hören kann — sich von der Polizei autorisiert wähnen, jeden Mann überall ansprechen zu dürfen.

Die augenblicklichen Verhältnisse auf dem Prostituiertenmarkt sprechen der heutigen „Regelung" geradezu Hohn und sind nur dazu angetan, die Achtung vor dem Gesetz zu untergraben.

Ist Berlin der Typus einer Stadt mit Zwangseinschreibung *ohne Bordelle*, so finden wir in Deutschland weiterhin dieses System bei gleichzeitigem Vorhandensein von Bordellierung oder von Kasernierung. Eine andere Gruppe von Städten kennt nur freiwillige Einschreibung (Süddeutschland) mit oder ohne Bordelle, und schließlich finden sich Städte (die meisten mit unter 20 000 Einwohnern), die keinerlei Reglementierung besitzen.

Über das Unwesen der Bordelle ist im geschichtlichen Teil genügend Material beigebracht worden, so daß hier bei dem beschränkten Raume nur noch kurz darauf zurückgekommen werden kann, um so mehr, da die Bordelle eigentlich eine historische Angelegenheit sein sollten.

### *Bordelle.*

Auch der neue Strafgesetzentwurf (1925) spricht klipp und klar im § 272 aus: „Als Kuppelei gilt insbesondere die Unterhaltung eines Bordells oder eines bordellartigen Betriebes."

Läßt doch der § 180 des geltenden Reichsstrafgesetzbuches eigentlich auch keinen Zweifel darüber aufkommen, daß das Halten von Bordellen eine strafbare Handlung ist, so daß die Polizei mit der Duldung der Bordelle sich im Widerspruch mit dem geltenden Recht befindet, obgleich von 16 juristischen Fakultäten deutscher Universitäten im Jahre 1871 (anläßlich des Hamburger Skandals) 9 Gutachten sich dahin äußerten, daß die Bordelle mit der deutschen Gesetzgebung nicht in Widerspruch ständen. Demgegenüber hat aber das Reichsgericht in einem Erkenntnis vom 29. Januar 1883 das Bordellhalten selbst mit polizeilicher Genehmigung für strafbar erklärt.

Trotz alledem bestehen noch, wie oben gesagt, Bordelle oder bordellartige Einrichtungen in den deutschen Ländern, wenn auch die Polizei, wie KATHARINA SCHEVEN es schon 1904 ausgesprochen hat, sich oft hinter der Ausrede versteckt, die bei ihr vorhandenen Einrichtungen seien keine Bordelle „im polizeitechnischen Sinne."

In Dresden, wo sich, wie allen Deutschen und Ausländern wohl bekannt, rund 50 „Puffs" befinden, sind offiziell die „Bordelle" durch Ministerialverfügung vom Jahre 1891 aufgehoben, dem Jahre, in dem auch das letzte Haus geschlossen worden sein soll. Die Verfügung sprach aus, daß immer nur 4 Prostituierte in einem Hause wohnen dürften, und zwar stets nur in völlig getrennten Wohnungen. Trotz einer weiteren diesbezüglichen Verordnung des Ministeriums des Innern an die Kreishauptmannschaften, in der anheimgestellt wurde, die Bordelle zu schließen, wurde von seiten der Polizeibehörden der Anregung nirgends entsprochen. Auch der Erlaß vom 19. März 1898, der das Bordellwesen als ungesetzlich bezeichnete, blieb fruchtlos. Nach Bericht des Polizeipräsidiums Dresden vom Dezember 1925 „gibt es im Gebiet der Stadt Dresden Bordelle seit 4 Jahrzehnten nicht mehr. Die hier wohnhaften und der sittenpolizeilichen Aufsicht unterstellten weiblichen Personen haben ihre Wohnungen in 47 verschiedenen, meist auch von anderen Leuten mitbewohnten Hausgrundstücken". Es wohnen dort insgesamt 211 Unterstellte.

In den übrigen 3 sächsischen Großstädten Plauen, Chemnitz und Leipzig bestehen keine Bordelle mehr, die Bordelle, die noch im Dezember 1925 in Leipzig bestanden, sind mit Beginn des Jahres 1926 aufgehoben worden.

In *Baden* bestehen angeblich keine Bordelle, sondern den Dirnen werden durch die auf Grund des § 362 RStGB erlassenen Ortspolizeivorschriften (Dirnenordnungen in Karlsruhe, Mannheim, Heidelberg, Freiburg, Konstanz) bestimmte Straßen zur Ausübung ihres Gewerbes zugewiesen.

In *Württemberg* ist die Ordnung ähnlich. So ist in Stuttgart — entgegen der von FLEXNER publizierten Angabe — einer Anzahl von Hausbesitzern erlaubt, Zimmer an die etwa 25 Inskribierten zu vermieten. Sie wohnen durchaus getrennt, entrichten außer der Miete keine Abgaben an den Vermieter, und es wird in keinem Falle Zwangseinschreibung verfügt.

Ferner finden sich Bordelle in *Anhalt,* in *Thüringen* nur in Gera a. E. und in den freien Hansestädten Bremen und Lübeck.

In Lübeck bestehen keine eigentlichen Bordelle, dagegen Wirtshäuser, in denen die unter strenger Sittenkontrolle stehenden Frauen (rund 90) in einer kleinen, in der Nähe des Hafens gelegenen Straße in 13 verschiedenen Häusern wohnen müssen.

In *Bremen* herrscht das System der Bordellstraße, allgemein als „Kasernierung" bezeichnet. Seit 1878 sind die Prostituierten in einer Sackgasse untergebracht, die aus 26 Häusern mit je 3 möblierten Wohnungen besteht. Diese werden vom Unternehmer den etwa 80 eingeschriebenen Prostituierten zu einem mit der Polizeidirektion vertraglich festgesetzten Tagesmietpreis vermietet.

Der Straßeneigentümer steht zu den Mädchen in keinerlei anderem Verdienstverhältnis.

In *Bayern* wurde unter dem 26. Januar 1923 durch Verordnung an die Regierungen und Kammern des Innern mit Ausnahme der Pfalz (wo unter dem Druck der französischen Besatzungsbehörde Bordelle offen gehalten werden) die Schließung der Bordelle bis zum 1. Mai 1923 verordnet. Unter gleichzeitigem Erlaß folgender Vorschrift: „Den unter Polizeiaufsicht gestellten Dirnen ist zu untersagen: 1. in Häusern, in denen sich Wirtschaften befinden, oder in denen Kinder und Jugendliche unter 18 Jahren wohnen, Wohnung zu nehmen, und 2. in größerer Zahl als höchstens 2 zusammen zu wohnen.

Auch in einigen Städten *Preußens* bestehen entgegen der im geschichtlichen Teile angeführten Aufhebungsverordnung heute wieder Bordelle.

Das Beispiel Hamburgs, wo sogar ein Bordellzwang bestand und 1922 auf einstimmigen Beschluß der Bürgerschaft die Bordelle aufgehoben wurden, wird hoffentlich bald von den übrigen Städten befolgt werden. Es soll sich allerdings in Hamburg das Straßenbild besonders in der Bahnhofsgegend auffallend zum Schlechteren nach Aufhebung der Bordelle verändert haben. Daß diese Tatsache bei der Zahl der früher vorhandenen 500 Bordelldirnen an sich nicht viel damit zu tun haben kann, ist kaum bestreitbar. Dies liegt einzig und allein an der Indolenz der Polizeiorgane, die jetzt wohl ein berechtigtes Interesse daran zu haben meinen, den Beweis dafür zu erbringen, daß eben seit Aufhebung der Bordelle der Straßenstrich — der auch früher schon bestanden hat — in beunruhigender Weise zugenommen habe. Hätte die Ordnungspolizei energisch zugegriffen, so würde das Straßenbild zweifellos ganz anders aussehen.

DELBANCO hat nun 1925 die Gründe für die große Steigerung der Straßenprostitution in Hamburg schonungslos aufgedeckt. Trotz des Bürgerschaftsbeschlusses vom Jahre 1922, der klipp und klar die Bestimmung enthält: daß weiterhin keine Einschreibungen mehr stattzufinden haben, hat die Polizei von Monat zu Monat Neuinskribierungen vorgenommen und in keiner Weise versucht, auswärtigen Prostituierten den Zuzug nach Hamburg zu erschweren.

Hamburg kann den „Ruf" für sich in Anspruch nehmen, die einzige Stadt Deutschlands zu sein, in der die Zahl der Kontrollmädchen in den letzten Jahren deutlich zunimmt. So ist Hamburg der große Freihafen Deutschlands für die gewerbsmäßige Unzucht geworden, von den 20 000 im Jahre 1925 im Hamburger Gebiet wohnenden Prostituierten sind 70% von auswärts in die Stadt hineingekommen, und von den in Hamburg eingeschriebenen 2500 Kontrollmädchen sind mehr als 50% Auswärtige. Nach alledem muß ausgesprochen werden, daß die Behörde in Hamburg kläglich versagt hat und daß ihr jegliche Einsicht für die so notwendigen Änderungen der Prostitutionspolitik fehlt.

### b) Der Wert der Reglementierung.

In der Diskussion über den Wert der Reglementierung haben sich deshalb so große Schwierigkeiten ergeben, weil auf seiten der eingeschworenen Reglementaristen wie der Abolitionisten das Glaubensbekenntnis der Richtigkeit jeder dieser Anschauungen schon als Beweis gilt, die Anhänger des Reglementarismus aber, soweit sie seit Jahren schon dieses System persönlich durchführen und verfechten, sich an diese Methode so gewöhnt haben, daß eine Bekämpfung, die andersartig aufgezäumt ist, ihrem Vorstellungskreise als unmöglich erscheinen muß, was menschlich ja auch völlig verständlich ist.

Überblicken wir hierzu die Erfahrungen des Auslandes: In Norwegen wurde die Präventivkontrolle 1888 aufgehoben. Die dann erfolgende Zunahme der Erkrankungshäufigkeit an Geschlechtskrankheiten vom Ende der achtziger Jahre bis zum Ende der neunziger schien den Anhängern der Reglementierung recht zu geben, und unter den norwegischen Ärzten begann aufs neue damals starke Stimmung für die Wiedereinführung der ärztlichen Überwachung. Diese Forderung der Ärzteschaft verstummte aber allmählich in dem Maße, wie die Kurve der Geschlechtskrankheiten sich senkte. Die Gründe dafür sind oben bereits im Kapitel über die soziale Bedeutung der Geschlechtskrankheiten auseinandergesetzt worden.

Hatten die norwegischen Erfahrungen gezeigt, daß die Zu- und Abnahme der venerischen Krankheiten nichts mit dem System der Reglementierung zu tun hat, so hat auch das Beispiel Kopenhagens erwiesen, daß nach Einführung des neuen Bekämpfungssystems keine Zunahme von Frischinfektionen zu verzeichnen war. Ja, daß dem Jahre 1912 gegenüber im Jahre 1922 ein Rückgang der Syphilismorbidität um $33^1/_3\%$ festgestellt werden konnte, ein Rückgang, der noch weiterhin in den letzten beiden Jahren angehalten hat.

Gleichsinnig war auch das Ergebnis der neuen Regelung in Stockholm, ja, hier fiel sogar von 1914—1924 die Erkrankungsziffer für frische Syphilis, berechnet auf 10 000 der Bevölkerung, in noch bedeutend stärkerem Maße: von 29,0 auf 6,0; bei den Männern von 41,4 auf 8,4 und bei den Frauen von 18,9 auf 3,5.

Einen Einblick in den starken Rückgang der Geschlechtskrankheiten überhaupt in Stockholm gewährt folgende Tabelle:

*Erkrankungsziffer an den einzelnen Geschlechtskrankheiten, auf 10 000 der Bevölkerung berechnet, in Stockholm.*

|  | Syphilis | | Ulcus molle | | Gonorrhöe | |
|---|---|---|---|---|---|---|
|  | Männer | Frauen | Männer | Frauen | Männer | Frauen |
| 1913 | 39,7 | 16,8 | 52,6 | 3,8 | 225,5 | 61,9 |
| 1914 | 41,4 | 18,9 | 45.2 | 5.3 | 251,2 | 60,8 |
| 1924 | 8,4 | 3,5 | 2,2 | 0,3 | 149,7 | 38,5 |

Demnach beträgt die Abnahme der Syphilismorbidität in Stockholm 1924 gegenüber 1913/14 bei den Männern 79,3%, bei den Frauen 80,4%; bei Ulcus molle 95,5% und 93,4%; und bei Gonorrhöe 37,2% und 36,2%. Hieraus geht einmal die Ungleichheit der Abnahme bei Lues und Gonorrhöe hervor, dann aber die Gleichheit des Rückgangs bei beiden Geschlechtern an den einzelnenKrankheiten. Dies zeigt, daß der Rückgang kein zufälliger sein kann, jenes, daß die Maßnahmen der Lex veneris dort am erfolgreichsten waren und sein müssen, wo sie durch Mittel, die die Infektionsfähigkeit schnell herabsetzen, unterstützt wurden — bei der Syphilis, wo das Salvarsan diese Rolle spielt. Die kolossale Abnahme des Ulcus molle beweist schließlich, daß durch die schnelle Erfassung der Erkrankten die Infektionsquellen in größtem Umfang unschädlich gemacht werden konnten.

Wenn diese Erkenntnisse bereits den Wert der Reglementierung als nicht ausschlaggebend in ihrem Einfluß auf die Höhe der Erkrankungsziffer an Geschlechtskrankheiten erscheinen lassen, so haben andererseits die Verfechter dieses Systems bisher auch keine Beweise zu ihren Gunsten beibringen können. GÜTH hat dies am Berliner Material des Jahres 1911 versucht. Hierüber belehrt folgende Tabelle:

*Statistische Übersicht über sittenpolizeiärztliche Untersuchungen von Berliner Prostituierten im Jahre 1911.*

| | Wieviel sind im Monat einmal untersucht? | Wieviel davon sind im Monat geschlechtskr. befunden? | Monatlicher Prozentsatz der Geschlechtskranken | Jahresdurchschnittsprozentzahl der Geschlechtskranken |
|---|---|---|---|---|
| **A. Kontrollmädchen.** | | | | |
| Januar . . . . | 2733 | 129 | 4,72 | |
| Februar . . . . | 2737 | 104 | 3,80 | |
| März . . . . . | 2785 | 123 | 4,42 | |
| April . . . . . | 2725 | 126 | 4,62 | |
| Mai . . . . . . | 2665 | 96 | 3,60 | |
| Juni . . . . . | 2639 | 99 | 3,75 | |
| Juli . . . . . . | 2591 | 120 | 4,63 | 4,14 |
| August . . . . | 2608 | 132 | 5,06 | |
| September . . . | 2570 | 120 | 4,66 | |
| Oktober . . . . | 2545 | 95 | 3,73 | |
| November . . . | 2516 | 97 | 3,86 | |
| Dezember . . . | 2465 | 77 | 3,12 | |
| **B. Nicht unter Kontrolle stehende Mädchen.** | | | | |
| Januar . . . . | 256 | 105 | 41 | |
| Februar . . . . | 248 | 117 | 47 | |
| März . . . . . | 308 | 118 | 38,31 | |
| April . . . . . | 230 | 87 | 37,82 | |
| Mai . . . . . . | 309 | 120 | 38,83 | |
| Juni . . . . . | 275 | 102 | 37 | 39,74 |
| Juli . . . . . . | 248 | 95 | 38,3 | |
| August . . . . | 214 | 96 | 44,86 | |
| September . . . | 172 | 76 | 44,18 | |
| Oktober . . . . | 200 | 85 | 42,5 | |
| November . . . | 214 | 76 | 35,51 | |
| Dezember . . . | 149 | 47 | 31,54 | |

Diese Tabelle wurde nach folgender Fragestellung aufgestellt: „Wieviel Prozent Kontrollmädchen werden geschlechtskrank befunden innerhalb eines einmaligen Untersuchungsturnus und wieviel Prozent Aufgegriffene werden innerhalb der Zeit dieses Turnus geschlechtskrank befunden bei einmaliger Untersuchung einer jeden?"

GÜTH versuchte auf diese Weise den methodischen Fehler des Vergleichs zwischen der Erkrankungsziffer, bezogen auf die Gesamtzahl der vorgenommenen *Untersuchungen*, innerhalb einer zeitlich begrenzten Dauerbeobachtungsgruppe und der Erkrankungsziffer innerhalb einer Reihe von einmalig *Untersuchten* zu vermeiden, aber trotzdem sind die obenstehenden Tabellen überhaupt nicht miteinander vergleichbar. Beide stellen Stichprobenstatistiken dar; beide sind eine Auslese aus einer Gesamtheit. Hinzu kommt noch, daß diese Auslese bei beiden Gruppen in entgegengesetztem Sinne stattgefunden hat.

Bei den Kontrollierten sind alle Mädchen ausgesondert worden, die bis zum Momente des verzeichneten Untersuchungsabschnittes manifeste Erscheinungen einer Geschlechtskrankheit aufgewiesen hatten.

Bei den Puellae clandestinae dagegen sind aber gerade aus der großen unbekannten Masse dieser Mädchen nur die besonders gefährlichen aufgegriffen, d. h. ausgelesen und der Untersuchung zugeführt worden.

Ferner hat BLASCHKO schon zu diesen Tabellen bemerkt: „Durch die GÜTH-sche Berechnung werden die gewonnenen Zahlen immerhin vergleichbarer, als das bei den früheren Berechnungen der Fall war, doch wird die Fehlerquelle nur etwas geringer; abgesehen davon, daß selbst die erste Gefahrenklasse durch-schnittlich älter ist als die Aufgegriffenen, daß der Zeitraum eines Monats — die Beobachtung geschah ziemlich willkürlich — gewählt ist, ist noch zu berück-sichtigen, daß GÜTH bei den Kontrollierten nur das Resultat einer einmaligen monatlichen Untersuchung zum Vergleich nimmt, während diese Mädchen tatsächlich monatlich achtmal untersucht werden."

Wenn GÜTH auf Grund seiner Tabellen zu beweisen sucht, daß die auf-gegriffenen Mädchen eine neunundeinhalbmal größere Infektionschance be-sitzen als die kontrollierten, so kann dieses Resultat, abgesehen von den oben angeführten Gründen, ebensowenig anerkannt werden wie die Behauptung, daß die dauernde Auslese der manifeste Erscheinungen aufweisenden Mädchen das wirksame Moment der Kontrolle darstelle.

Wenn das Fehlen grob klinischer Erscheinungen gleichbedeutend mit Nicht-infektiosität wäre, so würde die Interpretation der bei den Kontrolluntersuchungen gefundenen Resultate immerhin stichhaltiger sein. Daß dies aber nicht der Fall ist, hat so mancher Mann schon am eigenen Leibe erfahren müssen, und es ist ja seit langem bekannt, daß „latent" syphilitische Frauen, die vom Kontroll-arzt für den Verkehr freigegeben werden, zu infizieren vermögen (DIDAY, LANG-LEBER, LANCERAUX, MAURIAC, TARNOWSKY, KAPOSI, NEUMANN, LANG, FINGER, MÖLLER, MÜLLER u. a.). Hatten die früheren Autoren diese Tatsache nur an den infizierten Männern konstatieren können, so konnte die neuere Forschung den exakten Beweis führen durch den Nachweis der Erreger der Lues auch auf dem anscheinend nicht krankhaft veränderten Integument von Patienten im Frühstadium der Syphilis. Aus der Fülle der Tatsachen sei nur hervorgehoben, daß KARL SCHINDLER, FRITZ LESSER, GELLHORN und EHRENFEST, ferner DORA FUCHS (JADASSOHNsche Klinik) nachweisen konnten, daß sich im Vaginalsekret primär wie sekundär syphilitischer Frauen nicht selten Spirochaetae pallidae auf-finden lassen, ohne daß an der Portio oder Vagina manifeste, für Lues spezifische Erscheinungen gefunden werden, so DORA FUCHS bei 17 Frauen, die symptomlos waren, aber mit luischen Männern verkehrt hatten. 11mal war die WaR. noch negativ. Außerdem wurden bei 60 Frauen mit Lues II 26 mal Spirochäten in der Cervix nachgewiesen.

Wenn es demnach als sicher gelten muß, daß syphilitische Individuen selbst im Latenzstadium einer relativ frischen sekundären Lues zu infizieren vermögen, so liegt auch bei der Gonorrhöe der Fall nicht gerade günstiger.

Da wir nach dem Berliner Prostituiertenmaterial wissen, daß der größte Teil der Puellen spätestens am Ende des ersten Kontrolljahres an Syphilis er-krankt, nach anderen Zahlenzusammenstellungen bis zum Ende des zweiten Jahres alle erkrankt sind, so ist dies bei der noch stärkeren Verbreitung der

Gonorrhöe erst recht der Fall. Können wir demnach also praktisch sagen, daß
alle Puellen nach dem ersten Kontrolljahre ihre Gonorrhöe haben, und beobachten wir andererseits, wie ungewiß die Heilungsaussichten der weiblichen
Gonorrhöe, besonders der der Gebärmutter, an und für sich schon sind, und wieviel mehr sie es noch bei der Lebensart dieser Mädchen sein müssen, so stellen
die Puellen in der überwiegenden Mehrzahl auch für den Tripper eine dauernde
Infektionsgefahr dar.

Im Gegensatz zur Syphilis, bei der zur Zeit der Anwendung der reinen
Hg-Therapie die älteren Prostituierten für die Volksgesundheit gefahrlos waren,
jetzt aber bei der Durchführung von Salvarsankuren auch oft nicht mehr sind,
sind gerade bei der Gonorrhöe die alten, latenten Formen besonders bedeutsam.
Es sind die Fälle, die keinerlei klinische Manifestationen zeigen und die doch
Gonokokken produzieren, aus Herden, die in irgendwelchen Schlupfwinkeln
nisten: in parurethralen Gängen, parurethralen Lacunen, in den Drüsen am
Scheideneingang, in den Bartholinischen Drüsen und irgendwo in der Gebärmutter. Hinzu kommt ferner, daß in vielen Fällen Gonokokken nicht dauernd
nachgewiesen werden können, oft nur prä- oder postmenstruell, so daß also
auch die ab und zu unternommenen mikroskopischen Untersuchungen keinen
Beweis für das Nichtvorhandensein der Infektiosität zu geben vermögen.

Trotz aller dieser Kenntnisse und Erkenntnisse scheinen die Verfechter
der gesundheitlichen Überwachung immer noch der Meinung zu sein, daß Fehlen
grob klinischer Erscheinungen und Nichtansteckungsfähigkeit zusammenfallende
Begriffe sind, könnten sie sonst doch nicht mehr den Mut haben, dieses hygienische
Verfahren noch weiterhin anzuwenden oder anzuraten.

Stichhaltig schien diese Meinung einst in der Zeit zu sein, als man die sanitären Besichtigungen einführte: also im Jahre 1769, als Berlin die Bordellmädchen zwangsmäßig und auch die frei wohnenden Dirnen diesen Untersuchungen unterwarf. Konservativ hat sich die Methode bis jetzt gehalten,
wenn auch rein äußerlich manches, so zum Beispiel die Einführung des Mikro-
skops im Jahre 1910 in die Untersuchungsräume des Berliner Polizeipräsidiums,
die Technik vervollständigte und ergänzte.

Zur Zeit, als die Reglementierung am Ende des ersten Viertels des 19. Jahrhunderts sich Europa im Sturm eroberte, und auch noch später, galt der Satz:
„Ansteckend sind nur die primären und sekundären Erscheinungen, insofern
sie eine erodierte Oberfläche haben, die ein Sekret produziert; ansteckend ist
auch das Blut; den physiologischen und den nichtluischen Veränderungen
entstammende Absonderungen, also im Sperma, Vaginalsekret, Milch, dem Eiter
einer Gonorrhöe, eines Abscesses usw., des Syphilitischen wurde die Fähigkeit,
Syphilis zu übertragen, abgesprochen; man meinte, daß im Augenblicke, in
dem etwaige Erscheinungen der Syphilis, insbesondere durch Behandlung, schwanden, der Syphilitische aufhöre, gemeingefährlich zu sein. Dementsprechend
wurde die Prostituierte, sobald sie Erscheinungen darbot, im Spital interniert,
behandelt, wenn alle Krankheitserscheinungen geschwunden waren, aber wieder
auf das Publikum losgelassen" (FINGER).

Diese Praxis wird nun aber auch noch bis auf den heutigen Tag geübt.
Ein Mädchen, das luische Erscheinungen z. B. an der Schleimhaut des Mundes
aufweist, wird ins Zwangskrankenhaus eingelegt und von dort nach antisyphiliti-
scher Behandlung, im allgemeinen nach zwei Wochen, wenn die Erscheinungen
verschwunden sind, wieder entlassen. Die weitere Behandlung findet ambulant
statt. Bei einem anderen Mädchen sind Gonokokken im Cervicalsekret auf
der Polizeistation nachgewiesen worden. Unter der Bettruhe im Krankenhause verschwinden sie schnell, und die Entlassung kann erfolgen. In beiden

Fällen bleiben die Mädchen weiterhin infektiös, aber dem Buchstaben ist Genüge getan, der untersuchende Kontrollarzt kann klinische Erscheinungen nicht mehr feststellen, und diese Mädchen sind im reglementaristischen Sinne als gesund zu betrachten.

Soll die Reglementierung einen Sinn haben, dann müssen alle Mädchen, solange Infektionsgefahr noch besteht — denn ohne ihre Zwangsbehandlung sollen sich doch angeblich die Geschlechtskrankheiten bei den Puellen nicht behandeln lassen —, interniert werden, d. h. bei Cervical- bzw. Gebärmuttergonorrhöe permanent und bei Syphilis während der ganzen Frühperiode, also mehrere Jahre lang.

FINGER und JADASSOHN haben dementsprechend auch in ihren Referaten über die Möglichkeit einer Verbesserung der Überwachung der Prostitution 1899 auf der I. Internationalen Konferenz zu Brüssel die prinzipielle Forderung aufgestellt, daß sekundär syphilitische Prostituierte bis zum Ablauf des kontagiösen Stadiums und die an schweren infektiösen Formen des Trippers Leidenden bis zum dauernden Erlöschen der Ansteckungsfähigkeit zu internieren und zu behandeln, keineswegs aber freizugeben seien, worüber auch der Kongreß eine Resolution faßte.

Diese Forderung ist selbstverständlich eine Utopie, und deshalb sollte man dieses ganze System aufgeben, um so mehr, da diese Mädchen trotz ihrer Infektiosität natürlich den Geschlechtsverkehr ausüben, auch dann, wenn sie in ambulanter Nachbehandlung der Behandlungsstelle sich befinden; denn schließlich wollen und müssen sie doch leben. Demnach ist aber der Einwand, der von den Reglementaristen erhoben wird, daß diese Mädchen nach Aufhebung der Präventivkontrolle unbedenklich auch bei Infektiosität verkehren würden, hinfällig, da sie dies ja bereits unter dem bestehenden System tun. Dieser Tatsache gegenüber fällt der Prozentsatz der Verpflegungstage im Prostituiertenkrankenhause unter der Menge der „Arbeitstage“ gar nicht ins Gewicht — um so weniger, als ja die eingeschriebenen Puellen nur einen verschwindenden Bruchteil der sich überhaupt prostituierenden Mädchen bilden.

Damit wird natürlich den Kontrolluntersuchungen nicht jeder Wert abgesprochen; daß hygienisch damit etwas geleistet wird, ist eine Selbstverständlichkeit — nur steht der hygienische Gewinn, der durch die Untersuchungen der doch im Vergleich zur Gesamtprostitution sehr kleinen Zahl von Prostituierten erzielt wird, in keinem rationellen Verhältnis zu den aufgewendeten Mitteln, mit denen bei andersartiger Verwendung im Sinne der Planwirtschaft — beliefen sich doch nach FRIEBOES die Kosten der Reglementierung der 48 000 Prostituierten vor dem Kriege auf $^1/_3$ Milliarde Mark — bedeutend größere Erfolge bei der Bekämpfung der Geschlechtskrankheiten erreicht werden könnten.

Auf die Änderung der Zustände auf dem Prostitutionsmarkte im Laufe der jüngsten Entwicklung ist schon in dem Abschnitt über die soziale Bedeutung eingegangen worden. Die dort angeführten Tatsachen, die zu immer neuem Zuzug zur gelegentlichen Prostituierung geführt haben und immer noch weiter führen werden, fordern auch im Hinblick auf die ethische Seite des Problems gebieterisch einen Bruch mit dem bisherigen System.

Als überaus wichtiges Moment kommt schließlich noch in Betracht, daß es eine Irrlehre war, daß man durch die „Gesunderhaltung“ nur des einen Geschlechts den Venerismus erfolgreich bekämpfen könnte. Von einer Reglementierung des anderen Geschlechts hat man nie etwas gehört, und doch gibt es genug Männer, die sich gewohnheitsmäßig und dauernd in wechselnde Geschlechtsbeziehungen einlassen. Daß die Männer weniger gefährlich sein sollten als die Frauen, wird füglich niemand zu behaupten wagen. Man könnte nur einwenden, daß der Mann seine manifesten Erscheinungen eher bemerkt und sich besser behandeln läßt. Aber auch darüber läßt sich streiten, und die Antwort wird — je nach dem Beobachtungsmaterial — verschieden ausfallen. Der Verfasser hat sogar den gegenteiligen Eindruck gewonnen, daß nämlich den Puellae publicae wie den Puellae clandestinae recht viel daran gelegen ist, ihre „Gewerbekrankheit" — denn dies sind für sie die Geschlechtskrankheiten doch — möglichst bald loszuwerden, so daß sie sehr gewissenhaft den ärztlichen Anordnungen folgen — gerade dort folgen, wo sie nicht dazu polizeilich gezwungen werden.

Aus den angeführten Gesichtspunkten heraus ist auch unter der Ärzteschaft der Kreis derer immer größer geworden, die für eine Aufhebung der Reglementierung eintreten und die sie ersetzt wissen wollen durch Maßnahmen, die beide Geschlechter gleichsinnig treffen.

Auch die Berliner Medizinische Gesellschaft hat 1922 erklärt: „Sie lege auf die Beibehaltung der Reglementierung der Prostitution unter der Bedingung keinen Wert, daß bei der Neureglung der Überwachung aller der Verbreitung der Geschlechtskrankheiten verdächtigen Männer und Frauen sämtliche erprobten ärztlichen Maßnahmen zur Verhütung der Geschlechtskrankheiten durchgeführt werden."

Das belgische Justizministerium führte 1924 in einem Bericht an die „Soziale Abteilung" des Völkerbundes aus, „daß das System der staatlichen Überwachung, ursprünglich als eine Maßnahme zum Schutze der öffentlichen Gesundheit und zur Gewährleistung von Anstand und Sitte in großen Städten eingerichtet, in keiner Weise in diesen beiden Beziehungen die Erwartung ihrer Schöpfer erfüllt habe. Schließlich erklärte das Memorandum der niederländischen Regierung als Grund für die Aufgabe des Systems der polizeilichen Überwachung die Erfahrungstatsache, daß das Überwachungssystem mehr Schaden brachte als Nutzen stiftete, eine Ansicht, die auch von mehreren internationalen Kongressen bestätigt wurde (nach Dame Rachel Crowdy).

### c) Die heimliche Prostitution und die Gefährdeten.
### Bekämpfung und Fürsorge.

Beschäftigt sich die Sittenpolizei eingestandenermaßen nur mit den notorisch gewerbsmäßigen Prostituierten, so hat die Frauenhilfsstelle die retterische Arbeit an den geheimen Prostituierten übernommen; aber sie ist bemüht, auch alle ihr sonst noch bekannt werdenden gefährdeten Mädchen vor einem endgültigen Hinabgleiten in den Sumpf der Prostitution zu bewahren wie den gewerbsmäßigen Prostituierten die Hand zu reichen zur Rückkehr in ein geordnetes bürgerliches Leben (s. oben). Die bei der augenblicklichen Regelung notwendig resultierende Zusammenarbeit mit der Sittenpolizei ist oben schon auseinandergesetzt.

Den Umfang, in dem die Sittenpolizei zu Berlin gegen heimliche Prostituierte einschreiten zu müssen glaubte, erkennt man daran, daß wegen Verdachts der Gewerbsunzucht nicht unter Kontrolle stehende Mädchen im Jahre 1923 in Alt-Berlin

|  | von der Straße | aus Lokalen |
|---|---|---|
| a) nach den Polizeirevieren bzw. zur Sittenpolizei eingeliefert . . . | 7532 | 112 |
| b) auf den Revieren in Schutzhaft genommen . . . . . . . . . . | 106 | 8 |
| c) bei Belassung auf freiem Fuße zur Anzeige gebracht wurden  . | 1138 | 57 |
| Zusammen | 8776 | 177 |

8953

Über die Entwicklung der Tätigkeit der Frauenhilfsstelle zu Berlin und ihren jetzigen Aufgabenkreis sprechen folgende Ausführungen, die sich eng an einen Bericht anlehnen, den Verfasser der Liebenswürdigkeit der derzeitigen ausgezeichneten Leiterin der Frauenhilfsstelle Friederike Wieking verdankt.

In den 90er Jahren entstanden in Berlin zum Zwecke von Rettungsversuchen an den Sittenmädchen zwei Organisationen, der Berliner Männerbund und der Berliner Frauenbund. Der Männerbund erreichte bei der Polizeibehörde, daß die Fürsorgearbeit unmittelbar bei der Sittenpolizei aufgenommen werden konnte und betraute damit einen eigenen Geistlichen. Diese Innenarbeit ergänzte der Berliner Frauenbund durch eine nachgehende Fürsorge, insbesondere stellte er ein Asyl zur Aufnahme der Mädchen zur Verfügung.

Am 15. Februar 1910 trat auf Wunsch der Sittenpolizei an die Stelle des Geistlichen die erste Fürsorgeschwester, besoldet von der evangelischen Kirchengemeinde. 1918 übernahm der Berliner Frauenbund, welcher die Außenarbeit stetig weiterführte, auch die Innenarbeit und erweiterte die „Hilfsstelle bei der Sittenpolizei" durch Anstellung von drei besoldeten Fürsorgeschwestern.

Zum Zwecke einer Ausgestaltung dieser Hilfsstelle zu einem Pflegeamte, die aber durch Bedenken seitens des Polizeipräsidiums, das polizeiliche Befugnisse nicht städtischen Behörden abtreten zu können meinte, nicht verwirklicht werden konnte, erfolgte die Übernahme der Hilfsstelle bei der Sittenpolizei auf die Stadt Berlin am 1. Dezember 1921.

Nach langwierigen Verhandlungen unter Vermittlung des Oberpräsidenten hat die Stadt schließlich unter anderem die Bedingungen angenommen, daß der Gegenstandsbereich der kommunalen Frauenhilfsstelle den materiellen Umfang des bisherigen Gebietes der privaten Frauenhilfsstelle nicht überschreiten dürfe, und daß die polizeilichen Zuständigkeiten unberührt bleiben sollen.

Diese Bedingungen mußten natürlich die Pläne der Stadt für ein großzügig aufgebautes Pflegeamt ändern. Nunmehr konnte es sich zunächst nur darum handeln, die Frauenhilfsstelle als eine soziale Polizeifürsorgestelle zu übernehmen und die Arbeit innerhalb der nun gegebenen Grenzen auszubauen und zu vertiefen. War bis dahin gedacht, das Pflegeamt innerhalb der städtischen Verwaltung dem Medizinalamte zu unterstellen, so legte dieses keinen Wert darauf, eine Stelle mit rein fürsorgerischen Aufgaben zu übernehmen. Daher wurde die Frauenhilfsstelle dem Jugendamte und innerhalb desselben der Wohlfahrtsstelle (für obdachlose, wandernde Jugendliche) angegliedert, welche bereits seit 1920 als städtische Dienststelle im Polizeipräsidium arbeitete. Beide bilden nun gemeinsam ein Arbeitsgebiet des Zentraljugendamtes, Abteilung I. In der Frauenhilfsstelle arbeiten als soziale Kräfte zur Zeit 1 Leiterin, 5 Fürsorgerinnen, 2 Hilfsfürsorgerinnen und 2 Stenotypistinnen.

Das Hauptarbeitsgebiet der Frauenhilfsstelle ist die fürsorgerische Behandlung der sittenpolizeilich erfaßten oder anderweitig bekannt gewordenen sittlich gefährdeten Mädchen und Frauen ohne Altersgrenze.

Die von der Sittenpolizei eingelieferten oder vorgeladenen Mädchen und Frauen werden nach polizeilicher Vernehmung und nach erfolgter frauenärztlicher Untersuchung mit den polizeilichen Vorgängen der Frauenhilfsstelle zugeführt. Nach möglichst eingehender Rücksprache mit den Zugeführten über ihre Verhältnisse und das, was nun mit ihnen werden soll, erfolgt eine entsprechende Notiz in die Polizeiakten. Die Frauenhilfsstelle sucht dann die weiteren Maßnahmen der Sittenpolizei — Entlassung, Krankenhausunterbringung, Verwarnung, Sittenkontrollunterstellung — zu beeinflussen. Danach werden der Frauenhilfsstelle von der Sittenpolizei diejenigen Mädchen und Frauen, um deren Zuführung sie bitten konnte, weil ihre Vorgänge sich als nicht allzu belastend erwiesen haben, zur weiteren Betreuung sofort überlassen. Anders die der Gewerbsunzucht überführten Personen. Diese werden, gegebenenfalls nach Heilung einer bestehenden Geschlechtskrankheit, zunächst wegen Übertretung des § 361⁶ RStGB. dem Amtsgericht zugeführt. Die Frauenhilfsstelle nimmt jedoch regelmäßig an den Gerichtsverhandlungen teil und hat hier Gelegenheit, ihre Wünsche, hinsichtlich bedingter Strafaussetzung u. a. m.. mündlich vorzubringen und die zur Entlassung kommenden Mädchen in Empfang zu nehmen. Vor Ablauf der bei einer bedingten Strafaussetzung festgesetzten Bewährungsfrist fordert das Gericht dann eine gutachtliche Äußerung der Frauenhilfsstelle über den endgültigen Straferlaß an.

Um die Verbindung mit den in der Polizeikrankenstation untergebrachten Mädchen aufrechtzuerhalten und auch den Kontrollmädchen die Hilfsmöglichkeiten zu einer Rückkehr in geordnete Verhältnisse immer wieder nahezubringen, werden dort wöchentlich an zwei Vormittagen von der Frauenhilfsstelle Sprechstunden abgehalten.

Die Zusammenarbeit der Frauenhilfsstelle mit den 20 Berliner Bezirksjugendämtern ist so geregelt, daß ihr überwiesene jugendliche Mädchen (bis zu 18 Jahren), auf deren Betreuung das zuständige Bezirksjugendamt nach bereits vorliegenden Vorgängen Wert legt, dorthin abgegeben werden. .

Das Landesamt für Arbeitsvermittlung zu Berlin hat für die Schützlinge der Frauenhilfsstelle besondere Sprechstunden eingerichtet. Hier findet eine Arbeitsberatung statt, und von hier aus — gegebenenfalls nach vorheriger Untersuchung in der städtischen Gewerbearztstelle über die körperliche Leistungsfähigkeit — erfolgt Weiterleitung an die zuständige Abteilung des Arbeitsnachweises zur bevorzugten Vermittlung in eine möglichst geeignete Arbeitsstelle.

Eine sehr gute Zusammenarbeit hat sich auch mit der städtischen Beiratsstelle für Gemüts- und Nervenkranke entwickelt. Hier erfolgt die spezialärztliche Untersuchung wenigstens eines Teiles der vielen geistig minderwertigen und abnormen Schützlinge, für die nicht selten Unterbringung in einer Heilanstalt für notwendig erachtet wird.

Die erforderliche, weitere nachgehende Fürsorge für die gefährdeten Mädchen und Frauen wird zum Teil Vereinen übertragen, welche in der Fürsorgearbeit erfahren sind oder doch ein starkes Interesse für dieses Arbeitsgebiet haben. Es sind dies der Evangelische Berliner Frauenbund, der Katholische Fürsorgeverein, der Liebfrauenverein, die jüdische Fürsorgekommission, der Verein zur Förderung der Sittlichkeit und der Bezirksverband für Arbeiterwohlfahrt. In jedem Falle wird der Frauenhilfsstelle über den Erfolg der getroffenen Maßnahmen Bericht erstattet.

Zur Unterbringung der wohnungslosen und erziehungsbedürftigen Pfleglinge stehen der Frauenhilfsstelle verschiedene Heime zur Verfügung, denen zum Teil ein bescheidenes, tägliches Pflegegeld gezahlt wird. In erster Linie sind hier die beiden Zufluchtsheime der Berliner Stadtmission, die Arbeiterinnenkolonie Telz (des Berliner Frauenbundes), das katholische Heim „Mariafrieden" und das Kloster zum guten Hirten in Marienfelde zu nennen. Jüdische Mädchen finden im jüdischen Zufluchtsheim Aufnahme. Neuerdings hat auch die Arbeiterinnenkolonie Erkner der Frauenhilfsstelle einige Plätze zur Verfügung gestellt.

In Anlehnung an die äußere Organisation der Sittenpolizei arbeitet die Frauenhilfsstelle zentral für die Alt-Berliner Bezirke. Die Außenbezirke Charlottenburg, Schöneberg, Neukölln, Lichtenberg und Spandau, die eine eigene Sittenpolizei haben, haben auch eigene Frauenhilfsstellen, die jedoch mit der zentralen Frauenhilfsstelle in engster Zusammenarbeit stehen und wesentlich in gleicher Weise wie diese arbeiten.

Über den Umfang der geleisteten Arbeit berichtet für die beiden letzten Geschäftsjahre der

*Tätigkeitsbericht über die Frauenhilfsstelle im Polizeipräsidium Berlin in der Zeit vom 1. April 1922 bis 31. März 1923 und vom 1. April 1923 bis 31. März 1924.*

a) *Pfleglinge:*

|  | 1922—23 | 1923—24 |
|---|---|---|
| **überwiesen durch Sittenpolizei:** | | |
| Anzeigen | 141 | 35 |
| Aufgegriffene | 4316 | 3990 |
| Kontrollanträge | 24 | 20 |
| Kontrollentlassungen | 7 | 12 |
| | 4488 | 4057 |
| **überwiesen durch andere Stellen:** | | |
| Polizeipräsidium, andere Stellen | 25 | 32 |
| Gerichte | 10 | 11 |
| Einheimische Fürsorgeorganisationen | 32 | 74 |
| Auswärtige Fürsorgeorganisationen | 138 | 126 |
| Privatpersonen | 12 | 16 |
| Eltern | 30 | 27 |
| Selbst | 35 | 86 |
| | 282 | 372 |
| neue Fälle Summa | 4770 | 4429 |
| **Alter:** | | |
| 14—17 Jahre } Minderjährige | 427 | 338 |
| 18—20 Jahre } | 1236 | 1165 |
| 21—24 Jahre } Volljährige | 1651 | 1545 |
| 25—29 Jahre } | 952 | 992 |
| 30 und mehr } | 502 | 364 |
| Ohne Angabe | 2 | 25 |
| Summa | 4770 | 4429 |

|  | 1922—23 | 1923—24 |
|---|---|---|
| **Berufe:** | | |
| Hausangestellte | 1313 | 1303 |
| Gastwirtsangestellte | 121 | 103 |
| Gewerbliche Berufe | 692 | 494 |
| Kaufmännische Berufe | 442 | 451 |
| Arbeiterinnen | 1257 | 1279 |
| Ehefrauen ohne Berufe | 214 | 161 |
| Mädchen ohne Berufe | 102 | 78 |
| Verschiedene Berufe | 189 | 171 |
| Ohne Angabe | 440 | 389 |
| Summa | 4770 | 4429 |
| **Familienverhältnisse:** | | |
| Ledig | 4099 | 3844 |
| Verheiratet | 220 | 210 |
| Verwitwet | 80 | 70 |
| Getrennt lebend | 222 | 176 |
| Geschieden | 149 | 129 |
| Summa | 4770 | 4429 |
| Unehelich geboren | 114 | 149 |
| Uneheliche Mutterschaft | 461 | 651 |
| Vorbestraft | 717 | 830 |
| Wieder aufgenommene Fälle | 937 | — |
| **b) Maßnahmen:** | | |
| **Zuführungen:** | | |
| a) Gesunde Pfleglinge | 2889 | 3092 |
| b) Kranke Pfleglinge | 2008 | 1537 |
| Summa | 4897 | 4629 |
| **Rücksprachen:** | | |
| Mit Schützling | 8573 | 9758 |
| Mit Angehörigen | 2030 | 2128 |
| Mit Vereinen | 2416 | 2516 |
| Mit Behörden | 4361 | 5446 |
| Summa | 17380 | 19848 |
| **Besuche:** | | |
| Hausbesuche | 190 | 549 |
| Ermittlungen | 902 | 204 |
| Sonstige Wege | 348 | 1286 |
| Summa | 1440 | 2039 |
| **Hilfeleistungen:** | | |
| In Berlin zu den Angehörigen | 297 | 198 |
| Heimreise veranlaßt | 176 | 164 |
| Krankenhaus | 318 | 227 |
| Zufluchtsheim | 336 | 298 |
| Fürsorgeerziehung | 111 | 131 |
| Sonstige Anstaltserziehung (Unterbringung) | 75 | 87 |
| Gerichtstermine | 400 | 240 |
| Strafaussetzungen | 227 | 94 |
| Kontrollbefreiungen | 78 | 100 |
| Schutzaufsicht | 30 | 68 |
| Behandlungsüberwachung | 16 | 35 |
| Berichte und Anträge an Behörden | 1162 | 1208 |
| Sachen und Papiere geordnet | 283 | 326 |
| Barunterstützung | 46 | 26 |
| Sachenunterstützung | 45 | 49 |
| Gesundheitliche Fürsorge | 32 | 42 |
| Verschiedenes | 258 | 145 |
| **Überwiesen an:** | | |
| Berliner Frauenbund | 506 | 386 |
| Katholische Fürsorge | 362 | 322 |
| Jüdische Fürsorgekommission | 13 | 13 |
| Berliner Verein zur Förderung der Sittlichkeit | 57 | 37 |
| Bezirksfürsorge | 91 | 101 |
| Sonstige Fürsorgeorganisationen | 134 | 106 |

Aus ganz kleinen Anfängen heraus hat sich im Laufe der letzten 20 Jahre die *moderne Gefährdetenfürsorge* entwickelt, die heute in 61 deutschen Städten von Polizeifürsorgestellen und Pflegeämtern ausgeübt wird. Im Gegensatz zu heute waren die früher unternommenen Versuche zur Prostituiertenrettung, die im Mittelalter durch Aufnahme in Magdalenenheimen, Klöstern usw. unternommen wurden, ganz auf den Einzelfall eingestellt und zielten in der Hauptsache darauf hin, die *Seelen* der armen Verirrten zu retten.

Am Ende des 17. Jahrhunderts, zu der Zeit also, in der man danach trachtete, die Prostitution mit Stumpf und Stiel auszurotten, wurden z. B. in Frankreich Statuten erlassen für ein Zufluchts- und Erziehungsheim für gefallene Mädchen, die hier für begangene Sünden Buße tun und durch harte Arbeit und Beten gebessert werden sollten.

Waren schon in früheren Jahrhunderten diese Bestrebungen dem Schoße der Kirche entsprossen, so sind es auch in der Jetztzeit die großen konfessionellen Verbände gewesen, die hier Pionierarbeit geleistet haben.

Es sei hervorgehoben: die Innere Mission der Evangelischen Kirche, der Katholische Fürsorgeverein für Frauen, Mädchen und Kinder und die Zentralwohlfahrtsstelle der Deutschen Juden.

Auch des deutschen Verbandes zur Förderung der Sittlichkeit sei gedacht, da er für die Anstellung von Fürsorgerinnen bei den Polizeiämtern von Anfang an praktisch mitgearbeitet hat.

Nach anfänglichen Widerständen gegen diese Idee wurde der erste Versuch dieser Art in Stuttgart gemacht, wo 1903 eine Polizeiassistentin eingestellt wurde. Ihr wurde die Überwachung der weiblichen Gefangenen und deren Fürsorge nach der Entlassung übertragen. Die dort erzielten Erfolge und die gewonnenen Erfahrungen führten dazu, daß bald auch andere Städte sich entschlossen, dem gegebenen Beispiele zu folgen. 1904 folgte Hannover, wo die Polizei den Deutsch-Evangelischen Frauenbund zur Anstellung einer weiblichen Hilfskraft anregte. Besonders stark war der Entwicklungsfortschritt im Jahre 1909, und 10 Jahre später arbeiteten angestellte Fürsorgerinnen bei den Polizeibehörden in 38 deutschen Städten.

Im Augenblick können wir neben der eigentlichen Polizeifürsorge zwei verschiedene Typen der Gefährdetenfürsorge unterscheiden: Polizeifürsorgestellen (wie die Frauenhilfsstelle zu Berlin) und Pflegeämter wie Hamburg.

Der Hauptunterschied zwischen beiden Einrichtungen ist der, daß die letztgenannte die verantwortliche Vernehmung der von der Sittenpolizei eingelieferten Jugendlichen und erstmalig eingelieferten sonstigen Personen sowie die Herbeiführung der ärztlichen Untersuchung übernimmt. Ihr müssen also die aufgegriffenen Mädchen *sofort* zugeführt werden, und bei ihr setzen auch die erforderlichen Ermittelungen und die notwendig werdende Fürsorge unverzüglich ein. Dieses Verfahren ist deshalb von fundamentaler Bedeutung, weil die Vernehmungen der Mädchen vor dem Pflegeamt keinen polizeilichen Charakter tragen und deshalb keine nachteiligen Folgen für die bürgerliche Unbescholtenheit nach sich ziehen und sie von vornherein nicht mit den gewerbsmäßigen Prostituierten in Berührung kommen.

War schon der Erlaß von 1907 (s. S. 658) der erste offizielle Regierungsakt gewesen, der den Abbau der Reglementierung der Prostitution durch fürsorgerische Maßnahmen anordnete, so ist die Entwicklungstendenz auch weiterhin deutlich zum Pflegeamte hingegangen, wie es auch der Beschluß der Preußischen Landesversammlung vom 25. Februar 1920 in ihrer Beratung über die Bekämpfung der Geschlechtskrankheiten ausdrücklich hervorhob:

„die Staatsregierung zu ersuchen, schleunigst einen Gesetzentwurf vorzulegen, durch den die Überwachung der Prostitution grundsätzlich umgestaltet wird. Ordnungs- und anstandspolizeiliche Ausnahmebestimmungen sind zu beseitigen, die bisherige Sittenpolizei ist unter völliger Loslösung von der Kriminalpolizei in ein ausschließlich gesundheitlichen und pfleglichen Zwecken dienendes Amt umzuwandeln."

Auch das vom Reichsrat abgelehnte, vom Reichstage am 18. Juni 1923 angenommene Gesetz zur Bekämpfung der Geschlechtskrankheiten, wies ja diesen Weg.

Von grundsätzlicher Bedeutung ist nun die am 24. Juli 1924 vom Preußischen Minister für Volkswohlfahrt erlassene Verfügung an alle Regierungspräsidenten und den Polizeipräsidenten von Berlin betreffend Richtlinien über die Abgrenzung des Aufgabenkreises der Pflegeämter und anderen Fürsorgestellen für sittlich Gefährdete gegenüber der Polizei.

Im Einvernehmen mit dem Herrn Minister des Innern werden folgende Richtlinien aufgestellt:

1. In einer zunehmenden Anzahl von Orten wird eine Gefährdetenfürsorge ausgeübt, deren Hauptaufgabe die sozialpflegerische Erfassung und Behandlung von sittlich gefährdeten Frauen und Mädchen ist; vereinzelt nimmt sich die Fürsorge auch sittlich gefährdeter männlicher Jugendlicher an.

2. Die Gefährdetenfürsorge wurde zuerst nur in wenigen Orten, in enger Verbindung mit der Polizei, als Polizeifürsorge ausgeübt. Aus der Vertiefung und Erweiterung der Arbeit erwuchsen jedoch nach und nach verschiedenartige Formen der Gefährdetenfürsorge. Es lassen sich heute 3 Hauptgruppen solcher Einrichtungen unterscheiden:

I. Die eigentliche Polizeifürsorge (Träger: Staat, Gemeinde oder private Wohlfahrtsvereine).

II. Das selbständige Pflegeamt (Träger: Staat oder Gemeinde).

III. Fürsorgestellen für Gefährdete, die entweder als pflegeamtsähnliche Einrichtungen durch die Gemeinden (vielfach in Verbindung mit Wohlfahrts- oder Jugendamt) oder durch private Vereine getragen werden.

3. Die Notwendigkeit der Gefährdetenfürsorge wird allgemein anerkannt. Ihre Entwicklung hat jedoch unter dem Mangel einer bestimmten Abgrenzung ihrer Zuständigkeit gegenüber der Polizeiverwaltung zu leiden. Es erscheint daher erwünscht, den Tätigkeitskreis der Pflegeämter und anderer Fürsorgestellen für sittlich Gefährdete nach festen Grundsätzen zu bestimmen.

4. Die Erfahrung hat gezeigt, daß sich zur Bearbeitung durch die unter I—III genannten Fürsorgeeinrichtungen folgende Gebiete besonders eignen:

A. Erste informatorische Vernehmung, gutachtliche Äußerung vor Anordnung der ärztlichen Untersuchung und weitere fürsorgerische Behandlung bei

a) allen von der Sittenpolizei aufgegriffenen Jugendlichen,

b) allen erstmalig von der Sittenpolizei aufgegriffenen Personen.

B. Gutachtliche Äußerung und fürsorgerische Behandlung bei allen mehrfach von der Sittenpolizei Aufgegriffenen nach erfolgter polizeilicher Vernehmung, jedoch vor Ergehen der Entscheidung über die zu treffenden polizeilichen Maßnahmen.

C. Gutachtliche Äußerung und fürsorgerische Behandlung bei allen denjenigen Personen, die

a) Unterstellung unter die Sittenpolizei,

b) Entlassung aus der Sittenpolizei

beantragen.

D. Fürsorgerische Behandlung aller wegen Obdachlosigkeit eingelieferten Minderjährigen und volljährigen weiblichen Personen.

E. Beratung und fürsorgerische Behandlung sonstiger hilfsbedürftiger Personen, die den Fürsorgestellen von der Polizeibehörde überwiesen werden.

5. Diese Aufgaben können ohne Bedenken von den unter I—III genannten Fürsorgeeinrichtungen wahrgenommen werden, wenn durch deren feste oder losere Angliederung an staatliche oder kommunale Verwaltungen Sicherheit für die Durchführung der notwendigen Maßnahmen gegeben ist, und wenn sie zur Durchführung der übernommenen Aufgaben über geeignete, fachlich vorgebildete Kräfte verfügen.

6. Darüber hinaus bestehen grundsätzlich keine Bedenken, nach Ermessen der örtlichen Polizeiverwaltung auch polizeiliche Befugnisse, insbesondere die verantwortliche Vernehmung und die Herbeiführung der ärztlichen Untersuchung der unter Ziffer 4 A genannten Personen an *amtliche* mit der Gefährdetenfürsorge befaßte Stellen oder Personen zu übertragen.

7. Die hier gegebenen Richtlinien sollen lediglich der Abgrenzung der Zuständigkeit zwischen der Polizei und den unter I—III genannten Fürsorgeeinrichtungen dienen. Die Abgrenzung der Zuständigkeit zwischen diesen letzteren und anderen Stellen der öffentlichen und der privaten Wohlfahrtspflege bleibt örtlicher Regelung überlassen.

8. Ich bitte zu prüfen, inwieweit sich auf Grund dieser Richtlinien eine möglichst zweckmäßige Gestaltung der Gefährdetenfürsorge herbeiführen läßt, und empfehle, bei Erörterung der Angelegenheit die zuständigen staatlichen und kommunalen Stellen sowie die Träger der Sozialversicherung und die Vertreter der freien Wohlfahrtspflege heranzuziehen.

Der Punkt 6 dieser Richtlinien zerstreut die Ressortbedenken mancher Polizeiverwaltung, wie z. B. des Polizeipräsidiums Berlin, die glaubte, polizeiliche Kompetenzen nicht in andere amtliche Hände legen zu können. Der Weg für einen planmäßigen Ausbau der Gefährdetenfürsorge ist jetzt frei, und es ist an der Zeit, daß die Polizeiverwaltungen nun endlich überall handeln, wollen sie nicht in den Verdacht der böswilligen Verschleppung der Angelegenheit kommen. Da von den Trägern des Reglementierungssystems immer wieder der sozialhygienische Charakter der sittenärztlichen Tätigkeit betont worden ist, so ist jetzt der gegebene Moment, auch das übrige Vollzugssystem im sozialhygienischen Sinne, weiterzuentwickeln.

Alle sozialhygienisch wirklich ernst gemeinten Institutionen verfolgen den ideellen Zweck, sich selbst überflüssig zu machen. Ein Schritt auf diesem Wege ist das Pflegeamt, das dazu berufen ist, gleichzeitig mit einem Abbau der Reglementierung einen positiven Aufbau der Bekämpfung der Prostitution durch die Zusammenfassung von wirtschaftlicher Fürsorge, erzieherischen Maßnahmen und von allen hygienischen Erfordernissen bei allen sittlich Gefährdeten zu sichern.

### d) Die Reichsverordnung vom 11. Dezember 1918 und ihre Durchführung.

Von Bedeutung für die Bekämpfung der Geschlechtskrankheiten ist ferner die Verordnung der Reichsregierung vom 11. Dezember 1918.

*Verordnung der Reichsregierung vom 11. Dezember 1918 zur Bekämpfung der Geschlechtskrankheiten.*

§ 1. Geschlechtskrankheiten im Sinne dieser Verordnung sind Syphilis, Tripper und Schanker, ohne Rücksicht darauf, an welchen Körperteilen die Krankheitserscheinungen auftreten.

§ 2. Personen, die geschlechtskrank sind und bei denen die Gefahr besteht, daß sie ihre Krankheit weiterverbreiten, können zwangsweise einem Heilverfahren unterworfen. insbesondere in ein Krankenhaus überführt werden, wenn dies zur wirksamen Verhütung der Ausbreitung der Krankheit erforderlich erscheint. Ärztliche Eingriffe, die mit einer ernsteren Gefahr für Leben oder Gesundheit verbunden sind, dürfen nur mit Einwilligung des Kranken vorgenommen werden.

Die Aufbringung der entstehenden Kosten regelt sich nach Landesrecht.

§ 3. Wer den Beischlaf ausübt, obwohl er weiß oder den Umständen nach annehmen muß, daß er an einer mit Ansteckungsgefahr verbundenen Geschlechtskrankheit leidet, wird mit Gefängnis bis zu drei Jahren bestraft, sofern nicht nach dem allgemeinen Strafgesetz eine härtere Strafe eintritt.

Die Verfolgung tritt, soweit es sich um Ehegatten und Verlobte handelt, nur auf Antrag ein.

Die Strafverfolgung verjährt in sechs Monaten.

§ 4. Wer eine Person, die an einer mit Ansteckungsgefahr verbundenen Geschlechtskrankheit leidet, ärztlich untersucht oder behandelt, soll sie über Art und Ansteckungsfähigkeit der Krankheit sowie über Strafbarkeit der im § 3 bezeichneten Handlung belehren.

Diese Verordnung bietet also die Möglichkeit, solche Patienten, bei denen die Gefahr der Weiterverbreitung ihres Leidens zu befürchten ist, zwangsweise zu hospitalisieren, sie enthält eine Strafandrohung für wissentliche Gefährdung durch einen in ansteckendem Stadium befindlichen Geschlechtskranken und verordnet gleichzeitig die Belehrungspflicht seitens der Behandelnden.

Um letztere zu erleichtern, wurde auf Veranlassung des Reichsgesundheitsamtes ein Belehrungsmerkblatt entworfen, auf dessen Rückseite die oben angeführte Verordnung abgedruckt ist und die folgende Form erhalten hat:

Bleibt in der Hand des Arztes zur Beifügung zur Krankengeschichte.

Stempel des Arztes

Nr. ...............

Ausgehändigt

den..................... 19.....

an

Herrn
Frau
Fräulein

Diagnose:

## Belehrung für Geschlechtskranke.

Sie leiden an einer mit Ansteckungsgefahr verbundenen Geschlechtskrankheit (Tripper, Syphilis, Schanker).

Wenn Sie sich gründlich behandeln lassen, können Sie völlig geheilt werden; wenn Sie aber die ärztlichen Anordnungen nicht befolgen und Ihre Krankheit vernachlässigen, so kann dies die schwersten Folgen nach sich ziehen.

Sie können selbst nicht beurteilen, wann Sie nicht mehr ansteckend sind.

Das kann nur ein approbierter Arzt: bei Tripper durch wiederholte mikroskopische Untersuchung nach Aussetzen der Behandlung, bei Syphilis durch jahrelang wiederholte Untersuchung Ihres Körpers und Blutes.

Sie dürfen also aus der Beobachtung und Behandlung erst wegbleiben, wenn Sie der Arzt für gesund und nicht mehr ansteckungsfähig erklärt.

Vorher dürfen Sie auch den Geschlechtsverkehr nicht wieder aufnehmen und sich auch nicht verheiraten. Das Gesetz bedroht denjenigen, der den Beischlaf ausübt, obwohl er weiß, daß er an einer mit Ansteckungsgefahr verbundenen Geschlechtskrankheit leidet, mit Gefängnisstrafe (s. § 3 des umstehend abgedruckten Gesetzes).

In Kliniken, Polikliniken wird dieser Belehrungsschein allgemein, wohl auch seitens mancher Kassenärzte, benutzt und unter gleichzeitiger mündlicher Belehrung dem Patienten ausgehändigt. In welchem Maße er bei den Privatpraktikern zur Anwendung kommt, läßt sich nicht schätzen.

Stellt diese Verordnung an und für sich zwar einen Fortschritt auf dem Wege zu einem allgemeinen Gesetz dar, so muß es doch als Unterlassungssünde bezeichnet werden, daß keinerlei besondere Bestimmungen für die Durchführung dieser Verordnung erlassen wurden. Bei wem sollen unsichere Patienten, sollen Ansteckungsquellen gemeldet werden? Welche Stelle ist zuständig? Niemand wußte es und weiß es, und dies ist der Grund, warum die Verordnung so geringen Nutzen stiften konnte.

In Berlin wurde im Anschluß an die Verordnung eine besondere Stelle im Polizeipräsidium eingerichtet, die allen aus ihr resultierenden Verpflichtungen nachzukommen hat. Die Stelle wird von einem Polizeirat eingenommen, der persönlich jeden Einzelfall behandelt. Dadurch aber, daß ein Polizeibeamter mit dieser Funktion betraut worden ist, war für die Ärzteschaft die Frage von vornherein dahin entschieden, daß man mit dieser Stelle nicht arbeiten könne. Der Arzt als behandelnder Helfer kann nicht mit der Polizei paktieren und, in allen Kliniken wird zwar der Belehrungsschein mit notwendigem mündlichen Nachdruck ausgehändigt, was seine psychische Wirkung auf die Patienten im allgemeinen auch nicht verfehlt. Säumige Patienten jedoch werden zumeist *nicht* der Polizeistelle gemeldet. Daß diese Verordnung also nur geringe Erfolge aufzuweisen hat, kann daher nicht wundernehmen.

Die beim Polizeipräsidium einlaufenden Anzeigen über Ansteckungsquellen setzen sich zum allergrößten Teil aus solchen zusammen, die von Militärlazaretten erstattet werden; daneben melden auch einige Zivilkrankenhäuser. Hier ist vor allem ein Hamburger Krankenhaus zu nennen, in dem Hamburger Puellen ihre Berliner Liebhaber, nachdem in Hamburg ihre Erkrankung festgestellt worden ist, als Infektionsherde zur Kenntnis der Berliner Stelle bringen lassen.

Die sonst noch von Privatpersonen erfolgenden Meldungen werden recht häufig aus unlauteren Motiven gemacht: Rache, Eifersucht, Haß; zum geringeren Teil aber von solchen Personen, deren gütliche Versuche, den infizierenden Teil zur Aufsuchung ärztlicher Behandlung zu veranlassen, gescheitert waren. Außerdem werden der Stelle alle von der Sittenpolizei entlassenen kranken Mädchen gemeldet.

Der Gang der Verfolgung einer Anzeige ist stets dergestalt: zuerst wird der Anzeigende selber bestellt, alle anonymen Anzeigen oder solche, die zwar einen Namen tragen, der aber nicht identifiziert werden kann, werden sofort vernichtet und nicht beachtet, um vor allem erst einmal ein Urteil über die Glaubwürdigkeit des Anzeigenden selbst zu erhalten. Scheint die Anzeige berechtigt zu sein, wird zunächst durch persönliche Feststellung im betreffenden Revier, in dem das Mädchen oder der Mann zuständig ist, zu eruieren versucht, ob sich die erkrankte Person bereits in Behandlung begeben hat. Ist dies nicht der Fall, oder kann die als Infektionsquelle verdächtige Person nicht innerhalb von 3 Tagen den Nachweis ärztlicher Behandlung bringen, so wird folgendes Schreiben in geschlossenem Umschlage übersandt:

Der Polizeipräsident.                                   Berlin, den ............ 192..
    Abt. IV A S. P.
Tagebuch-Nr..... IV A 24.

Nach einer hier eingegangenen Anzeige — Meldung — sollen — heute hier stattgehabten ärztlichen Untersuchung sind — Sie ansteckend geschlechtskrank sein und durch Geschlechtsverkehr eine andere Person angesteckt haben.

Auf Grund des § 2 der Reichsverordnung vom 11. Dezember 1918 fordere ich Sie auf, *binnen einer Woche* unter Angabe der obigen Tagebuchnummer eine Bescheinigung einzusenden oder anderweit nachzuweisen (z. B. durch Behandlungskarte der Poliklinik für Hautkrankheiten, Luisenstr. 2, werktags 9—12 Uhr, oder des Ambulatoriums eines Krankenhauses), daß Sie sich wegen Geschlechtskrankheit in fachärztlicher Behandlung befinden, oder daß Sie nicht geschlechtskrank sind. Falls Sie der Kosten wegen nicht in der Lage sein sollten, den Nachweis in der einen oder anderen Weise zu führen, wollen Sie sich *innerhalb des gleichen Zeitraumes* im Polizeipräsidium, Alexanderstr. 3/6, Eingang II, Zimmer 177, werktäglich zwischen .... und .... Uhr unter Vorzeigung dieses Schreibens einfinden, um unentgeltlich ärztlich — und zwar durch eine Ärztin — untersucht zu werden.

Wenn Sie dieser Aufforderung nicht pünktlich nachkommen, haben Sie Bestrafung, zwangsweise Vorführung und erforderlichenfalls Zwangsheilung in einem Krankenhause zu gewärtigen.

Im Auftrage

Kommt die betreffende Person dieser Aufforderung nach, so wird sie bei ihrem Erscheinen auf die Notwendigkeit der Heilbehandlung und die Strafbarkeit einer Gefährdung anderer Personen hingewiesen und darauf aufmerksam gemacht, daß bei Nichtbefolgung Zwangsbehandlung zu gewärtigen sei. Gleichzeitig erhält sie — es handelt sich im allgemeinen um Frauen, Männer sind in Berlin nur in seltenen Fällen von dieser Verordnung betroffen worden — die Bestätigung des Eingangs ihres Attestes in folgender Form:

Der Polizeipräsident                                   Berlin, den ............ 192..
    Abteilung IV A. S. 1.
Tagebuch-Nr..... IV A 20.

Der Eingang des ärztlichen Attestes von ............ wird hiermit bestätigt.

Sobald Sie als geheilt aus der ärztlichen Behandlung entlassen werden, haben Sie unter Angabe obiger Tagebuchnummer hierher Anzeige zu erstatten, unter Beifügung einer Bestätigung des Arztes. Sollten Ihnen dadurch Kosten entstehen, die Sie vermeiden wollen, so steht Ihnen frei, sich hier im Polizeipräsidium wochentags zwischen 10 und 11 Uhr vormittags unentgeltlich ärztlich untersuchen zu lassen.

Meldung dazu im Zimmer Nr. 177 unter Vorzeigung dieses Schreibens.

Im Auftrage

Dadurch wird sie gleichzeitig verpflichtet, ein Schlußattest über die erfolgte Heilung beizubringen. Unter Umständen werden die Mädchen auch dazu angehalten, Zwischenatteste einzureichen, falls zu besorgen steht, daß sie der Behandlung nicht pünktlich nachkommen.

Erfolgt jedoch keine Antwort auf das erste Schreiben innerhalb der angegebenen Frist, so wird nach Ablauf von weiteren 3 Tagen der Versuch gemacht, die betreffende Person zu sistieren und bis 11 Uhr vormittags im Polizeipräsidium einzuliefern, damit dort sofort die ärztliche Untersuchung erfolgen kann.

Personen, bei denen sich die Notwendigkeit einer Krankenhausbehandlung ergibt, werden zuerst stets einem städtischen Krankenhaus überwiesen, und zwar auf Grund folgenden Einweisungsscheins:

Der Polizeipräsident. Berlin, den ............... 192 . .
Abt. IV A. S. P.
Tagebuch-Nr. .... IV A. P.

Die .................., welche nach ärztlicher Feststellung an .......... leidet, wird hiermit in Ausführung des § 2 der Reichsverordnung zur Bekämpfung der Geschlechtskrankheiten vom 11. Dezember 1918 dem Krankenhaus zwecks Heilung zugeführt. Sollte die Genannte das Krankenhaus vor erfolgter Heilung verlassen, so wird um Mitteilung unter Angabe der obigen Tagebuchnummer ersucht.

Im Auftrage

An die Direktion des Krankenhauses
 hier

Weigert sich aber die betreffende Person, die im Rahmen der Verordnung als notwendig erachtete Behandlung vornehmen zu lassen, so wird sie zur Zwangsbehandlung ins Prostituiertenkrankenhaus verlegt; dies sind jedoch nur Ausnahmefälle. Hervorgehoben sei noch. daß entgegen der sonstigen Dezentralisierung der Bekämpfungsmaßnahmen zu Berlin alle Anzeigen für Groß-Berlin bei der genannten Stelle zusammenlaufen. Die durchschnittlich monatlich einlaufenden Anzeigen und die Prozentzahl der Erfaßten anzugeben, ist mangels der Führung eines zahlenmäßigen Nachweises unmöglich.

Leider haben die Erfahrungen, die bisher mit der Reichsverordnung gemacht worden sind, kaum einen literarischen Niederschlag gefunden.

Nur für Württemberg hat HAMMER Material beigebracht, das in dankenswerter Weise vom Württembergischen Ministerium der Justiz und des Innern erhoben wurde.

„Seit dem Inkrafttreten der Verordnung sind bis Mitte 1921 nach den angestellten Erhebungen des Justizministeriums bei den Staatsanwaltschaften des Landes insgesamt 116 Anzeigen wegen Vergehens gegen Paragraphen dieser Verordnung eingelaufen, von denen 107 erledigt sind, während in 9 Fällen das Verfahren noch nicht abgeschlossen ist. Von den Anzeigen betrafen 93 Frauen und 14 Männer. Schon im Ermittlungsverfahren wurden erledigt: durch Einstellungsbeschluß der Staatsanwaltschaft 69 Fälle, während 38 Fälle die Gerichte beschäftigten. Die Einstellung des Verfahrens erfolgte wegen mangelnden Beweises einer Kenntnis oder fahrlässigen Unkenntnis der Erkrankung in 44 Fällen, wegen mangelnden Beweises einer Erkrankung in 15 Fällen, wegen mangelnden Beweises einer Beischlafsausübung in 1 Falle, wegen Mangels des erforderlichen Strafantrages des Verlobten in 1 Falle, wegen Verjährung in 5 Fällen, wegen Begehung der Tat vor Inkrafttreten der Verordnung in 3 Fällen. Im gerichtlichen Verfahren erfolgte in 25 Fällen eine Verurteilung zu Gefängnisstrafen von 3 Tagen bis zu 6 Wochen; verurteilt wurden 22 Frauen und 3 Männer. Straflos gingen aus 13 Angeklagte (8 Frauen und 5 Männer), und zwar 10 wegen mangelnden Beweises einer Kenntnis oder fahrlässiger Unkenntnis der Erkrankung, 2 wegen mangelnden Beweises einer Erkrankung und 1 wegen Begehung der Tat vor Inkrafttreten der Verordnung. Weitaus die meisten Anzeigen betrafen die Ansteckung von Soldaten und erfolgten auf Veranlassung der mit der Behandlung befaßten Militärärzte. Die verhältnismäßig geringe Zahl von Bestrafungen ist darauf zurückzuführen, daß häufig schon die Feststellung des ansteckenden Teiles, in den meisten Fällen aber der Kenntnis oder fahrlässigen Unkenntnis der Erkrankung unmöglich war. Nach Ansicht der Staatsanwaltschaft Tübingen wird eine wirksame Handhabung des Gesetzes auch durch die kurze Verjährungsfrist und das ärztliche Berufsgeheimnis erschwert. Jedenfalls wird der Staatsanwaltschaft Ulm darin beizutreten sein, daß die Verordnung die von ihr erhofften heilsamen Wirkungen entfernt nicht gehabt hat.

Die folgenden angeführten Fragen des Ministeriums des Innern an die Stadtdirektion Stuttgart und die württembergischen Oberämter am 17. August 1921 wurden folgendermaßen beantwortet:

1. In wieviel Fällen ist die Polizeibehörde in die Lage gekommen, auf Grund der Verordnung einzuschreiten? 13 Oberämter hatten dazu keine Veranlassung; im übrigen Württemberg war dies nötig bei 6066 (5824 ohne Ulm) Fällen. Natürlich fällt der Hauptanteil auf die größeren Städte.

Stadtdirektion Stuttgart . . . . . . . . . . . . . 5160 Fälle
Heilbronn . . . . . . . . . . . . . . . . . . . . 112    ,,
Ludwigsburg . . . . . . . . . . . . . . . . . . .  63    ,,
Ulm ca. . . . . . . . . . . . . . . . . . . . 200—300    ,,
Die restlichen 48 Oberämter zusammen . . . . . . 481    ,,

2. Wieviel Personen wurden der Zwangsheilung und Krankenhausbehandlung gemäß § 2 der Verordnung unterworfen?

Stadtdirektion Stuttgart . . . . . . . . . . . . . 1082
Heilbronn . . . . . . . . . . . . . . . . . . . . .  51
Ludwigsburg . . . . . . . . . . . . . . . . . . . .  47
Ulm . . . . . . . . . . . . . . . . . . . . . . . .  —
Die übrigen Oberämter . . . . . . . . . . . . . . 154
                                                  ————
                                                  1334

3. Wieviel Fälle unter 1 wurden auf andere Weise (durch Aufsuchen der Beratungsstelle oder sonstiger ärztlicher Behandlung) erledigt?

In ganz Württemberg 685; davon in

Stuttgart  . . . . . . . . . . . . . . . . . . . . 279
Heilbronn  . . . . . . . . . . . . . . . . . . . .  30
Ludwigsburg . . . . . . . . . . . . . . . . . . . .   6
Ulm ca. . . . . . . . . . . . . . . . . . . . 200—300
In den übrigen Oberämtern zusammen . . . . . . 120

4. Wurde auf Ausforschung und Verfolgung der Ansteckungsquellen Wert gelegt? Welche Erfahrungen wurden hierbei gemacht?

Einige Behörden hielten dies von vornherein für erfolglos, während andere die Schwierigkeit der Erhebung betonen. Die Nachforschung wurde teilweise auch der Beratungsstelle überlassen.

5. Ließen sich die Zwangsmaßnahmen bei den als ansteckungsverdächtig bezeichneten Personen glatt durchführen? Verneinendenfalls: welche Anstände haben sich dabei ergeben? Haben sich aus den Schwierigkeiten, die der ärztlichen Feststellung einer geschlechtlichen Ansteckung unter Umständen entgegentraten, Unzuträglichkeiten ergeben?

Es gab nur in vereinzelten Fällen Schwierigkeiten dadurch, daß sich die Kranken dem Zwange widersetzten, so daß mit Strafen vorgegangen werden mußte.

6. In wieviel Fällen sind der Polizeibehörde Personen als ansteckungsverdächtig bezeichnet worden, bei denen sich dieser Verdacht nicht bestätigt hat? Wie haben in solchen Fällen die Beteiligten sich verhalten?

Dies war, wie erklärlich, bei ziemlich vielen Vorgeladenen zutreffend. Es wird auch von verschiedenen Fällen berichtet, wo die Betreffenden im Gefühl ihrer Unschuld in starke Erregung gerieten, mit Beleidigungsklagen drohten, die aber fast nie erhoben wurden.

7. In wieviel Fällen wurde die Polizeibehörde von seiten einer Beratungsstelle der Landesversicherungsanstalt um Hilfe angegangen? Haben sich bei der Ausführung der Ersuchen der Beratungsstelle Anstände ergeben? Bejahendenfalls: in welcher Hinsicht?

Gemeldet sind 253 Fälle, Anstände sind nicht erwähnt.

Die mitgeteilten zahlenmäßigen Ergebnisse sind, um so mehr, da sie aus zweiundeinhalbjähriger Tätigkeit stammen, als recht gering zu bezeichnen, wenn dabei auch bedacht werden muß, daß Württemberg immer recht günstig in Hinsicht der Verbreitung der Geschlechtskrankheiten dagestanden hat. Als eine der Hauptschwierigkeiten, die wohl imstande sein kann, den guten Willen zur Beihilfe seitens der Gemeindepolizei bei der Bekämpfung der Geschlechtskrankheiten zu untergraben, ist vor allem die Frage der Kostentragung für die Zwangsheilungen. Diese überschreitet häufig die Kräfte kleinerer Gemeinden. Das Versagen der Ärzteschaft im allgemeinen bei der Durchführung der Verordnung war auch in Stuttgart festzustellen, wo die Polizeidirektion hervorhob, daß die Ärzte, die aus ihrer Privattätigkeit heraus Ansteckungsquellen (47 Fälle) gemeldet haben, durchweg ein öffentliches Amt bekleideten oder bekleidet hatten. Nur von einem einzigen anderen Arzte ist eine einzige Ansteckungsquelle sonst noch gemeldet worden. Von Militärärzten und Lazaretten wurden, wie schon oben für Berlin hervorgehoben, die meisten Fälle angezeigt (142).

Die regelmäßige Aushändigung von Belehrungsmerkblättern an Patienten mit frischen Geschlechtskrankheiten erfolgt kaum, weil entweder der Arzt es vergißt oder weil ihm die Zettel ausgegangen sind und er nicht weiß, woher er sie beziehen soll.

Im Freistaat *Mecklenburg-Schwerin* übernahmen die der Reichsverordnung entspringenden Pflichten die drei Bezirkspflegeämter.

Durch persönliche Fühlungnahme wurde mit den Fach- und praktischen Ärzten eine rege Zusammenarbeit erzielt, zur Erforschung der Ansteckungsquellen und zur Überwachung der Behandlungsdurchführung. Bei der Ermittlung Krankheitsverdächtiger handelt es sich stets nur um die Personen, bei denen wirklich die Behandlung sichergestellt werden soll. Die Ärzte erhalten Aufforderungsscheine, die für die geschlechtskranken Patienten selber bestimmt, diese auffordern, dem Bezirkspflegeamt ihren letzten Verkehr zu melden, um für die Heilung der wahrscheinlich doch selbst ebenfalls erkrankten Person sorgen zu können. Besonders wird betont, daß eine Meldung solcher Infektionsquellen, die bereits in ärztlicher Behandlung stehen, überflüssig ist. Alle der Behandlung sich unterziehenden Patienten kommen für das Bezirkspflegeamt *nicht* in Frage, mit Ausnahme derjenigen, bei denen die Frage der Deckung ihrer Behandlungskosten einer Regelung bedarf. Die Kostenfrage ist ganz großzügig gelöst, da unter Ausschaltung einer armenärztlichen Regelung das Landespflegeamt in die Lage versetzt ist, überall dort die Behandlungskosten zu übernehmen, wo Landesversicherungsanstalt oder Krankenkasse zur Kostendeckung nicht in Frage kommen. Eine Lösung, die naturgemäß die Durchführung der Reichsverordnung sehr erleichtert hat. Die Überwachung der Behandlungseinhaltung wird durch die Meldung der Ärzte erreicht, die entweder die Patienten melden, die ihre Behandlung unterbrochen haben, oder diejenigen, bei denen die Gefahr besteht, daß sie ihre Krankheit weiterverbreiten. Das Bezirkspflegeamt setzt sich dann mit der betreffenden Person in Verbindung, indem sie in einem Privatbriefe zum Aufsuchen der Sprechstunde aufgefordert wird, was deshalb ganz unauffällig ist, weil am gleichen Orte auch wirtschaftliche Fürsorge, Stellenvermittlung usw. betrieben wird. Meist waren es wirtschaftliche Schwierigkeiten, die die Patienten zum Abbruch der Behandlung veranlaßten, oft auch Unaufgeklärtheit und Gleichgültigkeit.

Ferner arbeiten die Pflegeämter mit den Landesversicherungsanstalten zusammen durch einen Vergleich ihrer Karthoteken über befürsorgte Geschlechtskranke, sowie durch die Übernahme aller von den Landesversicherungsanstalten vergeblich zur Behandlung aufgeforderten Fälle. Die Landesversicherungsanstalten melden diese Fälle und die dann einsetzende persönliche Beeinflussung bringt fast alle zur Wiederaufnahme der Kur. — Die Zusammenarbeit mit den Krankenkassen hat sich bisher leider nicht so systematisch gestaltet, wie es geboten erscheint.

Das Grundsätzliche in der Bekämpfung der Geschlechtskrankheiten in Mecklenburg-Schwerin ist die Zentralisierung der Überwachung, die ihre Aufklärungsarbeit mit der erziehlichen Beeinflussung besonders aber mit wirtschaftlicher Fürsorge, vor allem der Gewährung freier ärztlicher Behandlung, betreibt.

### 7. Die Bekämpfung der Geschlechtskrankheiten in der übrigen Bevölkerung.

#### a) Die Bekämpfung durch Behandlung.

Bei der Beratung des Gesetzentwurfs zur Bekämpfung der Geschlechtskrankheiten hat mehrfach die Behauptung eine Rolle gespielt, daß ein Verbot der Behandlung venerisch Kranker seitens nicht als Arzt approbierter Personen undurchführbar sei, weil nicht einmal alle Ärzte dazu imstande seien. Einer solchen Argumentation muß auf das entschiedenste entgegengetreten werden, denn einmal wird der wissenschaftlich gebildete Arzt im allgemeinen immerhin ein besseres Rüstzeug zur Behandlung der Geschlechtskrankheiten von der Universität her mitbringen, als der Heilbehandler; und dann könnte dieses Argument nur dahin ausgewertet werden, daß eine bessere Ausbildung der Medizinstudierenden in der Erkennung und Behandlung der venerischen Krankheiten verlangt und durchgeführt werden muß.

Bei der Behandlung selbst ist das Hauptgewicht einmal auf die Frühtherapie zu legen, die naturgemäß ihrerseits abhängig ist von dem Stande des allgemeinen Wissens über die Geschlechtskrankheiten im großen Publikum. Die Notwendigkeit einer Frühbehandlung gilt gleichermaßen für Gonorrhöe wie für Lues. Das zweite Haupterfordernis ist dann, daß die Patienten sich zu Ende behandeln lassen, was besonders für die Gonorrhöe betont werden muß, weil erfahrungsgemäß bei ihr nach Schwinden der äußeren Erscheinungen die Behandlung von nicht wenigen abgebrochen wird. Auch bei der Lues besteht beim Negativwerden der WaR oft die gleiche Neigung oder dann, wenn einmal eine Nebenwirkung von Salvarsan oder Schmerzen nach einer intramuskulären Injektion aufgetreten sind.

Auch die Weiterbeobachtung der aus der Behandlung entlassenen Patienten sollten tunlichst vorgenommen werden, um im Eigeninteresse des Patienten — zur Verhinderung möglicher Nachkrankheiten sowie der Untergrabung der Arbeitsfähigkeit — und dem seiner Umgebung — zur Verhütung möglicher Weiterverbreitung durch Auftreten der Rezidive — notwendig werdende Kuren zur rechten Zeit einsetzen zu lassen (vgl. auch S. 619, 679 und 683).

Daß eine nachgehende Fürsorge der einmal erfaßten Geschlechtskranken ein unabweisliches Erfordernis ist, geht nicht nur aus deutschen, sondern auch aus ausländischen Zahlenzusammenstellungen hervor:

Cäsar Philip zeigte, daß auf Grund des Hamburger Materials von 1908—1912 89% der Luiker sich ausgesprochen ungenügend behandeln lassen. Die gleichartige Untersuchung des Materials der Züricher Poliklinik durch Gustav Peter ergab, daß der Prozentsatz der Fälle mit guter Prognose 52% und der mit schlechter Prognose 47% bezogen auf alle Fälle behandelter Geschlechtskranker betrug.

In den Polikliniken der Grafschaft Lancashire (England) betrug für die Beobachtungszeit 1918—1923 die Zahl der Luespatienten, die sich nicht bis zu Ende behandeln ließen, 50%, doch waren die Ergebnisse für die Jahre 1921—1923 günstiger. Vor Beendigung des ersten Behandlungsturnus blieben fort: von den Männern (Frauen) bei Syphilis 24,4% (24,5%); bei Ulcus molle 25,6 (40,4%); bei Gonorrhöe 33,2% (32,1%); bereits nach beendeter 1. oder folgender Behandlung bei Lues 30,1% (30,5%).

In Australien wurden für Westaustralien 27,1% und für Victoria 17,7% der gemeldeten Geschlechtskranken wegen Abbruchs der Behandlung angezeigt. Der Erfolg der nachgehenden Fürsorge zeigte sich darin, daß nur 9% der überhaupt Gemeldeten der Kontrolle durch das Gesetz entgehen. Im Brooklyn-Hospital Dispensary (Vereinigte Staaten) brachen 48% aller Patienten die Behandlung ab, doch gelang es, 72% aller Patienten sachgemäß zu behandeln und unter Therapie zu halten; von den neuen Patienten bei einer Beobachtungszeit von 3 Monaten 83%.

Aus dieser Zahlenzusammenstellung folgt die große Schwierigkeit der Bekämpfung der Geschlechtskrankheiten, die trotz aller Aufklärungsbestrebungen durch die Mentalität vieler Patienten lahmgelegt wird. Ein Schlaglicht darauf haben Briefe, die an die Züricher Poliklinik vonseiten der Patienten oder ihrer Angehörigen gerichtet wurden, gegeben, zu denen Peter ausführt:

„Sie sprechen stärker als alles andere, eindrücklicher sogar als die nackten Zahlen dafür, daß der Bankerott aller bisherigen Bestrebungen zur Ausrottung der Geschlechtskrankheiten in der Nichtberücksichtigung der psychischen Veranlagung der Patienten seinen Grund hat. Es ist die Dummheit, die Trägheit und der Mangel an Verantwortlichkeitsgefühl vieler Menschen, gegen welche wir hier, wie auf so vielen anderen Gebieten, vergeblich mit Überredungs- und Besserungskünsten ankämpfen. Zum Glück trifft das nicht auf alle zu, wir finden sowohl unter den poliklinischen als besonders unter den privaten Patienten auch solche, welche die Notwendigkeit einer ausgiebigen Behandlung sehr wohl einsehen, ja sogar vor einem Zuviel und vor übertriebener Besorgnis und der daraus resultierenden Syphilidophobie gewarnt werden müssen. Aber leider hat man nicht den Eindruck, daß sich ihre Zahl freiwillig erheblich vermehren lasse."

Um dem Kranken die Unerläßlichkeit einer ordnungsgemäßen Behandlung und weiteren Beobachtung nahezubringen, sind auf Grund wiederholter Beratungen im Sommer 1918 im Reichsgesundheitsamt auch besondere Formulare entworfen worden, die aber keinen oder kaum einen Eingang in die Praxis gefunden haben.

Viel weitergehende Maßnahmen sind aber bereits auf dem Gebiete der nachgehenden Behandlung, der auch eine nachgehende Fürsorge angegliedert ist, in den Vereinigten Staaten von Nordamerika und in Sowjet-Rußland in die Tat umgesetzt worden.

Außer brieflicher Aufforderung — die in Skandinavien allgemein auch mit dem Hintergrunde der polizeilichen Zwangszuführung zur Untersuchung bzw. auch zur Behandlung im Krankenhause angewendet wird — sucht man in den Vereinigten Staaten durch Fürsorgerinnen die Patienten zur Behandlung anzuhalten. Die allgemeine Erfahrung hat gelehrt, daß ein höherer Prozentsatz der Frauen als der Männer sich in ärztliche Behandlung zurückführen läßt.

Die Aufgabe der Fürsorgerin, die eng mit Arzt und Schwester Hand in Hand arbeitet besteht: 1. in der Aufnahme der Anamnese (auch der sozialen) in Poliklinik und Klinik, wobei wichtige Informationen an die zuständigen Behörden weitergeleitet werden müssen. 2. In der Überwachung des regelmäßigen Poliklinikbesuches sowie der häuslichen Behandlung, wobei das Milieu der Erkrankten zu beobachten und Maßnahmen zur Abhilfe von krankheitsverbreitenden Bedingungen zu veranlassen sind. 3. In der Sicherung der Untersuchung der Ansteckungsquellen.

In Sowjet-Rußland begnügt man sich ebenfalls nicht mit der Aushändigung von Merkblättern sowie individueller einmaliger Aufklärung der Patienten. Die Warteräume der Polikliniken und Dispensaires sind überall zu kleinen Dauerausstellungen ausgenutzt worden. An den Wänden hängen Moulagen, wie Abbildungen der wichtigsten Krankheitszustände, auch statistische, bildhafte Übersichten, die sehr plastisch das Dargestellte beleben und dem Gedächtnis einprägen. Gleichzeitig finden in allen Sprechstunden Vorträge aus dem Gebiete der Bekämpfung der Geschlechtskrankheiten statt, die die individuelle wie die soziale Seite des Problems umfassen.

Auf Zwangsmaßnahmen gegen säumige Patienten wird prinzipiell verzichtet, vielmehr versucht, durch Belehrung Einsicht in die Notwendigkeit ordnungsgemäßer Behandlung zu erwecken, was nur in Ausnahmefällen nicht gelingt.

Eingeschaltet sei hier, daß das Dispensaire der Träger der gesamten Volksaufklärung auf dem Gebiete des Venerismus ist.

### α) Die Behandlung im Krankenhaus.

Über die Krankenhausbehandlungsmöglichkeiten wurde auf Anregung der DGBG. im 2. Halbjahr 1923 eine Rundfrage vom Preußischen Volkswohlfahrtsministerium veranstaltet. Die Berichte der Kreisärzte enthalten Antworten aus insgesamt 1022 Städten, von denen 68 ohne Angabe der Einwohnerzahl waren. Das vorläufige Ergebnis ist in nachstehender Tabelle zusammengefaßt:

*Die Krankenhausbehandlungsmöglichkeiten für Geschlechtskranke in Preußen.*

| In Städten bis | 20 000 | 40 000 | 60 000 | 100 000 | über 100 000 | ohne Angabe der Einwohnerzahl | Zusammen | Betten ca. |
|---|---|---|---|---|---|---|---|---|
| Zahl dieser Städte | 799 | 84 | 19 | 18 | 34 | 68 | 1022 | } 5000 |
| Spezialabteilung | 48 | 50 | 15 | 14 | 43 | 26 | 196 | |

Diese Nachweisung kann wohl als repräsentativ auch für die übrigen Bundesstaaten angesprochen werden, und es folgt daraus, daß für die kleinen Städte mit weniger als über 20 000 Einwohnern, die gleichzeitig das umliegende platte Land versorgen, nur sehr wenige Behandlungsmöglichkeiten in Spezialabteilungen vorhanden sind, und daß in jedem Fall erst die Städte mit über 100 000 Einwohnern über Spezialabteilungen verfügen, deren Bettenzahl aber auch nicht überall den vorhandenen Ansprüchen genügt. 62 preußische Städte halten die Einrichtung von Sonderabteilungen für wünschenswert, während die übrigen im Augenblick die gegebenen Behandlungsmöglichkeiten für ausreichend erachten oder aber als nicht zweckentsprechend ansehen. Hier spielt immer noch der Umstand eine Rolle, daß die Bevölkerung der kleinen Städte und des platten Landes ein Bekanntwerden ihres Leidens durch das Aufsuchen der Krankenanstalt ihres Kreises befürchtet und deshalb es vorzieht, sich im nächstgrößeren Ort in Krankenhausbehandlung zu begeben. Dies kommt in besonderem Maße für die Universitätsstädte in Betracht, die die Kranken des gesamten Umkreises aufsaugen.

Über die Zugänge an Geschlechtskranken von 1900—1919 belehrt folgende Übersicht:

*Zugänge an Geschlechtskranken, geteilt nach Krankheitsform, in deutschen allgemeinen Krankenhäusern.*

| | Syphilis | | Ulcus molle | | Gonorrhöe | |
|---|---|---|---|---|---|---|
| | männlich | weiblich | männlich | weiblich | männlich | weiblich |
| 1900 | — | — | — | — | — | — |
| 1901 | — | — | — | — | — | — |
| 1902 | 9 096 | 9 850 | — | — | — | — |
| 1903 | 10 093 | 10 215 | — | — | — | — |
| 1904 | 11 205 | 10 305 | — | — | — | — |
| 1905 | 11 677 | 10 406 | 5161 | 1567 | 14 241 | 11 711 |
| 1906 | 12 343 | 11 411 | 5779 | 1642 | 15 190 | 12 130 |
| 1907 | 12 592 | 10 491 | 6024 | 1419 | 16 667 | 12 262 |
| 1908 | 14 664 | 11 714 | 5864 | 1444 | 18 917 | 13 598 |
| 1909 | 15 575 | 12 338 | 5629 | 1371 | 12 473 | 11 416 |
| 1910 | 22 812 | 15 445 | 5065 | 1157 | 18 622 | 15 233 |
| 1911 | 31 641 | 18 561 | 6176 | 1160 | 22 789 | 18 599 |
| 1912 | 29 085 | 18 779 | 5887 | 1069 | 23 855 | 18 934 |
| 1913 | 27 460 | 18 306 | 6070 | 1153 | 25 630 | 19 737 |
| 1914 | 21 882 | 17 938 | 4642 | 1106 | 20 431 | 20 453 |
| 1915 | 12 403 | 17 608 | 1902 | 681 | 11 300 | 23 332 |
| 1916 | 11 533 | 19 149 | 1524 | 685 | 10 743 | 25 429 |
| 1917 | 10 433 | 17 632 | 966 | 470 | 8 295 | 21 265 |
| 1918 | 10 329 | 19 236 | 1267 | 954 | 9 927 | 25 846 |
| 1919 | 18 848 | 28 244 | 5198 | 2374 | 19 165 | 34 998 |

*Absolute Zahl der abgegangenen Kranken.*

| | Syphilis | | Ulcus molle | | Gonorrhöe | |
|---|---|---|---|---|---|---|
| 1920 | 25 512 | 33 798 | 5743 | 1919 | 22 823 | 32 230 |
| 1921 | 23 922 | 32 210 | 3970 | 1876 | 22 342 | 29 371 |
| 1922 | 19 748 | 24 827 | 2733 | 829 | 21 968 | 27 206 |

Diese Zahlenübersicht sagt nur aus, daß von 1903 ab eine bis 1909 stetig anhaltende Steigerung der Zahl der Hospitalisierten vorhanden war. Diese schwillt dann für die Syphilis im Jahre 1910 an, erhebt sich 1911 sprunghaft, ist bei den Männern von 1914—1918 — also während des Krieges — deutlich abfallend und steigt dann wiederum 1919. Die Verminderung während des Krieges war bedingt durch die jetzt in der Zivilbevölkerung fehlenden Fälle, die eingezogen, in den Militärkrankenhäusern versorgt wurden. Bei den Frauen ist dementsprechend auch kein Abfall der Ziffer der Verpflegten erkennbar, und 1919 folgt als Ausdruck der gesteigerten Infektionshäufigkeit durch die Kriegsheimkehrer eine sehr starke Erhöhung der Zugänge.

Die erste Periode der allmählichen Steigerung der Zahl der Verpflegten ist als Folge der Novelle zum Krankenversicherungsgesetz zu erklären, da sie von 1903 ab die Krankenkassen zur Behandlung auch der Geschlechtskranken anhielt. Die plötzliche Steigerung der Ziffer 1910 und 1911 war die Reaktion auf die Einführung des Salvarsans in die Therapie. Anfangs drängten sich geradezu die Patienten zu dieser neuen Behandlungsmethode, besonders auch solche Kranken, bei denen eine Heilung ihrer Metasyphilis erhofft wurde.

Hierin ist auch vor allem der Grund zu finden, warum die Aufnahmezahl der Patienten mit Tabes in den Jahren 1910—1913 auf 1653 gegen 1412 in der Periode von 1906—1909 anstieg. Diese Vermehrung um rund 15% erbringt daher auch nicht den geringsten statistischen Beweis für die Behauptung, daß sie auf die neurotrope Wirkung des Salvarsans zurückzuführen sei, sondern ist einzig und allein die Folge der Einführung eines neuen, „vielversprechenden" Therapeuticums.

Die Zahlen der wegen Ulcus molle Hospitalisierten waren mit nicht bedeutenden Schwankungen bis zum Ausbruch des Krieges stationär, dann kam ein deutlicher Abfall, dem 1919 ein starkes Anschwellen folgt. Das gilt sowohl für Männer wie für Frauen.

Die Ziffern der Gonorrhöe zeigen bis zum Kriege bei beiden Geschlechtern eine dauernde Zunahme hospitalisierter Fälle. Während des Krieges nehmen bei den Frauen diese Fälle weiterhin zu, während sie bei den Männern aus den oben angeführten Gründen deutlich absinken. Diese Zunahme bei den Frauen ist zweifellos darauf zurückzuführen, daß der Kreis der versicherten Frauen durch die Kriegs-Fabrikarbeit sich stark erweitert hatte und so die Frauen die Kassen in weit höherem Maße als früher in Anspruch nahmen. Auch hier findet sich nach Kriegsschluß ein Anschwellen der Aufnahmeziffer, die bei den Männern die Vorkriegshöhe fast erreicht, bei den Frauen weit über die Hälfte überschreitet. Dies ist das Ergebnis der Tatsache, daß in großen Massen nicht geheilte Soldaten aus den Lazaretten entschwanden und auf dem Wege zur Heimat und in der Heimat als Ansteckungsquelle wirkten.

Die Aufnahme der Patienten in die Krankenhäuser erfolgt im allgemeinen nach folgenden Gesichtspunkten: Falls die Erkrankungsform derart ist, daß eine ambulante Behandlung sich nicht empfiehlt, oder wenn eine intensive Anfangstherapie sich nicht mit den Berufspflichten des Erkrankten vereinen läßt (dieser Gesichtspunkt ist besonders bei den Syphilitikern wichtig, da hier ja die erste Behandlung meist über das spätere Schicksal der Betroffenen entscheidet) und wenn die häuslichen Verhältnisse derart sind, daß der Kranke eine bedrohliche Infektionsgefahr für seine Umgebung bedeutet.

Eine sozialhygienisch wohlgeordnete Krankenhausversorgung erfordert demnach, daß an die aufzunehmenden Patienten folgende Kriterien gelegt werden: 1. Krankenhausbedürftigkeit, 2. Infektionsgefahr.

Ein so geregeltes Aufnahmeverfahren ist auch das einzig ökonomische. Es kann allein all die Elemente vom Krankenhause fernhalten, die hier nur temporären Unterschlupf suchen, den wirklich Hospitalsbedürftigen die Krankenhausbetten entziehen und den Staats- oder Stadtsäckel völlig überflüssig belasten. Derartige Patienten müssen ambulant behandelt werden. Das Krankenhaus darf kein Asyl für Obdach- und Arbeitslose sein, weshalb schon in der Aufnahmestation eine genaue Siebung stattfinden muß; denn bereits beim Eingange ins Krankenhaus können erhebliche Ersparnisse erzielt werden.

Zur Fortsetzung der im Krankenhause begonnenen Behandlung — vor allem, um zu verhindern, daß die nur anbehandelten Patienten ihre Lueskuren aufgeben — wurden in Krankenhäusern Ambulatorien (so in Berlin am Rudolf-Virchow-, Moabiter-, Friedrichshain- und Urban-Krankenhaus) eingerichtet, die auch in den Abendstunden Sprechstunden abhalten, so daß die entlassenen und wieder berufstätigen Patienten sich ohne Arbeitsstörung weiterbehandeln lassen können, falls sie nicht bei einem anderen Arzte — es handelt sich ja meist um Kassenpatienten — ihre Kur fortsetzen wollen.

### Spezialanstalten für Kinder.

Die Anregung zur Schaffung von Pflegeheimen für kongenital-luische Kinder der ärmeren Bevölkerungsschichten ist aus *Schweden* gekommen. Ihr Schöpfer, WELANDER, ging dabei von der Erfahrung aus, daß sich durch energisch durchgeführte Behandlung gute Resultate erzielen lassen, andererseits aber die Kinder mit angeborener Syphilis aus den unteren Klassen in den ersten Lebensjahren mangels geeigneter und genügender Behandlung scharenweise zugrunde gehen oder zu geistigen und körperlichen Krüppeln werden, die später der Allgemeinheit zur Last fallen; sowie daß diese Kinder häufig ihre Umgebung, wie Geschwister, Großeltern, Pflegeeltern usw., infizieren, die ihrerseits dann wieder zu einer neuen Infektionsquelle werden. Das sollte durch die Asylisierung verhindert und die Kinder während der ersten 4 Lebensjahre unter fortgesetzter Behandlung und Beobachtung zu gesunden und nützlichen Mitgliedern der menschlichen Gesellschaft herangezogen werden.

So gründete WELANDER am 3. Dezember 1900 in Stockholm das erste Heim für hereditär syphilitische Kinder, das nur aus 3 Zimmern und Küche bestand und anfangs nur 5 Kinder aufnehmen konnte. Doch bereits 1910 konnte es in ein neues schönes Heim „Lilla Hemmet" übersiedeln und von 1911—1920 eine jährliche Belegzahl von 30—44 Kindern aufweisen.

Das 2. Heim dieser Art in Schweden wurde 1917 von Dr. ÅHMANN in Göteborg ins Leben gerufen. Es verfügte anfangs über nur 6 Plätze, wurde 1919 auf 18 erweitert und siedelte 1920 in eine große von einem Mäzen geschenkte Villa über. Es können hier im ganzen 40 Kinder aufgenommen werden, die 3 Jahre in der Anstalt bleiben.

Das 3. Heim wurde mit 18 Betten am 1. Juli 1922 in Malmö unter Leitung von Dr. CRONQUIST eröffnet.

Es wird überall versucht, die zur Entlassung gekommenen Kinder unter Beobachtung zu halten und sie, wenn möglich, ihr ganzes Leben hindurch nicht aus den Augen zu verlieren.

In *Dänemark* begründete 1905 PONTOPPIDAN das erste Welander-Heim in der Nähe von·Roskilde. 1914 bezog es ein großes Gebäude in der Nachbarschaft des Bispebjerg-Hospitals in Kopenhagen und steht unter der Leitung von Prof. EHLERS. 1919 sind 47 Kinder dort behandelt und versorgt, die älteren auch unterrichtet worden. Die Kinder werden hier, soweit als möglich bis zum vollendeten 14. Lebensjahr behalten und dann in die Lehre oder in einen Dienst gebracht.

Ein 2. Heim dieser Art ist 1918 in Helsingör eingerichtet worden, und im Winter 1924 ist ein 3. in Hadersleben (Jütland) in Betrieb genommen worden.

Da laut Gesetz syphilisverdächtige Kinder weder in allgemeinen Pflegeheimen noch in Familien in Pflege gegeben werden dürfen, soll auf Anregung von GAMMELTOFT in nächster Zeit in *Kopenhagen ein Beobachtungsheim für Kinder lediger syphilitischer Mütter*, die anscheinend gesund sind, eingerichtet werden, in dem die Säuglinge 4 Monate lang unter Beobachtung bleiben.

In Kopenhagen ist auch der Allgemeinen Entbindungsanstalt eine Poliklinik zur Untersuchung und Behandlung syphilitischer Schwangerer angegliedert worden.

In *Norwegen* wurde unter dem Namen „Veslehjemmet" in Oslo 1912 ein solches Heim für 10 Kinder eröffnet.

Ein 2. Welander-Heim mit 30 Betten richtete die städtische Verwaltung in Bergen ein, und ein 3. wurde ebenfalls durch die Kommunalverwaltung in Trondhjem ins Leben gerufen.

In *Deutschland* wurde das erste und einzige Pflegeheim für Kinder mit angeborener Syphilis nach dem Vorbilde des Welander-Heimes in Stockholm am 27. Juni 1909 in Berlin-Friedrichshagen eröffnet und 3 Jahre später durch einen Neubau erweitert. Der Zweck der Anstalt bestand nicht nur darin, eine Anzahl für die Umgebung gefährlicher und dem Untergang geweihter Kinder für den Staat als produktive Mitglieder zu erhalten, sondern vor allen Dingen für die andern deutschen Großstädte hygienisch und soziologisch vorbildlich zu wirken.

Der Betrieb der Anstalt — die fast ausschließlich auf private Wohltätigkeit angewiesen war und der nur in den letzten Jahren ihres Bestehens ein mäßiger staatlicher Zuschuß gewährt wurde, während die Stadt Berlin sich für ihren Beitrag die Belegung von Freibetten vorbehielt, deren Kosten die Beihilfe erheblich überschritten — war so gedacht, daß die Kinder die ersten 4 Jahre ihres Lebens unter dauernder sorgsamer Pflege, bei individualisierter, intermittierender Behandlung zubringen sollten. Die Zahl der aufzunehmenden Kinder war auf rund 40 festgesetzt worden, doch da stets finanzielle Schwierigkeiten bestanden, betrug die höchste Belegzahl 32. Im Oktober 1922 mußte die Anstalt wegen unüberwindlicher materieller Nöte — bis auf weiteres — geschlossen werden.

Ein großer Vorzug der Welander-Heime besteht darin, daß Rezidive fast vollkommen zu vermeiden sind.

Die Erfolge der poliklinischen Behandlung und Fürsorge, die ja einen sehr viel geringeren Kostenaufwand erfordern, stehen nach den Erfahrungen aller sachkundigen Beobachter in gar keinem Verhältnis zu der hygienischen und sozialen Bedeutung der Heime. Denn poliklinisch ist die intermittierende Behandlung nicht im erforderlichen Maße durchzuführen, ferner ist die Pflege in den meisten Fällen ungenügend und nicht zweckentsprechend, und schließlich ist auch die Gefahr für die Umgebung nicht völlig auszuschalten.

Der Vorteil der Welander-Heime besteht in der Herausnahme der Kinder aus ihrer Umgebung, in der mehr-(bis 4-)jährigen gleichmäßigen Pflege und fortgesetzten vorbeugenden individualisierenden Behandlung unter hygienisch günstigen Bedingungen.

Hatte Carl Hochsinger 1889 geschrieben: „daß die angeborene Syphilis selbst in ihren schwersten Formen eine heilbare Affektion ist, welche bei entsprechend früh durchgeführter Behandlung und Heilung die weiteren Lebensschicksale des Individuums durchaus nicht in schwerem Grade beeinflussen muß", so können wir heute bei der stark verbesserten Therapie ganz andere Ergebnisse erwarten. Davidsohn hat unsere Kenntnisse hierüber eingehend zusammengefaßt. Was die früh einsetzende, energische Salvarsantherapie leistet, geht daraus hervor, daß sie vor den *somatischen* Erscheinungen der Lues tarda zu schützen vermag, wenn sie auch in Hinblick auf die intellektuelle Entwicklung der Kongenitalsyphilitiker und die spät- oder metasyphilitischen Veränderungen am Zentralnervensystem in ihrer gegenwärtigen Form noch unzulänglich erscheint.

Die beste Prophylaxe für das spätere Lebensschicksal der kongenitalluischen Kinder ist jedoch die antenatale Therapie, d. h. die spezifische Behandlung der schwangeren Mutter. Die Erfolgsaussichten sind seit Einführung des Salvarsans außerordentlich groß. Findlay bezeichnet sie als die einzige rationelle Behandlung der kongenitalen Syphilis. „Die Wirkung äußert sich in einer an 100% heranreichenden Zunahme der Lebendgeburten, im Anwachsen der Relation dauernd gesunder Kinder zu den Lebendgeborenen, im milderen Verlauf der trotz Prophylaxe aufgetretenen kongenitalen syphilitischen Erkrankungen und schließlich in einer ohne jede weitere spezifische Behandlung eintretenden Unterbrechung in der Reihenfolge der syphilitischen Schwangerschaften" (Davidsohn).

Die antenatale Therapie in weitestem Umfange auszubauen und durchzuführen, wird eine wichtige prophylaktische, sozialhygienische Zukunfts-Aufgabe sein.

Aus diesem Gesichtspunkt heraus hat auch L. Bladini für Schweden eine Erweiterung der Bestimmungen der Lex veneris für die Syphilis gefordert, insofern, als jede Frau mit luischen Symptomen gleichgültig welchen Stadiums, und jede Frau ohne manifeste Erscheinungen, die nachweislich ungenügend behandelt wurde, während der Schwangerschaft freie obligatorische Behandlung auf Staatskosten erhalten solle. Auch für symptomlos geborene Kinder muß eine Überwachung und für die kongenital-luischen Behandlung wie Überwachung bis zur Pubertät auf Staatskosten durchgeführt werden.


Die immer deutlicher erkannte zunehmende Verbreitung des Trippers unter kleinen Mädchen hat besondere Maßnahmen für die Heilfürsorge erforderlich gemacht.

Meist werden die Kinder auf den dermatologischen oder den Kinderabteilungen der Krankenhäuser untergebracht.

Nur *Berlin* hat eine Spezialabteilung im „Kinderkrankenhaus Buch für chronisch kranke Kinder" eingerichtet. Die Bereitstellung solcher besonders für Kinder eingerichteter Abteilungen ist deshalb von größter Wichtigkeit, weil es nur so gelingen kann, bei der monatelangen Entfernung aus der Familie und aus der Schule, den hospitalisierten Kindern Unterricht zu erteilen und vor allem auch den oft schlechten Einfluß erwachsener Patienten und ungeschulten Pflegepersonals auszuschalten.

Zur Verhütung der Verbreitung der Geschlechtskrankheiten unter den Kindern hat Martin Gumpert unter anderen folgende Richtlinien vorgeschlagen:

1. Obligatorische Untersuchungen der Kinder auf Geschlechtskrankheiten bei Aufnahme in Kindergärten, Schulen, Heime, Anstalten, Krankenhäuser durch fachlich geschulte Ärzte.

2. Unmündige Kinder, die als geschlechtskrank erkannt sind, sind auch gegen den Willen der Eltern einer Behandlung zuzuführen.

3. Die Mütter kranker Kinder müssen vor der Entlassung aus klinischer Behandlung obligatorisch in der Technik der verordneten häuslichen Behandlungsmaßnahmen unterwiesen werden.

4. Besonders hierzu ausgebildete Fürsorgepersonen müssen die Kinder in der Familie aufsuchen, für Fortsetzung der Behandlung usw. Sorge tragen.

5. Auf Grund einer genauen, nach bestimmtem Schema durchzuführenden Anamnese müssen im Krankenhaus die sozialen Verhältnisse des Kindes festgestellt werden, vor allem die Quelle der Infektion.

6. Die ambulante und klinische Behandlung geschlechtskranker Kinder muß wie die Versorgung mit Heilmitteln kostenfrei erfolgen.

7. Gefährdete Kinder müssen in besonderen Heimen untergebracht werden.

8. Gesundheitszeugniszwang für alle Berufszweige, die mit Kinderpflege zu tun haben.

9. Zentralstelle zur Sammlung des Materials über Verbreitung und Bekämpfung.

Bei dem augenblicklichen Stande der Gesetzgebung wie der Organisation des Schulwesens ist eine planmäßige Bekämpfung der Geschlechtskrankheiten unter den Kindern äußerst schwierig. Geschlechtskranke ebenso wie ansteckende hautkranke (z. B. hautpilzerkrankte) Kinder können nicht einmal vom Schulbesuch ausgeschlossen werden, noch ist es möglich, zur restlosen Erfassung aller geschlechtskranken Kinder periodische Zwangsuntersuchungen vorzunehmen. Deshalb hat man sich bisher bei Feststellung einzelner tripperkranker Mädchen darauf beschränken müssen, durch Umfrage nach weiteren an Ausfluß leidenden Kindern zu forschen und auf dem Wege der Überredung die Erlaubnis der Eltern zur Abnahme von Präparaten zu erlangen.

Weder über ansteckende Geschlechtskrankheiten — abgesehen von den einzelstaatlichen Bestimmungen für gewerbsmäßige Prostituierte — noch über Hautkrankheiten enthalten weder das Reichsseuchengesetz (30. Juni 1900) noch das preußische Gesetz betr. die Bekämpfung übertragbarer Krankheiten (28. August 1905) noch die Ausführungsbestimmungen (15. September 1906) Bestimmungen. Nur nach §§ 5, 7, 11 des preußischen Gesetzes und den Ausführungsbestimmungen können im Falle epidemischer Verbreitung die Bestimmungen des Gesetzes auch auf im Gesetz nicht genannte Krankheiten ausgedehnt werden. In der Anweisung zur Verhütung der Verbreitung übertragbarer Krankheiten durch die Schulen (19. Juli 1907) finden sich ebenfalls keine Hinweise auf geschlechtskranke Schüler. Im Erlaß vom 25. März 1920 des preußischen Ministers für Volkswohlfahrt, betr. Maßnahmen zur Bekämpfung des gonorrhoischen Scheinkatarrhs der Schulmädchen ist nur Anempfehlung der Aufklärung der Eltern durch die Schulärzte vorgesehen. Die Reichsverordnung vom 11. Dezember 1918, die der zwangsweisen Durchführung eines Heilverfahrens Handhabe sein könnte, ist seitens der Schule wohl kaum jemals benutzt worden, denn die allgemeine Auffassung unter den Schulärzten geht heute dahin, daß beim Fehlen gesetzlicher Zwangsmittel es beim Unverstand der Eltern schwer sei, eine regelmäßige und zweckmäßige Behandlung durchzusetzen. Um dies zu erreichen, kann unter Umständen wegen Gefährdung der Person des Kindes der § 1666 des BGB herangezogen werden.

Wegen der Ansteckungsgefahr für die Mitschüler ist dringend eine Zusatzbestimmung zur Anweisung zur Verhütung der Verbreitung übertragbarer Krankheiten durch die Schulen zu fordern, die als Handhabe für den Ausschluß geschlechtskranker Kinder aus der Schule dienen kann.

### β) Die poliklinische Behandlung.

Neben den Nachbehandelten werden aber auch alle sonstigen, sich in der Poliklinik Vorstellenden untersucht und bei Bestehen einer Erkrankung in Behandlung genommen, wobei Grundsatz sein soll, daß nur Minderbemittelte und Unbemittelte Zulaß finden.

Die Behandlung ist im allgemeinen so geordnet, daß in den Polikliniken eine geringe Einschreibegebühr pro Woche erhoben wird (in der Charité zu Berlin gegenwärtig 1 M.). Intramuskuläre Quecksilberinjektionen werden kostenlos verabfolgt, ebenso wie notwendige Einspritzungen oder Spülungen bei der Gonorrhöe. Salvarsan dagegen muß der Patient selbst mitbringen, ebenso wie er sonst noch verschriebene Medikamente selber bezahlen muß. Ist nun der Patient nicht hierzu in der Lage, so tritt für ihn das für seinen Wohnbezirk zuständige Gesundheits- oder Wohlfahrtsamt ein. Dieser Weg ist dem früher üblichen über den Armenvorsteher bedeutend vorzuziehen, weil einmal der Gang zum Armenvorsteher für die meisten etwas sehr Mißliches an sich hat, dann aber auch in den Fällen, in denen die Wohngemeinde nicht unterstützungspflichtig war, bei der Heimatbehörde die verursachten Kosten eingezogen wurden. Für die Arbeitslosen tritt die Arbeitslosenversicherung ein. Als unversorgter Rest bleiben nur die Erkrankten übrig, die am Orte ihres Aufenthaltes keinen festen Wohnsitz haben. Die drohende Refundierung der für sie aufzuwendenden Behandlungskosten an ihrem Unterstützungswohnsitz hindert die Kranken oft daran, die Hilfe der Armenverwaltung in Anspruch zu nehmen, weil sie fürchten, daß in der Heimat — dies gilt besonders für kleinere Orte — ihre Krankheit bekannt werden könnte. So kommt es oft dazu, daß diese Kranken sich nicht behandeln lassen und schließlich als Infektionsquelle gemäß der Reichsverordnung von 1918 zwangsweise behandelt werden müssen oder müßten.

### γ) Die Behandlung seitens der Krankenkassen.

Der größere Teil des deutschen Volkes, alle Arbeiter und die Angestellten bis zu einem Einkommen von 225 M. monatlich, ist zwangsversichert. Die Krankenkassen bilden also einen wichtigen Zentralpunkt der ärztlichen Versorgung.

Die Krankenversicherung umfaßte im Jahre 1922:

a) die reichsgesetzlichen Krankenkassen:

| Überhaupt | Orts- | Betriebs- | Land- | Innungs- |
|---|---|---|---|---|
| | | | Krankenkassen | |
| | | 1. Zahl der Kassen | | |
| 8251 | 2484 | 4451 | 485 | 831 |
| | | 2. Zahl der Mitglieder (in 1000). | | |
| 18 362 | 11 950 | 3899 | 2139 | 375 |

b) die knappschaftlichen Krankenkassen mit 1 099 099 Personen und
c) die Ersatzkassen mit 723 441 Mitgliedern.

Die gesamte Krankenversicherung im Deutschen Reich versorgte demnach 1922 rund 20,0 Millionen Personen, so daß ein Drittel der ganzen Bevölkerung gegen Krankheit versichert ist, gegenüber einem Viertel im Jahre 1914. Stellt man nur die reichsgesetzlichen Krankenkassen in Rechnung, so beträgt der Prozentsatz der überhaupt im Deutschen Reich Versicherten 30%. Dieser Reichsdurchschnitt wird aber in Hamburg (43%), Lübeck, Land Sachsen (42%) und Berlin (41%) stark übertroffen.

Äußerst wichtig ist vor allem für die Versorgung der Geschlechtskranken die Tatsache, daß die Altersklasse von 20—25, die ganz besonders bedroht ist, fast ausnahmslos von der Versicherung erfaßt wird, da Löhne und Gehälter der jüngeren Kräfte zumeist unterhalb der Versicherungsgrenze sich bewegen. Auch die dieser Altersklasse angehörende studierende Jugend wird durch die akademischen Krankenkassen versorgt.

Wie oben bereits hervorgehoben, sind im Jahre 1903 die beschränkenden Bestimmungen für Venerische im Krankenversicherungsgesetz aufgehoben worden, trotzdem versuchen die Kassen in kleineren Städten — im Gegensatz zu denen in den großen Städten — doch manchmal bei der Versorgung Geschlechtskranker unangebrachte Sparsamkeit walten zu lassen, z. B. bei der Gewährung der zum Teil allerdings teuren Medikation. Dieses Verfahren ist natürlich unrentabel, weil die bei ungenügender Behandlung zu erwartenden Nachkrankheiten die Versicherungsträger später in viel stärkerer Weise belasten dadurch, daß entweder die Krankenkassen selbst die späteren Heilbehandlungskosten zu tragen haben oder aber die Invalidenversicherung bei drohender dauernder Erwerbsunfähigkeit einzutreten gezwungen ist bzw. eine dauernde Rente gewähren muß.

Nach § 182 der RVO. wird als Krankenhilfe gewährt: 1. Krankenpflege von Beginn der Krankheit an; sie umfaßt ärztliche Behandlung und Versorgung mit Arznei; 2. Krankengeld in Höhe des halben Grundlohns für jeden Arbeitstag, wenn die Krankheit den Versicherten arbeitsunfähig macht; es wird vom 4. Krankheitstage an, wenn aber die Arbeitsunfähigkeit erst später eintritt, vom Tage ihres Eintritts gewährt.

Die Krankenhilfe endet nach dem § 183 spätestens mit Ablauf der 26. Woche nach Beginn der Krankheit, wird jedoch Krankengeld erst von einem späteren Tage an bezogen, nach diesem.

Für die Behandlung stehen den Kassenmitgliedern die•der Kasse verpflichteten Ärzte, darunter eine Anzahl von Spezialärzten, zur Verfügung. Über die Sprechstundenbehandlung hinaus kann nach § 184 der RVO. die Kasse an Stelle der Krankenpflege und des Krankengeldes Kur und Verpflegung in einem Krankenhause (Krankenhauspflege) gewähren. Hat der Kranke einen eigenen Haushalt oder ist er Mitglied des Haushaltes seiner Familie, so bedarf es seiner Zustimmung. Bei einem Minderjährigen über 16 Jahre genügt seine Zustimmung.

Was die Wahl des Krankenhauses anbetrifft, so soll dem Erkrankten gemäß dem gleichen Paragraph diese freistehen, wenn mehrere geeignete Krankenhäuser zur Verfügung sind, die bereit sind, die Krankenhauspflege zu gleichen Bedingungen zu übernehmen.

Die Satzung kann jedoch nach § 371 den Vorstand ermächtigen, die Krankenhausbehandlung nur durch bestimmte Krankenhäuser zu gewähren und, wo die Kasse Krankenhausbehandlung zu gewähren hat, die Bezahlung anderer Krankenhäuser, von dringenden Fällen abgesehen, abzulehnen. Dabei dürfen Krankenhäuser, die lediglich zu wohltätigen oder gemeinnützigen Zwecken bestimmt oder von öffentlichen Verbänden oder Körperschaften errichtet und die bereit sind, die Krankenhauspflege zu den gleichen Bedingungen wie die vorher bezeichneten Krankenhäuser zu leisten, nur aus einem wichtigen Grunde mit Zustimmung des Oberversicherungsamtes ausgeschlossen werden.

In jüngster Zeit sind die Kassen zu Sondereinrichtungen für die Durchführung der Behandlung ihrer Kranken übergegangen und haben sogar außer der Einrichtung besonderer diagnostischer Institute und eigener Ambulatorien auch, wie bisher die AEG. in Berlin, ein eigenes Krankenhaus für Geschlechtskranke errichtet. Der Zwang der Einweisung ihrer erkrankten Versicherten seitens der Betriebskrankenkasse der AEG. widerspricht zweifellos dem Prinzip der freien Wahl, wenn auch de jure der § 71 für diese Handhabung herangezogen werden kann, obwohl der 2. Absatz dieses Paragraphen unbedingt beiseitegeschoben erscheint.

Die Frage der obligatorischen Krankenhausbehandlung ist vom Kassenstandpunkt aus nach § 184 so geregelt, daß Krankenhauspflege ohne Zustimmung des Patienten eintreten kann, wenn 1. die Art der Krankheit eine Behandlung oder Pflege verlangt, die in der Familie des Erkrankten nicht möglich ist; 2. die Krankheit ansteckend ist; 3. der Erkrankte wiederholt der Krankenordnung (§ 347) oder den Anordnungen des behandelnden Arztes zuwider gehandelt hat; 4. sein Zustand oder Verhalten seine fortgesetzte Beobachtung erfordert.

Die Kasse soll in den Fällen Nr. 1, 2, 4 möglichst Krankenhauspflege gewähren.

Nach den vorher entwickelten Grundsätzen sollte aus sozialhygienischen Gesichtspunkten heraus, die Aufnahme im Krankenhause dann eine Pflichtleistung der Kassen sein, wenn der Zustand des Erkrankten dies erfordert oder wenn der Kranke eine besondere Gefährdung für seine Umgebung bildet bzw. seine Behandlung vernachlässigt. Für die beiden letztgenannten Fälle kommt ja auch die Reichsverordnung vom Dezember 1918 in Betracht.

Die zwangsweise Krankenhauseinweisung dürfte nur, abgesehen von den Fällen, deren Behandlung im Hause nicht durchführbar erscheint, bei solchen mit infektiösen klinischen Manifestationen erfolgen, besonders auch bei den Berufen, die eine extragenitale Übertragung auf andere befürchten lassen.

Hier kommen vor allem in Frage:

1. die im Nahrungs- und Genußmittelgewerbe Beschäftigten: Angestellte in Gastbetrieben, Lebensmittelgeschäften, Schlächtereibetrieben und in der Tabakindustrie;

2. in sonstigen Berufszweigen Beschäftigte, die mit anderen Menschen in nahe Berührung kommen: Angestellte im Friseurgewerbe, im Haushalte (speziell bei Vorhandensein jüngerer Kinder), in der Krankenpflege, im Bekleidungsgewerbe;

3. in der Industrie Beschäftigte, die, wie die Glasbläser, durch die Art ihrer Arbeit mittelbar ihre Infektion leicht zu übertragen vermögen.

Die Notwendigkeit einer möglichst frühzeitig einsetzenden Behandlung der Frischinfektionen, einer möglichst individualisierenden Therapie den proteusartig auftretenden Formen der Syphilis wie den mit Komplikationen verlaufenden Fällen der Gonorrhöe, besonders auch ihren chronischen Manifestationen gegenüber, die ein Postulat für die Wiederherstellung der Gesundheit der Erkrankten ist, sind das $\Lambda$ und $\Omega$ der Anforderungen, die eine planmäßige Bekämpfung der Geschlechtskrankheiten an die behandelnden Ärzte stellen muß. Wird diese Forderung von den Kassenärzten erfüllt und kann dies von ihnen bei den Leistungen seitens der Kassen erwartet werden?

Die tatsächlichen Zustände auf dem Gebiete der kassenärztlichen Behandlung der Geschlechtskrankheiten müssen im Rahmen dieser Untersuchung Berücksichtigung finden. Es kann sich hier nicht darum handeln, die Dinge, wie sie einmal sind, zu verschweigen oder zu beschönigen — sondern es muß der Versuch einer objektiven Darstellung gemacht werden.

Welche Durchschnittsleistungen sind zur Behandlung notwendig, wenn die Syphilis kombiniert behandelt wird und wenn bei der sozialpathologisch allein wichtigen Form der Gonorrhöe, der chronischen, 2—3 Behandlungen pro Woche als erforderlich erachtet werden?

Die Ausführungen über die Klinik der Syphilis haben gezeigt, wie folgenschwer die Diagnose „Lues" für den Betroffenen stets ist. Diese Diagnose muß in jedem einzelnen Falle erhärtet sein. Bei Zweifelsfällen ist es daher eine Notwendigkeit, daß im Zusammenhange mit dem Ablauf des ganzen vorliegenden klinischen Bildes so lange Untersuchungen auf das Vorhandensein von Spirochaetae pallidae vorgenommen werden, bis die Diagnose nach der positiven oder negativen Seite hin geklärt ist. Die Dunkelfelduntersuchungen, die äußerst zeitraubend sein können, werden nun überhaupt nicht von der Allgemeinen Ortskrankenkasse honoriert. Allerdings stellen die Kassen in Berlin für die mikroskopischen Untersuchungen von ihnen unterhaltene Institute zur Verfügung, die auf Antrag die gewünschten Untersuchungen vornehmen. Nach dem W-A- (Wirtschaftliche Abteilung) Tarif zu Berlin wird der Bon für die Behandlung von 30 Tagen mit höchstens 2,00 M. bezahlt, und außerdem dürfen im Vierteljahr nur 8 intravenöse Injektionen angerechnet werden. Diese werden zusammen mit 3 Punkten oder 2,10 M. abgeglichen. Alle intramuskulären Injektionen, die je nach Eigenart des Falles zwischen 12—20 durchschnittlich betragen, werden nicht besonders honoriert. Für eine Behandlung einer Lues im Vierteljahr kann das Honorar demnach höchstens auf 3 Bons plus 24 Punkte = 24,80 M. kommen.

Für die Gonorrhöebehandlung werden außer dem monatlichen Bon noch unter Umständen die Vornahme von 2 Endoskopien mit je 6 Punkten pro Untersuchung abgegolten. Die Maximalhöhe des zu erreichenden Honorars wird in diesem Falle für eine vierteljährige Behandlung 14,40 M. betragen.

So besteht die *Honorierung* der Behandlung *einer* frischen *Gonorrhöe* allgemein *nur in den Monatsbons* und für die chronische Gonorrhöe können alle die zeitraubenden Dehn- und Massagebehandlungen, die eine ordnungsgemäße Therapie erfordert, nicht liquidiert werden, jetzt auch nicht mehr die Behandlung mittels Bougie, da sie (8 Bougies im Vierteljahr) nur bei callösen Strikturen berechnet werden dürfen, daher in praxi nicht bei der chronischen Gonnorrhöe.

Die ärztlichen Honorare werden für die Patienten der Allgemeinen Ortskrankenkasse Berlin aus dem von den Kassen ausgeworfenen Pauschale von 7,50 M. pro Patient und Jahr zur Zeit so verteilt, daß der Bon für die Behandlung von 30 Tagen mit höchstens 2,00 M. nach jedesmaliger Errechnung für das Quartal abgegolten wird und die Sonderleistungen auf Grund des Tarifs der Wirtschaftlichen Abteilung (W-A-Tarif) nach Punktzahl honoriert werden.

Wieviel kann demnach der Kassenarzt bei intensiver Arbeit im Monat verdienen?

Hierzu hat RIEM ausgeführt:

„daß ein Arzt, der — im Durchschnitt gesprochen — auf jeden nicht normal verlaufenden Fall von Gonorrhöe jeden 2.—3. Tag 15 Minuten, im Monat also 3—4 Stunden verwenden müßte. Diese Zeit ist nicht zu hoch gegriffen, wenn man bedenkt, daß zu jeder einzelnen Beratung mehrere der sog. „kleinen Extraleistungen" gehören, zu deren Bezahlung bei der Niedrigkeit der Pauschale nichts übrigbleibt. Wenn daher die Bezahlung für den Monatsbon 1,50—3 M. beträgt, so heißt das mit anderen Worten, ein Arzt, der 40 Patienten mit Gonorrhöe hat und damit in seiner Sprechstunde vollauf beschäftigt ist, erhält dafür 60 bis 120 M. monatlich. Kämen dazu noch ebensoviel Patienten, deren Behandlung sich schneller erledigt, wie Dermatosen und Lues, so ist der betreffende Kollege überreichlich beschäftigt und erhält dafür im Monat 120—240 M., wozu noch ein kleines Mehr für die sehr spärlich bemessenen sonstigen Extraleistungen käme".

Diese Äußerung aus dem Kreise der Kassenärzte selber ist keineswegs übertrieben, wie aus den oben angegebenen Tarifsätzen hervorgeht. Die Bezahlung seitens der Kassen stellt also ein in krassem Widerspruch mit der geleisteten Arbeit stehendes Existenzminimum dar. Die Folge davon muß sein, daß die Patienten nur oberflächlich behandelt werden können, wenn der Arzt durch ein Mehr von Patienten sich ein höheres Einkommen erringen will. Dazu kommt indessen noch, daß wohl mancher Arzt die nicht honorierten intramuskulären Injektionen, sei es von Wismut oder Quecksilber, nicht machen wird, wenn ihm nur intravenöse Injektionen bezahlt werden. Dadurch drängt die Tarifpolitik der Kassen den Arzt unter dem Zwange wirtschaftlicher Verhältnisse zu einer Schematisierung der Behandlungsmethoden, die bei der Lues eben dann in der reinen Salvarsankur besteht.

Auch die Behandlung der chronischen Gonorrhöe wird wohl nicht mit der notwendigen Sorgfalt durchgeführt werden.

Was ein derartiger Schematismus der Therapie nicht nur für den Patienten, sondern auch für eine planmäßige Bekämpfung der Geschlechtskrankheiten bedeutet, ist nach den bisherigen Ausführungen wohl unverkennbar.

Im Gegensatz zu den Allgemeinen Ortskrankenkassen bezahlen die Ersatzkassen alle Leistungen: für die ersten 3 Behandlungen wird Konsultation und Leistung berechnet, in der Folgezeit nur die Leistung, seit dem 1. Januar 1926 aber nur eine Sonderleistung, und zwar die höchstbewertete. Für die Konsultation wird 1,25 M., für die intramuskuläre Injektion 2,50 M., für die intravenöse Injektion 4 M., für das Bougie 3 M., die Dunkelfelduntersuchung 5 M., das Präparat auf Gonokokken 2,50 M. (bei Grampräparat 5 M.) bezahlt.

Es werden jedoch nur 2 Präparate im Monat honoriert, was zweifellos bei einer geordneten Gonorrhöebehandlung nicht ausreichend ist. Wenn auch nur je 7 Konsultationen im Monat bezahlt werden, so stellt diese Honorierung seitens der Ersatzkassen eine solche dar, mit der die behandelnden Ärzte zufrieden sind und die auch in Anbetracht der Lage der Kassen als zulänglich anzusehen ist.

δ) Sondermaßnahmen zur Behandlung geschlechtskranker
Seeleute.

Da für den Seemann keine Versicherung gegen Krankheit besteht, ist der Schiffsreeder (der Arbeitgeber) verpflichtet, die Kosten für Verpflegung, Behandlung und Krankenhausaufenthalt erkrankter Seeleute zu tragen:

Nach § 59 der deutschen Seemannsordnung vom 2. Juni 1902 hat jeder Seemann, der nach Antritt des Dienstes oder nach der Anmusterung erkrankt — einerlei an welcher Krankheit — Anrecht auf Krankenfürsorge auf alleinige Kosten des Reeders. Wenn der Seemann die Reise *nicht* angetreten hat bis zum Ablauf von 26 Wochen nach Krankheitsbeginn; hat er sie schon angetreten, bis zu 26 Wochen, gerechnet vom Verlassen des Schiffes an. Während des Krankenhausaufenthaltes erhält der Mann selbst kein Gehalt, aber seine von ihm versorgten Angehörigen ein Viertel seines Gehaltes (§ 69 der S.-O.). Außerdem steht dem erkrankten Seemann auch vom Auslande her freie Rückbeförderung wie Verpflegung bis in den Ausreisehafen oder entsprechende Vergütung zu (§ 59, Abs. 4 u. 5 der S.-O.). Da nach § 3, Abs. 2 des Gesetzes betr. die Verpflichtung der Kauffahrteischiffe zur Mitnahme heimzuschaffender Seeleute (vom 2. VI. 1902) die Mitnahme bei Behaftung mit geschlechtlicher Erkrankung verweigert werden kann, wird der erkrankte Seemann fast ausschließlich als Passagier in die Heimat befördert.

Wie mit der Krankenversicherung überhaupt ist Deutschland auch mit der Fürsorge für kranke Seeleute, vor allem auch bei Geschlechtskrankheiten, fast allen Schiffahrtsländern vorangegangen. Bei manchen gelten noch im Gegensatz zu England, das nach seinem Gesetz über die Handelsschiffahrt vom 2. VIII. 1923 den geschlechtskranken Schiffsmannschaften unentgeltliche staatliche Behandlung gewährt, und den Staaten, die allgemeine Gesetze zur Bekämpfung der Geschlechtskrankheiten erlassen haben (so Schweden, Dänemark), diese Krankheiten als „selbst verschuldet" und der erkrankte Seemann muß versuchen, wie er sich selber helfen kann, da eine Fürsorgepflicht des Reeders nicht besteht. Allerdings steht in Deutschland die Kranken- wie auch die Angehörigenfürsorge für die Seeleute hinter den Leistungen der allgemeinen Krankenversicherung zurück oder versagt sogar gänzlich, wie z. B. in dem Fall, daß ein Seemann nach der Abmusterung, d. h. nach Austritt aus dem Arbeitsverhältnis und vor Eintritt in ein neues krank wird. Schon längere Zeit wird über eine diese Lücke beseitigende Neuordnung beraten (Sannemann).

An Bord ist bei Ausbruch einer Geschlechtskrankheit der Seemann nur auf den Passagier- und großen Handelsschiffen ärztlich versorgt, sonst findet die Behandlung, so gut es geht, statt und der Geschlechtskranke ist auf den deutschen Kauffahrteischiffen auf die in der Schiffsapotheke vorhandenen Heilmittel angewiesen. Die Schiffsapotheke, z. B. eines Schiffes mit 25 Mann Besatzung, führt 40 Päckchen grauer Salbe und 1,0 g schwefelsaures Zink mit sich. Die Schiffsapotheke ist also äußerst reformbedürftig und ihre Heilmittel entsprechen nicht mehr ganz den heutigen therapeutischen Anschauungen. Es muß gefordert werden, was besonders für die größeren Segelschiffe gilt — die oft eine mehrmonatige Reise haben — daß eine der Silbereiweißverbindungen, graue Quecksilbersalbe und auch prophylaktische Mittel in genügender Menge mitgeführt werden, da ohne sie der Schiffsoffizier nicht einmal den so notwendigen Selbstschutz vornehmen lassen kann. Die Prophylaxe der Seeleute auf den Schiffen, auf denen ein Arzt vorhanden ist, hat sehr gute Erfolge gezeitigt, während Präventivtechnik und Prophylaktica zwar den Seeleuten bekannt, bei Fehlen eines Schiffsarztes aber fast nie angewendet werden (W. Brose).

Daß die Reeder den Bestrebungen zur Verbesserung der Vorbeugungs- und Behandlungsmaßnahmen an Bord wie auch in den Hafenstädten Interesse entgegenbringen, geht aus dem Rundschreiben hervor, daß der Verband der deutschen Reeder e. V. in Hamburg auf die zur Bekämpfung der Geschlechtskrankheiten getroffenen Maßnahmen und Einrichtungen aufmerksam macht. So ist ein Sondermerkblatt entworfen worden „Achtung Landurlauber!" „Vorsicht bei der Ausübung des geschlechtlichen Verkehrs!" Und in den Mannschaftslogis und anderen der Mannschaft zugänglichen Orten sind Pappkarten angebracht, die darauf hinweisen, daß bei Geschlechtskrankheiten jeder Seemann unentgeltliche ärztliche Beratung in den Beratungsstellen der meisten Hafenorte des In- und Auslandes erhalten kann und von wem an Bord darüber Auskunft erteilt wird. Die genaue Anschrift der Beratungsstelle, die Sprechstunde und Auskunft darüber, ob und für welche Krankheit Behandlung stattfindet, gibt das Schiffsverzeichnis des Verbandes deutscher Reeder, das 166 Hafenplätze umfaßt. In Deutschland sind unter Mitwirkung dieses Verbandes in 8 deutschen Häfen kostenfreie Beratungs- und Behandlungsstellen für geschlechtskranke Seeleute eingerichtet worden, und zwar in Hamburg, Bremen, Emden, Flensburg, Kiel, Lübeck, Rostock und Stettin.

Die Initiative einer internationalen Regelung der Bekämpfung der Geschlechtskrankheiten unter den Seeleuten ging von der Englischen Gesellschaft zur Bekämpfung der Geschlechtskrankheiten (N. C. C. V. D.) aus. Nachdem die Englische Gesellschaft Ende 1919 diese Frage im eigenen Lande studiert und dem Britischen Kolonialamt eine Untersuchung auch in den Englischen Kronkolonien und Protektoraten empfohlen hatte, schlug sie im Juni 1920 gelegentlich der Konferenz der Seeleute (organisiert von der Arbeitssektion des Völkerbundes) in Genua folgende Resolution vor, die angenommen wurde:

1. Behandlungsmöglichkeiten für venerisch erkrankte Seeleute sind in allen Haupthafenplätzen der Welt bereitzustellen.

2. Für die Angehörigen der Handelsmarine sind im Fall venerischer Erkrankung freie Medizin und freie Behandlung zu gewähren.

3. Anordnungen sind zu treffen bezüglich Belehrung der Seeleute über Geschlechtskrankheiten, besonders auch in den Seemannsschulen.

4. In den Hafenstädten sollen Möglichkeiten für gesundheitsgemäße Erholung geschaffen werden.

Auch das Office Internationale d'Hygiène Publique sprach sich in seiner Sitzung im April 1920 zugunsten einer internationalen Regelung aus, und in der Oktobersitzung wurde den Völkerbundsländern der Entwurf eines internationalen Übereinkommens vorgelegt.

Im Mai 1921 wurde auf der Nordeuropäischen Rot-Kreuz-Konferenz zur Bekämpfung der Geschlechtskrankheiten zu Kopenhagen erneut über die Frage verhandelt, welche Maßnahmen in den wichtigsten Hafenstädten zur Fürsorge für geschlechtskranke Seeleute zu ergreifen wären. Der Berichterstatter HARRISON schlug nochmals vor, ein internationales Abkommen zur Sicherung der Untersuchung wie Behandlung der Angehörigen aller Handelsmarinen in allen Häfen der Welt abzuschließen.

Bisher gewähren, wie schon hervorgehoben 166 Hafenplätze in den verschiedenen Weltteilen geschlechtskranken Seeleuten unentgeltliche Behandlung. Die endgültige Regelung dieser Frage wird noch von der Internationalen Union zur Bekämpfung der Geschlechtskrankheiten beraten. In Deutschland bereitet die Finanznot der einheitlichen Durchführung in allen Hafenstädten immer noch große Schwierigkeiten. Es kommt noch hinzu, daß bei unserer zusammengeschmolzenen Handelsmarine die Ausgaben für die Besatzungen fremder Schiffe unsere eigene Inanspruchnahme der Behandlungsmöglichkeiten in auswärtigen Häfen ganz bedeutend übersteigen würde.

ε) Sondermaßnahmen zur Untersuchung und Behandlung der geschlechtskranken Strafgefangenen.

Die Tatsache der starken Verbreitung der Geschlechtskrankheiten unter den deutschen Straf- und Untersuchungsgefangenen ergab sich aus der von HERwart Fischer seit 1920 im Breslauer Untersuchungsgefängnis in die Wege geleiteten Untersuchung und Behandlung der Häftlinge.

Als an Syphilis erkrankt wurden allein klinisch 11—12% aller Gefangenen ermittelt. Die serologische Untersuchung bei allen eingelieferten Gefangenen ergab sogar 17%. Mehrere Nachprüfungen dieser Ergebnisse (so in Königsberg), in verschiedenen Strafanstalten Deutschlands zeigten eine Erkrankungshöhe von sogar 20%.

Auf Grund der Gesamtgefangenenzahl, bei Annahme von 15% mutmaßlich syphilitisch Erkrankter, muß mit einem jährlichen Bestande von wenigstens 125 000 Syphilitikern in den Gefängnissen gerechnet werden. Und noch zahlreicher müssen naturgemäß die an Gonorrhöe Leidenden sein, die beim Fehlen systematischer Durchuntersuchungen zahlenmäßig nicht nachgewiesen werden können. Ein unabweisliches Erfordernis ist schon in Anbetracht der leichten Erfaßbarkeit dieser Erkrankten, die als bedeutsame Quelle der Weiterverbreitung ihrer Krankheit nach der Strafentlassung wirken müssen, die Durchführung ihrer Behandlung. Voraussetzung dazu ist ihre systematische Durchuntersuchung, der sich die Therapie möglichst unter Hinzuziehung eines Spezialisten anschließen muß. Belehrung der Gefangenen wie des Anstaltspersonals über die Geschlechtskrankheiten ist hier anzugliedern, und heute schon wird Aufklärungsmaterial von der DGBG durch einzelne Strafanstaltsleitungen angefordert. Die anbehandelten Kranken müssen durch die Meldung an die Beratungsstellen — Verträge zwischen einzelnen Strafanstaltsverwaltungen und den zuständigen Landesversicherungsanstalten bestehen bereits in Schlesien und der Rheinprovinz — nach ihrer Entlassung der weiteren therapeutischen Befürsorgung zugeführt werden.

Da angeblich die Justizverwaltung allein die Kosten nicht tragen kann, hat Herwart Fischer die Kostenverteilung unter alle an der Behandlung besonders interessierten Organe vorgeschlagen: Landesversicherungsanstalten (auf Grund des § 1274 RVO.), Krankenkassen (auf Grund der §§ 216 und 187, Abs. 4 RVO.), die interessierten Reichs- und Landesministerien, sowie auch, soweit in der Lage, die Gefangenen selbst.

Ein Antrag bezüglich der Durchführung von Maßnahmen unter den Gefangenen ist auf Betreiben von Max Flesch in der Ausschußsitzung der DGBG seitens der Frankfurter Ortsgruppe 1925 gelegentlich der Dresdner Tagung eingebracht worden.

Der Vorstand der DGBG wird gebeten, bei den Regierungen der Länder, bei der Reichsjustizverwaltung und bei den Ministerien der Länder anzuregen, daß in allen im Bereiche der Justizverwaltungen und der Ministerien des Inneren bestehenden Verwahrungsanstalten ohne Unterschied, ob es sich um Untersuchungsgefängnisse, Zuchthäuser, Gefängnisse usw. handelt, bei allen Insassen beiderlei Geschlechts systematische Feststellungen über das Vorhandensein von Geschlechtskrankheiten vorgenommen und, wo solche bestehen, sachgemäße Behandlung tunlichst durch Fachärzte während der Haft und sachgemäße Belehrung vor der Entlassung durchgeführt werden.

Schon vor Einbringung dieses Antrages hat das sächsische Justizministerium folgende „Verordnung vom 20. August 1925 über die Behandlung geschlechtskranker Gefangener" unter dem 31. August 1925 erlassen.

Aus Gründen, die im Gefängniswesen selbst liegen, ist auf die Bekämpfung der Geschlechtskrankheiten in den Gefängnissen erhebliches Gewicht zu legen. Auch zur allgemeinen Hebung der Volksgesundheit ist es erforderlich, daß die Zeit der Gefangenschaft eines Geschlechtskranken zur Erkennung und Behandlung seiner Krankheit ausgenutzt wird.

Im Einverständnisse mit dem Justizministerium hat daher das *Landesgesundheitsamt* unter Zuziehung des Prof. Dr. Galewsky „*Richtlinien für die Behandlung Geschlechtskranker in den sächsischen Justizgefängnissen*" aufgestellt, die den Gefängnissen gedruckt zugehen werden.

Diesen Richtlinien ist nachzugehen. Ein Untersuchungsgefangener ist der vorgesehenen Untersuchung und Behandlung gegen seinen Willen nur mit Genehmigung des zuständigen Richters zu unterwerfen.

Auf die Umdruckverordnung vom 8. März 1922 — 8b IIIa — wird noch besonders hingewiesen".

Die Richtlinien werden hierunter bekannt gemacht.

*Richtlinien für die Behandlung Geschlechtskranker in den sächsischen Justizgefängnissen.*

### I. Allgemeines.

Jeder Gefangene ist bei der Aufnahme zu fragen, ob er geschlechtskrank sei oder gewesen sei. Bejaht der Gefangene diese Frage, oder erscheint er seinem Äußeren nach einer Geschlechtskrankheit verdächtig, so ist eine ärztliche Aufnahmeuntersuchung herbeizuführen, auch wenn sie sonst nicht stattzufinden haben würde. Der Arzt hat den Urin (tunlichst Zweigläserprobe), den Mund und das Äußere des Körpers zu besichtigen und insbesondere die Geschlechtsteile zu untersuchen.

Jeder Geschlechtskranke ist einer Behandlung zu unterwerfen. Bei Gefangenen, die sich nur kurze Zeit im Gefängnisse befinden, kann unter Umständen davon abgesehen werden, vorausgesetzt, daß es sich nicht um frische oder besonders ansteckende Fälle handelt.

### II. Untersuchungsgefangene.

a) Erweist sich ein Untersuchungsgefangener geschlechtskrank, so besteht die Behandlung des Trippers bei Männern in Einspritzungen mit der Spritze und unter Umständen in innerlicher Behandlung; bei tripperkranken Frauen bedarf es innerer Behandlung und der Spülung, sowie aller Maßnahmen, die sonst die augenblickliche Lage der Kranken erfordert. Die Behandlung bei weichem Schanker hat in örtlicher Ätzung und Pulveranwendung, bei Syphilis in Anwendung der anerkannten Mittel zu bestehen. Bei Syphilis ist je nach dem Zustand und dem Alter der Erkrankung die Blutprobe zu machen; ist sie vorher noch nicht gemacht worden, oder ist das Ergebnis einer früheren Blutprobe unbekannt, so ist sie unbedingt nötig.

b) Gibt ein Untersuchungsgefangener an, er sei früher geschlechtskrank gewesen, so ist bei voraussichtlich längerer Dauer der Haft Untersuchung des Urins auf Tripper und gegebenenfalls dessen Behandlung, bei Syphilis Untersuchung und Behandlung nötig, falls Erscheinungen vorhanden sind. Weitere Behandlung ist auch bei einer latenten Syphilis nötig, wenn die Blutprobe positiv und die Ansteckung erst kurze Zeit zuvor erfolgt ist. Ist die Syphilis latent und die Blutprobe negativ, so bedarf es zunächst keiner Behandlung.

### III. Strafgefangene.

a) Bei frischem Tripper ist Behandlung mit Tripperspritze und innerliche Behandlung, bei weichem Schanker örtliche Ätzung und Pulverbehandlung nötig. Frische Syphilis erfordert die erste Kur und Blutprobe. Nach der ersten Kur soll in 6 Wochen wieder Blutprobe und Sicherheitskur erfolgen. Dann soll alle 2 Monate Blutprobe und gegebenenfalls eine dritte und vierte Kur vorgenommen werden. Bei seropositiver Syphilis I ist in jedem Falle eine dritte Kur vorzunehmen. Bei allen Kuren sind die anerkannten Mittel zu berücksichtigen.

b) Bei chronischem Tripper ist die Behandlung nur nötig, wenn er wieder aufflackert. Die Behandlung erfolgt mit Tripperspritze. Bei sekundärer Syphilis soll Blutprobe genommen und die Behandlung fortgesetzt werden. Je nach den Verhältnissen sollen dann Blutprobe und Kur alle 2—3 Monate stattfinden. Wie lange diese Behandlung vorgenommen werden muß, hängt von dem Krankheitsfall ab.

c) Bei Spätsyphilis bedarf es einer Behandlung nur, wenn Haut oder innere Organe syphilitische Erscheinungen bieten.

d) Von der Behandlung tripperkranker Frauen gilt das oben unter IIa Gesagte.

### IV. Sonstiges.

Die ansteckenden Geschlechtskrankheiten sollen im allgemeinen abgesondert, also nicht mit den anderen Gefangenen zusammengelegt werden. Gleichartig Erkrankte dürfen jedoch zusammengelegt werden. Syphiliskranke sollen besonderes Eß- und Trinkgerät erhalten. Nötigenfalls sind weitere Vorsichtsmaßnahmen zu treffen.

## b) Die Bekämpfung der Geschlechtskrankheiten und das Kurpfuschertum.

Die Gewerbeordnung für den Norddeutschen Bund durchbrach das jahrhundertelang herrschende Prinzip des Kurpfuscherverbots und proklamierte 1869 die Kurierfreiheit. Der so neugeschaffene Rechtszustand ist ausgesprochen im § 29: „Einer Approbation, welche auf Grund eines Nachweises der Befähigung erteilt wird, bedürfen Apotheker und diejenigen Personen, welche sich als Ärzte oder mit gleichbedeutenden Titeln bezeichnen oder seitens des Staates oder einer Gemeinde als solche anerkannt oder mit amtlichen Funktionen betraut werden sollen." Darnach besteht also: Kurierfreiheit mit Titelschutz der approbierten Medizinalpersonen und mit Ausschließung der Nichtapprobierten vom Staats- und Kommunaldienste. Demgemäß ist es jeder Person, mag sie männlichen oder weiblichen Geschlechts sein, im Deutschen Reich gesetzlich gestattet, die Heilkunde in allen ihren Zweigen auszuüben, sie darf sich nur nicht als „Arzt" bezeichnen oder sich einen arztähnlichen Titel beilegen, wenn sie nicht approbiert ist. Irgendein Befähigungsnachweis wird nicht mehr verlangt. Besonders kraß spricht das ein Urteil des Reichsgerichts vom 31. Mai 1894 aus: „Der Betrieb der Heilkunde ist ein freies Gewerbe, das jedermann ohne Rücksicht auf Kenntnisse, Vorbildung, Erfahrung, Geschick, Verleihung usw. offensteht. Den Beruf hierfür besitzt jeder, der sich selbst solchen Beruf zugesteht."

Wer jedoch, ohne hierzu approbiert zu sein, sich als Arzt, nicht approbierter Arzt, im Ausland approbierter Arzt od. dgl. bezeichnet, ferner wer sich einen ähnlichen Titel beilegt, durch welchen beim Publikum oder einem Teile desselben der Glaube erweckt wird, der Inhaber desselben sei eine geprüfte Medizinalperson, also z. B. den Titel Homöopath oder Chirurg, wird mit Geldstrafe bis zu 300 M. und im Unvermögensfalle mit Haft bestraft.

Ferner sind laut § 56 a der Gewerbeordnung ausgeschlossen vom Gewerbebetrieb im Umherziehen: „Die Ausübung der Heilkunde, insoweit der Ausübende für dieselbe nicht approbiert ist."

Im Gegensatz zur deutschen hat die europäische Gesetzgebung überall Bestimmungen gegen die Kurpfuscherei erlassen und aufrechterhalten.

In *Dänemark* wurde am 5. September 1794 betr. Strafe für Quacksalber, die unter dem Namen kluger Männer oder Frauen es sich anmaßen, Krankheiten zu behandeln, ungeachtet, daß sie in der Heilkunst ganz unbewandert sind, eine Verordnung erlassen, die den Quacksalber bei erstmaliger Verfehlung zu einer Geldbuße von 20 Reichstalern, die der Armenkasse zuflossen, oder im Nichtbeitreibungsfalle zu 8 Tagen Gefängnis bei Wasser und Brot verurteilt. Im Wiederholungsfall waren 6 Monate Zwangsarbeit angedroht, eine Strafe, die sich bei jedem Rückfall verdoppelte.

Diese Strafen wurden zwar durch Gesetz vom 3. März 1854 etwas gemildert, indessen haben unter erschwerenden Umständen die Kurpfuscher auch noch nach diesem Gesetz eine vierwöchige Gefängnisstrafe bei Wasser und Brot zugewärtigen.

In *Norwegen* galt zuerst die eben erwähnte Verordnung vom 5. September 1794. Am 29. April 1871 wurde sie durch ein Gesetz, die Abänderung der Kurpfuschereigesetzgebung betreffend, außer Kraft gesetzt, das heute noch gilt.

In *Schweden* wurden in der Apothekerordnung vom 28. Juni 1683 und der Medizinalordnung vom 30. Oktober 1688 und in der Kgl. Verfügung betr. das Collegium Medicum vom 1. August 1698 Kurpfuschereiverbote mit Strafandrohung erlassen.

Am 1. Januar 1916 trat dann das erweiterte Heilbehandlungsgesetz in Kraft, das ausdrücklich die Behandlung venerisch Erkrankter durch nicht approbierte Ärzte verbietet.

In *Finnland* bestimmt das Gesetz über die Ausübung des ärztlichen Berufes vom 18. Februar 1890, daß nur — bis auf genau festgelegte Ausnahmen bei Sondergelegenheiten (z. B. Behandlung durch einen Cand. med. und Apotheker) alle

nach besonderer Genehmigung seitens der obersten Medizinalbehörde — der
wissenschaftlich gebildete Arzt dazu berechtigt ist.

In *England* sucht das Geschlechtskrankheitengesetz vom Jahre 1917 (The
Venereal Discases Act, 24. Mai 1917) die direkte wie indirekte Behandlung von
Geschlechtskrankheiten durch Personen zu verhüten, die nicht als Arzt approbiert sind. Es regelt gleichzeitig die Hergabe von Heilmitteln, niemand darf
sinngemäß nach den Vorschriften des Gesetzes ohne Rezept eines approbierten
Arztes Heilmittel abgeben, die zur Verhütung der Behandlung einer Geschlechtskrankheit dienen, noch derartige Mittel auf irgendeine Weise anbieten. Es verbietet das Annoncieren irgendwelcher Heilmittel für die Behandlung der Geschlechtskrankheiten außer mit besonderer Genehmigung des Gesundheitsministeriums.

In *Frankreich* darf nach dem Gesetz vom 30. November 1892 niemand die
Heilkunde oder Geburtshilfe ausüben, der nicht im Besitze eines entsprechenden
Diploms ist. Bei unbefugter Ausübung tritt Geld- oder im Rückfall Geld- und
Gefängnisstrafe ein. Unrechtmäßige Beilegung ärztlicher Titel wirkt straf-
verschärfend. Die Höchststrafe beträgt 1 Jahr Gefängnis plus 3000 Fr. Geld-
strafe.

Zeigen schon die geschichtlichen Erfahrungen auf dem Gebiete der Bekämpfung der Geschlechtskrankheiten, besonders die skandinavischen, daß ein
planmäßiger Kampf ohne ein Zurückdrängen der kurpfuscherischen Elemente
schwer durchzuführen ist, so macht das Anwachsen der Zahl der Heilbehandler
oder Heilkundigen, wie sie sich selbst zu bezeichnen pflegen, eine Neuregelung
auf dem Gebiete der Heilbehandlung, zum mindesten auf dem Gebiete der venerischen Krankheiten, dringend notwendig.

Der Staat kann schließlich das kostbare Gut seiner Volksglieder, die Gesundheit, nicht verantwortungslosen Elementen ohne weiteres in die Hand geben, die
zwar selber wohl im allgemeinen nach bestem Wissen und Gewissen handeln,
aber bei der Lage der Dinge in der Erkennung und Behandlung der venerischen
Krankheiten einfach nicht fähig sind, über das genügende Maß von Kenntnissen
zu verfügen.

Die Kurpfuscher führen für sich immer die „zünftlerische Beschränktheit
der Schulmedizin“ an.

„Was diese Leute — wie BLASCHKO ausgedrückt hat — leisten, steht nicht
etwa in irgendeinem prinzipiellen Gegensatz zu der Tätigkeit der wissenschaftlichen Medizin oder der ärztlichen Praxis, sondern es ist, wenn es nicht offenbarer
Betrug ist, ein kümmerlicher Abklatsch dieser Tätigkeit. Die meisten dieser
dunklen Elemente arbeiten mit ein paar gelegentlich von einem Spezialisten
aufgefischten Rezepten, die sie dann jahraus, jahrein, mehr oder minder wahllos,
jedenfalls aber skrupellos, anwenden. Wenn sie vorübergehend oder auch längere
Zeit einen größeren Erfolg haben als das Gros der Praktiker, so liegt das daran,
daß es sich hier gar nicht um einen Kampf unter gleichen Verhältnissen handelt.
Von entscheidendem Einfluß ist hier die Wirkung der Reklame. So können die
Paar, die sich über den ungeschriebenen Ehrenkodex der Ärzte hinwegsetzen,
leicht die Masse an sich ziehen. Bei keinem Zweig der Medizin tritt das so deutlich
in die Erscheinung wie bei den Geschlechtskrankheiten.“

Als bedeutendes Werbemittel für die Kurpfuscher kam in der Zeit der
Diskussion eines Gesetzentwurfs zur Bekämpfung der Geschlechtskrankheiten
die Furcht der Patienten hinzu, die sich sagten, daß der Arzt sie melden würde,
der Kurpfuscher aber nicht. Es ist eine Tatsache, daß häufig Patienten den
Spezialarzt zur Zeit der Diskussion des Gesetzes besorgt fragten, ob er sie etwa
zur Meldung bringen würde.

Neben diesen Ursachen mehr äußerlicher Natur müssen aber dafür, daß manche Kurpfuscher viele Kranke geradezu magisch anzuziehen scheinen, noch andere Gründe vorhanden sein, schon deshalb, weil es ja vielfach gebildete Leute sind, die zu dem Patientenkreis der „Heilkundigen" zählen. Diese Hauptgründe scheinen vor allem psychologische zu sein. Die überlaufenen Behandler müssen es verstehen, sich auf den Seelenzustand der Patienten einzustellen, und müssen eine starke suggestive Kraft ausüben, etwas, was sich ja nicht schulmäßig erlernen läßt, sondern von inneren Anlagen abhängt. Das daraus resultierende Vertrauen der Kranken wird zwar infolge des begrenzten Könnens des Kurpfuschers schließlich zerstört werden, aber inzwischen ist die beste Zeit für die besonders wirksame Frühbehandlung verstrichen, und der Erkrankte ist schwer geschädigt. In anderen Fällen sind zwar die äußeren Krankheitserscheinungen abgeklungen, aber der als geheilt Entlassene ist zu einer gefährlichen Ansteckungsquelle für die Allgemeinheit geworden.

Demgegenüber bedeutet die schnelle und durchgreifende Behandlung des einzelnen Erkrankten die beste Sicherung der Gesellschaft gegen Verseuchung. Die sog. Naturheilkundigen wirken also bei der Bekämpfung der Ansteckungsgefahr überhaupt nicht mit. Die von ihnen vertretene Auffassung, daß man die Selbstreinigungsbestrebungen des Körpers nicht stören dürfe, ist im Grunde nichts anderes als ein Stehenbleiben auf einem Standpunkt, den die von den Naturheilkundigen so stark befehdete Schulmedizin einst früher selbst entwickelt hat, dessen Unhaltbarkeit aber durch die Fortschritte der medizinischen Wissenschaft klargelegt worden ist.

„Alle die anscheinend gut verlaufenen Syphilisfälle, die uns aus der Praxis des arzneilos behandelnden Arztes Dr. SPOHR berichtet werden, die viel größere Zahl der nicht nach den Regeln der Hg-Therapie behandelten Fälle von BIDENCAP, DANIELSEN und BOECK sind nicht zu Ende beobachtet worden, den Fällen des englischen Simple treatment aus dem Anfange des 19. Jahrhunderts ging es recht schlecht bei weiterer Verfolgung, wie wir genau aus den langjährigen Verhandlungen der englischen Akademie wissen, und bezüglich der Prognose der nicht Hg-behandelten Syphilis können wir nur sagen: nemo ante mortem beatus. PINKUS fand unter 295 Fällen nicht mit Quecksilber oder Salvarsan behandelter Syphilis, deren Infektion länger als 10 Jahre zurücklag, und unter denen eine ganze Menge von Heilkundigen Behandelter sich befand, *nur drei*, bei denen kein Zeichen von Syphilis bei einmaliger Untersuchung aufzufinden war" (nach FELIX PINKUS).

Von diesen 295 gänzlich unbehandelten oder völlig Hg- und salvarsanfrei gebliebenen Fällen (aus dem Material der Beratungsstelle Berlin) litten fast die Hälfte an Erkrankungen des Zentralnervensystems; 78 waren an Tabes und 53 an Hirnsyphilis erkrankt. 19 waren vom Mutterleibe an kongenitalsyphilitisch, 83 hatten tertiäre äußere oder innere Erscheinungen, und die übrigen 49 hatten wenigstens noch eine positive WaR.

„Eine einzige, zum Teil sogar mangelhafte Hg-Kur ändert das Bild durchgreifend. Unter 301 solcher ganz ungenügend behandelter Kranken hatten Tabes nur noch 44 (14,6%) und erscheinungsfrei und WaR.-negativ waren 100! Dieses Ergebnis bessert sich bei besserer Behandlung noch bedeutend. Am besten war das Ergebnis bei der jetzt üblichen gemischten Salvarsan- und Hg-Behandlung; unter 289, die in diese Kategorie gehören, befanden sich bloß noch 14 Tabesfälle (oder 4,8%), aber 192 waren erscheinungsfrei bei negativem Wassermann. Unter diesen Fällen befanden sich auch einige, die ich als Neuinfektionen einer zweiten Syphilis ansehen muß. Vor dieser Gefahr freilich ist die erste, nicht mit Medikamenten behandelte Syphilis sicher. Wer Syphilis noch hat, ist vor Neuansteckung wohl geschützt, und die nicht nach den Regeln der modernen Medizin Behandelten haben ja alle noch Syphilis" (PINKUS).

Was demgegenüber die moderne Behandlung der Syphilis bedeutet, geht auch aus dem Material hervor, das PINKUS als Leiter des Berliner Prostituiertenkrankenhauses in 15 jähriger Tätigkeit sammeln konnte. Von 2500 Prostituierten, die nach den Krankengeschichten eine alte Syphilis hatten, fanden sich unter 565 unbehandelten Fällen 23,7% an Tabes erkrankte, unter 632 nur mit einer Kur behandelten 8,4%, unter 669 mit 2 oder 3 Kuren behandelten 7,2%, unter 402 stärker behandelten 3,2% und unter 46 nur mit Salvarsan behandelten 2,2%.

Gerade aus diesen Gesichtspunkten heraus muß das Verbot der Behandlung der Geschlechtskrankheiten durch nicht approbierte Heilbehandler gefordert werden. Während man in anderen Fällen, wie bei der Behandlung hysterischer Frauen oder neurotischer Männer, den Kurpfuschern ruhig freie Hand lassen kann, da ja diese Kranken, dem suggestiven Einfluß ihrer Heilbringer glaubend, ihre Mitmenschen nicht zu gefährden vermögen. Bei den Geschlechtskrankheiten handelt es sich jedoch um Infektionskrankheiten, und bei ihnen müssen Maßnahmen zu ihrer Ausrottung oder Verminderung getroffen werden. Wie es auch im Falle der akuten Infektionskrankheiten nicht dem Patienten überlassen wird, sich nur vom Kurpfuscher behandeln zu lassen, er sogar zwangsweise isoliert werden kann oder sogar werden muß, so kann auch bei den venerischen Erkrankungen die Behandlungsfreiheit nicht weiter bestehen bleiben, die gleichzeitig auch jeden Versuch, die Bekämpfungsmaßnahmen auf breiter legislativer Basis zu regeln, illusorisch machen würde.

Diesen Kurpfuschern im engeren Sinne sind die annoncierenden Ärzte und solche Institute von Kurpfuschern, die unter ärztlicher Leitung stehen, gleichzustellen, da auch sie in der gleichen schamlosen Weise ihre „ohne Berufsstörung durchzuführenden Kuren, selbst bei veralteten Leiden", anzubieten pflegen und aus der Dummheit der Menschen Gewinn schlagen.

Der strafrechtliche Schutz der geschädigten Kranken oder infizierter Dritter versagt allgemein, da einmal Beweise post hoc für die gutachtenden Ärzte oft recht schwer zu erbringen sind und dann in der Praxis der Rechtsprechung den Kurpfuschern ihre Unkenntnis als mildernder Umstand zugebilligt wird.

Zu erwähnen sind schließlich noch die Apotheker, die auf dem Gebiete der Behandlung der Geschlechtskrankheiten eine nicht zu vergessende Rolle spielen.

### c) Die Bekämpfung der Geschlechtskrankheiten durch Vorbeugung.

Verhüten ist besser als heilen! Dieser schon zum Allgemeinplatz gewordene Gesichtspunkt hat zu der staatlichen Prophylaxe geführt, die in ihrer bisherigen Form als Überwachung der gewerbsmäßigen Prostitution nur verschwindenden Nutzen zu bringen vermochte, erfaßte sie doch nur einen ganz kleinen Teilausschnitt aller Prostituierten. Die Erkenntnis dieser Tatsache führte dazu, mit erzieherischen Maßnahmen einzusetzen und so dem Volke die Kenntnisse zu vermitteln, die notwendig sind, um die jedem Volksgliede drohenden Gefahren wissend entgegentreten zu können. Man hoffte dabei, daß das durch Aufklärung gewonnene Wissen die Belehrten entweder abhalten würde, sich in Gefahr zu begeben, oder ihnen den Weg zeigen würde, die Geschlechtskrankheiten zu vermeiden, oder schließlich die trotzdem Erkrankten dazu bringen würde, so schnell wie möglich ärztliche Hilfe zu suchen.

Im Mittelpunkt dieser Bestrebungen steht die *Deutsche Gesellschaft zur Bekämpfung der Geschlechtskrankheiten (DGBG)*. Schon ihr erster Aufruf entwickelte ihr ganzes Programm:

„Gewinnung einer möglichst großen Zahl von Mitgliedern aus allen Gesellschaftsschichten, Bildung von Zweigvereinen an Orten mit größerer Mitgliederzahl, Abhaltung von Versammlungen, Veranstaltung von öffentlichen belehrenden Vorträgen aus dem Gebiete der Sexualhygiene, Verbreitung von aufklärenden populären Schriften und Flugblättern usw., direkte und indirekte Beeinflussung von gesetzgebenden und Verwaltungskörpern zur Abhilfe von Übelständen und zur Anbahnung von Reformen auf dem Gebiete der öffentlichen Fürsorge für Geschlechtskranke und der Überwachung der Prostitution. Mitteilungen an die Tagespresse, Gründung einer eigenen Zeitschrift."

Danach hat sich vor allem ihre Arbeit darauf gerichtet: 1. die wissenschaftlichen Grundlagen für eine Bekämpfung zu schaffen oder zu vertiefen:

durch Gründung der „Zeitschrift für Bekämpfung der Geschlechtskrankheiten" (die leider 1922 mit Abschluß des 20. Bandes ihr Ende gefunden hat) und der „Mitteilungen der Deutschen Gesellschaft zur Bekämpfung der Geschlechtskrankheiten" wurde eine Diskussionsbasis für alle Fragen dieses Sondergebietes der sozialen Hygiene geschaffen;
durch Abhaltung von Kongressen und Jahresversammlungen, aber auch durch die Sitzungen der einzelnen Ortsgruppen, in denen die verschiedenen Probleme sachverständig beleuchtet und besprochen wurden;
durch Anstellung von Enqueten, die aktuelle Fragen ihrer Lösung näher bringen sollten;

2. die Vorarbeiten für legislative oder sonstige reformerische Maßnahmen zu leisten. Während anfangs nur Eingaben an Regierung und Volksvertretung gemacht wurden, wurde später, als der Vorschlag einer vom Bundesrat einzuberufenden außerparlamentarischen Kommission zur Beratung der Fragen der Bekämpfung der Geschlechtskrankheiten erfolglos verhallte, eine aus Ärzten, Juristen, Verwaltungsbeamten, Pastoren, Volkswirten, Parlamentariern und Frauen zusammengesetzte Sachverständigenkommission eingesetzt, die die Vorarbeiten für die dem Reichstag zugegangenen Gesetzentwürfe zur Bekämpfung der Geschlechtskrankheiten geschaffen hat.

Auch sonstige Reformen, wie z. B. die Schaffung von Sonderabteilungen unter fachärztlicher Leitung in den Krankenhäusern, ist auf diese Tätigkeit der Gesellschaft zurückzuführen; 3. eine Volksaufklärung auf breiter Basis durchzuführen.

Vorträge, durch ortsansässige Ärzte oder durch Wanderredner, meist unterstützt durch Lichtbilder, in Serien in der Gesellschaft zusammengestellt, wurden abgehalten, die Aufklärung über das Wesen, die Gefahren und die soziale Bedeutung der Geschlechtskrankheiten in der Bevölkerung zu verbreiten suchten.

Ausstellungen wurden zusammengestellt, die eine wesentliche Unterstützung des gesprochenen Wortes darstellen und bei richtiger Verwendung ein ausgezeichnetes Propagandamittel bilden, insbesondere in ihrer Form als Wanderausstellungen bis in die kleineren Orte Deutschlands vordrangen.

Merkblätter und Belehrungsschriften wurden herausgegeben, um einmal das in Vortrag oder Ausstellung Gehörte und Gesehene zu befestigen und zu vertiefen und dann durch dieses leicht zugängliche Mittel anderweitig noch nicht erfaßte Kreise zu erreichen.

Film und Theater wurden mehr und mehr zur Volksaufklärung herangezogen. Es wurden Theateraufführungen von dem einzigen westeuropäischen, leider völlig antiquierten Aufklärungsstück, Brieux's Drama: „Die Schiffbrüchigen" („Les havariés"), veranstaltet. In der Sowjetrepublik ist unter Zusammenarbeit von Venereologen, Sozialhygienikern und Juristen diese Form der Aufklärung besonders ausgebildet worden.

Neben eigentlichen Theateraufführungen, deren beliebteste Ibsens „Gespenster" und dramatisierte Novellen von Guy de Maupassant sind, werden anschauliche und instruktive aus dem wirklichen Leben herausgegriffene Bilder bevorzugt, die in Form kleiner Tendenzstücke szenisch dargestellt werden und ad hoc geschrieben worden sind. Die Schauspiele werden im Theater von Berufskräften, die Tendenzstücke von den Ärzten und Ärztinnen der Dispensaires selbst dargestellt, aufgeführt, allgemein auf den Freilichtbühnen oder in den Klubhäusern der Gewerkschaften oder Fabriken. Diese Tendenzstücke behandeln z. B. eine Gerichtsverhandlung gegen eine Prostituierte und die Kupplerin, eine Gerichtsverhandlung gegen eine syphilitische (gonorrhoische) Infektionsquelle, wobei die agierenden Personen des Stückes, oft unter Improvisationen, die ethische, soziale und hygienische Seite der Probleme aufrollen.

Auch die bisher hergestellten Filme entsprechen durchaus noch nicht allen Forderungen. Wir brauchen eine schärfere Scheidung zwischen dem rein wissenschaftlichen und dem nur zur Belehrung bestimmten populären Film.

### d) Sexuelle Erziehung.

Da die Aufklärung der Erwachsenen über das Sexualleben, über seine Gefahren, besonders aber über die Bedeutung der Geschlechtskrankheiten oft viel zu spät einsetzt, andererseits auch nicht den erwünschten Zweck erfüllt, so ergab sich die Notwendigkeit, bereits im jugendlichen Alter mit einem geeigneten Belehrungs- und Erziehungsverfahren einzusetzen.

Dies ist um so gebotener, als die Jugend, wie durch Stichprobenstatistiken erhärtet werden konnte, schon frühzeitig in hohem Prozentsatz Geschlechtsverkehr betreibt. Eine deutsche Hochschulstatistik zeigte, daß 32,3% der Befragten, eine Enquête des Österreichischen Vereins für Sexualhygiene, daß sogar 80% den ersten Sexualverkehr vor vollendetem 18. Jahre hatten. Und nach einer schwedischen Umfrage waren es bis zum 15. Jahre 19,6%, bis zum 18. Jahre 79,9% und bis zum 20. Jahre 92,1%.

MEIROWSKY fand, daß von Akademikern 3% im 14. und 15., 18% im 16. und 17. und 50% im 19. Lebensjahre Geschlechtsverkehr hatten.

Im gleichen Sinne sprechen die bei Jugendlichen gefundenen Erkrankungsfälle. HECHT ermittelte von 3709 Abiturienten 295, also 7,9% als geschlechtskrank, bevor sie noch die Mittelschule verließen und von 1843 Abiturienten, die in Hauptstädten ihre Mittelstudien vollendeten, 142, demnach 7,7%.

Bei Aussonderung der Provinzmittelschulen wurden 8,1% als krank konstatiert; 153 von 1866. Dies zeigt, daß Großstadt und Provinz gleich schlecht gestellt sind und ist ein Fingerzeig auf die Notwendigkeit der Entlarvung der „Moral der Kleinstadt" als einer Lüge.

Der Gedanke einer systematischen Erziehung der Jugend zu einem gesunden Geschlechtsleben hatte schon in vergangenen Jahrhunderten bedeutende Ärzte, Pädagogen, Philantropen und Philosophen beschäftigt. So hatten BARTH. TISSOT, FRANK, BASEDOW, JEAN PAUL, SALZMANN, KAMPE, PESTALOZZI u. a. m. derartige Ideen entwickelt und zum Teil auch praktisch durchzuführen versucht. Doch ist die moderne Sexualpädagogik, oder besser ausgedrückt, die Frage der Erziehung unter Berücksichtigung der Sexualität eigentlich erst eine Bewegung unserer Tage geworden. Zu einer lebhaften Erörterung konnte dieses Problem erst kommen, seit man mit Erfolg daran gegangen ist, die eingewurzelten Vorurteile gegen eine tief schürfende wirklich wissenschaftliche Behandlung der sexuellen Frage zu beseitigen. Stand es noch vor einem Menschenalter schlimm um das allgemeine Interesse für sexualwissenschaftliche Fragen, so lag dies in erster Linie daran, daß die Welt der geschlechtlichen Vorgänge fast unbekannt war, daß man weder von der Mannigfaltigkeit, noch von der kulturellen Bedeutung des Sexuellen, kaum etwas wußte.

„Diese Ignoranz und Verkennung waren — wie Julius Wolf es ausgedrückt hat — die natürlichen Folgen der uns durch die Religion vermittelten traditionellen Scheu, an diese Dinge zu rühren, einer Scheu, die den heidnischen Völkern im allgemeinen fremd war und ist. Unter dem Einfluß des Christentums waren 2 Jahrtausende lang, wenn auch unter stets erneuten Versuchen der Durchbrechung aus dem naiven Volksempfinden heraus, die geschlechtlichen Vorgänge in ein fast mystisch zu nennendes Halbdunkel gehüllt, und ihre Aufhellung wurde als anstößig gestempelt. Die Emanzipation von der Kirche, die wir heute sich vollziehen sehen und als eine Tatsache unserer Zeit erkennen müssen, wie immer wir uns zu ihr stellen wollen, hat dieses Gebiet auch für die weitere Öffentlichkeit wieder einigermaßen zugänglich gemacht.

Daneben wirkt im selben Sinne die Emanzipation des vierten Standes... Das Streben nach sozialer Freiheit hat dazu mitgewirkt, daß auch die großen Massen sich mit dem sexuellen

Problem zu beschäftigen anfingen, und im selben Sinne hat dann der naturwissenschaftliche und medizinische Forschungseifer unserer Zeit gewirkt."

Den Auftakt der neu einsetzenden Bewegung bildet die öffentliche Versammlung des Bundes für Mutterschutz im Jahre 1906, an die sich eine Petition an alle Kultusministerien um Einfügung der geschlechtlichen Belehrung in den Schulunterricht, sowie um Einsetzung eines Ausschusses, unter Hinzuziehung geeigneter Sachverständiger, männlicher und weiblicher Ärzte, Lehrer usw. schloß, der methodische Vorschläge ausarbeiten sollte, wie am besten diese Belehrung in den naturkundlichen Unterricht eingefügt werden könnte. Leider fand diese Anregung nur in einigen kleineren Bundesstaaten Entgegenkommen, ein Schicksal, das auch ihrer Wiederholung im Jahre 1910 beschieden war.

Der 1907 tagende 3. Kongreß der DGBG in Mannheim zeigte, daß die Einsicht in die Notwendigkeit einer Sexualpädagogik unter den sehr heterogen zusammengesetzten Teilnehmern mit ziemlicher Einmütigkeit sich durchsetzte.

Hervorzuheben sind auch die Erklärungen seitens der preußischen Regierungsvertreter, die zum ersten Male zu diesen so ungemein bedeutsamen Fragen in einer dem fortschrittlichen Bewußtsein durchaus entgegenkommenden Weise Stellung nahmen.

Das Problem der Sexualpädagogik ist dann erst wieder als Kongreßthema auf der I. Internationalen Tagung für Sexualreform und Sexualwissenschaft in Berlin 1921 behandelt worden, und zwar diesmal weniger vom Standpunkt der Notwendigkeit der biologischen Unterweisung, als von dem der Sexualwissenschaft als Grundlage der Sexualpädagogik.

Der Fragenkomplex „Erziehung der Jugend im Haus und in der Schule", die öffentliche Aufklärungsarbeit unter dem besonderen Gesichtspunkte der Zusammenarbeit der Wohlfahrtsverbände und der DGBG", stand dann im April 1924 auf der Jahresversammlung der DGBG erneut zur Debatte. Im Anschluß daran fand im Juli 1924 im Reichsministerium des Innern eine Sitzung mit den Wohlfahrtsverbänden statt, in der die Errichtung von sexualpädagogischen Lehrstühlen angeregt wurde. Lehrstühle bestehen bisher nur in Karlsruhe, Breslau und Königsberg.

Hat inzwischen die wissenschaftliche Erkenntnis uns zwar die Notwendigkeit einer Erziehung unter Berücksichtigung der Sexualität gezeigt, so ist der Streit um das „wann", „wie" und „wo" doch noch keineswegs restlos geklärt.

Diese Schwierigkeiten leiten sich vor allem aus unserem lückenhaften Wissen der Sexualentwicklung und des Sexuallebens vom Säugling bis zum Erwachsenen her. Deshalb brauchen wir dringend eine Vertiefung der Kenntnisse auf diesem Gebiete, wobei besonders — worauf JACOB GOLDENBERG auf dem II. Allrussischen Venereologenkongreß in Charkow, Mai 1925 hingewiesen hat — der Frage genau nachzugehen ist, welchen Einfluß die soziale Umgebung auf das Sexualleben der Kinder ausübt. Nur aus der genauen Kenntnis der Kontinuität der sexuellen Entwicklung, sowie der Wechselbeziehungen zwischen sexueller Betätigung und soziologischen Bedingungen können für die Pädagogik Schlüsse gezogen werden, aus denen sich ableiten läßt, wie die Faktoren abzuschwächen sind, die die Instinkte und Triebe, auch den Sexualtrieb, reizen, und was gleichzeitig zu geschehen hat, um den Geschlechtstrieb in seiner Reifung aufzuhalten, ihn dem individuellen Willen als dem Ausdruck des „Sozialimperativs" (FREUD) unterzuordnen.

Die Kontinuität der Sexualität ergibt sich schon daraus, daß Asexualität auch dem kleinsten Kinde abgesprochen werden muß. Schon jetzt ist die Anschauung gerechtfertigt, daß der Beginn sexuellen Fühlens in das früheste Kindesalter, bereits in das des Säuglings verlegt werden muß. Indem es allmählich aus der Sphäre des Unbewußten — aus der in der Folge wohl auch Bewußtseinsinhalte emporsteigen — und aus den gelegentlich· sexuell gefärbten Lustgefühlen des saugenden Brustkindes, dann in erogene Formen und Betätigung und schließlich in Pubertät und sexuelle Handlung übergeht. So wird die von der neuzeitlichen Sexuologie empirisch festgestellte stürmische sexuelle Reifeperiode im Alter von 3—4 Jahren, die nur graduell sich von der Pubertätsperiode unterscheidet, durch sexuelle Vorgänge eingeleitet, die sich von den ersten Lebenstagen an abspielen.

Der Einfluß der sozialen Umgebung ergibt sich daraus, daß die sexuelle Erziehung — obschon nicht zielbewußt — von den ersten Tagen der Neugeborenen an, beginnt. Von der Wiege an ist die Form des Umganges je nach Geschlecht verschieden eingestellt und abgestimmt. So wird die Form der Affekte, der Bewegungen, die Geschmacksrichtung, wie sie sich in Spiel, Gesang, Kleidung, Gangart, Neigungen usw. äußert, in einer von Eltern oder Familie und den Sitten der Umgebung bestimmten, nach dem Geschlecht durch die moderne soziale Kultur differenzierten Richtung *anerzogen*. Was biologisch-psychischer Geschlechtsunterschied zu sein scheint, ist in der Tat Produkt aktiver oder passiver sozialer Kultur. In der modernen individualistischen Gesellschaft werden den Kindern die sogenannten psychischen Geschlechtscharaktere tendenziös beigebracht, die natürlich stets zugunsten des Mannes, dessen Vorherrschaft erhalten bleiben soll, ausfallen. Die Kinder werden von vornherein nach einem normierten, geschlechtlich gearteten Typ durch Erziehung, wie später durch Beobachtung der Gepflogenheiten der Umgebung, modelliert. Dadurch wird auch die geschlechtliche Neugierde und Sinnlichkeit der Kinder früh geweckt (GOLDENBERG).

### α) Die sexuelle Aufklärung der geschlechtsreifen Jugend.

Einigkeit besteht darüber, daß bei denjenigen jungen Menschen, die bereits im Leben stehen, oder die im Begriff sind, ins Leben hinauszutreten, eine geschlechtliche Aufklärung am Platze ist. Dies wurde in immer steigendem Maße erkannt und namhafte Ärzte und Schulmänner waren es, die an diese schwierige Aufgabe herangetreten sind. Bei ihren Vorträgen haben sie erzieherisch erstrebt, ein hohes Verantwortungsgefühl ihrer Zuhörerschaft einzupflanzen und bei aller Offenheit das Schamgefühl zu steigern, das sittliche Wollen zu festigen. Diese Aussprachen, abgestimmt auf den Grundakkord „Haltet euch gesund, keusch und ehrbar, um eurer selbst, eurer Eltern, eurer Zukunft willen", haben nicht nur von den jugendlichen Zuhörern und Zuhörerinnen, sondern auch von den Eltern dankbare Anerkennung gefunden und damit erwiesen, daß eine sexuelle Aufklärung der Jugend auch im Pubertätsalter von berufener Seite mit Nutzen erfolgen kann und muß. Dies wird allerdings von einigen Pädagogen noch immer bestritten, die der Meinung sind, das zur Zeit der Pubertät mit besonderer Vorsicht auf dem Gebiete der Sexualerziehung vorgegangen werden soll.

Diese Vorträge vor Schulentlassenen der Gemeindeschulen, vor Schülern der Fortbildungsschulen und vor Abiturienten, die natürlich den verschiedenen Altersstufen und dem Bildungsgrade angepaßt sein müssen, diese Vorträge, die nur *einmal* stattfinden, können selbstverständlich einen starken und nachhaltigen Einfluß, den Aufbau eines ausgeprägten Verantwortungsgefühls nicht erwarten lassen, wenn sie nicht den Abschluß einer planmäßigen Erziehung darstellen.

### β) Die sexuelle Erziehung in Haus und Schule.

Es ergibt sich also die Forderung, daß Schule und Elternhaus die verantwortungsvolle Verpflichtung auf sich nehmen, im Laufe der Erziehung die Jugend zu klarem Erkennen, vor allem aber zu geläutertem Wollen hinzuführen.

Dabei ist vor allem zu beachten, daß weder der eine noch der andere Erziehungskreis für sich allein die sexuelle Erziehung durchführen kann; denn nur im Rahmen einer *einheitlichen* Erziehung, und zwar *allen* Dingen des Lebens gegenüber, ist Erziehung zu sexueller Verantwortlichkeit möglich.

Von vornherein ist aber auch festzuhalten, daß die im Laufe der sexuellen Entwicklung auftretenden Triebe und Betätigungen nicht ausgerottet werden können, entspringen sie doch aus der Natur des Lebens selbst. Sie können nicht einmal wirksam unterdrückt werden, da sie wesentliche Bestandteile des Reifens der Persönlichkeit sind. Doch dahin kann gewirkt werden, daß sie in nützliche, mindestens aber in erträgliche Formen geleitet werden und daß der Mensch nicht durch sie, sondern daß sie durch den Menschen beherrscht werden müssen. Und das kann auf rein erzieherischem Wege erreicht werden. Die Berücksichtigung des Sexuellen in der Erziehung darf aber nur eine Phase der Charaktererziehung überhaupt sein, gleichzeitig muß alle Belehrung die Zielrichtung haben, die sexuellen Anschauungen und Ideale als organische Teile des gesamten Erziehungsplanes aufzubauen. Ein brennendes Bedürfnis besteht vor allem nach systematischer Anleitung, wie Konflikte zwischen den mannigfachen Instinkten auszugleichen sind, zwischen den Trieben des Individuums und den Beschränkungen, die das Wohl der Allgemeinheit ihnen aufzwingt. Von diesem Gesichtswinkel aus ist Erziehung nicht nur Belehrung über Sexuelles, sondern Erziehung muß das Sexuelle als Kraft auffassen und danach trachten, sie nützlich in den Prozeß menschlicher Entwicklung einzuordnen. Der Sexualtrieb darf vor allem nicht zu den schlechten Trieben gerechnet werden und die Jugend soll lernen, nicht ihn zu unterdrücken, sondern ihn zu beherrschen.

Demnach ist die Familie ebenso wie die Schule berufen, diese Erziehung durchzuführen, um so mehr, da das Elternhaus deshalb viel geeigneter als die Schule ist, weil sich die sexuelle Erziehung nicht wie irgendein rein naturwissenschaftliches oder philologisches Gebiet hintereinander abhandeln, sondern nur ganz unmerklich für die Kinder, dabei aber stark individualisierend, aufbauen läßt. Auch der rein aufklärende, biologisch-naturwissenschaftliche Teil dieser Erziehung kann im Hause geschehen, wenn die Eltern die Fähigkeit dazu haben. Eine solche „Aufklärung", d. h. biologisch-physiologische Unterweisung, die dem Kinde bei all den vielen sich täglich bietenden Gelegenheiten, ebenfalls für das Kind unmerklich, und doch zielbewußt, Erläuterung an Erläuterung anknüpfend, das Wissen um sexuelle Dinge als etwas ganz Natürliches beibringt, wäre das Ideal. Wir dürfen aber nicht vergessen, daß die Eltern der Mehrzahl unserer Kinder weder die Fähigkeit, noch die Zeit haben, diese Kenntnisse zu vermitteln, die ihnen selber in ihrer Jugend nicht beigebracht wurden.

Um nun eine Erziehung mit Berücksichtigung der sexuellen Fragen durchführen zu können, müssen Eltern und Lehrer selbst erst einmal die nötigen Grundlagen besitzen.

Die Bereitstellung von geeigneten Schriften für die Eltern, die Veranstaltung von Eltern- und Mütterabenden sind hierfür Vorbedingung. Enges Hand-in-Hand-Arbeiten zwischen Schule und Haus, das durch gemeinsame Aussprache zu fördern ist, ist unerläßlich.

Die Einführung sexualpädagogischer Lehrgänge für Lehrer, die Pflichtausbildung der Lehrer in Sexualpädagogik und sexueller Hygiene auf Universität und Seminar muß gefordert werden. Hingewiesen sei hier auf den sexualpädagogischen Lehrgang, der von der Ortsgruppe Ulm-Neu-Ulm herausgegeben worden ist.

Nach dem Gesagten wird dem *Elternhaus* in häuslich-sittlicher Erziehung vornehmlich die Aufgabe zufallen, den ethischen Boden zu bereiten, für die Gesamteinstellung der späteren Persönlichkeit dem Leben überhaupt, wie dem besonders wichtigen Sexualproblem gegenüber. D. h. bei der häuslichen Erziehung muß das Hauptgewicht auf die psychologische Seite, die Charakterbildung gelegt werden, das Kind muß instinktsicher gemacht und dadurch zur Selbstzucht geführt werden. Ist einmal die Vorbildung der Eltern soweit fortgeschritten, daß sie die physiologisch-biologische Unterweisung übernehmen können, dann soll diese von frühester Jugend an, durch den ganzen Werdegang hindurch in einer der jeweiligen Entwicklungsstufe sich immer neu anpassenden Form durchgeführt werden.

Ist schon im Vorhergehenden die Begrenzung des Erreichbaren angedeutet, so ist ferner noch die Grundfrage zu beantworten, ob wir unter den obwaltenden sozialen Verhältnissen überhaupt mit der Wahrscheinlichkeit eines umfassenderen Erfolges der oben geschilderten Erziehung rechnen können. Bietet denn die Familie heute noch die Grundlage für eine geordnete Erziehung? Bei den Angehörigen der Mittelklassen und der Kreise, die durch die wirtschaftlichen Wirkungen der letzten Entwicklung bereits proletarisiert sind, ihnen aber früher angehört haben, mag dies so weit zutreffen, als die Eltern imstande sind, auch die sexuellen Probleme vorurteilsfrei zu behandeln. Für die Mehrzahl der Proletarier muß dies aber verneint werden, d. h. aber zugleich für den größten Teil unseres Volkes. Nur wo ein gesundes Familienleben gedeiht, wo die Wohnungsverhältnisse derartig sind, daß sich das Leben der Erwachsenen von dem der Kinder räumlich absondern kann, — nur dort kann eine planmäßige Erziehung mit Berücksichtigung der Sexualität durchgeführt werden. Bei den Kindern, die unter der Mißgunst widriger sozialer Lage aufwachsen, die in engsten Behausungen von frühester Kindheit an unausweichlich Zeugen des Sexuallebens von Eltern und Geschwistern sind — bei dem größten Teil aller Kinder also muß jeder Versuch einer sexuellen Erziehung scheitern —, kann auch die Schule mit ihren Lehren keinen irgendwie nachhaltigen Einfluß ausüben.

Trotzdem darf sich die Schule dieser Verpflichtung nicht entziehen. Ist auch nicht zu hoffen, daß unter der Generation der jetzt aufwachsenden Kinder eine Massenwirkung erzielt wird, so muß die Erwartung auf Einzelwirkung genügen, mit einem planmäßigen Aufbau zu beginnen. Darüber hinaus ist auch zu erwarten, daß die in der Schule empfangenen Lehren nicht auf ganz unfruchtbaren Boden fallen und der übernächsten Generation zugute kommen.

Die *Schule* wird also neben der ihr von jeher zufallenden Verpflichtung einer Erziehung zu allgemein sittlichen Tugenden die Aufgabe auf sich zu nehmen haben, anknüpfend an den naturwissenschaftlichen Unterricht, die biologischen Tatsachen des Entstehens und Werdens dem kindlichen Verständnis einzuprägen.

Die jüngsten Kinder müssen bereits in die Naturvorgänge eingeführt werden, sie sollen an Pflanzen und Tieren sehen und lernen und so für sich das Wichtigste schaffen: ein Fundament an Kenntnissen und einen Wortschatz — gerade das, was den meisten Eltern und auch vielen Lehrern fehlt und ihnen freies Sprechen oft unmöglich macht. Auf dieser Grundlage kann mit den älteren Kindern jedes menschliche Problem in der Geschichte, Kulturgeschichte, Literatur frei und objektiv behandelt werden, denn so vorgebildete Kinder bringen den nötigen Ernst, das notwendige Verständnis und Freiheit von betontem Geschlechtsbewußtsein mit.

So muß die Schule die Kinder von Stufe zu Stufe zu Kenntnissen und Erkenntnissen führen, bis in ihnen durch das Erschließen der Fortpflanzungsvorgänge in Pflanzen- und Tierreich eine so emporhebende, ehrfurchtsvolle Bewunderung der schöpferischen Lebenskraft reift, daß sie, wenn sie später auf gleichartige Vorgänge bei den Menschen hingewiesen werden, dabei keine unreinen, herabziehenden Sinnlichkeitsgedanken haben.

In diesem Sinne soll frühzeitige Belehrung über die biologische Stellung des Sexuallebens auf der Schule stattfinden. Es soll aber im allgemeinen dabei keine hygienische Aufklärung des Geschlechtsverkehrs und der sexuellen Abirrungen Platz greifen. Der Begriff der Schule umfaßt hier die Altersstufen der Gemeindeschulen und der höheren Lehranstalten bis zur Obersekundareife.

Sollte im Sonderfalle eine solche Belehrung sich bei einem frühreifen oder irgendwie irregeleiteten Kinde als notwendig erweisen, so muß der Lehrer unter gleichzeitiger Verständigung mit den Eltern in persönlicher, freundschaftlicher, ganz individualisierender Form mit dem betreffenden Jugendlichen dies besprechen. Dies muß sogar unbedingt von ihm gefordert werden, da ein solches Kind sonst eine Gefahr für die Mitschüler werden muß.

### e) Die persönliche Prophylaxe.

„Die Skribenten sagen" — schrieb schon 1689 der Priesterarzt Carlo Musitano —, „man solle das Venusspiel meiden. Dies ist ein gar guter Rat, welchen doch nur ihrer wenige in acht nehmen, weil das schwache und gebrechliche Fleisch immer nach anderem Fleische sich sehnet, und hieße also dieses die Frage nicht auflösen, sondern aufheben."

Die Allgewalt des Triebes und außerdem der Zwang wirtschaftlicher Verhältnisse werden die venerische Gefährdung unseres Volkes durch den vor- oder außerehelichen Verkehr als Massenerscheinung in Verfolgung der bisherigen Entwicklungstendenz in Zukunft noch stärker als vor dem Kriege auftreten lassen.

Mit dieser Erkenntnis und mit der Gegebenheit, daß die Furcht vor Infektion als Abschreckungsmittel und das Wissen über die Gefährlichkeit der Promiskuität allein nicht ausreichen, erwächst für den Hygieniker die Pflicht, die Kenntnis solcher Methoden zu verbreiten, und die Mittel in wirksamer Form bereitzustellen, die geeignet sind, die Infektion mit Geschlechtskrankheiten zu verhüten. Dazu brauchen wir erst einmal eine tief in das Volk eindringende Bekanntschaft mit der Präventivtechnik und dann eine Änderung unserer Gesetzgebung, da diese mit den Forderungen der Hygiene in Widerspruch steht. Der Hygieniker muß fordern, daß das Strafrecht nicht mehr einseitig den Moralisten und Bevölkerungspolitikern folgt, sondern den Kampf gegen die Geschlechtskrankheiten unterstützt. Wir benötigen eine Abänderung des § 184, 3 des StGB., der lautet:

„Mit Gefängnis bis zu 1 Jahr und mit Geldstrafe bis zu 1000 M. oder mit einer dieser Strafen wird bestraft, wer . . .
Gegenstände, die zu unzüchtigem Gebrauch bestimmt sind, an Orten, welche dem Publikum zugänglich sind, ausstellt, oder solche Gegenstände dem Publikum ankündigt oder anpreist."

Hinzu kommt noch, daß nach unserer Rechtsprechung unter den Begriff „zu unzüchtigem Gebrauch bestimmt" auch solche Gegenstände fallen, deren Verwendung der Ausübung unzüchtiger Handlungen irgendwie förderlich ist, „welche vermöge ihrer Beschaffenheit sich zu unzüchtigem Gebrauch eignen und erfahrungsgemäß Verwendung zu finden pflegen, oder im Einzelfall zu diesen Zwecken ausgestellt, angekündigt oder angepriesen werden", daß ferner jeder außereheliche Verkehr als unzüchtige Handlung angesehen wird. Die gegen die Anempfehlung der persönlichen Prophylaxe vorgebrachten ethisch-moralischen Gründe sind nicht stichhaltig. Eine Verführung durch bequeme Erreichung derartiger Mittel ist unwahrscheinlich und könnte jedenfalls immer nur ganz wenige betreffen, deren „Verführung", da sie durch die Anwendung des Prophylakticums körperlich gesund bleiben, von verschwindender Bedeutung den vielen Erkrankungsfällen gegenüber ist, deren Vorhandensein also zu einer entgegengesetzten Politik zwingt. Der wirkliche moralische Mensch wird sich im übrigen nicht durch den bequemen Ankauf eines Prophylakticums von seiner Lebensanschauung abbringen lassen. Es kann sich dann nur um einen moralischen Heuchler handeln, dem dann natürlich die Anwendung des Prophylakticums nur nützlich ist. Wichtiger dagegen ist der Einwand, daß die Prophylaktica trotz der ungeteilten Meinung über ihre Wirksamkeit bei sachgemäßer Anwendung in den Händen Ungeübter oft ihre Wirkung verfehlen. Besonders tritt dies dann ein, wenn der Coitus unter dem Einflusse des Alkohols vollzogen wird, also gerade bei solchen Individuen, die sich oft in diesem Zustande in Geschlechtsbeziehungen einlassen, die sie nüchtern vermieden hätten und also gerade der Prophylaxe besonders bedürften.

Dieses an sich richtige Argument spricht aber nicht gegen die Schutzmittel als solche, sondern allein gegen die, die es nicht anzuwenden vermögen. Hier darf sich der Kampf nicht gegen das Schutzmittel wenden, sondern er muß sich gegen den Mißbrauch des Alkohols richten!

Der weitere Einwand, daß gewisse Männer zu unverständig wären, um die Präventivtechnik zu erlernen, kommt bei dem Bildungsgrade unseres Volkes so gut wie nicht in Betracht.

Und dem Argument, diese Mittel würden vielleicht im Erkrankungsfalle zur Behandlung benutzt, ist entgegenzuhalten, daß selbstverständlich bei der Anempfehlung der Prophylaktica stets betont werden muß, diese Mittel dienten einzig und allein der Verhütung und nicht der Heilung.

Bedeutsamer ist jedoch, daß gerade in den Fällen, in denen mehr oder weniger ausgesprochen seelische Regungen vorherrschen, schon rein gefühlsmäßig Schutzmaßnahmen als unnötig, peinlich oder für den andern Partner kränkend außer acht gelassen werden. Gerade hier ist ein Feld für die Aufklärung gegeben, die immer wieder betont, daß jeder Mensch, der in wechselnde Sexualbeziehungen sich einzulassen pflegt, als Infektionsquelle in Betracht kommen kann, weshalb bei jedem außerehelichen Coitus Schutzmaßnahmen anzuwenden sind.

Die prophylaktisch wirksamen Mittel wirken einmal mechanisch, eine zweite Kategorie chemisch.

### α) Die mechanisch wirkenden Mittel.

Sie bestehen aus einer Umhüllung des Penis, die verhindert, daß einmal Kontagium an die Haut herankommt und ferner in die Harnröhre hineingelangen kann. Um bei eventuellem Reißen der Umhüllung einen Schutz gegen eine luische Infektion wenigstens in gewissem Grade zu gewähren, ist auch bei den mechanisch wirkenden Mitteln ein Einfetten des Penis ante coitum anzuraten, da Salbe sowohl die Haut schützt als auch feine Kontinuitätstrennungen der Haut abdeckt.

1. Der Cöcalcondom (Fischblase, Goldschlägerhäutchen), hergestellt aus der Bindegewebsschicht des Blinddarms der Schafe (Cöcum), ist das wichtigste und relativ sicherste Mittel, das für die Verhütung der Ansteckung zur Verfügung steht. Es ist einmal das sicherste, da der Gefahr der Zerreißung bei Verwendung der feinen Sorten aus zwei übereinandergezogenen Exemplaren entgegengetreten werden kann. Natürlich darf keine billige geflickte Ware benutzt werden, sondern nur eine fehlerfreie. Die Anwendung des Cöcalcondoms ist auch die hygienisch beste Methode, weil er, aus tierischem Gewebe bestehend, in keiner Weise die Empfindung stört.

2. Der Gummicondom, der fabrikmäßig, als Massenartikel hergestellte Ersatz des Cöcalcondoms, entbehrt der letzteren Eigenschaft und ist zugleich auch durch seine bedeutend höhere Zerreißungsgefahr nicht so sicher im Gebrauch.

### β) Die chemisch wirkenden Mittel.

Sie werden im allgemeinen post coitum angewendet, und zwar so, daß zuerst — nach Entleerung der Harnblase unter Druck, am besten durch mehrfaches Zuhalten der Harnröhrenmündung — die gefährdeten Teile zur Entfernung des etwa daran haftenden Kontagiums gründlich mit Wasser und Seife gewaschen werden — bei besonderer Beachtung von Glans, Präputium und Frenulumgegend. Außerdem kann dann noch vor Anwendung der Mittel eine Abwaschung mit 1 promill. Sublimat- oder gleich starker Kalium-Permanganatlösung folgen.

1. Gegen Gonorrhöe werden als gebräuchlichste Mittel 2—20 proz. Silber-Eiweißverbindungen benutzt, die sich in der Praxis gut bewährt haben. Hat das kräftige Urinieren die Hauptmengen des infektiösen Materials herausgeschwemmt, so genügen $1^1/_2$—2 ccm der Desinfektionsflüssigkeit, die, in die Urethralöffnung hineingebracht, für längere Zeit einwirken können, zur Abtötung der eingedrungenen Gonokokken. Am besten eignen sich solche Formen, die nur für eine einmalige Benutzung verwendbar sind, wie sie bereits in olivenförmigen elastischen Gelatinekapseln mit zylindrischem Ansatzstück vorliegen, die die für eine einmalige Desinfektion ausreichende Menge enthalten.

Die Prophylaktica in Lösungen sind besser als die zu Stäbchen verarbeiteten, die ebenfalls in die prophylaktische Praxis (z. B. Choleval-Schutzstäbchen) eingeführt worden sind.

Da bisweilen infolge der Anwendung hochkonzentrierter Silbereiweißverbindungen eine weniger oder mehr hartnäckige Entzündung, unter Umständen sogar bei Mitbeteiligung der Adnexe, hervorgerufen wird, auch bei besonderer anatomischer Beschaffenheit von Öffnung und Fossa navicularis der Harnröhre das Schutzmittel einmal versagen kann, empfiehlt LADISLAUS BALOG nach Vornahme der oben beschriebenen allgemeinen Maßnahmen folgendes Verfahren, das hauptsächlich mechanisch säubernd wirkt:

Nach Ausspülung der fossa navicularis durch 1—2 ccm einer dünnen Lösung (Sol. Hydrarg. oxycyanati 1 : 4—5000,0 oder Sol. Albargini 1 : 1—3000,0) wird eine ganze Spritze in die Harnröhre injiziert, die Öffnung zugehalten, die Flüssigkeitssäule vom Bulbus her wiederholt gegen die Harnröhrenöffnung gestrichen, so daß sämtliche Ausbuchtungen und Falten (recessus) entfaltet und desinfiziert werden.

2. Gegen Lues werden medikamentöse Salben verwendet, die post coitum in Glans, besonders in die Kranzfurche und in die Penishaut eingerieben werden.

Die Kalomelsalbe METSCHNIKOFFS ist nach neueren Versuchen wertlos, wirkt nur höchstens durch die Einhüllung der Erreger und muß deshalb aus der Reihe der antisyphilitischen Prophylaktica gestrichen werden. Von unzuverlässiger Wirkung sind auch alle komplexen Quecksilbersalze, wie Hydrargyrum oxycyanatum. Die NEISSER-SIEBERTsche Desinfektionssalbe hält sich nur in Glasgefäßen, nicht aber in Metalltuben. Das beste und am meisten empfehlenswerte Präparat ist die Chininsalbe von SCHERESCHEWSKY, die unter dem Handelsnamen „Duanti" mit einem in Geloduratkapseln befindlichen Antigonorrhoicum zu je einmaligem Gebrauch allen Anforderungen entspricht, sowie das Dublosan, das in einem Mittel ein Prophylakticum gegen Lues und Gonorrhöe vereinigt.

Von dem Gesichtspunkt ausgehend, daß nur eine richtig betriebene Prophylaxe von Erfolg begleitet ist, sind in einzelnen Ländern, so auch in Deutschland, und zwar in Berlin, Hannover, Frankfurt a. M. und in Hamburg, Versuche gemacht worden, den Gefährdeten in besonderen Stationen Prophylaxemöglichkeiten bereitzustellen. In Berlin sind dazu die Rettungsstellen benutzt worden. Hingewiesen wird auf sie in den Bedürfnisanstalten durch Schilder nebenstehenden Inhalts auf S. 713.

Diese Prophylaxestationen erfüllen einen doppelten Zweck: sie haben einmal gezeigt, daß die Prophylaxe in der Tat bei allen denen, die rechtzeitig, d. h. innerhalb der ersten (4) Stunden post coitum, sich desinfizieren lassen, wirksam gewesen ist. Außerdem dokumentieren sie die Notwendigkeit der persönlichen Prophylaxe und tragen zur Verbreitung ihrer sachkundigen Anwendung bei.

### Schutz vor Geschlechtskrankheiten!

Bei jedem außerehelichen Verkehr ist die Gefahr einer Ansteckung eine große.

Die Gefahr wird verringert, wenn man sich beim Verkehr einer Schutzhülle bedient oder sich *binnen einer Stunde* nach dem Verkehr in einer der Rettungsstellen des Groß-Berliner Verbandes für das Rettungswesen desinfizieren läßt.

☛ Die nächste Rettungsstelle befindet sich .................................................

Deutsche Gesellschaft zur Bekämpfung der Geschlechtskrankheiten,
Wilhelmstraße 45.

In Berlin wird diese Institution allerdings in der Hauptsache von alten Roués besucht, so daß viele Rettungsstellen eine Stammkundschaft aufweisen, wodurch der Wert der Prophylaxe jedenfalls dokumentiert wird.

In Hannover wurden 869, in Frankfurt a. M. 1219 Desinfektionen 1924 ausgeführt und über die Entwicklung in Berlin belehrt die folgende Tabelle:

*Schutzbehandlungsfälle in den Berliner städtischen Rettungsstellen in den Jahren 1921—1925, geteilt nach Monaten.*

| | Januar | Febr. | März | April | Mai | Juni | Juli | Aug. | Sept. | Okt. | Nov. | Dez. | Zusammen |
|---|---|---|---|---|---|---|---|---|---|---|---|---|---|
| 1921 | — | — | — | — | — | — | — | — | — | — | — | — | 2957 |
| 1922 | 571 | 513 | 635 | 685 | 753 | 799 | 896 | 848 | 812 | 837 | 821 | 834 | 9004 |
| 1923 | 847 | 799 | 899 | 886 | 1038 | 1209 | 1308 | 1217 | 1288 | 1216 | 1001 | 856 | 12564 |
| 1924 | 731 | 797 | 975 | 924 | 917 | 874 | 881 | 917 | 880 | 878 | 895 | 1170 | 10839 |
| 1925 Jan. b. Aug. | 1095 | 1016 | 1090 | 1089 | 1152 | 1060 | 1215 | 1166 | — | — | — | — | 8883 |

Die Fälle der Erkrankung, trotz Anwendung eines Prophylakticums, leiten sich im allgemeinen daher, daß unwirksame oder schlecht gewordene Mittel angewendet wurden. Der Geschäftstrieb hat dazu geführt, eine Unmenge für die Prophylaxe völlig ungeeigneter Dinge auf den Markt zu werfen.

Die Kriterien, die ein praktisch brauchbares Schutzmittel bieten muß, sind: Unschädlichkeit, Haltbarkeit, Zuverlässigkeit und handliche Form.

Ob diese Kriterien erfüllt sind, kann nur von einer objektiven Stelle aus entschieden werden. Entschließt sich der Staat zu einer Propagierung der persönlichen Prophylaxe, dann muß er gleichzeitig dafür sorgen, daß nur wirksame Mittel zum Verkauf gelangen und alle schlechten vom Markte verschwinden. Dem Reichsgesundheitsamt oder einem der staatlichen Institute müssen alle vorhandenen und neu hinzukommenden Mittel eingereicht und hier nach allen bekannten Methoden auf ihre Brauchbarkeit hin geprüft werden. Gleichzeitig ist ihre Haltbarkeit zu untersuchen und danach von den Fabriken auf der Packung selbst durch Stempel ihre Verwendungsdauer anzugeben. Dies nach dem Muster der Filmpackungen! Dementsprechend ist anzuordnen, daß alle bis zu der Haltbarkeitsgrenze nicht verkauften Packungen einzuziehen sind.

### f) Maßnahmen zur Verhütung der Augenblennorrhoe der Neugeborenen.

Eine Entschließung des Bayerischen Staatsministeriums des Innern betreffend Verhütung der Augeneiterung der Neugeborenen vom 18. November 1919 berichtet lakonisch: „Von den in diesem Jahre zur Aufnahme in die Landesblindenanstalt angemeldeten Kindern sind wieder mehr als ein Drittel infolge Augeneiterung der Neugeborenen erblindet." Diese Tatsache erscheint völlig unverständlich, wenn in Betracht gezogen wird, daß 45 Jahre vergangen sind, seitdem CREDÉ (1881) die prophylaktische Einträufelung von Höllensteinlösung in die Augen der Kinder gleich nach der Geburt empfahl, die in den Kliniken einen Rückgang der Blennorrhöe schlagartig von 10% auf 0,09% zeitigte. Es ist unerfindlich, daß die obligatorische Einträufelung für ganz Deutschland immer noch nicht durchgeführt ist, denn es gibt wohl kaum eine Krankheit, die sich mit derartiger Sicherheit und Leichtigkeit wie dieses Leiden verhindern läßt.

Bestimmungen sind bisher nur in einzelnen Bundesstaaten erlassen worden: so mußte seit 1899 in *Bayern* eine 2proz. Höllensteinlösung dann eingeträufelt werden, wenn eitriger Ausfluß aus den Genitalien der Mutter festgestellt wurde. Die Erkenntnis, daß diese Maßnahme nur unvollkommen genügen konnte, führte im Jahre 1910 zu einer Erweiterung dieser Verordnung, für alle Neugeborenen und zwar noch vor Abnabelung des Kindes mittels 1,2proz. essigsaurer Silberlösung. 1911 wurde auch eine Anzeigepflicht der Blennorrhöe eingeführt. Nach RUDOLF HIRSCH erkrankten in den Jahren vor der obligatorischen Prophylaxe 3—5%, in den letzten Jahren 0,7% aller Säuglinge.

In *Baden,* wo das preußische Hebammenlehrbuch dem Ausbildungskurse der Hebammen zugrunde gelegt ist und von allen Hebammen benutzt wird, muß gemäß Anlage 2, Absatz 13 der Dienstanwendung für die Badischen Hebammen vom 9. Februar 1920: „Nach der Ausstoßung der Nachgeburt die den Augentripper vorbeugende Einträufelung des Sophols (in 5% Lösung) in die Augen des Neugeborenen vorgenommen werden."

Für *Preußen* bestimmt der § 218 des Hebammenlehrbuches [1920[1])], der von der Abwartung des Kindes gleich nach der Geburt handelt, wird vorgeschrieben, daß die Hebamme in jedes Auge des Kindes, nach Anlegung der Nabelbinde, einen Tropfen der 1proz. Höllensteinlösung einzuträufeln hat.

Ausführlich behandelt diesen Punkt der § 380, Absatz 2, der lautet: „Nach der Geburt des Kindes muß die Hebamme nunmehr das Verfahren mit dem Kind vornehmen, das zum Schutze des Kindes gegen die furchtbare Gefahr des ansteckenden Ausflusses der Gebärenden dienen soll. Es ist das eine Einträufelung einer 1proz. Höllensteinlösung in jedes Auge des Kindes möglichst sofort, spätestens $^1/_2$ Stunde nach der Geburt. Diese Einträufelung, rechtzeitig und vorschriftsmäßig ausgeführt, verhindert sicher die zu fürchtende Augenentzündung und spätere Erblindung des neugeborenen Kindes."

Der § 502 behandelt die „Eitrige Augenentzündung der Neugeborenen" und wiederholt in Absatz 7: „Die Augen aller Kinder sind sofort nach der Geburt des Kopfes mit abgekochtem Wasser abzuwischen. Ferner hat die Hebamme die Einträufelung mit 1proz. Höllensteinlösung bei allen Neugeborenen auszuführen, auch wenn kein direkter Verdacht auf Tripphererkrankung der Mutter besteht. Durch diese Maßnahme wird die Augenentzündung auf ganz seltene Ausnahmefälle beschränkt."

In *Sachsen* bestimmt die Verordnung über eine Dienstanweisung für Bezirkshebammen vom 2. IV. 1924 im § 4,2, der von Ratserteilung an Schwangere usw. handelt:

„Schwangere, die an eitrigem Ausfluß aus den Geschlechtsteilen leiden, soll sie auf die Gefahr, die hieraus für die Schwangere selbst und für die Augen des Kindes entstehen kann, eindringlichst hinweisen und zur Befragung eines Arztes anhalten."

Außerdem ist nach dem Lehrbuch von LEOPOLD ZWEIFEL die Anwendung einer gesättigten essigsauren Silberlösung vorgeschrieben, von der in der Heb-

---

[1]) Dies gilt auch für Lübeck.

ammentasche nach § 15, Nr. 22 5 ccm in dunkelbraunem, 10 ccm fassendem Tropfglas mit Glasstöpsel und Stöpselklammer mitzuführen sind.

In *Hessen*, wo das preußische Hebammenlehrbuch vorgeschrieben ist, sind in der Dienstanweisung für Hebammen vom 19. Juli 1905 folgende Vorschriften erlassen:

§ 12. „Leidet die Gebärende an auffallendem, besonders eitrigem Schleimfluß und ist der Arzt bei der Geburt des Kindes nicht zugegen, so soll die Hebamme die Einträufelung von je 1 Tropfen 1proz. Höllensteinlösung in die geöffnete Lidspalte jedes Auges des Kindes vornehmen, sofern nicht die Wöchnerin oder deren nächste Angehörige Einspruch dagegen erheben. Sollte Einspruch dagegen erhoben werden, so hat die Hebamme die sofortige Zuziehung des Arztes zu veranlassen.

§ 23. Auch bei Krankheiten der Neugeborenen hat die Hebamme auf zeitige Berufung des Arztes zu dringen, insbesondere bei den Zeichen einer Augenentzündung die Angehörigen sowohl auf die Gefahr der Erblindung der Kinder bei verzögerter ärztlicher Hilfe als auch auf die Möglichkeit einer Ansteckung für die Pflegenden aufmerksam zu machen."

In *Württemberg* ist die Hebamme *nicht* verpflichtet, bei jedem Kinde eine Einträufelung vorzunehmen, sondern nur bei den Kindern, bei deren Müttern Verdacht auf Geschlechtskrankheit vorliegt. § 14 der württembergischen Dienstanweisung lautet: „Leidet die Gebärende an rauher Scheide oder üblem Ausfluß, so hat die Hebamme die vorgeschriebene Lösung in die Augen des Kindes zu träufeln." Nach § 120 des württembergischen Hebammenlehrbuches ist die Hebamme nur verpflichtet, die Augen des Kindes unmittelbar nach der Geburt mit steriler Watte, in abgekochtem Wasser angefeuchtet, auszuwischen.

In der Stuttgarter Hebammenlehranstalt wird aber jetzt darauf gesehen, daß möglichst bei jedem Kind die Einträufelung von 1proz. Höllensteinlösung[1]) vorgenommen wird, damit die Hebammen später draußen in der Praxis die Einträufelung gewohnheitsmäßig ausführen.

In *Thüringen* muß nach Verordnung des Wirtschaftsministeriums *tunlichst* eine 2proz. Protargol- oder eine 1,2proz. essigsaure Silberlösung angewendet werden.

Eine Anzeigepflicht der Fälle von Augenentzündung Neugeborener besteht außer in *Bayern*, in *Preußen* (§ 39,5 der Dienstanweisung vom 23. III. 1923), in *Württemberg* (§ 21 der Dienstanweisung), in *Sachsen* (§ 40 der Dienstverweisung), in *Anhalt* und in *Lippe*, wo auch der Verdacht anzeigepflichtig ist.

## 8. Die männliche Prostitution.

Zur Zeit spielt die männliche Prostitution in allen größeren Städten eine mehr minder große Rolle. Sie ist am ausgesprochensten in Berlin und Hamburg.

Daß diese Erscheinung aber kein Novum ist, geht schon aus der Schilderung von JOHANN FRIEDEL hervor, der im Jahre 1782 in seinem Buche „Galanterien" aus Berlin ein besonderes Kapitel den „warmen Brüdern von Berlin" widmete und auch von einem Knabenbordell berichtete.

Die Ausbreitung der derzeitigen männlichen Prostitution kann zahlenmäßig nicht angegeben werden, da ein dauernder Wechsel in ihrem Bestande vorhanden ist. Sicher ist indessen, daß seit dem Kriege eine bedeutende Zunahme stattgefunden hat, was daraus hervorgeht, daß jetzt rund 1000, im Frieden aber 300—400 Strichjungen jährlich im Berliner Dezernat des Polizeipräsidiums in Schutzhaft genommen werden. Nur der kleinere Teil (15—20%) der Sistierten setzt sich aus geborenen Berlinern zusammen, die übrigen stammen aus der Provinz, oft genug aus kleinen Dörfern. Echte Homosexuelle werden selten

---

[1]) Ist in Hamburg durch Rundschreiben des Gesundheitsamtes (29. V. 1916) verordnet.

darunter gefunden, die meisten sind Pseudohomosexuelle, die mit den ebenfalls oft aus der Provinz in die Stadt gekommenen echten Homosexuellen in Fühlung und Verkehr gekommen sind. Zur Ausübung der gewerbsmäßigen Päderastie kommen diese Jugendlichen recht häufig aus Not. Sie sind in die Stadt eingewandert, um Arbeit zu suchen, haben keine gefunden oder sie wieder verloren und sind von anderen Jungen oder erwachsenen Homosexuellen auf diese Möglichkeit des Geldverdienens hingewiesen oder dazu verführt worden. Charakteristisch ist das jugendliche Alter der Strichjungen, deren höchste Altersgrenze das 25. Jahr ist. Sie rekrutieren sich aus allen Schichten der Bevölkerung.

Der starke Wechsel im Bestande der männlichen homosexuellen Prostitution kommt vor allem dadurch zustande, daß nach Zugriff der Polizei die einmal in Schutzhaft Genommenen zum größten Teil wieder in die Provinz zurückwandern, hier wieder Arbeit, aber nicht in dem Maße Gelegenheit zur weiteren Ausübung der Homosexualität finden.

Hervorzuheben ist, daß sich besondere Straßen als Strich ausgebildet haben: Budapester Straße vom Potsdamer Platz bis zum Brandenburger Tor und die ihr parallele Tiergartenallee bis zum Kemper Platz, sowie die Tauentzienstraße und die Passage Unter den Linden, Friedrichstraße, sowie die Existenz einiger weniger Lokale, in denen sich die allerheruntergekommensten Typen dieser Jungen wartend aufzuhalten pflegen. Mit diesen Lokalen finden sich gegenwärtig 38 in Berlin mit fast ausschließlich homosexuellen Besuchern; in einigen vorwiegend männliche Transvestiten, in anderen vorwiegend weibliche Homosexuelle. Vom schmutzigsten Päderatenkeller an bis zur elegantesten Diele finden sich alle Übergänge.

Die Überwachung und Bekämpfung des Strichs wird durch die Beamten der Sonderabteilung des Polizeipräsidiums (für widernatürliche Unzucht) durchgeführt. Der Außendienst liefert die auf der Straße aufgegriffenen Jungen und diejenigen, die sich in Lokalen auffällig benommen haben, zur Schutzhaft ins Präsidium ein, wo sie eine Nacht bleiben, dann am nächsten Tage mit einer Verwarnung entlassen werden, bis auf diejenigen, die fürsorgeerziehungspflichtig sind und der Zwangserziehung übergeben werden. Nur wer häufig auf dem Strich betroffen wird, kann kurze Haftstrafen erleiden. Nach dem neuen Strafgesetzentwurf § 267 ist jedoch für die gewerbsmäßige Betreibung Gefängnisstrafe angedroht. Auch ist das Schutzalter auf das 18. Jahr heraufgesetzt, aus dem Gesichtspunkt heraus, daß die männlichen Homosexuellen eine besondere Affinität den Jugendlichen gegenüber aufweisen und viele dieser Jugendlichen in ihrer noch undifferenzierten Triebrichtung sehr leicht dauernd zu homosexueller Artung determiniert werden.

## 9. Gesetzliche Regelung der Bekämpfung der Geschlechtskrankheiten.

### a) Skandinavien.

Die Erkenntnis der Wertlosigkeit der Reglementierung für eine planmäßige Bekämpfung der Geschlechtskrankheiten hatte, wie oben bereits angeführt, zu gesetzgeberischen Maßnahmen in Skandinavien geführt, mit deren Einführung gleichzeitig auch die polizeiliche Überwachung der Prostitution abgebaut wurde.

1888 wurden in *Norwegen* den Gesundheitsämtern nach Aufhebung der Kontrolluntersuchungen die Übernahme aller Maßnahmen übertragen, die der neuen Sachlage gemäß geboten erschienen. 1906 wurde in *Dänemark* das Gesetz über die Bekämpfung der öffentlichen Unsittlichkeit und der Geschlechtskrankheiten erlassen; 1907 wurde in *Finnland* den Gesundheitsämtern die Bekämpfung der Geschlechtskrankheiten auferlegt, und am 1. Januar 1919 trat in *Schweden* die Lex veneris in Kraft.

In allen vier skandinavischen Ländern wird die Untersuchungs- und Behandlungspflicht aller Personen gefordert, die glauben, geschlechtskrank zu sein oder aber sich im ansteckenden Stadium befinden. Das ergänzende Untersuchungs- wie Behandlungsrecht ist aber nur in Dänemark und Schweden verbrieft (Dänemark § 5; Schweden § 3). Gleichermaßen wird dies in den vor dem Erlaß stehenden norwegischen und finnischen Gesetzen verankert werden.

Das Behandlungsrecht gewährt den Kranken freie poliklinische Behandlung bzw. freie Behandlung beim Amtsarzt oder dem von ihm Beauftragten, sowie im Bedarfsfalle kostenlose Krankenhausbehandlung (S. § 4). Letztere tritt zwangsmäßig dann ein, wenn es zur Verhütung einer Weiterverbreitung der Krankheit notwendig erscheint (D. § 5; S. § 15). Der Grundsatz bei der Gewährung des Krankenhausaufenthaltes bzw. bei seiner Erzwingung ist: Erzielung einer möglichst guten und intensiven Anfangsbehandlung im Interesse des Kranken und Schutz der Gesunden im Interesse der Allgemeinheit. Dementsprechend setzt sich die Hauptmasse der Hospitalisierten zusammen aus frischen Syphilisfällen und solchen Luikern, deren Krankheitserscheinungen eine Gefährdung für ihre Umgebung bedeuten würden. Die Gonorrhöepatienten werden meist wegen Komplikationen seitens der Adnexe aufgenommen, Ulcus-molle-Fälle bei Bubo.

Jeder in die Behandlung tretende Patient wird von seinem Arzte darüber belehrt, wie er sich bezüglich seiner Behandlung und in Hinsicht auf die Verhütung einer Weiterverbreitung seiner Erkrankung zu verhalten hat. Außerdem erhält er noch ein Merkblatt, das von der Medizinalbehörde zur Verfügung gestellt wird. Ferner muß der Arzt den Patienten auf die Strafbarkeit der Übertragung der Geschlechtskrankheiten auf Dritte, sowie auf die Bestimmung des Ehegesetzes hinweisen (D. § 7, S. § 5). Wird der Patient aus der Behandlung entlassen, so kann ihm, falls es im Hinblick auf die Ansteckungsgefahr für erforderlich erachtet wird, die Verpflichtung auferlegt werden, noch weiter unter ärztlicher Aufsicht zu bleiben und sich z. B. termingemäß beim behandelnden Arzte einzufinden. Andernfalls muß er dem bisherigen Arzte den Nachweis erbringen, daß die Behandlung von einem andern Arzte übernommen worden ist (D. § 6, § 13; S. § 3). Richtet sich der Patient nicht nach den ihm erteilten Weisungen, oder bleibt er aus der Behandlung fort ohne den Nachweis anderweitiger Behandlung, so ist der Arzt verpflichtet zur Anzeige des Patienten beim Amtsarzt (D. § 6; S. § 9). Der Amtsarzt hat auf die Anzeige hin die betreffende Person innerhalb einer kurz zu bemessenden Frist vorzuladen, entweder sie selbst zu untersuchen, oder aber zur Vorlegung eines Gesundheitsattestes zu veranlassen (D. § 13; S. § 14). Der Amtsarzt hat im Erkrankungsfalle zu entscheiden, ob der Patient sich weiterhin ambulant behandeln lassen darf oder aber ein Krankenhaus aufsuchen muß (D. § 5; S. § 15).

Die Krankenhausbehandlung darf der Patient nicht eher abbrechen, als bis er vom behandelnden Arzt aus dem Krankenhaus ordnungsgemäß entlassen worden ist (D. § 14; S. § 3).

Kommt der Patient der Aufforderung des Amtsarztes, sich untersuchen zu lassen, nicht nach, so wird die Angelegenheit dem Gesundheitsamt überwiesen, das über die ärztliche Untersuchung wie über die Krankenhausunterbringung zu entscheiden hat und im Notfall auch polizeiliche Hilfe in Anspruch nehmen kann (D. §§ 5, 13; S. §§ 21, 22).

In allen skandinavischen Staaten ist zudem eine anonyme Meldepflicht aller ordnungsgemäß in die Behandlung tretenden Geschlechtskranken im ansteckenden Stadium, sowie die namentliche Meldepflicht der Infektionsquellen vorgeschrieben.

Wenn auch noch nicht reichsgesetzlich festgelegt, so ist doch auch in *Norwegen* die Bekämpfung der venerischen Krankheiten auf dem Verordnungswege seitens der einzelnen Gesundheitsämter auf Grund des Gesetzes über Gesundheitskommissionen sowie über Maßnahmen gegen epidemische und ansteckende Krankheiten vom 16. Mai 1860 in ähnlicher Weise wie in Dänemark und Schweden geregelt worden.

In *Finnland* ist die Bekämpfung der Geschlechtskrankheiten in den Städten dem Sanitätsbureau übertragen, das für das Gesundheitsamt alle Bekämpfungsmaßnahmen übernommen hat. Es hat die Aufgabe, alle Personen, die auf Grund ihrer Lebensverhältnisse und Lebensgewohnheiten eine offenbare Gefahr für die Verbreitung der venerischen Krankheiten zu sein scheinen, aufzuspüren und zur Untersuchung und Behandlung zu bringen. Diese Tätigkeit richtet sich nur in Ausnahmefällen gegen Männer, im allgemeinen allein gegen die Frauen. Weiterhin hat das Sanitätsbureau die von Ärzten gemeldeten Personen ebenso wie die von sonstigen Personen angezeigten Infektionsquellen zu verfolgen, ihre Untersuchung zu veranlassen und auch den Umständen nach zur Zwangsbehandlung zu bringen. Minderbemittelte erhalten unentgeltliche Behandlung in den Polikliniken wie bei den Amtsärzten.

Überall in Skandinavien ist die Übertragung einer venerischen Krankheit, in Schweden, Dänemark und Norwegen auch schon durch sie bewirkte Gefährdung unter Strafe gestellt:

Finnland: Strafgesetzbuch (1899), Kapitel 20, § 13:

„Wer, wissend, daß er mit einer venerischen Krankheit behaftet ist, durch Beischlaf diese auf eine andere Person überträgt, wird mit Zuchthaus oder Gefängnis bis zu 2 Jahren bestraft."

Schweden: Strafgesetzbuch, Kapitel 14, § 21:

„Wer an einer Geschlechtskrankheit in ansteckendem Stadium leidet, wissend oder vermutend, krank zu sein, durch Geschlechtsverkehr oder Unzucht, die nicht zu Geschlechtsverkehr hinführt, einen anderen der Gefahr der Ansteckung aussetzt, wird zu Gefängnis verurteilt, oder wenn besondere mildernde Umstände vorliegen, zu Geldbuße nicht unter 50 Reichstaler. Ist eine Ansteckung erfolgt, so kann die Strafe auf Zuchthaus bis zu 2 Jahren erhöht werden.

Wer auf andere als die angegebene Weise vorsätzlich oder durch grobe Fahrlässigkeit einen anderen der Gefahr der Ansteckung mit einer Geschlechtskrankheit aussetzt, wird zu Gefängnis oder Geldstrafe verurteilt. Ist eine Ansteckung erfolgt, so kann auch in diesem Falle die Strafe auf Zuchthaus bis zu 2 Jahren erhöht werden." (Gesetz vom 20. Juni 1918, in Kraft getreten am 1. Januar 1919.)

Dänemark: Strafgesetzbuch (1866), § 181:

„Wer, wissend oder vermutend, daß er mit einer venerischen Krankheit behaftet ist, mit einem anderen Unzucht übt, wird mit Gefängnis oder bei strafverschärfenden Umständen mit Zuchthaus bestraft."

Norwegen: Strafgesetzbuch (1900), § 155:

„Wer, wissend oder vermutend, geschlechtskrank zu sein, durch Geschlechtsverkehr oder unzüchtiges Verhalten eine andere Person ansteckt oder der Gefahr der Ansteckung aussetzt, wird mit Gefängnis bis zu 3 Jahren bestraft.

Die gleiche Strafe trifft den, der dabei mitwirkt, daß jemand, von dem er weiß oder vermutet, daß er an einer ansteckenden Geschlechtskrankheit leidet, eine andere Person, wie oben ausgeführt, ansteckt oder der Ansteckungsgefahr aussetzt.

Unter Ehegatten findet gerichtliche Verfolgung nur auf besonderen Antrag des Infizierten statt."

Norwegen: Strafgesetzbuch, § 358:

„Mit Geldbuße oder Gefängnis bis zu 6 Monaten wird bestraft, wer, ohne auf die Ansteckungsgefahr aufmerksam zu machen:

1. ein Kind in Pflege gibt, von dem er weiß oder vermutet, daß es an Syphilis leidet, oder jemand zur Pflege eines solchen Kindes annimmt, oder

2. wissend oder vermutend, an Syphilis zu leiden, Dienst in einem anderen Haushalt annimmt oder in seiner Dienststelle verbleibt oder ein fremdes Kind zur Pflege annimmt oder wer hierbei mitwirkt.

Die gleiche Strafe trifft den, der zur Pflege eines Kindes eine Person annimmt oder behält, von der er weiß oder vermutet, daß sie an Syphilis leidet oder wer hierbei mitwirkt."

### b) Die Behandlung der Prostitutionsfrage in den skandinavischen Ländern.

Aufhebung der Reglementierung ist nicht gleichbedeutend mit einem laisser-faire — laisser-aller *der* Prostituierten, die durch die Art ihres Lebenswandels eine besondere Gefährdung für die Gesundheit anderer bildet. Auch hat niemals sich ein Abolitionist vorgestellt: „Daß die nicht gewerbsmäßigen, aber doch zu einem nicht geringen Teil von der Unzucht lebenden Dirnen, durch die Aussicht polizeilicher Straffreiheit oder Freiheit vor Beaufsichtigung, veranlaßt werden sollen, sich freiwillig behandeln zu lassen und während der ganzen Ansteckungszeit, d. h. bisweilen monatelang, sich des Geschlechtsverkehrs zu enthalten" (ASCHER). Solche Vorstellungen, die ab und zu von Reglementaristen im breiten Publikum zu erwecken versucht werden, widersprechen völlig dem Sinne einer im Rahmen eines Gesetzes durchgeführten vernunftgemäßen Regelung, die jeder erkrankten Person ärztliche Behandlung garantieren will, gleichzeitig aber auch die Behandlung unsicherer Patienten und von Gefährdern der Volksgesundheit erzwingen muß.

Solange die derzeitigen sozialen Bedingungen herrschen, solange es eine bürgerliche Gesellschaft gibt, solange werden wir eine Prostitution haben. Damit aber werden wir stets einen Kreis von Prostituierten herausschälen können, der nicht ganz ohne Druck von außen, wenn er erkrankt, Behandlung suchen wird. Bei diesem Personenkreise wird es sich allgemein um *die* Frauen handeln, die auch heute schon dauernd mit der Sittenpolizei zu tun bekommen, eben um jene Schar psychisch und intellektuell Minderwertiger, von denen ein Teil so schwach begabt oder schwachsinnig ist, daß er den Sittenbeamten zur regelmäßigen Beute wird. Einen Schutz gegen und für diese Mädchen kann nur der gleichzeitige Erlaß eines Bewahrungsgesetzes und einer Lex veneris bringen.

Es steht also fest, daß auch unter dem abolitionistischen System Zwangsmaßnahmen fernerhin eine Rolle spielen müssen. — Was diese aber grundsätzlich vom reglementaristischen System unterscheidet, ist der Tatsachenkomplex, daß sie sich nicht einseitig nur gegen das *eine* Geschlecht richten, und daß sie nicht dazu führen, Frauen, die irgendwie zur Prostitution als Gewerbe gekommen sind, darin festzuhalten —, im Gegenteil sogar alles getan werden soll, was die Möglichkeit gibt, sie daraus zu erretten oder aber davor zu bewahren.

In *Schweden* hat man es als völlig ausreichend in sozialhygienischer Hinsicht befunden, denjenigen Personen, die augenscheinlich gewerbsmäßig Unzucht treiben — gleichgültig ob sie einen Scheinberuf haben oder nicht —, auf Grund des § 3 des Gesetzes vorzuschreiben, sich zu bestimmten Zeiten zur Untersuchung beim Arzt einzufinden. Unterläßt die betreffende Person dies, so setzt gegen sie das gewöhnliche Zwangsverfahren ein. So entbehrt also die schwedische Lex veneris keineswegs der Mittel, die Prostituierten gesundheitlich zu überwachen. Indessen wird in erster Linie das Zwangsverfahren von der Gesundheitsbehörde, und nur im Notfalle von der Polizei gehandhabt, so daß die sozialen und moralischen Mißstände der Reglementierung ausgeschaltet sind.

Dem Vorschubleisten der Prostitution ist in § 11 der Lex veneris dadurch ein Riegel vorzuschieben versucht, daß der Arzt, der einen Fall von Geschlechtskrankheit zuerst beobachtet, bei Eruierung der Ansteckungsquelle alle Faktoren in bezug auf die Übertragung der Ansteckung aufdecken soll. Vor allem hat er festzustellen, unter welchen Umständen die Krankheit übertragen wurde, wodurch die Entdeckung von verdächtigen Absteigequartieren und bordellartigen Einrichtungen erleichtert werden soll, die durch den Gesundheitsinspekteur dem Staatsanwalt angezeigt werden. Derartige Kuppelhäuser werden dann von der Kriminalpolizei beobachtet, um Beweise für die Anklage zu ermitteln; bei vorliegendem Verdachtsoder Tatbestand wird der oder die Schuldige festgenommen, vernommen und strafrechtlich verfolgt.

Gegen die sich gewohnheitsmäßig prostituierenden Frauen, *soweit sie die öffentliche Ordnung und Sittlichkeit stören*, findet das Gesetz über die Behandlung von Landstreichern vom 12. Juli 1885 Anwendung. Danach kann eine Person, die arbeitslos und ohne Existenzmittel ist und noch dazu ein die allgemeine Ordnung und Sittlichkeit gefährdendes Leben führt, als Landstreicher behandelt werden. Eine solche Person (Mann oder Frau) wird erstmalig verwarnt, im Wiederholungsfall zu Zwangsarbeit verurteilt. In Stockholm ist eine besondere Abteilung der Kriminalpolizei gebildet worden (1 Oberpolizeiinspekteur, 1 Oberwachtmeister, 10 Kriminalbeamte), die im Bedarfsfalle auch für die Gesundheitsbehörde die Exekutive übernimmt, gleichzeitig die Straßen überwacht. Diese Kriminalbeamten patrouillieren, in Zivil und stets zu zweien, abends und nachts in den Straßen. Sistierte, die von 4 bei der Kriminalpolizei angestellten und in Krankenpflege staatlich geprüften Polizeischwestern betreut werden, werden über ihre Lebensverhältnisse vernommen und erhalten beim Tatbestande der Landstreicherei eine Verwarnung oder werden, wenn eine solche bereits erteilt war, oder sie schon früher zu Zwangsarbeit verurteilt waren, mit 6 Monaten bis zu 2 Jahren Zwangsarbeit belegt.

In *Norwegen* werden Straßen und Vergnügungslokale von der Sittenpolizei überwacht, deren Stab sich in Oslo aus einem Kommissar, sowie drei männlichen und zwei weiblichen Beamten zusammensetzt. Prostituierte, die ihrem Gewerbe in einer, Sitte oder Anstand verletzenden oder andere belästigenden, Weise nachgehen, können festgestellt und festgenommen und auf Grund des § 378 StrGB, sowie § 4 des Vagabondagegesetzes mit Gefängnis oder mit Überweisung ins Arbeitshaus bis zu drei Jahren bestraft werden. In der Regel werden jedoch junge und bisher nicht vorbestrafte Frauen einem Mädchenheim für die Dauer von zwei Jahren überwiesen, wo sie in aller Art Hausarbeit ausgebildet werden, wie Waschen, Plätten, Kochen, Servieren usw. Nach der Entlassung wird ihnen nach Ablauf gewisser Beobachtungszeit, vorausgesetzt, daß sie sich gut geführt haben, die Verbüßung der verhängten Strafe erlassen.

Frauen, bei denen die Vermutung besteht, daß sie geschlechtskrank sind, können von der Sittenpolizei der Gesundheitskommission zur Untersuchung überwiesen oder vorgeführt werden. Ist eine Prostituierte als Ansteckungsquelle angegeben worden, wird sie — in der gleichen Weise wie jede andere Person, — durch einen von Boten überbrachten Brief aufgefordert, sich auf der Gesundheitskommission zur Untersuchung, ev. zur kostenlosen ärztlichen Behandlung einzufinden. Nur im Weigerungsfalle wird die Vorführung mit Hilfe der Polizei erzwungen, und die vorgeführte Person kann dann der Zwangsbehandlung im Krankenhause unterworfen werden.

Hier wird bald auch nach schwedischem Muster ein Bekämpfungsgesetz vom Storting angenommen und dementsprechend auch die Prostitutionsfrage geregelt werden.

In *Dänemark* gibt der § 1 des Gesetzes zur Bekämpfung der öffentlichen Unsittlichkeit und der Geschlechtskrankheiten vom 20. März 1906, in Verbindung mit dem § 2 des Vagabondagegesetzes vom 3. Mai 1860 und in Kopenhagen mit Rücksicht auf den § 9 der Polizeiverordnung (öffentliche Aufforderung zur Unzucht) die Grundlage für Untersuchungen sich gewohnheitsmäßig prostituierender Frauen.

So werden z. B. in Kopenhagen jährlich rund 1000 Frauen von den Sitten-beamten aufgegriffen.

1922 wurden Frauen, davon mehrere häufiger als 1 mal, 670 mal untersucht, und es wurden bei diesen Untersuchungen 164 mal Zeichen einer Geschlechtskrankheit festgestellt. 104 Frauen wurden zwangsweise ins Krankenhaus gelegt, 57 wurden als Strafgefangene arrestiert und in der Krankenabteilung des Vestre Fängsels behandelt (Gefängnisarzt ist der Polizeiarzt). Von den im Jahre 1922 von den Sittenbeamten Angehaltenen wurden 234 Frauen, von denen 49 unter 18 Jahren und 44 zwischen 18 und 20 Jahren waren, ver-warnt. Einen Verweis erhielten 138 Frauen; wegen weiteren Verstoßens gegen das Gesetz trotz des erhaltenen Verweises wurde gegen 244 Frauen ein Verfahren eröffnet. 209 wurden verurteilt (bei 46 betraf die Verhandlung auch frühere Vergehen oder Verbrechen). 3 wurden zu Arbeitshaus, 134 zu Zwangsarbeit, 68 zu Gefängnis verurteilt, in 4 Fällen wurde die Strafe durch die erlittene Untersuchungshaft als verbüßt betrachtet. 34 Frauen wurden im Laufe des Jahres 2 mal, fünf 3 mal, eine 4 mal und eine 5 mal wegen Übertretung des Polizeiverweises verurteilt.

Die Untersuchungen der sich prostituierenden Frauen tragen aber nicht den Charakter einer regelmäßigen Kontrolle, sondern stellen nur mehr gelegent-liche Stichprobeuntersuchungen dar, wie die von SVEND LOMHOLT 1917 zu anderem Zwecke zusammengestellten Zahlen gezeigt haben. Von den rund 1350 während der Jahre 1910—1913 untersuchten Prostituierten wurden 648 Frauen festgestellt, die entweder luisch infiziert waren, oder sich im Ablauf dieser Jahre eine Lues zuzogen. Die Hälfte der Straßenprostitution, die wegen gewerbsmäßiger Unzucht aufgegriffen und untersucht worden war, ist also syphilitisch infiziert gewesen.

Bei 139 Frauen wurde eine manifeste Syphilis gleich bei der ersten Unter-suchung festgestellt, bei 88 Frauen war früher eine Lues nicht konstatiert worden. Von den 648 syphilitischen Prostituierten wurde während 1910—1913 bei 185 eine Lues mit manifesten Erscheinungen überhaupt gefunden, bei 165 einmal, bei 20 mehrmals.

Die Häufigkeit der Untersuchungen und Nachuntersuchungen unter An-gabe der Fälle mit Erscheinungen (in Klammern) gibt die nachfolgende Über-sicht, in der die Frauen nach dem Jahr, in dem sie zum erstenmal visitiert wurden, eingeordnet sind.

*Die Untersuchungen syphilitischer Prostituierter 1910—1913 durch den Polizeiarzt.*

| Es waren unter-sucht worden | Zahl der Untersuchten (Manifest-Erkrankung) | | | | | Zahl der Unter-suchungen |
|---|---|---|---|---|---|---|
| | 1910 | 1911 | 1912 | 1913 | 1910—1913 | |
| 1 mal | 182 (21) | 45 (14) | 58 (21) | 54 (12) | 339 (68) | 339 |
| 2 „ | 76 (14) | 29 (6) | 35 (9) | 12 (6) | 152 (35) | 304 |
| 3 „ | 49 (7) | 18 (4) | 14 (8) | 3 (1) | 84 (20) | 252 |
| 4 „ | 38 (7) | 19 (7) | 7 (6) | 1 | 65 (20) | 260 |
| 5 „ | 20 (7) | 8 (1) | 3 (3) | 1 | 32 (11) | 160 |
| 6 „ | 17 (10) | 8 (6) | 3 (1) | — | 28 (17) | 168 |
| 7 „ | 8 (6) | 2 (3) | — | — | 10 (9) | 70 |
| 8 „ | 7 (3) | 2 (3) | — | — | 9 (6) | 72 |
| 9—11 „ | 4 | — | — | — | 4 | 39 |

Die Tabelle zeigt, daß die mehrfachen Untersuchungen nicht allzu häufig vorkommen und daß bei den häufiger Untersuchten, unter denen sich ein hoher Prozentsatz von Infizierten befand, die Kontrolle nach gemäßigten Grundsätzen aus dem Interesse an der Volksgesundheit heraus erfolgte.

Die Verhaftungen und Untersuchungen bewegen sich natürlich wie in allen Großstädten in einem mehr weniger begrenzten Kreise, denn es sind selbst-verständlich nur die Minderbegabten, denen es nicht gelingt, der Polizei auch nur einen Scheinberuf nachzuweisen, da ein Wochenverdienst von 6 Kronen als Nachweis legalen Erwerbes genügt.

In *Finnland* ist die regelmäßige Überwachung der Prostituierten von den Sanitätsbureaus übernommen worden.

Helsingfors hat dieses System besonders ausgebildet. Es hat eine doppelte Aufgabe:

A. Vorbeugung in hygienischer Beziehung.
1. Ein genaues Augenmerk zu richten auf:
   a) Vorkommen und Verbreitung der Geschlechtskrankheiten;
   b) die Umstände, auf denen sie beruhen.
2. Alle Maßnahmen zu ergreifen, die zur Bekämpfung einer Weiterverbreitung der venerischen Krankheiten geeignet sind.
B. Vorbeugung in sittlicher Beziehung.
1. Den Versuch zu machen, alle bereits der gewerbsmäßigen Unzucht Verfallenen zu einem geordneten Leben zurückzuführen.
2. Diejenigen, die ein unsittliches Leben führen, vor dem Sinken in die gewerbsmäßige Unzucht zu bewahren.

Mit dem Sanitätsbureau ist eine venereologische Poliklinik zur Untersuchung und Behandlung der Personen verbunden, die im Verdacht stehen, die venerische Ansteckung zu verbreiten.

Die Erfassung der Prostituierten wird 1. durch männliche Aufsichtsbeamte des Sanitätsbureaus sowie 2. durch Beamte der Sittenpolizei durchgeführt. Das Überwachungssystem seitens des Bureaus ist derart geregelt, daß der Beamte die Person, über deren unsittliches Leben er genügend Beweismaterial besitzt, auffordert, sich im Sanitätsbureau einzufinden und ihr unter Quittierung des Empfangs, ein Formular für ein ärztliches Zeugnis zur eventuellen Untersuchung bei einem frei zu wählenden Arzt aushändigt. Dieses Zeugnis, auf das die betreffende Person im Beisein des aufgesuchten Privatarztes ihre Unterschrift setzen muß, wird in geschlossenem Umschlag dem Sanitätsbureau zugestellt.

Die Beamten der Sittenpolizei, unter denen sich auch einige weibliche befinden, fahnden nach den offenbar der Gewerbsunzucht verdächtigen Frauen und führen diese, wie die wegen Trunkenheit oder sonstiger Vergehen inhaftierten, falls bei ihnen begründeter Verdacht einer Geschlechtskrankheit vorliegt, dem Bureau zur Untersuchung vor. Außerdem fahnden sie nach den Frauen, die sich der regelmäßigen Untersuchung oder Behandlung des Bureaus entzogen haben, trotz wiederholter Mahnungen nicht mehr erschienen sind, noch ein Gesundheitszeugnis beigebracht haben.

Ergibt die Untersuchung auf der Poliklinik des Bureaus keine Symptome einer Geschlechtskrankheit, so wird das Individuum nicht weiter zur Untersuchung angehalten, falls das Benehmen nicht erneutes Einschreiten erfordert. Bei unklarer Diagnose tritt bis zur Klärung regelmäßige Überwachung ein. Bei Krankheit oder begründetem Krankheitsverdacht erfolgt Überweisung in ein Zwangskrankenhaus. Nach der Entlassung tritt weitere regelmäßige ärztliche Kontrolle ein bzw. ambulante Behandlung.

Das Helsingforser System entspricht ungefähr Neissers neoreglementaristischer Forderung (1903 und 1916), „das gesamte Verfahren der Bekämpfung und Vorbeugung so zu gestalten, daß den von der Überwachung betroffenen und der Überwachung zu unterwerfenden Kreisen diese Kontrollunterstellung nicht als eine polizeiliche Strafmaßregel, sondern als eine hygienische, im gesundheitlichen Interesse notwendige Vorsichtsmaßregel erscheint".

Wir haben in Helsingfors eine ärztlich-hygienische Behörde, das Sanitätsbureau, das seinen rein ärztlichen Charakter noch durch seine Verbindung mit einer Poliklinik unterstrichen hat.

Das Gesundheitsamt befaßt sich, ganz wie Neisser es vorschlägt,

„1. mit allen von seinen eigenen Organen oder von der Polizei auf der Straße aufgegriffenen, des wilden Geschlechtsverkehrs oder der gewerblichen Unzucht verdächtigen Personen;

2. mit den durch Denunziation ihm bekannt gewordenen Männern und Frauen, falls bei sorgfältiger Vorprüfung die Denunziation, welche sie als krank bezeichnet oder der Gewerbsunzucht bezichtigt, berechtigt erscheint;

3. mit den von Ärzten Gemeldeten."

Die ihnen zugewiesene Aufgabe:

1. Das Ansprechen, Verwarnen, Aufgreifen von Frauen auf der Straße, die sich der heimlichen Prostitution dringend verdächtig machen.

2. Der Überwachungsdienst der unter sanitäre Kontrolle Gestellten.

3. Die Überwachung der aus der Kontrolle Entlassenen wird bis auf die Festnahme verdächtiger Frauen, die nur durch Sittenpolizisten durchgeführt werden kann, in Helsingfors verwirklicht.

Schließlich arbeitet auch das Sanitätsbureau mit Fürsorgevereinen zusammen und hat als eine der Hauptaufgaben das Rettungswerk für die der Prostitution verfallenden oder verfallenen Mädchen.

Trotzdem also die Grundforderungen des Neoreglementarismus in Helsingfors erfüllt sind, ist der erwartete Erfolg ausgeblieben. Trotzdem hier von rein ärztlicher Stelle aus die Mädchen kontrolliert werden, wird ihre bürgerliche Stellung geschädigt. Und trotz des rein sanitären Charakters der Aufsicht, suchen sie sich dieser Kontrolle zu entziehen. In gewissem Sinne ist in Helsingfors auch der Neissersche Vorschlag verwirklicht, die Personen, bei denen eine reine sanitäre Aufsicht nicht durchzusetzen ist, der Polizei zu überweisen, und sie damit unter Polizeiaufsicht und polizeiärztliche Kontrolle zu stellen, indem die Polizei alle von ihren Organen Aufgegriffenen im Sanitätsbureau untersuchen läßt und das Bureau seine unsicheren Fälle von der Sittenpolizei aufspüren und sistieren läßt.

Nach 18jähriger Erfahrung mit diesem System hat man sich entschlossen, es aufzugeben und eine Bekämpfungsregelung nach *schwedischem* Muster einzuführen. Denn man hat eingesehen, daß das bisherige Verfahren in seiner Arbeitstendenz nur geringe Vorteile der polizeiärztlichen Reglementierung gegenüber aufzuweisen hat.

### c) Der deutsche Gesetzentwurf und die künftige Bekämpfung der Geschlechtskrankheiten in Deutschland.

Der Entwurf eines Gesetzes zur Bekämpfung der Geschlechtskrankheiten ist im folgenden in der Form wiedergegeben, wie er vom Reichsminister des Innern dem Deutschen Reichstage nach Zustimmung des Reichsrates zur erneuten Beschlußfassung am 6. Juni 1925 vorgelegt worden ist.

Der Reichstag hat das folgende Gesetz beschlossen, das mit Zustimmung des Reichsrats hiermit verkündet wird:

§ 1. Geschlechtskrankheiten im Sinne dieses Gesetzes sind Syphilis, Tripper und Schanker, ohne Rücksicht darauf, an welchen Körperteilen die Krankheitserscheinungen auftreten.

§ 2. Wer an einer mit Ansteckungsgefahr verbundenen Geschlechtskrankheit leidet und dies weiß oder den Umständen nach annehmen muß, hat die Pflicht, sich von einem für das Deutsche Reich approbierten Arzt behandeln zu lassen. Eltern, Vormünder und sonstige Erziehungsberechtigte sind verpflichtet, für die ärztliche Behandlung ihrer geschlechtskranken Pflegebefohlenen zu sorgen.

§ 3. Die Durchführung der aus diesem Gesetz erwachsenden hygienischen Aufgaben ist Gesundheitsbehörden zu übertragen, die sich mit den Pflegeämtern und den sonstigen Einrichtungen der sozialen Fürsorge möglichst im Einvernehmen zu halten haben. Die Beamten der Polizei sind nur insoweit zur Mitwirkung heranzuziehen, als es die Durchführung der zulässigen Zwangsmaßnahmen erfordert.

§ 4. Die zuständige Gesundheitsbehörde kann Personen, die dringend verdächtig sind, geschlechtskrank zu sein und die Geschlechtskrankheit weiter zu verbreiten, anhalten, ein von einem behördlich dazu ermächtigten Arzt ausgestelltes Zeugnis über ihren Gesundheitszustand vorzulegen oder sich der Untersuchung durch einen solchen Arzt zu unterziehen. Auf Antrag des untersuchenden Arztes können solche Personen angehalten werden, wiederholt derartige Gesundheitszeugnisse beizubringen.

Personen, die geschlechtskrank und verdächtig sind, die Geschlechtskrankheit weiter zu verbreiten, können einem Heilverfahren unterworfen, auch in ein Krankenhaus verbracht werden, wenn dies zur Verhütung der Ausbreitung der Krankheit erforderlich erscheint.

Soweit andere Mittel zur Durchführung der in Abs. 1, 2 vorgesehenen Maßnahmen nicht ausreichen, ist die Anwendung unmittelbaren Zwanges zulässig. Ärztliche Eingriffe, die mit einer ernsten Gefahr für Leben oder Gesundheit verbunden sind, dürfen nur mit Einwilligung des Kranken vorgenommen werden.

§ 5. Wer den Beischlaf ausübt, obwohl er an einer mit Ansteckungsgefahr verbundenen Geschlechtskrankheit leidet und dies weiß oder den Umständen nach annehmen muß, wird mit Gefängnis bis zu 3 Jahren bestraft, sofern nicht nach den Vorschriften des Strafgesetzbuchs eine härtere Strafe verwirkt ist.

Die Verfolgung tritt, soweit es sich um den Geschlechtsverkehr zwischen Ehegatten oder Verlobten handelt, nur auf Antrag ein.

Die Strafverfolgung verjährt in 6 Monaten.

§ 6. Wer weiß oder den Umständen nach annehmen muß, daß er an einer mit Ansteckungsgefahr verbundenen Geschlechtskrankheit leidet und trotzdem eine Ehe eingeht, ohne dem anderen Teile vor Eingehung der Ehe über seine Krankheit Mitteilung gemacht zu haben, wird mit Gefängnis bestraft.

Die Verfolgung tritt nur auf Antrag ein.

§ 7. Die Behandlung von Geschlechtskrankheiten und Krankheiten oder Leiden der Geschlechtsorgane ist nur den für das Deutsche Reich approbierten Ärzten gestattet. Jede Behandlung solcher Krankheiten, die nicht auf Grund eigener Wahrnehmung erfolgt (Fernbehandlung), ist verboten.

Wer einen anderen einem der im Abs. 1 enthaltenen Verbote zuwider behandelt oder sich zu einer solchen Behandlung öffentlich oder durch Verbreitung von Schriften, Abbildungen oder Darstellungen, wenn auch in verschleiernder Weise, erbietet, wird mit Gefängnis bis zu 1 Jahre und mit Geldstrafe oder mit einer dieser Strafen bestraft.

Gleiche Strafe trifft den Arzt, der sich zur Behandlung der im Abs. 1 bezeichneten Krankheiten in unlauterer Weise erbietet.

§ 8. Wer eine geschlechtskranke Person ärztlich untersucht oder behandelt, soll sie über die Art der Krankheit und über die Ansteckungsgefahr sowie über die Strafbarkeit der in §§ 5, 6 bezeichneten Handlungen belehren und ihr hierbei ein amtlich genehmigtes Merkblatt aushändigen.

Fehlt dem Kranken die zur Erkenntnis der Ansteckungsgefahr erforderliche Einsicht, so soll die Belehrung und die Aushändigung des Merkblatts an denjenigen erfolgen, der für das persönliche Wohl des Kranken zu sorgen hat.

§ 9. Wer eine Person, die an einer mit Ansteckungsgefahr verbundenen Geschlechtskrankheit leidet, ärztlich behandelt, hat der im § 4 bezeichneten Gesundheitsbehörde Anzeige zu erstatten, wenn der Kranke sich der ärztlichen Behandlung oder Beobachtung entzieht oder wenn er andere infolge seines Berufs oder seiner persönlichen Verhältnisse besonders gefährdet.

§ 10. Wer als Beamter oder Angestellter einer Gesundheitsbehörde oder einer Beratungsstelle unbefugt offenbart, was ihm über Geschlechtskrankheiten eines anderen oder ihre Ursache oder über die sonstigen persönlichen Verhältnisse der Beteiligten dienstlich bekannt geworden ist, wird mit Geldstrafe oder mit Gefängnis bis zu *einem Jahre* bestraft.

Die Verfolgung tritt nur auf Antrag ein. Den Antrag kann auch die Gesundheitsbehörde stellen.

Die Offenbarung ist nicht unbefugt, wenn sie *von einem in der Gesundheitsbehörde oder einer Beratungsstelle tätigen Arzt oder mit Zustimmung eines solchen Arztes an eine Behörde oder an eine* Person gemacht wird, die ein berechtigtes *gesundheitliches* Interesse daran hat, über die Geschlechtskrankheit des anderen unterrichtet zu werden.

§ 11. Wer Mittel, Gegenstände oder Verfahren zur Heilung oder Linderung von Geschlechtskrankheiten öffentlich oder durch Verbreitung von Schriften, Abbildungen oder Darstellungen, wenn auch in verschleiernder Weise, ankündigt oder anpreist, oder solche Mittel oder Gegenstände an einem allgemein zugänglichen Orte ausstellt, wird mit Gefängnis bis zu 6 Monaten und mit Geldstrafe oder mit einer dieser Strafen bestraft.

Straflos ist, soweit nicht anderweitige reichs- oder landesrechtliche Vorschriften entgegenstehen, die Ankündigung oder Anpreisung dieser Mittel oder Gegenstände an Ärzte oder Apotheker oder an Personen, die mit solchen Mitteln oder Gegenständen erlaubterweise Handel treiben, oder in wissenschaftlichen ärztlichen oder pharmazeutischen Fachzeitschriften.

§ 12. Die Reichsregierung kann das Inverkehrbringen von Gegenständen, die zur Verhütung von Geschlechtskrankheiten dienen sollen, von dem Ergebnis einer amtlichen Prüfung abhängig machen und das Inverkehrbringen hierfür nicht geeigneter Gegenstände verbieten. Sie kann auch Vorschriften über das Ausstellen, Ankündigen oder Anpreisen der hiernach zugelassenen Gegenstände treffen.

Wer Gegenstände, die auf Grund des Abs. 1 Satz 1 vom Verkehr ausgeschlossen sind, in Verkehr bringt, wird mit Gefängnis bis zu 6 Monaten und mit Geldstrafe oder mit einer dieser Strafen bestraft. Ebenso wird bestraft, wer einer nach Abs. 1 Satz 2 getroffenen Vorschrift zuwiderhandelt.

§ 13. Mit Gefängnis bis zu 1 Jahre und mit Geldstrafe oder mit einer dieser Strafen wird bestraft, sofern nicht nach den Vorschriften des Strafgesetzbuchs eine härtere Strafe verwirkt ist,

1. eine weibliche Person, die ein fremdes Kind stillt, obwohl sie an einer Geschlechtskrankheit leidet und dies weiß oder den Umständen nach annehmen muß;

2. wer ein syphilitisches Kind, für dessen Pflege er zu sorgen hat, von einer anderen Person als der Mutter stillen läßt, obwohl er die Krankheit des Kindes kennt oder den Umständen nach kennen muß;

3. wer ein sonst geschlechtskrankes Kind, für dessen Pflege er zu sorgen hat, von einer anderen Person als der Mutter, ohne sie vorher über die Krankheit und die gebotenen Vorsichtsmaßnahmen durch einen Arzt mündlich unterweisen zu lassen, stillen läßt, obwohl er die Krankheit des Kindes kennt oder den Umständen nach kennen muß;

4. wer ein geschlechtskrankes Kind, obwohl er die Krankheit kennt oder den Umständen nach kennen muß, in Pflege gibt, ohne den Pflegeeltern von der Krankheit des Kindes Mitteilung zu machen.

Straflos ist das Stillen oder Stillenlassen eines syphilitischen Kindes durch eine weibliche Person, die selbst an Syphilis leidet.

§ 14. Mit Geldstrafe bis zu 150 Reichsmark oder mit Haft wird bestraft:

1. eine Amme, die ein fremdes Kind stillt, ohne im Besitz eines unmittelbar vor Antritt der Stellung ausgestellten ärztlichen Zeugnisses darüber zu sein, daß an ihr keine Geschlechtskrankheit nachweisbar ist;

2. wer zum Stillen eines Kindes eine Amme in Dienst nimmt, ohne sich davon überzeugt zu haben, daß sie im Besitze des in Nr. 1 bezeichneten Zeugnisses ist;

*3. wer ein Kind, für dessen Pflege er zu sorgen hat, von einer anderen Person als der Mutter stillen läßt, ohne vorher einen Arzt zu Rate gezogen zu haben.*

Die Vorschriften des Abs. 1 finden im Falle des § 13 Abs. 2 keine Anwendung.

§ 15. Das Strafgesetzbuch wird abgeändert wie folgt:

I. § 180 erhält folgenden zweiten *und dritten* Absatz:

*Als Kuppelei gilt insbesondere die Unterhaltung eines Bordells oder bordellartigen Betriebes.*

Wer einer Person, die das 18. Lebensjahr vollendet hat, Wohnung gewährt, wird auf Grund des Abs. 1 nur dann bestraft, wenn damit ein Ausbeuten der Person, der die Wohnung gewährt ist, oder ein Anwerben oder *ein* Anhalten dieser Person zur Unzucht verbunden ist.

II. § 184 erhält folgenden dritten Absatz:

*Abs. 1 Nr. 3 findet keine Anwendung auf* das Ausstellen, Ankündigen *oder* Anpreisen von Gegenständen, die zur Verhütung von Geschlechtskrankheiten dienen, soweit es nicht in einer Sitte oder Anstand verletzenden Weise erfolgt.

*III. § 361 Nr. 6 erhält folgende Fassung:*

Wer öffentlich *in einer Sitte und Anstand verletzenden oder andere belästigenden Weise zur Unzucht auffordert oder sich dazu anbietet.*

*IV. Im § 361 wird hinter Nr. 6 eingefügt:*

*6a. Wer gewohnheitsmäßig zum Zwecke des Erwerbes in der Nähe von Kirchen, Schulen oder anderen zum Besuch durch Kinder oder Jugendliche bestimmten Örtlichkeiten, oder in einer Wohnung, in der Kinder oder jugendliche Personen zwischen 4 und 18 Jahren wohnen, oder in einer Gemeinde mit weniger als 10 000 Einwohnern, für welche die oberste Landesbehörde zum Schutze der Jugend oder des öffentlichen Anstandes eine entsprechende Anordnung getroffen hat, der Unzucht nachgeht.*

*V. In § 362 Abs. 3 Satz 2 werden die Worte „Im Falle des § 361 Nr. 6" durch die Worte „In den Fällen des § 361 Nr. 6, 6a" ersetzt.*

§ 16. Die zur Durchführung dieses Gesetzes erforderlichen Vorschriften werden von der Obersten Landesbehörde erlassen. Die Aufbringung der entstehenden Kosten regelt sich nach Landesrecht.

§ 17. Dieses Gesetz tritt am ................ in Kraft.

Mit dem gleichen Tage treten die Verordnung zur Bekämpfung der Geschlechtskrankheiten vom 11. Dezember 1918 und die Verordnung über Fürsorge für geschlechtskranke Heeresangehörige vom 17. Dezember 1918 (RGBl. S. 1431, 1433) außer Kraft.

Die einzelnen Angelpunkte des Gesetzes sind:

### 1. Behandlungspflicht.

Sie zu dekretieren ohne ein entsprechendes Behandlungsrecht ist eine Inkonsequenz, die zugleich eine Gefährdung der Durchführung des Gesetzes darstellt. Die Erfahrung in Skandinavien hat erwiesen, daß der Erfolg legislativer Maßnahmen von dem Gleichgewicht zwischen Recht und Pflicht abhängt. Eine Zwangsbehandlung kann der Staat auch nur dann auferlegen, wenn gleichzeitig jedem Kranken bequeme und sachgemäße Behandlung gesichert ist. Deshalb ist für die kommende Neuberatung des Gesetzes ein Zusatz zu § 2 zu fordern, der für Personen, die keinen Anspruch auf anderweitige Behandlung haben, und selbst nicht in der Lage sind, die Behandlungskosten zu bestreiten, unentgeltliche Behandlung bereitstellt, die nicht den Charakter der Armenpflege trägt. Ein solcher Antrag war auf die in der sozialhygienischen Presse erhobenen Kritiken bereits in der ersten Lesung des Gesetzes angenommen worden, doch wurde er schon in der folgenden Lesung aus finanziellen Bedenken heraus wieder gestrichen. Demgegenüber muß betont werden, daß ein solcher Zusatz die Staatskasse schon an und für sich nicht wesentlich belasten würde, da der größte Teil der besonders gefährdeten Altersklassen in der Krankenversicherung ist, und die jetzt in Privatbehandlung gehenden Patienten nur in ganz verschwindendem Maße die Polikliniken aufsuchen würden, ein Teil der unbemittelten Patienten aus öffentlichen Mitteln auch heute schon von den Wohlfahrtsämtern oder sonstigen Organen der öffentlichen Gesundheits- oder Wohlfahrtspflege versorgt wird.

Auch werden diese Ausgaben für die poliklinische Behandlung durch eine planmäßige Verwendung der Krankenhäuser zum größten Teil eingespart werden können, wie die Stockholmer Erfahrung lehrt (vgl. Klinische Wochenschr. Bd. II, S. 1079ff.).

Für diese Ausgaben aber würde zudem ein Ausgleich geschaffen dadurch, daß bedeutende Ersparnisse durch die Verhinderung von Nachkrankheiten erzielt würden. Es ist unerläßlich, daß jedem, der sich freiwillig behandeln lassen will, ohne jedoch das Armenrecht in Anspruch nehmen zu wollen, auch die Möglichkeit dazu gegeben wird, ohne daß man erst abwartet, bis solche Patienten auf Grund des Gesetzes als Krankheitsverbreiter zwangsweise der Behandlung zugeführt werden müssen.

### 2. Ärztliche Anzeigepflicht.

Sie wird unter Mitteilung des Namens nur für solche Kranken gefordert, die sich der Behandlung entziehen oder deren Verhalten sie für die Umgebung als Infektionsquelle erscheinen läßt. Von einer generellen, anonymen Anzeigepflicht aller in die ärztliche Behandlung kommenden Patienten, ist abgesehen worden, da diese nur rein wissenschaftliches, statistisches Interesse hat, und bei der derzeitigen schlechten Finanzlage der dazu nötige Apparat nicht aufgeboten werden könnte, weil ja auch eine allgemeine Anzeigepflicht in positivem Sinne die Bekämpfung der Geschlechtskrankheiten nicht fördert. Trotzdem wäre aber zu überlegen, ob nicht § 9 noch einen Zusatz erhalten sollte, daß die Reichsregierung ermächtigt sei, von Zeit zu Zeit eine anonyme allgemeine Meldepflicht anzuordnen. Diese müßte möglichst in Volkszählungsjahren erfolgen und es wäre besonders günstig, wenn dieser Termin auch der einer Berufszählung wäre. Die Dauer der Erhebung müßte ein Jahr betragen.

Weiterhin ist die Festsetzung einer Strafe für den die Meldung unterlassenden Arzt zu überlegen bei gleichzeitiger Änderung des Wortes „hat" in „muß". Dabei würde die dem nichtmeldenden Arzte angedrohte Strafe eine große Erleichterung für die Behandelnden bedeuten, die jetzt ihren Kranken gegenüber, die ja nie gern gemeldet werden wollen, sich auf die Strafandrohung berufen könnten (VON ZUMBUSCH).

Einer allgemeinen namentlichen Meldepflicht das Wort zu reden, ist im Hinblick auf eine möglichst umfassende Behandlung aller Erkrankten unpsychologisch, da sie die Patienten nur von der Behandlung abschrecken, also das Gegenteil des Erstrebten bewirken würde.

### 3. Untersuchungs- und Behandlungszwang.

Die Anzeige der Infektionsquellen ist im Gesetz nicht ausdrücklich gefordert, doch setzt der § 4 eine solche Anzeige voraus. Ansteckungsquellen können angehalten werden, ein von einem behördlich dazu ermächtigten Arzte ausgestelltes Zeugnis beizubringen, oder sich der Untersuchung durch einen solchen zu unterwerfen. Die Möglichkeit der Erfassung der Infektionsquellen ist in Großstädten, besonders aber in Riesenstädten wie Berlin, recht problematisch. Ebenso wie die Erfassung der unsicheren Patienten. Trotzdem wird man auf eine solche Bestimmung im Gesetz nicht verzichten können und man wird darnach trachten müssen, durch entsprechende nachgehende Behandlung die Patienten möglichst lange unter Therapie und Beobachtung zu halten.

Die Festlegung des Untersuchungs- und Behandlungszwanges ist auch aus dem Gesichtspunkt heraus so wichtig, weil wir beim Übergange von der Reglementierung zu ihrer Abschaffung die bis dahin kontrollierten Mädchen weiterhin unter rein ärztlicher Aufsicht halten müssen, bei gleichzeitiger Infürsorgenahme seitens des Pflegeamtes. Auch ist für die sich der Behandlung entziehenden Patienten selbstverständlich eine Zwangsbehandlung notwendig.

### 4. Strafrechtliche Bestimmungen und Änderungen.

Die Strafandrohung für Gefährdung durch eine Geschlechtskrankheit, die aus der Reichsverordnung vom Jahre 1918 übernommen worden ist, ist ein wichtiger Bestandteil des Gesetzes, obgleich wir aus Skandinavien wissen, daß rein zahlenmäßig nur wenige Fälle zur Verurteilung kommen, in Deutschland z. B. in ganz Bayern, innerhalb von fast 2 Jahren nur 150 Fälle bei gleicher Zahl von Freisprüchen und Verfahrenseinstellungen. Jedoch ist darauf hinzuweisen, daß der moralische Einfluß einer solchen Bestimmung nicht zu unterschätzen ist.

Im Gegensatz zu dem Tatbestande der Körperverletzung ist also hier die Strafbarkeit schon allein durch die gefährdende Beischlafsvollziehung begründet, ohne Rücksicht darauf, ob eine Gesundheitsschädigung des anderen Teiles eingetreten ist oder nicht. ALFRED BOZI hat nun darauf hingewiesen, daß in dem Falle, in dem auf Grund des § 823 BGB der andere Teil einen Entschädigungsanspruch erhebt, er nicht nur die Beischlafsvollziehung und die Geschlechtskrankheit des Gegners, sondern auch zu beweisen hat, daß seine Erkrankung ursächlich auf diese verbotswidrige Beischlafsvollziehung zurückzuführen ist. Für die zivilrechtliche Beurteilung ist es also bei der Erfolgshaftung geblieben, deshalb fordert BOZI auch die Einführung der zivilrechtlichen Gefährdungshaftung, durch die auch die Beobachtung anderer Schutzbestimmungen des Gesetzes wirksamer gesichert würde.

Als einen Vorschlag gibt er folgende Fassung:

Wer den §§ 2, 5, 7 Abs. 1, 13 zuwiderhandelt, haftet für jeden durch die Ansteckung mit einer Geschlechtskrankheit entstandenen Schaden, sofern nach den vorliegenden Umständen die Möglichkeit (Wahrscheinlichkeit?) besteht, daß die Ansteckung auf die Zuwiderhandlung zurückzuführen ist.

Dem *Verbot* der *Eheschließung* Geschlechtskranker und der *Freigabe* der Mittel zur *persönlichen* Prophylaxe, den Bestimmungen zum *Schutze* von *Säug-*

*ling, Amme* und Pflegeeltern, dem *Verbot* der *Behandlung* durch *Kurpfuscher* und dem der *Fernbehandlung*, sowie den Änderungen und Zusätzen zu den §§ 180 und 361 StGB. kann nur zugestimmt werden.

Der Zusatz während der letzten Lesung, der solchen von Laien betriebenen Heilanstalten die Behandlung von Geschlechtskrankheiten gestattet, für die ein approbierter Arzt gegen Bezahlung seinen Namen hergibt, ist im neuen Entwurf vernünftigerweise wieder gestrichen worden. Diese Änderung war ebenso wie die Streichung des Verbots der Behandlung von Krankheiten oder Leiden der Geschlechtsorgane in § 6 zweifellos ein bedeutender Rückschritt, da dieser Passus stets dem Kurpfuscher die bequeme Ausrede geliefert hätte, er habe geglaubt, im vorliegenden Falle keine Geschlechtskrankheit vor sich zu haben (im übrigen vgl. S. 701—703).

„Die gegen diese Erweiterung regierungsseitig durchaus mit Recht vorgebrachten Bedenken bestanden hauptsächlich darin, daß hierdurch gewissenlosen Ärzten die Möglichkeit gegeben wird, ihren Namen gegen Bezahlung als Deckschild einem Kurpfuscher zur Verfügung zu stellen und somit dem Kurpfuscher unmittelbar eine Grundlage zur straflosen Umgehung des Gesetzes zu bieten. Dem von der Reichsregierung vertretenen Standpunkt muß von allen, die am Zustandekommen eines wirklich nutzenbringenden Gesetzes ernsthaftes Interesse haben, durchaus beigepflichtet werden. Es ist daher mit besonderer Genugtuung zu begrüßen, daß auch der Reichsrat seinen Einspruch mit den unhaltbaren den Nichtapprobierten vom Reichstage zugesprochenen Konzessionen begründet hat" (ERICH HESSE).

Den Gegnern der Freigabe der Schutzmittel gegen Geschlechtskrankheiten, die dadurch Deutschland schon aussterben sehen, weil nun die Gefahr ins Ungemessene vergrößert werde, daß Gegenstände, die an sich zu unzüchtigem Gebrauch geeignet oder bestimmt sind, besonders auch zu Abtreibungszwecken vertrieben werden würden, sei geraten, einmal quantitativ darüber nachzudenken, welche Rolle diese Mittel dem jetzt schon herrschenden Präventivverkehr und der heute allgemein betriebenen Abtreibung wohl noch spielen soll und sie sollen die Zahl der dadurch bedingten Konzeptionsverluste vergleichen mit dem irreparablen Schaden, den die Gonorrhöe bei der Frau verursacht, ein Schaden, der von ERNST BUMM auf einen jährlichen Ausfall von 200 000 Geburten beziffert wurde. Im übrigen soll ja auch der Zusatz, den der § 11 im § 12 erhalten hat und der den Vertrieb derartiger Mittel von amtlicher Prüfung abhängig macht, Auswüchse auf diesem Gebiete verhindern. Auch die Behauptung, durch die Freigabe der Prophylaktica müsse der außereheliche Verkehr im Volksbewußtsein als etwas ganz berechtigtes erscheinen, ebenso wie die Straflosigkeit der Gewerbsunzucht an sich grundstürzend für das sittliche Volksempfinden sei (RÖCKER), ist wohl unter den heutigen sozialen Verhältnissen nicht mehr ganz zutreffend. Wenn unter Volk die Proletarier und der jugendliche Teil des Mittelstandes verstanden wird, also fast das gesamte Volk — nicht aber jene kleine Schicht des Mittelstandes, die immer noch an alten Auffassungen festhalten möchte, entgegen allen Entwicklungstendenzen, die, wie im Abschnitt über die soziale Bedeutung ausgeführt wurde, zur Befreiung der Frau führen werden. Wenn RÖCKER behauptet, daß durch den Entwurf die gewerbsmäßige Unzucht zu einem erlaubt bürgerlichen Gewerbe erhoben wird, so ist sie das bereits erst recht durch die jetzt geltenden Bestimmungen. Machen diese doch die Prostituierten zu einer „privilegierten Kaste" (BLASCHKO), die einen staatlich anerkannten Beruf ausübt. Der Vorschlag der Reichsregierung soll nach RÖCKER das wirkliche Leben verkennen, vor allem die Psyche der Dirnen! Diese aber wird durch die Reglementierung — die in sinnverwirrender Weise bei ihrer Regelung mit willkürlicher Strafverfolgung oder Duldung arbeitend, die Prostituierten zum dauernden Kampf gegen die Organe der Sittenpolizei anstachelt — geradezu gezüchtet. Es vollzieht

sich daher bei der eingeschriebenen Prostituierten mit erschreckender Schnelligkeit eine moralische Verwüstung (vgl. dazu BLASCHKO, Hygiene der Geschlechtskrankheiten, S. 397 ff.), die also künstlich großgezogen wird von der Polizei, dem
Organ, das nach RÖCKERS Meinung allein heilsamen Zwang gegen die Prostituierten ausüben könne. Diesem Verfechter der Sexualethik gegenüber, der das
Beibehalten sittenpolizeilicher Sondermaßnahmen gegen die Prostituierten damit begründet, daß ihr Wegfallen außerdem noch zum Schaden der Allgemeinheit
die Kriminalpolizei eines wichtigen Erforschungsdienstes und -mittels im Kampf
gegen das Verbrechertum berauben würde, kann aber nicht scharf genug betont
werden, daß die Sozialhygiene es weit von sich weisen muß, Büttel der Polizei
zu sein, die durch ihr damit zugegebenes Spitzelsystem die Prostituierten tiefer
noch als durch ihre sonstigen Maßnahmen sittlich degradiert.

Es muß unbedingt verlangt werden, daß nur im Falle der Erregung öffentlichen Ärgernisses, wenn die Prostituierte sich in einer, Anstand und Sitte verletzenden oder andere belästigenden, Form anbietet, Bestrafung erfolgt. *Mit
der Reglementierung muß auch die Kasernierung fallen.* Deshalb ist der jetzige
Entwurf entschieden ein Rückschritt, in dem wohl auf Betreiben der Hamburger
Polizeibehörde (vgl. S. 666) die alte Bestimmung des § 13a gefallen ist: „Woh-
nungsbeschränkungen auf bestimmte Straßen wegen gewerbsmäßiger Unzucht
(Kasernierungen) sind verboten“. Es muß darauf bestanden werden, daß jede
Polizeiwillkür auf dem Gebiete des Prostitutionswesens aufgehoben und jede
Form der Reglementierung durch hygienische und sozial-fürsorgerische Maß-
nahmen ersetzt wird.

Zu den Neubestimmungen über die „*Ärztliche Schweigepflicht*“ ist zu bemerken:

Entschieden zu weit geht die Durchbrechung der Schweigepflicht, wie
sie im § 9 in ihrer generellen Form ermöglicht wird: die Offenbarung ist nicht
unbefugt, wenn sie an eine Person gemacht wird, die ein berechtigtes gesundheitliches Interesse daran hat, über die Geschlechtskrankheit des anderen unterrichtet zu werden. Die Ausführungsbestimmungen zum Gesetz müssen diesen
Paragraphen ganz scharf umgrenzen.

Im Zusammenhang mit dem Erlaß des Gesetzes zur Bekämpfung der Geschlechtskrankheiten ist eine *reichsgesetzliche Regelung der Blennorrhöe-Prophy-
laxe* unerläßlich. Diese wichtige Frage kann nicht länger dem guten Willen der
Einzelregierungen überlassen bleiben, nachdem der größere Teil der Bundesstaaten in den verflossenen 45 Jahren keine Anstalten getroffen hat, die prophylaktischen Einträufelungen gleich nach der Geburt obligatorisch zu machen.

### d) Die Organisation der Bekämpfung der Geschlechtskrankheiten [1]).

Nach §§ 3, 4 und 9 sind für die organisatorische Durchführung des Gesetzes drei verschiedene Stellen: Gesundheitsamt, Pflegeamt und Beratungsstelle vorgesehen.

Nach den Bestimmungen des 1923 verabschiedeten Gesetzes schienen die
Beratungsstellen den Mittelpunkt der Bekämpfungsmaßnahmen bilden zu sollen;
doch war dies keine ganz glückliche Lösung. Es ist nicht gut, wenn eine rein
praktische Arbeit leistende Stelle noch mit einer Fülle verwaltungstechnischer
Arbeit überlastet wird; denn die durch die nachgehende Fürsorge vertiefte
Aufgabe der Beratungsstelle wird die Arbeit auf jeden Fall quantitativ schon so
vermehren, daß den Beratungsstellen nicht auch noch das gesamte Meldewesen

---

[1]) Hierin gebe ich in Anlehnung an WILHELM GRUMACH einen Organisationsplan, den
wir zusammen besprachen.

aufgebürdet werden kann. Außerdem ist es nicht angängig, *eine* Beratungsstelle herauszuheben und sie mit mehr Machtfaktoren und Befugnissen auszustatten, als die anderen. Es ist aber auch noch das Meldeverfahren an die Beratungsstelle, wie es sich nach dem Gesetz ergab, nicht zweckentsprechend, denn danach hätten einmal die Ärzte an die Beratungsstellen, und diese bei Erfolglosigkeit ihrer Anordnungen, an die Gesundheitsbehörde weitermelden müssen, der außerdem alle Ansteckungsquellen anzuzeigen sind. Eine solche Duplizität des Meldeverfahrens müßte zweifellos Schwierigkeiten erzeugen und den ganzen Apparat hemmen. Denn in allen schwierigen Fällen muß sich die Beratungsstelle letzten Endes doch an die allein mit Vollstreckungsgewalt ausgestattete Gesundheitsbehörde wenden. Erstrebenswert ist aber keine Komplizierung und Erschwerung, sondern möglichst Vereinfachung auch für den Praktiker, von dessen tätiger Mitwirkung der Erfolg des Gesetzes wesentlich abhängt. Es kann von ihm nicht verlangt werden, daß er in jedem Einzelfalle erst überlegt, an *welche* Beratungsstelle (denn zur wirksamen Durchführung des Gesetzes müssen in einer Großstadt, wie z. B. Berlin, eine ganze Reihe von Beratungsstellen errichtet werden) er seine Meldung zu richten hat. Denn es wird möglichst anzustreben sein, den Patienten in die für seinen Wohnbezirk zuständige Beratungsstelle zu zitieren.

Administrativ und organisatorisch ist daher die Verzettelung der Meldung an Lokalstellen verfehlt und zweckdienlich und erfolgversprechend nur das Zusammenlaufen aller Meldungen in einer *Zentralstelle*, die einheitlich alle Maßnahmen in die Wege leitet und somit eine Gesamtübersicht über das Arbeitsgebiet erhält. Dieser Zentralknotenpunkt muß die *Gesundheitsbehörde* sein, wozu sich der neue Entwurf jetzt mehr bekannt hat. Das Schwergewicht der sozialhygienischen Bekämpfung der venerischen Krankheiten muß *hier* liegen. Diese Gesundheitsbehörde, die man ganz neutral vielleicht als „Fürsorgeamt" bezeichnen könnte, ist gedacht als Abteilung des Hauptgesundheitsamtes, mit einem ärztlichen Leiter an der Spitze, dem ein Ausschuß zwecks Feststellung der Arbeitsnotwendigkeit zur Seite steht, und muß zweckmäßig 4 Unterabteilungen umfassen: a) Meldeamt; b) Ärztliche Abteilung; c) Pflegeamt; d) Sozialhygienisch-pädagogische Abteilung, wie es in folgendem Bilde veranschaulicht ist.

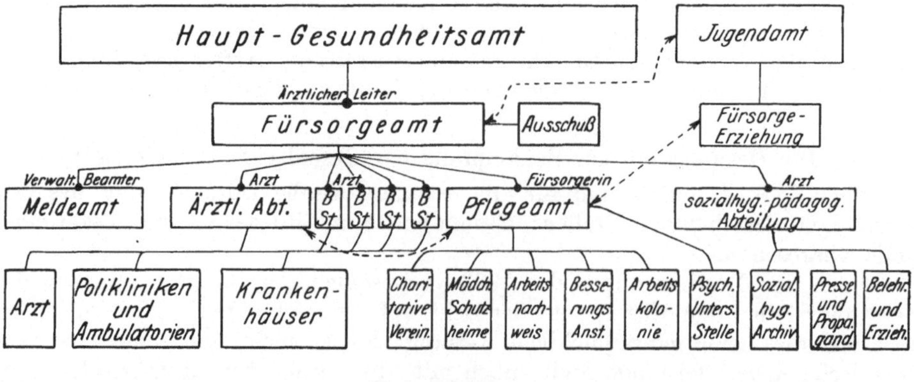

*Das Meldeamt.*

Die Arbeit dieser Abteilung, an deren Spitze ein Verwaltungsbeamter steht, ist so gedacht, daß hier alle Meldungen zusammenlaufen und von hier aus so schnell als möglich die sich aus diesen Meldungen ergebenden Maßnahmen eingeleitet werden.

Die Ansteckungsquellen und nachlässigen Patienten werden zur Stellung vor die ärztliche Abteilung bzw. vor die Beratungsstellen aufgefordert und gleichzeitig eine Registraturkarte in doppelter Ausfertigung angelegt. Eine Karte bleibt in der Registratur des Meldeamts, die andere wird am gleichen oder im Laufe des folgenden Tages durch Boten an die für den Fall zuständige Stelle gebracht. Hier werden die Karten in einer als Kalendarium eingerichteten Kartothek eingeordnet und von Tag zu Tag weitergelegt, bis entweder der Patient erscheint oder die ihm gestellte Vorstellungsfrist abgelaufen ist. In diesem Falle geht eine Mahnung (von der betreffenden Stelle) an den Säumigen; bleibt auch diese erfolglos, wird der Fall entweder nochmals gemahnt oder zur weiteren Veranlassung dem Meldeamt zurückgereicht und hier über die einzuschlagenden Zwangsmaßnahmen verfügt. Das Meldeamt ist gleichzeitig das Zentralarchiv, in dem *alle* erledigten Karten gesammelt und wissenschaftlich bearbeitet werden.

Das Mahnverfahren muß möglichst diskret sein; die Form der ersten Mahnung ist so zu halten, daß der Patient höflich aufgefordert wird, sich im eigenen Interesse im Fürsorgeamt einzustellen. Erst die zweite Mahnung darf unter Angabe des Grundes zum Sicheinfinden auf dem Fürsorgeamt ersuchen.

## Ärztliche Abteilung.

Diese, unter Leitung eines Arztes stehend, ist den Beratungsstellen koordiniert, zeichnet sich aber dadurch aus, daß sie stets eine Unterabteilung mit weiblichen Ärzten besitzt und mit dem Pflegeamt in engster Verbindung steht.

Hier werden alle sistierten Frauen wie Männer nach Überweisung durch das Pflegeamt einer Untersuchung unterworfen und nach Klärung der ärztlichen und der sozialen Seite des Falles wieder entlassen, falls keine Erkrankung festgestellt wird. Andernfalls erfolgt sofortige Überweisung ins Krankenhaus bzw. an eine Poliklinik. Über diese Fälle werden die entsprechenden Meldekarten umgehend an das Meldeamt sowie an die betreffende Behandlungsstelle weitergegeben, so daß auch hier eine Übersicht über die Durchführung der Maßnahmen gewährleistet ist. Die ärztliche Abteilung hat gleichzeitig die Aufgabe, die vom Meldeamt überwiesenen Ansteckungsquellen, nachlässigen Patienten und Sonderfälle ihres Bezirkes zu untersuchen und zu überwachen, in der gleichen Weise wie die Beratungsstellen der anderen Bezirke.

## Pflegeamt.

Die Abteilung steht unter der Leitung einer sozialen Fürsorgerin. Das Pflegeamt bearbeitet die Meldungen über Gefährdungen und nimmt sich der aufgegriffenen Frauen und Männer an, die gleichzeitig der Untersuchungsstelle zugeführt werden.

Sie übernimmt auch die Überwachungsfälle jugendlicher Mädchen unter Zusammenarbeit mit der zuständigen Abteilung des Jugendamtes und alle sonstigen Fürsorgebedürftigen und die Schutzaufsichten. Diejenigen Organisationen, zu deren Aufgabenkreis Gefährdetenfürsorge und Übernahme von Schutzaufsichten gehören, finden im Pflegeamt ihre Zentralstelle. Alle neuen Fürsorgefälle werden nach genauer Prüfung der in Betracht kommenden charitativen Vereinigung überwiesen, die unter eigener Verantwortung die Fälle unter der dauernden Aufsicht des Pflegeamtes bearbeitet. Dem Pflegeamt ist weiter eine psychiatrische Untersuchungsstelle, ein Mädchenheim zur Unterbringung Gefährdeter angegliedert, ferner Bewahrungsanstalt, Arbeitskolonien usw. Ob bei sehr großen Städten die Einrichtung mehrerer Pflegeämter bzw. von lokalen Unterabteilungen der Pflegeämter, die nach einheitlichen Richtlinien arbeiten, empfehlenswert ist, muß nach den besonderen örtlichen Verhältnissen entschieden werden.

## Die sozialhygienisch-pädagogische Abteilung.

Sie steht unter der Leitung eines Arztes und umfaßt das sozial-hygienische Archiv, stellt Untersuchungen über die Bedingtheiten der Geschlechtskrankheiten an und macht auf Grund der aus diesen Untersuchungen gewonnenen Erfahrungen neue Vorschläge zur wirksamen Ausgestaltung der Bekämpfungsmethoden.

Ferner ist sie der Zentralpunkt der aufklärenden und der erzieherischen Maßnahmen auf dem Gebiet der sexuellen Hygiene und der Bekämpfung der venerischen Krankheiten. Sie muß ihre Arbeit in Verbindung mit den in Betracht kommenden anderen kommunalen Stellen (Sozialhygienische Abteilung, Jugendamt usw.), Vereinigungen und Organisationen

(Gewerkschaften, Jugendorganisationen usw.) und der Deutschen Gesellschaft zur Bekämpfung der Geschlechtskrankheiten durchführen.

Mit den geschilderten Neuorganisationen der Bekämpfung der Geschlechtskrankheiten hat die Sittenpolizei zu verschwinden. Die dort beschäftigten Ärzte können in den Beratungsstellen bzw. den ärztlichen Abteilungen des Fürsorgeamtes Verwendung finden. Die Vollzugsbeamten der Sittenpolizei, die in ihrem bisherigen Exekutivdienst große Erfahrungen in der Straßenüberwachung gesammelt haben, werden vielleicht für die Exekutive des Fürsorgeamtes weiterhin Verwendung finden können; dies allerdings nur unter Umorganisierung zu einer Wohlfahrtspolizei, bei Erlaß einer Dienstanweisung über die Handhabung des Verfahrens, das die Polizei im Interesse einer geregelten Bekämpfung der Geschlechtskrankheiten einzuschlagen hat. Dabei muß scharf zwischen ärztlich-sozialhygienischen und ordnungspolizeilichen Interessensphären unterschieden werden. Besonders wichtig wird dieser Dienst für die vorbeugende Arbeit sein, für die weibliche wohlfahrtspflegerisch wie polizeilich gut geschulte Außenbeamtinnen gefordert werden. Auf ordnungspolizeilichem Gebiet erwachsen aus dem neuen § 361, 6 ebenfalls neue Aufgaben. Männer und Frauen, die gegen Sitte und Anstand öffentlich verstoßen, müssen festgenommen und zur Bestrafung gebracht, gleichzeitig von der Polizei dem Fürsorgeamt als mögliche Ansteckungsquelle gemeldet bzw. überwiesen werden. Aus der Sittenpolizei alten Stils muß eine Ordnungs- und Schutzpolizei werden, die einerseits die Allgemeinheit und besonders die Jugendlichen vor der Verführung der Straße schützt und andererseits mit eiserner Energie dem Kuppel- und Zuhälterwesen zu Leibe geht. Bei der Neuregelung wird keineswegs daran gedacht, die Polizei auszuschalten. Sie wird jetzt noch größere Aufgaben, allerdings in neuem Geiste, zu erfüllen haben. Hier sind vor allem wichtig die Durchführung der zulässigen Zwangsmaßnahmen (§ 3) und die Zuführung von Ansteckungsquellen (§ 4) sowie der säumigen Patienten (§ 9). Nach örtlichen Bedingungen wird naturgemäß das einzuschlagende Verfahren verschieden sein, und es bedarf noch der Arbeit der einzelnen Interessenkreise, allgemeine Richtlinien für die Neuregelung aufzustellen. Für Deutschland kann in Zukunft ein gleicher Erfolg für die Bekämpfung der Geschlechtskrankheiten wie in Schweden erhofft werden und damit auch ein Verstummen der Kontroverse der Reglementaristen und Abolitionisten, wenn alle dazu berufenen Kreise mit Interesse, Sorgfalt und Pflichterfüllung darauf bedacht sind, daß auch unser deutsches Gesetz nicht ein Stück Papier, sondern ein lebendiger Quell der Volksgesundung wird.

# Anhang.
## Die wichtigsten außerdeutschen Gesetze und Gesetzentwürfe zur Bekämpfung der Geschlechtskrankheiten.

### Dänemark.
*Gesetz zur Bekämpfung der öffentlichen Unsittlichkeit und der Geschlechtskrankheiten.*
Gegeben von Sr. Maj. König Frederik VIII., am 30. März 1906.

§ 1. Die polizeiliche Reglementierung des Unzuchtgewerbes wird aufgehoben. Die Polizei ist berechtigt, gegen denjenigen, der ein solches Gewerbe betreibt, gemäß den Bedingungen und dergestalt, wie es das Gesetz über Vagabondage vorsieht, einzuschreiten. Jedoch sollen die Zwangsmaßnahmen, die § 2 des Gesetzes vom 3. März 1860 vorsieht, nur nach vorausgegangener Verwarnung vorgenommen werden.

§ 2. Wer in einer Weise zur Unzucht auffordert oder einlädt oder unsittliche Lebensweise derart zur Schau trägt, daß dadurch das Schamgefühl verletzt, öffentliches Ärgernis erregt oder Umwohnende belästigt werden, wird mit Gefängnis oder unter erschwerenden Umständen und im Wiederholungsfalle mit Zuchthaus bestraft. Bei mildernden Umständen kann die Strafe auf Geldbuße ermäßigt werden.

Dergleichen Strafe verfällt eine gewerbsmäßig Unzucht treibende Frau, wenn sie einen erwachsenen Mann oder ein unmündiges, über 2 Jahre altes Kind bei sich zu Hause hat oder zu unzüchtigem Zweck Besuch eines Mannes unter 18 Jahren empfängt.

Wer nicht für eines der hier geschilderten Vorkommnisse vorbestraft oder verwarnt ist, kann von der Polizeibehörde statt der Strafe mit einer Verwarnung bedacht werden; doch kann Verwarnung nicht erfolgen, wenn der Beschuldigte richterliches Urteil verlangt.

§ 3. Das Halten von Bordellen ist verboten. Wer dem Verbot zuwiderhandelt, wird mit Arbeitshaus oder Zuchthaus oder mit Gefängnis bei gewöhnlicher Gefangenenkost bestraft. Dieselbe Strafe trifft den, der sich der Kuppelei schuldig macht.

Wer gegen Entgelt Personen verschiedenen Geschlechts in seiner Wohnung Aufnahme gewährt, um dort Unzucht zu üben, oder wer Zimmer vermietet, die nicht dauernden Aufenthalt bieten, sondern nur Gelegenheit zur Unzucht geben, oder wer Frauen unter 18 Jahren, die ihren Erwerb durch Ausübung von Unzucht suchen, bei sich aufnimmt, wird mit Gefängnis oder Zuchthaus bestraft. Im Wiederholungsfalle kann die Strafe bis auf 2 Jahre Arbeitshaus erhöht werden.

Es ist verboten, sich durch Bekanntmachen, Aushängen von Schildern, Versenden von Beschreibungen u. a. m. an das Publikum oder an unbekannte oder unbestimmte Personen mit Verkaufsanerbieten von Gegenständen zu wenden, die geeignet sind, den Folgen des Beischlafs vorzubeugen. Übertretungen werden nach den Vorschriften betr. Übertretung von Polizeiverordnungen behandelt und bestraft.

§ 4. Der gleichen Strafe, wie sie § 181 des bürgerlichen Strafgesetzes vorsieht, verfällt, wer unter im genannten Paragraphen geschilderten Umständen mit seinem Ehepartner geschlechtlichen Verkehr hat, sofern derselbe dabei angesteckt worden ist und binnen 1 Jahr nach Kenntnis der Sachlage Anklage erhebt.

Ferner ist, wer sich gemäß § 181 des bürgerlichen Strafgesetzes oder gemäß vorstehender Bestimmung straffällig macht, wenn eine Übertragung der Krankheit auf einen anderen stattgefunden hat und dieser nichts von der vorhandenen Ansteckungsgefahr wußte, nicht nur verpflichtet, dem Befallenen die mit der Heilung verbundenen Kosten zu ersetzen, sondern auch für die durch die Krankheit entstandenen Leiden und Verluste Ersatz zu leisten.

§ 5. Personen, die an einer Geschlechtskrankheit leiden, sind ohne Rücksicht darauf, ob sie die Mittel haben, die Kosten ihrer Heilung selbst zu tragen oder nicht, berechtigt, zu verlangen, auf öffentliche Kosten behandelt zu werden; andererseits sind sie verpflichtet, sich einer derartigen Kur zu unterziehen, sofern sie nicht nachweisen können, daß sie sich in angemessene privatärztliche Behandlung begeben haben. Sind die Verhältnisse der erkrankten Personen so beschaffen, daß der Übertragung der Erkrankung auf andere Personen nur durch Absonderung sicher vorgebeugt werden kann, oder befolgen sie die ihnen zur Verhütung der Krankheitsübertragung erteilten Vorschriften nicht, so sind sie zur Behandlung ins Krankenhaus einzulegen. Die Entscheidung hierüber obliegt dem Amtmann (in Kopenhagen dem Polizeidirektor) unter Einspruchsrecht beim Justizminister; die Erfüllung der Verpflichtung kann durch von den genannten Behörden aufzuerlegende Geldbußen und falls das nichts fruchtet, durch Polizeigewalt erzwungen werden.

Wer eine feste Armenunterstützung bezieht und an einer Geschlechtskrankheit leidet, ist zur Behandlung ins Krankenhaus einzulegen.

§ 6. Wenn es während der Behandlung der Krankheit oder bei Abschluß der Kur mit Rücksicht auf die Infektionsgefahr für notwendig erachtet wird, den Patienten unter Beobachtung zu behalten, so ist diesem vom Arzte aufzuerlegen, daß er sich zu bestimmten Zeiten bei ihm vorstellt oder schriftlichen Beweis liefert, daß seine Behandlung von einem anderen approbierten Arzte übernommen ist. Formulare hierfür sind von dem zuständigen Amts- oder Distriktsarzt zu beziehen.

Kommt der Patient seiner Pflicht nicht nach, oder will der Arzt ihn nicht länger behandeln, und legt er trotz Aufforderung nicht den schriftlichen Beweis dafür vor, daß ein anderer Arzt seine Behandlung übernommen hat, so ist dem zuständigen Amts- oder visitierenden Arzt unverzüglich darüber Meldung zu erstatten, der den Betreffenden gemäß den Bestimmungen des § 13 zur Untersuchung in das Konsultationsbureau vorzuladen hat.

§ 7. Jeder Arzt, der jemand wegen einer Geschlechtskrankheit untersucht oder behandelt, hat die Pflicht, ihn auf die Ansteckungsfähigkeit der Krankheit und auf die rechtlichen Folgen aufmerksam zu machen, die entstehen, falls er jemand ansteckt oder der Gefahr der Ansteckung aussetzt, sowie ihn besonders zu warnen, solange Ansteckungsgefahr besteht, eine Ehe zu schließen. Formulare für Mitteilungen hierüber sind bei dem zuständigen Stadt- oder Distriktsarzt erhältlich.

§ 8. Jeder Arzt hat in den wöchentlichen Berichten an den zuständigen Stadt- oder Distriktsarzt ausdrücklich zu bescheinigen, daß er die im vorstehenden Paragraphen angeführten Bestimmungen befolgt sowie anzugeben, wie vielen Personen er die Anordnung gemäß § 6 erteilt hat.

Zuwiderhandlungen gegen die §§ 6, 7 und Absatz 1 dieses Paragraphen werden mit Geldbuße bis zu 200 Kronen bestraft. Wer dem zuständigen Arzt falsche Angaben betreffend Namen, Beruf oder Wohnung macht, wird gemäß § 155 des Strafgesetzes bestraft.

§ 9. Ein mit Syphilis behaftetes Kind darf keiner anderen Frau als seiner eigenen Mutter zum Nähren gegeben werden. Auch darf keine Amme, die weiß oder vermutet, daß sie syphilitisch erkrankt ist, ein fremdes Kind nähren. Vergehen hiergegen werden gemäß § 181 des Strafgesetzbuches bestraft, wobei die Schuldige, die die Krankheit verbreitet, nicht nur verpflichtet sein soll, den Erkrankten die mit der Heilung verbundenen Kosten zu erstatten, sondern auch für die durch die Krankheit verursachten Leiden und Verluste Entschädigung zu leisten. Dieselbe Entschädigungspflicht obliegt demjenigen, der ein Kind in Pflege gibt, von dem er weiß, oder begründeterweise vermutet, daß es geschlechtskrank ist, oder wer ein einer solchen Krankheit verdächtiges Kind zum Nähren gibt, ohne daß die Pflegeeltern oder die Amme vor der Aufnahme darüber unterrichtet worden sind, daß das Kind krank oder krankheitsverdächtig ist und welche Infektionsgefahr damit verbunden ist. Eine derartige Unterbringung ist nicht statthaft, wenn dadurch andere Kinder der Gefahr einer Ansteckung ausgesetzt werden; Zuwiderhandlung wird gemäß Absatz 2 des 1. Stückes geahndet.

Diese Bestimmungen gelten auch für öffentliche Behörden, die Kinder zur Pflege oder zum Aufsäugen unterbringen.

Ein Kind ist als syphilisverdächtig zu betrachten, selbst wenn sich kein Symptom davon an ihm gefunden hat, wenn ein Elter im Verlaufe der vorhergehenden 7 Jahre an Syphilis erkrankt war und weniger als 3 Monate nach der Geburt vergangen sind.

§ 10. Jeder, der wegen eines Vergehens gemäß §§ 1, 2, 4 oder 9, Absatz 2 dieses Gesetzes oder § 181 des Strafgesetzbuches beschuldigt wird, kann auf Veranlassung der Polizei mit seiner ausdrücklichen Einwilligung einer ärztlichen Untersuchung unterzogen werden. Im Weigerungsfalle bestimmt das Gericht durch Urteil, sofern es die Beschuldigung hinreichend begründet findet, daß die Untersuchung ohne Einwilligung stattfinden soll.

§ 11. Die in § 10 erwähnten ärztlichen Untersuchungen sind am von der Polizei zu bestimmenden Ort vom zuständigen Stadt- oder Distriktsarzt oder durch einen besonders dafür bestellten Arzt vorzunehmen. Zwangsuntersuchungen sind — falls der Betreffende nicht ausdrücklich darauf verzichtet — von einem Arzt gleichen Geschlechts mit dem Untersuchten vorzunehmen, sofern ein solcher in der betreffenden Stadt oder dem Arztbezirk oder doch so nahe davon praktiziert, daß keine Verzögerung von Bedeutung dadurch entsteht und falls der betreffende Arzt gewillt ist, derartige Untersuchungen zu übernehmen. Der betreffende Arzt bezieht hierfür entweder ein jährliches Gehalt, das von der Kommunalverwaltung festzusetzen und vom Justizministerium zu bestätigen ist, oder falls eine solche Festsetzung und Bestätigung nicht vorliegt, bezieht er für jede ausgeführte Untersuchung ein Honorar von bis 4 Kronen für die erste Person, die zur gleichen Zeit und am gleichen Ort untersucht wird und von bis zu 1 Krone für jede folgende Person sowie evtl. Fahrvergütung. Die Bezahlung wird in den Städten von der Stadtkasse, auf dem Lande aus dem Repartitionsfonds und auf Bornholm aus dem Kollektivfonds für Stadt und Land vorgenommen. Für die Ausstellung der Bescheinigung, ob der Betreffende bei der Untersuchung krank befunden wurde, erhält der Arzt keine besondere Bezahlung.

§ 12. Die öffentlichen oder visitierenden Ärzte haben außer Vornahme der obenerwähnten Untersuchungen gleichzeitig, aber zu anderer Zeit, auch sonst zu untersuchen, und wenn es nötig ist und ohne Einlegung ins Krankenhaus geschehen kann, jeden zu behandeln, der sich wegen seiner Geschlechtskrankheit an sie wendet oder an sie gewiesen wird. Es darf dem Patienten hierfür weder eine Vergütung abgefordert, noch eine solche von ihm angenommen werden. Die Bezahlung erfolgt aus öffentlichen Mitteln nach den obigen Bestimmungen.

In Kopenhagen ist immer für eine hinreichende Anzahl untersuchender Ärzte zu sorgen, die täglich zu bestimmten Zeiten in den verschiedenen Stadtteilen nach den näheren Bestimmungen der Gesundheitsbehörde, Sprechstunden abhalten.

§ 13. In jedem Falle, in dem der öffentliche oder visitierende Arzt es mit Rücksicht auf die Ansteckungsgefahr für notwendig hält, hat er unter Benutzung der dazu bestimmten Formulare den Betreffenden anzuweisen, sich zu den näher bestimmten Zeiten einzufinden.

Die Erfüllung dieser Anordnung kann mittels Geldbußen, die vom Amtmann (in Kopenhagen vom Polizeidirektor), unter Einspruchsrecht beim Justizminister, aufzuerlegen sind, erzwungen werden, und falls das nichts fruchtet, durch Polizeizwang.

§ 14. Wer auf öffentliche Kosten zur Behandlung einer Geschlechtskrankheit in ein Krankenhaus eingelegt ist, darf dieses nicht ohne ausdrückliche ärztliche Entlassung verlassen. Zuwiderhandlung gegen diese Bestimmung wird mit Gefängnis bei gewöhnlicher Gefangenenkost bis zu 20 Tagen oder mit einfachem Gefängnis bis zu 1 Monat bestraft.

§ 15. Die Polizei kann Hotelwirten, Gastwirten und Wirten die Beherbergung von Frauen, die gemäß § 2 dieses Gesetzes bestraft sind, sowie die Benutzung solcher Frauen zur Unterhaltung oder Bedienung untersagen.

Die Übertretung des Verbotes wird mit Geldbuße bis zu 100 Kr., Gefängnis bei gewöhnlicher Gefangenenkost bis zu 2 Monaten oder Zuchthaus bis zu 3 Monaten bestraft. War der Betreffende noch nicht für ein derartiges Vergehen vorbestraft oder gewarnt, so kann an Stelle der Strafe eine von der Polizei zu erteilende Verwarnung treten. Doch kann die Verwarnung nicht erteilt werden, wenn der Beschuldigte ein gerichtliches Verfahren beantragt.

§ 16. Bei Anwendung der Bestimmungen betreffend Gefängnis- und Arbeitshausstrafen wird nach den Grundsätzen des Bürgerlichen Strafgesetzes, Kapitel 2, sowie dem einstweiligen Gesetz vom 1. April 1905, §§ 10—12 verfahren. Sachen betreffend Übertretungen und Zuwiderhandlungen gegen §§ 2, 6, 2. Absatz, 7, 8, 1. Absatz, 9, 14 und 15 werden wie öffentliche Polizeisachen behandelt, doch unter Ausschluß der Öffentlichkeit. Geldbußen in diesen öffentlichen Polizeisachen fallen den Polizeikassen, in Kopenhagen der Stadtkasse zu.

§ 17. Unter der Bezeichnung „Geschlechtskrankheit" werden in diesem Gesetz die in der medizinischen Wissenschaft als Syphilis, Gonorrhöe und Ulcus venereum bezeichneten Krankheitsformen umfaßt.

§ 18. Dieses Gesetz tritt 6 Monate nach Veröffentlichung im Gesetzblatt in Kraft, doch fällt die Inskribierung liederlicher Frauenzimmer gemäß Gesetz vom 10. April 1874 sofort weg. Gleichzeitig werden §§ 180 und 182 des Strafgesetzes sowie das Gesetz vom 10. April 1874 über Maßnahmen zur Bekämpfung der Verbreitung der Geschlechtskrankheiten, das Gesetz vom 1. März 1895 betreffend Veränderung und Zusatz zu diesem Gesetz, das Gesetz vom 11. April 1901 betreffend Zusätze zu den beiden vorgenannten Gesetzen und die Gesetze vom 11. Februar 1863, § 8, letzter Absatz, und vom 4. Februar 1871, § 2, Litr. 2, aufgehoben, gleichzeitig mit allen damit verknüpften Regulativen, Reglements und Verfügungen, wie auch solche Regulative usw. auf Grund des vor Erlaß des erwähnten Gesetzes vom 10. April 1874 geltenden Rechtes nicht in Wirksamkeit bleiben können.

### § 2 des Gesetzes über Vagabundage und Bettelei vom 3. März 1860.

Jede Person, die nicht nachweisen kann, daß sie Vermögen oder einen festen Broterwerb oder eine andere Stellung hat, die Sicherheit dafür bietet, daß sie ihren Lebensunterhalt ohne Gefährdung der Allgemeinheit findet, kann von der Polizeibehörde aufgefordert werden, anzugeben und nachzuweisen, wodurch sie sich ernährt. Wird die Erklärung der betreffenden Person an sich ungenügend oder auf Grund angestellter Nachforschungen unzureichend befunden, so hat die Polizeibehörde diese Person anzuhalten, sich einen legalen Erwerb zu suchen und sie soll ihr, falls sie sich nicht selbst Arbeit verschaffen kann, dazu Anweisung geben, in welcher Hinsicht die Armenbehörde der Polizei behilflich sein soll. Die Polizeibehörde kann dazu der betreffenden Person die Beobachtung von Vorschriften auferlegen, durch die sie in den Stand gesetzt wird, festzustellen, daß die betreffende Person wirklich den von ihr angegebenen oder ihr angewiesenen Erwerb sucht und namentlich kann sie der betreffenden Person auferlegen, sich bei ihr zu bestimmten Zeiten zu melden und die notwendigen Auskünfte zu geben. Die angeführte Anordnung soll ins Polizeiprotokoll eingetragen werden mit ausdrücklicher Angabe der mit ihrer Übertretung verbundenen Strafandrohung. Diejenige Person, die sich den ihr erteilten Anordnungen mutwillig widersetzt, ist als Landstreicher zu betrachten.

## England.

### Verordnung der englischen Gesundheitszentralbehörde vom 12. Juli 1916.

Auf Grund des Gesundheitsgesetzes von 1875, desjenigen für London von 1891, des Gesundheitsgesetzes von 1896 und desjenigen zur Verhütung und Behandlung von Krankheiten von 1913 bestimmt die Zentralbehörde:

1. Jeder Grafschaftsrat soll im Einverständnis mit der Zentralbehörde Einrichtungen treffen, die es jedem praktischen Arzte seines Bezirkes ermöglichen, auf öffentliche Kosten einen wissenschaftlichen Befund über eingesandtes Untersuchungsmaterial zu erhalten, das von einer einer Geschlechtskrankheit verdächtigen Person stammt.

2. A. Jeder Grafschaftsrat hat einen Plan auszuarbeiten und der Zentralbehörde vorzulegen:

a) für die Behandlung Geschlechtskranker in Krankenhäusern oder anderen Einrichtungen, und

b) für die Lieferung von Salvarsan oder seiner Ersatzpräparate an die praktischen Ärzte zum Zwecke der Behandlung und Verhütung der Geschlechtskrankheiten.

Nach Genehmigung des Planes soll der Grafschaftsrat Anordnungen für die Durchführung auf eigene Kosten treffen.

B. Alle Mitteilungen über Personen, die gemäß einem auf Grund dieses Artikels genehmigten Plan behandelt werden, sind als vertraulich zu behandeln.

3. A. Jeder Grafschaftsrat kann im Einverständnis mit der Zentralbehörde für die Zwecke dieser Verordnung Vereinbarungen mit den Leitern von Krankenhäusern, Instituten oder Vereinen treffen. Aber bis die Zentralbehörde diese Abmachung genehmigt hat, sollen daraus keine Ausgaben entstehen.

B. Jede von der Zentralbehörde auf Grund dieses Artikels erteilte Genehmigung soll unter solchen Bedingungen gewährt werden, die die Zentralbehörde für angemessen hält. Die Genehmigung ist widerruflich.

4. Jeder Grafschaftsrat, soweit er es für notwendig oder wünschenswert erachtet, muß dafür sorgen, daß belehrende Vorträge veranstaltet und Mitteilungen über Fragen auf dem Gebiete der Geschlechtskrankheiten veröffentlicht werden.

*Venereal Disease Act, vom 24. Mai 1917.*

*Gesetz zur Verhinderung der Behandlung venerischer Erkrankungen durch andere als approbierte Ärzte und zur Überwachung des hierfür notwendigen Heilmittelbedarfs sowie anderer damit in Zusammenhang stehender Gegenstände.*

1. Wer nicht approbierter Arzt ist, darf nicht gegen direkten oder indirekten Entgelt eine andere Person an einer Geschlechtskrankheit behandeln oder ein Medikament dafür verschreiben oder einen mit der Behandlung in Zusammenhang stehenden Rat erteilen, ob nun dieser Rat der zu behandelnden Person selbst oder einer dritten Person gegeben wird.

2. Niemand darf durch Inserat oder andere öffentliche Notiz oder Annonce eine an einer Geschlechtskrankheit leidende Person behandeln oder anbieten sie zu behandeln, oder ein Heilmittel dafür verschreiben oder anbieten zu verschreiben, oder anbieten einen Rat betreffend die Behandlung zu geben oder solchen Rat erteilen.

Nach dem 1. November 1917 darf niemand mehr feilbieten oder öffentlich anpreisen durch Inserat oder Mitteilung, handschriftlich oder gedruckt, irgendwelche äußerlichen oder innerlichen Medikamente oder Medizinen zur Verhütung, Heilung oder Besserung irgendeiner venerischen Krankheit.

3. Wer einem Paragraphen dieses Gesetzes zuwiderhandelt, macht sich strafbar und kann auf Anklage zu Gefängnis oder Zuchthaus bis zu 2 Jahren oder zu einer Geldbuße bis zu 100 £ verurteilt werden.

4. Unter der Bezeichnung „Geschlechtskrankheiten" in diesem Gesetz werden verstanden: Syphilis, Gonorrhöe und Ulcus molle.

# Schweden.

*Gesetz, betreffend Maßnahmen gegen die Verbreitung der Geschlechtskrankheiten,* gegeben Schloß Stockholm am 20. Juni 1918.

Wir, Gustaf, mit Gottes Gnaden von Schweden, der Goten und Wenden König, tun kund: daß Wir, mit dem Reichstag, für gut befunden haben, in Gnaden folgendes zu verordnen:

§ 1. Als Geschlechtskrankheiten im Sinne dieses Gesetzes gelten Syphilis (Lues), einfache venerische Wunde (Ulcus molle, weicher Schanker) und Tripper (Gonorrhöe), jedoch nur solange, als sich diese Krankheiten in ansteckendem Stadium befinden.

Eine Geschlechtskrankheit ist als in ansteckendem Stadium befindlich zu betrachten, solange Symptome von Ansteckungsfähigkeit vorhanden sind oder das erneute Auftreten solcher Symptome zu befürchten steht.

§ 2. Die Durchführung der Maßnahmen, die die Verhütung der Verbreitung der Geschlechtskrankheiten bezwecken, obliegt unter Aufsicht der Gesundheitsbehörde dem Stadtarzt in einer Stadt, in der ein Stadtarzt vorhanden ist, dem 1. Stadtarzt, falls mehrere Stadtärzte angestellt sind und an anderen Orten dem 1. Provinzialarzt der Provinz.

In Städten, in denen es Stadtärzte gibt, kann, wenn erforderlich, von der Stadt ein besonderer Arzt an Stelle des zuständigen Stadtarztes mit Wahrnehmung der genannten Aufgaben betraut werden. Dieser Arzt wird vom Gesundheitsamt ernannt, das ihm seine Instruktion erteilt und die Aufsicht über seine Diensttätigkeit führt.

Ein solcher Arzt wird in diesem Gesetz Gesundheitsinspekteur genannt.

Mit Gesundheitsbehörde im Sinne dieses Gesetzes wird in einer Stadt mit Stadtarzt das Gesundheitsamt und anderenorts die zuständige Provinzialbehörde bezeichnet.

§ 3. Jeder von einer Geschlechtskrankheit Befallene ist verpflichtet, sich der erforderlichen ärztlichen Behandlung zu unterziehen sowie diejenigen Vorschriften zu befolgen, die ihm vom Arzt hinsichtlich der Behandlung der Krankheit oder zur Verhütung ihrer Weiterverbreitung erteilt werden.

§ 4. Wer befürchtet, von einer Geschlechtskrankheit befallen zu sein, ist berechtigt, sich unentgeltlich darauf untersuchen zu lassen, wenn er sich zu einem in § 5 bezeichneten Arzt begibt.

Wer geschlechtskrank befunden wird, ohne der Hospitalisierung bedürftig zu sein, hat das Recht, unentgeltlich von einem solchen Arzt behandelt zu werden, soweit dies bei dem Arzte geschehen kann sowie die verschriebenen Medikamente und Gegenstände kostenlos zu erhalten.

Wird gemäß diesem Gesetz eine Bescheinigung über die Untersuchung oder Behandlung verlangt, so hat der in § 5 bezeichnete Arzt dieses gebührenfrei auszustellen.

Ein Geschlechtskranker, bei dem Krankenhausversorgung erforderlich ist, hat das Recht auf unentgeltliche Behandlung und Verpflegung· in einem allgemeinen Krankenhaus gemäß besonderen hierüber erlassenen Bestimmungen.

§ 5. Kostenlose Untersuchung und Behandlung gemäß § 4 erfolgt durch den Provinzialarzt, den außerordentlichen Provinzialarzt, den Stadtarzt, den Arzt eines Fleckens oder den Gemeindearzt.

In Städten, in denen es Stadtärzte gibt, kann, wenn für zweckmäßig befunden, ein anderer Arzt an Stelle des Stadtarztes mit der Wahrnehmung der genannten Tätigkeit beauftragt werden. Sind zur Durchführung der Verrichtungen mehrere Ärzte erforderlich, so ist die Stadt verpflichtet, dafür zu sorgen, daß Ärzte in genügender Anzahl, darunter, sofern angemessen, mindestens ein weiblicher, zur Verfügung stehen. Wird beschlossen, hierfür einen besonderen Arzt anzustellen, so wird dieser vom Gesundheitsamt ernannt, das außerdem seine Diensttätigkeit zu beaufsichtigen und die hierfür nötigen Vorschriften zu erteilen hat. In Städten mit 20 000 Einwohnern und darüber ist die Gelegenheit zu einer derartigen unentgeltlichen Untersuchung und Behandlung im Sinne des § 4 durch eine genügende Anzahl von Polikliniken bereitzustellen. Die Kosten für eine solche Poliklinik sind, mit Ausnahme der gemäß § 6 aus Staatsmitteln bestrittenen, von der Stadt zu tragen. Die Sprechstunden in den Polikliniken sind unter Berücksichtigung der Bedürfnisse der Bevölkerung einzurichten und derart, daß der Besuch der Poliklinik nicht die Art der Krankheit, derentwegen sie aufgesucht wird, verrät.

Von der Verpflichtung, Polikliniken einzurichten, gemäß Absatz 3, kann auf Antrag der Stadt der König bis auf weiteres entbinden.

Der in Absatz 2 bezeichnete Arzt, sowie der Leiter der im Absatz 3 geschilderten Poliklinik sollen, wenn möglich, spezialistisch für Geschlechtskrankheiten ausgebildet sein.

§ 6. Die Vergütung für Leistungen gemäß § 4, einschließlich serologischer, bakteriologischer oder anderer Untersuchungen, die der Arzt für erforderlich hält, erfolgt nach einer vom König festgesetzten Gebührenordnung und wird nebst den Kosten für die verschriebenen Medikamente und Gegenstände aus Staatsmitteln bestritten.

Vorschriften betreffend Art und Weise der Auszahlung der Vergütung werden vom König erlassen.

§ 7. Ist die Annahme begründet, daß eine Geschlechtskrankheit sich unter der Bevölkerung eines Ortes auf dem Lande verbreitet hat, der weiter von dem zuständigen Provinzial- oder außerordentlichen Provinzialarzt entfernt ist, so hat der Landeshauptmann diesen oder einen anderen Arzt, der dazu bereit ist, zu beauftragen, die Ortschaft aufzusuchen, um der Bevölkerung durch Untersuchung und Behandlung gemäß § 4 Beistand zu leisten.

Derartige Reisen werden aus Staatsmitteln vergütet, entsprechend der im Reisereglement für Provinzialärzte festgesetzten Klasse; für die dabei ausgeführten Untersuchungen und Behandlung sowie die verschriebenen Medikamente und Utensilien gelten·die Bestimmungen des § 6.

§ 8. Beobachtet ein Arzt bei jemandem, den er untersucht oder behandelt, eine Geschlechtskrankheit, so ist er verpflichtet, den Kranken über die Art der Erkrankung und die Ansteckungsgefahr aufzuklären, sowie ihm Weisungen darüber zu erteilen, was er hinsichtlich der Behandlung der Krankheit und der Verhütung einer Weiterverbreitung zu beobachten hat. In diesen Vorschriften soll besonders auf die geltenden Bestimmungen betreffend das Verbot der Eheschließung Geschlechtskranker sowie auf die Bestrafung von Handlungen, die eine Gefahr für die Verbreitung der Geschlechtskrankheit bieten, hingewiesen werden.

Von diesen Bestimmungen ist indessen in dem Fall eine Ausnahme zu machen, wenn nach Ansicht des Arztes der Gesundheitszustand des Patienten oder andere Umstände unbedingt fordern, ihm die Art seiner Erkrankung bis auf weiteres nicht zu offenbaren oder falls der Kranke unter 15 Jahren ist. Im letzten Fall hat der Arzt statt dessen den gesetzlichen Vertreter des Kindes oder seine Pflegeeltern über Art und Ansteckungsgefahr der Krankheit sowie darüber zu unterrichten, was zur Verhütung einer Weiterverbreitung vorgenommen werden muß.

Das Formular zu dieser Vorschrift wird von der obersten Medizinalbehörde festgesetzt.

§ 9. Ermittelt der Arzt, der gemäß § 8 einen Fall von Geschlechtskrankheit beobachtet hat, daß der Kranke die Einhaltung der Vorschriften, die er gemäß diesem Paragraphen erhalten, unterläßt, oder hat der Kranke seine Behandlung abgebrochen, ohne nachzuweisen, daß ein anderer Arzt sie übernommen habe, so ist der Arzt verpflichtet, dem Gesundheitsinspekteur des Ortes schriftliche Meldung zu erstatten.

§ 10. Hat der Arzt gemäß § 8 einen Fall von Geschlechtskrankheit wahrgenommen, und erfährt er, daß der Kranke, während die Krankheit noch in ansteckungsfähigem Stadium ist, eine Eheschließung beabsichtigt, ohne die Genehmigung des Königs nachzusuchen, so ist er verpflichtet, unverzüglich dem Gesundheitsinspekteur des Ortes schriftliche Meldung über den Sachverhalt zu machen.

§ 11. Der Arzt, der gemäß § 8 einen Fall von Geschlechtskrankheit wahrgenommen hat, ist verpflichtet, sofern die Krankheit nicht nachweislich bereits vorher von einem anderen Arzt festgestellt wurde, zu versuchen, von dem Kranken zu erfahren, von wem und unter welchen Umständen er angesteckt worden ist. In solchen Fällen hat der Arzt spätestens vor Ablauf des folgenden Tages dem Gesundheitsinspekteur des Ortes schriftliche Meldung zu erstatten, in der einmal anzugeben sind Krankheitsbezeichnung sowie des Erkrankten Geschlecht, Alter, Wohnort, hingegen nicht der Name des Kranken, ferner was er über die Übertragung der Krankheit ermitteln konnte, und falls eine Infektionsquelle angegeben, deren Namen und Wohnung.

Die Formulare zur Meldung gemäß diesem § werden von der Obersten Medizinalbehörde festgesetzt.

§ 12. Wird jemand vom Staatsanwalt wegen Vergehen gemäß Kap. 14, § 21, Kap. 15, §§ 12, 13, 14 oder 15, Kap. 18, §§ 7, 8, 9 oder 10 des Strafgesetzbuches oder wegen einer Handlung gemäß Kap. 19, § 13, Absatz 1 des Strafgesetzes und die eine Aufforderung oder Einladung zur Unzucht enthält, unter Anklage gestellt, so muß der Staatsanwalt, sobald dem Beklagten die Anklage zugestellt oder dieser wegen des Vergehens verhaftet worden ist, darüber schriftliche Meldung erstatten, im ersten Falle an den Gesundheitsinspekteur des Ortes, im letzten an den im Gefängnis angestellten oder hinzugezogenen Arzt.

Wird eine derartige Anklage von einer Privatperson erhoben, so hat das Gericht unmittelbar nach der ersten Verhandlung den Gesundheitsinspekteur des Ortes oder, falls der Beklagte dabei verhaftet worden ist, den im Gefängnis angestellten oder hinzugezogenen Arzt zu benachrichtigen.

§ 13. Stellt sich heraus, daß eine beim Gesundheitsinspekteur gemäß §§ 9, 11, 12 eingelaufene Meldung eine Person betrifft, die in einem anderen Medizinalbezirk wohnt, so ist die Anzeige an den Gesundheitsinspekteur des betreffenden Bezirks weiterzuleiten.

Betrifft eine solche Anzeige einen im Dienst befindlichen Soldaten, so ist sie dem zuständigen Militärarzt zu übergeben. Anzeigen betreffend Personen, die sich in Strafzwangsarbeitsanstalten oder im Gefängnis befinden, werden dem Anstalts- oder Gefängnisarzt zugeleitet.

§ 14. Ist dem Gesundheitsinspekteur eine Anzeige gemäß § 12 erstattet worden oder erweist sich die Angabe über eine Ansteckungsquelle, die ihm gemäß § 11 gemacht wurde, als begründet, und ist diese Anzeige nicht gemäß § 13 einem anderen Arzt weiterzuleiten, so hat der Gesundheitsinspekteur dem Angezeigten die Aufforderung zuzustellen, sich binnen einer kurz zu bemessenden Frist bei einem Arzt darauf untersuchen zu lassen, ob er mit einer Geschlechtskrankheit behaftet sei, sowie, falls diese Untersuchung nicht durch den Gesundheitsinspekteur selbst vorgenommen wird, diesem darüber eine Bescheinigung vorzulegen.

Nähere Vorschriften über die Art der Untersuchung werden von der Obersten Medizinalbehörde erlassen, die außerdem die Formulare für die Bescheinigungen derartiger Untersuchungen festzusetzen hat.

§ 15. Hat sich bei einer gemäß § 14 vorgenommenen Untersuchung erwiesen, daß der Angezeigte geschlechtskrank ist, so hat der Gesundheitsinspekteur dem Kranken die Aufforderung zuzustellen, sich binnen einer kurz zu bemessenden Frist zwecks Behandlung beim Arzte einzufinden, sowie, falls die Behandlung nicht durch den Gesundheitsinspekteur selbst vorgenommen wird, diesem darüber eine Bescheinigung einzureichen.

Scheint der Kranke nicht ohne besondere Gefahr für die Weiterverbreitung der Krankheit außerhalb des Krankenhauses behandelt werden zu können, so hat der Gesundheitsinspekteur ihm die Aufforderung zuzustellen, sich binnen einer kurz zu bemessenden Frist in einem allgemeinen Krankenhause zur Behandlung aufnehmen zu lassen und über die erfolgte Aufnahme dem Gesundheitsinspekteur eine Bescheinigung einzureichen.

§ 16. Ist beim Gesundheitsinspekteur eine Anzeige gemäß § 9 eingelaufen, so hat der Gesundheitsinspekteur dem Kranken eine Aufforderung gemäß § 15 zuzustellen.

Liegt von seiten des Kranken offenbare Widerspenstigkeit vor, so ist die Angelegenheit unmittelbar gemäß § 21 zu behandeln.

§ 17. Wird dem Gesundheitsinspekteur eine Anzeige gemäß § 10 erstattet, so ist er verpflichtet, unverzüglich die Meldung an den Pfarrer der Gemeinde, in der der Angezeigte kirchlich eingetragen ist, weiterzuleiten. Der Pfarrer hat, sofern ein Ehezeugnis für den Angezeigten ausgestellt ist oder wird, die Meldung sofort derjenigen Behörde zu übersenden, bei der die gegen eine.Ehe vorliegenden Hindernisse anzuzeigen sind.

§ 18. Falls gemäß §§ 9, 10 oder 11, die Pflicht, Anzeige beim Gesundheitsinspekteur zu erstatten, dem Gesundheitsinspekteur selbst obliegt, so hat der Gesundheitsinspekteur so zu verfahren, als sei die Anmeldung bei ihm eingegangen.

§ 19. Aufforderungen gemäß §§ 14, 15 oder 16 sind schriftlich zu erteilen und müssen auf die Folgen hinweisen, die eintreten, wenn ihre Befolgung unterlassen wird und die § 21 angibt.

Betrifft die Aufforderung ein Kind unter 15 Jahren, so ist sie an den gesetzlichen Vertreter oder die Pflegeeltern des Kindes zu richten.

§ 20. Steht ein Geschlechtskranker, der vom Gesundheitsinspekteur eine Aufforderung gemäß § 14, 15 oder 16 erhalten hat, laut ärztlichen Zeugnisses bereits in ärztlicher Behandlung, so ist der Gesundheitsinspekteur verpflichtet, unverzüglich dem behandelnden Arzt schriftliche Mitteilung über die ergangene Aufforderung sowie deren Anlaß zu machen.

§ 21. Unterläßt jemand, der Aufforderung des Gesundheitsinspekteurs gemäß §§ 14, 15 oder 16 nachzukommen, so ist die Sache vom Gesundheitsinspekteur an das Gesundheitsamt weiterzuleiten, das Anordnungen bezüglich der ärztlichen Untersuchung oder betreffs Krankenhauseinlegung der geschlechtskranken Person zu treffen hat.

Scheint der Beschluß der Gesundheitsbehörde nicht ohne besondere Gefahr für die Verbreitung der Krankheit abgewartet werden zu können, so hat der Gesundheitsinspekteur die in Absatz 1 erwähnte Verfügung zu treffen. Diese Verfügung ist sofort der Prüfung des Gesundheitsamtes zu unterbreiten. Die Verfügung ist indessen solange zu befolgen, bis anderweitig vorschriftsmäßig verfügt worden ist.

§ 22. Zur Vollstreckung der Verfügung gemäß § 21 sind der Gesundheitsinspekteur und das Gesundheitsamt berechtigt, den erforderlichen Beistand von der Polizei und dem Vollzugsbeamten zu erhalten.

§ 23. Ist bei dem zuständigen Militärarzt oder dem Arzt einer Straf- oder Zwangsarbeitsanstalt oder eines Gefängnisses die Anzeige über eine Person gemäß § 13, Absatz 2, eingegangen, so hat der genannte Arzt eine Untersuchung zur Feststellung, ob der Angezeigte geschlechtskrank ist, einzuleiten, und falls eine Geschlechtskrankheit vorliegt, für die notwendige Behandlung Sorge zu tragen.

§ 24. Ist eine Person, gegen die ein Verfahren gemäß diesem Gesetze schwebt, in einen anderen Medizinalbezirk verzogen, oder in den Militärdienst eingetreten oder aus diesem geschieden, oder in eine Straf- oder Zwangsarbeitsanstalt oder ins Gefängnis eingeliefert oder daraus entlassen worden, oder aus einer derartigen Anstalt oder einem Gefängnis in eine andere Anstalt oder ein anderes Gefängnis überführt worden, so ist der zuständige Gesundheitsinspekteur, Militärarzt, Anstalts- oder Gefängnisarzt verpflichtet, die Vorgänge in dieser Angelegenheit dem Arzt, der gemäß diesem Gesetz die Sache weiter zu behandeln hat, schriftlich mitzuteilen.

§ 25. Über die Vorgänge in einer solchen Angelegenheit bei der Gesundheitsbehörde, oder dem Gesundheitsinspekteur, dem Militärarzt oder dem Arzt an der Straf- oder Zwangsarbeitsanstalt oder dem Gefängnis oder an einem allgemeinen Krankenhaus oder einer Poliklinik darf niemand, der auf Grund seines Amtes oder seines dienstlichen Auftrages Kenntnis davon erhalten hat, Unbefugten etwas mitteilen. Protokolle und Akten über diese Sachen sind so aufzubewahren, daß sie Unbefugten nicht zugänglich sind. In Fällen, in denen Anklage gegen jemand für Vergehen gemäß Kap. 14, § 21 des Strafgesetzes erhoben worden ist, steht dem Gericht und dem Staatsanwalt das Recht zu, einen Bericht über den Ausfall der ärztlichen Untersuchung einzufordern.

Ist auf Grund der gemäß diesem Gesetz dem Gesundheitsinspekteur erstatteten Anzeige begründeter Verdacht vorhanden, daß es sich um ein Vergehen gemäß Kap. 18 § 11 des Strafgesetzes handelt, so ist der Gesundheitsinspekteur verpflichtet, ohne Rücksicht auf die Bestimmungen des 1. Absatzes dem zuständigen Staatsanwalt Anzeige zu machen.

§ 26. Gegen den Beschluß des Gesundheitsamtes in den Fällen gemäß diesem Gesetz kann beim Landeshauptmann Einspruch erhoben werden innerhalb der sonst für Berufungen gegen Beschlüsse der Gesundheitsbehörde vorgeschriebenen Frist.

Eine Abänderung der Entscheidung des Landeshauptmanns kann beim König beantragt werden, innerhalb der für die Nachprüfungen von Entscheidungen der Verwaltungs- und Zentralbehörden vorgeschriebenen Frist.

Ungeachtet der Berufung ist dem Beschluß nachzukommen, solange nicht anderweitig vorschriftsmäßig verfügt worden ist.

§ 27. Über die besonderen Maßnahmen, die bezüglich der Bekämpfung der Geschlechtskrankheiten und ihrer Verbreitung in der Armee zu treffen sind, bestimmt der König.

Der König bestimmt auch über die Maßnahmen, die erforderlich sind, um unter der Bevölkerung Kenntnisse über Natur und Infektionsgefahr der Geschlechtskrankheiten zu verbreiten, über die Mittel, die zur Verhinderung der Übertragung der Krankheit zur Verfügung stehen, sowie über die Pflicht eines Jeden, der geschlechtskrank ist, sich schleunigst in ärztliche Behandlung zu begeben.

§ 28. Vernachlässigt ein Beamter oder Angestellter die ihm gemäß diesem Gesetz obliegenden Pflichten, so ist er dafür wie für ein Dienstvergehen verantwortlich.

Unterläßt ein beim Gefängnis zugezogener Arzt, der in keinem Amts- oder Dienstverhältnis steht, seine Obliegenheiten gemäß §§ 23 und 24 oder übertritt ein anderer als ein Beamter oder Angestellter die Bestimmungen gemäß § 25, Absatz 1, so wird er mit Geldbuße bis zu 500 Kr. bestraft.

Versäumt ein Arzt seine ihm gemäß §§ 8, 9, 10 oder 11 obliegenden Pflichten, und ist das Versäumnis nicht als ein Dienstvergehen gemäß Absatz 1 anzusehen, so hat er Geldbuße bis zu 200 Kr. zu zahlen.

§ 29. Klagen wegen Übertretung gemäß § 28 werden beim allgemeinen Gericht anhängig gemacht und vom Staatsanwalt vertreten.

§ 30. Geldbußen, die gemäß diesem Gesetz auferlegt werden, fallen der Krone zu.

§ 31. Durch dieses Gesetz werden aufgehoben:

Das königliche Rundschreiben vom 10. Juni 1812 an sämtliche Landeshauptleute betreffend Maßnahmen zur Verhütung der Verbreitung von venerischen Krankheiten;

die königlichen Schreiben vom 3. April 1839 und 27. März 1843 betreffend Maßnahmen zur Verhütung der Verbreitung venerischer Krankheiten durch die vom Auslande kommenden Schiffsbesatzungen;

die königliche Bekanntmachung vom 3. Dezember 1915 über die Anzeigepflicht bei gewissen Fällen von Geschlechtskrankheiten in ansteckendem Stadium;

sowie im übrigen sämtliche von Sr. Maj. dem König, den Landeshauptleuten oder anderen Behörden erlassenen Reglements, Verordnungen und Vorschriften, soweit sie eine Reglementierung der Prostitution oder sonst im Widerspruch mit diesem Gesetz stehende Bestimmungen enthalten.

Dieses Gesetz tritt am 1. Januar 1919 in Kraft; jedoch hat in Städten, in denen eine Inskribierung der Prostituierten zur ärztlichen Untersuchung stattfand, diese Einschreibung vom Tage nach Publikation dieses Gesetzes in der Schwedischen Gesetzsammlung, gemäß darauf vermerkter Angabe, aufzuhören. Alle, die es betrifft, haben sich gehorsamst danach zu richten. Behufs höchster Gewißheit haben Wir dieses eigenhändig unterschrieben und mit Unserm Königlichen Siegel bestätigen lassen.

Schloß Stockholm, den 20. Juni 1918.

Gustaf

Civilkabinett        (L. S.)        Axel Schotte

## Deutsch-Österreich.

*Vollzugsanweisung des Deutschösterreichischen Staatsamtes für Volksgesundheit vom 21. November 1918, betreffend die Verhütung und Bekämpfung übertragbarer Geschlechtskrankheiten.*

Auf Grund besonderer Ermächtigung des Deutschösterreichischen Staatsrates wird vom Staatsamt für Volksgesundheit verordnet wie folgt:

### Umfang der Vollzugsanweisung.

§ 1. Übertragbare Geschlechtskrankheiten im Sinne dieser Vollzugsanweisung sind:

a) *Tripper*, sowohl der Harn- und Geschlechtsorgane als der Augenbindehaut und der Mastdarmschleimhaut,

b) *weicher Schanker*,

c) *Syphilis* im primären, sekundären und tertiären Stadium, endlich angeborene Syphilis.

### Allgemeine Behandlungspflicht.

§ 2. Jeder Geschlechtskranke ist verpflichtet, sich während der Dauer der Übertragbarkeit der Krankheit der ärztlichen Behandlung zu unterziehen. Bei Pflegebefohlenen hat auch jene Person für die ärztliche Behandlung des Kranken zu sorgen, welche die Aufsicht über den Pflegebefohlenen führt.

Der Kranke oder die über den Kranken aufsichtführende Person hat der Sanitätsbehörde und im Falle der Zugehörigkeit des Kranken zu einer Krankenkasse oder ähnlichen Zwangsorganisation, die gesundheitliche Aufgaben zu lösen hat, auch dieser auf Verlangen den Nachweis der ärztlichen Behandlung zu erbringen.

### Untersuchung Krankheitsverdächtiger.

§ 3. Personen, von denen mit Grund angenommen werden kann, daß sie geschlechtskrank sind und nicht in ärztlicher Behandlung stehen, können von der Sanitätsbehörde verhalten werden, ein ärztliches Zeugnis zu erbringen und sich erforderlichenfalls einer Untersuchung zu unterziehen.

*Beschränkte Anzeigepflicht.*

§ 4. Der Arzt, der in Ausübung seines Berufes von dem Falle einer Geschlechtserkrankung Kenntnis erhält, ist zur Anzeige des Falles verpflichtet, wenn eine Weiterverbreitung der Krankheit zu befürchten ist.

§ 5. Die Anzeige (§ 4) ist an den Amtsarzt der Sanitätsbehörde zu erstatten.

Nähere Bestimmungen über Inhalt, Form und Art der Anzeige werden durch besondere Vorschriften getroffen.

Bei Militärpersonen hat der Amtsarzt die Anzeige an die zuständige Militärbehörde zu leiten.

*Beratungs- und Behandlungsstellen.*

§ 6. Zur Bekämpfung der Geschlechtskrankheiten werden unter Aufsicht der staatlichen Gesundheitsverwaltung Beratungs- und Behandlungsstellen für Geschlechtskranke errichtet.

Einrichtung und Wirkungskreis dieser Stellen werden durch besondere Vorschriften bestimmt.

*Behandlung und Überwachung.*

§ 7. Der Amtsarzt hat auf Grund der ihm zugekommenen Anzeige die Vorladung des Kranken nach der zuständigen Beratungs- und Behandlungsstelle für Geschlechtskranke zu veranlassen.

Der ärztliche Leiter der Beratungs- und Behandlungsstelle entscheidet, ob der Kranke in Privatbehandlung verbleiben kann oder in ambulatorische Behandlung der Stelle genommen wird, oder ob die Abgabe des Kranken in eine Abteilung für geschlechtskranke Personen erfolgen muß. Von dieser Entscheidung ist der zuständige Amtsarzt unverzüglich zu verständigen.

Wo eine solche Beratungs- und Behandlungsstelle nicht vorhanden ist, hat der Amtsarzt die Abgabe des Kranken in eine Krankenanstalt zu veranlassen oder die ambulatorische Behandlung des Kranken zu sichern.

Nach Abschluß der Behandlung kann von der Sanitätsbehörde die gesundheitliche Überwachung, d. h. die regelmäßige ärztliche Nachschau angeordnet werden.

§ 8. Für Kranke in Privatbehandlung kann nach Abschluß der Behandlung die gesundheitliche Überwachung (§ 7) durch den Privatarzt oder durch die Beratungs- und Behandlungsstelle sichergestellt werden.

§ 9. Geschlechtskranken darf die Aufnahme in einem öffentlichen Krankenhause während der Dauer der Übertragbarkeit — sofern statutarische Bestimmungen nicht entgegenstehen — nicht verweigert werden. Sie haben während dieser Zeit im Krankenhaus zu verbleiben, es sei denn, daß der berufene Krankenhausarzt eine ambulatorische Behandlung für zulässig erklärt.

Von dieser Erklärung hat die Krankenhausleitung den Amtsarzt der zuständigen Sanitätsbehörde unverzüglich in Kenntnis zu setzen.

Wurde die ambulatorische Behandlung angeordnet oder für zulässig erklärt, ist der Kranke verpflichtet, die vom Arzte getroffenen Maßnahmen zu befolgen und sich der verfügten Überwachung (§§ 7 und 8) zu unterwerfen.

§ 10. Die aus dem Militärverband entlassenen und von den Militärbehörden dem Amtsarzte der Sanitätsbehörde gemeldeten Kranken und Ansteckungsverdächtigen sind der Behandlung und etwa notwendigen Überwachung (§§ 7 und 9) zu unterziehen.

*Belehrung Geschlechtskranker.*

§ 11. Jeder Arzt, der einen Geschlechtskranken untersucht oder behandelt, ist verpflichtet, ihn über die durch die Erkrankung für die Umgebung insbesondere bei Geschlechtsverkehr bestehenden Gefahren zu belehren und ihm ein bezügliches von der Behörde herausgegebenes Merkblatt zu übergeben.

*Verbotene Behandlungsarten.*

§ 12. 1. Wer briefliche Behandlung von Geschlechtskranken und die Zusendung von Medikamenten ankündigt, dann Medikamente zur Selbstbehandlung ankündigt oder anpreist,

2. der Arzt, der die Behandlung von Geschlechtskranken in der Tagespresse ankündigt oder Geschlechtskranke nicht auf Grund eigener Wahrnehmung behandelt (Fernbehandlung),

wird von der politischen Behörde mit Geldstrafe bis zu 10 000 K. oder mit Arrest bis zu 3 Monaten bestraft. Gegebenenfalls können beide Strafen gleichzeitig verhängt werden.

Das Ankündigen von Mitteln, Gegenständen oder Verfahren zur Heilung oder Linderung von Geschlechtskrankheiten an Ärzte oder Apotheker oder an Personen, die befugt sind, mit solchen Mitteln Handel zu treiben, oder in der Fachpresse ist gestattet.

*Allgemeine Strafbestimmung.*

§ 13. Übertretungen dieser Vollzugsanweisung und der auf Grund derselben getroffenen Anordnungen werden, insofern nicht nach einer anderen Bestimmung eine strengere Strafe zu verhängen ist, mit Geldstrafen bis zu 5000 K oder Arrest bis zu 2 Monaten bestraft.

*Besondere Aufgaben der staatlichen Gesundheitsverwaltung.*

§ 14. Der staatlichen Gesundheitsverwaltung obliegt insbesondere:

1. Die Aufklärung und planmäßige Belehrung der Bevölkerung über die Gefahr eines außerehelichen Geschlechtsverkehrs und die Bedeutung geschlechtlicher Erkrankungen;

2. die Förderung der Errichtung und des Betriebes von Beratungs- und Behandlungsstellen (§ 6) und Ambulatorien, namentlich die Förderung der unentgeltlichen ärztlichen Behandlung und Beistellung von Heilmitteln;

3. die Bestellung von fachmännisch geschulten Wanderärzten nach Maßgabe und für die Dauer des Bedarfs;

4. die Förderung der Errichtung von spitalsmäßigen Unterkünften für Geschlechtskranke unter Bedachtnahme auf gewerbliche Beschäftigung und Ausbildung;

5. die Förderung von Einrichtungen für die gewerbliche Beschäftigung und Ausbildung jugendlicher geschlechtskranker Personen weiblichen Geschlechts sowie der Errichtung von Fürsorgestellen für jugendliche Prostituierte;

6. die Förderung von Arbeitskolonien für unheilbare Prostituierte;

7. die Förderung der Errichtung von Heimen für hereditär luetische Kinder;

8. die Vorsorge für bakteriologisch-diagnostische und serologische Untersuchungen.

*Kostenbestreitung aus dem Staatsschatze.*

§ 15. In den Staatsvoranschlag ist der in dem betreffenden Verwaltungsjahr zur Sicherung des Erfolges dieser Vollzugsanweisung erforderliche Betrag einzusetzen.

Sofern es sich um mittellose, nicht der Krankenversicherungspflicht unterliegende Kranke handelt, die nach § 7 der Spitalsbehandlung unterzogen wurden, hat der Staat die Verpflegskosten nach der billigsten Spitalsklasse zu tragen, wobei ihm die Ersatzansprüche für die Kosten der Verpflegung fremder Staatsangehöriger nach Maßgabe der besonderen Bestimmungen gewahrt bleiben.

Das Staatsamt für Volksgesundheit ist ermächtigt, in bedürftigen Gemeinden, in denen die Geschlechtskrankheiten endemisch auftreten, insbesondere dort, wo dies durch die Kriegsereignisse verursacht wurde, im Bedarfsfalle Beihilfen zur Deckung der aus der Durchführung dieser Vollzugsanweisung sich ergebenden Kosten zu gewähren.

*Sanitätsbehörde.*

§ 16. Unter Sanitätsbehörde im Sinne der Vollzugsanweisung ist die politische Behörde erster Instanz zu verstehen.

*Mitwirkung der Gemeinden.*

§ 17. Die Gemeinden sind verpflichtet, bei der Ausführung der Vollzugsanweisung mitzuwirken.

*Aufgaben der Ärzte.*

§ 18. Die Ärzte sind verpflichtet, die durch die Vollzugsanweisung gegebenen Aufgaben und Einrichtungen zu fördern.

*Wirkung von Berufungen.*

§ 19. Rekursen (Berufungen) gegen Entscheidungen und Verfügungen, die auf Grund der Vollzugsanweisung oder der zur Durchführung derselben erlassenen Anordnungen getroffen werden, kommt eine aufschiebende Wirkung nicht zu.

Eine Ausnahme hiervon findet nur insoweit statt, als es sich um die Vollstreckung von Straferkenntnissen handelt.

*Wirksamkeit der Vollzugsanweisung.*

§ 20. Die Vollzugsanweisung tritt mit dem Tage der Kundmachung in Kraft.

Sylvester m. p.   Kaup m. p.

# Tschechoslowakei.

*Gesetz vom 11. Juli 1922, S. d. G. u. V. Nr. 241, betreffend die Bekämpfung der Geschlechtskrankheiten.*

## I. Abschnitt.

*Maßnahmen gegen die Verbreitung der Geschlechtskrankheiten.*

§ 1. Die Krankheiten, auf welche die Bestimmungen dieses Gesetzes Anwendung finden, sind: Syphilis, der Tripper (Gonorrhöe) und der weiche Schanker (Ulcus molle).

§ 2. **Pflicht, sich behandeln zu lassen.** Jeder, der mit einer Geschlechtskrankheit solchen Grades behaftet ist, daß sie eine Ansteckung bewirken kann, ist verpflichtet, sich von einem zur Ausübung der ärztlichen Praxis berechtigten Arzte (Gesetz vom 15. Juli 1919, S. d. G. u. V. Nr. 419) behandeln zu lassen, und zwar privat oder in einer öffentlichen Heilanstalt.

§ 3. **Behandlung und Untersuchung von Unbemittelten.** Sofern die Vorschriften über die unentgeltliche Behandlung von Unbemittelten nicht ausreichen, werden im Verordnungswege Verfügungen getroffen, damit jeder von einer Geschlechtskrankheit befallene Unbemittelte auf Staatskosten behandelt werden könne.

§ 4. **Obligatorische ärztliche Untersuchung.** Wer beschuldigt ist, eine Übertretung oder ein Vergehen nach den §§ 2, 6, 18, 19, Z. 1 und den §§ 20 und 21 dieses Gesetzes begangen zu haben, muß sich bei dem begründeten Verdachte der Behaftung mit einer Geschlechtskrankheit über Auftrag der Behörde (§ 23) einer ärztlichen Untersuchung unterziehen. Zu diesem Behufe kann eine solche Person in einer Heilanstalt untersucht werden. Das Verfahren ist in solchen Fällen möglichst rasch unter Wahrung des guten Rufes der betreffenden Person durchzuführen.

§ 5. **Obligatorische Behandlung in Anstalten.** Droht die Gefahr, daß eine geschlechtskranke Person durch ihre Lebensweise oder durch Nichteinhaltung der ärztlichen Anordnungen die Krankheit auf Personen, mit denen sie verkehrt, übertragen kann, so kann sie über behördlichen Auftrag (§ 23) in eine Heilanstalt gebracht und dort bis zur Ausheilung der Symptome der Übertragbarkeit behalten werden.

§ 6. **Nachträgliche ärztliche Untersuchung.** Geschlechtskranke sind verpflichtet, sich auch nach beendetem Heilverfahren in bestimmten Zeitabschnitten einer neuerlichen Untersuchung zu unterziehen, wenn es der behandelnde Arzt oder die Behörde (§ 23) für notwendig erachten und anordnen.

§ 7. **Pflichten des behandelnden Arztes.** Der eine geschlechtskranke Person behandelnde Arzt ist verpflichtet:

1. Der Behörde (§ 23) schriftliche Anzeige zu erstatten:

a) wenn der Kranke seine Vorschriften nicht einhält und hieraus oder aus irgendeinem anderen Grunde die Gefahr entsteht, daß er die Ansteckung auf andere Personen überträgt, oder

b) wenn der Kranke das Heilverfahren unterbricht und nicht nachweist, daß er von einem anderen Arzte oder in einer Heilanstalt behandelt wird, oder

c) wenn er die im § 6 angeführten Pflichten nicht erfüllt;

2. durch Anfrage beim Kranken nach der Ansteckungsquelle zu forschen und die Mitteilungen des Kranken der Behörde (§ 23) anzuzeigen;

3. den Kranken auf die Übertragbarkeit der Krankheit und auf die Strafbarkeit der Übertragung der Ansteckung (§ 18) aufmerksam zu machen, gegebenenfalls ihn vor der Eheschließung zu warnen und ihm gegen ordnungsmäßige Bestätigung eine gedruckte Belehrung auszufolgen, die ihm zu diesem Zwecke von der Behörde (§ 23) unentgeltlich zur Verfügung gestellt wird.

Handelt es sich um eine Behandlung in Heilanstalten, so liegen diese Pflichten den Vorständen dieser Anstalten (Kliniken, Abteilungen) ob.

§ 8. **Anmeldung der Geschlechtskrankheiten.** Das Ministerium für Gesundheitswesen und körperliche Erziehung ist berechtigt, von den Ärzten und Heilanstalten die Anmeldung der Geschlechtskranken ohne Angabe der Namen der Erkrankten zu verlangen.

§ 9. **Wahrung des ärztlichen und des Amtsgeheimnisses.** Jeder Arzt, der einen Geschlechtskranken behandelt, ist unter den in den betreffenden Vorschriften der Strafgesetze festgesetzten Folgen verpflichtet, strengste Verschwiegenheit über die Natur der Krankheit — abgesehen von der Bestimmung des § 7 — sowie über alle sonstigen auf diese Krankheit sich beziehenden Umstände zu bewahren.

Zur Wahrung der strengsten Verschwiegenheit und Schonung des guten Rufes des Erkrankten sind auch diejenigen verpflichtet, die an einer wie immer gearteten Amtshandlung bei Durchführung dieses Gesetzes teilnehmen.

Durch diese Bestimmung wird an den gesetzlichen Vorschriften, welche die Zeugenpflicht vor Behörden oder Gerichten und die Pflicht zur Erstattung von Anzeigen an Behörden oder Gericht festsetzen, nichts geändert.

§ 10. **Verbot der Behandlung auf schriftlichem Wege.** Es ist verboten, Geschlechtskrankheiten ohne persönliche Untersuchung bloß im Korrespondenzwege oder durch Einsendung von Anleitungen zur Behandlung zu behandeln.

§ 11. **Verbot aufdringlichen Anbietens der Behandlung.** Es ist verboten, sich zur Behandlung von Geschlechtskrankheiten in aufdringlicher oder des ärztlichen Standes unwürdiger Weise anzubieten.

§ 12. **Belehrung über die Geschlechtskrankheiten.** Die Staatsverwaltung (§ 29) hat Vorkehrungen zu treffen, daß die Jugend in der Schule und die aus der Schule ausgetretene

Jugend durch geeignete Personen, namentlich durch Schul- oder hierzu bestimmte Ärzte und in einer ihrem Alter angemessenen Weise über das Geschlechtsleben, die Gefahren der Geschlechtskrankheiten und den Schutz gegen dieselben, über die Gefahren der Prostitution belehrt werde, und daß auf breiter Grundlage eine allgemeine Belehrung über die Geschlechtskrankheiten durch die Presse unter Mitwirkung der sozialen Versicherungsanstalten und der betreffenden sanitär-kulturellen Körperschaften im Einvernehmen mit dem zuständigen Ministerium eingeleitet werde.

## II. Abschnitt.

### Prostitution.

§ 13. **Aufhebung der Reglementierungsmaßnahmen.** Alle bisherigen auf die Überwachung der Prostitution abzielenden polizeilichen und sonstigen administrativen Verfügungen werden aufgehoben.

§ 14. **Die Freudenhäuser werden aufgehoben.** Die Errichtung und Erhaltung von Freudenhäusern ist verboten und wird nach den Bestimmungen des Strafgesetzes über die Kuppelei bestraft.

§ 15. **Besserungsanstalten für Prostituierte.** Die Staatsverwaltung (§ 29) hat, soweit es notwendig sein wird, für die Errichtung von Anstalten Sorge zu tragen, in denen gewerbsmäßige Prostituierte ein zeitweiliges Asyl und Gelegenheit zur Besserung erhalten.

§ 16. **Aufsicht über die verwahrloste Jugend.** Personen beiderlei Geschlechts unter 18 Jahren, die ein in geschlechtlicher Beziehung unsittliches Leben führen, ist von den Organen der öffentlichen Verwaltung wachsamste Fürsorge zu widmen und nötigenfalls sind geeignete Maßnahmen zu ihrer Besserung im Rahmen der geltenden gesetzlichen Bestimmungen zu treffen.

Diese Bestimmung wird bis zur gesetzlichen Regelung des Jugendschutzes im Verordnungswege durchgeführt.

## III. Abschnitt.

### Strafbestimmungen.

§ 17. **Strafen.** Übertretungen dieses Gesetzes und der auf Grund desselben erlassenen Verordnungen werden, sofern sie nicht gerichtlich strafbar sind, von den *politischen Behörden* — in der Slowakei und Karpathorußland von den administrativen Polizeiobrigkeiten — (§ 23) mit einer Geldstrafe von ... Kc. bis 10 000 Kc. oder mit Arrest von 1—30 Tagen bestraft.

Die Geldstrafen fallen dem Staate zu.

§ 18. **Gefährdung und Störung der Gesundheit durch Geschlechtskrankheiten.** Wer aus Fahrlässigkeit eine andere Person durch Beischlaf oder auf andere Weise der Gefahr einer geschlechtlichen Ansteckung aussetzt, begeht eine vom Gericht zu ahndende Übertretung und wird mit *Arrest* von einem Tage bis zu einem Monat oder mit Geldstrafe von 50 Kc. bis zu 10 000 Kc. bestraft.

Wer wissentlich eine andere Person durch Beischlaf oder auf andere Weise der Gefahr der geschlechtlichen Ansteckung aussetzt, begeht ein Vergehen, das mit *strengem Arrest* von 14 Tagen bis 8 Monaten bestraft wird.

Ist der Gefährdete der Ehegatte, Verlobte, Gefährte oder die Gefährtin des Täters, so wird der Täter zwar im Wege öffentlicher Anklage, aber bloß auf Antrag des Gefährdeten verfolgt. Wurde der Antrag bei dem Gerichte oder der Staatsanwaltschaft nicht binnen 3 Monaten nach dem Tage, an dem der Berechtigte von der strafbaren Handlung und der Person des Täters Kenntnis erlangt hat, gestellt, so ist die Verfolgung ausgeschlossen.

Wer vorsätzlich die Ansteckung einer anderen Person mit einer Geschlechtskrankheit bewirkt, wird nach den Bestimmungen des Gesetzes über die schwere körperliche Beschädigung (§§ 154—156 des Strafgesetzes vom 27. Mai 1852, RGBl. Nr. 177, §§ 303—306 des Strafgesetzes über Verbrechen und Vergehen, Ges.-Art. V vom Jahre 1878) bestraft.

Hat der Täter aus Gewinnsucht gehandelt, so ist in allen Fällen neben der Freiheitsstrafe auch auf eine Geldstrafe von 100 Kc. bis zu 10 000 Kc. zu erkennen.

§ 19. Nach § 17 wird insbesondere auch bestraft:

1. eine mit Syphilis behaftete Frauensperson, welche die Stelle einer Amme bei einem mit dieser Krankheit nicht behafteten Kinde annimmt oder behält;

2. derjenige, der zu einem mit Syphilis behafteten Kinde als Amme eine Frauensperson aufnimmt oder bei ihm behält, die mit dieser Krankheit nicht behaftet ist;

3. derjenige, der ein mit Syphilis behaftetes Kind unter Verheimlichung der Natur der Krankheit des Kindes anderen Personen in Pflege übergibt oder beläßt.

Bei Vorhandensein der in § 18 angeführten Voraussetzungen ist die Handlung nach den Bestimmungen desselben Paragraphen gerichtlich strafbar.

§ 20. **Aufforderung zur Unzucht.** Einer gerichtlichen zu ahndenden Übertretung macht sich schuldig:

1. wer auf eine Art, die geeignet ist, Ärgernis zu erregen oder das Schamgefühl zu verletzen, zur Unzucht auffordert oder sich dazu anbietet;

2. wer eine Person, die noch nicht das 16. Lebensjahr erreicht hat, zur Unzucht verleitet.

Als Strafe ist hier Arrest von 1 Tag bis zu 1 Monat oder eine Geldstrafe von 50 Kc. bis zu 10 000 Kc. und, wenn die Handlung gewerbsmäßig begangen wurde, strenger Arrest von 14 Tagen bis zu 6 Monaten zu verhängen; daneben kann auch auf eine Geldstrafe von 50 Kc. bis zu 10 000 Kc. erkannt werden.

Ist die Handlung nach den Bestimmungen der allgemeinen Strafgesetze strenger zu bestrafen, so gelten diese Bestimmungen.

§ 21. Ärgernis erregender Betrieb der Unzucht. Wer Unzucht in einer für die Mitbewohner des Hauses oder für die Nachbarn Ärgernis erregenden Weise betreibt, wird vom Gericht wegen Übertretung mit Arrest von 1 Tag bis zu 1 Monat und, wenn dadurch wissentlich der Jugend Ärgernis gegeben wurde, mit strengem Arrest von 14 Tagen bis zu 3 Monaten bestraft.

§ 22. Verfolgung von Militärpersonen. Das Strafverfahren wegen der strafbaren Handlungen, die in den §§ 18—21 den Gerichten zugewiesen sind, steht hinsichtlich der den Militärgerichten unterstehenden Personen diesen Gerichten zu.

<h3 style="text-align:center">IV. Abschnitt.</h3>

*Allgemeine Bestimmungen.*

§ 23. Zuständigkeit. Die Durchführung und Sicherung der in diesem Gesetze vorgeschriebenen Verfügungen steht unter Mitwirkung der Gemeinden und Polizeibehörden jenen politischen Behörden (in der Slowakei und in Karpathorußland den zuständigen Administrativobrigkeiten) zu, welche die öffentliche Sanitätsverwaltung besorgen.

In höchster Instanz entscheidet das Ministerium für Gesundheitswesen und körperliche Erziehung.

§ 24. Verfügungen im Wirkungskreise der Militärverwaltungen. Die Durchführung der Verfügungen nach diesem Gesetze im Wirkungskreise der Militärverwaltung liegt den Militärbehörden im Einvernehmen mit den in § 23 angeführten Behörden ob.

§ 25. Aufschiebende Wirkung von Beschwerden. Beschwerden gegen behördliche (§ 23) Entscheidungen oder Verfügungen, die auf Grund dieses Gesetzes oder der zu dessen Durchführung erlassenen Verordnungen getroffen wurden, haben bloß dann aufschiebende Wirkung, wenn es sich um den Vollzug von Straferkenntnissen handelt (§ 17).

In anderen Fällen hat die Behörde, welche die Entscheidung gefällt hat, aus wichtigen Gründen, insbesondere wenn der Partei ein unwiederbringlicher Schaden erwachsen würde, auf deren Ansuchen der Beschwerde die aufschiebende Wirkung bis zur Entscheidung der höheren Instanz zu erkennen.

§ 26. Portofreiheit. Die nach diesem Gesetze zur Erstattung von Anzeigen und Meldungen verpflichteten Personen sind im Sinne des Gesetzes vom 2. Oktober 1865, RGBl. Nr. 108, von der Entrichtung der Portogebühren für die Postbeförderung solcher Anzeigen und Meldungen befreit.

§ 27. Aufhebung der bisherigen Vorschriften. Mit diesem Gesetze werden sämtliche Gesetze, Verordnungen und Vorschriften über die in diesem Gesetze geregelten Gegenstände aufgehoben, sofern sie mit ihm in Widerspruch stehen.

Insbesondere werden aufgehoben: der § 91 des Gesetzes Art. 14 vom Jahre 1876 (Sanitätsgesetz); der § 81 des Gesetzes Art. 40 vom Jahre 1879 (allgemeines Strafgesetzbuch für Übertretungen); der § 379 des Strafgesetzes über Übertretungen, Gesetz Art. 40 vom Jahre 1879, soweit die von Geschlechtskrankheiten handeln; der § 5 Abs. 1 und 2, Z. 1—5 und Abs. 4 des Gesetzes vom 24. Mai 1885, RGBl. Nr. 89.

§ 28. Wirksamkeit des Gesetzes. Dieses Gesetz tritt mit dem Tage der Kundmachung in Wirksamkeit.

§ 29. Durchführung des Gesetzes. Die Durchführung dieses Gesetzes wird dem Minister für Gesundheitswesen und körperliche Erziehung im Einvernehmen mit den beteiligten Ministern aufgetragen.

<h2 style="text-align:center">Italien.</h2>

Bestimmungen zur Prophylaxe der Syphilis und der venerischen Krankheiten.<br>Königliches Dekret vom 25. März 1923.

Wir, Viktor Emanuel, König von Italien durch Gottes Gnaden und Willen der Nation, haben nach Einsicht der Gesundheitsgesetze vom 1. August 1907, des allgemeinen Sanitätsreglements vom 3. Februar 1901, des Artikels 15 des Gesetzes vom 15. Juli 1916; nach Benehmen mit dem Ministerrat und mit dem Staatsrat; auf Vorschlag Unseres Ministers des Innern und Ministerpräsidenten, dekretiert und dekretieren:

Art. 1. Die Krankheiten, gegen die sich nachfolgende Verfügungen richten, sind:
a) Gonorrhöe,
b) Ulcus molle,
c) Syphilis
während der Periode ihrer Ansteckungsfähigkeit.

Die Anzeigepflicht gemäß Art. 4 des Reglements vom 4. August 1918, Nr. 1395 bleibt bestehen, die Anzeigen gemäß Art. 15 des vorliegenden Reglements werden obligatorisch und außerdem sind die Ärzte verpflichtet, gemäß Art. 123 der durch Kgl. Dekret vom 1. August 1907 genehmigten Gesundheitsgesetze, jeden Fall von Syphilis mit ansteckenden Erscheinungen, der in Schulen, Erziehungs- und Heilanstalten, in Fabriken und überhaupt in Zivil- und Militärgemeinschaften beobachtet wird, zur Anzeige zu bringen.

Art. 2. Die öffentliche Prophylaxe der Krankheiten, auf die vorstehender Artikel hinweist, sieht vor:
a) unentgeltliche medizinisch-chirurgische Versorgung der Armen und unentgeltliche Verteilung von Medikamenten an die Armen, in den von dem Art. 24 und 36 des obengenannten Textes vorgesehenen Grenzen;
b) Einrichtung von angemessenen Dispensaires dort, wo das Bedürfnis dafür vorliegt;
c) unentgeltliche Kur für Personen, die an ansteckenden Erscheinungen der im vorstehenden Artikel aufgeführten Krankheiten leiden, in den dazu bestimmten Behandlungsstätten, Kliniken und den allgemeinen Krankenhäusern.

Art. 3. Verwaltung und Ärzte derjenigen Krankenhäuser, deren Statuten die Aufnahme von Patienten verbietet, die mit Krankheiten gemäß Art. 1 behaftet sind, können, wenn sie zur Behandlung und Untersuchung von Patienten auch außerhalb des Hospitals verpflichtet sind, die Kranken mit erwähnten Erscheinungen nicht von der Hospitalisierung ausschließen.

Art. 4. Alle Provinzialhauptstädte und Gemeinwesen mit mehr als 30 000 Einwohnern sind zur Schaffung von geeigneten Dispensaires zur unentgeltlichen Prophylaxe und Behandlung der Syphilis und der Geschlechtskrankheiten verpflichtet und haben zu ihrer Leitung kompetente Spezialisten anzustellen.

Die Zahl der Dispensaires in einer Kommune wird durch Verständigung zwischen Kommune und Ministerium des Innern bestimmt oder bei Versagen von Amts wegen durch Verfügung des Ministers, Dekret des Präfekten, nach Einvernehmen mit dem Provinzialarzt und unter Berücksichtigung der lokalen Verhältnisse, die die Verbreitung der erwähnten Krankheiten begünstigen könnten.

Das Ministerium des Innern trägt zu den laufenden Kosten jedes Dispensaires mit einer jährlichen bestimmten Summe bei, die aus dem zuständigen Fonds des Budgets des Ministeriums des Innern erhoben wird, doch darf dieser Beitrag die Hälfte der Kosten nicht übersteigen.

Die Höhe des Zuschusses und die Betriebsart der Dispensaires werden durch Konvention zwischen Kommune und Ministerium des Innern festgesetzt. Sollten sich über die Höhe des Zuschusses Meinungsverschiedenheiten ergeben, so wird er ex officio durch Dekret des Ministers bestimmt.

Die Dispensaires sind vornehmlich als Spezialsektionen der allgemeinen Ambulatorien oder anderer sanitärer Institutionen einzurichten.

Wo die örtlichen Bedingungen es erlauben, können zwei oder mehrere Kommunen gemeinschaftlich ein Dispensaire betreiben.

Art. 5. Auch Kommunen mit unter 30 000 Einwohnern, die Dispensaires zur unentgeltlichen Behandlung der Syphilis und der Geschlechtskrankheiten einrichten, können auf Beihilfe der Unkosten von seiten der Regierung, wie im vorstehenden Artikel angeführt, rechnen. Die Höhe der Beihilfe wird durch besondere Vereinbarung zwischen Ministerium des Innern und Kommune festgesetzt.

Die Einrichtung von Dispensaires ist in solchen Kommunen obligatorisch, in denen sich die Notwendigkeit aus besonderen örtlichen Umständen oder besonderer Verbreitung genannter Krankheiten ergibt.

Die Erklärung dieser Verpflichtung geschieht durch Verfügung des Ministeriums des Innern, durch Dekret des Präfekten, in Einverständnis mit dem Provinzialarzt. Die Höhe des Regierungszuschusses wird wie in Art. 4 dargetan, bestimmt und bemessen.

Art. 6. Außer den Dispensaires, von denen vorstehende Artikel handeln, kann das Ministerium des Innern oder die Kommune in Städten, in denen Dermatologische Universitätskliniken bestehen, diese mit dem Betrieb von Dispensaires unter Zusicherung eines Regierungszuschusses, der durch Übereinkommen festgesetzt wird, betrauen.

Vom Ministerium des Innern können auch von kompetenten Spezialisten geleitete Dispensaires in den Haupthafenplätzen zur unentgeltlichen Kur der Syphilis und der Geschlechtskrankheiten unter Seeleuten und Hafenarbeitern eingerichtet werden.

Der Präfekt kann die Schaffung derartiger Dispensaires in Industrieunternehmen, die im jährlichen Durchschnitt mehr als 2000 Arbeiter beschäftigen, anordnen, oder dort, wo verschiedene Betriebe bestehen, die insgesamt im jährlichen Durchschnitt mehr als 2000 Arbeiter, zeitweilig auch weniger, beschäftigen, wenn sich die Notwendigkeit durch Häufigkeit der Syphilis- und Geschlechtskrankheitsfälle ergibt.

Die Kosten für diese Einrichtungen werden von den Besitzern der Betriebe getragen.

Vorstehende Verfügungen beziehen sich nicht auf Kommunen, in denen öffentliche Dispensaires zur Verhütung und Behandlung der Krankheiten im Sinne des Art. 1 bestehen.

Art. 7. Keine Beschwerde gegen die Maßnahmen des Präfekten gemäß Art. 4, 5 und 6 hat aufhebende Kraft.

Art. 8. Die Ärzte der kommunalen Dispensaires für Krankheiten im Sinne des Art. 1 werden auf Bewerbung, auf Examina und Meriten hin laut Normen, die durch Dekret des Ministeriums des Innern aufzustellen sind, ernannt.

Die vom Kommunalrat oder der gemeinschaftlichen kommunalen Versammlung aufzustellenden Arbeitsleitsätze müssen enthalten:

a) Aufzählung der Obliegenheiten der Ärzte;

b) Bestimmungen, die den Spezialdienst betreffen;

c) das den Ärzten bewilligte Honorar;

d) den Ernennungsmodus, besonders in bezug auf Dauer, bei Ausschluß einer sich über mehr als 5 Jahre erstreckenden Dauer, und ohne Berechtigung auf ständige Anstellung.

Die Wiederernennung für auf einander folgende 5 Jahresperioden ist gestattet, gemäß Normen, die ebenfalls durch Dekret des Ministeriums des Innern aufzustellen sind.

In den Arbeitsleitsätzen ist unter den Obliegenheiten der Dispensaireärzte ausdrücklich auf ihre Verpflichtung hinzuweisen, alle an Syphilis, Geschlechtskrankheiten und infektiösen parasitären Dermatosen leidenden Kranken, die ins Dispensaire kommen, unentgeltlich zu behandeln; wie die Verpflichtung, aktiv daraufhin zu wirken, daß die Dispensaires wirkliche Zentren der Propaganda der Prophylaxe und Sexualhygiene werden.

Art. 9. Personen, die an infektiösen Erscheinungen der Krankheiten im Sinne des Art. 1 leiden, sind in den dazu bestimmten Behandlungsstätten, Kliniken oder, bei deren Fehlen, in den allgemeinen Krankenhäusern aufzunehmen und zu behandeln.

Die Heilanstalten können sich der Verpflichtung zur Aufnahme und Behandlung dieser Kranken nicht entziehen, auch wenn sie keine Spezialabteilungen besitzen, ausgenommen jene Institute, die mit der besonderen Bestimmung, eine bestimmte Krankheit zu behandeln, gegründet worden sind.

In der Regel soll die unentgeltliche Krankenhausbehandlung nur den Frauen, die prädominierende Erscheinungen syphilitischer oder venerischer Infektion haben, vorbehalten bleiben. Die Männer sind vorzugsweise ambulatorisch und nur ausnahmsweise im Krankenhaus zu behandeln. Die Kosten der Krankenhausbehandlung während der Zeit, in der die Krankheit übertragbar ist, werden vom Staat getragen und fallen in das Budget des Ministeriums des Innern, ausgenommen wenn:

a) es sich um Krankenanstalten handelt, die statutenmäßig verpflichtet sind, alle oder Teile ihrer Einkünfte auf die unentgeltliche Behandlung bestimmter Kategorien von Personen ohne Ausschluß der Kranken im Sinne des Art. 1 zu verwenden;

b) es sich um Anstalten handelt, in deren Rahmen die Behandlung dieser Krankheiten liegt.

In diesen Fällen kommen für die Kostentragung die Sondernormen der bestehenden Statuten und Reglements in Anwendung.

Art. 10. Für Einrichtung der Behandlungsstätten gemäß vorstehendem Artikel werden zwischen dem Ministerium des Innern und den Interessenten geeignete Abmachungen betreffs der erforderlichen Eigenschaften geschlossen; auch betreffs ihrer Betriebsweise, der Aufnahmebedingungen und der Krankenhausberechtigung.

Wo eine Universitäts-Hautklinik besteht, ist, soweit als möglich, dem Direktor der Klinik die Leitung der Behandlungsstätten zu übertragen.

Die Leitung der Behandlungsstätten kann dem Direktor des lokalen Dispensaires für Syphilis und Geschlechtskrankheiten übertragen werden, wenn das Krankenhaus keinen anderen Spezialisten stellen kann.

In den übrigen Fällen werden die Leiter der Behandlungsstätten auf Bewerbung durch Examen und Meriten gewählt gemäß der durch Dekret des Ministeriums des Innern aufzustellenden Normen.

Art. 11. Gemeindeärzte, die Krankenatteste ausstellen, und andere hierzu Befugte dürfen deren Ausstellung, und der Bürgermeister darf ihre unentgeltliche Beglaubigung Armen, die an Syphilis oder Geschlechtskrankheiten leiden, nicht verweigern.

Art. 12. Verordnungen über Öffnung von Bordellen dürfen von den Behörden der öffentlichen Sicherheit nur ausgestellt werden, wenn der Provinzialarzt sich über die hygienischen Bedingungen günstig geäußert hat.

Ein solches Gutachten ist auch von dem Provinzialarzt einzuholen, wenn es sich um Schließung eines Bordells gemäß Motiven laut Absatz 1—3 des Art. 25 des Prostitutionsreglements vom 27. Oktober 1891, Nr. 605, handelt.

Art. 13. Die sanitäre Überwachung der der Prostitution ergebenen Frauen in bezug auf die Krankheiten im Sinne des Art. 1 wird von speziell hierzu ernannten „Überwachungsärzten" ausgeführt.

Die Kosten für diese Überwachung wie auch die Kosten der Maßnahmen zur Prophylaxe und Behandlung, die in Bordellen angeordnet werden, sind von den Hauswirten und den Bordelleigentümern zu tragen und aus einem von diesen zu bildenden Fonds gemäß Bestimmung des Ministeriums des Innern, zu entnehmen.

Im Falle der Nichtbeitreibung ist das Haus auf Dekret des Präfekten zu schließen.

Art. 14. Die Ernennung der Überwachungsärzte erfolgt auf Dekret des Präfekten, auf Gutachten des Provinzialarztes und des Inspekteurs für Dermo-Syphilographie gemäß Art. 23, auf Grund von Examina und Meriten, aus denen hervorgeht, daß die Bewerber genügende Kenntnisse und praktische Fähigkeiten in der Diagnose der Syphilis und der Geschlechtskrankheiten besitzen.

Auch Ärzte der Dispensaires können eine solche Ernennung erhalten; die Ernennung bleibt 2 Jahre in Kraft und kann erneuert werden.

Im Fall der Vernachlässigung ihrer Pflichten oder Verschuldung bei Ausübung der ihnen anvertrauten Überwachung werden die Überwachungsärzte vom Präfekten suspendiert oder ihres Amtes enthoben, vorbehaltlich der Anfechtung des Belasteten.

Art. 15. Die Überwachungsärzte sind verpflichtet, der Sanitätsbehörde unverzüglich die mit Krankheiten im Sinne des Art. 1 betroffenen Prostituierten, die infektiöse Erscheinungen aufweisen, sowohl die in den Bordellen wie die überhaupt ihrer Aufsicht unterstellten, anzuzeigen.

Sie haben gleichfalls Anzeige über die Frauen zu erstatten, die sie behaftet mit Tuberkulose, Hautpilzerkrankungen, Scabies, Pediculosis, Trachom oder anderen übertragbaren Krankheiten, finden.

Auf vom Ministerium des Innern zu bestimmenden Formblättern, die in den Bordellen vorhanden sein müssen, haben die Überwachungsärzte die Ergebnisse jedes ihrer Besuche zu verzeichnen.

Sie sind schließlich verpflichtet, die hygienischen und Reinlichkeitsverhältnisse der Bordelle zu überwachen, sich zu überzeugen, daß die Mittel geliefert werden, die zu den Maßnahmen der von ihnen vorgeschriebenen individuellen Prophylaxe erforderlich sind und die Aufnahme der Frauen in die Bordelle zu untersagen, die mehr als 3 Jahre lang nicht geimpft worden sind.

Zuwiderhandlung gegen diese Befugnisse wird mit Suspendierung und Amtsenthebung bestraft, die der Präfekt gemäß vorhergehendem Artikel vorzunehmen hat, und in schwereren Fällen durch Entziehung der Erlaubnis zur freien Ausübung des ärztlichen Berufes auf 1—6 Monate, worüber das Ministerium des Innern zu befinden hat.

Art. 16. Keinerlei Lohn oder Belohnung irgendwelcher Art darf von den Bordellwirten den Überwachungsärzten angeboten und von diesen unter keinerlei Bedingung angenommen werden.

Zuwiderhandlung gegen diese Bestimmung wird an den Bordellwirten mit 50 Lire •Geldstrafe evtl. Schließung des Bordells nach Verfügung des Präfekten und an den Überwachungsärzten durch Suspendierung oder Amtsenthebung durch den Präfekten bestraft, wenn nicht für beide Teile schwerere Strafen gemäß Strafgesetzbuch in Frage kommen.

Art. 17. Kein Zwang darf gegen Frauen, die die Prostitution ausüben, dahin ausgeübt werden, daß sie sich der ärztlichen Untersuchung unterziehen. Indessen werden die Frauen, die die Untersuchung verweigern, wenn sie in Bordellen leben, als infiziert betrachtet.

Art. 18. In Bordellen lebende oder aufgenommene Frauen, bei denen die Überwachungsärzte infektiöse Erscheinungen der Krankheiten im Sinne des Art. 1 festgestellt haben, und die Frauen, bei denen das gemäß vorstehendem Artikel angenommen wird, sind unverzüglich aus dem Bordell zu entfernen und mit einem Krankenblatt versehen, zur Wiederherstellung einer Behandlungsstelle oder dem Krankenhause gemäß Art. 10 zu überweisen. Sie können auch, mit Einwilligung der Sanitätsbehörde, selbst für ihre Behandlung Sorge tragen, obgleich dies bei Prostituierten nicht der gegebene Fall ist.

Indessen können sie die Ausübung der Prostitution nicht wieder aufnehmen noch wieder Aufnahme im Bordell finden, ehe sie nicht eine schriftliche Bescheinigung von seiten der Überwachungsärzte oder der Dispensaireärzte beibringen, daß alle infektiösen Erscheinungen verschwunden sind.

Art. 19. Wer immer ein Bordell betreibt, darf keine Frau aufnehmen, ehe sie nicht von einem Überwachungsarzt untersucht und frei von infektiösen Erscheinungen von Krankheiten im Sinne des Art. 1 befunden worden ist.

Es darf auch nicht zugelassen werden, daß in den Bordellen sich Frauen der ärztlichen Überwachung und den ärztlichen Besuchen entziehen, oder daß Frauen hier verbleiben, die als mit infektiösen Erscheinungen, wie oben angegeben, behaftet oder derer verdächtig sind, oder daß aufs neue Frauen aufgenommen werden, die wegen ihrer Krankheit entfernt wurden, ohne ärztliche Bescheinigung völliger Heilung von den infektiösen Erscheinungen im Sinne des Art. 18.

Zuwiderhandlungen gegen die Bestimmungen dieses Artikels werden außer mit Schließung des Bordells gemäß Art. 18 des Reglements der Prostitution mit Strafen, die Art. 20 in Verbindung mit Art. 19 des Reglements androht, geahndet.

Art. 20. Frauen, die die Prostitution außerhalb der Bordelle ausüben, erhalten, wenn sie sich freiwillig den periodischen ärztlichen Untersuchungen seitens der Überwachungs- oder der Dispensaireärzte unterziehen, ein Gesundheitsbuch, in dem jedesmal eingetragen wird, daß sie gesund befunden wurden, das ihnen aber entgegengesetzten Falles entzogen wird, während gemäß Bestimmungen des vorstehenden Artikels für ihre Heilung gesorgt wird.

Die Rückerstattung des Gesundheitsbuches unterliegt den in Art. 18, letzter Absatz, vorgeschriebenen Bedingungen für Wiederaufnahme der krank befundenen oder krankheitsverdächtigen Frauen in den Bordellen.

Frauen, die im Besitz des Gesundheitsbuches sind, werden, wenn sie dem Art. 2 des Reglements vom 27. Oktober 1891, Nr. 605 zuwiderhandeln, zur Identifizierung nicht zurückgehalten.

Art. 21. Frauen, die zwecks Ausübung der Prostitution in Häusern wohnen, deren Inhaber wegen Vergehen gegen Art. 7 oder Art. 29 des Reglements vom 27. Oktober 1891, Nr. 605 bekannt sind, werden zum Zwecke der Prophylaxe der Syphilis und der Geschlechtskrankheiten derselben Behandlung unterzogen wie Frauen, die in behördlich genehmigten Häusern leben, gemäß Art. 18 dieser Verordnung.

Der gleichen Behandlung werden die Frauen unterzogen, die in besagte Häuser zum Zwecke der Ausübung der Prostitution gehen, wenn sie sich wiederholter Vergehen gegen das Bordellreglement schuldig machen.

Weder die einen noch die anderen werden dieser Behandlung unterzogen, wenn sie im Besitze des Gesundheitsbuches sind.

Art. 22. Wird eine Frau, die die Prostitution betreibt, im Dispensaire, der Behandlungsstelle für Syphilis und Geschlechtskrankheiten, oder von einem Überwachungsarzt oder -inspekteur für behaftet mit infektiösen Erscheinungen der Krankheiten im Sinne des Art. 1 erklärt, so hat ihr der Arzt, der die Infektion festgestellt hat, aufzuerlegen, sich der Ausübung der Prostitution bis zu der nächsten Untersuchung zu enthalten, und nur der Arzt oder sein gesetzlicher Stellvertreter kann sie als von den infektiösen Erscheinungen geheilt erklären.

Setzt die Frau, ungeachtet des Verbotes, die Ausübung der Prostitution fort, so wird für ihre unverzügliche Hospitalisierung gesorgt, bei sofortiger Aufhebung der vorhergegangenen Erlaubnis, sich zu Hause behandeln zu lassen, gemäß Art. 18.

Art. 23. Die sanitäre Überwachung der Prostitution obliegt den Provinzialgesundheitsbehörden, um auf diese Weise die Beobachtung der Bestimmungen in den vorstehenden Artikeln zu gewährleisten.

Der Provinzialgesundheitsbehörde steht das Recht zu, jederzeit, direkt oder durch den dermatologischen Gesundheitsinspekteur sich über den Gesundheitszustand der Frauen, die die Prostitution ausüben sowie der hygienischen Bedingungen der Lokalitäten Gewißheit zu verschaffen.

Die ärztlichen Inspekteure werden aus der Zahl der besonders geeigneten Personen nach Gesichtspunkten gewählt, die im Hinblick auf die besondere Bedeutung dieses Amtes vom Ministerium des Innern aufgestellt werden.

Die Gehaltsfragen für die Leistungen auf diesem Gebiete sind durch Übereinkommen mit dem Ministerium des Innern zu regeln, doch ist unter allen Umständen der Anspruch auf ein Amt unter welchem Titel immer, ausgeschlossen.

Die Gesundheitsinspekteure führen ihre Überwachungsaufgabe im Dienst der Prophylaxe und Therapie der Syphilis und der Geschlechtskrankheiten in dem Gebiet einer oder mehrerer Provinzen aus.

Art. 24. Die Dispensaires und Behandlungsstellen für Syphilis und Geschlechtskrankheiten unterstehen dem Ministerium des Innern, das sich der Organe der Provinzialgesundheitsbehörden bedient.

Im allgemeinen Gesundheitsregulativ werden die Maßnahmen aufgestellt werden, die das geregelte Arbeiten dieser Behörden sichern.

### *Übergangsbestimmungen.*

Art. 25. Die in den bestehenden Dispensaires arbeitenden Ärzte, die bereits auf Grund ihrer Bewerbung ernannt wurden, brauchen sich an den Bewerbungen laut Art. 8, erster Absatz, nicht zu beteiligen, sondern werden in ihrem Amt bestätigt.

Auch Ärzte, die ohne spezielle Bewerbung angestellt, aber bereits 5 Jahre lang ununterbrochen oder unterbrochen nur durch Kriegsdienst, gearbeitet haben können von dieser Bewerbung befreit werden auf Grund ihrer besonderen Tauglichkeit, gemäß den vom Ministerium des Innern durch Dekret aufzustellenden Normen.

Art. 26. Die derzeitigen Leiter der Behandlungsstellen für Syphilis und Geschlechtskrankheiten sind von der Bewerbung gemäß Art. 10, letzter Absatz, befreit.

Bei Erneuerung der Verträge können sie auf Grund von Nachweisen ihrer Spezialkenntnisse auf dem Gebiet der Syphilis und der Geschlechtskrankheiten, laut Maßstab, der durch Dekret des Ministeriums des Innern aufgestellt wird, bestätigt werden.

Wir ordnen hierdurch an, daß das vorliegende Dekret, mit dem Staatssiegel versehen, in der offiziellen Sammlung der Gesetze und Dekrete des Königreichs Italien publiziert wird und fordern, daß alle Behörden es beachten und für seine Beachtung Sorge tragen.

Gegeben zu Rom, am 25. März 1923.

Vittorio Emanuele.

Mussolini.

Gesehen, der Siegelbewahrer: Oviglio.

## Nordamerika.

*Gesetz zur Bekämpfung der Geschlechtskrankheiten. Von 18 Staaten angenommen.*

1. Syphilis, Gonorrhöe und Ulcus molle, hierin als Geschlechtskrankheiten bezeichnet, sind ansteckend, infektiös, übertragbar und gefährlich für die Volksgesundheit. Wer immer mit einer oder mehreren dieser Krankheiten behaftet ist, begeht eine gesetzwidrige Handlung, wenn er eine andere Person der Gefahr der Infektion aussetzt.

2. Jeder Arzt oder jede andere Person, die eine Geschlechtskrankheit diagnostizieren oder behandeln, sowie jeder Leiter oder Direktor eines Krankenhauses, Dispensaires, einer Wohlfahrts- oder Strafanstalt, in denen sich ein Fall von Geschlechtskrankheiten befindet, haben der Gesundheitsbehörde auf jeweilig vorgeschriebenen Formularen Anzeige zu erstatten.

3. Beamtete Ärzte des Staates, der Provinz oder der Kommune oder ihre bevollmächtigten Vertreter sind in den Grenzen ihrer jeweiligen Jurisdiktion hierdurch angewiesen und bevollmächtigt, wenn sie es zum Schutze der Volksgesundheit für erforderlich erachten, Personen, die in dem begründeten Verdacht stehen, geschlechtskrank zu sein, zu untersuchen und sie, bis das Ergebnis dieser Untersuchung vorliegt, zurückzubehalten; Personen, die geschlechtskrank sind, anzuhalten, sich in die Behandlung eines guten Arztes zu begeben oder ihre Behandlung bis zur Heilung fortzusetzen oder sich der Behandlung auf öffentliche Kosten bis zur Heilung zu unterziehen; und auch, wenn sie dies für den Schutz der öffentlichen Gesundheit notwendig finden, geschlechtskranke Personen zu isolieren oder in Quarantäne zu legen. Es ist Pflicht der kommunalen und der staatlichen beamteten Ärzte, nach den Infektionsquellen zu forschen, Hand in Hand mit den Beamten, denen die Überwachung der Gesetze gegen die Prostitution obliegt, zu arbeiten sowie alle geeigneten Maßnahmen zur Unterdrückung der Prostitution zu ergreifen.

4. Alle in Staats-, Provinzial- oder Stadtgefängnissen befindlichen Personen sind auf Geschlechtskrankheiten zu untersuchen und, wenn krank befunden, durch die Gesundheitsbehörden der Behandlung zu übergeben. Die Leiter der verschiedenen Gefängnisse haben den Gesundheitsbehörden Räumlichkeiten für Poliklinik und Klinik in den Gefängnissen zur Verfügung zu stellen, in denen alle gefangenen geschlechtskranken Sträflinge sowie diejenigen, die zur Zeit der Strafverbüßung noch geschlechtskrank sind, und, wenn kein anderer geeigneter Platz zur Isolierung und Quarantäne vorhanden ist, alle Personen, die gemäß § 3 zu isolieren oder in Quarantäne zu legen sind, isoliert und auf öffentliche Kosten bis zur Heilung behandelt werden. An Stelle dieser Behandlung kann auf besondere Bewilligung der Gesundheitsbehörde die Behandlung auch von einem qualifizierten Arzte außerhalb oder auf öffentliche Kosten, wie unter § 3 vorgesehen, erfolgen.

5. Das Staatsgesundheitsamt wird hierdurch bevollmächtigt und angewiesen, Maßnahmen zu ergreifen, die es für notwendig erachtet, um die Bestimmungen dieses Gesetzes durchzuführen, einschließlich Maßnahmen zur Überwachung und Behandlung von Personen, die gemäß § 3 isoliert oder in Quarantäne gelegt sind, sowie Maßnahmen, die nicht im Widerspruch mit den Bestimmungen dieses Gesetzes stehen, betreffend die Bekämpfung der Geschlechtskrankheiten, Behandlung, Fürsorge und Quarantäne der Infizierten. Diese Maßnahmen und Verordnungen sollen gesetzliche Kraft haben.

6. Zuwiderhandelnde oder wer sich weigert, den Bestimmungen des Gesetzes Folge zu leisten, machen sich eines Vergehens schuldig und werden zu Geldbuße bis zu 1000 $ oder Gefängnis bis zu 1 Jahr oder Geldbuße und Gefängnis verurteilt.

*Gesetz zur Unterdrückung der Prostitution. In 10 Staaten N o r d a m e r i k a s angenommen.*

1. Nach Inkrafttreten dieses Gesetzes ist es gesetzwidrig:

a) Räumlichkeiten, Haus, Gebäude, Fuhrwerk irgendwelcher Art zu unterhalten, einzurichten, zu bauen oder zu mieten zum Zwecke der Prostitution, Unzucht oder als Rendezvousort;

b) Räumlichkeiten, Haus, Gebäude oder Fuhrwerk zum Zwecke der Prostitution, Unzucht oder als Absteigeort innezuhaben, oder diese Räumlichkeiten, Haus, Gebäude, Fuhrwerk, die jemand besitzt oder unter Kontrolle hat, zum Zwecke der Prostitution, Unzucht oder als Absteigelokal wissend oder vermutend, wozu sie dienen sollen, abzugeben;

c) jemand in Räumlichkeiten, Haus, Gebäude, Fuhrwerk zu empfangen, anzubieten zu empfangen oder einwilligen zu empfangen zum Zwecke der Prostitution, der Unzucht oder als Absteigelokal, oder jemand zu erlauben, zum genannten Zwecke dort zu verweilen;

d) jemand an einen Ort, ein Haus, Gebäude oder eine andere Person hinzuweisen, hinzuführen oder zu transportieren, oder jemand anzubieten oder einzuwilligen, ihn hinzuführen oder zu transportieren, wissend oder vermutend, daß der Zweck des Hinweises, des Führens oder Transportieren, Unzucht oder Rendezvous ist;

e) zu verkuppeln, anzureizen oder anzubieten zu verkuppeln oder anzureizen zum Zweck der Prostitution, Unzucht oder des Rendezvous;

f) in Räumen, Haus, Gebäude zu wohnen, einzutreten oder zu bleiben, oder ein Fuhrwerk zu betreten oder darin zu verbleiben zum Zwecke der Prostitution, Unzucht oder des Rendezvous;

g) sich in Prostitution, Unzucht oder Rendezvous einzulassen oder mit irgendwelchen Mitteln Prostitution, Unzucht, Rendezvous zu unterstützen oder ihnen Vorschub zu leisten.

2. Der Begriff der „Prostitution" ist dahin auszulegen, daß er sowohl Angebot und Hinnahme des Körpers zu sexuellem Verkehr für Entgelt wie auch Angebot und Hinnahme des Körpers zu unterschiedslosem sexuellen Verkehr ohne Entgelt umfaßt.

Der Begriff „Unzucht" umfaßt alle Akte der Unkeuschheit und Obszönität. Der Begriff „Rendezvous" ist dahin auszulegen, daß er jedes Eingehen einer Verabredung oder einer Verpflichtung zu Prostitution oder Unzucht umfaßt sowie jede Handlung, die derartige Verabredungen oder Verpflichtungen fördert.

3. In der Gerichtsverhandlung gegen eine Person, die beschuldigt wird, einen der Paragraphen des Abschnittes 1 übertreten zu haben, sind Zeugen früherer Strafanträge, Zeugen betreffend den Ruf der Örtlichkeit, des Hauses oder Gebäudes sowie betreffend den Ruf der Person oder Personen, die darin wohnen oder ihn besuchen, sowie des Beklagten zuzulassen.

4. Eine Person, die gegen 2 oder mehr der Paragraphen des Abschnittes 1 verstoßen hat, soll während dem der Gerichtsverhandlung folgenden Jahre, wenn wieder Verfahren gegen sie anhängig gemacht werden, im ersten Grade schuldig befunden werden. Während Personen, die sich Einzelverstöße zuschulden kommen lassen, für im zweiten Grade schuldig befunden werden.

5. Eine Person, die gemäß Abschnitt 4 für im ersten Grade schuldig verurteilt worden ist, wird ins Gefängnis oder in eine Straf- oder Besserungsanstalt gebracht, und zwar für nicht weniger als 1 und nicht mehr als 3 Jahre. Falls jemand in eine Besserungsanstalt für unbestimmte Zeit, d. h. für eine Zeit zwischen 1 und 3 Jahr gelegt wird, so hat der Vorstand der betreffenden Anstalt die Vollmacht, eine Person zu entlassen oder auf Ehrenwort freizugeben, nach Ablauf der Minimumfrist oder eines Teiles davon, wie auch die Rückkehr einer Person für den Rest der Maximalfrist zu fordern für Personen, die die Bedingungen des Ehrenwortes brechen oder verletzen.

b) Wer als im zweiten Grade schuldig verurteilt worden ist, wird für bis zu 1 Jahr ins Gefängnis gebracht; doch kann Bewährungsfrist zugebilligt werden oder Strafaufschub und die betreffende Person unter die Schutzaufsicht eines gesetzlich auf Vorschlag von 5 Bürgern ernannten Beamten gestellt werden.

c) Diese bedingte Freisprechung oder Entlassung auf Ehrenwort soll gewährt oder angeordnet werden bei geschlechtskranken Personen nur dann, wenn alle Bedingungen gegeben sind, daß ärztliche Behandlung eingehalten und so eine Weiterverbreitung der Erkrankung verhütet wird, und das Gericht kann jeden Verurteilten auf Geschlechtskrankheiten untersuchen lassen.

d) Mädchen und Frauen, die für Übertretungen dieses Gesetzes verurteilt wurden und bedingt freigesprochen oder auf Ehrenwort entlassen werden, dürfen nur unter die Schutzaufsicht eines weiblichen Beamten gestellt werden.

## Norwegen.

*Entwurf eines Gesetzes für Maßnahmen gegen die Geschlechtskrankheiten (vom Dezember 1923).*

§ 1. Als Geschlechtskrankheiten im Sinne dieses Gesetzes werden betrachtet: Syphilis, weicher Schanker und Gonorrhöe, solange diese Krankheiten, gemäß vom König zu erlassenden Bestimmungen, als ansteckend anzusehen sind.

§ 2. Wer fürchtet, von einer Geschlechtskrankheit befallen zu sein, hat das Recht, unentgeltlich untersucht zu werden, wenn er sich bei einem in § 5 genannten Arzt in dessen festem oder einstweiligen Bureau vorstellt.

§ 3. Jeder, der von einer Geschlechtskrankheit befallen ist, hat die Pflicht, sich der notwendigen ärztlichen Behandlung zu unterziehen, auch der Krankenhausbehandlung, falls der Vorsitzende des Gesundheitsrates dies mit Rücksicht auf die Ansteckungsgefahr für angezeigt hält, wie auch sich nach den Vorschriften, die der Arzt betreffs der Behandlung und der Verhütung der Ansteckungsverbreitung erteilt, richten.

Eltern oder Elternstelle Vertretende haben Sorge zu tragen, daß Kinder unter 15 Jahren, die geschlechtskrank sind oder bei denen eine Geschlechtskrankheit vermutet werden kann, ärztlich untersucht und behandelt werden, und daß den im ersten Abschnitt angeführten Bestimmungen Folge geleistet wird. Die gleichen Pflichten hat, wer Geisteskranke oder Geistesschwache in Pflege oder unter Aufsicht hat, die geschlechtskrank sind oder bei denen eine Geschlechtskrankheit vermutet werden kann.

§ 4. Wer von einer Geschlechtskrankheit befallen, aber nicht krankenhausbedürftig ist, hat das Recht auf unentgeltliche Behandlung von in § 5 namhaft gemachten Ärzten, soweit die Behandlung beim Arzt selbst möglich ist und hat gleichermaßen das Recht auf unentgeltliche Medikamente und alle zur Behandlung notwendigen Gegenstände.

Falls der Vorsitzende des Gesundheitsrates Krankenhausbehandlung in Hinsicht auf Ansteckungsgefahr für angezeigt hält, hat der Kranke das Recht auf unentgeltliche Behandlung und Verpflegung in einem öffentlichen Krankenhaus, gemäß Bestimmungen des § 22.

Zeugnisse über Untersuchung oder Behandlung, die in Hinsicht auf dieses Gesetz gefordert werden, sind von dem zuständigen Arzt gemäß § 5 unentgeltlich auszustellen.

§ 5. Unentgeltliche Untersuchung und Behandlung gemäß § 2 und § 4 erster Abschnitt, wird vom Vorsitzenden des Gesundheitsrates oder einem anderen hierfür bestimmten Arzte gewährt.

Stadtkommunen oder Landkommunen mit städtischer Bebauung haben die Pflicht, gemäß königlicher Verfügung so viele Ärzte anzustellen, wie zur Vornahme der genannten Untersuchungen und Behandlungen erforderlich sind. Besteht die Notwendigkeit, mehr als einen Arzt anzustellen, so soll, so weit möglich, einer der anderen weiblich sein. Die Ärzte werden vom Magistrat angestellt, nach Vorschlägen des Gesundheitsrates. Die Anstellung unterliegt der Genehmigung der Obersten Medizinalbehörde.

Dem Vorsitzenden des Gesundheitsrates obliegt, gemäß den von der Obersten Medizinalbehörde zu erteilenden Vorschriften, die Aufsicht über die Wirksamkeit dieser Ärzte.

Stadtkommunen mit 30 000 und mehr Einwohnern haben an bequem erreichbarer Stelle für Untersuchungen und Behandlungen gemäß §§ 2 und 4 Räumlichkeiten zur Untersuchung und Behandlung sowie Warteräume einzurichten.

In kleineren Städten oder Landkommunen mit städtischer Bebauung soll die Kommune, wenn der König dies verfügt, ähnliche Räumlichkeiten zur Untersuchung und Behandlung sowie Warteräume einrichten und unterhalten.

Der König oder der von ihm ernannte Bevollmächtigte erläßt Bestimmungen über Lage und Ausstattung dieser Räumlichkeiten sowie über die Sprechstundenzeit und wie der Empfang dort einzurichten ist.

Der Vorsitzende des Gesundheitsrates oder der gemäß Abschnitt 1 dieses Paragraphen angestellte Arzt soll, soweit als möglich spezialistische Ausbildung in Behandlung von Geschlechtskrankheiten haben. Er hat die Pflicht, an Kursen teilzunehmen, die die Oberste Medizinalbehörde zwecks Ausbildung in der Behandlung venerischer Krankheiten einrichtet.

§ 6. Vergütung zur Verrechnung der Leistungen gemäß § 2 und 4, erster Abschnitt — einschließlich serologische, bakteriologische und ähnliche Untersuchungen, die der Arzt für notwendig erachtet — wird nach einer vom König festgesetzten Taxe gewährt und von der Staatskasse ausgezahlt, gleich den Ausgaben für Medikamente und andere zur Behandlung erforderliche Gegenstände.

Detaillierte Vorschriften betreffend Höhe der Vergütung, Ausbezahlung und Auswahl der Medikamente und Instrumente werden vom König erlassen.

§ 7. Liegt Grund zu der Annahme vor, daß Geschlechtskrankheiten an einer Stelle auf dem Lande, die in größerer Entfernung von dem Vorsitzenden des Gesundheitsrates liegt, sich ausbreiten, so kann die Oberste Medizinalbehörde ihn veranlassen, diesen Platz aufzusuchen, um Untersuchung und Behandlung gemäß §§ 2 und 4 vorzunehmen, oder sie kann einen anderen dazu bereiten Arzt dafür anstellen.

Die Gesamtauslagen für die Reise erhält der Vorsitzende des Gesundheitsrates oder der dafür angestellte Arzt vom Staate zurückerstattet.

Für die Rückerstattung der ausgeführten Untersuchungen und Behandlungen sowie für Medikamente und andere zur Behandlung erforderlichen Gegenstände haben die Bestimmungen des § 6 Gültigkeit.

§ 8. Stellt der Arzt bei jemand, den er untersucht oder behandelt, eine Geschlechtskrankheit fest, so muß er den Kranken über die Natur und Ansteckungsgefahr der Krankheit aufklären, sowie ihm Anweisungen erteilen, wie er sich hinsichtlich der Behandlung der Krankheit und der Verhütung einer Weiterverbreitung zu verhalten hat. Außerdem hat er dem Kranken eine gedruckte, von der Obersten Medizinalbehörde entworfene Anweisung auszuhändigen.

Ausnahmen von diesen Bestimmungen sind zugelassen, wenn der Arzt der Ansicht ist, daß der Gesundheitszustand des Kranken oder andere Umstände es unbedingt erfordern, ihm vorläufig die Natur seiner Erkrankung nicht mitzuteilen, und wenn dadurch die Infektionsgefahr nicht wahrscheinlich erscheint. Ist der Kranke unter 15 Jahren geisteskrank oder geistesschwach, so sind nur die Eltern, die Elternstatt Vertretenden oder die die Pflege über den Geisteskranken haben, über Natur und Ansteckungsgefahr der Krankheit und das, was zur Verhütung einer Ausbreitung der Infektion zu geschehen hat, zu unterrichten.

§ 9. Der Arzt, der bei Untersuchung oder Behandlung eines Patienten eine Geschlechtskrankheit konstatiert, hat spätestens innerhalb des Verlaufs des folgenden Tages dem Vorsitzenden des Gesundheitsrates schriftlich Mitteilung über den Krankheitsfall zu erstatten, wenn dies, soweit ihm bekannt, nicht durch einen anderen Arzt bereits geschehen ist.

Er ist verpflichtet, den Patienten auszufragen, durch wen und unter welchen Umständen die Ansteckung erfolgt ist, und er hat auf seiner Mitteilung anzugeben, was er in bezug auf die Ansteckungsquelle in Erfahrung bringen konnte.

Das Formular für derartige Meldungen wird durch den König bestimmt.

§ 10. Der Arzt, der bei Untersuchung oder Behandlung eines Patienten eine Geschlechtskrankheit konstatiert, ist verpflichtet, dem Vorsitzenden des Gesundheitsrates schriftlich Mitteilungen zu machen mit Angabe über Namen, Beruf, Wohnung des Kranken sowie andere notwendige Angaben:

1. wenn er findet, daß der Geschlechtskranke dringend sofortiger Krankenhausbehandlung im Hinblick auf Infektionsübertragung bedarf oder der Kranke nicht für seine Behandlung selber sorgt;

2. wenn der Kranke den Anweisungen gemäß § 8 nicht nachkommt;

3. wenn der Arzt Grund zur Annahme hat, daß der Kranke die Behandlung abgebrochen hat oder sie nicht fortsetzen will und nicht nachgewiesen hat, daß er bei einem anderen Arzt in Behandlung ist;

4. wenn der Arzt die Behandlung nicht übernimmt oder sie später abbricht, ohne daß der Kranke nachweist, daß ein anderer Arzt die Behandlung übernommen hat.

Der Arzt hat die Meldung sofort zu erstatten, im Falle Abschnitt 2 zutrifft, sonst nach angemessener Frist.

Das Formular für die Meldungen wird vom König festgesetzt.

§ 11. Ist jemand wegen Verbrechens gegen §§ 155, 1. Absatz oder 191—196 des Strafgesetzbuches in Anklagezustand versetzt, so muß das Gericht dem Vorsitzenden des Gesundheitsrates schriftlich Mitteilung darüber machen, doch nicht in dem Fall, wenn es sich nur um Mitwirkung handelt.

Wenn eine solche Meldung eingeht, so trifft der Gesundheitsrat Bestimmungen betreffend ärztlicher Untersuchung, um festzustellen, ob der Betreffende geschlechtskrank ist.

Wenn der Gesundheitsrat nicht in der Lage ist, ohne Schwierigkeiten die Sache binnen 48 Stunden zu behandeln, so trifft der Vorsitzende des Gesundheitsrates die notwendigen Bestimmungen.

Die Untersuchung wird vom Vorsitzenden des Gesundheitsrates oder einem nach § 5 angestellten Arzt vorgenommen.

Der letzte Absatz § 14 kann hier ebenfalls entsprechende Anwendung finden.

§ 12. Meldungen an den Vorsitzenden des Gesundheitsrates gemäß §§ 9, 10, 11, 13 oder 29 sowie alle anderen Meldungen, sind, wenn sie jemand betreffen, der sich in einem anderen Gesundheitsdistrikt aufhält, unverzüglich dem Vorsitzenden des letztgenannten Gesundheitsrates zuzustellen, der die notwendigen Verfügungen trifft.

§ 13. Der Arzt, der gemäß §§ 9 und 10 Geschlechtskranke und Infektionsquelle dem Vorsitzenden des Gesundheitsrates zu melden hat, hat innerhalb der gleichen Frist auch dem Militärarzt Anzeige zu erstatten, wenn ihm bekannt ist, daß der Geschlechtskranke oder die Infektionsquelle Militärdienst macht.

Wenn ein Geschlechtskranker aus dem Militärdienst entlassen wird, so hat der Militärarzt dem Vorsitzenden des Gesundheitsrates des Distriktes, in dem der Entlassene Aufenthalt nimmt, Meldung zu erstatten, wenn

1. er findet, daß der Geschlechtskranke sofortiger Krankenhausbehandlung im Hinblick auf die Ansteckungsgefahr bedarf, und der Kranke selber nicht für diese sorgen wird, oder

2. der Geschlechtskranke nicht binnen einer bestimmten kurzen Frist nachweist, daß er in Behandlung bei einem anderen Arzt steht.

Das Formular für die Meldung wird vom König bestimmt.

§ 14. Findet der Vorsitzende des Gesundheitsrates, daß die Meldung gemäß § 9 oder andere Angaben betreffend die Infektionsquelle, glaubwürdig sind und sind die Meldungen oder Angaben nicht einem anderen Arzt zu übersenden, so hat der Vorsitzende des Gesundheitsrates der angegebenen Infektionsquelle eine Aufforderung zuzustellen, sich binnen einer bestimmten kurzen Frist ärztlich untersuchen zu lassen. Wird diese Untersuchung nicht vom Vorsitzenden des Gesundheitsrates selber vorgenommen, so muß ein Zeugnis hierüber ihm vorgelegt werden.

Genauere Vorschriften betreffend Ausführungsbestimmungen der Untersuchung werden von der Obersten Medizinalbehörde, die auch das Attestformular festsetzt, erlassen.

§ 15. 1. Wer bei Untersuchung gemäß § 14 geschlechtskrank befunden wird,

2. wenn der Vorsitzende des Gesundheitsrates Meldung gemäß § 10 oder § 13, 2. Absatz bekommen hat, oder

3. wenn es ihm auf andere Weise bekannt geworden ist, daß ein Geschlechtskranker nicht ärztlich behandelt wird, so hat der Vorsitzende des Gesundheitsrates dem Kranken eine Aufforderung zuzustellen, sich binnen einer bestimmten kurzen Frist zur ärztlichen Behandlung vorzustellen — und falls diese Behandlung nicht von ihm selber vorgenommen wird — ein Attest darüber vorzulegen.

Liegt begründete Annahme vor, daß der Kranke nicht ohne besondere Gefahr der Weiterverbreitung der Infektion außerhalb des Krankenhauses behandelt werden kann, so hat der Vorsitzende des Gesundheitsrates ihm eine Aufforderung zuzustellen, sich binnen einer bestimmten kurzen Frist im Krankenhaus zur Behandlung aufnehmen zu lassen und ein Zeugnis darüber einzusenden, wenn die Aufnahme ins Krankenhaus nicht durch den Vorsitzenden des Gesundheitsrates selber erfolgt.

Weigert sich der Kranke, der Aufforderung nachzukommen, so kann die Angelegenheit sofort gemäß § 18 geregelt werden.

§ 16. Die Aufforderung gemäß §§ 14 und 15 muß schriftlich erteilt werden und Hinweise auf §§ 17 und 18 und die darin genannten Folgen enthalten, die die Unterlassung der Befolgung nach sich ziehen kann.

Ist die angegebene Infektionsquelle oder der Geschlechtskranke unter 15 Jahre, geisteskrank oder geistesschwach, so ist die Aufforderung an die Eltern oder die Elternstelle Vertretenden oder den zu richten, der den Geisteskranken in Pflege hat.

Der Vorsitzende des Gesundheitsrates soll soweit als möglich dafür sorgen, daß die Aufforderung der richtigen Person in die Hand kommt.

§ 17. Wer es unterläßt, den vom Gesundheitsrat gemäß § 14 gegebenen Aufforderungen nachzukommen, so wird die Angelegenheit dem Gesundheitsrat vorgelegt, der Bestimmungen betreffend ärztlicher Untersuchung bzw. Einlegung ins Krankenhaus trifft.

Besteht besondere Ansteckungsgefahr, oder kann der Gesundheitsrat die Angelegenheit nicht binnen 48 Stunden behandeln, so trifft der Vorsitzende des Gesundheitsrates die in Absatz 1 genannten Bestimmungen.

§ 18. Wenn jemand es unterläßt, der Aufforderung gemäß § 15 zu folgen, so kann der Gesundheitsrat Bestimmungen zur Einlegung des Betreffenden in ein Krankenhaus treffen.

§ 19. Der König kann mit der Ausführung der Bestimmungen dieses Gesetzes, soweit sie den Vorsitzenden des Gesundheitsrates betreffen, wenn besondere Umstände dies notwendig machen, einen anderen Arzt beauftragen.

§ 20. Der König kann einer Provinzial- oder Stadtkommune auferlegen, so viele Krankenhausplätze zur Behandlung von Geschlechtskranken gemäß diesem Gesetz bereitzustellen, als er in Berücksichtigung der Einwohnerzahl und der übrigen Verhältnisse der Kommune für notwendig erachtet.

§ 21. Geschlechtskranke, die gemäß §§ 15, 17 oder 18 in einem öffentlichen Krankenhaus behandelt werden, dürfen dasselbe nicht vor ihrer Entlassung verlassen. Geschlechtskranke dürfen aus dem Krankenhaus, solange sie ansteckend sind, nicht ohne Genehmigung des Vorsitzenden des Gesundheitsrates entlassen werden.

Ein Kranker, der nicht auf gelindere Art dazu gebracht werden kann, die Krankenhausregeln zu beobachten, kann in ein Einzelzimmer gelegt werden.

Wenn ein Kranker ausrückt, oder den Versuch dazu macht, so kann die Oberste Medizinalbehörde ihn in ein Krankenhaus mit ausbruchssicheren Zimmern legen.

Es muß soweit als möglich dafür gesorgt werden, daß Geschlechtskranke, die vermutlich einen schlechten Einfluß auf andere ausüben können, von den übrigen Kranken getrennt gehalten werden.

§ 22. Die Behandlungs- und Verpflegungskosten für Geschlechtskranke in öffentlichen Krankenhäusern gemäß § 4, Absatz 2 und §§ 15, 17 und 18 werden vom Staat getragen. Bei Berechnung dieser Ausgaben sind in der Regel Ausgaben mit Amortisation und Verzinsung des Anlagekapitals nicht einzubeziehen. Im Hinblick hierauf kann der König mit Genehmigung des Reichstages die Höhe oder den Berechnungsmodus der Kurkosten festsetzen, die der Staat gewähren soll.

Behandlungs- und Verpflegungskosten, die auf diese Weise nicht gedeckt werden, können nicht refundiert werden, sondern werden von dem getragen, auf dessen Rechnung der Krankenhausbetrieb geht.

Als „öffentlich" wird gemäß diesem Gesetz ein Krankenhaus betrachtet, wenn es auf Kosten des Staates, der Provinz oder einer anderen Kommune betrieben wird. In welchen anderen Fällen ein Krankenhaus noch als öffentlich zu betrachten ist, wird vom König bestimmt.

§ 23. Die Polizei ist verpflichtet, Angaben zu machen und bei der Durchführung des Gesetzes Beistand zu leisten, wenn dieser von der Obersten Medizinalbehörde, dem Vorsitzenden des Gesundheitsrates, der Krankenhausverwaltung oder dem gemäß § 19 beauftragten Arzte verlangt wird.

§ 24. Durch den notwendigen Transport von Geschlechtskranken gemäß den Bestimmungen dieses Gesetzes entstehende Kosten werden von der Provinzial- oder Stadtkommune, in welcher der Kranke sich aufhält, getragen.

§ 25. Es kann verlangt werden, daß der Beschluß des Vorsitzenden des Gesundheitsrates und des gemäß § 19 beauftragten Arztes betreffend ärztliche Untersuchung oder Einlegung ins Krankenhaus dem Gesundheitsrat vorgelegt wird. Doch hat dies keine aussetzende Wirkung.

Der Beschluß des Gesundheitsrates kann dem zuständigen Departement vorgelegt werden, er bleibt so lange zu Recht bestehen, bis anderweitig vom Departement verfügt wird.

§ 26. Die in diesem Gesetz geschilderten Maßnahmen sollen so rücksichtsvoll und unauffällig wie möglich bewerkstelligt werden.

Wenn ein weiblicher Arzt zur Verfügung steht, soll die Untersuchung von Frauen durch einen weiblichen Arzt vorgenommen werden. Ist das nicht möglich, so soll diese Untersuchung in Gegenwart einer Frau vorgenommen werden, wenn die Untersuchte auf Befragung dies wünscht.

§ 27. Wer auf Grund seiner Stellung oder Wirksamkeit bei Ausführung dieses Gesetzes Kenntnis über Meldung, Verfügung oder andere persönliche Verhältnisse erhalten hat, darf nichts davon verlauten lassen oder anderen davon Mitteilung machen als denen, die von Amts wegen ein Recht haben, derartige Aufklärung zu erhalten. Protokolle und Dokumente über derartige Verhältnisse sind so aufzubewahren, daß Unbefugte keinen Zugang dazu haben.

§ 28. Allen anderen Personen als Ärzten und denen, die die königliche Erlaubnis zur Ausübung des ärztlichen Berufes haben, ist es verboten, Geschlechtskranke zu behandeln oder öffentlich Medikamente zur Behandlung von Geschlechtskrankheiten anzupreisen.

Es ist verboten, Geschlechtskrankheiten zu behandeln ohne vorhergehende persönliche Untersuchung. Diese Bestimmung soll aber nicht hindern, daß ein Arzt einen vorläufigen Rat erteilt, wo große Entfernungen oder schwierige Verkehrsverbindungen eine Zusammenkunft schwer machen; aber die persönliche Untersuchung soll auch da so schnell vorgenommen werden, als es ohne zu große Unbequemlichkeiten tunlich ist.

§ 29. Der Arzt oder die Hebamme, die Geburtshilfe leisten, sollen die von der Obersten Medizinalbehörde zur Verhütung der Übertragung von Geschlechtskrankheiten bei der Geburt erlassenen Vorschriften befolgen.

Hat die Hebamme Grund, zu vermuten, daß das neugeborene Kind geschlechtskrank ist, so hat sie spätestens im Verlaufe des folgenden Tages dies dem Vorsitzenden des Gesundheitsrates des Distriktes, in dem das Kind geboren ist, zu melden, wenn sie nicht die Gewißheit hat, daß das Kind einem Arzt zugeführt wird.

§ 30. Geschlechtskranke dürfen niemandem zur Pflege übergeben werden, ohne daß die Pflegeperson über die Ansteckungsgefahr unterrichtet wird.

Niemand darf einen Geschlechtskranken gegen Bezahlung in Pflege nehmen, ohne daß in jedem einzelnen Fall der Vorsitzende des Gesundheitsrates seine Zustimmung erteilt hat. Die so erteilte Erlaubnis kann zu jeder beliebigen Zeit zurückgezogen werden.

Der Vorsitzende des Gesundheitsrates kann untersagen, daß syphilitische Kinder unter 15 Jahren in Pflege gegeben werden.

§ 31. Der König oder der von ihm Bevollmächtigte kann Vorschriften erlassen:

1. betreffend Verbot, daß Geschlechtskranke Arbeiten oder Berufe ausüben oder daran teilnehmen, bei denen Gefahr der Verbreitung der Ansteckung vorhanden ist;

2. betreffend statistische Angaben vom Gesundheitsrat und Krankenhaus über die Geschlechtskrankheiten;

3. die zur Durchführung dieses Gesetzes erforderlich sind.

§ 32. Mit Geldbuße oder Gefängnis bis zu 3 Monaten wird bestraft:

1. der Arzt, der die ihm in §§ 8, 9, 19, 12, 13, 28, Absatz 2 und § 29, Absatz 1 auferlegten Pflichten nicht erfüllt;

2. die Hebamme, die den ihr in § 29 auferlegten Pflichten nicht nachkommt,

3. wer eines der in § 30 genannten Verbote übertritt,
4. wer die gemäß § 31 erlassenen Vorschriften übertritt,
5. wer die ihm in § 3, Absatz 2 auferlegten Pflichten nicht erfüllt,
6. wer bei den obengenannten Handlungen mitwirkt.

Wer Bestimmungen des § 27 übertritt oder dabei mitwirkt, wird mit Geldbuße oder Gefängnis bis zu 6 Monaten bestraft. Wer fortgesetzt oder fahrlässig das Verbot in § 28, Absatz 1 übertritt, oder dabei mitwirkt, wird mit Geldbuße oder Gefängnis bis zu 3 Monaten bestraft, aber mit Gefängnis bis zu 6 Monaten, wenn strafverschärfende Umstände vorliegen.

§ 33. Dieses Gesetz tritt zu dem vom König bestimmten Zeitpunkt in Kraft.

# Finnland.

*Vorschlag für Gesetz und Verordnung zur Bekämpfung der Geschlechtskrankheiten in Finnland. Gesetzentwurf zur Bekämpfung der Geschlechtskrankheiten (vom 31. III. 1924).*

§ 1. Unter Geschlechtskrankheiten versteht das Gesetz Syphilis (Lues), Gonorrhöe (Tripper) und Ulcus molle (weicher Schanker), solange diese Krankheiten sich in ansteckendem Stadium befinden.

§ 2. Wer von einer Geschlechtskrankheit befallen ist, hat die Pflicht, sich ärztlicher Behandlung zu unterziehen, wie auch, wenn erforderlich, Krankenhausbehandlung aufzusuchen, gemäß den besonderen darüber in der Verordnung erlassenen Bestimmungen.

§ 3. Eine Person, die geschlechtskrank ist oder für deren Erkrankung begründeter Verdacht vorliegt, ist ebenfalls verpflichtet, zur Verhütung der Weiterverbreitung der Ansteckung die vom Arzt oder dem Gesundheitsamt in Anlehnung an die Verordnung erteilten Vorsichtsmaßregeln entgegenzunehmen, sowie über ihren Gesundheitszustand ein gehöriges ärztliches Zeugnis laut Vorschrift der Verordnung beizubringen.

§ 4. Die Kosten für die Krankenhausversorgung von Geschlechtskranken, die verfassungsgemäß freie Pflege in einem allgemeinen Krankenhaus erhalten sollen, werden aus den allgemeinen Mitteln bestritten. Im übrigen werden die Kosten der Versorgung Geschlechtskranker, denen laut Verordnung unentgeltliche Versorgung zusteht, von der Aufenthaltskommune getragen.

§ 5. Atteste, die gemäß Verordnung notwendig sind, die in der Verordnung genannte unentgeltliche Untersuchung sowie bakteriologische, serologische oder andere Untersuchungen, die der Arzt verlangt, sowie der Transport einer erkrankten Person ins Krankenhaus sind von der in § 4 genannten Kommune zu tragen.

§ 6. Nähere Vorschriften betreffend die Bekämpfung der Geschlechtskrankheiten gemäß Bestimmungen dieses Gesetzes werden in der Verordnung verfügt.

§ 7. Durch vorliegendes Gesetz wird die Verordnung vom 28. Mai 1894 über die Bekämpfung der Geschlechtskrankheiten und die Bekanntmachung des gleichen Tages aufgehoben, die eingehendere Vorschriften über die Maßnahmen gegen die venerischen Krankheiten enthält, sowie auch alle Reglements, Edikte und Vorschriften, deren Bestimmungen sich im Widerspruch mit dem vorliegenden Gesetz und der auf Grund desselben ausgefertigten Verordnung befinden.

*Vorschlag zu einer Verordnung zur Bekämpfung der Geschlechtskrankheiten.*
*Allgemeine Bestimmungen.*

§ 1. Wer von einer Geschlechtskrankheit befallen ist, hat die Pflicht, sich der erforderlichen ärztlichen Behandlung zu unterziehen, solange Gefahr für Verbreitung der Infektion besteht; außerdem hat er sich genauestens nach den Vorschriften des behandelnden Arztes, betreffend Verhütung einer Weiterverbreitung der Ansteckung und Behandlung der Krankheit, zu richten.

§ 2. Eine geschlechtskranke Person, die es unterläßt, sich gemäß der Verordnung ärztlicher Behandlung zu unterziehen, wird durch das zuständige Gesundheitsamt der Behandlung zugeführt und kann, wenn dies zur Verhütung einer Weiterverbreitung der Infektion notwendig erachtet wird, einem hierfür bestimmten Krankenhause überwiesen werden.

Befindet sich eine Person unter Vormundschaft, so ist es Pflicht des betreffenden Vormundes, für Erfüllung der hier vorgeschriebenen Bestimmungen zu sorgen.

Ist besonderer Anlaß zu der Befürchtung vorhanden, daß eine geschlechtskranke Person infolge ihrer Beschäftigung oder anders die Krankheit auf ihre Umgebung übertragen kann, so steht dem Gesundheitsamte das Recht zu, geeignete Maßnahmen zu ergreifen.

§ 3. Liegt begründeter Verdacht vor, daß eine Person geschlechtskrank ist, so kann das Gesundheitsamt Einreichung eines Attestes fordern, das von einem besonderen, hierfür vom Gesundheitsamt vorgesehenen venereologisch ausgebildeten Arzte oder von einem in § 6 genannten Arzt oder einem Arzt in einer in § 7 genannten Poliklinik ausgefertigt ist.

§ 4. Wer befürchtet, geschlechtskrank zu sein, hat das Recht, sich unentgeltlich von einem in § 6 genannten Arzt oder einer in § 7 genannten Poliklinik untersuchen zu lassen.

§ 5. Geschlechtskranke, die nicht krankenhausbedürftig sind, haben das Recht, sich bei einem in § 6 genannten Arzt zu einer vom Gesundheitsamt festgesetzten Zeit oder einer hierfür bestimmten Poliklinik unentgeltlich behandeln zu lassen, und erhalten freie Medikamente sowie vom Arzt für die Behandlung verordnete Utensilien.

Wer krankenhausbedürftig ist, kann unentgeltlich in der niedrigsten Klasse der allgemeinen Krankenhäuser versorgt werden.

§ 6. Die obenerwähnte unentgeltliche Behandlung gewährt in der Stadt der Stadtarzt und auf dem Lande der Provinzialarzt, Kommunalarzt oder ein von der Obersten Medizinalbehörde hierfür bestimmter Arzt. Doch kann in der Stadt das Gesundheitsamt die Obliegenheiten des Stadtarztes einem oder mehreren venereologisch ausgebildeten Ärzten anvertrauen, die unter der Oberaufsicht des Gesundheitsamtes stehen. Soweit als möglich soll wenigstens einer der letztgenannten Ärzte weiblich sein.

§ 7. In der Stadt oder anderwärts, wo der Staatsrat auf Vorstellung der Obersten Medizinalbehörde es für erforderlich erachtet, sind zur Untersuchung und Behandlung von geschlechtskranken Personen auf Kosten der Kommunen Polikliniken in genügender Anzahl einzurichten, an deren Spitze ein Spezialarzt steht.

In den Polikliniken sind getrennte Sprechzeiten für Männer und Frauen einzurichten, und zwar zu Zeiten, an denen die große Masse sie ohne sonderliche Opfer ihrer Arbeitszeit aufsuchen kann.

§ 8. Liegt Grund für den Verdacht vor, daß die Geschlechtskrankheiten sich an einem Orte verbreiten, an dem sich kein laut § 6 genannter Arzt befindet, so hat die Oberste Medizinalbehörde den Besuch des Ortes und Vornahme von Untersuchungen und Behandlung gemäß §§ 4 und 5 dem Provinzialarzt oder einem anderen sich dazu bereit erklärenden Arzte zu übertragen.

*Die Obliegenheiten des Arztes.*

§ 9. Der Arzt, der bei einer von ihm untersuchten oder behandelten Person Symptome einer Geschlechtskrankheit wahrnimmt, hat den Kranken über Art und Ansteckungsgefahr der Krankheit aufzuklären sowie ihm Vorsichtsmaßregeln, die er in bezug auf seine Umgebung oder seinen Beruf zu beachten hat, einzuschärfen. Ferner hat der Arzt dem Patienten ein von der Obersten Medizinalbehörde herausgegebenes Flugblatt über Art und Behandlung der Krankheit sowie über Verhütung einer Weiterverbreitung der Infektion zu übergeben.

Eine Ausnahme von dieser Aufklärungspflicht des Arztes ist zulässig, wenn der Arzt auf Grund des Gesundheitszustandes des Patienten oder anderen Umständen es für unerläßlich hält, ihm bis auf weiteres die Art seiner Erkrankung nicht zu offenbaren, sowie bei Kindern unter 15 Jahren, in welchem letztgenannten Falle der Arzt die obenerwähnten Mitteilungen dem Vormund oder Pfleger des Kindes machen muß.

§ 10. Hat der Arzt begründete Ursache, anzunehmen, daß der Kranke seine Umgebung bereits infiziert hat oder ständig der Infektionsgefahr aussetzt, so ist er berechtigt, wenn die Umstände es erfordern, den Gefährdeten Mitteilung zu machen, jedoch mit aller nötigen Rücksicht auf den Kranken.

§ 11. Wird auf Grund großer Ansteckungsgefahr während der Behandlung oder nach deren Abschluß die regelmäßige Untersuchung der betreffenden Person für erforderlich gehalten, so soll der behandelnde Arzt mittels bestimmter Formulare den Patienten zu bestimmten Zeiten zur Untersuchung bestellen oder eine Bescheinigung einfordern, daß ein anderer Arzt die Behandlung übernommen hat.

§ 12. Findet der Arzt, daß seine Vorschriften nicht befolgt werden oder bricht der Kranke die Behandlung vorzeitig ab, ohne eine Bescheinigung beizubringen, daß die Behandlung von einem anderen Arzt übernommen worden ist, wenn Gefahr für Weiterverbreitung der Krankheit vorhanden ist, dem Gesundheitsamt schriftliche Mitteilung machen.

§ 13. Die Maßnahmen der §§ 11 und 12 obliegen, wenn der Patient aus dem Krankenhaus entlassen wird, dem Krankenhausarzt.

§ 14. Der Arzt, der einen Fall von Geschlechtskrankheit beobachtet, hat, wenn seines Wissens die Krankheit vorher noch nicht von einem anderen Arzt diagnostiziert worden ist, auf einem bestimmten Formular Anzeige hierüber machen, in der Stadt an das Gesundheitsamt und auf dem Lande an den zuständigen Provinzialarzt, unter Angabe der Art der Erkrankung, von Geschlecht, Alter, Beruf und Wohnort des Kranken, jedoch nicht seines Namens.

§ 15. Der Arzt soll gleichzeitig in jedem solchen Falle von dem Kranken zu erforschen suchen, durch wen und unter welchen Umständen die Ansteckung erfolgt ist. Wird jemand als Ansteckungsquelle angegeben und ist Gefahr für Verbreitung der Infektion vorhanden, so hat der Arzt sofort auf bestimmtem Blankett Meldung darüber zu machen, in der Stadt an das Gesundheitsamt und auf dem Lande an den zuständigen Provinzialarzt, unter Angabe des Namens der fraglichen Persönlichkeit, ihres Berufes und ihrer Wohnung, sowie besonderer Umstände, die die Auffindung der Infektionsquelle erleichtern können.

Der Provinzialarzt hat nach Eingehen einer solchen Meldung einer Untersuchung gemäß Bestimmungen für das Gesundheitsamt in Absatz 1 § 19 anzuordnen. Wird die angemeldete Person hierbei geschlechtskrank befunden, so hat der Provinzialarzt hierüber dem Gesundheitsamt schriftliche Mitteilung zu machen, das die in Absatz 2 des § 19 genannten Maßnahmen zu ergreifen hat.

§ 16. Der in § 6 genannte Arzt und die in § 7 genannte Poliklinik haben Zeugnisse, die laut dieser Verordnung ausgestellt werden, betreffend Behandlung für Geschlechtskrankheiten oder betreffend Ergebnis der ärztlichen Untersuchung, unentgeltlich auszufertigen.

### Die Obliegenheiten des Gesundheitsamtes.

§ 17. Die intensivste Überwachung der hier erlassenen Vorschriften obliegt dem Gesundheitsamt, das jeweils nach den Ortsverhältnissen die Bekämpfung der Geschlechtskrankheiten regeln und leiten muß.

§ 18. Das Gesundheitsamt hat Anzeigen gemäß §§ 12, 13 und 15, die Personen betreffen, die an einem anderen Orte wohnen, unverzüglich dem zuständigen Gesundheitsamt weiterzuleiten. Betrifft eine solche Anzeige eine Militärperson des Mannschaftsgrades, so wird sie dem zuständigen Militärarzt übergeben, Anzeigen betreffend Personen in Krankenanstalten, Straf- oder Zwangsarbeitsanstalten oder Gefängnissen gehen an den Anstalts- bzw. Gefängnisarzt weiter.

Das Gesundheitsamt bzw. der Arzt hat Sorge zu tragen, daß sofort untersucht wird, inwieweit die angezeigte Person tatsächlich geschlechtskrank ist, und alsdann Behandlung des Erkrankten in die Wege zu leiten.

§ 19. Erhält das Gesundheitsamt eine Anzeige gemäß § 15 und ist diese nicht gemäß § 18 weiterzuleiten, oder hat das Gesundheitsamt anderweitig Kenntnis davon erhalten, daß wahrscheinlich von einer bestimmten Person eine Weiterverbreitung der Geschlechtskrankheit verursacht wird, oder daß jemand geschlechtskrank ist, aber nicht in ärztlicher Behandlung, so hat das Gesundheitsamt auf vorgeschriebenem Formular den Betreffenden aufzufordern, sich binnen einer festgesetzten kurzen Frist von einem durch das Gesundheitsamt dazu ausersehenen speziell venereologisch ausgebildeten Arzt oder von einem in § 6 genannten Arzt oder in einer in § 7 genannten Poliklinik untersuchen und feststellen zu lassen, ob eine Geschlechtskrankheit vorliegt und über das Ergebnis dieser Untersuchung dem Gesundheitsamt ein Attest auf vorgeschriebenem Formular einzureichen.

Ergibt sich bei dieser Untersuchung, daß die gemeldete Person geschlechtskrank ist, so muß diese binnen festgesetzter Frist dem Gesundheitsamt eine Bescheinigung vorlegen, daß sie in ärztlicher Behandlung steht. Wird es in Hinsicht auf die Gefahr einer Weiterverbreitung der Infektion für erforderlich erachtet, den Kranken in Krankenhausbehandlung zu bringen, so hat das Gesundheitsamt die Aufnahme in ein allgemeines Krankenhaus anzuordnen.

Mahnungen für Kinder unter 15 Jahren sind dem Vormund oder Pfleger des Kindes zuzustellen.

§ 20. Ist eine geschlechtskranke Person nach Aufforderung des Gesundheitsamtes, einen Arzt aufzusuchen, laut Bescheinigung in ärztliche Behandlung gekommen, so ist dem Arzt umgehend schriftlich Mitteilung zu machen, aus welchem Anlaß die Mahnung erfolgte.

§ 21. Die gemäß §§ 2, 3, 18, 19 und 20 dem Gesundheitsamte zukommenden Obliegenheiten können in der Stadt dem Stadtarzt, auf dem Lande dem Provinzialarzt von diesem übertragen werden. falls diese sich damit einverstanden erklären auch dem Kommunalarzt oder einem anderen in kommunalen Diensten stehenden oder einem zu diesem Zwecke angestellten venereologischen Spezialarzt. Doch müssen Maßnahmen gemäß § 2, wenn der Kranke auf Anfrage solches wünscht, zur Prüfung und Genehmigung des Gesundheitsamtes bei dessen erster Sitzung gemeldet werden.

§ 22. Gegen den Beschluß des Gesundheitsamtes in Sachen dieser Verordnung kann Beschwerde geführt werden auf dem für alle Beschwerden gegen Maßnahmen des Gesundheitsamtes geltenden Wege. Doch ist der Beschluß des Gesundheitsamtes rechtsgültig trotz eingereichter Beschwerden, bis anderweitig verfügt wird.

§ 23. In Landkommunen, in denen es kein Gesundheitsamt gibt, übernimmt das Kommunalamt alle sich aus dieser Verordnung ergebenden Obliegenheiten.

### Spezialbestimmungen.

Das Gesundheitsamt, Ärzte wie Personal, dürfen Unbefugten gegenüber nichts verlauten lassen, was die im Dienst oder aus Veranlassung dieser Verordnung erfahren haben; Protokolle und Bücher wie Berichte sind so aufzubewahren, daß sie Unbefugten unzugänglich sind.

§ 25. Wer gemäß Beschluß des Gesundheitsamtes zur Behandlung einer Geschlechtskrankheit in ein Krankenhaus aufgenommen ist, darf dieses nicht verlassen, ehe der Arzt nicht die Entlassung bestimmt. Bedarf die betreffende Person einer Nachbehandlung oder fortgesetzter regelmäßiger Untersuchung durch den Arzt, so muß der Krankenhausarzt dem zuständigen Gesundheitsamt hiervon Mitteilung machen.

§ 26. Ist eine Person, gegen die Maßnahmen gemäß dieser Verordnung vorgenommen werden müssen, in eine andere Kommune verzogen oder in den Militärdienst ein- oder aus demselben ausgetreten, in ein Krankenhaus aufgenommen oder daraus entlassen worden, in eine Straf- oder Zwangsarbeitsanstalt eingeliefert oder daraus entlassen worden oder aus einer solchen Anstalt oder dem Gefängnis entflohen, so muß das zuständige Gesundheitsamt bzw. der Arzt schriftliche Mitteilung an die Behörde oder den Arzt machen, der gemäß dieser Verordnung die weiteren Maßnahmen zu ergreifen hat.

§ 27. Eine Frau, die weiß oder Anlaß hat zu vermuten, daß sie Syphilis hat, darf keines anderen Kind als Amme annehmen.

Ebensowenig darf für ein Kind, das an Syphilis leidet oder bei dem Verdacht vorliegt, daß es syphilitisch ist, eine fremde Person als Amme angenommen werden.

§ 28. Ein geschlechtskrankes Kind darf nicht in Pflege oder als Pflegekind abgegeben werden, ohne die Pflegepersonen oder die Pflegeeltern vorher über die Krankheit des Kindes und die damit verbundene Ansteckungsgefahr zu unterrichten. Wenn andere Kinder dadurch der Infektionsgefahr ausgesetzt würden, darf ein krankes Kind keinesfalls in Pflege gegeben oder genommen werden.

§ 29. Das Honorar. Zeugnisse, Berichte, serologische, bakteriologische und andere Untersuchungen gemäß dieser Verordnung, die der Arzt für erforderlich hält, ist gemäß der vom Staatsrat festgesetzten Taxe.

§ 30. Formulare und Blanketten, die gemäß der Verordnung gebraucht werden, setzt die Oberste Medizinalbehörde fest.

§ 31. Die Oberste Medizinalbehörde hat auf bestmögliche Weise unter der Bevölkerung Kenntnisse über die Natur der Geschlechtskrankheiten und die Art ihrer Übertragbarkeit sowie die Vorbeugungsmittel zu verbreiten und hat hierzu geeignete leichtfaßliche Flugblätterbroschüren ausarbeiten und verteilen zu lassen.

Der Generalarzt der Armee hat für Aufklärung der niederen Dienstchargen und Mannschaften in bezug auf die Geschlechtskrankheiten Sorge zu tragen.

Auch sollen die Gesundheitsämter in dieser Richtung Aufklärungsarbeit betreiben.

§ 32. Das Gesundheitsamt ist berechtigt, bei Ausübung der Verordnung im Bedarfsfalle Unterstützung von der Ordnungsmacht (Polizei) zu erhalten.

§ 33. Wer das vorliegende Gesetz verletzt oder die ihm von der zuständigen Behörde erteilten Vorschriften außer acht läßt, wird, wenn das Tun im allgemeinen Gesetz nicht mit Strafe belegt ist, zu im Höchstfall 100 Tagesbußen verurteilt.

§ 34. Verbrechen gegen die Vorschriften dieser Verordnung werden vor dem allgemeinen Gericht behandelt.

## Frankreich.

*Entwurf eines Gesetzes betreffend die gewerbsmäßige Unzucht sowie die Verhütung von Geschlechtskrankheiten[1]).*

Titel 1. Allgemeine Bestimmungen.

Art. 1. Niemand darf auf Grund der Tatsache, daß er sich gewerbsmäßig der Unzucht hingibt, anders als durch ein Gesetz Bestimmungen unterworfen werden, die eine Beschränkung der persönlichen Freiheit darstellen.

Art. 2. Alle zur Zeit geltenden Verordnungen, Verfügungen und Verwaltungsvorschriften über die gewerbsmäßige Unzucht sind und bleiben aufgehoben, insoweit sie in Widerspruch zu den Bestimmungen dieses Gesetzes stehen.

Titel 2. Öffentliche Verleitung zur Unzucht.

Art. 3. Die Art. 479, 480 und 482 des Code pénal werden vervollständigt bzw. abgeändert wie folgt:

A. Art. 479[2]) wird um einen Paragraphen vermehrt, der folgendermaßen lautet:

§ 13. Wer auf der Straße oder an einem Ort, zu dem das Publikum unentgeltlichen Zutritt hat, oder durch Fenster, Türen oder Öffnungen irgendwelcher Art, die auf die Straße gehen,

---

[1]) Wiedergegeben nach Mitt. d. dtsch. Ges. z. Bekämpf. d. Geschlechtskrankh. Bd. 23, S. 80ff.

[2]) Art. 479 lautet: Es werden bestraft mit einer Geldstrafe von 11—15 Fr. einschließlich: Unter 1—12 sind kleinere Vergehen angeführt, wie absichtliches Beschädigen fremden Eigentums, Verletzungen durch leichtfertiges Umgehen mit Waffen, Gebrauch falscher Gewichte oder Maße, gewerbsmäßiges Traumdeuten, nächtliche Ruhestörungen, Beschädigungen öffentlicher Wege, Anlagen usw.

a) zu zweit oder mit mehreren Personen zusammen,

b) durch irgendwelche unzüchtigen oder dem öffentlichen Anstand zuwiderlaufenden Mittel, Gebärden oder Worte, wobei gegebenenfalls die Anwendung des Art. 330[1]) des Code pénal vorbehalten bleibt,

c) auf irgendwelche Art Minderjährige männlichen oder weiblichen Geschlechts unter 15 Jahren,

d) auf irgendwelche Art in der Nähe irgendeiner Militär- oder Marineanstalt, irgendeiner Unterrichts-, Religions-, öffentlichen oder privaten Fürsorgeanstalt oder eines Stellenvermittlungsbureaus zur Unzucht verleitet.

B. Art. 480[2]) des Code pénal wird um einen Paragraphen vermehrt, der folgendermaßen lautet:

§ 6. Gegen Personen, die unter den im § 13 des vorstehenden Artikels genannten Voraussetzungen öffentlich zur Unzucht verleiten.

C. Art. 482[3]) wird folgendermaßen vervollständigt:

Wer wegen wiederholter öffentlicher Verleitung zur Unzucht in den in Art. 479, § 13 des Code pénal bezeichneten Fällen bereits verurteilt worden ist, und binnen 12 Monaten seit dem Tag, an dem diese Verurteilung Rechtskraft erlangt hat, sich abermals unter den in dem nachstehenden Art. 483[4]) genannten Voraussetzungen im Rückfall befindet, wird von dem Zuchtpolizeigericht („Tribunal de police correctionnel") belangt und mit 6 Tagen bis einem Monat Gefängnis sowie mit Geldstrafe von 16—300 Fr. bestraft.

Wer seit weniger als Jahresfrist zuchtpolizeilich wegen öffentlicher Verleitung zur Unzucht verurteilt worden ist und sich abermals des gleichen Vergehens schuldig macht, wird mit den im vorstehenden Absatz genannten Höchststrafen, die verdoppelt werden dürfen, bestraft.

Art. 4. Wer unter den gleichen zeitlichen und örtlichen Umständen, nach Aufnahme des Protokolls oder Feststellung der Übertretung unter den in Art. 479, § 13 des Code pénal genannten Voraussetzungen weiterhin zur Unzucht verleitet, kann durch Polizeimaßnahmen zu einem von der Gemeindebehörde bzw. in Paris von dem Polizeipräfekten bestimmten Ort gebracht und dort bis zu 12 Stunden festgehalten werden.

Das gleiche gilt von allen Personen, die unter den in Art. 479, § 13 des Code pénal genannten Voraussetzungen zur Unzucht verleitet haben, und sich über ihre Person und ihren Wohnsitz nicht ausweisen können.

Eine ärztliche Untersuchung muß in allen durch den vorliegenden Artikel vorgesehenen Fällen und ferner dann vorgenommen werden, wenn eine Person, die sich der Prostitution hingibt, auf Grund eines durch den Art. 334 bzw. seiner Veränderung durch den Art. 5 des vorliegenden Gesetzes vorgesehenen Vergehens festgenommen worden ist.

Titel 3. Kuppelei.

Art. 5. Der durch das Gesetz vom 20. Dezember 1922 abgeänderte Art. 334[5]) des Code pénal wird folgendermaßen geändert:

6. Art. 334 (Gesetz vom 20. Dezember 1922). Mit Gefängnis von 6 Monaten bis zu 3 Jahren und Geldstrafe von 50—5000 Fr. wird bestraft:

---

[1]) Art. 330 (Gesetz vom 13. Mai 1863).

Wer öffentlich das Schamgefühl verletzt, wird mit Gefängnisstrafe von 3 Monaten bis zu 2 Jahren und mit Geldstrafe von 16—200 Fr. bestraft.

[2]) § 480 lautet: Je nach den Umständen kann auf eine Gefängnisstrafe von höchstens 5 Tagen erkannt werden:

Unter 1—5 sind ernstere Verfehlungen analoger Art wie in dem Art. 479 aufgeführt.

[3]) Art. 482. Bei Rückfall ist gegen die im Artikel 479 erwähnten Personen in den daselbst erwähnten Fällen stets auf 5 Tage Gefängnis zu erkennen.

[4]) Art. 483 (Gesetz vom 28. April 1922). Rückfall liegt in allen im vorliegenden Gesetzbuch vorgesehenen Fällen vor, wenn gegen den Zuwiderhandelnden im Laufe der 12 vorhergehenden Monate ein erstes Urteil wegen Übertretung von Polizeiverordnungen im Bezirk desselben Gerichts ergangen ist.

Art. 463 dieses Gesetzbuchs findet auf alle im vorstehenden bezeichneten Übertretungen Anwendung.

[5]) Art. 333 (Gesetz vom 13. Mai 1863). Wenn die Schuldigen mit der Person, an der die unzüchtigen Handlungen vorgenommen worden sind, in aufsteigender Linie verwandt sind, zu den Personen gehören, die über sie Gewalt haben, Lehrer oder Lohnbedienstete dieser Person, oder Lohnbedienstete der obenbezeichneten Personen, Geistliche oder Religionsdiener sind, oder wenn der Schuldige, gleichviel wer er ist, sich bei seinem Verbrechen von einer oder mehreren Personen hat unterstützen lassen, so wird als Strafe in dem in Art. 331, Anm. 7, Absatz 1, erwähnten Fall zeitliche Zwangsarbeit und in den im vorhergehenden Artikel erwähnten Fällen lebenslängliche Zwangsarbeit verhängt.

1. wer die Sittlichkeit dadurch verletzt, daß er gewohnheitsmäßig die Verführung oder Verderbung *Jugendlicher männlichen oder weiblichen Geschlechts,* die noch nicht das 21. Lebensjahr erreicht haben, *anregt,* begünstigt oder erleichtert;

2. wer zur Befriedigung der Leidenschaften Dritter eine *minderjährige Frau oder ein minderjähriges Mädchen,* selbst mit ihrer Einwilligung, zu unzüchtigen Zwecken anwirbt, verleitet oder verführt;

3. wer zur Befriedigung der Leidenschaften Dritter durch Täuschungen, Gewalt, Drohungen, Mißbrauch der Amtsgewalt oder irgendein anderes Zwangsmittel eine Frau oder ein volljähriges Mädchen zu unzüchtigen Zwecken anwirbt, verleitet oder verführt;

4. wer mit denselben Mitteln eine, auch volljährige, Person wider ihren Willen, auch Schulden halber, in einem der Unzucht dienenden Hause zurückhält oder zur Unzucht zwingt.

Sind die im vorstehenden genannten Vergehen von dem Vater, der Mutter, dem Vormund oder den anderen in Art. 336[1]) aufgezählten Personen angeregt, begünstigt oder erleichtert worden, so beträgt die Gefängnisstrafe 3—5 Jahre.

Diese Strafen werden verhängt, selbst wenn die verschiedenen Handlungen, aus denen sich die Straftaten zusammensetzen, in verschiedenen Ländern begangen worden sind.

Der Versuch dieser Vergehen wird mit denselben Strafen bestraft.

Art. 334. Mit 6 Monaten bis 3 Jahren Gefängnis und mit 50—5000 Fr. Geldstrafe wird bestraft:

1. wer die Sittlichkeit dadurch verletzt, daß er gewohnheitsmäßig Jugendliche männlichen oder weiblichen Geschlechts, die das 21. Lebensjahr noch nicht erreicht haben, zur Unzucht verleitet oder Sittenlosigkeit begünstigt oder fördert;

2. wer zur Befriedigung der Leidenschaften Dritter eine — auch volljährige — Person männlichen oder weiblichen Geschlechts, auch mit ihrer Einwilligung, zu unzüchtigen Zwecken anwirbt, verleitet oder verführt, oder sie zur Unzucht zwingt;

3. *wer durch Einrücken von Notizen, Anzeigen, Anpreisungen oder kleinem Briefwechsel in Zeitungen oder durch Versendung oder Verteilung von Prospekten, Broschüren oder Ankündigungsschreiben oder durch Anbringung von Anschlägen, Plakaten oder Anschriften an Örtlichkeiten, die dem Publikum zugänglich sind, auch unter Verschleierung der Art seines Anerbietens durch sprachliche Kunstgriffe, bekanntgibt, daß er sich der Unzucht hingibt oder der Unzucht Dritter Vorschub leistet[2]).*

Sind die im vorstehenden genannten Vergehen von dem Vater, der Mutter, dem Vormund oder den anderen in Art. 333 aufgezählten Personen angeregt, begünstigt oder erleichtert worden, so hat die Gefängnisstrafe 3—5 Jahre zu betragen.

Der Versuch wird mit den gleichen Strafen gestraft.

### Titel 4. Vorbeugung und gesundheitliche Maßnahmen.

Art. 6. *Jeder Arzt, der eine von einem ansteckenden oder nichtansteckenden Geschlechtsleiden betroffene Personen männlichen oder weiblichen Geschlechts in einem Krankenhaus, einem Dispensaire oder in seiner Privatpraxis behandelt, hat dem Kranken nach erfolgter Behandlung ein Merkblatt einzuhändigen. Die Form, in der diese Merkblätter abzufassen sind sowie die Angaben, die sie zu enthalten haben, werden durch behördliche Verordnung bestimmt.*

Art. 7. Jede als geschlechtskrank erkannte Person wird, falls sie innerhalb des ansteckungsgefährlichen Stadiums mit irgend jemandem geschlechtlich verkehrt, mit Gefängnisstrafe von einem bis zu 5 Tagen bestraft, unbeschadet des Strafverfahrens, das gegebenenfalls in Anwendung des Gesetzes vom . . . . . . . . ., betreffend Übertragung geschlechtlicher Krankheiten, anhängig gemacht wird.

Art. 8. Jede unter den im Art. 3, 4, 5 und 7 bezeichneten Voraussetzungen als geschlechtskrank erkannte Person ist verpflichtet, eine geeignete Behandlung zu befolgen. Das Urteil bestimmt, ob diese Behandlung in einer laut behördlicher Vorschrift genehmigten und im Urteil bezeichneten Anstalt oder bei einem Arzt befolgt werden soll, den sich der Kranke aus einem Verzeichnis der behördlich zur Behandlung zugelassenen Ärzte auswählen darf. Weigert sich der Kranke, sich gutwillig behandeln zu lassen, wie es sein Zustand erheischt, so wird er in ein Krankenhaus oder in eine behördlich genehmigte Privatanstalt

---

[1]) Art. 331 (Gesetz vom 13. Mai 1863). Jede Vornahme unzüchtiger Handlungen, die ohne Gewaltanwendung an einem noch nicht 13 Jahre alten Kinde männlichen oder weiblichen Geschlechts begangen oder versucht worden ist, wird mit Zuchthaus bestraft.

Mit derselben Strafe wird die Vornahme unzüchtiger Handlungen bestraft, die von irgendeinem Verwandten der aufsteigenden Linie an einem Minderjährigen begangen worden ist, auch wenn dieser das 13. Lebensjahr schon zurückgelegt hat, aber nicht durch Verheiratung volljährig geworden ist.

[2]) Die zufolge der Sitzung des Unterausschusses vom 19. März abgeänderten Stellen sind in Schrägdruck veröffentlicht.

geführt, wo er bis zum ärztlich festgestellten Verschwinden der ansteckenden venerischen Krankheit behandelt wird. Nachdem der Kranke mit Ermächtigung des behandelnden Arztes die Anstalt verlassen hat, hat er sich in dem Krankenhaus oder der genehmigten Privatanstalt, in der er behandelt worden ist, in periodischen, von dem Arzt bestimmten Zwischenräumen wieder einzufinden und sich einer „Sicherungsbehandlung" (traitement de consolidation) zu unterziehen. Im Weigerungsfalle finden die Art. 9 und folgende auf ihn Anwendung.

Art. 9. In den im vorstehenden Artikel erwähnten Fällen hat der Polizeipräfekt in Paris sowie in den Departements der Bürgermeister oder, in Ermangelung des Bürgermeisters, der Präfekt dem Vertreter der Staatsanwaltschaft bei dem Polizeigericht des Ortes, an dem der Kranke wohnt, unverzüglich die Unterlagen zu übermitteln, welche die Feststellung, daß dieser Kranke sich weigert, sich behandeln zu lassen, sowie sämtliche zweckdienlichen Einzelheiten für die Wahl der Anstalt enthalten, in die der Kranke überführt werden muß.

Art. 10. Der Vertreter der Staatsanwaltschaft lädt sofort den Kranken durch einfachen Brief oder Mahnschreiben vor das Polizeigericht. Erscheint die so geladene Person am anberaumten Tage nicht, so wird sie durch Gerichtsvollzieherakt vorgeladen.

Der Kranke hat persönlich zu erscheinen und darf sich durch keinen Bevollmächtigten oder Sonderbeauftragten vertreten lassen.

Art. 11. Die Sache wird unter Ausschluß der Öffentlichkeit verhandelt und entschieden. Die Staatsanwaltschaft stellt ihre Anträge, der Kranke wird mit seinen Erklärungen und Verteidigungsmitteln angehört. Alsdann wird gegebenenfalls durch Urteil angeordnet, daß der Kranke in die von dem Richter bezeichnete Anstalt zu verbringen und daselbst zurückzuhalten ist, bis die zuständige Gesundheitsbehörde die in der in Art. 14 genannten behördlichen Verordnung bezeichnet ist, ordnungsmäßig seine Entlassung gestattet.

Die Überführung in eine Privatanstalt darf nur angeordnet werden, wenn dem Gericht nachgewiesen wird, daß diese Anstalt in die Aufnahme des Kranken einwilligt.

Art. 12. Erscheint der Kranke trotz ordnungsgemäß erfolgter Vorladung nicht zur bestimmten Zeit, so ergeht Versäumnisurteil. Einspruch kann unter Beobachtung der in Art. 150[1]) des Code d'Instruction criminelle (Strafprozeßordnung) bestimmten Formen und Fristen erhoben werden.

Gegen das Urteil ist sowohl seitens des Kranken wie seitens der Staatsanwaltschaft Berufung zulässig, wobei die in Art. 174 des Code d'Instruction criminelle vorgeschriebenen Fristen und Formen einzuhalten sind.

Die Entscheidung des Friedensrichters ist trotz Einspruch oder Berufung vollstreckbar.

Art. 13. Jeder Kranke, dessen Überführung in ein Krankenhaus oder eine Privatanstalt durch Urteil des Polizeigerichts angeordnet worden ist, und der die Vollstreckung dieser Entscheidung dadurch verhindert, daß er den Beamten Widerstand leistet, sich verbirgt oder die Flucht ergreift, wird mit Gefängnis von 6 Tagen bis zu 3 Monaten bestraft.

Die gleiche Strafe trifft einen jeden Kranken, der während der Kur das Krankenhaus oder die Privatanstalt, in die er geschickt worden ist, verläßt, ohne eine ordnungsmäßig erteilte Genehmigung zu ihrem Verlassen erhalten zu haben.

Tritt in den in den beiden vorstehenden Absätzen genannten Fällen binnen 12 Monaten, seit dem Tage, an dem die vorherige Verurteilung rechtskräftig geworden ist, Rückfall ein, so kann die Dauer der Gefängnisstrafe auf 6 Monate erhöht werden. Art. 463 des Code pénal ist anwendbar.

Art. 14. Eine behördliche Verordnung, die binnen Jahresfrist erlassen werden muß, wird das zu befolgende Verhalten sowie die Voraussetzungen bestimmen, unter denen das Verlassen der Anstalt genehmigt werden soll.

Titel 5.  Übergangsbestimmungen.

Art. 15. Neue Bordelle, welche Bezeichnung sie auch tragen mögen, dürfen weder genehmigt noch geduldet werden. Indes dürfen als Übergangsmaßnahme solche Einrichtungen,

---

[1]) *I. Französische Strafprozeßordnung (Code d'Instruction criminelle)*:

Art. 150. Einspruch gegen die Vollstreckung des Urteils ist seitens eines im Versäumnisverfahren Verurteilten nicht mehr zulässig, wenn sich dieser nicht zu dem im nachstehenden Artikel bezeichneten Verhandlungstermin einfindet. Ausnahmen von dieser Bestimmung treten lediglich ein, insoweit sie nach den nachstehenden Regeln über das Berufungsverfahren und das Rechtsmittel der Kassation vorgesehen sind.

Art. 151. Der Einspruch gegen das Versäumnisurteil kann durch eine Erklärung am Fuße der Zustellungsurkunde oder durch einen Schriftsatz erfolgen, der innerhalb einer Frist von 3 Tagen nach der Zustellung, die für je 10 Kilometer um je einen Tag zu verlängern ist, zuzustellen ist.

Der Einspruch hat von Rechts wegen Ladung zum ersten Verhandlungstermin nach Ablauf der Fristen zur Folge und gilt als nicht erfolgt, wenn der Einsprucheinleger nicht erscheint.

insoweit sie am . . . . . . . . (dem Tage der Einbringung des Gesetzentwurfs beim Parlament) bestanden und ihr Bestehen durch eine behördliche Genehmigung oder andere behördliche Maßnahmen festgestellt war, in der bisherigen Weise weiter bestehen, aber nicht verlegt werden. Dieser Übergangszustand *soll aufhören, wenn der mit dem öffentlichen Gesundheitswesen betraute Minister nach gutachtlicher Äußerung eines zuständigen Ausschusses, insbesondere nach gutachtlicher Äußerung des Ausschusses für Vorbeugung gegen Geschlechtskrankheiten es für notwendig hält. Eine auf Vorschlag des Justizministers (Staatssiegelbewahrers), des Ministers des Innern und des mit dem öffentlichen Gesundheitswesen betrauten Ministers zu treffende Verfügung hat zu ergehen.* Jedenfalls aber wird der Übergangszustand höchstens während 9 Jahren geduldet.

Während dieser Frist finden auf die Inhaber dieser Bordelle die Bestimmungen des durch Gesetz vom 20. Dezember 1922 abgeänderten Art. 334 des Code pénal ohne Berücksichtigung der durch Art. 5 des gegenwärtigen Gesetzes herbeigeführten Änderungen ausnahmsweise Anwendung.

Solange diese Bordelle fortbestehen dürfen, stehen sie unter der besonderen Aufsicht der Verwaltungs- und der Gerichtspolizei. Der Polizeipräfekt in Paris sowie die Bürgermeister und, in Ermangelung dieser, die Präfekten in den Departements, dürfen alle im Hinblick auf die öffentliche Hygiene, Ordnung und Zucht zweckdienlichen Maßnahmen ergreifen. Sollten die vorgeschriebenen Maßnahmen nicht ausgeführt werden, so kann durch Erlaß des Polizeipräfekten in Paris sowie des Bürgermeisters oder Präfekten in den Departements die vorläufige oder endgültige Schließung angeordnet werden.

Art. 16. Als Übergangsmaßnahme haben sich die zur Zeit in Paris in den Kontrolllisten der Polizeipräfektur und in den Departements in den Kontrollisten der Gemeindepolizei eingeschriebenen Frauen und Mädchen weiterhin ärztlich untersuchen zu lassen.

Die mit der Durchführung dieser Übergangsmaßnahme zu betrauende Dienststelle untersteht ausschließlich dem Minister des Innern und dem mit dem öffentlichen Gesundheitswesen betrauten Minister. Die Art und Weise ihrer Tätigkeit wird durch Erlaß bestimmt.

Dieser Übergangszustand geht auf Grund einer auf Vorschlag des mit dem öffentlichen Gesundheitswesen betrauten Ministers zu erlassenden Verfügung zu Ende, sobald diese Sondermaßnahmen nicht mehr unerläßlich erscheinen, und zwar innerhalb eines Zeitraums von mindestens 5 und höchstens 9 Jahren.

# Literatur.

### A. Geschichtlicher Teil[1]).

ASTRUC, JOHANN: De morbis venereis. Editio altera. Paris: G. Cavelier 1740. — ASTRUC, JOHANN: Abhandlung aller Venuskrankheiten; übers. von HEISE. Frankfurt u. Leipzig: Walther 1764. — BAADER, JOSEPH: Nürnberger Polizeiordnungen aus dem XIII. bis XV. Jahrhundert. Stuttgart: Literarischer Verein 1861. — BADE, THEODOR: Die Prostitution in Berlin und die Mittel, dieselbe zu bekämpfen usw. Berlin 1856. — BADE, THEODOR: Über den Verfall der Sitten in den großen Städten, mit besonderer Berücksichtigung der Zustände in Berlin. Berlin 1857. — BADE, THEODOR: Über Gelegenheitsmacherei und öffentliches Tanzvergnügen. Neuer Beitrag zur Prostitutionsfrage. Berlin 1858. — BADE, THEODOR: Bedenklichkeiten in dem dermaligen Verhältnis der Berliner Sittenpolizei zu der prostituierten resp. nichtprostituierten weiblichen Jugend. Eine Erwägung. Als Manuskript gedruckt. Berlin 1859. — BÄRENS, J. H.: Wodurch läßt sich die Lustseuche ausrotten oder wenigstens weniger zerstörend für die Menschheit und den Staat machen? Neues nordisches Arch. f. Naturkunde. Arzneywissenschaft und Chirurgie. Bd. I, S. 62—81. Frankfurt a. O. 1807. — BALDINGER, E. G.: Wie ist dem Übel der Franzosen und venerischen Krankheiten Einhalt zu tun? Neues Magazin f. Ärzte. 2 Bd., 4. Stück, S. 330. Leipzig: F. G. Jacobaer 1780. — BEER, J.: Die Schließung der öffentlichen Häuser und ihre sittlichen Folgen für die Stadt Berlin. Berlin 1856. — BEHREND, FR.: Die Prostitution in Berlin und die gegen sie und die Syphilis zu nehmenden Maßregeln. Eine Denkschrift. Erlangen 1850. — BLASCHKO, ALFRED: Die Prostitution im 19. Jahrhundert. Berlin: Verl. Aufklärung 1902. — BLOCH, IWAN: Das erste Auftreten der Syphilis (Lustseuche) in der europäischen Kulturwelt. Jena: G. Fischer 1904. — BLOCH, IWAN: Die Prostitution. Mit Namen-, Länder-, Orts- und Sachregister. Bd. I. Berlin 1912. — BRUCKER, J.: Straßburger Zunft- und Polizeiverordnungen des 14. und 15. Jahrhunderts. Straßburg: Karl J. Trubner 1889. BURET, F.: Les „Gros Mal" du moyen-âge et la syphilis actuelle. Avec préface du Dr. Lancereaux. Paris 1894. — CELLA, JOHANN JACOB: Freymütige Aufsätze. Anspach: B. F. Haueisen 1784. — DACHEUX: Un réformateur catholique à la fin du XVe siècle. Jean Geiler de Kaysersberg. Etude sur sa vie et son temps. Paris: Ch. Delagrave 1876. — DACHEUX, L.: Les chroniques stras-

---

[1]) Hierin ist nur eine Auslese der durchgearbeiteten Schriften enthalten.

bourgeoises de Jacques Trausch et de Jean Wencker. Straßburg: Noiriel 1892. — Desruelles, H.-M.-J.: Traité pratique des maladies vénériennes. Paris: J. B. Baillière 1836. — Debray, T.-F.: Histoire de la prostitution et de la débauche chez tous les peuples du globe, depuis l'antiquité la plus reculée jusqu'a nos jours suivie de l'histoire des maladies vénériennes de leurs progrès, de leurs ravages, dans les sociétés comme dans l'individu. Paris 1879. — Diepgen, Paul: Die europäische Syphilis am Ausgang des Mittelalters. Die Naturwissenschaften Bd. II, H. 14. 1914. — Dohi: Die Geschichte der Syphilis. Leipzig: Akad. Verlags-Ges. 1923. — Dufour: Geschichte der Prostitution (Deutsch von A. Stille) Bd. I—III, 5. Aufl. o. J. Groß-Lichterfelde-Ost: Langenscheidt. — Ebstein, Erich: Zur Geschichte der venerischen Krankheiten in Göttingen. Extrait de Janus 1905. — Eller, Joh. Theodor: Nützliche und auserlesene medizinische und chirurgische Anmerkungen von innerlichen und äußerlichen Krankheiten und Operationen, welche bishero in dem Lazareth der Charité zu Berlin vorgefallen. Berlin: Joh. Andreas Rüdiger 1730. — Finkenstein, Raphael: Zur Geschichte der Syphilis. Breslau: Morgenstern 1870. — Frank, Johann Peter: Supplementbände zur medizinischen Polizei. Leipzig 1812, 1827. — Freudenberg, Julius Augustus (= Christian Gottfried Flittner): Über Staats- und Privatbordelle, Kuppelei und Konkubinat nebst Anhang über die Organisierung der Bordelle in alten und neuen Zeiten. (Selbstverlag) 1796. — Friedberg, Hermann: Die Lehre von den venerischen Krankheiten in dem Altertume und Mittelalter. Berlin: Liebrecht 1865. — [Friedel, Johann]: Briefe über die Galanterien von Berlin, auf einer Reise gesammelt von einem österreichischen Offizier. 1782. — Fuchs, C. H.: Die ältesten Schriftsteller über die Lustseuche in Deutschland von 1495—1510. Göttingen: Dietrich 1843. — F. v. G.: Über Ehesachen und insbesondere Ehescheidungen, uneheliche Vaterschaft, Stuprum und Bordelle, in Beziehung auf Gesetzgebung und anderweite obrigkeitliche Behandlung. Minden: F. Essmann 1835. — Geigel, A.: Geschichte, Pathologie und Therapie der Syphilis. 1867. — Girtanner, Chr.: Abhandlung über die venerische Krankheit. 3 Bde. 1788—1792. — Glatter: Zur Regelung der Prostitution. Beilage der Wien. med. Presse Nr. 17/18. Wien 1870. — Goltdammer: Die Materialien zum Strafgesetzbuche für die Preußischen Staaten. Berlin: Heymann 1852. — Gruner, Christ. Gothfr.: De morbo gallico scriptores medici et historici. Acced. morbi gallici origines maranicae. Jena 1793. — Guicciardini, Francesco: La Historia d'Italia. Venetia: Nicolò Bevilacqua 1563. — Gumpert, Martin: Zum Streit um den Ursprung der Syphilis. Zentralbl. f. Haut- u. Geschlechtskrankh. 1924. — Gystrow, Ernst (= Willy Hellpach): Liebe und Liebesleben im 19. Jahrhundert. Berlin: Verl. Aufklärung 1902. — Hanauer, W.: Geschichte der Prostitution in Frankfurt a. M. Festschr. d. 1. Kongresses d. Deutschen Gesellschaft zur Bekämpfung der Geschlechtskrankheiten. Frankfurt a. M. 1903. — Hesnaut: Le mal Français à l'époque de l'expédition de Charles VIII en Italie d'après les documents originaux. Paris 1886. — Hensler, Ph. Gabr.: Geschichte der Lustseuche, die zu Ende des XV. Jahrh. in Europa ausbrach. Bd. I. Altona 1783. — Hingst: Sanitätsverhältnisse Freibergs und darauf bezügliche Maßnahmen im Mittelalter. Mitt. vom Freiberger Altertumsverein. Hrsg. von Heinrich Gerlach. Heft 21, S. 58. Freiberg 1885. — Huber, V. A.: Über die Geschichte und Behandlung der venerischen Krankheiten. Stuttgart 1825. — Hügel, F. S.: Zur Geschichte, Statistik und Reglung der Prostitution. Sozialmedizinische Studien in ihrer praktischen Anwendung auf Wien und andere Großstädte. Nach amtlichen Quellen. Wien 1865. — Hülsmeyer: Staatsbordelle. Hagen i. W.: H. Risel & Co. 1892. — Huppé, S. E.: Das soziale Defizit von Berlin in seinem Hauptbestandteil. Berlin 1870. — Jäger, Carl: Schwäbisches Städtewesen des Mittelalters. Stuttgart u. Heilbronn: Löflund & Claß 1831. — Jeannel, J.: Die Prostitution in den großen Städten im 19. Jahrh. und die Vernichtung der venerischen Krankheiten. Deutsch von Friedr. Wilh. Müller. Erlangen 1869. — Jung, Friedrich Wilhelm: Die Kunst, sich vor der venerischen Ansteckung zu sichern, nebst Vorschläge durch Polizeianstalten, die Lustseuche zu vertilgen. Teutschland 1815. — Keisersperg, Joannes Geiler von: Das Buch der Sünden des Munds. Straßburg: Grieninger 1518. — Krünitz, Johann Georg: Ökonomische Enzyklopädie. Berlin: Joachim Pauli 1782. — Lammert, G.: Zur Geschichte des bürgerlichen Lebens und der öffentlichen Gesundheitspflege sowie insbesondere der Sanitätsanstalten in Süddeutschland. Regensburg 1880. — Leonhardi, M. F. G.: Die Schädlichkeit der Bordelle. Leipzig: Friedr. Gotth. Baumgärtner 1792. — Le Pileur, L.: La prostitution du XIII au XVII, siècle. Documents. Paris 1908. — Le Pileur, L.: Les préservatifs de la syphilis à travers les âges. Paris: Lucien Gougy 1907. — Lersner, Achilles Augustus von: Des Freyen Reichs-Wahl- und Handelsstadt Franckfurt am Mayn. Chronica. Frankfurt: Selbstverlag 1706. — Liebecke, J. C. G.: Auszüge aus den Königlich-Preußischen Polizey-Gesetzen, in Beziehung auf Gesundheit und Leben der Menschen. Magdeburg: Keil 1805. — Loewe, Philipp: Die Prostitution aller Zeiten und Völker mit besonderer Berücksichtigung von Berlin. Berlin: Verl. von W. Lagriev 1852. — Martin, Alfred: Deutsches Badewesen in vergangenen Tagen. Jena: Diederichs 1906. — Martin, Alfred: Beiträge zur Geschichte der Syphilis in deutschen Landen im 15. und 16. Jahrh. (Sonderabdruck a. Dermatol. Wochenschr. Bd. 20). Leipzig: Leopold Voss 1920. — MASCHER, H. A.: Die Polizeiverwaltung des preußischen Staates. Bernburg: J. Bacmeister 1884. — MEISSNER, M. J.: Zur Geschichte des Frauenhauses in Altenburg. Neues Arch. f. sächs. Geschichte. Bd. II. Dresden 1881. — MELSHEIMER, TH.: Die Syphilis und ihre Heilmittel vom Jahre 1492 bis zur Mitte des 16. Jahrhunderts. Bonn 1892. — MERBACH, JOH. DAN.: Über die Zulässigkeit und Einrichtung öffentlicher Hurenhäuser in großen Städten. Dresden: Walther 1815. — MEYER-AHRENS: Geschichtliche Notizen über das Auftreten der Lustseuche in der Schweiz. Zürich: Schulthess 1841. — MEYER-STEINEG, TH.: Zur Frage nach dem Ursprunge der Syphilis. Reichs-Medizinal-Anzeiger S. 35—39. 1912. — MIREUR, H.: La prostitution à Marseille. Paris 1882. — MONTEJO, BONIF.: La sifilis y las enfermedodes que se han confundido con ella. Madrid 1863. — MÜLLER, FRIEDR. WILH.: Die Prostitution in sozialer, legaler und sanitärer Beziehung. Erlangen 1868. — NEUMANN, S.: Die Berliner Syphilisfrage. Berlin: G. Reimer 1852. — NICOLAI, A. H.: Grundriß der Sanitätspolizei mit besonderer Beziehung auf den Preußischen Staat. Berlin: Nicolai 1835. — NOTTHAFT, ALBR. FREIH. VON: Die Legende von der Altertumssyphilis. 1907. — OCHS, PETER: Geschichte der Stadt Basel. Berlin u. Leipzig: J. Decker 1786. — PANGLOSS: La Cacomonade. Histoire politique et morale. Traduite de l'Allemand par le Docteur lui-même, depuis son retour de Constantinople. A. Cologne 1756. — PANSIER, P.: L'œuvre des repenties à Avignon du XIII siècle. Paris 1910. — PAPPENHEIM, LOUIS: Medizinische Überwachung der Prostitution. Monatsschr. f. exakte Forschung auf dem Gebiete der Sanitäts-Polizei. Jg. 2, S. 35. Berlin 1862. — PAPPENHEIM, LOUIS: Prostitutions-Polizei. Ebenda S. 404. — PARENT-DUCHATELET, A. J. B.: De la prostitution dans la ville de Paris. Bd. I u. II. IV$^e$ édition complétée par des documents nouveaux et des notes par Mssrs. A. TREBUCHET et POIRET-DUVAL. Paris: Baillière 1857. — PARENT-DUCHÂTELET: Die Prostitution in Paris. Bearb. und bis auf die neueste Zeit fortgeführt von G. MONTANUS. Freiburg u. Leipzig: Lorenz 1903. — PATZE, AD.: Über Bordelle und die Sittenverderbnis unserer Zeit. Leipzig 1845. — PELMAN: Der Staat und die Prostitution vom Standpunkte der öffentlichen Gesundheitspflege. Düsseldorf: L. Voß & Cie. 1884. — PIERSON, H.: Die Prostitutionsfrage vom Standpunkte der medizinischen Wissenschaft, des Rechtes und der Moral. Mülheim/Ruhr 1888. — PFLEGER, LUZIAN: Das Auftreten der Syphilis in Straßburg. GEILER VON KAYSERSBERG und der Kult des heiligen Fiatzius. Zeitschr. f. d. Geschichte des Oberrheins N. F. Bd. 33, H. 2, S. 153—183. 1918. — POSERN-KLETT, VON: Frauenhäuser und freie Frauen in Sachsen. Arch. f. sächs. Geschichte Bd. 12, S. 63 u. 86—89. Leipzig 1873. — POTTON, A.: De la prostitution et de la syphilis dans les grandes villes, dans la ville de Lyon en particulier. Paris 1842. — PROKSCH, J. K.: Der Antimerkurialismus in der Syphilistherapie. Literaturhistorisch betrachtet. Erlangen: Enke 1874. — PROKSCH, J. K.: Die Antimerkurialisten des 15. und 16. Jahrhunderts. Ein Beitrag zur Geschichte der Syphilistherapie. S.-Abdr. Med.-Chirurg. Centralbl. Nr. 30. Wien 1880. — PROKSCH, J. K.: Betrachtungen über die neueste und ältere Behandlung der Syphilis. S.-Abdr. Med.-Chirurg. Centralbl. Nr. 1—3. Wien 1896. — PROKSCH, J. K.: Literatur über die venerischen Krankheiten von den ersten Schriften über Syphilis aus dem Ende des 15. Jahrh. bis zum Jahre 1899. Bonn 1890—1900. — PROKSCH, J. K.: Zur Theorie vom amerikanischen Ursprung der Syphilis. Eine kritische Betrachtung (Separat-Abdruck a. d. Ärztlichen Central-zeitung Jg. 13, Nr. 42). Wien: Karl Gróak 1901. — PROKSCH, J. K.: Beiträge zur Geschichte der Syphilis. Bonn: Hanstein 1904. — QUINCKE: Über die Ausbreitung und die Beschaffenheit der syphilitischen Krankheiten in Berlin während der Jahre 1827—1847. Med.-Zeitung Nr. 1—4. Berlin 1848. — RABE, C. L. H.: Sammlung preußischer Gesetze und Verordnungen. Halle u. Berlin 1817. — RABUTAUX, A.: De la prostitution en Europe depuis l'antiquité jusqu'à la fin du 16. siècle. Av. une bibliographie par PAUL LACROIX. Paris 1865. — RACH, MARTIN: Die Stellung des Christentums zum Geschlechtsleben. Tübingen 1910. — RECLAM, CARL: Die Überwachung der Prostitution. Deutsche Vierteljahrsschrift für öffentl. Gesundheitspflege Bd. I, S. 379—385. 1869. — REGNAULT, FELIX: L'évolution de la Prostitution. Paris (ca. 1905). — BRETONNE, RETIF DE LA: Le pornographe ou idées d'un honnête homme sur un projet de règlement pour les prostituées (herausg. und mit Anm. vers. von H. MIREUR). Bruxelles: Gay et Doucé 1879. — RICHTER, PAUL: Geschichtliche Beiträge über die Versuche, die Ausbreitung der venerischen Krankheiten in Preußen festzustellen und zu verhüten (Arch. Studien). Zeitschr. z. Bekämpfung d. Geschlechtskrankh. Bd. 14, H. 6. 1913. — RÖHRMANN, CARL: Der sittliche Zustand von Berlin nach Aufhebung der geduldeten Prostitution des weiblichen Geschlechts. 2. Aufl. Leipzig: Röhrmann 1846. — RÖNNE, LUDWIG, VON u. HEINRICH SIMON: Das Medizinalwesen des Preußischen Staates. Breslau: G. Ph. Aderholz 1846. — ROSENBAUM, JUL.: Geschichte der Lustseuche im Altertume. 7. Aufl. Berlin: Barsdorf 1904. — RUDECK, WILH.: Geschichte der öffentlichen Sittlichkeit in Deutschland. Bd. 8, 3. Aufl. Berlin 1920. — SABATIER: Histoire de la législation sur les femmes publiques et les lieux de débauche. Paris 1828. — SAILER, F.: Die Magdalenensache in der Geschichte. Hamburg: Hoffmann & Campe 1880. — SANCHES, RIBEIRO: Dissertation sur l'origine de la maladie vénérienne, pour prouver que le mal n'est pas venu d'Amerique, mais qu'il a commencé en Europe par une épidemie. Paris 1752. — SANGER, WILLIAM W.: The history of prostitution: its extent, causes, and effects throughout the world. New York 1876. — SCHEIBE: „1710—1910", Zweihundert Jahre des Charité-Krankenhauses zu Berlin. Berlin: A. Hirschwald 1910. — SCHEIBLE, J.: Das Kloster. Weltlich und geistlich. Stuttgart: Verlag des Herausgebers 1847. — SCHEWEN, KATHARINA: Die Übel der Reglementierung der Prostitution. 3. Aufl. Dresden 1902/1903. — SCHÖNFELDT, G.: Zur Geschichte des Pauperismus und der Prostitution in Hamburg 1897. — SCHRANK, JOS.: Die Prostitution in Wien in historischer, administrativer und hygienischer Beziehung. 2 Bde. in 1. Wien 1886. — SCHULTZ, A. W. F.: Die Stellung des Staates zur Prostitution. Berlin: A. Hirschwald 1857. — SCHUSTER, JULIUS: Prostitution und Frühgeschichte der Syphilis. Arch. int. pour l'Historie et la Géographie Médicale 1924, S. 390—494. — SIEBENKEES, JOHANN CHRISTIAN: Materialien zur Nürnbergischen Geschichte. Nürnberg: In Kommission der A. G. Schneiderschen Buchhdlg. 1792. — SIGERIST, HENRY E.: Zur Frühgeschichte der Syphilis. S.-A. Münch. med. Wochenschr. 1921, Nr. 39, S. 1257 u. 1258. — SIGERIST, HENRY E.: Die Bekämpfung der Geschlechtskrankheiten in früheren Zeiten. S.-A. Schweiz. Zeitschr. f. Gesundheitspfl. Bd. 2, S. 183. 1922. — SIGERIST, HENRY, E.: L'origine della sifilide. S.-A. Arch. di Storia della Scienza Bd. 4, S. 163—170. 1923. — SIMON, FRIEDRICH ALEXANDER: Der Kampf mit einem Lindwurm oder unerwiesene Existenz der konstitutionellen Syphilis vor dem Jahre 1495. Hamburg 1859. — SORGE, WOLFGANG: Geschichte der Prostitution. Berlin: Potthof & Co. 1920. — STEINLEIN, STEPHAN: Astrologie, Sexualkrankheiten und Aberglaube in ihrem inneren Zusammenhange. Teil I u. II. München u. Leipzig: Bayr. Verlagsanstalt 1915. — [STIEBER]: Die Prostitution in Berlin und ihre Opfer. Nach amtlichen Quellen. Berlin 1846. — STOLL, MAXIMILIAN: Über die Einrichtung der öffentlichen Krankenhäuser. Wien 1788. — STURSBERG, H.: Zur Geschichte der Prostitution in Deutschland. Verhandl. der 56. Generalverslg. der Rheinisch-Westfäl. Gefängnisgesellschaft am 9. X. 1884 in Düsseldorf. — STRICKER, W.: Kulturgeschichtliche Annalen der Stadt Frankfurt a. M., mit besonderer Rücksicht auf Gesundheitszustand und Medizinalverfassung. Zeitschr. f. Deutsche Kulturgeschichte. Nürnberg 1856. — STRÖHMBERG, C.: Die Prostitution. Ein Beitrag zur öffentlichen Sexualhygiene und zur Prophylaxie der Geschlechtskrankheiten. Stuttgart 1899. — STROHL, E.: Zur Prostitutionsfrage. Vierteljahrsschr. f. gerichtl. Medizin u. öffentl. Sanitätswesen. N. F. Bd. 14, S. 101. 1876. — SUDHOFF, KARL: Neue Probleme in der Geschichte der Syphilis. S.-A. Münch. med. Wochenschr. 1912, Nr. 10. — SUDHOFF, KARL: Mal Franzoso in Italien in der ersten Hälfte des 15. Jahrhunderts. Ein Blatt aus der Geschichte der Syphilis. Gießen: Alfred Töpelmann 1912. — SUDHOFF, KARL: Aus der Frühgeschichte der Syphilis. Leipzig: Barth 1912. — SUDHOFF, KARL: Syphilis und Pest in München am Ende des 15. und zu Anfang des 16. Jahrhunderts. S.-A. aus d. Münch. med. Wochenschr. Nr. 26, S. 1—16. 1913. — SUDHOFF, KARL: Syphilis in Spanien in den Jahren 1494 und 1495. Ein Brief des Scillacio und der Reisebericht des Monetarius. Derm. Wochenschr. Bd. 57, S. 1015—1126. 1913. — SUDHOFF, KARL: Das Gotteslästerermandat, BERTHOLD VON HENNEBERG und die Syphilis. S.-A. Mitt. z. Gesch. d. Med. u. d. Naturw. Bd. 12, Nr. 1. 1913. — SUDHOFF, KARL: Ein neues Syphilisblatt und die Dettelbacher Syphilisheilwunder 1507—1511 mit den Krankengeschichten des Joh. Trithemius. Arch. f. Gesch. d. Med. Bd. 6, H. 6, S. 457. 1913. — SUDHOFF, KARL: Der Ursprung der Syphilis. Vortrag gehalten auf dem internationalen medizinischen Kongreß zu London am 7. VIII. 1913. Leipzig: Vogel 1913. — SUDHOFF, KARL: Sorge für die Syphiliskranken usw. S.-A. Arch. f. Dermatol. u. Syphilis Bd. 18, H. 1, S. 285—318. 1913. — SUDHOFF, KARL: Maßnahmen der Stadt Nürnberg gegen die Syphilis usw. S.-A. Arch. f. Dermatol. u. Syphilis Bd. 116, H. 1, S. 1—30. 1913. — SUDHOFF, KARL: Weitere Chronisten und Zeitgenossen über den Ausbruch der Syphilis 1495/96 in Italien. S.-A. Med. Klinik 1913, Nr. 43 bis 47, S. 1—16. — SUDHOFF, KARL: Italienische Zeitgenossen und Chronisten über den Ausbruch der Syphilis 1495 bzw. 1496. S.-A. Med. Klinik 1913, Nr. 19—22, S. 1—13. — SUDHOFF, KARL: Sorge für die Syphiliskranken und Luesprophylaxe zu Nürnberg in den Jahren 1498—1505. Weitere Aktenstudien. S.-A. Arch. f. Dermatol. u. Syphilis Bd. 118, H. 1, S. 285—318. 1913. — SUDHOFF, KARL: Die ersten Maßnahmen der Stadt Nürnberg gegen die Syphilis in den Jahren 1496 und 1497. Aktenstudien. Ebenda Bd. 116, H. 1. 1913. SUDHOFF, KARL: Syphilis und Pest in München am Ende des 15. und zu Anfang des 16. Jahrhunderts. Eine Urkundenuntersuchung. S.-A. Münch. med. Wochenschr. 1913, Nr. 26. — SUDHOFF, KARL: Anfänge der Syphilisbeobachtung und Syphilisprophylaxe zu Frankfurt a. M. 1496—1502. Dermatol. Zeitschr. Bd. 20, S. 95. 1913. — TAIT, WILLIAM: Magdalenism. An inquiry into the extent, causes and consequences of Prostitution in Edinburgh. Edinburgh: Richard 1842. — THIENE, DOM.: Sulla storia de' mali venerei. Lettere. Venezia 1823. — TILLE, ARMIN: Die Franzosenkrankheit. Dtsch. Geschichtsblätter Bd. 3, S. 314 bis 320. 1902. — TRAHNDORF, K. F. E.: Die Wiederherstellung der Bordelle, eine Schmach für Berlin. Ansprache an die Bewohner Berlins. Berlin 1852. — VEIT, PHILIPP JAKOB: Das erste Auftreten des Morbus gallorum oder Malum Franciae Mainz 1496. S. 1—15. Karlsruhe 1921. — VIDIUS, VIDUS: De curatione generatim Partis secundae sectio secunda Liber tertius:

De morbo gallico. Capita XVI. Venetia: Franciscus u. Franciscis Penensem 1586. — VORBERG, GASTON: Zur Geschichte der persönlichen Syphilisverhütung. Mit einem Vorwort: Entdeckungen im Spiegel der Geschichte der Medizin. München: Otto Gmelin 1911. — WECHSELMANN, W.: Aus der Geschichte des Prostitutionswesens in Deutschland. S.-A. Zeitschr. z. Bekämpfung d. Geschlechtskrankh. 1905. — WESTENRIEDER, LORENZ: Beyträge zur vaterländischen Historie, Geographie, Statistik etc. München: J. Lindauer 1800. — WOLFFS-HEIM, F. S.: Über Bordelle in medizinisch-polizeilicher Hinsicht. Hamburg: Volksbuchhdlg. St. Pauli 1845. — WURSTISEN, CHRISTIAN: Bassler Chronik. Basel: Em. Thurneysen 1765. — ZAPPERT, G.: Über das Badewesen in mittelalterlichen und späteren Zeiten. Arch. f. österr. Geschichtsquellen Bd. 21. 1859.

*Berlins* sittliche und soziale Zustände. Nach Berliner Berichten dargestellt. Freiburg i. Br. Herdersche Verlagsbuchhandlung 1872. — *Bordelle.* Neue Stadtphysiker in Berlin. Deutsche Klinik Bd. 3, Nr. 28, S. 293. 1851. — *Code* ou nouveau réglement sur les lieux de prostitutions dans la ville de Paris. London 1775. — Die *Geschichte* der Prostitution in Berlin. Mitteilungen des Vereins f. die Geschichte Berlins 1920, Nr. 10. — Die *Geschichte* der Prostitution und des Verfalls der Sitten in Berlin seit den letzten fünfzig Jahren in ihren Ursachen und Folgen. Altona: A. Prinz 1871. — Der *Kampf* wider die Prostitution. Berlin: W. Hertz 1885. — Die staatliche *Kontrollierung* der Prostitution. Denkschrift des Dresdner Verein zur Hebung der Sittlichkeit. Dresden: Philipp 1896. — Die *Lokalisierung* der Prostitution. Ein Promemoria des Centralausschusses für innere Mission über § 180 des Gesetzentwurfs vom 29. II. 1892, betr. Abänderung von Bestimmungen des Strafgesetzbuches. Berlin 1892. — Churfürstliche Brandenburgische *Medicinal-Ordnung* und Taxa. Zusammengetragen vom Collegio Medico. Cöln a. d. Spree: R. Völcker 1694. — Über die *Mittel* gegen die venerische Ansteckung und die Möglichkeit einer gänzlichen Ausrottung der Lustseuche. Med. Nationalzeitung für Deutsche Bd. 2, Nr. 26, S. 401—415. Altenburg, 29. April 1799. — Norddeutsches *Babel*. Ein Beitrag zur Geschichte. Charakteristik u. Verminderung der Berliner Prostitution. Herausg. v. e. philantrop. Verein. Berlin 1870. — *Petition* des Central-Ausschusses für innere Mission an das Kgl. Preuß. Staatsministerium, betr. Maßnahmen gegen die öffentliche Sittenlosigkeit. Berlin, 16. November 1891. — Die internationale *Prophylaxis* der venerischen Krankheiten. Bericht, erstattet im Namen der Commission des internationalen Congresses zu Paris (1866). Von CROCQ in Brüssel und ROLLET in Lyon. Übersetzt und besonders vom Standpunkte österreichischer Verhältnisse beleuchtet vom Docenten FILIPP JOSEF PICK in Prag. Arch. f. Dermatol. u. Syphilis Bd. 1, S. 561. 1869. — Die *Prostitution* in Hamburg. Leipzig: J. Koffka 1847. — Die *Sinnenlust* und ihre Opfer. Geschichte der Prostitution aller Zeiten und Völker. Herausg. von einem philantropischen Verein. Berlin: Langmann & Co. 1870. — Das öffentliche *Sittenwesen* in Berlin. Berlin 1851. — Die *Stellung* des Staates zur Prostitution und ihrem Gefolge. Von einem praktischen Juristen. Hannover: Helwing 1883. — Kritischer *Überblick* der preußischen Civil-Medizinal-Gesetzgebung. Altenburg: Literatur-Comptoir 1829.


*B. Hauptteil[1]).*

ABEL: Zur Frage des Austausches von Gesundheitszeugnissen vor der Eheschließung. Öffentl. Gesundheitspflege Bd. 5, S. 145—162. 1920. — ALDEN, G.: Nya Giftermålsbalken Med Villhörande Lagar. Stockholm: L. Hoherberg, 11. Juni 1920. — ASCHER, L.: Die Bekämpfung der Geschlechtskrankheiten in Frankfurt a. M. Zeitschr. f. Medizinalbeamte u. Krankenhausärzte 1920, H. 23. — ASCHER: Zur Bekämpfung der Geschlechtskrankheiten. Zeitschr. f. soz. Hyg., Fürsorge u. Krankenhauswesen Jg. 3, H. 6. Dezember 1921. — BALOG, LADISLAUS: Die Prophylaxe und Injektionstherapie der Gonorrhöe beim Manne. Verhandl. d. VI. Kongr. d. dtsch. Ges. f. Urol. Bd. 10, S. 1—4. 1924. — BANKS: Zwei Rechtsgutachten über § 180 StrGB. (über Bordelle). Hamburg 1872. — BARTHÉLEMY, T.: Syphilis et santé publique. Avec 5 planches. Paris 1896. — BEHREND, GUSTAV: Syphilis, Prostitution und öffentliche Gesundheitspflege. S.-A. XII. int. Kong. Med. Moskau 1900. — BETT-MANN, S.: Geschlechtsleben und Hygiene. S.-A. Handb. der Hygiene (herausg. von RUBNER, GRUBER und FICKER). Leipzig: Hirzel 1923. — BLASCHKO, A.: Prostitution. S.-A. Handwörterb. d. Staatsw. 3. Aufl. Jena: Fischer 1910. — BLASCHKO, A.: Die persönliche Prophylaxe gegen die Geschlechtskrankheiten. S.-A. Zeitschr. f. soz. Hyg., Fürsorge- u. Krankenhauswesen Jg. 1, Nr. 2. — BLASCHKO, A.: Die Erhaltung der Volkskraft und Volksgesundheit und die Verhütung ihrer Schädigung durch Geschlechtskrankheiten. S.-A.

---

[1]) Aus der Überfülle der vorliegenden Veröffentlichungen konnte nur eine Auswahl gegeben werden. Über das seit 1900 veröffentlichte Schrifttum vergleiche den GROTJAHN-KRIEGELschen Jahresbericht über Soziale Hygiene und die Zentralblätter für Haut- und Geschlechtskrankheiten sowie über Hygiene.

a. d. offiziellen Bericht des Deutschen Medizinalbeamten-Vereins für 1909. — BLASCHKO, A.: Wie soll der Geschlechtsverkehr Venerischer bestraft werden? S.-A. Dtsch. med. Wochenschr. 1916, Nr. 1. — BLASCHKO, A.: Beratungsstellen für Geschlechtskranke, ärztliche Schweigepflicht und Anzeigepflicht. S.-A. a. d. Ärztlichen Vereinsblatt für Deutschland Jg. 1916, Nr. 1106. — BLASCHKO: Ist der zwangsweise Austausch von Gesundheitszeugnissen vor der Eheschließung anzustreben? Mitt. d. dtsch. Ges. z. Bekämpf. d. Geschlechtskrankh. Bd. 15, S. 5—11. 1917. — BLASCHKO, A.: Die Verbreitung der Geschlechtskrankheiten in Berlin. Berlin: Verl. von S. Karger 1918. — BLASCHKO, A.: Hygiene der Geschlechtskrankheiten. Leipzig: Barth 1920. — BLASCHKO, A. u. W. FISCHER: Einfluß der sozialen Lage auf die Geschlechtskrankheiten. Abtlg. XII von Krankheit und Soziale Lage herausg. von MOSSE, M. und G. TUGENDREICH. München: J. F. Lehmann 1913. — BLOCH, BRUNO u. DU BOIS: Maßnahmen zur Bekämpfung der Geschlechtskrankheiten. Beilage Nr. 13 zum Bull. d. eidg. Gesundheitsamtes. 1922. — BLUMENFELD, ANNIE: Der Aufgabenkreis der Pflegeämter und ihre Zusammenarbeit mit dem Jugendamt. S.-A. Zentralbl. f. Vormundschaftswesen Bd. 14, Nr. 11, S. 234. 1923. — BONHOEFFER, KARL: Ein Beitrag zur Kenntnis des großstädtischen Bettel- und Vagabundentums. Eine psychiatrische Untersuchung. Berlin 1900. — BOSREDON, R. D. L.: Péril vénérien et prostitution. Bordeaux 1906. — BOZI, ALFRED: Eine Lücke im Entwurf eines Gesetzes zur Bekämpfung der Geschlechtskrankheiten. Soz. Praxis u. Arch. f. Volkswohlfahrt Bd. 31, Nr. 18. 1922. — BUSCH, AUGUST: Geschlechtskrankheiten in deutschen Großstädten auf Grund einer Erhebung des Verbandes Deutscher Städtestatistiker. Breslau: Wilh. Gottl. Korn 1918. — BUSCHKE, A.: Ehe und Syphilis. S.-A. Die dtsche. Klinik. Berlin u. Wien: Urban u. Schwarzenberg 1905. — BUSCHKE, A.: Über die Fürsorge für geschlechtskranke Schwangere und hereditärsyphilitische Kinder. Aus d. Dermatol. Abteil. d. Städt. Krankenhaus. am Urban. Dtsch. med. Wochenschr. Nr. 2/3, 1907. Leipzig: Georg Thieme 1907. — BUSCHKE, A.: Über die Anzeigepflicht bei Geschlechtskrankheiten. S.-A. Dermatol. Zeitschr. Bd. 30, S. 153. 1920. —BUTLER, JOSEPHINE: Eine Stimme in der Wüste. A. d. Engl. Berlin 1883. — CARLIER, F.: (ancien chef du service actif des mœurs). Les deux prostitutions. 2. ed. Paris 1889. — CHOTZEN, MARTIN: Die Meldepflicht bei Geschlechtskrankheiten. Dtsch. med. Wochenschr. 1899, Nr. 23/24. — CHOTZEN, MARTIN: Die Notwendigkeit einer häuslichen, sittlichen Erziehung. Breslau: Köbnersche Buchhandlung 1917. — CHOTZEN, MARTIN: Die zukünftige Bekämpfung der Geschlechtskrankheiten. (Üb. einen i. d. med. Sek. d. Schles. Gesellsch. f. vaterländ. Kultur gehalt. Vortrag.) Berl. klin. Wochenschr. 1918, Nr. 2. — CLARK, MARY AUGUSTA: V. D. Control. Journ. of soc. hyg. Bd. 9, Nr. 1. 1923. — CLARKE, W.: The Campeign against Venereal Diseases in Eastern Europe. Repr. fr. the Journ. of soc. hyg. Bd. 8, Nr. 3. Juli 1922. — COMBET, LOUIS: De la prostitution. Les causes, les remèdes. Nouv. éd. Lyon 1885. — COMMENGE, O.: La prostitution clandestine à Paris. Paris: Schleicher Frères 1897. — CORLIEU, A.: La prostitution à Paris. Paris 1887. — CRAMER, A.: Pubertät und Schule. 2. Aufl. Berlin u. Leipzig: Teubner 1911. — DESPRÈS, ARMAND: La Prostitution en France. Etudes morales et démographiques avec une statistique générale de la prostitution en France. Paris: J. B. Baillière et Fils 1883. — DRESEL, E. G.: Sozialhygienische Fürsorgebestrebungen. S.-A. Ergebn. d. Hyg., Bakteriol., Immunitätsforsch. u. exp. Therapie Bd. 5, S. 791—867. 1922. — DREMO: Die Sexualrevolution. Leipzig: Ernst Bircher 1921. — DÜCK, JOHANNES: Die sexualpädagogischen Erziehungsmittel der Familie. S.-A. aus Einführung in die Sexualpädagogik. Berlin: Mittler 1920. — DÜCK, J.: Anonymität und Sexualität. Zeitschr. f. Sexualwiss. S.-A. aus 7. Bd. 2. H. 1920. — DÜCK, JOHANNES: Die wissenschaftlichen Grundlagen der Sexualpädagogik. S.-A. Arch. f. Sexualforsch. Bd. 1, H. 2. 1916. — DÜCK, J.: Entwicklungsjahre — Schule — Elternhaus. Ebenda aus Bd. 6, H. 12. 1920. — VON DÜRING: Die Kasernierung der Prostitution. Dresden: Abolitionist. Flugschriften 1909, H. 6. — VON DÜHRING: Prostitution und Geschlechtskrankheiten. S.-A. Preuß. Jahrb. 164, H. 3. 1916. — ELLIOT, ALBERT W. (President of the Southern Rescue Mission): The cause of the social evil and the remedy. Atlanta GA.: Webb and Vary Co. 1914. — EVERETT, RAY H.: The cost of venereal disease to industry. Americ. soc. hyg. assoc. 1920, Nr. 322. — FIAUX, LOUIS: La police des mœurs en France et dans les principaux pays de l'Europe. Paris 1888. — FIAUX, LOUIS: La prostitution cloitrée. Les maisons de femmes autorisées par la police, devant la médecine publique. Etude de biol. soc. Paris: Alcan 1902. — FIAUX, LOUIS: Un nouveau Régime des Mœurs. Paris 1908. — FINGER, ERNST: Die Geschlechtskrankheiten als Staatsgefahr und die Wege zu ihrer Bekämpfung. Wien: Julius Springer 1924. — FLESCH, MAX: Geschäftsreklame und Bekämpfung der Geschlechtskrankheiten durch die Ärzte. S.-A. Ärztl. Vereinsbl. f. Deutschland 1903, Nr. 489. — FLESCH, MAX: Aus einer Kurpfuscherdebatte. Ebenda 1904, Nr. 532. — FLESCH, MAX: Freie Arztwahl im Krankenhaus. Ebenda 1907, Nr. 594. — FLESCH, MAX: Das ärztliche Berufsgeheimnis und die Bekämpfung der Geschlechtskrankheiten. Referat. (2. Kongr. d. dtsch. Gesellsch. z. Bekämpf. d. Geschlechtskrankh. in München.) Leipzig: Metzger & Wittig. FLESCH, MAX: Über die Sexualität im Kindesalter. S.-A. aus Sexual-Probleme. Zeitschr. f.

Sexualwiss. u. Sexualpolitik Jg. 7, H. 10. Oktober 1911. — FLESCH, MAX: § 184,3. S.-A. Zeitschr. z. Bekämpf. d. Geschlechtskrankh. 1912, S. 405. — FLESCH, MAX: Die Frauen und die Geschlechtskrankheiten. Aus d. Verhandl. d. II. Generalversamml. d. Bundes f. Mutterschutz. Gautzsch b. Leipzig: Felix Dietrich 1913 (Kultur u. Fortschritt 481). — FLESCH, MAX: Der Einfluß der Geschlechtskrankheiten auf die Gesundheit und Fruchtbarkeit der Frau. Reglementierung u. Zwangsbehandl. d. Prostituierten. Nachtr.: Welche strafrechtl. Folgen würden sich auf die Unterstellung der venerischen Krankheiten unter dem Reichsseuchengesetz nach Aufhebung der Reglementierung ergeben? S.-A. a. d. Zeitschr. f. Bekämpf. d. Geschlechtskrankh. Bd. 15, H. 8/9 u. Bd. 16, H. 4/5. Leipzig: Joh. Ambr. Barth 1914/15. — FLESCH, MAX: Reglementierung und Zwangsbehandlung der Prostituierten. Ebenda Bd. 15, H. 8/9, S. 267—92. 1914. — FLESCH, MAX: Besprechung des Buches NEISSER: Die Geschlechtskrankheiten und ihre Bekämpfung. S.-A. Ann. f. soz. Politik Bd. 5, H. 1 u. 2. Berlin: Jul. Springer 1917. — FLESCH, MAX: Die Anzeigepflicht der Ärzte und der Gesetzentwurf über die Bekämpfung der Geschlechtskrankheiten. Zeitschr. f. Bekämpf. d. Geschlechtskrankh. Bd. 18, S. 277—286. 1918. — FLESCH, MAX: Der Entwurf eines Gesetzes zur Bekämpfung der Geschlechtskrankheiten und eines Gesetzes gegen die Verhinderung von Geburten im Deutschen Reich. S.-A. Ann. f. soz. Politik Bd. 6, S. 14. 1918. — FLESCH, MAX: Bekämpfung und Verhütung der Geschlechtskrankheiten. Ebenda Bd. 6, H. 1 u. 2. 1918. — FLEXNER, ABRAHAM: Prostitution in Europe. New York: The Cenbury Co. 1919. — FLEXNER, ABRAHAM: La Prostitution in Europe. Edition française et préface par H. MINOD. Lausanne et Paris: Libr. Payot Co. 1914. — FOREL, A.: Sexuelle Ethik. München: Reinhardt 1906. —FOSDICK, RAYMOND B.: Prostitution and Police. Publ.-Nr. 59. Americ. of soc. hyg. assoc. — FOURNIER, ALFR.: Syphilis und Ehe (übers. von P. MICHELSON). Berlin: Aug. Hirschwald 1881. —FOURNIER, ALFRED: Die öffentliche Prophylaxe der Syphilis (übers. von EDM. LESSER). Leipzig: F. C. W. Vogel 1888. — FOURNIER, ALFRED: Défense de la Santé et de la morale publiques. Clermont: Impr. Daise Frères 1904. — GALEWSKY: Pflegeamt und Wohlfahrtsamt der Stadt Dresden. S.-A. Mitt. d. dtsch. Ges. z. Bekämpf. d. Geschlechtskrankh. Bd. 18, Nr. 5/6. 1920. — GAUCHER, E. u. H. GOUGEROT: Les dangers de la syphilis pour la communauté et la question du controle de l'état. Paris 1913. — GRØN, K. u. JOH. HAAVALDSEN: Welanderhjem-Institutiones. Utjet av den Norske Odd Fellow-Loge o. J. (1923). — GRUENBERG, BENJAMIN C.: The teacher and sex education. Americ. soc. hyg. assoc. Publication Nr. 426. New York 1924. — GRUMACH, WILHELM: Fürsorgerische Bekämpfung der Geschlechtskrankheiten. Zeitschr. f. Schulgesundheitspfl. u. soz. Hyg. Bd. 38, S. 344—352. 1925. — GUIARD, F. P.: Syphilis et Blennorragie Jg. II, T. I, 1 u. 2. Paris: Doin et Fils 1915. — GUMPERT, MARTIN: Schutz der Kinder vor Geschlechtskrankheiten. Dtsch. med. Wochenschr. S.-A. 1924, Nr. 47. — GUMPERT, MARTIN: Die erworbenen Geschlechtskrankheiten der Kinder, ihre Ursachen und ihre Bekämpfung. S.-A. Zeitschr. f. Kinderforsch. Bd. 30, H. 2, S. 103—115. Berlin: Julius Springer 1925. — GUMPERT, MARTIN: Ausschluß vom Schulbesuch bei Haut- und Geschlechtskrankheiten. Dtsch. med. Wochenschr. 1925, Nr. 14. — GUYOT, YVES.: La prostitution. Etudes de physiologie sociale. Paris 1883. — HALDY, WILHELM: Die Wohnungsfrage der Prostituierten (Kuppeleiparagraph und Bordellwirt). Hannover: Helwing 1914. — HANSEN, SØREN: Aegteskabslovgivningen og Kønssygdommene. S.-A. Maandschr. for Sundhedspleje. 1914. — HAUSTEIN, HANS: Die sozialhygienische Betätigung der Landesversicherungsanstalten. Zeitschr. f. Hyg. u. Infektionskrankh. Bd. 88. 1919. — HAUSTEIN, HANS: Über Wesen und Ziele der Eugenik. Berlin: Verlag der Sozialist. Monatsh. 1920. — HAUSTEIN, HANS: Lex veneris in Schweden und ihre Wirksamkeit. Zeitschr. f. soz. Hyg. Bd. 2, H. 9 u. 11 u. Bd. 3, H. 1. 1921. — HAUSTEIN, HANS: Die Bekämpfung der Geschlechtskrankheiten in Norwegen mit besonderer Berücksichtigung Kristianias. Zeitschr. f. Bekämpf. d. Geschlechtskrankh. Bd. 20, S. 213—227. 1922. — HAUSTEIN, HANS: Zum Entwurf eines Gesetzes zur Bekämpfung der Geschlechtskrankheiten. Zeitschr. f. soz. Hyg. Bd. 3, S. 300. 1922. — HAUSTEIN, HANS: Zum neuen Gesetzentwurf zur Bekämpfung der Geschlechtskrankheiten. Soz. Praxis u. Arch. f. Volkswohlfahrt Bd. 31, Nr. 18. 1922. — HAUSTEIN, HANS: Was können wir für Deutschland den schwedischen Erfahrungen mit der Lex veneris entnehmen? Zeitschr. f. soz. Hyg. Bd. 3, S. 321. 1922. — HAUSTEIN, HANS: The struggle against venereal diseases in Germany. Health a. Empire Bd. 1, S. 62—64. 1922. — HAUSTEIN, HANS: La Cotta contro le malattie sessuali in Germania. Diffesa soc. Bd. 1, S. 235—238. 1922. — HAUSTEIN, HANS: O combate das doenças venereas na Allemanha. Brazil-med. Bd. 36, 2, S. 295—298. 1922. — HAUSTEIN, HANS: Statistik der Syphilis in: Die Syphilis. Lehrbuch (hrsg. von MEIROWSKY u. PINKUS), Berlin: Julius Springer 1923. — HAUSTEIN, HANS: Zum Entwurf eines Gesetzes zur Bekämpfung der Geschlechtskrankheiten. (Behandelt an Hand der Stockholmer Erfahrungen die ökonomische Durchführbarkeit.) Klin. Wochenschr. Bd. 2, Nr. 23. 1923. — HAUSTEIN, HANS: Die Statistik der Syphilis. Zentralbl. f. Haut- u. Geschlechtskrankh. Bd. 10, H. 4/5 u. 6/7, S. 217—242 u. 321—340. 1924. — HAUSTEIN, HANS: Die Bekämpfung der Geschlechtskrankheiten in England. Münch. med. Wochenschr. 1924, Nr. 24, S. 790ff. — HAUSTEIN, HANS: Die Bekämpfung der Geschlechtskrankheiten in Däne-

mark. Dtsch. med. Wochenschr. 1924, Nr. 42. — HAUSTEIN, FRIEDEL u. HANS: Die Bekämpfung der Geschlechtskrankheiten in Dänemark. S.-A. Zeitschr. f. Hyg. u. Infektionskrankh. Bd. 104, S. 1—32. 1925. — HAUSTEIN, HANS: Die Bekämpfung der venerischen
Krankheiten in Sowjetrußland. Münch. med. Wochenschr. 1925, Nr. 42, S. 1783—1786. —
HAUSTEIN, HANS: A luta contra as doenças venereas e os esforços para combater a prostituição
na Russia dos Soviets. Braz.-med. Bd. 39, II, S. 235—238. 1925. — HAUSTEIN, HANS: Geschlechtskrankheiten und Prostitution in Skandinavien. Beiträge zum Sexualproblem H. 5
(hrsg. von FELIX A. THEILHABER). Berlin: Verlag Der Syndikalist 1925. — HAUSTEIN,
HANS: Die Prostitutionsfrage als sozialökonomisches Problem. S.-A. Dtsch. Zeitschr. f.
Wohlfahrtspflege Bd. 1, S. 307—312. 1925. — HAUSTEIN, HANS: Die Bekämpfung der Geschlechtskrankheiten in Finnland mit besonderer Berücksichtigung von Helsingfors. Mitt.
d. dtsch. Ges. z. Bekämpf. d. Geschlechtskrankh. Bd. 23, S. 45, 51, 70, 82. 1925. — HAUSTEIN,
HANS: The Venereal Disease Problem. Venereal Disease Information Bd. 6, S. 323—329.
1925. (Washington.) — HAUSTEIN, HANS: Zur Statistik der Geschlechtskrankheiten. Ein
Überblick über die wichtigsten Erhebungen sowie ein Vorschlag zur Organisation in Sowjet-
rußland. Festschrift für Prof. BRONNER. Moskau 1926. — HAUSTEIN, HANS: Die Bekämpfung der Geschlechtskrankheiten in Deutschland und den wichtigsten Staaten des Auslandes. I. Teil. Zentralbl. f. Hyg. 1926. — HELLER, JULIUS: Die ärztlich wichtigen Rechtsbeziehungen des ehelichen Geschlechtsverkehrs. Monographien zur Frauenkunde und Kon-
stitutionsforschung Nr. 7. Leipzig 1924. — HELLER, JULIUS: Besteht nach der deutschen
Rechtssprechung zwischen Heiratskandidaten (Nupturienten) eine Pflicht zur Offenbarung
überstandener Geschlechtskrankheiten? Nach einem Vortr. in d. Berl. dermatol. Gesellsch.
a. 13. Juni 1911. Berlin: Aug. Hirschwald 1911. — HELLWIG: Die Stellung des Arztes im
bürgerlichen Rechtsleben. Die zivilrechtliche Bedeutung der Geschlechtskrankheiten. Ein
Vortrag und ein Gutachten. Leipzig: A. Deichert 1905. — HENDERSON, P. H.: The problem
of stamping out venereal diseases. London: J. Bale & Sons 1922. — HENNE AM RHYN, OTTO:
Die Gebrechen und Sünden der Sittenpolizei aller Zeiten. Leipzig 1893. — HERMANIDES, S. R.:
Bekämpfung der ansteckenden Geschlechtskrankheiten als Volksseuche. Jena: G. Fischer
1905. — HESSE, ERICH: Das Reichsgesetz zur Bekämpfung der Geschlechtskrankheiten. S.-A.
Ärztl. Monatsschr. Juni-Heft u. Juli-Heft. 1924. — HESSEN, ROB.: Die Prostitution in Deutsch-
land. München (ca. 1910). — HIRSCH, PAUL: Verbrechen und Prostitution als soziale Krank-
heitserscheinungen. Berlin: Buchhdlg. Vorwärts 1907. — HOFFMANN, E.: Zur Anzeigepflicht
bei Geschlechtskrankheiten. S.-A. Dermatol. Zeitschr. Bd. 29, 4. Berlin: S. Karger 1920. —
HÜBNER, ARTHUR HERRMANN: Über Prostituierte und ihre strafrechtliche Behandlung.
S.-A. Monatsschr. f. Kriminalpsychol. u. Strafrechtsreform. 1907. — HÜBENET, C. VON:
Die Beobachtung und das Experiment der Syphilis. Beitrag zur Pathologie dieser Krank-
heit. Leipzig: Haessel 1859. — JORDAN, ARTHUR: Über die Syphilis der Frauen und der
Familien. S.-A. Dermatol. Zeitschr. Bd. 15, S. 9. Berlin: S. Karger 1908. — IRVINE, H. G.:
An efficient state program against. V. D. Journ. of soc. hyg. Bd. 4, Nr. 4. 1918. —IRVINE,
H. G.: Some notes on the effectiveness of the V. D. program. S.-A. Americ. journ. of med.
assoc. Bd. 79, S. 1121—1126. 1922. — IRVINE, H. G.: A plea for cooperation in V. D. control.
S.-A. Minnesota Medicin, Juni. 1918. — KAMPFFMEYER, PAUL: Die Prostitution als soziale
Klassenerscheinung und ihre sozialpolitische Bekämpfung. Berlin: Buchhdlg. Vorwärts 1905.
— KEHL, RENATO: O perigo venereo. Departamento National de Saude publica. Publicação
no 25. — KEMSIES, F.: Sexuelle Belehrung und Aufklärung. Literaturbericht I u. II. S.-A.
Die Hygiene 1914, S. 63 u. 93. — KEYES, EDWARD L.: Morals and Venereal disease. Americ.
soc. hyg. assoc. Publication 58. J. 1916. — KLEEBERG, LUDWIG: Syphilis und Ehe. S.-A.
Med. Klinik 1921, Nr. 32. — KOHLER, JOSEF: Stellung der Rechtsordnung zur Gefahr der
Geschlechtskrankheiten. Zeitschr. f. Bekämpf. d. Geschlechtskrankh. Bd. 2, S. 19—30.
1903. — KORACH, ALFRED: Über die Kommunalisierung der Prostituiertenfürsorge in Berlin.
Veröff. a. d. Geb. d. Medizinalverwalt. Bd. 15, H. 6. Berlin: Schoetz 1922. — LAUPHEIMER,
FRIEDRICH: Der strafrechtliche Schutz gegen geschlechtliche Infektion. Bibl. f. soz. Medizin 9.
Berlin: Allgem. Medizin. Verlagsanstalt 1914. — LENZ, FRITZ: Über die biologischen Grund-
lagen der Erziehung. München: S. F. Lehmann 1925. — LEONHARD, STEPHAN: Die Prostitution, ihre hygienische, sanitäre, sittenpolizeiliche und gesetzliche Bekämpfung. München-
Leipzig: Reinhardt 1912. — LEREDDE: Sur les méthodes de la statistique médicale. La
mortalité par syphilis à Paris. Journ. de la soc. de stat. de Paris Bd. 55, S. 324. 1914. —
LESSER, E.: Abstraction faite de tout ce qui touche à la prostitution, quelles mesures générales
y aurait-il lieu de prendre pour lutter efficacement contre la propagation de la syphilis et
des maladies vénériennes? (Rapp. I. Int. Conf. Bruxelles). Bruxelles: Lamertin 1899. —
LEVI, ETTORE: L'educazione in rapporto alla vita sessuale. Istituto italiano d'Igiene 1923. —
LEWIS, DENSLOW: Knowledge as Factor in venereal diseases. S.-A. Americ. journ. of
dermatol. Februar 1906. — LOMHOLT, SVEND: Kønssygdommene i København før og efter
1906. S.-A. Ugeskrift f. laeger 1916, Nr. 15. — LOMHOLT, SVEND: Vaerdien af en Prostitutions-
kontrol og af andre administrative Forholdsregler for Bekaempelsen af Kønssygdomme

(Diskussion). S.-A. Maandschr. f. Sundhedspleje 1917, S. 99. —LOMHOLT, SVEND: Prostitution, Alkohol og venerisk Sygdom. S.-A. Ugeskrift f. laeger 1920, Nr. 30. — LOMHOLT, SVEND: Sidt om Kønssygdommenes Forekomst og Bekaempelse i Danmark i 1922. S.-A. Ugeskrift f. laeger 1923, S. 555. — LORENTZ, FRIEDRICH: Die Beziehungen der Sozialhygiene zu den Problemen sozialer Erziehung. ¡Zeitschr. f. d. Erforsch. u. Behandl. d. jugendl. Schwachsinns Bd. 1, Jg. 1906. Jena: G. Fischer. — LUSCHAN, FELIX VON: Einige Aufgaben der Sozial-Anthropologie. Die Schwester Bd. IV, S. 1 u. 24. 1921. — MARCUS, KARL: Den nya lagen angående åtgärder mot utbredning av konssjukdomar. Allm. svenska läkartidningen 1918, Nr. 38. — MATTISSOHN: Die Prognose der Vulvovaginitis gonorrhoica infantum. A. d. dermatol. Abt. d. Rud. Virchow-Krankenhauses. Arch. f. Dermatol. u. Syphilis Bd. 116, H. 3. Wien u. Leipzig: Wilh. Braumüller 1913. — MEIROWSKY, E. u. A. NEISSER: Eine neue sexualpädagogische Statistik. S.-A. Zeitschr. f. Bekämpf. d. Geschlechtskrankh. Bd. 12, H. 10/11. 1912. — MIREUR, H.: La syphilis et la prostitution dans leurs rapports avec l'hygiene, la morale et la loi. II. édition. Paris: Masson 1888. — MITTERMEIER, W.: Verbrechen und Vergehen wider die Sittlichkeit (im internationalen Recht). Berlin 1906. — NEHER, A.: Die geheime und öffentliche Prostitution in Stuttgart, Karlsruhe und München. Paderborn: F. Schöningh 1912. — NEISSER, A.: Zur Verbesserung der sanitären Prostituiertenkontrolle. S.-A. I. Int. Konf. Brüssel 1899. — NEISSER, A.: Nach welcher Richtung läßt sich die Reglementierung der Prostitution reformieren? Referat. Zeitschr. f. Bekämpf. d. Geschlechts-krankh. Bd. 1, H. 3. Leipzig 1903. — NEISSER, A.: Abänderung des § 300 des Reichsstraf-gesetzbuches und ärztliches Anzeigerecht in ihrer Bedeutung für die Bekämpfung der Ge-schlechtskrankheiten. S.-A. Zeitschr. f. Bekämpf. d. Geschlechtskrankh. Leipzig: Joh. Ambros. Barth 1905. — NEISSER, ALBERT: Die Geschlechtskrankheiten und ihre Bekämpfung. Vorschläge und Forderungen für Ärzte, Juristen und Soziologen. Berlin: Julius Springer 1916. Hierin viele Literaturangaben und Inhaltsangaben wichtiger Veröffentlichungen. — NEUMANN, ISIDOR: Die Prophylaxis der Syphilis. Ein Beitrag zur Lösung der Prostitutions-frage. Beilage zur Int. klin. Rdsch. 1889 Wien 1899. — PAPPRITZ: Die Bekämpfung der Prostitution durch wirtschaftliche Reformen. S.-A. Sexualprobleme Bd. 4, H. 4, S. 171 bis 185. 1908. — PAPPRITZ, A.: Einführung in das Studium der Prostitutionsfrage. Leipzig: Barth 1921. — PAPPRITZ, ANNA: Handbuch der amtlichen Gefährdetenfürsorge. München: Bergmann 1924. — PELLER, S.: Die soziale Bedeutung der Gonorrhöe. S.-A. Das öster-reichische Sanitätswesen, Nr. 38. Wien 1913. — PETER, GUSTAV: Das Verhalten der poli-klinischen Geschlechtskranken gegenüber den ärztlichen Anordnungen. Schweiz. med. Wochenschr. 1920, Nr. 29. — PIEPER, ERNST: Über die Verbreitung der Geschlechtskrank-heiten nach Stadt und Land mit besonderer Berücksichtigung der Verhältnisse der Stadt Rostock und des Staates Mecklenburg. Arch. f. soz. Hyg. u. Demogr. Bd. 15, H. 2, S. 147 bis 187. 1923. — PINKUS, Felix: Beiträge zur Kenntnis der Berliner Prostitution. Die Syphilis der Prostituierten. S.-A. Arch. f. Dermatol. u. Syphilis Bd. 107, S. 143—150. 1911 u. Bd. 113, S. 805—814. 1912. — PINKUS, FELIX: W. v. G. (Warnung vor Geschlechts-krankheiten). S.-A. Med. Klinik. 1914, Nr. 34. — PINKUS, FELIX: Warnung vor den Geschlechtskrankheiten. S.-A. Med. Klinik 1918, Nr. 47. — PINKUS, FELIX: Vorehe-liche Gesundheitsatteste. S.-A. Med. Klinik Jg. 1917, S. 17. Berlin: Urban u. Schwarzen-berg 1917. — PINKUS, F. u. LOEWENSTEIN, GEORG: Ein Entwurf von Ausführungsbestim-mungen für das Schubartsche Ehezeugnis (betr. Geschlechtskrankheiten). Zeitschr. f. Be-kämpf. d. Geschlechtskrankh. Bd. 20, S. 54. 1921. — QUARCK, MAX: Gegen Prostitution und Geschlechtskrankheiten. Berlin: Engelmann 1921. — RAUMER, C. VON: Die gefallenen Mädchen und die Sittenpolizei. Berlin: Schuhr 1900. — REINHARD, H.: Om Virkningerne af Lov af 30 Martes 1906. Maandschr. f. Sundhedspl. 1909, S. 152. — RIBBING, SEVED: Die sexuelle Hygiene und ihre ethischen Konsequenzen. Leipzig: Hobbing 1895. — RIEM: Zur Bekämpfung der Geschlechtskrankheiten. Ärztl. Korrespondenz Bd. 29, S. 250. Berlin 1924. — RICS: Über die Anzeigepflicht bei Geschlechtskranken. Vortrag gehalten in Stutt-garter ärztl. Vereine a. 1. Juni 1899. S.-A. Württ. Mediz. Korrespondenzbl. 1900. — ROESLE, E.: Kritische Bemerkungen zur Statistik der Geschlechtskranken. S.-A. Arch. f. soz. Hyg. u. Demogr. Bd. 13, H. 3, S. 295—316. 1919. — ROHLEDER, HERMANN: Grundzüge der Sexual-pädagogik. Berlin: Fischers med. Buchhdlg. 1912. — ROSENTHAL, O.: Die Anzeigepflicht bei Geschlechtskrankheiten. Berl. klin. Wochenschr. 1899, Nr. 11. — ROSENTHAL, O.: Die unentgeltliche Behandlung der Geschlechtskranken. Hyg. Volksblatt 1903, Nr. 3/4. — ROSENTHAL, O.: Alkoholismus und Prostitution. Berlin: Hirschwald 1905. — ROSENTHAL, O.: Über die sexuelle Belehrung der Abiturienten. Zeitschr. f. Bekämpf. d. Geschlechtskrankh. Bd. 12, S. 265. 1911. — ROSENTHAL, O.: Die Anzeigepflicht bei Geschlechtskrankheiten S.-A. Berl. klin. Wochenschr. 1920, Nr. 16, S. 365. — ROSENTHAL, O.: Die sexuelle Auf-klärung der Jugend. I. Der Standpunkt des Arztes. S.-A. Zeitschr. f. pädag. Psychol. u. exp. Pathol. u. Hyg. — ROSENTHAL, N.: Reglementierung und Abolitionismus. Berl. Ärzte-Corre-spondenz Bd. 27, S. 189. 1922. — ROSENTHAL, O.: Sind besondere Heime für syphilitische Kinder notwendig oder wünschenswert? S.-A. Med. Reform. — ROSENTHAL, O.: Über die

Ergebnisse, die bei der Bekämpfung der Erbsyphilis durch stationäre Behandlung in sog. Welanderheimen bisher erzielt worden sind. Klin. Wochenschr. Bd. 3, Nr. 8 (19. Febr.). 1924. — ROSENTHAL, O.: Organisation und Aussichten der Fürsorge für erbsyphilitische Kinder. S.-A. Wege und Ziele der Gesundheitsfürsorge (herausg. von ROTT). 1925. — SCHERESCHEWSKY, S. u. W. WORMS: Persönliche Prophylaxe beider Geschlechter als Hilfsmittel zur Sanierung der Prostitution. S.-A. Dtsch. med. Wochenschr. 1922, Nr. 16. — SCHEVEN, KATHARINA: Die Übel der Reglementierung der Prostitution. H. 2 d. Abolitionistischen Schriften. Dresden 1902. — SCHEVEN, KATHARINA: Denkschrift über die in Deutschland bestehenden Verhältnisse in bezug auf das Bordellwesen und über seine sittlichen, sozialen und hygienischen Gefahren. Dresden: D. V. Böhmert 1904. — SCHMÖLDER: Die Prostituierten und das Strafrecht. München 1911. — SCHNEIDER, KURT: Studien über Persönlichkeit und Schicksal eingeschriebener Prostituierter. Berlin 1921. — SCHOLZ, FRIEDR.: Prostitution und Frauenbewegung. Leipzig 1897. — SCHREINER-DELBANCO: Vor der Entscheidung. Zum Kampf gegen Prostitution, Geschlechtskrankheit und Wohnungsnot in Hamburg. Hamburg: Agentur d. Rauhen Hauses 1925. — SCHUBART: Ist es möglich, die Vorteile der Arztzeugnisse bei der Eheschließung von den Nachteilen zu trennen? Zeitschr. f. Bekämpf. d. Geschlechtskrankh. Bd. 19, S. 204—215. 1919/20. — SCHWALBE, L.-A.: Austausch von Gesundheitszeugnissen vor der Eheschließung. Dtsch. med. Wochenschr. 1917, S. 1428. — SEUTEMANN, KARL: Zählung der geschlechtskranken Personen, die in der Zeit vom 20. November 1913 bis 20. Dezember 1913 in der Stadt Hannover ärztlich behandelt sind. Den Herren Ärzten der Stadt überreicht vom Städtischen Statistischen Amte. o. J. (1914). — SEUTEMANN, KARL: Die Geschlechtskrankheiten in der Stadt Hannover Ende 1919. Arch. f. soz. Hyg. u. Demogr. S.-A. Bd. 14, H. 3. 1921. — SHAW, HENRY L. K.: Sex Hygiene — Report of the Commitee on sex Hygiene. Albany med. ann. Bd. 35, S. 575. 1914. —SIEBERT, CONRAD: Experimentelle Untersuchungen und praktische Vorschläge zur persönlichen Syphilisprophylaxe. S.-A. Arb. a. d. Reichs-Gesundheitsamte Bd. 37. Berlin: Julius Springer (o. J.). — SNOW, WILLIAM F.: The Venereal Diseases. Their medical, nursing and community aspects. New York a. London: Funkast Wagnads Co. 1924. — SPERK, ÉDOUARD LÉEONARD: Syphilis, Prostitution. Etudes médicales diverses. (Avec une préface du Dr. LANCEREAUX.) Traduit du Russe par Oelsnitz et Kervilly T. I. u. II. Paris: Octave Doin 1896. —STELZNER, H.: Die Frühsymptome der Schizophrenie in ihren Beziehungen zur Kriminalität und Prostitution der Jugendlichen. Zeitschr. f. Psychol. u. Physiol. d. Sinnesorg. Bd. 71. Berlin 1914. — STOKES, JOHN H.: Hospital problems of gonorrhea and syphilis. S.-A. Journ. of the Americ. med. assoc. Bd. 67, S. 1960—1962. 1916. — STOKES, JOHN H. (MAYO CLINIS): Todays world problem in disease prevention. A non technical discussion on syphilis and gonorrhea. Washington: United public Health servica Treasury Department 1919. — STOKES, JOHN H.: The need of Hospital beds for syphilie. S.-A. The modern Hospital Bd. 12, Nr. 5. 1919. — STOKES, JOHN H.: Public health activity and private practice in venereal disease control. Journ. of the Americ. med. assoc. Bd. 76, S. 1266—1267. 1921. — STRANDBERG, JAMES: Syphilis und Ehe. Acta dermatol. venereol. Bd. 3, H. 3/4, S. 469—549. 1922. — TARNOWSKY, B.: Prostitution und Abolitionismus. Hamburg u. Leipzig: Voss 1890. — TJADEN: Geschlechtskrankheiten und Prostitution in Bremen und ihre Bekämpfung. Bremer Zeitungsverlag 1922. — TOUTON, K., Über die sexuelle Verantwortlichkeit. Flugschr. d. Dtsch Ges. f. Bekämpf. d. Geschlechtskrankh. 4. Aufl., H. 10. Leipzig: Barth o. J. — TOUTON: Sexualpädagogik im Frieden und Krankheitsverhütung im Kriege. S.-A. Zeitschr. f. Sexualwiss. Bd. 2, H. 3. 1915. — TOUTON, K.: Der Kampf gegen die Geschlechtskrankheiten — ein Teil der Bevölkerungsfrage. Flugschr. d. Dtsch. Gesellsch. z. Bekämpf. d. Geschlechtskrankh. — VEDDER, B. EDWARD: A Lecture on Sex and Venereal Desease Hygiene. Reprinted from the Journ. of industr. hyg. Bd. 1, Nr. 12. April 1920. — VOIGT, LEONHARD: Die Verbreitung der Geschlechtskrankheiten in Nürnberg. Münch. med. Wochenschr. Bd. 69, Nr. 23, S. 861 bis 863. 1922. — VOIGT, LEONHARD: Das Ergebnis der Nürnberger Geschlechtskrankenstatistik im Mai 1922. S.-A. Blätter f. Gesundheitsfürs. Jg. 1, H. 5. — VOIGT, LEONHARD: Vier Jahre Geschlechtskrankenstatistik in Nürnberg. S.-A. Münch. med. Wochenschr. 1925, S. 593 bis 597. — WAGNER, C.: Zur Pflege der Sittlichkeit unter der Landbevölkerung. Leipzig: H. G. Wallmann 1897. — WAGNER, C.: Die Sittlichkeit auf dem Lande. Berlin: A. Dartsch 1894. — WEDEL: Die Ergebnisse der Reichserhebung der Geschlechtskranken im November/Dezember 1919. S.-A. Med.-statist. Mitt. a. d. Reichsgesundheitsamte Bd. 22, H. 2. — WEINBERG, W.: Zur Frage der Häufigkeit der Syphilis in der Großstadt. Arch. f. Rassen- u. Gesellschaftsbiol. Bd. 11, S. 193. 1916. — WELANDER, E.: Om Ändamálet med Asyler för Små Hereditarsyfilitiska Barn. Stockholm: Aftonbladets Aktiebolag 1905. — WELANDER, EDUARD: Über den Einfluß der venerischen Krankheiten auf die]Ehe sowie über ihre Übertragung auf kleine Kinder. Beitr. z. Kinderforsch. u. Heilerziehung]H. 55. Langensalza 1909. — WEBER: Prostitution und Alkoholismus. Pädagog. Abhandl. N. F. Bd. 14, H. 12. Bielefeld. — WEISS, THEOD.: Die Prostitutionsfrage in der Schweiz und'das Schweizerische Strafgesetzbuch. Materialien, Betrachtungen und Vorschläge. Bern 1906. —WIEKING, FRIEDERIKE:

Prostituierte und Bekämpfung der Geschlechtskrankheiten vom Standpunkt einer Polizeifürsorgerin. Blätter f. Wohlfahrtspflege in Pommern Nr. 6. Juni 1921. — WOLF, JULIUS. Sexualforschung. Die Zukunft Jg. 22, Nr. 11, S. 13. — WOLZENDORFF, KURT: Polizei und Prostitution. Eine Studie zur Lehre von der öffentlichen Verwaltung und ihrem Recht. Tübingen 1911. — WORTHINGTON, GEORGE E.: Developments in Social Hygiene. Legislation from 1917 to Sept. 1920. Journ. of soc. hyg. Bd. 6, Nr. 4. Okt. 1920. — WORMS, WERNER: Experimentelle Beiträge zur Syphilisprophylaxe. S.-A. Berl. klin. Wochenschr. 1921, S. 103 u. 1164. — ZEPLER, G.: Über die Notwendigkeit einer Krankenunterstützung für Prostituierte. Berlin: Coblentz 1903; s. auch S.-A. aus Krankenpflege Bd. 2, H. 6. 1902. — ZUMBUSCH, LEO, VON: Geschlechtskrankheitenbekämpfung und Strafrecht. S.-A. Münch. med. Wochenschr. 1918, Nr. 2, S. 47/49. — ZUMBUSCH, LEO, VON: Der Nutzen von Kinderfreistätten für die angeboren Syphilitischen. Die Drehlade Bd. 1, S. 223—225. 1919. — ZUMBUSCH, LEO, VON: Neue gesetzgeberische Maßnahmen gegen die Geschlechtskrankheiten. S.-A. Münch. med. Wochenschr. 1919, Nr. 5, S. 130—132. — ZUMBUSCH, Leo, VON: Der Gesetzentwurf zur Bekämpfung der Geschlechtskrankheiten. Ebenda 1922, Nr. 13, S. 477 bis 478. — ZUMBUSCH, LEO, VON: Was kann die Strafgesetzgebung bei der Bekämpfung der Geschlechtskrankheiten leisten? S.-A. o. O. u. o. J.

Über den gesetzlichen *Austausch* von Gesundheitszeugnissen vor der Eheschließung und rassehygienische Eheverbote. Herausg. v. d. Berl. Ges. f. Rassenhygiene. — *Denkschrift* des Ministeriums für Volkswohlfahrt über die Frage der Forderung von Gesundheitszeugnissen vor der Eheschließung (vom 15. II. 1922). Drucksache Nr. 2162 Preuß. Landtag 1 Wahlp. 1 Tg. 1921/22. *Einführung in die Sexualpädagogik.* 8 Vorträge im Zentralinstitut für Erziehung und Unterricht, Berlin. Berlin: E. S. Mittler 1921. — Die *Erhaltung* und Mehrung der deutschen Volkskraft. Vorträge und Aussprachen gehalten bei der Tagung in München am 27. und 28. V. 1918. München: J. F. Lehmann 1918. — (*Frankfurter*) *Festschrift* zum ersten Kongreß der D. G. B. G. Frankfurt a. M.: Johannes Alt 1903. — *Die Geschlechtskrankheiten* in der Großstadt und auf dem Lande. Kommunale Mitt. der Landkreise Linden und Hannover Jg. 1924, Nr. 58. — Das ärztliche *Heiratszeugnis*, seine wissenschaftlichen und praktischen Grundlagen (H. 2 der Monographien zur Frauenkunde und Eugenetik). Herausg. von MAX HIRSCH. Leipzig: Kabitzsch 1921. — Ein sexualpädagogischer *Lehrgang*. Berlin: Walter Fiebig o. J. (1924). — *Lov* om Aegteskabs Indgaaelse og Oplosning Stadfaestet af H. M. Kong Christian X. den 30. Juni 1922. København: V. Pios Boghandel 1923. — The *Need* for Sex Education. U. S. Pamphlet Nr. 5. — The problem of *sex education* in schools. Washington: Goont Prtg. Off. 1919. — Das deutsche *Strafgesetzbuch* und polizeilich konzessionierte Bordelle. Aktenstücke einer Meinungsverschiedenheit zwischen dem Deutschen Reichskanzleramt und dem Senat von Hamburg. Hamburg 1877. — Zur *Verfügung* des Berliner Polizeipräsidenten vom 11. VII. 1898 betreffend die *Anzeigepflicht* bei Geschlechtskranken. S.-A. Berl. Ärzte-Korrespondenz 47. Berlin: Oscar Coblentz 1898. — Die *Verhütung* der Geschlechtskrankheiten durch Selbstschutz. Berlin: Fiebigs Verlag 1922.

Weiterhin vgl.: Zeitschr. f. Bekämpf. d. Geschlechtskrankh. Bd. 1—20, 1903—1922. — Mitt. d. dtsch. Ges. z. Bekämpf. d. Geschlechtskrankh. Bd. 1ff. von 1902 an. — Der Abolitionist seit 1902. — Health a. Empire Bd. 1ff., von 1921 an. — The Shield. A Review of Moral and Social Hygiene I—III Series. — Sexuelle Hygiene seit 1921. Herausg. von F. W. VELDHUIZEN. — Journ. of soc. hyg. (früher Social Hygiene), seit 1914 (Journ. of the Americ. soc. hyg. assoc.). — Veneral Disease Information issued by the U. S. A. Public-Health Service seit 1920. Social Pathology (U. S. Publ. Health Service) seit 1924. Diffesa Sociale seit 1922 (herausg. von ETTORE LEVI).

# Namenverzeichnis.

# Sachverzeichnis.

Organisation der Bekämpfung der Geschlechtskrankheiten 729.
Ortsfremder, Ausweisung erkrankter 581.
Ortsfürsorgeverbände 22.
Ortspolizeivorschriften 666.
Oslo 624, 625, 689.
Osteoperiostitis 589.
Österreich 119. 122, 147, 148, 187, 188, 205, 304, 368, 427.
Österreichisches Zentralkomitee 336.
Ostpreußen 337.
Otto-Perl-Bund 78.

Pädagogium in Wyk auf Föhr 345.
Paderborn 278, 307.
Pädophilie 592.
Paralyse 587, 589, 596, 602, 605, 619.
—, progressive 602.
Paris 123, 144, 148, 179, 190, 196, 341, 560, 602.
Pariser Konferenz von 1851 578.
— Reglement von 1843 570.
— Reglement, Ausführungsbestimmungen von 1864 570.
— Reglementierungssystem 569.
Partialantigene 275.
Pathologie der Tbc., Soziale 115.
Pathologischer Rausch 515.
Persönliche Prophylaxe 710, 727.
Petersburg 1869 578.
Pfadfinder 96.
Pflege 49.
Pflegeämter 72, 580, 676, 677, 729, 731.
Pflegekind 79.
Pflegekinderschutz 79.
Pflegschaft 84.
Pflichtleistung der Kassen 693.
Pforzheim 307.
Pfungststiftung 42.
Philadelphia 341.
Phthisikerwohnungen 131.
Pirquet-Impfung 135.
— -Reaktion 175.
Physiologische Kurve der Tbc.-Sterblichkeit 151.
— Wirkungen 439.
Plauen 308, 666.
Polen 125.
Poliklinik 223, 293.
— für syphilitische Schwangere 689.

Polikliniken 66, 264, 737, 752.
— der Grafschaft Lancashire 684.
Poliklinische Behandlung 689, 691.
Polizeiassistentin 580, 676.
Polizeidirektorium 567.
Polizeifürsorgerinnen 71.
Polizeifürsorgestellen 676.
Polizeigefängnisse 575.
Polizeihofkommission 558.
Polizeipräfektur 570.
Polizeipräsidium 567, 674, 679.
Polizeiliche Aufsicht 574.
— Behandlung in Paris 572.
— Maßnahmen 512.
— Überwachung 512.
Pollardsystem 517.
Polyneuritis alkoholica 456.
Pommern 143.
Pommerscher Provinzialverein 337.
Portugal 119, 125.
Posen 117, 157, 196, 337.
Postnatale Eruption 589.
Potsdam 575.
Potthoff 11.
Prag 136, 189.
Präventivkontrolle 582.
Präventivtechnik 696.
Preußen 119, 122, 144, 146—151, 186, 188, 189, 200, 201, 202, 204, 205, 320, 327, 582, 606, 657, 666, 714.
Preußisches Geheimes Staatsarchiv 574.
— Gesetz betr. die Bekämpfung übertragbarer Krankheiten 691.
— Landesversammlung vom 23. 9. 1919 651.
— Landesversammlung vom 25. 2. 1920 580, 676.
— Medizinaledikt von 1725 562.
— Strafgesetzbuch vom 14. 4. 1851 570.
— Tbc.-Gesetz 325.
Primäraffekt 586.
—, diagnostische Bedeutung des 562.
Privathaushaltungen 435.
Pro juventute 379.
Probezeit 94.
Prognose 207.
Progrediente Tbc. 139.
Prohibition 541.
Proletarisierung 637, 641.
Promiskuität 629, 642, 657, 710.
Propaganda 331.
Prophylaktica, Freigabe der 728.

Prophylaxe 696.
—, Freigabe der Mittel zur persönlichen 727.
— der Syphilis 745.
— der venerischen Krankheiten 745.
Prophylaxestation 712.
Prostata 590.
Prostituierte 642.
—. einzeln lebende 564.
Prostituierten, Bekämpfung der 558.
—, Erfassung 722.
— -Fürsorge 580.
Prostituiertenkrankenhäuser 556, 664.
Prostituiertenkrankenhaus, erstes in Paris 560.
Prostituierung, gelegentliche 641.
—, gewerbsmäßige 641.
—, heimliche 672.
Prostitution 68, 70, 551, 623, 626, 627, 631, 639.
—, Alkohol und 492.
—, Ausbreitung der 577.
—, Begriff 751.
—, gewerbsmäßige 657.
—, heimliche 565.
— in Berlin, Regelung 567.
—, männliche 715.
—, Rolle des Mannes 630.
—. sanitäre Überwachung 749.
—, sexual-hygienische Bedeutung 556.
—, Überwachung 570, 671.
—, Unterdrückung 751.
Prostitutionsgefährdete 74.
Prostitutionsmarkt 630.
Prostitutionspolizei 571.
Proveditori alla Sanita der Stadt Venedig 556.
Provence 125.
Provinzialverein von Hannover 337.
Provinzialvereine von Hessen-Nassau 337.
— von Ostpreußen 337.
— von Posen 337.
— von Sachsen 337.
— von Schlesien 337.
Psychische Erkrankungen, Alkohol und 469.
Psychopathen 16, 454.
Psychopathische Kinder 77.
Pubertät 139, 141, 142, 173.
Pubertätsjahre 152.
Pubertätsphthise 153.
Pusteln 587.

Quacksalber 553, 574.
Quarzlampe 275.

**Die Auskunfts- und Fürsorgestelle für Lungenkranke, wie sie ist und wie sie sein soll.** Von Dr. **K. W. Jötten,** o. ö. Professor der Hygiene und Direktor des Hygienischen Instituts der Universität Münster i. W. Zweite erweiterte Auflage. (134 S.) 1926. RM 6.60

**Die Tuberkulose und ihre Bekämpfung durch die Schule.** Eine Anweisung für die Lehrerschaft von Dr. **H. Braeuning,** Chefarzt der Fürsorgestelle für Lungenkranke und des Städtischen Tuberkulosekrankenhauses Stettin-Hohenkrug, und **Friedrich Lorentz,** Rektor in Berlin, Mitglied des Reichsgesundheitsrats und des Landesgesundheitsrats in Preußen. Dritte, verbesserte Auflage. Mit 3 Abbildungen. (138 S.) 1926. RM 2.50

**Tuberkulose-Merkblatt.** Bearbeitet im Reichsgesundheitsamte. Neubearbeitete Ausgabe. 1925. 1 Expl. RM 0.05; 100 Expl. RM 4.—; 1000 Expl. RM 30.—

**Die Ursachen der Trunksucht und ihre Bekämpfung durch die Trinkerfürsorge in Heidelberg.** Von Dr. med. et phil. **E. G. Dresel,** a. o. Professor an der Universität Heidelberg. (Abhandlungen aus dem Gesamtgebiete der Kriminalpsychologie [Heidelberger Abhandlungen], Heft 5.) Mit 22 Abbildungen. (132 S.) 1921. RM 8.40

**Die Wirkungen der Alkoholknappheit während des Weltkrieges.** Erfahrungen und Erwägungen, gesammelt und herausgegeben von der Deutschen Forschungsanstalt für Psychiatrie in München. Mit 14 Abbildungen. (219 S.) 1923. RM 6.—; gebunden RM 7.60

**Alkohol und Volksgemeinschaft.** Drei Vorträge Rostocker Hochschullehrer, gehalten auf Einladung der Rostocker Studentenschaft am 19. Mai 1925. Mit 3 Abbildungen. (36 S.) 1926. RM 0.75

ⓦ **Die Geschlechtskrankheiten als Staatsgefahr und die Wege zu ihrer Bekämpfung.** Von Prof. Dr. **Ernst Finger,** Vorstand der Klinik für Syphilidologie und Dermatologie der Universität Wien. (Abhandlungen aus dem Gesamtgebiet der Medizin.) (69 S.) 1924. RM 1.70

**Die Salvarsanbehandlung der Syphilis.** Versuch einer gemeinverständlichen Darstellung. Vortrag, gehalten in der Ortsgruppe Breslau der Deutschen Gesellschaft zur Bekämpfung der Geschlechtskrankheiten. Von Prof. Dr. **J. Jadassohn,** Direktor der Universitäts-Hautklinik in Breslau. (20 S.) 1923. RM 0.40

**Geschlechtskrankheiten bei Kindern.** Ein ärztlicher und sozialer Leitfaden für alle Zweige der Jugendpflege. Unter Mitarbeit von W. Fischer-Defoy-Frankfurt a. M., F. Kramer-Berlin, E. Langer-Berlin. Herausgegeben von **A. Buschke** und **M. Gumpert.** Mit 10 Abbild. (112 S.) 1926. RM 5.40

**Studien über Persönlichkeit und Schicksal eingeschriebener Prostituierter.** Von Dr. med. et phil. **Kurt Schneider,** a. o. Professor für Psychiatrie, Oberarzt der Psychiatrischen Klinik der Universität Köln. Zweite, durchgesehene Auflage, vermehrt um einen Anhang: **Die späteren Schicksale.** Katamnestische Untersuchungen von Dr. rer. pol. **Luise von der Heiden,** ehem. Polizeifürsorgerin in Köln. (Abhandlungen aus dem Gesamtgebiete der Kriminalpsychologie [Heidelberger Abhandlungen], Heft 4.) (290 S.) 1926. RM 18.—

**Hygienische Volksbildung.** Von Dr. med. **Martin Vogel,** wissenschaftlicher Direktor am Deutschen Hygiene-Museum, Generalsekretär des Sächsischen Landesausschusses und vormals Generalsekretär des Reichsausschusses für Hygienische Volksbelehrung. (Sonderausgabe des gleichnamigen Beitrages in dem I. Band des „Handbuches der sozialen Hygiene und Gesundheitsfürsorge".) Mit 6 Abbildungen. (88 S.) 1925. RM 3.—

Die mit ⓦ bezeichneten Werke sind im Verlage von Julius Springer in Wien erschienen.